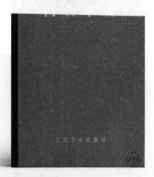

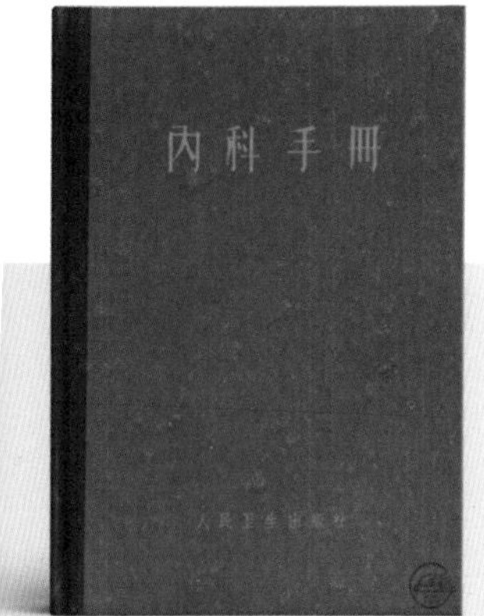

| 第3版

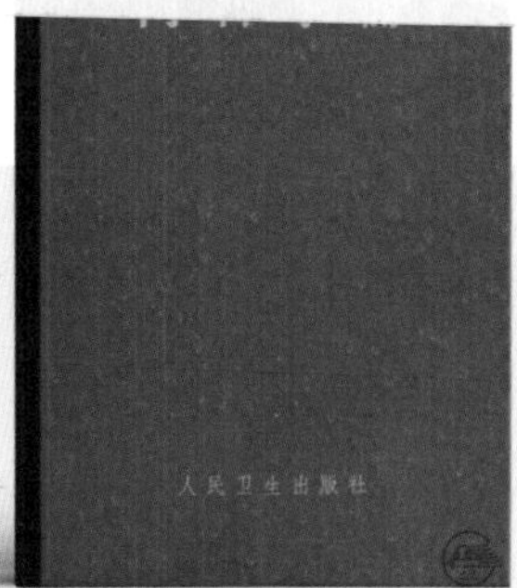

| 第4版

›1963 ›1965

INTERNAL MEDICINE

2002 ›2011

手册

石 许国铭 主编

卫生出版社

| 第6版

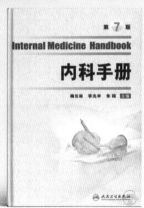

| 第7版

HANDBOOK OF INTERNAL MEDICINE

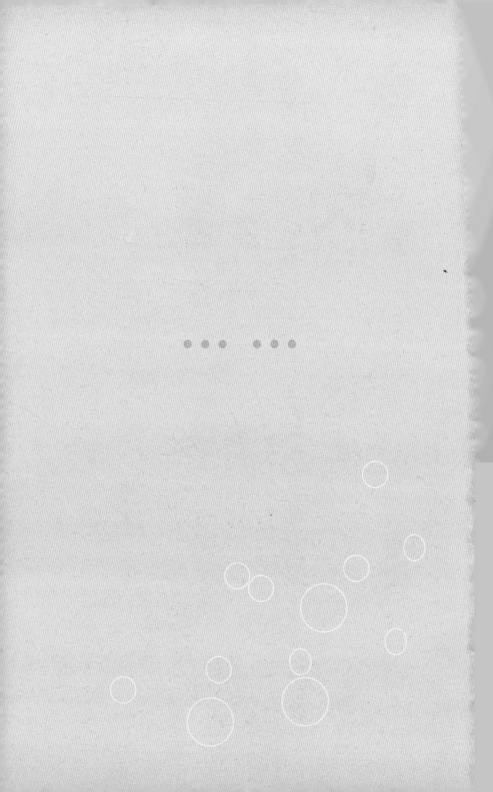

内科手册

第8版

主编　徐沪济

人民卫生出版社
·北　京·

图书在版编目（CIP）数据

内科手册 / 徐沪济主编 . —8 版 . —北京：人民卫生出版社，2021.11

ISBN 978-7-117-31360-5

Ⅰ. ①内… Ⅱ. ①徐… Ⅲ. ①内科学 – 手册 Ⅳ. ①R5-62

中国版本图书馆 CIP 数据核字（2021）第 040658 号

内 科 手 册

Neike Shouce

第 8 版

主　　编：徐沪济
出版发行：人民卫生出版社（中继线 010-59780011）
地　　址：北京市朝阳区潘家园南里 19 号
邮　　编：100021
E - mail：pmph @ pmph.com
购书热线：010-59787592　010-59787584　010-65264830
印　　刷：北京盛通印刷股份有限公司
经　　销：新华书店
开　　本：889 × 1194　1/32　**印张：**42.5
字　　数：1526 千字
版　　次：1954 年 4 月第 1 版　2021 年 11 月第 8 版
印　　次：2021 年 11 月第 1 次印刷
标准书号：ISBN 978-7-117-31360-5
定　　价：238.00 元
打击盗版举报电话：010-59787491　E-mail：WQ @ pmph.com
质量问题联系电话：010-59787234　E-mail：zhiliang @ pmph.com

编委名单

编 委 会　张殿勇　宋耀星　徐正梅　仲向平　徐沪济

名誉主编　李兆申　梅长林

主　　编　徐沪济

副 主 编　谢渭芬　梁　春　石勇铨

编　　委（以姓氏笔画为序）

毛志国　中国人民解放军海军军医大学第二附属医院

王俊学　中国人民解放军海军军医大学第二附属医院

庄建华　中国人民解放军海军军医大学第二附属医院

李　兵　中国人民解放军海军军医大学第二附属医院

吴　歆　中国人民解放军海军军医大学第二附属医院

林兆奋　中国人民解放军海军军医大学第二附属医院

郁胜强　中国人民解放军海军军医大学第二附属医院

周　琳　中国人民解放军海军军医大学第二附属医院

傅卫军　中国人民解放军海军军医大学第二附属医院

编　　者（以姓氏笔画为序）

中国人民解放军海军军医大学第二附属医院

丁　凯　马林浩　王　剑　王　虑　王　皓　王文昭
王秀雯　王国俊　王淇泓　卞建叶　卞蓉蓉　方　正
尹　又　邓　星　厉　娜　石昭泉　卢红娟　叶玲英
丛晓亮　冯灵美　兰丹梅　宁北芳　曲荟龙　吕　游
朱　妍　伍　锋　伍力学　伍开明　任雨笙　刘　欣
刘志民　刘雪峰　刘森炎　刘耀阳　刘耀婷　齐广生
江伟伟　汤　玮　汤晓静　许　晶　许文萍　许永华
阮梦娜　孙亮亮　杜　鹃　李　丽　李　林　李　畅
李　婷　李文放　李江燕　杨月嫦　杨勐航　吴　俊
吴　萍　吴洪坤　何　超　邹俊杰　辛海光　汪沁沁
汪培钦　宋　婧　张　贝　张　晟　张家友　张瑞祺
陈　杨　陈　玮　陈　凌　陈伟忠　陈向芳　陈岳祥
陈金明　陈晓晗　陈海燕　林　丽　林　勇　周　凌
庞　阳　郑骄阳　单　怡　单红卫　宝　铁　赵　良
赵　娟　赵玉丞　胡平方　胡海清　施　健　施　斌
施晓倩　姜　华　姜　磊　姜绮霞　贺　斌　贺治青
陆　雪　夏　斌　顾　香　顾明君　钱一欣　倪　武
殷　健　高　翔　唐　昊　黄　海　黄志刚　盛　夏
常　亮　崔琳琳　梁　艳　梁　鑫　彭　华　蒋彩凤
谢　莹　靳　钰　楚　扬　蔡　雄　蔡洪培　裴　蕾
廖德宁　谭　炜　樊笑霞　潘炜华　潘晓明　薛　澄
戴　兵　魏婷婷　瞿金龙

中国人民解放军海军军医大学第一附属医院

王健民　万谟彬　尹　伟　刘亚允　李成忠　邹大进
杨建民　余　姣　陈　洁　范文瀚　徐　浩　徐爱静
唐古生　薛建亚　梁雪松　章卫平

中国人民解放军海军军医大学第三附属医院

袁振刚

学术秘书　吴　歆　中国人民解放军海军军医大学第二附属医院
　　　　　王　珍　中国人民解放军海军军医大学第二附属医院

主编简介

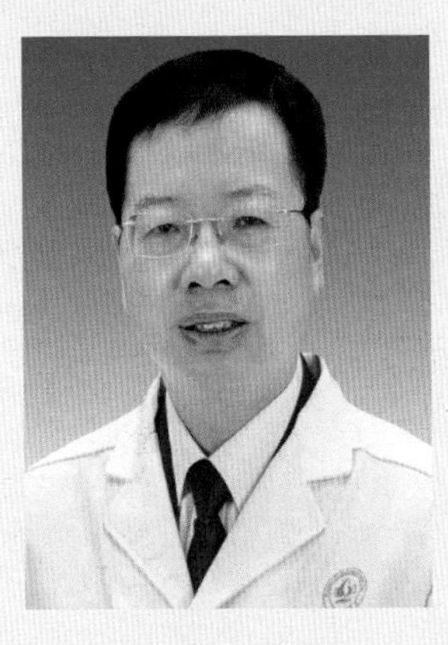

徐沪济

主任医师，教授。现任中国人民解放军海军军医大学第二附属医院（长征医院）内科学教研室主任，风湿免疫科主任。兼任清华大学临床医学院常务副院长、清华大学临床学术委员会主席、清华大学 - 北京大学生命科学联合中心研究员。

"海外高层次人才计划"国家特聘专家，科技部"973 计划"首席科学家，享受国务院特殊津贴，荣获个人"二等功"1 次。曾担任中华医学会风湿病学分会副主任委员、中国医师协会风湿免疫科医师分会副会长、上海市医学会风湿病专科分会主任委员。现任风湿病顶尖期刊 *Annals of the Rheumatic Diseases* 编委，*Frontiers in Immunology* 和 *Frontiers in Medicine* 副主编，《中国内科年鉴》主编。

38 年来执著医学事业，以临床实践为基础，开展自身免疫和感染免疫疾病研究，在 *Nature*、*Nature Genetics*、*Nature Communication*、*Lancet Rheumatology*、*The Journal of Experimental Medicine*、*The Proceedings of National Academy of Sciences of USA*、*Annals of the Rheumatic Diseases* 及 *Arthritis & Rheumatology* 等期刊发表论文 242 篇。以第一完成人获得"上海市科技进步奖"一等奖、"上海市医学科学奖"一等奖各 1 项。

前 言

本手册由内科学家应元岳教授于1954年撰写初版，至2011年由梅长林教授、李兆申院士和朱梁教授主编修订第7版，已发行数十万册，受到广大读者欢迎。

随着我国国民经济发展及医学科学研究的深入，人类疾病谱发生了显著变化，新型感染性疾病，如新型冠状病毒感染也不断出现，同时我们对疾病的认识不断加深，新技术、新疗法不断涌现。因此，为了将近年来内科学领域的新知识和新技术介绍给同行，提高我国内科疾病的诊疗水平，有必要对第7版进行修订，以飨读者。

中国人民解放军海军军医大学对此予以高度重视，特成立《内科手册》(第8版)编委会，组织三家附属医院有关专家进行修订。

本版内容在总体安排上有较大调整，分为总论和各系统疾病的诊断治疗。内容删旧增新，增加了大量表格和图片，使得临床医师更直观理解文字内容。第7版第一章的主要症状诊断线索在第8版改为总论，包括常见症状的诊断、急诊处理、诊疗技术和实验室检查，由57节增至163节。第二章各系统疾病的诊断和治疗增加了"新型冠状病毒肺炎"部分，各系统均对病种进行了更新整合，总数达243节。附录七"推荐阅读"更新了第7版104种疾病诊治指南相关资料。

全体编者不辞辛劳，为保证书稿质量付出了极大的努力。限于编者水平，书中如有不足之处，敬请读者不吝指正，以便再版时修订。

徐沪济　谢渭芬　梁　春　石勇铨

2021年1月于上海

第 7 版前言

本手册由我国著名医学教育家和内科学家应元岳教授于 1954 年主编第 1 版以来，至 1985 年共出五版，印发 49 万余册。2002 年由著名内科学家李石教授、许国铭教授主编修订出版了第六版，受到广大读者欢迎。

随着国民经济发展及社会老龄化，人群疾病谱发生了显著变化，心脑血管病、肿瘤及各系统慢性疾病发病率在显著增加。面对严峻的挑战，流行病学及内科学专家组织开展了多次前瞻性多中心临床研究，取得了丰硕的循证医学证据。为了将近年来内科学领域的新知识和新技术介绍给国内同行，提高我国内科疾病的诊疗水平，我们成立了第七版《内科手册》编辑委员会，组织我校长征、长海两个附属医院有关专家和医师对《内科手册》进行修订。

本版在总体安排上有所调整，分为常见症状的诊断线索、各系统疾病的诊断和治疗、急症处理、实验室检查和诊治技术五章，但保持各版之间在编排上的相对一致性。内容删旧增新，并稍作调整，第一章主要症状的诊断线索(第六版)改为常见症状的诊断线索，由 36 节增至 57 节；第二章各系统疾病的诊断和治疗增加了由著名专家江开达教授负责编写的“精神疾病”部分，各系统均增加了病种；诊疗新技术也相应增加，总数达 415 节。附录中增加了 104 种疾病诊治指南的索引。

全体编者，尤其是负责各篇编审的编委不辞辛劳，付出了极大的努力，以保证书稿质量。著名专家李石教授、许国铭教授审阅了书稿。人民卫生出版社给予了很好的建议，第二军医大学及各附属医院领导给予了极大的关心和支持，谨此一并致谢。

限于编者水平，书中必有不足之处，敬请读者不吝指正，以便再版时修改。

梅长林　李兆申　朱　樑

2010 年 6 月于第二军医大学

目 录

第一章 总 论

第二章 各系统疾病的诊断和治疗

附　录

第一章

总　论

第一节 常见症状的诊断

1 发热

发热：体温升高且伴有下丘脑体温调定点的上移。

发热待查(FUO)：发热持续 3 周以上，体温多次超过 38.3℃，经过至少一周深入细致的检查仍不能确诊的一组疾病。

【病因】

发热的病因很多，临床上可分为感染性和非感染性两大类，以感染性发热最常见(表 1-1-1)。

表 1-1-1 发热的常见病因

发热性质	病因	疾病
感染性发热	各种病原体(细菌、病毒、支原体、衣原体、螺旋体、立克次体和寄生虫等)	急性、慢性、全身或局灶感染
	血液病	淋巴瘤、恶组、噬血细胞综合征、白血病等
非感染性发热	变态反应及结缔组织病	风湿热、药物热、SLE、皮肌炎、多肌炎、结节性多动脉炎、结节性脂膜炎、成人 Still 病等
	实体肿瘤	肾癌、肾上腺癌、肝癌、肺癌等
	理化损伤	热射病、大的手术、创伤及烧伤等
	神经源性发热	脑出血、脑干伤、植物神经功能紊乱等
	其他	甲亢、内脏血管梗塞、组织坏死、痛风

【临床表现】

(一) 发热的临床分度

正常成人腋下温度波动于 36~37℃。按发热的高低可分为①低热：37.5~38.5℃；②中等度热：38.1~39℃；③高热：39.1~41℃；④超高热：41℃以上。

(二) 热型

将患者不同时间测得的体温数值分别记录在体温单上,再连接各体温数值点形成体温前曲线,该体温曲线称为热型。热型对发热病因的诊断及鉴别诊断很有意义。临床常见的热型有以下几种:

1. 稽留热 体温持续于 39~40℃以上,达数日或数周,24h 内体温波动不超过 1℃。常见于肺炎球菌肺炎、伤寒及斑疹伤寒高热期。

2. 弛张热 体温持续在 39℃以上,但波动幅度大,24h 内体温差别在 2℃以上,但均高于正常体温。常见于败血症、风湿热、重症肺结核及化脓性炎症等。

3. 间歇热 体温骤升达高峰后持续数小时,又迅速降至正常水平,无热期可持续 1d 至数天。如此高热期与无热期(间歇期)交替出现。见于疟疾、急性肾盂肾炎等。

4. 回归热 体温骤然升至高峰,持续数天后又骤然下降至正常水平。高热期与无热期各持续若干天,并规律性交替一次。见于回归热、霍奇金病等。

5. 波状热 体温逐渐升高达 39℃或以上,数天后逐渐下降至正常水平,持续数天后又逐渐升高,如此反复多次。见于布氏杆菌病。

6. 不规则热 发热无一定规律,可见于结核病、风湿热、支气管肺炎等。

【诊断】

发热是临床最常见的症状之一,诊断思路应强调以下几点(图 1-1-1)。

(一) 发热最常见的病因是感染

各种病原体感染是发热患者首先考虑的病因。

1. 传染病、地方病 根据季节性、地方性、接触史等结合临床表现,可得出初步诊断。

2. 各系统感染性疾病 以呼吸系统感染最常见,消化系统、泌尿道感染也常见,还有心血管、中枢神经系统感染等,除发热外均应伴有各系统的相应症状。

3. 全身性与局部性感染 全身性感染如败血症有全身症状,局灶性感染见于胆囊炎、阑尾炎等,有相应局部症状。

(二) 急性发热与慢性发热

1. 急性发热最常见的病因是感染,非感染性发热见于风湿热、结缔组织病、白血病、恶性肿瘤、药物热、坏死组织吸收等。

2. 慢性发热见于某些感染性疾病如结核、阿米巴、血吸虫病、结缔组织病、血液病及恶性肿瘤等。

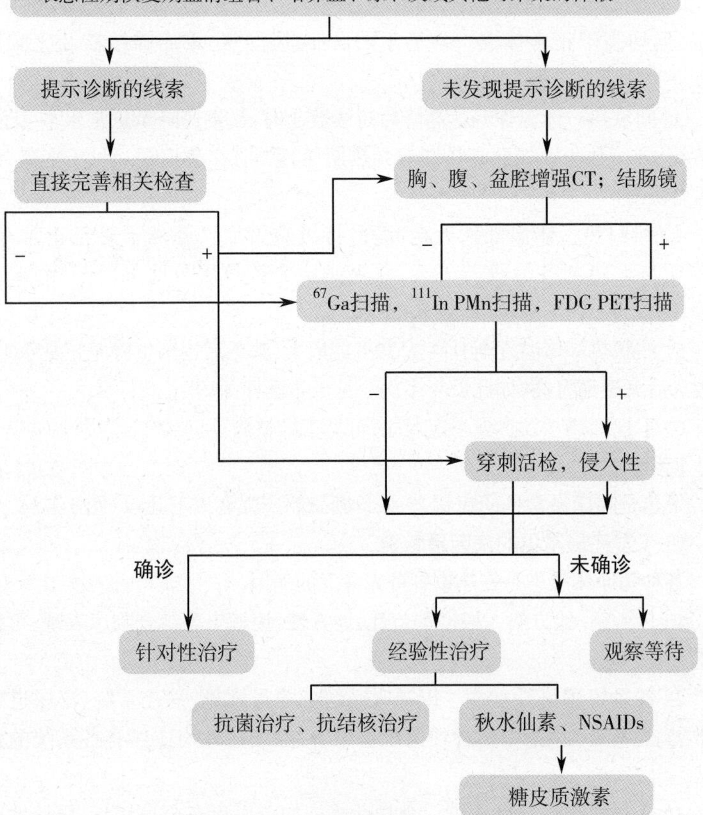

图 1-1-1 不明原因发热的诊断流程

CBC：皮质类固醇结合球蛋白，ESR：血沉，CRP：C-反应蛋白，VDRL：梅毒血清试验，HIV：人类免疫缺陷病毒，CMV：巨细胞病毒，EBV：人类疱疹病毒，ANA：抗核抗体，RF：类风湿因子，SPEP：血清蛋白电泳，PPD：结核菌素试验，TBC：总细菌计数，NSAIDs：非甾体抗炎药。

（单 怡 林兆奋）

2 低血压和休克

休克(shock)是各种强烈致病因子作用于机体引起的急性循环衰竭,其特点是微循环障碍,重要脏器灌注的不足和细胞代谢障碍,由此引起的全身性危重的病理过程。

【分期与发病机制】

1. 缺血性缺氧期(休克早期) 本期微循环变化的特点是缺血。

2. 淤血性缺氧期(休克期) 本期微循环变化的特点是淤血。

3. 微循环衰竭期(休克晚期) 本期微循环变化的特点是广泛形成微血栓。此期可发生 DIC 或重要器官功能衰竭,甚至发生多系统器官功能衰竭,成为休克难治期。

【分类】

休克的病理生理分类见图 1-1-2。

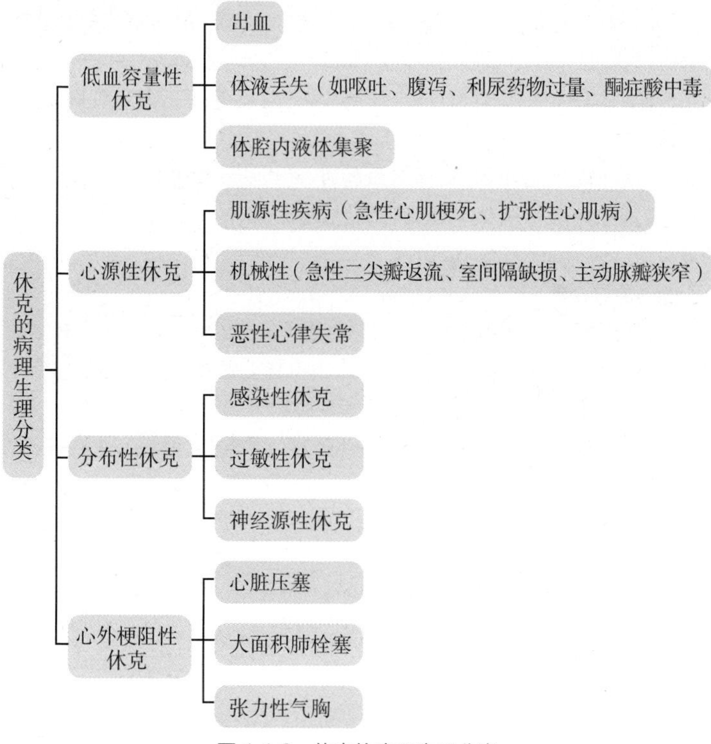

图 1-1-2 休克的病理生理分类

【临床表现】

三大表现：微循环障碍表现、心排血量减少表现、脏器灌注不良及功能障碍表现。

1. 微循环障碍表现　皮肤颜色苍白或发花、发青、出血点、瘀斑。肢端发凉，皮肤毛细血管再充盈时间（CRT）延长。

2. 心排血量减少　早期血压正常或略升，以后下降，脉压缩小。

3. 脏器灌注不良及功能障碍表现

（1）心音低钝，心率增快（>160 次 /min）或心率减慢（<100 次 /min）。

（2）呼吸增快，低氧血症。

（3）神志淡漠、嗜睡甚至昏迷。

（4）尿量减少，每小时 <0.5ml/kg。

【辅助检查】

1. 动脉血气常提示为代谢性酸中毒。

2. 血乳酸持续增高提示危重，逐渐降低并回复正常，预后良好。

3. 完善血细胞比容、白细胞、血小板计数、电解质、凝血功能全套、纤维蛋白原降解产物（FDP）、3P 试验、D- 二聚体。

4. 怀疑感染性休克，行血培养、尿液分析，以及痰、尿或其他可疑感染部位病原学检查。

5. 其他，如完善心电图、胸部 X 线检查、超声心动图等。

6. 测定中心静脉压（CVP）或肺动脉楔压（PCWP），有条件者可行 PiCCO 监测等。

【处理原则】

1. 液体复苏　一旦诊断休克，立即扩容。

2. 血管活性药物的应用　如多巴胺、去甲肾上腺素。

3. 纠正代谢性酸中毒

4. 强心药物　充分扩容及血管活性药物效果欠佳，考虑心泵功能不良时可应用多巴酚丁胺等强心药物。

5. 器官功能支持治疗。

6. 病因治疗。

（单　怡　林兆奋）

3　昏迷和意识障碍

意识障碍（disorder of consciousness）是由两侧大脑半球皮层或脑干网状结构上行激活系统受损或两者均受损所致。昏迷（coma）是最严重的一种意识障碍，其基本特征为意识完全丧失，对任何刺激均无意识反应。

【病因】

（一）脑部疾患

1. 脑血管病　多伴有动脉粥样硬化或高血压，起病突然，脑血管损害后可产生相应的局限性体征和 / 或脑膜刺激征。

（1）脑内出血：①高血压性（壳核、丘脑、脑桥、小脑或大脑）；②动脉瘤破裂伴脑实质内血肿；③动静脉畸形；④其他（如出血性疾病、肿瘤内出血，尤其是垂体卒中）。

（2）蛛网膜下腔出血：①动脉瘤破裂；②动静脉畸形；③脑外伤（如挫裂伤）。

（3）脑梗死：①颅内外血管血栓形成；②栓塞。

2. 颅内感染　各种病原体所致的脑炎、脑膜炎等，有剧烈头痛、喷射性呕吐伴发热、脑膜刺激征。

3. 颅内占位病变　颅内肿瘤或脓肿一般起病较慢，偶尔有肿瘤出血或急性脑积水或脑疝引起迅速意识丧失，常有颅内压增高征，尤其是头痛及视神经盘水肿。

4. 颅脑外伤　有外伤史。硬脑膜下血肿有时找不到原因或仅有轻微外伤史，头痛明显，意识障碍深度常有波动。

5. 癫痫　尤其是癫痫持续状态。

（二）全身疾患

1. 代谢或内分泌障碍　继发影响脑功能。

（1）低血糖：起病时大汗淋漓，瞳孔散大，腱反射亢进，可有伸趾反射。

（2）糖尿病：糖尿病酮症酸中毒和糖尿病高渗性昏迷。

（3）肝性脑病。

（4）肾性脑病。

（5）肺性脑病。

（6）垂体功能减退。

（7）黏液性水肿。

（8）甲状腺危象。

（9）肾上腺皮质功能衰竭。

（10）乳酸中毒等。

2. 缺氧性脑病　如严重的充血性心力衰竭、慢性阻塞性肺病伴肺功能代偿失调、窒息、严重贫血、高血压脑病、弥散性血管内凝血等。

3. 中毒　重金属、一氧化碳、药物（如鸦片、巴比妥类）、乙醇。

4. 物理因素 中暑、低温。

5. 营养缺乏 如维生素 B_1 缺乏(引起意识和记忆障碍、眼肌麻痹及共济失调,称为 Wernicke 脑病)。

【诊断】

(一)是否昏迷?

意识障碍可分为环境意识的和自我意识的两种,后者如人格解体(depersonalization)、交替人格(alternating personality)及双重人格(double personality)等,均属精神病学范畴。对周围环境的意识障碍包括对周围环境的清晰度、意识范围以及意识内容的变化三种类型。以意识的范围改变为主的意识障碍如意识朦胧状态(twilight state)和漫游性(或走动性)自动症(ambulatory automatism)包括梦游症(或睡行症)(somnambulism)和神游症(fugue)。以意识内容改变为主的意识障碍,如谵妄状态(delirium)(意识清晰度降低,有大量错觉和幻觉,患者紧张、恐惧、兴奋不安、行为冲动、杂乱无章、言语不连贯、喃喃自语、定向力可丧失。通常晚间加重,持续数小时至数日不等)、精神错乱状态(amentia)及梦样状态(oneiroid state)。

以意识清晰度降低为主的意识障碍,常见者有以下几种形式:

1. 嗜睡 意识清晰度轻微降低,呼叫或推动即可清醒,醒后能做简短而正确的交谈或简单动作,但刺激撤去后又入睡。

2. 昏睡 意识清晰度降低更深,呼喊或推动已不能引起反应,强烈疼痛刺激如压眶、针刺可引起防御反射。

3. 昏迷 意识完全丧失,以任何强烈或疼痛刺激均不能唤醒的无反应状态。

(1)浅昏迷:患者尚可有自发动作,给予疼痛刺激虽无意识反应但可有痛苦表情,肌张力正常或增高,生理反射可引出,生命体征尚无显著改变。

(2)深昏迷:无自发动作,对疼痛刺激完全无反应,肌张力降低,深浅反射均引不出,生命体征可出现不同程度的障碍。

4. 意识障碍的特殊类型

(1)去大脑皮质状态(decorticate state):亦称醒状昏迷、睁眼昏迷(coma vigil),无动作缄默(akinetic mutism)或持续性植物状态(persistent vegetative state)与此相似,貌似清醒,其实则否,呼之不应,无意识活动,无任何自发言语及有目的的四肢活动,但两眼能睁开及闭合或睁眼凝视或无目的地游动,瞳孔对光反应及吞咽咀嚼动作均存在,对疼痛等刺激有躲避(防御)动作,并有醒睡规律。

(2)木僵状态(stupor):呼之不应,推之不动,不言不语,不吃不喝,僵住不动,唾液任其外流，大小便任其潴留，任何刺激均无反应或躲避，可有肌张力增高、违拗和蜡样屈曲等表现。除器质性病变外也见于功能性疾病，如心因性木僵、抑郁性木僵、紧张性木僵（见于精神分裂症）等。

（3）闭锁综合征（locked-in syndrome）：脑桥以腹侧的双侧皮质脊髓束和支配第Ⅴ对脑神经以下的皮质核束受损。临床主要表现为缄默不语，头面、咽喉、舌完全瘫痪，四肢亦瘫痪，但意识完全清醒，能以眼睑及残存的眼球垂直运动等动作应答别人的提问。

（二）体格检查

除体温、脉搏、血压、呼吸气味、皮肤颜色等一般性检查外应着重以下几点。

1. 呼吸

（1）潮式呼吸（Cheyne-Stokes respiration）：过度呼吸与呼吸停顿相交替，由两侧大脑半球、间脑、脑干上部病损所致，见于垂危的心、肺、肾等疾病晚期，亦常见于中毒患者。

（2）中枢神经性过度换气（central neurogenic hyperventilation）：呼吸深、快、均匀、持久，每分钟可达 40~70 次，多因中脑、脑桥病损所致。昏迷伴过度换气常见于代谢性疾病，如代谢性酸中毒和呼吸性碱中毒。

（3）叹息样呼吸（apneustic breathing）：深吸气后暂停（2~3s）与呼气相交替，是一种延长的吸气痉挛，见于脑桥下部受损。

（4）共济失调性呼吸（ataxic breathing）：深浅、节律完全不规则，延脑受损者有之。

2. 瞳孔　注意大小、形状、两侧是否对称。

（1）瞳孔缩小

1）针尖样瞳孔：脑桥出血，吗啡中毒。

2）单侧瞳孔缩小（2~3mm），对光反应正常，伴轻度眼睑下垂，同侧面部无汗，称 Horner 征。系丘脑下部、延髓和颈髓外侧部病变或早期小脑幕裂孔疝所致。

（2）瞳孔扩大

1）双侧散大，对光反应存在，见于 CO 中毒、阿托品中毒等，对光反应消失则为中脑病变。

2）单侧扩大，对光反应消失则为动眼神经受损，小脑幕裂孔疝所致。

3. 眼球位置及运动　观察静止时和头位转动时的眼球情况。

（1）自发性眼球游动：多为水平运动，提示脑干功能未完全抑制。

（2）静止时眼球位置

1）眼球固定，位于中央，表明脑干功能完全抑制。

2）同向偏斜，大脑半球毁坏性病变，偏向偏瘫对侧（“注视病灶”），脑干毁坏性病变，两眼偏向偏瘫侧（“注视偏瘫”）。刺激性病变则与此相反。

(3) 反射性眼球运动：将昏迷者头向一侧转动，两眼很快转向对侧（称眼脑反射），或用少量冰水刺激一侧鼓膜，结果同前（称眼前庭反射），提示大脑半球皮层损害，而脑干功能完整。若无反射性眼球运动，除巴比妥类及吸入麻醉中毒或周围性迷路缺损外，提示脑干病变。

4. 运动功能

(1) 观察体位、肢体姿势及肌肉张力

1）去大脑强直：四肢伸肌张力增高，牙关紧闭，头后仰，上臂内收，前臂伸直，髋内收，腿伸直，足屈向跖面。可伴阵发性强直性抽搐及呼吸不规则。提示中脑、脑桥病变，也见于中毒、缺氧等。

2）去大脑皮质强直：上肢屈肌张力增高，故屈曲内收，前臂紧贴胸前，腕指屈曲；下肢伸肌张力增高，故伸直，内收，足屈向跖面。提示大脑半球病变。

(2) 观察有无偏瘫：瘫痪侧足外旋，无摸胸腹、抓被褥等动作，疼痛刺激无阻拦活动。如同时提起两上肢后放手，瘫痪肢体下落沉重。

(3) 反射改变：深浅反射、病理反射（包括吸吮、掌颏、强握反射等）。

（三）辅助检查

血常规、尿常规、血糖、肝肾功能、血电解质、心电图、脑电图、胸及颅X线片、脑超声、CT、MRI、脑血管造影等，视需要而定。颅压增高时一般不作腰穿查脑脊液。怀疑中毒时作胃液分析。

（四）昏迷的诊断线索

脑部疾病引起的昏迷有局限性神经定位体征，天幕上病变常在开始时有偏瘫，两眼偏向偏瘫对侧，瞳孔缩小，光反应微弱，有潮式呼吸。天幕下病变有偏瘫时，两眼偏向偏瘫侧，或呈眼球反侧偏斜（skew deviation）即患侧眼偏向下、内方，对侧眼偏向上、外方。昏迷初期瞳孔小如针尖或固定于中度大小。代谢性疾病引起的昏迷，往往出现两侧对称性瘫痪或运动障碍，瞳孔小而有反应，冰水试验时可有反射性眼球运动。例外情况为药物过量（如阿托品使瞳孔扩大固定，鸦片使瞳孔缩小如针尖）、严重缺氧或缺血、低温或严重巴比妥中毒。

（江伟伟　李文放）

4 水肿

人体组织间隙有过多的液体积聚时称为水肿（edema）。水肿是比较常见的症状，一般组织间液增加 5kg 以上临床上才出现水肿。视原发病变的不同可分为局部性水肿和全身性水肿。一般说来，全身性水肿多表示全身性疾病，局部水肿则表示局部病变，但并非全都如此。水肿不是一个独立的疾病，对有水肿者，明确病因非常重要。

【病因】

（一）全身性水肿

1. 心源性　心肌病、缩窄性心包炎、三尖瓣关闭不全及狭窄、充血性心力衰竭、肺源性心脏病等。

2. 肝病源性　肝硬化、肝癌、慢性活动性肝炎等。

3. 肾脏源性　肾病综合征、急或慢性肾小球肾炎、肾衰竭等。

4. 血液系统疾病　贫血。

5. 呼吸系统疾病　肺源性心脏病。

6. 营养代谢障碍　蛋白质营养不良、维生素 B_1 缺乏症等。

7. 内分泌疾病源性　甲状腺功能减退、肾上腺皮质功能亢进、长期应用糖皮质激素类制剂、垂体前叶腺瘤或某些异位肿瘤分泌过量促肾上腺皮质激素（ACTH）、继发性醛固酮增多症、抗利尿激素分泌异常、妇女经前期水肿、妊娠或妊娠期高血压疾病等。

8. 药物　某些降压药物，如硝酸异山梨酯、硝苯地平等，可引起不同程度的水肿。吲哚美辛可抑制前列腺素的生成，引起水的潴留，部分可出现水肿。使用胰岛素出现药物性水肿多在开始用药的阶段，水肿轻者仅局限于下肢，重者可波及全身。这种水肿多在数天内消退。糖皮质激素类药物如泼尼松、氢化可的松、地塞米松等，可直接引起水钠潴留，长期使用后可出现向心性肥胖。氯丙嗪类药物会使体内排钠减少，导致水肿。呋塞米虽然是一种治疗水肿的常见利尿剂，但有些特发性水肿的妇女较长时间应用呋塞米之后反而会使水肿加重。这是因为患者出现肾素 - 血管紧张素 - 醛固酮系统反应性增强，站立时易出现水肿，而呋塞米可加重这种作用。药物引起的水肿，只要停用有关药物，水肿多可消退，不会造成严重后果，但一定要引起重视。

9. 其他　老年性水肿、特发性周期性水肿、高温环境下水肿、严重营养不良补充营养时的水肿等。

（二）局部水肿

淋巴管阻塞、静脉阻塞、变态反应（血管神经性水肿）、炎症性肿胀、动静脉瘘等。

【诊断】

1. 病史应询问过去有无水肿，水肿最先出现的部位、范围、分布、发展情况及处理结果，有无心、肝、肾、内分泌等疾病的相应症状，并应了解平时生活习惯、营养情况、日常用药、过敏现象、职业接触的物质、妇女月经史和生育史等。

2. 体格检查观察水肿的范围和部位，确定是局部或全身性水肿、水肿是否对称及上下肢分布情况。注意体位和重力对水肿分布范围的影响以及水肿处皮肤的色泽、温度、感觉和厚薄等。局部红肿、温度增高且有压痛多数情况是炎症，一侧肢体水肿多由于静脉或淋巴管阻塞（血栓性静脉炎、慢性淋巴管炎、丝虫病等），伴有局部皮肤发绀者可能是静脉阻塞，局部皮肤发硬且较厚者则淋巴性水肿的可能性较大。非炎性较明显的全身性水肿大多为心力衰竭、急性肾小球肾炎、肾病综合征、肝硬化或营养不良所致。

3. 辅助检查尿常规、血生化以及肝、肾、内分泌和消化系统功能等测定；X线摄片、X线造影、B超、CT、MRI等均有助于肝脏、肾脏、心脏等疾病的发现。

【鉴别诊断】

(一) 局部水肿

1. 炎症、外伤、血管或淋巴管受压引起的水肿 胸部广泛手术后的手臂水肿与手术损伤或阻断淋巴系统有关，静脉内注射刺激性药物引起的静脉炎也可致水肿。有四肢动静脉瘘者，因压力较高的动脉血流直接流向静脉，可能造成浅表静脉曲张、充血和水肿，瘘管部位有搏动、震颤和血管杂音。病变血管部位较深者体征少，诊断有赖于血管造影。

2. 股静脉阻塞 多见于产后妇女，以左侧多见。病情进展缓慢，患者感下肢绷紧，有动脉痉挛时全下肢肿胀、苍白、皮肤呈紫红色网状纹，股三角区压痛明显，可摸到条索状、触痛明显的股静脉。下肢静脉瓣功能不全患者除有下肢水肿外，还可见下肢静脉曲张。

3. 上腔静脉阻塞 见于纵隔内肿瘤和淋巴结肿大等，水肿限于头、颈和上肢，患者臂静脉压升高。

4. 淋巴水肿 常见于丝虫感染、结核、子宫颈癌、腹股沟部恶性肿瘤等。

5. 偏瘫 偏瘫侧可发生水肿，可能因该侧的血管运动神经纤维受损或淋巴与静脉引流减少所致。

(二) 全身性水肿

心、肝、肾和全身营养不良引起的水肿根据病史、体格检查和辅助检查较易诊断。对上述病因均不能解释的全身性水肿，应考虑某些特殊原因。

1. 特发性周期性水肿 多见于肥胖妇女，故又称胖肿病，常与经期有关（有的与经期无关）。主要表现为周期性水肿（也有呈持续性水肿），患者傍晚时体重比早晨多达数千克，常伴有腹胀和精神症状。本症原因不明，可能是由于血管通透性增加所致，也有认为与渗透压感受器的敏感性有关。

2. 老年人水肿 属生理性，可能为多因素所致，如心、肝或肾功能下降、血管通透性增高、内分泌功能改变以及皮下易于潴留水分等。

3. 经前期综合征 育龄期妇女行经前10~14d可出现全身不适和四肢水肿，并可有腹部胀气、便秘、腹泻、乳房肿胀、头痛、失眠等，月经开始时上述症状消失。本征呈周期性出现，月经周期前注射黄体酮有效。

【处理原则】

(一) 一般治疗

适当限制钠盐的摄入量，尽量不食腌制食物、味精及食碱等。水肿明显者可选用氢氯噻嗪25~50mg每日3次口服，呋塞米20mg每日3次口服。螺内酯20~40mg每日3次口服，或氨苯蝶啶50~100mg每日3次口服。

(二) 病因治疗

1. 功能性水肿 水肿明显者可口服小剂量氢氯噻嗪与10%氯化钾，或口服苯丙胺、麻黄碱。

2. 特发性水肿 苯丙胺5~10mg，早、中各服1次。如效果不理想可加用小剂量的氢氯噻嗪12.5mg，每日2次口服。

3. 经前期水肿 经前期10天低盐饮食，水肿明显者加用10%氯化钾和小量氢氯噻嗪口服，亦可用甲睾酮5mg，每日3次口服，顽固者可用口服避孕药。

4. 原发病治疗 积极治疗引起水肿的各系统疾病如心力衰竭、肝硬化、肾炎、肾病综合征等原发病。

（裴 蕾 李文放）

5 慢性关节痛

慢性关节痛主要表现为关节肿痛、畸形、不同程度的关节功能障碍，病程常迁延数月、数年，甚至数十年。最常见的病因是各种慢性关节炎、关节病和关节周围疾病。

【病因】

1. 自身免疫性慢性关节炎。

(1) 弥漫性结缔组织病：如类风湿关节炎、系统性红斑狼疮、结节性多动脉炎、硬皮病、皮肌炎、干燥综合征、系统性血管炎等。

(2) 血清阴性脊柱关节病：如强直性脊柱炎、Reiter综合征、银屑病关节炎、炎性肠病关节炎等。

(3) 其他：如结节病、结节性红斑等。

2. 退行性关节炎 如骨关节炎。

3. 代谢障碍性关节病　慢性痛风性关节炎、甲状旁腺功能亢进等。

4. 慢性感染性关节炎　结核性关节炎、梅毒性关节炎等。

5. 血液病所致的关节病　血友病性关节病等。

6. 神经源性关节病（Charcot 关节病）　如脊髓空洞症、糖尿病性神经病等。

7. 外伤性关节炎。

8. 骨、骨膜及软骨疾病　骨质疏松、骨软化等。

9. 慢性关节周围疾病　肩关节周围炎、冈上肌腱炎等。

【临床表现】

(一) 症状

1. 关节痛的程度　类风湿关节炎及系统性红斑狼疮多可耐受，逐渐加重，而痛风剧烈难忍。疼痛部位：类风湿关节炎最常影响腕、掌指、近端指间关节等，较少影响远端指间关节，而骨关节炎受累部位多见于远端指间关节。

2. 关节痛是单关节或是多关节　单关节最常见于结晶性关节炎及感染性关节炎，而类风湿关节炎往往多关节受累。

3. 关节痛的演变　风湿热虽有关节肿痛，但多次复发也极少引起骨关节破坏；类风湿关节炎则会逐渐发生骨关节破坏；痛风病程不长，恢复后如常人。

4. 关节痛是否对称性反复　结晶性关节炎多不对称性，感染性关节炎也多不对称，而类风湿关节炎则多为对称性。

5. 伴随症状　银屑关节病常伴有皮肤和指甲的改变；赖特综合征伴有眼和泌尿生殖系统的改变，克罗恩病伴有胃肠道症状，复发性多软骨炎伴随耳鼻和呼吸道症状，系统性红斑狼疮、风湿热和强直性脊柱炎伴有心血管系统的症状。

6. 过去治疗对关节痛的影响　阿司匹林治疗风湿热，秋水仙碱治疗痛风有效为诊断提供线索。

(二) 体征

关节肿胀可由滑膜炎、滑膜积液或周围软组织炎症引起，也可因骨质增生所致，骨质增生多见于骨关节病。关节压痛应明确压痛部位是关节本身还是关节周围组织，骨关节病多无明显压痛，类风湿关节炎活动期多有压痛。滑膜炎 > 6 周常提示系统性风湿病。

【辅助检查】

1. 实验室检查　除血、尿常规异常，血清球蛋白增高、血沉增高、C 反应蛋白等非特异性改变外，风湿病常与自身免疫相关，抗核抗体中不少自身抗体是诊断风湿病的重要标志。高效价的类风湿因子有助于类风湿关节炎的诊断，也见于系统性红斑狼疮及其他结缔组织病。抗中性粒细胞胞质抗体与血管炎等多种自身免疫病相关，尤其 c- 抗中性粒细胞胞质抗体（ANCA）在 Wegener 肉芽肿有很高的敏感性。

2. 滑液检查 可反映关节滑膜炎症，对类风湿关节炎等疾病的诊断有一定价值，滑液检测尿酸盐结晶或病原体有助于痛风或感染性关节炎的诊断。

3. X 线检查 X 线检查对骨关节病变的鉴别诊断、病程分期有重要意义。X 线平片阴性时可合理应用 CT、MRI 等检查，其他如关节镜、肌电图等对不同病因所致的疾病各具独特的诊断价值。

4. B 超检查 目前是早期关节炎的有效诊断方式，可以通过检测关节滑膜的血流情况、关节积液、是否有结晶等评估关节受累情况。

5. CT 检查 双能 CT 是辅助诊断痛风的有效手段。

6. 磁共振检查 骶髂关节磁共振检查能够检测到骨髓水肿、脂肪沉积等，对强直性脊柱炎的早期诊断和病情进展评估具有重要意义。

【诊断】

慢性关节痛病因复杂，需要结合患者的病史特点、症状、体征、辅助检查结果等综合判断(图 1-1-3)。

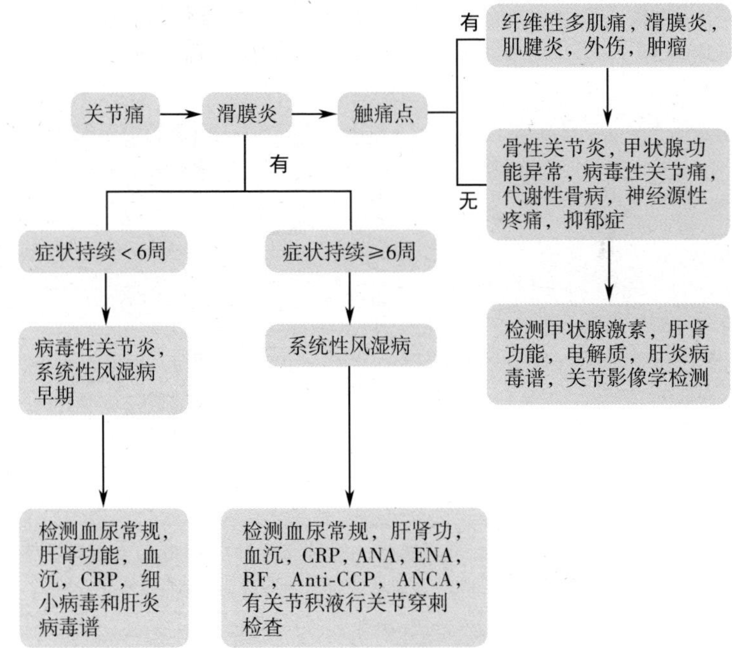

图 1-1-3 慢性关节痛诊断流程

注：CPR：C 反应蛋白，ANA：抗核抗体，ENA：抗可溶性抗原。

【鉴别诊断】

慢性关节痛的鉴别诊断见表 1-1-2。

表 1-1-2 慢性关节痛的鉴别诊断

	RA	OA	AS	ReA	PsA	Gout	SLE	SS
发病年龄	中青年	中老年	<40	<40	中青年	/	中青年	/
性别（男∶女）	1∶3	1∶(1-15)	3∶1	9∶1	1∶1	1∶9	9∶1	(9-20)∶1
起病方式	慢	慢	慢	急	不定	急	慢	慢
关节受累								
小关节	100%	不定	≈25%	≈90%	≈95%	≈70%	≈85%	≈85%
对称性	对称	不定	非对称	非对称	非对称	非对称	非对称	非对称
晨僵时间	长	短	有	/	/	/	可有	可有
骶髂关节炎								
X 线片	/	/	100%	<70%	≈20%	/	/	/
对称性	/	/	对称	不对称	不对称	/	/	/
眼受累	可有	偶发	30%	30%	偶发	可有	偶发	70%
心脏受累	30%	少见	40%	少见	20%	少见	65%	50%
皮肤\指甲病变	可见	/	/	常见	常见	/	常见	常见
感染与发病	有关	/	有关	有关	无关	可能	有关	有关
类风湿因子	阳性	/	/	/	/	/	可阳性	可阳性
抗核抗体	可阳性	/	/	/	/		阳性	阳性
HLA-B27	/	/	阳性	阳性	阳性	/	/	/

注：RA：类风湿关节炎，OA：骨质疏松，AS：强直性脊柱炎，ReA：反应性关节炎，PsA：银屑病关节炎，Gout：痛风，SLE：系统性红斑狼疮，SS：干燥综合征。

（吴 歆 刘耀阳）

6 毛发异常

雄激素病理性增多使女性呈男性毛发分布称为多毛症(hirsutism)。毛发异常常受种族、遗传、年龄、性别的影响,更主要的是取决于毛囊对雄激素的敏感性。

全身毛发脱落亦是常见的疾病征象。

【病因】

(一) 多毛

1. 分布部位

(1)全身性多毛

1)内分泌性多毛

肾上腺疾病:如21羟化酶缺陷症、11β-羟化酶缺陷症、肾上腺雄性化肿瘤、皮质醇增多症、表观皮质素还原酶缺陷症。

卵巢疾病:如多囊卵巢综合征、分泌过多雄激素的卵巢肿瘤、卵巢门细胞增生。

其他疾病:如低体重儿;肢端肥大症;胰岛素介导性假性肢端肥大症;妊娠多毛;血卟啉症、神经性厌食、颅骨内板增生综合征。

2)药物性多毛:如雄激素、糖皮质激素、口服避孕药、苯妥英钠、二氮嗪等。

3)特发性多毛

(2)局部性多毛

2. 轻度多毛 ①毛发增多增粗;②毛发分布类型正常;③上前臂和腿的终毛较长。

3. 重度多毛 ①毛发呈成年男性分布;②面、颌下、胸、下腹、股部出现较多较粗的终毛;③两鬓和前后发际下移;④胡须粗而密;⑤外耳道、鼻腔、乳头、脐周或脐上有较多毛发生长。

(二) 毛发脱落和毛发稀少

1. 内分泌代谢疾病 Kallmann综合征、肥胖生殖无能综合征(Frohlich综合征)、卵巢发育不良、嗅觉缺失综合征、垂体前叶功能减退症、甲状腺功能减退症、甲状旁腺功能减退症、Addison病、Turner综合征、克兰费尔特综合征(Klinefelter综合征)等。

2. 皮肤病变 斑秃、脂溢性脱发、老年脱发、早老性脱发、先天性脱发、头癣、脓皮病、剥脱性皮炎等。

3. 其他原因 麻风、梅毒、烧伤、X线损伤、神经性脱发、产后脱发等。

4. 药物性毛发脱落 甲氨蝶呤、肝素、砷剂、硫氧嘧啶、醋酸铊、环磷酰胺、长春新碱、氟尿嘧啶、博来霉素及过量维生素 A 等。

【诊断】

1. 病史

(1)发病年龄,病程,进展速度。

(2)遗传性毛发变化,家族史,遗传代谢疾病史。

(3)月经、婚育史,性发育及青春期情况。

(4)特殊用药史。

2. 体格检查

(1)身高、体重及其与年龄的关系。

(2)第二性征,内、外生殖器发育,有无畸形。

(3)毛发分布部位、色泽、形态、粗细等是否正常,与性别是否一致。体脂分布。

(4)视力、视野检查。

3. 实验室检查　生长激素、皮质醇、促性腺激素、催乳素、雌二醇、睾酮、甲状腺功能。

4. 影像学检查　垂体磁共振、CT,腹腔、盆腔 B 超、CT。

(宝 轶)

7　皮疹

皮疹是由皮肤局部受损害或全身性疾病所引起的皮肤表现。根据皮疹形态,一般分为斑疹、丘疹、疱疹及结节四类。不同病因可引起不同或类似的皮疹,不同的皮疹也可能在同一种疾病的不同病期内出现,某些疾病可在同一时期出现数种不同形态的皮疹。皮疹对许多疾病的诊断有重要意义。

【病因】

(一) 斑疹、丘疹

1. 病毒及支原体感染　麻疹、风疹、幼儿急疹、传染性红斑、传染性单核细胞增多症、柯萨奇病毒及埃可病毒感染、登革热、猫抓病、艾滋病、天花及牛痘早期、扁平疣、寻常疣、传染性软疣、尖锐湿疣、支原体肺炎等。

2. 立克次体病　流行性斑疹伤寒、地方性斑疹伤寒、恙虫病等。

3. 细菌感染　毛囊炎、疖、痈、烫伤皮肤综合征、丹毒、猩红热(链球菌性及葡萄球菌性)、中毒休克综合征、伤寒、副伤寒、布鲁菌病、急性播散性粟粒性皮肤结核、丘疹坏死性皮肤结核、非典型分枝杆菌感染、兔热病、麻风等。

4. 螺旋体病　鼠咬热、二期梅毒疹、先天性梅毒早期、雅司病早期、莱姆病等。

5. 真菌、原虫及寄生虫病　皮肤真菌病(癣)、皮肤黑热病、毛囊虫皮炎(酒糟鼻)、尾蚴皮炎、钩蚴皮炎、疥疮、螨虫皮炎、旋毛虫皮炎、昆虫叮咬等。

6. 非感染性炎症性疾病及药物性过敏　风湿热、皮肌炎、红斑狼疮、白塞病(贝赫切特病)、荨麻疹、湿疹、传染性湿疹样皮炎、接触性皮炎、异位性皮炎、药物性皮炎、固定性红斑、多形性红斑、斯 - 琼(Stevens-Johnson)综合征、成人Still病等。

7. 营养性疾病　维生素A缺乏症、烟酸缺乏症、核黄素缺乏症、局限性皮肤黏膜水肿、原发性皮肤淀粉样变、黄色瘤等。

8. 物理化学性损害　摩擦红斑、尿布皮炎、日晒红斑、多形性光敏疹、冻疮、烧伤、烫伤、射线皮炎、痱子等。

9. 其他　玫瑰糠疹、单纯糠疹、脂溢性皮炎、婴儿脂溢性皮炎、皮肤黏膜淋巴结综合征(川崎病)、神经性皮炎、银屑病(牛皮癣)、扁平苔藓、毛发红糠疹、毛周围角化症、恶性淋巴瘤、白血病、婴幼儿网状内皮细胞增生症(Letterer Siwe disease)、恶性组织细胞病。

(二) 疱疹

1. 病毒感染　水痘、带状疱疹、单纯疱疹、天花、湿疹痘、异型麻疹、呼肠孤病毒感染、柯萨奇病毒及埃可病毒感染、手足口病、传染性水疱病、艾滋病。

2. 细菌感染　毛囊炎、脓疱病、新生儿脓疱病、烫伤皮肤综合征(全身剥脱性皮炎、新生儿天疱疮、大疱性脓疱病)、深脓疱病、丹毒、类丹毒、皮肤丹毒、皮肤炭疽、皮肤结核、皮肤鼠疫、皮肤真菌病、猩红热。

3. 寄生虫感染　尾蚴皮炎、钩蚴皮炎、疥疮、螨虫皮炎、昆虫皮炎。

4. 非感染性炎症性疾病及药物过敏　疱疹性荨麻疹、湿疹、传染性湿疹样皮炎、接触性皮炎、婴儿异位性皮炎、药物性皮炎、多形性红斑、斯 - 琼综合征。

5. 物理化学性损害　白痱、红痱、夏季皮炎、烫伤、烧伤、冻疮、射线皮炎、蔬菜日光皮炎、泥螺日光皮炎、多形光敏疹、痘疮样水疱症。

6. 其他　痤疮、汗疱症、天疱疮、类天疱疮、疱疹样皮炎、遗传性表皮松解症、白塞病。

(三) 结节

可见于寻常疣、尖锐湿疣、硬红斑、寻常狼疮、疣状皮肤结核、瘰疬状皮肤结核、非结核分枝杆菌感染、放线菌病、孢子丝菌病、着色真菌病、二期梅毒结节性梅毒疹、先天性梅毒晚期、雅司、皮肤黑热病、囊虫病、结节病、结节性多动脉炎、结节性痒疹、结节性红斑、风湿热、类风湿关节炎、白塞病、结节性脂膜炎、黄瘤病、变应性结节性血管炎、恶性组织细胞病、韦格纳肉芽肿。

【诊断】

(一) 病史

1. 皮疹开始出现的时间 许多皮肤病以皮疹为最初表现或唯一的临床表现,而在传染病或系统性疾病,则皮疹仅是整个疾病的一部分,可与其他症状同时或先后出现。在有发热的疾病中,特别要注意出疹与发热日程的关系。如水痘大多在发热第一天出疹、猩红热多在第二天、天花多在第三天、麻疹多在第四天、斑疹伤寒多在第五天、伤寒多在第六七天出疹,顺序为“水红花麻斑伤”,比较易记。又如幼儿急疹多在高热三四天骤退前后出疹,登革热皮疹多在二次体温上升后发生。

2. 皮疹形态及其演变过程 须注意皮疹的性状、大小、色泽、硬度、数量、分布、有无疼痛或瘙痒。在发展过程中,皮疹数量、分布形态有何变化。如天花与水痘有斑疹 - 丘疹 - 疱疹 - 结痂的改变,其中又有先水疱后脓疱的变化。水痘疱疹表浅、单房性、菲薄易破;天花皮疹则较深、多房性、壁较厚不易破。

3. 皮疹分布部位及其蔓延速度 皮疹多见于躯干而头面部及四肢稀少者称向心性分布,如水痘;反之则为离心性分布,如天花。皮疹仅见于皮肤外露部位疹,以物理化学性损害为主,如日光皮炎、虫咬皮炎。疫水接触后肢体水线上下发生痒性皮疹者,以尾蚴性皮炎为多。全身性细小斑丘疹、由上而下、经 1~2d 蔓延全身,继又迅速消退者以风疹为多。皮疹与某一脑神经或脊神经分布一致,且限于躯体一侧的群集小疱疹,多为带状疱疹,常伴有明显的局部疼痛或感觉过敏。麻疹的出疹规律为初见于耳后与发际,逐渐发展到颜面及躯干部,三日内皮疹遍布手足心。

4. 皮疹的持续时间与消退情况 荨麻疹旋发旋消,大多持续仅数小时,可随病情变化反复出现;急性传染病皮疹持续一般限于一周;慢性传染病皮疹持续较久。皮疹消退时有的可脱屑或脱皮如猩红热及金葡菌引起的中毒休克综合征,有的可有色素沉着如麻疹,有的可有瘢痕如天花及猴痘。

5. 伴随症状 如急性传染病发疹时多处极期,常伴发热、头痛、不适、胃肠道或呼吸道症状;过敏性皮疹及癣病常伴剧痒;皮疹伴高热、关节痛、咽痛、血沉增速及白细胞增多者,须考虑成人 Still 病;瘀点伴长期发热及心脏杂音者,须注意感染性心内膜炎。

6. 过去史、接触史 荨麻疹等过敏性皮疹常有类似的过去病史;皮肤暴露部位的皮疹要注意有无昆虫、冷、热、射线、药物、油漆、植物等物理化学因素的接触史;无痛痒的红色斑丘疹或丘疹应注意梅毒疹的可能性,应询问冶游史、不洁性交史或硬性下疳史。

7. 饮食及用药史 要注意出疹前数日内曾吃过哪些特殊食品,如鱼、虾、蚌、蛤、泥螺等水产品（可致过敏性皮疹）及紫云英、苋菜、灰菜（可致日光皮炎）或药物如磺胺、抗生素、碘剂、溴剂、巴比妥类等（可致药物疹），并注意询问药物过敏史。

8. 性别、年龄、地区、职业、季节、生活习惯　如痤疮多见于青春期青年男性，粟丘疹多见于女性；风疹及幼儿急疹见于幼儿；皮肤黑热病仅见于长江以北地区；皮肤炭疽多见于牧民、兽医、皮毛加工工人；痱子、日光皮炎与虫咬皮炎多见于夏秋；冻疮、毛囊周围角化症多见于冬春；经常接触或短时大量暴露于放射性物质者可能发生射线皮炎。此外艾滋病及梅毒患者亦可有皮疹。

（二）体格检查

1. 皮肤与黏膜　注意皮疹形态、大小、色泽、边缘、硬度、干湿、数量、分布及感觉异常，皮疹与皮下组织及其他邻近组织的关系，有无鳞屑、痂皮、脱屑、脱皮，加压能否褪色，有无色素沉着或色素脱失。注意口、鼻、眼、外生殖器及肛门直肠黏膜有无异常。

2. 表浅淋巴结有无肿大　耳后淋巴结肿大主要见于风疹；颈后淋巴结肿大主要见于传染性单核细胞增多症及结核病；腹股沟淋巴结肿大常见于足癣、下肢丹毒、化脓菌感染、鼠疫、恙虫病、性病；腋下淋巴结肿大多见于兔热病、猫抓病。

3. 胸部及腹部检查　须注意有无心、肺、肝、脾等内脏病变，如风湿热、柯萨奇病毒与埃可病毒感染常有心肌炎；麻疹及支原体感染易发肺炎，肝炎及先天性梅毒常见肝脏肿大；伤寒及败血症常见脾脏肿大。

4. 泌尿生殖器　梅毒、白塞病、水痘、多形红斑、斯-琼综合征所致皮疹，常伴有泌尿生殖器黏膜损害。

5. 运动及神经系　发热、皮疹伴有关节痛者须注意风湿热、布鲁菌病、成人 Still 病；皮肌炎多出现四肢肌力减退，且开始以近端为重。

（三）实验室检查

1. 血液常规检查　白细胞计数减少及淋巴细胞增多常见于病毒病及伤寒副伤寒，后者往往还伴有嗜酸性粒细胞计数的减少或缺失；白细胞计数及中性粒细胞增多常见于细菌性化脓性感染；嗜酸性粒细胞增多常见于寄生虫病及变态反应（过敏反应）；淋巴细胞增多伴有多数异常淋巴细胞者多见于传染性单核细胞增多症、肾综合征出血热及巨细胞病毒病。

2. 疱疹内容物检查　以灭菌空针按无菌操作抽取疱疹内容物，如见嗜酸性粒细胞显著增多，可能为疱疹样皮炎。水痘、天花等病毒性疱疹可以用电镜或免疫电镜检查病毒颗粒。

3. 皮疹刮片检查　疱疹基底部刮片检查见多核巨细胞者可能为水痘；瘀

斑涂片发现革兰氏阴性肾形双球菌者提示脑膜炎球菌败血症，伤寒或副伤寒玫瑰疹中可检出沙门菌。

4. 眼、鼻、咽黏膜分泌物及痰涂片 查见多核巨细胞者提示麻疹。

5. 皮肤试验 应用可疑的变应原物质如青霉素、磺胺等药物、花粉浸出液、结核菌素、麻风菌素、癣菌素等做皮上划痕、皮内注射、斑贴等试验可协助诊断药物疹、荨麻疹、异位性皮炎等病。

6. 病原体分离 根据需要可采取疱疹内容物、血、尿、粪、脑脊液、胆汁等进行培养、接种动物、鸡胚、或组织细胞以分离病原体，阳性结果对于传染病有确诊意义，但粪、尿、十二指肠引流液、咽拭子、痰等分离到病原体，须考虑暂时性带菌状态的可能性。标本应在特效治疗前采取；阴性结果不能否定诊断。

7. 血清学及分子生物学检查 肥达反应适用于伤寒及副伤寒，外斐反应适用于斑疹伤寒及恙虫病，嗜异性凝集试验适用于传染性单核细胞增多症；补体结合试验、中和试验、血凝抑制试验等常用于多种病毒的诊断；双份血清抗体效价 4 倍或以上增高者可确诊。近年正在逐步推广基因扩增（PCR）技术、放射免疫（RIA）技术、酶联免疫吸附（ELISA）、免疫电镜（IEM）等灵敏度高、特异性强、简便快速的方法来检测患者血清、分泌物、渗出物或病变组织材料中的各种抗原或抗体，对许多传染病的早期诊断有重要意义。

8. 皮肤活体组织检查 活检对麻风、皮肤黑热病、红斑狼疮、恶性组织细胞病、黄瘤病、局限性皮肤黏膜黏液水肿、原发性皮肤淀粉样变等所致皮疹有确诊价值。结合免疫组织化学染色对系统性红斑狼疮、皮肌炎等有诊断价值。

（倪 武 王国俊）

8 咳嗽、咳痰

咳嗽是呼吸系统的一种保护性反射，呼吸道中的分泌物和异物可随咳嗽被排出体外。但咳嗽也有其不利的一面，频繁的咳嗽影响工作与休息，使呼吸道内感染扩散，剧烈的咳嗽可导致呼吸道出血，甚至诱发自发性气胸。

咳痰是气道内病理性分泌物通过咳嗽动作排出口腔外的过程，根据痰液的颜色和性状作出判断，对呼吸系统疾病的病因诊断具有一定临床意义。

【分类和原因】

咳嗽通常按病程长短分为 3 类：急性咳嗽（<3 周）、亚急性咳嗽（3~8 周）和慢性咳嗽（>8 周）。

1. 急性咳嗽 最常见的病因是普通感冒，其他病因包括急性支气管炎、急性鼻窦炎、过敏性鼻炎、慢性支气管炎急性发作、支气管哮喘等。

2. 亚急性咳嗽 最常见的原因是感冒后咳嗽（又称感染后咳嗽）、细菌性鼻窦炎、支气管哮喘等。

3. 慢性咳嗽 慢性咳嗽原因较多,通常可分为两类:一类为胸部影像学有明确病变者,如肺炎、肺结核、肺癌等。另一类为胸部影像学无明显异常,以咳嗽为主要或唯一症状者,常见原因有咳嗽变异型哮喘、鼻后滴流综合征、嗜酸性粒细胞性支气管炎和胃食管反流性咳嗽。这些原因占呼吸内科门诊慢性咳嗽比例的 70%~95%,其他病因有慢性支气管炎、支气管扩张、支气管内膜结核、变应性咳嗽、心理性咳嗽等。

【诊断】

(一) 病史

详细询问病史对咳嗽的病因诊断具有重要作用,根据病史提供的线索选择有关检查。

1. 咳嗽的性质 咳嗽无痰或痰量极少,称为干性咳嗽。干咳或刺激性咳嗽常见于急性或慢性咽喉炎、喉癌、急性支气管炎初期、气管受压、支气管异物、支气管肿瘤、胸膜疾病、原发性肺动脉高压及二尖瓣狭窄等。咳痰常见于慢性支气管炎、支气管扩张、肺炎、肺脓肿和空洞型肺结核及急性肺水肿等。

2. 咳嗽的时间与规律 突发性咳嗽常由于吸入刺激性气体或异物、淋巴结或肿瘤压迫气管或支气管分叉处所引起。发作性咳嗽可见于支气管内膜结核等。慢性咳嗽多见于咳嗽变异型哮喘、鼻后滴流综合征、嗜酸性粒细胞性支气管炎、胃食管反流性咳嗽等。夜间咳嗽常见于左心衰竭和肺结核患者。

3. 咳嗽的音色 咳嗽声音嘶哑,多为声带的炎症或肿瘤压迫喉返神经所致。金属音咳嗽,多因纵隔肿瘤、主动脉瘤或癌肿直接压迫气管所致。咳嗽声音低微或无力,见于严重肺气肿、声带麻痹及极度衰弱者。

4. 痰的性质和量 痰的性质可分为黏液性、浆液性、脓性和血性等。黏液性痰多见于急性支气管炎、支气管哮喘及肺炎的初期,也可见于慢性支气管炎、肺结核等;浆液性痰见于肺水肿;黄脓痰提示化脓性细菌感染;血性痰可见于肺结核、支气管扩张、肺癌等。

5. 咳嗽的伴随症状 咳嗽伴发热多见于急性呼吸道感染、肺结核、胸膜炎等。咳嗽伴胸痛常见于肺炎、胸膜炎、支气管肺癌、肺梗死和自发性气胸等。咳嗽伴呼吸困难见于喉水肿、喉肿瘤、支气管哮喘、慢性阻塞性肺疾病、重症肺炎、大量胸腔积液、气胸、肺淤血、肺水肿及气管或支气管异物。咳嗽伴咯血常见于肺结核、支气管扩张、支气管肺癌、肺脓肿、二尖瓣狭窄、支气管结石、肺含铁血黄素沉着症等。咳嗽伴大量脓痰常见于支气管扩张、肺脓肿、肺囊肿合并感染和支气管胸膜瘘。咳嗽伴有哮鸣音多见于支气管哮喘、慢性喘息性支气管炎、心源性哮喘、弥漫性泛细支气管炎、气管与支气管异物等。咳嗽伴有杵状指

(趾)常见于支气管扩张症、慢性肺脓肿等。

(二)辅助检查

1. 诱导痰检查 常用超声雾化吸入高渗盐水的方法进行痰液诱导。诱导痰细胞学检查可提高癌细胞检查阳性率,甚至是一些早期肺癌的唯一诊断方法。细胞学检查嗜酸性粒细胞增高是诊断嗜酸性粒细胞性支气管炎的主要指标。

2. 影像学检查 X线胸片能确定肺部病变的部位、范围与形态,初步确定其性质,指导经验性治疗和相关检查。胸部CT检查有助于发现纵隔前后肺部病变、肺内小结节、纵隔肿大淋巴结及边缘肺野内较小的肿物。高分辨率CT有助于诊断早期间质性肺病和非典型支气管扩张。

3. 肺功能检查 通气功能和支气管舒张试验可帮助诊断和鉴别气道阻塞性疾病,如哮喘、慢性支气管炎和大气道肿瘤等。常规肺功能正常,可通过激发试验诊断咳嗽变异型哮喘。

4. 支气管镜检查 可有效诊断气管腔内的病变,如支气管肺癌、异物、内膜结核等。

5. 24h食管pH值监测 能确定有无胃食管反流,是目前诊断该病最为有效的方法。通过动态监测食管pH值的变化,获得24h食管pH<4的次数、最长反流时间、食管pH值<4占监测时间的百分比等参数,最后以Demeester积分表示反流程度。检查时实时记录反流相关症状,以获得反流与咳嗽的关系。

6. 咳嗽敏感性检查 通过雾化方式使受试者吸入一定量的刺激物气雾溶胶颗粒,刺激相应的咳嗽感受器而诱发咳嗽,并以咳嗽次数作为咳嗽敏感性指标。常用辣椒素吸入进行咳嗽激发试验。咳嗽敏感性增高常见于变应性咳嗽、嗜酸性粒细胞性支气管炎及胃食管反流症。

7. 其他检查 外周血检查嗜酸性粒细胞增高提示寄生虫感染、变应性疾病等。

(杨勐航 李 兵)

9 咯血

咯血是指声门以下的气管、支气管及肺出血,经口腔咯出。外观色鲜红,可含有泡沫,可与痰液相混,亦可为纯血,后期咯出少量暗红色血块。24h咯血量在100ml以下者称为小量咯血;100~500ml为中等量咯血;500ml以上者为大量咯血。临床上既要注意咯血量,又要重视咯血的速度,即便是中等量咯血,若速度太快,也可引起患者窒息或其他严重并发症。

【病因】

1. 气管、支气管疾病　如急性或慢性支气管炎、支气管扩张、支气管内膜结核、结石、异物、气管或支气管肿瘤（良性、恶性）等。

2. 肺部疾病　如肺结核、肺炎、肺脓肿、肺真菌病、肺寄生虫病、肺囊肿、肺尘埃沉着病（尘肺）、支气管肺癌和良性支气管肿瘤等。

3. 心血管疾病　如风湿性心脏病、二尖瓣狭窄、肺梗死、原发性高血压、急性肺水肿、主动脉瘤破裂等。

4. 全身性疾病及其他　如急性传染病（流行性出血热、肺出血型钩端螺旋体病）、血液病（白血病、再生障碍性贫血、血小板减少性紫癜、血友病等）、急性或慢性肾衰竭、肺出血 - 肾炎综合征、结缔组织病、子宫内膜异位症。

【诊断】

（一）病史和体征

详细询问病史，首先排除消化道出血及鼻咽喉部出血。进一步询问常见引起咯血的病因，如有无慢性咳嗽、咳痰、咯血及低热、盗汗等肺结核病症状，有无长期咳嗽、大量脓痰、反复咯血等支气管扩张病史。对 40 岁以上有多年吸烟史者，应高度怀疑肺癌。遇小量咯血应询问有无肺部感染的急性起病史。有心悸、气急、头痛、头昏者应了解有无心脏病及高血压等有关病史。遇贫血、乏力，一般情况差者，需询问有无血液病、尿毒症病史。咳果酱样血痰或带鲜血时，要考虑肺吸虫病，需了解有无进食石蟹、蝲蛄史。阿米巴肝脓肿穿经肺部，累及较大血管时，也可咳果酱样痰。女性患者咯血与月经周期有关时应考虑子宫内膜异位症。

体格检查时要注意体温、脉搏、呼吸、血压。血液病者皮肤可有瘀点、瘀斑，口腔黏膜可有糜烂、血疱。支气管、肺疾病所致咯血，可能在肺部病变相应部位发现异常体征。二尖瓣狭窄可在心尖部闻及隆隆样舒张期杂音等。

（二）肺部影像学检查

胸部平片观察肺内病变性质，必要时行胸部 CT 检查。

（三）实验室检查

咳出的痰液送细菌及脱落细胞检查，新鲜痰盐水稀释后找阿米巴包囊、肺吸虫卵，亦可做各种培养（普通菌、厌氧菌、结核杆菌）。血液检查包括血常规、血沉、血小板计数、肝功能、肾功能、凝血酶原时间等。必要时作骨髓穿刺，涂片送检。

（四）支气管镜检查

疑有肺部肿瘤或咯血原因不明者，可作纤维支气管镜检查。

（杨勐航　李 兵）

10 发绀

发绀是指血液中还原血红蛋白增多使皮肤和黏膜呈青紫色改变的一种表现，也称紫绀。当毛细血管中还原血红蛋白绝对量超过50g/L时，则出现发绀，但严重贫血患者，其血红蛋白低于50g/L时，即使全部为还原血红蛋白也不致引起发绀。全身性发绀最易出现在皮肤较薄、色素少、毛细血管丰富的部位。因此，在唇、舌、口腔黏膜及鼻尖、颊部、耳垂和指(趾)甲床等处发绀常较明显。

【病因及发病机制】

(一) 还原血红蛋白增多所致的发绀

1. 中枢性发绀　①血液在肺内氧合不足，如吸入空气中氧分压降低，机体又未能充分代偿，PaO_2降低和SaO_2降低，引起发绀。肺功能障碍，包括肺泡通气量降低、通气/血流比例失调、弥散功能障碍等导致的肺内静脉至动脉血的分流量超过正常生理性分流量(3%~5%)时，使PaO_2、SaO_2下降，可见于严重呼吸中枢抑制、上呼吸道梗阻、慢性阻塞性肺疾病等，也可见于大叶肺不张、肺炎、肺水肿、弥漫性间质肺纤维化等。②静脉血液和动脉血液混合，某些病理情况使部分静脉血液未能与肺泡内氧接触，而通过分路进入动脉系统，即可出现发绀，见于有右向左分流的先天性心脏血管病，以法洛四联症最为常见，出生后即出现早发性发绀。室间隔或房间隔缺损、动脉导管未闭等发生肺动脉显著高压而出现右向左血液分流，即艾森门格综合征，亦出现发绀，但多为童年或成年后的迟发性发绀。单发或多发性肺动静脉瘘时，可出现发绀。肺功能障碍产生的生理性分流和先天性心血管畸形产生的解剖性分流，其发绀程度均决定于分流量大小，≥1/4的静脉血进入体循环时，即分流量占总心排量(Qs/Qt)>25%，可产生发绀。

2. 周围性发绀　组织中毛细血管内血液脱氧过多，包括：①静脉淤血，由于血液流经毛细血管的量减少，速度减慢或淤滞，血液供氧减少而组织耗氧增加，局部还原血红蛋白量增加而出现发绀，如在严重心力衰竭、缩窄性心包炎、心包积液时，全身静脉压升高，毛细静脉丛扩张、淤血，血流缓慢，加重了原发病引起的发绀。②动脉缺血，严重休克时，心排血量明显降低，发生代偿性皮肤血管收缩，血流量减少，血流缓慢，亦出现发绀。这种周围性发绀多在下垂部位和循环差的部位显著，血液循环改善后发绀亦改善。某一局部血液循环淤滞引起的局部发绀，闭塞性脉管炎、雷诺病、下肢静脉曲张以及血栓性静脉炎等，除该处皮肤发绀外，还多伴有皮肤厥冷、知觉异常等改变。

(二) 异常血红蛋白所致的发绀

1. 高铁血红蛋白增加　血液呈深棕色，见于：①药物或化学物质中毒，如伯氨喹、亚硝酸盐、磺胺类等中毒。②肠源性发绀，如进食过量的含有亚硝酸盐的蔬菜所引起，咸菜或隔夜煮熟的大白菜中含量较多。③高铁血红蛋白血症：先天性者为血中存在异常的血红蛋白M，它具有低的氧亲和力；特发性者，见于妇女，与月经周期有关。

2. 硫化血红蛋白增加 在接触含氮化合物如亚硝酸钠或芳香族氨基化合物如磺胺类时，同时进食硫化物，产生硫化氢，作用于血红蛋白而产生硫化血红蛋白。硫化血红蛋白达5g/L时可产生发绀。

【诊断】

(一) 病史

注意出现发绀的年龄，有无服用特殊药物及食物，有无心肺疾病史以及伴随症状。出生时或幼年时便出现发绀者，常为发绀类先天性心血管疾病，或先天性高铁血红蛋白症，后者常有家族史。发绀伴有高度呼吸困难常见于重度心肺疾病。发绀明显而一般无呼吸困难者，可见于高铁血红蛋白血症与硫化血红蛋白血症。

(二) 体征

应区分发绀为中枢性还是周围性，全身性还是局部性，有无心肺疾病体征和杵状指、趾。发绀肢体按摩或加温后，增加血流量而使发绀减轻，多为局部性发绀。最易出现发绀的部位为肢体末端。应当注意，当一氧化碳中毒时，血中异常的碳氧血红蛋白增加，使血氧饱和度下降，但皮肤、黏膜呈樱桃红色，而不出现发绀。黏膜和皮肤的银盐沉着而出现的紫蓝色，不应误认为发绀，此种紫蓝色加压时不能消退，可区别于真正的发绀。

(三) 辅助检查

1. 红细胞和血红蛋白检查 慢性肺功能不全及先天性发绀类心脏病多有红细胞及血红蛋白增加；中毒性高铁血红蛋白血症可见红细胞内有Heinz小体(Heinz小体由血红蛋白破坏、变质而成，在新鲜血片上有反光性，用活体染色可以显示)及溶血现象；分光镜可直接验出高铁血红蛋白或硫化血红蛋白的存在。

2. 胸部影像学检查 胸部正、侧位片、心血管造影，尤其是数字减影血管造影和磁共振检查可帮助诊断各种心肺疾病。

3. 心电图、超声心动图、心导管检查 可了解及确诊心脏大小、瓣膜病变及异常畸形。

4. 动脉血气分析 中枢性发绀均可出现PaO_2、SaO_2、CaO_2降低；如能计算肺泡-动脉氧分压差($P_{A-a}O_2$)则可鉴别各种原因引起的中枢性发绀，如肺通气功能障碍和弥散功能障碍，以及右→左分流的发绀类先天性心脏病，均有PaO_2降低，吸空气时，若为通气障碍，$P_{A-a}O_2$稍升高，而弥散障碍和右→左分流

时 $P_{A-a}O_2$ 增加明显，吸纯氧时，若为通气及弥散障碍，则 $P_{A-a}O_2$ 缩小，而右→左分流时 $P_{A-a}O_2$ 明显增加。

5. 对治疗的反应 各种原因引起的高铁血红蛋白血症，在给予静脉注射大量维生素 C 或亚甲蓝时，发绀可迅速改善或消失，据此可帮助诊断，但亚甲蓝对血红蛋白 M 和硫化血红蛋白有关的发绀则无效；对缺乏葡萄糖 -6- 磷酸脱氢酶的患者功效较差，且易引起溶血，应予以注意。

（杨勐航 李 兵）

11 呼吸困难

呼吸困难是指患者主观感觉呼吸费力、空气不足，查体时可见呼吸频率、深度、节律改变，出现呼吸运动用力。严重呼吸困难时，患者被迫采取坐位，称为端坐呼吸。

【病因】

1. 肺源性呼吸困难 ①吸气性呼吸困难：近端气道阻塞，如喉、气管、大支气管的炎症、水肿、肿瘤或异物等引起；②呼气性呼吸困难：远端气道阻塞如支气管哮喘、慢性阻塞性肺疾病（COPD）等；③混合性呼吸困难：是由于肺顺应性降低以及功能肺组织减少所引起，如各种原因引起的肺水肿、弥漫性肺纤维化、广泛的肺实质病变、肿瘤、肉芽肿、肺不张、肺栓塞等。

2. 心源性呼吸困难 各种心脏疾病引起的心力衰竭，尤其是左心衰竭时呼吸困难更为严重。心肌炎、心包积液也可引起呼吸困难。

3. 胸壁运动障碍引起的呼吸困难 ①神经肌肉疾病：如重症肌无力、肌萎缩性侧索硬化症、多发性肌炎等；②胸膜或胸膜腔病变：如胸膜明显肥厚粘连、胸腔大量积液、气胸等，张力性气胸可引起急性、严重的呼吸困难；③胸廓的骨关节病：如强直性脊柱炎、脊柱畸形、广泛的肋骨骨折等；④过度肥胖：可伴有睡眠通气障碍综合征，胸廓扩张受限并通气需要量增加；⑤腹腔压迫：如大量腹水、严重胀气等。

4. 中枢性呼吸困难 严重脑部疾病如脑血管意外、脑肿瘤、脑炎及脑外伤等。

5. 血源性呼吸困难 见于重度贫血、高铁血红蛋白血症、硫化血红蛋白血症和碳化血红蛋白血症。此外，大出血或休克时，因缺氧和血压下降，刺激呼吸中枢，也可致呼吸困难。

6. 精神性呼吸困难（癔症性） 由紧张、焦虑、恐惧等精神因素等引起。

7. 其他 代谢性酸中毒（如糖尿病、尿毒症），在空气稀薄的高原地区，机体 pH 值下降和吸入气中氧分压降低均可刺激中枢和周围感受器而引起过度通气，如缺氧严重引起高原性肺水肿而使呼吸困难进一步加重。一氧化碳中毒、药物（吗啡、巴比妥）中毒等亦可引起呼吸困难。

【诊断】

(一) 病史

详细询问下列情况：

1. 起病形式及经过逐渐加重，抑或急剧出现。急起者见于自发性气胸、血气胸、急性心肌梗死等。

2. 呼吸困难持续性抑或发作性，前者见于肺实质性病变、胸腔大量积液等，后者见于支气管哮喘、癔症等。

3. 是否伴有胸痛，胸痛的部位、性质如何、有无放射性等如为心肌梗死，常伴有显著胸痛及放射痛。

4. 呼吸困难与体位的关系　平卧时症状加剧，坐位时减轻，往往提示由心脏原因引起。气管肿瘤引起的呼吸困难与体位改变亦有较显著的关系。

5. 有无发热、咳嗽、咳痰、咯血此种情况可见于肺部炎症及肺梗死等。

6. 意识改变可见于神经系统疾病及肺性脑病。

7. 有无糖尿病、肾脏病及心血管病史。

8. 其他应了解有无精神因素，呼吸困难与季节的关系、与活动的关系，有无过敏史。

(二) 体格检查

1. 呼吸的形式　①吸气性呼吸困难：吸气时间延长，可有吸气样喉鸣。吸气时有三凹征（锁骨上窝、胸骨上窝、肋间隙吸气时凹陷）；②呼气性呼吸困难：呼气时间延长，呼气费力，常伴有哮鸣音；③快而浅的呼吸：见于胸廓疾患、胸膜疾病、肺炎、肺纤维化等；④深而慢的呼吸：见于代谢性酸中毒、脑血管意外等；⑤潮式呼吸：见于脑血管意外、尿毒症、严重心力衰竭；⑥深而快的呼吸：见于脑出血、肺水肿等；⑦点头式或叹气呼吸：见于垂危患者。

2. 体位　端坐呼吸常见于心力衰竭时的肺淤血、严重哮喘、重度肺气肿。胸腔积液与气胸患者多取患侧卧位。

3. 意识障碍　伴意识障碍的呼吸困难见于中枢性呼吸困难及二氧化碳潴留者。

4. 颈胸部检查　颈静脉怒张见于严重心肺疾病。颈静脉与胸壁表浅静脉怒张，表示上腔静脉阻塞，见于纵隔疾患、上气道阻塞及严重心肺功能不全。气管位置偏移，见于大量胸腔积液、气胸、肺不张。颈淋巴结肿大常由肿瘤引起。还应注意胸廓、脊柱有无异常。心脏大小、节律、心率、心音有无改变。肺部有无异常体征等。

5. 腹部检查 有无肝大、腹水、肿块及腹部压痛。

6. 注意有无肌颤、肌萎缩、肌痛等神经肌肉病变征象，肋间肌及全身肌肉萎缩提示呼吸困难可能与神经肌肉病变有关。

7. 其他 注意有无发绀、贫血、水肿、杵状指(趾)及下肢静脉炎等。

(三) 胸部影像学检查

不同病因所致呼吸困难，胸腔内病变各异。重点观察两侧胸廓是否对称、有无畸形、气管位置、心脏大小、两肺透亮度、肺内有无实质性病灶、病灶分布与性质、肺门有无增大及块状影、纵隔情况、膈肌位置及胸腔内有无积液等。胸部CT检查有助于进一步发现肺内和纵隔内的病变。

(四) 实验室检查

酌情进行血常规、血气分析、血沉、肝功能、肾功能、血糖、电解质、痰液细菌培养和检查抗酸杆菌及癌细胞等。

(五) 其他检查

按需要进行心电图、纤支镜及有关肺功能等检查。纤支镜检查有助于发现气管内肿瘤。

(杨勐航 李 兵)

12 呃逆

呃逆是由于膈肌、膈神经、迷走神经或中枢神经等受到刺激后引起一侧或双侧膈肌不自主地痉挛性收缩，伴有吸气期声门突然关闭而发出短促响亮的特别声音。健康人受精神刺激或快速吞咽干燥食物又较少饮水时，可发生呃逆，但能自行消失；当呃逆频繁发作且持续时间超过48h，称为顽固性呃逆，可见于腹腔手术后或某些严重疾病患者，通常常规治疗无效，应予以重视。

【病因】

1. 中枢性颅内器质性病变，如脑炎、脑膜脑炎、脑部肿瘤、脑出血、脑血栓、癫痫早期等；中毒性疾病，如乙醇、环丙烷、铅、巴比妥类等中毒；全身感染伴有毒血症者；此外，癔症或者神经过敏等精神因素亦可引起呃逆。

2. 外周性包括胸腔疾病，如纵隔肿瘤、主动脉瘤、食管肿瘤或纵隔淋巴结肿大、心包炎等；肺炎合并膈胸膜炎、膈疝累及膈肌时；此外，腹腔内疾病如胃扩张、胃癌、胰腺炎等引起腹压增高或膈肌受到刺激时亦可引起呃逆。

3. 其他，如各种原因引起的低钾、低镁、低钙、代谢性酸中毒等。

【诊断】

根据患者症状即可诊断。健康者在饱食或上腹部受凉后，有时会发生短暂呃逆，一般为反射性呃逆，多数可自行消失。过于悲伤或癔症患者(年轻女性为多）可发生精神性呃逆，这种呃逆往往在熟睡时或精神刺激消除后停止。伴有发热、头痛、恶心、喷射状呕吐等患者，应注意原发疾病的诊断与治疗。

【处理原则】

治疗原则：①积极治疗原发病；②根据个体情况选择合适的治疗方法；③中西医结合治疗。

（一）非药物治疗

1. 屏气法　可通过深吸气 - 屏气方法提高 $PaCO_2$ 和抑制膈肌活动，可反复进行几次，但心肺功能不全患者慎用此法。

2. 压迫耳屏法　患者坐位，术者站于患者背后，用拇指、示指指腹同时按压患者两侧耳屏上 1/3 处，由轻到重，每次 2~3min，可反复进行，直到呃逆停止。

3. 迷走神经刺激法　如牵引舌头、指压眶上神经、挤压眼球等；可在有适当防护措施的情况下按摩颈动脉窦，也可用指压法深压胸锁关节后的膈神经。

（二）药物治疗

如甲氧氯普胺、氯丙嗪、苯妥英钠、地西泮、氟哌啶醇、哌甲酯（利他林）、山莨菪碱（654-2）、利多卡因、可待因等。

（三）中医中药治疗

1. 中药治疗以和胃、降气、平呃为主，如平呃降逆汤等。

2. 针灸治疗对顽固性呃逆治疗有较为确切的疗效。针刺穴位包括中脘、内关、足三里、三阴交等。

（陈岳祥）

13　胃灼热（烧心）

胃灼热，俗称烧心（heartburn）是指胃部或胸骨后烧灼样的不适感，常由胃部或胸骨下部向上延伸。是胃食管反流病最常见的症状之一。

【病因】

1. 不良生活习惯　如进食过快或过多，暴饮暴食等；进食刺激性、油腻食物；喝浓茶或咖啡等致食管下段括约肌松弛。

2. 精神因素　是产生胃灼热症状的重要因素，主要包括忧郁、敏感、焦虑、失眠以及长期情绪紧张状态等。

3. 引起腹压增大的因素　如妊娠、肥胖、腹水等。

4. 药物因素　服用某些可致食管下段括约肌松弛或导致胃酸分泌的药物等。

5. 上消化道疾病　如患有胃食管反流病、消化性溃疡、慢性胃炎等均可出现胃灼热症状。

【诊断】

胃灼热的诊断应结合患者年龄、病史及相应的辅助检查等，应注意与心绞痛、急性心肌梗死等严重心血管疾病引起的胸痛进行鉴别。

【处理原则】

主要针对病因进行治疗。

1. 不良生活习惯所致胃灼热　常无器质性病变，可通过改变生活方式改善症状，预后好。

2. 药物因素引起的胃灼热　某些药物如非甾体抗炎药、钙离子拮抗剂、地西泮（安定）等可引起胃灼热，停药后症状可改善或消失。

3. 上消化道疾病　胃食管反流病、食管裂孔疝、消化性溃疡、慢性胃炎等均会引起胃灼热。可选用 H_2 受体阻滞剂、质子泵抑制剂、促胃肠动力药及胃黏膜保护剂等。

4. 功能性胃灼热　患者无胃食管反流导致该症状的证据，没有以组织病理学为基础的食管运动障碍。治疗上以心理疏导为主，症状严重者可加用抗焦虑或抗抑郁药物。

（丁 凯）

14　吞咽困难

吞咽困难是指食物从口腔到胃的推进过程中受阻而产生咽部、胸骨后的主观感觉。常见主诉是食物在吞咽过程中“被堵住”，可伴有疼痛。吞咽困难是食管癌最常见的症状，对任何有吞咽困难者，均应及时明确原因排除器质性疾病可能。

【病因】

1. 口咽部疾病　如口咽炎、急性扁桃体炎、咽部肿瘤或咽后壁脓肿等。

2. 食管疾病　包括食管炎、食管肿瘤或纵隔肿瘤压迫及食管运动障碍性疾病，如贲门失弛缓症、症状性弥漫性食管痉挛、硬皮病等。

3. 系统性疾病　常见于累及横纹肌的神经或肌肉病变，如皮肌炎、重症肌无力、肌营养不良、帕金森病、吩噻嗪治疗的动眼神经危象、肌萎缩型侧索硬化、延髓型脊髓灰质炎、假性髓性麻痹及其他中枢神经系统病变。

【诊断】

吞咽困难可为间歇性（如由贲门失弛缓症、下食管环引起的），也可在数周或数月内迅速进展（如由食管癌引起的）或病程达数年（如由胃食管反流病引起的）。

1. 食管肿瘤　包括食管癌、平滑肌肉瘤或转移性癌（极少见）等，通过电子胃镜、内镜下病理活检可确诊。

2. 食管外压性疾病 可由邻近器官肿大或肿瘤压迫所致，常见于左心房扩大、主动脉瘤、异位锁骨下动脉、胸骨后甲状腺、外生骨疣或食管外肿瘤（最常见的是肺部或纵隔肿瘤等）。诊断常采用X线检查、胸部CT、食管超声内镜等。

3. 食管动力障碍性疾病 首先通过内镜及影像学检查排除食管器质性疾病存在，进一步可行食管动力学检查，如食管测压等。结缔组织病还可行有关自身抗体检查。

4. 鉴别吞咽困难注意与癔球症进行鉴别。癔球症是一种咽部有肿块的感觉，与吞咽无关，不影响食物的输送，常与焦虑或悲伤有关，其病因学大多为情绪性的。

（陈岳祥）

15 呕吐

呕吐是通过胃的强烈收缩迫使胃或部分小肠的内容物经食管、口腔而排出体外的现象。频繁而剧烈的呕吐可引起脱水、电解质紊乱、贲门黏膜撕裂等并发症。

【病因】

（一）反射性呕吐

1. 咽部受到刺激 如吸烟、剧咳、鼻咽部炎症等。

2. 胃肠道疾病 如反流性食管炎、急性或慢性胃肠炎、消化性溃疡、胃癌、幽门梗阻、十二指肠淤积症、急性阑尾炎、各型肠梗阻、绞窄性疝、急性出血坏死性肠炎、憩室炎、腹型过敏性紫癜、结肠癌等。

3. 肝胆胰疾病 如急性肝炎、肝硬化、肝功能衰竭、肝癌、肝脓肿、急性胆囊炎、急性胆管炎、急性或慢性胰腺炎、胰腺癌等。

4. 腹膜、肠系膜疾病 如急性腹膜炎、膈下脓肿、大网膜扭转、急性肠系膜淋巴结炎、肠系膜动脉栓塞等。

5. 其他疾病 如泌尿系统结石、急性肾盂肾炎、急性盆腔炎。急性心肌梗死（特别是后壁梗死）、充血性心力衰竭、急性心包炎、夹层主动脉瘤、青光眼等亦可出现呕吐。

（二）中枢性呕吐

1. 神经系统疾病 如脑肿瘤、脑脓肿、脑膜炎、脑炎、脑血管意外、高血压脑病、癫痫、多发性硬化、偏头痛、延髓背外侧综合征、颅脑外伤等。

2. 全身性疾病尿毒症、糖尿病酮症 酸中毒、甲亢危象、甲状旁腺危象、肾上腺皮质功能减退、低血糖、低钠血症及早孕等。

3. 药物 如某些抗生素、抗癌药、洋地黄、吗啡等。

4. 中毒 乙醇、重金属、一氧化碳、有机磷农药、鼠药、夹竹桃、乌头碱、毒蕈及其他食物中毒。

5. 精神因素 如癔症、胃神经官能症等。

（三）前庭障碍性呕吐

平衡器官受到刺激如梅尼埃病、小脑病变、晕车、晕船、晕机；眼耳鼻疾病如青光眼、屈光不正、眼球震颤、鼻窦炎、迷路炎和令人厌恶的景象、气味或食物。

【诊断】

1. 根据呕吐的特点可初步考虑病因。如清晨空腹时恶心、呕吐，多见于妊娠、尿毒症和慢性酒癖者。精神性呕吐表现为食后即吐，呕吐常不费力，随口吐出。幽门充血水肿和痉挛者，也可表现为食后呕吐，但多伴有上腹痛，吐后腹痛减轻，而急性胰腺炎患者吐后上腹痛不能缓解。进食后数小时至12h呕吐、量多、有隔宿发酵食物者，提示有幽门梗阻。

2. 呕吐物的性质对呕吐病因的鉴别有一定意义，因此需注意呕吐的频率及其数量、颜色、气味、残渣、黏液、胆汁、脓液或血液等情况。如胃癌患者的呕吐物可有咖啡色颗粒样残渣；呕吐物带胆汁可能有十二指肠梗阻或胆道疾病；呕吐物带胆汁且有粪臭者，提示有小肠梗阻；有机磷农药中毒呕吐物有大蒜气味。

3. 伴随症状与体征呕吐伴有发热，多为感染性疾病；伴有剧烈腹痛，常见于急腹症；伴有眩晕，常见于急性迷路炎、梅尼埃病等；伴有腹泻，常见于急性胃肠炎或某些毒物中毒。体格检查发现腹部有胃型、振水声等，多为幽门梗阻；上腹部扪及包块，要考虑胃癌可能；腹膨隆、肠型、肠蠕动波、肠鸣音亢进伴金属音均为肠梗阻的特征。

4. 根据临床表现所提供的病因诊断线索，有目的地选用有关实验室检查以及影像学检查（如消化道钡餐、超声、CT、MRI、内镜等），借以明确诊断。

（陈岳祥）

16 急性腹泻

腹泻是指排便次数增多伴粪质稀薄，水分增加，或含未消化食物或黏液、脓血。急性腹泻发病急骤，病程多在2~3周以内。

【病因】

1. 肠道疾病 如病毒、细菌、真菌、寄生虫等感染所引起的肠道感染；此外，炎症性肠病急性发作、急性缺血性肠病等亦可出现腹泻。

2. 急性中毒 如摄入被细菌或其产生的毒素所污染的食物；食用河豚、毒蕈（捕蝇蕈、绿帽蕈）、短白薯、果仁、蓖麻子、桐油、发芽土豆、白果（银杏）、苦瓠子、变质食油、动物肝脏等；食用砷、有机汞农药、有机磷农药（1605、1059、3911、马拉硫磷、蚜螨立死、敌百虫、乐果、敌敌畏）、有机氯（二二三、六六六）、盐卤、升汞、铅化物、黄磷、锌、氟矽酸钠、锑、重铬酸钠、盐酸氯胍等。

3. 全身性感染 如败血症、伤寒或副伤寒、钩端螺旋体病等。

4. 其他 如虾、蟹、海鱼、乳类、蛋及菠萝等过敏引起的变态反应性肠炎；服用某些药物如泻剂、拟胆碱药、广谱抗菌药（致二重感染、假膜性肠炎）、新斯的明等；某些内分泌疾病如甲亢、胰性霍乱、胃泌素瘤、类癌综合征等。

【诊断】

（一）病史

注意起病急缓，过去有无类似发作，起病前 1~2d 内曾摄入何种可疑食物，或曾接触不洁容器的食物，服过什么药物，是否过量，或服错药。是否与腹泻患者密切接触，如同食同住等。是否接触农药。如同食者多人短期（24h）内先后发病则以食物中毒最为可能，应详细了解食物种类、质量、采购、贮存、烹调、分发过程可能存在的疑点等。

（二）症状

注意有无畏寒、寒战、发热、腹痛、腹泻、恶心、呕吐、里急后重；腹泻伴有畏寒、发热者首应想到感染性疾病。注意腹痛性质及部位，有无持续腹痛阵发性加剧；脐区痛多为小肠疾病，侧腹痛多为结肠炎；先吐后泻多为急性胃肠炎，先腹泻后呕吐多由肠炎所致。里急后重者病变主要在直肠。

（三）体征

注意脱水程度；腹部有无压痛、压痛部位；有无腹部肿块，肿块部位及其大小、形状、质地；肠鸣音是否亢进。脱水重者以细菌性感染较多，右下腹压痛须考虑阑尾炎、阿米巴病及局限性肠炎，左下腹压痛多为细菌性痢疾、乙状结肠病变。

（四）实验室检查

1. 注意粪便性状 脓血便或黏液便多由结肠炎症所致，常为细菌感染所致；暗红色血水样便须考虑急性出血坏死性肠炎；粥样糊状便外被淡黄色有反光脂状物者须考虑贾第虫病、胰腺炎、胰头癌等所致脂肪酶缺乏导致脂肪泻。

2. 粪便镜检 各种原虫滋养体、包囊、蠕虫虫卵、幼虫或成虫；发现阿米巴大滋养体一般可诊断为阿米巴痢疾，发现普通真菌、包囊、虫卵、幼虫或成虫，则常须考虑有无夹杂其他致泻病因；发现真菌应注意，如系菌丝为主，则应考虑为真菌感染；如仅见孢子，则有常居真菌的自然存在可能；黏膜或脓血便发现成堆脓细胞、少数巨噬细胞，分散的新鲜红细胞，应考虑细菌性痢疾；果酱样粪便、红细胞成堆，或伴有 Charcot Leyden 结晶者应考虑阿米巴痢疾；粪便水样、稀薄，镜检无特殊成分者，多为病毒性肠炎或肠毒素性腹泻。

3. 病原学及血清学检查 疑为感染性腹泻或细菌性食物中毒者可酌行细菌培养；疑为病毒性肠炎者可采用早期粪便标本行免疫电镜检查或以免疫荧光、放射免疫、酶联免疫吸附等法检测抗原或抗体；疑为血吸虫病引起者，可做粪便孵化、直肠黏膜活检或血清环卵沉淀法检查，可助确诊。

4. 结肠镜检查 急性菌痢时肠黏膜呈弥漫性充血、水肿，散在出血点及表浅溃疡，黏液分泌增多；急性阿米巴痢疾可见散在溃疡，边缘较不规则、有充血及缘下侵蚀，溃疡间黏膜基本正常。血吸虫病可见成簇或散在的红色或黄色小斑或结节，周围水肿、充血，将小斑或小结用活组织钳取下，在两块载玻片间夹紧镜检，可发现多数血吸虫虫卵。

5. 其他 疑为生物性或化学性食物中毒者，可取残余食物、患者吐泻物检查有无特殊成分，必要时作毒物化学分析。疑为胰性霍乱者，测定血浆肠血管活性肽（VIP）含量是否升高，有无低血钾、酸中毒、高血钙；疑为胃泌素瘤者，应测定血浆胃泌素及胃液的胃酸含量是否明显升高；疑为类癌综合征者应测尿中 5- 羟吲哚醋酸每天排出量是否超过 30mg。

（陈岳祥）

17 慢性腹泻

慢性腹泻是指反复发作或持续 2 个月以上的腹泻。慢性腹泻最常见的病因是各种肠道炎症、感染、结直肠癌及肠道易激综合征。

【病因】

(一) 胃疾病

1. 胃酸过少或缺乏，如慢性萎缩性胃炎、晚期胃癌、恶性贫血等。

2. 胃空肠吻合术后或胃肠瘘管形成，导致吸收不良。

(二) 肠道疾病

1. 肠道感染 各种细菌性、寄生虫及其他微生物均可导致慢性腹泻。如慢性细菌性痢疾、肠结核、肠鞭毛虫病、慢性阿米巴痢疾、贾第虫病、结肠小袋虫病、肠滴虫病、慢性血吸虫病及其他肠道蠕虫病（如粪类圆线虫病、毛线虫病等）、钩虫病、肠姜片虫病、肠念珠菌病等；放线菌病易有腹泻。

2. 肠道炎症 如溃疡性结肠炎、克罗恩病（慢性局限性肠炎）、结肠憩室炎、放射性肠炎、尿毒症性结肠炎、肠道菌群过度增殖等；抗生素相关性腹泻近年来呈增多趋势。

3. 肠道肿瘤 如结直肠癌、小肠淋巴瘤、淋巴肉瘤、肠道神经内分泌肿瘤等。

4. 功能性疾病 如功能性腹泻、肠易激综合征等。

5. 肠道手术 如小肠切除过多、小肠捷径手术后引起的盲袢综合征等。

6. 其他原因导致的小肠消化或吸收障碍 如热带性口炎性腹泻、乳糜泻、肠源性脂肪代谢障碍症(Whipple 病)以及乳糖酶缺乏症等。

(三) 肝胆胰疾病

1. 胰液或胆汁分泌不足如慢性胰腺炎、胰腺癌、重症肝病、各种原因引起的阻塞性黄疸等;胰腺广泛切除后、肿瘤阻塞胰管、先天性胰酶缺乏症等。

2. 肝、胆道疾病包括重度胆汁淤积性黄疸、肝硬化失代偿期等。

(四) 内分泌疾病

如甲状腺功能亢进症、慢性肾上腺皮质功能减退症、甲状腺旁腺功能减退症、糖尿病、胃泌素瘤、肠血管活性肽瘤(胰性霍乱)等。

(五) 其他

如尿毒症、烟酸缺乏症、滥用泻药等。对某些食物或药物过敏亦可引致慢性腹泻。药物应用不当,如滥用泻药、甲状腺素、抗酸剂、洋地黄制剂、铁剂、汞剂等均可引致慢性腹泻,但易被医师忽视。

【诊断】

1. 根据腹泻情况和肉眼观察粪便,以推测病变的部位(小肠或结肠)和性质病变位于直肠时,常有里急后重;位于小肠时,粪便量多,稀薄如水样;大肠炎症病变(感染性或非感染性)可带有脓液黏液便,伴糜烂或溃疡时常带有血液;小肠炎性病变一般无脓血便,如有渗出物和血,亦均匀地与粪便相混,镜观可见脓细胞和红细胞;小肠吸收不良者,粪色浅且常有泡沫,具油腻,含不消化食物,味臭(酸味粪示碳水化合物消化障碍)。

2. 伴随症状与体征 腹泻伴发热、腹痛、消瘦、包块等症状也对疾病部位及性质有所提示。腹泻伴有发热者,应考虑溃疡性结肠炎、局限性肠炎及晚期肠道癌肿;伴有明显消瘦者,提示恶性肿瘤、胰腺疾病、消化或吸收不良。慢性腹泻者如左下腹扪及包块,应考虑结肠癌、乙状结肠憩室炎、粪块填塞;包块位于右下腹,则须考虑右侧结肠癌、阿米巴或血吸虫病性肉芽肿、增生性肠结核、局限性肠炎与肠放线菌病等。病变位于乙状结肠及直肠者,常伴有下腹或左下腹疼痛,痛呈持续性,便后可稍缓解;小肠病变者腹痛多位于脐周或局限于右下腹,常为阵发性绞痛。功能性腹泻常随情绪而变化。结肠功能紊乱有结肠痉挛时,可扪及时隐时现的肠索。

3. 粪便检查 镜检有红细胞、白细胞、吞噬细胞、溶组织阿米巴、其他原虫滋养体及包囊、各种虫卵,及粪便细菌和真菌培养有助于肠道感染性腹泻病因诊断。粪便含有未消化的肌纤维和脂肪滴，见于消化吸收功能障碍性腹泻，必要时可进行粪便脂肪定量测定。

4. 内镜检查及活检　结肠镜可直接观察肠道病变（溃疡、肿瘤、息肉、狭窄等），必要时可取活组织检查。胶囊内镜及小肠镜用于诊断小肠病变。

5. X线检查　胃肠钡餐X线检查，可观察整个消化道的运动功能与器质性病变；不能排除小肠梗阻时，可选用上消化道碘水造影；钡剂灌肠检查用于回盲部及结肠病变的诊断。

6. 其他　各种吸收试验有助于吸收不良综合征的诊断（D-木糖吸收试验、维生素B_{12}吸收试验），胰腺功能检查有助于胰源性腹泻的诊断。CT和MRI检查亦有助于诊断，怀疑胆道和胰腺病变时，超声内镜及经内镜逆行性胰胆管造影术（ERCP）有重要价值。

（林 勇）

18　便秘

便秘指排便困难或排便次数少，粪便坚硬或排便不尽感。便秘患者通常每周排便少于3次，伴排便费力，粪质硬结、量少。

【病因】

（一）器质性便秘

1. 梗阻性　如各种结肠良恶性肿瘤、克罗恩病、先天性巨结肠、肠粘连、肠扭转、肠套叠等；此外，肠壁周围肿瘤，例如妇科肿瘤或包裹性腹水导致的压迫性病变也可导致便秘。

2. 直肠肛门疾病　包括痔、肛裂、直肠炎、肛周脓肿、溃疡等。

3. 肠道局部神经性病变或结构异常　如先天性巨结肠、结肠冗长等。

4. 各种原因引起肌肉麻痹或肠肌松弛导致排便无力如系统性硬化症、肌营养不良、低钠血症、低钾血症、尿毒症、糖尿病、甲状腺功能减退、脑血管意外、脊柱骨折、多发性硬化、皮肌炎等。

5. 药物　常见的包括吗啡类药、抗胆碱能药、钙通道阻滞剂、神经阻滞药、镇静剂、抗抑郁药，以及含钙、铝制剂、铋盐、铁盐、考来烯胺等。

（二）功能性便秘

1. 结肠运动功能紊乱如肠易激综合征等。

2. 腹肌及盆腔肌张力不足。

3. 神经精神因素如工作紧张、生活节奏过快、工作性质和时间变化、精神因素等扰乱正常排便习惯。

4. 其他如进食少、食物缺乏纤维素、水分不足或年老体弱、活动过少、长期卧床均可导致便秘。

【诊断】

（一）便秘病程

从便秘病程上看，老年人，尤其经产妇女长期便秘可能与体弱、肠肌、腹肌与盆底的张力降低有关；较短时间内发生的便秘应考虑是否与进食少、食物缺乏纤维素、水分不足或工作紧张、生活节奏过快、工作性质和时间变化、精神因素等相关。急性便秘特别需要警惕肠梗阻。诊断慢性便秘需对每个便秘者进行全面的体格检查，包括直肠指检排除肿块，必要时作钡剂灌肠、结肠镜等检查以排除肠道或全身器质性疾病。如有药物性可能，则应该停用引起便秘的药物。

（二）伴随症状

从伴随症状上看，伴随剧烈腹痛首先考虑肠梗阻、铅中毒及卟啉病，尤其伴有呕吐及肠鸣音亢进或消失应警惕肠梗阻；伴随排便疼痛及肛周不适、粪便带鲜血应考虑直肠肛周疾病；伴腹部包块者应注意结肠肿瘤、肠结核及克罗恩病；便秘与腹泻交替者应注意肠结核、溃疡性结肠炎，肠易激综合征；伴随焦虑紧张者考虑肠易激综合征。

（三）功能性疾病导致的慢性便秘诊断

目前慢性便秘多采用罗马Ⅳ(Rome Ⅳ)诊断标准为基础。Rome Ⅳ标准中与便秘相关的主要包括功能性便秘（functional constipation）、便秘型肠易激综合征、阿片类药物相关便秘以及功能性排便障碍。

1. 便秘型肠易激综合征　反复发作的腹痛，近3个月内平均发作至少每周1d，伴有以下2项或2项以上。①与排便相关；②伴有排便频率的改变；③伴有粪便性状（外观）改变：有不正常排便的天数中Bristol粪便性状量表中1型、2型粪便所占的比例>25%，且6型、7型粪便所占的比例<25%。要求诊断前症状出现至少6个月，近3个月符合以上诊断标准。

2. 功能性便秘　①具备出现以下2个或2个以上症状：>1/4的时间有排便费力；>1/4的时间有粪便呈团块或硬结；>1/4的时间有排便不尽感；>1/4的时间有排便时肛门阻塞感或肛门直肠梗阻；>1/4的时间有排便需用手法协助；>1/4的时间每周自主排便<3次。②不用泻药时很少出现稀便。③不符合IBS的诊断标准。要求诊断前症状出现至少6个月，近3个月符合以上诊断标准。

3. 阿片类药物相关便秘　在开始使用阿片、改变剂型或增加剂量过程中新出现或加重的便秘症状，便秘的诊断符合功能性便秘或便秘型肠易激综合征标准。

4. 功能性排便障碍 ①符合功能性便秘和/或便秘型肠易激综合征的诊断标准；②有诊断性肛门直肠功能检查异常，以下3项中至少2项提示特征性排出功能下降：球囊逼出试验异常；压力测定或肛周体表肌电图检查显示肛门直肠排便模式异常；影像学检查显示直肠排空能力下降。

【处理原则】

1. 病因治疗 尤其是存在梗阻因素和全身器质性疾病的情况。停用可能引起便秘药物。

2. 一般治疗 饮食应含有足够的纤维素以保证粪便有足够的容积，多饮水，适当增加运动，养成定时排便的习惯。医师进行解释工作也是重要的内容。

3. 药物治疗

(1) 轻泻剂：应谨慎使用。容积性泻剂（例如麦麸、棕金车前台、聚嗜二氧化碳钙和甲基纤维素）可提供纤维，作用缓慢而温和，是促使粪便排泄的最安全药物。渗透性泻剂可用于为患者作肠道诊断性操作前的准备，这类泻剂含有不易吸收的多价离子（如镁、磷酸盐、硫酸盐）或糖类（如乳果糖、山梨醇）；这些物质可滞留在肠内，肠腔内渗透压升高，水吸入肠腔，容积增大而刺激肠蠕动，可使掺水而软化的粪便容易通过肠道。刺激性或分泌性泻剂（如番泻叶及其衍生物、酚酞、双醋苯啶和蓖麻油）通过刺激肠道黏膜或直接刺激黏膜下或肌间神经丛而发挥作用，使肠蠕动和肠腔内液体增加，伴有痉挛和排出半固体性粪便。若长期应用可发生结肠黑病变、结肠神经变性、“惰肠”综合征及严重的水和电解质失衡。

(2) 促动力剂：另一类药物是促动力剂，如西沙比利、莫沙比利、普芦卡必利等，通过促进肠道动力缓解便秘。

4. 灌肠 用于粪便嵌塞。不可过多使用（多于每3d一次）。

（林 勇）

19 急性腹痛

急性腹痛时临床极其常见的症状。多数由腹腔脏器疾病引起，但腹腔外疾病及全身性疾病亦可引起。

【病因】

（一）腹腔脏器疾病引起的急性腹痛

1. 炎症性 急性胃炎、急性胃肠炎、急性胆囊炎、急性胰腺炎、急性阑尾炎、急性出血坏死性肠炎、克罗恩病、急性麦克尔（Meckel）憩室炎、急性结肠憩室炎、急性肠系膜淋巴结炎、急性原发性腹膜炎、急性继发性腹膜炎、急性盆腔炎、急性肾盂肾炎。

2. 穿孔性　胃或十二指肠急性穿孔、急性肠穿孔。

3. 梗阻(或扭转)性　胃黏膜脱垂症、急性胃扭转、急性肠梗阻、胆道蛔虫病、胆石症、急性胆囊扭转、肾与输尿管结石、大网膜扭转、急性脾扭转、卵巢囊肿蒂扭转、妊娠子宫扭转。

4. 内出血性　肝癌破裂、脾破裂、肝破裂、腹主动脉瘤破裂、肝动脉瘤破裂、脾动脉瘤破裂、异位妊娠破裂、卵巢破裂(滤泡破裂或黄体破裂)。痛经为常见病因。

5. 缺血性　较少见,如由于心脏内血栓脱落,或动脉粥样硬化血栓形成所引起的肠系膜动脉急性闭塞、腹腔手术后或盆腔炎并发的肠系膜静脉血栓形成,见于网膜缺血、肝梗死、脾梗死、肾梗死、主动脉瘤等。

6. 动力性急性胃扩张、肠痉挛等。

(二) 腹腔外疾病引起的急性腹痛

1. 胸部疾病　大叶性肺炎、急性心肌梗死、急性心包炎、急性右心衰竭,膈胸膜炎、肋间神经痛。

2. 神经源性疾病　神经根炎、带状疱疹、腹型癫痫。脊髓肿瘤、脊髓痨亦常有腹痛。

3. 中毒及代谢性疾病　铅中毒、急性铊中毒、糖尿病酮中毒、尿毒症、血卟啉病、低血糖状态、原发性高脂血症、低钙血症、低钠血症。细菌(破伤风)毒素可致剧烈腹痛。

4. 变态反应及结缔组织疾病　腹型过敏性紫癜、腹型荨麻疹、腹型风湿热、结节性多动脉炎、系统性红斑狼疮。

5. 急性溶血　可由药物、感染、食物(如蚕豆)或误输异型血引起。

【诊断】

(一) 判断腹痛部位及来源

1. 区别急性腹痛起源于腹腔内疾病或腹腔外疾病　腹腔外病变造成的急性腹痛属于内科范畴,常在其他部位可发现阳性体征,不能误认为外科急性腹痛而盲目进行手术。

2. 已肯定病变在腹腔脏器者应区别属外科(包括妇科)抑或内科疾患　外科性急腹痛一般具有下列特点:①起病急骤,多无先驱症状;②如腹痛为主症,常先有腹痛,后出现发热等全身性中毒症状;③有腹膜激惹体征(压痛、反跳痛、腹肌抵抗)。造成内科性急腹痛的腹部脏器病变主要是炎症,其特点:①急性腹痛常是各种临床表现中的一个症状,或在整个病程的某一阶段构成主症;②全身中毒症状常出现在腹痛之前;③腹部有压痛,偶有轻度腹肌抵抗,但无反跳痛。

（二）确定腹部病变脏器的部位与病因

1. 详尽的病史和细致的体格检查仍然是最重要、最基本的诊断手段　对于腹痛患者，采集病史时需询问腹痛的起病情况（包括发病的诱因，起病的缓急，症状出现的先后主次和演变过程）、部位、性质、程度、是否持续及持续时间、有无牵涉痛及放射痛、影响因素（是否与体位、饮食、排便、睡眠相关）、伴随症状（发热、畏寒、恶心、呕吐、呕血、便血、便秘、腹胀、腹泻、胸闷、气短、心悸、心慌、胸痛、血尿、阴道出血）等。了解既往有无类似发作史，有无近期外伤史、手术史、胆道结石史、肾绞痛史、胃溃疡史、心脏病及其他慢性疾病史，是否有长期口服药物，尤其是非甾体抗炎药、激素等药物史，铅汞等重金属及有毒物质接触史，女性患者应特别注意询问月经婚育史。上述病史常对确定诊断有很大帮助。腹痛部位一般即病变部位，但也有例外。一般而言，中上腹疼痛首先考虑胃十二指肠、胰腺、胆管病变，其中胰腺病变腹痛常位于中上腹部或剑突下偏左，可伴有两侧腹部或后腰部疼痛，胆管病变腹痛常位于中上腹部偏右。右上腹痛多数为肝胆病变所致，少数可由结肠肝曲附近病变或右侧胸膜病变引起。心肺疾病，尤其是少许下壁心肌梗死患者可表现为中上腹痛，需特别警惕。脐周疼痛以小肠病变或肠易激综合征多见。侧腹部疼痛及后腰部疼痛以泌尿系病变最为常见。下腹部疼痛常见于结直肠及妇科疾病。右下腹疼痛，尤其是转移性右下腹痛是阑尾炎的特征。全腹部弥漫性剧烈疼痛考虑腹膜炎。膈胸膜炎、急性心肌梗死等腹外病变也可能以腹痛为首发症状。中上腹痛伴右肩背部放射痛者，常为胆囊炎、胆石症。上腹痛伴腰背部放射痛者，常为胰腺炎。腹痛性质对腹痛诊断也有辅助作用。阵发性绞痛是空腔脏器发生梗阻或痉挛，如胆管绞痛，肾、输尿管绞痛，肠绞痛；阵发性钻顶样痛是胆道、胰管或阑尾蛔虫梗阻的特征；持续性腹痛多是腹内炎症性疾病，如急性阑尾炎、腹膜炎等。结肠与小肠急性炎症时也常发生绞痛，但常伴有腹泻。持续性疼痛伴阵发性加剧，多表明炎症同时伴有梗阻，如胆石症伴发感染。

2. 体格检查重点在腹部，同时也必须注意全身检查，如面容表情、体位、心、肺以及有无过敏性皮疹及紫癜等。肛门、直肠指检应列为常规体格检查内容，检查时注意有无压痛、膨隆、波动及肿块等，并注意指套上有无血和黏液。一般根据病史和体格检查已能作出初步诊断（表 1-1-3）。

3. 辅助检查　应视病情需要与许可，有目的地选用。

（1）实验室检查：炎症性疾病白细胞计数常增加。急性胰腺炎患者血与尿淀粉酶水平增高。排除糖尿病酮中毒须查尿糖和尿酮体。

（2）X 线检查：胸片可以明确或排除肺部和胸膜病变。腹部平片可观察有无气液面和游离气体，有助于肠梗阻和消化道穿孔的诊断。右上腹出现结石阴影提示胆结石或肾结石。下腹部出现结石阴影可能是输尿管结石。腹主动脉瘤的周围可有钙化壳。

表 1-1-3 各类外科急腹痛的特点

病变类型	腹痛性质	体征	病因
炎症性	持续性,由轻逐渐加重	腹肌紧张,有压痛和反跳痛,病变部位最明显	急性阑尾炎,急性胰腺炎
穿孔性	持续性,刀割样	腹肌强直如板状,有明显压痛、反跳痛,肠鸣音减少或消失	胃、十二指肠溃疡穿孔,小肠溃疡穿孔,胆囊穿孔
梗阻性	阵发性剧烈绞痛,有间歇期	腹肌抵抗和压痛较轻,肠鸣音亢进,有气过水声	机械性肠梗阻(疝、粘连、肿瘤、肠扭转)
内出血性	持续性,钝痛	腹肌抵抗和压痛较轻,反跳痛明显,常伴有失血性休克	脾或肝破裂,腹主动脉破裂,异位妊娠破裂
缺血性	满腹持续性剧烈疼痛	有压痛、反跳痛和腹肌抵抗,肠鸣音消失,常迅速出现中毒性休克	小肠梗死(肠系膜血管闭塞),大网膜扭转梗死

(3)CT、MRI 检查:较 X 线检查有更高的分辨力,影像更为清晰。

(4)超声检查:有助于提示腹水,并可鉴别肿块为实质性或含有液体的囊性。

(5)腹腔穿刺和腹腔灌洗:在疑有腹膜炎及血腹时,可做腹腔穿刺。必要时可通过穿刺将透析用导管插入腹腔,用生理盐水灌洗,抽出液体检查可提高阳性率。穿刺液如为血性,说明腹内脏器有破裂出血。化脓性腹膜炎为浑浊黄色脓液,含大量中性多核白细胞,有时可镜检和 / 或培养得到细菌。急性胰腺炎为血清样或血性液体,淀粉酶含量早期升高,超过血清淀粉酶。胆囊穿孔时,可抽得感染性胆汁。

急性腹痛的病因较复杂,病情大多危重,且时有变化,诊断时必须掌握全面的临床资料,细致分析。少数难以及时确定诊断的病例,应严密观察,同时采取相应的治疗措施,但忌用镇痛剂,以免掩盖病情,贻误正确的诊断与治疗。

(林 勇)

20 慢性腹痛

【病因】

慢性腹痛是指起病缓慢、病程较长或急性发作后时发时愈者,部分病因可与急性腹痛相似。

(一) 慢性上腹痛

1. 食管疾病 如胃食管反流病、食管裂孔疝、食管炎、食管溃疡、贲门失弛缓症、贲门部癌等。

2. 胃、十二指肠疾病 如胃或十二指肠溃疡、慢性胃炎、胃癌、胃黏膜脱垂症、胃下垂、功能性消化不良、十二指肠炎、十二指肠壅滞症、十二指肠憩室炎等。

3. 肝、胆疾病 如慢性病毒性肝炎、肝脓肿、肝癌、血吸虫病、华支睾吸虫病、慢性胆囊炎、胆囊结石、胆囊息肉、胆囊切除后综合征、胆道运动功能障碍、原发性胆囊癌、胆系贾第虫病等。

4. 其他 如慢性胰腺炎、胰腺癌、胰腺结核、肝(脾)曲综合征、脾周围炎、结肠癌等。

(二) 慢性中下腹痛

1. 肠道寄生虫病 如蛔虫、姜片虫、鞭虫、绦虫等以及其他较少见的肠道寄生虫病。

2. 回盲部疾病 如慢性阑尾炎、克罗恩病、肠阿米巴病、肠结核、盲肠癌等。

3. 小肠疾病 如肠结核、克罗恩病、空肠回肠憩室炎、原发性小肠肿瘤等。

4. 结肠、直肠疾病 如溃疡性结肠炎、结肠癌、直肠癌、结肠憩室炎等。

5. 其他 如慢性盆腔炎、慢性前列腺炎、肾下垂、游离肾、肾盂肾炎、泌尿系结石、前列腺炎、精囊炎、肠系膜淋巴结结核等。

(三) 慢性广泛性或不定位性腹痛

如结核性腹膜炎、腹腔内或腹膜后肿瘤、腹型肺吸虫病、血吸虫病、腹膜粘连、血卟啉病、腹型过敏性紫癜、功能性腹痛等。

【诊断】

(一) 判断是否存在腹痛以及腹痛的程度

疼痛是主观症状,且不同个体对疼痛的耐受性不同,因此在问诊和查体时要注意从不同侧面反复印证。如,是否会因疼痛而无法入睡或痛醒?是否会痛得出汗?是否有疼痛后伴随其他症状?

(二) 定位——大致判断可能的病变脏器

1. 鉴于内脏神经的特点,患者感觉到的体表疼痛位置与实际病变脏器的位置有时并不一致,但是,疼痛部位对可能病变的脏器有提示作用,尤其是"最初疼痛发生部位""最痛的部位""压痛最明显的部位"对病变脏器的提示作用较强。

2. 区分空腔脏器与实质脏器 绞痛多提示空腔脏器,如胃肠道、胆道、泌尿道等,且疼痛往往呈阵发性;而胀痛、钝痛多提示实质脏器,如肝脏、胰腺等,且疼痛多为持续性。

3. 区分腹腔内与腹腔外的脏器疾病 肺炎、胸膜炎、主动脉夹层、心肌缺血甚至心肌梗死等位于腹腔外的脏器疾病也可引起腹痛,往往有相应的伴随症状及危险因素。

4. 区分腹腔内脏器疾病与全身性、代谢性疾病 全身性、代谢性疾病往往腹部体征偏轻,与腹痛的程度不一致。

5. 其他 带状疱疹、肋骨骨折等。

(三) 判断引起腹痛的具体病因

应注意询问过去病史,并根据腹痛部位和特点,结合伴随症状、体征,以及有关的实验室检查结果,综合分析,作出判断。

1. 过去史 注意有无急性阑尾炎、急性胰腺炎、急性胆囊炎等急性腹痛病史,以及腹部手术史等。

2. 腹痛的部位 常是病变脏器的所在位置,有助于及早明确诊断。

3. 腹痛的性质 如消化性溃疡多为节律性上腹痛,呈周期性发作;肠道寄生虫病呈发作性隐痛或绞痛,可自行缓解;慢性结肠病变多为阵发性痉挛性胀痛,排便后常缓解;癌肿的疼痛常呈进行性加重。

4. 腹痛与体位、进食、排便的关系 疼痛与进食、体位、排便的关系对于判断病因也十分重要。如胃黏膜脱垂症患者左侧卧位常可使疼痛减轻或缓解,而右侧卧位则使疼痛加剧;胰体癌患者仰卧位时疼痛加剧,前倾坐位或俯卧位时疼痛减轻。胆胰疾病导致的疼痛一般在进食,尤其是进高脂饮食后出现或加重,胰腺炎患者呈弯腰体位或蜷曲体位时可稍缓解;十二指肠溃疡患者疼痛多于夜间和饥饿时发作,进食后可缓解;胃溃疡则多数表现为进食 1~2h 后疼痛加重。空腔脏器大致的疼痛多喜按压,实质性脏器疼痛常常拒按。幽门梗阻患者呕吐后腹痛可缓解;肠梗阻患者排便后腹痛缓解。

5. 腹痛与伴随症状、体征的关系 如伴有发热者,提示有炎症、脓肿或恶性肿瘤;伴有吞咽困难、反食者,多见于食管疾病;伴有呕吐者,见于胃、十二指肠梗阻性病变;伴有腹泻者,多见于慢性肠道疾病或胰腺疾病;伴有腹部肿块者,应注意是肿大的脏器、炎性包块或肿瘤;伴有黄疸,应考虑肝胆胰疾病;伴有黑便或便血者,多见于消化性溃疡。

6. 辅助检查 疑有食管、胃、小肠疾病可作 X 线钡餐检查,结肠病变则须钡剂灌肠检查,消化道 X 线气钡双重造影可提高诊断率;各种内镜检查除可直接观察消化道内腔、腹腔和盆腔病变外，并可采取活组织检查；超声波检查可显示肝、脾、胆囊、胰等脏器及腹块的大小和轮廓等；CT、MRI 具有较高的分辨力，并可自不同角度和不同方向对病变部位进行扫描，获得清晰影像，对鉴别诊断有很大帮助；对于全身性、代谢性疾病则需行相应的检查，如血糖、尿酮体、脑电图、尿卟啉、血卟啉、血铅、自身抗体等。

（林 勇 盛 夏）

21 上消化道出血

上消化道出血（upper gastrointestinal bleeding，UGIB）指屈氏韧带以上的消化道病变引起的出血，包括食管、胃、十二指肠、胆道和胰管等，亦包括胃肠吻合术后空肠上段的出血，主要表现为呕血与黑便。通常根据出血的原因分 2 类：①非静脉曲张性出血；②静脉曲张性出血。

【病因】

引起急性上消化道出血最常见的病因：①消化性溃疡；②食管 - 胃底静脉曲张；③急性胃黏膜病变；④胃癌。此外，随着内镜治疗技术的发展，内镜治疗导致的人工溃疡出血也愈加多见（表 1-1-4）。

表 1-1-4 上消化道出血的病因

	疾病
常见病因	消化性溃疡（十二指肠溃疡、胃溃疡、吻合口溃疡等）；食管胃底静脉曲张破裂（肝硬化、门静脉血栓、Budd-Chiari 综合征等）；上消化道肿瘤（癌、肉瘤等恶性肿瘤，息肉、平滑肌瘤等良性肿瘤）；急性胃黏膜病变（急性出血性糜烂性胃炎、应激性溃疡）；食管 - 贲门黏膜撕裂综合征（Mallory-Weiss 综合征）；内镜治疗导致的人工溃疡出血［内镜下黏膜剥离术（ESD）后、内镜下黏膜切除术（EMR）后等］
少见病因	食管炎、食管裂孔疝、慢性胃炎、Dieulafoy 病、胃黏膜脱垂症、十二指肠炎、上消化道憩室、上消化道异物、遗传性出血性毛细血管扩张症、胆道或胰腺疾病（胆石症、胆道蛔虫症、胆管癌、胰腺癌等）、Zollinger-Ellison 综合征、动脉瘤破入消化道、血液病、结缔组织病及尿毒症等

【诊断】

（一）是否为上消化道出血

1. 区分呕血与咯血（表 1-1-5）

表 1-1-5　呕血与咯血的鉴别要点

呕血	咯血
常有胃病或肝病史	常有支气管、肺或心脏病史
呕血前常有上腹不适、恶心、头昏	咯血前常有喉痒、胸闷、咳嗽
呕出血呈暗红色或咖啡色，无泡沫，常混有食物残渣和胃液，呈酸性反应	咯血呈鲜红色，常混有泡沫和痰，呈碱性反应
呕血后数日内常有黑便，无血痰	咯血后数日内常有血痰，无黑便(除非血液被吞入)

2. 区分呕血与假性呕血　口腔或鼻咽部出血可造成“呕血”的现象，可通过详细询问病史鉴别。其次，饮用红色液体或咖啡后呕吐，呕吐物可类似呕血，但隐血为阴性，并非上消化道出血。

3. 区分黑便与粪便颜色发黑　服用铁剂、铋剂等药物可引起粪便颜色发黑，但多为成形便，查粪隐血阴性，不是消化道出血。

4. 区分非消化道出血引起的粪隐血阳性　食用内脏、含动物血液的肉类均可能引起粪隐血阳性，以弱阳性多见，可素食 3 天后复查明确；女性月经期查粪隐血结果可能受到干扰，可待经期结束后复查确认。

(二)出血严重程度的估计和周围循环状态的判断

1. 出血量的判断　粪隐血阳性：>5ml；黑便：>50~100ml；呕血：胃内积血>250~300ml。

失血性周围循环衰竭：一次出血量 <400ml，可不引起全身症状；>400~500ml，可出现心、血管反应；短期内出血量 >1 000ml，可出现周围循环衰竭。常见的症状：头晕、乏力、心悸、出汗、口渴、黑矇、晕厥、尿少、意识改变。

2. 出血程度的判断(表 1-1-6)

表 1-1-6　上消化道出血程度分级

分级	失血量(ml)	血压(mmHg)	心率(次 /min)	血红蛋白(g/L)	症状	休克指数
轻度	<500	基本正常	正常	无变化	头昏	0.5
中度	500~1 000	降低	>100	70-100	眩晕、口渴、心烦、少尿	1.0
重度	>1 500	收缩压 <80	>120	<70	肢冷、少尿、意识模糊	1.5

注：休克指数 = 心率 / 收缩压；1mmHg=0.133kPa。

常见症状的诊断

(三) 出血是否停止的判断

活动性出血：留置胃管中不断有血液被抽出，或紧急内镜检查见出血灶正在出血均说明有活动性出血。

有下列征象者也表示出血在继续或有再出血：①反复呕血，或黑便次数增加，甚至转为暗红色，伴有肠鸣音亢进；②已补充足够血容量而周围循环衰竭的表现无显著改善，或一时好转后再次恶化；③经快速输血输液而中心静脉压有波动，或稳定后又下降。

(四) 出血的病因诊断

1. 询问病史应注意以下情况 ①既往消化道疾病及出血病史；②此次发病的消化道症状；③出血的特点；④阿司匹林、氯吡格雷等药物使用情况；⑤生活习惯；⑥其他相关情况。

2. 体格检查应注意以下情况 ①血流动力学情况：心率、脉搏、血压、意识改变等；②腹部体征：肠鸣音、腹部压痛、移动性浊音等；③慢性肝病或门脉高压的体征：肝大、脾大、肝掌、蜘蛛痣、外周水肿等；④直肠指诊：直肠肛周情况及是否有黑便、血便等(表 1-1-7)。

表 1-1-7 病史与体征可能提示的疾病

病史与体征	提示疾病
慢性上腹部疼痛	消化性溃疡、慢性胃炎
脾大、肝掌、蜘蛛痣	食管 - 胃底静脉曲张破裂出血、门脉高压性胃病
胃病史短，伴食欲减退、贫血、消瘦，尤其是 40 岁以上的男性	胃癌
剧烈呕吐后出现的呕血、黑便	食管 - 贲门黏膜撕裂综合征
严重创伤、严重灼伤、卒中或服对胃黏膜有损害的药物	急性胃黏膜病变
黄疸、右上腹绞痛	胆道出血
全身出血倾向者	全身性疾病

3. 出血部位判断 呕血常提示出血部位在幽门以上，或十二指肠出血量大。呕血者通常伴有黑便。仅有黑便而无呕血常提示出血部位在幽门以下的小肠，食管和胃出血量少时亦可仅有黑便。呕血多为呕吐咖啡色液体，呕吐鲜

红色血液往往提示食管出血或短时间内大量出血。

4. 内镜检查首选检查方法。对出血病因和部位的诊断阳性率达96%。凡无休克和常规内镜检查禁忌证者，均可作此项检查。有休克者应先纠正休克。下列情况尤应做紧急（出血24h或48h内）内镜检查：①原因不明的呕血、黑便者；②疑为急性胃黏膜病变者；③需明确出血部位和性质，以便决定下一步治疗措施者。

5. 内镜检查阴性可选择行胶囊小肠镜或气囊小肠镜检查、血管造影、胃肠钡剂造影、放射性核素扫描。

6. 其他怀疑血液病需行相关检查；怀疑尿毒症需查肾功能。

【处理原则】

1. 禁食，预防窒息，建立静脉通路，监测生命体征，必要时置入胃管并持续引流。

2. 快速输液先晶体（如林格液）、后胶体（羟乙基淀粉），高龄或合并心肺肾疾病患者尽可能监测中心静脉压以指导液体入量，避免诱发急性肺水肿。

3. 输血指征 ①收缩压<90mmHg或较基础收缩压下降>30mmHg；②血红蛋白<70g/L，血细胞比容<25%；③心率>120次/min。

4. 输液、输血的目标是血容量充足，具体表现：①收缩压90~120mmHg；②脉搏小于100次/min；③尿量>40ml/h；④神志清楚或好转；⑤无明显脱水貌。在补充容量的前提下可适当使用血管活性药物，改善重要脏器的血液灌注。

5. 抑酸治疗 ①质子泵抑制剂针剂（80mg静脉推注后以8mg/h输注）② H_2 受体阻滞剂针剂（雷尼替丁、法莫替丁等）。

6. 生长抑素及其类似物常用于静脉曲张破裂出血（如肝硬化伴食管静脉曲张破裂出血），常用有生长抑素针剂（因半衰期只有3min而必须使用微泵输注）和奥曲肽针剂。

7. 抗生素 静脉曲张性出血及出血量大的非静脉曲张性出血均有指征使用，可经验性选择覆盖革兰氏阴性杆菌的抗生素。

8. 止血针 如蛇毒血凝酶等可适当使用；对于有血栓风险的患者，需要慎用。

9. 肠外营养支持 禁食期间充分营养支持，维持水电解质平衡，长期禁食患者需补充微量元素、维生素等。

10. 内科治疗 仍有活动性出血的患者，需要采取更积极的诊治手段：①胃镜检查+镜下止血；②三腔二囊管；③动脉造影+栓塞止血；④经颈静脉肝内门体分流术（TIPS）；⑤手术探查+止血（可联合术中内镜）。

【预后】

1. Rockall 再出血和死亡危险性评分系统(年龄、休克状况、伴发病、内镜诊断、内镜下出血征象):积分≥ 5 分为高危,3~4 分为中危,0~2 分为低危。

2. Rockall 评分目前临床使用较广泛,其他还有 Blatchford 评分系统,更适用于预测是否需要干预措施(输血、内镜、手术等)。

3. 收入 ICU 或抢救室指征(符合以下任意一条):①意识障碍;②脉搏增快,>100 次 /min,脉搏细弱或不能触及;③四肢湿冷、皮肤花纹、黏膜苍白或发绀;④少尿或无尿。

4. 止血后应积极治疗原发病,预防再出血。

(施 斌 盛 夏)

22 便血

便血(hematochezia)是指消化道出血,血液由肛门排出。肉眼可见的便血可呈鲜红色、暗红色或紫红色。便血多由屈氏韧带以下部位出血导致。上消化道出血多引起黑便及呕血,当出血量大时也可表现为便血。

【病因】(表 1-1-8)

表 1-1-8 便血病因

病因分类	具体疾病
肠道肿瘤	恶性肿瘤(结肠癌、直肠癌、肉瘤等);良性肿瘤(息肉、良性间质瘤等)
血管病变	先天性血管畸形;血管退行性病变;遗传性毛细血管扩张症;痔;血管瘤;肠系膜血管栓塞等
肠道感染性疾病	急性细菌性痢疾、阿米巴痢疾、血吸虫病、肠结核、肠伤寒、钩虫病等
其他肠道疾病	炎症性肠病(克罗恩病、溃疡性结肠炎);肛裂、肛瘘、直肠肛管损伤、非特异性直肠炎等直肠肛管疾病;空肠憩室炎或溃疡;Meckel 憩室炎或溃疡;肠套叠;急性出血坏死性肠炎等
其他	肝脏疾病、血液病、流行性出血热、败血症、结缔组织病及尿毒症等全身性疾病

【诊断】

(一) 出血部位的判断(表 1-1-9)

(二) 出血病因的诊断

1. 病史与体征(表 1-1-10)

2. 直肠指诊可检出大多数直肠癌。

表 1-1-9 便血部位的判断

出血部位	特点
近端结肠	量多时呈鲜红色，量少因在肠道停留时间长可呈暗红色，粪便可全为血液或血液与粪便相混
乙状结肠和直肠	血色鲜红不与粪便混合，仅附着于粪便表面
肛门或肛管	排便后有鲜血滴出或喷射出
上消化道或小肠	便呈黑色或咖啡色，出血量大时可呈紫红色或暗红色，排出的血块有时可见空肠黏膜环形印迹

表 1-1-10 病史与体征可能提示的疾病

病史与体征	提示疾病
脓血便	肠道感染性疾病（细菌性痢疾、结肠血吸虫病、肠结核）；溃疡性结肠炎
暗红色果酱样脓血便	阿米巴痢疾
便血伴排便习惯改变	结肠癌；结肠息肉病；炎性肠病；恶性淋巴瘤等
50 岁以上原因不明的肠梗阻及便血、腹部包块	结直肠肿瘤
60 岁以上冠心病、心房颤动患者便血伴腹痛	肠系膜血管栓塞；缺血性肠炎等
剧烈腹痛伴腹膜炎、休克	出血坏死性肠炎；肠套叠
便后滴血，与粪便不相混	内痔、肛裂以及直肠息肉、直肠癌
肝硬化病史者	门脉高压症曲张静脉破裂
反复出血原因不明	血管畸形可能
便血伴全身脏器出血	血液病、尿毒症、肝病晚期、流行性出血热

3. 粪便常规检查及培养 粪便常规镜检及孵化可查见寄生虫卵，培养可发现致病菌。

4. 结肠镜检查是重要检查方法，可观察全结肠，并可取活组织检查。对结肠出血病因和部位的诊断阳性率较高。凡无休克和常规内镜检查禁忌证者，均可作此项检查。

5. 选择性动脉造影可显示出血量在 0.5ml/min 以上的活动性出血。适用于紧急内镜检查未明确诊断而出血未停止者，或拟行经动脉导管灌注药物或栓塞物止血者。

6. X线钡餐检查及钡剂灌肠造影检查 一般在出血停止粪色转黄后进行，对胃肠道溃疡、肿瘤、憩室、息肉等诊断有一定帮助，阳性率低，主要是难以发现黏膜浅小病变。

7. 腹腔动脉CT血管造影（CTA） 随着高血压病、高脂血症等疾病患病人群的增加，缺血性肠病引起的便血也日益多见，除结肠镜有相对特征性的表现外，腹腔动脉CTA有时也可有阳性发现，但结果阴性时不能完全排除。

8. 其他 胶囊内镜和气囊小肠镜检查已成为小肠出血的主要诊断方法，其显性出血和持续性出血诊断率显著高于隐性出血和间歇性出血。放射性核素示踪红细胞扫描对于血管畸形的诊断有一定帮助，并有助于上、下消化道出血的鉴别。此外，疑为血液病者应做相关血液学检查；疑为尿毒症者应做肾功能检查等。

（施 斌 盛 夏）

23 黄疸

黄疸（jaundice）是血清胆红素浓度异常升高所致。正常人血清胆红素总量不超过17μmol/L（1.0mg/dl）。当血清中浓度高时，可扩散入组织，引起皮肤、巩膜及黏膜等的黄染，即为黄疸。当胆红素浓度超过34μmol/L（2mg/dl）时，肉眼可见组织黄染，称为显性黄疸；而胆红素浓度虽超过正常，但在34μmol/L（2mg/dl）以内，肉眼尚观察不到巩膜或皮肤黄染，称为隐性黄疸。服用大量胡萝卜素后，或因甲状腺功能低下引起胡萝卜素血症者，可有皮肤黄染，但血清胆红素浓度不增高。

从病因和发病机制分析，黄疸可分为：①溶血性黄疸；②肝细胞性黄疸；③胆汁淤积性黄疸（包括肝外阻塞性黄疸、肝内阻塞性黄疸和肝内胆汁淤积）；④先天性非溶血性黄疸（胆红素代谢先天性障碍）。

【病因】

（一）溶血性黄疸

1. 先天性或与遗传因素有关的溶血性贫血由于红细胞本身缺陷导致其脆性增加而易于溶血，见于：①膜缺陷，如遗传性球形细胞增多症；②珠蛋白异常，如镰状红细胞性贫血；③酶的异常，如蚕豆病（遗传性葡萄糖-6-磷酸脱氢酶缺乏）。

2. 获得性溶血性贫血血浆中存在溶血因素，见于：①生物因素，如蛇毒等；②化学因素，如苯胺、砷化氢等；③免疫因素，如血型不合的输血和自身免疫性贫血等；④物理因素，如人工心脏瓣膜引起的红细胞损伤等。

(二) 肝细胞性黄疸

因肝脏实质的病变或因各种原因致肝细胞对胆红素代谢障碍所引起的黄疸。可见于黄疸型病毒性肝炎、传染性单核细胞增多症、钩端螺旋体病、妊娠急性脂肪肝、中毒性肝炎、肝硬化、肝癌、充血性心力衰竭等。

(三) 胆汁淤积性黄疸

指各种原因使肝细胞排泄胆汁障碍,致肝内胆汁淤滞和血中胆汁成分增多或肝内外胆管因种种原因发生完全或不完全阻塞所致黄疸。

1. 肝内胆汁淤积　常见于胆汁淤积性肝炎、药物性黄疸(如氯丙嗪、甲巯咪唑、硫氧嘧啶、利福平、甲睾酮等引起)、妊娠期特发性黄疸、酒精性肝炎、原发性胆汁性肝硬化、良性手术后黄疸等。

2. 肝内阻塞性黄疸　肝内直径 100μm 以上的胆管阻塞所致的黄疸,如肝内胆管结石、肝门部或肝门附近的原发或继发性肝癌、原发性硬化性胆管炎(肝内型)、华支睾吸虫病等。

3. 肝外阻塞性黄疸　①胆管内因素,如结石、蛔虫、华支睾吸虫、血凝块的堵塞等;②胆管壁因素,如原发性硬化性胆管炎、IgG4 相关性胆管炎、肝移植术后胆管狭窄、胆管癌、壶腹周围癌、先天性胆管闭锁等;③胆管外因素,如胰腺癌、胰腺炎、十二指肠乳头癌、十二指肠癌、肝门区淋巴结转移癌的压迫等。

(四) 先天性非溶血性黄疸

包括先天性非溶血性高胆红素血症(Gilbert 综合征)、葡萄糖醛酸转移酶缺乏或减少(Crigler-Najjar 综合征)和选择性有机阴离子排泌功能障碍(Dubin-Johnson 综合征、Rotor 综合征)等。

【诊断】

(一) 详细了解病史及全面体格检查,以获得黄疸病因的初步印象

1. 病史　重点了解:①黄疸的发生和发展情况,及有何伴随症状(如寒战、发热、腹痛),黄疸急骤出现多见于急性病毒性肝炎;缓慢发生的多为先天性黄疸或癌性黄疸;胆道疾病的黄疸呈波动性,癌性黄疸多呈进行性加深。②有关传染病及寄生虫病流行病学史(病毒性肝炎、钩端螺旋体病、华支睾吸虫病等)。③有无输血史、手术史、药物及家族史。

2. 体格检查　重点检查有无浅表淋巴结肿大,肝脏情况,有无脾肿大、胆囊肿大等。

(二) 根据胆红素代谢检查初步确定是哪一类黄疸

1. 先了解有无溶血性黄疸,溶血性黄疸者有贫血、网织红细胞增多;以非结合胆红素增加为主,尿胆原(+)、尿胆红素(-);骨髓红系增生明显活跃;严重急性溶血者可有急性肾衰竭;慢性溶血常有脾肿大。

2. 如为肝细胞性黄疸,必有肝功能异常,特别是转氨酶增高;非结合胆红素与结合胆红素均增高;尿胆红素和尿胆原均阳性;严重者有出血倾向。

3. 如为胆汁淤积性黄疸,则以结合胆红素增高为主;血中胆固醇、碱性磷酸酶(ALP)增高伴皮肤瘙痒、陶土样粪便;尿胆红素(+)而尿胆原(–)。

4. 除上述三种类型以外的黄疸应考虑先天性非溶血性黄疸(表 1-1-11)。

表 1-1-11 溶血性、肝细胞性、胆汁淤积性黄疸的鉴别

	溶血性黄疸	肝细胞性黄疸	胆汁淤积性黄疸
非结合胆红素	增高	增高	增高
结合胆红素	正常	增高	增高
结合 / 总胆红素	<20%	>30%	>35%
尿胆红素	–	+	+
尿胆原	增高	轻度增高	降低或增高
ALT	正常	明显增高	可增高
γ-GT	正常	增高	明显增高
ALP	正常	增高	明显增高
PT	正常	延长	延长
PT 对维生素 K 反应	无反应	差	好
总胆固醇	正常	轻度增高或降低	明显增高
血浆蛋白	正常	A 降低 G 增高	正常

(三) 结合病情进一步选择有关辅助检查,作出病因诊断

1. 溶血性黄疸较少见,可根据血液学检查确定病因。

2. 肝细胞性黄疸较多见,除病史、体征外,各项肝功检查、免疫学检查等有助于病因诊断。必要时尚可进行 B 超、CT、MRI 等影像学检查,必要时可行肝活组织检查。

3. 胆汁淤积性黄疸较多见,肝内胆汁淤积与肝内外阻塞性黄疸的鉴别较困难,表 1-1-12 可资参考。病史、体征、各项肝功检查、酶学检测、免疫学检查、IgG4、B 超、CT、MRI 以及内镜逆行胰胆管造影(ERCP)、经皮穿刺肝胆管造影(PTC)等均有较大的诊断价值。此外,超声内镜技术对胆胰的细微结构、与其毗邻脏器的关系更具诊断价值,且超声内镜下细针穿刺术可获取组织送检病理,从而提高诊断的准确性。

表 1-1-12 肝内外阻塞性黄疸与肝内胆汁淤积的鉴别

临床资料	肝内外阻塞性黄疸		肝内胆汁淤积
	结石性	肿瘤性	
病史与体征			
年龄与性别	中年，女性多见	中、老年，男性多见	青、中年多见
既往史	有绞痛史或黄疸史	短期内体重减轻	有肝炎、服药、妊娠、手术史等
黄疸	急起，波动大，一般 <180μmol/L	缓起，进行性加重，常达 270~540μmol/L	急起或缓起，中到深度
肝脏	一般不大	根据肿瘤部位而定	肿大，伴压痛
胆囊	可触及	多数肿大	肿大，伴压痛
辅助检查			
尿胆原	↓	↓→阴性	↓
粪便隐血	(-)	壶腹癌可(+)	(-)
ALT	一般正常	正常	正常或稍增高
碱性磷酸酶	↑	↑↑	↑或正常
胰胆管造影	可显示结石	可显示癌性病变	正常
泼尼松治疗试验	无效	无效	有效

4. 先天性非溶血性黄疸较少见，一般见于小儿及青年，有家族史。除 Crigler-Najjar 综合征外，预后良好。表 1-1-13 有助于鉴别诊断。

表 1-1-13 常见先天性胆红素代谢缺陷疾病

临床资料	Gilbert 综合征	Dubin-Johnson 综合征	Rotor 综合征
病名	先天性(非溶血性)黄疸间接胆红素增高型	先天性(非溶血性)黄疸直接胆红素增高Ⅰ型	先天性(非溶血性)黄疸直接胆红素增高Ⅱ型
黄疸发生机制	肝细胞摄取间接胆红素障碍，缺乏醛糖酸转移酶	直接胆红素在肝细胞内转运和排泄障碍	直接胆红素在肝细胞内转运和排泄障碍，肝细胞摄取胆红素也可能发生障碍
高胆红素血症种类	间接胆红素	直接胆红素	直接胆红素

续表

临床资料	Gilbert 综合征	Dubin-Johnson 综合征	Rotor 综合征
血清总胆红素	大多小于 54μmol/L 可 >180μmol/L	波动范围 36~360μmol/L，一般 72~108μmol/L	72~144μmol/L
尿中胆红素	阴性	阳性	阳性
溴磺酞钠试验	正常	45min 时多 >10%，60min 以后潴留量更大（第二高峰）	可增高，但无第二高峰
胆囊造影	正常	口服不显影，静脉法半数不显影	多正常
肝活检	正常	肝细胞内有脂褐质	正常

（施 斌 盛 夏）

24 肝大

正常肝脏上界一般在右锁骨中线第 5 前肋间，下缘不易扪及，有时深吸气时，可在肋弓下触及肝下缘，在消瘦或腹壁松弛者，右肋缘下约 1cm 之内及剑突下 2~4cm 可触及，质软，边薄光滑，平整而无触痛。据统计，中等身高的正常人，在右锁骨中线上，肝脏上下径为 11~12cm，此值的大小与身高及体形有一定的关系。确定病理性肝大，应注意肝脏之上下径长度，结合肝脏有无触痛、质地是否变硬、表面与边缘是否不平等情况，并联系临床表现与实验室检查结果等综合分析、判断。

【病因】（表 1-1-14）

表 1-1-14 肝大的常见病因

分类	疾病
淤血性肝大	右心衰竭、缩窄性心包炎、下腔静脉（胸腔段）受压迫、肝静脉狭窄或血栓形成（Budd-Chiari 综合征）、肝窦阻塞综合征（服用土三七、骨髓移植治疗）
淤胆性肝大	胆管炎、胆管结石、胆管癌、胆汁性肝硬化、胰头癌等
肝肿瘤与肝囊肿	肝癌（原发性和继发性）、肝海绵状血管瘤、多囊肝等
肝硬化	病毒性肝炎肝硬化（以乙型或丙型病毒性肝炎为主）、血吸虫性肝硬化、胆汁性肝硬化等

续表

分类	疾病
代谢障碍性肝大	脂肪肝、血色病、肝豆状核变性、肝淀粉样变性、肝糖原累积病、戈谢病(葡糖脑苷脂沉积病)等
血液病	白血病、红细胞增多症、地中海贫血、恶性贫血、多发性骨髓瘤、淋巴瘤、POEMS 综合征、恶性组织细胞病等
感染性疾病	病毒感染(病毒性肝炎、登革热、传染性单核细胞增多症、巨细胞病毒感染等);细菌感染(伤寒、副伤寒、败血症、细菌性肝脓肿、肝结核、布鲁菌病等);螺旋体感染(钩端螺旋体病、回归热、梅毒等);原虫感染(疟疾、黑热病、阿米巴肝炎或肝脓肿等);蠕虫感染(血吸虫病、华支睾吸虫病、肝片形吸虫病、肝包虫病、肺吸虫病等)
风湿性疾病	系统性红斑狼疮、结节性多动脉炎、类狼疮型肝炎等

【诊断】

(一) 病史

应注意:①有无血吸虫病、疟疾、棘球蚴病(包虫病)、华支睾吸虫病、布鲁菌病等地方病流行地区居住、生活、工作情况;②有无病毒性肝炎、结核病、疟疾、心包炎、心力衰竭、慢性腹泻、长期发热等病史;③过去营养状况、是否嗜酒等;④伴随症状,如伴发热者,多见于感染性肝大;伴黄疸者,多见于淤胆性肝大;⑤有无服用药物史(尤其是土三七)。

(二) 体格检查

1. 肝脏的大小、形态、质地、有无触痛等对鉴别诊断有重要意义(表 1-1-15)。

表 1-1-15 不同原因肝大的特点

病因	肝大的特点
急性感染(如伤寒、败血症)	轻度肿大,表面光滑,边缘钝而平滑,质较软,有压痛
淤血性	肝大可较明显,表面平滑,边缘圆钝,质韧,有压痛,肝颈静脉回流征阳性
三尖瓣关闭不全	可触及肝脏扩张性搏动
脂肪肝	肝脏表面光滑,质软或稍韧,无压痛
血吸虫病性	常以肝左叶增大明显,表面可不平滑,质韧或硬,压痛不明显
肝脓肿	肝脏局部明显压痛及叩击痛
肝囊肿	无肝脏局部压痛而有弹性感
肝海绵状血管瘤	肿块上可听到静脉血管音
肝癌	质硬,多呈结节状,进行性肿大较快

2. 伴随肝大的其他体征如蜘蛛痣(数量较多或不断增多)、肝掌常见于肝实质性病变(俗称“朱砂掌”,亦可见于正常人之手掌,不可单凭“肝掌”就下肝硬化的诊断);明显消瘦见于肝癌;肝囊肿与肝海绵状血管瘤虽长期存在但一般情况良好;伴脾大者,多见于慢性病毒性肝炎、肝硬化、疟疾、伤寒、黑热病等。男性乳房发育和睾丸萎缩以及杵状指及腮腺肿大有时可见于肝硬化患者。

(三)辅助检查

结合病史及体格检查,选用必要的实验室检查对诊断有重要帮助。

1. 查找急慢性肝病的原因 ①病毒(甲肝、乙肝、丙肝、戊肝、EB病毒、巨细胞病毒等病毒血清学检查);②寄生虫(血嗜酸性粒细胞计数、粪找虫卵);③胆源性(B超、CT、MRCP、ERCP等影像学检查);④心脏、血管疾病(门静脉、肝静脉、下腔静脉血管彩超或CTV,肝静脉及下腔静脉造影,心脏超声、心脏MRI,血BNP,中心静脉压测定);⑤先天遗传代谢性疾病(血清铜、铜蓝蛋白、血清铁等检测);⑥自身免疫性肝病(ANA、抗dsDNA、AMA等自身抗体检查);⑦非酒精性脂肪性肝病(血脂等检查)。

2. 查找有无占位性病变 ①原发性或转移性肝癌(甲胎蛋白等肿瘤标志物、B超、上腹部增强CT或MRI、胃肠镜);②胆管癌、胰腺癌(CA19-9/CEA等肿瘤标志物、MRCP或ERCP、超声胃镜+FNA、B超、上腹部增强CT或MRI);③良性占位或交界性肿瘤(肝囊肿、肝脓肿、多囊肝、胰腺神经内分泌肿瘤、间质瘤)等基本依赖影像学检查或超声内镜+细针抽吸活检(FNA)明确诊断。

3. 查找可引起肝大的全身性、代谢性疾病 多发性骨髓瘤、POEMS综合征、淀粉样变病、淋巴瘤、卟啉病均有相应的实验室检查和影像学表现,如血尿轻链、M蛋白鉴定、甲状腺功能、肌电图、骨髓穿刺+活检+流式细胞+基因检测、血尿卟啉、淋巴结活检+免疫组化等。

4. 肝穿刺活检术(liver biopsy) 不明原因的肝大有指征行肝活检,排除禁忌(肝内胆管扩张、肝包虫病、严重凝血功能障碍等)后可行B超或CT引导下经皮肝穿刺活检术;若有腹水,可考虑行经颈静脉肝穿刺活检术(transjugular liver biopsy,TJLB)。部分疾病在病理学上有特征性改变,从而明确肝大的原因。

(施 斌 盛 夏)

25 腹水

腹水(ascites)指腹腔内游离液体超过正常的积聚,是体征而不是一种疾病。正常情况下,腹腔内可有少量液体,一般不超过200ml。任何病理状态下若腹腔液体超过200ml即可诊断腹水。产生腹水的病因很多,最常见的是肝脏疾病,约占42.5%;其次是肿瘤,占25.9%;第三位是结核性腹膜炎,占21.8%;

其他还有心血管疾病，包括 Budd-Chiari 综合征、肾病等。

【病因】

1. 肝脏疾病 肝硬化、原发性肝癌、肝功能衰竭。

2. 恶性肿瘤 原发性肿瘤有腹膜间皮瘤、假性黏液瘤，其他多为腹膜转移瘤。

3. 感染 结核性腹膜炎、自发性细菌性腹膜炎（多见于肝硬化）等。

4. 心脏、血管疾病 慢性充血性心力衰竭、心包炎、Budd-Chiari 综合征、肝窦阻塞综合征、门静脉阻塞（门静脉海绵样变性、血栓形成或有外来压迫）。

5. 胰腺疾病（胰性腹水） 急性胰腺炎伴发腹膜炎、慢性胰腺炎（有或无假性囊肿）、胰腺癌，胰腺损伤。

6. 肾脏疾病及营养障碍性疾病 腹水为全身性水肿的一部分，主要与低蛋白血症有关。

7. 淋巴系统疾病（乳糜腹水） 丝虫病性肉芽肿、淋巴结结核、成人乳糜泻。

8. 其他 如嗜酸性粒细胞性胃肠炎（浆膜型）、黏液性水肿、蛋白丢失性胃肠病、Meigs 综合征（卵巢纤维瘤、胸腔积液、腹水）、卵巢囊肿破裂、黄体破裂、异位妊娠、子宫内膜异位症等。

【诊断】

大量腹水临床诊断并不困难，主要须与巨大卵巢囊肿相鉴别，后者仰卧位时腹部向前膨隆较为明显，腹部两侧多为鼓音，叩诊的浊音非移动性。少量腹水常需依靠超声检查或 CT、MRI 等确定，腹水达 500ml 时，可用肘膝位叩诊法检出，1 000ml 以上腹水可有移动性浊音，3 000~4 000ml 腹水还可有液波震颤。一般腹水检查首选腹腔诊断性穿刺。腹腔镜检查对结核性、肿瘤性腹水有较大临床诊断价值。腹水的病因诊断则须结合相关病史、体征及实验室检查结果综合分析。

（一）腹水的实验室检查

可查明腹水的性质是渗出液还是漏出液，根据其特点，结合临床表现可作出病因诊断。

1. 渗出液与漏出液的鉴别（表 1-1-16）

2. 血清腹水白蛋白梯度（SAAG） SAAG 指血清腹水白蛋白梯度，是血清白蛋白与同日内测的腹水白蛋白之间的差值（SAAG = 血清白蛋白 – 腹水白蛋白），由 Hoefs 于 1978 年提出，根据 SAAG 的值将腹水分为两类：① SAAG ≥ 11g/L 的腹水，为门脉高压所致，包括肝硬化、慢性心功能不全、Budd-Chiari 综合征、肾病综合征；② SAAG<11g/L 的腹水，为非门脉高压所致，包括腹腔肿瘤、结核性腹膜炎、胰源性腹水等。

常见症状的诊断

表 1-1-16　渗出液与漏出液的鉴别

鉴别点	渗出液	漏出液
病因	感染、恶性肿瘤等	心力衰竭、门脉高压症、低蛋白血症
外观	混浊，脓性，血性，乳糜性	清或微浑，常呈淡黄色，浆液性
凝固性	常自行凝固	一般不凝固
比重	常高于 1.018	常低于 1.018
李凡他试验	阳性	阴性
蛋白定量	常 >25g/L	常 <25g/L
葡萄糖定量	常低于血液含量	与血液含量相似
细胞数	常 $>500\times10^6$/L，急性化脓性炎症，以中性粒细胞占优势，慢性炎症以淋巴细胞占优势，恶性肿瘤可找到肿瘤细胞	常 $<100\times10^6$/L
细菌	有感染者可找到病原菌	一般无细菌

3. 乳糜性腹水　呈乳白色，比重 1.012~1.018，pH 7.4 左右，静置后上层乳酪样，乙醚试验阳性(脂肪试验)，总蛋白量 >30g/L，脂肪含量 9~48g/L，主要为甘油三酯，少量胆固醇或磷脂。加入苏丹Ⅲ乙醇溶液，腹水呈红色。成人乳糜腹水的病因以肿瘤及炎症为主。

4. 乳酸脱氢酶测定　癌性腹水中乳酸脱氢酶活性常较血清乳酸脱氢酶高数倍。

5. 淀粉酶测定　腹水淀粉酶明显增高，提示胰性腹水，常同时有脂酶和蛋白浓度增高。

6. 细胞学检查　脱落细胞检查是判断良、恶性腹水及鉴别原发性、继发性肿瘤的重要依据，对恶性腹水有诊断价值。

7. 肿瘤标志物检测　CEA、AFP、CA19-9、CA125 及多种指标的联合检测对诊断良、恶性腹水有一定的临床意义。

(二) 腹水的影像学检查

1. X 线检查　结核性腹水者腹部 X 线检查可见腹内钙化点。胃肠钡餐透视或钡灌肠可见肠腔内占位、肠壁浸润及肠外受压表现。

2. 超声检查　一般腹腔内有 200ml 以上液体即可探查出，胸膝位脐周探查可发现少至 100ml 的腹水。B 超检查可排除卵巢囊肿，多普勒彩色超声对诊断下腔静脉阻塞或Budd-Chiari综合征有较大价值，B超还可引导腹水穿刺，对肝硬化等原发疾病有诊断价值。

3. CT检查　诊断腹水的敏感性与B超相似，但对原发病的诊断较B超更准确。肝窦阻塞综合征可出现地图样改变。

4. 血管造影　对于血管病变，如Budd-Chiari综合征和下腔静脉阻塞需要行血管造影来确诊

5. 淋巴管造影　应作为乳糜性腹水的必要检测方法。

6. 腹腔镜检查　对于诊断困难的腹水，腹腔镜检查可以直接观察病变部位，腹腔镜直视活检可以提高准确率，并减少出血等并发症。

7. 剖腹探查　经系统、全面检查尚不能确定病因及病变部位者，可审慎考虑剖腹探查，对诊断、治疗均有帮助。

（三）结合伴随的病症进行鉴别诊断

1. 腹水伴有全身水肿者　常发生于心、肾疾病及营养不良、蛋白丢失性胃肠病等。

2. 腹水伴有肝大　应考虑肝硬化、肝癌、充血性心力衰竭、心包炎、下腔静脉、肝静脉或肝窦阻塞综合征的可能。

3. 腹水伴有脾肿大者　常见于肝硬化、门静脉阻塞。

4. 腹水伴有腹部肿块者　需考虑结核性腹膜炎、腹腔恶性肿瘤，女性患者更应注意Meigs综合征的可能。

5. 腹水伴有腹壁静脉曲张　多见于肝硬化以及门静脉、下腔静脉或肝静脉的阻塞；根据腹壁静脉血流方向区别下腔静脉阻塞与门静脉阻塞。

（陈伟忠　盛　夏）

26　贫血

贫血是指单位体积外周血中的血红蛋白（Hb）、红细胞计数（RBC）和/或血细胞比容（HCT）低于同地区、同年龄组、同性别正常下限的一种临床征象。根据国内标准，在平原地区成年人上述各项不能低于下列数值：Hb（男120g/L，女110g/L）、RBC（男4.30×10^{12}/L，女3.80×10^{12}/L）、HCT（男40%，女35%）。正常值可因年龄、性别、地区的不同而异，婴儿、儿童及妊娠妇女比正常值低约10%，而高原地区居民则较正常值为高，应综合考虑。正常人的红细胞寿命为120d，每天有约0.8%的红细胞衰老破坏，同时由骨髓新生相同数量的红细胞，以保持其动态平衡，若失去平衡即发生贫血状态。衰老破坏的红细胞被单核-巨噬细胞系统吞噬，其所含的亚铁血红素被加以循环利用。贫血的主要临床表现为各个组织器官缺氧所致，以头昏、耳鸣、疲乏、无力为最常见，严重者可有活

动后心悸、气急，甚至影响心肺功能。严格来讲，贫血是一组综合病征，而并非一个独立疾病，其程度的轻重并不代表真正的临床意义，轻度贫血也可能是严重疾病的表现，而重度贫血可能只是良性疾病长期迁延不愈所致。因此，诊断贫血后必须尽可能明确病因，以免延误原发病的诊治。

【病因】

(一) 红细胞生成减少

1. 造血干细胞增殖和分化功能异常　如急性白血病、再生障碍性贫血、骨髓纤维化、多发性骨髓瘤、转移癌等。

2. 造血原料缺乏　如缺铁性贫血、营养性巨幼细胞贫血、慢性病性贫血、系统疾病性贫血。

(二) 红细胞损耗过多

1. 失血性贫血　严重外伤，局部病理所致的空腔或实质脏器出血，如溃疡病、肺结核、宫外孕等。

2. 溶血性贫血　由于红细胞破坏超过骨髓代偿生成的速度而引起的贫血。其原因可分两大类。

(1) 红细胞内在因素：红细胞膜异常，如遗传性球形红细胞增多症；红细胞酶缺陷，如葡萄糖-6-磷酸脱氢酶（G6PD）缺乏症；红细胞血红蛋白异常，如珠蛋白生成障碍性贫血等。

(2) 红细胞外在因素：①免疫因素，如自身免疫性溶血性贫血；②物理因素，如运动性血红蛋白尿；③化学因素，如铅中毒所致溶血性贫血；④生物因素，如感染所致溶血性贫血。

【诊断】

(一) 详细询问病史及全面体格检查

为获得贫血病因的初步印象，应该详细询问病史及做全面的体格检查。

1. 病史　重点了解：①贫血的发生和发展情况，病程长短，有无其他伴随症状或重要慢性疾病史，如感染、肾病、内分泌病、结缔组织病、肿瘤等；②有无茶色尿、血尿、黑便或其他出血病史；③婴幼儿、育龄期妇女及老年人的营养状况、育龄期妇女的孕产史；④有无相关食物、药物史、有害物质接触史及家族史。

2. 体格检查　重点检查睑结膜、口唇黏膜、甲床、皮肤色泽，有无皮肤紫癜、瘀斑及巩膜黄染，有无浅表淋巴结肿大，舌苔及舌乳头情况，胸骨有无压痛，有无肝、脾肿大，骨骼有无畸形，指甲有无畸形，有无神经系统异常，如共济失调、感觉运动神经障碍等。

(二) 实验室检查

1. 仅有血红蛋白及红细胞的降低，无白细胞及血小板减少，考虑为单纯贫血，首先应根据红细胞平均体积（MCV）、红细胞平均血红蛋白含量（MCH）及红细胞平均血红蛋白浓度（MCHC）这3个参数，判定贫血的性质，到底是小细胞、正细胞，还是大细胞性贫血。

如果是MCV、MCH均低于正常，再根据MCHC进一步判定小细胞低色素性还是小细胞正色素性贫血，如为小细胞低色素性贫血，应进一步检测血清铁蛋白、血清铁、总铁结合力、转铁蛋白饱和度、红细胞游离原卟啉（FEP）、血清可溶性转铁蛋白受体及骨髓内、外铁等，以确定是否为缺铁性贫血，并查找其病因。应检查尿常规、粪虫卵及隐血和肾功能等，以明确有无肾脏病、消化道出血或钩虫病所引起的贫血。必要时行骨髓穿刺，根据骨髓铁染色的金标准判断有无缺铁。

如为非缺铁性小细胞低色素性贫血，则应检测血红蛋白电泳及碱变性试验等，以确定有否珠蛋白生成障碍性贫血或骨髓内有无环形铁粒幼红细胞，明确是否为铁粒幼红细胞性贫血。

如系大细胞性贫血，应查叶酸及维生素B_{12}水平及骨髓穿刺，以确定是骨髓增生异常综合征（MDS）抑或巨幼细胞贫血，并查找其原因。

而正细胞正色素性贫血，则溶血性贫血或再生障碍性贫血的机会较多。

2. 当贫血同时伴有另外二系异常，如全血细胞低下或白细胞增高，或血小板下降时，必须行骨髓穿刺，以除外白血病、淋巴瘤、骨髓瘤等引起的贫血。

3. 骨髓提示缺铁性贫血或营养性巨幼细胞贫血时，必须查明原因，如是否有偏食习惯、月经过多等，绝经后妇女老年及男性应警惕胃肠道、泌尿生殖系统等肿瘤所致贫血。

4. 骨髓提示再生障碍性贫血时，须进一步查糖水试验、酸溶血试验、尿隐血试验、尿含铁血黄素及红细胞、粒细胞上CD55、CD59表达等，以鉴别是否为再生障碍性贫血-阵发性睡眠性血红蛋白尿（PNH）综合征。

5. 怀疑为溶血性贫血时，应检查有无溶血指标：①反映红细胞破坏过多的征象，如血清总胆红素、非结合胆红素、游离血红蛋白、结合珠蛋白、尿胆原等；②反映红细胞代偿性增生的征象，如网织红细胞计数、血涂片中出现幼红细胞及骨髓红系明显增生等。若确有溶血证据存在，应进一步检查确定溶血性贫血的种类。

（1）首先仔细观察血涂片中红细胞的形态：如出现较多球形、椭圆形、口形红细胞，提示遗传性该类红细胞增多症；靶形细胞，则提示珠蛋白生成障碍性贫血；三角形、不规则形、盔形等畸形红细胞比例明显升高，提示存在红细胞的切割破坏，说明存在微血管病性溶血的可能。

（2）随后行直接或间接抗人球蛋白试验，以确定有无自身免疫性溶血性贫血。

(3)糖水试验,酸溶血试验,蛇毒因子溶血试验,尿隐血试验、尿含铁血黄素,血细胞上CD55、CD59表达,以确定是否为阵发性睡眠性血红蛋白尿症。

(4)红细胞渗透脆性试验,脆性增高支持遗传性球形红细胞增多症等,还可进一步行酸化甘油试验,红细胞膜蛋白分析,以及应用分子生物学技术检出膜蛋白基因突变点等。减低时支持珠蛋白生成障碍性贫血等,可进一步检测血红蛋白电泳、变性珠蛋白小体、异丙醇试验以及基因分析等,以确定有否血红蛋白病。若脆性正常,则考虑红细胞酶缺陷引起的贫血,需直接测定红细胞酶活力,或间接应用高铁血红蛋白还原试验、自体溶血试验等以确定有否红细胞酶缺陷症。

6. 贫血的病因检查:除上述外,尚有胃肠道X线检查、胃肠内镜检查、腹部及全身浅表及深部淋巴结B超,以及有关的生化、免疫学、组织病理、核素检查、CT或MRI等。

(姜 华)

27 出血

本节所述的出血,特指由机体止、凝血功能或抗止、凝血功能障碍引起的自发性出血或轻微创伤后出血不止,是出血性疾病的常见表现。临床上凡有明显的局部因素可查,如创伤、炎症、肿瘤等,而祛除局部因素后出血即可停止者,不属本节范畴。

【病因】

(一) 血管壁异常

1. 遗传性

(1)遗传性出血性毛细血管扩张症。

(2)爱-唐(Ehlers-Danlos)综合征。

(3)家族性单纯性紫癜。

2. 获得性

(1)免疫性:如过敏性紫癜、药物过敏性紫癜、自身免疫性紫癜(自身红细胞及DNA过敏)。

(2)感染性:病毒、细菌、真菌及原虫等。

(3)化学因素:非药物过敏性紫癜。

(4)代谢因素:营养性(维生素C、P缺乏)、类固醇紫癜、糖尿病紫癜、老年性紫癜。

(5)生物因素:如蛇毒、蜂毒等。

(6) 机械性紫癜。

(7) 其他因素：如单纯性紫癜。

(二) 血小板异常

1. 血小板减少

(1) 血小板生成减少：如再生障碍性贫血、无巨核细胞性血小板减少性紫癜、骨髓纤维化、细胞毒药物等抑制骨髓、肿瘤浸润骨髓、周期性血小板减少等。

(2) 血小板耗损过多：①免疫性破坏过多，如特发性血小板减少性紫癜、药物免疫性血小板减少性紫癜、同种免疫性血小板减少性紫癜、先天性免疫性血小板减少性紫癜、结缔组织病等。②非免疫性消耗过多，如弥散性血管内凝血(DIC)、血栓性血小板减少性紫癜、溶血尿毒症综合征、巨大海绵状血管瘤、药物非免疫性血小板减少性紫癜、肝素性血小板减少症。

(3) 血小板分布异常：如脾功能亢进、低温麻醉等。

2. 血小板增多　如原发性血小板增多症。

3. 血小板功能缺陷

(1) 遗传性：如巨血小板综合征(Bernard-Soulier 综合征)、血小板无力症、血小板贮存池病、血管性血友病(Von Willebrand disease)等。

(2) 获得性：常见于尿毒症、骨髓增生性疾病、药物因素(如阿司匹林、双嘧达莫、低分子右旋糖酐等)、异常球蛋白血症(如多发性骨髓瘤、华氏巨球蛋白血症等)。

(三) 凝血因子质、量异常

1. 遗传性　如血友病(包括甲、乙)、血管性血友病、其他凝血因子(Ⅰ、Ⅱ、Ⅴ、Ⅶ、Ⅹ、Ⅺ和ⅩⅢ)缺乏症、异常纤维蛋白原血症。

2. 获得性　如肝病、维生素 K 缺乏症、大量输储存库血等。

(四) 纤维蛋白溶解亢进

1. 遗传性　遗传性 α2- 纤溶酶抑制物(α2-PI)缺乏症、先天性纤溶酶原活化剂抑制物缺乏症。

2. 获得性　原发性纤维蛋白溶解症、继发性纤维蛋白溶解症(如 DIC)。

(五) 病理性循环抗凝物质

大多为获得性(如抗因子Ⅷ抗体、抗因子Ⅸ抗体、肝素和肝素样抗凝物质、狼疮抗凝物质)。

(六) 复合因素

如 DIC、肝病性出血。

【诊断】

(一) 病史

1. 发病年龄　出生后即发生的出血,特别是早期的脐带残端出血,应考虑维生素 K 缺乏或遗传性出血性疾病;幼年发病者多属遗传性出血性疾病;成年后发病,多为获得性出血性疾病;幼年即发生的出血,随年龄增长而逐渐减轻,是血管性血友病及某些先天性血小板功能缺陷症的临床特征。

2. 性别　在先天性凝血因子异常所致的出血性疾病中,男性占绝大多数,而血管、血小板因素所致的获得性出血性疾病,多见于女性。

3. 用药情况　如抗凝剂、抗血小板药物及能引起再障、血小板减少的药物。

4. 出血类型及频度　血管和血小板因素所致出血多为皮肤黏膜出血点、紫癜或小片瘀斑,压迫止血有效,而凝血障碍多以血肿或深部组织出血为特征,且压迫止血无效。一过性出血常提示获得性出血性疾病;间歇性反复出血可能为变态反应性出血性疾病;反复严重出血可能为先天性凝血机制障碍性疾病。

5. 家族史　遗传性出血性疾病患者家系或近亲中可有类似患者。

6. 其他疾病史和既往出血史　如有无某些血液病(如再生障碍性贫血、急性白血病和特发性血小板减少性紫癜等),严重肝、肾疾病,严重感染和休克,产科疾病(如前置胎盘、胎盘早剥、死胎滞留)等。注意询问有无拔牙或创伤、手术后出血不止的既往史。

7. 其他有关情况　如有无维生素缺乏、射线和化学品接触史等。

(二) 体格检查

1. 出血部位、分布和形态　皮肤黏膜型出血如出血点、紫癜、小片瘀斑、牙龈出血、鼻出血多见于血小板、血管因素引起的出血性疾病;深部组织出血、血肿、关节腔出血多见于凝血机制障碍;骨膜下及毛囊周围出血多为维生素缺乏症;唇、舌、鼻腔、面部、手背点状或斑点状毛细血管扩张常为遗传性出血性毛细血管扩张症;对称分布、分批出现、略高出皮面的紫癜是过敏性紫癜。

2. 有无贫血表现　血小板、血管因素引起的出血性疾病一般无贫血,若有贫血则与出血量一致,而再生障碍性贫血和急性白血病均有贫血,并与出血量不一致。

3. 肝、脾和淋巴结是否肿大及有无黄疸　这些可提供原发病的诊断线索。

(三) 实验室检查

1. 初筛试验

(1) 束臂试验:血管和血小板因素所致出血多为阳性。

(2)血小板计数：各种原因的血小板减少性紫癜均减低。

(3)出血时间(BT)：血小板减少和功能缺陷性疾病及血管性血友病可延长。

(4)凝血时间(CT)和激活的部分凝血活酶时间(APTT)：内源性凝血系统因子缺乏可延长，血液中有抗凝物质亦延长。

(5)凝血酶原时间(PT)：外源性凝血系统因子缺乏可延长，血液中有抗凝物质亦延长。

(6)凝血酶时间(TT)：纤维蛋白原减少和血液中有抗凝物质可延长。

2. 特殊检查

(1)血小板功能：包括血小板黏附功能、聚集功能和释放功能。异常多见于血小板功能缺陷病。

(2)凝血因子量、质异常的实验室检查。

1)当PT、APTT异常时，可作纠正试验：①用硫酸钡吸附的正常血浆及正常血清分别做纠正试验，可鉴别不同类型的血友病；②加正常新鲜血浆做纠正试验，能纠正者为凝血因子缺乏，不能纠正者为循环中有抗凝物质；③甲苯胺蓝纠正试验，若延长的凝血酶时间被纠正，表明有过量肝素或肝素样抗凝物质。

2)各凝血因子含量和活性测定：可明确凝血因子量或质的异常。

(3)纤维蛋白溶解亢进的实验室检查

1)3P试验：DIC时多为阳性，但在DIC后期，纤维蛋白单体明显减少，且以小片段纤维蛋白降解产物为主时，3P试验亦可阴性。

2)纤维蛋白降解产物(FDP)：原发性、继发性纤溶增强时，血、尿FDP均增加。

3)D二聚体：DIC时明显增加，原发性纤溶时正常。

4)纤维蛋白肽β1-42及β15-42：继发性纤溶增强时两者血浆水平升高，原发性纤溶增强时仅纤维蛋白肽β1-42升高。

5)纤溶酶含量及活性测定、纤溶酶-抗纤溶酶复合物(PIC)测定。

3. 其他检查 包括血象、尿和粪便检查、骨髓检查、淋巴结活检、胸片、腹部B超或CT等检查有助原发病的诊断。

(傅卫军)

28 肥胖

肥胖症(obesity)是指人体内脂肪组织沉积过多或其比例增高，体重超过理想体重的20%，或体重指数(BMI)超过25kg/m^2(1999年WHO亚太地区标准)。按照 WHO 亚太地区标准 1999 年肥胖的重新定义,BMI ≥ 23kg/m^2 为超重,BMI 23~24.9kg/m^2 为肥胖前期,BMI 25~29.9kg/m^2 为 Ⅰ 期肥胖,BMI ≥ 30kg/m^2 为Ⅱ期肥胖。临床上无明显内分泌、代谢性及其他病因所致的肥胖症,称单纯性肥胖。如继发于其他疾病则称为继发性肥胖。单纯性肥胖是肥胖症中最常见的一种,常见于中年以上的成人。

【病因】

1. 单纯性肥胖

2. 继发性肥胖

(1)内分泌疾病:皮质醇增多症(库欣综合征)、多囊卵巢综合征、胰岛 β 细胞瘤、下丘脑性肥胖、肥胖性生殖无能综合征、糖原累积病、甲状腺功能减退症、性腺功能低下所致肥胖、泌乳素瘤。

(2)药物:抗精神病药、糖皮质激素。

(3)其他:颅骨内板增殖症、Capenter 综合征、Cohen 综合征、Blount 病、Prader-Willi 综合征。

【诊断】

1. 病史

(1)发病年龄,病程,进展速度。

(2)家族史、遗传代谢疾病史。

(3)月经、婚、育史,性发育及青春期情况。

(4)特殊用药史。

2. 体格检查

(1)身高、体重、体重指数(BMI)、腰臀比、腰围。

(2)第二性征,内、外生殖器发育,有无畸形。

(3)有无多毛、紫纹、痤疮、脱发、肌无力。

(4)视力、视野检查。

3. 实验室检查 口服糖耐量试验(OGTT)、胰岛素、血脂、尿酸、肝功能、生长激素、皮质醇、促性腺激素、催乳素、雌二醇、睾酮、甲状腺功能。

4. 影像学检查 腹部 B 超、胰腺 CT、垂体 MRI,腹盆腔 MRI、CT,颅骨 X 线检查。

5. 注意排除低蛋白血症、心力衰竭等水肿性体重增加,肌肉发达型体重增加和 BMI 超标,育龄妇女还要注意妊娠性体重增加。

(宝 轶)

29 甲状腺肿大

正常成人甲状腺平均重量为15~25g,分左右两叶和峡部,位于喉及气管前下方,当甲状腺重量超过35g时,视诊即能发现甲状腺的外形。显著消瘦的人,可以看到比较突出的甲状腺。甲状腺肿大可分三度:不能看出肿大但能触及者,即为Ⅰ度;能看到肿大又能触及但在胸锁乳突肌以内者为Ⅱ度;超过胸锁乳突肌者即为Ⅲ度。

【病因】

(一)弥漫性甲状腺肿

1. 甲状腺功能亢进症(甲亢) ①Graves病(GD,可形成结节);②甲状腺功能正常性GD;③垂体促甲状腺激素(TSH)瘤;④摄入过多甲状腺激素(TH,可形成结节);⑤妊娠、妊娠剧吐或葡萄胎;⑥甲状腺炎(急性、亚急性、慢性)伴甲亢(可形成结节)。

2. 甲状腺功能减退症(甲减) ①原发性甲减;②重症非毒性甲状腺肿(可形成结节);③甲状腺癌(多数为结节表现);④甲状腺淀粉样变性。

3. 甲状腺功能正常的甲状腺肿(非毒性甲状腺肿) ①遗传因素和内外环境因素导致非毒性甲状腺肿(分为弥漫性和结节性两类);②甲状腺功能正常性GD;③慢性淋巴细胞性甲状腺炎(桥本甲状腺炎)(可形成结节)。

(二)结节性甲状腺肿

1. 碘缺乏性甲状腺肿。

2. 甲状腺激素不敏感综合征(弥漫性或结节性)。

3. 异位甲状腺肿 ①舌下甲状腺肿;②胸骨后甲状腺肿;③卵巢甲状腺肿。

【诊断】

甲状腺肿大的诊断一般不难,但有时须与颈部肿块相鉴别。另外甲状腺肿大的诊断须区分痛性与无痛性。痛性甲状腺肿大见于急性化脓性甲状腺炎、亚急性甲状腺炎、部分桥本病、腺瘤出血、甲状腺癌如侵犯或压迫神经也可引起疼痛。其他原因的甲状腺肿大一般无疼痛。

1. 病史

(1)发病年龄,病程,进展速度。

(2)家族史,遗传代谢疾病史。

(3)月经、婚、育史,青春期情况。

(4)特殊用药史。

(5)甲状腺疾病治疗史和头颈放射治疗史。

2. 体格检查

(1)观察颈部有无手术瘢痕,甲状腺的大小和对称性。

(2)甲状腺的大小、形状、质地、有无结节、有无触痛、有无震颤、与周围组织有无粘连、颈部淋巴结情况及有无气管移位。

(3)有无血管杂音。

3. 实验室检查血 T_3、T_4、FT_3、FT_4、TSH;TGAb、TPOAb、TRAb;摄 ^{131}碘率。

4. 影像学检查甲状腺超声、甲状腺平面现象、CT 和 MRI 等。

5. 甲状腺细针穿刺细胞检查。

6. 与颈部肿块的鉴别 ①颈前脂肪组织及脂肪瘤:这些人一般较肥胖,肿物多呈长条形,轮廓不很清晰,做吞咽动作时并无上下移动。脂肪瘤可呈结节状突起。②甲状旁腺腺瘤或囊肿:仅从局部体征常不易鉴别,必须结合甲状旁腺功能亢进的临床表现,如骨质疏松、病理性骨折等及实验室检查加以鉴别。③畸胎瘤:来自前上纵隔肿物,可出胸腔上口伸向颈部,需结合 X 线检查鉴别。④鳃裂囊肿:位于下颌角、胸锁乳突肌上 1/3 前缘皮下,圆形、无痛、大小不一、与周围组织粘连、活动性差,常向咽部排出囊液,或经气管向体外排出,易继发感染。⑤颈部炎症:如急性、慢性淋巴结炎、淋巴结结核、软组织化脓性感染等。⑥其他如颈部血管瘤、颈动脉体瘤、恶性淋巴瘤(包括非 Hodgkin 淋巴瘤和 Hodgkin 病)、转移性癌(原发病灶多在口腔、鼻咽部、甲状腺、肺、纵隔、乳房、胃肠道、胰腺等)、先天性畸形(如甲状腺舌管囊肿、胸腺咽管囊肿、囊状淋巴管瘤、颏下皮样囊肿等)。

(宝 轶)

30 乳溢

泌乳(lactation)是人类乃至所有哺乳类的一种生理现象。而乳溢症则系指非生理状态下,或非妊娠哺乳期的病理泌乳。男性泌乳几乎均属病理状态。乳溢一般表现为乳腺触摸性泌乳,单侧或双侧、持续或间断。有乳溢的患者血清泌乳素(PRL)水平多在 200nmol/L 以上。

高泌乳素血症是指血清泌乳素水平超过正常。基础分泌一般 <20~25nmol/L。PRL 水平在不同生理情况及各种应激状态下波动很大,必要时应重复测定。

乳溢症和高泌乳素血症在临床上可同时出现,也可分别存在,两者可由多种原因所致,临床上多见于女性。乳溢症患者常伴高泌乳素血症,但血清泌乳素也可正常。高泌乳素血症患者,常伴乳溢或乳溢 - 闭经综合征,但也可无自觉症状。

【病因】

高泌乳素血症的原因可分为生理性、病理性、药物性和特发性四类（表1-1-17）。

表 1-1-17　高泌乳素血症的原因

下丘脑疾病	原发性甲状腺功能减退症
肿瘤（颅咽管瘤、生殖细胞瘤、转移瘤、囊肿、神经胶质瘤、错构瘤等）	系统性疾病（慢性肾衰竭、肝硬化、某些风湿性疾病）
浸润性疾病（结节病、结核、组织细胞病 X、肉芽肿）	神经源性疾病（乳腺疾病、胸壁损伤、脊髓损伤、带状疱疹）
假脑瘤	应激（躯体性、精神性）
颅脑放射性损伤	药物性
垂体疾病	雌激素或长期口服避孕药物
垂体腺瘤［PRL 瘤、GH 瘤、ACTH 瘤、GnH 瘤（促性腺激素腺瘤）、混合瘤、无功能腺瘤等］	多巴胺受体拮抗剂［氯丙嗪、丙米嗪、氟奋乃静、奋乃静、氟哌啶醇、多潘立酮、甲氧氯普胺、舒必利（硫苯酰胺）等］
其他肿瘤（垂体转移瘤、脑膜瘤、鞍内生殖细胞瘤）	抗高血压药物（利血平、甲基多巴、维拉帕米）
空泡蝶鞍综合征	H_2 受体阻滞剂（西咪替丁、雷尼替丁等）
手术或头部外伤或垂体柄离断	其他（阿片制剂、卡比多巴、单胺氧化酶抑制剂）
	特发性

PRL 的分泌受下丘脑 PRL 分泌释放因子（PRF）和 PRL 分泌释放抑制因子（PRL-releasing inhibiting factor，PIF）的双重调节，正常情况下以 PIF 抑制性影响为主。多巴胺（DA）是典型的 PIF，任何干扰下丘脑多巴胺的合成、多巴胺向垂体的运送或多巴胺在 PRL 细胞多巴胺受体的作用过程，均可引起抑制性调节减弱而发生高泌乳素血症（图 1-1-4）。

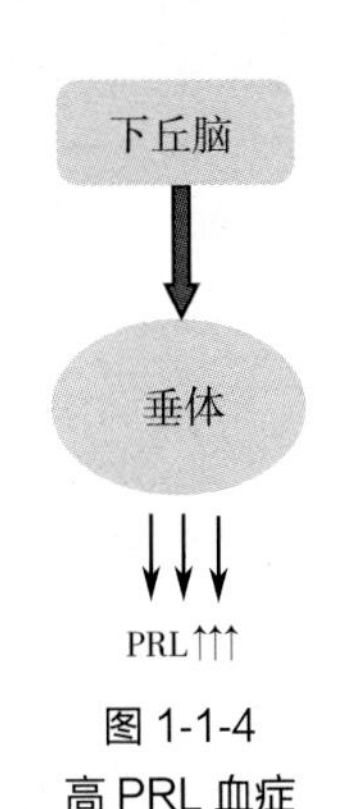

图 1-1-4　高 PRL 血症发生机制

（一）生理性高泌乳素血症

见于妊娠哺乳期。妊娠妇女血清 PRL 水平自第三个月开始升高，随妊娠月龄增加几乎呈线性上升，妊娠末期可高达 200~500nmol/L。与垂体 PRL 瘤不同的是妊娠时睡眠伴随的升高和脉冲式分泌仍然存在。哺乳期的高泌乳素血症导致产后不排卵和不育等起关键作用。长期频繁哺乳者，有时高泌乳素血症反应可持续2年之久。不论男女刺激乳头均能引起血清PRL升高。此外，女性青年期后血清PRL水平始终比青春期前儿童和同龄男性水平高。

(二) 病理性高泌乳素血症

系指除了妊娠哺乳期外，血清PRL水平持续升高并超过正常范围。如属轻度升高(20~40nmol/L)则需重复测定，以确认高泌乳素血症的存在。病理性高PRL血症多见于下丘脑-垂体疾病，以PRL瘤(或含有PRL分泌细胞的混合性腺瘤)最为多见(表1-1-18)。

表1-1-18 病理性高泌乳素血症的病因

发病机制	病因
下丘脑垂体疾病	垂体瘤
下丘脑多巴胺生成障碍或阻断垂体门脉血流致使多巴胺等PIF不能到达腺垂体所致	其他下丘脑-垂体肿瘤(各种功能性垂体腺瘤、无功能性垂体腺瘤)、浸润性和炎症性疾病(结节病、肉芽肿)、空泡蝶鞍以及放射性损伤、外伤或手术致垂体柄切断等
PRF增多引起高PRL血症	原发性甲状腺功能减退症、应激刺激及神经源性刺激等
雌激素和PRL在肝脏的灭活障碍致血PRL升高	肝硬化
肾小球滤过清除PRL障碍而导致高泌乳素血症	慢性肾衰竭
机制不明	某些风湿性疾病如系统性红斑狼疮(SLE)、干燥综合征、系统性硬化症

其他比较少见的包括：

1. 甲状腺功能亢进症 本病发生乳溢甚为少见。可见Graves病、多结节甲状腺肿，以及药源性甲状腺功能亢进症等。诊断时应慎重排除垂体瘤，特别是垂体混合腺瘤所致。发生乳溢的原因未明。患者血中PRL一般正常，显然不是由于PRL分泌异常所致。甲状腺激素并非溢乳所必需的激素，但可影响乳汁产生，可能与甲状腺功能亢进时多种内分泌和代谢改变有关，例如甲状腺功能亢进时引起的性激素结合球蛋白升高或雌激素代谢改变，使游离雌激素浓度变化可引起乳溢。

2. 原发性肾上腺皮质功能减退偶有乳溢者及肾上腺皮质肿瘤 如分泌雌激素的肿瘤(源于卵巢或肾上腺皮质)伴乳溢，由于雌激素刺激PRL分泌增加所致。多囊卵巢综合征，患者血中雌激素水平一般正常或相对增高。而相对稳定水平的雌激素可通过协同作用刺激 PRL 细胞增生肥厚和 PRL 合成增多。

3. 异源 PRL 分泌综合征　见于支气管肺癌(未分化型)、肾癌，可产生 PRL 样物质或抑制 PIF 的物质而引起乳溢。

4. 胸部及乳房疾患　见于刺激乳头及乳头区，如吸吮乳头、慢性乳腺炎、带状疱疹、胸腔胸壁及心脏外科手术后、乳腺肿瘤等胸壁病变、刺激乳头及乳房周围神经，通过脊髓、脑干而影响下丘脑功能，从而可解除其对垂体 PRL 的抑制作用导致乳溢。

5. 脊髓病变或损害　如脊髓结核、脊髓空洞症也偶有乳溢。

(三) 药物性高泌乳素血症

常见的包括多巴胺受体拮抗剂、含雌激素的口服避孕药、某些抗高血压药、阿片制剂及 H_2 受体阻滞剂(如西咪替丁)等。

(四) 特发性高泌乳素血症

特发性高泌乳素血症，可能为下丘脑损害(未能发现的病损)引起。特发性高泌乳素血症必须先排除药物性、病理性、生理性高泌乳素血症后才能确立诊断。CT 或 MRI 无异常发现，一般血清 PRL 仅轻度升高。

【诊断】

病史采集中最重要的是有无应用上述有关药物史以及服用时期、终止时间等，有无与这些药物有关的疾病，如高血压、溃疡病、精神障碍、失眠、激素治疗、月经生育史、哺乳史及其与乳溢的关系等。在全面体格检查基础上，仔细检查乳房有无溢乳，生殖器有无萎缩，并常规做视力、视野及眼底检查(图 1-1-5)。

(一) X 线检查

头颅平片、体层摄影(如蝶鞍薄分层摄影)，特别是 CT 检查、MRI 检查对早期发现垂体微腺瘤有重要价值。

(二) 内分泌激素及相关功能检测

血清 PRL 基础值测定及动态功能试验是诊断 PRL 瘤的主要根据，如 PRL>200nmol/L，则有助垂体 PRL 瘤的诊断。

1. 甲状腺功能测定　如 T_3、T_4、TSH 等。

2. 性激素水平测定　促性腺激素(如 FSH、LH)及雌、雄激素水平测定。

3. GH 测定及其动态功能试验伴肢端肥大症患者，除测 GH 基础值外，必要时做葡萄糖或溴隐亭抑制试验等。

4. 肾上腺皮质功能测定　伴皮质醇增多症者，需测血、尿激离皮质醇水平、24h 尿 17 羟皮质类固醇(17-OHCS)，17 酮类固醇(17-KS)水平以及地塞米松抑制试验等。

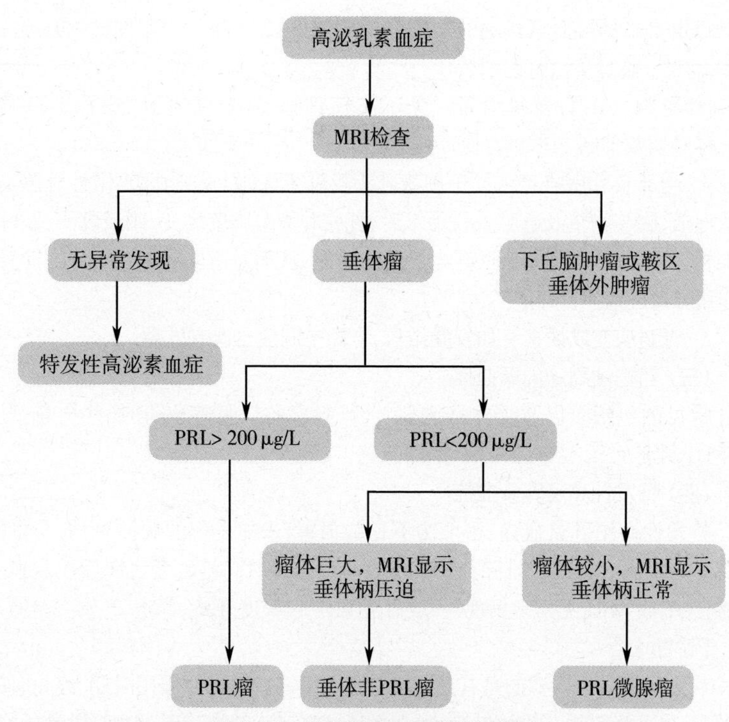

图 1-1-5 高泌乳素血症的诊断流程

（三）异源激素分泌综合征的有关检查

如未分化型肺癌、肾癌等。注：溴隐亭抑制试验服药当天早 8 时（空腹）抽血测 PRL 水平，夜间 10~11 时口服溴隐亭 2.5mg，次晨 8 时（空腹）再抽取血标本测 PRL 水平。抑制率 >50% 者支持非肿瘤性高 PRL 血症诊断；抑制率 <50% 者符合垂体肿瘤性高 PRL 血症。正常人的抑制率也 >50%。

（邹俊杰 刘志民 张 贝）

31 突眼症

眼球突出称为突眼症，是指眼球向前移位并外突，可因眼眶内容物增多或眼外肌张力减退等因素引起。眼球突出度是指角膜顶点突出于两侧眼眶缘平面的距离，一般用毫米作单位。我国正常人眼球突出度男性为 11.3~13.8mm，女性为 12.3~13.9mm，平均为 13.6mm，双眼突出度可有小的差异，一般不超过 2mm。

【病因】

临床上眼球突出可归纳为下列几类(表 1-1-19)。

表 1-1-19 眼球突出的分类及常见病因

分类	常见病因
急性眼球突出	外伤所致眶内壁骨折、眶内气肿、眶内出血所引起的眶内血肿
间歇性眼球突出	眶内静脉曲张、血管瘤及淋巴管瘤,反复性眶内出血、眶内静脉淤血所致,且多在低头时眼球突出更觉明显加重
搏动性眼球突出	眶尖或眶周及动静脉瘘,眶上壁发育不全或外伤后伴有脑膜或脑膨出
炎症性眼球突出	眶内或眶壁相邻组织的急性炎症,如邻近鼻窦炎;慢性炎症如假瘤、结核瘤等
非炎性眼球突出	循环障碍引起的水肿;囊肿或肿瘤;眼外肌麻痹;轮匝肌松弛及球筋膜松弛;以及伴发于全身疾病,如淀粉样变性、结节病及内分泌紊乱引起的眼球突出
假性眼球突出	各种原因引起的眼球增大,如先天性青光眼(水眼)、先天性囊性眼球、轴性高度近视及角膜葡萄肿等。

【诊断与鉴别诊断】

眼球突出度与种族、年龄、性别、体型、营养发育状况以及双眼眶距离等均有关系。测量时除测出每一眼的突出度数外,还要双侧同时对比。测量后须记录所用测量计种类、每一眼球突出度数、双眼外眶缘距离、测量者、日期,以便随诊对比。对确定有突眼症的患者需要考虑下列几种疾病。

1. 甲状腺相关性眼病 是免疫功能紊乱所致,属于自身免疫性疾病,与甲状腺疾病有一定的相关性,其发病机制尚未完全清楚。该病可与甲状腺功能亢进症同时发生,也可在甲状腺功能亢进之前或之后发生,甚至在甲状腺功能恢复正常或减退时发生,少数患者可始终不发生甲状腺功能亢进,眼病程度与甲状腺功能水平无关。患者有不同程度的甲状腺肿大;可有甲状腺功能亢进症状和血清甲状腺激素水平增高,多伴有甲状腺相关抗体效价的升高;眼部 CT 扫描提示眼外肌呈梭形肥大,排除其他疾患所致眼部改变。

2. 眶部炎性假瘤 眶部炎性假瘤是一种特发性、良性、非特异性的炎症。因其病变外观类似肿瘤,故称炎性假瘤。病理上可分为淋巴细胞浸润型、纤维细胞增生型及混合型,部分患者 3 种类型可相互转换。该症可累及眶内各种组织,其中累及眼外肌者(又称肥大性肌炎)易与甲状腺相关性眼病相混淆。肥大性肌炎多为单条肌肉受累，病变多侵犯肌肉止点，大部分患者通过球结膜可见肌肉止点处充血，CT 扫描可发现肌肉止点明显肥大。当肌肉纤维化也可造成眼部偏斜及眼球运动障碍，但肥大性肌炎病变极少累及提上睑肌，因此无眼睑回缩及迟落征。

3. 颈动脉-海绵窦瘘　由于眼眶静脉压增高，使眶软组织充血，可见多条肌肉肥大，但多有搏动性眼球突出，眶上静脉扩张及眶部血管杂音，无眼睑回缩及迟落征。

4. 眼外肌被动性肿大　由于眶内占位病变的压迫或直接侵犯均可使眼外肌肥大，但多有占位性病变的其他体征可以鉴别。

5. 眼外肌本身病变　眼外肌的囊虫病或肌肉内血管瘤等均可使肌肉肥大，但多为单条肌肉且具有各自其他临床特征。

（邹俊杰　刘志民　张 贝）

32　消瘦

消瘦是指人体因疾病或某种因素而致体重下降。较正常体重低 10% 以上，或体重指数 $<18.5kg/m^2$。常表现为皮肤粗糙而缺乏弹性，肌肉萎缩，皮下脂肪减少，骨骼显露。消瘦主要是由于热量和蛋白质摄入不足、身体分解代谢增加、消化与吸收功能障碍等因素所致。

【病因】

消瘦的病因见表 1-1-20。

表 1-1-20　消瘦的病因

食物摄入不足	食物缺乏、偏食或喂养不当 进食或吞咽困难：常见于口腔溃疡、下颌关节炎、下颌骨骨髓炎及食管肿瘤等 厌食或食欲减退：常见于神经性厌食、慢性胃炎、肾上腺皮质功能减退、急慢性感染、尿毒症及恶性肿瘤等
消化与吸收功能障碍	慢性胃肠病：常见于胃肠道疾病如胃及十二指肠溃疡、慢性胃炎、胃下垂、胃肠道肿瘤、慢性结肠炎、慢性肠炎、肠结核及克罗恩病等。 慢性肝、胆、胰病：如慢性肝炎、肝硬化、肝癌、慢性胆道感染、慢性胰腺炎、胆囊和胰腺肿瘤等 久服泻剂或对胃肠有刺激的药物
食物需要增加或消耗过多	妊娠、哺乳、过劳、甲状腺功能亢进症、慢性传染病、恶性肿瘤、血液病、创伤及手术后等

【鉴别诊断】

(一) 体质性消瘦

此型消瘦并无病理性表现,且非进行性,生活状态一如正常人,常有家族性因素。

(二) 神经 - 内分泌及代谢疾病所致的消瘦

1. 甲状腺功能亢进症　甲状腺功能亢进症是产生消瘦最常见的内分泌疾病之一,由于基础代谢率增高,分解代谢过于旺盛,食欲虽亢进,但体内养分消耗太多,因而引起体重明显下降。临床上没有明显原因的消瘦患者应考虑本病的可能,但少数病例可无甲状腺肿大(或有异位甲状腺)和心率增快等现象。

2. 糖尿病　糖尿病患者可因大量糖从尿中排出,脂肪、蛋白质分解代偿性增加,消耗过多而逐渐消瘦。

3. 慢性肾上腺皮质功能减退症　消瘦是本病的特征之一。慢性脱水、胃肠功能紊乱、食欲缺乏等是导致体重下降的因素。消瘦程度与病情轻重、病程长短以及原来营养状况有一定的关系。对皮肤黏膜色素沉着而伴有消瘦的患者,应考虑慢性肾上腺皮质功能减退症的可能。

4. 垂体前叶功能减退　严重的垂体前叶功能减退症患者大多有消瘦现象,甚至出现恶病质。临床上一般较轻的病例,消瘦往往不显著,甚至还可由于继发性甲状腺功能不足而出现水肿,除非较长时间有胃肠道症状或摄食过少方出现明显消瘦。

5. 松果体瘤　在未成年病例常由于性早熟而使人推想松果体瘤的可能,但在成年病例则可由于肿瘤侵犯垂体后叶而以尿崩症为首发症状。当肿瘤侵犯前叶而产生垂体前叶功能减退症时,尿崩症状往往减轻或消失,而消瘦、乏力日见显著。

6. 胰高糖素瘤　又称胰岛 A 细胞瘤,本病少见。临床特点为全身皮肤散在性坏死溶解、迁移性红斑、贫血、消瘦、低氨基酸血症与血浆胰高糖素水平升高。常伴有糖尿病。口腔溃疡、舌炎、胃炎多见。

(三) 慢性消耗性疾病所致的消瘦

在慢性传染病(如结核病、血吸虫病、原虫病等)、恶性肿瘤(尤其是原发性肝癌、胃癌)或血液病等,消瘦常为主要临床表现之一。消瘦主要由于分解代谢增加,消化吸收功能不足及继发性感染,而使身体消耗营养物质较多所致。原因未明的消瘦须注意恶性肿瘤的可能性。

(四) 消化与吸收障碍所致的消瘦

1. 口腔与咽部疾病　维生素 B_2(核黄素)缺乏所致的口腔溃疡,烟酰胺缺乏所致的舌炎,齿槽脓肿,牙痛,下颌骨骨髓炎,咽、喉、食管肿瘤或结核等疾病常引起进食或吞咽困难，致摄食过少，呈负氮平衡而致体重下降。

2. 慢性胃肠疾病 胃、十二指肠溃疡，胃泌素瘤，胃肠道痉挛或梗阻，非特异性溃疡性结肠炎，局限性肠炎，吸收不良综合征等胃肠道疾病，或因其他疾病如妊娠剧吐、尿毒症等引起的严重呕吐、腹泻，致营养物质摄入过少，以及食物不能充分消化吸收，短期内可出现消瘦。

3. 慢性肝脏疾病 在慢性肝炎、肝硬化等慢性肝脏疾病时，由于肝脏功能减退，肝脏合成与贮存糖原的功能减退，蛋白质合成也减少，患者胃肠道梗阻性充血也影响食欲及食物的消化与吸收，往往出现消瘦。

4. 慢性胰腺疾病 慢性胰腺炎可引起上腹部痛、恶心、呕吐与严重胰源性腹泻，导致食物消化吸收障碍而引起体重显著下降，严重者呈胰性恶病质。

（五）重度创伤与烧伤所致的消瘦

重度创伤或烧伤常有大量血浆渗出，蛋白质消耗显著增加，常伴有贫血、毒素作用、神经营养障碍等影响又使组织分解代谢增加，短期内可明显消瘦。

（六）药物因素所致的消瘦

某些药物如甲状腺制剂、苯丙胺等可促使身体代谢明显增加；长期服用泻药影响肠道吸收功能；口服氨茶碱、氯化铵、对氨基水杨酸钠、雌激素等药物可引起食欲减退、上腹部不适等。上述各种情况可使体内热量消耗增多或摄入营养物质不足，而产生热量负平衡，并引起消瘦。

（七）精神性厌食所致的消瘦

精神性厌食多由于严重的情绪紊乱所致。高度食欲缺乏常使患者显著消瘦，甚至出现恶病质，有时与垂体前叶功能减退症的鉴别存在一定困难。本病常有精神因素为发病基础，虽明显消瘦，但性征仍保留（但可有闭经）。头发、腋毛及阴毛无脱落现象，尿 17- 酮类固醇和 / 或 17- 羟皮质类固醇排出量正常。

（八）其他

受饮食、生活习惯和心理等各方面因素的影响，如饮食不规律、生活无节制和缺乏锻炼等饮食生活习惯以及工作压力大，精神紧张和过度疲劳等心理因素。

（张 贝）

33 甲状腺结节

甲状腺结节是指各种原因导致甲状腺内出现一个或多个组织结构异常的团块。甲状腺结节非常常见。触诊发现一般人群甲状腺结节的患病率为 3%~7%；而高清超声检查发现甲状腺结节的患病率达 20%~70%。甲状腺结节多为良性，恶性仅占 5% 左右。

【分类及病因】

1. 增生性结节 碘摄入量过高或过低、食用致甲状腺肿的物质、服用致甲状腺肿药物或甲状腺急速合成酶缺陷等

2. 肿瘤性结节 甲状腺良性腺瘤、甲状腺乳头状癌、滤泡细胞癌、Hurthle细胞癌、甲状腺髓样癌、未分化癌、淋巴瘤等甲状腺滤泡细胞和非滤泡细胞恶性肿瘤以及转移癌。

3. 囊肿性结节 囊肿结节性甲状腺肿，腺瘤退行性变和陈旧性出血伴囊性变、甲状腺癌囊性变、先天的甲状舌骨囊肿和第四鳃裂残余导致的囊肿。

4. 炎症性结节 急性化脓性甲状腺炎、亚急性甲状腺炎、慢性淋巴细胞性甲状腺炎均可以结节形式出现。极少数情况下甲状腺结节为结核或梅毒所致。

【临床表现】

绝大多数甲状腺结节患者没有临床症状，常常是通过体格检查、自己触摸或影像学检查发现。当结节压迫周围组织时，可出现相应的临床表现，如声音嘶哑、憋气、吞咽困难等。合并甲状腺功能亢进时出现相应的临床表现。

【实验室和辅助检查】

1. 甲状腺功能 所有患者均应测定甲状腺激素水平。甲状腺恶性肿瘤患者绝大多数甲状腺功能正常，如果血清促甲状腺激素（TSH）减低，甲状腺激素增高，提示为高功能结节。此类结节大多数为良性。

2. 甲状腺自身抗体 血清甲状腺过氧化物酶抗体（TPOAb）和甲状腺球蛋白抗体（TgAb）水平是检测桥本甲状腺炎的金指标之一，特别是血清 TSH 水平增高者。85% 以上桥本甲状腺炎患者，血清抗甲状腺抗体水平升高；少数桥本甲状腺炎可合并甲状腺乳头状癌或甲状腺淋巴瘤。

3. 甲状腺球蛋白（Tg）水平测定 血清 Tg 对鉴别结节的性质没有帮助。

4. 血清降钙素水平的测定 血清降钙素水平明显升高提示甲状腺结节为髓样癌。有甲状腺髓样癌家族史或多发性内分泌腺瘤病家族史者，应检测基础或刺激状态下血清降钙素水平。

5. 甲状腺超声检查 高清甲状腺超声检查是评价甲状腺结节最敏感的方法。它不仅可用于结节性质的判别，也可用于超声引导下甲状腺细针穿刺和细胞学（FNAC）检查。检查报告应包括结节的位置、大小、数目、结节边缘状态、内部结构、回声形式、血流状况和颈部淋巴结情况。

提示：结节恶性病变的特征有：①微小钙化；②结节边缘不规则；③结节内血流紊乱；④低回声结节侵犯到甲状腺包膜外或甲状腺周围肌肉中或颈部淋巴结肿大，伴淋巴结门结构消失、囊性变，或淋巴结内出现微小钙化，血流信号紊乱。值得注意的是，结节的良、恶性与结节大小无关，与结节是否可触及无关，

与结节单发或多发无关，与结节是否合并囊性变无关。

6. 甲状腺核素显像 甲状腺核素显像的特点是能够评价结节的功能。依据结节对放射性核素摄取能力将结节分为“热结节”“温结节”和“冷结节”。大部分甲状腺结节为“冷结节”。但是需要注意，当结节囊性变成甲状腺囊肿者行甲状腺核素显像也表现为“冷结节”。此时，结合甲状腺超声检查有助诊断。“热结节”中99%为良性的，“冷结节”中恶性率为5%~8%。因此，甲状腺核素显像为“热结节”者，几乎可判断为良性；而通过“冷结节”来判断甲状腺结节的良、恶性帮助不大。

7. MRI和CT检查 对于判断甲状腺结节的性质不如甲状腺超声检查敏感，且价格昂贵，故不常规使用。但对评估甲状腺结节和周围组织的关系，特别是发现胸骨后甲状腺肿有诊断价值。

8. FNAC检查 是鉴别结节良、恶性最可靠、最有价值的诊断方法。直径>1cm的甲状腺结节，超声检查有恶性征象者；直径≤1cm的甲状腺结节，如果存在下述情况之一者，可考虑穿刺：①超声检查提示结节有恶性征象；②伴颈部淋巴结超声影像异常；③童年期有颈部放射线照射史或辐射污染接触史；④有甲状腺癌家族史；⑤ ^{18}F-FDG PET显像阳性；⑥伴降钙素水平异常升高。值得注意的是，FNAC检查不能区分甲状腺滤泡状癌和滤泡细胞腺瘤。另外，近年来认为直径<5mm的结节，应该选择超声监测随访而不是活检。

【处理原则】

1. 甲状腺恶性结节的处理 绝大多数甲状腺的恶性肿瘤需首选手术治疗。甲状腺未分化癌由于恶性度极高，诊断时已有远处转移存在，单纯手术难以达到治疗目的，故应选用综合治疗。甲状腺淋巴瘤对化疗和放疗敏感，故一旦确诊，应采用化疗或放疗。

2. 良性结节的处理 绝大多数甲状腺良性结节不需要特殊治疗，定期随访即可，包括临床检查、超声和TSH检测。必要时可重复FNAC检查。少数患者需要治疗，目前的治疗方法有以下几种：

(1)手术治疗：甲状腺结节患者出现局部压迫症状，或伴有甲亢，或位于胸骨后与纵隔内，或出现结节进行性增大时，可行外科手术治疗。

(2)超声引导下经皮酒精注射(PEI)治疗：PEI是一种微创性治疗方法。主要用于治疗甲状腺囊肿或结节合并囊性变。对单发、实性结节或多结节性甲状腺肿不推荐使用。PEI治疗前，一般先做FNAC除外恶性可能。

(3)放射性 ^{131}I治疗：主要用于治疗有自主摄取功能并伴有甲亢的良性甲状腺结节，少数患者治疗后可发生甲状腺功能减退症(甲减)。不适用于出现压迫症状或位于胸骨后的甲状腺结节，妊娠和哺乳期妇女禁用。

(4)左甲状腺素(LT_4)抑制治疗：可能有助于缩小结节，预防新结节出现，缩小结节性甲状腺肿的体积，但不建议常规治疗良性结节。可在小结节性甲状腺肿的年轻患者中使用，如要使用，目标为 TSH 部分抑制。

3. 可疑恶性和诊断不明的甲状腺结节的处理　甲状腺囊性或实性结节，经 FNAC 检查不能明确诊断者，应重复 FNAC 检查、密切随访或手术治疗。

4. 儿童和妊娠时甲状腺结节的处理　对儿童甲状腺结节患者的评估和治疗，和成年患者基本一致，但恶性率高于成年人。因此，对于儿童甲状腺结节患者同样应行 FNAC 检查。当细胞学检查提示结节为恶性病变或可疑恶性病变时，应采取手术治疗。甲状腺结节患儿如有 MTC 或 MEN2 型的家族史，建议行 *RET* 基因突变检测。妊娠期间发现的甲状腺结节和非妊娠时处理相同；但妊娠期间禁止甲状腺核素显像和放射性 ^{131}I 治疗。FNAC 检查可在妊娠期间进行，也可推迟至产后进行。如果结节为恶性，在妊娠中期手术较为安全，否则，应在产后择期进行(图 1-1-6)。

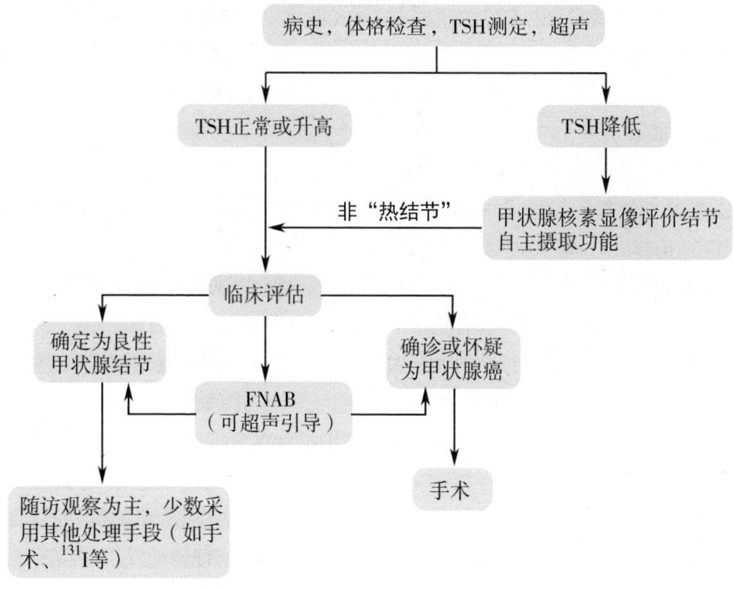

图 1-1-6　甲状腺结节和分化型甲状腺癌诊治流程

(陈海燕)

34 头痛

头痛(headache)是临床常见的症状,通常指局限于头颅上半部,包括眉弓、耳轮上缘和枕外突连线以上部位的疼痛。

【致痛组织】

1. 颅内痛敏结构 包括静脉窦、脑膜前动脉及中动脉、颅底硬脑膜、三叉神经(Ⅴ)、舌咽神经(Ⅸ)和迷走神经(Ⅹ)、颈内动脉近端部分及邻近 Willis 环分支、脑干中脑导水管周围灰质和丘脑感觉中继核等。

2. 颅外痛敏结构 包括颅骨骨膜、头部皮肤、皮下组织、帽状腱膜、头颈部肌肉和颅外动脉、第 2 和第 3 颈神经、眼、耳、牙齿、鼻窦、口咽部和鼻腔黏膜等。

3. 颅骨 蛛网膜、软膜、室管膜、脉络丛及绝大部分脑实质等对痛觉均不敏感。

【痛觉传导】

颅内痛觉由三叉神经、舌咽神经、迷走神经及中间神经传导。颅外痛觉的传导除上述神经外还有交感和副交感神经参与。

1. 颅前、中窝痛觉主要由三叉神经(尤其第一支)传导。其第一支发出的神经末梢,分布于小脑幕的上面、大脑帘、幕上的静脉窦及其主要属支、颅前窝的硬脑膜及血管;第二、三支发出的神经末梢沿脑膜中动脉分布于颅中窝、大脑突面的硬膜及血管。

2. 颅后窝痛觉一部分由舌咽神经、迷走神经及中间神经传导,其神经末梢分布于小脑幕的下面及颅后窝的硬膜,但颅后窝前部的硬膜则由颈上神经(颈 1~3)传导。

【病理机制】

引起头痛的病理机制非常复杂,一般来说包括以下几个方面:

1. 血管因素 各种颅内外血管扩张或痉挛以及血管受牵引或伸展均可导致头痛。

2. 脑膜受刺激或牵拉 颅内炎症或出血刺激脑膜,或因同时发生脑水肿而牵拉脑膜引起头痛。

3. 神经因素 具有痛觉的脑神经(第Ⅴ、Ⅸ、Ⅹ对脑神经)和颈神经被刺激、挤压或牵拉均可引起头痛。

4. 肌肉因素 头、颈部肌肉的收缩也可引起头痛。

5. 牵涉性因素 眼、耳、鼻、鼻窦及牙齿等病变的疼痛,可扩散或反射到头部而引起疼痛。

6. 神经功能因素 神经功能紊乱可引起头痛。

【诊断】

1. 问诊要点 问诊是诊断头痛的第一步，多数头痛通过详细的病史询问一般可以做出正确诊断。

(1)起病方式：突发的、急性的、反复发作性的还是慢性进行性。这一点在诊断疾病上十分重要。

1)急性起病者，如突发的剧烈头痛(劈裂样或雷击样头痛)首先要怀疑蛛网膜下腔出血，弥漫性头痛伴发热、颈强等要怀疑颅内感染，局限于单眼周围的头痛要考虑急性青光眼或虹膜炎。

2)亚急性起病者，头痛经过数周至数月之久，注意询问外伤史，要考虑原发性或转移性脑瘤、巨细胞动脉炎、带状疱疹后神经痛。

3)慢性发作性头痛，历经数年至数十年多为原发性头痛，伴有颅内高压症状(头痛、呕吐及视神经盘水肿)注意颅内占位病变。

(2)头痛部位：了解头痛部位是单侧或双侧、前额或枕部、局部或弥散、颅内或颅外对病因的诊断有重要价值。

1)单侧头痛常是丛集性或大多数偏头痛，双侧性头痛多是紧张型头痛。

2)颅外病变的疼痛位置常能反映病变部位，如枕大神经痛在后枕部。

3)颅内病变的头痛常为深在性且较弥散，不一定与病变部位相一致，但疼痛多向病灶同侧放射。一般说来，颅前、中窝的病变疼痛部位常在额、颞、顶部，而颅后窝病变(如小脑出血)常引起后枕部疼痛。颅内占位病变早期常是局部痛，渐渐演变为双侧枕部或额部痛。

4)眼源性头痛局限于眼眶、前额和颞部，眶后炎症如痛性眼肌麻痹，副鼻窦炎常有局限性压痛。

(3)疼痛性质：常用的形容词有跳痛、搏动样痛、刺痛、钻痛、胀痛、钝痛、雷击样、劈裂样、紧箍样、压迫样、刀割样及浅表性刺痛等。跳痛或搏动样痛常是偏头痛的特征，紧箍样或压迫样痛常是紧张型头痛，锐痛或刀割样痛常是神经痛。需要说明的是，颅内占位损害所致头痛常是钝痛或胀痛，早期位置局限，后期成为全颅痛，有进行性加重之特征。但单靠疼痛性质不能区分病变性质。

(4)疼痛程度：头痛的程度一般分为轻度、中度、重度，与病情的轻重并无平行关系。三叉神经痛、偏头痛及脑膜刺激的疼痛最为剧烈。脑肿瘤的痛多为中度或轻度。有时神经功能性头痛也颇剧烈。丛集性头痛和偏头痛为中重度，紧张型头痛为轻度。

(5)出现时间和持续时间

1)出现时间：某些头痛可发生在特定时间，如颅内占位性病变往往清晨加剧；鼻窦炎的头痛也常发生于清晨或上午，从集性头痛常在晚间发生；女性偏头痛常与月经期有关。

2）持续时间：偏头痛一般持续数小时到两天，但频繁使用非甾体抗炎药会造成偏头痛持续状态；丛集性头痛一般持续 8~180min；紧张型头痛一般每天发生，时间长短不定；神经痛历时数秒到数分钟；器质性头痛则持续存在。

(6)加重或诱发因素：注意饮食（巧克力、啤酒、奶酪等）、月经、疲劳、气候改变、精神紧张、体位改变（平卧、低头、直立）等与头痛的关系，咳嗽、用力等导致腹压增高时头痛是否有变化。

(7)伴随症状：这些对鉴别诊断有重要意义。注意有无发热、盗汗、体重减轻、外伤，有无抽搐、言语和意识改变，有无先兆（闪光、黑矇）、呕吐、畏光、畏声，有无肢体瘫痪，有无头晕、视物旋转等。

2. 体格检查

(1)全身检查：头痛可以是许多全身性疾病的伴随症状，进行全面检查很有必要。包括生命体征，如体温、脉搏、呼吸、血压；其他应注意五官病变（青光眼、鼻窦炎）、皮肤改变（如额部疱疹）、局部压痛（枕部、乳突）或触痛（颞部）、强迫头位、颈部肌肉紧张等；有些脑脓肿患者继发于先天性心脏病或肺脓肿。

(2)神经系统检查：着重有无脑神经的异常、视神经盘水肿、玻璃体下出血、头面部和肢体有无感觉和运动障碍、病理征及脑膜刺激征等提示颅内病变。在亚急性（如结核）脑膜炎早期阶段或蛛网膜下腔出血后的早几个小时，脑膜刺激征常为阴性，需要注意。

3. 诊断要点　头痛的大致可分为原发性和继发性两类。前者未找到确切病因，后者有继发性病因。需要在排除继发性病因的基础上，才能做出原发性头痛的诊断。

(1)原发性头痛（表 1-1-21、表 1-1-22）

表 1-1-21　偏头痛及其他原发性头痛综合征

偏头痛	其他原发性头痛综合征
紧张型头痛	原发性针刺样头痛
三叉自主神经性头痛	用力 / 性行为头痛
丛集性头痛	原发性霹雳性头痛
发作性偏侧头痛	持续性偏侧头痛
SUNCT 综合征	

表 1-1-22　外伤后头痛及内环境紊乱致头痛

外伤后	内环境紊乱
血管性	低氧血症或高碳酸血症（如阻塞性睡眠呼吸暂停血管炎）
蛛网膜下腔出血	透析相关头痛
动脉夹层（颈动脉或椎动脉）	低血糖
非血管性	药物性
特发性颅内压增高（脑假瘤）	副作用（如双嘧达莫、硝酸盐类、环孢素）
低颅压（如腰椎穿刺后或戒断脑脊液漏）	戒断
肿瘤	伴有脑脊液淋巴增多的短暂性头痛和神经功能缺失综合征
小脑扁桃体下疝畸形	颈源性
感染	
脑膜炎	
脓肿	
鼻窦炎	

(2) 继发性头痛：要高度怀疑有器质性病变存在，需要引起警觉的情况如下。

1) 首次发作剧烈头痛。

2) 以往有头痛病史，本次头痛性质改变。

3) 亚急性起病，头痛在数天、数周或数月内进行性加重。

4) 头痛伴发热、呕吐，不能以系统性疾病解释。

5) 头痛伴一过性意识或言语改变。

6) 头痛伴有神经系统定位体征（如视神经盘水肿、玻璃体下出血、颈项强直、瘫痪、病理征等）者。

此时，应进行必要的仪器检查（如头颅 CT、MRI、脑电图检查）或实验室检查（脑脊液、血液等）。

以下简介几种常见的原发性或器质性头痛的诊断要点和治疗原则。

（一）偏头痛

偏头痛是一类周期性发作的以单侧或双侧头痛为特征的疾病，常在儿童期、青春期或成年早期发生。本病病因不明，已知与遗传、内分泌、环境等因素有关。

【临床表现】

1. 有先兆偏头痛(典型偏头痛) 国外统计占全部偏头痛的10%左右。

(1)前驱症状:可在头痛前24h或更长的时间内,出现情绪改变(易激惹、抑郁、情绪高涨等)、食欲改变(特别喜欢进甜食或巧克力等)、口渴、瞌睡、打哈欠、倦怠等。

(2)先兆:常突然出现视觉改变,包括不成形的白色亮光或多彩的亮光(闪光幻觉)或黑矇,但很少有国外资料中描述的锯齿状亮光(城堡样光谱);有的患者发现视物模糊不清,犹如透过烟雾一般;或物体成波浪状变形、扭曲。其他局灶神经症状,包括口唇、面部、肢体,轻度思维模糊、轻度失语、构音障碍、头晕、嗜睡、步态不稳等。

(3)头痛期:随着先兆的逐步消退,出现单侧钝痛或胀痛,疼痛程度逐渐加强,数分钟到1h后达高峰,而呈跳痛或钻痛,迫使患者卧床休息、不想活动或活动后加重。头痛的位置常在一侧颞部、眶后、额顶部等,伴随有恶心、呕吐、畏光、畏声等不适。疼痛持续数小时到1d,很少超过3d。发作间歇期无任何不适。

2. 无先兆偏头痛(普通型偏头痛) 此型最多见。前驱症状不明显;先兆可为轻微的视物模糊,或根本无先兆。疼痛可为单侧或双侧,部位可在颞、顶、额部,甚至枕部,也可为双侧,疼痛性质为跳痛或胀痛,伴随症状有恶心、呕吐、倦怠等;持续时间较长,历时1~3d。

【诊断标准】

1. 无先兆(普通)偏头痛的诊断标准

A. 至少有5次满足标准B~D的头痛发作;B. 发作持续4~72h(未经治疗或治疗无效);C. 头痛至少具有下列4项特征中的2项:①偏侧分布;②搏动性;③中或重度疼痛程度;④日常活动导致头痛加重或头痛导致日常活动受限(如走路或登楼);D. 头痛发作时至少有下列1项:①恶心和/或呕吐;②畏光和畏声;E. 无法用另一种ICHD-3的头痛疾患诊断来更好地解释

2. 有先兆(典型)偏头痛诊断标准

A. 至少有2次符合标准B和C的发作;B. 以下1种或多种完全可逆的先兆症状:①视觉;②感觉;③言语和/或语言;④运动;⑤脑干;⑥视网膜;C. 头痛至少具有以下4项特征中的2项:①至少1种先兆症状逐渐进展≥5min和/或两种或多种先兆症状相继出现;②每个先兆症状持续5~60min;③至少1个先兆症状是单侧的;④先兆伴随头痛或在先兆发生60min内发生头痛;D. 没有另一个ICHD-3的头痛疾患诊断能更好地解释,且短暂性缺血发作已被排除。

【处理原则】

偏头痛的治疗可包括药物治疗和综合治疗两方面。药物治疗又可分为急性发作期的治疗和预防性治疗。急性发作期的治疗是指头痛已经发生的时候给予治疗，使疼痛尽快停止，常用药物为曲普坦类和非甾体消炎镇痛药物。预防性药物包括钙通道阻滞剂、抗癫痫药物（托吡酯、丙戊酸钠）及阿米替林等治疗。

（二）紧张型头痛

紧张型头痛（tension type headache，TTH）又称紧张性头痛（tension headache），是临床最常见头痛，约占头痛患者的40%。国际头痛协会（IHS）对头痛的分类，把此类头痛又分为发作性紧张型头痛（episodic TTH）和慢性紧张型头痛（chronic TTH），试图给它以更准确的限定。

【临床表现】

头痛特征：①头痛多为钝痛、非搏动性，多为紧缩、压迫、绷紧或紧箍感；②疼痛部位多在双侧颞部、顶部、后枕部或前额部，每次疼痛位置并不固定；③持续时间30min~7d；④轻中度疼痛；⑤无恶心、呕吐，畏光、畏声等症状，最多有其中的一项；⑥日常活动不加重或活动后减轻；⑦可有头痛部位肌肉触痛或压痛点，颈肩背部肌肉僵硬感。

【诊断】

诊断紧张型头痛一般注意疼痛的双侧性，非搏动性，不伴恶心、呕吐、畏光，不妨碍日常活动，不因体力活动加重等特征，排除器质性病变。

【处理原则】

采用心理疗法、放松疗法和生物反馈、药物等综合治疗。急性发作期常用对乙酰氨基酚、阿司匹林、非甾体抗炎药等药物止痛，预防性治疗常用阿米替林及选择性5-羟色胺再摄取抑制剂（如舍曲林、氟西汀）有效。

（三）丛集性头痛

丛集性头痛是一类原因未明的原发性头痛，其临床特征是单侧头部或面部剧烈疼痛，伴有同侧结膜充血、流泪、鼻塞、流涕等，经历数周或数月。间歇数月或数年后可能再次发生。

【临床表现】

1. 平均发病年龄25岁左右，可有家族史，男性多见。

2. 头痛突然发生，无先兆，几乎于每日同一时间，常在晚上发作，使患者从睡眠中痛醒。

3. 头痛位于一侧眶周、眶上、眼球后和（或）颞部，呈尖锐、爆炸样、非搏动性，疼痛程度为重度或剧烈。

4. 疼痛时常伴有结膜充血和流泪，鼻塞和流涕、眼睑水肿，瞳孔缩小和眼睑下垂等。

5. 头痛持续 15min~3h。发作频度不一，从一日 8 次至隔日 1 次，可连续数周至数月(常为 2 周 ~3 个月)，在此期间患者头痛呈成串发作。丛集发作期常在每年的春季和 / 或秋季，可有数月或数年的间歇期。

【处理原则】

包括急性发作的治疗和预防治疗。

1. 急性期的治疗　吸氧为首选，给予吸入纯氧 10~20min，约 70% 患者有效。舒马曲普坦皮下注射或经喷鼻吸入、佐米曲普坦经喷鼻吸入，双氢麦角胺静脉注射，心脑血管疾病和高血压病是禁忌证。4%~10% 利多卡因 1ml 经患侧鼻孔滴入可使 1/3 的患者头痛获得缓解。

2. 预防性药物　包括维拉帕米、锂制剂和糖皮质激素等。

(彭 华)

35 少尿、无尿

成人 24h 尿量平均约 1 500ml，当 24h 尿量少于 400ml 或每小时尿量持续少于 17ml 称为少尿(oliguria)；24h 尿量少于 100ml 或 12h 内完全无尿称为无尿(anuria)。少尿或无尿的急性发作是对生命威胁的重要症状，必须立即做出诊断和治疗。

【病因】

(一) 肾前性

严重脱水、出血、休克、低血压、心功能不全、重症肝病、重度低蛋白血症、肾动脉狭窄或肾血管栓塞等，都可使有效血液循环量减少、肾血液灌流量不足，导致肾小球滤过率下降，但小管的浓缩能力常部分甚至全部保存；同时伴有醛固酮和抗利尿素分泌增多，使肾小管重吸收水分增多，加重少尿。

(二) 肾性

多种肾脏疾病均可引起少尿或无尿，常见有①急性肾小球疾病：如感染后急性肾小球肾炎、狼疮性肾炎、抗肾小球基膜(GBM)病、ANCA 相关性血管炎、溶血尿毒综合征、血栓性血小板减少性紫癜等，因肾小球受损，而肾小管影响较轻，其临床特征为高渗性少尿。②慢性肾脏病引起肾衰竭：包括慢性肾炎、慢性肾盂肾炎、多囊肾病、肾结石、肾结核、高血压性肾病等引起少尿，甚至无尿，常伴高血压、贫血等，特征为低渗性少尿。③急性肾小管坏死：多为肾皮质严重缺血或肾毒性物质所致，肾小球入球小动脉痉挛，肾小球囊内压增高导致肾小球滤过率降低。另外，肾小管上皮细胞坏死，管腔阻塞等使原尿排出困难，这些综合因素导致出现低渗性少尿。④血管性疾病：如恶性高血压、双侧肾动脉闭塞或急性双侧肾静脉血栓形成等大血管病变，导致肾脏血供减少，局部变性坏死，肾小球滤过率严重下降，产生少（无）尿。⑤肾移植后急性排斥反应：主要是排斥免疫反应引起肾小球滤过率降低产生少尿。⑥急性间质性肾炎：常由药物过敏引起，感染亦是常见的原因，如葡萄球菌或革兰氏阴性杆菌败血症、病毒感染、严重急性肾盂肾炎并发肾乳头坏死等。急性高钙血症、急性高尿酸血症等为少见的原因。急性间质性肾炎引起的急性肾损伤常多为非少尿性，但少尿与无尿亦可见到。

（三）肾后性

肾后性少尿或无尿主要是由尿路梗阻所致，常见因素有：肾盂或输尿管因结石、血块、脓块、乳糜块阻塞，膀胱肿瘤、腹腔巨大肿瘤、腹膜后淋巴瘤、腹膜后纤维化也能引起少尿，偶有妊娠子宫压迫双侧输尿管、盆腔手术误将输尿管结扎、膀胱功能异常（如神经源性膀胱）也可引起少尿。

【诊断思路】

明确少尿或无尿的诊断后，进一步寻求其病因。

1. 首先明确是急性肾损伤引起的少尿或无尿还是慢性肾衰竭所致，后者多有明显的尿毒症表现，如严重的贫血，血清肌酐升高与肾小球滤过率下降相平行，B 超或 CT 等检查提示肾脏明显缩小（多囊肾病、肾淀粉样变、糖尿病肾病等少数疾病除外）等。

2. 确认急性肾损伤后尽快寻找有无肾后性因素，肾后性急性肾损伤的临床特点包括：①突然无尿起病；②多伴有肾绞痛或腹痛，需与其他疾病所引起的急腹症相鉴别；③往往伴有血尿，甚至肉眼血尿。通过下腹部叩诊、触诊判断是否有膀胱膨大，影像学检查帮助判断是否存在梗阻及梗阻部位。一旦梗阻性病变诊断成立，应尽早通过插导尿管或其他手术解除梗阻，肾功能多可恢复。

3. 寻找有无肾前性因素存在，判断肾脏灌注不足引起的少尿与无尿是处于肾前性，还是已进入急性肾小管坏死（ATN）阶段。临床上两者的鉴别见表 1-1-23。

4. 在排除肾后性和肾前性原因后，考虑肾实质性病变。没有明确致病原因（肾缺血或肾毒素等）的肾性急性肾损伤都有肾活检指征。

表 1-1-23 鉴别肾前性及 ATN 的尿液诊断指标

诊断指标	肾前性	ATN
尿沉渣	透明管型	棕色颗粒管型
尿比重	>1.020	<1.010
尿渗透压[mOsm/(kg·H_2O)]	>500	<350
血尿素氮 / 血肌酐	>20	<10~15
尿肌酐 / 血肌酐	>40	<20
尿钠浓度(mmol/L)	<20	>40
肾衰指数	<1	>1
钠排泄分数(%)	<1	>1

(高 翔)

36 多尿

当人体处于水平衡状态时,尿量等于摄水量与非显性失水量之差,通常把一昼夜尿量超过 2.5L 者称为多尿。有些人习惯于多饮水,或由于精神因素或脑部某种病变而烦渴多饮。除了这类原发性烦渴造成的尿量增多外,真正的多尿都表明肾脏在处理水分的机制方面或抗利尿激素的分泌方面存在着重要缺陷。

一般多尿状态均可引起夜尿增多,但夜尿多不等于就一定是多尿,夜尿增多除可发生于肾脏保存水分的缺陷外,还可能由于膀胱容量小、膀胱刺激、膀胱部分阻塞或水肿患者(心力衰竭、肝硬化腹水等)睡卧时液体转移所致。多尿也不应与尿频混淆,多尿一般可能伴有尿频,但尿频不一定有多尿。如患者说不清有否多尿,宜在收集 24h 尿量后再对多尿进行鉴别诊断。

【病因】

(一) 中枢性尿崩症

1. 原发性 ①家族性;②散发,较前者常见。

2. 继发性 垂体的肿瘤、炎症、供血不全或外伤。空蝶鞍综合征是指蛛网膜下腔伸展至蝶鞍内,使垂体缩小,蝶鞍扩大,除个别病例外,一般不伴有尿崩症。

(二) 肾源性尿崩症

肾远曲小管和集合管对抗利尿激素不起反应所致。

1. 肾小管、间质病变

(1)肾盂肾炎、肾小管酸中毒和慢性间质性肾炎。

(2)急性肾小管坏死的恢复期:新生的小管细胞重吸收功能尚未健全。

(3)高钙血症性肾病:集合小管、远曲小管和亨氏袢均受损害,肾间质内可有大量钙质沉积。

(4)低钾血症性肾病:多尿主要是由于“逆流倍增”功能受到影响,以及肾内前列腺素合成率增高,从而对抗抗利尿激素的作用之故。

(5)骨髓瘤肾病:多发性骨髓瘤产生大量骨髓瘤蛋白以及轻链从肾脏排泄时可损及肾小管,从而产生多尿。

(6)梗阻性肾病:多尿主要发生在梗阻解除后。

(7)镇痛药肾病:长期滥服大量非那西汀和阿司匹林等镇痛药引起肾小管、间质炎症,甚至肾乳头坏死。

(8)肾移植后早期:体内潴留的毒素和水钠随着肾功能的恢复而大量排出,当然和大量补液有关。另外,部分患者还处在缺血性肾小管坏死的恢复期。

(9)其他:如 Fanconi 综合征、淀粉样变、结节病、干燥综合征等也可出现多尿。

2. 药物或毒素损害。

3. 先天性肾脏疾病,如肾髓质囊肿病等。

(三) 溶质性利尿

当肾小球滤出过多或不易重吸收的溶质(例如葡萄糖、甘露醇等)时,氯化钠和水在近曲小管的回吸收被抑制,引起多尿。尿钠浓度低于血钠浓度,因此水分的损失多于盐的损失,可导致血清高渗状态。溶质性利尿最常见于糖尿病,也见于输入甘露醇、静脉快速注射高渗糖、管饲高蛋白饮食(尿素排泄增多)和 X 线检查应用造影剂时。

(四) 钠利尿综合征

见于应用利尿剂和失盐性肾炎。

【诊断思路】

1. 首先了解有无引起溶质性利尿和钠利尿的情况。从病史和尿常规检查中均会有所提示。

2. 查明有无明显的肾脏疾病,诸如肾盂肾炎、梗阻性肾病等,有无高血钙或低血钾。

3. 如无上述情况存在,鉴别诊断重点则在于原发性烦渴(多因精神因素引起频繁饮水)、中枢性尿崩症和某些较为隐蔽的肾源性尿崩症三者之间。由于多尿患者必然要饮水以补充水分,而烦渴多饮者必有多尿,因果关系常不易判明。可用禁水试验随后给予垂体后叶素(抗利尿激素)观察尿液溶质浓度的改变来鉴定。

方法:起初3d随意饮水,进正常饮食,每日饮食内含盐约6g(约100mmol氯化钠),接着完全禁饮食,每30min测血压与脉搏,每小时量体重(要用准确的秤),待体重下降3%时或禁饮食已达14h,测定尿和血清的溶质浓度。正常人此时的尿量应在每分钟0.5ml以下,尿的溶质浓度应在700mOsm/(kg·H_2O)以上[如无渗压计设备可测尿比重,300mOsm/(kg·H_2O)大致相当于尿比重1.010,600mOsm/(kg·H_2O)相当于比重1.018,类推]。

(1)如禁饮食试验结束时每分钟尿量仍在0.5ml以上及尿溶质浓度仍维持原状低于200mOsm/(kg·H_2O)(或尿比重低于1.005),可确诊为尿崩症。

(2)为了鉴别尿崩症是中枢性或肾源性,随即静脉滴注垂体后叶素(5mU/min),如尿溶质浓度升至700mOsm/(kg·H_2O)以上,证明为中枢性尿崩症,如几乎毫无上升,可确诊为完全性肾源性尿崩症。

(3)肾源性尿崩症有时可为不完全性(部分性),则禁饮食试验时尿量可稍减低,尿溶质浓度可有某些升高,静脉滴注垂体加压素后尿溶质浓度也可略为升高。

(4)原发性烦渴多饮患者在禁饮食试验结束时尿溶质浓度一般可升至400mOsm/(kg·H_2O)以上,但不能达至正常人的标准。这是因为长期大量饮水后已使肾髓质内的尿素和氯化钠浓度明显降低(长期冲洗的结果),禁水后垂体加压素的分泌虽增加,但已不可能充分发挥其原有生理效应。静滴加压素亦不能使尿溶质浓度进一步增高。

4. 由于不完全性肾源性尿崩症和原发性烦渴在禁饮食试验结束时均表现为尿溶质浓度的某种程度升高,常不易鉴别。此时应进一步查明是否尚有较为隐蔽的肾病存在,例如,①多发性骨髓瘤:注意有无骨痛、腰椎或脊椎压缩性骨折、尿内本周蛋白、贫血等;②干燥综合征:主要表现为尿浓缩功能缺陷而无蛋白尿,或只有极轻微的蛋白尿,易引起肾功能减退,注意有无高氯性酸中毒、失钠状态等。

(高　翔)

37　尿潴留

尿潴留(urine retention)是指由于排尿障碍致尿液滞留于膀胱内,根据排尿的程度分为完全尿潴留和部分尿潴留(指排尿后膀胱内仍残留100ml以上尿液)。根据发生快慢又可分为急性尿潴留和慢性尿潴留:急性尿潴留时,膀胱胀痛,尿液不能排出;慢性尿潴留时,常无疼痛,经常有少量持续排尿,又称假性尿失禁。

【病因】

(一) 局部因素

尿道炎症、外伤、结石和异物均可引起尿道部分或完全梗阻,前列腺肥大及肿瘤亦可引起尿潴留,膀胱肿瘤、结石及瘢痕等可使尿道内口狭窄,发生排尿障碍导致尿潴留。

(二) 神经因素

神经因素是尿潴留最常见的原因,各种原因所致的中枢神经疾患以及糖尿病等所致的自主神经损害都会引起排尿功能障碍,称神经源性膀胱。上运动神经元损伤时,骶髓中枢控制的排尿反射仍存在,当膀胱内张力升至一定程度(400~500ml)时可不自主地排尿,但往往不能排空造成部分尿潴留。下运动神经元损伤所致尿潴留包括:①骶髓排尿中枢损伤:膀胱的感觉和运动神经支配完全丧失;②反射弧传入支(感觉神经)损伤:膀胱膨胀感消失,尿液充盈,早期膀胱逼尿肌尚能收缩,但不能排空尿液,后期膀胱肌因长期过度伸长无力,收缩功能消失;③反射弧传出支(运动神经)损伤:患者虽有尿意,但膀胱逼尿肌麻痹而尿潴留。无论哪种神经元损伤所致的尿潴留,当尿液过度充盈使膀胱内压超过尿道口括约肌阻力时,都可引起充溢性尿失禁。

【诊断】

1. 首先确定是否存在尿潴留 患者通常因尿液不能排出导致膀胱处胀痛难忍,辗转不安,或排尿不畅、尿频、尿不尽。一般可通过上述病史及体格检查耻骨上触及充盈膀胱予以诊断,必要时可做排尿后导尿检查及膀胱B超进一步证实。

2. 进一步明确病因 尿道疾患者常有排尿时尿道不适或痉挛性疼痛,通过尿道插管或造影可明确诊断;前列腺疾患多发生于中老年男性,所致的排尿障碍常呈进行性,通过直肠指检、B超可证实;若为无痛性肉眼血尿,会阴、阴茎部扪及肿块,B超提示占位性病变,膀胱镜检查发现新生物,则考虑该患者尿潴留系膀胱尿路肿瘤所致;尿路结石既往有肾绞痛或排石史,多表现为尿流突然中断,其所引起的尿路梗阻有可能于变动体位或跳动后解除,X线摄片或尿路造影有助于诊断;对于10岁以下的儿童,尤其是男孩,有进行性排尿困难史,反复尿路感染伴尿流变细、分叉、射程改变等,应考虑泌尿系统先天性畸形,需行尿路造影或膀胱镜检查。此外,应注意尿道外伤史、糖尿病史等,神经系统检查对确立神经源性膀胱的诊断是必不可少的。

3. 确定有无并发症 发生反复或长期尿潴留会引起尿路感染、肾积水、肾功能损害等。

（卞蓉蓉）

38 尿失禁

尿失禁（urinary incontinence）是指由于各种原因而丧失排尿自控能力，使尿液不自主地从尿道流出。尿失禁可以发生于各年龄段患者，但以老年人和分娩后的女性更常见。

【病因】

尿失禁的发病率随年龄而增加，老年人膀胱容量及功能下降，常出现膀胱逼尿肌不自主收缩。此外，随年龄增长肾脏浓缩功能下降，血管升压素的昼夜节律丧失，使老年人更容易发生夜尿增多和尿失禁。其中，女性由于雌激素效应减少、尿道周围和骨盆肌肉张力减低导致尿道阻力下降；男性患者则由于前列腺肥大引起尿道阻力升高和尿流速降低。

尿失禁可以突然发作，其发生多与急性病和/或潜在可逆因素相关，包括：①影响下尿道的因素：尿路感染、萎缩性阴道炎/尿道炎、前列腺切除术、分娩、粪便嵌顿等；②药物不良反应：利尿剂、抗胆碱能药物、α-肾上腺素能药物、拟精神药物、麻醉药等；③尿液产生增多：代谢性（高血糖、高钙血症）、液体摄入增多、充血性心力衰竭等；④精神、心理因素等。

持续性尿失禁可以分为以下4种基本类型：

1. 压力性尿失禁 由于尿道括约肌张力减低，骨盆底部肌肉和韧带松弛，在腹内压增高时（如咳嗽、打喷嚏、大笑、举重等时）有少量尿液外溢，又称应力性尿失禁。常见于难产分娩或中年经产妇，以及巨大盆腔肿瘤或盆腔手术后引起的尿道括约肌损伤。

2. 急迫性尿失禁 是老年人最常见的类型，由于膀胱逼尿肌张力增高，反射亢进，使一旦感受到尿意便迫不及待排尿，出现尿频、尿急及夜尿增多。见于：①膀胱局部炎症或激惹致膀胱功能失调，如下尿路感染、粪便嵌顿、尿路结石等。②中枢神经系统病变，如脑血管意外、多发性硬化、帕金森病等，亦偶见于精神紧张时。

3. 充溢性尿失禁 症状和体征与压力性和急迫性尿失禁相似，男性、糖尿病患者和有神经系统疾患者是充溢性尿失禁的高危人群。由于多种原因使尿潴留，膀胱过度膨胀，膀胱内压力增加使尿液不断溢出，排尿后残留尿量可增加，又称假性尿失禁。常见于下列疾病：①下尿路梗阻，如尿道狭窄、前列腺肥大或肿瘤等；②神经源性膀胱，如脊髓肿瘤、损伤，糖尿病神经病变等；③膀胱挛缩,常见于老年人。

4. 功能性尿失禁 患者能感觉到膀胱充盈,但由于活动或认知障碍、环境不允许等因素,导致不能及时排尿引起的暂时性尿失禁症状,见于严重关节炎、痴呆或其他精神疾病、心理因素(如抑郁或敌意)等。

以上几种类型的尿失禁可同时存在,如很多妇女同时存在压力性和急迫性尿失禁,而虚弱的老年人常发生急迫性和功能性尿失禁。此外尿失禁也可见于各种先天性尿路畸形。

【诊断思维】

(一) 与遗尿相鉴别

遗尿为夜间入睡时不自觉地排尿,但在白天或夜间未睡熟时则排尿正常,多见于儿童。

(二) 基本评价

基本评价的目的:①确定潜在的可逆因素;②尽可能确定最可能的尿失禁类型和原因;③确定需要进一步评价的患者。

包括详细询问病史、有目的体格检查、尿液分析、测排泄后残留尿量。病史中应注意有无膀胱刺激征、排石史;老年男性有尿失禁伴进行性排尿困难常提示前列腺疾患;中年以上的经产妇应注意妊娠、分娩、产伤、盆腔或外阴手术史;还应注意既往是否有糖尿病、神经系统症状等;对泌尿生殖系统和神经系统需作全面查体,必要时行直肠指诊;排泄后残留尿量非常重要,因为充溢性尿失禁的症状非特异,单纯的体格检查对发现尿潴留不敏感(排泄后残留尿量>200ml),可用超声来检测。

(三) 进一步评价

包括泌尿外科、妇产科和尿动力学检查。无菌性血尿患者要考虑行尿细胞学和膀胱镜检查;严重子宫脱垂的妇女应转诊至妇科,考虑是否行子宫托或手术;严重的压力性尿失禁者也要考虑外科干预;有显著尿潴留者、有神经系统障碍且可能是尿失禁原因者,或初治失败者应行尿动力学检查,可以帮助准确了解下尿道的病理生理,指导针对性治疗。

(卞蓉蓉)

39 乳糜尿

各种原因引起的淋巴管病变致使淋巴管发生机械性或动力性的梗阻,近端淋巴管内压力升高,位于肾盂黏膜下的淋巴管破裂,产生肾盂淋巴瘘。乳糜液进入尿液中,导致尿液呈乳白色或米汤样,称为乳糜尿(chyluria)。

【病因】

乳糜尿分为寄生虫性和非寄生虫性，以寄生虫性为主，其中大多数由于丝虫病所致。班氏丝虫、马来丝虫和帝汶布鲁斯虫是最主要的治病丝虫，班氏丝虫在人体浅、深淋巴系统内都可寄生，而马来丝虫主要寄生在肢体浅部淋巴管内。患丝虫病后，淋巴管的炎症致使管壁增厚，从支干到胸导管间的淋巴管都扩张，管内瓣膜关闭不全产生动力障碍。淋巴液阻滞压力增高，于最薄弱处发生破裂。而肾盂穹窿处极为薄弱，是常见的破裂部位。肾实质淋巴管因受周围组织支持，最少产生肾盂淋巴瘘。偶尔也有少数患者在输尿管、膀胱三角区及后尿道处发生淋巴瘘。

非寄生虫因素有肿瘤压迫、结核、外伤、先天性淋巴疾病等因素。

【临床表现】

乳糜尿的典型临床表现为尿液呈乳白色，或夹杂有乳糜凝块，静置后上浮脂滴。可伴有肾绞痛、排尿困难及尿路感染。严重者可发生消瘦、水肿、贫血、低蛋白血症等营养不良表现。

【诊断】

(一) 尿液检查

1. 尿液静置后一般可见上层为白色脂肪，中层为粉红色乳糜冻，下层为红细胞及沉渣。这与脓尿或结晶尿引起浑浊的尿液不同，后者静置后上清液呈澄清状而结晶沉淀于底层，沉渣显微镜检查可见多数白细胞或无定形磷酸盐结晶，加热、加酸后溶解。丝虫病引起者，偶在沉渣中查到微丝蚴。

2. 乙醚试验阳性，又称尿液乳糜试验，即于尿液中加入乙醚充分振荡后，如乳浊程度明显减轻或消失，离心后上有脂肪环。

3. 尿液中甘油三酯水平高于正常值，而血甘油三酯水平正常。

4. 多数乳糜尿患者尿蛋白阳性，尿中微丝蚴检查可阳性。

(二) 膀胱镜检查与肾盂造影

在乳糜尿发作期间或经高脂饮食及劳累等激发乳糜发作时做膀胱镜检查可见患侧输尿管有乳糜喷出，也可从双侧输尿管插管留尿做乳糜试验来证实何侧发生乳糜尿。偶尔也可见从膀胱壁上有淋巴液渗出，则为膀胱淋巴瘘。在逆行造影中有时可见肾盂肾盏的淋巴回流，但这不能作为诊断肾盂淋巴瘘的依据。

(三) 淋巴造影

可从足背与精索淋巴管穿刺行淋巴管造影。这是乳糜尿定位诊断的最可靠方法，不论在发作期与间隙期均能发现肾盂淋巴瘘的存在与部位。淋巴管造影可见：①淋巴管扩张增粗，迂曲或呈网状变化；②淋巴管与肾盏部分沟通形成的瘘而使部分肾盏肾盂显影；③大多数患者胸导管没有扩张与梗阻的改变，下端常不显影，乳糜池一般可在 T_6~L_2 水平见到；④在双侧腹膜后淋巴管之间可见到交通支。

淋巴造影的意义：①证明淋巴尿路瘘的存在范围和程度；②淋巴管阻塞的部位，淋巴管的数目、粗细，提供手术方法的选择；③了解淋巴结有无病理变化；④了解手术是否成功及与术前作比较；⑤对于乳糜尿的病因研究提供重要资料。

【处理原则】

对早期症状轻的患者，主要措施为卧床休息，避免劳累，以降低淋巴管压力，促使肾盂、肾盏淋巴瘘早日愈合，忌服脂肪油类食物。对于外周血或尿中查到微丝蚴患者，可给予乙胺嗪杀虫治疗。用硝酸银肾盂冲洗的硬化疗法可使淋巴瘘口凝固愈合，但复发率高。对于严重者，可行手术治疗，主要包括淋巴管静脉吻合术和肾蒂淋巴管结扎术。另外，有报道显示体外冲击波治疗乳糜尿的治愈率较高，以及中医中药疗法等也可尝试用于乳糜尿的治疗。

（卞蓉蓉）

40　蛋白尿

正常成人每天通过尿液排出的蛋白质极少，当蛋白质浓度 >100mg/L 或 150mg/24h 尿液，蛋白质定性检查呈阳性的尿液，称为蛋白尿（proteinuria）。蛋白尿的检测有助于肾脏病的诊断，并可预测疾病的变化及对治疗的反应。

【病因】

（一）根据蛋白尿多少

肾病水平蛋白尿（≥ 3.5g/24h）和非肾病水平蛋白尿。

（二）根据蛋白尿的性质

1. 生理性蛋白尿　①功能性蛋白尿：因发热、剧烈运动、精神紧张或受凉后发生的一过性蛋白尿，去除上述因素后，蛋白尿消失。一般尿蛋白定性不超过（+），定量 <500mg/24h。②直立性蛋白尿：多见于瘦高体型的青少年，蛋白尿只在站立时或脊柱前凸位时出现，而在平卧位时消失，且无高血压、水肿和血尿等异常表现。可能是由于人体直立时前突的脊柱压迫左肾静脉导致局部静脉压增高所致，临床上常用直立试验进行检查。

2. 病理性蛋白尿　见于各种肾脏或肾脏以外疾病导致的蛋白尿，一般为持续性蛋白尿。可分为肾小球性蛋白尿、肾小管性蛋白尿、溢出性蛋白尿和组织性蛋白尿。

（三）根据蛋白尿的形成机制

1. 肾小球性蛋白尿　指由于肾小球滤过膜的结构和 / 或电荷屏障受损而

产生的蛋白尿，见于多种肾小球疾病，其尿蛋白量常常较大，主要成分为白蛋白等中大分子蛋白。

2. 肾小管性蛋白尿 由于肾小管受损使蛋白质回吸收减少所引起的蛋白尿，其 24h 尿蛋白量通常 <2g，尿蛋白组成以低分子蛋白为主，如 α1 微球蛋白、β2 微球蛋白、溶菌酶和视黄醇结合蛋白。

3. 溢出性蛋白尿 由于血浆中某些低分子量蛋白质浓度过高，经肾小球滤过的量超过肾小管的重吸收能力所引起的蛋白尿。其主要成分往往是免疫球蛋白轻链（本 - 周蛋白）或肌红蛋白。本周蛋白最多见于多发性骨髓瘤，偶见于华氏巨球蛋白血症、淀粉样变、轻链沉积病、淋巴瘤或白血病。

4. 组织性蛋白尿 主要指肾小管受炎症或药物刺激时产生的蛋白，如远端小管分泌的 Tamm-Horsfall 蛋白。

【诊断】

正常成人每天从尿中排出的蛋白质总量 <150mg，青少年可略高，但不超过 300mg/24h。若收集 24h 尿存在困难，也可用检测单次尿蛋白 / 肌酐比来替代。正常尿蛋白中，白蛋白占 40%，免疫球蛋白占 15%，其他血浆蛋白占 5%，肾和泌尿生殖系组织蛋白约占 40%。微量白蛋白尿是指尿蛋白总量在正常范围，但用敏感的放射免疫测定法可检出白蛋白排泄量增加（>15mg/L），该检查主要用于糖尿病肾病的早期诊断。

【处理原则】

对于生理性蛋白尿毋需特殊处理。对于病理性蛋白尿，除低盐低脂优质蛋白饮食等一般治疗外，需要积极治疗原发病，预防或消除并发症，保护肾功能，减少或消除蛋白尿。

（卞蓉蓉）

41 血尿

血尿（hematuria）是指尿液内存在着大量红细胞，一般指离心沉淀后的尿液光镜下每高倍视野红细胞数 >3 个。血尿根据能否被肉眼发现分为肉眼血尿和镜下血尿，通常每升尿液中含有 1ml 血液即可出现肉眼血尿。血尿不应与血红蛋白尿混淆，后者尿液虽呈红色，但看不到红细胞。

【病因】

1. 肾单位病变伴随的血尿各种原发和继发性肾小球肾炎或肾小管、间质病变，可表现为单纯血尿，或蛋白尿伴有血尿。如 IgA 肾病和镇痛药肾病的部分患者可发生血尿而不伴有蛋白尿。

2. 尿路感染伴随的血尿一般伴有脓尿。

3. 单纯性血尿常见于尿路结石、良性或恶性肿瘤、外伤等。

4. 某些出血性疾病。

5. 儿童患者的胡桃夹现象。

6. 先天性肾小球基底膜病变，如薄基底膜综合征和 Alport 综合征。

【诊断思维】

1. 首先须排除引起尿色变红的药物和食物，如利福平、苯妥英钠、酚酞、呋喃妥因、甲硝唑、甜菜根、辣椒粉和一些浆果等。

2. 须分辨单纯血尿或尚伴有蛋白尿、管型尿的血尿。如属单纯性血尿，须区别全程血尿、终末或起始血尿（尿三杯试验）。

3. 须鉴别血尿是肾小球性或非肾小球性，相差显微镜检查血尿若是多形性，则为肾小球性，多形性的判定是尿中多形性红细胞占 50% 以上，如占 80% 以上则可以确诊，如血尿排出较多较快则多形性红细胞比例较低。也可做尿红细胞电泳或用血细胞容积自动分析仪观察尿红细胞容积分布曲线来区分是否为肾小球性，肾小球性血尿红细胞容积分布曲线下面积小于 65%。

4. 血尿伴有明显蛋白和管型尿者表明是肾实质病变，一般宜多查几次尿液，不可仅凭一、两次检查结果就否定蛋白质或管型的存在。

5. 特殊类型的血尿

(1) 直立性血尿：即血尿出现在身体直立位时，平卧位消失，多见于较为瘦身的青少年，30 岁以上少见。原因为左肾静脉在汇入下腔静脉的行程中，部分穿行于腹主动脉和肠系膜上动脉形成的夹角中而受到挤压引起，即胡桃夹综合征。通常表现为非肾小球源性血尿，但也有少数患者可表现为肾小球源性血尿。该部分患者可能同时合并肾小球肾炎，也可合并直立性蛋白尿。临床上可借助 CT 血管成像（CTA）和血管造影明确诊断。

(2) 腰痛血尿综合征：常见于青年女性，口服避孕药。常表现为单侧或双侧腰痛伴血尿。诊断需排除其他泌尿系疾病。

6. 在剔除肾单位病变的基础上考虑尿路结石、肿瘤或结核等病因。通常宜先查前列腺和外尿道，特别是血尿发生于排尿开始或终了时，以尿道病变或前列腺疾病的可能性最大。然后根据需要依次进行静脉肾盂造影、膀胱镜、肾盂逆行造影或肾动脉造影等。

（卞蓉蓉）

42　脓尿

脓尿（pyuria）是指每毫升尿液中存在 10 个及以上的白细胞，或未离心尿中每高倍镜视野存在 3 个及以上白细胞，或尿试纸检测白细胞酯酶阳性。临床常表现为尿频、尿痛、尿灼热，尿中带血，伴高热、恶心呕吐、下腹部疼痛、性交痛，尿液可见浑浊、恶臭。

脓尿的程度按尿中白细胞的数量而定，一般可分为镜下脓尿和肉眼脓尿。前者白细胞含量较少，仅于显微镜下发现；后者含有大量白细胞，肉眼即可见尿浑浊或乳白色，甚至出现脓块。

【病因】

细菌是引起脓尿的主要原因，以杆菌最常见，如大肠埃希菌、副大肠埃希菌、变形杆菌，复杂性肾盂肾炎常见铜绿假单胞菌。除细菌外，还有结核杆菌、病毒、真菌等，少数也可为淋菌、寄生虫。脓尿的病因较多，但大致可分为泌尿生殖系统疾病及其邻近器官和组织疾病两大类。

（一）泌尿生殖系统疾病

1. 肾脏疾病　肾盂肾炎、肾脓肿、肾乳头坏死、肾结核、肾结石、肾肿瘤、髓质海绵肾，以及各种继发性肾病等。

2. 输尿管疾病　输尿管结石、肿瘤、巨大输尿管、结核、炎症等。

3. 膀胱疾病　膀胱炎症、结核、结石、肿瘤、异物等。

4. 尿道疾病　尿道炎症、结石、肿瘤、异物、憩室、狭窄、尿道旁腺炎或脓肿、龟头炎、包茎炎等。

5. 前列腺疾病　前列腺炎症、脓肿、肿瘤等。

6. 精囊疾病　精囊炎症、脓肿等。

（二）泌尿生殖系统邻近器官和组织疾病

肾周围蜂窝织炎或脓肿、输卵管及卵巢炎或脓肿、盆腔脓肿、腰大肌脓肿，阑尾脓肿、结肠憩室脓肿、子宫肿瘤、直肠癌、肠结核、痢疾性结肠炎等病变波及尿路均可出现脓尿。还有尿道流脓，伴有尿频、尿痛，有性乱史者，多见于淋病性或非淋病性尿道炎。

【诊断思维】

（一）确定是否为真性脓尿

标本收集时注意预防污染，需与含有大量盐类晶体的浑浊尿、乳糜尿进行鉴别。

（二）脓尿来源部位

可行尿三杯试验初步判断脓尿来源，男性患者必要时行前列腺按摩取前列腺液检查，女性患者应做盆腔检查，并观察子宫颈有无炎症或糜烂。

（三）分析伴随症状

有症状患者要仔细询问病史，如尿路器械操作、结石排出、腰痛或压痛的发作，有无发热、寒战、糖尿病、盆腔部位放射治疗、环磷酰胺治疗或去血吸虫病流行区旅游等情况。女性患者还应询问月经史，避孕药和雌激素的服用，妊娠史，以及性接触史等以提供诊断的线索。

（四）实验室检查

尿细菌学检查包括尿沉渣涂片镜检、尿培养、特异性病原体培养等，尿沉渣检查除白细胞、脓细胞增多外，常合并白细胞及脓细胞管型。脓细胞是指已变性的白细胞，内部结构不清，数量多或成堆。慢性肾盂肾炎脓尿常间断出现，需反复行尿液检查。中段尿细菌培养可检出致病菌，以及病原菌对抗生素的敏感性。脓尿，但尿普通细菌培养阴性，提示特殊病原体如衣原体、结核、病毒等，需要特殊培养基。临床上除需做尿衣原体或结核菌培养外，还应做结核菌素皮肤试验。

辅助检查包括肾脏超声、X线、膀胱尿道镜等，膀胱尿道镜可直接观察尿道和膀胱，全面观察尿道结构，对疑有膀胱肿瘤、结石、膀胱炎症性病变有意义。排泄性膀胱尿道造影可诊断膀胱输尿管逆流及尿道疾病。排泄后摄片可估计残余尿量。膀胱内压测量提示膀胱神经性疾患。静脉肾盂造影有助于诊断上尿路病变。B超检查对膀胱结石、肿瘤、尿潴留等均有诊断价值。

【处理原则】

1. 一般治疗　多饮水、增强营养，全身中毒症状明显者需注意休息。

2. 抗菌治疗　依据清洁中段尿培养结果及药敏，选择敏感抗生素，细菌培养结果未出前，经验性使用对革兰氏阴性菌敏感的抗生素，结核患者需使用抗结核药，前列腺炎需选择易穿透前列腺屏障抗生素。

3. 病因治疗　解除梗阻，引流脓尿。前列腺增生、尿道狭窄及膀胱异物等需及时解除。

（崔琳琳）

43　眩晕

眩晕（vertigo）是临床最常见的症状之一，绝大多数人一生中会经历此症，引起眩晕发作的疾病涉及多个学科，主要涉及神经内科、耳鼻咽喉科，以及精神科。据统计以眩晕为主诉者占内科门诊的5%~10%，占耳鼻咽喉科门诊的15%，占神经内科门诊的20%。随年龄增长，眩晕疾病的发病率呈不断上升趋势，小于65岁眩晕的发病率为5%，65~80岁为30%，而>80岁的人群中50%有头晕不适。眩晕主要由前庭系统病变引起，但眩晕只是患者的主观描述，每个人对晕的感知不同，对晕的描述也不一致，很多非前庭疾病的患者也有头晕、眩晕主诉，因此虽然临床眩晕患者很常见，但眩晕的诊治却比较混乱。

【分类】

(一)眩晕/头晕症状分类

临床主要是按照国外1972年制定出的标准,将所有眩晕/头晕症状分为以下四种类型:

1. 眩晕 是对空间定向障碍而产生的一种运动错觉,是人与周围环境之间空间关系在大脑皮质的失真反映,患者常描述为自身或外界环境出现旋转、翻滚、倾倒等感觉。

2. 头晕(lightheadedness) 也称为头昏,概念相对比较含糊,常指头重脚轻、身体漂浮、行走摇晃、视物模糊等。与眩晕最主要的区别是患者无自身或外界环境的运动错觉。

3. 不稳(disequilibrium或imbalance) 指行走时出现不稳、不平衡感或者要摔倒的感觉。此类患者在躺、坐时一般无不稳症状。

4. 晕厥前(presyncope) 指大脑血液供应普遍下降后出现黑矇、快失去意识知觉、即将晕倒的感觉。

进行这样的症状分类,主要因为每一类型的"晕"代表不同的疾病范畴,这样的分类有利于进一步查找患者的确切病因:当患者主诉为眩晕时,主要是前庭神经通路受损后出现的一系列疾病;而患者出现头晕症状时,小部分是患者眩晕症状减轻后出现的残留不适,更多是与抑郁、焦虑和恐惧等精神疾病相关;出现不稳时主要与患者深感觉、小脑共济功能、锥体及锥体外系损害相关;晕厥前主要与心血管功能下降相关。这里必须强调头晕/眩晕是患者的主观描述,即使同一个患者前一次与后一次的描述也可能不一致,而且同一个患者可能存在两种或两种以上类型的"晕"。因此临床应该在详细的问诊和体格检查后,再加以明确患者"晕"的描述到底属于哪一类。

(二)眩晕疾病分类

临床以脑干前庭神经核为界,将眩晕疾病分为周围性眩晕和中枢性眩晕。临床大部分为周围性眩晕疾病,占50%~70%,小部分为中枢性眩晕,占20%~30%。周围性眩晕临床常见,其预后常常较好;而中枢性眩晕临床虽然少见,但预后常常较差,有时甚至危及生命。

周围性眩晕主要是前庭终末器官和/或前庭神经病变引起,临床眩晕程度常常重,但平衡障碍程度轻,常急性起病,持续时间短,可伴有耳鸣、耳聋,恶心、呕吐、出汗等自主神经症状明显,不伴其他中枢神经症状和体征,不出现意识障碍。

中枢性眩晕患者的眩晕症状可相对较轻,但平衡障碍明显。起病方式不一,可缓慢起病也可急性起病,持续时间长,耳鸣和听力下降少见,多伴脑干、小脑症状和/或体征,如共济失调、视物模糊、锥体束征、吞咽困难、构音障碍及复视等,严重者可出现意识障碍。

临床上可以根据患者的眼球运动特点,特别是眼震特点来区分周围性和中枢性眩晕,两者的鉴别要点见表1-1-24。

表1-1-24 根据眼球运动特点区分周围性和中枢性眩晕

	周围性	中枢性
眼震类型	水平略扭转,无垂直	纯水平、垂直
改变凝视方向	眼震速度、幅度可变 眼震类型、方向不变	眼震类型、方向可变
固视	抑制成功	抑制失败
扫视	正常	欠冲/过冲
平滑追踪	正常	插入性扫视
前庭眼反射抑制	正常	抑制失败
甩头试验	阳性	阴性

【诊断】

眩晕疾病的诊断主要根据病史和体格检查,辅助检查虽可提供诊断佐证,但对问诊、体格检查后仍不能明确诊断的患者,罕有确诊价值。

(一)眩晕疾病的问诊

完整而又详细的眩晕疾病病史,应包括以下六个方面内容:

1. 晕的性质 患者"晕"的描述是有运动错觉的真性眩晕?还是没有运动错觉的头晕?是行走时的不平衡?还是有黑矇,快要失去意识的晕厥前表现?按照前面所述的眩晕/头晕症状的四大分类,初步进行区分。

2. 眩晕持续时间 眩晕症状持续时间对判断眩晕疾病很重要,问诊时应尽量明确患者眩晕症状持续时间,如数秒、数分钟、数小时,还是数天甚至更长时间。每一种持续时间代表了不同的眩晕疾病:①持续数秒的眩晕疾病:良性阵发性位置性眩晕(benign paroxysmal positional vertigo,BPPV)、外淋巴瘘(perilymph fistula,PF)、上半规管裂(superior semicircular canal dehiscence,SSCD)、前庭阵发症(vestibular paroxysmia,VP);②持续数分钟:后循环短暂脑缺血发作、VP;③持续数十分钟至数小时:梅尼埃病(Ménière disease,MD);④持续数天至数周:前庭神经炎(vestibular neuritis,VN)、后循环缺血(posterior

circulation ischemia，PCI）/ 出血、多发硬化、迷路炎、突聋伴眩晕等；⑤持续数月或数年的晕，常为头晕而非眩晕，主要为精神源性疾病引起，小部分为前庭损害后代偿差导致的残留不适。前庭性偏头痛（vestibular migraine，VM）：其眩晕症状持续时间多变，可持续数秒、数分钟、数小时或数天，除持续数秒占 10% 外，其余 3 种情况大约各占 30%。

3. 诱发因素　在体位改变时出现眩晕发作，如躺下、坐起、抬头或在床上翻身等，一定要考虑是否为 BPPV；在咳嗽、用力憋气等动作下出现眩晕发作，或者是听到响声后出现发作，临床应考虑患者内耳除了圆窗、卵圆窗以外，可能出现了第三窗，如 PF、SSCD；患者坐、躺无症状，一旦行走即出现不稳、晃动感时，临床应考虑是否有深感觉障碍、小脑共济失调、锥体以及锥体外系疾病，有时双侧前庭功能下降后也会出现类似不适；而在转头或转身时出现眩晕发作，常应该考虑 VP；特殊场合如幽闭的空间、空旷场所如广场、环境视觉丰富如超市商场等、抑或上楼正常而下楼时出现发作者，常提示精神源性头晕；女性在月经期前后、或睡眠不规则后出现眩晕发作，临床应考虑 VM；30% 的 VN 患者前驱可有病毒感染史。

4. 发作次数　既往有过类似的眩晕发作，临床主要应考虑以下四种疾病：BPPV、VM、MD、VP；既往没有类似发作，此次是第一次发作，而且临床眩晕症状呈持续性，则主要是 VN、PCI 和突聋伴眩晕的鉴别诊断。

5. 伴随症状　患者在眩晕发作时，出现耳蜗症状如耳鸣、耳聋，临床主要考虑为 MD 或者突聋伴眩晕；而出现共济失调、肌力下降、一侧肢体麻木、复视或者病理征，则提示中枢疾病。

6. 既往史　既往有耳部疾病史如慢性中耳炎的患者，后期易并发迷路炎、瘘管形成以及胆脂瘤等；有基础血管病如高血压、糖尿病的老年患者，常应考虑 PCI；越来越多的证据表明偏头痛与眩晕关系相当密切，有时患者虽然没有明确的偏头痛病史，但会出现晕车等晕动病的表现，而其家族中也有其他类似患者；前驱感染史前面已经提及，部分 VN 患者在眩晕发作前可出现病毒感染症状；药物性头晕很常见，特别注意抗癫痫药物如卡马西平、镇静药如氯硝西泮、抗高血压药如普萘洛尔（心得安）、利尿剂如呋塞米（速尿）等。

（二）重要的体格检查

体格检查除了常规的神经系统体格检查如肌力、肌张力、感觉、共济运动和病理征等以外，特别应对眼球运动进行详细的检查，主要的体格检查包括以下内容：

1. 自发眼震、固视和凝视检查　让患者睁眼，平视前方，检查有无自发性眼震，如有则记录眼震的类型（水平、扭转、垂直）及方向（向左、向右、向上、向下),垂直眼震见于中枢疾病,其中垂直向下眼震多见于双侧小脑绒球损害或延髓扁桃体下疝畸形,垂直向上眼震多见于脑桥和延髓病变,其他一些少见的眼震如跷跷板眼震、周期性眼震、分离性眼震等也均提示为中枢性损害;接着让患者盯住一个固定的靶点看(固视),观察此时的眼震速度和幅度有无变化,如出现明显的速度和幅度降低,称为固视抑制成功,常提示周围性损害;而如果眼震速度、幅度不出现降低,甚至出现增强,称为固视抑制失败,常提示中枢性损害;再接着让患者从左、右、上、下各方向凝视再观察眼震类型、方向和速度有无变化,如果改变凝视方向后出现眼震类型或/和方向改变,则提示中枢损害;而周围性损害时可出现眼震速度幅度变化,但眼震类型和方向不会改变,此时凝视眼震快相侧时眼震明显,而凝视慢相侧眼震减弱,慢相侧常常是病灶侧。

2. 变位性试验　主要是 Dix-Hallpike 诱发试验。Dix-Hallpike 诱发试验(图 1-1-7):患者坐在检查床上,头向一侧转 45°,快速将患者由坐位变成平卧位,头向下垂大约 30°,观察患者是否出现眩晕及眼震发作。如出现短暂眩晕和扭转、向上、向地性眼震发作,即可判断为转头侧后半规管 BPPV。

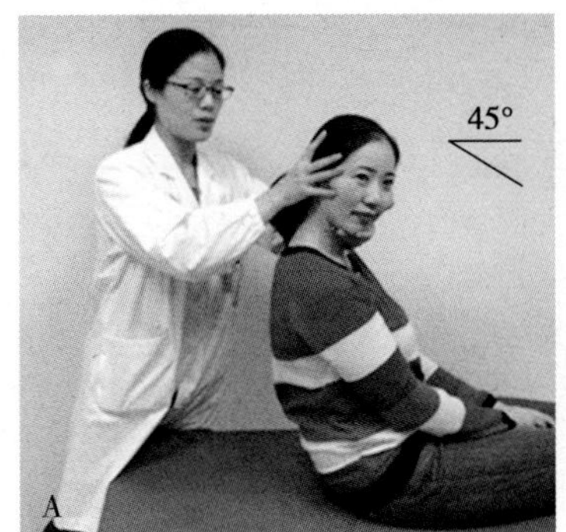

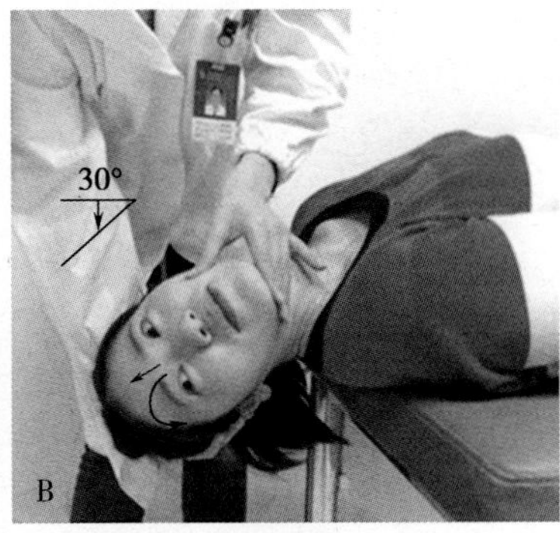

图 1-1-7　右侧 Dix-Hallpike 试验(文末彩图)

A. 患者坐位,头向右转 45°;B. 快速躺下,头下垂约 30°,此时患者出现扭转、向上、向地(即向右)的眼震发作。

3. 甩头试验(图 1-1-8)　检查者与患者面对面,让患者双眼盯着检查者的鼻尖,然后被动、小幅、快速将患者头部向一边甩,幅度在 20° 左右,注意患者双眼是否能够始终盯着检查者的鼻尖,如果患者双眼盯不住鼻尖会出现纠正的扫视动作,结果为阳性,如果头向右甩时出现纠正性扫视动作,提示右侧前庭功能下降,甩头试验阳性常常提示周围性损害,中枢性损害时甩头试验常常正常。

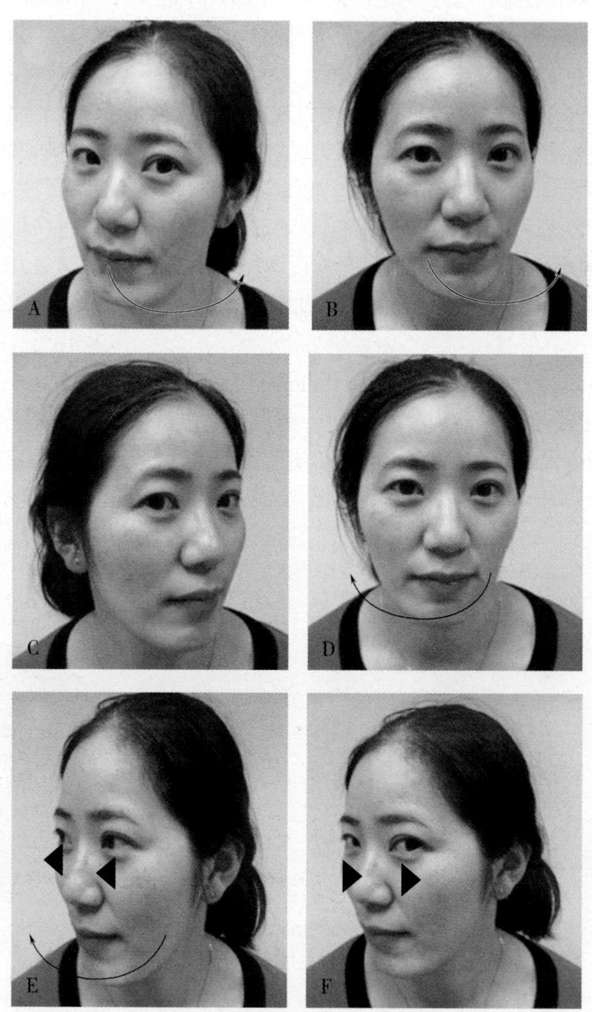

图 1-1-8 甩头试验(文末彩图)

A~C. 将患者头部向左甩时，患者双眼始终注视靶点，提示左侧正常；D. 快速将患者头部向右甩；E. 患者双眼不能注视靶点；F. 患者为了注视靶点出现纠正性扫视动作(箭头)，提示右侧阳性。

（三）眩晕疾病的辅助检查

如果患者眩晕的病因不能通过病史和体格检查推断，辅助检查一般也不能提供更多的诊断线索，辅助检查更多是用来验证之前的诊断是否正确，为之前的诊断提供支持或反证。

对所有出现耳蜗症状的患者，如耳鸣、听力下降或耳闷胀等症状，均应进行纯音电测听检查。根据纯音电测听图，可以区分听力下降类型和程度。诊断 MD 时，纯音电测听必须出现神经性聋的表现。

变温试验（冷热水试验）可以计算出一侧水平半规管低频功能下降的程度；头部脉冲仪可分别检测 6 个半规管高频功能；颈肌源性前庭诱发电位和眼肌源性前庭诱发电位分别检查同侧球囊和对侧椭圆囊功能。

绝大部分眩晕疾病不会出现影像学异常，如 VM、BPPV 等。临床不加选择的影像学检查如颈椎 MRI，此时非但不能有助于明确眩晕的病因，反而会将医生和患者带入“歧途”。临床应根据患者的临床症状，选择合适的影像学辅助检查：如临床考虑存在 SSCD、PF、大前庭导水管综合征时，申请颞骨薄层 CT 检查；再如，当病史和体格检查提示是中枢损害时，应进行头颅 MRI 检查。以下情况常提示中枢损害可能，应及时申请头颅 MRI 检查：

1. 眩晕起病特别急，在几秒内即出现眩晕症状，并呈持续性。
2. 急性眩晕，甩头试验正常。
3. 急性眩晕并出现头痛，尤其是位于单侧后枕部的新发头痛。
4. 急性眩晕，体格检查发现任何中枢损害体征。
5. 急性眩晕伴耳聋，临床表现不符合 MD，考虑突聋伴眩晕需要排除小脑前下动脉梗死时。
6. 单侧听力进行性下降，需要排除听神经瘤时。

【处理原则】

（一）对因治疗

一些眩晕疾病一旦病因解除，眩晕症状可随即消失，如 BPPV；而有些眩晕疾病，病因治疗虽然不能使眩晕症状迅速缓解，但可加快患者的前庭功能恢复，如 VN。因此对 BPPV 患者，只要没有复位禁忌证，均应给予手法复位治疗；而 PCI 患者，在溶栓时间窗内且无溶栓禁忌证者应给予溶栓治疗；VN 患者则应给予糖皮质激素治疗；MD 急性期主要是脱水治疗，以降低增高的膜迷路压力；PF、SSCD 患者在接受半规管修补或填塞手术后，眩晕症状常可以完全缓解；而对抗癫痫药物无效的 VP 患者，微血管减压手术可使 75% 的患者缓解眩晕不适。

（二）对症治疗

1. 急性期对症治疗　急性期患者除了眩晕症状外，常有明显的恶心、呕吐、心慌、出汗等自主神经症状,对症治疗可降低健侧前庭功能,致使两侧前庭功能间的不平衡程度减小,可减轻患者的眩晕和伴随症状。常用的对症药物有以下 4 种:

(1)抗组胺类药物如异丙嗪(非那根)、茶苯海明(晕海宁)。

(2)增强 GABA 类药物如地西泮(安定)。

(3)抗胆碱类药物如山莨菪碱(654-2)、阿托品。

(4)多巴受体阻滞剂药物如氯丙嗪。

以上对症药物均可抑制前庭中枢的代偿功能,使用时间不应超过 3d,长时间使用前庭抑制药物,可减慢患者前庭功能的恢复。

2. 缓解期 一旦患者的眩晕症状明显减轻,有条件者应对患者进行有针对性的前庭康复训练,即使没有专门的前庭康复训练,也应鼓励患者进行适当的头部及全身运动,以促进患者的前庭功能恢复,改善患者的平衡功能。临床上也应使用一些能提高前庭中枢代偿功能的药物如倍他司汀(敏使朗)。

【临床眩晕疾病的构成】

笔者统计 2012 年上海长征医院神经内科眩晕专病门诊的 1 783 例患者,各眩晕疾病的构成见表 1-1-25。从表中可以看出:BPPV 是最常见的眩晕疾病,其他依次为 VM、MD、VP、PCI、VN。其中精神源性头晕虽然临床很常见,但不属于真正的眩晕范畴,而不稳和晕厥仅仅是症状描述,下面对临床常见的反复发作眩晕疾病包括 BPPV、VM、MD 和 VP,以及首次发作的眩晕疾病 VN 和 PCI 进行阐述。

表 1-1-25 2012 年眩晕专病门诊统计表

眩晕疾病	例数	占比(%)
BPPV	634	35.56
精神源性头晕	443	24.85
VM	208	11.67
MD	126	7.07
VP	59	3.31
复发性前庭病	57	3.20
不稳	77	4.32
晕厥	22	1.23
PCI	19	1.07
VN	18	1.01
突聋伴眩晕	12	0.67
其他原因	23	1.29
原因不明	85	4.77
合计	1 783	100

一、常见反复发作的眩晕疾病

(一) 良性阵发性位置性眩晕(benign paroxysmal positional vertigo, BPPV)

国内外已经公认该病是临床最常见的周围性眩晕疾病,国外报道该病占眩晕门诊的17%~20%,国内报道占30%~50%,终生患病率为2.4%,年发病率(10.7~64)/10万。发病高峰在50~60岁,女性多发,女∶男约为2∶1。常于头位改变时出现短暂眩晕发作,最常见的头位改变为:躺下、坐起、平卧翻身、抬头和低头等。

【病因】

现普遍接受的病因为耳石症学说:由于各种原因致使椭圆囊中的耳石(碳酸钙结晶)变性、脱落并异位至半规管,当头位变化时可引起耳石移位,对内淋巴形成一种流体动力学的拖拉作用(或活塞效应),由此引起半规管壶腹嵴毛细胞发生偏斜,致毛细胞放电频率改变,临床出现短暂眩晕发作。根据耳石类型的不同又分为半规管耳石症和壶腹嵴帽耳石症,前者认为脱落的耳石游离在半规管,可随头位变化而出现移动;后者认为脱落的耳石黏附在半规管壶腹嵴,从而改变壶腹嵴的重力敏感性(重壶腹)。由于耳石比重(2.7)远大于内淋巴液的比重(1.003)以及半规管的空间位置关系,脱落的耳石最易进入后半规管,其次为水平半规管,前半规管罕见,故临床本病85%~90%发生于后半规管,5%~15%见于水平半规管,1%为前半规管,有时可累及多个半规管。临床上50%~70%为"原发性BPPV",继发性BPPV可能与头部外伤、病毒感染或各种耳源性疾病有关。

【临床表现】

表现为头位改变后出现短暂眩晕发作,此眩晕发作常仅持续10~20s,一般不超过1min,头部不动时一般无眩晕不适。发作时患者可出现恶心、呕吐等自主神经反应,无耳鸣、耳聋及其他脑神经损害等表现。本病可自发缓解,其中后半规管BPPV患者平均自发缓解时间为35d,而水平半规管BPPV患者平均16d即可缓解,但部分未治疗的患者,其眩晕症状可持续数月,甚至数年。本病同时具有复发现象,一年内约20%的患者出现复发,有耳部基础疾病及外伤性导致的BPPV更易出现复发,复发后对手法复位治疗依然有效。

【诊断】

根据患者因头位变化后出现短暂眩晕发作的病史和Dix-Hallpike诱发试验即可明确诊断,无须任何辅助检查。Dix-Hallpike诱发试验时眩晕发作具有以下5大特点:

1. 潜伏期(latency) 躺下后经过1~5s的潜伏期后才出现眩晕发作,有时潜伏期可长至 15s。

2. 短暂性(transience) 每次眩晕发作持续 10~20s 自行终止,一般不超过 1min。

3. 互换性(reversibility) 在躺下、坐起这两个方向相反的动作时均出现眩晕发作。

4. 伴特征性眼震(up-beating torsional) 出现与该后半规管空间位置关系一致的扭转、向上、向地性眼震。

5. 疲劳性(fatiguability) 反复多次试验后,眩晕及眼震程度减弱。

以上 5 个特点均可用耳石症进行解释:头位改变后,原先处于重力最低点的耳石在重力作用下,向新的重力最低点移动,带动内淋巴液移动,再引起半规管壶腹嵴毛细胞偏移,毛细胞出现放电频率改变而出现眩晕症状,这过程需克服各种惯性,表现为潜伏期;耳石移动至新的重力最低点即停止移动,对毛细胞的牵拉作用随即消失,毛细胞恢复原位,毛细胞放电频率恢复至基础水平,眩晕随即停止,此为短暂性;躺下时耳石出现远离壶腹运动,可使受累的后半规管壶腹嵴毛细胞兴奋,坐起时耳石出现向壶腹方向运动,此时受累的后半规管毛细胞出现抑制,两者均可引起两侧前庭张力的不对侧,均可引起眩晕发作,此为互换性;电生理研究表明兴奋单个半规管,临床出现与该半规管空间方向一致的眼震,也即 Flouren 定律,后半规管的空间位置关系决定了眼震类型为扭转、向上、向地;多次反复躺下、坐起后,耳石分散且更贴近膜半规管管壁,此时耳石再移动时对毛细胞的拉力减弱,临床表现为疲劳性。

【鉴别诊断】

1. 直立性低血压 直立性低血压出现的眩晕发作,主要在站起时,或久站后出现发作,可伴黑矇、意识下降等,但躺下时无眩晕症状。而 BPPV 有互换性特点,表现为躺下、坐起均会导致眩晕发作,根据互换性特点不难将两者进行鉴别。

2. VM 部分 VM 患者可出现位置性眩晕表现,而且也具有短暂性特点,此时两者易混淆。VM 出现位置性眩晕发作时常表现眩晕与眼震分离特点,眩晕呈短暂性,而眼震呈持续性,其眼震类型也常不符合单个半规管刺激后的规律。VM 常在青春期即出现发作,而 BPPV 的高发起病年龄晚于 VM,常在 50~60 岁出现发作,VM 患者发作频率(按月计算)远高于 BPPV(按年计算)的发作频率,如果不治疗,VM 可在数天内自发缓解,而 BPPV 自发缓解时间常超过 1 个月。

【处理原则】

1. 手法复位经一系列头位变化后,使脱落的耳石沿重力方向不断移动,最终使耳石从半规管返回椭圆囊即可消除眩晕症状。常用的复位方法有颗粒复位法和 Semont 复位法,有效率 70%~100%。

(1)颗粒复位法(particle repositioning maneuver,PRM):也称改良 Epley 手法,是临床上运用最多的复位方法。以右侧后半规管 BPPV 为例,其具体的复位步骤见图 1-1-9。

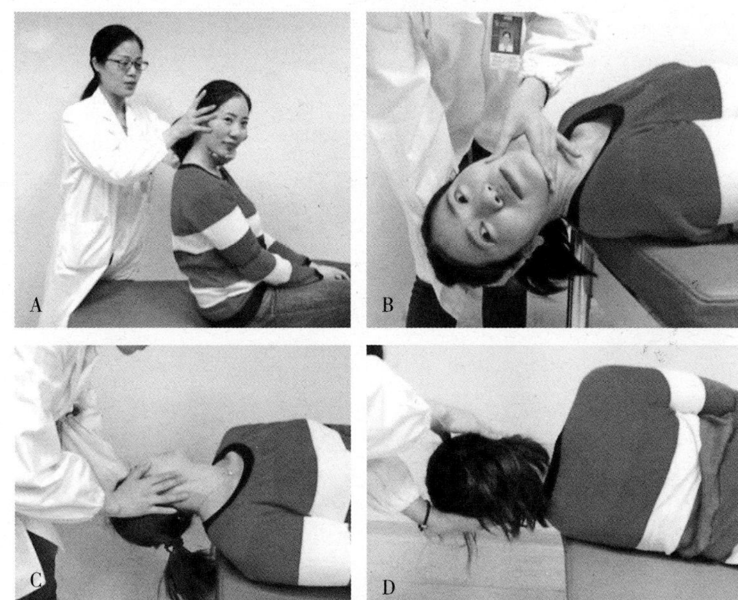

图 1-1-9 PRM 复位方法(右后半规管受累)(文末彩图)

A. 患者坐位,头向右转 45°;B. 快速躺下,头下垂 30°,等眩晕与眼震消失或维持 1min;C. 头向健侧转 90°,维持 1min 左右;D. 患者由平卧位变成健侧侧卧位,同时头部继续向健侧转 90°,维持此头位至眩晕与眼震消失或维持 1min 左右即可坐起,头向前倾 30° 左右。复位时如果在 C、D 部位出现与 B 部位时一致的眼震发作,常提示复位成功。

(2)Semont 复位法:也称管石解脱法(liberatory maneuver),仍以右后半规管受累为例,具体复位步骤见图 1-1-10。

2. 对多次手法复位后仍有眩晕发作的患者,应行头颅影像学检查以排除中枢原因导致的位置性眩晕发作。长时间对手法复位无效的患者,在排除其他疾病后,可行受累半规管填塞术以缓解眩晕发作。

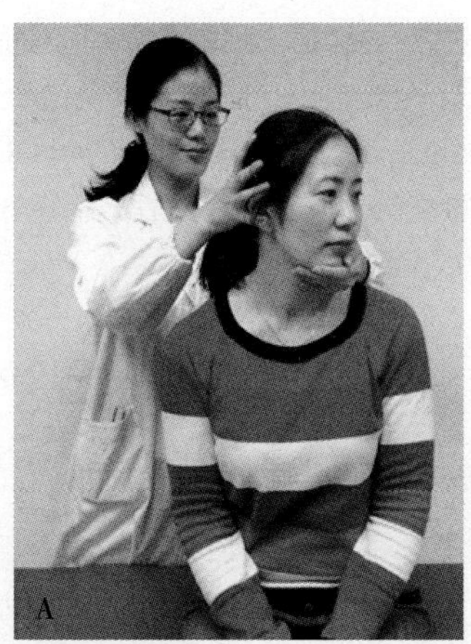

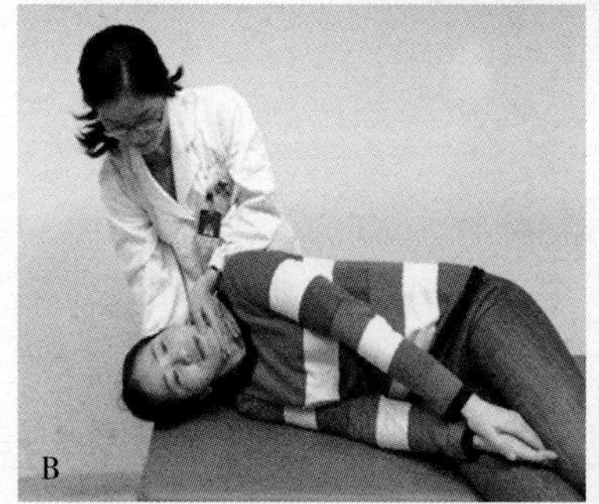

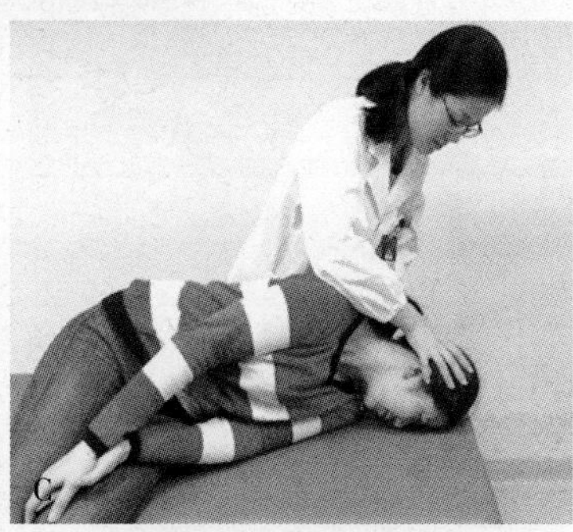

图 1-1-10 Semont 复位方法（右后半规管受累）（文末彩图）

A. 患者坐位，头向左转 45°；B. 快速向患侧躺下，此位置维持至眩晕与眼震消失；C. 快速将患者坐起并继续向对侧转 180°，在此头位维持至眩晕与眼震结束后坐起。坐起头向前倾 30° 左右。

3. 有以下疾病的患者，在手法复位治疗时可能会加重基础疾病，应该慎行手法复位治疗：①颈椎不稳；②严重心绞痛；③颈动脉严重狭窄；④其他不适合转动头部的疾病。

4. 复发的患者，其复发受累的半规管可与前一次一致，也可与前一次不一致，但手法复位依然有效。

5. 复位后患者眩晕症状消失，但可出现头晕、行走不稳等残留症状，临床使用改善内耳血液循环及中枢代偿的药物如倍他司汀，可加快残留症状的恢复。

（二）前庭阵发症（vestibular paroxysmia，VP）

1975 年 Jannetta 首次描述本病，并命名为 disabling positional vertigo，国内

翻译为失能性位置性眩晕，认为其病因可能是前庭神经与血管交互压迫引起。

【病因】

主要认为是局部血管压迫前庭蜗神经，受压迫的神经出现脱髓鞘并形成异位突触，异位突触放电可引起一系列前庭、耳蜗症状。小脑前下动脉是最常见的责任血管，少数情况下压迫的责任血管为延长扩张的椎 - 基底动脉、小脑后下动脉、内听动脉或静脉，局部的纤维结缔组织偶也可引起交互压迫。另一个病因可能与患者的前庭中枢过敏有关。

【临床表现】

VP 患者可在多种情况下出现眩晕发作，常在安静或行走时出现发作，也可由某些动作诱发，如转颈、过度换气后出现发作，可伴耳鸣、听力下降等耳蜗症状。患者常有高血压、糖尿病、高龄等动脉硬化基础。首发症状表现为：眩晕（60%）、耳鸣（30%）、听力下降（5%）、面肌痉挛（5%），首发症状的形式与前庭耳蜗神经的解剖及血管压迫部位有关。在眩晕发作时，患者可出现姿势或步态不稳，可伴出汗、心慌、恶心等自主神经反应。

VP 患者眩晕发作有以下三个特点：

1. 短暂性　每次眩晕发作持续时间短暂，一般仅持续数秒至数分钟，随病程的延长，局部压迫加重，眩晕发作时间可渐渐延长。只有在异位突触部位出现持续放电时，临床才会出现持续性眩晕症状。

2. 反复性　眩晕症状呈反复发作，但每个人的发作频率因人而异，少者数月一次，多者一天即可出现上百次发作。

3. 刻板性　患者每次眩晕发作的特点相似，表现为眩晕发作时旋转的方向、自身倾倒的方向、持续时间都基本一致。

【辅助检查】

脑干听觉诱发电位可见到Ⅱ波波幅下降或Ⅰ~Ⅲ波潜伏期延长，磁共振成像（FIESTA 或 CISS 系列）可显示血管与神经间的关系，对诊断有一定帮助。

【诊断】

VP 诊断主要依据临床表现，2016 年巴拉尼协会制定的诊断标准，包括肯定诊断和可能诊断。

1. 肯定性 VP 诊断标准　必须全部满足：①至少 10 次自发性眩晕或非旋转性眩晕发作；②持续时间不超过 1min；③眩晕发作具有刻板性；④对卡马西平或奥卡西平治疗有效；⑤排除其他疾病。

2. 可能性 VP 诊断标准　①至少 5 次自发性眩晕或非旋转性眩晕发作；②持续时间不超过 5min；③自发或特定头位诱发；④眩晕发作具有刻板性；⑤排除其他疾病。

【鉴别诊断】

1. 恐惧性姿势性眩晕(phobic postural vertigo,PPV) 是临床最常见的精神源性头晕,虽不属于累及前庭通路的疾病,但此类患者常常有晕的主诉,在眩晕门诊中是仅次于BPPV的第二常见病因。临床常表现为短暂性眩晕反复发作,发作时也可出现心慌、出汗等自主神经症状,易与VP混淆。但PPV患者在安静时很少发作,其发作常有一定的诱因,如广场等空旷场合、电梯地铁等幽闭空间、超市商场等。患者常伴有抑郁、焦虑等症状,发作时患者虽然会感觉要摔倒但从未真正跌倒过,且其感觉要倾倒的方向不恒定,此与VP的刻板性不同,同时各类辅助检查常常正常。

2. MD 单次VP发作仅持续数秒至数分钟,根据眩晕症状的持续时间不难与MD进行鉴别,但当VP患者其眩晕症状呈持续状态时,其持续时间可达数小时,同时可出现耳鸣、耳聋等耳蜗症状,此时易与MD混淆。有人对VP患者行微血管减压手术,发现有73%的患者术前曾诊断为MD,也提示临床易将VP误诊为MD。此时可根据试验性小剂量抗癫痫药的疗效来鉴别:VP有效而MD无效等。

【处理原则】

1. 保守治疗首选卡马西平0.1,2次/d,患者常对小剂量卡马西平即有效,有时0.1/d的卡马西平即可控制临床眩晕发作。如卡马西平无效或对该药过敏,可选择其他抗癫痫药物如奥卡西平、加巴喷丁等。抗癫痫药物可使临床眩晕发作次数、眩晕持续时间以及眩晕严重程度均下降90%左右,部分患者可达到无眩晕发作,但抗癫痫药物对耳鸣、耳聋症状基本无效。

2. 药物无效者可行微血管减压手术,在责任血管与前庭神经之间垫上绝缘的Teflon,可使75%的患者消除眩晕发作。

(三)前庭性偏头痛(vestibular migraine,VM)

前庭性偏头痛现已纳入第三版头痛国际分类的附录,在以往国际头痛协会制定的偏头痛的诊断标准中未对同时伴有眩晕症状的头痛作详细分类,仅将眩晕作为基底型偏头痛(basilar migraine)的9个先兆之一进行描述。但基底型偏头痛的诊断标准相当严格:必须同时出现2种或2种以上的先兆才可以诊断,也就是单纯只出现眩晕是不能诊断为基底型偏头痛;同时其先兆有时间和空间的限定,眩晕先兆持续时间必须在5~60min,且头痛与眩晕一定要在同一次发作时均出现。按照这样严格的标准,临床仅10%的偏头痛伴眩晕患者符合该诊断标准,而相关的流行病学调查显示很多眩晕发作与偏头痛密切相关,因此才提出了VM的诊断标准。

【病因】

等同偏头痛,主要是三叉血管系统机制。认为三叉神经末梢释放出的一些神经递质如降钙素基因相关肽、P- 物质、5- 羟色胺等，引起内耳、脑干、小脑等结构出现局部渗出，引起无菌性炎症，导致出现一系列的临床症状。另外还有皮层抑制扩散和血管痉挛学说。

【临床表现】

患者临床表现多变，多为自发旋转性眩晕反复发作，也有不少患者仅表现为头晕发作，而无运动错觉的眩晕，其眩晕 / 头晕症状持续时间多变，既可持续数秒、数分钟、数小时，也可持续数天，其中持续数秒约占 10%，其余各占 30% 左右。

发作时 60%~70% 患者伴随有头痛和 / 或其他偏头痛症状，如畏光、畏声、视觉症状或其他偏头痛先兆症状。

发作时 70% 患者可出现自发性或位置性眼震，大部分患者的眼震具有中枢性损害特点，可随凝视方向改变而出现眼震类型与方向的改变，出现位置性眼震时，常常表现为眩晕与眼震分离现象，即眩晕症状呈短暂性而眼震呈持续性。

发作期 90% 患者出现姿势不稳。累及耳蜗时可出现耳鸣、耳聋等症状，常为双侧受累，无波动性加重特点。发作间期患者眩晕症状消失，但部分患者仍可观察到中枢性眼动体征，其眼震比发作期轻，发作间期行前庭功能检查，10%~20% 患者出现前庭周围性损害特点。

【诊断】

VM 的诊断标准主要依据 2009 年巴拉尼协会推荐的诊断标准，包括肯定诊断和可能诊断两个部分。

1. 至少 5 次中重度前庭症状发作，持续时间 5min~72h。

2. 有符合 ICHD 诊断标准的伴或不伴先兆的偏头痛病史。

3. 在至少一半的前庭发作中伴随以下 1 项或多项

(1) 偏头痛表现：伴有至少 2 项以下特性的头痛，单侧、搏动性、中重度、日常体力活动加重症状。

(2) 畏光和畏声。

(3) 视觉先兆。

4. 不符合其他前庭疾病诊断或其他 ICHD 诊断。

其中 2、3 均符合诊断肯定性 VM，2、3 只符合其中之一诊断可能性 VM。

【鉴别诊断】

1. MD　VM 患者眩晕发作时可伴有耳鸣、听力下降等表现，其发作持续时间也常在 24h 内缓解，此时易与 MD 相混淆。但 VM 的耳鸣、耳聋症状多是双侧性，没有波动性加重的特点；而 MD 的耳鸣、耳聋常常是单侧，且有波动性加重的特点。需要注意的是部分 VM 患者可发展成 MD。

2. VN VM 患者首次发作时，眩晕症状可持续 24h 以上，临床可出现自发性眼震、甩头试验阳性等表现，可与 VN 相混淆。但 VM 常常是复发性疾病，临床如果再次出现发作即可排除 VN，而且 VM 的前庭功能损害常常是暂时性的，在眩晕症状缓解后再查变温试验常正常，而 VN 的前庭功能损害常常是持续性，即使眩晕症状完全缓解，其变温试验仍然异常。

3. PCI VM 患者眩晕发作时，如出现中枢性眼震，应与各种其他中枢性疾病，尤其是与 PCI 进行鉴别。VM 患者常常青少年即起病，而且没有血管病基础，而 PCI 常为中老年患者，多存在血管病基础，但两者间的确切鉴别需要头颅 MRI 检查。

【处理原则】

基本等同偏头痛的治疗，急性发作期既可以使用抑制前庭功能的药物，如茶苯海明（晕海宁）、异丙嗪（非那根）、地西泮（安定）等缓解眩晕症状，也可使用特异性抗偏头痛药物如曲坦类药物进行治疗。对发作频繁的患者，平时应鼓励患者进行体育锻炼，按时饮食，保持良好的睡眠习惯，避免各种诱发因素。同时根据患者的基础状况来选择适当的预防发作药物如患者有高血压，可选择普萘洛尔（心得安）等 β 受体阻滞剂药物，如合并抑郁则可选阿米替林，如有癫痫可选择丙戊酸、托吡酯（妥泰）等药物。

（四）梅尼埃病（Ménière disease，MD）

【病因】

梅尼埃病（MD）为特发性内耳膜迷路中内淋巴液体积增加（即膜迷路积水）相关的疾病。目前一致认为内淋巴液分泌过多或吸收障碍可形成积水，虽然有多种学说试图揭开其病因，包括自主神经功能紊乱、内耳微循环障碍、免疫损害、变态反应、精神因素以及前庭导水管狭窄的解剖因素等，但引起膜迷路积水的确切病因仍然不明了。

【临床表现】

MD 临床表现为眩晕、耳鸣、耳聋和耳胀满感的四联征。

2/3 的 MD 患者以眩晕为首发症状，眩晕症状持续数十分钟至数小时，很少超过 24h。眩晕发作时常常伴有自发眼震及面色苍白、出汗、呕吐等自主神经症状。

小部分患者以耳鸣为首发症状，有时耳鸣症状比其他症状早几年出现，出现眩晕发作时耳鸣加重，眩晕缓解后耳鸣减轻，在眩晕发作间期耳鸣可持续存在。

MD 早期听力下降只累及低频，发作后可有一定程度的恢复，出现波动性听力下降的特点。多次发作后耳聋加重，并出现高频受累且不再有波动性特点。

临床呈反复发作特点，但发作频率无一定规律，多数患者 1 年内出现数次发作，严重者数天即发作一次，个别患者可间隔数年才出现复发。多为单侧起病，经过数年发展后部分患者发展为双侧受累。

【辅助检查】

1. 纯音电测听 纯音电测听是诊断MD必备的辅助检查，早期常表现为低频听力下降，听力曲线呈上升型改变；中期出现高频下降，但中频仍正常，听力曲线呈峰型；后期各个频率都出现下降，听力曲线呈平坦型。

2. 甘油试验 按1.2g/kg加50%氯化钠溶液空腹服用，服前和服后1、2、3h分别进行纯音电测听。如果在低频出现2个频率听力改善10dB者或者1个频率改善15dB以上者判断为阳性，阳性结果临床支持膜迷路积水。

3. 耳蜗电图 耳蜗电图可测得总和电位（SP）和蜗神经动作电位（AP），如果SP/AP ≥ 30%可作为内淋巴积水的诊断依据。

4. MRI检查 既往对于膜迷路积水的证据必须得在患者死后，进行病理学检查时才能获得，也就是患者生前无法确诊。近几年越来越多的作者采用鼓室内注射增强造影剂，延迟24h后再行内耳MRI检查可间接证实膜迷路积水。造影剂进入内耳后，只能进入外淋巴液，而无法进入内淋巴液，此时MRI能够显示增强的外淋巴，因为正常的膜迷路直径仅占骨迷路的10%左右，MRI扫描时常常无法显示内淋巴。而当膜迷路积水后，膜迷路扩张挤压外淋巴，此时MRI检查就会发现在增强的外淋巴间出现未增强的低信号，此低信号即代表积水、扩张的膜迷路。该检查对临床怀疑诊断的MD患者最有意义。

【诊断】

MD的最新诊断主要依据2015年巴拉尼协会制定的诊断标准。

1. ≥ 2次眩晕发作，每次持续20min~12h。

2. 耳鸣、耳饱胀感。

3. 至少1次纯音电测听为低频感音性听力下降。

4. 排除其他疾病。

【鉴别诊断】

1. VM 鉴别点见VM相关内容。

2. 突聋伴眩晕 30%的突聋患者可同时出现眩晕发作，与MD的首次发作易混淆。突聋伴眩晕患者的症状持续常超过24h，而且其听力下降明显，一般下降超过40dB，且常同时累及低频和高频；而MD的症状一般不超过12h，听力下降常较轻，早期以低频损害为主。

3. VP VP患者其发作可呈持续性，类似三叉神经痛持续发作，此时眩晕症状可持续数十分钟至数小时，同时会出现耳鸣、耳聋等表现，此时应与MD鉴别（鉴别点见VP相关内容）。

【处理原则】

MD的治疗目标：终止眩晕急性发作，预防眩晕复发，尽可能保留听力。

1. 急性期应尽快缓解眩晕、恶心、呕吐等症状，可选前庭抑制药物，可加用脱水药物如甘油，以减轻膜迷路水肿。

2. 发作间期主要以预防眩晕复发为目标，强调“阶梯性治疗”，即按照先保守治疗，再部分破坏治疗，最后才是按全破坏治疗步骤进行。

（1）一般治疗：低盐饮食，每天摄入的盐 < 2g，避免食用各种腌制品、半成品食物，避免咖啡、饮酒、吸烟及应激，鼓励患者适当锻炼。

（2）药物保守治疗：欧美学者在药物保守治疗方面差异较大，欧洲学者多建议使用大剂量的倍他司汀，或者倍他司汀联合利尿剂来预防复发；而美国学者多仅使用利尿剂，如氢氯噻嗪、乙酰唑胺等，而不使用倍他司汀来预防，使用利尿剂时应注意水电解质平衡。

（3）手术治疗：经保守治疗无效的患者，可行鼓室置管低压脉冲治疗，如眩晕症状仍然控制不满意，可先选部分破坏手术治疗，如内淋巴囊减压、分流术，鼓室内注射氨基糖苷类药物行化学迷路切除术或前庭神经切断术，直至最后的全破坏手术如迷路切除术治疗。

二、常见首次发作的眩晕疾病

（一）前庭神经炎（vestibular neuritis，VN）

【病因】

前庭神经炎病因仍不够明确，30%患者起病前有感冒史，多认为与病毒感染或免疫因素有关，也有认为可能与血管因素有关。前庭神经分为前庭上神经和前庭下神经，前庭上神经由水平半规管、前半规管和椭圆囊发出的神经纤维组成，而前庭下神经由后半规管和球囊发出的神经纤维组成。前庭上神经进入颅内时所经过的骨腔管道相对比前庭下神经长，且其神经与骨管直径相比较大。出现炎症反应时，前庭上神经更易出现压迫、脱髓鞘等反应，故炎症反应时常出现前庭上神经损害症状，而前庭下神经常不损害。前庭神经炎通常指的是前庭上神经炎。

【临床表现】

前庭神经炎表现为突发、严重、持续的旋转性眩晕，持续数天至数周后症状逐渐减轻，常伴明显恶心、呕吐症状，而听力及其他神经系统正常。体格检查常见自发性单向水平略扭转眼震，向快相凝视时眼震明显，向慢相凝视时眼震减弱，眼震的快相指向健侧，慢相指向病灶侧，向慢相侧甩头时可见纠正性扫视动作。随着眩晕症状的减轻，自发眼震渐渐消失。患者眩晕症状虽然缓解但其水平半规管功能常恢复不完全，因此部分患者向患侧甩头始终呈阳性。眩晕症状的缓解更多取决于患者前庭中枢的代偿能力，老年人的前庭中枢代偿能力差，故老年人患此病后眩晕症状持续时间更长，常常需要数月甚至1年才能缓解眩晕症状。因前庭下神经功能保留，部分患者后期可出现后半规管 BPPV 发作。长期随访发现 VN 患者常常只出现单次发作，很少出现复发现象，复发率仅 2%。

【诊断】

1. 突发、严重、持续的旋转性眩晕，持续超过 24h。

2. 单向水平略扭转持续性眼震。

3. 无听力损害及其他神经系统症状或体征。

4. 甩头试验阳性。

5. 变温试验水平半规管轻瘫或麻痹。

【鉴别诊断】

1. VM　可出现急性单侧前庭功能减弱发作，发作时也可见单向水平略扭转眼震，持续时间也可超过 24h。但与 VN 不同点在于 VM 常反复发作，出现第二次发作时基本可以排除 VN 的可能，同时 VM 的单侧前庭功能减弱，呈暂时性，可完全缓解，在缓解期行变温试验检查，结果多正常，而 VN 的变温试验异常多呈持续性。

2. 后循环卒中　常出现眩晕症状，但除眩晕症状外，还常伴有其他脑神经损害症状和 / 或体征，体格检查发现任何中枢神经系统局灶体征均强烈提示病变在中枢。但当后循环病变仅累及小脑后下动脉内侧支时，临床可仅表现为孤立性眩晕发作而不出现其他中枢神经系统体征，此时极易与 VN 混淆，鉴别点见后循环卒中章节。

【处理原则】

1. 急性期

(1) 对症治疗：可使用前述的 4 种抑制前庭功能药物以减轻患者的眩晕及恶心、呕吐、心慌等自主神经症状，再次强调使用这些前庭抑制药物尽量不要超过 3d。

(2) 对因治疗：使用糖皮质激素减轻炎症水肿，目前公认糖皮质激素可以加快前庭神经恢复，但具体使用何种糖皮质激素以及该使用多大剂量尚无定论，更多是参考面神经炎时激素的用法。可口服泼尼松 40~60mg/d，5~7d 后减量，也可使用甲泼尼龙 100mg/d 静脉滴注，1 周后减量。

2. 恢复期　眩晕症状一旦减轻即应鼓励患者进行适当的运动，有条件的可对患者进行针对性的前庭康复训练，促进患者前庭中枢代偿，加快平衡功能的恢复。同时使用增强前庭中枢代偿能力的药物，如倍他司汀。

（二）后循环脑卒中

大脑的血液供应来自颈动脉系统和椎 - 基底动脉系统，临床习惯将颈动脉系统称为前循环，而椎 - 基底动脉系统称为后循环，临床出现眩晕症状主要与后循环相关。血管疾病无论是脑出血还是脑梗死（缺血），累及部位相同时临床表现类似，为便于描述，此处仅以后循环缺血（PCI）来描述后循环卒中引起的眩晕表现。

【病因】

PCI 的好发因素与前循环梗死一样，多为中老年患者，伴有高血压、糖尿病、动脉粥样硬化、动脉狭窄、心脏病、高胆固醇血症等血管病基础的患者易发。

【临床表现】

临床大部分 PCI 患者除了突发、持续性眩晕症状外，常伴有其他神经损害症状和 / 或体征，如复视、吞咽困难、构音障碍、共济失调、面部或肢体麻木、Horner 征、肢体无力、病理征等，严重者可出现意识障碍甚至危及生命。该病是所有眩晕疾病中预后最差的一种，临床中应警惕此类疾病。为方便记忆将后循环症状总结为以下“6D”，出现越多 PCI 的可能性就越大：“Dizziness（头晕）、Diplopia（复视）、Dysphagia（吞咽困难）、Dysarthria（构音障碍）、Drop attack（跌倒发作）、Dystaxia（共济失调）”。PCI 患者的具体临床表现取决于受累血管的支配范围，PCI 出现眩晕主要与小脑后下动脉（PICA）和小脑前下动脉（AICA）有关，小脑上动脉梗死常不出现眩晕和眼震。

1. PICA 受累　PICA 主要支配小脑后下区域和延髓背外侧，又分为内侧支和外侧支，内侧支主要支配小脑下蚓部，此处有重要的前庭小脑结构即小脑小结和蚓垂，对同侧前庭神经核起抑制作用。

PICA 主干梗死后临床表现为延髓背外侧综合征（图 1-1-11），也称 Wallenberg 综合征，临床表现为眩晕、呕吐、眼球震颤（损害前庭神经核）、交叉性感觉障碍（损害同侧三叉神经脊束核和对侧交叉的脊髓丘脑束）、同侧 Horner 征（损害中枢下行交感神经纤维）、饮水呛咳、吞咽困难和声音嘶哑（损害同侧疑核）、同侧共济失调体征（损害同侧小脑下脚或小脑）。

PICA 梗死仅累及内侧支时（图 1-1-12），由于内侧支仅支配小脑内侧而不支配脑干，因此患者可仅表现为孤立性眩晕发作而不出现其他脑干体征，此时临床表现极其类似外周性前庭神经炎，故又称假性前庭神经炎（pseudo-vestibular neuritis）。此时针对前庭系统的体格检查，如甩头试验阴性、改变凝视方向后出现眼震类型和方向的改变、扫视出现过冲或欠冲现象，以及发现患者双眼在垂直方向呈现反向偏斜（skew deviation），均提示患者为中枢性损害。头颅 MRI 特别是弥散加权发现小脑内侧新鲜梗死可明确诊断。有人采用床旁检查三步法，即 HINTS 分别代表甩头试验、眼震和反向偏斜，发现床旁三步法的阳性率高于早期 MRI 弥散加权。

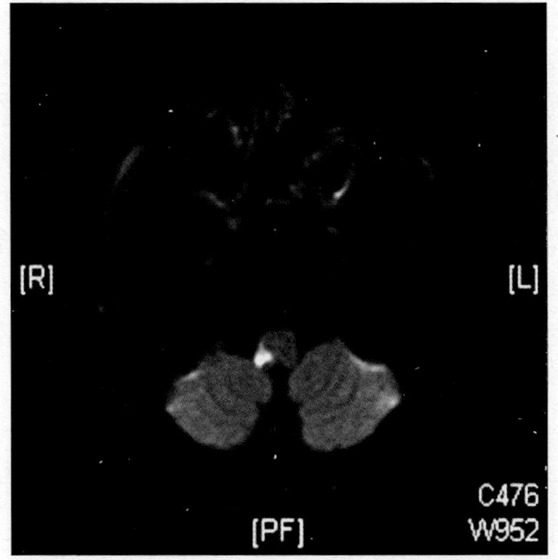

图 1-1-11 MRI 弥散加权显示右侧延髓背外侧梗死

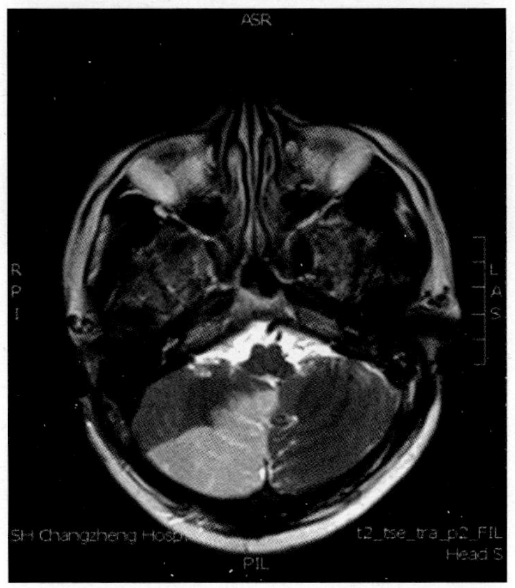

图 1-1-12 MRI T_2WI 显示右侧小脑后下动脉内侧支梗死

2. AICA 受累 AICA 梗死时出现眩晕症状，既可以是周围性损害引起，也可以是中枢性损害后导致。AICA 常在基底动脉近端发出，支配脑桥外侧、小脑中脚和小脑前下部分，小脑前下部分有前庭小脑结构如绒球。AICA 梗死时常常同时累及脑桥外侧和小脑中脚，此处也是 AICA 在中枢最有特征的支配部位(图 1-1-13)，损害后患者出现脑桥、小脑的症状和体征，临床除眩晕外还可能出现同侧面部感觉减退、周围性面瘫、Horner 征，对侧肢体感觉减退及共济失调体征。AICA 同时发出内听动脉支配内耳，包括耳蜗、半规管以及球囊、椭圆囊等结构，内听动脉属于终末动脉，缺乏侧支支配。内听动脉梗死后临床主要表现为耳聋及眩晕，此时眩晕症状属于外周性损害，其临床表现与迷路炎类似，故又称假性迷路炎。

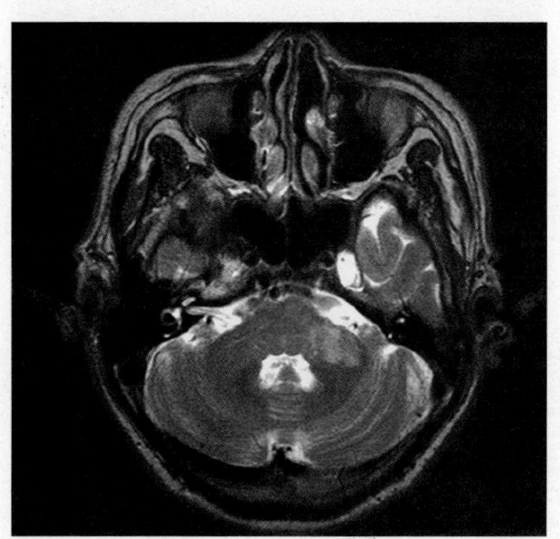

图 1-1-13 MRI T_2WI 显示左侧小脑前下动脉梗死，累及左侧小脑中脚和脑桥

【诊断和治疗】

根据患者的临床表现及体格检查，发现任何提示中枢受累时，及时进行头颅影像学检查，特别是头颅 MRI 检查，一旦影像学发现病灶即可明确诊断。

治疗按缺血性脑卒中流程，尽量争取对符合指征的患者进行溶栓治疗，对局部明显水肿、有明显压迫症状的患者，可开颅解压。

（庄建华）

44 晕厥

晕厥是指一过性全脑血液低灌注导致的短暂意识丧失(transient loss of consciousness, TLOC),特点为发生迅速、一过性、自限性并能够完全恢复。发作时因肌张力降低、不能维持正常体位而跌倒。晕厥发作前可有先兆症状,如黑矇、乏力、出汗等。

【病因】

(一) 神经介导的反射性晕厥

神经介导的反射性晕厥为最多见的一类,约占所有晕厥的 90%。

1. 血管迷走性晕厥为最常见的类型,可由多种刺激引起,如剧痛、焦虑、恐惧、悲伤、抽血、针刺、外伤、手术、闷热、疲劳、通气不良、情绪因素、站立过久等。其特点是血压下降,伴一系列自主神经症状。多在站立时发作,卧倒后意识很快恢复。

2. 排尿性晕厥见于成年人半夜起床排尿时或排尿后不久。发作前无明显先兆,历时短暂,可因晕倒发生外伤。

3. 咳嗽性晕厥发生于阵发性剧咳之后,成年人多见于慢性肺病或支气管炎,儿童多为百日咳。

4. 颈动脉窦性晕厥发作时可伴窦性心动过缓,多发生于直立体位、衣领过紧或突然转头时。

5. 舌咽神经痛伴发晕厥。

(二) 直立性低血压及直立不耐受综合征

1. 原发性自主神经功能衰竭见于单纯自主神经功能衰竭、多系统萎缩、帕金森病等。

2. 继发性自主神经功能衰竭见于糖尿病、淀粉样变性、尿毒症、嗜铬细胞瘤、恶病质、垂体功能减退、脊髓损伤等。

3. 药物引起直立性低血压见于血管扩张剂、利尿剂、吩噻嗪类药物等。

4. 血容量不足见于出血、出汗、腹泻等。

(三) 心源性晕厥

为第二位常见原因,危险性最高、预后较差。

1. 心律失常性晕厥

(1)病态窦房结综合征(包括快 - 慢综合征)。

(2)阵发性室上性和室性心动过速。

(3)房室交界区疾患。

(4)药物所致的心律失常。

(5)某些遗传性综合征(如长 QT 综合征)。

常见症状的诊断

2. 器质性心血管疾病性晕厥

(1)心脏瓣膜病:主动脉瓣狭窄。

(2)梗阻性心肌病。

(3)冠状动脉疾病:急性心肌梗死、心绞痛。

(4)原发性或血栓栓塞性肺动脉高压症较少见,用力时发生晕厥。

(5)心房黏液瘤。

(6)心包疾病。

(7)主动脉夹层。

【诊断】

(一) 与下列疾病鉴别明确是否为晕厥

1. 癫痫

(1)癫痫大发作:①无论处于任何位置均可发作;②发作突然,若有先兆,亦仅见于意识丧失前数秒钟;③发作时可合并外伤。

(2)癫痫小发作突然出现短暂意识丧失。发作时,血压脉搏无明显改变,发作后仍能继续原有活动。

2. 转换 / 解离性障碍(癔症)青年女性居多,常因精神因素引起情感爆发。多为夸张的姿态和生动的表情,在人多时发作更为频繁,躺下缓慢。急速倒下者也不会使自己受到损伤,持续数分钟至 1h 或更久,肤色、血压、脉搏均无改变,无意识丧失,无病理体征。

3. 代谢性疾病

(1)低血糖多在空腹或餐前发作,昏倒前常有头昏、无力、心悸、出汗、流涎、恶心、烦躁不安等。发作及恢复均慢。

(2)过度换气女性多见,发作时胸闷气短,过多深叹息,虽然发作频繁强烈,但无发绀、缺氧等症状。伴不安、恐惧、惊慌,常出现心悸、喉阻塞感,手、足、口唇麻木发冷,持续半小时或更久。

4. 其他后循环短暂性脑缺血发作和锁骨下动脉盗血综合征患者伴有局灶性神经系统功能异常,蛛网膜下腔出血常伴剧烈头痛,引起 T-LOC 时与晕厥有明显不同。

(二) 寻找发生晕厥的原因

1. 病史 ①昏倒情况:面色、脉搏、血压变化,发作持续时间,有无先兆、心跳不规则、胸痛等。②发作诱因或病因:发作起始时体位,与情绪及劳累的关系,与咳嗽、排便、头颈转动或衣领过紧的关系。有无药物应用史、糖尿病史、体重减轻或长期卧床、出血或献血史。③伴随症状:有无抽搐、外伤、尿失禁、呼吸困难以及视力丧失、走路不稳、咽下困难、健忘、耳鸣、轻瘫等。

2. 体格检查 除一般性检查外,测卧位和直立 3min 时的血压,同时测脉搏和呼吸。测双臂血压,听颈动脉、锁骨下动脉、眼动脉、颞动脉有无血管杂音;有无发绀、杵状指;颈动脉窦按摩,同时观察血压、心率和心律。

3. 辅助检查 按需要选下列检查,如测空腹血糖、糖耐量试验、血常规、肝肾功能、电解质、粪便隐血试验、心电图、脑电图、X 线胸片、动态脑电图、动态心电图、动态血压监测等。

(三) 危险分层

当初步评估后仍无法明确晕厥原因时,应立即对患者的主要心血管事件及心源性猝死的风险进行评估。危险分层参照加拿大心血管病学会 2011 年发表的《晕厥诊断的标准方案》中列出的短期危险因素,主要危险因素包括心图异常、心脏疾病史、低血压及既往或目前发生心力衰竭;次要危险因素包括年龄 >60 岁、呼吸困难、贫血、高血压、脑血管疾病、早发猝死家族史(猝死年龄 <50 岁)及卧位、运动或无先兆症状的晕厥。具备 1 个主要危险因素者、1 个或多个次要危险因素者应紧急(2 周内)心脏评估。晕厥的初步评估和危险评估流程见图 1-1-14。

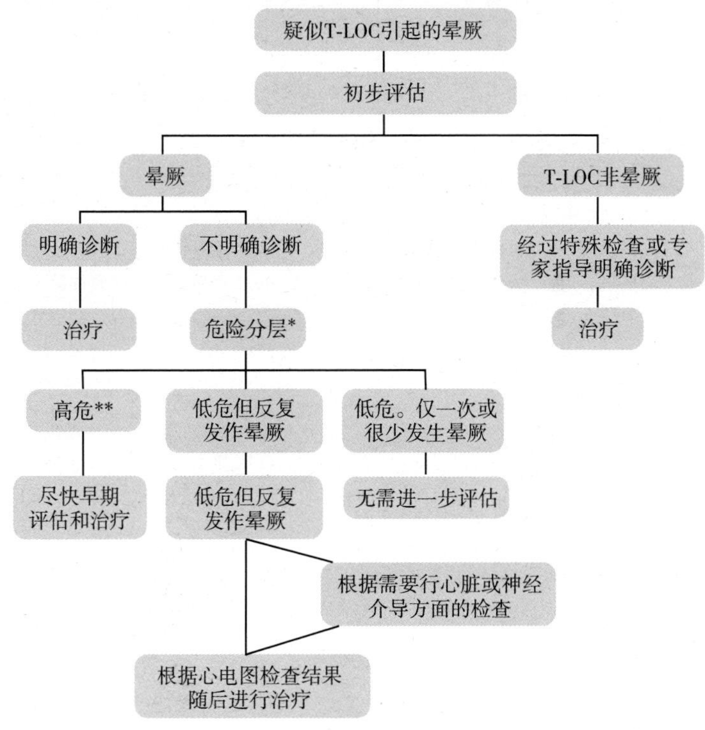

图 1-1-14 疑似 T-LOC 的诊断

【处理原则】

根据危险分层和特定的发病机制制订治疗方案(图 1-1-15)。一般原则:决定疗效的主要因素是晕厥的发生机制;确定疗效的标准是观察治疗后症状是否复发;起搏治疗可有效改善缓慢性心律失常相关症状,而不能纠正低血压相关症状;针对直立性低血压和低血压反射还缺乏特异性治疗方法;对存在急性心脏性猝死风险者根据危险分层制订治疗方案。

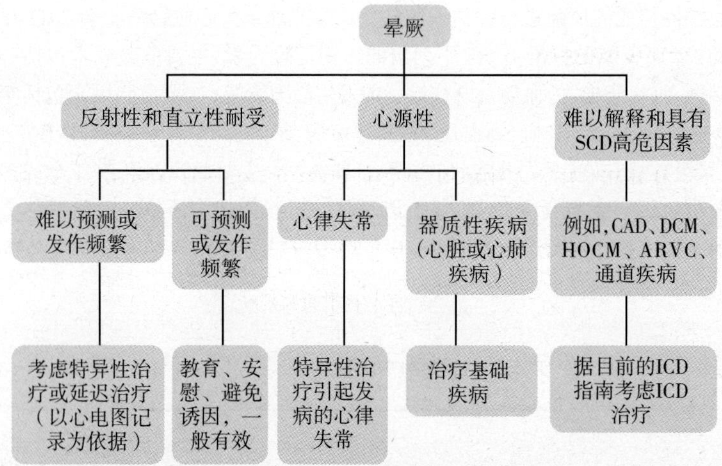

图 1-1-15 晕厥治疗原则

注:SCD 为心脏性猝死,CAD 为冠状动脉疾病,DCM 为扩张型心肌病,HOCM 为肥厚型梗阻性心肌病,ARVC 为致心律失常性右室心肌病,ICD 为植入式心脏复律除颤器。

(贺 斌)

45 抽搐和惊厥

抽搐(tic)与惊厥(convulsion)均属于不随意运动。抽搐是指全身或者局部成群骨骼肌非自主的抽动或者强烈收缩,常可引起关节运动和强直。当肌群收缩变现为强直性和 / 或阵挛性时,称之为惊厥,惊厥表现的抽搐一般为全身性、对称性、伴有或不伴有意识丧失。

【病因】

可分为特发性和症状性。症状性病因有:

(一) 脑部疾病

1. 感染 各类脑炎、脑膜炎、脑脓肿、脑结核瘤、脑灰质炎等。

2. 外伤　产伤、颅脑外伤。

3. 肿瘤　包括原发性颅内肿瘤、脑转移瘤。

4. 血管疾病　脑出血、蛛网膜下腔出血、高血压脑病、脑栓塞、脑血栓形成、脑缺氧、脑血管畸形等。

5. 寄生虫病　脑性疟疾、脑血吸虫病、脑棘球、肺吸虫病、囊虫病、棘球蚴病(包虫病)等。

6. 先天性异常及变性疾病　结节性硬化、播散性硬化、脑发育不全、脑积水、多发性硬化、核黄疸等。

（二）全身性疾病

1. 感染　如急性胃肠炎、中毒型菌痢、链球菌败血症、中耳炎、百日咳、狂犬病、破伤风等。小儿高热惊厥主要由急性感染所致。

2. 外源性中毒　工业毒物(苯、铅、砷、汞等)、农药类(有机磷、有机氯等)、药物(贝美格、洛贝林、尼可刹米、氯喹、阿托品、戊四氮、番木鳖、印防己毒素、氨茶碱、颠茄、东莨菪碱、呋喃类、解磷定、异烟肼、氯丙嗪等)、酒精、樟脑、白果等中毒。

3. 心血管疾病　高血压脑病、阿斯综合征、直立性低血压、颈动脉窦过敏等。

4. 代谢障碍　如低血糖和糖尿病性酸中毒、低血钙及低镁血症、急性间歇性血卟啉病、子痫、维生素 B_6 缺乏、尿毒症、等。其中低血钙可表现为典型的手足搐搦症。

5. 结缔组织病　如系统性红斑狼疮、脑血管炎等。

6. 其他　如突然撤换安眠药、抗癫痫药，还可见于热射病、溺水、窒息、触电等。

（三）神经官能症如癔症性抽搐和惊厥

还有一个重要的类型为小儿惊厥(部分为特发性，部分由脑损害引起)。

【诊断】

（一）病史和体格检查

病史着重了解抽搐和惊厥发作前有无先兆、发作的部位、持续时间、发作频率、是否伴有意识障碍、疼痛、大小便失禁以及对环境的反应。旁观者手机录像为抽搐与惊厥提供直观的影像。既往史注意有无神经炎、脱髓鞘病、癫痫、头部外伤、脑炎、脑膜炎、服药史、等。应询问出生和发育史、家族史。

详细的内科和神经系统体格检查。体格检查注意肌容积和肌张力的变化，有无病理征。

（二）辅助检查

全面的生化检查包括血常规、肝肾功能、血电解质、铜氧化酶等；脑电图包括视频和长程脑电图；头颅 CT 和 MRI。

【鉴别诊断】

需要与其他不自主运动鉴别。

1. 肌阵挛(myoclonus) 突发、短暂(点击或闪电样)肌肉收缩。见于遗传性肌阵挛性癫痫、肌阵挛小发作等。

2. 震颤(tremor) 主动肌和拮抗肌的交替收缩和舒张，表现为肢体、口舌或者躯干的节律性往返动作。见于帕金森病、帕金森综合征、原发性震颤等。

3. 舞蹈症(chorea) 肢体快速的不规则(多变的无规律)大幅度的不自主运动，如亨廷顿舞蹈病、小舞蹈病等。

4. 痉挛(cramp) 持续的不自主肌肉收缩。主要见于肌张力障碍(dystonia)，如书写痉挛、痉挛性斜颈、扭转痉挛等。亦指上运动神经元瘫痪后抗重力肌的持续收缩导致的肌张力增高状态，如遗传性痉挛性截瘫、Brown-Sequard 综合征、卒中后遗症。如果抽搐呈持续收缩，则称之为痉挛性抽搐。帕金森病伸肌和屈肌肌张力均增高，称为肌强直(rigidity)。

5. 迟发性运动障碍(tardive dyskinesia) 长期服用抗精神病药副作用，多表现为口颊舌三联征或肢体的抖动。

(贺 斌)

46 不自主运动

不自主运动(involuntary movements)主要是指躯体在休息或进行有目的运动时出现的不自主动作，常表现为震颤、舞蹈样动作、肌张力障碍、肌阵挛等，每组表现状均为由多种病因所致的临床综合征。

【临床类型】

(一) 震颤(tremor)

躯体某部分出现不自主的、节律性的、震荡样运动。

1. 生理性震颤(physiological tremor) 双上肢动作性震颤，频率 8~12Hz，祛除如焦虑、疲劳、甲状腺功能亢进等诱因，症状消失。

2. 特发性震颤(essential tremor) 单纯双上肢动作性震颤，病程至少 3 年，可伴有其他部位震颤如头等。

3. 静止性震颤(rest tremor) 受累肢体完全放松时出现震颤。

4. 局灶性震颤(focal tremor) 仅见于发音器官、头、下颌或面部的震颤。

5. 具体任务运动性震颤(task-specific tremor) 见于书写动作、音乐人、运动员、木工等。

6. 特殊位置姿势性震颤(position-specific postural tremor) 见于躯体维持

特殊体位或姿势时。

7. 等距性震颤(isometric tremor) 见于肢体肌肉做等距离收缩时,如握拳等。

8. 肌张力障碍性震颤(dystonic tremor) 震颤同时伴有相同或不同肢体肌张力障碍。

9. 帕金森病样震颤(Parkinsonian tremor) 见于手部,频率4~7Hz,呈"搓丸"状,可累及下肢、舌、唇、下颌等,可同时合并为静止性震颤、姿势性震颤或运动性震颤。

10. 意向性震颤(intention tremor) 受累肢体接近视觉目标时,震颤逐渐增多,频率常低于5Hz。病变位于小脑丘脑通路。

11. Holmes震颤(Holmes tremor) 受累肢体可出现静止性、姿势性及意向性震颤,频率低于5Hz。病变常位于中脑。

12. 肌肉节律性震颤(myorhythmia) 见于头、肢体肌肉节律性运动,静止或动作时均可出现,常伴有神经定位体征,提示脑干、间脑或小脑病变。

(二) 舞蹈症(chorea)

表现为快速的、不规则的、无目的且无节律的不自主运动,起于一侧躯体部分,再蔓延至对侧。常为由多种病因引起的基底神经节特别是纹状体病变。舞蹈症可伴有多种临床症状,常见有手足徐动症、投掷运动等。

1. 手足徐动症(athetosis) 远端肢体缓慢扭转运动。

2. 投掷运动(ballismus) 近端肢体快速抛掷样运动。

(三) 肌张力障碍(dystonia)

由主动肌与拮抗肌收缩不协调或过度收缩,引起以肌张力异常动作和姿势为特征的运动障碍。肌张力障碍按发病年龄、发病部位及病因分三类。常见肌张力障碍:

1. 眼睑痉挛(blepharospasm) 眼轮匝肌收缩,眨眼动作增多,继之眼睑闭合。

2. Meige综合征 眼睑痉挛同时伴有头部肌张力障碍。

3. 痉挛性斜颈(spasmodic torticollis) 最常见,颈部肌肉持续的扭转、倾斜、屈曲或伸展,头部前倾或侧移。

4. Oppenheim肌张力障碍 年轻人多见,一侧肢体起病,最终可累及全身。常染色体显性遗传,*DYT1*基因位于染色体9q34.1。

5. 多巴胺反应性肌张力障碍(dopa-responsive dystonia) 多累及下肢,呈痉挛步态,以足尖行走等。常染色体显性遗传,*DYT5*基因位于14q22.1。小剂量左旋多巴治疗有效。

6. 继发性肌张力障碍由感染、药物、自身免疫及肿瘤等疾病所致的肌张力障碍。

(四) 肌阵挛(myoclonus)

肌肉短暂、快速地抽动。一般持续 10~50ms,很少超过 100ms。肌阵挛按临床表现、解剖部位及病因分三类。常见肌阵挛:

1. 皮质性肌阵挛　常为局灶性,如癫痫性肌阵挛。

2. 脑干性肌阵挛　节段性肌阵挛如眼 - 腭 - 咽肌阵挛,全身性肌阵挛如网状结构性肌阵挛。

3. 脊髓性肌阵挛　节段性脊肌阵挛呈节律性,睡眠时持续存在;脊髓固有肌阵挛可由刺激引起躯干伸肌抽动。

4. 周围神经性肌阵挛　起源于周围神经、神经丛或神经根。

(1) 面肌抽搐(tic)多为一侧口角或眼轮匝肌间歇性抽动。

(2) 肌束震颤(fasciculation)为肌肉细小快速蠕动样颤动。

(3) 肌纤维颤搐(myokymia)肌肉广泛缓慢似波浪样起伏波动。

5. 生理性肌阵挛　包括睡眠抽动和呃逆等。

6. 继发性肌阵挛　多种病因引起的脑、脑干、小脑及脊髓病变均可出现肌阵挛症状。

(五) 多发性抽动 - 秽语综合征(Gilles de la Tourette syndrome)

多发性抽动 - 秽语综合征是一种多发性抽动,多见于儿童,表现为瞬目、苦脸、耸肩、摇头、伸舌,逐渐发展至颈肩、躯干、肢体近端不规则地扭转抖动,类似舞蹈或手足徐动,发音器官抽动时伴有发声,并有猥亵语言和冲动行为。

【诊断】

大部分不自主运动的患者通过病史特点、临床表现、临床体征及实验室检查可以明确诊断。病史询问应注意起病年龄、发病缓急、进展方式、诱发因素、家族史、既往用药史等。临床医生应仔细观察患者症状在躯体的分布范围、形式、部位、速度、幅度、频率、伴随动作、有无节律性,不自主运动与随意运动和姿势的关系。临床体征除神经系统体征外,应注意有无其他系统疾病体征。实验室检查包括神经电生理检查(如脑电图、肌电图、前庭功能测试等)、神经影像检查、基因筛查、血浆和组织生物标志物检测。

(贺 斌)

47　共济失调

共济失调(ataxia)是一种神经系统症状,指运动时动作不协调,累及躯干、四肢及咽喉肌，引起姿势步态不稳、言语障碍、眼球震颤。根据受损部位与临床表现，可分为小脑性共济失调、前庭性共济失调、感觉性共济失调和大脑性共济失调。

【病因】

(一) 小脑性共济失调

由小脑及其传入、传出径路的损害造成，如脊髓小脑束、脑桥小脑束等。病因分两类。

1. 散发性共济失调主要病因见表 1-1-26。

表 1-1-26 散发性共济失调主要病因

血管性	椎 - 基底动脉的小脑各分支缺血性、出血性病变，以小脑后下动脉缺血形成延髓背外侧综合征最常见
变性	原发性小脑变性、多系统萎缩的橄榄桥小脑变性、晚发小脑皮质萎缩症，合称为进行性小脑变性
免疫介导	多发性硬化、急性弥散性脑脊髓炎、Miller-Fisher 综合征、小脑脑炎、Bickerstaff 脑干脑炎、Gluten 共济失调、GAD 抗体相关性小脑共济失调等
肿瘤和副肿瘤综合征	髓母细胞瘤、室管膜瘤、星形细胞瘤、转移瘤侵犯小脑；恶性肿瘤转移或潜在的恶性肿瘤产生的“远隔”效应
感染	部分传染病、病毒、立克次体感染的重症患者；艾滋病和艾滋病相关性机会感染等
创伤	颅后窝创伤、脑水肿
中毒	酒精、乙醇、苯妥英钠、卡马西平等
内分泌紊乱及代谢病	甲状腺炎、低血糖、Wernicke 脑病、低钠血症、高氨血症、浅表铁质沉着症等
物理因素	中暑高热昏迷清醒后有时可见
先天畸形	延髓空洞症、颅底凹入症、Arnold-Chiari 畸形等
其他	Leyden 型急性共济失调、同侧共济失调轻偏瘫症（HAH）、特发性晚发型小脑共济失调等

2. 遗传性共济失调主要病因见表 1-1-27。

表 1-1-27 遗传性共济失调主要病因

常染色体显性遗传	常染色体显性遗传性脊髓小脑共济失调（AD-SCAs）亚型，如马查多-约瑟夫病（MJD），我国以 MJD/SCA3 最多见；发作性共济失调（EA）
常染色体隐性遗传	常染色体隐性遗传性脊髓小脑共济失调（AR-SCAs）亚型，如少年脊髓型遗传共济失调（Friedreich 共济失调），我国及亚洲其他国家不常见；共济失调-毛细血管扩张症、共济失调伴选择性维生素 E 缺乏症（AVED）、Refsum 病、Wilson 病、Marinesco-Sjogren-Garland 综合征、查-萨常染色体隐性痉挛性共济失调（ARSACS）、溶酶体贮积病等
线粒体疾病	Kearns-Sayre 综合征、线粒体脑肌病伴乳酸血症卒中样发作（MELAS）、肌阵挛性癫痫伴不规整红纤维病（MEERF）、进行性眼外肌麻痹、周围神经病、共济失调、视网膜色素变性综合征（NARP）、Leber 遗传性视神经病变等
X 连锁性共济失调	脆性 X 相关的震颤共济失调综合征（FXTAS）、X 连锁肾上腺脑白质营养不良（X-ALD）、Arts 综合征、Rett 综合征、先天性共济失调、共济失调痴呆等

（二）前庭性共济失调

前庭性共济失调系前庭系统损害导致的共济失调。前庭系统包括内耳迷路、前庭神经、脑干前庭神经核及其传导路径和中枢联系部位。主要病因见表 1-1-28。

表 1-1-28 前庭性共济失调主要病因

炎症	前庭神经炎、急性迷路炎、脑干脑炎等
药物	链霉素、新霉素、卡那霉素、庆大霉素、避孕药、蟾酥等
血管性	脑干卒中
肿瘤	脑干肿瘤、听神经瘤等
其他	梅尼埃病、前庭性偏头痛、良性位置性眩晕、内耳出血、突发性耳聋、中毒、过敏、早孕妊娠反应、晕动症等

（三）感觉性共济失调

因深感觉障碍引起躯体位置和运动方向辨别不能，执行正确随意运动及维持正确姿势困难。深感觉通路包括周围神经、后根、脊髓后索、脑干、丘脑、顶叶通路及其神经核团。常见病因见表 1-1-29。

表 1-1-29 感觉性共济失调主要病因

病种	病因	病变部位
脊髓痨	神经梅毒	脊髓后索、后根
亚急性联合变性	维生素 B_{12} 缺乏	脊髓后索、脊髓侧索
多发性神经炎	病毒、细菌感染、免疫介导、中毒、代谢性等	周围感觉神经、后根、脊髓后索、延髓薄束核、楔束核
脑血管病	缺血、出血性	内囊后肢、丘脑、顶叶的深感觉传导通路
多发性硬化	脱髓鞘病变	脊髓后索
癌性或副肿瘤神经病	脱髓鞘、远隔效应、肿瘤浸润等	脊髓后索、后根、周围感觉神经等
脊髓型共济失调(Friedreich 共济失调)、腓骨肌萎缩症(Charcot-Marie 病)、肥大进行性间质性神经炎(Dejerine-Sottas 病)和 Roussy-Levy 综合征等	遗传性	周围神经、脊髓后索
脊髓外伤	外伤性	脊髓后索

(四) 大脑性共济失调

大脑额、颞、枕叶与小脑半球之间通过额桥束和颞枕桥束形成纤维联系，当这些通路受损害可引起大脑性共济失调。常见病因包括额叶、颞叶及胼胝体肿瘤、脑血管病、多发性硬化、急、慢性脑部感染等损伤额桥束、颞枕桥束纤维联系的疾病。

【诊断】

(一) 明确是否为共济失调

通过观察患者日常活动，包括吃饭、穿衣、系纽扣、取物、书写、讲话、站立、步态等是否协调、有无肢体的动作性震颤、眼球震颤和语言顿挫等来判断是否存在共济失调。然后进行一系列体格检查来进一步确定是否共济失调(表 1-1-30)。

另外，共济失调易与运动失常为主的官能性疾病及其他有运动系统损害的器质性疾病混淆。可与以下常见疾病或运动症状鉴别。

1. 癔症　大多伴有其他癔症表现，患肢(或患部)常伴有感觉缺失，因而只在闭眼时出现共济失调。有时呈现戏剧性变化，即忽而正常，忽而复发，转变往往与接受暗示有关。注意发现其矛盾(与产生共济失调的机制不符)和多变(时好时坏，变幻莫测)，不难识别。

表 1-1-30 共济失调的体格检查试验

病变部位	体格检查	临床表现及意义
躯体性共济失调	双足并列站立时推倾试验	无法站稳而出现倾斜或倾倒
	直线行走试验	两足前后站立呈一直线,并沿着直线行走不能
	闭目难立征(Romberg 征)	睁眼和闭眼时保持直立姿势。睁眼可以维持而闭眼不能维持,提示深感觉障碍;睁眼和闭眼均不能维持,提示小脑或前庭病变
	起坐试验	取仰卧位、双手交叉置于胸前,不用支撑设法坐起。正常情况下躯干屈曲并双腿下压完成;双下肢向上抬离床面起坐困难,提示小脑病变
肢体性共济失调	指鼻试验	用伸直示指端触自己鼻尖,以不同方向、速度、睁眼、闭眼重复进行,比较两侧上肢准确性、动作幅度及震颤情况
	跟 - 膝 - 胫试验	患者仰卧时一侧下肢膝关节伸直抬高,然后将足跟放在对侧膝盖上,随后沿着胫骨前缘直线下移。观察动作幅度、连贯性、准确性、震颤等情况
	轮替试验	用前臂快速旋前或旋后,或一手掌、手背连续交替拍打对侧手掌,或用足趾反复快速叩击地面等,观察动作灵活性、节律协调情况
	Holmes 反跳试验	患者收肩屈肘,前臂旋后、握拳,肘关节放桌上或悬空靠近身体,检查者用力拉腕部,受试者屈肘抵抗,检查者突然松手。小脑病变时出现屈肘力量使前臂或掌部碰击自己肩部或面部
	误指试验	患者与检查者对面而坐,患者举起伸出示指的上肢,准确地碰到放在其面前检查者的示指。睁眼、闭眼分别重复进行。正常时无偏斜。前庭病变时,双上肢均向病侧偏斜。一侧小脑病变时,仅同侧上肢向病侧偏斜
前庭性共济失调	甩头试验	双侧前庭眼反射功能对称时,无论头部如何转动,受试者始终能注视视靶。单侧前庭功能下降时,头部向患侧旋转后出现校正性扫视
	眼偏斜反应	通过眼球是否反向偏斜、头向一边倾斜、眼球共轭扭转三联征来判断是否存在眼偏斜反应
	自发眼震和诱发眼震	凝视性眼震、扫视、平滑跟踪试验等观察眼震变化来判断周围性或中枢性前庭病变

2. 不随意运动 锥体外系病变引起的舞蹈或手足徐动症可能被误认为共济失调，区别点：①不随意运动多在无指令时自发地出现；②随意运动过程中若不遭遇不随意运动，则运动可得到正常的贯彻；③可伴有姿势性震颤，见于静止状态，或在已完成随意运动后出现，而不像共济失调是在接近目的（例如指鼻试验时在将要到达鼻尖前）时出现明显的意向性震颤，一旦达到目的，震颤即消失。

3. 肌张力增高 锥体系或锥体外系疾病伴有肌张力增高时，妨碍运动进行，也可与共济失调相混淆。鉴别要点在于共济失调无瘫痪、锥体束征或不随意运动，也无肌张力增高；有的在静息状态下检查可发现肌张力减低。

4. 肌阵挛 当其与小脑共济失调并存时（如 Ramsay-Hunt 综合征，又称肌阵挛性小脑协调障碍），可能先出现肌阵挛，以后再出现共济失调，两者伴随时应按基本症状的特点仔细鉴别；需要可借助脑电图、肌电图和诱发电位鉴别。

5. 眼肌麻痹 因复视而错认物象使随意运动产生明显偏斜时，可与共济失调混淆，称为“假性共济失调”。患者闭目指鼻，能准确完成，即可分清。

（二）共济失调的定位诊断

根据患者临床表现和体格检查来进行区别累及不同部位的共济失调（见表 1-1-30）。定位诊断与病因分类相似。

1. 小脑性共济失调 患者无感觉缺失，运动障碍广泛庞杂，特点是坐立不稳、步态蹒跚、辨距不良、协调不能、意向性震颤、轮替运动困难、口吃、书写过大、肌张力低及反跳现象等。

2. 前庭性共济失调 患者平衡失调，难以维持正常体位，立时两足分开，头颈、身体倾斜，行走容易倾倒；伴有眩晕和眼球震颤。也常借助视觉维持平衡，但无深感觉障碍。

3. 感觉性共济失调 患者深感觉缺失，不能意识到肢体所处位置与运动方向，因而无法正确完成随意运动；常借视觉来纠正运动的正确性。

4. 大脑性共济失调 其表现类似小脑性共济失调，症状稍轻，但兼有大脑的征候，如精神症状、欣快、淡漠、肌张力增高、腱反射亢进、病理反射等。一侧大脑半球病变，共济失调表现在病变的对侧。

（三）共济失调的病因诊断

根据病史特点和体征，明确共济失调及其定位诊断后，选择必要的辅助检查，以查明病因。

1. 疑为感染、自身免疫性、出血或脊髓压迫者，需查脑脊液常规和生化；必要时可查免疫球蛋白、寡克隆区带、脱髓鞘蛋白抗体、自身免疫相关抗体、病原学及其抗体检测等。

2. 疑为颅内占位、正常颅压脑积水、脑萎缩和脑血管病者，须完善头颅平片和头颅CT或MRI扫描；脑血管病变可作脑血管造影。

3. 疑为转移瘤、癌性或副肿瘤综合征者，需全身检查，寻找原发病灶，副肿瘤综合征血清和脑脊液抗体检测，必要时脑脊液寻找脱落细胞或异形细胞。

4. 疑为中毒、代谢者需查肝肾功能及致病毒物、药物的血清浓度、血糖尿糖、糖耐量试验、甲状腺功能及相关抗体、维生素 B_{12}、叶酸等。

5. 疑为遗传性小脑共济失调者，需收集家族史资料，并发其他症状及神经系统以外症状为不同类型的主要依据排除非遗传性病因；检测有无特定生化异常；最后靠基因检测明确。

（杨月嫦）

48　瘫痪

瘫痪(paralysis)是指个体随意运动功能的减低或丧失。瘫痪按运动传导通路的不同部位分为上运动神经元性瘫痪和下运动神经元性瘫痪；按病因分为神经源性瘫痪、神经肌肉接头性瘫痪和肌源性瘫痪；按分布分为单瘫、偏瘫、截瘫和四肢瘫；按肌张力分为痉挛性瘫痪和弛缓性瘫痪等。瘫痪的分布与病变部位和病变性质的关系密切。

【病因】

(一) 单瘫

单一肢体出现瘫痪。

1. 大脑病变　中央前回运动皮质的病变可引起单瘫，见于血管病、肿瘤、炎症等。

2. 脊髓病变　炎症、肿瘤、先天发育异常、外伤等各种原因累及脊髓前角细胞时，所支配的肌肉无力；胸腰髓出现脊髓半切(Brown-Sequard)综合征时患侧下肢单瘫。

3. 周围神经病变　单瘫肢体萎缩、肌张力低、腱反射消失或减低，伴有疼痛及感觉障碍，肤色及皮温改变，见于外伤、炎症或压迫等。

(二) 偏瘫

一侧肢体瘫痪。

1. 大脑病变如果出现一侧中枢性面瘫和肢体上运动神经元性瘫痪提示为大脑半球病变。

(1) 皮质或皮质下损害：多见于中央前回及其发出的锥体束病变，成人最常见的病因是脑梗死或脑出血；其他原因有脑肿瘤、外伤及脑血管畸形。

(2) 内囊损害：偏瘫程度较严重，并伴有偏侧感觉障碍和偏盲，即“三偏”症状，多见于脑梗死和脑出血。

2. 脑干病变特征是交叉性偏瘫，即病变同侧脑神经麻痹和对侧肢体瘫痪。随其损害平面、部位及受损结构的不同，形成独特的临床综合征（表 1-1-31）。

表 1-1-31 交叉性偏瘫各综合征的特点和病因

命名	病变部位	患侧体征	对侧体征	主要病因
Weber	中脑腹侧（大脑脚）	动眼神经麻痹	偏瘫（包括面肌与舌肌）	脑血管病、炎症、肿瘤
Benedikt	中脑背盖	同上	偏瘫伴舞蹈、徐动或震颤	同上
Millard-Gubler	脑桥外侧	面神经、外展神经麻痹	偏瘫（不包括面肌，但包括舌肌）	同上
Foville	脑桥内侧	同上，并有两眼向对侧注视	同上	同上
Wallenberg	延髓外侧	面部痛、温觉障碍，咽腭喉麻痹，共济失调，Horner 征	面以下偏身痛、温觉障碍、少数有偏瘫	小脑后下动脉血栓形成

3. 脊髓病变仅见于少数颈髓及个别颈髓与延髓交界部的病变，如肿瘤压迫、外伤骨折、寰枢椎脱位等。特点是无脑神经麻痹。

（三）截瘫

两下肢瘫痪。随病变部位不同，瘫痪的分布和表现亦不同。

1. 脑部病变见于侵犯两侧旁中央小叶的病变，如大脑镰脑膜瘤、产伤引起的 Little 病。

2. 脊髓病变

(1) 弛缓性截瘫：表现为双下肢瘫痪，肌张力减低、腱反射减退和消失、病理反射阴性。见于严重损伤急性期（脊髓休克期，2~4 周内），如脊髓外伤、横贯性脊髓炎等。休克期过后表现为上运动神经元性瘫痪。

(2) 痉挛性截瘫：表现为双下肢瘫痪，肌张力增高、腱反射亢进、病理反射阳性。常见于脊髓压迫症、亚急性脊髓联合变性、肌萎缩侧索硬化症、遗传性痉挛性截瘫、脊髓型多发性硬化等。

3. 周围性病变表现为下运动神经元性瘫痪，始终为弛缓性瘫痪。见马尾肿瘤、腰骶神经根炎或脊膜脊根炎、腰椎间盘突出、腰骶部或盆腔肿瘤及多发性神经炎等。

4. 其他非神经源性疾病低钾麻痹(周期性瘫痪)最常见。

(四) 四肢瘫

1. 大脑病变 影响双侧大脑半球锥体束,引起两侧肢体瘫痪,并伴有假性延髓麻痹症状。多见于影响双侧的多发性脑梗死和多次脑出血。

2. 脑干病变 可见于脑干梗死、脑桥出血及脑桥中央髓鞘溶解症等。

3. 颈髓病变

(1)高颈髓病变:表现为四肢痉挛性瘫痪,急性严重病变则表现为弛缓性瘫痪(脊髓休克)。

(2)颈膨大病变:表现为上肢弛缓性瘫痪和下肢痉挛性瘫痪,如肌萎缩侧索硬化症、颈椎病、颈膨大以上及枕大孔区肿瘤、颈部伤伴颈髓出血、脊髓空洞症等。

4. 周围神经病变 临床表现为四肢弛缓性瘫痪,多见于吉兰-巴雷综合征、遗传性感觉运动神经病、中毒性神经病等。

5. 肌病和神经肌肉接头病变 临床表现以四肢近端无力为主,见于多发性肌炎、进行性肌营养不良症、周期性瘫痪、全身型重症肌无力等。

【诊断】

(一) 病史

1. 瘫痪起始时间、部位和特点注意发病形式、首发症状部位。

2. 瘫痪的演变与影响因素发展快慢,有无自发缓解或治疗后好转,由局部较快或缓慢地发展至全肢、半身,甚至全身,无力劳累后加重等。

3. 瘫痪的伴随症状如意识障碍、头痛、发热、眩晕、呛咳、吞咽困难、失语、瘫肢或健肢麻木或疼痛、大小便潴留或失禁等。

4. 瘫痪的背景或诱因有无高血压、糖尿病、先天性或风湿性心脏病,病前近期有感冒、发热、腹泻、皮疹、疫苗接种、颅脑或脊柱外伤,工作或生活中接触铅、汞、农药等,有无烟酒癖好,有无不洁性交史,病前有无严重的精神创伤或情绪波动,家族或近亲中有同样疾病、发育异常或畸形等。

(二) 体格检查

目的是明确有无瘫痪及其类别,并结合伴随症状,推断病因和病位,选择必要的实验性检查。

1. 瘫痪程度

(1)0级:肌肉完全不能活动。

(2)1级:可见肌肉收缩而无肢体运动。

(3)2级:肢体能在床面移动,但不能抵抗地心引力。

(4)3 级：肢体能够抵抗地心引力离开床面。

(5)4 级：肢体能做抵抗阻力的动作，但较正常差。

(6)5 级：正常。

2. 轻瘫的识别　下列试验可供参考。

(1)上肢轻瘫试验征：令患者平伸两臂，掌面朝上，瘫侧手臂有渐向内侧翻转。

(2)下肢 Barrè 征：俯卧位令患者屈膝使小腿垂直并嘱其坚持，瘫侧逐渐下落。

(3)Hoover 征：将双手分别置于卧位患者的足跟部，令其两腿伸直并交替抬腿，当瘫肢上抬时，健肢压手感明显。

3. 昏迷状态下瘫痪的辨识　瘫侧颊部随呼吸运动鼓起或塌陷，呼气时瘫侧口角漏气。上肢旋前，下肢外旋。针刺皮肤或压迫眶上缘，可见面部和健侧肢体出现保护性肌肉收缩；观察肢体有无自发性运动。

4. 两类不同性质瘫痪的鉴别　上运动神经元型瘫痪和下运动神经元型瘫痪的鉴别，对于瘫痪患者的诊断十分重要(表 1-1-32)。

表 1-1-32　上、下运动神经元型瘫痪的鉴别

	上运动神经元型瘫痪	下运动神经元型瘫痪
损害部位	皮质运动区或锥体束	脑神经运动核及其纤维、脊髓前角细胞或前根、脊神经
瘫痪范围	广泛，整个肢体	多较局限
肌萎缩	无或失用性萎缩	出现较早较显著
肌张力	增高	减低
腱反射	亢进	减弱或消失
病理反射	有	无
肌电图	正常	失神经电位

5. 神经系统伴随症状的意义

(1)感觉障碍：单瘫瘫肢一致的感觉障碍多为周围性损害；偏瘫伴有感觉障碍，病变在对侧大脑半球；截瘫伴有感觉障碍，病变在脊髓颈段以下；四肢瘫的感觉障碍平面在颈部，为高位颈髓病变；一侧下肢瘫的对侧(健肢)出现分离性感觉障碍，为瘫侧胸腰段脊髓半切性损害(Brown-Sequard 综合征)。

(2)括约肌障碍：伴有括约肌障碍的瘫痪多见于脊髓马尾病变及旁中央小叶引起的脑性截瘫。

(3)肌容积变化和肌肉震颤：早期出现肌萎缩者常见下运动神经元性瘫痪；萎缩明显且伴有肌束或肌纤维震颤者是下运动神经元病变性的特征，多见于肌萎缩侧索硬化症。上运动神经元性瘫痪后期有失用性肌萎缩。

(4)意识障碍：早期意识障碍提示系脑源性瘫痪；脑卒中、颅脑伤、脑炎最常见。

6. 生命体征及其他症状　呼吸困难常见于吉兰-巴雷综合征、高位脊髓损伤、高位横贯型脊髓炎、重症肌无力、周期性瘫痪(低钾麻痹)等。脉搏洪大、血压过高见于脑出血及重型颅脑伤等引起的颅内压增高。中枢性高热见于脑桥出血和脑出血破入脑室患者。偏瘫对侧瞳孔先缩小后扩大，提示有脑疝形成。面部或体表有大片血管痣提示颅内或椎管内有血管畸形。心脏扩大并有杂音见于心源性脑栓塞。

(三) 辅助检查

1. 血常规　化脓性细菌性感染白细胞总数及中性粒细胞增多；白血病白细胞计数大量增多或明显减少，有大量幼稚白细胞。

2. 生化和免疫检查　低钾型周期性瘫痪血钾低。进行性肌营养不良症等肌病患者可以有血清肌酸磷酸激酶增高。糖尿病患者血糖增高。抗乙酰胆碱受体抗体检查对重症肌无力有诊断意义。性病研究实验室实验(VDRL)对神经梅毒有诊断意义。视神经脊髓炎水通道蛋白-4阳性。红斑狼疮患者抗核抗体和抗单链、双链DNA抗体阳性。

3. 脑脊液检查　对各种中枢神经系统感染、蛛网膜下腔出血、脱髓鞘性疾病和脑膜恶性病变的诊断有重要价值。中枢神经系感染白细胞数和蛋白量增多。颅内和椎管内肿瘤蛋白量增多。吉兰-巴雷综合征呈蛋白-细胞分离(蛋白量高而细胞数正常)现象。多发性硬化寡克隆带阳性和IgG指数增高。蛛网膜下腔出血时呈血性。

4. 神经影像学检查　MRI是检测颅内和脊髓病灶最敏感的检查。CT可明确快速诊断脑出血。脑MRA或CTA可显示动脉瘤、血管畸形等。

5. 脑电图　对癫痫具有诊断价值；对脑炎和代谢性脑病也有一定诊断价值。

6. 神经电生理检查　肌电图和神经传导速度对诊断周围神经病变有较高价值，可鉴别神经源性瘫痪和肌源性瘫痪，区分神经轴索病变与脱髓鞘性病变。

(夏 斌)

49 痴呆

痴呆(dementia)是一组全面或部分认知功能领域损害或衰退的临床综合征，是指在患者大脑发育成熟、智能发育正常后，由于神经变性、血管性、感染、中毒、外伤或心理疾病等各种原因引起的严重认知功能障碍。可表现为记忆力减退，计算力、理解力、视空间能力受损，逻辑思维紊乱，抑郁、焦虑、幻觉、妄想等精神行为异常，根据痴呆亚型不同可在疾病不同阶段出现学习、工作、生活自理能力不同程度的下降。病情多呈进行性，目前治疗主要以延缓疾病进展为目标，部分酒精中毒、抑郁症等病因导致的痴呆，经过及时治疗可能逆转智能衰退（表 1-1-33）。

表 1-1-33 导致痴呆的病因与相关疾病

变性性	血管性	意外损伤	感染	中毒	代谢 / 内分泌
阿尔茨海默病 (AD)					
路易体痴呆 (LBD)					
帕金森病痴呆 (PDD)					
额颞叶痴呆 (FTD)	多发梗死性痴呆				
皮克病 (Pick)	战略性部位的单个梗死				
亨廷顿病 (HD)	皮质下动脉硬化性脑病 (BD)				
运动神经元病	低灌注性痴呆				
多发性硬化	出血性痴呆				
肌萎缩侧索硬化	CADASIL 病	脑外伤	艾滋病合并痴呆		
进行性核上麻痹	脑淀粉样血管病	拳击手痴呆	克 - 雅病 (CJD)		
肝豆状核变性	伴脑血管病的 AD	脑缺氧	单纯疱疹性脑炎	酒精中毒	维生素 B_{12} 缺乏
原发性丘脑变性	结节性动脉炎	蛛网膜下腔出血	脑膜炎 / 脑炎	重金属中毒	叶酸缺乏
原发性基底节钙化	颞动脉炎	一氧化碳中毒	神经梅毒	有机溶液中毒	甲状腺功能减退

【病因】

(一)原发性痴呆

由中枢神经系统变性所导致的痴呆,包括阿尔茨海默病(AD)、额颞叶痴呆、路易体痴呆/帕金森痴呆、Pick病、亨廷顿舞蹈症(遗传性舞蹈症),另一些原发性疾病局限于中枢神经系统也伴有不同程度智能障碍,如帕金森病、进行性核上性麻痹、脊髓小脑变性、进行性苍白球变性综合征。

(二)症状性痴呆

根据导致痴呆的常见病因可分为如下几类。

1. 血管性痴呆 指由于急、慢性,出血性、缺血性脑血管病所导致的认知障碍。

(1)痴呆相关的各种脑血管病理

1)大面积或多区域梗死痴呆:由于脑动脉主干闭塞引起脑大面积或多个区域梗死所致痴呆。多灶性梗死相关痴呆(MID)临床常见,常有一次或多次卒中病史,表现局灶症状、体征(如偏瘫、失语、偏盲)、假性延髓麻痹、言语障碍、小碎步、强哭强笑、病理征阳性等。认知损伤主要表现为相应脑皮层功能区域损伤后的认知损害。MRI/CT可发现大面积或双侧多发异常信号,可伴有不同程度皮质萎缩,后期可出现明显脑室扩张。

2)多发性小/微型梗死痴呆:双侧大脑多发性小/微型梗死的结果,临床常无明显脑梗死病史。腔隙性脑梗影像学表现为直径小于15mm的圆形、卵圆形、管形病灶,由颅内动脉分出的小穿支动脉闭塞导致。好发于丘脑、脑桥、纹状体、基底节区等颅内动脉深穿支供血区。多发腔隙性痴呆常见于Binswanger病、脑淀粉样血管病导致的痴呆。

3)关键部位梗死痴呆:不同脑部关键部位梗死具有各自典型的认知功能障碍特点。例如,额叶,记忆力减退;丘脑,肢体运动及执行能力下降;基底核区,语言功能受损;皮层下,记忆受损及执行功能减退;深部脑白质,或与认知功能障碍无关。

4)大脑低灌注性痴呆:常为急性脑血流动力学改变(如心脏骤停、脱水、低血压)所致的分水岭脑梗死引起。

5)脑出血性痴呆:指脑出血后造成的痴呆,蛛网膜下腔出血后正常颅压脑积水导致的痴呆是否在内尚有争议。

6)伴AD的脑血管病变痴呆:指既有脑萎缩变性,又伴有脑血管疾病的患者。此类患者往往兼具AD的近期记忆障碍,同时存在明显的执行功能障碍。

(2)脑小血管病(cerebral small vessel disease,CSVD)相关痴呆:CSVD受累血管包括小动脉、微动脉、毛细血管及小静脉。CSVD是皮质下型血管性认知障碍的主要原因和干预对象。CVSD 按病因和疾病发病部位可分为：微出血、微梗死、颈动脉狭窄 / 闭塞、脑白质疏松 / 腔隙性梗死、脑白质疏松、小动脉硬化等。CSVD 认知损害特点：认知功能障碍进展缓慢；认知功能损害主要表现为注意力和执行功能减退，包括信息处理速度减慢、语言流利程度下降、有效而持续的注意力减退、延迟自由回忆能力下降等。执行功能障碍导致对日常生活处理能力下降。

2. 正常颅压脑积水　典型病例出现三联症，表现为慢性进展性痴呆、步态不稳、尿失禁。有时可出现神经系统体征，如锥体束征、眼震、深反射亢进、震颤等，起病多为亚急性，脑脊液压力正常，CT、MRI 脑扫描可见对称性脑室系统扩大，但大脑凸面萎缩不明显，诊断性腰穿引流脑脊液可有助于诊断和选择治疗方式，如脑脊液引流有效可选择脑室或腰大池引流手术。

3. 代谢性疾病　甲状腺功能减退或黏液性水肿、低血糖、慢性肝病、尿毒症、Wilson 病（肝豆状核变性）。

4. 营养缺乏

（1）维生素 B_1 缺乏（Wernicke-Korsakoff 综合征）：又称遗忘虚构综合征，常见于胃肠道术后禁食患者，因伴随精神症状、意识谵妄等被误诊为精神疾病。Wernicke 脑病轻者仅有眼震和轻度共济失调，重者可有眼外肌麻痹、眼球震颤、周围神经损伤和共济失调。

（2）维生素 B_{12} 缺乏：常见于酗酒、慢性消化道疾病患者。

（3）糙皮病、胼胝体原发性变性等。

5. 重金属中毒　如铅、汞、镁等。

6. 药物中毒　如巴比妥类、抗精神类、抗癫痫类、抗胆碱能类等。

7. 脑肿瘤　额颞叶肿瘤早期即可出现人格、情绪、精神症状，同时逐渐出现记忆力障碍等痴呆症状，临床常容易与额颞叶痴呆混淆，50 岁以后疑似额颞叶痴呆患者需要头部 MRI 排除额颞叶胶质瘤可能。

8. 脑外伤　老年人群轻微脑外伤即可能出现迟发性硬膜下血肿，可表现颅高压症状，头痛、头晕、呕吐等，同时出现进行性痴呆的表现。

9. 感染　各种中枢感染均可能出现不同程度意识与人格改变、记忆力损害及智能缺损。如急性化脓性、结核性、真菌性脑膜炎，梅毒在中枢表现为麻痹性痴呆。单纯疱疹性脑炎及亚急性硬化性全脑炎时痴呆可能是显著表现或后遗症。Prion 病，如 Creutzfeldt-Jakob 病（克 - 雅病）导致的亚急性海绵状变性会引起快速进展性痴呆。

10. 自身免疫性脑炎　青少年、老年人群由于自身免疫力下降，可出现全脑广泛的自身免疫性脑炎，表现进行性加重的全面认知功能受损的痴呆表现，脑脊液检查可发现抗 NMDA 受体、抗心磷脂抗体等阳性。

11. 脑白质营养不良症　是一类髓鞘形成缺陷性疾病，多属遗传性。临床症状多起于婴幼儿期，缓慢进展，按照疾病累及部位与严重程度，表现不同的神经征象。按照病理特征可分为异染色体白质脑病（与硫酸酯酶 A 缺乏有关），类球状细胞型白质营养不良症及肾上腺脑白质营养不良等病。

【诊断】

(一) 病史

着重智能改变的起始情况，既往病史（尤其脑卒中、精神疾病、甲状腺等内分泌病史），有无精神刺激因素，相关药物接触史，起病急慢，具体认知损伤表现与演变过程，有无精神行为异常，有无额、颞、顶、枕叶等相关脑区的定位体征。变性相关痴呆多表现匀速下降，卒中相关的痴呆多呈现阶梯性进展。

(二) 体格检查

旨在明确智能障碍及排除因全身性疾病基础伴随的智能障碍，例如尿毒症、肝功能衰竭、贫血、高血压、癌症等。因此体格检查包括：①全身内科体格检查：18 个月以下婴儿可通过头围大小辅助判断大脑发育是否迟滞。②神经心理学检查：神经心理量表评估在智能评估中占据重要地位，根据认知领域不同可选择不同量表，例如意识状态、注意力、定向力、判断力、计算力、记忆力、言语能力、理解力、命名、复述、阅读、书写等，临床初筛量表常用简易智能量表（MMSE，评分意义与疾病进展见图 1-1-16）、MoCA、画钟试验等。③精神症状检查：包括排除焦虑、抑郁、幻觉、妄想等，临床常使用老年抑郁量表、老年焦虑量表、NPI 量表等初筛。④神经系统检查：重在判断有无神经系统定位体征，辅助判断原发病因与累及范围。

(三) 辅助检查

近 10 年针对痴呆生物标记物的研究成果较多，尤其是痴呆最常见的阿尔茨海默病的早期生物标记物，目前认为直接相关的指标包括：脑脊液 β- 淀粉样蛋白、P-Tau；MRI 显示海马萎缩、淀粉样变性及微出血；PET 显示大脑 β- 淀粉样蛋白沉积严重程度，颜色越深代表程度越严重；脑局部糖代谢等。有些生物指标的异常甚至在临床症状出现前 25~30 年就表现出异常，对于高危人群的早期筛查、诊治提供了可能。

(四) 诊断及鉴别诊断

1. 器质性痴呆　根据大脑损害的严重程度及范围又分为全面性痴呆、部分性痴呆。

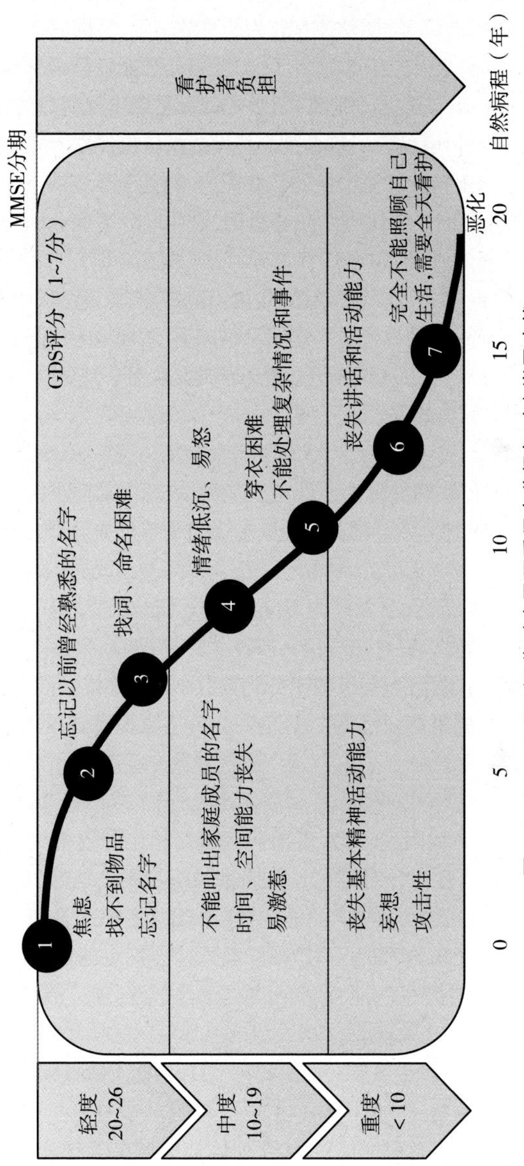

图 1-1-16 MMSE 评分对痴呆严重程度分级与对应常见症状

（1）全面痴呆：大脑病变呈弥散性损害，如阿尔茨海默病、麻痹性痴呆等，除智能障碍外同时可能出现程度不同的精神行为异常，AD 患者多在疾病中后期出现，麻痹性痴呆可能在疾病早期就伴有较为严重的幻觉、妄想。

（2）部分性痴呆：病变只侵犯部分脑区，产生部分智能障碍，如近期记忆力受损，顶叶萎缩出现空间定位能力受损，额颞叶痴呆早期出现明显的精神行为异常等。血管性痴呆、外伤性痴呆、脑部肿瘤伴发痴呆较为常见。

2. 功能性痴呆 由精神刺激引发的认知障碍，例如老年丧偶、重大自然灾害、战争创伤等，部分女性家庭纠纷后亦可出现，需要区分癔症、反应性精神障碍、创伤后应激性心理障碍（PTSD）。

3. 精神发育迟滞 在大脑发育成熟前，由于遗传、产伤、感染、中毒、外伤、内分泌疾病、缺氧等导致大脑发育受到影响。临床类型，如地方性呆小症、垂体性侏儒症、唐氏综合征（先天愚型）、先天睾丸 / 卵巢发育不全、超雌（X 染色体超数）、苯丙酮尿症、半乳糖血症等。

4. 模拟痴呆状态

（1）谵妄状态：躯体疾病导致的急性意识障碍，表现生动而丰富的错觉、幻觉、惊恐，并由于上述精神异常伴随的逃跑、伤人、自伤等行为异常，伴有定向力不全，多夜间加重。

（2）抑郁状态：情绪低落、自觉能力下降、思维迟缓、意志减退、注意力不能集中、记忆力下降等，严重者有自伤、自杀、扩大自杀等不良后果。

（3）短暂性遗忘症：发作性、持续数十分钟至数小时的思维错乱，反复提问，行为无目的，其间发生的事情记忆丧失，还有一定程度意识模糊，通常在 12h 内自行缓解。

【处理原则】

痴呆首先需要明确病因和分型，不同病因治疗原则和效果均不同，如有明确病因应首先对因治疗。针对变性导致痴呆的药物研发是近 20 年药物研发的热点之一，先后进行了 100 多项不同治疗靶点的临床试验，但到目前为止尚没有能明显逆转疾病进程的药物问世，但通过多靶点的协同治疗，较既往治疗效果有了较大的提高，要注意痴呆的全面综合管理。治疗药物分类包括：

1. 痴呆治疗药物 FDA 目前批准了 6 种 AD 药物，4 种胆碱酯酶抑制剂（多奈哌齐、卡巴拉汀、他克林、加兰他敏）、1 种抗 NMDA 受体拮抗剂（美金刚）、1 种复合制剂（胆碱酯酶抑制剂 + 抗 NMDA 受体拮抗剂）。其中多奈哌齐为乙酰胆碱酯酶抑制剂，卡巴拉汀为乙酰胆碱 + 丁酰胆碱酯酶抑制剂。卡巴拉汀有皮肤贴剂、胶囊两种剂型，其中对胆碱酯酶抑制剂消化道副作用不能耐受患者，以及伴有精神行为症状不能配合口服药物患者可选择贴剂。国内独立研发的Ⅰ类抗痴呆新药“甘露寡糖二酸（GV-971）”已顺利完成临床三期试验，不同于传统的靶向抗体药物，该药具有抑制Aβ纤丝形成、调节肠道菌群、降低中枢炎症等机制，预计将在2019年上市。

2. 改善脑循环　通过减少脑血管阻力，增加脑血流量，改善微循环，提高氧利用度。临床上常使用双氢麦角碱类、钙离子通道阻滞剂、扩张血管药物等，国产Ⅰ类新药丁苯酞胶囊被证实可显著改善血管性痴呆患者的认知损害。

3. 脑代谢激活/保护剂　通过促进脑神经细胞对氨基酸、磷脂、葡萄糖的利用，从而起到增强患者反应性和兴奋性，增强记忆力的作用。临床应用较广泛的药物包括都可喜、双氢麦角碱、甲氯芬酯、胞磷胆碱等。

4. 抗氧化剂　维生素E、抗炎性药物。

5. 伴随症状治疗　痴呆患者在不同阶段出现不同程度精神行为异常，合理使用小剂量抗精神药物、SSRI（selective serotonin reuptake inhibitor）类抗抑郁药物，注意抗精神药物的使用剂量应尽量减小，治疗时间应尽量缩短，待精神症状缓解后可酌情减量或停药；注意减少长半衰期的苯二氮䓬类药物。

6. 危险因素控制　注意对血压、血糖、血脂等控制。

7. 康复、认知训练　除了药物治疗外，痴呆患者及家庭要注意综合治疗，包括心理辅导，健康知识宣讲，生活习惯调整，认知行为治疗，音乐治疗，痴呆社区康复，在北欧还建立了认知患者角色扮演的小镇生活模式。

8. 注意AD强化治疗　随着病程延长、病情加重，随时注意药物剂量的调整，注意个体化治疗。

【预防】

随着近年痴呆生物标记物研究的深入，发现具有一定特异性的多个生物标记物，在痴呆临床症状表现出来前15~30年出现异常，早期筛查、早期诊断潜在的高危人群，定期随访以期早期诊断和药物干预能有效延缓疾病进展。在药物治疗为主的基础上，积极控制心脑血管危险因素，保持良好的生活习惯，加强心理健康均有一定预防作用。

（尹 又　陈晓晗）

50　肌萎缩

肌萎缩是常见体征，是骨骼肌肌肉体积的缩小、肌纤维减少或变细甚至消失，其原因很多，常见的有肌源性、神经源性、失用性和缺血性肌萎缩。肌萎缩的形态及分布，有助于作出正确判断。

【病因】

(一)肢体近端(对称性)肌萎缩

1. 肌病近端肌萎缩　最常见于各种肌肉疾病。

(1)肌营养不良症:是一组遗传性肌肉疾病。临床上是以缓慢进行性加重的对称性肌肉无力和肌肉萎缩为特征。Duchenne 肌营养不良症(DMD)最常见,X 连锁隐性遗传,部分为 *DMD* 基因突变所致。男性患病为主,多在 3 岁后发病,病情缓慢发展,多数于 10 年后不能行走。肌无力与萎缩起于骨盆带,因下肢近端无力行走时呈鸭步,常摔跤;腰肌、肢带肌无力时,由仰卧位起立时需先翻身俯卧,而后两手自腿上移支撑将躯干伸直而站起,称为 Gower 征。随病情发展累及肩带及上臂肌时,则双臂上举无力,呈翼状肩胛。腓肠肌假性肥大占 80%。晚期常由肌萎缩而致骨骼畸形。Becker 肌营养不良症 5~15 岁后发病,病程发展较慢。面肩肱型肌营养不良症为常染色体显性遗传病,进展缓慢,呈肌病面容,口轮匝肌假肥大而嘴唇显得肥厚翘起,口眼闭合无力,肩胛带肌肉无力和萎缩,出现翼状肩胛。肢带型肌营养不良症少见,多 10~20 岁起病,首先影响骨盆带或肩胛带的肌肉,以致患者上下楼困难或上臂抬举困难。

(2)炎性肌病:常见的有多发性肌炎、皮肌炎、散发性包涵体肌炎和免疫介导坏死性肌病。多发性肌炎以四肢近端肌无力、疼痛、肌肉萎缩和血清肌酶增高为特征,女性多见,于数周数月内逐步加重。常诉起立上楼困难,两臂举高不能,可发生吞咽困难及呼吸肌无力,较易累及颈肌,远端肌力常保持良好,面肌少受累,肌肉萎缩至晚期才出现;伴关节痛和肌肉疼痛;可有肌肉压痛,腱反射存在或减弱。皮肌炎伴皮肤的损害。

(3)代谢性、内分泌肌病:如糖原贮积病、类脂代谢性肌病、甲状腺中毒性肌病等。如甲状腺功能亢进性肌病以近端肌无力为特征,与甲亢严重程度不成比例,累及髋部和躯干肌,大多有肌无力表现,伴肌萎缩,但严重肌萎缩者少见。甲亢症状控制后多数患者肌病亦可恢复。

(4)先天性肌病:是一组自新生儿或青少年发病的肌肉疾病,主要特点是肌张力低下,生长缓慢,多数疾病表现为四肢近端无力,诊断极为困难,仅在电镜或组化染色才能确诊。

(5)中毒性肌病:如酒精中毒性肌病肌无力常伴有周围神经的损害,慢性酒精中毒的患者可发生近端肌肉无力与萎缩,并伴肌肉疼痛和压痛。药物性肌病可由许多药物所引起,可表现为肢体近端的肌肉萎缩和无力,停药后可自行恢复。

2. 神经源性肌萎缩　分布于近端者不常见。

(1)进行性脊肌萎缩症 3 型(Kugelberg-Welander 综合征):学龄前或青春期

发病，也有成年起病者。首发症状为步伐摇晃不稳，脊柱前凸，不易由平卧姿势爬起来，骨盆及下肢近端无力及早期出现肌萎缩，远端肌肉相对正常。数年后上肢亦无力，举臂不过肩。肌束震颤的出现提示为神经源性疾病，腱反射减弱或消失，有时伴有先天性脊柱侧突或弓形足，病程较长。

(2)脊髓、神经根局限性损害：颈髓或腰髓两侧前角细胞进行性病变亦有近端肌萎缩，如肿瘤或脊髓空洞症，有长束症状可鉴别。上颈段、上腰段神经根损害，如神经根炎或机械性压迫，也有近端肌萎缩，但感觉障碍多很明显。

(二) 肢体远端(对称性)肌萎缩

1. 中枢神经病变

(1)运动神经元病：如肌萎缩性侧索硬化，分布于远端者较多见。临床表现为肌无力、肌束震颤和肌萎缩，常见于成年，男多于女，慢性起病，常见手部肌肉无力和萎缩，先起于一侧，数月或一年后扩至对侧，萎缩严重。起于肩胛带者较少。少数患者先侵犯下肢，早期诊断困难，直到累及上肢时才考虑到本病。少数患者肌萎缩始于躯干或颈部，以致不能站立或头竖不直、呼吸困难。眼外肌不受累，肌束震颤常见于早期。本病的一个重要征象是早期出现腱反射亢进和病理反射阳性。无客观感觉障碍和大小便功能障碍。

(2)脊髓疾病：脊髓空洞症、脊髓肿瘤也可产生远端肌萎缩，有感觉分离或椎管阻塞可作诊断。

2. 周围神经病　远端型肌萎缩常见原因，如中毒、感染、营养代谢障碍、过敏、缺血、变性或病因不明的多发性神经病。如吉兰 - 巴雷综合征，急性或亚急性起病的四肢进行性对称性的弛缓性瘫痪和肢体末端麻木，病前可有感染史。腱反射消失，可有脑神经损害，感觉障碍体征相对较轻，一般无大小便障碍，脑脊液中蛋白 - 细胞分离。遗传性运动感觉性神经病或称腓骨肌萎缩症(Charcot-Marie-Tooth 病)，隐匿起病，缓慢加重，主要表现为双下肢无力和萎缩，萎缩界限分明，两侧大腿下 1/3 以下肌萎缩，如倒置的酒瓶，常伴弓形足。

3. 肌病　肌萎缩分布于远端的肌病颇少见。

(1)晚发的遗传性远端萎缩性肌病：起病于 20~77 岁，男多于女，始于下肢远端肌无力和肌萎缩，渐波及上肢远端，也有先累及手部小肌群和前臂肌，终于发展至近端肌，可有面肌及胸锁乳突肌无力。病程较慢，自然寿命不缩短，肌电图及肌活检均证实为肌病变化。

(2)强直性肌营养不良症：大多在中年起病，显性遗传。除肌强直外尚有始自肢体远端、面部和颈项肌肉的无力和萎缩，常伴有白内障、秃发、睾丸萎缩、甲状腺功能减退、心肌损害、糖尿病等症状。病程进展缓慢。

(三) 全身肌萎缩

1. 见于全身性营养不良、恶病质(恶性肿瘤末期,垂体功能不全如Simmonds综合征、Sheehan综合征)等引起全身消瘦。长期废用、衰老,肌萎缩和肌力减退不成比例,如老年人明显消瘦,但肌力相对良好。

2. 先天性肌病弥漫性中度肌无力和肌萎缩:起病于5岁左右,常有不能上体育课,不能骑车、跑步等,检查发现近端肌比远端肌、伸肌比屈肌受累重;腱反射减退或消失,可有关节挛缩,进展很慢。血清肌酶谱多正常。肌电图显示正常或轻度肌病变化。本组疾病包括中央轴空病(central core disease)、线杆状体疾病(nemaline myopathy)、线粒体肌病(mitochondrial myopathy)、肌小管肌病(myotubular myopathy)、多轴空肌病(multi-core myopathy)、还原体肌病(reducing body myopathy)、指纹体肌病(finger-print body myopathy)以及可能Ⅰ型肌原纤维溶解的家族性肌病。

(四) 局限性肌萎缩

1. 头面部肌萎缩

(1) 偏侧面肌萎缩(Parry-Romberg综合征):青年期起病,由面部一处开始萎缩,扩及整个面部,甚至同侧颈部和乳房,患侧面肌凹陷,肌萎缩累及同侧舌、牙龈、软腭,额部脱发,皮肤有白斑,可有神经痛,患侧汗、泪增多或减少,瞳孔扩大,可伴局限或全身抽搐。本病可能为交感神经障碍。

(2) 延髓麻痹运动神经元疾病:起病时即有构音障碍、吞咽困难、舌肌萎缩等,可因累及迷走神经背核突然死亡。

(3) 面神经麻痹:见于治疗效果不佳,长期面部瘫痪者。

(4) 肌四头肌萎缩:如见于一侧股神经外伤。

(5) 慢性进行性眼外肌瘫痪:如见于眼肌咽肌型肌营养不良症。

2. 单侧肢体肌萎缩

(1) 青年上肢远端肌萎缩症(平山病):好发于青春期男性,肌萎缩局限于上肢远端,多在5年内停止发展。无感觉异常,无反射增高及锥体束征。通常单侧受累,也可以双侧不对称累及。

(2) 手肌萎缩:见于正中、尺神经损伤。腕管综合征:示指、中指及环指疼痛并向上臂反射,拇指对掌无力,猿手样萎缩,腕部有压痛。颈肋综合征:小鱼际肌萎缩,颈根部有压痛,桡动脉搏动弱。颈椎骨质增生神经根受压也可有鱼际肌萎缩。此外,灰髓炎、臂丛神经炎、进行性脊肌萎缩症、脊髓空洞症、缺血性肌炎(夹板压紧)均可致手肌萎缩。

(3) 下肢肌萎缩:如腓神经损伤(垂足)。此外,也见于腰椎间盘脱出、腰椎管狭窄、脊髓灰质炎。

(4)先天性偏侧瘫痪累及面和同侧身体的一半，其特征是进行性肌萎缩伴发育不良，皮肤、毛发、皮下组织、结缔组织、软骨、骨骼也都受累，为大脑(顶叶)病损的结果。

3. 颈、躯干孤立性肌萎缩如胸锁乳突肌、斜方肌、胸大肌、腹直肌、臀肌等单侧肌萎缩均较少见。

【诊断】

(一) 病史、体格检查及辅助检查

应问清发病年龄、起病方式及家族史。急性炎症性病变，肌无力常先于肌萎缩；慢性起病者，可萎缩先于无力，或两者同时出现，如运动神经元病。检查时除注意肌萎缩的分布外，注意有无肌束震颤、肌肉压痛、肌强直、周围神经粗大，有无病理反射，感觉障碍。此外观察病程的进展也有重要意义。总之临床观察病情及体征仍是最重要的诊断方法。也可做各种辅助检查，如血清肌酸磷酸激酶测定、肌电图、肌肉活检等，但不能过分依赖辅助检查，详细研究病情极为重要。

(二) 诊断要点

在判断病变损害部位及性质时，必须明确肌萎缩的分布状况，包括肢体的近端、远端，两侧是否对称，局限于一个肢体，或某一神经支配的肌肉等，结合神经系统其他的体征进行正确分析推断。

1. 个别神经损害肌萎缩限于该神经支配的肌肉。
2. 多发性神经损害肌萎缩多在肢体远端。
3. 神经根、丛损害如有萎缩则为节段性分布。
4. 脊髓前角细胞损害肌萎缩程度和分布视脊髓损害水平及纵横范围而定。
5. 肌肉损害系统性或全身性肌病如多发性肌炎及肌营养不良症主要是近端肌萎缩。若患者为成年人，怀疑多发性肌炎或系统性疾病并发的肌病，如甲状腺功能障碍；若患者为儿童，则首先考虑肌营养不良症。

(王文昭)

51　腰痛

【定义】

腰痛(lumbago)，或称下背痛(low back pain，LBP)是临床表现为腰、骶及臀部的疼痛，伴或不伴有下肢症状的一组症状综合征，而非一种疾病诊断。

【病因】

腰痛没有特定的疼痛表现特点，临床上较难准确判定其真正的病变位置和起因(表1-1-34)。

表 1-1-34 常见腰痛原因

原因	疾病
功能性	姿势不当
机械性	骨折、脱位、隐性脊柱裂
根性	椎间盘突出、椎体退行性变
风湿性	血清阴性脊柱关节病（如强直性脊柱炎、银屑病关节炎）、纤维肌痛综合征、风湿性多肌痛
感染性	腰骶椎骨髓炎、脊柱结核
代谢性	骨关节炎、骨质疏松、甲状旁腺功能亢进
肿瘤性	脊柱、骨盆原发或转移瘤
内脏牵涉痛	胸腔、腹腔、盆腔及腹膜后内脏疾病

【诊断】

（一）病史采集

强直性脊柱炎主要发生于青壮年男性，纤维肌痛综合征多见于女性，而骨关节炎、骨质疏松多始发于老年人。机械性腰痛可表现为外伤等诱因后突然发作，强直性脊柱炎的疼痛初始间断性发作，后可发展为持续性。伴有下肢放射痛者多有坐骨神经或神经根受压迫。不可忽视全身症状，如伴有不明原因体重下降者需警惕肿瘤疾病、伴有发热盗汗者需注意有无结核感染。强直性脊柱炎多有家族聚集性。

（二）体格检查

观察步态、腰椎活动度、关节局部压痛点、直腿抬高试验、骨盆挤压试验、4字试验、Schöber 试验等；肌力检查、神经系统查体，同时关注有无皮疹、指甲改变等关节外表现。

（三）辅助检查

血常规、C 反应蛋白、血沉、血清钙、磷测定、血清碱性磷酸酶、X 线平片等。疑诊脊柱关节病患者需完善 HLA-B27 检测、骶髂关节 MRI 或者 CT 检查。

（四）鉴别诊断

炎性腰背痛：起病年龄小于 45 岁和腰背痛大于 3 个月的患者，伴有以下 4 条中 2 条者：①晨僵；②疼痛活动后减轻，休息后不缓解；③夜间痛；④交替性臀部疼痛（表 1-1-35）。

表 1-1-35　炎症性腰痛和机械性腰痛鉴别

病史、症状	炎症性	机械性
既往史	有	一般无
家族聚集性	有	无
起病形式	隐匿	急骤
睡眠影响	夜间痛致睡眠欠佳	一般无
晨僵	明显	无
休息 / 活动	休息后不缓解 活动后减轻	休息后缓解 活动后加重
疼痛范围	不固定	局限
直腿抬高试验	阴性	阳性
神经定位	阴性	阳性
髋关节受累	可有	无

（吴　歆　王秀雯）

第二节　急诊处理

1　垂体危象

【定义】

垂体前叶功能减退症患者未获得及时诊断和治疗，遭遇各种诱因（应激）后或因严重功能减退自发地发生的休克、意识不清和代谢紊乱危急征象，称为垂体危象。主要表现为休克、昏迷，甚至死亡。

【病因】

比较常见的病因为希恩综合征和垂体卒中，其他还包括蝶鞍区手术、放疗和创伤，因垂体瘤切除可能损伤正常垂体组织、术后放疗更加重垂体损伤，而严重头部损伤可引起颅底骨折、损毁垂体柄和垂体门静脉血液供应。另外，感染与浸润病变也是重要原因之一，包括细菌、病毒、真菌、结核等引起的垂体炎症、脓肿形成以及一些全身性疾病的脑部受累，如白血病、淋巴瘤等血液病，特发性自身免疫性垂体损害等。

【临床表现】

（一）症状和体征

1. 垂体前叶功能减退表现，如乏力、皮肤色浅、腋毛、阴毛脱落、产后无乳、闭经，可有分娩大出血、垂体手术史。

2. 休克因轻度感染、小手术、腹泻、恶心呕吐、麻醉等引起血容量不足，造成四肢冰凉、皮肤弹性差、低血压等休克表现。

3. 昏迷

(1)低血糖型：多于饥饿或空腹时发病，也可因注射胰岛素导致(如应用胰岛素不当或行胰岛素耐量试验诱发)；少数患者可因进食过多导致内源性胰岛素分泌过多而引起。临床上主要表现为低血糖症群、晕厥，有时伴有癫痫样发作，甚至昏迷及低血压。

(2)感染诱发昏迷：表现为高热等感染症状和昏迷、血压过低等。

(3)镇静剂和麻醉药诱发昏迷：患者对镇静剂和麻醉药甚为敏感，一般剂量即可陷入长时间的昏睡乃至昏迷。

(4)低温型：多因冬季寒冷诱发，其特征为体温过低及昏迷。

(5)失钠型：多由于手术或胃肠道功能紊乱引起失钠脱水所致，主要表现为脱水、外周循环衰竭。另外开始用皮质激素的最初几天，可使肾小球滤过率增高，而引起尿钠排泄增多，补充甲状腺激素也有利尿作用，均有诱发昏迷的可能。

(6)水中毒型：因患者原有排水障碍，不适当进水过多可引起水中毒，主要表现为水滞留、低血钠及血细胞比容降低。

(7)垂体卒中：垂体突发出血、梗死致体积增大和神经内分泌紊乱。主要表现为：①突然发生颅压增高的症状。②常有蝶鞍邻近组织的压迫症状，如向上压迫视觉通路、间脑和中脑，引起视力下降，甚至失明、视野缺损及生命体征改变；向下压迫丘脑引起低血压、体温失常、呼吸频率和节律失常及心律失常；压迫侧面进入海绵窦引起眼外肌麻痹、三叉神经症状及静脉回流障碍。③下丘脑-垂体功能减退的症状。

(8)垂体切除术后昏迷：可由于垂体局部损伤引起意识障碍或由于内分泌腺功能减退，尤其是术前肾上腺皮质功能减退，不能耐受手术所致的严重刺激，或是由于手术前后发生水、电解质紊乱所致，患者在垂体切除术后神志不能恢复，呈昏迷状态，可持续数日以至数周。

（二）辅助检查

1. 糖代谢　血糖降低，甚至低于2.5mmol/L，一般见于低血糖昏迷型。

2. 电解质 血清钠、氯水平偏低,见于失钠性昏迷型。

3. 内分泌功能测定

(1)靶腺激素水平减低:甲状腺激素、肾上腺皮质激素和性腺激素水平低。

(2)垂体激素减少:促肾上腺皮质激素(ACTH)、促甲状腺激素(TSH)、黄体生成素(LH)、促卵泡激素(FSH)、生长激素(GH)均降低。

4. 其他检查 贫血、血脂高、血钠及血氯低、糖耐量曲线低平。

5. 影像学检测 对怀疑垂体瘤和垂体卒中的患者:① X 线平片,可发现蝶鞍扩大,前床突消失,鞍底变薄或破坏。② CT 平扫时,肿瘤可呈现为低密度(水肿或坏死),也可出现高密度区(出血),注射造影剂后肿瘤可呈现周边性强化,MRI 检查可早期明确垂体卒中。

【诊断】

患者如果出现休克、昏迷,根据垂体功能不全的病史(如产后大出血)或者急查垂体激素提示有垂体功能不全(血皮质醇、ACTH、TSH 等垂体激素和靶激素)均低于正常,结合患者临床有低血压、低血糖和低钠的表现,可以明确诊断,特别是在进行糖皮质激素和甲状腺激素的补充后,如果患者的症状和体征改善明显,也是诊断支持证据之一。值得注意的是垂体危象时,TSH 和 ACTH 也可以在正常范围低限,但是甲状腺激素和血皮质醇一定是绝对低值。因为,垂体可能是部分受损导致其代偿功能不足,因此,虽然靶激素(血皮质醇和甲状腺素)严重缺乏,垂体激素(ACTH 和 TSH)不能够充分代偿或代偿性升高,也是垂体功能不足的重要表现。

【处理原则】

1. 低血糖型立刻静脉注射 50% 葡萄糖 40~60ml,继后以 10% 葡萄糖 500~1 000ml 维持治疗和防止低血糖,继以 10% 葡萄糖液静脉滴注。为了避免内源性胰岛素分泌再度引起低血糖,还需静脉滴注氢化可的松,第一个 24h 用量 200~300mg,以后逐渐减量,1 周内过渡到口服。

2. 解除肾上腺危象。每 5% 葡萄糖盐水(0.5~1.0L)加入氢化可的松 200~300mg/d,静脉滴注,一旦患者从急性发作中恢复,氢化可的松剂量应迅速逐渐减少至标准维持剂量 20~30mg/d,口服通常 3 次,氢化可的松也可以静脉内或肌内注射 100mg,随后 100~300mg/d,连续 2~3d,当患者不能耐受口服药物时,应以 100~200mg 静脉注射,然后连续输注为 2~4mg/h,6h/ 次,注射 50~100mg。垂体卒中患者,经常伴有恶心、呕吐,所以在急性环境中不推荐口服皮质激素。作为静脉内推注的氢化可的松 100~200mg,考虑到皮质醇结合球蛋白的饱和动力学,间歇性静脉注射氢化可的松不太受欢迎;大部分给药的类固醇将被过滤到尿液中而不是药理学上可用的。

3. 失钠型(血钠 <110~115mmol/L)可在心脏功能监测下静脉滴注 500~1 000ml/h(生理盐水或3%氯化钠),将血钠提高到120~125mmol/L。为提高血钠浓度和减少肺水肿危险,可使用高渗氯化钠液,但在输注3%氯化钠的同时,应输入呋塞米(1mg/kg),低血钠纠正应缓慢进行,以血钠浓度升高0.5~1mmol/(L.d)为宜,以防止脑桥脱髓鞘。同时,可予以氢化可的松25~50mg加入50%葡萄糖液40ml静脉推注,4h/d监测血钠,当血钠达到125mmol/L,即可停止补钠。

4. 水中毒型应立即口服泼尼松10~20mg,或静脉推注氢化可的松50~100mg或地塞米松1~5mg加入50%葡萄糖液40ml静脉推注,忌补入水分过多,酌情补钠、利尿。尽量排除过多水,情况危急或利尿剂无效者可用腹膜透析或血液滤过。对于合并低血糖型,可酌情增加皮质激素的用量,如增加氢化可的松用量至200~300mg/d。

5. 低温型应保温和给甲状腺激素,如口服优甲乐每6h 20~40μg;严重者可每6h静脉推注T3 25μg作用更快,同时宜静脉滴注氢化可的松50~100mg。

6. 卒中型宜急诊开颅手术治疗,但是慎用镇静眠药。

7. 去除病因,抗感染治疗,预防休克。

8. 病情稳定后,可根据情况给予激素替代治疗。

(何 超)

2 肾上腺危象

【定义】

机体在各种应激情况下,诸如严重感染、创伤、手术和胃肠功能紊乱等,或长时间(2周以上)大量应用皮质激素患者骤然停药,或因肾上腺羟化酶先天性缺乏等情况下,肾上腺皮质激素绝对或相对分泌不足而出现肾上腺皮质功能急性衰竭所致的症状,称为肾上腺危象。其临床特征是血压下降、周围循环衰竭、厌食、恶心、呕吐、腹泻、高热、脱水、乏力、嗜睡以致昏迷,并有低血钠、高血钾、低血糖、血皮质醇降低等表现,病情凶险,应尽速抢救,否则,常于1~2d内死亡。

【病因】

1. 慢性肾上腺皮质功能减退症(Addison病) 因感染、创伤和手术等应激情况,或停服激素而诱发肾上腺皮质功能急性低减。

2. 长期大量肾上腺皮质激素治疗。

3. 肾上腺手术后因依赖下丘脑垂体的肾上腺皮质增生或肾上腺外疾病

(如转移性乳腺癌),做肾上腺切除术;或者肾上腺腺瘤摘除术后,存留的肾上腺常萎缩,下丘脑-垂体-肾上腺轴的功能,由于腺瘤长期分泌大量皮质醇而受抑制,其功能的恢复,至少需时9个月或1年以上,如不补充激素或在应激状况下不相应增加激素剂量,也可引起急性肾上腺皮质功能减退。

4. 急性肾上腺出血常见原因为严重败血症,主要是脑膜炎球菌败血症,引起肾上腺出血,与弥散性血管内凝血(DIC)有关,其他细菌所致败血症、流行性出血热等也可并发肾上腺出血。

5. 肾上腺皮质储备功能降低或先天性肾上腺增生症应用一些抑制甾体激素合成或促进其代谢、清除的药物和食物,如利福平、米非司酮、镇静药、米托坦、酮康唑、甲状腺素、甘草、葡萄柚汁等。

【临床表现】

(一) 临床状和体征

包括肾上腺皮质激素缺乏所致的症状以及促发或造成急性肾上腺皮质功能减退的疾病表现。肾上腺皮质激素缺乏大多为混合性的,即糖皮质激素和潴钠激素两者皆缺乏。

1. 发热多见,可有高热,体温达40℃以上,有时体温可低于正常。

2. 消化系统 厌食、恶心、呕吐等常为早期症状,如能及时识别,加以治疗,常很快好转,也可有腹痛、腹泻等症状。

3. 神经系统 软弱、萎靡、无欲、淡漠、嗜睡、极度衰弱状,也可表现为烦躁不安、谵妄、意识模糊,甚至昏迷。

4. 循环系统 心率增快,可达160次/min,四肢厥冷,循环虚脱、血压下降,陷入休克。

5. 脱水征象常不同程度存在。

6. 其他继发性肾上腺皮质功能减退时,患者肾素-血管紧张素-醛固酮系统相对正常,低血容量少见,一般很少会引发危象,低血糖昏迷较常见,可伴有低钠血症。患者常伴其他垂体前叶激素缺乏的症状。若危象系垂体肿瘤所致的垂体卒中诱发,患者可有剧烈的头痛、视野缺损及视力急剧下降,在合并感染、手术和创伤等应激下,可有低血压、休克的表现。

(二) 辅助检查

1. 血皮质醇水平测定。

2. 血清ACTH、快速(250μg)ACTH刺激试验、低剂量(1μg)ACTH刺激试验。

3. 血肾素及醛固酮水平、血常规、血生化。

4. 腹部X线平片检查、肾上腺超声、腹部CT扫描。

急诊处理

【诊断】

主要根据病史、症状和体征以及相应辅助检查作出临床诊断；下列情况应想到肾上腺危象诊断可能：

1. 当前疾病难以解释的脱水、低血压、休克。

2. 在疲劳、厌食、体重降低的基础上出现急腹症。

3. 无法解释的低血糖其可能是继发性肾上腺皮质功能衰竭唯一异常的表现。

4. 无法解释的高热、低体温。

5. 低钠血症、高钾血症及其他生化异常包括高氮质血症、高磷血症、低氯血症、高钙血症及低蛋白血症等，实验室检查主要是血浆皮质醇水平低下。在原发性肾上腺危象者，ACTH 升高、肾素 - 醛固酮水平降低，继发性者 ACTH 降低，醛固酮分泌能力正常。

6. ACTH 兴奋试验是最具诊断价值的检查，用来检测肾上腺对外源性 ACTH 的反应能力。

【处理原则】

1. 迅速补充肾上腺皮质激素　第一个 24h 应给足量氢化可的松 300~400mg，第二天剂量可减半，4~5d 后改为口服生理量或立即静脉推注氢化可的松琥珀酸钠 100mg，或用 5% 葡萄糖液 500~1 000ml 加氢化可的松 100~200mg，在 6h 内滴完。一般第一天用 300mg，并可同时肌注醋酸可的松 50mg，每 12h 一次。病情改善后改可的松口服，并逐渐减至维持量。

2. 补液　补液量视病情而定，一般第 1 天约需输入 5% 葡萄糖氯化钠液 3 000ml。如失钠、失水不明显，不宜多给糖盐水，以免诱发肺水肿。

3. 抗休克　补充皮质激素后如仍处于休克状态，应给间羟胺、去氧肾上腺素（新福林）等升压剂。亦可输血或输血浆。

4. 肾上腺危象患者常有感染、创伤等诱因存在，诱因未消除者病情难以控制，病程中应积极控制感染等诱因，同时给予全身支持治疗以度过危重阶段。

（何　超）

3　甲状腺功能亢进症危象

【定义】

甲状腺功能亢进症（甲亢）在病情没有被控制的情况下，由于一些应激的激发因素，使甲亢病情突然加重，出现了严重的危及患者健康和生命的状态，叫作甲亢危象。本病是甲亢病情快速进展并危及患者生命的严重合并症，本病不常见，但病死率很高。

【病因】

感染、手术、^{131}I 治疗、劳累、精神激动、严重创伤、酮症酸中毒等诱发。

【临床表现】

(一) 症状和体征

1. 典型的甲亢危象

(1) 高热：体温急骤升高，常在 39℃以上，大汗淋漓，皮肤潮红，继而可汗闭、皮肤苍白和脱水。高热是甲亢危象的特征表现，是与重症甲亢的重要鉴别点，使用一般解热措施无效。

(2) 心血管系统：脉压明显增大，心率显著增快，超过 160 次 /min，患者易出现各种快速心律失常，如期前收缩、房性心动过速、阵发性及持续性心房颤动，其中以期前收缩及心房颤动为多见。另外心脏增大甚至发生心力衰竭也较常见，如果患者出现血压下降，心音减弱及心率慢，说明患者心血管处于严重失代偿状态，预示已发生心源性休克。不少老年人仅有心脏异常，尤以心律失常为突出表现。

(3) 消化系统：食欲极差、恶心、呕吐频繁，腹痛、腹泻明显，有些老年人以消化系症状为突出表现。

(4) 中枢神经系统：意识障碍、焦虑、烦躁、谵妄、嗜睡，最后陷入昏迷。

2. 先兆危象 由于危象期死亡率很高，常死于休克、心力衰竭，为及时抢救患者临床提出危象前期或先兆危象的诊断，先兆危象是指：①体温 38~39℃；②心率 120~159 次 /min，也可有心律不齐；③食欲不振、恶心、排便次数增多，以及多汗；④焦虑、烦躁不安，危象预感。

3. 不典型甲亢危象 不典型甲亢或原有全身衰竭、恶病质的患者。危象发生时常无上述典型表现，可只有下列某一系统表现，例如：①心血管系统：心房颤动等严重心律失常或心力衰竭。②消化系统：恶心、呕吐、腹泻、黄疸。③精神神经系统：精神病或淡漠、木僵、极度衰弱、嗜睡、反应迟钝、昏迷、反应低下。④体温过低，皮肤干燥无汗。

(二) 辅助检查

1. 血清 T_3、T_4、rT_3 升高，FT_3、FT_4 升高更明显，但并不存在甲亢危象 FT_3、FT_4 升高的切点。

2. 基础代谢率多增加 60% 以上。

【诊断】

甲亢危象患者的甲状腺激素水平和非危象患者比较并没有显著差异，有的患者甚至不高，所以甲状腺激素水平高低不是诊断甲亢危象的必要条件，单纯根据甲状腺激素水平高低无法鉴别甲亢和甲亢危象。北京协和医院根据多年的临床经验提出较为简便的诊断要点：①高热：体温 >39℃；②心动过速：心率 >160 次 /min；③神志异常：烦躁不安、昏睡、昏迷；④其他：大汗、严重腹泻、身体显著消瘦，包含 2 个或 2 个以上指征可以考虑是甲亢所致甲亢危象。心力衰竭是甲亢危象的重要诱因，是导致患者死亡的重要因素，感染也是甲亢危象的另外一个重要诱发因素。

【处理原则】

（一）拮抗甲状腺激素治疗

1. 抑制甲状腺激素合成及分泌

(1) 阻断甲状腺激素的合成：立即给以丙硫氧嘧啶 200mg/ 次或甲巯咪唑 20mg/ 次，每 6h 一次，口服或鼻饲。

(2) 抑制甲状腺激素的释放：静脉滴注碘化钠 0.5~1.0g，或口服复方碘溶液 10~20 滴，每 8h 一次。一般宜先用硫脲类药物 1~2h 后再用碘剂，情况危急也可同时应用。

(3) 碳酸锂：此药有降低血中 T_3、T_4 水平和刺激骨髓增生作用，剂量 250mg/ 次，每日 3 次口服。

2. 降低周围组织对甲状腺激素的效应　①利血平，1~3mg 肌内注射，每 4~8h 一次。②胍乙啶，1~2mg/(kg·d)，一般用药 12h 内可见效，副作用有轻度直立性低血压和腹泻。③普萘洛尔，20~80mg，口服，每 4h 一次；紧急情况下，可用 2~3mg 溶于葡萄糖液 20ml 缓慢静脉注射，能迅速控制心率，心力衰竭及支气管哮喘患者不宜应用，心力衰竭者可给予洋地黄类药物。

3. 血浆置换及腹膜透析　上述措施 1 周内仍未见效，病情较重者可应用血浆置换及腹膜透析，以清除血中过量的甲状腺激素。

4. 肾上腺皮质激素　甲亢即有肾上腺皮质激素相对不足，出现危象则该激素需要量更增多，一般应每日静脉输注氢化可的松 200~300mg 或相当量的其他肾上腺皮质激素制剂，病情好转后减量、停用。

（二）支持治疗

1. 保持气道通畅　如患者出现脉速、气急、胸闷等症状，即予平卧位，保持气道通畅，可给予心电监护、吸氧、监测生命体征及血气分析。

2. 治疗并发症、合并症并予支持治疗　针对病因、诱因而采取相应措施，并加强支持治疗，如迅速纠正水与电解质紊乱，静脉输注葡萄糖，补充大量维生素 C 和 B 族维生素以及给氧等，高热者可予冰帽或酒精擦浴。

3. 控制或消除诱发危象的诱因　如用抗生素控制感染等，精神紧张可给镇静剂，但忌用吗啡。

（何 超）

4 急性颅内高压症

【定义】

急性颅内高压症是多种疾病引起脑实质及其液体量增加所致的一种较为常见的综合征，重者可迅速发展成脑疝而危及生命。

【病因】

常见病因是脑卒中、急性颅内感染及重型颅脑伤等；某些有慢性颅内高压症的疾病（如脑肿瘤），发展到一定程度，可使脑组织、脑血流和脑脊液循环丧失代偿能力而出现严重脑缺血、缺氧和水肿，导致急性颅内高压症。

【临床表现】

（一）症状和体征

1. 头痛早起时重，当咳嗽、排便用力或改变头位时可使头痛加重。婴幼儿表现烦躁不安、尖叫或拍打头部，新生儿表现为睁眼不睡和尖叫。

2. 呕吐多不伴恶心，常为喷射性呕吐。

3. 表情淡漠、嗜睡或躁动，进一步发生惊厥和昏迷。

4. 头部体征在婴儿可见前囟紧张隆起，失去正常波动，前囟迟闭，可有颅骨骨缝裂开。

5. 眼部特征可有复视、落日眼、视物模糊、甚至失明等。眼底多有双侧视神经盘水肿，但婴儿前囟未闭者不一定发生。

6. 生命体征改变包括收缩压最先升高继而脉率减少，呼吸节律慢而不规则。生命体征改变乃因脑干受压所致，若不能及时治疗，颅内压将继续上升发生脑疝。

7. 脑疝者出现瞳孔大小不等，对光反射消失，昏迷加重，呼吸节律不整甚至骤停。

（二）辅助检查

1. 头颅 CT 及 MRI 检查。

2. 腰穿明确颅内压力。

【诊断】

依据临床症状以及头颅 CT 或者 MRI 检查、腰穿进行脑脊液化验。

【处理原则】

1. 急诊处理　意识障碍严重，疑有脑疝危险时需做气管插管保持气道通畅，$PaCO_2$ 维持在 3.3~4.7kPa，PaO_2 维持在 12kPa 左右，有脑干受压体征和症状者，应行颅骨钻孔减压术，也可作脑室内或脑膜下穿刺以降低和监测颅内压。

2. 降低颅内压 使用高渗脱水剂，首选20%甘露醇，每次0.5~1g/kg，6~8h重复一次。为避免大剂量甘露醇引起脱水或静脉压下降，可同时使用白蛋白、血浆等保持胶体渗透压。

3. 肾上腺皮质激素 能降低脑血管、血-脑脊液屏障和细胞膜的通透性，抑制脑脊液分泌，增加肾小球滤过率，减少肾小管重吸收，故有较强的脱水利尿和减低脑水肿作用。临床应用时应常规使用H2受体阻滞剂等以预防其副作用，老年人应注意补钙等。

(1) 地塞米松：每次20~40mg溶于10%葡萄糖液500ml中静脉注射，每日1次，危急时可静脉注射：首剂10mg，每6h重复注射5~10mg。

(2) 甲泼尼龙：每次500~1 000mg溶于5%或10%葡萄糖液500ml中静脉注射，每日1次。

(3) 氢化可的松：每次200~400mg，用10%葡萄糖液500ml稀释后静脉注射，每日1~2次；作用较地塞米松快，但较弱。

4. 冬眠降温疗法 采用冬眠药物，例如氯丙嗪、异丙嗪各25~50mg、哌替啶50mg肌内注射或溶于5%或10%葡萄糖液250ml中静脉缓慢静注，6h后重复一次；并辅以体表近大血管部位的冷敷，使体温降低到35℃左右，以降低脑代谢和脑耗氧量而改善脑水肿和降低颅内压，上法适用于伴有高热或躁动不安的重型颅脑伤、脑出血或中枢肿瘤患者，心、肝、肾功能不全者慎用。

5. 高压氧 适用于颅脑伤、脑卒中等伴有脑水肿者。若病情许可，可将患者置于高压氧舱内，通过提高血氧张力，恢复脑血管紧张度，减少渗出，治疗脑水肿，降低颅内压。

6. 手术治疗 适用于诊断明确的颅内占位性病变以及有脑疝形成的非占位性病变经脱水利尿等保守治疗未能奏效者。

(1) 根治手术：如切除肿瘤，摘除囊肿、脓肿或清除血肿等针对病因的手术。

(2) 脑室穿刺引流术：适用于后颅凹或中线占位性病变以及少数炎症引起的阻塞性脑积水威胁生命者，目的是通过穿刺引流脑室液，以迅速降低颅内压。

7. 病因治疗 去除病因，防止病变发展，如抗感染、纠正休克与缺氧、改善通气、消除颅内占位病变等。

8. 对症治疗 如抗惊厥，控制体温，保持水、电解质酸碱平衡等。

（何 超）

5 癫痫持续状态

【定义】

癫痫持续状态（SE）一般是指一次痫性发作持续超过30min，或两次以上痫性发作间神经功能未完全恢复者。癫痫持续状态是威胁生命的一种紧急情况。迅速控制抽搐是抢救的关键；减轻脑水肿，保持呼吸道通畅，防止肺部感染，纠正水、电解质及酸碱平衡，降低高热，维护呼吸循环功能等，也都与抢救成败密切相关。

【病因】

1. 热性惊厥占小儿SE的20%~30%。

2. 主要发生于癫痫患者突然撤停抗癫痫药物、不规律服药、睡眠严重缺失或间发感染时。

3. 急性疾病中惊厥发作的各种病因均可引起症状性SE。

【临床表现】

（一）症状和体征

1. 全面性发作持续状态　全面强直-阵挛发作（GTCS）持续状态是临床常见的危险的癫痫状态强直-阵挛发作反复发生，意识障碍（昏迷）伴高热、代谢性酸中毒、低血糖休克、电解质紊乱（低血钾及低血钙等）和肌红蛋白尿等，可发生脑、心肝肺等多脏器功能衰竭，自主神经和生命体征改变。

2. 强直性发作持续状态　多见于Lennox-Gastaut综合征患儿，表现不同程度意识障碍，间有强直性发作或非典型失神、失张力发作等。

3. 阵挛性发作持续状态　表现阵挛性发作持续时间较长伴意识模糊，甚至昏迷。

4. 肌阵挛发作持续状态　肌阵挛多为局灶或多灶性表现节律性反复肌阵挛发作肌肉呈跳动样抽动，连续数小时或数天多无意识障碍。特发性肌阵挛发作（良性）患者很少出现癫痫状态，严重器质性脑病晚期如亚急性硬化性全脑炎、家族性进行性肌阵挛癫痫等较常见。

5. 失神发作持续状态　表现意识水平降低，甚至只表现反应性学习成绩下降，临床要注意识别。

6. 部分性发作持续状态　单纯部分性运动发作持续状态：表现身体某部分如颜面或口角抽动、个别手指或单侧肢体持续不停抽动达数小时或数天，无意识障碍发作终止后可遗留发作部位Todd麻痹，也可扩展为继发性全面性发作。

7. 边缘叶性癫痫持续状态　又称精神运动性癫痫状态，常表现意识障碍（模糊）和精神症状，如活动减少、呆滞、注意力丧失、定向力差、缄默或只能发单音调，以及焦虑不安、恐惧、急躁、幻觉妄想等持续数天至数月，常见于颞叶癫痫。

8. 偏侧抽搐状态伴偏侧轻瘫 多发生于幼儿，表现一侧抽搐，患者通常意识清醒，伴发作后一过性或永久性同侧肢体瘫痪。

9. 自动症持续状态 少数患者表现自动症，意识障碍可由轻度嗜睡至木僵、昏迷和大小便失禁，如不及时治疗常发生全身性发作，可持续数小时至数天，甚至半年，患者对发作不能回忆。

10. 新生儿期癫痫持续状态 表现多样，不典型，多为轻微抽动，肢体奇异的强直动作，常由一个肢体转至另一肢体或半身抽动，发作时呼吸暂停，意识不清。

（二）辅助检查

1. 常规脑电图（EEG）、视频 EEG 和动态 EEG 监测 可显示尖波、棘波、尖 - 慢波、棘 - 慢波等癫痫性波型，有助于癫痫发作和癫痫状态的确诊。

2. 头部 CT 和 MRI 检查 明确颅内病灶。

【诊断】

根据癫痫病史、临床特征、常规或视频 EEG 检查等，GTCS 持续状态发作间期意识丧失才能诊断；部分性发作持续状态可见局部持续性运动发作长达数小时或数天，无意识障碍；边缘叶癫痫持续状态、自动症持续状态均有意识障碍，可伴精神错乱等。

【处理原则】

（一）控制抽搐

原则是先用起效迅速、副作用较少的药物静脉注射，控制发作，继续静脉滴注，使药物的血清浓度保持在有效水平，防止反复发作，为此，药物选择、剂量及给药途径显得十分重要。

1. 地西泮 为治疗癫痫持续状态的首选药。先用地西泮 10~20mg 缓慢静注，最快不短于 2min，通常几分钟内抽搐即被压制。随后用地西泮 20~40mg 稀释于 10% 葡萄糖 250~500ml 中静滴，视发作控制的情况逐渐减速减量，连续滴注 10~24h，使地西泮总量达到 60~120mg 或更多些。

2. 丙戊酸钠（德巴金） 先以 10~15mg/kg 剂量，直接缓慢静注（在 3~5min 内注射完），以达到负荷量。在用药后 30min，以每小时 1mg/kg 剂量给予维持量。对于发生癫痫持续状态之前，已用丙戊酸口服的患者，上述负荷量和维持量可减半。丙戊酸钠注射适用于各种类型癫痫持续状态，83% 患者在给予负荷量后 20min 内发作停止。

3. 苯巴比妥 可以用于地西泮静脉注射后的疗效维持。肌内注射剂量为每次 8~9mg/kg（发病前曾使用过本药者应适当减量）。首次注射后 4~6h，根据发作控制情况酌情给予首次剂量的 1/3~1/2 肌注，并将该剂量作为维持量，每 6~8h 肌注 1 次，至发作完全停止。

4. 异戊巴比妥（阿米妥钠） 开始应用 5mg/kg 的负荷剂量静脉注射，随之以 0.5~3mg/（kg·h）连续静脉输注，直至发作停止或见暴发性抑制脑电图，对于成年患者，一般用 0.5~0.75g 稀释于生理盐水 10~15ml 中，以 1ml/min 的速度缓慢静注；注射过程中必须严密观察呼吸，发现抑制趋向，应即刻中止注射，并予呼吸兴奋剂。

5. 丙泊酚 属于非巴比妥类短效静脉用麻醉剂。许多临床研究证实本药比巴比妥类更能成功地控制发作，平均起效时间为 2~6min，有人主张在初始治疗失败或发作持续 60~90min 以上时，可作为首选药物，使用剂量是 1~2mg/kg 静脉注射，继以 2~10mg/（kg·h）持续静脉维持，控制发作所需的血药浓度为 2.5μg/ml。应注意逐渐减量，以避免癫痫发作的反跳。

6. 利多卡因 也有较强的抗抽搐作用，但用量过大反会引起抽搐或导致致死性循环抑制，还有肝脏副作用，故只作为上述抗抽搐制剂缺乏时的备用药。急救时一般用 1% 利多卡因 10ml，每分钟以 20mg 的速度，缓慢静注，而后改用时速 1~2ml/kg 静滴；一旦发作初步控制，即开始鼻饲常用的抗癫痫药。

以上所列几种药物的用量，都是一般体重的成人剂量，老年人及有脏器疾病者需慎重选药，酌情减量，儿童则应按年龄、体重或体表面积的标准计算用量。

（二）减轻脑水肿

脑水肿严重时可产生脑疝，故在控制抽搐的同时，应积极减轻脑水肿。

一般用 20% 甘露醇 250ml 快速静脉滴注，4~6h 后可重复应用，脑水肿严重，有脑疝迹象的病例，可酌情加大药量。甘油果糖脱水作用较持久，每次 250~500ml，每日静滴 2 次，可同时应用 β 七叶皂苷钠 20mg，加入 500ml 液体中，每日静滴一次，或地塞米松 10~20mg 静脉滴注。

（三）保持呼吸道通畅，防治肺部感染

1. 此类患者常有舌后坠，分泌物积滞于咽腔与上呼吸道内，妨碍换气，加重脑缺氧和脑水肿，必须及时吸出，以防窒息、肺炎和肺不张。

2. 凡通气量不足，血气分析动脉氧分压偏低，排痰不利者，特别是大剂量使用抗癫痫药物时（同时有抑制呼吸作用），应及早气管插管，吸痰和保证供氧。

3. 发现感染迹象，选用适当抗生素治疗。

（四）纠正水电解质及酸碱平衡紊乱

伴随频繁发作肌肉颤搐、过度呼吸、盛汗以及高热等都直接影响水、电解质和酸碱平衡，应定期监测有关指标，及时予以处理。

(五) 降低高热,防止衰竭

频繁抽搐、肺部感染、中枢调节功能紊乱,常引起高热。高热又易导致衰竭。首先应针对原因防止高热;持续高热可用人工冬眠降温治疗,有条件时可用冰毯机降温。补充热能是防止衰竭的基本措施,昏迷不能进食,应静脉输液。一旦抽搐控制,肠鸣音恢复,应即鼻饲。

(六) 维护呼吸循环功能

凡因脑水肿或抗抽搐药物的副作用引起呼吸抑制,或呼吸虽通畅,换气量仍然不足者,应定时给予呼吸兴奋剂。血容量不足、血压下降,应予及时补充血浆及液体,血压下降而非血容量不足者,选用升压药。

(七) 防止外伤

抽搐过程中易发生舌、颊咬伤,颞颌关节脱位,也可能引起椎骨或长骨骨折;间歇期因昏迷或意识混浊也易发生坠床或外伤;都要重视防护。

另外,症状性癫痫引起的持续状态,应边抢救边检查,及早明确病因,给予对因治疗。

(何 超)

6 急性心肌梗死

【定义】

急性心肌梗死(AMI)是冠状动脉供血急剧减少或中断,导致相应心肌细胞因缺血而出现坏死。临床表现为胸痛、急性循环功能障碍以及相应心电图表现和血清心肌酶谱改变。

【临床表现】

1. 诱发因素 运动、创伤、情绪波动、各种休克、感染等。

2. 症状 ①典型症状为胸前区持续不缓解的压榨性疼痛。部分患者疼痛性质及部位不典型,如压痛、肩痛、上腹痛等。②发病后 24~48h 可因坏死物质吸收而出现低热。③部分患者有恶心、呕吐、腹胀等消化道症状。④可伴有各种类型心律失常。⑤低血压及心源性休克。⑥急性左心衰竭的表现。

3. 体征 无特征性心脏体征,与梗死部位及范围相关。

4. 并发症 心肌破裂、室间隔穿孔、乳头肌功能障碍或断裂、室壁瘤、梗死范围扩大、心肌再梗死、心包炎等。

5. 辅助检查 心电图、心肌酶谱、肌钙蛋白、心脏超声、冠脉造影等。

【处理原则】

(一) 一般处理

1. 心电监护,卧床休息病情稳定或者血运重建后可早期活动。

2. 清淡饮食。最初 2~3 天以流质为宜,逐渐过渡至半流、普食。

3. 可给予苯二氮䓬类药物控制焦虑。

4. 早期给予氧流量 3~5L/min 的持续吸入改善心肌缺氧。

(二) 抗栓治疗

1. 抗血小板治疗　阿司匹林,首剂 300mg 嚼服,维持量 75~100mg/d。氯吡格雷起始负荷量 300mg,维持量 75mg/d。替罗非班,静注 0.25mg/kg,继 10ug/(kg·h)维持 12~24h。

2. 抗凝治疗　肝素,先静注 80U/kg,继以 18U/(kg·h)维持,需通过检测活化部分凝血活酶时间(APTT)调整剂量,维持 APTT 于 45~70s。低分子肝素,通常皮下注射,1 次 /12h。

(三) 抗心肌缺血治疗

1. 硝酸甘油　先舌下含服 0.3~0.6mg,继以静滴,开始 5~10μg/m,每 10min 增加上述剂量,直至症状缓解或平均压降低 10% 但无休克症状。

2. 镇痛　可给予吗啡皮下注射,注意呼吸抑制。

3. 美托洛尔　可用于所有无禁忌的患者。

(四) 再灌注心肌

1. 非 ST 段抬高的心肌梗死(NSTEMI)患者早期经皮冠状动脉介入治疗(PCI),以及冠状动脉旁路移植手术。

2. ST 段抬高的心肌梗死(STEMI)患者

(1)溶栓疗法

1)适应证:胸痛症状持续时间≥ 30min,含服硝酸甘油不能使症状缓解;相邻两个或更多导联 ST 段抬高(胸前导联≥ 0.2mV,肢体导联≥ 0.1mV),或出现新的病理性 Q 波,或提示 AMI 病史伴左束支传导阻滞;距起病的时间 <6h,最有益,6~12h,较少,但仍有重要的益处,>12h,益处减少但经选择的患者仍可能有用;年龄 75 岁以下,超过者视体质等情况而定。

2)绝对禁忌证:既往任何时间有出血性卒中,1 年内的其他卒中或脑血管事件;已知的颅内肿瘤;近期(2~4 周)活动性内脏出血;可疑主动脉夹层。

3)相对禁忌证:入院时严重且未控制的高血压(≥ 180/110mmHg);目前正在使用治疗剂量的抗凝药(INR 2~3),已知的出血倾向;近期(2~4 周)创伤,包括头部外伤,创伤性心肺复苏术(CPR)或较长时间(>10min)的 CPR;近期(<3 周)外科大手术;近期(2 周)在不能压迫部位的大血管穿刺;妊娠;活动性消化性溃疡。

溶栓前先检查血常规、血小板、出凝血时间及血型,配血备用。即刻服用阿司匹林 300mg,以后 100mg/d 长期服用。常用药物:①尿激酶,30min 内静滴

100 万 ~150 万 U；②链激酶 60min 内静滴 150 万 U；③重组组织型纤溶酶原激活物（rt-PA），先 15mg 静注，继而 30min 内静滴 50mg，之后 60min 内再给予 35mg。

（2）PCI：一般要求患者到达医院与 PCI 间隔 <90min。PCI 之前应给予抗血小板和抗凝治疗。

1）直接 PCI：即将 PCI 作为直接的再灌注手段，不溶栓，直接进行 PCI。

2）补救性（rescue）PCI：对溶栓疗法不能达到再灌注的患者作补救性 PCI，通常是安全有效的，成功率 >80%。如果患者在溶栓开始后持续 90min 有进行性胸痛和 ST 段抬高，可考虑急诊作冠状动脉造影，梗死相关血管闭塞者应行补救性 PCI。

（3）冠状动脉旁路移植手术：主要用于 PCI 失败并有持续心绞痛或血流动力学不稳定者，冠脉造影显示高危病变，如左主干病变或多支病变，有严重并发症如室间隔破裂或乳头肌功能不全。

（刘雪峰）

7 心脏压塞

【定义】

心包积液量很大或增长迅速，使心脏受到严重挤压，从而出现血流动力学的变化。一般分为两类：①急性心脏压塞，多见于心脏破裂、急性心包炎等；②亚急性或慢性心脏压塞，多见于肿瘤、结核等。

【临床表现】

1. 症状 腔静脉回流不畅出现上腹胀痛、呕吐、下肢水肿；肺循环淤血时引起呼吸困难；心脏泵功能障碍导致动脉压下降可有休克症状。此外因邻近器官、食管、神经受压可出现刺激性咳嗽、呼吸困难加重、吞咽困难、声音嘶哑、呃逆等症状。

2. 体征 心率加快，脉搏微弱；收缩压下降，脉压减少，严重者可出现休克；体静脉淤血征象明显，如颈静脉怒张、Kussmaul 征、肝颈静脉回流征阳性、肝脏肿大伴压痛及腹水、下肢水肿、奇脉。

【处理原则】

1. 心包穿刺是最有效地解除心脏压塞的治疗手段，一般在超声引导下行穿刺治疗比较安全。常选择的穿刺点：①左侧第 5 肋间，心浊音界内侧 1~2cm 处，（或在尖搏动以外 1~2cm 处进针）穿刺针应向内、向后推进，指向脊柱，患者取坐位。②胸骨剑突与左肋缘形成的角度处刺入，针尖向上、略向后，紧贴胸骨后推进，患者取半坐位。③对疑有右侧或后侧包裹性积液者，可考虑选用右侧第 4 肋间胸骨缘处垂直刺入或于右背部第 7 或 8 肋间肩胛中线处穿刺，为避免刺入心肌，穿刺时可将心电图机的胸前导联连接在穿刺针上。

2. 禁用血管扩张药，可应用儿茶酚胺类药物维持血压。

（刘雪峰）

8 急性肺栓塞和肺梗死

【定义】

肺栓塞是内源性或外源性栓子堵塞肺动脉或其分支所致肺循环障碍的一组临床综合征，包括肺血栓栓塞、脂肪栓塞、羊水栓塞、空气栓塞、肿瘤栓塞等。当栓子完全堵塞肺动脉或其分支，导致相应区域的肺组织缺血坏死，成为肺梗死。

【临床表现】

1. 易患因素 深静脉血栓形成（DVT）、骨折 / 创伤、外科手术、脑血管意外、经静脉操作、急性心肌梗死及充血性心力衰竭、长期卧床等。

2. 症状 出现不明原因的呼吸困难、胸痛、咯血、晕厥和休克，突然出现的右心功能恶化，或伴单侧或双侧不对称性下肢肿胀、疼痛等对诊断具有重要的提示意义。

3. 体征 呼吸急促、发绀，肺部哮鸣音或湿啰音；心动过速、心律失常；颈静脉充盈、曲张；肺动脉瓣区第二心音增强或分裂。

4. 辅助检查

（1）血气分析：可表现为低氧血症，低碳酸血症，肺泡 - 动脉血氧分压差 $[P(A\text{-}a)O_2]$ 增大。部分患者的结果可以正常。

（2）心电图：动态改变较静态异常更具有提示意义。心电图表现：$S_I Q_{III} T_{III}$ 征；QRS 波电轴右偏；暂时性完全或不完全右束支传导阻滞；右胸导联 T 波倒置；肺型 P 波。

（3）胸片：区域性肺血管纹理变细、稀疏或消失，肺野透亮度增加；肺野局部浸润性阴影；尖端指向肺门的楔形阴影；肺不张或膨胀不全；右下肺动脉干增宽或伴截断征；肺动脉段膨隆以及右心室扩大征；患侧横膈抬高；少至中量胸腔积液征等。

（4）血清 D- 二聚体：>500μg/L 对肺栓塞诊断有提示意义；<500μg/L 有重要的排除诊断价值。

（5）超声检查：心脏超声，肺动脉高压、肺动脉扩张、右心室急性扩张等间接征象；经胸或经食管超声发现肺动脉近端或右心腔内的血栓可作为诊断肺血栓栓塞症（PTE）的直接证据；下肢静脉超声：发现深静脉血栓对诊断有重要的提示作用。

(6) CT肺动脉造影(CTPA):临床广泛应用,是肺栓塞的主要确诊手段之一。直接征象为肺动脉内的低密度充盈缺损,部分或完全包围在不透光的血流之间(轨道征),或者呈完全充盈缺损,远端血管不显影;间接征象包括肺野楔形密度增高影,条带状的高密度区或盘状肺不张,中心肺动脉扩张及远端血管分支减少或消失等。

(7)核素肺通气/灌注显像:二线诊断方法,禁用于肾功能不全、孕妇以及过敏者。

(8)磁共振肺血管造影(MRPA):直接征象为血管内造影剂充盈缺损或肺血管截断征,间接征象为造影剂流空延迟等。

(9)肺动脉造影(PAA):诊断PTE的"金标准"。直接征象有肺血管内造影剂充盈缺损,伴或不伴轨道征的血流阻断;间接征象有肺动脉造影剂流动缓慢,局部低灌注,静脉回流延迟等。

【处理原则】

1. 一般处理　心电监护,监测动脉血气;氧疗,必要时呼吸机辅助呼吸;镇痛;抗休克;通便。新版指南建议:对于急性PTE,若血流动力学稳定,在充分抗凝的基础上,建议尽早下床活动。研究显示,早期下床活动与血栓脱落致PTE、深静脉血栓形成进展、DVT相关死亡等不良事件无明显相关;相反,可显著减少患侧疼痛等并发症,减少DVT的进展。

2. 溶栓治疗　是高危PTE患者的一线治疗方案。对于高危患者应予溶栓;低危患者抗凝治疗;中危患者抗凝后观察,必要时溶栓。链激酶,30min内静滴25万U,随后24h持续静滴10万U/h;尿激酶,2万IU/kg持续静滴2h,或者负荷量4 400IU/kg静脉注射10min,随后2 200IU/(kg·h)维持12h;rt-PA,50~100mg持续静滴2h。

3. 抗凝治疗　PTE的基本治疗。肝素,予3 000~5 000IU或按80IU/kg静脉注射,继之以18IU/(kg·h)持续静脉滴注。随后监测APTT,调整剂量使APTT达到并维持正常值的1.5~2.5倍。低分子肝素,不同低分子肝素的剂量不同,1~2次/d,皮下注射;华法林,可在肝素(低分子肝素)开始应用后的第1~3天口服抗凝剂华法林,初始剂量为3.0~5.0mg/d,与肝素(低分子肝素)需至少重叠应用4~5d,当连续2天测定的国际标准化比值(INR)达到2.5(2.0~3.0)时,或凝血酶原时间(PT)延长至1.5~2.5倍时,即可停止使用肝素(低分子肝素),单独口服华法林治疗。

4. 其他治疗　在经积极的保守治疗无效的情况下,有条件的医疗机构可行:①肺动脉血栓摘除术;②经静脉导管碎解和抽吸血栓;③静脉滤器,置入滤器后，如无禁忌证，宜长期口服华法林抗凝，定期复查有无滤器上血栓形成。

（刘雪峰）

9 急性肺水肿

【定义】

急性肺水肿指某些原因引起肺血管内、外体液流动失衡、组织间隙和肺泡内液体积聚过多的一种病理状态。

【临床表现】

1. 诱因 肺微血管静水压增高、肺微血管和肺泡壁通透性增加、血浆胶体渗透压减低、淋巴淤积、组织间隙负压增高。

2. 症状 呼吸困难、发绀、咳白色或血性泡沫痰。

3. 体征 两肺散在湿啰音。

4. 辅助检查 胸片呈以肺门为中心的蝶形或片状模糊影。

【处理原则】

1. 一般治疗 氧疗，高浓度氧吸氧，低氧血症难以纠正者可应用呼吸机经面罩无创正压通气或建立人工气道机械通气，并加用呼气末正压呼吸；镇静，吗啡 10mg 皮下注射或哌替啶 50~100mg 肌注，休克、脑外伤或呼吸抑制者禁用；心电监护。

2. 利尿 呋塞米 40~100mg，血容量不足者慎用。

3. 肾上腺糖皮质激素 主要适用于高原肺水肿、中毒性肺水肿和心肌炎合并肺水肿，常大剂量、短疗程应用。氢化可的松 400~1 000mg/d，或地塞米松 40~100mg/d，分次静滴，持续 2~3d。

4. 扩血管药 硝酸甘油 0.3mg 舌下含服；硝普钠 15~30ug/min；氨茶碱 0.25g 缓慢静注。

5. 其他治疗 双腿下垂或四肢轮流用止血带扎缚。每 20min 轮番放松一肢体，以减少回心血量。

6. 病因治疗 对预后至关重要，心源性肺水肿可治疗心力衰竭；感染所致者立即应用适当抗生素；尿毒症患者行透析治疗；中毒患者立即给予相应的解毒剂。

（刘雪峰）

10 呼吸衰竭

【定义】

各种急、慢性疾病引起的呼吸功能严重损害，肺脏不能进行有效的气体交换，在海平面平静状态时呼吸即产生缺氧，可伴或不伴有二氧化碳潴留，而出现一系列病理生理变化和代谢紊乱的临床综合征。一般分为：Ⅰ型呼吸衰竭，仅有低氧血症的呼吸衰竭；Ⅱ型呼吸衰竭，低氧血症伴二氧化碳潴留。

【临床表现】

1. 诱因　中枢系统病变，周围神经系统病变及胸廓呼吸肌病变，严重的上呼吸道或下呼吸道阻塞性病变，肺组织病变。

2. 症状　呼吸困难、急促；发绀；烦躁不安、神志恍惚，谵妄及昏迷；心率增快，血压升高；球结膜充血水肿。

3. 辅助检查　血气分析是呼吸衰竭诊断的客观依据，$PaO_2<60mmHg$ 和/或 $PaCO_2>50mmHg$ 即可以诊断为呼吸衰竭；胸片、颅脑CT、心电图、血常规、肝、肾功能检查对发现原发病及诱因，判断病情等有重要意义。

【处理原则】

（一）急性呼吸衰竭

保持呼吸道通畅，吸氧并维持适当的肺泡通气；控制感染，纠正内环境紊乱，治疗原发病。

（二）慢性呼吸衰竭

1. 保持气道通畅

(1) 解除支气管痉挛：支气管痉挛者，可喷雾或雾化吸入 β_2 受体激动剂、抗胆碱能药物和糖皮质激素等。

(2) 促进痰液排出：使用祛痰剂，气道湿化及气道雾化。

(3) 建立人工气道：气管插管或气管切开。

2. 改善通气

(1) 氧疗：直接提高 PAO_2，从而提高 PaO_2。指征：PaO_2 6.7~8.0kPa（50~60mmHg），无发绀，可不用氧，严密观察。PaO_2<6.7kPa（50mmHg）或已有发绀者，需用氧。PaO_2<4kPa（30mmHg），严重发绀者，必须紧急给氧。此外尚需参考缺氧发生的快慢、有无其他疾病，如冠心病、心肌损害等，即使 PaO_2>6.7kPa（50mmHg），也应给氧。

(2) 机械通气：可保证足够的通气量，改善缺氧和二氧化碳潴留，且减轻患者呼吸功负荷，便于清除分泌物及呼吸道局部药物治疗。

1）适应证：任何原因引起的自发呼吸极度减弱或停止者；氧疗后无好转，$PaCO_2$ 继续升高 >9.3kPa（70mmHg）时。

2）方法：①无创机械通气　适用于不十分严重的低氧血症和高碳酸血症患者。②有创机械通气（气管插管或气管切开）适用于无创机械通气不耐受或效果不佳者；如患者气道分泌物多、咳痰无力或意识障碍亦适用有创机械通气方式。

(3)积极治疗并发症。

(刘雪峰)

11 大咯血

【定义】

24h 咯血 >500ml 或一次咯血 >200ml。常见病因为肺结核、支气管扩张、肺癌、肺脓肿、二尖瓣狭窄等。

【处理原则】

(一) 预防气道阻塞

大咯血时,患者宜取半卧位,患侧向下。轻轻咳嗽,将血咳出,不可屏气致血液潴留于气道。必要时建立人工气道。

(二) 维持呼吸、循环稳定

吸氧,必要时使用呼吸机辅助呼吸;输血扩容,维持有效循环容量。

(三) 止血

1. 垂体后叶素 5~10U 垂体后叶素加入 20~40ml 生理盐水缓慢静注 10~15min。持续咯血者,10~20U 加入 5% 葡萄糖液 5 000ml 内缓慢滴注。如患有高血压、冠心病、肺源性心脏病、心力衰竭、孕妇以及过去用药后有严重反应者,均禁用。

2. 酚妥拉明 扩张血管降低肺动脉压、肺动脉楔压减少回心血量。10~20mg 加入 5% 葡萄糖液 250~5 000ml 缓慢静滴,注意监测血压。

3. 普鲁卡因 垂体后叶素禁忌者选用。首先需作皮肤试验,剂量为 150~300mg 普鲁卡因加入 5% 葡萄糖液 500ml 内静滴或 50mg 加入 25% 葡萄糖液 40ml 内,缓慢静注。

4. 其他止血剂 如酚磺乙胺(止血敏)、氨甲苯酸(止血芳酸)、血凝酶(立止血)等都有一定的止血效果,但对大咯血的效果尚不肯定。

5. 输血 反复大咯血者,需输注血浆、冷沉淀等,补充凝血成分。

6. 其他 大咯血药物治疗效果不佳者,可行支气管镜检查帮助明确出血原因和性质,明确出血部位。并可局部使用冰生理盐水、凝血酶或肾上腺素灌注止血;也可使用微波凝固、高频电凝、冷冻止血以及经支气管镜引入气囊导管压迫止血;行支气管动脉造影明确出血部位,用明胶海绵等局部栓塞止血;出血部位明确,心肺功能尚可,经以上处理而大咯血仍未停止者,如无手术禁忌,可考虑行紧急外科手术切除病灶。

(刘雪峰)

12 低钠血症

【定义】

低钠血症是指血清钠<135mmol/L，只表示血清钠降低，但总体钠含量可以降低、正常或增加。根据发病急缓分为急性和慢性低钠血症，急性为48h内血清钠由正常降至135mmol/L以下，而超过48h为慢性低钠血症。低钠血症可以导致低渗血症，伴有血渗透压降低的低钠血症可见于三种不同的临床形式，细胞外液量分别是减少、增高或正常的。但低钠血症的血浆渗透压亦可增高（高糖血症）或正常（高脂血症或高蛋白血症），此种情况称假性低钠血症。

【病因】

引起各种类型低钠血症的原因不同（表1-2-1）。

表1-2-1 低钠血症的病因和分类

分类病因
假性低钠血症
血浆渗透压正常：严重高脂血症、高球蛋白血症等
血浆渗透压增高：高糖血症，静脉输入甘露醇、甘油、放射对比剂等
低钠血症伴血浆渗透压降低
1. 细胞外液量正常水潴留而钠相对不足
a. SIADH 肺病、中枢神经系统疾病、药物、焦虑等
b. 肾上腺功能不全
c. 甲状腺功能减退症
2. 细胞外液量减少钠丢失多于水丢失
a. 肾外途径丢失：经胃肠道、皮肤丢失
b. 经肾丢失：利尿、失钠性肾病等
3. 细胞外液量增加水潴留多于钠潴留
a. 充血性心力衰竭
b. 肝硬化
c. 肾病综合征

注：SIADH=抗利尿激素分泌异常综合征。

【临床表现】

1. 假性低钠血症　一般发病较缓慢，血清钠降低不显著，临床表现多不明显。

2. 不同细胞外液量的低钠血症　①细胞外液量正常　主要为原发病表现；②细胞外液量减少　可表现为低血压、手足麻木、口渴、直立性晕倒、心率快、少尿、无尿、尿排钠减少、血尿素氮、肌酐、血细胞比容升高；③细胞外液量增加　主要为原发病表现，尚引起容量负荷增加，中心静脉压升高。

3. 发病急缓不同的低钠血症

(1) 急性低钠血症：主要为细胞水肿（特别是脑水肿）表现，血清钠 >130mmol/L 时，多无明显症状、体征；血清钠在 125~130mmol/L，则表现为厌食、恶心、呕吐等胃肠道症状；血清钠 <125mmol/L 时，易并发脑水肿，称为低渗性脑病，主要症状和体征为凝视、共济失调、惊厥、抽搐、嗜睡、昏迷、肌张力降低、腱反射减低或消失，有时可出现病理反射，若脑水肿进一步加重，可出现脑疝、呼吸衰竭，甚至死亡。

(2) 慢性低钠血症：因代偿使细胞水肿不明显，临床表现常不如急性严重，但有发生渗透性脱髓鞘综合征（ODS）的危险，特别在纠正低钠血症过快时易发生。

【辅助检查】

三种类型的低渗性低钠血症均有血浆渗透压和血清钠浓度的降低，但由于伴随容量状态的不同，在尿量、尿钠和氯化物以及尿比重等有所差异。

【诊断】

根据病史、临床表现和实验检查指标可以确诊，同时需注意以下情况。

1. 是否存在低渗血症低血钠而血浆渗透压正常或升高常表示假性低钠血症，临床以治疗原发病为主。

2. 估计细胞外液量状况细胞外液量减少常伴有血压偏低、心率快、皮肤弹性差等，结合病史有胃肠道或肾脏等体液丢失。

3. 确定钠丢失部位除根据病史外，如尿钠 <10mmol/L，提示肾外丢失，如 >20mmol/L 则为经肾丢失。尿钾排泄增加可能是肾近曲小管或集合小管钠吸收障碍，或使用利尿剂、呕吐引起，排钾减少则提示有醛固酮过低情况。

【处理原则】

应根据低钠血症的病因、类型、发生的急慢性及伴随症状而采取不同处理方法，强调个体化治疗，但总的治疗措施包括去除病因、纠正低血清钠、对症处理和治疗合并症。低钠血症的严重性、发展进程和神经系统症状的出现决定治疗的快慢和积极程度。

1. 急性低钠血症的处理　伴有明显中枢神经系统症状时需要快速治疗。目的是使血浆渗透压达到或接近正常水平，消除或减轻细胞水肿；目标应在 6h

急诊处理

内将血清钠升高 6~10mmol/L，或升高至 120~125mmol/L，随后在 24~48h 内逐渐恢复血清钠；方法可采用重复静脉输注 3%NaCl 溶液 100ml，同时注意密切监测症状变化和血清钠浓度。

2. 慢性低钠血症的处理　应严格控制血清钠纠正速度，防止 ODS 的发生。血清钠 <105~120mmol/L 超过 48h 者属 ODS 高危，血清钠纠正速度控制在 4~8mmol/L/d；建议 48h 内血清钠升高不超过 18mmol/L。

3. 低张性低钠血症的特异性治疗

(1) 限制水摄入：适用于低钠血症伴细胞外液量增加、抗利尿激素分泌异常综合征等。血清钠在 125~135mmol/L 且患者无明显症状时往往将水摄入限制在 1 000~1 500ml 以下，即可成功地逆转低钠血症。

(2) 补充钠盐：适用于低钠血症伴细胞外液量减少、肾上腺皮质功能不全等。一般轻症可口服钠盐或静脉输注生理盐水，重症可静脉输注 3% 氯化钠溶液。可按公式计算钠缺乏量：

钠缺乏量(mmol)=(140－测得血清钠)×体重(kg)×0.55

(3) 血管升压素受体阻滞剂：适用于等 / 高容量性低钠血症。该类药物为普坦(VAPTAN)类口服制剂，通过选择性抑制肾小管细胞膜血管升压素 V2 受体，促进水排泄，从而可以缓慢、可靠地提高血清钠；但该类药物存在加重低容量和低血压的副作用，不应用于伴有低容量血症的低钠血症。

(许永华)

13　高钠血症

【定义】

高钠血症是指血清钠 >145mmol/L，伴有血浆渗透压升高(>300mOsm/kg)。其实质是相对于体内总钠含量总体水的缺少，而体内总钠含量可以增加、正常或减少。

【病因与发病机制】

高钠血症常与水摄入不足或水丢失过多有关，也可在给予大量高浓度溶质时发生。临床常见的引起高钠血症的病因及发病机制见表 1-2-2。

【临床表现】

高钠血症和高渗血症主要影响脑。脑细胞体积的急性缩小可引起神志改变、思维障碍和意识丧失，临床表现为意识淡漠、嗜睡、情绪激动、烦躁不安、严重者出现共济失调、震颤、抽搐、肌张力增加、腱反射亢进、锥体束征阳性、昏迷等。尚可由于脑体积缩小后血管撕裂而引起脑出血。轻症患者可能仅表现为口渴。

表 1-2-2　高钠血症病因及发病机制

钠负荷增加
输注高张氯化钠
输注高张碳酸氢钠
净水丢失增加(非肾途径)
大量出汗
腹泻
与多尿有关
渗透性利尿
1. 利钠　袢利尿剂
2. 非利钠甘露醇、葡萄糖、尿素(阻塞后利尿)
水利尿
1. ADH 释放减少　脑外伤、手术、垂体瘤、感染、肾小球疾病、血管性(动脉瘤)
2. ADH 作用减弱　肾小管间质性疾病、锂中毒、低钾血症、高钙血症

注:ADH= 抗利尿激素。

【诊断】

1. 根据病史,临床表现、实验室检查(包括血清钠、血浆和尿渗透压、24h 排钠量等)进行综合分析。

2. 对水摄入减少,尤其伴有神志改变以及有多尿病史的患者应怀疑高钠血症和高渗。许多患者是通过常规电解质测定发现的。

【处理原则】

1. 细胞外液量正常　主要为补充水分,并采取措施制止水分继续丢失,尽量口服补充水分,静脉输入 5% 葡萄糖水降血渗透压迅速,但过快易致脑细胞水肿,一般以 48h 内将血钠降至接近正常水平为好。缺水量计算:

缺水量(L)= 体重(kg) × 系数(男性 0.5,女性 0.4) × (测得血清钠 /140–1)。

2. 细胞外液量减少　可先恢复血管内容量,可给予生理盐水或 5% 葡萄糖生理盐水,因为对高血钠而言,上述液体为低渗液(肾功衰竭例外),血容量纠正后,再补充水分使血钠恢复正常。

3. 细胞外液量增加　应在给予 5% 葡萄糖溶液同时应用利尿剂,以防止急性肺水肿的发生。首先应计算出体内钠过剩量,再得出恢复血清钠所需水量:

钠过剩量(mmol/L)= 体重(kg) × 0.55 × (测得血清钠 –140)。

需水量(L)= 钠过剩量 /140。

4. 与尿崩症相关的高钠血症　对口服补水或静脉补充 5% 葡萄糖溶液有反应,但高钠血症的纠正取决于给予足够的水分以补充持续的尿中水丢失。严重尿崩症伴有严重的水丢失,水分的补充应在 600~700ml/h 之上。在病因治疗的基础上,理想的情况是尿量应减少至 3~4L/d,可以方便地用口服或静脉输液来补充足够的水分以维持正常的血清钠。

（许永华）

14　低钾血症

【定义】

低钾血症是指血清钾 <3.5mmol/L。血清钾仅反映细胞外钾。

【病因与发病机制】

低钾血症的发生机制可以分为两类:一类是总体钾低(摄入减少或丢失增加),另一类是总体钾正常或增高(细胞外钾向细胞内再分布)。

临床上低钾血症的常见病因包括:

1. 摄入不足　如长期禁食或少食,而又未能从静脉补充钾。

2. 丢失过多　如呕吐、腹泻、胃肠减压等从消化道丢失,用排钾性利尿剂、库欣病等从尿中排出增加,大汗、创面渗出等从皮肤丢失。抗真菌药两性霉素 B 及氨基糖苷类药物在远端肾小管细胞中担当了钾通道的作用,从而引起肾钾丢失。

3. 钾在体内分布异常　如糖原生成增加、组织合成增加、碱中毒时,钾向细胞内转移。

4. 低镁血症　降低 Na^{+}-K^{+}ATP 酶膜泵活性,从而破坏细胞内钾的运动并妨碍总体钾的充分性,约 40% 的缺镁患者中可见低钾血症。

【临床表现】

1. 运动系统　骨骼肌无力、肌张力低、腱反射弱、吞咽困难、呼吸困难、软瘫等。

2. 中枢神经系统　淡漠、昏睡、错乱、烦躁、昏迷等。

3. 心血管系统　血压下降、第一心音弱、心力衰竭、心律失常(室上性及室性期前收缩、心动过速、心室扑动、心室颤动)、猝死。

4. 消化系统　厌食、腹胀、恶心、便秘、麻痹性肠梗阻。

5. 泌尿系统　尿潴留、酸性尿、蛋白尿、肾功能衰竭。

6. 内分泌代谢改变　胰岛素分泌减少、负氮平衡。

【辅助检查】

1. 血清钾 <3.5mmol/L。

2. 常伴代谢性碱中毒。

3. 尿检尿呈酸性;24h 尿钾测定,肾外失钾者尿钾 <15mmol/L,>20mmol/L 则经肾脏丢失),可含有肌球蛋白。

4. 心电图表现除上述心律失常外,尚有:T 波低、宽、QT 间期延长(血钾 <3.5mmol/L),U 波出现、T-U 融合呈驼峰状(血钾 <3.0mmol/L),T 波倒置、ST 段下垂(血钾 <2.5mmol/L)。

【诊断】

根据病因、临床表现和辅助检查可以确诊。测定尿钾排泄,可区分肾脏或肾外丢失。

【处理原则】

1. 去除病因。

2. 补钾

(1) 方法:①口服补钾适应证,血钾 >3.0mmol/L,无明显心脏、神经系统表现;或预防用药(如应用排钾利尿剂、服用洋地黄类等)。②静脉补钾适应证,消化道功能不全;或出现较严重的心律失常,神经肌肉症状。

(2) 常用药物:①口服:氯化钾、枸橼酸钾、醋酸钾、葡萄糖 - 电解质口服粉等。②静脉:氯化钾、谷氨酸钾、门冬氨酸钾镁等。

3. 静脉补钾注意事项:①无尿不补钾,少尿,使用保钾利尿剂时慎重。②外周静脉补钾浓度一般 <40mmol/L。③补钾速度不宜过快,一般 <15mmol/h,如快速、大量时除监测血钾外,需心电图监护。④10% 氯化钾、31.5% 谷氨酸钾不能直接静注。⑤合并代碱,低氯血症时以补氯化钾为宜。⑥补钾后症状无明显改善应补充镁剂,如出现抽搐、肌张力高应补充钙剂。⑦低血钾输入葡萄糖加胰岛素、碳酸氢钠时可加重低血钾。⑧补钾量需根据病情及丢失量,一般补氯化钾 6g/d。

(许永华)

15 高钾血症

【定义】

高钾血症是指血清钾 >5.5mmol/L。

【病因与发病机制】

高钾血症的发生机制可以分为两类,一类是细胞外间隙钾的增加超过了正常的钾处理机制,另一类是钾处理机制受损。临床上常见高钾血症的病因包括:

1. 排钾障碍 如肾功能衰竭、Addison 病、肾小管性酸中毒等。

2. 细胞内钾外移 如酸中毒、组织损伤、溶血等。

3. 摄入过多　输入含钾药物或库存血过多，进食含钾丰富的食物过多，常发生于肾功能不全或应用保钾利尿剂的患者。

4. 药物因素　应用与高钾血症有关的药物，如损害细胞内钾分布的药物包括β-肾上腺素能阻断剂、琥珀酰胆碱、盐酸和其他酸性药物等；干扰肾脏钾分泌的药物包括醛固酮拮抗剂、保钾利尿剂、血管紧张素转换酶抑制剂和损害肾功能的药物等。

【临床表现】

1. 神经肌肉系统　乏力、皮肤感觉异常、湿冷、腱反射弱、吞咽困难、软瘫、呼吸麻痹、烦躁、晕厥。

2. 心血管系统　心音低钝、心律慢、心律失常（房室传导阻滞、室性期前收缩、室性心动过速、心室颤动）。

3. 消化道症状　恶心、呕吐、腹部阵痛。

【辅助检查】

1. 血清钾 >5.5mmol/L。

2. 可伴有代谢性酸中毒。

3. 心电图表现除上述表现外，尚有：T 波对称高尖呈帐篷状、QT 间期缩短（血钾 >6.0mmol/L），P 波振幅低、消失、PR 间期延长、QRS 波增宽、R 波降低、S 波加深、ST 段压低（血钾 >7.0mmol/L），QRS 波与 T 波融合或正弦波（血钾 >9.0mmol/L）。

【诊断】

根据病史、临床表现、辅助检查等综合分析，对测得血清钾升高，但无法肯定其真实性时，需常规做心电图，因心电图变化较为敏感。

【处理原则】

1. 积极治疗原发病。

2. 停止任何途径钾的摄入和补充。

3. 紧急处理，特别是在心电图出现典型的高钾表现，或神经肌肉症状明显时。

（1）静脉注射钙剂：10% 葡萄糖酸钙或氯化钙 10~30ml 缓慢静推，必要时重复或改静脉滴注。

（2）碱化细胞外液：5% 碳酸氢钠或 11.2% 乳酸钠 60~100ml 缓慢静注，必要时静脉滴注。

（3）高渗盐水：钠离子有拮抗钾离子的作用，但高血氯可能致酸中毒，反而促进细胞内钾转移至细胞外液，故应用上目前有争论。

（4）高渗葡萄糖和胰岛素：25%~50% 葡萄糖 40~100ml 静注，并按 4∶1 比例，皮下注射胰岛素，或 10% 葡萄糖溶液 500ml+ 胰岛素 12U 静滴。

(5) 促进钾排出

1) 利尿剂：呋塞米、利他尼酸、双克等排钾利尿剂。

2) 离子交换树脂口服或灌肠。

3) 血液净化：持续血液透析很有效，也可采用不含钾透析液的腹膜透析。

（许永华）

16 代谢性酸中毒

【定义】

代谢性酸中毒（代酸）是血浆 HCO_3^- 含量的原发性减少，由于体内非挥发酸性物质积聚或碱性物质耗损，使 HCO_3^- 消耗过多，导致血 pH 值下降，并造成一系列临床表现。

【病因】

常见病因包括：

1. 非挥发性酸性物质积聚

(1) 缺氧：糖酵解加强、乳酸产生过多致乳酸性酸中毒。

(2) 分解代谢亢进：应激、感染、休克、高热、抽搐等，易产生尿酸等。

(3) 糖代谢障碍：如糖尿病酮症、饥饿性酮症、急性酒精中毒。

(4) 肝功能不全。

2. 酸性物质排泄减少 如肾小管性酸中毒、低肾素型醛固酮过低症，肾衰竭等。

3. 碱性物质丢失过多 主要从肠道丢失，如小肠、胆汁、胰液丢失。

4. 高钾血症。

5. 摄入过多酸性药物 如氯化铵、稀盐酸、水杨酸、精氨酸、赖氨酸。

【临床表现】

1. 呼吸系统 呼吸代偿性加深加快，可呈 Kussmaul 呼吸，严重可节律失常。

2. 心血管系统 心律快、血压下降、心律失常、心力衰竭、心脏骤停。

3. 消化系统 恶心、呕吐、腹痛、腹泻。

4. 神经系统 乏力、头痛、肌张力低、腱反射弱、烦躁、木僵、昏迷。

【辅助检查】

动脉血气分析提示 pH、原发性碱性指标及继发性 $PaCO_2$ 变化。

1. 失代偿（急性） pH 下降，标准碳酸氢根浓度（SB）、实际碳酸氢根浓度（AB）、缓冲碱（BB）、碱剩余（BE）、二氧化碳结合力（CO_2CP）均下降，$PaCO_2$

正常。

2. 代偿(慢性) pH 基本正常,SB、AB、BB、BE、CO_2CP 均下降,$PaCO_2$ 下降,血清钾升高。

【诊断】

根据病因、临床表现、实验室检查结果即可确诊。确诊时尚需注意以下问题。

1. 需判断是否存在混合性酸碱平衡紊乱 可以通过 $PaCO_2$ 代偿值预计公式算出理论范围:$PaCO_2= 40-(24-HCO_3^-) \times 1.2 \pm 2$,如实际超出该范围,表示有混合性酸碱紊乱。

2. 根据阴离子间隙(AG)协助病因诊断 可根据血清电解质用公式推算:$AG = [Na^+]-([Cl^-]+[HCO_3^-])$,正常值为 8~16mmol/L,>16mmol/L 认为 AG 增高。

(1)正常 AG 性代酸(高血氯性代酸):常因 HCO_3^- 丢失引起,亦可有肾小管性酸中毒、低肾素型醛固酮过低症、酸性盐类过多进入体内、输尿管乙状结肠吻合术、使用阴离子交换树脂等。

(2)高 AG 性代酸(正常血氯性代酸):常因非挥发性酸性物质积聚、肾小球滤过率低(如肾功能不全)、高钾血症等。

【处理原则】

(一)原则目的

使血 pH 正常化,一般血 pH<7.3 应治疗,(pH<7.3 则心排血量下降),重者先治标后治本。

(二)措施

1. 去除病因。对乳酸中毒、饥饿性酮症、肺心病合并肾衰、中毒等引起的代谢性酸中毒,尤其强调对因处理,而补碱是次要的,或仅在十分必要时补碱。

2. 限制酸性药物摄入。

3. 补碱治疗轻度和中度代谢性酸中毒(pH>7.20,HCO_3^->12mmol/L),不必补碱;严重者(pH<7.20,HCO_3^-<10mmol/L)一般应补碱,使 pH 上升至 7.20~7.30,HCO_3^- 增高至 14~18mmol/L。

(1)常用碱性药物:①碳酸盐钠,水钠潴留慎用;②乳酸钠,肝病慎用;③三羟甲基氨基甲烷(THAM),可治疗呼吸性酸中毒、代谢性酸中毒,起效快,作用强于碳酸氢钠,缺点是血管刺激大、$PaCO_2$ 下降快,易呼吸抑制,使血钾升高,可出现低血糖、低血压、抽搐等。

(2)用量计算

补碱量(mmol)=(正常 SB- 测定 SB(mmol/L))× 体重(kg)× 0.2

5% 碳酸盐钠（ml）= 补碱量（mmol）/0.6

11.2% 乳酸钠（ml）= 补碱量（mmol）/1

3.63% THAM（ml）= 补碱量（mmol）/0.3

（3）注意事项

1）计算碱用量应先补 1/2，后根据血气分析结果调整。

2）一般轻症酸中毒在病因和水电解质紊乱纠正后可迅速好转，不必补充碱性药物。

3）严重酸中毒时，应尽快使血 pH 达到 7.20 以上，以后纠正速度不宜过快，防止出现呼吸抑制、脑血管痉挛、氧离曲线左移、钠潴留等不良反应。

4）纠正酸中毒时，要注意纠正可能出现的低钾、低钙、高钠等电解质紊乱。

（许永华）

17　代谢性碱中毒

【定义】

代谢性碱中毒（代碱）是指血浆 HCO_3^- 的原发性增加，是由于体内酸丢失或碱潴留而导致 HCO_3^- 增多，血 pH 升高，造成一系列临床表现。

【病因】

1. 胃液丢失。呕吐、胃肠减压、幽门梗阻、高位肠梗阻等。

2. 尿排氯过多。渗透性脱水、利尿剂、肾上腺皮质激素过多等。

3. 低钾血症。

4. 肾小管重吸收 HCO_3^- 过多见于慢性呼酸快速纠正、甲状腺功能减退等。

5. 碱性药物摄入过多见于输入碱性液，服用抗胃酸碱性药、醋酸盐、枸橼酸盐、乳酸盐类等。

【临床表现】

1. 呼吸系统　呼吸浅慢、呼吸暂停。

2. 神经肌肉系统　口周、四肢麻木、手足搐搦、腱反射亢进。

3. 中枢神经系统　头昏、躁动、谵妄、精神失常、昏迷。

【辅助检查】

动脉血气分析提示 pH、原发性碱性指标及继发性 $PaCO_2$ 变化。

1. 失代偿　pH 升高，SB、AB、BB、BE、CO_2CP 均升高，$PaCO_2$ 正常。

2. 代偿　pH 正常，AB、SB、BB、BE、CO_2CP 均升高，$PaCO_2$ 下降，常伴低血钾、氯、钙。

【诊断】

1. 根据病因、临床表现和实验室检查可确诊，应注意是否存在混合性酸碱平衡紊乱。

2. 根据尿氯测定可以协助病因诊断

(1) 对氯敏感性代碱：指经补充 Cl^- 后碱中毒可以纠正，常伴有细胞外液量减少，尿氯浓度一般 <25mmol/L，常因胃液丢失过多、高渗性脱水或排钾利尿剂(尿氯可升高)、不吸收性阴离子过多进入体内(如羧苄青霉素)、氯泻症、呼吸性酸中毒时因机械通气过快纠正等。

(2) 对氯耐受性代碱：经补充氯后碱中毒不能纠正，无细胞外液量减少，常伴低钾血症，尿氯浓度一般 >40mmol/L，常见病因为原发性醛固酮增多症、糖皮质激素过多综合征、肾素分泌瘤、肾动脉狭窄、Bartter 综合征、低镁血症等。

【处理原则】

1. 以病因治疗为根本。

2. 氯敏感性代碱可补充 NaCl、KCl、NH_4Cl 等，重症者可补酸。

3. 氯不敏感性代碱可补钾、用保钾类利尿剂等。

4. 碱血症致抽搐者，可补钙剂。

5. 常用酸性药物有盐酸精氨酸(10g ≈ HCl 48mmol)、稀盐酸(50~200mmol/L)、氯化铵等。

6. 用量计算(先补 1/2 量)

补酸量(mmol)=(正常 SB－测定 SB(mmol/L))× 体重(kg)× 0.2

0.9% 氯化铵(ml)= 补酸量(mmol)× 6

0.1N 盐酸(ml)= 补酸量(mmol)× 10

(许永华)

18 呼吸性酸中毒

【定义】

呼吸性酸中毒(呼酸)是血浆 H_2CO_3 含量原发性增多，因肺通气功能障碍使 CO_2 蓄积、$PaCO_2$ 升高、血 pH 下降、一系列临床表现。

【病因】

1. 呼吸中枢抑制 颅内高压症、脑疝、药物中毒(麻醉药物、镇静药)。

2. 呼吸肌麻痹 高位截瘫、重症肌无力、低钾血症、急性脊髓病变。

3. 呼吸道梗阻 喉头痉挛、颈部压迫、呼吸道异物、慢阻肺。

4. 肺部疾病 急性呼吸窘迫综合征(ARDS)、肺水肿、肺气肿、肺不张、肺炎。

5. 胸部损伤 气胸、胸腔积液、胸部手术及创伤。

【临床表现】

1. 缺氧表现 气促、胸闷、发绀、头痛。

2. 心血管系统 心率增快、血压升高，重者血压下降、心室颤动。

3. 神经系统 嗜睡、谵妄、扑翼样震颤、昏迷、腱反射弱、锥体束征阳性。

【辅助检查】

动脉血气分析提示 pH、原发性 $PaCO_2$ 及继发性碱性指标变化。

1. 失代偿 pH 下降，$PaCO_2$ 升高，AB、SB、BB、BE、CO_2CP 均正常。

2. 代偿 pH 正常，$PaCO_2$ 升高，AB、SB、BB、BE、CO_2CP 升高，AB>SB，血钾升高。

【诊断】

根据病因、临床表现、实验室检查即可确诊，要注意混合性酸碱紊乱是否存在。

【处理原则】

1. 病因治疗是根本，改善通气是关键。如保持呼吸道通畅、辅助呼吸、呼吸兴奋剂、控制肺部感染、消除肺水肿等。

2. 原则上不宜用碱性药物，只有在 pH<7.20，出现危及生命的酸血症且具备机械通气条件时方予补碱。

3. “宁酸毋碱”，避免加重组织缺氧和呼吸抑制。

（许永华）

19 呼吸性碱中毒

【定义】

呼吸性碱中毒（呼碱）是血浆 H_2CO_3 含量的原发性降低，因肺过度换气，CO_2 排出过多，使 $PaCO_2$ 下降，血 pH 升高，出现一系列临床表现。

【病因】

1. 过多换气综合征 精神障碍、紧张、癔症。

2. 中枢神经系统疾病 脑血管意外、脑外伤、颅内感染。

3. 肺部疾病 ARDS、肺炎、哮喘、肺栓塞、气胸。

4. 药物 中枢兴奋剂、水杨酸、麻黄碱中毒。

5. 其他 高热、休克、甲亢、呼吸机通气过度。

【临床表现】

1. 呼吸系统 呼吸浅慢、呼吸暂停。

2. 神经系统 口、面、四肢感觉异常、抽搐。

3. 心血管系统 心悸、胸闷、心律失常、心电图示 ST 段下降。

【辅助检查】

动脉血气分析提示 pH、原发性碱性指标及继发性 $PaCO_2$ 变化。

1. 失代偿 pH 升高，$PaCO_2$ 下降，AB、SB、BB、BE、CO_2CP 均正常。

2. 代偿 pH 正常，$PaCO_2$ 下降，AB、SB、BB、BE、CO_2CP 均下降，AB<SB，血钾降低。

【诊断】

根据病因、临床表现、实验室检查即可确诊，要注意混合性酸碱紊乱是否存在。

【处理原则】

1. 原发病治疗，情绪变化者可使用镇静剂。

2. 给予 5% CO_2 氧气混合吸入。

3. 用口罩、纸袋罩于口鼻，促 CO_2 回吸。

（许永华）

20 混合型酸碱平衡紊乱

混合型酸碱平衡紊乱是指同时发生两种或两种以上代谢性或呼吸性酸碱平衡的紊乱。常发生于严重复杂的疾病或因治疗不当所致。一般分为相加性、相抵性和三重性混合型酸碱平衡紊乱三种类型。

【临床特点】

（一）相加性混合型酸碱平衡紊乱

1. 呼酸加代酸

（1）常见病因：心肺暂停、严重休克、肺水肿、糖尿病或肾脏疾病合并肺部感染、慢性阻塞性肺部疾病伴低氧血症等。

（2）辅助检查：血气分析指标及电解质变化详见表 1-2-3。

（3）处理：积极治疗原发病，改善患者通气功能，适量补碱，量宜比单纯型代酸偏小，高钾血症是呼酸加代酸的严重并发症，应加以控制。

2. 代碱加呼碱

（1）常见病因：严重创伤同时伴胃肠减压，大量输血，肾病患者使用排钾利尿剂、心力衰竭患者限制钠摄入而同时使用排钾利尿剂等。

（2）辅助检查：血气分析指标及电解质变化详见表 1-2-3。

（3）处理：除原发病治疗外，以代碱为主者，可选择补充氯化钾、氯化钠、盐酸精氨酸等。呼碱明显者，应根据病因适当使用镇痛、镇静药物，发热引起过度通气应积极控制体温。

（二）相抵性混合型酸碱平衡紊乱

1. 代酸加呼碱

（1）常见病因：糖尿病酮症酸中毒、肾功能衰竭伴肺部感染、严重肝脏疾病、阿司匹林中毒等。

(2) 辅助检查：血气分析指标及电解质变化详见表1-2-3。

(3) 处理：以治疗原发病为主，代酸和呼碱的处理需相辅相成，否则会加重另一种酸碱失衡，纠正呼碱可积极纠正低氧血症、吸入含5% CO_2 的氧气、适当应用镇静剂等，纠正代酸可适当补充碱性药物。

2. 呼酸加代碱

(1) 常见病因：肝源性心脏病使用排钾利尿剂、呼酸并代酸时补充碱性药物过量等。

(2) 辅助检查：血气分析指标及电解质变化详见表1-2-3。

表1-2-3 单纯型和混合型酸碱平衡紊乱实验室检查变化

类型		pH	$PaCO_2$	HCO_3^-	BE	K^+	Cl^-	AG
呼酸	失代偿	↓	↑↑	↑	↑↑	↑	↓	
	代偿	N	↑	↑	↑			
呼碱	失代偿	↑	↓↓	↓	↓↓	↓	↑	
	代偿	N	↓	↓	↓			
代酸	失代偿	↓	↓	↓↓	↓↓	↑↑或N	↑或N	
	代偿	N	↓	↓	↓			
代碱	失代偿	↑	↑	↑↑	↑↑	↓	↓	
	代偿	N	↑	↑	↑			
呼酸并代酸		↓↓	↑	↓	↓	↑	↑	↑
呼碱并代碱		↑↑	↓	↑	↑	↓	↓	N或↑
呼酸并代碱		I	↑↑	↑↑	↑↑	N	↓	N
代酸并呼碱		I	↓↓	↓↓	↓↓	N	N	↑
代酸并代碱		I	I	I				↑
呼酸型TABD		↓	↑	↑	↑	↓	↓	↑
呼碱型TABD		↑	↓	↓	↓	↓	↓	↑

注：↑=升高，↑↑=明显升高，↓=下降，↓↓=明显下降，N=正常，I=正常或↑或↓。

(3)处理 首先积极改善通气功能,慎用利尿剂、肾上腺皮质激素等。代碱伴有低血钾、低血氯等应补充氯化钾、盐酸精氨酸等。

3. 代酸加代碱

(1)常见病因:糖尿病酮症酸中毒、肾功能衰竭患者伴严重呕吐或补碱过多。

(2)实验室检查:血气分析指标及电解质变化详见表 1-2-3。

(3)处理:主要为原发病治疗,一般不应用碱性或酸性药物,防止出现另一种酸碱失衡。

(三)三重性混合型酸碱平衡紊乱(TABD)

1. 类型 常见有呼酸型 TABD(呼酸 + 代碱 + 代酸)和呼碱型 TABD(呼碱 + 代碱 + 代酸)两种类型,其中代酸均为高 AG 型,AG 正常型三重酸碱失衡的判断,目前尚无可靠方法。

2. 常见病因 多脏器功能衰竭、病因较复杂的危重病等,肺源性心脏病伴有低氧血症及肾功能衰竭,给予大剂量利尿剂或肾上腺皮质激素时。

3. 辅助 血气分析指标及电解质变化详见表 1-2-3。

4. 处理

(1)原发病治疗,积极纠正水、电解质平衡紊乱。

(2)补充碱性药物:对急性呼衰出现的呼酸型 TABD,在血 pH<7.2 时,在密切观察下补充碱性药物,方法详见代谢性酸中毒部分,但应使血 pH<7.40;慢性呼酸型 TABD,因代偿作用使血 pH 下降程度较轻,原则上以治疗原发病为主。

(3)补充酸性药物:机体对碱中毒的缓冲能力差,常导致愈后不良,故应尽早纠正,可首先补充盐酸精氨酸,一般 10~40g/d 静脉滴注,可直接提供 H^+,有效纠正代碱,同时可补充氯化钾、氯化钙等。输入适量的生理盐水和葡萄糖液,随着尿酸的增加,有助于 AG 下降。

【酸碱失衡类型判断方法】

(一)判断依据

1. 病史 提供酸碱失衡的病因线索,估计失衡的代偿时间。依据病因可以区分原发性酸碱失衡的性质是以呼吸性还是代谢性因素为主。

2. 临床表现 缺乏特异性,可核实血气判断,估计失衡程度。

3. 酸碱失衡代偿规律及技术指标

(1)动脉血气分析参数主要依据判断酸碱失衡必备指标有 pH、$PaCO_2$、HCO_3^-,其余指标均作参考。

(2)酸碱失衡代偿规律

1)代偿预计值计算公式见表 1-2-4。代偿预计值计算有助于判断混合型酸碱失衡类型。

表 1-2-4 原发酸碱失衡及其代偿极限

原发失衡	pH	原发因素	代偿反应	代偿预计	代偿极限
代酸↓	↓↓	HCO_3^-	↓$PaCO_2$	$PCO_2 = HCO_3^- \times 1.5 + 8 \pm 2$	10mmHg
代碱↑	↑↑	HCO_3^-	↑$PaCO_2$	$PCO_2 = 40 + \Delta HCO_3^- \times 0.9 \pm 5$	55mmHg
呼酸↓	↑↑	$PaCO_2$	↑HCO_3^-	(A) $\Delta HCO_3^- = \Delta PCO_2 \times 0.07 \pm 1.5$	30mmol/L
				(C) $\Delta HCO_3^- = \Delta PCO_2 \times 0.35 \pm 5.58$	42~45mmol/L
呼碱↑	↓↓	$PaCO_2$	↓HCO_3^-	(A) $\Delta HCO_3^- = \Delta PCO_2 \times 0.20 \pm 2.5$	18mmol/L
				(C) $\Delta HCO_3^- = \Delta PCO_2 \times 0.49 \pm 1.72$	12~15mmol/L

注：A= 急性；C= 慢性。

2）酸碱失衡代偿规律及推论见表 1-2-5。由酸碱失衡代偿规律引导出的推论，对于判断酸碱失衡类型尤其是混合型酸碱失衡类型具有重要意义。

表 1-2-5 代偿规律及推论

代偿规律推论	
1. $HCO_3^-/PaCO_2$ 同向代偿	1. $HCO_3^-/PaCO_2$ 反向变化必有混合性酸碱失衡
2. 代偿可预计并有极限	2. 超出代偿预计值 / 极限必有混合性酸碱失衡
3. 原发因素变化程度 > 代偿反应程度	3. 原发因素变化决定 pH 偏向

（3）阴离子间隙（AG）：是一项近年来很受重视的酸碱指标，AG 增高常反映有机酸中毒或高 AG 代酸及其程度。AG 是判断混合代谢型酸碱失衡的重要指标。

（4）潜在 HCO_3^-：排除高 AG 代酸掩盖作用后的 HCO_3^-；计算公式：潜在 HCO_3^- = 实测 $HCO_3^- + \Delta AG$；该指标揭示高 AG 代酸是否合并代碱以及三重酸碱失衡中的代碱，如潜在 HCO_3^- > 实测值，则提示高 AG 代酸合并代碱，如潜在 HCO_3^- > 预计 HCO_3^- 值，则提示呼酸 + 高 AG 代酸 + 代碱三重酸碱失衡。

（二）判断方法步骤

酸碱失衡类型判断步骤见图 1-2-1。

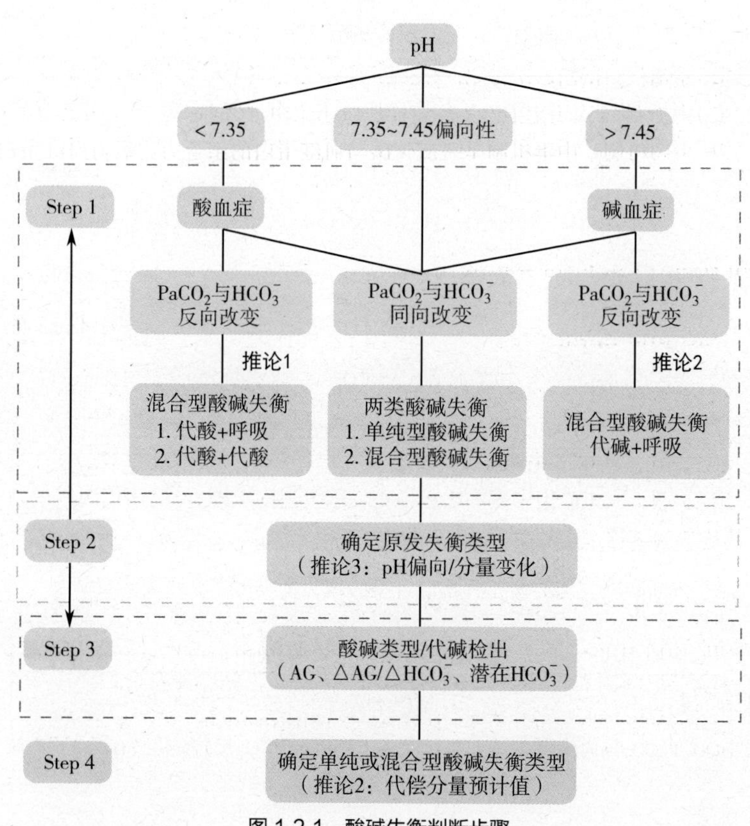

图 1-2-1 酸碱失衡判断步骤

（许永华）

21 急性中毒

一、一氧化碳中毒

【定义】

一氧化碳（CO）是一种无色、无臭、无味的气体，急性一氧化碳中毒是指机体在短时间内吸入高浓度、过量的一氧化碳引发的中毒。可导致组织缺氧、意识障碍，严重时可导致死亡。它是临床上最常见的引起急性中毒的有害气体。

【病因及发病机制】

1. 病因

（1）职业性：炼钢、炼焦、烧窑、采矿爆破、工业生产中炉门关闭不严，化学工业合成氨、甲醇、丙酮等过程中一氧化碳泄漏。

(2)生活性:家庭使用煤气排烟通道不畅、使用煤炉通风不畅。

(3)意外:煤气管道泄漏、天然瓦斯爆炸、长时间密闭汽车内开空调睡觉。

2. 发病机制　中毒机制是一氧化碳与血红蛋白的亲合力比氧与血红蛋白的亲合力高200~300倍,所以一氧化碳极易与血红蛋白结合,形成碳氧血红蛋白,使血红蛋白丧失携氧的能力,造成组织窒息。对全身的组织细胞均有毒性作用,尤其对大脑皮质的影响最为严重。

【临床表现】

(一) 症状与体征

中毒表现按程度可分为三级。

1. 轻度　碳氧血红蛋白(HbCO)饱和度在10%~30%,有头重感、头痛、眩晕、乏力、恶心、呕吐、心悸等。

2. 中度　HbCO饱和度在30%~40%,除上述症状外,可见面色潮红、口唇呈樱桃红色、多汗、烦躁、昏睡等。

3. 重度　HbCO饱和度>40%,出现昏迷、反射消失、大小便失禁、四肢厥冷、面色呈樱桃红色(也可苍白或发绀)、呼吸抑制、血压下降,常并发脑水肿、肺水肿、心肌损害、心律失常、传导阻滞及肺炎等,清醒后可出现各种神经精神症状。

一些患者在经过数天或数月假愈期后,出现精神障碍、癫痫、失语、瘫痪、偏瘫、帕金森病等迟发性脑病表现。

(二) 辅助检查

1. 血液相关检查

(1)血常规:周围血红细胞总数、白细胞总数及中性粒细胞增高。

(2)血液生化检查:血清丙氨酸氨基转移酶(ALT)、天门冬氨酸氨基转移酶(AST)、乳酸脱氢酶(LDH)活性一过性升高。

(3)血气分析:氧分压降低血氧饱和度可正常,血pH降低或正常,血中二氧化碳分压常有代偿性下降。

2. 血中HbCO测定　须在中毒8h以内采血。正常人血液中HbCO含量<5%~10%。轻度一氧化碳中毒者血中HbCO>10%,中度中毒者>30%,严重中毒者>50%。

3. 心电图及脑电图　心电图可出现ST-T改变,亦可室性期前收缩、传导阻滞或窦性心动过速。多数急性一氧化碳中毒患者可以发现异常脑电图,表现为低波幅慢波增多。

4. 脑影像学检查　CT检查发现主要异常为双侧大脑皮质下白质及苍白

球或内囊出现大致对称的密度减低区，后期可见脑室扩大或脑沟增宽。MRI 在显示一氧化碳中毒脑部病变方面优于 CT。

【诊断】

1. 中毒史。有发生中毒的环境和条件。

2. 典型的临床表现。

3. 实验室检查测定血液碳氧血红蛋白（HbCO）阳性。

【处理原则】

1. 现场处理　立即使中毒者脱离中毒现场，打开门窗或移至空气新鲜处；注意保暖。

2. 纠正缺氧　①保持呼吸道通畅；②给予吸氧；③出现意识障碍或曾有意识障碍史者，或出现明显神经精神症状者，应尽早给予高压氧（2~3 个大气压）治疗；④对呼吸衰竭者可使用呼吸兴奋剂，尼可刹米 0.25~0.5g，洛贝林 3mg，肌注或静滴，可 1~2h 重复使用，严重者需立即人工呼吸或气管插管，进行机械通气。

3. 防治脑水肿　氢化可的松 200~400mg 静滴，或地塞米松 10~30mg 静注，12h 后可重复一次，25% 甘露醇 250ml 静滴，8~12h 内可重复 1~2 次，亦可采用静滴血白蛋白后加用呋塞米、依他尼酸（利尿酸）等快速利尿。

4. 促进脑细胞功能恢复　可适当补充 B 族维生素、ATP、辅酶 A、细胞色素 C、胞磷胆碱、脑活素吡拉西坦、醒脑净等。

5. 防治并发症　对于高热、抽搐者可采用冬眠疗法，出现早期休克者应尽早处理，昏迷患者应加强护理，防止肺部感染、压疮发生。

二、常见化学毒物中毒

（一）急性硫化氢中毒

【定义】

硫化氢是具有刺激性和窒息性的有害气体，具有臭鸡蛋味。急性硫化氢中毒是在短期内吸入较大量硫化氢气体后引起的以中枢神经系统、呼吸系统、心血管系统等多个器官损害的全身性疾病。

【病因及发病机制】

硫化氢多为生产、生活过程中所产生的废气。如石油化工、造纸、阴沟、化粪池、污物沉淀池等处。对眼和呼吸道黏膜产生强烈的刺激作用，通过呼吸道进入机体后，很快溶于血液，并与钠离子结合成硫化钠，与呼吸链中细胞色素氧化酶结合，影响细胞氧化过程，造成组织缺氧。吸入极高浓度时，强烈刺激颈动脉窦，反射性地引起呼吸停止；也可直接麻痹呼吸中枢而立即窒息，产生“电击样”死亡。

【临床表现】

1. 症状与体征

(1) 中枢神经症状：头痛、头晕、乏力、动作失调、烦躁、面部充血、共济失调、谵妄、抽搐、昏迷、脑水肿、四肢发绀以及惊厥和意识模糊。吸入高浓度者，可立即昏迷，甚至猝死。

(2) 眼部和呼吸道刺激症状：双眼刺痛、流泪、畏光、结膜充血、灼热、视物模糊、流涕、咽痒、咽痛、咽干、皮肤黏膜发绀、胸闷、咳嗽剧烈、呼吸困难、有窒息感。严重者可发生肺水肿、肺炎、喉头痉挛和呼吸麻痹。

(3) 心肌损害症状：心悸、气急、胸闷或心绞痛样症状，少数在中毒症状好转1周后发生心肌梗死样表现。

2. 辅助检查

(1) 中毒者血和尿中硫化盐含量：早期测定有明显增高，硫化血红蛋白增多可作为诊断指标，但与严重程度不一致。

(2) 动脉血气分析：动脉血氧分压下降并伴酸碱失衡。

(3) 胸片：中毒较重时，可有肺炎或肺水肿的X线影像学改变。

(4) 心电图：可出现ST-T改变及窦性心动过速、室性期前收缩等。

【诊断】

根据硫化氢接触史、临床表现及辅助检查可做出诊断。

【处理原则】

1. 患者立即撤离现场，至空气清新处。

2. 吸氧。必要时给予呼吸兴奋剂或机械通气，重症者可实施高压氧治疗。

3. 肾上腺皮质激素应用。

4. 维护重要脏器功能，对有肺水肿、脑水肿、循环功能障碍等应积极处理。

5. 眼部受损时，可用温水或2%硼酸冲洗，继用抗生素眼药水或眼药膏涂擦。

6. 适当应用亚硝酸异戊酯、亚硝酸钠或4-二甲基氨基甲苯酚(4-DMAP)解毒治疗。

(二) 氰化物中毒

【定义】

氰化物(cyanide)中毒是指氰化物通过皮肤、呼吸道或消化道进入体内，引起细胞内呼吸障碍，组织细胞不能利用氧，造成组织缺氧，严重时导致死亡。

氰化物为含有氰基的剧毒物，是常用的化工原料，分为无机氰化物(氰类)和有机氰化物(腈类)两类。前者主要有氢氰酸、氰酸盐(氰化钾、氰化钠、氢化胺、亚铁氰化钾等),以及卤素氰化物(氯化氰、溴化氰、碘化氰)等;后者主要有丙腈、丙烯腈、乙腈等。在职业活动中,接触氰化物可引起急性氰化物中毒;而在非职业活动中接触氰化物或进食含氰甙的植物果实和根部(如苦杏仁、枇杷仁、桃仁、木薯、白果等都含有氰化物)亦可引起急性氰化物中毒。口服致死量氢氰酸为 0.06g,氰酸盐 0.1~0.3g。

【病因及发病机制】

氰化物在体内解离出氰酸离子(CN^-),易与三价铁(Fe^{3+})结合,但不能与二价铁(Fe^{2+})结合,当其被吸收入血后,因血红蛋白含二价铁,故不与结合,而随血流运送至各处组织细胞,很快与细胞色素及细胞色素氧化酶的三价铁结合,使细胞色素及细胞色素氧化酶失去传递电子的作用,而发生细胞内呼吸窒息。虽然线粒体的氧供应充足,但由于氧的摄取和利用障碍,使需氧代谢紊乱,无氧代谢增强,最终使乳酸生成增多,导致代谢性酸中毒。

正常人体内含有硫氰生成酶,能使少量氰酸离子转变为无毒的硫氰化物,由肾脏排出,但这种机体解毒反应进行比较缓慢,当不足以解除氢氰酸的毒性时,即发生中毒。

【临床表现】

1. 症状与体征一般可分为四期。

(1)前驱期:吸入者有眼和上呼吸道刺激症状,视物模糊;口服中毒者有恶心、呕吐、腹泻等消化道症状,呼出气或呕吐物有杏仁味。

(2)呼吸困难期:胸部紧缩感、呼吸困难,并有头痛、心悸、心率增快,皮肤黏膜呈樱桃红色。

(3)惊厥期:随即出现强直性或阵发性痉挛,甚至角弓反张,大小便失禁。

(4)麻痹期:若不及时抢救,患者全身肌肉松弛,反射消失,昏迷、血压骤降、呼吸浅而不规律,很快呼吸先于心搏停止而死亡。

2. 辅助检查

(1)全血氰酸离子浓度测定:有特异诊断价值,一般全血氰酸离子浓度 $<20\mu g/dl$($7.69\mu mol/L$)。氰化物中毒者的血氰酸离子浓度明显升高。

(2)早期动静脉血气分析:显示静脉血动脉化趋势的特异表现,即动脉血氧分压正常,而静脉血氧分压明显升高,动、静脉氧分压差减小至 1%(正常为 4%~5%)。

【诊断】

根据误服或吸入中毒史、临床表现,以及辅助检查诊断氰化物中毒不难。患者皮肤黏膜和静脉血呈樱桃红色,呼出气或呕吐物有杏仁味,也有助于临床诊断。

【处理原则】

1. 一般处理

(1)立即将患者脱离现场至空气新鲜处,脱去污染的衣物,必要时吸氧。

(2)误服者,在经过解毒治疗后速行催吐、立即用氧化剂溶液(5% 硫代硫酸钠或 0.02% 高锰酸钾)洗胃。

(3)皮肤被氢氰酸灼伤,可先用 1∶10 000 高锰酸钾冲洗,眼污染时用大量清水冲洗。

(4)输入高渗性葡萄糖液(可加适量胰岛素),促进利尿排毒及促毒物转化。应用细胞活性药物如细胞色素 C、ATP、辅酶 A 等。

2. 解毒治疗

(1)立即将亚硝酸异戊酯放在手帕中压碎给患者吸入,直至静脉注射亚硝酸钠。

(2)立即用亚硝酸钠(6~12mg/kg)加入葡萄糖液缓慢静脉注射,不少于 10min。注意血压,一旦血压下降,应停药。

(3)紧接着以相同速度注入 50% 硫代硫酸钠,必要时可在 1h 后重复注射半量或全量。轻度中毒者单用此药即可。

(4)4- 二甲氨基苯酚(4-DMAP)和对氨基苯丙酮(PAPP)为高铁血红蛋白生成剂。轻度中毒口服 4-DMAP 和 PAPP 各适量,中 - 重度中毒立即肌注 4-DMAP,必要时 1h 后重复半量。应用本品者严禁再用亚硝酸类药品,防止高铁血红蛋白生成过度(发绀症)。

(5)钴类化合物:钴与氰酸离子有很强的亲和力,可以形成稳定而低毒的氰 - 钴化合物从尿排除。常用 1.5% 依地酸二钴(葡萄糖液配制)20ml 静脉注射或 40% 羟钴胺素 10ml 缓慢静脉注射(0.5ml/min)。

3. 对症治疗

(1)呼吸困难者面罩加压给氧,呼吸不规则可气管插管和机械通气,无条件者可使用呼吸兴奋剂。

(2)休克时应在补充有效循环容量的基础上应用血管活性药物。

(3)防治肺水肿、脑水肿,早期行预防感染措施。

(三) 甲醇中毒

【定义】

甲醇对人体的毒性作用是由甲醇及其代谢产物——甲醛和甲酸引起,以中枢神经系统损害、视神经和视网膜损害及代谢性酸中毒为主要特征。

【病因及发病机制】

多由有意服用甲醇、误服甲醇或含甲醇的工业酒精勾兑的酒类或饮料所致，也可发生于甲醇生产、运输等工业过程中意外事故。短期内吸入高浓度甲醇，引起急性或亚急性中毒；若经皮肤吸收大量甲醇也可引起中毒。人口服中毒最低剂量约为100mg/kg，经口摄入0.3~1g/kg可致死。

甲醇经呼吸道、消化道及皮肤吸收。主要分布于脑脊液、血、胆汁和尿液中，体内氧化和排泄缓慢，蓄积作用明显。其主要毒性机制有：①对神经系统有麻醉作用；②与生物膜表面形成氢键，并与巯基作用，导致线粒体、细胞生物膜破坏；③引起蛋白质、核酸变性、聚合、碎裂；④经脱氢酶作用，代谢为甲醛、甲酸，抑制氧化酶系统，引起需氧代谢障碍，体内乳酸及其他有机酸积聚，引起酸中毒；⑤甲醇及其代谢物甲醛、甲酸在眼房水和眼组织内含量较高，影响视网膜和视神经细胞线粒体功能，造成视网膜细胞、视神经损害及视神经脱髓鞘；⑥甲醇蒸气对呼吸道黏膜有强烈刺激作用。

【临床表现】

1. 口服者可伴有胃肠道刺激症状，8~36h潜伏期后中枢神经系统症状明显，早期呈酒醉状态，头痛、头晕、眩晕，严重时意识朦胧、谵妄、共济失调、昏迷，甚至死亡。可出现视神经及视网膜病变，出现双眼疼痛、复视，甚至失明，视网膜检查有充血、出血，视神经盘水肿、萎缩等，少数患者出现肝、肾功能损害表现。

2. 辅助检查

(1) 血常规：白细胞计数增高，可有肝、肾功能异常。

(2) 血气分析：代谢性酸中毒(pH降低、SB减少及BE负值增加)，二氧化碳结合力降低。

(3) 心电图：可见ST-T改变、室性期前收缩等心律失常。

(4) 视觉诱发电位(VEP)检查：对早期诊断视神经损伤有帮助。

(5) 颅脑CT检查：严重中毒者可见白质和基底核密度减低及豆状核病变。

(6) 毒物分析：血、尿液中甲醇、甲酸含量增高。

【诊断】

1. 有误服甲醇或含甲醇的工业酒精勾兑的酒类或饮料，或吸入大量甲醇蒸气的病史。

2. 出现中枢神经系统症状、眼部损害及代谢性酸中毒的临床表现。

3. 血、尿中甲醇和甲酸浓度增高。

【处理原则】

1. 吸入中毒者立即脱离现场，用清水冲洗污染皮肤，口服者用1%碳酸氢钠充分洗胃，用50%硫酸镁导泻。

2. 适当补充血容量，轻者鼓励多饮水，重者可静脉补充10%葡萄糖液

500ml 加普通胰岛素 12~20U 静滴，同时补充 B 族维生素、ATP、辅酶 A、胞磷胆碱等。

3. 积极防治脑水肿，早期给氧，有条件可选择高压氧治疗，应用糖皮质激素、脱水剂、快速利尿剂等。

4. 视神经损害可用维生素 B_1 100mg、维生素 B_6 50~100mg 肌内注射，血管扩张剂如山莨菪碱 10mg 肌注，2 次 /d。

5. 纠正酸中毒可应用 5% 碳酸氢钠。

6. 严重中毒应进行血液透析或腹膜透析血液透析指征：①血液甲醇 >15.6mmol/L 或甲酸 >4.34mmol/L；②严重代谢性酸中毒；③视力严重障碍或视神经盘视网膜水肿，以及中枢神经系统症状显著者。

7. 对惊厥、休克等应及时处理，注意保护肝、肾功能。

8. 可以早期使用乙醇治疗，以阻断甲醇在体内的代谢。乙醇可口服或与 10% 葡萄糖溶液中配成 10% 浓度静脉滴注，血液乙醇浓度 <6.24mmol/L 时，可停用乙醇。

(四) 急性乙醇(酒精)中毒

【定义】

急性乙醇(酒精)中毒俗称醉酒，指短期摄入过量酒精或酒精饮料后所引起的中枢神经系统、肝脏和心脑血管等损伤的病理过程，严重者可引起呼吸衰竭及循环衰竭而危及生命。

【病因及发病机制】

乙醇由胃肠道迅速吸收，经门静脉、肝脏进入血液循环，当过量乙醇进入人体超过肝脏氧化代谢能力，即在体内蓄积，易通过血 - 脑屏障进入大脑。下丘脑释放因子促使腺垂体释放内源性阿片样物质，如 β- 内啡肽(p-endorphin)；乙醇代谢产物乙醛在体内与多巴胺缩合成阿片样物质，作用于脑内阿片受体，使患者处于先兴奋后抑制的状态，继之皮质下中枢、小脑、延髓血管运动中枢和呼吸中枢相继受到抑制，严重急性中毒时，可发生呼吸、循环衰竭。

乙醇代谢产物乙醛对肝脏有直接毒作用，作用于线粒体等引起肝脏细胞退行性变；与各种蛋白质结合，引起肝细胞变性、坏死。乙醛代谢产物乙酸，通过黄嘌呤氧化酶转化为超氧化物，破坏细胞膜脂质，促进肝损伤。酒精和乙醛还可直接损伤胃黏膜，导致胃黏膜糜烂出血。

成人从口吸入纯酒精 250~500g，血酒精浓度在 6.0 g/L 以上，常导致死亡。

【临床表现】

1. 中枢神经系统按程度分三期。

(1) 兴奋期：血中酒精浓度 1.0~1.5g/L，面色红或苍白、话多、举止粗鲁、悲喜不定或寂静入睡。

(2) 共济失调期：血中酒精浓度1.5~2.5g/L，步态蹒跚、语无伦次、神志错乱。

(3) 昏睡期：血中酒精浓度2.5g/L以上，体温下降、神志不清、面色苍白、皮肤湿冷、呼吸缓慢；可因呼吸、循环衰竭而死亡。

2. 其他系统 ①心血管表现为血管舒张，心律失常，心肌抑制；②呼吸系统表现为肺换气不足，肺内异物吸入；③代谢系统表现为低血糖、低磷酸盐血症、低镁血症、酸中毒；④胃肠道表现为胃炎、消化性溃疡、消化道出血、急性胰腺炎、肝炎；⑤骨髓抑制。

3. 辅助检查

(1) 血清乙醇浓度测定及动脉血气分析：血清乙醇浓度能判断病情和预后，急性中毒时呼出气中乙醇浓度与血清乙醇浓度相当。动脉血气分析可见轻度代谢性酸中毒，严重代谢性酸中毒时应注意甲醇或乙二醇中毒。

(2) 血清β-内啡肽：常明显升高。

(3) 生化检查：昏迷者常见低血糖及肝功能异常。可见低血钾、低血钠和低血钙。

(4) 心电图检查及心肌酶谱：可见心律失常、肌酸激酶同工酶(CK-MB)增高、心电图呈ST-T改变，甚至急性心肌梗死。

(5) 头颅CT检查：昏迷者应进行头颅CT检查，以除外颅脑创伤或病变。

【诊断】

有接触大量乙醇或酗酒史、呼出气有酒味，出现神经精神症状等临床表现，必要时可以进行乙醇浓度测定(呕吐物、血液、尿液中均可测出乙醇)。

【处理原则】

1. 一般处理 吸入中毒者立即撤离现场。口服中毒症状较轻者，卧床休息，注意保暖，适当吃一些含糖较多、富含维生素C及B族维生素的食品，同时鼓励患者多饮水，促进排尿；对于躁动者，可以适当加以约束，重点保护其头面部，以免碰伤。过度兴奋、共济失调者应限制活动，防止意外受伤；昏迷患者应防止误吸呕吐物，侧卧位，保持呼吸道通畅；饮用30~60min内未呕吐者，可催吐或用温水洗胃，因乙醇摄入后吸收速度很快，口服数小时后洗胃或导泻效果不明显。

2. 促进乙醇代谢和排出 可输液补充葡萄糖液体、B族维生素和维生素C，适当利尿可促进乙醇的排出。昏迷患者静脉注射纳洛酮0.4~2mg，必要时5~10min后重复，拮抗内啡肽对神经系统和心血管系统抑制作用，起到降低血中乙醇浓度、催醒和减少病死率作用。谷胱甘肽制剂可清除自由基、促进乙醇清除，使患者意识及运动功能较快恢复。

3. 血液净化 对血乙醇浓度超过 4 000mg/L、深昏迷持续时间较长或伴有生命体征不稳定、可疑同时服用甲醇或其他药物时，可行血液净化治疗。

4. 中药治疗 如醒脑静、葛根素等。

5. 对症支持治疗 补液抗休克，维持水及电解质、酸碱平衡。预防急性上消化道出血。

(五) 汽油中毒

【定义】

汽油是一种无色或淡黄色、易挥发和易燃液体，具有特殊臭味，主要成分为 C4~C12 脂肪烃和环烷烃类混合物。误服汽油或吸入高浓度汽油蒸气都可引起中毒。

【病因及发病机制】

汽油中毒多见于在汽油蒸气浓度较高场所工作，经呼吸道吸入，也可因液体吸入肺或误服经消化道吸收，经皮肤吸收较少见。进入体内汽油大部分以原形从肺排出，小部分经氧化后与葡糖醛酸结合，经肾排出。汽油为麻醉性毒物，主要作用于中枢神经系统，引起神经功能紊乱，低浓度引起人体条件反射的改变，高浓度可致人体呼吸中枢的麻痹。汽油有去脂作用，使细胞内类脂质平衡发生障碍；抑制单胺氧化酶，使 5- 羟色胺氧化降解速度减慢而蓄积，影响神经递质功能；对皮肤黏膜有一定刺激作用。

【临床表现】

1. 症状与体征 主要为中枢神经系统表现。

(1) 轻度中毒：多表现为轻度的麻醉作用，头晕、剧烈头痛、心悸、四肢乏力、视物模糊、恶心、呕吐、易激动、不自主的多言、无意识哭笑、酒醉状、步态不稳、四肢震颤等表现。

(2) 重度中毒：出现昏迷，四肢抽搐、眼球运动障碍或斜视、眼球震颤、瞳孔散大、对光反应迟钝或消失，可因呼吸反射性停止而致死亡。

(3) 吸入者还可出现可发生呼吸道刺激症状，吸入性肺炎、寒战高热、呼吸困难，眼结膜刺激感如流泪、流涕、眼结膜充血等；误服者可出现腹痛、腹泻、消化道出血等。

2. 辅助检查

(1) 血常规检查：白细胞及中性粒细胞可增加。

(2) X 线检查：对于急性吸入性中毒，肺部可见片状或致密团块阴影。

(3) 头颅 CT 检查：少数可出现脑水肿、脑白质区密度降低。

(4) 呕吐物检查：呕吐物中可以分析出毒物。

【诊断】

根据短时间吸入或误服汽油史，出现以中枢神经或周围神经受损为主的临床表现，结合现场卫生学调查和空气中汽油浓度的测定，并排除其他病因引起的类似疾病后，即可诊断。

【处理原则】

1. 吸入中毒者立即将患者脱离现场，移至新鲜空气处。保持呼吸道畅通，用肥皂及清水清洗皮肤、头发等。眼睛污染者可用2%碳酸氢钠溶液冲洗，硼酸眼药水滴眼。误服汽油者可灌入牛奶或植物油，然后催吐、洗胃、导泻。

2. 缺氧者吸氧，必要时气管插管和机械通气，有抽搐及烦躁不安时，可给镇静剂。

3. 心脏骤停时立即心肺复苏，禁用肾上腺素，以免引起心室颤动。

4. 如有吸入性肺炎，可给予肾上腺皮质激素及抗生素以控制感染。

5. 伴有脑水肿应加强脱水、利尿，保护肝、肾功能，抗休克治疗。

（六）急性苯中毒

【定义】

苯（benzene）是从煤焦油分馏及石油裂解所得的一种芳香烃化合物，系无色有芳香气味的油状液体，急性苯中毒是指口服含苯的有机溶剂（包括油漆、稀料、工业胶水等）或吸入高浓度苯蒸气后，出现以中枢神经系统麻醉作用为主要表现的病理生理过程。

【病因及发病机制】

苯主要以气态经呼吸道吸入，消化道吸收亦完全，皮肤仅少量吸收。进入体内后，部分以原形由肺呼出；部分在肝脏代谢，通过微粒体混合功能氧化酶羟化，转化为酚、对苯二酚、邻苯二酚、氢醌等酚类代谢产物。苯的中毒机制尚未完全阐明。急性中毒是因为苯的亲脂性，抑制神经细胞生物氧化，影响神经递质释放，从而对中枢神经系统产生麻醉作用。

【临床表现】

主要表现为中枢神经系统抑制症状。轻者呈酒醉状，伴恶心、呕吐、步态不稳、幻觉、精神恍惚。重者意识丧失、肌肉痉挛或抽搐、血压下降、瞳孔散大，可因呼吸循环衰竭、心室颤动而死亡。

【辅助检查】

1. 血常规检查表现为外周血白细胞总数升高，偶有降低者。

2. 血中苯含量、尿酚、尿葡萄糖醛酸可增高。

【诊断】

根据短期内有吸入大量高浓度苯蒸气或误服苯的病史，出现中枢神经系统抑制症状（醉酒状态）可作出诊断。必要时行毒物检测。注意与其他有机溶剂（卤代烃类、醚类、酮类等）中毒相鉴别。

【处理原则】

1. 将中毒者立即撤离现场，至空气清新处，脱去污染衣服，以温肥皂水清洗皮肤。

2. 口服者应尽早催吐、洗胃，使用 2% 碳酸氢钠或 0.5% 活性炭混悬液洗胃，然后用硫酸钠溶液导泻。

3. 保持气道通畅、吸氧，如呼吸微弱、节律不规则可应用呼吸兴奋剂，必要时气管插管和机械通气。

4. 心脏骤停时立即心肺复苏，禁用肾上腺素，以免引起心室颤动。

5. 维护重要脏器功能，对抽搐、休克、肺水肿、脑水肿等积极处理。

6. 静脉输注葡萄糖液，并加入维生素 C 和 B 族维生素、三磷腺苷（ATP）、辅酶 A 等，必要时补足血容量后适当利尿，促进毒物排泄。

7. 苯中毒目前无特效解毒剂，血液透析无效，毒物大量进入体内者可尝试血液灌流。

（七）强酸类中毒

【定义】

强酸类包括硫酸、硝酸、盐酸、王水（硝酸与盐酸的混合物）等，氢氟酸及铬酸毒性也较强。有机酸如醋酸、蚁酸、甲酸、草酸等的腐蚀作用较弱。经口服、皮肤接触或由呼吸道吸入其酸雾均可中毒。

【病因及发病机制】

强酸类都有强烈刺激和腐蚀作用，导致蛋白质凝固，造成凝固性坏死，接触局部导致充血、水肿、坏死和溃疡，甚至腔管脏器穿孔，以后形成瘢痕、狭窄和变形，随着毒物进入血液循环，引起酸中毒、内脏器官损害，以肝、肾受损为重。

强酸皮肤灼伤创面干燥，边缘分界清楚，肿胀较轻。灼伤的痂皮或焦痂色泽随酸的种类而异，硝酸为黄色，硫酸为黑色或棕色，盐酸为灰棕色，氢氟酸为灰白色。氢氟酸可溶解脂肪和脱钙，造成局部持久的组织坏死、溃疡，还常可合并急性氟中毒，可造成表皮、真皮及皮下组织及肌层液性坏死，出现低钙血症、低镁血症，可引起室性心律失常，甚至出现心脏骤停，心肌酶谱检查可明显升高。草酸可结合钙质并妨碍肌肉收缩，皮肤及黏膜产生粉白色顽固溃烂。

强酸类酸雾吸入呼吸道有刺激作用，呛咳、咳泡沫状痰，痰带血丝，喉痉挛或支气管痉挛，并可导致化学性肺炎。

口服强酸后，口腔、咽、喉黏膜糜烂，可产生不同色泽痂皮，严重时食管、胃、肠道黏膜严重腐蚀，甚至发生穿孔。因喉水肿和痉挛，出现吞咽困难、呼吸困难。后期瘢痕组织收缩而致食管及胃狭窄或粘连性肠梗阻等后遗症。

【临床表现】

1. 症状与体征

(1)皮肤灼伤：局部灼痛、发红、水疱，严重可变色、结痂、溃烂，硝酸可使痂皮变为黄色，硫酸变为黑色或棕色，盐酸为灰棕色等。

(2)眼睛灼伤：酸雾或直接溅入可引起结膜炎症，角膜灼伤、浑浊、穿孔、全眼炎常致失明。

(3)误服中毒：口腔、咽喉、食管、胃部肿胀疼痛，吞咽困难，无语言发音，喉头水肿致声嘶或窒息，消化道出血，穿孔等。

(4)吸入中毒：口腔、咽喉疼痛，呛咳、咯血、喉头或支气管痉挛、肺水肿、呼吸困难等。

(5)全身症状：吸收入血后可酸中毒，肝、肾损害，严重者发生中毒性休克。

2. 辅助检查

(1)血常规：外周血白细胞总数常升高。

(2)血生化：可出现代谢性酸中毒、低钙血症、低镁血症等。

(3)脏器功能：可出现心肌酶谱异常、肝和肾检查指标异常、心律失常等。

【诊断】

根据毒物接触史(误服、呼吸道吸入、皮肤接触等)，出现相应的呼吸道、消化道或皮肤黏膜及肝肾损害等表现，即可诊断。

【处理原则】

1. 口服酸类处理

(1)仰卧位，必要时垫高下肢，以防休克。禁用洗胃或催吐剂。根据病情可尝试先饮水300~500ml，再谨慎插入细软胃管抽净内容物。

(2)立即口服10%氢氧化铝凝胶、2.5%氧化镁溶液或7.5%氢氧化镁混悬液60ml，内服润滑剂，如蛋清水(4只蛋蛋清加水200ml)或牛奶200ml，再服植物油100~200ml。

(3)禁止口服碳酸氢钠或碳酸钠溶液，以免胃肠胀气引起穿孔。

(4)立即补液，除葡萄糖生理盐水外，应用碱性药物，如5%碳酸氢钠250~500ml或1.87%乳酸钠500ml，以拮抗酸中毒。氢氟酸或草酸中毒需尽早补充钙剂。铬酸中毒用5%硫代硫酸钠静注。发生休克则进行液体复苏。

(5)呼吸困难、喉头水肿，应作气管切开并吸氧。注意防治肺水肿。

(6)应用抗生素防止继发感染。

(7)口服强酸第2天起，口服泼尼松10mg，每天3次，共2~3周，或静脉滴注相当剂量的激素，以减少纤维化和预防消化道瘢痕狭窄。

2. 眼部损伤时，立即用普通净水或生理盐水冲洗10min以上，然后予专科处理。

3. 皮肤灼伤时，立即除去污染衣物。用大量净水冲洗伤处，一般冲洗20~30min。再用2%~5%碳酸氢钠冲洗，亦可用1%氨水或肥皂水，最后用生理盐水洗净。草酸及氢氟酸灼伤，局部及静脉注射10%葡萄糖酸钙。氢氟酸皮肤灼伤，使用氢氟酸烧伤治疗液（5%氯化钙20ml、2%利多卡因20ml、二甲亚砜60ml及地塞米松5mg）湿敷创面可起较好作用。

（八）强碱中毒

【定义】

强碱类包括氢氧化钠、氢氧化钾、氧化钠和氧化钾等，碳酸钠、碳酸钾、氢氧化钙和氢氧化铵（氨水）等腐蚀作用较弱，经口误服，接触皮肤及眼部可发生灼伤。高浓度的氨气吸入也可造成呼吸道严重损伤。

【病因及发病机制】

强碱类具有强烈的腐蚀作用，能迅速吸收组织水分，溶解蛋白及胶原组织，形成碱性蛋白化合物，并能皂化脂肪，使组织细胞脱水。皂化时产生热量可使深层组织坏死，因而灼伤初期的程度常不易估计，严重者后期可达Ⅲ度灼伤，溃疡深而不易愈合。经血液循环分布于全身，可发生碱中毒，造成肝、肾等组织脂肪变性与坏死。

口服强碱后，口腔黏膜呈红色或棕色，口腔、食管、胃黏膜有水肿、溃疡、出血，病变较深，后期狭窄很常见。全身有碱中毒，出现手足搐搦。重症发生休克和昏迷。

氨为强烈刺激性气体，吸入高浓度时可出现不同程度喉阻塞和支气管肺损害，严重时可肺水肿、急性呼吸窘迫综合征，甚至反射性声门痉挛而呼吸骤停。

【临床表现】

1. 症状与体征

（1）皮肤灼伤：局部剧痛、灼痒，创面呈白色，周围红肿，也可呈皮炎样改变，如红斑、丘疹、水疱。

（2）眼睛灼伤：结膜炎、结膜和角膜溃疡坏死，重者可致失明。

（3）口服中毒：口腔、食管、胃部黏膜呈红色或棕色，出现恶心、呕吐、吞咽困难、声嘶、腹痛、呕血、黑便，较强酸类更易引起消化道溃疡和穿孔。

（4）吸入中毒：呛咳、咯血、喉头水肿、呼吸困难、肺水肿、窒息等。

（5）全身症状：严重时可致代谢性碱中毒、中毒性休克等。

2. 辅助检查

（1）血常规：外周血白细胞总数常升高。

(2) 血生化:可代谢性碱中毒、低钙血症等。

(3) 脏器功能:可出现心、肝和肾检查指标异常。

(4) 胃液酸碱度(pH):正常胃液的 pH 为 0.9~1.5,中毒时其 pH 明显增大,甚至呈碱性。

【诊断】

根据接触、吸入、误服强碱史,典型的局部腐蚀,全身中毒的临床表现,诊断并不困难。胃液 pH、血液生化检查有助于诊断。

【处理原则】

1. 口服者禁忌洗胃。可先饮水 300~500ml,再插入细软胃管抽吸胃内容物。迅速吞服食用醋、1% 醋酸或柠檬汁以中和,接着服用牛奶、生蛋清及植物油等。支持疗法为补液纠正脱水、碱中毒,防止休克及肾衰竭。酌情使用肾上腺皮质激素,以减轻瘢痕形成。

2. 体表灼伤,可用大量净水冲洗,一般冲洗 20~30min,然后用弱酸(1% 醋酸)中和,Ⅱ度以上皮肤烧伤用 2% 醋酸湿敷。对石灰灼伤,应先将粉末拭干净,再用大量流水冲洗。眼部损伤可用生理盐水冲洗。

3. 呼吸道灼伤,应保持呼吸道通畅,防止肺水肿,必要时气管切开。

4. 注意纠正水及电解质紊乱。

(九) 急性砷中毒

【定义】

砷中毒(arsenic poisoning)主要由砷化合物引起,以毒性较大的三氧化二砷(俗称砒霜)中毒多见,二硫化砷(雄黄)、三硫化二砷(雌黄)及砷化氢等砷中毒也较常见,长期服用含砷的中药或误服含砷的杀虫剂、杀鼠药、消毒防腐剂也可引起中毒。急性砷中毒主要表现为呼吸、消化、神经系统损害;慢性砷中毒以皮肤、周围神经及肝脏损害为主要表现。

【病因及发病机制】

砷化合物可经消化道、呼吸道和皮肤吸收。进入体内的砷迅速与红细胞血红蛋白中的珠蛋白结合,24h 内分布到全身各组织器官,通过多种机制作用可使神经系统、心、肝、肾等多脏器受损,严重者可致多器官功能衰竭而致死。

砷可直接损伤小动脉和毛细血管壁,导致血管平滑肌麻痹、血管通透性增加,有效血容量减少,加重脏器损害;能与多种酶(如丙酮酸氧化酶、葡萄糖氧化酶,6- 磷酸葡萄糖脱氢酶、单胺氧化酶等)中的巯基结合,使酶失活,干扰体内氧化还原反应和能量生成,导致多脏器系统损害;诱发脂质过氧化反应、产生多种自由基,损害组织细胞;与 DNA 聚合酶结合,干扰 DNA 合成和修复、抑制细胞分裂和增殖,从而导致基因表达异常。

三氧化二砷和三氯化砷对眼、上呼吸道和皮肤均有刺激作用。

【临床表现】

1. 症状与体征

(1) 消化系统：恶心、呕吐、腹泻、腹绞痛，粪便呈米泔样或血样，亦可出现肝大、黄疸。

(2) 神经系统：头痛、烦躁不安、谵妄、四肢肌肉痉挛、昏迷，最后可因呼吸中枢麻痹而死亡。

(3) 心血管系统：血压下降、心率加快、发绀、休克、心肌炎、心律失常、心力衰竭。

(4) 泌尿系统：血尿、蛋白尿、管型尿、尿少、无尿、血肌酐升高。

(5) 呼吸系统：吸入中毒者可有咳嗽、喷嚏、胸痛、呼吸困难等。

(6) 血液系统：可有溶血表现，如苍白、胸闷、腰痛、血红蛋白尿、黄疸等。

(7) 皮肤症状：可有接触性皮炎、过敏性皮炎，接触眼部可有结膜炎表现。

2. 辅助检查

(1) 尿砷测定：急性砷中毒者尿砷于中毒后数小时至 12h 后明显增高，程度与中毒严重程度呈正比。尿砷排泄很快，停止接触 2d，即可下降 19%~42%。一次摄入砷化物后，尿砷升高持续 7d 左右。尿砷含量 >0.2mg/L 应视为中毒。

(2) 血砷测定：急性中毒时可升高。

【诊断】

根据有服用或吸入砷化合物史，出现呼吸、消化、神经、循环等多系统损害表现，取胃内容物、血、尿标本作毒物分析，即可诊断。

【处理原则】

1. 口服中毒 立即催吐、洗胃。洗胃前给予口服新鲜配制的砷化物沉淀剂 - 氢氧化铁溶液（12% 硫酸亚铁，20% 氧化镁悬液，用时等量混合），每 5~15min 给一匙，直至呕吐停止或服蛋清水（四只蛋清加水 200ml）。服后再彻底洗胃，洗胃后予硫酸镁或硫酸钠导泻。也可用药炭悬液洗胃。

2. 接触或吸入中毒 立即脱离中毒环境，并选用下列解毒药之一。

(1) 二巯基丙磺酸钠：5mg/kg，肌注或静注，4~6h 一次，次日 8h 一次，再次日 1~2 次，疗程 5~7d。

(2) 二巯丁二钠：首剂 2g，溶于生理盐水 20ml 静注，以后 1g，6h/次，4~5 次后，1g/d，疗程 3~5d。

(3) 二巯丙醇：2~4mg/kg，4h 一次肌注，48h 后改为 2 次/d，疗程 7~14d。本品疗效较上述两药稍差，不良反应略多。必要时，2~3 周后可用二巯基丙磺酸钠或二巯丁二钠继续排砷。

3. 对症处理 腹痛严重者肌注阿托品 0.5mg 加哌替啶 50~100mg。补充大量维生素 B、C、K，维持水及电解质平衡，酌情给能量合剂。休克时使用血管活性药物。

4. 急性砷化氢中毒 ①立即吸氧。②氢化可的松 400~600mg 或甲泼尼龙 10~20mg 静滴，以抑制溶血反应。③积极保护肾脏，50% 葡萄糖液 60~100ml 静注。出现少尿者静注呋塞米 20~100mg，肾区超短波透热。无尿者考虑腹膜透析或血液透析。④血红蛋白如低于 50g/L，应予输悬浮红细胞，严重砷化氢中毒可考虑换血疗法。

（十）急性汞中毒

【定义】

汞为银白色液态金属，常温下易蒸发。汞的无机化合物包括硫化汞、氯化亚汞、氯化汞、砷酸汞、雷酸汞、氰化汞等。它们可解离出汞离子，毒性与金属汞相近。汞的有机化合物包括烷氧基汞（甲氧基硅酸乙基汞等）、苯基汞（硝酸苯汞、醋酸苯汞、氯化钾酸苯汞等）、氯化甲基苯、磷酸乙基苯等。

汞中毒（mercury poisoning）以慢性为多见，主要发生在生产过程中，长期吸入汞蒸气和汞化合物粉尘所致，生活性汞中毒见于日常生活中使用美白祛斑化妆品、染发剂或误服含汞物质等。以精神神经异常、口腔炎、震颤为主要症状，并可累及呼吸道、胃肠道、肾脏。大剂量汞蒸气吸入或汞化合物摄入即发生急性汞中毒。对汞过敏者，即使局部涂抹汞油基质制剂，亦可发生中毒。

【病因及发病机制】

金属汞主要以蒸气形式经呼吸道进入人体，胃肠道吸收甚微，不引起中毒。汞蒸气具有脂溶性，透过肺泡迅速被吸收，随血液循环到达全身，积蓄在肝脏、肾脏等脏器中，主要通过肾脏缓慢排泄，半衰期约 60d，头发、粪、胆汁、乳汁、汗液、唾液等也能少量排出。汞在红细胞和其他组织中被氧化成二价汞离子（Hg^{2+}），大部分汞与血液中血红蛋白结合或组织中蛋白质结合而蓄积。Hg^{2+} 可透过血 - 脑脊液屏障，蓄积在小脑和脑干等部位。

产生毒作用主要为 Hg^{2+}，它易与蛋白质巯基结合，使与巯基有关的细胞色素氧化酶、丙酮酸激酶、琥珀酸脱氢酶等失去活性；攻击膜结构蛋白中主要基团和膜结构最表层多种受体结构的重要成分巯基基团，可致细胞外液 Ca^{2+} 大量进入细胞内，引起“钙超载”，诱发脂质过氧化，造成功能和结构损伤，阻碍细胞生物活性和正常代谢；Hg^{2+} 与体内蛋白结合，可由半抗原成为抗原，引起变态反应，发生肾病综合征；高浓度汞可直接导致肾小球免疫损伤。汞可减少卵巢激素分泌，致月经紊乱和异常妊娠。汞由唾液排出，与口腔内食物残渣分解产生的硫化氢结合生成硫化汞，对口腔黏膜有强烈刺激作用。

【临床表现】

1. 症状与体征

(1) 全身症状：口内金属味、头痛、头晕、恶心、呕吐、腹痛、腹泻、乏力、全身酸痛、寒战、发热(38~39℃)，严重者情绪激动、烦躁不安、失眠，甚至抽搐、昏迷或精神失常。

(2) 呼吸系统：咳嗽、咳痰、胸痛、呼吸困难、发绀，听诊时可于两肺闻及不同程度干湿啰音或呼吸音减弱。

(3) 消化道系统：牙龈肿痛、糜烂、出血、口腔黏膜溃烂、牙齿松动、流涎，可有"汞线"、唇及颊黏膜溃疡，可有肝功能异常及肝脏肿大。口服中毒可出现全腹痛、腹泻、排黏液或血便。严重者可因胃肠穿孔导致泛发性腹膜炎，可因失水等原因出现休克，个别病例出现肝脏损害。

(4) 中毒性肾病：由于肾小管上皮细胞坏死，一般口服汞盐数小时、吸入高浓度汞蒸气 2~3d 出现水肿、无尿、氮质血症、高钾血症、酸中毒、尿毒症等，直至急性肾衰竭并危及生命。对汞过敏者可出现血尿、嗜酸性粒细胞尿，伴全身过敏症状，部分患者可出现急性肾小球肾炎，严重者有血尿、蛋白尿、高血压以及急性肾衰竭。

(5) 皮肤表现：多于中毒后 2~3d 出现，为红色斑丘疹。早期于四肢及头面部出现，进而至全身，可融合成片状或溃疡、感染伴全身淋巴结肿大。严重者可出现剥脱性皮炎。

2. 辅助检查　体内汞的测定：尿汞和血汞测定在一定程度上反映体内汞的吸收量，可作为急性汞中毒的依据，但与慢性汞中毒的临床症状和严重程度常无平行关系。国内尿汞正常上限值为≤ 2.25μmol/mol 肌酐(4μg/g 肌酐)；唾液汞正常值上限为 0.25μmol/mol(0.05mg/L)；血汞目前无正常值，临床上常不检测，评估比较难。

【诊断】

根据病史和典型的症状体征，急性汞中毒的诊断多无困难；尿汞明显增高，具有重要的诊断价值。

【处理原则】

1. 立即催吐，及早用温水或 2% 碳酸氢钠溶液洗胃，洗胃时应轻巧，以免引起被腐蚀的胃壁穿孔。

2. 洗胃后口服生蛋清水、牛奶、豆浆以阻止汞的吸收；也可内服药用炭悬液，无腹泻者以硫酸镁或硫酸钠导泻。

3. 驱汞治疗。急性汞中毒可用 5% 二巯丙磺钠溶液，肌内注射；以后每 4~6h/ 次，1~2 天后，1 次 /d，一般治疗 1 周左右。也可选用二巯丁二钠或二巯丙醇。治疗过程中若患者出现急性肾衰竭，则驱汞应暂缓，而以肾衰抢救为主；或在血液透析配合下作小剂量驱汞治疗。

4. 补充大量B族维生素、维生素C，维持水、电解质平衡，并可应用糖皮质激素，改善病情。出现休克、心力衰竭、急性肾衰竭者按有关常规处理。发生接触性皮炎时，可用3%硼酸湿敷。

（十一）急性铅中毒

【定义】

铅为灰白色软金属，铅中毒（lead poisoning）以无机铅中毒多见。铅的无机化合物包括醋酸铅、碳酸铅、铬酸铅等，其有机化合物四乙基铅是无色油状液体，为汽油添加剂，挥发性强。急性铅中毒多由于误服铅及其化合物，或呼吸其粉尘或烟尘、蒸气以及皮肤吸收其溶剂而中毒，服用含铅的中药（如黑锡丹、樟丹、红丹）和长期饮用含铅锡壶中的酒、含铅的废水（水源）和农作物，使用含铅化妆品等也可引起中毒。主要累及造血、神经、消化、肾脏、心血管、生殖系统以及对子代造成影响。

【病因及发病机制】

铅及其化合物进入血液循环，以磷酸氢铅、甘油磷酸化合物、蛋白复合物或铅离子状态分布全身各组织，约95%的铅以不溶性的正磷酸铅沉积于骨骼系统，仅5%左右的铅存留于肝、肾、脑、心、脾、基底核、皮质、灰白质等器官和血液中。血液中的铅约95%分布在红细胞膜上。吸收的铅75%以上通过肾脏排出，其余经粪便、乳汁、胆汁、月经、汗液、唾液、头发、指甲等排出。血铅的半衰期约19d，软组织铅约21d，骨铅约20余年。

铅中毒机制主要有：

1. 造血系统损害　铅引起血红素合成障碍，血中锌卟啉（ZPP）、游离原卟啉（FEP）、δ-氨基γ-乙酰丙酸（ALA）、粪卟啉增多、尿ALA和粪卟啉排出增加。对幼红细胞嘧啶5′核苷酸酶有抑制作用，使大量嘧啶核苷酸蓄积在细胞质内，致嗜碱性点彩细胞增多。抑制红细胞膜Na^+-K^+-ATP酶活性，导致红细胞膜崩解，引起溶血。

2. 神经系统损害　铅可损伤血-脑屏障和血-脑脊液屏障，增加屏障通透性。还可以影响神经递质的储存和释放，破坏神经细胞钙稳态，引起细胞内钙超载。可诱导海马神经元凋亡，可致周围神经细胞节段性脱髓鞘和轴索改变，造成周围神经麻痹。当太阳神经丛受累时，可使肠道平滑肌痉挛，引起腹绞痛。

四乙基铅是剧烈的神经毒物，在肝微粒体转化为毒性高100倍的三乙基铅，它与中枢神经组织有高度亲和力，抑制脑内葡萄糖代谢，导致脑组织缺氧，出现脑血管扩张、毛细血管淤滞、血管周围水肿，甚至弥漫性脑损伤。

3. 肾脏损害 铅损害肾小管上皮细胞线粒体的功能，引起近曲小管重吸收功能缺陷，表现为范可尼综合征（Fanconi syndrom）。

4. 心血管系统损害 铅能抑制心肌兴奋性、减慢心肌传导、影响心肌收缩，甚至导致高血压、心功能障碍和动脉硬化等。

5. 肝脏损害 铅使机体产生自由基引起过氧化损伤，促使肝细胞凋亡，并使肝内小动脉痉挛导致局部缺血，表现为转氨酶升高、黄疸和肝脏肿大。

6. 生殖毒性及子代影响 铅可抑制促性腺激素的释放，干扰雄激素分泌，导致精液量减少，精子活动和活力下降。可致子宫和卵巢功能紊乱，雌激素和孕激素合成减少，促卵泡激素分泌增加，致女性不育、流产、早产、畸胎及死胎等。铅可由母体经胎盘进入胎儿，或由乳汁进入新生儿体内，表现为出生缺陷及中枢神经系统损害。

【临床表现】

1. 症状与体征 主要是神经、消化、造血、肾脏表现，对内分泌、生殖系统亦有影响。有恶心、呕吐、阵发性腹绞痛、腹泻、贫血等，中毒性肝炎表现为肝大、压痛、黄疸、肝酶谱升高；肾脏损害有血尿、蛋白尿、水肿、高血压，甚至急性肾衰竭、尿毒症；神经系统可出现头痛、失眠、幻觉、周围神经炎等，严重时出现中毒性脑病、谵妄、抽搐、瘫痪、昏迷等。

2. 辅助检查

(1) 血、尿铅测定：血铅正常值上限为 1.9μmol/L（400μg/L），增高提示新近有铅接触，但不一定与体内铅总量相关。收集 24h 尿测定尿铅量，正常人尿铅量不超过 1.45μmol/L（0.3mg/L），若 ≥ 3.86μmol/L（0.8mg/L），或 4.82μmol/24h（1.0mg/24h）有诊断价值。

(2) 造血功能障碍指标：血中 ZPP、FEP、ALA、粪卟啉增多、尿 ALA 和粪卟啉排出增加。我国血 ZPP 的诊断值为 2.91μmol/L（13μg/gHb）、血 FEP 的诊断值为 3.5μmol/L（2mg/L）、尿 ALA 的诊断值为 61μmol/L（8mg/L），均说明有铅过量吸收。脱离铅接触，尿粪卟啉在数日后即可转为阴性或弱阳性，ZPP 和 FEP 可持续增高 2~3 个月，是铅接触较持久和灵敏的指标。中毒患者血中血点彩红细胞计数（正常值上限 300 个 / 百万红细胞）及碱粒红细胞（正常值上限 0.8%）可增多，常呈低色素性贫血。

【诊断】

根据中毒史、临床表现和实验室检查结果，结合现场职业卫生学调查，诊断并不困难。

【处理原则】

1. 清除毒物 应立即脱离有毒环境，换洗衣服，清洗皮肤；经消化道吸收者，立即用 1% 硫酸镁或硫酸钠溶液洗胃，以形成难溶性铅，防止铅大量吸收，并给予硫酸镁导泻。洗胃后，可灌服药用炭吸附毒物，由大便排出。

2. 驱铅治疗

(1) 依地酸钙钠（乙二胺四乙酸二钠钙，EDTA-$CaNa_2$）：1g 溶于 5% 葡萄糖液 250ml 中静滴，或 0.25~0.5g 肌注，2 次 /d，用药 3d，休息 4d 为一疗程，一般用药 2~4 个疗程。

(2) 钙促排灵（二乙烯三胺五乙酸三钠钙，ETPA-$CaNa_3$）：1g 溶于 5% 葡萄糖液 250ml 静滴，或 0.25~0.5g 肌注，2 次 /d，疗程同上。作用较 EDTA-$CaNa_2$ 强。

(3) 二巯丁二钠（Na_2DMS）：剂量用法同上。

(4) 二巯丁二酸（DMSA）：0.5g 口服，3 次 /d，疗程同上，给药方便，在排铅的同时不排出锌、铜等人体必需的矿物质。

3. 对症处理　腹绞痛可用阿托品 0.5mg 或山莨菪碱 10mg 肌内注射或 10% 葡萄糖酸钙 10ml 静脉注射。重症铅性脑病患者应予肾上腺糖皮质激素、脱水剂降低颅内压等。纠正贫血、营养神经、保护肝肾心肌功能等。

三、常见农药类中毒

（一）有机磷酸酯类农药中毒

【定义】

有机磷酸酯类农药中毒是指有机磷酸酯类农药（organophosphorous insecticides，OPI）进入体内后，抑制乙酰胆碱酯酶（acetylcholinesterase，ChE）活性，失去分解乙酰胆碱（acetylcholine，ACh）能力，引起 ACh 蓄积，使胆碱能神经持续过度兴奋，表现毒蕈碱样、烟碱样和中枢神经系统等中毒症状和体征，常因呼吸衰竭死亡。

常见品种包括：剧毒类有甲拌磷、内吸磷、对硫磷，高毒类有甲基对硫磷、甲胺磷、氧乐果、敌敌畏；中毒类有乐果、敌百虫（美曲膦酯）、乙酰甲胺磷、倍硫磷；低毒类有马拉硫磷、辛硫磷、氯硫磷。

【病因及发病机制】

OPI 易挥发、有蒜臭味。在酸性环境中稳定，遇碱性易分解。经皮肤、呼吸道、消化道吸收，随血流分布到全身组织器官，在脂肪组织中储存。

OPI 通过亲电子性磷与 ChE 结合，形成磷酰化 ChE，抑制 ChE 特别是乙酰胆碱酯酶（AChE）的活性，使 AChE 失去分解乙酰胆碱的能力，乙酰胆碱在生理效应部位积蓄，产生胆碱能神经过度兴奋的表现。有机磷农药可以形成肝肠循环，再由肠道吸收，抑制新生成的 ChE，导致中毒症状迁延，甚至反弹。

某些有机磷可与脑和脊髓中的特异蛋白质“神经毒酯酶”（NTE）结合，抑制轴索内 NTE 的活性，发生脱髓鞘病变，引起迟发性神经毒作用。还可使神经轴索内钙稳态失衡，导致轴索变性和迟发性神经病。

【临床表现】

1. 症状与体征

(1)胆碱能危象

1)毒蕈碱样症状：副交感神经末梢兴奋，引起平滑肌痉挛、外分泌腺分泌增强。中毒后症状出现最早，表现瞳孔缩小、胸闷、气短、呼吸困难、恶心、呕吐、腹痛、腹泻、大小便失禁；大汗、流泪和流涎；咳嗽、气促、呼吸道分泌物增多、双肺有干湿啰音，严重者发生肺水肿。有时 Oddi 括约肌痉挛促发急性胰腺炎。

2)烟碱样症状：又称 N 样症状。因横纹肌神经肌肉接头处 ACh 蓄积过多引起。眼睑、面部、舌肌、四肢或全身肌纤维颤动或强制性痉挛，呼吸肌瘫痪致呼吸衰竭。心率增快、血压升高或降低。

3)中枢神经系统：过多 ACh 刺激所致，表现头晕、头痛、烦躁不安、谵妄、共济失调或昏迷。特别是严重者可因呼吸循环中枢麻痹、衰竭致死。

急性中毒诊断分级：

轻度中毒：轻度中枢神经系统和毒蕈碱样症状，全血或红细胞胆碱酯酶在 50%~70%。

中度中毒：除上述表现外，伴有肌颤、大汗淋漓等烟碱样症状，全血或红细胞胆碱酯酶在 30%~50%。

重度中毒：尚有昏迷、抽搐、肺水肿、呼吸麻痹等，全血或红细胞胆碱酯酶 < 30%。

(2)中间综合征：多发生在经过抢救治疗症状好转 1~7d，主要表现为第Ⅲ~Ⅶ和第Ⅸ~Ⅻ对脑神经支配的肌肉、屈颈肌、四肢近端肌肉以及呼吸肌的力弱和麻痹。表现为意识清晰、抬头无力、肩外展和屈髋困难、睁眼无力、眼球活动受限、复视、声音嘶哑和吞咽困难。部分患者出现呼吸肌无力和麻痹，出现呼吸困难，甚至缺氧窒息。

诊断要求肌无力累及部分脑神经支配的肌肉、屈颈肌及四肢近端肌肉和呼吸肌这三组肌肉或其中两组肌肉，且肌力降至 3 级或以下。

(3)迟发性神经病：少数中度和重度中毒患者症状消失 2~4 周发病，出现进行性肢体麻木、刺痛，呈对称性手套、袜套型感觉异常，伴四肢无力，双手不能持物，双下肢行走困难，肢体萎缩无力。重症患者出现轻瘫或全瘫，四肢远端肌肉萎缩，四肢腱反射减弱或消失，足背屈无力或足下垂，下肢病变重于上肢病变，6~12 个月逐渐恢复。查全血或红细胞 ChE 活性正常；神经 - 肌电图检查提示神经源性损害。

(4)非神经系统损害：如心脏、肝脏、肾脏损害，急性胰腺炎和腮腺炎，以及横纹肌溶解症等。

2. 辅助检查

(1)血 ChE 活力测定：血 ChE 活力是诊断 OPI 中毒的特异性指标，ChE 活性下降并不与病情轻重完全平行。

(2)毒物鉴定：可取呕吐物、胃内容物、呼吸道分泌物、血液等进行毒物分析。

(3)尿中 OPI 代谢物测定：尿中能检出对硝基酚或三氯乙醇有助于诊断，因为对硫磷和甲基对硫磷代谢产物为对硝基酚，而敌百虫为三氯乙醇。

【诊断】

根据有机磷酸酯类农药中毒史，呼出气大蒜味、瞳孔缩小、多汗等临床表现，结合实验室检查结果，诊断并不困难。

【处理原则】

1. 迅速清除毒物 皮肤接触中毒者，迅速脱去污染衣服，彻底清洗皮肤、毛发、指甲，阻止毒物继续吸收；口服中毒者，立即催吐、洗胃。洗胃务必彻底，可用 2%~5% 碳酸氢钠洗胃(敌百虫忌用，可转化为毒性更强的敌敌畏)。首次洗胃后保留胃管，间隔 3~4h 重复洗胃，后用甘露醇或硫酸镁导泻，也可胃管内灌注药用炭悬液、蒙脱石散剂吸附残存农药。

2. 应用解毒剂

(1)抗胆碱能药物

1)阿托品和莨菪碱类：有效阻断毒蕈碱样作用和解除呼吸中枢抑制。阿托品用法见表 1-2-6。既往强调“阿托品化”易造成许多阿托品过量，甚至中毒，应根据有无异常分泌、体温及脉率等综合判断来调整阿托品用量。有文献报道静脉阿托品微量泵持续输注方式给药较传统间断静脉给药方式疗效好、副作用少，可间断静脉注射达阿托品化后再予微量泵持续输注方式。因阿托品对中枢神经系统症状的缓解不明显，可给予东莨菪碱 0.3~0.6mg/30~60min，直到神志逐渐清楚。

2)盐酸戊乙奎醚(长托宁)：主要作用于中枢神经(M_1)受体和平滑肌、腺体(M_3 受体)和烟碱样(N)受体；对心脏和神经元突触前膜自身受体(M_2 受体)无明显作用，不致心率增快和心肌耗氧增加，不易引起尿潴留。与阿托品比较，长托宁对心率影响小，用药剂量小，作用时间长，生物半衰期长，重复用药次数少，并可显著减少中间综合征的发生。用法见表 1-2-6。

(2)胆碱酯酶活化剂：氯解磷定、碘解磷定能使抑制的 ChE 复能，并减轻或消除烟碱样作用。应及早、足量、重复应用，中毒 24h 后 ChE 老化率达 97%，已不能被复能剂复能。因贮存在组织中的有机磷再入血,可使复能的 ChE 再次被抑制,使症状反复、病情恶化,故应重复持续用药。敌敌畏、敌百虫等有机磷农药对肟类复能剂恢复胆碱酯酶的疗效稍差,应以阿托品或长托宁药物治疗为主;肟类复能剂对乐果、氧化乐果等中毒后机体胆碱酯酶恢复无效,但仍然对解除烟碱样作用有效。用法见表 1-2-6。

表 1-2-6 有机磷酸酯类农药解毒剂用量及用法

分度	轻度中毒	中度中毒	重度中毒
阿托品	1~2mg IM 或 IV,阿托品化后,改为 0.5mg,4~6h/ 次	2~4mg IV,阿托品化后,改为 0.5~1mg,2~4h/ 次	5~10mg IV,阿托品化后,改为 0.5~1mg,1~2h/ 次
长托宁	1~2mg IM,维持剂量 1mg,12h/ 次	2~4mg IM,维持剂量 1~2mg,8~12h/ 次	4~6mg IM,维持剂量 1~2mg,8~12h/ 次
氯磷定	0.5~1gIM,必要时 2h 后重复一次	1~2gIM 或 IV,以后 0.5~1g,2h/ 次	1.5~3gIM 或 IV,以后 0.5~1g,2h/ 次
碘解磷定	0.5g 缓慢静注,必要时 2h 后重复 1 次	0.5~1g 缓慢静注,1~2h 后重复 1 次	1~2g 缓慢静滴,0.5h 后重复 1 次,以后 0.5g/h 静注或静滴
双复磷	首剂 0.25g IM,重复 2~3 次	首剂 0.5g IV 或 IM,2h 后 0.25g,重复 3~4 次	首剂 0.5~1g IV,2h 后再注射 0.5g,以后酌情重复

注:IM= 肌内注射;IV= 静脉注射。

3. 血液净化 国内大量的病例经验提示,血液净化治疗有机磷农药中毒,能有效清除血液中和蓄积组织中释放入血的有机磷农药,救治效果明显。故对于重度中毒患者可在解毒剂及综合治疗的同时尽早给予血液净化治疗。血液净化方式首选血液灌流,应在中毒后 24h 内进行。必要时可血浆置换联合血液灌流治疗。

4. 对症处理 给氧、保持呼吸道通畅,及时吸除涎液及呼吸道分泌物。出现呼吸肌麻痹,及早行气管插管或切开,予以机械通气,严重中毒者,积极防治肺水肿、脑水肿,心电监护,维持水及电解质平衡,重症者可用肾上腺皮质激素。

(二) 氨基甲酸酯类农药中毒

【定义】

氨基甲酸酯类农药(carbamates pesticide)进入体内后,与 ChE 结合形成氨基甲酰化 ChE，使其失去水解 ACh 的能力，产生中毒症状，主要表现为胆碱能危象症状。与有机磷农药相比，其毒性低，恢复较快。

常用品种包括西维因、叶蝉散、呋喃旦、速灭威、涕灭威等。

【病因及发病机制】

该类农药可经呼吸道、消化道吸收，也可经皮肤黏膜缓慢吸收，在组织器官中浓度明显低于血液和体液，经尿排出较快，24h 可排出摄入量的 70%~80%。毒作用与有机磷农药相似，直接抑制 ChE 活性，使酶活性中心丝氨酸的羟基被氨基甲酰化，因而失去酶对乙酰胆碱的水解能力，造成组织内乙酰胆碱的蓄积而中毒，但这种抑制是可逆的，且在机体内很快被水解，胆碱酯酶活性较易恢复，故其毒性作用较有机磷农药中毒为轻。

【临床表现】

1. 临床表现　与有机磷中毒相似，以毒蕈碱样症状为主，重者可出现烟碱样症状和中枢神经系统障碍。

按中毒途径不同潜伏期数分钟至数小时，轻度中毒表现为头晕、眩晕、恶心、呕吐、头痛、流涎、瞳孔缩小等，数小时可自行恢复。中度中毒会出现肌颤、心搏减慢、支气管分泌物增多。重度中毒可发生肺水肿、脑水肿、昏迷和呼吸抑制等。

2. 辅助检查　血 ChE 活力测定，ChE 活性下降幅度可反映病情轻重程度。轻度中毒一般 <70%，重度中毒一般 <30%。

【诊断】

短时间内有较大剂量接触氨基甲酸酯类农药史，出现胆碱能危象表现，实验室检查血 ChE 活力降低。必要时可取患者呕吐物，洗胃液，血液或尿液进行毒物或代谢产物测定。

【处理原则】

1. 清除毒物　迅速脱离中毒环境，去除染毒衣物，用肥皂水或 2% 碳酸氢钠液冲洗局部，后注入硫酸钠。

2. 解毒治疗　应用首选阿托品，阿托品用法可参考有机磷中毒使用方法，用量可适当减少，维持用药时间亦相对缩短，亦可选用东莨菪碱。用法：0.01~0.05mg/kg，静注或肌注，30min/ 次，症状缓解后减量维持治疗 24h 左右。一般不用肟类胆碱酯酶复能剂，因它与大部分氨基甲酸酯类农药结合后的产物会增加氨基甲酸酯类农药的毒性，降低阿托品的治疗效果。

3. 对症治疗　重症可选用肾上腺皮质激素，防治肺水肿、脑水肿等，维持水、电解质平衡。

（三）拟除虫菊酯类农药中毒

【定义】

拟除虫菊酯类农药（pyrethroids pesticide）对人类相对低毒，进入人体后，通过影响神经细胞膜的功能，从而产生中毒症状。

根据化学结构不同可分为两型：Ⅰ型（不含氰基）：苄呋菊酯、氯菊酯等、丙烯菊酯等，为低毒性；Ⅱ型（含氰基）：氯氰菊脂（灭百可）、溴氰菊脂（敌杀死）、氰戊菊酯（速灭杀丁）等，属中等毒性。

【病因及发病机制】

该类农药经皮肤、呼吸道、消化道吸收，在肝内经酯酶和混合功能氧化酶作用而降解。Ⅱ型在体内的代谢和排泄较慢，毒性较大。毒性作用机制尚未完全阐明，可能作用于神经细胞膜的钠通道，使钠离子保持小量内流，形成去极化后电位和重复去极化；也可能抑制中枢神经细胞膜的γ-氨基羟丁酸受体，使γ-氨基羟丁酸失去对脑的抑制功能，从而使脑兴奋性相对增高。

【临床表现】

1. 主要表现　按中毒途径不同潜伏期可数十分钟至数十小时，主要表现：

（1）局部刺激症状：接触部位潮红、肿胀、疼痛、皮疹。

（2）消化道症状：流涎、恶心、呕吐、腹痛、腹泻、便血。

（3）神经系症状：头痛、头晕、乏力、流涎、多汗、口唇及肢体麻木、肌束震颤、阵发性抽搐、角弓反张、瞳孔缩小、昏迷。

（4）呼吸系症状：呼吸困难、肺水肿等。

（5）心血管系统症状：心率增快、心律失常、血压升高等。

2. 辅助检查　血胆碱酯酶活力正常，尿液中毒物测定有助于诊断。

【诊断】

根据病史和临床表现，注意与有机磷农药鉴别（血胆碱酯酶活性测定），必要时作血、尿毒物分析。

【处理原则】

1. 清除毒物。迅速脱离中毒环境，去除染毒衣物，用碱性液体冲洗局部，2%碳酸氢钠液洗胃，洗胃后灌入药用炭，再用50%硫酸镁导泻，忌用油类泻药。

2. 对症处理。有抽搐、角弓反张可选用地西泮5~10mg肌注或静注，及时控制抽搐是中毒抢救的关键之一；流涎、恶心等消化道症状，可肌注或皮下注射阿托品0.5~1.0mg，不可过量，以免加重抽搐；肺水肿时，阿托品用量可增至1~2mg，但不宜阿托品化；静脉输液、利尿以加速毒物排出，肾上腺皮质激素、维生素C、维生素B_6等可选用，维持重要脏器功能及水电解质平衡。

3. 禁用肟类胆碱酯酶复能剂和肾上腺素。

4. 对重症可血液灌流治疗。

(四) 百草枯中毒

【定义】

百草枯(paraquat)是目前最常用的有机杂环类接触性除草剂和脱叶剂之一,属中等毒类,但是对人体器官伤害极大,且无特效解毒药,死亡率高。百草枯进入人体后,导致以肺损伤为主的多脏器进行性损害和功能衰竭,常危及生命。

【病因及发病机制】

百草枯可经胃肠道、皮肤及呼吸道吸收。进入人体后,迅速分布到全身各器官组织,肺泡Ⅰ、Ⅱ型上皮细胞能主动摄取,以肺和骨骼中浓度最高,大部分5d内经肾脏以原形由尿排出。百草枯的毒作用机制尚未完全阐明。以自由基学说为公认,百草枯作为电子受体,作用于细胞内的氧化-还原过程,产生大量活性氧自由基及过氧化物离子,引起组织细胞膜脂质过氧化,破坏细胞结构和功能;另外还有全身炎症学说、酶系统失衡学说等。

肺的病理改变:早期肺泡充血、水肿、炎症细胞浸润,晚期肺间质纤维化。

【临床表现】

1. 症状与体征 以渐进性呼吸困难为主要症状,同时伴有多脏器损伤和衰竭的表现;死亡主要原因是急性呼吸衰竭与多脏器衰竭。

(1)局部损害:皮肤污染者有局部刺激、烧灼感,1~3d后逐渐出现皮肤红斑、水疱、溃疡等;眼污染者常发生结膜或角膜灼伤、炎性改变、形成溃疡等。吸入者可出现鼻出血。

(2)消化系统:早期以胃肠道的刺激为主,包括口腔与食管的烧灼感,舌、咽、食管及胃黏膜糜烂、溃疡,恶心、呕吐、腹痛、腹泻、胃肠道出血、穿孔、肠麻痹;严重者发生中毒性肝病,表现为肝区疼痛、肝大、黄疸。

(3)呼吸系统:肺损伤是最突出和最严重的改变,表现为胸痛、发绀、呼吸困难,早期多为刺激性咳嗽,呼吸音减低,两肺可闻及湿啰音;大量口服者,24h内可出现咯血、肺水肿的表现,少数患者可发生气胸、纵隔气肿等并发症;常在1~3d内因急性呼吸窘迫综合征(ARDS)死亡。非大量摄入或经皮缓慢吸收者多呈亚急性经过,早期有一个相对无症状期,于3~5d出现胸闷、憋气、呼吸困难、发绀。经抢救存活者,部分患者经2~3周呼吸困难达高峰,肺功能障碍导致顽固性低氧血症,呈进行性呼吸困难,导致呼吸衰竭死亡。

(4)其他系统:可有心悸、胸闷,心律失常;血尿、蛋白尿或急性肾衰竭;头晕、头痛、抽搐、昏迷等。

2. 辅助检查

(1)血常规:白细胞计数升高、贫血、血小板减少等。

(2)动脉血气分析:可表现为低氧血症、代谢性酸中毒、呼吸性碱中毒等。

(3)心电图:表现心动过速或过缓、心律失常、QT 间期延长、ST 段下移等。

(4)胸部 CT:视中毒程度不同而表现各异,轻度中毒者表现为肺纹理增多、散发局灶性肺纤维化、少量胸腔积液等,病灶可完全吸收;中重度中毒呈渐进性改变,早期(1 周内)表现为肺纹理增粗、叶间裂增宽,渗出或实变以肺底及外带为主,1~2 周快速进展,呈向心性进展,肺渗出样改变或毛玻璃样改变范围迅速扩大至全肺,常有胸腔积液。存活者多在中毒 10d 后肺部病灶进展停止,以后肺部病变逐渐吸收。

(5) 血、尿百草枯含量测定可评估病情的严重程度和预后。

【诊断】

根据有百草枯服用或接触史、临床表现特点和实验室检查等,可作出急性百草枯中毒的临床诊断。对于百草枯接触史明确,特别是口服途径,即使早期临床症状轻微,没有毒检证据,仍应诊断。

【处理原则】

1. 阻断毒物吸收

(1)催吐、洗胃与吸附:可刺激咽喉部催吐,争分夺秒彻底洗胃。洗胃液首选清水,也可用肥皂水或 1%~2% 碳酸氢钠溶液。上消化道出血可用去甲肾上腺素冰盐水洗胃。洗胃完毕注入吸附剂 15% 漂白土溶液。可连续口服漂白土或活性炭 2~3d。

(2)导泻:用 20% 甘露醇、硫酸钠或硫酸镁等导泻,也可试用中药(大黄、芒硝、甘草)导泻。

(3)清洗:皮肤接触者,立即脱去被百草枯污染或呕吐物污染的衣服,用清水和肥皂水彻底清洗皮肤、毛发,不要造成皮肤损伤。眼接触者用流动的清水冲洗 15~20min,然后专科处理。

2. 促进毒物排出

(1)利尿:补充血容量后利尿,需关注患者的心肺功能及尿量情况。

(2)血液净化:早期、反复应用血液净化或血浆置换治疗可改善预后,血液灌流(HP)联合血液透析(HD)是清除血液循环中毒物的常用方法,2~4h 内开展效果好。

3. 药物治疗

(1)糖皮质激素及免疫抑制剂:早期联合应用糖皮质激素及环磷酰胺冲击治疗对中重度急性百草枯中毒患者可能有益,可选用甲泼尼龙、氢化可的松、环磷酰胺、环孢素等。

(2)抗氧化剂:可清除氧自由基,减轻肺损伤。可给予谷胱甘肽、N- 乙酰半胱氨酸(NAC)、维生素 C、维生素 E、褪黑素等治疗。

(3)其他药物：蛋白酶抑制剂乌司他丁、非甾体抗炎药水杨酸钠及血必净、丹参、银杏叶提取物注射液等中药制剂。

4. 支持对症治疗

(1)氧疗及机械通气急性百草枯中毒应避免常规给氧，严格氧疗及机械通气指征，除非 PaO_2<40mmHg(5.3kPa)或 ARDS。

(2)对症处理：对呕吐频繁者可用 5- 羟色胺受体拮抗剂或吩噻嗪类镇吐剂控制症状，避免用甲氧氯普胺(胃复安)等多巴胺拮抗剂，以免减弱多巴胺对肾功能的恢复作用。对腐蚀、疼痛症状明显者，用吗啡类镇痛剂，同时使用胃黏膜保护剂、抑酸剂等。

四、常见药物类中毒

(一) 急性巴比妥类药物中毒

【定义】

巴比妥类(barbiturates)药物系巴比妥酸的衍生物，常用作催眠，也有抗癫痫及麻醉诱导作用。药物误用过量或自杀吞服过多，可引起急性中毒，以中枢神经系统抑制为主要症状。

按其作用时间长短，可分为四类：①长效类：包括巴比妥和苯巴比妥(鲁米那)，作用时间 6~8h；②中效类：包括异戊巴比妥(阿米妥)，作用时间 3~6h；③短效类：包括司可巴比妥(速可眠)，作用时间 2~3h；④超短效类，主要为硫喷妥钠，作用时间小于 0.5h。

【病因及发病机制】

该类药物易在消化道吸收，其钠盐的水溶液易在肌肉吸收，在体内可分布于一切组织和体液中，脂溶性高者(如司可巴比妥)容易进入脑组织，因而作用产生快，一部分在肝内氧化后由肾排出，另一部分以原形从肾排出。

该类药物对脑内神经元活性有普遍抑制作用，随剂量的增加抑制作用变强，相应表现为镇静、催眠、抗惊厥及抗癫痫、麻醉等作用。机制是抑制丙酮酸氧化酶系统，从而抑制神经细胞的兴奋性；阻断脑干网状结构上行激活系统的传导功能，使整个大脑皮质发弥漫性抑制；作用于 γ- 氨基丁酸(GABA)受体，抑制多突触反应，增强抑制作用；还可减弱或阻断谷氨酸作用于相应的受体后去极化导致的兴奋性反应，引起中枢抑制作用。大剂量可直接抑制延髓呼吸中枢和血管运动中枢，使周围血管扩张，导致中枢性呼吸衰竭、血管扩张休克而致死。

【临床表现】

1. 轻度中毒　嗜睡，但易唤醒，言语不清，感觉迟钝，有判断及定向力障碍，各种反射存在，体温、脉搏、呼吸、血压均正常。

2. 中度中毒 沉睡，强力推动可唤醒，不能答问，旋即进入昏迷状态。呼吸稍慢但浅，血压正常，角膜反射、咽反射存在，可有唇、手指或眼球震颤，四肢强直、腱反射亢进、踝阵挛锥体束征阳性。

3. 重度中毒 深度昏迷，肌肉松弛、腱反射减弱或消失，瞳孔有时散大，有时则缩小，呼吸浅慢、不规则或是潮式呼吸，可发生肺水肿（短效类中毒发生），脉搏细速、血压降低、尿量减少，最终可因呼吸中枢麻痹、休克或长期昏迷并发肺部感染而死亡。

4. 辅助检查 巴比妥药物鉴定：取血液、呕吐物、胃内容物及尿液内巴比妥药物定性或定量测定。

【诊断】

有应用过量巴比妥类药物史，临床表现为意识障碍，呼吸抑制，血压下降等，结合药物鉴定结果阳性，即可明确诊断。

【处理原则】

1. 洗胃及导泻 对服药未超过4~6h者应用1∶5 000高锰酸钾溶液或清水洗胃。洗净后灌入硫酸钠20~30g导泻（忌用硫酸镁以免加重中枢神经系统的抑制），也可灌入20%药用炭悬液。

2. 中枢兴奋剂应用 对深度昏迷、呼吸浅或不规则，可考虑选用下列药物。

(1) 贝格美（美解眠）：50mg稀释于葡萄糖液20ml中3~5min静注，或静注后改200~300mg稀释于5%葡萄糖液250ml缓慢静滴，如出现恶心、呕吐、肌肉颤抖等中毒症状需减量或停药。

(2) 尼可刹米：0.375~0.75g/h，静注，直至角膜反射与肌肉颤抖出现。

(3) 纳洛酮：0.4~0.8mg/5~10min静注，也可2~4mg加入葡萄糖液500ml中静滴，直至呼吸和意识状态明显改善。如肌张力及反射恢复或出现肌肉震颤等情况均应减量或停药。

3. 利尿剂应用 在补充血容量后用20%甘露醇250ml静滴，亦可间断静注呋塞米20~40mg，静脉滴注5%碳酸氢钠200ml碱化尿液，促进药物排泄。

4. 血液净化 对服药剂量大、昏迷程度深、洗胃不彻底的病例更应尽早实施，有条件可行血液灌流。

5. 一般处理 常规吸氧，静脉补液维持水、电解质及酸碱平衡，休克可使用血管活性药物；呼吸衰竭可气管插管及机械通气。注意防治并发症如肺部感染、脑水肿、休克等。

（二）苯二氮䓬类药物中毒

【定义】

苯二氮䓬类药物具有抗焦虑、镇静、遗忘、横纹肌松弛和抗惊厥作用，其化学结构很相似，作用也基本相同，但作用强度不同，该类药物的中毒剂量和治疗剂量比值非常高，故安全性大，副作用小。长期服用或突然大量服用均可引起中毒，出现中枢神经系统抑制症状，可因呼吸抑制和呕吐物误吸导致死亡。

根据消除半衰期长短分为三类：短效类：三唑仑、咪达唑仑、溴替唑仑等；中效类：阿普唑仑、劳拉西泮、奥沙西泮、氟硝西泮、艾司唑仑、替马西泮等；长效类：氯氮䓬、地西泮、氟西泮、氯硝西泮、夸西泮、哈拉西泮、普拉西泮等。

【病因及发病机制】

该类药物易自消化道吸收，肌内注射均可吸收，几乎全部经肝脏生物转化，经肾排泄，排泄缓慢。主要作用于脑干网状结构和大脑边缘系统（杏仁核、海马等），与中枢神经系统内特异性苯二氮䓬类受体结合，促进中枢神经抑制性递质γ-氨基丁酸（GABA）的释放并抑制突轴递质传递。苯二氮䓬类药物过量还可以引起脑内β-内啡肽释放增加，作用于中枢神经系统及心血管系统的吗啡类受体，引起中枢抑制、呼吸抑制，心脏抑制导致心率减慢、血压下降，大剂量可致昏迷和呼吸停止。

【临床表现】

1. 症状与体征　主要为中枢神经系统抑制表现，如嗜睡、眩晕、运动失调、无力、眼球震颤、晕厥、昏迷、血压下降、呼吸抑制等。

2. 辅助检查　苯二氮䓬类药物鉴定：取血液、呕吐物、胃内容物及尿液内巴比妥药物定性或定量测定。

【诊断】

根据应用过量苯二氮䓬类药物病史，临床表现中枢神经系统抑制症状，结合药物鉴定结果阳性，即可明确诊断。

【处理原则】

1. 参照急性苯巴比妥类药物中毒处理。

2. 苯二氮䓬类药物拮抗剂使用氟马西尼，首剂0.2mg静注，必要时可间隔1min静注0.1mg，直至总量1mg。

（三）阿片类药物中毒

【定义】

阿片（opium）类药物具有强烈镇静、镇痛、镇咳、止泻、解痉、麻醉等作用，一次大量误用或频繁使用阿片类药物可致中毒。

该类药物包括天然制剂，如吗啡、可待因、罂粟碱等；半合成制剂，如海洛因、羟考酮、氢可酮、、羟吗啡酮、丁丙诺啡、二烟酰吗啡等；人工合成制剂，如哌替啶、美沙酮、芬太尼等。

【病因及发病机制】

该类药物可经消化道或肌内注射等方式吸收，主要在肝内代谢，经肾排出，消除半衰期长短不一，以吗啡为代表（阿片含10%的吗啡），48h后尿中仅有微量。这类药物在中枢神经系统作用于特异性阿片受体，使中枢神经系统先兴奋后抑制，以抑制为主，抑制大脑皮质高级中枢，以后涉及延髓、抑制呼吸中枢和兴奋催吐化学感受区，引起镇静及呼吸抑制。吗啡使脊髓的兴奋性增强，提高胃肠道平滑肌及其括约肌张力，减低肠道蠕动，对支气管、胆管、输尿管平滑肌也有类似作用大剂量吗啡抑制延髓血管运动中枢和释放组胺，使周围血管扩张，导致低血压和心动过缓。

【临床表现】

1. 轻者表现为头痛、头晕、恶心、呕吐、兴奋或抑制、幻想、时间和空间感消失，尿潴留和血糖增高。

2. 重者表现为发绀、面色苍白、肌肉无力，且有昏迷、针尖样瞳孔、呼吸抑制“三联征”特点，惊厥、牙关紧闭、角弓反张，呼吸先浅而慢，后叹息样或潮式呼吸、肺水肿、休克、瞳孔对光反射消失，常死于呼吸衰竭。

【辅助检查】

阿片类药物鉴定：取血液及尿液进行阿片类药物定性或定量测定。

【诊断】

根据阿片类药物应用过量病史，结合临床表现和药物鉴定结果阳性，即可明确诊断。

【处理原则】

1. 阻止毒物吸收　口服中毒者应立即彻底洗胃，口服时间超过6h亦应洗胃，可用活性炭50~100g混悬液或1∶5 000高锰酸钾溶液，然后灌入硫酸钠导泻。禁用阿扑吗啡催吐。注射吸毒者迅速于注射部位上方，扎紧止血带，局部冷敷，延缓吸收，间歇放松结扎带。

2. 保持气道通畅　吸氧，严密呼吸监护，酌情使用呼吸兴奋剂，维持呼吸功能；必要时应用呼吸机辅助呼吸。

3. 应用特效解毒剂

(1) 纳洛酮：阿片受体竞争性拮抗剂，用药后能迅速逆转中毒症状，一般首选。用法：0.4~0.8mg，肌内注射或静脉注射，重症患者视病情5~10min可重复使用，直至症状改善。如给药10mg后还未见反应，需考虑诊断是否有误。

(2) 烯丙吗啡（纳洛芬）：可竞争性拮抗吗啡的药理作用，5~10mg，静注，必要时10~15min重复注射，总量不超过40mg。

4. 重度中毒者可同时予血液透析和血液灌流治疗

5. 对症治疗 输液、利尿，促进药物排泄；保持水、电解质和酸碱平衡，抗休克；加强护理，防治肺部感染。

（四）吩噻嗪类抗精神病药物中毒

【定义】

吩噻嗪类（phenothiazines）药物广泛用于治疗精神病，抑制狂躁不安。按侧链结构不同，又可分为三类：①脂肪族类：如氯丙嗪；②哌啶类：如硫利达嗪；③哌嗪类：如奋乃静、氟奋乃静、三氟拉嗪等。

吞服过量该类药物或长期应用较大剂量治疗精神病时常发生急性中毒，引起心脏、中枢神经毒性，锥体外系反应等症状，由于本类药物具有高的毒性和治疗比值，急性过量较少致死。

【病因及发病机制】

该类药物可经消化道或肌内注射等方式吸收。口服后有抑制肠蠕动作用，肠内可较长时间滞留。吸收后分布于全身组织、以脑及肺组织中含量最多，主要经肝脏代谢，排泄时间可持续几天。该类药物能抑制中枢神经系统多巴胺受体，主要作用于网状结构，以减轻焦虑紧张、幻觉妄想和病理性思维等精神症状；能抑制脑干血管运动和呕吐反射，以及阻断 α 肾上腺素能受体，具有抗组胺、抗胆碱能作用和奎尼丁样膜抑制作用。吩噻嗪类不宜与肾上腺素合用，以免引起肾上腺素作用逆转，致严重低血压。

【临床表现】

1. 中枢神经系统抑制 出现过度镇静、嗜睡、瞳孔缩小、流涎、意识障碍、谵妄及昏迷。

2. 呼吸抑制 出现呼吸浅慢、呼吸困难，甚至呼吸停止，特别是与其他中枢抑制剂合用时更明显。

3. 体温降低 通过抑制下丘脑体温调节中枢，从而引起体温下降。

4. 锥体外系反应 能阻断多巴胺的黑质纹状体传导通路，中毒早期有轻度意识障碍时可出现明显的锥体外系症状，如肌僵硬、震颤、动眼危象，角弓反张和扭转痉挛等。

5. 癫痫发作 可引起杏仁核发放点活动显著加强，出现癫痫样发作，尤以氯丙嗪、奋乃静多见。

6. 心血管系统毒性 作用于中枢神经及自主神经，出现低血压、心跳加快、尿潴留、肠麻痹。

7. 肝损害 出现急性黄疸及肝功能损害。

8. 骨髓抑制 可致粒细胞缺乏等，以氯丙嗪中毒者多见。

9. 辅助检查

(1) 血液、尿液、胃液中药物的定性及定量测定：对诊断有参考意义。

(2) 动脉血气分析：可以了解呼吸抑制程度。

(3) 血液生化检查：如血糖、转氨酶、尿素氮、肌酐、电解质等及心电监护，可判断机体损害程度。

(4) 心电图：常见心律不齐、心律失常(室上性多见)、QT 间期延长、ST-T 波改变，偶见 QRS 波增宽等。

【诊断】

根据应用该类药过量病史，结合临床表现和药物鉴定结果阳性，诊断即可明确。

【处理原则】

1. 阻止毒物吸收

(1) 彻底洗胃：首选 1∶5 000 高锰酸钾溶液，也可以用温开水灌洗。

(2) 吸附、导泻：洗胃后由胃管注入活性炭悬液吸附，同时可注入 50% 硫酸钠溶液 40~60ml 导泻。硫酸镁因可被少量吸收而加重中枢神经抑制，故不宜应用。

2. 血液净化治疗 首选血液灌流，有下列指征之一即可实施：①摄入药量已达致死量，且估计已被吸收；②中毒症状严重，中枢抑制症状逐渐加深；③伴有严重水、电解质和酸碱平衡紊乱；④心力衰竭、肾衰竭。

3. 维持重要脏器功能

(1) 保持气道通畅：吸氧，深昏迷患者气管插管或气管切开，必要时给予机械通气。

(2) 兴奋呼吸中枢：对于有深度昏迷或有呼吸抑制表现者，可选用贝美格(美解眠)、洛贝林、尼可刹米等。

(3) 维持血压：应输液补充血容量，如无效。可考虑给予血管活性药物治疗。

(4) 促进意识恢复：0.4~0.8mg 间断静注，必要时可间隔 15min 至半小时重复一次。

(5) 支持及对症治疗：维持水电解质酸碱平衡，防治感染、肺水肿、脑水肿、肝肾衰竭等。有锥体外系症状者，可选用苯海索(安坦)、东莨菪碱等。

(五) 三环类抗抑郁药中毒

【定义】

三环类抗抑郁药(tricyclic antidepressants)是临床上治疗抑郁症最常用的药物之一，包括阿米替林、丙米嗪、多塞平、氯米帕明、马普替林等。该类药物的毒性相对较小，急性中毒多发生于短期吞服大量药物引起，主要表现为中枢和周围神经系统抗胆碱作用、癫痫样发作和心血管毒性表现。

【病因及发病机制】

该类药主要作用于间脑（特别是下丘脑）及边缘系统（情绪中枢），发挥调整作用。中毒原因主要为：具有抗胆碱能作用及抑制神经末梢摄取儿茶酚胺，引起心动过速和轻度高血压；阻断周围 α 肾上腺素能受体神经而致血管扩张；具有奎尼丁样膜抑制作用，引起心肌抑制和心脏传导紊乱；抗胆碱能作用可抑制平滑肌收缩，延迟药物在胃内排空以及排尿困难。

【临床表现】

1. 抗胆碱能作用　谵妄、昏迷、瞳孔扩大、视物模糊、眼压升高、皮肤黏膜干燥、出汗减少、体温升高、心动过速、肠鸣音减少或消失、尿潴留，可出现肌肉阵挛或肌颤。

2. 癫痫样发作　常见，且顽固而持久。患者肌张力升高，可致严重高热、横纹肌溶解、脑损伤、多系统功能衰竭。

3. 心血管毒性　血压先升高后降低，心律失常、心肌损害，可突然虚脱或心脏骤停。心律失常以室上性为多，有时可发生室性期前收缩、室性心动过速，并伴有传导阻滞，可因心室颤动而发生猝死。缓慢性心律失常提示严重的心脏毒作用。

4. 辅助检查　取呕吐物、胃液、血液，均可测定出三环类抗抑郁药物浓度。

【诊断】

根据应用该类药过量病史、临床表现和药物鉴定结果，诊断不困难。需与其他类型的抗抑郁药中毒相鉴别。

【处理原则】

1. 阻止毒物吸收　该类药物可使胃排空延迟，故摄入后 12h 仍应积极洗胃和灌肠。

2. 对症支持治疗

(1) 心律失常者应进行心脏监护。

(2) 严重室性心律失常时，首选利多卡因，首次剂量 50~75mg 静脉注射，然后以 1~4mg/min 的滴速维持，不宜用普鲁卡因胺。有 QRS 间期延长或低血压的患者，给予碳酸氢钠静脉滴注，维持动脉血 pH 7.45~7.55、血钠在 145~150mmol/L，通过增加细胞外钠浓度和提升 pH 在快速钠通道上的直接作用，来逆转膜抑制作用。

(3) 毒扁豆碱不应常规用于该类药中毒患者的抗胆碱能表现，因易诱发癫痫或严重缓慢性心律失常，甚至心脏骤停。

(4)纠正低血压,拟交感神经药物应尽量避免,可选用去甲肾上腺素,该药主要兴奋α受体,具有很强的血管收缩作用,而对心脏影响较少。

(5)对缓慢的心律失常和高度房室传导阻滞,应及早考虑临时心脏起搏。

(6)癫痫发作时,可用苯妥英钠治疗,避免应用西泮类及巴比妥类药物。

(7)严重中毒患者可考虑应用血液灌流联合血液透析。

(六)颠茄碱类中毒

【定义】

阿托品是从颠茄,曼陀罗、莨菪等植物中提取的生物碱。颠茄中的主要生物碱为阿托品和黑莨菪碱。曼陀罗即洋金花,其根,茎叶、花及果实均含有阿托品、莨菪碱、东莨菪碱等。莨菪根莲中所含的生物碱主要是莨菪碱、阿托品、东莨菪碱。我国特产茄科植物山莨菪中提取的生物碱山莨菪碱。过量治疗应用或误服阿托品制剂,误食曼陀罗果浆或叶,外敷曼陀罗叶或颠茄膏等经皮肤吸收等均可引起中毒。

【病因及发病机制】

本类药物经胃肠道吸收迅速,局部黏膜也可吸收,大部分被肝酶水解而破坏。阿托品在24h内体内有4/5随尿排出,东莨菪碱则排泄较慢。颠茄碱能阻断许多胆碱能节后纤维所引起的反应。小剂量阿托品可轻度兴奋高级神经中枢,下丘脑和延髓,特别是运动和言语功能,但大剂量对中枢神经则由兴奋转入抑制,东莨菪碱的治疗剂量具有安定镇静作用,可兴奋呼吸中枢。阿托品能对抗胆碱类药物引起的血管扩张和血压骤降,阿托品和东莨菪碱强烈抑制汗腺、涎腺、泪腺、支气管腺等分泌作用,引起瞳孔扩大和眼压升高。

【临床表现】

1. 一般症状　口干、吞咽困难、声音嘶哑、面红、皮肤干燥、头痛、心动过速、心悸、发热、瞳孔扩大、视物模糊、排尿困难。曼陀罗中毒,多在吞食浆果后0.5~3h出现症状,大多与阿托品中毒相似,但具有不发热,皮肤不红等特点。

2. 中枢神经系统症状　谵妄、狂躁、眩晕、幻觉、摸空动作和共济失调,严重者发生昏迷、血压下降,最终出现呼吸衰竭而死亡。莨菪碱中毒时,中枢神经系统兴奋的症状不明显,而表现为反应迟钝、精神衰颓、昏迷等抑制症状。

3. 辅助检查　血液、尿液中测定药物浓度有助于诊断。

【诊断】

误服或用药过量史、临床表现和药物鉴定结果可明确诊断。如果呕吐物或洗胃液发现曼陀罗叶和果实有助于诊断,猫眼散瞳试验(将患者尿液滴入猫眼中,如果瞳孔散大,可证实尿中至少阿托品含量有0.3μg或东莨菪碱0.2μg)也有助于诊断。

【处理原则】

1. 口服者洗胃可选用4%鞣酸溶液，中枢兴奋时用硫酸镁、中枢抑制时用硫酸钠导泻。

2. 拮抗药应用

(1)水杨酸毒扁豆碱：每次0.5~2mg缓慢静脉注射，每分钟不宜超过1mg，必要时可重复注射，成人可达5mg。

(2)新斯的明：每次0.5~1mg肌注，3~4h/次。

(3)毛果芸香碱(匹鲁卡品)：5~10mg，15min/次，直至症状减轻。

3. 镇静止惊可选用地西泮、氯丙嗪或副醛，禁用吗啡或长效巴比妥药物，以免加重呼吸抑制。

4. 重度中毒时可有循环衰竭，应及时抗休克。

5. 高热时可选用物理或药物降温。

6. 出现呼吸抑制可应用呼吸兴奋剂或机械通气。

7. 补液，利尿，注意水、电解质平衡。

(单红卫)

22 心脏骤停

【定义】

心脏骤停是指心脏受到严重的打击，导致心脏突然停搏，有效泵血功能消失，引起全身严重缺血、缺氧。如果4min内进行有效的心肺复苏，存活率可达50%，超过10min，生存渺茫。复苏越早，成功率越高。

心肺复苏(cardiopulmonary resuscitation，CPR)包括胸外心脏按压(circulation，C)、开放气道(airway，A)、人工呼吸(breathing，B)三个基本步骤，尽快恢复心脏骤停患者的自主呼吸和循环功能。

【病因】

许多原因可以引起心脏骤停，常见原因可以分为两类：

1. 心源性心脏骤停 由心脏本身病变引起的，如心肌梗死、病毒性心肌炎、传导阻滞等。

2. 非心源性心脏骤停 因其他疾患或因素影响到心脏所致。非心源性原因可以分为：①呼吸停止；②严重的电解质与酸碱平衡失调；③药物中毒或过敏；④电击、雷击或溺水；⑤麻醉和手术意外；⑥其他：某些诊断性操作如冠脉造影、心导管检查等。

【分类】

1. 心室颤动又称室颤。心电图表现为QRS波消失，代之以大小不等、形态各异的颤动波,频率为 200~400 次 /min(图 1-2-2)。

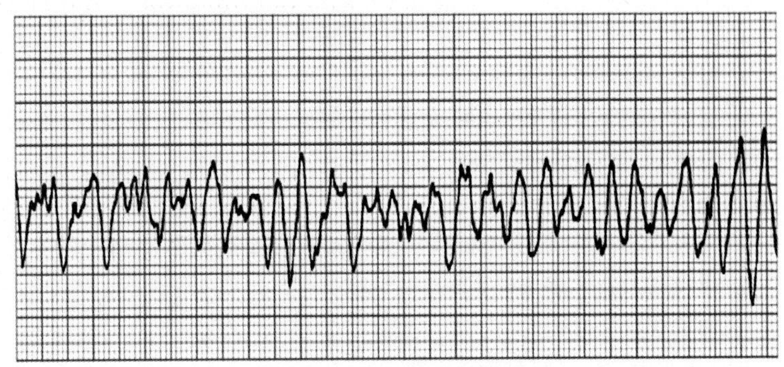

图 1-2-2 心室颤动的心电图

2. 心脏停搏又称心电静止。心电图上房室均无激动波可见,呈一条直线,或偶见 P 波(图 1-2-3)。

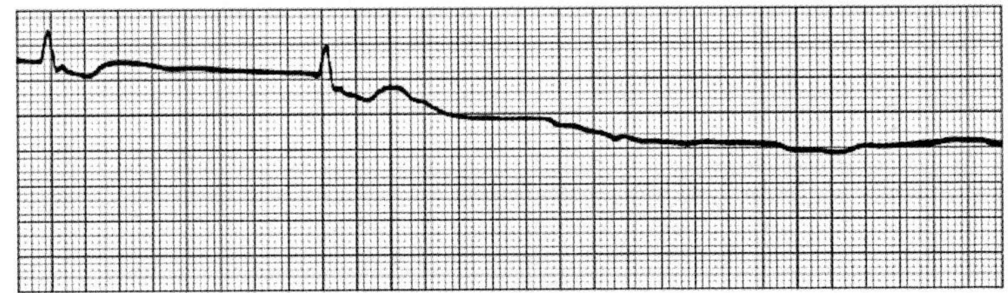

图 1-2-3 心脏停搏的心电图

3. 心电 - 机械分离。心电图呈缓慢、矮小、宽大畸形的心室自主节律,但无心排血量(图 1-2-4)。

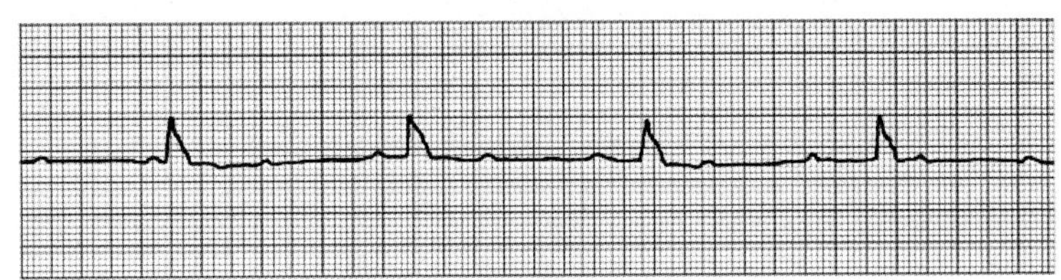

图 1-2-4 心电 - 机械分离的心电图

以上三种类型,虽在心电和心脏活动方面各有特点,但共同的结果是心脏丧失有效收缩和排血功能,使血液循环停止而引起相通的临床表现。其中以室颤最为常见。

【临床表现】

心脏骤停后血流运行立即停止。由于脑组织对缺氧最为敏感,临床上以神经系统和循环系统症状最为明显,主要表现为:

1. 突然意识丧失或伴有短暂抽搐。
2. 脉搏触不到,血压测不出。
3. 心音消失。
4. 呼吸断续,呈叹息样,后即停止,多发生在心脏骤停后 30 秒。
5. 瞳孔散大。
6. 面色苍白兼青紫。

诊断最可靠而出现较早的临床征象是意识丧失伴以大动脉搏动消失。大动脉通常检查颈动脉搏动,时间不超过 10s。

【诊断】

患者意识丧失,大动脉搏动消失即可诊断。为争取迅即开始复苏抢救,不宜等待过多的检查。

【处理原则】

心肺复苏(CPR)步骤见图 1-2-5。

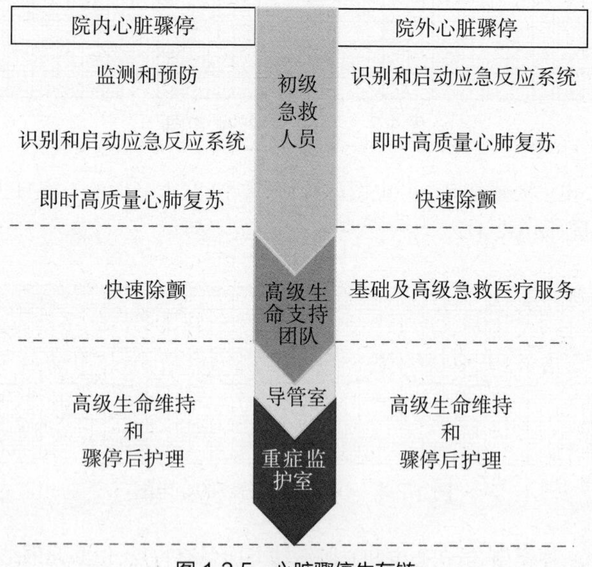

图 1-2-5 心脏骤停生存链

1. 安全评估　如果我们发现有人倒地,作为第一目击者,首先要评估环境的安全,在保证自身安全的情况下,进行施救。观察环境、确认安全、做好自我防护。

2. 判断意识　急救人员在患者身旁快速判断有无损伤,是否有反应。

用手轻轻拍患者的肩部,口对着耳朵呼喊:"喂,你怎么了!"如果患者没有任何反应则说明患者意识丧失。

3. 快速呼救　启动应急医疗服务体系(EMSS)。一旦判定患者意识丧失,应立即呼救,呼喊附近的人参与抢救或帮忙拨打急救电话。准备抢救物品。

4. 摆放体位　为便于抢救,使患者处于水平仰卧位;如果患者面朝下时,应将患者整体翻转,即头、肩、躯干同时转动,避免躯干扭曲,头颈部应与躯干始终保持在同一个轴面上。将上肢放置于身体两侧。如患者在软垫床上,则在背部要垫上一块硬板。

5. 判断颈动脉　检查方法:用示指和中指指尖触及气管正中环状软骨(喉结部位),近侧旁开两指处,判断时间不超过 10s。

6. 胸外心脏按压　用人工的方法促进血液在血管内流动,使氧气运送到全身各脏器。主要方法就是胸外心脏按压。

(1)按压部位:胸骨中下 1/3 交界处,快速判断:两乳头连线的中点与胸骨交界处。

(2)按压手法:抢救者站或跪在患者侧,左手掌根部置于按压部位,右手掌重叠压在右手背上,十指交叉,双肘关节伸直,垂直用力向下按压。

(3)按压的深度:5~6cm。

(4)按压的频率:100~120 次 /min

(5)按压和放松时间比为 1∶1。

7. 清除异物　患者仰卧,如患者无颈部损伤,可将患者头偏向一侧,观察口腔内有无异物及分泌物,用指套或指缠纱布,清除口腔中的液体分泌物,动作轻柔。

8. 开放气道

(1)仰头举颏法:把一只手放在患者前额,用手掌的小鱼际把额头往后推,使头部后仰,另一只手指放在靠近颏部的下颌骨下方,向上抬颏,使牙关紧闭,下颏向上抬动。勿用力压迫下颌部软组织,否则可能造成气道梗阻,避免用拇指抬下颌。

(2)托颌法:对于头颈部创伤患者,此法更安全,不会因为颈部动作加重颈部损伤。把手放在患者患者头部两侧,肘部支撑在患者躺的平面上,握紧下颌角,用力向上托下颌。

9. 人工呼吸

(1) 口对口人工呼吸：捏住患者的鼻孔，防止漏气。急救者用口唇把患者的口全部罩住，呈密封状，缓慢吹气。确保患者胸廓起伏。

(2) 口对鼻人工呼吸：患者不能经口呼吸时，推荐口对鼻人工呼吸。

(3) 吹气时间：不少于 1s。

(4) 吹气量：正常呼气量。

(5) 吹气频率：10~12 次 /min。

(6) 胸外心脏按压：人工呼吸为 30∶2。

(7) 应在连续做 5 个周期（大约 2min）后进行，中断时间越短越好。

10. 判断复苏成效的有效指标

(1) 大动脉搏动恢复。

(2) 自主呼吸恢复。

(3) 皮肤、黏膜色泽转为红润。

(4) 瞳孔由大变小，对光反射出现。

(5) 神经反射出现

【注意事项】

基础生命支持成功后，应尽快进入高级心血管生命支持及后续的器官功能支持治疗。

（单 怡）

23 高血压危象

【定义】

高血压危象指急性血压升高，使舒张压 >120mmHg。高血压危象又按靶器官的功能状况分为高血压急症和高血压亚急症。

急性严重血压升高的同时伴有急性或者进行性终末器官损害称为高血压急症；如不存在急性靶器官损害，则称为高血压亚急症，包括较高的Ⅲ期高血压、高血压伴有视神经盘水肿、进行性靶器官并发症和严重围术期高血压。

【发病机制】

多数学者认为是由于高血压患者在诱发因素的作用下，血液循环中肾素、血管紧张素Ⅱ、去甲基肾上腺素和血管升压素等收缩血管活性物质突然急骤升高，引起肾脏出入球小动脉收缩或扩张，这种情况若持续性存在，除了血压急剧增高外，还可导致压力性多尿，继而发生循环血容量减少。血容量的减少又反射性引起血管紧张素Ⅱ、去甲肾上腺素和血管升压素生成和释放增加，使循环血中血管活性物质和血管毒性物质达到危险水平，从而加重肾小动脉收缩。由于小动脉收缩和扩张区交叉所致，故其呈“腊肠串”样改变。引起小动脉内膜损伤和血小板聚集，导致血栓素等有害物质进一步释放，形成血小板血栓，引起组织缺血缺氧，毛细血管通透性增加，并伴有微血管内凝血点状出血及坏死性小动脉炎，以脑和肾脏损害最为明显有动脉硬化的血管特别易引起痉挛，并加剧小动脉内膜增生，于是形成病理性恶性循环。此外，交感神经兴奋性亢进和血管加压性活性物质过量分泌，不仅引起肾小动脉收缩，而且也会引起全身周围小动脉痉挛，导致外周血管阻力骤然增高，则使血压进一步升高此时发生高血压危险。

【临床表现】

1. 临床表现　与发生功能障碍的终末器官直接相关。最常见的症状和体征为胸痛、呼吸困难和神经病学缺陷；其他临床表现有血压升高，检眼镜检查发现渗出、出血、视神经盘水肿，神经系统症状（头痛、神志模糊、嗜睡、木僵、视力丧失、癫痫发作、昏迷），心血管系统表现（心尖部搏动明显、心脏增大、充血性心力衰竭），肾脏损害（少尿、尿毒症），胃肠道反应（恶心、呕吐、消化道出血）等。

2. 体格检查　努力发现靶器官损害（TOD）的证据。准确测量四肢血压，进行眼底检查评估眼底渗出、出血和视神经盘水肿，进行仔细的心血管系统检查，包括颈静脉情况、腹部（肾脏）杂音、周围脉搏情况，肺部听诊以发现干、湿啰音，进行包括精神状况的神经病学检查。

3. 实验室检查　血常规、尿液分析、电解质、血肌酐测定。常规做心电图；如有气促、胸痛等提示心力衰竭或肺部病变时，应摄胸片；病史或体格检查提示中枢神经系统病变时，需进行头颅 CT 扫描（必要时增强）；严重胸痛、脉搏不对称和 / 或胸片发现纵隔增宽时，应该进行胸部增强 CT 扫描或 MRI 检查。

【诊断】（图 1-2-6）

【处理原则】

高血压急症需立即降压治疗（但不一定降至正常），以防止靶器官进一步损害。第一步，在数分钟至 2h 内降低 25% 左右，第二步，在 2~6h 内降至 160/100mmHg。高血压亚急症应该在 24~48h 内逐渐降低血压水平。

监测与监护　高血压急症需要立即降低血压，但除外某些情况（如主动脉夹层）时，快速、过度降压（低于脑、肾脏、冠脉自动调节范围）会减少器官灌注，引起缺血和梗死。因此，此类患者宜收住 ICU，严密监测血压、心率、呼吸、尿量、神经系统状况等，对于波动大、难控制的高血压，宜行动脉内置管测压。

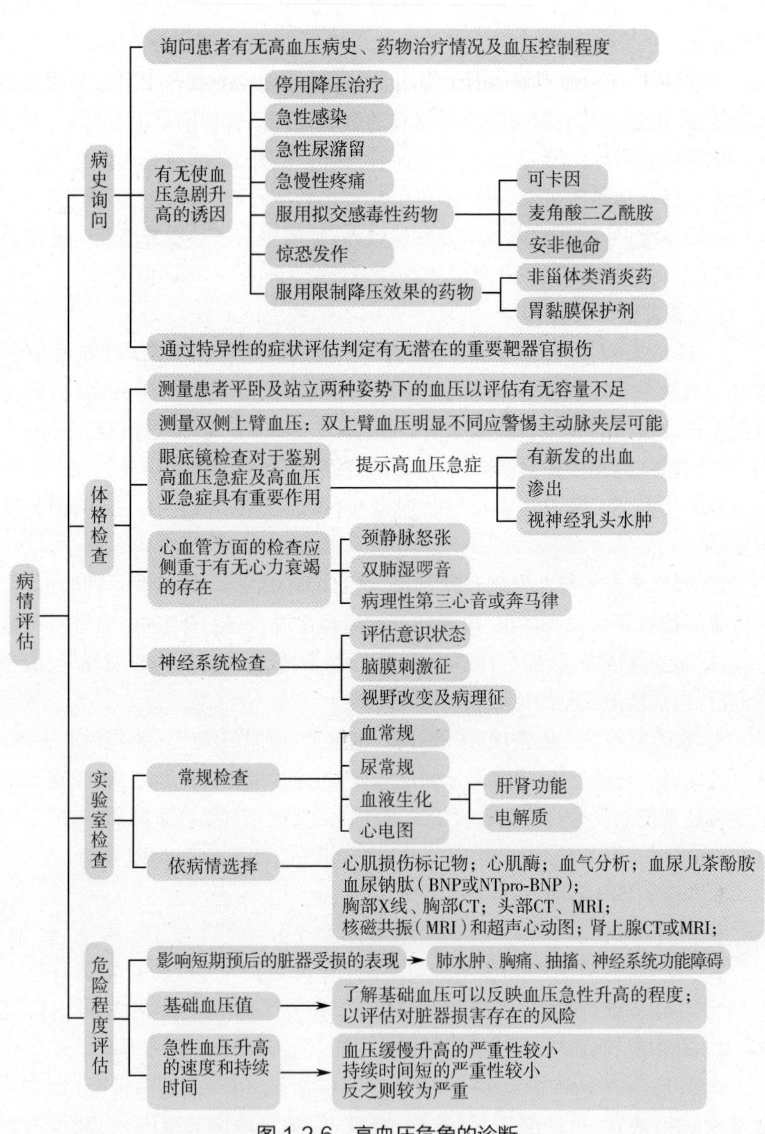

图 1-2-6　高血压危象的诊断

（单　怡）

24　休克

【定义】

休克是指各种强烈致病因子作用于机体引起的急性循环衰竭。其特点是微循环障碍,重要脏器灌注的不足和细胞代谢障碍,由此引起的全身性危重的病理过程。

【分期与发病机制】

1. 缺血性缺氧期(休克早期)　本期微循环变化的特点是缺血。

2. 淤血性缺氧期(休克期)　本期微循环变化的特点是淤血。

3. 微循环衰竭期(休克晚期)　本期微循环变化的特点是广泛形成微血栓。此期可发生 DIC 或重要器官功能衰竭,甚至发生多系统器官功能衰竭,成为休克难治期。

【临床表现】

三大表现:微循环障碍表现、心排血量减少表现、脏器灌注不良及功能障碍表现。

1. 微循环障碍表现有皮肤颜色苍白或发花、发青、出血点、瘀斑。肢端发凉,皮肤毛细血管再充盈时间(CRT)延长。

2. 心排血量减少有早期血压正常或略升,以后下降,脉压缩小。

3. 脏器灌注不良及功能障碍表现

(1)心音低钝,心率增快 >160 次 /min 或心率减慢 <100 次 /min。

(2)呼吸增快,低氧血症。

(3)神志淡漠、嗜睡甚至昏迷。

(4)尿量减少,每小时 <0.5ml/kg。

【辅助检查】

1. 动脉血气常提示为代谢性酸中毒。

2. 血乳酸持续增高提示危重,逐渐降低并恢复正常,预后良好。

3. 完善血细胞比容、白细胞、血小板计数、电解质、凝血功能全套、纤维蛋白降解产物(FDP)、3P 试验、D- 二聚体。

4. 怀疑感染性休克,行血培养、尿液分析,以及痰、尿或其他可疑感染部位病原学检查。

5. 完善心电图、胸部 X 线检查、超声心动图等。

6. 测定中心静脉压(CVP)或肺动脉楔压(PAWP),有条件者可行 PiCCO 监测等。

【诊断】

①有发生休克的病因；②意识异常；③脉搏快（>100 次 /min）、细或不能触及；④四肢湿冷，胸骨部位皮肤指压阳性（压后再充盈时间 >2s），皮肤花纹，黏膜苍白或发绀，尿量 <30ml/h 或无尿；⑤收缩压 <10.64kPa（80mmHg）或原有高血压者收缩压较原有水平下降 30% 以上；⑥脉压 <2.66kPa（20mmHg）。

凡符合①②③④中的 2 项，以及⑤⑥中的 1 项者，即可成立诊断。

【处理原则】

（一）一般监护

1. 意识 典型表现是初期烦躁不安，继之表情淡漠、模糊，甚至谵妄、昏迷。

2. 生命体征

（1）体温：肛温较皮温更能反映微循环的灌注。多数休克患者初期就表现为皮肤苍白、湿冷，继之可以出现厥冷或发绀。

（2）脉搏：初期仅表现为脉快，继之出现细数，最后可以测不出。休克患者脉压常 <2.67kPa（20mmHg），且往往较血压变化早。

（3）呼吸：由于缺氧和代谢性酸中毒，初期表现为深大呼吸，继之表现为浅快呼吸甚至出现叹息样呼吸或呼吸停顿。

（4）血压：注意动态监测并了解基础血压水平。

3. 尿量 尿比重增加，尿量减少至 <30ml/h。

4. 血气分析 多数休克患者表现为代谢性酸中毒，少部分可以出现代谢性酸中毒合并呼吸性碱中毒。

5. 血乳酸水平 血乳酸水平 >2mmol/L 且 6h 清除速度慢者预后不良。

（二）特殊监护

1. 中心静脉压（CVP） 正常范围为 6~12cmH_2O。反映相对血容量和右心功能，凡影响胸腹腔压力的因素如气道阻塞、胸腔积液以及心包积液均可影响 CVP 的变化。

2. 肺动脉楔压（PAWP） 正常值 6~12mmHg。应用 Swan-Ganz 导管在床边可持续测量，可间接估计左室舒张末压（LVEDP）或左室舒张末容量（LVEDV）。导管在肺野的位置、肺血管的病变、心室的顺应性等均可影响这种估计的准确性。PAWP<12mmHg 提示容量不足，PAWP>18mmHg 反映左心功能不全。

3. 心排血量（CO） 用热稀释法测定 CO，经体表面积标化后得到心脏指数（CI），CI 正常值为 2.8~3.6L/（min·m^2）。CI<2.2L/（min·m^2），一般认为有心功能不全。

4. 血管阻力指数

（1）体循环阻力指数（SVRI）：左心室泵血在体循环两端产生压降的大小

急诊处理

反映体循环阻力大小。用公式表示为 SVRI = 60 × (MAP−CVP)/CI，正常值为 600~1 125kPa·s·m^2/L（800~1 500dyne·s·m^2/cm^5），反映左心室后负荷的大小。

⑵ 肺循环阻力指数（PVRI）：右心室泵血在肺循环两端产生压降的大小反映肺循环阻力大小。用公式表示为 PVRI = 60 × (MPAP−PAWP)/CI，正常值为 165~240kPa·s·m^2/L（220~320dyne·s·m^2/cm^5），反映右心室后负荷的大小。

5. 心室做功指数

⑴ 左心室做功指数（LVSWI）：反映左心室心肌收缩力，公式表示为 LVSWI = 0.013 6 × SI × (MAP−CVP)，正常值为 40~60g·m/m^2。

⑵ 右心室做功指数（RVSWI）：反映右心室心肌收缩力，公式表示为 RVWSI = 0.013 6 × SI × (MPAP−PAWP)，正常值为 5~10g·m/m^2。其中 SI 代表心脏每搏指数。

【处理原则】

尽早去除病因，尽快补充血容量，改善微循环，多器官功能的支持。要求标本兼治、内外科结合、全身与局部治疗结合。

（一）一般措施

安静、禁食、减少搬动；休克体位（仰卧中凹位，即头胸部与下肢均抬高 20°~30°）或与平卧位交替；保持呼吸道通畅（必要时气管插管）、吸氧；注意保暖，预防压疮。

（二）病因治疗

病因治疗是关键措施，按休克病因处理。

（三）液体复苏

除心源性休克外，扩容是抗休克的基本措施。尽快建立补液通道输入晶体（7.5% 浓氯化钠、平衡液、糖盐水或其他溶液）和 / 或胶体（全血、血浆、白蛋白或代血浆）。依据休克的监护指标调整补液量和速度，中心静脉压和血压是简便客观的监护指标。

（四）防治酸中毒

休克时常合并代谢性酸中毒，可先静滴 5% 碳酸氢钠 100~200ml，以后根据血气分析调整；也可合并双重或三重酸碱失衡，除了血气分析，治疗要结合病史、电解质、阴离子间隙。

（五）血管活性药物

1. 应用原则　在病因治疗、扩容和纠正酸中毒基础上，血压仍不稳定时选用；为保证心脑血供，血压过低时也可短时间应用血管收缩剂；血管扩张剂应在补足血容量基础上用。

2. 抗休克常用血管活性药（表 1-2-7）。

表 1-2-7　常用升压药物和正性肌力药物

药物	作用受体	CO	SVR	常用剂量(μg/(kg·min))
肾上腺素	α_1,β_1,(β_2)	↑↑	↑	0.02~0.5
去甲肾上腺素	α_1,β_1	↑	↑↑↑	0.01~1.5
多巴胺	β_2,DR,(α)	↑	↑	2~20
多巴酚丁胺	β_1,β_2	↑↑	↑	2~20
垂体加压素	血管紧张素Ⅱ	↓	↑↑↑	5~20
米力农	磷酸二酯酶抑制剂	↑↑	↓↓	0.25~0.75

(六) 肾上腺皮质激素

常用于过敏性或创伤性休克,一般用量每日氢化可的松 200~1 000mg 或地塞米松 20~40mg 或甲泼尼龙 40~500mg 静滴或静注。对于扩容、纠正酸中毒和升压药应用后血压仍不理想的患者,考虑为低肾上腺皮质功能参与的休克时,可用地塞米松 5mg 静注替代治疗。

(七) 强心药物

心功能不全者应用。

(八) 多器官功能障碍综合征(MODS)的防治

严重或长时间休克的患者可同时或序贯发生心功能不全、休克肺、应激性胃肠溃疡或出血、脑水肿、急性肾功能不全等并发症。

(九) 几种常见休克的诊治特点

1. 感染性休克

(1) 诊断要点:感染所导致的宿主对免疫反应的失调合并器官功能障碍,称为脓毒症(sepsis)。在充分扩容补液基础上仍需要用血管活性药物维持血压,且血乳酸 2mmol/L,称为感染性休克(septic shock)。

(2) 治疗特点:感染灶的去除加合适的抗生素控制感染;参考早期目标导向的液体复苏治疗;应激剂量肾上腺皮质激素的使用(氢化可的松 200~300mg/d,分 4 次静脉注射);强化胰岛素治疗(血糖控制在 8.33mmol/L 以下)等。

2. 过敏性休克

(1) 立即停用致变态反应物质并保持气道通畅。

(2) 立即肌注 1/1 000 肾上腺素 0.5~1ml,严重者可用肌注量 1/2 或 2/3 稀释后静注(注意心律失常的预防)。必要时 10~15min 可重复。

(3) 氢化可的松 100~200mg 或地塞米松 5~20mg 静滴或静注。

(4)若系青霉素肌注过敏，于原注射部位肌注 1/1 000 肾上腺素 0.3ml 和青霉素酶 80 万 U；若系链霉素过敏，静注 10% 葡萄糖酸钙 10~20ml。

(5)有静脉通道尽量保留，也可使用其他抗过敏药如异丙嗪 50mg 或苯海拉明 25mg 肌注。

3. 心源性休克

(1)内源性因素引起的心源性休克：以急性心肌梗死最为多见，处理包括：①镇静、止痛、卧床、吸氧；②硝酸酯类，扩张冠脉；③ β 受体阻滞剂，降低心肌耗氧；④抗血小板药物，防治血栓进展；⑤必要时，有指征地进行溶栓、球囊扩张、植入冠脉支架或冠脉旁路移植；⑥严重病例还可用体外反搏或主动脉内气囊反搏（IABP）增加冠脉供血。

(2)严重心律失常引起的心源性休克：可采用：①药物控制心律失常；②植入临时或永久起搏器；③射频消融。

(3)外源性因素引起的心源性休克：重点在于解除心脏的阻塞或心脏的压迫。

4. 创伤性休克

(1)去除病因：充分止痛，有效止血，妥善固定，抗休克同时或抗休克后行手术治疗。

(2)保持气道通畅及足够的氧供。

(3)给予破伤风抗毒素。

(4)抗生素预防感染。

(5)严重创伤患者要注意多发伤的检诊和处理。

（单 怡）

25 中暑

【定义】

人体处于热环境中，突然发生高热、皮肤干燥、无汗及中枢神经系统症状，称为中暑。常表现为中暑高热、中暑痉挛、中暑衰竭三种类型；根据热环境不同，分为干热型和湿热型；临床上依据症状轻重，分为先兆中暑、轻度中暑和重度中暑。

【病因及发病机制】

正常人体温维持在 37℃左右，依靠体温调节中枢，通过蒸发、辐射和出汗三种方式调节。中暑的机制：①当热调节不当，体温升高引起中枢兴奋，内分泌和代谢亢进，导致产热增加；②体内热积蓄，导致中枢神经系统功能受损；③散热时大量出汗，引起水代谢失调；出汗时盐丢失，致电解质紊乱。

【临床表现】

1. 症状 一般有高热、出汗后无汗、无或有中枢神经系统症状如意识障碍、抽搐等。

2. 体征 生命体征的变化，颜面潮红或苍白，皮肤干燥，热痉挛或热休克。

3. 并发症 主要是中枢神经系统方面如昏迷、脑出血或梗死，其他就是严重患者可以出现单脏器或多脏器功能不全或衰竭。

【辅助检查】

血、尿、粪常规检查，肝肾功能检查，凝血机制检查，血气分析，头颅影像学检查。

【诊断】

1. 中暑史 有一个受热的过程或在通风不良的高热环境下工作的病史；部分患者中暑前就有发热或者劳累、抵抗力下降等，高温或日照后诱发中暑。

2. 临床表现 口渴，皮肤干燥无汗，抽搐或昏迷，体温可高达40℃以上。

3. 鉴别诊断 对表现为高热昏迷型要与乙型脑炎、脑型疟疾、中毒型菌痢、脑卒中等鉴别，必要时可行血常规、疟原虫、粪常规及脑脊液检查。老年人高热后极易中暑，而且容易合并脑血管意外；降温治疗过程中，如果意识情况短时间内无改善，无论是否有神经系定位体征，都要高度怀疑脑卒中的合并存在，必要时行CT或MRI检查。

【处理原则】

1. 迅速降温

(1) 物理降温：将患者置于通风凉爽的环境中。在颈部、腋下和腹股沟部大血管处放置冰袋，并用冷水、冰水或酒精擦身，直至皮肤发红。或将患者置于10℃冷水中擦浴，也可用冷水或深井水灌肠。

(2) 药物降温：可与物理降温同时进行。氯丙嗪25~50mg加生理盐水250~500ml静滴，必要时可重复，用药中血压下降酌情减量或停用；也可加用氢化可的松200mg或地塞米松10mg静滴；中药复方柴胡等退热药也可选用。

(3) 降低血温：紧急情况下可用4℃的5%糖盐水500~1 000ml动脉向心注射或快速静滴，可使体温在15~30min内下降3℃左右，并有升高血压的作用。

注意：降温过程中应每15~30min监测一次体温，降至38℃左右时，立即停止降温。并严密监测其他生命体征的变化。

2. 纠正水、电解质与酸碱平衡紊乱 多数患者有脱水、低钠和低氯血症，每日补液量在3 000ml左右，以5%葡萄糖盐水为主。老年人或心肾功能不全者酌情减量或控制补液速度。出现低血压者，要做血气分析检查酸碱失衡。

3. 合并症或并发症的处理 较常见的合并症是上呼吸道感染或脑卒中，

注意抗感染或血压的控制；出现其他器官功能不全等并发症，应作相应的器官支持治疗。

4. 中医中药 可用生石膏 30g、知母 9g、银花 15g 煎服；昏迷者加紫雪丹 1.5g、至宝丹 1 粒研末由胃管内灌入。

（赵 良）

26 溺水

【定义】

溺水系各种原因或情况（游泳、海难、洪涝灾害、水下作业或自尽等）下，发生的呼吸道被水堵塞（湿溺死占 70%~80%）或反射性喉头、支气管痉挛（干溺死占 10%~20%）而造成缺氧、窒息，甚至呼吸、心搏停止。

【病因及发病机制】

1. 病因

(1) 落水后因为缺乏游泳能力或某种原因导致游泳能力丧失，可以造成溺水。诱发因素有：①游泳时间过长，换气过度，引起呼吸性碱中毒，发生手足抽搐而溺水；②肢体过度活动或冷水刺激发生抽搐；③患有心脑血管疾病的人，游泳或水下工作时突发，导致游泳能力丧失而溺水。

(2) 潜水员在潜水时，防护装具破损或故障，导致溺水、气压伤等潜水疾病。

(3) 潜艇失事或舰船沉没，乘员自救或被救不及时，均可发生溺水。

2. 发病机制 溺水通常分为海水溺水和淡水溺水两种类型。

(1) 共同的发病机制：急性窒息，产生缺氧和 / 或二氧化碳潴留，缺氧引起组织水肿和代谢性酸中毒，尤其是脑水肿引发的颅内高压，进一步发展为脑疝甚至死亡；二氧化碳潴留引起呼吸性酸中毒。

(2) 特殊的发病机制：①淡水溺水时，大量低渗性的水，经肺毛细血管迅速进入血液循环，血液稀释，低渗水进入红细胞，使其肿胀、破裂，发生溶血，肌红蛋白和钾离子大量释放出，造成高钾血症和血红蛋白血症；同时，稀释引起钠、钙离子浓度下降，电解质紊乱导致心律失常；淡水进入血液，容量增加，心脏负担加重引发心力衰竭。缺氧、溶血也可损害肾功能，导致急性肾衰竭。②海水溺水时，高渗性液体进入肺泡，通过肺泡壁吸出血液中水分和蛋白质，造成急性肺水肿；血液中钠、钙离子浓度因血液浓缩而成倍增加，电解质紊乱，引发组织细胞脱水；血钾离子浓度变化不大，一般不发生心室颤动。

【临床表现】

1. 症状 神经系统急性期有头痛、狂躁、昏迷，恢复期有多梦、失眠和记忆力减退；呼吸系统有胸痛、呼吸困难；消化系统有舌肿大、腹胀、呕吐，海水溺水口渴明显；泌尿系统有橘红色尿、少尿或无尿；皮肤黏膜苍白发绀，四肢厥冷。

2. 体征　抽搐、肌张力高、牙关紧闭；血压不稳、心律失常，心力衰竭；淡水溺水者可以出现血性泡沫痰。

3. 其他　吸入性肺炎和迟发性肺水肿是常见的死亡原因。

【辅助检查】

血常规检查可以出现白细胞总数、中性粒细胞增加，血糖、尿素氮水平升高；淡水溺水者血钾高，血钠、血氯下降；海水溺水者血钠、血氯、尿素升高，血钾变化不大。肺影像学可见肺结节样密度增高影或者毛玻璃样改变。

【诊断】

1. 溺水史　注意了解落水时间、地点，是淡水还是海水，水质是较清纯的还是较污浊的。

2. 临床表现　轻者意识清楚或迟钝，呛咳、胸痛、腹胀或呕吐；重者皮肤发绀，结膜充血，四肢冰冷或抽搐，心律失常或肺水肿征，呼吸脉搏微弱，甚至呼吸、心搏停止。

3. 实验室检查　①血气分析示多数患者有低氧血症和酸中毒；②约 15% 的溺水者存在水电紊乱。淡水溺者引起血液稀释，血容量增加及溶血，出现血钾高，血钠、氯、钙及血浆蛋白下降；海水溺者因海水高渗（3%~3.5% 的含盐量）引起血液浓缩，血容量减少，血钾、钠、氯、镁均增高。

【处理原则】

1. 通畅气道　及时救患者出水，清除口、鼻腔内的水或污物。心跳呼吸存在者，将溺水者头低位俯卧于救护者屈曲的腿上（救护者一腿跪下，一腿屈膝向前），挤压溺水者的胸背部和腹部，倒出呼吸道和胃内的积水；心搏呼吸停止的溺水者，立即实施心肺复苏，不可因倒水而延误复苏抢救的时间。

2. 水、电和酸碱平衡的维持　淡水溺者，血压未平稳时，可补充胶体和 3% 的浓氯化钠；血压平稳时，适当用脱水和利尿剂。海水溺者可静滴等渗晶体液、葡萄糖或血浆。对于酸中毒的患者，以纠正缺氧为主，酌情补充碱性药物为辅。

3. 防治吸入性肺炎　如溺水地点的水质较污浊，常规预防性应用广谱抗生素，抗细菌、厌氧菌或其他可能的致病微生物。吸入的污水可因过敏等引起溺水者哮喘样发作，可用肾上腺皮质激素或支气管解痉剂。

4. 处理肺水肿　由于渗透压较高，海水溺较淡水溺更易发生肺水肿；另外，受污染的水吸入肺部以后，化学毒物的刺激激发炎症反应综合征，容易产生中毒性的支气管和肺泡的炎症，增加肺泡及毛细血管的通透性，加重肺水肿。可用不同的消泡剂（20%~30% 乙醇溶液或甲基硅油作气道湿化或吸入）、静脉或气道内用激素（气道内应用量可大，并作反复冲洗）、脱水利尿等；必要时建立人工气道，呼气末正压通气（PEEP）以减少肺泡渗出并增加氧合；部分患者也可采用血液净化方法减轻系统性炎症反应。

5. 对症支持治疗　部分患者因溺水受冻可发生昏迷、体温不升、心律失常等，应注意保暖和逐渐升温；出现其他脏器功能受损，注意相应的支持。

（赵 良）

27 窒息

【定义】

窒息是由于喉、气管及支气管发生急性阻塞，急性呼吸中枢抑制或呼吸肌麻痹等引起的高度缺氧与二氧化碳潴留，进而继发脑水肿及急性循环衰竭。抢救必须迅速及时。

【病因及发病机制】

1. 呼吸道疾病

(1) 上呼吸道疾病：见于小儿急性喉炎、麻疹喉炎、喉白喉、炎症或过敏反应引起的急性喉水肿，咽、喉、气管及支气管异物或各种外伤、烧伤，喉癌、舌根癌及其他咽喉部恶性肿瘤。此外，颈部原发性或转移性肿瘤，尤其甲状腺肿瘤致气管受压，均可引起窒息。

(2) 支气管与肺疾病：各种病因引起的大咯血、严重支气管哮喘和肺部感染分泌物及痰痂形成等。

2. 颅脑疾病及神经 - 肌肉异常传导　脑血管疾病、颅脑损伤、急性感染性多发性神经根炎、重症肌无力、肉毒中毒等，引起呼吸、吞咽与咳嗽反射麻痹。破伤风、刺激性气体或化学药品接触喉黏膜，引起喉肌、呼吸肌痉挛。

3. 胸腔与纵隔疾病　纵隔感染和肿瘤，张力性气胸和纵隔气肿等。

4. 其他　自缢、溺水。

【临床表现】

1. 症状　呼吸困难，气道阻塞引起的吸气性呼吸困难；原发病的症状如咽喉炎症引发的急性喉头水肿，哮喘、咯血，外伤引起的颈部血肿压迫感，脑血管病和神经肌肉疾病引起的吞咽、呼吸困难、咳嗽反射弱，刺激性气体吸入或化学品接触呼吸道黏膜，引起的喉部肌肉、呼吸肌痉挛。

2. 体征　吸气性呼吸困难引发的三凹征，发绀，严重的出现低血压、心律慢、心律失常，不及时处置可引发心跳停止。原发病的体征如张力性气胸、纵隔气肿。

3. 其他　窒息的主要并发症就是脑缺氧综合征和各种感染，尤其是呼吸系统感染，预后取决于意识障碍的严重程度以及肺部感染的控制效果。

【辅助检查】

血气分析和呼吸系统影像学检查。

【诊断】

各种原因引起窒息，主要依据突发的呼吸困难甚至呼吸停顿，伴有或不伴有发绀、低血压、心率减慢、心律失常，不及时处置可以发生呼吸心脏骤停，结合病史和临床表现，可迅速诊断。

【处理原则】

1. 立即脱离致病物质或场所，如立即隔绝有害气体吸入，自缢者迅速松解颈部绳索，溺水者迅速倒出气道积水。

2. 确保气道通畅。体位引流，气管插管，立即吸出气道内积液、积痰或积血。有异物尽快取出。喉头水肿者迅速气管切开。

3. 人工呼吸与机械通气。现场急救时可采用口对口呼吸。

4. 心脏骤停者立即行胸外心脏按压术，必要时使用心肺复苏药物。

5. 病因治疗。

（赵 良）

28　电击

【定义】

当电流通过身体造成机体损伤、或功能障碍称为电击（electric shock），俗称触电。多数电击由 50Hz、110~220V 的交流电引起。

【病因及发病机制】

电对机体的损害有化学作用引起的体内离子运动使肌肉收缩和电能转变为热能，造成心室颤动及电烧伤等各种危害。电击对身体各组织的损害，往往与各组织的电阻成反比，与通过的电流强度成正比。电流经接触电源的进口后，低压电沿电阻最小（神经、血液、淋巴）的径路，高压电经体内最短途径而传出体外，如途经心、脑则危害严重。雷击是极强的静电电击。现代医疗中的心内带电导管等漏电，只需数十微安的电流便可致室颤，称为微电击。

【临床表现】

1. 症状　触电时患者往往表现为精神紧张，晕厥，短暂的意识障碍，恢复后的头痛、疲乏、兴奋等。

2. 体征

(1) 低压电烧伤：伤口小，呈圆形或椭圆形，焦黄或灰白色，创面干燥，通常有进出口，一般不损伤内脏，截肢率低。

(2)高压电烧伤：面积可以不大，但深达肌肉、血管、神经和骨骼，有口小底大，外浅内深的特征；有一个进口，多个出口；肌肉组织呈夹心性坏死；电流造成血管壁坏死、血管栓塞，继发组织坏死，所以致残率比较高。

3. 其他　中枢系统严重并发症主要是心跳呼吸骤停引发的意识障碍，皮肤并发症主要是皮肤烧伤引起的结痂、瘢痕挛缩、肢体畸形。电击伤的预后也取决于是否发生心律失常、心搏呼吸骤停以及现场复苏的急缓和效率。

【辅助检查】

1. 实验室检查　早期出现肌酸磷酸激酶及其同工酶、乳酸脱氢酶、AST 的活性升高，尿液呈茶褐色则表示血红蛋白尿或肌红蛋白尿。

2. 心电图表现　室颤是低压电触电后常见的表现，是伤者致死的主要原因。各种心律失常都可以出现，室早频发或多源，则容易转化为室性心动过速或室颤。

【诊断】

1. 根据触电者主诉感觉，或目击者的叙述及电击现场情况即可诊断。

2. 轻症电击者电流可未进入身体，肢体便被电弹脱，意识清醒，但精神紧张，脸色苍白、呆滞，自觉呼吸、心跳似曾暂停一下。若发生晕倒、虚脱多系惊恐所致。一般恢复快，不伴有其他不适。

3. 较重电击者呼吸快而浅，心率快并可有期前收缩，可发生短暂昏迷，瞳孔不散大，对光反应存在，血压无明显变比。意识清醒后可有短暂的耳聋、视力障碍、大汗、精神兴奋或抑制。

4. 严重电击者多致室颤，高压电击易致呼吸麻痹。常立即昏迷、心脏骤停、呼吸停止，呼吸麻痹者可经数分钟或经数小时后恢复。

5. 严重电击或有的雷击后可先抽搐、休克，而后因延髓中枢受抑制或呼吸肌痉挛呈假死状态，此时心搏尚微弱存在，但不易听到。个别可在电击后数分钟或数天内出现迟发性假死。

6. 电烧伤除体内外的电接触烧伤外，严重的高压电击可产生数千度高温的电弧烧伤，使皮肤炭化及深部组织烧伤。衣服着火可致火焰烧伤。雷击可使皮肤表浅血管损伤、血液凝固造成不规则分支状外观。

7. 电击后引起肌肉强烈收缩可致骨折，或因昏倒或自高处跌下造成各种创伤。

【处理原则】

1. 解脱电源。除雷击者身体不带电外，其他电击者在解脱电源前均带电流，不能进行抢救，故首先当切断总电源以终止电击及使现场人员不再有电击危险。若总电源不在近旁，则迅速利用就近的绝缘物，如干燥的竹、木棍棒、橡胶、塑料、陶瓷制品，或干燥的棉、麻、皮制品挑开、分离电源或电器，或拉开触电者。切不可直接用手拉带电的人和物，要防止再触电。

2. 心脏呼吸停止者取仰卧位，立即进行口对口人工呼吸及胸外心脏按压等心肺复苏措施。

3. 电流经两上肢而致心脏骤停者，心脏多呈松弛状态，宜用肾上腺素、异丙肾上腺素、或氯化钙以加强心肌收缩。电流经下肢者，心脏多呈紧缩状态，可用阿托品 0.5~1mg。电击后心脏尚有微弱搏动而非室颤者，忌用肾上腺素、异丙肾上腺素，以免诱使原已兴奋性增强的心肌发生室颤。肾上腺素可使电击后的细室颤转为粗室颤并兴奋窦房结，有助于除颤及恢复窦性心律。

严重电击后呈假死现象者，应按心脏骤停积极抢救数小时，以利功能损害恢复，待其复苏。除非出现尸僵、尸斑后才放弃抢救。

4. 通知有关医疗及电气管理人员，进行全面的医疗处理，检查现场防范再度电击。较重的电击患者应住院观察治疗。

5. 高压电烧伤不仅体表皮肤有不同程度的烧伤，局部创面可用消毒冰水镇痛及减少烧伤范围，并予包扎防止感染及预防破伤风。深部组织也可发生损伤坏死、大量渗出，故在心肺条件许可下，其补液应较一般火焰伤为多，胶体液与电解质液比例为 1∶1，甚至 2∶1。要注意碱化尿液、利尿以利血红蛋白、肌红蛋白自肾脏排出。合并其他创伤亦当及时处理。

（赵 良）

29 急性上消化道出血

【定义】

急性上消化道出血是指屈氏韧带以上的消化道，包括食管、胃、十二指肠、胆管和胰管等病变引起的出血。根据出血的病因分为非静脉曲张性出血和静脉曲张性出血两类。

【病因及发病机制】

1. 上消化道溃疡性疾病

(1) 消化性溃疡病：幽门螺杆菌感染、药物诱导（非甾体抗炎药、阿司匹林、糖皮质激素、钾补充剂、铁补充剂）。

(2) 胃或食管糜烂：反流性食管炎、感染性食管炎（念珠菌、单纯疱疹病毒、巨细胞病毒）、药物诱导性食管炎、食管异物。

(3) 胃炎、应激溃疡：毒性药物（非甾体抗炎药、酒精、胆汁）、黏膜缺氧（创伤、烧伤、脓毒症）、严重的中枢神经系统损伤的导致溃疡、化疗。

2. 门静脉高压 食管或胃底静脉曲张（10%）、门脉高压性胃病。

3. 动静脉畸形　主动脉肠瘘（S/P 主髂动脉手术）、遗传性出血性毛细血管扩张症、Dieulafoy 病出血、胃窦血管扩张（GAVE 或西瓜胃）、原发性血管瘤（贲门黏膜撕裂综合征、胃和食管肿瘤、胰腺出血、胆道出血、粪类圆线虫感染）

【临床表现】

1. 症状　呕血及黑便，呕血为暗红色或者鲜红色。出血量大时，可为暗红色或者鲜红色便。

2. 体征　心动过速，低血压，结膜苍白，黏膜干燥，血性、黑色素性或血红素阳性便，休克，发热。

3. 预后　急性大量出血死亡率约为 10%，60 岁以上患者出血死亡率高于中青年人，占 30%~50%。

【辅助检查】

1. 血常规示贫血（慢性失血时平均红细胞体积降低）、血小板减少。

2. 电解质、尿素氮、肌酐、葡萄糖；凝血功能检查；乳酸；肝功能检查。

3. 血型和交叉配血活动性出血或生命体征不稳定。

4. 尿素氮 / 肌酐比值 >36 对于上消化道出血具有高灵敏度和低特异性。

5. 注意血细胞比容在急性失血后的一段时间内会保持正常，不会立即出现下降。

6. 影像学检查食管胃十二指肠镜（EGD）：诊断性，也可能是治疗性检查。

【诊断】

1. 诊断见图 1-2-7。

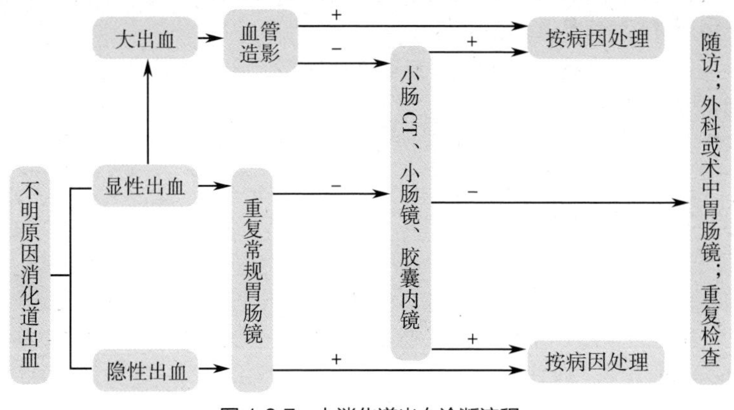

图 1-2-7　上消化道出血诊断流程

2. 鉴别诊断 鼻出血、咽部出血、咯血、血尿、阴道出血、内脏损伤。

【处理原则】

(一) 急性上消化道出血的处理

1. 静脉输注质子泵抑制剂(PPI)(如泮托拉唑)80mg(儿童:剂量未统一)静推接着静滴 8mg/h 维持 72h。

2. 怀疑静脉曲张出血用奥曲肽:50μg(儿童:1~2μg/kg)静推,接着 50μg/h[儿童:1~2μg/(kg·h)]静滴;生长抑素:250μg(儿童:标准未建立)静推,接着 250~500μg/h 维持 3~5d。

3. 活动性静脉曲张出血考虑血管升压素:0.4~1IU/min[儿童:0.002~0.005IU/(kg·min)]静滴。

4. 维生素 K 10mg(儿童:1~5mg)口服、皮下、静注,24h/次。

5. 急诊内镜结扎或烧灼出血的溃疡/血管,内镜下硬化剂治疗。

6. 用三腔二囊管进行球囊填塞是治疗静脉曲张的最后手段。

7. 生命体征不稳定、大量出血和不能保护气道的患者需要控制气道,考虑插管的可能。

(二) 治疗要点

1. 积极治疗原发病如消化性溃疡及肝硬化、食管胃底静脉曲张破裂曲张、食管炎症、胃溃疡、慢性肝炎、慢性肾炎,减少出血机会。

2. 生活要有规律饮食要定时有节,切忌暴饮暴食,避免粗糙酸辣刺激性食物,如醋、辣椒、蒜、浓茶等,避免食用过冷、过热食物,忌酒忌烟。避免过度劳累,睡眠应充足,避免情绪紧张,保持情绪稳定。

3. 注意药物的使用应尽量少用或不用对胃有刺激性的药物,如必须使用时,应加用保持胃黏膜药物。

4. 要定期体格检查,以期发现早期病变,及时治疗,在出现头昏等贫血症状时,应尽早上医院检查。

(马林浩)

30 急性肾衰竭

【定义】

急性肾衰竭是指肾小球滤过功能在数小时至数周内迅速降低而引起的以水、电解质和酸碱平衡失调及以含氮废物蓄积为主要特征的一组临床综合征,又称急性肾损伤(AKI)。

【病因及发病机制】

1. 肾前性 AKI 由肾血流低灌注引起、肾组织保持正常除非严重/长期灌注不足。

2. 肾性 AKI 由肾实质疾病引起。

3. 医源性 AKI 氨基糖苷类抗生素、放射对比物质的使用、非甾体抗炎药、血管紧张素转换酶抑制药、血管紧张素受体阻滞剂。

4. 肾后性 AKI 由尿路梗阻引起(例如前列腺肥大,前列腺炎)。

【临床表现】

1. 症状 经常无症状,通常由实验室检查结果诊断。少尿(尿量 <400ml/d)、液体过量。如呼吸困难、高血压、颈静脉曲张、肺及外周性水肿、腹水、心包及胸腔积液、恶心、呕吐、瘙痒、皮肤改变、意识精神状态改变。

(1) 肾前性 AKI:绝对或相对容量减少、黏膜干燥、低血压、心动过速、心排血量低、充血性心力衰竭、全身血管舒张(例如脓毒症、变态反应)。

(2) 肾性 AKI

1) 变应性间质性肾炎:发热、皮疹、近期发生的心肌梗死。

2) 肾静脉血栓形成:肾病综合征、可能与肺栓子相关、胁部或腹部疼痛。

3) 肾小球肾炎,血管炎。

4) 溶血尿毒症综合征(HUS)。

5) 血栓性血小板减少性紫癜(TTP):尿素氮、肌酐轻度升高,发热,贫血、血小板减少,神经系统症状,如昏迷、癫痫、头痛,精神状态改变。

6) 过敏性间质性肾炎:皮疹、关节痛

(3) 肾后性 AKI

1) 尿毒症:精神状态改变、扑翼样震颤、反射异常、局灶性神经系统障碍、癫痫、不宁腿综合征、心包炎、心包积液、心脏压塞、肠梗阻、血小板功能障碍、瘙痒。

2) 血液学疾病:贫血、出血时间延长、血小板功能障碍、白细胞增多。

2. 体征 精神状态改变、意识障碍;眼:检眼镜检查;CV 检查:颈静脉扩张、S3;肺部:啰音,湿啰音;腹部:侧腹部压痛,可扪及肾脏;水肿;皮肤改变。

【辅助检查】

1. 包括血钙、镁、磷酸盐在内的电解质;尿素氮、肌酐。

2. 尿液分析(UA)离心标本有助于区分 AKI 的不同病因;管型、血液、白细胞和结晶检验。

3. 钠和 / 或尿素的分级排泄(FE)。

4. 贫血及慢性疾病。

5. 残余尿量(>100ml 提示梗阻)。

6. 用超声排除梗阻 特别是老年患者(例如前列腺肥大、前列腺炎)。

7. 心电图。

【诊断】

对于急性肾衰竭，首先需要明确肾衰竭的原因是肾前性、肾性还是肾后性。具体鉴别诊断的原则可参考如下标准：

肾前性，尿比重 >1.018；尿渗透压 >500mmol/kg；尿钠 <10mmol/L；尿常规中可见透明管型；BUN/Cr 比例 >20；FE_{NA}<1%；当肾灌注正常时肾功能迅速恢复。

肾性，BUN/Cr 比例 <10~15；FE_{NA}>2%。其中，肾小球肾炎，血管炎所致的急性肾衰竭，尿检可发现红细胞或颗粒管型，补体和自身免疫性抗体检测为阳性；HUS 或 TTP 所致，尿常规可正常，但会存在贫血、血小板减少、血涂片发现裂红细胞等；中毒性急性肾小管坏死（ATN）所致，尿常规可见棕色颗粒或上皮细胞管型，比重 = 1.010，尿渗透压 <350mmol/kg，尿钠 >20mmol/L；因摄入乙二醇所致，尿常规可见草酸钙结晶、存在阴离子间隙代谢性酸中毒等；因横纹肌溶解所致，可见血清 K^+，肌红蛋白，肌酸磷酸激酶，尿酸增加，血清 Ca^{2+} 下降；小管间质性疾病；变应性间质性肾炎，尿检可见白细胞管型，白细胞及蛋白尿，外周嗜酸性细胞增多。

肾后性，尿检通常正常，可能有少量血尿但无管型及蛋白，FE_{NA}>4%，尿渗透压通常 <350mmol/kg。肾后性肾衰竭通畅对影像学检查敏感，可通过不同手段明确有无梗阻病因存在及确切的梗阻部位。超声，可排除 98% 的梗阻病因；螺旋 CT 扫描，无须对比剂即可对梗阻敏感并可以发现肾内改变；二维扫描，可见肾动脉或静脉血栓形成；肾动脉造影，可明确肾动脉血栓形成、下腔静脉及肾血管静脉造影可发现肾静脉血栓形成、示踪片可提前定位可能被染料遮蔽的结石、经静脉肾盂造影可明确具体的梗阻部位。

【处理原则】

1. 初始治疗

(1) 容量不足者静脉输注生理盐水。

(2) 纠正电解质紊乱。

(3) 紧急透析指征。

1) 顽固性高血压。

2) 顽固性容量超负荷。

3) 尿毒症脑病，出血或心包炎。

4) BUN >100mg/dl。

5) 顽固性代谢性酸中毒（pH <7.2）。

(4) 避免肾毒性药物。

(5) 监护 UO。

2. 急诊室治疗 / 方法

(1) 肾前性 AKI。

1) 静脉注射生理盐水治疗灌注不足。

2) 2 次追加注射无反应后输注袋装 RBC 治疗血液丧失或贫血。

3) 如果无法评估心力衰竭和血容量不足可使用有创心电监护。

4) 对生理盐水的反应是衡量血容量不足的良好指标。

5) 警惕：①在肝衰竭伴有腹水时应小心使用生理盐水补液以避免容量超负荷；②肾性 AKI。

6) 肾小球肾炎(治疗采用糖皮质激素或血浆置换)。

7) ATN：补充容量。

8) 低钠血症：限制水分。

9) 高钾血症：①无症状且 K^+>5.5mmol/L 的患者使用聚磺苯乙烯钠(SPS)或钙聚磺苯乙烯(CPS)；② K^+>6.5mmol/L 或 ECG 异常有高钾血症的患者：沙丁胺醇雾化吸入；葡萄糖加胰岛素；如果患者有尿则使用呋塞米；严重高钾血症中补充钙稳定心肌；清醒患者给予葡萄糖酸钙；无脉患者给予氯化钙；透析治疗顽固性高钾血症。

10) 代谢性酸中毒：① pH <7.2 或 HCO_3^- < 15mmol/L 的慢性病患者考虑使用碳酸氢钠；②高磷酸血症：碳酸钙、氢氧化铝及肌红蛋白尿—生理盐水积极液体复苏。

11) 警惕：①仅当 ECG 显示增宽的 PR，QT，or QRS 间期时才需要钙剂，增高的 T 波不是指征。②碳酸氢钙有相当大的钠负荷；无尿 / 少尿患者中应谨慎使用。

3. 药物治疗

(1) 沙丁胺醇：10~20mg 雾化吸入。

(2) 氢氧化铝(氢氧化铝凝胶)：0.5~1.5g 口服。

(3) 碳酸钙(Os-Cal)：0.25~1.25g 分次口服。

(4) 葡萄糖酸钙：10ml 10% 溶液 5min 内静脉注射(可重复使用 q5min)。

(5) 氯化钙：10ml 10% 溶液。

(6) 葡萄糖：D50W 1 amp(50ml 或 25g)(儿童：D25W 2ml/kg)静脉注射。

(7) 呋塞米：20~400mg 静脉推注。

(8) 胰岛素：和葡萄糖一起 0.1U/kg 规律静脉注射(严重的肾和 / 或肝疾病降低 50% 剂量)。

(9) 碳酸氢钠：1~2mmol/kg 静脉。

(10) SPS(聚苯乙烯磺酸钠)或 CPS：1g/kg 至多 15~60g 口服或 30~50g 与

山梨醇保留灌肠 q6h。

(11)警惕:

1)利尿剂(若无容量超负荷)及多巴胺在 AKI 中不推荐使用。

2)肾后性 AKI。

(12)解除梗阻(结石、占位、压迫等)。

(13)穿刺引流并根据结果适时行抗感染治疗。

(马林浩)

31 溶血性输血反应

【定义】

溶血性输血反应是指输入的红细胞(少数为受血者的红细胞)在受血者体内发生异常破坏而引起的反应。

【病因及发病机制】

1. 配血或输血错误将异型血输入,多见为 ABO 血型不合,也有 Rh 血型不合所致。多次 Rh 不合输血后,当同种抗体(抗 D 或抗 E)效价达一定程度时,可引起迟发型溶血反应。

2. 血液保存期过久、血液在室温下放置过久、血液内加入高渗或者低渗溶液造成红细胞大量溶解。

【临床表现】

1. 症状的轻重缓急随抗体效价、输入血量及溶血程度而异。轻者可有一过性皮肤黄染、酱油色尿等,重者可出现寒战、高热、少尿甚至神志意识障碍。

2. 体征有发热、寒战、呼吸急促、低血压、休克、血红蛋白尿。

【辅助检查】

血常规;肝肾功能;电解质;游离血红蛋白;结合珠蛋白;血清胆红素;D-二聚体;尿常规。

【诊断】

出现溶血性输血反应的上述症状 3~6h 内,取受血者血浆测定游离血红蛋白、结合珠蛋白和血清胆红素水平可明确诊断。

【处理原则】

抢救重点在于防治休克,保持肾脏血流量,防止急性肾衰竭。

可适当补液,输注低分子右旋糖酐或新鲜同型血浆以增加血容量。

静脉滴注氢化可的松、盐酸多巴胺、重酒石酸胆碱间羟胺等血管活性药物,以升高血压及扩张肾血管。

纠正低血容量以后,以 20% 甘露醇、呋塞米或依他尼酸促进利尿,保持尿量 100ml/h。出现急性肾衰竭时,可行连续性肾脏替代治疗。明确存在弥散性血管内凝血时,可用肝素抗凝治疗。

(马林浩)

32 糖尿病高渗性昏迷

【定义】

糖尿病高渗性昏迷是指由于应激情况下体内胰岛素相对不足,而胰岛素反调节激素增加及肝糖释放导致严重高血糖,因高血糖引起血浆高渗性脱水和进行性意识障碍的临床综合征。见于中、老年患者,有或未知有糖尿病史者,病死率较糖尿病酮症酸中毒高。

【病因及发病机制】

1. 严重的应激状态如急性感染、急性心肌梗死、脑血管病、急性胰腺炎、尿毒症、烧伤、颅脑手术等。

2. 可能加重高渗状态的药物如噻嗪类药物、甘露醇、山梨醇、高渗糖及含钠液以及腹膜透析。

3. 可能导致胰岛素抵抗的药物糖皮质激素、β 受体阻滞剂、苯妥英钠、二氮嗪、西咪替丁。

【临床表现】

1. 症状

(1) 烦渴、多饮、多尿。

(2) 食欲明显减退。

(3) 精神状态变化。

2. 体征

(1) 心动过速。

(2) 血压下降,甚至休克。

(3) 少尿,甚至无尿。

(4) 意识障碍:上肢粗大震颤、局限性癫痫发作、一过性偏瘫、膝反射亢进或者消失、锥体束征阳性。

【辅助检查】

1. 床旁葡萄糖检测,常 >33.6mmol/L(600mg/dl)。

2. 尿糖强阳性。

3. 血酮体正常或轻度升高。

4. 尿酮阴性或弱阳性。

5. 血清钠离子 >150mmol/L,血钾:正常或降低。

6. 血浆渗透压 >330mOsm/L。

7. 血气 pH 值或者二氧化碳结合力正常或稍偏低。

8. 血尿素氮、肌酐可因脱水休克而增高。

9. 白细胞计数可因感染或者脱水等原因增高,血细胞比容增加。

【诊断】

1. 诊断 凡中老年患者,无论有无糖尿病历史,如发生原因不明的进行性意识障碍与明显脱水表现,而不能用其他疾病解释的,均应考虑本病的可能,应及时检查血糖、尿糖和酮体及血电解质。如已诊断糖尿病的患者,特别是中老年 2 型糖尿病患者,如未经饮食控制和正规治疗,具有上述诱因于近期内发生多饮、多尿症状突然加重,精神萎靡、嗜睡者,除考虑酮症酸中毒外,也应警惕本病的发生。糖尿病高渗性昏迷的实验室诊断参考标准是:①血糖≥ 33.3mmol/L;②有效血浆渗透压≥ 320mOsm/L;③血清碳酸氢根≥ 15mmol/L,或动脉血 pH ≥ 7.30;④尿糖呈强阳性,而尿酮阴性或为弱阳性。临床有意识障碍与显著脱水表现而血糖超过 33.3mmol/L,尿糖强阳性(肾阈值有改变者可以与血糖不相吻合),血浆有效渗透压超过 330mOsm/L,若检查尿酮体为阴性或弱阳性者诊断成立。

2. 鉴别诊断

(1)其他原因所致的阴离子间隙酸中毒。

(2)其他原因:包括酒精性酮症酸中毒、一氧化碳 / 氰化物、阿司匹林、甲苯、甲醇、尿毒症、糖尿病酮症酸中毒、铁剂 / 异烟肼、乳酸酸中毒、乙烯乙二醇、饥饿 / 脓毒症。

【处理原则】

1. 立即送重病监护室 开放静脉,急查血糖、电解质、血气分析、血尿常规、尿酮、心电图以及胸片和脑 CT 等。

2. 补液 输液量按体重的 12% 估算:如无心、肾功能障碍,最初 1~2h 内可快速补充生理盐水 1 000~2 000ml,继以 2~4h 500~1 000ml 的速度静滴,至血压回升,尿量增加。但老人、心肾功能不全者,需用中心静脉压监测,以防输液过快导致心力衰竭和肺水肿,不能耐受者可自胃管补液。当血糖降至 13.9mmol/L(250mg/dl),血浆渗透压降至 320mOsm/L 以下时,改用 5% 葡萄糖液静滴。

3. 胰岛素治疗 方法同糖尿病酮症酸中毒的治疗,用小剂量胰岛素持续静脉滴注按 0.1~0.15U/(kg·h),血糖降至 13.9mmol/L,改用 5% 葡萄糖或 5% 葡萄糖盐水。血糖宜保持在 11.1mmol/L,以防渗透压下降过快引起脑水肿。

4. 补钾 原则与酮症酸中毒相同。

5. 其他 一般不需补碱,血糖不宜下降过快,以每小时下降 5.6mmol/L(100mg/dl)为宜。病情稳定后,胰岛素可改为皮下注射。

6. 其他治疗 ①去除诱因：感染者应用抗生素。②纠正休克：经补液后休克仍未纠正，可输血浆。③因高渗，血黏度增高，应防治动静脉血栓及弥散性血管内凝血（DIC），予以相应的抗凝治疗。④防止治疗过程中并发脑水肿。

（马林浩）

33 糖尿病酮症酸中毒

【定义】

糖尿病酮症酸中毒（DKA）是指糖尿病胰岛素缺乏和激素（儿茶酚胺、胰高血糖素、生长激素、皮质醇）的过度负反馈调节导致以下一系列的症状：脱水（渗透性、高血糖、利尿、减少摄入量）、酸中毒（阴离子间隙代谢性酸中毒）、酮体的生成（过度的脂类分解及生酮作用）、高血糖（过度的肝糖原分解和糖异生）以及电解质紊乱（低钾血症、高钠血症、低磷血症）。

【病因及发病机制】

1. 违规用药（>50%）。酮症酸中毒最常见的诱因是各种感染，尤其是2型糖尿病患者伴急性全身性严重感染的患者。胰岛素剂量不足或者用药中断。

2. 新发糖尿病（1型或2型）和各种应激状态，如外伤、手术、麻醉、急性心肌梗死、心力衰竭或严重刺激引起的应激状态。

3. 潜在的内科疾病（增加的激素负反馈调节和胰岛素抵抗） 感染过程、心肌梗死、消化道出血、中枢神经系统事件。

4. 妊娠和分娩胰岛素相对缺乏与过度的激素负反馈调节。

5. 药物蛋白酶抑制剂与非典型抗精神病药物：奥氮平，氯氮平。

6. 酒精滥用。

7. 胰岛素抗药性。

8. 伴有拮抗胰岛素的激素分泌过多，如肢端肥大症、皮质醇增多症或者大量应用糖皮质激素等。

【临床表现】

1. 症状 多尿症，烦渴；腹痛，恶心，呕吐；精神状态变化；胸痛；发热性疾病。

2. 体征 心动过速；低血压（脱水，败血症）；呼吸急促（呼吸深快）；Kussmaul 呼吸；体温过高 / 低体温（合并感染）；脱水，皮肤弹性减弱、黏膜干燥；呼吸有丙酮味；弥漫性腹部压痛。

【辅助检查】

1. 诊断标准 DKA 时的辅助检查结果包括：pH<7.3 合并酮血碳酸氢根 <15mmol/L 葡萄糖 >250mg/dl。

2. 床旁葡萄糖检测大多超过 20mmol/L 甚至更高。

3. 动脉血气，代偿期 pH 可在正常范围内，当失代偿期常低于 7.35，有时小于 7.0，二氧化碳结合力常小于 30% 容积。当存在肾循环衰竭时更严重。

4. 当肾功能正常时，尿酮呈强阳性，但肾小球滤过率减少可表现为糖尿和尿酮减少或消失，需要借助于血酮监测。

【诊断】

1. 血清葡萄糖检测 床旁检测或者静脉血检测，大多超过 20mmol/L 甚至更高。

2. 电解质测定 阴离子间隙增大代谢性酸中毒，血钠监测及时纠正。患者最初的血清水平可能正常或偏高，是由于酸中毒时细胞内钾离子外移代偿所致，治疗过程中，胰岛素、补碱和补液能使血钾急剧降低，需要严密监测及时补充。—阴离子间隙增大代谢性酸中毒

(1) $Na^{+}(Cl^{-}+HCO_{3}^{-})>12$：

1) 钠：假性低钠血症（由于高血糖）纠正因素；如果血糖 >100mg/dL，则需在每 100mg/dl 测得的钠中加 1.6mmol/L 钠

2) 钾：最初的血清水平可能正常或偏高，是由于酸中毒时细胞内钾离子外移代偿所致；机体缺钾通常达 3~5mmol/kg；当酸中毒加剧，pH 值每升高 0.1 血清钾下降 0.5mmol/L；胰岛素和补液能使血钾急剧降低：碳酸氢盐（通常 <15mmol/L，由于合并体液浓缩的碱中毒，浓度可能更高）。

3. BUN/ 肌酐 由于脱水通常表现为肾前性的氮质血症。

4. 血清酮

1) 必须即刻做出糖尿病酮症酸中毒的诊断；

2) β- 羟基丁酸是占主导地位的酮酸，但乙酰乙酸和丙酮也同时存在：大多数医院的血清酮和尿酮检测中不包含 β- 羟基丁酸（硝普盐反应只检测乙酰乙酸和丙酮），因此本项检测有遗漏酮类成分的潜在风险。

3) 尿酮体试纸试验（UKDT）对酮血症诊断敏感率为 97% 并且 UKDT 结果阴性则可 100% 排除 DKA；

4) β- 羟基丁酸毛细血管床旁检测对酮血症诊断敏感率为 98%：在早期急诊课程中此项检查可与毛细血管血糖测试一起用于分类检测 DKA。

5. 尿液分析

1) 酮尿，糖尿及泌尿系感染；

2) 妊娠（尿 HCG）。

6. 静脉血气

(1) 对评估患者的 pH 必不可少；

(2) pH 与动脉血 pH 有很好的相关性；

(3) 避免重复的动脉穿刺；

(4) 如果氧合/肺通气需要评估，则执行动脉血气。

7. 血清渗透压

(1) 可以在实验室进行检测和计算；

(2) 计算：2(Na)+ 葡萄糖/18+BUN/2.8(正常值 285~300mOsm/L)；

(3) 有意义的血清高渗透压 >320。

8. 全血细胞计数

(1) 非感染性的白细胞增多；

(2) 如果核左移则考虑感染。

9. 其他实验室检查

(1) 淀粉酶：在糖尿病酮症酸中毒中非特异性升高；

(2) 脂肪酶：胰腺炎时特异性升高；

(3) 钙，镁、磷酸：通常类似于 K^+ 一样下降。

10. 影像学检查

(1) CT 用于排除其他原因所致的精神状态变化；

(2) 如果出现沉淀或缺氧被怀疑为肺炎时，行胸部 X 光检查；

(3) 心电图用于排除突发的局部缺血及寻找高钾和低钾的征象。

11. 鉴别诊断

(1) 其他原因所致的阴离子间隙酸中毒；

(2) 其他原因导致的酸中毒：

1) 酒精性酮症酸中毒；

2) 一氧化碳/氰化物；

3) 阿司匹林；

4) 甲苯；

5) 甲醇；

6) 尿毒症；

7) 三聚乙醛；

8) 铁剂/异烟肼；

9) 乳酸酸中毒；

10) 乙烯乙二醇；

11) 饥饿/脓毒症。

(3) 高血糖高渗性非酮症综合征。

【处理原则】

1. 初始治疗

(1) 有精神状态改变患者监测基本生命体征；

(2)用于精神状态改变的昏迷混合物：纳洛酮，硫胺素，血糖；

(3)针对低血压 / 心动过速使用大剂量 0.9% 生理盐水。

2. 急诊室治疗 / 方法

(1)对生命体征异常的患者进行心电监护和脉搏血氧饱和度监测；

(2)补液：

1)成人平均缺水量为 100ml/kg(5~10L)；

2)初始第一小时内用大剂量 0.9% 生理盐水 1~2L 恢复血容量；

3)如果低血钠，继续用 0.9% 生理盐水，在后续 2~4h 给予 1~2L 以上；

4)如果血钠正常或升高，用 0.45% 生理盐水，在后续 2~4h 给予 1~2L 以上；

5)在心脏病患者避免补液量过多；

6)避免急剧降低血清钠 / 渗透压，否则可能会导致脑水肿；

7)总补液量更换应在 24~36h。

(3)胰岛素：

1)逆转生酮状态和下调负反馈调节激素；

2)正规的胰岛素持续静脉输注剂量控制在 0.1U/(kg·h)；

3)通过葡萄糖和阴离子间隙的变化反馈调整输注量；

4)持续至 pH > 7.3 并且阴离子间隙缩小；

5)血清葡萄糖下降将早于酸中毒纠正，并应保持 >250mg/dl 含有葡萄糖的液体输注，例如 $D_5$45% 生理盐水。

(4)血钾：

1)监测管控是必要的；

2)机体总缺失量为 3 ~ 5mmol/kg；

3)随着给予补液和胰岛素将急剧下降；

4)给予氯化钾，一旦确定肾脏功能正常且血钾 <5.5mmol/L，按照 10mmol/h 静脉输注；

5)如果初始血钾浓度 < 3.5mmol/L，可能需要 20~40mmol/h 静脉输注氯化钾；

6)在低血钾患者，胰岛素治疗应当延迟至血钾 > 3.5mmol/L 再进行；

7)在治疗的第一个 4~6h，应当每 1~2h 监测一次血钾。

(5)碳酸氢盐：

1)没有研究表明在糖尿病酮症酸中毒患者临床有益，不提倡常规使用；

2)并发症包括低血钾，碱中毒，脑性酸中毒和水肿；

3)一些人主张用于 pH<6.9 的心脏不稳定患者。

(6)磷酸盐：

1)在初期急诊治疗期间不作为常规补充；

2)如果 <0.06mmol/L 和有肌肉无力症状时可以补充；

3)给予磷酸钾。

(7)镁：

1)血清浓度 <0.07mmol/L 可以补充；

2)应用：硫酸镁 2g 静注 1h 以上。

3. 儿科注意事项

(1)补液：

1)平均失水量 100ml/kg；

2)初期用 10~20ml/kg 0.9% 生理盐水恢复血容量；

3)严重脱水的儿童可以重复一次上述补液；

4)在治疗的第一个 4h 内补液量不要超过 40~50ml/kg；

5)剩余的补液缺失部分的 1.5~2 倍维持静滴 24~36h 以上；

6)过度补液将诱发脑水肿。

(2)脑水肿：

1)1%~2% 的糖尿病酮症酸中毒儿童会出现；

2)导致 31% 的糖尿病酮症酸中毒儿童死亡；

3)发生的具体原因不明；

4)伴随昏迷、精神状态变化、心动过缓、严重头痛、少尿、钠离子急剧降低、渗透压低于正常值；

5)甘露醇：立刻给予 0.25~1g/kg 静注 30min 以上，可依据病情每小时重复静滴；

6)液体率应当减少并且建立其他的支持措施。

4. 药物治疗

(1) D_{50} ：1 AMP(25g)加入 50% 葡萄糖 IVP(儿童：2~4ml/kg D_{25})；

(2)胰岛素(100U 加 100ml 生理盐水)静滴速率 0.1U/(kg·h)：硫酸镁：2g，20% 溶液。

【其他】

并发症：DKA 最常见的并发症包括积极胰岛素治疗后的低血糖、低血钾、高氯血症、并发脑水肿的发生率不高，在儿童中为 0.7%~1%，但一旦发生往往致命。应给高渗患者逐渐补充钠和水(每小时血浆渗透压最多降低 3mOsm/kgH_2O)且当血糖降至 250mg/dl 时需要逐渐补充葡萄糖溶液。

(马林浩)

急诊处理

第三节 诊疗技术

1 纤维支气管镜检查

【概述】

可曲式光导纤维支气管镜(简称纤支镜)检查是呼吸系统疾病诊疗的重要方法之一。因管径细、可弯曲,易插入段支气管和亚段支气管。同时可在直视下作活检或刷检,亦可作支气管灌洗(bronchial lavage,BL)和支气管肺泡灌洗(bronchoalveolar lavage,BAL),行细胞学或液性成分检查,并可摄影或录像作为科研或教学资料,已成为支气管、肺和胸腔疾病诊断、治疗和抢救上的一项重要手段。

【适应证和禁忌证】(表 1-3-1)

表 1-3-1 支气管镜的适应证及禁忌证

适应证	禁忌证
1. 诊断性 1)不明原因的咯血、慢性咳嗽、局限性哮鸣音和气道阻塞 2)痰中找到肿瘤细胞或抗酸杆菌而 X 线检查不能定位者 3)需查明纵隔及肺部阴影的性质,侵犯气管和支气管的部位及范围,并行活检、刷检或支气管肺泡灌洗获取标本 4)支气管、肺部病变疗效的随访观察 **2. 治疗性** 1)协助排出呼吸道分泌物,脓肿引流,取出较小的阻塞性组织或异物 2)利用纤支镜对气道内病变行放/化疗或微波、激光、冷冻、高频电刀、球囊扩张等治疗 3)协助进行气管插管以及气管、支气管支架的置入 4)支气管热成形术	**1. 绝对禁忌证** 1)术中氧合不充分 2)硬质支气管镜:颈部不稳定、颞下颌关节活动受限 **2. 相对禁忌证** 1)对麻醉药过敏、不能配合或耐受检查者 2)有严重心肺功能不全、严重心律失常、频发心绞痛者、近期发生心肌梗死者 3)严重血小板减少症、凝血功能严重障碍以致无法控制的出血倾向、活动性大咯血者 4)主动脉瘤有破裂危险者,严重的上腔静脉阻塞综合征或严重的肺动脉高压者 5)新近有上呼吸道感染、高热、哮喘发作者需待症状控制后再作检查 6)气管重度狭窄,估计支气管镜不易通过者

【检查方法】

（一）术前准备

1. 核对患者信息、熟悉病史，完善血常规、凝血功能、心电图、胸部影像学、肺功能等实验室检查。

2. 术前向患者说明检查目的、大致过程和配合的方法，以消除患者的顾虑，取得配合，并签署知清同意书。术前 4~6h 禁食。

3. 麻醉术前半小时皮下注射阿托品 0.5mg，地西泮 10mg。术前 5~10min，咽喉部用 2% 利多卡因或 1% 丁卡因局部喷雾麻醉 3 次；经鼻插入者，鼻腔内滴入 2% 利多卡因或 1% 丁卡因、1% 呋麻液滴鼻 3 次。

4. 器械准备纤维支气管镜、吸引器、冷光源、活检钳、刷检毛刷、注射器、注药用塑料细管。

（二）操作步骤

1. 体位　多选仰卧位，亦可选半卧位或坐位。

2. 插入途径　经鼻或经口插入。

3. 检查顺序　一般按先健侧后患侧，病灶不明先查右侧后左侧。

4. 直视观察流程　注意观察声门活动情况、隆突形态以及各段支气管黏膜是否光滑，色泽是否正常，有无充血水肿、渗出、出血、糜烂溃疡、增生、结节与新生物以及间嵴是否增宽，管壁有无受压，管腔有无狭窄等。

5. 活检、刷检、灌洗　对直视下的可见病变，先活检，再用毛刷刷取涂片，或用 10ml 灭菌生理盐水注入病变部位进行支气管灌洗，作细胞学或病原学检查。对某些肺部疾病如肺泡蛋白沉积症，尚可行支气管肺泡灌洗。

（三）术后护理

1. 术后 3h 内禁食、禁饮水。

2. 术中做活检者，应注意观察有无活动性出血及气胸的发生，如有发生应及时予以相应的处理。

【注意事项】

检查中应注意麻醉意外、喉痉挛、低氧血症、术中或术后出血、气胸、支气管痉挛、心律失常及术后发热的发生，故支气管镜操作室应具备抢救设备，如发生上述情况，应立即进行相应处理，以保证安全。

（顾 香　黄 海）

2　支气管肺泡灌洗术

【概述】

支气管肺泡灌洗术（bronchoalveolar lavage，BAL）是指通过支气管镜向支气管肺泡内注入生理盐水，并进行抽吸，收集肺泡表面液体（诊断性）及清除充填于肺泡内的物质（治疗性），进行炎症与免疫细胞及可溶性物质的检查，达到明确诊断和治疗目的的技术，分为诊断性肺段灌洗、治疗性肺段/叶、全肺灌洗。所获得的支气管肺泡灌洗液（BALF）主要用于肺泡蛋白沉着症、肺尘埃沉着病、结节病、特发性肺纤维化、过敏性肺泡炎、组织细胞增多症、肺损伤与修复和免疫受损患者的肺部感染性疾病的诊断，以及肺泡蛋白沉着症、肺泡微石症、肺尘埃沉着病及肺部感染性疾病等的治疗。

【适应证及禁忌证】（表 1-3-2）

表 1-3-2 支气管肺泡灌洗术的适应证及禁忌证

适应证	禁忌证
1. 诊断性肺段灌洗 1）明确肺部肿块、复发性或持续性肺不张或肺浸润、肺部弥漫性疾病的病因 2）获取标本用作病原微生物、药敏试验检查 3）研究支气管-肺疾病的病因、发病机制等需要获取标本者 2. 治疗性肺段/叶、全肺灌洗 需要冲洗和清除呼吸道和/或肺泡中滞留的物质者，如肺炎，肺脓肿，肺不张，肺泡蛋白沉着症，肺尘埃沉着病等	1. 严重通气和/或换气功能障碍，且未采用有效呼吸支持 2. 新近发生的急性冠状动脉综合征、未控制的严重高血压及恶性心律失常 3. 主动脉瘤和食管静脉曲张有破裂危险 4. 不能纠正的出血倾向，如严重的凝血功能障碍、大咯血或消化道大出血等 5. 多发性肺大疱有破裂危险 6. 严重消耗性疾病或状态及各种原因导致的患者不能良好配合

【操作流程】

（一）诊断性肺段灌洗

1. 术前准备　同纤支镜检查，且全程进行心电监护及血氧饱和度（SPO_2）监测。

2. 灌洗操作步骤　一般在支气管镜常规气道检查后，且在活检、刷检前进行 BAL，具体操作流程见图 1-3-1。

（二）治疗性肺段/叶、全肺灌洗

1. 术前准备　生理盐水 2 000ml，置于 37℃恒温箱内预热，麻醉药、无菌输液管、输液泵，吸引管，灌洗液回收瓶，监护仪、气管插管和吸引活瓣的接头，负压吸引压力调节阀，备 2 台支气管镜（外径 4.9mm 及 3.5mm）。

术前建立静脉通路，留置导尿。

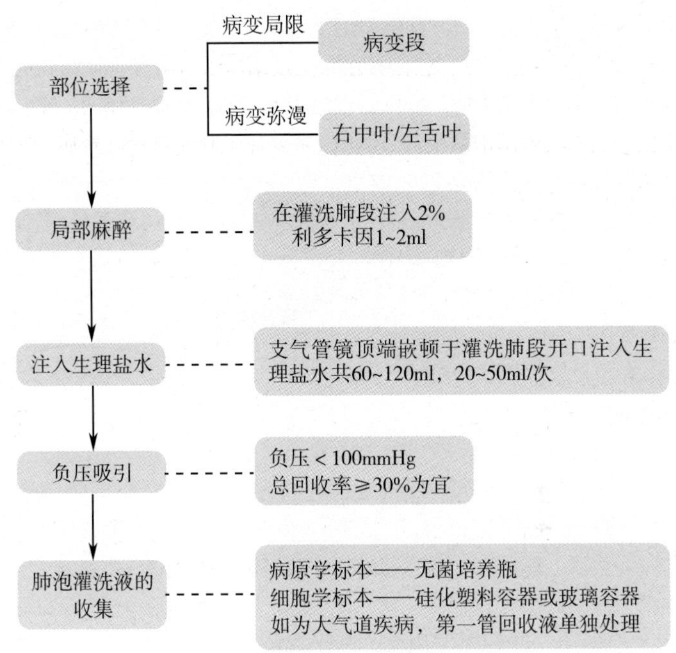

图 1-3-1 诊断性肺段灌洗的操作流程

2. 操作步骤 治疗性肺段 / 叶、全肺灌洗的具体操作流程及示意图分别见图 1-3-2 和图 1-3-3。

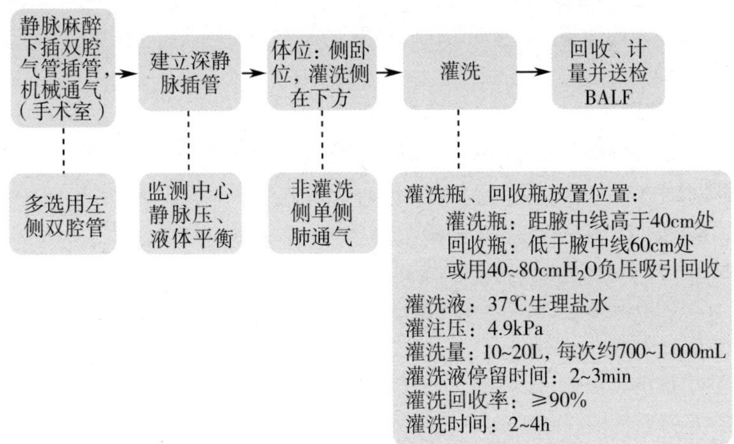

图 1-3-2 治疗性肺段（叶）、全肺灌洗操作流程

诊疗技术

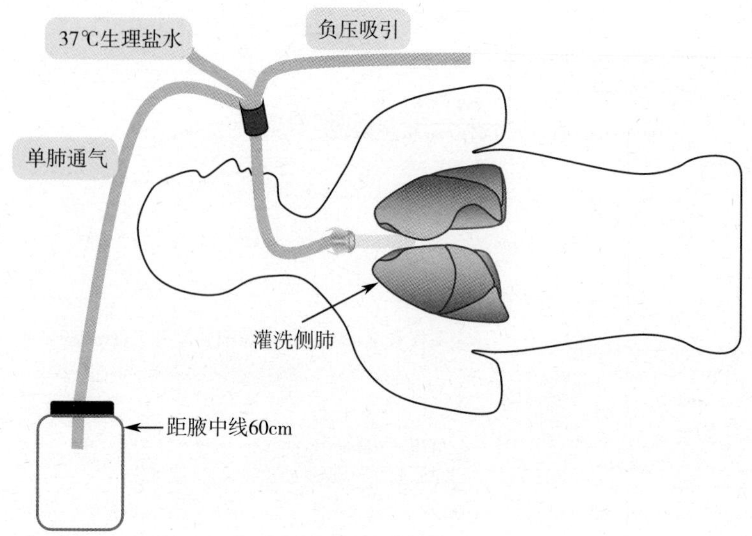

图 1-3-3 治疗性肺段 / 叶、全肺灌洗操作示意

3. 术后护理 灌洗结束后，根据患者情况来判断是否需要通气支持，多数患者在术后 10h 内可拔除气管插管。

附：经支气管镜肺脓肿灌洗治疗

经支气管镜肺脓肿的灌洗治疗与上述两种操作步骤略有不同，局麻后，根据脓腔大小，在脓腔位置注入生理盐水 5~15ml，见有脓血从支气管内涌出，立即用支气管镜吸净脓血，反复冲洗 4~6 次，直至冲洗液清亮为止，并吸净冲洗液。然后，根据脓液的细菌培养和药敏试验结果，在脓腔位置注入抗生素，剂量为每日全身用量的 1/2 左右，根据脓腔的大小，将药物稀释为 2~5ml，一般 1~2 次 / 周。

【注意事项】

1. 患者的肺功能应满足第一秒用力呼气容积（FEV_1）>1L，PaO_2>70mmHg（9.3kPa），$PaCO_2$<50mmHg（6.7kPa），且无明显心血管疾病和电解质紊乱。

2. 对于未确诊的间质性肺病，应先完善高分辨率 CT，选择呈现磨玻璃影、大量结节或细网格影的部位进行灌洗。

3. 灌洗时，支气管镜末端应紧密嵌入段或亚段支气管管口，防止大气道分泌物混入和灌洗液外溢。

4. 灌洗过程中，咳嗽反射必须得到满意的抑制，否则易引起支气管壁黏膜的损伤、灌洗液的混血，同时也影响回收量。

5. 灌洗的生理盐水需加温至 37℃，过冷或过热会导致支气管痉挛、刺激性咳嗽。

6. 负压吸引应保持在 50~100mmHg，负压过大导致支气管陷闭和损伤，并影响回收量。

7. 全肺灌洗前后，应适当应用抗生素，预防感染的发生。

8. 全肺灌洗后，注意防治心力衰竭、肺水肿等并发症。

9. 肺炎、肺脓肿的灌洗治疗每次灌洗量不要过多，以防感染的扩散。

（顾 香 黄 海）

3 经支气管镜肺活检术

【概述】

经支气管镜肺活检术（transbronchiallung biopsy，TBLB）是经纤支镜的活检孔插入活检钳，将活检钳送到预定的外周肺病灶进行活检，可对支气管镜直视范围以外的外周肺病变进行取材，诊断率较高（50%~80%），同时可联合刷检、灌洗等操作进一步提高诊断阳性率（图 1-3-4）。

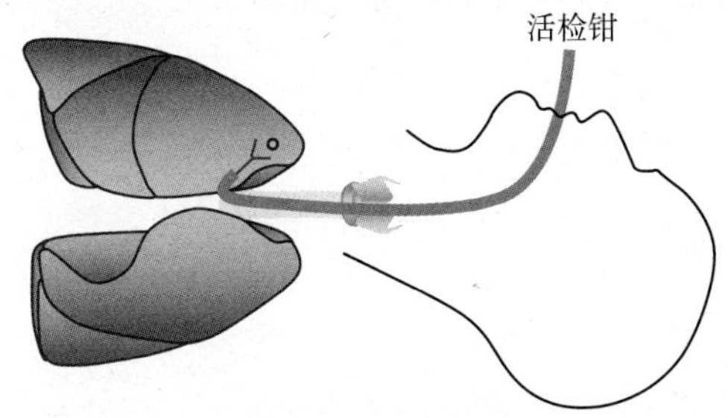

图 1-3-4 TBLB 示意

【适应证及禁忌证】（表 1-3-3）。

表 1-3-3 TBLB 的禁忌证

适应证	禁忌证
1. 病因不明的弥漫性肺疾病 2. 肺周边的肿块、结节和浸润病灶	1. 严重心肺功能不全、持续剧烈的咳嗽、无法配合者 2. 凝血功能障碍、高出血倾向者 3. 严重肺动脉高压、高血压者 4. 严重的动脉瘤、支气管痉挛者 5. 活检区域存在广泛肺大疱或血管畸形 6. 怀疑棘球蚴病（包虫病）者

【术前准备】

1. 详细询问病史，向患者详细说明检查的目的、意义、大致过程、风险和配合检查的方法等，签署书面知情同意书。

2. 完善凝血机制、血常规、肝功能、乙肝两对半、HIV、心电图等化验检查，胸部增强 CT，以确定病变部位；对疑有肺功能不全者建议行肺功能检查。

3. 术前空腹 6h，术前 30min 可用地西泮 5mg 镇静，阿托品 0.5mg 解痉、抑制腺体分泌；咳嗽较剧烈者可用镇咳药物。

4. 术前开始予鼻导管给氧及心电监护。

5. 配备充分的抢救器械和药品。

【操作方法】

TBLB 可在无辅助设备(盲检)、X 线监视、超声支气管镜(EBUS)、电磁导航支气管镜(ENB)等设备引导下进行，本文主要介绍无辅助设备下 TBLB 及 X 线透视下 TBLB 的操作方法，EBUS 及 ENB 引导下 TBLB 可参照相关章节。

1. 无辅助设备下 TBLB

(1) 双肺弥漫性病变：活检部位一般选择右下叶或病变集中部位，具体步骤见图 1-3-5。

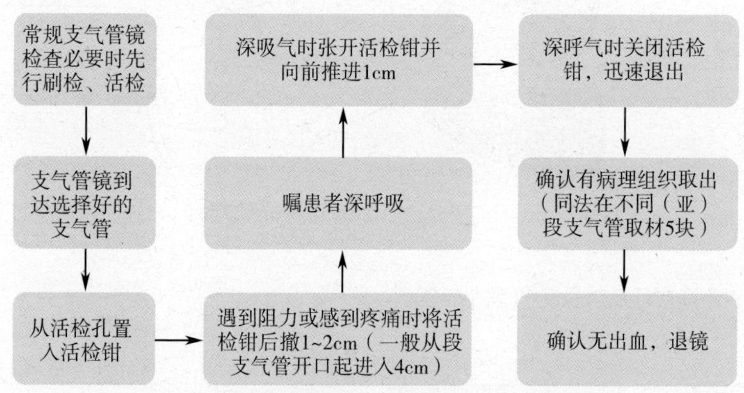

图 1-3-5 无辅助设备下弥漫性病变 TBLB 操作流程

(2) 局限性病变

1) 定位：根据胸部 X 线或 CT 确定病变所在肺段与病灶的距离；支气管异常：明显充血水肿、分泌物涌出、管口变形、血迹等。

2) 方法：①支气管镜到达肺段支气管或亚段后，插入活检钳；②按估计的距离掌握活检钳离开镜头的长度；③如遇阻力，轻加压亦不能推进，且深度已够，估计活检钳已到病灶边缘；④如深度不够，可稍微退后轻轻旋转并稍加压至不能继续前进为止；⑤此时稍后退，在吸气中张开活检钳，再向前稍推进遇到阻力时钳取组织，同法取组织 3~5 块。

2. X 线监视下 TBLB　X 线监视下局限性病变 TBLB 的具体操作流程可见图 1-3-6。若为弥漫性肺病变，活检部位多选择右下肺 B8、B9 和 B10 段，活检方法基本同局限性病变活检方法，可在多个肺段取活检。

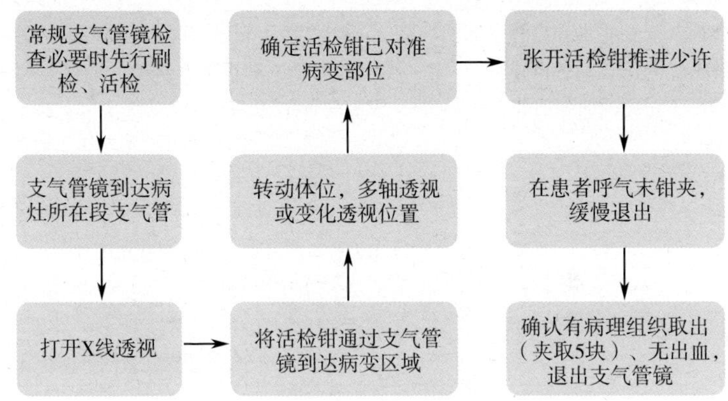

图 1-3-6　X 线监视下局限性病变 TBLB 操作流程

3. 术后处理同纤维支气管镜检查。

【注意事项】

1. 对于紧贴胸膜的病变，经皮肺穿刺活检比 TBLB 容易得到较为理想的标本。

2. 对于肺部弥漫性病变，应根据影像学表现挑选病变较密集的部位做 TBLB，但应尽量避开纤维化严重的区域，尽量避免在右肺中叶或左肺舌叶行活检，以减少气胸的发生。

3. 术前准确病灶定位、测定距离。肺活检应避免双侧肺叶同时进行。

4. 术前在叶支气管滴入 1∶2 000 肾上腺素 2~3ml 可减少活检出血。

5. 注意气胸、出血等并发症的发生，必要时完善胸部 X 线检查。

（顾　香　黄　海）

4　支气管内超声引导经支气管针吸活检术

【概述】

支气管内超声引导经支气管针吸活检术（EBUS-TBNA）是通过超声支气管镜（endobronchial ultrasound，EBUS），获得气管、支气管外周围组织结构的超声断层扫描图像，结合专用的针吸活检针，在实时超声引导下对气管、支气管腔外病变行经支气管针吸活检术(transbronchial needle aspiration,TBNA),获取细胞或组织标本进行细胞学和病理学检查的一种有创操作。

【适应证及禁忌证】(表 1-3-4)

表 1-3-4 EBUS-TBNA 的适应证及禁忌证

适应证	禁忌证
1. 邻近纵隔、肺门的肺癌的分期 2. 肺癌放、化疗之后的再分期 3. 诊断不明原因的肺门和/或纵隔淋巴结肿大 4. 纵隔肿块的诊断	1. 术中氧合不充分,不能配合或不能耐受者 2. 严重的心、肺功能不全,严重心律失常、频发心绞痛者、近期发生心肌梗死者 3. 严重出、凝血机制障碍、不能纠正的出血倾向或活动性大咯血者 4. 主动脉瘤有破裂危险者,严重的上腔静脉阻塞综合征或严重的肺动脉高压者 5. 新近有上呼吸道感染、高热、哮喘发作者需待症状控制后再作检查 6. 气管重度狭窄,估计支气管镜不易通过者

【操作流程】

(一)术前准备

1. 患者准备

(1)术前完善血常规、凝血常规、乙肝、丙肝、梅毒、HIV 抗体、心电图、胸部增强 CT 等。

(2)明确有抗凝药物用药史者,在操作前则需停药 1 周以上。

(3)告知患者及家属操作的目的、过程、可能发生的并发症及配合方法,签署手术知情同意书。

(4)术前需空腹,建立静脉通路,术前 30min 肌注哌替啶 50mg、地西泮 10mg 及阿托品 0.5mg。经鼻插入者,术前鼻腔内滴入 2% 利多卡因局麻,术前 15min 起维持输注丙泊酚和芬太尼深度镇静,或者用咪达唑仑和芬太尼。

(5)术前开始鼻导管吸氧、心电监护,检测生命体征,直至操作结束。

2. 器械及物品准备

(1)器械准备:超声光纤电子支气管镜,超声主机,专用穿刺针,专用水囊(术前安装好),负压注射器(调至 5~20ml 负压),纤维支气管镜,吸引管,冷光源,注射器,注药用塑料细管,静脉推注泵,心电监护仪,负压吸引、吸氧及抢救设备,标本收集瓶、玻片、标记笔等。

(2)药物准备:2% 利多卡因,右美托咪定,生理盐水,肾上腺素,血凝酶等。

3. 术者准备

(1)熟悉患者病情，仔细阅片，选择需要活检的部位。

(2)戴口罩、帽子并洗手。

(二) 操作步骤

EBUS-TBNA 的具体操作步骤如表 1-3-5。

表 1-3-5 EBUS-TBNA 的操作步骤

操作步骤	说明
1. 常规支气管镜探查	患者平卧位，经鼻或口进镜，依次探查，如无明显异常则退镜
2. 超声支气管镜置入	经鼻(口)插入超声支气管镜，到达拟穿刺部位，视角保持上倾 30°，补充利多卡因局麻。
3. 转超声探查模式	向水囊内注水，打开多普勒模式，辨别淋巴结和周围血管的关系，显示拟穿刺淋巴结内无明显血流信号
4. EBUS-TBNA 过程	(1)固定穿刺针鞘：助手固定支气管镜，把穿刺针鞘插入超声内镜的工作孔道，使其外鞘管刚好露出光镜视野右上角，并用扣锁固定 (2)调整进针深度并进针：超声支气管镜紧贴管壁，初步调整进针深度为 2cm，再次确认穿刺淋巴结位置后嘱患者屏气同时进针，助手协助送针，打开多普勒模式观察周围血流情况，根据情况调整进针深度 (3)接负压：助手辅助抽出针芯，接负压注射器 (4)穿刺抽吸：穿刺抽吸术者右手控制穿刺针，并反复穿刺抽吸(20 次左右) (5)退针：穿刺完毕，关闭负压注射器，将穿刺针退回鞘内并锁住，再拔出穿刺针鞘 (6)获得标本：收集标本，快速制片。可根据所得标本情况，重复上述步骤 (7)退镜：穿刺处如无明显出血，回抽水囊后退镜

(三) 术后处理

1. 交代患者及家属术后 3h 内禁食、禁饮水。

2. 嘱患者卧床休息，避免剧烈活动，避免大声说话及用力咳嗽，用轮椅或平车将患者送回病房。

【注意事项】

1. 利多卡因总量必须严格控制在 7mg/kg 以下，避免利多卡因中毒。

2. 超声探头在安装水囊时应注意水囊的稳定性，排净水囊内的空气，固定水囊，连接三通活塞和20ml注射器，以便达到自由调控水囊大小的状态。

3. 禁止镜下未见套管就伸出穿刺针，避免损伤超声内镜的工作孔道。

4. 术中及术后需警惕出血、气胸、感染等并发症的出现并及时处理。

（顾 香 黄 海）

5 电磁导航支气管镜检查

【概述】

电磁导航支气管镜检查（eletromagnetic navigation bronchoscopy，ENB）利用患者的高分辨率胸部CT图像重建出三维虚拟支气管镜图像，并根据病变的位置预设到达病灶的路径，具有实时导航功能。ENB分为术前计划系统和术中导航系统，由四个部分组成（表1-3-6）。

表1-3-6 ENB的基本组成部分及其简介

组成部分	简介
扩展工作通道（鞘管）	直径1.9mm，长为130cm，是通往周围型肺病变的通道，以便随后的诊断和治疗
定位导向管	其远端端部装有位置传感器，直径1mm，长为8mm，能够360°转向
电磁定位板	可释放低频均匀电磁波，检查时患者平卧于其上方
计算机系统及显示器	结合CT图像向医生提供到达病灶的规划路径、导航视图，引导和观察探头的位置、走向，控制探头到达靶部位

【适应证及禁忌证】（表1-3-7）

表1-3-7 ENB的适应证及禁忌证

适应证	禁忌证
1. 对周围型肺病变的组织活检（TBLB、TBNA、经皮肺穿刺活检）、刷检、BAL等 2. 放置染色标记物 3. 放置放疗基准标记 4. 支气管射频消融治疗	1. 术中氧合不充分 2. 对麻醉药过敏、不能配合或耐受检查者 3. 有严重心肺功能不全、严重心律失常、频发心绞痛者、近期发生心肌梗死者 4. 严重血小板减少症、凝血功能严重障碍以致无法控制的出血倾向、活动性大咯血者

续表

适应证	禁忌证
5. 远端支气管异物的定位与取出	5. 主动脉瘤有破裂危险者，严重的上腔静脉阻塞综合征或严重的肺动脉高压者 6. 新近有上呼吸道感染、高热、哮喘发作者需待症状控制后再作检查 7. 气管重度狭窄，估计支气管镜不易通过者

【操作流程】

(一) 术前准备

术前准备同经支气管镜肺活检术。

(二) 操作方法 ENB 的简要操作流程如图 1-3-7 所示。

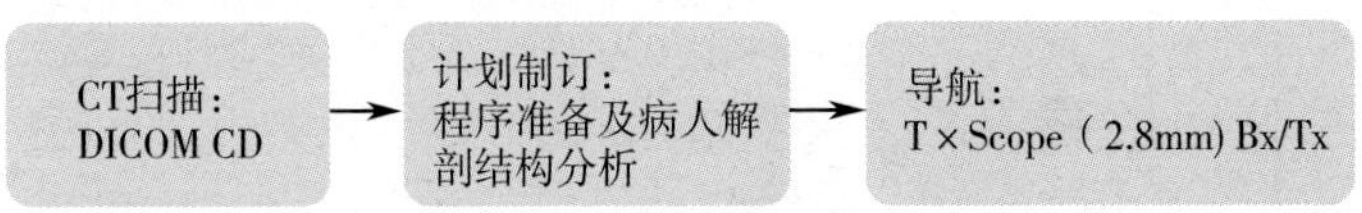

图 1-3-7　ENB 简要操作流程

ENB 分为术前计划系统和术中导航系统时，这两部分的具体操作流程分别见图 1-3-8 与图 1-3-9。

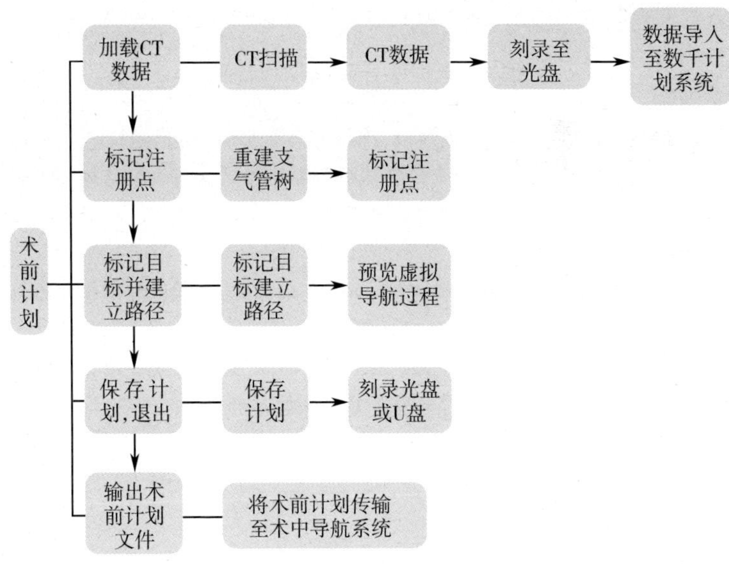

图 1-3-8　术前计划系统操作流程

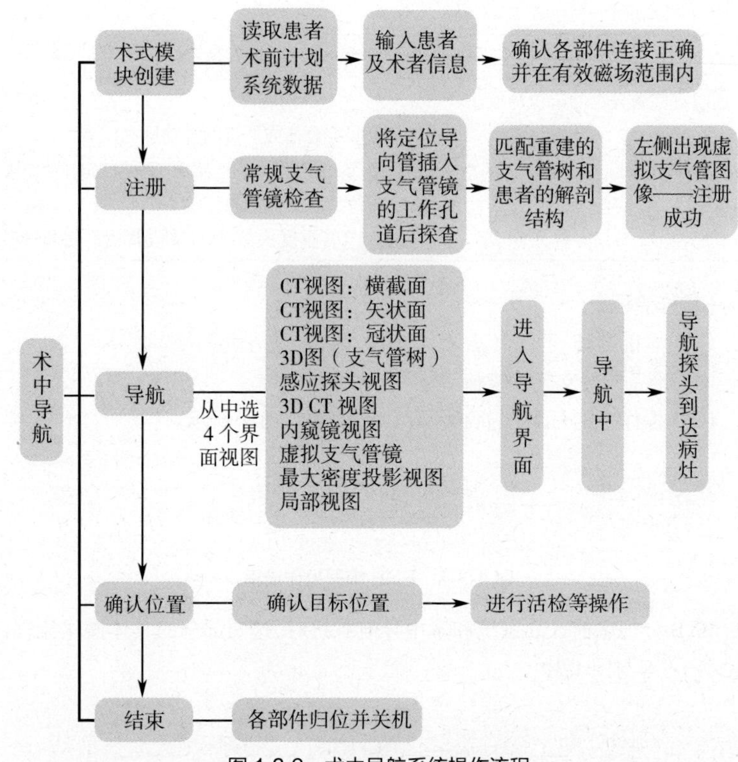

图 1-3-9 术中导航系统操作流程

术前计划系统完成后打开主机，连接好各个部件，按指示标志摆放电磁板，患者平卧于电磁板上，将三个传感器分别贴于患者胸骨上窝 2 横指处及两侧腋中线第 8 肋间，并开始术中导航。

【注意事项】

1. 因 ENB 在实施探查、活检过程中分两步完成，在活检部位与探查部位有不完全一致的可能，需反复确认目标位置。

2. 检查中应注意麻醉意外、喉痉挛、低氧血症、术中或术后出血、气胸、支气管痉挛、心律失常及术后发热的发生，及时处理。

（顾 香 黄 海）

6 胸膜腔穿刺术

【概述】

胸膜腔穿刺术（thoracentesis）常用于检查胸腔积液的性质，抽液或抽气减压及通过穿刺进行胸腔内给药等。

【适应证及禁忌证】(表 1-3-8)

表 1-3-8 胸膜腔穿刺术的适应证及禁忌证

适应证	禁忌证
1. 诊断性明确病因。	1. 体弱、病情危重、无法耐受或不配合者
2. 治疗性	2. 对麻醉药物过敏
1)穿刺抽液、抽气以减轻压迫症状	3. 有严重出血倾向者
2)胸腔内给药	4. 严重的器质性心脏、肺部疾病者
3)脓胸冲洗	5. 穿刺部位有炎症病灶者
	6. 疑似胸腔棘球蚴病患者,以免播散

【方法】

(一) 术前准备

1. 核对患者信息、熟悉病情。

2. 向患者及家属说明穿刺目的、大致过程、可能出现的并发症,签署知情同意书。

3. 有药物过敏史者需做普鲁卡因皮试。

4. 器械准备椅子,胸腔穿刺包,消毒液,2% 利多卡因,无菌手套,治疗盘,5ml、50ml 注射器,纱布,胶布及量筒。

5. 术者准备洗手,戴口罩、帽子。

(二) 操作步骤

1. 体位

坐位:面向椅背,两手前臂平放于椅背上,前额伏于前臂。

半坐位:适用于卧床或气胸患者,将前臂上举抱于枕部。

2. 穿刺点选择

抽气:选第 2 肋间,锁骨中线处的两肋骨之间。

抽液:取肩胛下角线 7~9 肋间、腋中线第 6~7 肋间的下一肋上缘,可用甲紫在穿刺点皮肤上作标识。包裹性胸腔积液,可结合 X 线及超声定位进行穿刺。

3. 操作流程

(1)常规消毒:以穿刺点为中心消毒,直径 15cm,不留白,消毒 3 次,逐次缩小。

(2)戴无菌手套,铺洞巾、检查穿刺包内物品:打开胸腔穿刺包,戴无菌手套，铺洞巾，检查穿刺针及注射器是否通畅、有无漏气。

(3)局部麻醉：助手打开2%利多卡因安瓿，术者用5ml注射器抽取5ml 2%利多卡因，在穿刺部位由表皮及胸膜壁层进行局部浸润麻醉。

(4)穿刺、抽液/气：将带引流管的胸穿针与注射器连接，予止血钳夹闭引流管，排尽空气，术者左手固定穿刺部位皮肤，右手持针经麻醉处垂直缓慢刺入，当针头抵抗感突然消失时，表示已达胸腔，助手协助固定穿刺针针头，接上50ml针筒，松开止血钳，抽取胸腔内积液/气(如多次抽取，应于脱下针筒前将血管钳夹住以防空气进入胸腔)，排出液体/气体至引流袋，计数引流量。

(5)拔针、消毒、固定：抽吸结束拔针，局部消毒，覆盖纱布，压迫片刻，胶布固定。

4. 术后处理

(1)嘱患者静卧，并观察有无病情变化。

(2)整理用物。

(3)填写检验单并送检。

(4)做好穿刺记录。

【注意事项】

1. 操作前应向患者说明穿刺目的，消除顾虑，取得配合；对精神紧张者，病情允许时可于术前半小时给予地西泮10mg或可待因0.03g以镇静止痛。

2. 穿刺时穿刺针应垂直进针，不可斜向上方，以免损伤神经和血管；应严格无菌操作，始终保持胸膜负压，防止空气进入胸腔；应避免在第9肋间以下穿刺，以免损伤腹腔脏器。

3. 穿刺中患者应避免咳嗽及转动，必要时可事先服用可待因。术中如发生连续咳嗽或出现头晕、胸闷、面色苍白、出汗甚至晕厥等胸膜反应，应立即停止操作，让患者平卧，必要时皮下注射0.1%肾上腺素0.3~0.5ml或进行其他对症处理。

4. 抽液时应注意速度，不可过多过快，以免发生负张性肺水肿。如为脓胸，每次尽量抽尽。检查肿瘤细胞，至少需要50ml，并应立即送检，以免细胞自溶。

5. 操作前后测量患者生命体征，操作后嘱患者卧位休息30min。

6. 对于恶性胸腔积液，可注射药物诱发化学性胸膜炎，促使脏层与壁层胸膜粘连，减少胸腔积液生成。如注入药物刺激性强，应在注入前给哌替啶等镇痛剂。

(顾 香 黄 海)

7 胸膜腔闭式引流术

【概述】

胸膜腔闭式引流术是一种常用的有创操作，其目的是引流胸膜腔内渗液、血液及气体，重建胸膜腔内负压，维持纵隔的正常位置，促进肺复张。

【适应证及禁忌证】(表 1-3-9)

表 1-3-9 胸膜腔闭式引流术的适应证及禁忌证

适应证	禁忌证
1. 各种类型的气胸	1. 体弱、病情危重、无法耐受或不配合者
2. 血胸	2. 对麻醉药物过敏
3. 脓胸	3. 有严重出血倾向者
4. 大量胸腔积液	4. 严重的器质性心脏、肺部疾病者
5. 开胸术后引流	5. 穿刺部位有炎症病灶者

【操作流程】

(一) 术前准备

1. 用品准备 胸腔穿刺包，切开包，水封瓶，碘伏，2% 利多卡因，纱布，棉签，注射器，无菌手套，口罩，帽子等。

2. 患者准备

(1) 向患者及家属说明穿刺目的、大致过程、可能出现的并发症及配合方法，签署知情同意书。

(2) 术前完善血常规、凝血常规、乙肝、丙肝、梅毒、HIV 抗体、心电图、胸腔 B 超定位等检查。

(3) 明确有抗凝药物用药史的，在操作前则需停药 1 周以上。

3. 术者准备

(1) 熟悉患者病史及辅助检查结果。

(2) 戴口罩、帽子并洗手。

(二) 操作步骤(表 1-3-10)

(三) 术后处理

1. 交代患者及家属术后注意事项，卧床休息，避免拉扯引流管，避免大声说话及用力咳嗽，敷料处 3d 内避免沾水。

2. 敷料处如有渗血渗液，及时换药。

表 1-3-10　胸腔闭式引流术操作步骤

具体操作步骤	说明
1. 体位	排气：半卧位 排液：坐位。患侧上肢抱头
2. 置管位置及管径选择	排气：锁骨中线第 2 肋间、腋中线第 3 肋间，选用直径 1cm 的引流管 排液：腋中线、腋后线第 6~8 肋间，排脓：则选脓腔最低点，选用直径 1.5~2cm 引流管
3. 消毒、麻醉、切开	常规消毒，铺洞巾，2% 利多卡因局部浸润麻醉至胸膜，用手术刀沿着肋间切开皮肤 2~3mm
4. 置管方法	(1) 硅胶管置入法：左手固定切开皮肤，右手将套管针插入胸膜腔，拔出针芯，取硅胶引流管沿套管内壁插入胸膜腔，退出套管，缝合皮肤并固定引流管。导管外端接水封瓶，连接引流瓶，水封瓶置床旁地上 (2) 胸壁造口置管法：仅对引流困难的脓胸、血胸，需置入较大引流管进行引流时选用该法。使用止血钳钝性分离皮下组织、肌层直至壁层胸膜表面，以止血钳将胸腔引流管远端夹闭，用另一较长的止血钳夹住胸腔引流管的近端一并送至胸腔内，然后连接引流管与水封瓶
5. 固定引流管	穿刺引流部位碘酒消毒，切口间断缝合 1~2 针，固定好引流管，无菌敷料覆盖

【注意事项】

1. 如引流胸腔积液，应注意引流速度，以防治复张性肺水肿产生。
2. 引流管和水封瓶之间应固定牢靠，防止导管脱落，气体反流回胸腔。
3. 水封瓶引流的玻璃管一端应置于水面下 2cm，防止气体返回胸腔。
4. 水封瓶应置于患者胸部水平下 60cm 以上，防止被踢倒或抬高。

（顾　香　黄　海）

8　内科胸腔镜

【概述】

内科胸腔镜（medical thoracoscopy，又称 pleuroscopy）是一种呼吸系统疾病诊疗过程中常用的内镜技术，作为有创的操作技术，主要应用于无创方法不能确诊的胸腔积液或胸膜疾病。

【适应证及禁忌证】

内科胸腔镜主要用于诊断，同时也可进行部分胸腔内治疗。其适应证及禁忌证见表 1-3-11。

表 1-3-11　内科胸腔镜的适应证及禁忌证

适应证	禁忌证
1. 诊断 (1)不明原因的胸腔积液、胸膜结节 (2)肺癌、恶性胸膜间皮瘤的分期 (3)弥漫性肺疾病 2. 治疗 (1)分离Ⅰ期、Ⅱ期脓胸患者胸腔粘连带，有利于脓液引流及脓腔冲洗 (2)自发性顽固性气胸的胸膜固定术(滑石粉喷撒或其他硬化剂) (3)恶性或复发性胸腔积液	1. 绝对禁忌证 (1)严重胸膜粘连者(晚期脓胸、间皮瘤) (2)不明原因胸膜增厚 2. 相对禁忌证 (1)严重的低氧血症者 (2)凝血功能障碍，有严重出血倾向、血小板计数低于 40×10^9/L 者 (3)不能耐受操作者，如剧烈咳嗽、极度虚弱、心脏和血流动力学不稳定 (4)严重的肺动脉高压(平均肺动脉压 >35mmHg) (5)麻醉药物过敏

【操作方法】

(一) 术前准备

1. 患者准备

(1)术前完善血常规、凝血功能、乙肝、丙肝、梅毒、HIV 抗体、心电图、胸腔 B 超定位等。

(2)明确有抗凝药物用药史的，在操作前则需停药 1 周以上。

(3)告知患者及家属操作的目的、过程、可能发生的并发症及配合方法，签署手术知情同意书。

(4)术前建立静脉通路，术前 1h 肌注血凝酶，术前 30min 肌注哌替啶 50mg、地西泮 10mg 及阿托品 0.5mg。

(5)术前禁食水 4h。

2. 器械及物品准备

(1)器械准备：心电监护仪，胸腔镜，胸壁穿刺套管(trocar)，光源和图像系统，活检钳，无菌毛刷，无菌手术包(无菌单，洞巾，卵圆钳，弯盘，手术刀柄及刀片，止血钳，无菌剪刀，镊子，皮肤缝针，手术缝线，持针器)及抢救用品等。

(2)物品准备：记号笔，碘伏，2% 利多卡因，肾上腺素，血凝酶，生理盐水，无菌纱布或棉球，胶布，无菌手套，口罩，帽子，一次性手术衣，一次性使用鼻氧管，注射器，负压吸引管，带针胸管，胸腔引流管，胸腔闭式引流瓶，标本收集瓶。

3. 术者准备

(1)熟悉患者病史及辅助检查结果。

（2）戴口罩、帽子并洗手。

（二）操作步骤

内科胸腔镜的具体操作步骤见表 1-3-12。

表 1-3-12 内科胸腔镜的操作步骤

操作步骤	说明
1. 体位	取健侧卧位，患侧上肢上举
2. 选择、标记切口位置	胸腔积液最常用腋中线第 5~7 肋间，自发性气胸时选第 3~4 肋间，切口与肋间平行，用记号笔标记切口位置
3. 穿戴无菌手术服及手套、消毒	打开无菌手术包，术者穿戴无菌手术服及手套，常规消毒。
4. 铺巾、麻醉	铺无菌单和洞巾，予 2% 利多卡因浸润麻醉至胸膜。
5. 切开、进镜、探查胸膜腔	在标记的切口位置做一个 1~2cm 的切口，用止血钳钝性分离皮下、肌肉至胸腔，置入穿刺套管，移除穿刺鞘管，助手固定套管，术者将胸腔镜经套管送入胸腔，吸出大部分胸腔积液，但不应过快，随后对胸膜腔进行探查
6. 胸膜活检	从胸腔镜工作孔道置入活检钳，于可疑病变处行活检，取材 3~6 块至标本收集瓶中。也可置入无菌毛刷行刷检
7. 胸腔镜下治疗	（1）对于结核性胸膜炎、脓胸患者，可行粘连带剥离术 （2）胸膜疾病的电切、氩气刀、冷冻、激光、光动力治疗术 （3）胸膜恶性疾病的放射性粒子植入术 （4）肺大疱穿刺引流术 （5）顽固性气胸的胸膜固定术
8. 退镜、部分缝合、接水封瓶	操作完成后，退出胸腔镜及胸壁穿刺套管，用带针胸管留置引流管，缝合部分切口，予无菌纱布覆盖，最后接水封瓶

（三）术后处理

1. 交代患者及家属术后注意事项，卧床休息，避免剧烈活动，避免大声说话及用力咳嗽，用轮椅或平车将患者送回病房，敷料处 3d 内避免沾水。

2. 计算并记录术中引流量，送检病原学、细胞学、组织学标本。

【注意事项】

1. 从胸骨到锁骨，经腋窝到肩胛骨，在经棘突向下到胸廓底部的皮肤均需消毒。

2. 如为不明原因的胸腔积液，应对前胸壁、后胸腔和膈肌等不同区域的微小病变进行活检。

3. 警惕活检后气胸、支气管胸膜瘘的发生，活检尽量以壁层胸膜为主。

4. 术后密切观察引流量及引流液的性状，如有大量血性胸腔积液，伴有头晕、心慌、血压下降等表现，需警惕血管损伤引起出血的可能，必要时紧急开胸手术止血治疗。

（顾 香 黄 海）

9 CT 引导下经皮肺穿刺活检术

【概述】

CT 引导下经皮肺穿刺活检术（transthoracic percutaneous needle biopsy，TPNB）是目前临床上广泛应用的诊断技术，应用活检针采集肺内病灶标本，为肺部肿块、肺部实变、肺间质疾病、胸膜疾病、纵隔疾病提供组织学、病理学及病理学依据，从而明确诊断，指导后续治疗。

【适应证及禁忌证】（表 1-3-13）

表 1-3-13 CT 引导下经皮肺穿刺活检的适应证及禁忌证

适应证	禁忌证
1. 肺部原因不明的实变、结节、肿块影 2. 感染性疾病治疗效果不佳，需获得病原学依据 3. 肺间质疾病的诊断 4. 前纵隔肿块、淋巴结病变 5. 胸膜疾病的诊断	1. 凝血功能障碍或有严重出血倾向者 2. 恶病质、心肺功能差，不能耐受检查或穿刺后气胸者 3. 咳嗽剧烈不能控制者 4. 接受机械通气的患者，因正压通气使发生气胸和空气栓塞的风险增加 5. 穿刺针道上有肺大疱、肺囊肿者 6. 肺内或胸腔内有化脓性病变者 7. 严重的肺动脉高压，因检查可增加出血的风险或使肺动脉高压恶化者 8. 肺包虫病或血管病变（动静脉畸形、动脉瘤）者

【操作流程】

（一）术前准备

1. 患者准备

(1) 术前完善血常规、凝血常规、生化常规、心电图、胸部增强 CT、肺功能检查等，以便医师评估患者病情及手术风险。

(2) 同时了解患者病史，若有抗凝药物用药史，操作前则需停药 1 周以上。

(3) 告知患者及家属肺穿刺活检的目的、过程与特点、并发症等，签署手术知情同意书。

(4) 术前建立静脉通路，术前 1h 肌注血凝酶。

(5) 术前禁食水 4h。

2. 器械及物品准备

(1) 穿刺相关器械准备：穿刺包、穿刺活检针、收集标本瓶、2% 利多卡因针、注射器、碘伏、棉签、无菌手套、口罩、无菌手术服等。

(2) CT 介入室需配备物品：抢救药品、备用氧气通道、负压吸引器、吸痰管、引流装置等抢救器具。

(二) 操作步骤(表 1-3-14)

表 1-3-14　CT 引导下经皮肺穿刺活检术操作步骤

穿刺活检具体步骤		说明
体位		根据靶病灶位置选择仰卧、俯卧或侧卧位，拟行穿刺的胸壁向上，穿刺体表大体位置贴栅栏格
确定穿刺点、路径及数据	a. 确定体表穿刺点	先行全肺扫描，再行病灶处局部薄层扫描，选纵隔窗、肺窗或中间窗观测，并据病灶密度选病灶取材点，规划进针路径、角度，确定体表穿刺点
	b. 测量穿刺数据	用 CT 机显示的图像测量穿刺路径胸壁厚度、角度胸壁皮肤到病灶近端及远端距离
	c. 标记体表穿刺点	根据 CT 图像显示的穿刺点在患者体表进行标记
穿刺过程	a. 消毒铺巾、麻醉	常规消毒、铺巾，抽 2% 利多卡因 5ml，逐层浸润麻醉至胸膜
	b. 确定进针路径	沿麻醉时的进针路径刺入定位针，行小范围扫描，观察进针路径是否合适，可适当调整直至满意
	c. 活检	进针路径确立后置入活检针，再行局部扫描，确定活检针位于拟穿刺病灶内后，依次按下活检针两个按键，缓慢抽出针芯，将活检针沿同轴套管针进入，通过控制活检针进入深度来确定取材长度，平稳扣动扳机，缓慢抽出活检枪，同时将针芯放入套管内，按下外侧按键，露出切割槽，将切割下的标本挑至标本收集瓶中并送检，可重复上述步骤至取材满意。
	d. 拔针、贴敷贴、扫描	拔出穿刺针，按压约 5min，贴敷贴，再次全肺扫描，明确有无出血、气胸等并发症。

（三）术后护理

1. 交代患者及家属术后注意事项，卧床休息，避免剧烈活动，避免大声说话及用力咳嗽，用轮椅或平车将患者送回病房，敷料处3d内避免沾水。

2. 术后密切观察有无胸闷、胸痛、咯血等症状，必要时予心电监护。

【注意事项】

1. 事先设计好手术方式，然后先决定取材点、次定进针路径、再定皮肤进针点。体表穿刺点要服从取材点和穿刺路径的要求。

2. 在确定穿刺点、穿刺层面和穿刺活检时，令患者保持相同的呼吸状态，可要求患者屏住呼吸。

3. 进针方向要避开叶间胸膜、肺大疱、神经、大血管及重要脏器。

4. 术中或术后出现大咯血，立即患侧卧位，鼓励患者咳出积血，并及时吸除，必要时予气管插管。

5. 术后如有胸闷、穿刺侧呼吸音低，应及时复查胸片，明确有无气胸并及时处理。

（顾　香　黄　海）

10　心脏电复律

心脏电复律是指应用复律器释放高能电脉冲经胸壁或直接作用于心脏，将快速异位心律转复为窦性心律的救治方式，又称心脏电除颤或心脏电休克。具有迅速、安全、有效等优点。依据复律器释放电脉冲的时点与R波的关系，可将心脏电复律分成同步电复律与非同步电复律。前者以心电图中R波为触发放电时点，使电脉冲落在心室肌的绝对不应期（一般落于R波波峰或下降支），得以避开易损期（心肌复极期）；而非同步电复律则是在操作者按压放电按钮的瞬间触发电极直接发放电脉冲，与心动周期无关，仅用于治疗心室颤动（室颤）及心室扑动（室扑）。

一、胸外电复律

【适应证】

（一）紧急适应证

1. 心室颤动及扑动　该型心律失常属于心脏骤停的一种类型，由于心脏的有效泵血功能消失，血液循环已处于停顿状态，须立即处理。室颤和室扑是非同步电除颤的绝对适应证。成人电除颤首次能量选择单相波360J，双向波200J。若首次除颤后自主心律未恢复，应立即开始心肺复苏，约2min后，再次评估心律状态，若仍为室颤或室扑，可再次除颤。

2. 室性心动过速　药物治疗无效或伴有血流动力学障碍时，可选择同步电复律。能量选择单相波 150~200J，双相波 80~120J。对无脉性室性心动过速（室速），同步电复律能量选择参照室颤及室扑。

（二）选择性适应证

多用于一些药物治疗差或短期内可能危及生命的各种快速异位心律，均应用同步复律。

1. 心房颤动，其成功率 80%~90%，下列情况可考虑施行。

(1) 风湿性二尖瓣病变伴房颤时间在 1 年以内或二尖瓣手术后仍持续存在超过 1 个月及术后发生者。

(2) 已控制或去除甲状腺功能亢进、肺炎、肺梗死等病因或诱因，心房颤动（房颤）仍持续存在者。

(3) 有反复栓塞史，但距末次栓塞已 3 个月者。

(4) 由于房颤存在使心力衰竭、心绞痛难以药物控制或由于心室率快，感明显心悸、焦虑者。

2. 心房扑动（房扑），其成功率 95%~100%。

3. 阵发性室上性心动过速（室上速）。

4. 心电图一时难以辨明的快速异位心律，病情危重者。

【禁忌证】

1. 洋地黄过量。

2. 严重电解质紊乱，特别是低钾血症。

3. 伴有病态窦房结综合征或高度房室传导阻滞者。

4. 3 个月内有栓塞史。

5. 不能耐受预防复发的药物，如胺碘酮、普罗帕酮等。

6. 持续性房颤、房扑未严格抗凝者。

7. 甲状腺功能亢进等引起的心律失常，原发病尚未控制或伴有急性感染、风湿活动、明显心力衰竭者。

下述情况转复成功率低或难以维持：风湿性二尖瓣狭窄伴慢性房颤 1 年以上或伴有明显二尖瓣关闭不全；风湿活动未能满意控制；显著左房扩大或心房钙化；X 线心胸比 >55%；超声心动图示左房内径 >4.5cm；对奎尼丁等转复为窦性心律，在足够维持量下又转为房颤者；以及有窦性心律间隔的反复短阵发作的异位性心动过速。

【操作方法和注意事项】

（一）操作前准备

1. 对于室颤、室扑、无脉性室速等紧急适应证，应分秒必争迅速进行。

2. 对选择性适应证，术前应做好下述准备工作

(1)系统了解患者全身情况,严格掌握适应证和禁忌证,向患者及家属介绍电复律有关知识。

(2)服用地高辛者应停药24~48h。若必需紧急电复律,需在电击前静注利多卡因50mg或普鲁卡因胺50~100mg以减少严重心律失常的发生。

(3)有栓塞史者术前3周给予华法林抗凝治疗。

(4)心律失常持续时间长,室率较慢,曾长期或大量应用心脏抑制剂者,术前静注阿托品0.5~1mg,可改善起搏点功能和减少电击后出现心动过缓,诱发房性或室性异位心律的可能。

(5)房颤伴缓慢心室率者先试服用奎尼丁0.1g,若无变态反应,术前一天予以0.2g,3~4h/次。以了解患者对奎尼丁的耐受性及提高转复成功率。10%~20%患者服药后可自行恢复窦性心律,而免受一次电击。对奎尼丁高敏的患者也可改用胺碘酮、普罗帕酮等其他抗心律失常药作术前准备。

(6)若病情允许宜禁食8~12h,除去义齿,解开衣领,平卧于木板床上。测血压、脉搏、呼吸及记录心电图以备对照。面罩吸氧5~15min。静滴10%葡萄糖液作为备用静脉通路。

(7)做好各项抢救药品以及气管插管、电起搏等进行复苏的抢救器械和人员准备。

(8)检查电复律器,接好地线与导线,选择R波明显的导联,进行充电和放电,核对同步性能。

(二)操作步骤

1. 麻醉 针对上述紧急适应证进行抢救时,可省去麻醉步骤。对具有选择性适应证的清醒患者可给予地西泮(安定)20~30mg,以10mg/min缓慢静注。同时令患者口念数字达朦胧状态即可电击。少数不能取得麻醉效果者,可使用硫喷妥钠1.5~3mg/kg缓慢静注,以睫毛反射消失为限。

2. 电极安放 两电极板分别涂以导电糊或裹两层盐水(切忌使用酒精)湿纱布紧贴于皮肤,两者相距约10cm,安放的位置常为:

(1)前侧位:放电开关电极(阴极)置于心尖部,另一电极置于胸骨右缘2~3肋间。一般急症时选用。

(2)前后位:前胸电极置于胸骨左缘第3肋间,另一电极平放在左背肩胛下区。

3. 充电 室颤、室扑和无脉性室速的初次电击电量为单相波360J,双相波200J。室速、房扑、房颤、室上速的能量选择在50~200J。

4. 放电 通常全部在场人员及患者与病床脱离接触。室颤选用非同步,余均选用同步电复律。按下放电按钮进行电击,同时作心电监护及记录,了解

诊疗技术

复律效果及继发的异常心律以采取相应措施。若复律失败，又无继发的严重心律失常出现，可待 2~3min 后增加电量再次电击。但对选择性适应证在一次治疗过程中反复电击一般不超过 3 次，一次电量不超过 300J。

（三）术后处理

复律成功后记录心电图，继续心电监护，观察血压、脉搏、呼吸及意识状态。

1. 及时发现和处理各种并发症

(1) 心律失常：窦性心动过缓、房室交界处逸搏、房性期前收缩、偶发室性期前收缩等多在短时间内自行消失，一般不需特殊处理，若多发、多源室性期前收缩、短阵室速等则需用利多卡因等予以控制。严重室性心律失常的发生往往与电击诱发药物毒性（洋地黄、奎尼丁）、电解质紊乱、心肌病变重等因素有关。电击后立即发生的心室颤动，同步装置故障亦是可能的原因，宜立即再予非同步电击。若心脏停搏则应进行胸外心脏按压及其他复苏措施。

(2) 肺水肿：偶于窦性心律恢复后数小时内发生，多见于使用 200J 以上高能量转复的患者，可按心力衰竭处理。

(3) 呼吸抑制：一般多见于用硫喷妥钠麻醉者，应及时给予面罩加压给氧等辅助呼吸。

(4) 低血压：可持续数小时，多于使用高能量时出现，若一般情况良好，可严密观察，常自行恢复。

(5) 其他：如栓塞、皮肤灼伤、血清酶升高、心肌损伤心电图改变等。

2. 应用抗心律失常药如奎尼丁、胺碘酮等以巩固疗效。原有栓塞史者继服抗凝剂 2~4 周。

3. 室颤患者复律后，根据情况必要时尚需按心肺复苏原则继续治疗。

二、体内电复律

多应用于外科开胸手术中或开胸心脏按压抢救时发生室颤或室扑时，电极板消毒后用消毒盐水纱布包扎分别置于心脏前后（两电极板不能相互接触），直接在心脏外膜放电，电功率 20~30W/s，一般不超过 60W/s，其余处理同胸外电复律。

（伍力学）

11 人工呼吸

【概述】

人工呼吸（artificial respiration），是在患者呼吸受抑制或突发停止，伴或不伴心脏骤停时的一种急救方法。应用手法或机械装置使空气有节律地进入肺内，然后利用胸廓和肺组织的弹性回缩力使进入肺内的气体呼出。如此周而复始以代替自主呼吸，保证氧合，最终使其恢复自主呼吸。

【适应证】

呼吸肌麻痹、呼吸道阻塞、颅内疾患或中毒、溺水、电击、外伤等所致的呼吸和/或心搏骤停。

【操作方法】

人工呼吸方法很多，有口对口(鼻)吹气法、俯卧压背法、仰卧压胸法，但以口对口吹气式人工呼吸最为方便和有效。

(一) 口对口人工呼吸

利用急救者的补呼吸气量，一次吹入 1 000~1 500ml 气体，增加患者的潮气量。救护人吹气力量的大小，依患者的具体情况而定。成人每次吹气量低于 800ml，通气可能不足；高于 2 000ml，常使咽部压力超过食管内压，使胃胀气而导致呕吐，引起误吸。一般以吹进气后，患者的胸廓稍微隆起为最合适。

1. 松开患者的衣领和裤带，使其仰卧，肩背部垫高，头后仰并托起下颌，解除舌后坠对气道的堵塞。

2. 操作者用纱布包裹示指，伸入患者口腔，清除口腔内的分泌物、呕吐物、异物及活动的义齿。

3. 操作者跪或站在患者一侧，一手托住患者下颌，另一手捏紧患者的鼻孔，深吸一口气，对准患者口腔吹入，直至患者胸廓抬起为止。

4. 吹气停止后，立即离开患者的口腔，松开捏鼻孔的手，令患者借助重力和肺的弹性回缩作用完成呼气。

按此步骤反复进行，成人 14~16 次 /min，儿童 18~20 次 /min，婴幼儿 30~40 次 /min。如果患者口腔有严重外伤或牙关紧闭时，可对其鼻孔吹气(必须堵住口)即为口对鼻吹气。

(二) 俯卧压背法

此法应用较普遍，但在人工呼吸中是一种较古老的方法。由于患者取俯卧位，舌头能略向外坠出，不会堵塞呼吸道，救护人不必专门处理舌头，节省了时间(在极短时间内将舌头拉出并固定好并非易事)，能及早进行人工呼吸，气体交换量小于口对口吹气法，但抢救成功率较高。目前，在抢救触电、溺水时，现场还多用此法。但对于孕妇、胸背部有骨折者不宜采用此法。

1. 伤患者取俯卧位，即胸腹贴地，腹部可微微垫高，头偏向一侧，两臂伸过头，一臂枕于头下，另一臂向外伸开，以使胸廓扩张。

2. 救护人面向其头，两腿屈膝跪于伤患者大腿两旁，把两手平放在其背部肩胛骨下角(大约相当于第 7 对肋骨处)、脊柱骨左右，大拇指靠近脊柱骨，其余四指稍开微弯。

3. 救护人俯身向前，慢慢用力向下压缩，用力的方向是向下、稍向前推压。

当救护人的肩膀与患者肩膀将成一直线时，不再用力。在这个向下、向前推压的过程中，即将肺内的空气压出，形成呼气，然后慢慢放松全身，使外界空气进入肺内，形成吸气。

4. 按上述动作，反复有节律地进行，14~16 次 /min。

（三）仰卧压胸法

此法便于观察患者的表情，而且气体交换量也接近于正常的呼吸量，但最大的缺点是，伤员的舌头由于仰卧而后坠，阻碍空气的出入。所以作本法时要将舌头拉出。这种姿势，对于淹溺及胸部创伤、肋骨骨折伤员不宜使用。

1. 患者取仰卧位，背部可加垫，使胸部凸起。

2. 救护人员屈膝跪地于患者大腿两旁，把双手分别放于乳房下（相当于第六七对肋骨处），大拇指向内，靠近胸骨下端，其余四指向外。放于胸廓肋骨之上。

3. 向下稍向前压，其方向、力量、操作要领与俯卧压背法相同。

（四）简易呼吸器加面罩人工呼吸

1. 松开患者衣领、裤带，使其仰卧并且头后仰。

2. 将面罩扣住患者口鼻，左手拇指和示指紧紧按住面罩，其余三指紧紧按住患者下颌，将简易呼吸器前端连接于面罩，后端侧管连接氧气。

3. 操作者一手紧扣面罩，另一手反复挤压简易呼吸器形成一呼一吸，14~16 次 /min。

（五）气管插管加压人工呼吸

1. 患者仰卧，头后仰，必要时肩背部垫高。假如插管过程中患者有抵抗或喉镜暴露困难，必要时可静注镇静剂或肌松剂。气管插管有以下三种方法。

（1）经口明视插管：检查口腔有无义齿及牙齿松动，左手持喉镜柄，右手推开患者下唇，用喉镜片将舌体推向左侧，沿舌背将镜片深入至舌根与会厌的皱褶处，会厌软骨前，向上提起喉镜，暴露声门，将气管导管轻轻插入气管，深度以越过声门 3~5cm 为宜；放入牙垫，用胶布固定气管导管并将气囊充气。

（2）经鼻盲插：插管前用麻黄碱滴鼻数次，再滴入少许润滑剂，清醒患者还需作咽后壁表面喷雾麻醉；右手持导管顺鼻腔插入，出后鼻孔后左手托患者枕部以改变头颈的前倾及后仰角度，右手调整导管深度直至气流响声最强部位（近声门口）；选择患者吸或呼气时将导管置入气管，切忌暴力推进，插管后要检查是否将导管误入食管（管内无呼吸音）以及导管是否入气管过深而偏向一侧气管（多数容易偏向右主支气管，听诊时两肺呼吸音不对称，必要时胸部 X 线检查证实），最后固定导管并将气囊充气。

（3）经鼻明视插管：气管导管入后鼻孔操作同经鼻盲探法，以后步骤同经口明视插管法。

2. 完成插管后，将简易呼吸器一端连接导管，另一端侧管连接于氧气（也可用带活瓣的呼吸气囊代替简易呼吸器，以提高吸入氧气浓度）。

3. 操作者左手固定导管与呼吸器的连接部，右手以 15~20 次 /min 挤压呼吸器，调整挤压幅度以选择不同的潮气量。

【注意事项】

1. 保证呼吸道通畅是人工呼吸成败的关键。气管插管加压人工呼吸是疗效最可靠的方法。

2. 人工呼吸必须连续进行，不可中断。患者出现自主呼吸时，人工呼吸与自主呼吸节律要一致。

3. 终止人工呼吸还是过渡到机械通气，应视条件和病情而定。

（朱 妍）

12 机械通气

【概述】

机械通气是人工呼吸的延续，仅仅是一种对症支持手段，为病因治疗争取时间。机械通气的前提是建立人工气道（气管插管或切开）和有效的气道管理。

【适应证】

1. 急慢性呼吸衰竭

(1) 呼吸泵衰竭：①呼吸中枢驱动功能减弱，如脑干的病变；②胸壁完整性的缺陷，如创伤后连枷胸；③呼吸肌肉疲劳，如神经肌肉疾患。

(2) 肺的气体交换障碍：①肺的功能残气量减少；②气血比例失调；③肺内分流增加；④无效腔通气增加。

2. 气道和肺的保护功能减弱或丧失 如无咳嗽反射的昏迷患者。

3. 呼吸做功负荷过重 如严重感染引起的高代谢。

4. 肺外器官功能的不全而需要支持 如心力衰竭或胸心外科大手术后的应用。

【禁忌证】

大咯血呼吸道阻塞或窒息并且出血或阻塞未有效处理前。肺大疱或其他原因引起的气胸或纵隔气肿未有效处理前。

【机械通气的启动】

（一）机械通气的临床目的

①纠正低氧血症；②纠正急性呼吸性酸中毒；③解除呼吸窘迫；④防治肺不张；⑤减轻负荷逆转呼吸肌疲劳；⑥允许或保证镇静剂或肌松剂的安全使用；⑦降低全身或心肌的耗氧量；⑧降低颅内压；⑨稳定胸壁。

(二) 机械通气模式的分类

1. 按照压力形式 ①间歇正压通气(intermittent positive pressure ventilation, IPPV); ②间歇正负压通气(intermittent positive-negative pressure ventilation, IPNPV); ③持续气道正压通气(continuous positive airway pressure, CPAP); ④双水平正压通气(bi-level positive airway pressure, BiPAP); ⑤负压通气(negative pressure ventilation, NPV)。

2. 按吸气触发的形式 ①控制通气(controlled ventilation, CV): 由呼吸机引发; ②辅助通气(assisted ventilation, AV): 自主吸气触发(负压或流速); ③辅助-控制通气(assisted-controlled ventilation, A-CV); ④手控通气(manual ventilation, MV)。

3. 按自主呼吸参与的程度 ①持续气道正压(continuous positive airway pressure, CPAP); ②同步间歇指令通气(synchronized intermittent mandatory ventilation, SIMV); ③指令 min 通气(mandatory minute ventilation, MMV); ④压力支持通气(pressure support ventilation, PSV); ⑤压力释放通气(pressure release ventilation, PRV): 包括气道压力释放通气(airway pressure release ventilation, APRV)和间歇指令压力释放通气(intermittent mandatory pressure release ventilation, IMPRV); ⑥压力调节容量控制通气(pressure regulated volume control ventilation, PRVCV); ⑦容量支持通气(volume support ventilation, VSV); ⑧容量保障压力支持通气(volume assured pressure support ventilation, VAPSV); ⑨比例辅助通气(proportional assisted ventilation, PAV)。

4. 附加模式通气 ①呼气末正压通气(positive end expiratory pressure, PEEP); ②吸气末停顿(end-inspiratory pause); ③呼气延长(expiratory retard)和呼气末暂停(end-expiratory pause); ④叹息样通气(sigh)。

(三) 机械通气模式的选择

一般而言,辅助模式多用于有一定自主呼吸能力或准备脱机的患者;控制模式多用于意识丧失或呼吸驱动能力差的患者;为增加功能残气量,提高肺氧合可合用 PEEP;为防治因长期机械通气而引起的肺僵硬或肺不张可采用 SIGH;为防止长期高气道压而引起的肺损伤可采用 PRVC 或压力控制的辅助模式;高频喷射通气(HFJV)偶尔用于急性呼吸窘迫综合征(ARDS),但由于使用高流速,故较传统通气模式危险;反比通气(IRV)虽能增加吸气时间和缩短呼气时间,但容易产生肺气压伤和影响血流动力学。

【机械通气的维持】

(一) 呼吸参数的设置与调节

1. 潮气量 成人所选范围在 8~10ml/kg,但为了避免屏气压力超过

35cmH$_2$O，潮气量倾向于5~7ml/kg。

2. 呼吸频率　一般成人在10~20次/min，对于急慢性限制性肺疾患的患者，允许超过20次/min。

3. 峰值流速　峰值流速一般在40~100L/min，控制通气时一般<40L/min。

4. 触发灵敏度　压力触发灵敏度一般在–1.5~–0.5cmH$_2$O，流量触发一般在1~3L/min。

5. 吸气时间和吸呼比　吸气时间一般在0.8~1.2s，吸呼比（I∶E）在1∶2~1∶1.5。限制性通气障碍为主的患者吸气时间宜长，阻塞性通气障碍为主的患者呼气时间宜适当延长；以换气功能障碍为主的患者，必要时可用反比通气（I∶E>1）。

（二）人机对抗的常见原因与处置

1. 人机对抗的常见原因　①呼吸机功能故障，如呼吸回路积水，气源压力不足等；②人工气道的异常，如气管导管位置过深、套囊疝、气道分泌物堵塞等；③患者出现新问题，如肺不张、误吸、气胸等；④各种临床干预，如吸痰操作不当、血管扩张剂或气管扩张剂的应用等。

2. 人机对抗的处置　首先脱开呼吸机（气道高压的患者慎用）并用简易呼吸器辅助通气，一方面检查呼吸机问题，另一方面可感受患者的气道阻力。其次，如果是患者的问题，可用物理检查、气道湿化吸痰、胸部X线检查等鉴别是否有全身异常，如发热、气道阻塞、气胸等。再次，必要时更换气道导管或套管。最后，暂时找不到原因时，可用镇静剂或肌松剂，但要注意药物的副作用如影响意识判断、抑制排痰、低血压等。

【机械通气的撤离】

（一）脱机的原则

1. 脱机前要做以下评价　①导致机械通气的原因是否去除；②气道控制能力如何，意识和咳嗽反射是否正常；③心血管功能是否稳定；④营养状况是否合适；⑤水电酸碱紊乱是否已基本纠正；⑥高氧耗和高二氧化碳产生量的因素是否已去除。

2. 脱机过程中不能放松病情监测。

3. 脱机宜选择在上午并且患者有充分的夜间休息后进行。

4. 患者一旦出现疲劳，及时终止或缩短脱机过程。

（二）预测脱机成功的指标

以下指标满足越多，脱机成功率越高。①吸氧浓度（FiO$_2$）<35%，动脉血氧分压（PaO$_2$）>60mmHg或呼吸指数（PaO$_2$/FiO$_2$）>200；②静息分钟通气量<10L/min；③最大吸气负压超过25cmH$_2$O；④动、静态肺顺应性分别>22ml/cmH$_2$O和

33ml/cmH_2O；⑤浅快呼吸指数（RSBI= 呼吸频率 / 潮气量）<105/（L·min）。

【注意事项】

1. 适当镇痛、镇静。

2. 保护性束缚，抬高床头防止反流。

3. 预防深静脉血栓及消化性溃疡。

（朱 妍）

13 深静脉插管和留置导管术

【适应证】

1. 需要快速补充液体，如休克治疗、液体复苏时。

2. 需要输入高渗液体、静脉混合营养液或对外周血管有强烈刺激的药物（如化疗药物）和液体时。

3. 需监测中心静脉压时。

4. 老年患者血管脆性增加、重症患者血管瘪陷、反复输液导致外周静脉损伤等造成外周静脉注射困难。

5. 施行某些特殊检查或治疗如心导管检查术、植入临时心脏起搏器等需行深静脉穿刺。

6. 用于血液透析或血液滤过。

【用品】

静脉穿刺包、治疗盘、无菌手套、单腔或双腔中心静脉导管、输液装置、2% 普鲁卡因或利多卡因溶液、肝素生理盐水（25U/ml）、消毒盘、2% 安尔碘、透明无菌贴膜、胶布等。

【禁忌证】

1. 凝血功能严重障碍或全身肝素化者。

2. 穿刺部位感染、开放伤、烧伤、骨折或有肿瘤；静脉回流障碍（如血栓性静脉炎、静脉血栓形成、下腔或上腔静脉阻塞综合征）；颈部、胸部畸形和解剖标志不清者。

3. 患者躁动不安不合作或因病情不能摆取正确体位者。

【方法】

（一）深静脉选择

临床常选择颈内静脉、锁骨下静脉或股静脉，测定中心静脉压时常选择前两者，需长期留置输液则以锁骨下静脉为好，股静脉穿刺并发症较少，但容易并发局部感染。颈内静脉穿刺插管的主要并发症是颈总动脉撕裂、颈动静脉瘘、膈神经损伤、胸导管损伤；锁骨下静脉穿刺插管的主要并发症是血胸、气胸、纵隔血肿及锁骨下动脉撕裂；股静脉的主要并发症是损伤股动脉。

（二）静脉穿刺点的选择

1. 颈内静脉穿刺 颈内静脉行走在胸锁乳突肌深面，依据其与胸锁乳突肌的相互关系，可分别在胸锁乳突肌的前、中、后方进针，常用中、后路；右侧胸膜顶低于左侧，右颈内静脉与上腔静脉几乎成一直线，无胸导管，临床多选用右颈内静脉。穿刺前体位：平卧，肩部垫一薄枕，使头过伸且头低15°~30°并转向对侧。

(1) 中路：胸锁乳突肌二头交叉的三角形顶端、距锁骨上方3~5cm处为穿刺点，针干与冠状面成30°~40°，针尖朝向同侧乳头方向，有时针尖向外偏斜5°~10°，针尖不超过锁骨。

(2) 后路：胸锁乳突肌锁骨头后缘中下1/3交界处或锁骨上方3~5cm处为穿刺点，针干与冠状面约成15°、矢状面成45°，针尖指向胸骨切迹。

2. 锁骨下静脉穿刺 体位同颈内静脉。

(1) 上路：胸锁乳突肌锁骨头（外侧头）与锁骨上缘所成角的平分线上、距锁骨1cm处为穿刺点，针干与胸骨纵轴线（矢状面）成45°、与胸壁平面（冠状面）成0°~10°、针尖指向胸锁关节、进针2~3cm。

(2) 下路：锁骨中点内侧1~2cm（或锁骨中点与内1/3之间）处为穿刺点，针干与皮肤（冠状面）约成15°，与胸骨纵轴线（矢状面）成45°，针尖指向甲状软骨，进针3~5cm。

3. 股静脉穿刺 平卧，下肢外展15°~30°，在腹股沟韧带中点下方2~3cm、股动脉搏动内侧0.5~1.0cm处为穿刺点，针干与皮肤成30°~45°，与大腿纵轴平行，针尖指向头部。

（三）具体操作步骤

1. 摆好患者体位。

2. 消毒、铺巾、局麻。

3. 选好穿刺点，保持适当负压缓慢进针，见回血、再进针2~3mm，回抽血液通畅后，注入少量肝素盐水；置入导引钢丝，退出穿刺针，扩张器扩张穿刺孔，置入单腔或双腔导管（颈内、锁骨下静脉插管长度12~15cm，股静脉插管15~20cm，测定中心静脉压时导管位置最好为腔静脉与右心房交界处），回抽血液确认通畅后，注入2~5ml肝素盐水；封管或接输液。

4. 缝线固定导管，透明无菌贴膜覆盖穿刺点，并记录穿刺日期。

【注意事项】

1. 正确掌握进针方向、角度和深度，防误入动脉、胸腔，减少出血、血肿形成及气胸、血胸、血气胸等并发症。

2. 穿刺后回血是颜色较为鲜红、搏动性的，说明误入动脉，应拔出穿刺针并局部按压 10~20min。

3. 如果穿刺未抽出回血，不要在颈内和锁骨下静脉穿刺局部反复试穿，应退针在皮下，重新定位后再次穿刺。

4. 如果导引钢丝在插入时受阻，不能强行插入，应拔出钢丝，接上注射器，调整针头位置或拔出针头重新穿刺。

5. 导引钢丝和导管不能进入心脏，以免产生心律失常、心跳停搏、心脏穿孔等。

6. 当导管发生部分阻塞时，可采用尿激酶 3~5ml（1 000U/ml）封管 3~5h，待血块松动后用力回抽将血凝块吸出，然后用 1 000U/ml 肝素溶液冲洗导管，经此处理导管仍不通者应立即拔管，切忌将血栓推入血管内。

7. 导管留置时间一般不超过 14d，如需继续留置则需每日定时用小量肝素液（25U/ml）冲洗导管，穿刺局部每日用无痛碘消毒并更换透明无菌贴膜。体外管道部分用胶布固定在身体的适当部位，防止导管被拉出或滑出。若发生静脉炎、穿刺点红肿或有脓性分泌物、患者出现疑为导管源性脓毒败血症等，应立即拔管，并剪下导管尖端送细菌培养。

（张　晟）

14　气管切开术

【适应证】

1. 各种急慢性喉阻塞，如急性喉炎、白喉、喉部肿物、瘢痕狭窄、喉头水肿等。

2. 各种原因引起的急慢性呼吸功能减退或衰竭，需要长期机械通气者，如肺心病、呼吸肌麻痹、颈髓受损高位截瘫、重大胸腹部手术后并发呼吸道阻塞等。

3. 呼吸道保护或排痰功能障碍者，如深昏迷、颅脑外伤、神经肌肉疾患、破伤风、脊髓灰质炎等。

4. 颌面部、咽喉部外伤或大手术，防止术中及术后血液流入下呼吸道，保持术后呼吸道通畅，防止术后术区出血或局部组织肿胀阻碍呼吸，可施行预防性气管切开。

5. 呼吸道异物因各种原因经口取出困难者。

【术前准备】

1. 向患者及家属说明手术必要性和可能发生的并发症，并征得家属签字同意。个别特殊急症可例外。

2. 按普通外科手术常规，颈部和上胸部备皮。

3. 准备好负压吸引器及管道，选择合适的气管套管。垂危患者应做好急救准备。

4. 气管切开包一个，其中必需的器械包括弯刀、钩刀各一把，线剪、组织剪各一把，4 把巾钳，直、弯及大小不同的血管钳各 2 把，大小不同拉钩各一对，持针器一把，针、线及纱布若干。

【操作步骤】

1. 患者取仰卧位，头保持正中位，肩部垫高，尽可能伸展或暴露颈前部。

2. 常规消毒、铺单及颈前部皮肤浸润麻醉，沿颈正中线切开第 2~4 气管环间的皮肤，必要时结扎止血。

3. 钝性分离皮下组织，拉钩牵开创口要均匀，保持切口始终在正中线。

4. 暴露气管环（有时需要上下推移甲状腺峡部）并切开气管前筋膜，用钩刀作 T 形切开气管环 2~3mm。原有气管插管的患者切开气管前应将插管退到切口以上或酌情拔除。

5. 气管套管口径较小而且带套管时间估计较长者，可行气管造口（小儿患者不适宜造口）。

6. 切口有渗血者，必要时凡士林纱条填塞止血（48h 内去除纱条），需要机械通气并且切口偏大者，酌情缝合皮肤以免套管脱出。

【术后监护】

1. 术后短时间内注意创口及套管内有无出血，皮下有无气肿或血肿，声音有无嘶哑及吞咽有无呛咳。

2. 密切注意呼吸，如有呼吸频率加快、阻力增大或有喘鸣声等，应立即检查套管及呼吸道内有无阻塞；如气道通畅，应检查肺部或全身是否出现新的情况如发热、肺不张、心力衰竭等。

3. 所有气管切开患者床边均应备氧气、吸引器及气管切开护理盘（内放气管扩张器、同型气管套管、无菌镊子及敷料、湿化用无菌生理盐水、冲洗吸痰管用的水及容器）。

4. 翻身及其他护理或临床诊疗操作要保持患者合适的体位，以免套管活动造成刺激或脱出发生呼吸困难；年幼或谵妄等患者有可能自行拔除套管者，应设法固定其上肢，以免发生意外。

5. 气管切开辅助呼吸者，应注意预防套管气囊破裂造成漏气或患者发声，或套囊滑脱形成套囊疝而阻塞气道。

6. 使用金属套管者，每 1~4h 清洗内套管一次，每日煮沸灭菌内套管 1~2 次；外套管一般在术后 7~10d 内不需要更换，特殊情况需在 48h 内更换者，要做好充分准备后再拔管或更换。长期带管者，每 2~4 周更换一次。

7. 不需机械通气的患者，套管口应盖双层湿盐水纱布防尘、防异物及防气道干燥。必要时还可向套管内滴入湿化生理盐水、抗生素或作雾化吸入。

8. 创口敷料及周围皮肤应保持清洁干燥，按无菌要求每日至少更换敷料一次；注意套管固定带的松紧度，结扣要牢固，皮肤切口缝线，一般于术后 5~7d 拆除。

9. 初次进食的患者要防止误吸或呛咳，必要时将气管套囊充气或暂行鼻饲。

10. 气管切开原始病因去除以后，经过完全堵管 24~48h 后，呼吸及排痰功能良好者即可拔管；拔管后创口一般不缝合，凡士林纱布换药。

（常 亮）

15 血流动力学监测

【概述】

血流动力学监测一般分创伤性和非创伤性两种方法，前者通过置入 Swan-Ganz 导管（又称漂浮导管），后者采用超声心动图、心电阻抗血流图等方法监测，但由于大型仪器设备在床边进行连续监测有一定困难，现临床多应用创伤性方法，以下重点介绍 Swan-Ganz 导管应用技术。

【适应证】

1. 治疗学指征　指导治疗，如各种原因引起的休克、左或右心功能不全、急性肺水肿等疾病，需要纠正或调控血容量、心脏泵血功能时。

2. 观察监护指征　监测患者肺循环与体循环的血流动力学状态，如各种危重病症如心肌梗死、肺动脉栓塞、心跳呼吸骤停、多发伤、多器官功能衰竭、重大手术围术期，需严密监测心血管功能变化；使用心血管活性药物或其他药物观察对循环系统影响。

3. 鉴别诊断指征　如心源性与非心源性肺水肿、休克的类型鉴别，右室梗死致右心衰与左心衰致被动性右心衰间的鉴别。

【禁忌证】

右心房、右心室内肿瘤或血栓形成、三尖瓣或肺动脉瓣严重狭窄、法洛四联征、感染性心内膜炎、严重凝血机制障碍、白细胞减少、免疫功能低下、急性心肌炎、风湿病活动期、严重心律失常等。

【操作步骤】

（一）置入准备

1. 物品准备　Swan-Ganz 导管（成人选 7~8F），心电监护仪（能够监测有创压力和计算心排血量),压力换能器,延伸管,穿刺针,导引钢丝,扩张管,漂浮导管鞘(比 Swan-Ganz 导管大 0.5~1F),静脉切开包,消毒中单 2 块,手术衣,换药碗,清洁盘,2% 普鲁卡因或利多卡因溶液,肝素,生理盐水,5ml 注射器;急救用品包括肾上腺素,异丙肾上腺素,间羟胺,多巴胺,多巴酚丁胺,酚妥拉明,地塞米松,尼可刹米,洛贝林,维拉帕米,毛花苷丙,胺碘酮等药物;气管插管箱,心脏除颤起搏器等。

2. 患者仰卧位,如出现过度紧张或烦躁可适当应用镇静剂,如有频发室性期前收缩史,成人可缓慢静脉注射利多卡因 50mg。

3. 一般选择右侧颈内静脉或锁骨下静脉穿刺,穿刺局部常规消毒,铺无菌巾和中单。术者穿消毒手术衣,戴无菌手套。

4. 检查所需器械是否齐全,消毒碗内倒入适量肝素生理盐水溶液(5U/ml),选择合适导管,如选用具有光导纤维测定混合静脉血氧饱和度导管应先进行体外校正。冲洗导管管腔,用气囊注射器向导管气囊注入 0.8ml,测试气囊的完整性。

(二) 置入操作

1. 右侧颈内静脉或锁骨下静脉穿刺成功后,经针腔内插入导引导丝(深度约 15cm),拔除穿刺针。

2. 用尖刀在导引钢丝周围皮肤切一小口,沿钢丝插入套有导管鞘的扩张管,用扩张管前端扩张皮下组织、肌肉筋膜,将导管鞘沿扩张管推入静脉内。拔除导引钢丝和扩张管,保留导管鞘在静脉内。

3. 取管腔内充满肝素液的漂浮导管经导管鞘插入,然后连接换能器监测压力,一般插入 15~20cm,导管尖端可达右心房,可监测到右心房的压力数值及低平波形。

4. 向导管气囊内注入 0.8~1.0ml 气体,缓慢推进导管,如果突然出现高尖波形,即收缩压值突然上升,舒张压力迅速降至零左右的压力波形,说明导管已通过三尖瓣进入右心室。

5. 继续推进导管,进入肺动脉的特点是:收缩压保持与右心室相同,舒张压高于右心室,与右心室波形相比,下降起始部有一小切迹,下降支仅下降一部分后即保持小范围平台波动(类似基线上移)。直至下一个波形的上升开始,有时会出现基线随呼吸周期而上下漂移变化。

6. 导管向肺动脉分支推进,当出现收缩压与舒张压较为相似,波形呈小幅波动,即为肺毛细血管楔压,气囊排气,又呈现肺动脉压力波形。气囊充气与放气交替,使导管端处于合适位置,一般以充气 1ml 时出现毛细血管楔压波形较为适合。

7. 皮肤缝线固定管鞘，漂浮导管鞘外部分套保护套防污染，以便导管位置变化时随时调整，局部覆盖消毒敷料。

【监测指标及意义】

(一) 中心静脉压(CVP)

1. 正常值 0.49~1.18kPa。

2. 意义 是上、下腔静脉进入右心房处的压力，一定程度反映了右心室前负荷，主要受右心功能、循环血容量及血管张力 3 个因素影响，胸腔、腹腔内压增高亦可影响 CVP 测得结果。

(二) 右心房压(RAP)

1. 正常值 0.27~0.80kPa。

2. 意义 反映了循环容量负荷或右心室前负荷变化，比 CVP 更为准确。心包积液及右心衰竭时可造成相对性右室前负荷增加，右室流入道狭窄(如三尖瓣狭窄)时右房压不能完全代表右室前负荷。

(三) 右心室压(RVP)

1. 正常值 2.00~4.00kPa(收缩压)，0~0.67kPa(舒张压)，0.27~0.80kPa(平均压)。

2. 意义 右心室收缩压反映右心室排空时的肺动脉压力，右心室的舒张压反映右心室的充盈情况。

(四) 肺动脉压(PAP)

1. 正常值 2.00~4.00kPa(收缩压)，0.80~1.60kPa(舒张压)，1.33~2.67kPa(平均压)。

2. 意义 反映了右心室后负荷及肺血管阻力的大小，肺血管和肺实质病变时肺动脉压会升高，肺动脉平均压超过 3.33kPa 时称肺动脉高压症；在肺实质及肺血管无病变下一定程度反映左心室前负荷。

(五) 肺毛细血管楔压(PCWP)

1. 正常值 0.80~1.60kPa。

2. 意义 反映肺静脉压状况。一般情况下肺循环毛细血管床阻力较低，当心室舒张时，二尖瓣开放，左室 - 左房 - 肺静脉 - 肺毛细血管 - 远端肺小动脉可视为一完整的腔，故 PCWP 能较准确地反映左室舒张末期压力(LVEDP)，从而反映了左室前负荷大小。

(六) 心排血量(CO)

1. 正常值 4~6L/min。

2. 意义 心排血量是指单位时间内心脏泵出的血量，是反映心脏泵血功能的一个直接指标，用温度稀释法所得的实际是右室输出量。心排血量大小受心肌收缩力、心脏的前负荷、后负荷及心率四个因素影响。表示为CO=SV×HR。

(七) 心脏指数(CI)

1. 正常值 2.5~4.0L/(min·m^2)。

2. 意义 经体表面积化后排除了体重不同对心排血量的影响,更准确地反映了心脏泵血功能。表示为CO/BSA。

(八) 每搏量(SV)

1. 正常值 60~90ml。

2. 意义 反映了心脏每搏泵血能力,影响因素有:心肌收缩力、前负荷、后负荷,一些作用于心肌细胞膜内β受体及能改变心肌浆网钙离子释放的药物能明显增加SV;一定范围内增加心脏的前负荷或后负荷亦可适当增加SV,但在心肌有严重损伤时会增加心肌耗氧量。

(九) 肺血管阻力(PVR)

1. 正常值 75~187.5kPa·s/L(100~250dyne·s/cm^5)。

2. 意义 反映了右心室后负荷大小,肺血管及肺实质病变时亦可影响结果。表示为:PVR=60×(MPAP–PCWP)/CO(kPa·s/L)。

(十) 肺血管阻力指数(PVRI)

1. 正常值 165~240kPa·s·m^2/L(220~320dyne·s·m^2/cm^5)。

2. 意义 经体表面积化后,较PVR更准确地反映右心室后负荷。表示为PVRI=PVR×BSA。

(十一) 全身血管阻力(SVR)

1. 正常值 600~1 125kPa·s/L(800~1 500dyne·s/cm^5)。

2. 意义 反映了左心室后负荷大小;体循环中小动脉病变,或因神经体液等因素致血管收缩舒张状态,均可影响结果。表示为SVR=60×(MAP–CVP)/CO(kPa·s/L)。

(十二) 全身血管阻力指数(SVRI)

1. 正常值 1 500~1 800kPa·s·m^2/L(2 000~2 400dyne·s·m^2/cm^5)。

2. 意义 经体表面积化后,较SVR更准确地反映左心室后负荷大小。表示为SVRI=SVR×BSA。

(十三) 左心室做功指数(LVSWI)

1. 正常值 40~60g·m/m^2。

2. 意义 反映了左心室肌收缩能力,如果LVSWI低于正常,说明左室收缩无力,高于正常则反映左室收缩力加强,但此时心肌耗氧量亦增加。表示为LVSWI=0.013 6×SV×(MAP–PCWP) / BSA。

(十四) 右心室做功指数(RVSWI)

1. 正常值 5~10g·m/m²。

2. 意义 反映了右心室肌收缩能力,表示为 RVSWI=0.013 6×SV×(MPAP−CVP)/BSA。

【临床应用】

1. 了解心血管系统状况 根据血流动力学指标大体可分为循环灌注状况、心脏泵血功能、循环容量或心脏前负荷、循环阻力或心脏后负荷等方面,应用中需综合分析。CO、CI、SV、LVSWI、RVSWI 等指标不同侧面地反映了心脏射血功能,如当 CI<2.5L/min 时,提示可能心功能不全;CI<1.8L/min 则易导致心源性休克;CI 出现明显升高,则表示高动力循环状态。CVP、RAP、RVP 等升高可能与循环容量增多、右室心肌收缩力下降而造成右室前负荷相对增加有关,需结合其他指标综合判断。SVRI、PVRI 及动脉舒张压等反映了心脏后负荷的大小,这与血管的收缩与舒张状态有关,与血管本身弹力层病变有关,亦与血管周围组织张力有关,特别是肺部,在肺泡内压、胸腔内压升高,肺血管床受压,PVRI 明显增高。

2. 帮助临床鉴别诊断 心源性与非心源性肺水肿之间关键区别指标之一是 LVEDP,在排除影响 PCWP 因素后可用 PCWP 指标来鉴别,如 PCWP>2.4kPa,心源性可能性大,如 >3.3kPa,则心源性肺水肿可以肯定,如低于 1.9kPa,可基本排除心源性。急性肺栓塞临床表现类似心源性休克,血流动力学均可表现为 PAP、PVR 升高,MAP、CI 降低,但前者 PCWP 正常,故 PCWP 仍是最有鉴别意义的指标。急性心脏压塞与缩窄性心包炎时均可出现 SV、CI、MAP 下降,RAP 与 PCWP 升高值相近,但后者 RAP 监测波形呈“平方根号”样特征性改变。血流动力学监测对区别不同类型休克亦有鉴别意义。心源性休克常出现 CI 下降、心脏前负荷增加;低血容量休克表现为心脏前负荷下降、CI 降低、SVRI 增加;过敏性休克时全身血管扩张而阻力降低、心脏前负荷下降、CI 减少;感染性休克按血流动力学可分为高心排低阻力型和低心排高阻力型休克。

【注意事项】

1. 穿刺过程要仔细认真,防止气胸,误伤血管致大出血等并发症。

2. 测定各种压力前要进行换能器校正零点,方法见中心静脉压测定部分。

3. 一些因素可影响 PCWP 值,应用需综合分析。例如,下列情况可使其高于 LVEDP:二尖瓣狭窄或左房黏液瘤梗阻左室流入道、肺静脉阻塞、肺泡内压增高(如正压通气、慢性阻塞性疾患、肺栓塞、肺纤维化)。应用呼气末正压患者如情况允许,可暂停呼气末正压再测 PCWP。左室壁硬化、主动脉瓣反流等可使 PCWP 低于 LVEDP。

4. 用注射液体测定 CO 时，所选液体温度必须小于患者体温 10℃以上，用 10ml 液体在 4s 内快速注毕为好，由同一医护人员实施能减少个体误差。

5. 导管维护导管肺动脉端平时需持续测压，以便及早发现导管是否移位；定期肝素液冲洗导管；插管处每日更换无菌敷料；尽量缩短导管留置时间，一般不超过 1 周。

【并发症及处理】

1. 心律失常　常因插管过程中刺激引起，可引起房性、室性心律失常，一般将导管退回即可消失，如果出现持续性心律失常，可采用相应的药物治疗。

2. 气囊破裂　常因导管多次使用、留置时间长或频繁地过量充气导致。发现气囊破裂需停止使用，存在右向左分流的患者，为防止发生气栓，最好用二氧化碳充气囊。

3. 肺梗死　常见原因为气囊破裂误注入过量空气、导管周围形成血栓脱落、气囊充气后未及时放气、导管尖端向远侧移位阻塞肺动脉分支等，严重时亦可造成肺动脉破裂大出血，操作过程必须防止上述情况发生。

4. 导管扭曲、缠结或折断　常因导管老化或插入过长、操作过猛或过快引起，因此，需选择质量良好的导管，操作轻柔，避免插入过长、过快，如发生扭曲，可在 X 线透视下细心旋转、送抽导管，使其松开。

5. 感染和静脉炎　因无菌技术不严格可造成局部或全身感染，故必须严格无菌操作，并酌情应用抗生素。导管放置时间过长、局部感染等可造成静脉炎和血栓形成，如果出现应立即拔管。

（张　晟）

16　中心静脉压测定

【概述】

CVP 是监测循环功能的指标之一，它指的是右心房及上、下腔静脉内的压力，正常值为 5~12cmH_2O。它是评估患者前负荷、心肌收缩前所承受的循环容量及所形成的压力指标。鉴于它能动态、迅速地反映回心血量与右心排血功能间的顺应性状态，其高低与静脉张力和体循环容量多少有关。

【适应证】

1. 需要动态监测、判断体循环容量负荷大小及右心室收缩功能的危重病症，以及重大手术围术期患者。如低血容量性休克时指导输液速度及输液量，鉴别低血容量性和心源性休克，血容量不足或肾衰竭引起的少尿等。

2. 研究某些药物对循环系统影响时采集资料。

【禁忌证】

检测 CVP 并无绝对的禁忌证。

相对禁忌证：①穿刺部位有感染；②凝血机制严重障碍；③穿刺静脉内已有血栓。

【操作方法】

（一）用品

深静脉穿刺包，中心静脉导管（单腔或双腔），穿刺针，导引钢丝，扩张管，倒“T”形测压管（垂直管带有刻度，横行管与垂直管间由三通开关连接），或压力换能器，延伸管，清洁盘，生理盐水 250ml，5ml 注射器，2% 普鲁卡因或利多卡因注射液。

（二）部位

一般选择上腔静脉系统，如颈内静脉、锁骨下静脉、颈外静脉、贵要静脉等，前两者多用。可采用静脉切开或穿刺插管两种方法，下以颈内静脉穿刺插管为例。

（三）穿刺操作

1. 患者仰卧位，头后仰，肩下可垫一小枕头使局部肌肉放松。

2. 多选择右侧穿刺，头转向左侧，找出胸锁乳突肌的锁骨头、胸骨头和锁骨所形成的三角区，该区顶部即为穿刺点。

3. 消毒颈部皮肤，铺消毒洞巾，穿刺点周围局部麻醉，穿刺点旁触及该侧颈总动脉搏动后，在其外方穿刺，进针方向与矢状面平行，与冠状面呈 30°，边进针边抽吸注射器。见有明显的静脉回血后，左手固定穿刺针，右手插入导引钢丝，然后拔出穿刺针，用尖刀切一小口，沿导引钢丝插入扩张导管，充分扩张皮下组织，退出扩张导管，将已用肝素生理盐水溶液，冲洗过的静脉导管在导引钢丝引导下插入静脉内，深度，成人一般不超过 15cm，回抽血液以检查导管是否通畅。

（四）中心静脉压测定

1. 可采用换能器、水压力计两种方法测压。

2. 换能器测压　将预充满肝素生理盐水溶液（5U/ml）的接头、三通开关及延伸管连接于换能器上，延伸管另一端接于静脉导管，调整换能器位置，与右心房中部处于同一水平面，将三通开关静脉导管端关闭，另一端通大气端，进行换能器校零。然后开通静脉导管端，记录仪上读出中心静脉压数值。

3. 水压力计测压。倒“T”形带有三通开关的测压管，调整、固定位置，使其零点与右心房中部处于同一水平。横行管一端连于静脉输液系统，另一端接延伸管，将管道系统内充满液体，并使垂直管的液面立于预计静脉压力之上，将延长管接于静脉导管，调节三通开关使之与垂直管相通，待液柱平面稳定后读数即中心静脉压。

【注意事项】

1. 操作必须严格无菌。

2. 穿刺一般不选择下腔静脉系统，因插管路径较长，且不易越过膈肌平面，故测得压力常受腹内压影响。

3. 插入导管最佳位置是其尖端在右心房上、下腔静脉入口处，避免硬质导管插入心房或心室内，以防心脏壁穿孔。

4. 每次测压前需校正零点，应与右心房中部同一水平面。其体表投射：仰卧位第 4 肋间腋中线处，侧卧位胸骨右缘第 4 肋间。

5. 保持静脉导管通畅，每次测压后均应冲洗导管，防倒流入导管血液凝集。

6. 导管留置时间一般不超过 1 周，如出现局部疼痛、红肿、发热等应立即拔除导管并送微生物学检查。

7. 在测压时，若出现压力突然升高并出现显著性的波动，表明导管前端可能进入右室，应将导管撤出少许再测压。

（王 虑）

17 体外膜氧合

【概述】

体外膜氧合（extracorporeal membrane oxygenation，ECMO），也称体外生命支持，是抢救危重症心肺衰竭的新技术，主要通过大静脉插管将患者的静脉血引向体外，经过膜肺进行充分地气体交换后，在通过动脉导管再输回体内的方法，可替代部分心肺功能，减轻心肺负担，让心肺充分休息，为治疗原发病赢得充分的时间。根据输回体内方式的不同，大致分为两种类型，将氧合的血重新输回主动脉，替代循环功能，为 VA-ECMO，而氧合的血回输到腔静脉，仅替代呼吸功能，称为 VV-ECMO。另外还有一种是心搏呼吸骤停，传统的心肺复苏效果不好自主循环无法恢复的患者，启动的体外心肺功能支持，称为 ECPR。

【适应证】

1. 循环支持适应证　急性心肌炎，急性心肌梗死导致的心源性休克、其他原因引起的可逆性心源性休克、急性肺栓塞、供体脏器支持。

2. 呼吸支持适应证　急性呼吸窘迫综合征（ARDS）、慢性阻塞性肺疾病（COPD）、肺水肿、病毒性肺炎，重症哮喘药物治疗失败等可逆性急性呼吸衰竭。

3. ECPR 的适应证

(1)年龄 18~75 周岁；高龄心搏骤停(cardiac arrest，CA)患者使用 ECPR 后出院率低于年轻患者，但高于经常规心肺复苏(conventional cardiopulmonary resuscitation，CCPR)治疗的患者。曾有学者报道 87 岁高龄 CA 患者经 ECPR 治疗存活，因此不能单纯因高龄排除患者实施 ECPR。

(2)CA 发生时有目击者，并有旁观者进行 CCPR，从患者 CA 到开始持续不间断高质量 CCPR 时间间隔不超过 15min。

(3)导致 CA 的病因为心源性、肺栓塞、严重低温、药物中毒、外伤、急性呼吸窘迫综合征等可逆病因。

(4)CCPR 进行 20min 无自主循环恢复(Return of spontaneous circulation，ROSC)、血流动力学不稳定或出现 ROSC 但自主心律不能维持；

(5)CA 患者作为器官捐献的供体或即将接受心脏移植。

【禁忌证】

1. 常规体外心肺支持的禁忌证

(1)终末期肿瘤患者。

(2)严重的出血性疾病。

(3)严重的神经系统并发症。

(4)严重免疫抑制状态。

(5)不可逆的多脏器功能衰竭。

(6)不能接受血制品患者。

(7)移植等待遥遥无期。

(8)高龄。

(9)明确诊断的主动脉夹层患者等。

2. ECPR 的禁忌证

(1)心脏骤停前意识状态严重受损。

(2)多脏器功能障碍。

(3)创伤性出血无法控制，如消化道大出血，活动性颅内出血。

(4)有明确的拒绝心肺复苏的意愿。

(5)左心室血栓。

(6)严重的主动脉瓣关闭不全。

3. ECPR 相对禁忌证

(1)主动脉夹层伴心包积液。

(2)严重的周围动脉疾病。

(3)严重脓毒症。

(4)心脏骤停时间已超过 60min。

【操作方法和注意事项】

(一) VA-ECMO

1. 向患者及家属说明体外循环支持必要性和可能发生的并发症,并征得家属签字同意。

2. 按外科手术常规,手术区域备皮。

3. 选择合适的管径的动静脉导管首先确定流量需求,儿童 75~120ml/(min·kg),成人 50~80ml/(min·kg),根据所需的流量选择合适管径的导管。

4. VA-ECMO 可以选择穿刺置管和切开置管,如果穿刺置管不顺利应及时改为切开置管,所以物品准备按照切开置管准备,主要包括超声机、用动静脉管各一根、下肢灌注导管一根,动静脉切开包一个,其中必需的器械包括刀片 ×1,甲状腺拉钩 ×2,乳突拉钩 ×2,撑开器 ×1,直角钳(米氏钳) ×1,无损伤镊(中) ×2,中小血管无损伤阻断钳(中) ×3,脑膜剪 ×1,文氏钳 ×6,持针器 ×1,精细持针器 ×1,直、弯及大小不同的血管钳各 2 把,1 号线、7 号线、5-0 线血管缝合线及纱布若干。

5. 垂危患者应做好急救准备。

6. VA-ECMO 上机指征①心脏指数 <2L/(m^2·min); ②代谢性酸中毒 BE> −5mmol; ③ MAP 成人 <60mmHg; ④少尿,尿量 <0.5ml/(kg·h); ⑤大量活性药效果不佳,难脱机者(基于确切手术); ⑥多巴胺或多巴酚丁胺 >20μg/(kg·min)或肾上腺素 0.2μg/(kg·min),心功能不改善。

7. 操作 VA-ECMO 置管较常规血管置管有一定的差异,需要术前的抗凝,而且动静脉管管径较粗,所以具有一定的风险,可能出现出血、血栓等严重并发症。临床根据患者的心肺功能情况,有不少单位为了更好地改善引流和心脏减负,改进了以往单纯的两大血管置管,如三大血管插管 VVA、VAV 等模式,本单元只介绍最简单的 VA-ECMO 的血管建立。置管方法包括经皮穿刺置管和切开置管,以下就简述两种置管方法的操作过程。

(1)经皮穿刺置管:选取常用插管部位,颈部的动静脉、股动静脉,插管前给予相应的镇静镇痛,局部给利多卡因局部麻醉,在给肝素 50~100U/kg 后,进行动静脉插管,管腔的选择根据治疗患者需要的最大流量,尽可能选择细的插管,可以在超声定位下进行插管,插管位置可以通过 X 线或者超声下确认。插管缝合好后,再固定管道,进行动脉置管的之前,如果选取股动脉留置动脉导管,可以先进行下肢灌注导管留置,后再进行动脉导管的留置。在置管的同时,台下护士进行预充管路,等台上管路置管完毕,台上下管路连接,转机开始,观察转速及流量。

(2) 切开置管：如果穿刺不顺利，在时间允许的情况下，可选择切开直视插管。一般选取同侧的股动静脉进行切开置管，常规的消毒、铺巾后，切开皮肤，皮下组织，暴露股动静脉，可以通过半切开和切开置管，并常规留置下肢灌注导管，在置管之前推注肝素 50~100U/kg，缝合切口，其余同经皮穿刺置管。

(二) VV-ECMO

1. 准备

(1) 向患者及家属说明体外循环支持必要性和可能发生的并发症，并征得家属签字同意。

(2) 按外科手术常规，必要的时候手术区域备皮。

(3) 选择合适的管径的动静脉导管：同 VA-ECMO。

(4) VV-ECMO 一般选择选择穿刺置管，很少需要切开置管，所以准备物品要比 VA-ECMO 少，主要包括超声机、用动静脉管各一根，动静脉穿刺套件各一套、静脉穿刺包一个，7 号线和无菌纱布若干。

(5) 垂危患者应做好急救准备。

(6) VV-ECMO 上机指征：肺氧合功能障碍。①高浓度氧疗下氧合指数 (PaO_2/FiO_2) <100；②肺泡动脉氧分压差 DA-aO_2>600mmHg；③机械通气 <7d；④pH<7.2；⑤机械通气出现气道压伤。

2. 操作　操作同 VA-ECMO 超声辅助下静脉穿刺置管。

3. 注意事项　VV-ECMO 两根导管都在静脉，如果位置靠得太近，可出现血液的再循环，表现为患者氧和差，膜肺膜前的氧分压高，可以通过拍片或者超声定位下调至管路的位置，减少血液的再循环。

(三) 术后处理

1. ECMO 的管理

(1) 抗凝：常规肝素持续泵入，监测 ACT 水平。建议维持水平：1.5 倍正常值水平，无活动性出血 160~200s，有活动性出血 130~160s，一般人肝素的参考起始剂量：10U/(kg·h)，APTT 也可以作为参考：50~65s，血小板计数 >80 × 10^9/L，辅助流量减低时，或者肉眼可见血栓，需将 ACT 维持在高限水平，高流量时，可将 ACT 维持在低限水平。

(2) 血流量管理：初期高流量灌注，改善氧债，尽量维持较低的 CVP，维持满意的 SvO_2，治疗中应注意，如果红细胞破坏增加，可能因为流量太大引起。如果流量显示不稳定，可能与体位、容量或者患者呛咳有关，静脉管抖动，需要考虑的因素包括：容量不足、插管位置不当、转速太高、管路扭曲、患者烦躁。如果管路不抖，而流量下降，可能考虑管路和膜肺的问题，可以通过监测跨膜压来判断，静脉压力：(−30~130mmHg)。

诊疗技术

(3)气流量管理：气流量的管理包括通气量和氧浓度。一般根据患者血气分析的结果进行调节，这里要注意的是如果调节通气量和浓度不能改善血气结果，需要考虑膜肺的问题。

(4)呼吸机的管理：总的原则是让心肺休息，避免肺塌陷，一般小潮气量，高PEEP的呼吸机参数。

2. 并发症的管理

(1)出血：主要包括创面出血、插管处出血、其他部位的出血，如气道、脑、消化道出血等。处理方法：纠正血小板减少、凝血因子缺乏、降低ACT，输注凝血因子、血小板、血浆、冷沉淀、人凝血酶源复合物、凝血因子Ⅶ等。DSA介入下止血，如果出血严重，必要时停机。

(2)下肢缺血：V-A模式下插管侧下肢的缺血，可以通过监测远端动脉压来帮助判断。处理方法：选择合适的股动脉插管，在能满足条件下的最细的管子，必要时建立侧支循环，切开置管常规留置灌注导管。

(3)溶血：静脉引流不通，负压过高，离心泵轴部血栓形成，膜肺的跨肺压增加，膜肺血栓形成。处理方法：合理抗凝，维持合适的容量，管路位置正确。

(4)感染：手术区无菌操作，术后伤口及时换药，并且早期合理使用抗生素。

【撤机】

撤除遵循“见好就收”的原则。

1. ECMO撤机

(1)肺恢复：肺部影像学明显改善，肺顺应性改善。

(2)心脏恢复：SvO_2上升，脉压增加，心电图正常。

(3)VV停止气流无明显氧合问题。

(4)VA流量 <10%CO，器官灌注能维持。

2. ECPR的撤机指征

(1)小剂量血管活性药物即可维持血流动力学稳定。

(2)无致命性心律失常。

(3)无酸碱失衡及电解质紊乱。

(4)辅助流量减少到正常心排血量的10%~20%。

(5)超声心动图显示左室射血分数 >40%。

（瞿金龙）

18 甲状腺细针穿刺活检

【概述】

甲状腺细针穿刺活检(fine needle aspiration biopsy，FNAB)是利用细针对

甲状腺结节进行穿刺，从中获取细胞成分，通过细胞学诊断对目标病灶性质进行判断，是一种简便、易行、准确性高的甲状腺细胞学检查。FNAB 可分为细针抽吸活检和无负压细针活检。目前两种方法均推荐超声引导下穿刺（US-FNAB），使穿刺目标更准确，提高取材成功率，同时有利于穿刺过程中对重要组织结构的保护和穿刺后判断有无血肿。

【适应证】

1. 直径 >1cm 的甲状腺结节，超声检查有恶性征象者。

2. 直径≤ 1cm 的甲状腺结节，存在以下情况之一：超声提示甲状腺结节有恶性征象，颈部淋巴结异常，童年期有颈部放射线照射史或辐射污染接触史，有甲状腺癌家族史或甲状腺癌综合征病史，^{18}F-FDG 显像阳性，伴血清降钙素水平异常升高。

【禁忌证】

1. 具有出血倾向，出、凝血时间显著延长，凝血酶原活动度明显减低。

2. 穿刺针途径可能损伤邻近重要器官。

3. 长期服用抗凝药。

4. 频繁咳嗽、吞咽等难以配合者。

5. 拒绝有创检查者。

6. 穿刺部位感染，需处理后方可穿刺。

7. 女性行经期为相对禁忌证。

【穿刺前准备】

同一般的有创检查前准备工作：询问病史、评估全身状态；患者需家属陪同；交代穿刺操作风险和注意事项，签署知情同意书，尤其向患者及家属告知穿刺活检技术的一些固有缺陷，如穿刺活检属诊断性技术不具有治疗作用、穿刺标本存在取材不足或无法诊断可能、穿刺结果假阳性和假阴性率及原因、重复穿刺的可能性等，获得患者的理解。

【操作方法】

1. 核对患者信息，核对结节信息。

2. 患者仰卧位，颈部垫高过伸位。

3. 颈部常规消毒，铺无菌洞巾。

4. 定位结节，设计穿刺路径（如超声引导下穿刺超声探头无菌处理后进行超声定位）。

5. 穿刺点进针，在结节内重复提插穿刺针数次完成取材。

6. 标本立即涂片、固定；观察标本是否满足细胞学诊断要求。

7. 根据需要重复穿刺步骤，通常每个结节穿刺 2~3 次。

8. 穿刺完毕，观察区留置观察 20~30min，穿刺点适度压迫止血 20~30min，向患者交代穿刺后注意事项。

【穿刺并发症及处理】

1. 出血　细针穿刺发生率较低，出血多发生在腺体表面，极少在腺内或囊内；穿刺时伤及皮下血管极少数可引起皮肤瘀斑。出血原因可能为反复穿刺针道渗血或误穿血管，穿刺进针时应注意避开血管。通常局部压迫可阻止出血进一步发展。出血控制后，酌情加压包扎、冰敷防止再次出血。

2. 疼痛　部分患者有轻微痛感或放射痛，多可耐受，穿刺后多逐渐消失。患者持续疼痛可口服止疼药对症处理。

3. 穿刺后注意事项　完成穿刺后需向患者详细交代注意事项：局部压迫预防出血；禁止颈部剧烈活动；当出现颈部肿胀、疼痛加剧、呼吸困难时应及时就医。

（陈海燕）

19　甲状腺粗针穿刺活检

【概述】

粗针是指外径 1.0mm 及以上的针，主要为 Silverman 针和 Tru-cut 针。粗针能获取组织学标本，与细针穿刺有互补性，有利于特殊病例的诊断。例如，能进行免疫组化染色，有助于恶性淋巴瘤、髓样癌等肿瘤的诊断。由于粗针活检能从滤泡胞膜上取材可识别病变的包膜或血管侵犯，因此对滤泡性癌的诊断有一定实用价值。因此，甲状腺粗针穿刺活检（core-needle biopsy，CNB）适用于临床上怀疑非甲状来源的恶性肿瘤或甲状腺内弥漫性浸润性病变，并且对于那些生长迅速、症状明显以及射频消融治疗后有临床表现的结节较细针穿刺更有优势。

【适应证】

1. 临床怀疑甲状腺肿瘤或甲状腺占位性病变的患者。

2. 临床怀疑慢性甲状腺炎的患者。

3. 甲状腺囊肿的患者。

【禁忌证】

有严重心脏疾患、出血倾向、明确的甲状腺功能亢进症等。

【操作方法】

患者取坐位或仰卧位，取仰卧位时患者肩枕枕头，颈前伸，头后仰，充分暴露颈部，显露穿刺部位，常规消毒、铺巾，局麻后，在穿刺部位做一 2mm 的横切口，将 Silverman 针由切口处刺入甲状腺内，建议在 B 超引导下穿刺，拔出针芯，推进套管至针芯端，顺时针旋转后拔出穿刺针，局部加压 5~10min，外敷无菌纱布，取出叶片针芯内条索状组织，置于 10% 甲醛溶液瓶中。

超声引导穿刺是目前建议的穿刺方式，超声检查可以选择最短和最安全的路径进针，穿刺针能反射超声，故超声检查能全程清晰监视穿刺的进针过程。但应注意，显示屏幕上显示的只是在扫描切面内的针体，穿刺针不在超声扫查平面内的部分在图像上无法显示。应尽可能确认实际针尖的位置。一般超声仪均有配套的穿刺引导架，以保持穿刺针总是在超声扫查切面内。当针准确定位后，探头可撤离。穿刺积液较穿刺实性组织容易。在实质性组织中有时只有在穿刺移动针的时候才可确认。应尽可能从囊肿中央抽吸液体，但肿瘤中央的坏死区应避免。超声引导穿刺应在严格无菌的条件下进行。

【注意事项】

1. 检查前常规测定出血时间、凝血时间、血小板计数等。

2. 血肿形成与穿刺针的粗细关系不大，主要是由于穿刺后局部压迫不当所致，一般至少压迫 5min 可避免。

3. 肿瘤扩散或种植极罕见。

4. 粗针穿刺活检诊断率高，但有损伤喉返神经及气管的可能，应注意避免。

5. 对活检结果不能肯定是良性的病变应诊断为可疑，除非临床上有手术指征，对轻度可疑者进行随访。对可疑的病变有必要报告其可疑的程度。中到重度可疑者建议手术治疗。

（陈海燕）

20 经皮甲状腺内注射术

【概述】

经皮甲状腺内注射术，包括甲状腺局部注射疗法、甲状腺结节的经皮无水乙醇消融治疗等。现主要介绍甲状腺局部注射疗法。

甲状腺局部注射是主要利用糖皮质激素等药物在甲状腺局部的高浓度状态，通过直接接触和缓慢浸润作用，来稳定腺体细胞膜结构、抑制炎症及减轻免疫反应。目前可用于治疗毒性弥漫性甲状腺肿（Graves 病）、慢性淋巴细胞性甲状腺炎、亚急性甲状腺炎等疾病，有较好疗效。

【适应证】

主要适用于毒性弥漫性甲状腺肿（Graves 病）、慢性淋巴细胞性甲状腺炎、亚急性甲状腺炎等。

【操作方法】

1. 术前应选择好合适的患者，说明检查的必要性和注意问题，征得患者的同意和合作。

2. 患者取仰卧位，将枕头放在患者的肩背下，头轻度后仰，充分暴露甲状腺。

3. 在操作前检查患者的甲状腺，确定注射的部位，在超声引导下或在直视下触及甲状腺最宽大处，随后消毒颈部皮肤，于气管旁垂直或斜行进针，达甲状腺中央部位后回抽无血时多方向缓慢注入药物。

4. 拔针后局部压迫 5~15min，以防止出血。为防止疼痛，可加少许利多卡因。

【并发症及不良反应】

局部注射治疗操作简便，创伤性小，并发症少见。最常见的不良发育是注射部位酸胀感或疼痛，可自行缓解，无须特殊处理。激素类药物局部注射常见的不良反应主要是兴奋难以入睡，未出现严重皮疹、白细胞减少、肝损害等严重不良反应。局部应用药物较全身应用副作用明显减少。

【注意事项】

1. 注射时注意不要进针过深或过浅，避开周围血管和气管，避免将药物注入气管。建议全程超声引导下治疗，确保进针在甲状腺组织内。如进针不慎穿刺到血管，应立即将针拔出，局部按压防止局部出血。如不慎穿刺到气管引起患者咳嗽，应立即停止治疗，迅速拔针，压迫止血，嘱咐患者不要紧张，休息片刻可好转。

2. 拔针后要压迫止血，才允许患者离开。

3. 治疗过程中，嘱患者避免出现吞咽动作，以免针头滑动刺伤血管和气管。如患者出现吞咽动作时必须停止操作，等患者吞咽完后，再行操作。

4. 注射部位疼痛和/或触痛是最常见的副作用，疼痛多在 3d 之内完全消失。

（陈海燕）

21 经皮肾穿刺活检术

【概述】

获得肾脏活体组织的较常用方法为肾脏穿刺活检技术。即用特殊的穿刺装置，在影像学（通常为 B 超）的帮助下，从肾脏取出少量肾组织，供病理学检查和研究，这个过程称肾穿刺活检术。本术应由从事肾内科的专业医师操作。

【适应证】

原发性肾小球疾病，风湿性疾病所致的肾病，原因不明的急性肾衰竭，原因不明的肾移植后肾功能减退，某些遗传性肾病和糖尿病肾病。

【禁忌证】

明显的出血倾向不能纠正，重度高血压不能纠正，孤立肾，肾血管瘤，严重精神疾病不能配合，肾脏活动性感染，肾脏已小的慢性肾衰竭。

【用品】

1. 负压抽吸法　肾穿刺针（长 12~15cm，管内径 1.5mm）、腰穿针（长 10cm）、无齿镊、无菌手术刀、不锈钢尺（长 15cm）、50ml 注射针筒、10ml 注射针筒各 1 个、弯盘 2 只（盛生理盐水用），20ml 小药杯（盛麻醉药用）1 只，20cm 长、内径 0.35cm 硅橡胶管一根，金属接头 2 枚（通过硅橡胶管连接注射器嘴及穿刺针嘴），小阻铁、洞巾各 1 块，纱布若干，以上为肾穿刺包内容物，高压消毒后备用。250ml 无菌生理盐水 1 瓶，1% 普鲁卡因或利多卡因 20ml，甲紫溶液 1 瓶，标本瓶 2~3 只，固定液（10% 甲醛溶液及戊二醛），冰桶一只（放冰冻切片标本），沙袋 1 只。

2. Tru-Cut 针切割法　Tru-Cut 肾穿刺针（长 15~20cm，内芯直径 1.2~1.5mm，外套针直径 1.6~2.0mm，切割槽长 2cm）。

3. 穿刺枪自动切割法或抽吸法　穿刺枪一把，所用的针直径同上，长度须与穿刺枪配套。B 超引导法需要 B 型超声波探查仪和定向引导探头。

【操作方法】

1. 术前检查患者的出血时间、凝血时间、凝血酶原时间、血小板计数，以上项目异常者应纠正后再行本术。测量血压，血压过高者应推迟进行。作血型及交叉试验并备血。

2. 定位可采用静脉尿路造影定位法和 B 超显像定位法。目前常用的是 B 超定位法。肾穿刺点一般选在右肾下极，该点约相当于第二、三腰椎之间的水平，距脊柱中线 6~6.5cm。操作时须根据腹部平片上肾的实际位置或用 B 超定位后再调整。

3. 患者俯卧在硬板床，沙袋置于腹部下方。术者及助手穿戴好清洁的工作服、帽子、口罩及消毒手套。常规消毒皮肤，铺好洞巾，局部麻醉。在穿刺点处以手术尖刀刺开皮肤约 0.2cm，以利穿刺针刺入。

4. 先用长 10cm 的腰穿针自穿刺点垂直向下刺入，此时宜令患者屏住呼吸以免针尖划伤肾脏，针体徐徐进入，到达肾脏时有实物感，拔出针后用尺测量自皮肤表面到肾脏表面的深度；或者根据 B 超测量的皮、肾距离确定进针深度。

5. 参考以上了解到的肾脏深度，用肾穿刺针自穿刺点垂直向下进针，或者在 B 超引导直视下进针；深度接近肾脏表面时暂停进针，此时应避免用手过紧地固定针尾，以免肾脏在呼吸运动上下活动时被穿刺针损伤。拔除针芯，放入小阻铁，以硅胶管与已含有 15ml 生理盐水的 50ml 注射针筒相连。

6. 嘱患者吸气后屏息①抽吸法：助手抽吸50ml空针使产生负压，术者快速将肾穿刺针垂直向下进针3~4cm，并快速拔出穿刺针，进出针时间极短，约为0.25s。②手动切割法：术者单人操作，肾穿刺针进入肾包膜下，将内芯进入肾脏2cm，快速送入外套针，并迅速拔出穿刺针。如采用穿刺枪，则将穿刺针进入到肾包膜下，按下按钮自动切割取材。

7. 用生理盐水将穿刺针内的肾组织冲出，存放在盛有生理盐水的弯盘中。将肾组织块切成2~3份，按不同需要固定或不固定，分送光学显微镜、免疫荧光及电子显微镜检查。

【术后处理】

术毕压迫止血15min。绝对制动平卧4~6h，密切观察患者的一般状况和主诉，至少测量3次血压脉搏并记录。如病情允许，应鼓励患者多饮水，多排尿。留尿标本监测尿色及红细胞的变化。4~6h后，如没有并发症出现，可在床上活动四肢及侧身平卧，24h后可下床活动，但应嘱咐患者不要进行剧烈的活动。

【并发症】

常见并发症包括血尿、肾周血肿、感染、误伤其他脏器等。

（吴 俊）

22 腹膜透析

【概述】

腹膜透析（peritoneal dialysis，PD）是采用人体自身腹膜作为半透膜，腹腔作为交换空间，通过弥散和对流原理，规律、定时向腹腔内注入透析液，并将废液排出体外，以清除体内多余水分、代谢产物和毒素的一种肾脏替代治疗方式。腹膜透析具有保护残余肾功能、对血流动力学影响小及患者生活质量更高等优势，且简便易行、患者可以实现居家治疗，节约了大量的医疗资源，因而日益受到重视和推广。

腹腔由脏、壁两层腹膜组成，总面积为1~2m^2，腹膜是一层生物半透膜，毛细血管丰富，具有渗透作用和弥散作用，灌入腹腔的透析液与毛细血管内的血流经腹膜进行溶质和水分的交换与转运。溶质通过弥散、对流两种方式转运，水分依靠透析液与血液渗透压差进行超滤。

【适应证】

1. 各种原因所致的需要肾脏替代治疗的急性肾损伤。
2. 各种原因引起的需要肾脏替代治疗的终末期肾病。
3. 某些药物或毒物中毒。

4. 充血性心力衰竭、坏死性胰腺炎、肝性脑病、高胆红素血症、经腹腔给药和营养支持等。

【禁忌证】

(一) 绝对禁忌证

1. 慢性持续性或反复发作性腹腔感染或腹腔内肿瘤广泛腹膜转移导致者。
2. 严重的皮肤病、腹壁广泛感染或烧伤患者。
3. 难以纠正的腹腔问题,如外科难以修补的疝、严重腹膜缺损等。
4. 精神障碍又无合适助手的患者。

(二) 相对禁忌证

1. 腹腔内有新鲜异物或腹部大手术 3d 内。
2. 腹腔有局限性炎性病灶。
3. 严重的椎间盘疾病或严重肺部疾患。
4. 腹腔脏器有严重损伤或广泛粘连者。

【操作方法】

(一) 腹透管置入术

目前腹透管一般选用 Tenckhoff 双涤纶套硅胶管,采用手术切开法、经皮穿刺法或腹腔镜置管法将腹透管放入腹腔,导管末端位于直肠膀胱陷窝或直肠子宫陷窝。常规手术后 14d 伤口愈合后开始腹膜透析,而紧急情况可以术后立即开始腹膜透析治疗。

(二) 透析模式

目前常规使用的腹膜透析主要分为手工更换或机器更换腹透液的两种方式,包括持续非卧床腹膜透析(continuous ambulatory peritoneal dialysis, CAPD)、间歇性腹膜透析(intermittent peritoneal dialysis, IPD)、潮式腹膜透析(tidal peritoneal dialysis, TPD)、自动化腹膜透析(automated peritoneal dialysis, APD)等。目前临床通常采用以下两种透析模式:

1. 持续非卧床腹膜透析 每天 24h 持续进行腹透液灌入 - 留置 - 排出 - 灌入的循环 3~5 次,每次使用透析液 1.5~2L。每袋透析液白天在腹腔内留置 4~6h,晚上留置 10~12h。

2. 自动腹膜透析 借助机器(自动腹透机)睡前将腹透液灌入腹腔,此后机器自动进行多次腹透液灌入 - 留置 - 排出 - 灌入的循环,液体交换连续进行 8~10h,总量达 24~36L,晨间排卸下机器,白天空腹或根据患者情况持续留腹。APD 在夜间开展治疗,因此更有利于患者回归社会,提高生活质量。

(三) 腹透管理和评估

为保证透析治疗,患者需要定期进行随访,并对腹膜透析充分性和腹膜功能进行评估。

【常见并发症及处理】

1. 腹膜透析相关性腹膜炎

(1)诊断：①腹痛、发热、恶心等症状，伴透析液混浊；②腹透液白细胞计数 $\geq 10 \times 10^9/L$，中性粒细胞占比 50%；③细菌或真菌培养阳性。

(2)处理：立即留取浑浊的腹透液进行腹透液细胞分类计数、涂片及病原学培养。连续冲洗腹腔至腹透液转清，然后每袋腹透液中加入抗生素。经验性药物选择应联合使用覆盖革兰氏阳性菌和阴性菌的抗生素(如白天每袋腹透液中加入头孢拉定 1.0g，夜间留腹腹透液中加入头孢他啶 1.0g)，待有细菌培养结果后再调整抗生素种类。抗感染治疗一般采用腹腔给药，如患者全身症状严重可采用全身给药，抗感染治疗疗程根据病原菌 2~4 周。特殊病原菌如真菌感染，一旦确诊应立即拔除腹透管。

2. 导管功能不良　表现为腹透液灌入和 / 或引流不畅。多为导管尖端移位(表现为引流不畅)或大网膜包裹、蛋白堵塞(腹透液进出均不通畅)。应鼓励患者多运动、保持排便通畅，如保守治疗无效而影响透析质量则需要手术干预。

3. 疝或渗漏　由于患者腹腔压力上升，腹壁薄弱或严重营养不良患者可发生疝或腹透液渗漏。轻者可通过减少灌注量、平卧位透析、APD 或暂停腹透等方式保守治疗，严重者则需要手术修补，甚至改为血液透析治疗。

(李 林)

23 血液透析

【概述】

血液透析(hemodialysis，HD)是将血液通过透析膜与透析液进行弥散交换和对流，清除体内的代谢废物或毒物以及过多的水分，纠正电解质和酸碱失衡。

【适应证】

1. 终末期肾病(ESRD)当肾小球滤过率(eGFR)<10ml/(min· 1.73m^2)左右可开始血液透析，糖尿病患者宜适当提前。

2. 急性肾损伤。

3. 可透析的毒物或药物中毒，内科保守治疗效果不佳者。

4. 内科保守治疗难以纠正的严重水、电解质和酸碱平衡紊乱。

【禁忌证】

目前，随着技术的发展，多数学者认为血液透析无绝对禁忌证，但如患者存在下列情况，应慎重考虑血液透析治疗。

1. 休克或收缩压低于 80mmHg，药物难以纠正。

2. 严重出血或出血倾向。

3. 心血管功能不能耐受体外循环者。

4. 精神不合作、不同意血液透析。

【技术操作】

1. 术前准备

(1)水处理设备和血液透析机。

(2)透析器、透析血路管和血管穿刺针或深静脉留置导管。

(3)浓缩透析液、生理盐水和抗凝药物。

(4)无菌操作用品。

2. 建立血管通路 动静脉内瘘是血液透析患者最理想的永久性血管通路,包括自体血管和人造血管。经皮深静脉置管是建立血管通路的另一途径,分为无隧道无涤纶套导管(或称临时导管)和带隧道带涤纶套导管(或称长期导管)。深静脉置管可选择颈内静脉、股静脉或锁骨下静脉。

3. 准备 打开水处理机和血液透析机,连接浓缩透析液。将动静脉血路管和透析器安装到血透机上并用 1 000ml 以上生理盐水冲洗,最后 200ml 生理盐水加 1 250U 肝素循环。

4. 抗凝 常用抗凝剂为肝素或低分子肝素。存在活动性出血或明显出血倾向时,可选用局部肝素化、局部枸橼酸、阿加曲班或无抗凝剂方式透析。

5. 血液透析处方 首次透析或较长时间未透析者透析时间为 2~3h,血流量为体重(kg)的 3 倍左右(通常为 150~180ml/min);以后透析时间逐渐增加至 4~6h,血流量逐渐增加至体重(kg)的 4 倍左右(通常 >200ml/min)。超滤量根据病情需要而定,一般超滤率不超过 1.0kg/h。

【急性并发症及处理】

1. 首次使用综合征 通常分为 A 型(变态反应型)和 B 型(非特异型)。A 型常发生在透析开始后最初几分钟,轻者表现为瘙痒、荨麻疹、腹部绞痛等,重者呼吸困难、窒息和濒死感,甚至造成死亡。B 型常发生于透析开始后 20~30min,主要表现为胸痛和背痛。A 型应立即停止透析,不回输透析器和管路内血液,同时按抗变态反应处理;B 型主要是支持治疗,可继续透析。

2. 失衡综合征 发生于透析中或透析后不久的一组以神经系统症状为主的综合征,轻者头痛、呕吐、肌肉痉挛,重者可发生定向障碍、癫痫和昏迷。主要原因是由于血液中溶质快速清除导致血 - 脑屏障两侧渗透压失衡,引起颅内高压。轻者对症治疗,减慢血流速度,可考虑提前结束透析,可予高渗盐水或高糖注射缓解症状。

3. 低血压 多由有效血容量减少过多或过快、自主神经功能紊乱或心血管功能不良失代偿所致。将患者取头低仰卧位，停止超滤，快速补充生理盐水 100~200ml 多可迅速纠正容量不足的低血压，严重者需使用升压药，停止透析。

4. 发热和寒战　包括感染性发热和非感染性发热。感染性发热系由留置导管或患者本身感染灶存在所致，偶由透析器具或透析液被病原体污染引起。非感染性发热是由于消毒液或变性蛋白残留等引起的致热源反应。感染性发热应抗感染治疗；非感染发热可予糖皮质激素或抗过敏药物治疗。

5. 空气栓塞　是血液透析中潜在的严重并发症。多因泵管破裂、透析过程中输液不慎、透析结束时回血不慎等导致空气注入所致。患者有呛咳、胸闷胸痛、发绀、呼吸困难等表现，严重者可造成死亡。处理应立即夹闭静脉管路并停止血泵，将患者置头低足高左侧卧位，吸纯氧，禁忌心脏按压，有条件时行高压氧治疗。

6. 急性溶血　透析液异常或透析管路消毒剂残留所致。患者头痛、腰痛、血压下降、烦躁等，应立即停止透析，体外循环血液不回输体内，输新鲜血液，补充碳酸氢钠，留院观察治疗。

（汤晓静）

24　连续性肾脏替代治疗

【概述】

连续性肾脏替代治疗（continuous renal replacement therapy，CRRT）是指所有连续、缓慢清除水分和溶质的血液净化方式的总称，治疗时间为每天 24h 或接近 24h。CRRT 治疗模式多样，主要通过弥散、对流及吸附三种方式清除体内溶质及水分，常规治疗模式包括缓慢连续单纯超滤（SCUF）、连续性静脉 - 静脉血液滤过（CVVH）、连续性静脉 - 静脉血液透析（CVVHD）、连续性静脉 - 静脉血液透析滤过（CVVHDF）等。

【适应证】

CRRT 的适应证主要有两大类人群：一是重症患者并发肾功能损害；二是非肾脏疾病的重症状态，主要用于器官功能支持、稳定内环境、免疫调节等。

1. 重症急性肾损伤和慢性肾衰竭合并严重电解质紊乱、酸碱代谢失衡、急性肺水肿、尿毒症脑病、心力衰竭和血流动力学不稳定者。

2. 非肾脏疾病包括多器官功能障碍综合征（MODS）、脓毒血症或败血症休克、ARDS、挤压综合征、乳酸酸中毒、急性重症胰腺炎、心肺体外循环手术、慢性心力衰竭、肝性脑病、药物或毒物中毒、严重液体潴留、需要大量补液、严重电解质和酸碱代谢紊乱、肿瘤溶解综合征和过高热等。

【禁忌证】

CRRT 无绝对禁忌证，相对禁忌证包括严重低血压无法维持体外循环、严重凝血功能障碍和严重活动性出血。

【操作方法】

(一) 血管通路

由于 CRRT 治疗时间较长，建议采用血液透析双腔导管作为血管通路。

1. 临时导管首选右侧颈内静脉，其次是股静脉、左侧颈内静脉、锁骨下静脉。

2. 带涤纶套长期留置导管若预计治疗时间超过 3 周，首选右颈内静脉带涤纶套长期留置导管。

(二) 治疗模式

1. CVVH　是目前常用的 CRRT 治疗模式，通过超滤清除水分并通过对流清除中、小分子溶质。血流量通常设置为 100~300ml/h，置换液的输注速度通常为 20~25ml/(kg·h)，可通过前稀释、后稀释及前后混合稀释的方式进行输注。

2. CVVHD　主要通过弥散的原理清除溶质，也存在少量对流，对中大分子的清除能力欠佳。适用于高分解代谢的肾功能衰竭的患者。

3. CVVHDF　CVVH 和 CVVHD 的组合治疗方式，通过对流和弥散清除溶质，在一定程度上兼顾了对不同大小分子溶质的清除能力。

4. SCUF　以超滤水分为主，不需要补充置换液和透析液，对溶质几乎无清除能力。血流量通常设置为 50~200ml/min，超滤量据病情需要调节，一般为 100~300ml/h。常用于水负荷过重的心力衰竭、肾病综合征及肝硬化患者。

(三) 治疗剂量

一般推荐治疗剂量为 20~25ml/(kg·h)，若治疗时间未达到每天 24h，可根据具体情况适当增加单位时间的治疗剂量。此外，前稀释的治疗效率低于后稀释，所以采用前稀释的治疗模式时，治疗剂量需增加 5%~10%。

(四) 抗凝方法

常用抗凝药物包括肝素、低分子肝素、枸橼酸、阿加曲班等。无出血倾向的患者常用肝素，将肝素配成每毫升 125U(1mg) 的浓度，首次量予 30U/kg，维持量予 5~10U/(kg·h)。根据患者凝血状态调节以后的肝素量，使 APTT 延长 1.5~2.0 倍。对有出血倾向的患者可采用枸橼酸钠局部抗凝、体外肝素化法和无肝素抗凝法等。

(五) 监护

1. 记录置换液或透析液的输入量及其排出量，计算净超滤量，再考虑患者全身的出入量，随时调节液体的平衡。

2. 监测患者的电解质浓度，定期补充由超滤液或透析液中丢失的电解质。

3. 避免管道受压、扭曲，经常观察体外循环管道的温度和血液颜色，必要时调节抗凝剂用量。

4. 监测患者凝血功能，检查抗凝剂用量是否正确，观察有否出、凝血表现。

【注意事项】

1. 连接体外循环、更换滤器或从体外循环抽血、输液时，应注意防止空气进入血中。

2. 留置导管不必定期更换，但穿刺部位应每日换药，避免感染。

3. 患者治疗药物可能有部分通过滤器排出，应注意调节药物用量。

4. 治疗时间可维持至患者病情缓解为止，滤器和血液管路应定期更换，通常 1~2d 更换一次。

（汤晓静）

25　血液灌流

【概述】

血液灌流（hemoperfusion，HP）是将患者的血液引入体外并经过血液灌注器，通过具有广谱解毒效应的吸附剂，清除体内有害的代谢产物或外源性毒物，达到血液净化的一种治疗方法。常用的吸附材料有活性炭、树脂等。

【适应证】

1. 药物或毒物中毒，如催眠药、解热镇痛药、抗抑郁药、部分心血管类药和抗菌、抗癌药、茶碱类、醇类、毒蕈、百草枯、重铬酸钾、有机磷、有机氯类。

2. 尿毒症神经系统病变、肾性骨病、心包炎、高凝血症。

3. 肝性脑病。

4. 肝肾综合征。

5. 免疫性疾病。

6. 与肿瘤化疗的联合应用，减轻化疗药物副作用。

7. 感染性疾病，清除各种细胞因子及内毒素。

8. 其他　包括银屑病、甲状腺危象、精神病、支气管哮喘等。

【操作方法】

（一）血管通路

血液灌流通常采用临时血管通路，首选中心静脉留置导管，方法简便、迅速，抢救及时。也有采用桡动脉 - 贵要静脉、足背动脉 - 大隐静脉穿刺。HD/HP 联合治疗尿毒症患者，一般采用内瘘。

(二) 准备

灌流器垂直放置固定在支架上,将动静脉血路管与灌流器连接,血液入口在灌流器底部。首先用5%葡萄糖溶液预冲管路,之后再用生理盐水冲洗灌流器,最后再灌入肝素盐水,关闭血泵备用。

(三) 参数设置

1. 抗凝　常用肝素抗凝,其用量约为常规血液透析的2倍,使ACT维持在180~220s(正常值的1.5~2倍)。

2. 血流量　100~200ml/min。

3. 时间及间隔　通常一次灌流2~3h,若有必要继续治疗,可在2h后换用第二个灌流器,第一次灌流时间不得超过6h。可在数小时或一天后,再次作血液灌流治疗,一般经过2~3次治疗,药物或毒物即可全部清除。

【监护及并发症处理】

1. 密切观察患者血压、心率及呼吸的变化。如果发现血压下降,应立即减慢血流速度,将患者保持头低脚高位,扩充血容量,必要时用升压药物。

2. 应注意观察是否有血流量不足和灌流器凝血。必要时增加肝素用量或更换灌流器。

3. 血液灌注治疗前后应检测白细胞及血小板,血液灌注治疗后出现寒战、发热、粒细胞及血小板下降,均提示吸附剂生物相容性差,可给地塞米松治疗,不宜中断治疗。如有胸闷、呼吸困难,应考虑到是否有炭颗粒栓塞的可能。

（汤晓静）

26　血浆置换

【概述】

血浆置换(plasma exchange,PE)为一种常用的血液净化方法。通过去除致病血浆或选择性去除血浆中大分子致病物质(如自身抗体、免疫复合物、冷球蛋白、骨髓瘤轻链、脂蛋白等),然后将净化后的血浆、细胞成分以及所需补充的白蛋白、新鲜血浆及置换液输回体内。

【适应证】

1. 作为首选治疗手段　冷球蛋白血症,抗肾小球基底膜病,吉兰-巴雷综合征,高黏滞综合征,微血管病性血小板减少症(TTP/HUS),纯合子型家族性高胆固醇血症,重症肌无力危象,药物过量(如洋地黄过量),与蛋白结合的毒物中毒(如除草剂、毒蕈中毒),自身免疫性血友病甲,新生儿溶血。

2. 作为辅助治疗手段　急进性肾小球肾炎,抗中性粒细胞胞质抗体阳性的系统性血管炎,累及肾脏的多发性骨髓瘤,累及肾脏的轻链病,系统性红斑狼疮(尤其是狼疮性脑病),抗 HLA 抗体阳性的受者肾移植前准备。

【方法】

(一) 血浆分离设备

血浆分离器分为离心式血浆分离器和膜式血浆分离器。早期常用封闭的离心式血浆分离器进行血浆分离,目前多采用膜式分离法进行血浆置换治疗。

1. 离心式　根据血液的各种成分密度不同,比重不一,经离心作用后将血浆和各种血细胞分层并分离,去除病理性成分,还输其他成分。离心式血液成分分离机又分为间断流动离心式和连续流动离心式两种。间断流动离心式分离机是一次把需要去除的血量引入杯内进行离心分离,移出需要除去的血液成分,其余的血液成分再经原路还输给患者。待还输完毕后,再进行下一个循环的分离和去除。连续流动离心式分离机是在机器不断运转过程中,血液从患者一侧肘部静脉采出,通过离心进行分离和去除,其余成分从另一侧肘部静脉还输给患者。

2. 膜式　血浆分离器是用高分子聚合物制成的空心纤维型或平板型滤器,滤过膜孔径为 0.2~0.6μm,该孔可允许血浆滤过,但能阻挡住所有细胞成分。当血液流入血浆分离器时,在一定的膜压下,只允许血浆从膜中透过,由导管排出,而细胞成分则被阻挡于分离器内,从另一导管排出,与置换液混合后还输给患者。

(二) 治疗方式

血浆置换方法分为单重血浆置换和双重血浆置换(double filtration plasmapheresis, DFPP)。

1. 单重血浆置换　利用离心式或模式血浆分离技术分离,并弃掉含致病物质的血浆,同时补充同等体积的人血白蛋白、新鲜冰冻血浆、晶体等置换液。

2. 双重血浆置换　将膜式血浆分离器分离出来的血浆再通过膜孔径更小的二级膜(血浆成分分离器),将患者血浆中相对分子质量大于白蛋白的免疫球蛋白、脂蛋白等致病因子相对选择性去除,并将含有白蛋白、凝血因子等血浆成分回输至体内。这种方法的优点是可以明显减少丢弃的血浆量,还可以控制血浆蛋白的去除范围。

(三) 治疗剂量

应根据患者病情轻重及被清除成分重新出现的速度作出安排。单次置换剂量以患者血浆容量的 1~1.5 倍为宜,约 50mg/kg。置换频度是间隔 1~2d,连续 3~5 次。置换液选用新鲜冰冻血浆或白蛋白及其他胶体、晶体溶液。

(四) 抗凝方法

膜式血浆分离常用肝素或低分子肝素抗凝。由于血浆置换会丢失部分肝素，因此抗凝药物用量约为常规血液透析的2倍，使ACT维持在180~220s（正常值的1.5~2倍）的理想水平。对于无出血倾向的患者，推荐肝素首次剂量为30~60U/kg，维持剂量为1 000~2 000U/h。离心式血浆分离需要持续输注枸橼酸抗凝。

【注意事项】

1. 术前、术后应检测有关疾病的实验室指标及血常规、凝血功能、血浆蛋白、电解质等以作疗效评价。

2. 治疗中应有专职人员监护，并备有急救药物和器材。术中严密观察患者血压、心率等生命指征。

3. 置换液的选用应根据疾病而定。

（汤晓静）

27 免疫吸附

【概述】

免疫吸附（immunoadsorption，IA）治疗是将高度特异性抗原或抗体或有特定物理化学亲和力的物质与吸附材料结合，制成吸附剂，当全血或血浆通过这种吸附剂时，即可选择性或特异地吸附清除体内相应的致病因子，达到净化血液的目的。

【适应证】

免疫吸附主要用于清除体内某些特定的物质，清除对象依赖于吸附剂的特性。

1. 肾脏疾病　肾小球肾炎和血管炎，包括抗肾小球基底膜病、新月体肾炎、局灶节段性肾小球硬化、抗中性粒细胞胞质抗体相关性血管炎、Goodpasture综合征；多种自身免疫性疾病，包括系统性红斑狼疮、自身免疫性肝病、类风湿关节炎、结节性多动脉炎等。

2. 肝衰竭　重症肝炎、严重肝衰竭尤其合并高胆红素血症患者。

3. 抗移植排斥反应　移植排斥反应、群体反应抗体升高、移植后超敏反应等。

4. 血液系统疾病　免疫性溶血性贫血、特发性血小板减少性紫癜、血友病等。

5. 血脂代谢紊乱　严重的家族性高胆固醇血症、高甘油三酯血症等。

6. 神经系统疾病　重症肌无力、吉兰-巴雷综合征等。

7. 其他　扩张型心肌病、β2微球蛋白相关淀粉样变等。

【操作方法】

（一）免疫吸附设备

1. 动力系统　包括用于引出血液的血泵和分离血浆的血浆泵。

2. 血浆分离器 用于分离出血浆，使之能与吸附柱作用，这样可以避免血细胞与吸附柱直接接触，降低不良反应，提高吸附效能。

3. 吸附柱 是免疫吸附系统中的关键装置，由免疫吸附剂载体和配体组成。载体是指有吸附功能的材料，如琼脂糖凝胶、葡聚糖、二氧化硅凝胶、聚乙烯醇珠、树脂等。配体根据其生物反应特性分为抗原抗体结合型、补体结合型、Fc 结合型、静电结合型、疏水结合型，包括蛋白 A、特定的抗原（DNA）、特定的抗体（抗人 LDL 抗体、抗人 IgG 抗体）、C1q、聚赖氨酸、色氨酸、苯丙氨酸等。

（二）治疗剂量

一般单次吸附治疗的剂量为 2~3 倍血浆容量，治疗持续时间以 2~3h 为宜。

（三）抗凝方法

通常采用普通肝素或低分子肝素抗凝。肝素首剂 0.5~1mg/kg，追加剂量 10~20mg/h。低分子肝素一般选择 60~80U/kg。实施前给予 40mg/L 的肝素生理盐水预冲并保留灌注 20min 后，再给予生理盐水 500ml 冲洗，有助于增强抗凝效果。

【并发症及处理】

在免疫吸附治疗时，有时可出现发热、发冷、寒战、全身酸痛等流感样症状，偶有皮疹、关节痛、恶心、呕吐、头昏、心搏增快、血压降低或升高等，持续多不超过 8h，通常不需特殊处理即可自愈。症状严重者需停止治疗。

（汤晓静）

28 食管、胃 24h pH 监测

一、食管 24h pH 监测

【概述】

通过食管腔内放置 pH 电极的长时间观察，不仅可以发现反流，还可以了解胃内容物反流的程度，如单位时间内反流次数、反流持续时间，以及反流与体位、进餐的关系等。

【操作方法】

1. 术前准备 术前禁食 6h。检查前 7d 内停用质子泵抑制剂和 H_2 受体阻滞剂，检查前 2d 停用影响食管动力药物。仔细向受试者解释检查过程，并签署知情同意书。

2. 检查步骤

（1）连接好电极及记录仪，pH 电极定标。

（2）经鼻腔插入 pH 电极，置于下食管括约肌（LES）上缘上方 5cm 处，导管

外端固定于鼻侧及耳后。电极定位主要有 pH 梯度法、测压法、内镜法及 X 线透视法。pH 梯度法较简便，先将电极插入胃内，缓慢向外牵拉 pH 电极，电极从胃内进入食管时可见明显的 pH 梯度，再向外牵拉 5cm 即可定位。测压法更准确，可直接测得下食管括约肌位置，对于存在一过性胃食管酸反流的 pH 梯度不明显的患者能更准确定位。

(3) 监测过程中，受试者保持原有生活习惯、作息及活动；禁食可能影响测试结果的酸性食物、碳酸或酒精饮料等；自行记录症状、进餐时间、体位改变的 pH 日记；避免洗澡等动作造成的电极移位。

(4) 连续监测 24h 后，拔除 pH 电极。

(5) 将检测资料输入计算机，分析、打印检查结果。

【主要观察指标】

1. pH<4 的反流次数包括总时间内及立 / 卧位时间内分别 pH<4 的次数。

2. pH<4 的时间百分率包括 pH<4 总时间占总监测时间的百分率，其中立 / 卧位时间百分率也要分别计算。

3. pH<4 的持续时间≥ 5min 的反流次数。

4. pH<4 的最长反流持续时间。

5. DeMeester 评分根据上述各项指标，综合反流指数计算公式得出。

【临床意义】

1. 诊断胃食管反流病。

2. 评价非典型的胃食管反流症状，如咽部症状、非心源性胸痛及呼吸道症状等。

3. 药物及抗反流手术前及术后疗效评价，以及质子泵抑制剂试验性治疗疗效不佳者。

二、胃 24h pH 监测

【概述】

器械同食管 pH 监测，主要评估 24h 内胃酸分泌情况。

【操作方法】

1. 术前准备 术前禁食 8h，检查前 2d 内停用质子泵抑制剂、H_2 受体阻滞剂和胃动力药物。仔细向受试者解释检查过程，并签署知情同意书。

2. 检查步骤

(1) 连接好电极及记录仪，pH 电极定标。

(2) 经鼻腔插入 pH 电极，置于下食管括约肌（LES）下方 5~7cm 胃体处，导管外端固定于鼻侧及耳后。电极定位方法同食管 24hpH 监测。

(3) 监测过程中注意事项等同食管 24hpH 监测。

(4)连续监测 24h 后,拔除 pH 电极。

(5)将检测资料输入计算机,分析、打印检查结果。

【主要观察指标】

1. 24hpH 平均值。

2. 24hpH 中位数。

3. 24hpH 密度分布曲线。

4. 24hpH>1.2,pH>3,pH>4 的总时间。

5. pH>4 总时间百分比。

【临床意义】

1. 胃、十二指肠酸相关疾病 24h 胃 pH 动态变化,评价抑酸药物疗效。

2. 评价十二指肠或胆道手术对胃 pH 的影响。

(宁北芳)

29 肝脏穿刺活体组织检查术

【适应证】

通过临床和实验室血液生化、分子生物学、免疫学以及影像学等检查仍无法确诊的各种肝脏疾患,且无禁忌证者,均可作此检查。临床常用于各类肝炎、肝纤维化的分期和分级;各种慢性肝病的诊断和病情评估;鉴别不明原因的肝功能异常;诊断肝脏肿瘤;诊断遗传性代谢性疾病;评估肝移植前供肝状况和移植后肝的状况等。并据此制订合理治疗方案、评价其疗效,判断预后。

【操作方法】

1. 术前准备评估患者一般情况,肝活检的适应证和风险;测定出、凝血时间,血小板计数,凝血酶原时间,血型等;如有出血倾向,可肌注维生素 K_1,输注血小板或新鲜血浆予以矫正。术前 5~7d 停用抗凝药物,肝素可以短暂停用,其他非甾体抗炎药术前 24h 停用。术前一般禁食。对精神过度紧张者可给予少量镇静剂。向患者充分解释穿刺风险,签署患者知情同意书,训练患者控制呼吸,并备血。

2. 患者取仰卧位,稍向左倾,右臂抬举置于头后,并铺腹带。一般取右侧腋前线或腋中线第 8~9 肋间为穿刺点。肝大超出肋缘下 5cm 以上者,亦可自肋缘下穿刺。对非弥漫性病灶,可在超声引导下穿刺。

3. 常规消毒,铺洞巾,用 2% 利多卡因局部逐层浸润麻醉至肝包膜。

4. 穿刺操作

(1)细针抽吸细胞学检查:简称针吸活检,器械为 21~23G 带针芯细针(Chiba 针)。在超声或 CT 引导下将穿刺针刺向预定目标,待针尖刺入病灶后拔出针芯，接上注射器并负压抽吸，穿刺针在病灶内作小幅度提插，以吸入病灶处细胞，抽吸完毕，使负压为 0，迅速拔针，穿刺点消毒，无菌纱布覆盖，腹带固定，沙袋压迫，另一助手迅速将抽吸物滴于载玻片上做细胞学检查。

(2)肝脏组织学活检：器械为切割活检针，常用的有 Sure-cut(21~23G)，Tru-cut(14~18G)，由套管及带槽针芯组成。当穿刺针经皮插入病灶前缘，固定外套管(针鞘)，将带槽针芯插入病灶深部，固定针芯，推进针鞘，使针芯的切割槽切下肝脏组织；迅速拔出穿刺针，按压穿刺点数秒后，消毒，无菌纱布覆盖，腹带固定，沙袋压迫。另一助手将切割槽中组织标本取出送检。

【注意事项】

1. 有下列情况之一者应属禁忌 ①出、凝血时间显著异常，出血倾向不能纠正者；②大量腹水；③穿刺不易达到的较小或较深病灶，或可能损伤邻近重要脏器；④肝萎缩，肝浊音界不清者；⑤重度黄疸；⑥右侧胸腔积液；⑦疑肝包虫病者；⑧一般情况较差或不能配合者。

2. 术后应至少卧床休息 24h，4~6h 内密切监测血压、脉搏，注意有无内出血；如局部疼痛，应仔细查找原因，若为一般组织创伤性疼痛，可止痛治疗，若发生气胸、胆汁性腹膜炎等并发症，应及时处理，预防性给予止血药和抗生素。

(谭 炜 施 斌)

30 腹腔穿刺术

【适应证】

1. 腹部闭合伤、腹膜炎、腹水时，穿刺抽取腹水送检，明确诊断。

2. 当大量腹水严重影响呼吸、循环系统或导致腹胀时，穿刺放液缓解症状。

3. 向腹腔内注入治疗性药物，如抗生素、抗肿瘤药等。

【操作方法】

1. 术前准备了解腹腔穿刺的适应证和禁忌证，向患者说明目的、意义，签署知情同意书。准备需要的用品，包括消毒用品、麻醉用品、腹穿包、标本瓶、治疗药物等。

2. 患者排空尿液，取平卧位、半卧位或左侧卧位。如穿刺放液者，背部先铺好腹带。

3. 穿刺点常选择脐与左髂前上棘连线的中外 1/3 交点处，此处不易损伤腹壁动脉。少量腹水，尤其有包裹性分隔时，须在 B 超引导下定位穿刺。

4. 常规消毒术区皮肤 3 次。

5. 戴无菌帽子、口罩、手套，铺无菌洞巾(由助手固定)。

6. 检查器械，检查穿刺针是否通畅，胶管是否漏气与破损。

7. 核对局麻药物名称，用 2% 利多卡因作局部浸润麻醉，深达腹膜壁层。

8. 用血管钳夹住穿刺针后端的胶管，左手固定穿刺部位皮肤，右手持针经麻醉处垂直刺入腹壁，然后倾斜 45°~60°，1~2cm 后再垂直刺入腹膜层后，待感针锋抵抗感突然消失时，表示针头已穿过腹膜壁层。接上注射器后，再松开止血钳。注射器抽满后用血管钳夹闭胶管，取下注射器。将抽出液注入弯盘及专门准备的容器中。穿刺放液者将胶管末端与集尿袋等引流袋的导管相连后松开止血钳，进行放液。

9. 放液完毕，拔出穿刺针，消毒后覆盖无菌纱布，稍用力压迫片刻。用胶布固定覆盖术口。

10. 抽出液行实验室检查（常规、生化、培养及病理）、记量。

【注意事项】

1. 术前、术后均应测量腹围、脉搏、血压，检查腹部体征。

2. 术中注意放液速度不宜过快，一次放液量不宜超过 3 000~5 000ml。放液过程中应密切注意患者面色、血压、脉搏等。若出现不适，应立即停止操作，及时对症处理。血性腹水患者，仅留取标本送检，不宜过多放液。

3. 术后应至少卧床休息 12h。

（谭 炜 施 斌）

31 插管洗胃法

【适应证】

1. 清除误入胃内的毒物。

2. 幽门梗阻患者作内镜检查及手术治疗的术前准备。

【操作方法】

1. 术前准备 漏斗洗胃管或普通胃管，电动洗胃机、弯盘、治疗碗、治疗巾、液状石蜡、开口器、舌钳、压舌板、污水桶、洗胃液（根据病情选）、标本容器等。

2. 漏斗胃管洗胃法

(1) 根据病情，取坐位，半卧位或侧卧位，胸前围以治疗巾，污水桶置于床旁。

(2) 胃管前端涂以液状石蜡，经口腔（或鼻腔）将胃管缓慢送入胃中（送入刻度为 50~60cm，以抽出胃内容物为证实）。先抽尽胃内容物，并固定。

(3) 抬高漏斗距口腔 40~50cm 高度处，缓慢倒入洗胃液 300~500ml。当漏斗内尚剩少量洗胃液时，迅速将漏斗倒转并放于胃部水平以下，利用虹吸原理将胃内液体引出体外，并流入污水桶内。若液体不能顺利流出，可利用胃管中皮球作加压吸引(先将皮球前端胃管反折,挤压皮球,再放开胃管),亦可用胃肠减压器吸引,将胃液吸出。

(4)当吸出的胃内液体与进入的洗液量基本相等时,可再抬高漏斗反复灌洗,直至抽出液和洗胃液颜色相同为止。

3. 针筒抽洗法 对一些不是急性中毒或年老体弱的患者,可自鼻腔插入普通胃管后固定,利用50ml针筒反复注入洗液,并抽尽洗液。

4. 电动洗胃机洗胃法 洗胃机分手动和自动两种功能,接通电源、打开开关。

(1)功能测试:将两只滤过瓶加满冷开水,分别将洗胃机的污物管放于污物桶内,进液管浸没于盛满洗胃液的贮液桶内,再将进胃管浸没于盛满冷开水的量杯内,按动“自动”键,观察量杯内吸出和进入液体量是否相等,如不相同则可能管道连接未密闭。

(2)经鼻腔或口腔插入胃管,固定,连接洗胃机进胃管。

(3)按动“自动”键后即开始自动洗胃,每次量为500ml。终止洗胃时,按“停止”键即可。

(4)手动式使用方法:按动“手吸”键,吸尽胃内容物,然后再按“手冲”键吸入洗胃液500ml,停1~2min,再按“手吸”键吸出胃内洗胃液,如此反复,直至洗出液无味,与洗胃液颜色相同,自动或开启后即可自动反复洗胃。

【注意事项】

1. 误服强酸、强碱等腐蚀性毒物,以及食管静脉曲张或食管、贲门梗阻、主动脉弓瘤者,均禁忌洗胃。

2. 洗胃过程中密切观察抽出液颜色和性质,若流出液内有较多鲜血时,应追查原因,并停止灌洗。

3. 正确记录入量与出量,保持基本平衡。

4. 洗胃液常用生理盐水或温开水,或根据误入胃内的毒物选择合适洗胃液;每次注入洗胃液不宜超过500ml,洗胃液总用量不少于2 000~5 000ml。

5. 有条件可将胃吸出液进行毒物分析。

(谭炜 施斌)

32 双囊三腔管的应用

【适应证】

食管、胃底静脉曲张破裂出血。

【操作方法】

1. 术前准备签署知情同意书;检查鼻腔通气情况,清除鼻腔内结痂及分泌物。

2. 准备物品三腔二囊管、注射器、止血钳、液体石蜡、0.5kg 盐水瓶(或沙袋)、牵引架、胶布、纱布等。

3. 戴帽子口罩,戴手套;检查三腔二囊管通畅情况及是否漏气;抽尽气囊内的气体,将双囊三腔管前段及气囊部涂以液状石蜡。

4. 斜坡卧位,自鼻腔内插入三腔管,至咽喉部时,嘱患者做吞咽动作以配合三腔管通过。当插进至距门齿 65cm 处,并在胃管内抽得胃液时,提示头端已达胃部。

5. 向胃囊内注气 200~300ml(囊内压 50~70mmHg),使胃囊充气,将胃囊开口部反折后用止血钳夹住,缓慢向外牵引三腔管,遇阻力时表示胃囊已达胃底部,胶布固定三腔管于患者鼻外侧。

6. 向食管囊注气 100~150ml(囊内压 30~40mmHg),再用止血钳夹住管端。

7. 用绷带缚住三腔管的外端,坠以 500g 重的盐水瓶(或沙袋),滑车固定架牵引三腔管,或用固定帽固定三腔管。

8. 胃管连接胃肠减压器,观察引流液颜色以判断止血效果。

9. 出血停止 24h 后,可放去食管囊内的气体,放松牵引,继续观察有无出血。

10. 24h 后仍无出血者,即可拔除三腔管,先口服液状石蜡 20~30ml,抽尽食管及胃气囊内的气体,缓缓拔管。

11. 观察囊壁上的血迹,借以了解出血的大概部位。

【注意事项】

1. 用前应检查三腔管上各段长度标记是否清晰,三个腔通道的标记是否正确、易于辨认。精确测量各囊最大的注气量。

2. 胃囊充气量必须足够,防止向外牵拉时因胃囊过小而滑过贲门;食管囊注气不可太多,以免过分压迫导致黏膜坏死。

3. 气囊压迫期间,须密切观察血压、脉搏、呼吸、心律的变化。每隔 12~24h 放松食管气囊及缓解牵引一次,以防发生压迫性溃疡。放气前应先口服液状石蜡 20ml。每次放气时间为 30min。

4. 压迫时间一般为 72h,若出血不止,可适当延长。

5. 压迫无效者,应及时检查气囊内压力,偏低者须再注气,注气后压力不升者,提示囊壁已破裂。

(谭炜 施斌)

33 胃肠减压术

【适应证】

1. 急性胃扩张、幽门梗阻、肠梗阻者。

2. 急腹症患者有明显肠胀气者。

3. 消化道手术前、后。

4. 上消化道大出血的诊断、活动性出血观察、注药止血等。

【术前准备】

一次性胃管、液状石蜡棉球、50ml 注射器、棉签、治疗巾、弯盘、胶布、纱布、无菌碗、无菌手套、胃肠减压器、手电筒、听诊器等。

【方法】

1. 向患者解释操作目的，协助患者取半坐卧位

2. 戴口罩，检查患者鼻腔，铺治疗巾，置弯盘于口角，清洁鼻腔

3. 戴手套，取出胃管，检查胃管是否通畅，测量胃管插入长度(前额发迹至胸骨剑突的距离)。用液状石蜡棉球润滑胃管前端，沿选定的鼻孔插入胃管，稍向上，而后平行，再向后下缓慢轻轻地插入，插入 14~16cm 时嘱患者做吞咽动作，当患者吞咽时顺势将胃管推进直至预定长度，初步固定胃管，检查胃管是否盘曲在患者口中。检查胃管是否在胃内，以下方法供参考：①用 50ml 注射器向胃管快速注入 20ml 气体，在左季肋区听诊闻及气过水声。②胃管内抽出胃内容物。③将胃管末端置于盛水的治疗碗内，无气泡逸出。确认胃管在胃内后用纱布拭去嘴角分泌物，撤弯盘，摘手套，用胶布将胃管固定于面颊部，接上胃肠减压器。

4. 肠梗阻患者如做双腔管减压术时，可待双腔管吞至 75cm 处后，从管内抽出少量液体，若 pH>7，表示该管已通过幽门，即可向气囊内注气 20~30ml，夹住管口，依靠肠蠕动将管头送至梗阻部位(可借助 X 线定位)，接上胃肠减压器。

【注意事项】

1. 食管静脉曲张、食管梗阻应慎用，误服强酸、强碱等腐蚀性毒物患者禁用。

2. 经常检查胃管是否通畅，皮管有否屈曲或松脱，每 4~8h 冲洗一次胃管。

3. 胃肠减压器每天更换，并检查是否密闭。

4. 观察抽出液颜色和性质，正确记录。

(谭 炜 施 斌)

34 食管压力检测术

【概述】

采用高分辨率固态压力传感器测压导管，电极导管由环绕电极包括36个压力通道传感器组成，通道距离为1cm，每个通道有12个环绕点组成共计432个测压点，可采集从咽到胃部的全部连续高保真压力数据，并通过特定软件进行分析。

【操作方法】

(一) 术前准备

1. 术前1周停服影响食管动力药物，如促动力药、镇静剂、泻药、抗抑郁药物、抗胆碱能药物等。

2. 熟悉患者病情、病史、症状、用药史及过敏史。

3. 术前禁食12h，禁水6h。

4. 胃镜检查后需间隔1d。

5. 仔细向受试者解释检查过程，以解除恐惧心理，配合检查，并向受试者说明检查的目的和方法。签署知情同意书。

(二) 检查步骤

1. 打开数据采集软件，完成“压力校准”及“温度校准”。

2. 填写受试者信息，电极套护膜，检查是否漏气。

3. 取坐位，测压导管表面涂液性润滑油，经鼻插入测压导管。使显示屏上显示食管近端和远端2个高压带，分别为UES和LES，且胃内留有1~3个压力通道，记录电极上鼻孔处的刻度，将导管在鼻翼处固定。

4. 取平卧位，待受试者适应导管5~10min后开始正式检查，观察待屏幕上两条彩色压力带平稳时，输入导管电极位置，胶布固定电极外端，等3~5min以适应电极导管。

5. 点击“Start”键开始进行测压记录工作。嘱受试者平静呼吸，尽量坚持30s不吞咽，取30s静息压。

6. 取5ml水注入受试者口腔，点击“Next”并嘱受试者做一次吞咽。记录食管蠕动波。每次间隔20~30s，共10次。

7. 10次采集完成后，点击“结束”键结束采集，然后将导管电极从受试者体内迅速拔出，并在空气中悬停1s，保存数据后将导管电极头端的接口从机器中拔下。

8. 数据分析，打印报告。

【主要观察指标】

1. 收缩前沿速度(contractile front velocity，CFV)为远端食管蠕动波在

30mmHg 等压线时近端和远端两个点之间连线的斜率，单位为 cm/s。CFV 正常值 <4.5cm/s。

2. 远端收缩积分（distal contractile integral，DCI）食管平滑肌中收缩的压力 × 长度 × 持续时间，单位为 mmHg·cm·s，用于判断收缩力度。通常 DCI<5 000mmHg·cm·s。

3. 完整松弛压（integrated relaxation pressure，IRP）是指 LES 松弛窗中压力最低的连续或不连续时间内电子袖套的平均压力，反映胃食管连接处（esophagogastricjunction，EGJ）吞咽时的松弛功能。通常 IRP>15mmHg 即为 LES 松弛功能障碍。

4. 食团内部压力（intrabolus pressure，IBP）是远端收缩波边缘和胃食管交界处（EGJ）之间的压力，用来鉴别功能性 EGJ 梗阻，通常 IBP<30mmHg。

【临床意义】

1. 评价食管动力疾病如胃食管反流病、原发性贲门失弛缓症、胡桃夹食管、弥漫性食管痉挛、LES 高压症、非特异性食管动力紊乱和 LES 低压症等，为临床医生明确诊断食管动力障碍性疾病提供有利的工具。

2. pH 监测前 LES 定位。

3. 抗反流手术术前及术后评价。

（宁北芳）

35 肛门直肠测压术

【概述】

高分辨率肛管直肠测压使用的固态测压导管共有 12 个环形电容式压力传感器，每个压力传感器可独立检测环周 12 个位点的压力，通过软件处理实时显示压力值，并可储存数据供后续分析。

【操作方法】

（一）术前准备

1. 详细询问病史，包括症状、过敏史、治疗史和骨盆创伤史。

2. 告知环周检查的目的与注意事项、持续时间。

3. 签署知情同意书。

4. 检查前 1~2h 嘱患者自行排便，以免直肠中有粪便而影响检查。检查前避免钡灌肠和排粪造影。

5. 在检查开始之前充分向受试者解释整个检查过程，检查前教会患者如何进行模拟排便和缩肛的动作，以便消除其在检查过程中的紧张和疑虑。

6. 术前肛门指检，判断是否存在解剖结构异常，是否存在残余便，术前检查是否存在肛门皮肤反射。

(二) 检查步骤

1. 打开数据采集软件,完成“压力校准”及“温度校准”,并选择导管。

2. 电极套护膜,检查是否漏气。

3. 受试者采用左侧卧位,曲髋屈膝,平静呼吸。导管涂润滑剂,按正确方向插管,使传感器水平与肛门水平一致。调整电极位置,使压力带处于括约肌压力轮廓图中央。患者适应 2~3min 以适应电极导管。

4. 点击“start”,分别进行肛门静息状态、肛门夹紧以及用力排便动作时压力测定,平均 3~5 次,每次测量后点击“finish”进入下一测试。

5. 点击“set”设置充气数值,按“start”开始向球囊内快速充气 10ml,迅速放气,测定压力。再重复上述步骤,依次向球囊注入 20ml、30ml、40ml、50ml。按“finish”进入下一测试。

6. 点击“set”设置充气数值,按“start”开始向球囊内缓慢充气,气量充到需要数值,根据患者反应分别记录“sensation”“urge”和“discomfort”,完成测压。

7. 点击“end”结束操作,拔除导管,并分析数据。

【主要观察指标】

1. 肛管静息压(anal sphincter pressure,ASRP) 安静状态下完全放松时测得的肛管压力,主要由内括约肌张力产生,约占静息压的 80%。正常参考值 50~70mmHg。

2. 肛管最大收缩压(maximal squeeze pressure,MSP) 受检者用力收缩肛门时测得的最大肛管压力。主要由肛管外括约肌和耻骨直肠肌收缩产生,是维持肛门自制功能,尤其是应激状态下肛门自制的主要因素。正常参考值 120~170mmHg。

3. 排便迟缓反射(relaxation reflex,RR) 在模拟排便动作时,随腹压增加,直肠排便压升高;耻骨直肠肌和外括约肌等盆底肌群放松,肛管压力下降,从而形成有效的排便压力梯度。反映盆底肌协调能力。

4. 直肠肛管收缩反射(rectalanal contract reflex,RACR) 向直肠内快速注气,肛管压力突然升高,持续 1~2s 后下降。此为外括约肌对直肠扩张刺激的应答性反应,在一定程度上反映肛管外括约肌自制功能。

5. 直肠肛管抑制反射(rectalanal inhibitory reflex,RAIR) 诱导这一抑制反射的最小注气体量为直肠肛管抑制反射容量,通常与直肠初始感觉容量相近,正常人在 10~30ml。

6. 咳嗽反射 受检者做咳嗽动作时腹压瞬间加大而引起的括约肌压力升

高，反映肛管外括约肌功能。

7. 直肠感觉功能 以恒定速度向直肠球囊注入空气，受检者对直肠在不同程度充盈时会有不同的感觉阈值，包括直肠初始阈值、直肠最大耐受量。正常参考值分别为 10~30ml、50~80ml、110~280ml。

【临床意义】

直肠肛门压力测定能够了解肛门内外括约肌和盆底肌功能状态以及直肠的感觉功能和顺应性。各种原因导致肛门括约肌和盆底肌功能障碍、损伤，直肠顺应性下降和感觉异常都可以引起肛门直肠运动障碍性疾病，包括先天性巨结肠、盆底综合征、特发性大便失禁、直肠脱垂等。

（宁北芳）

36 人工肝

【概述】

人工肝支持系统（artificial liver support system，ALSS）简称人工肝（artifical liver，AL），是为肝衰竭患者提供体外肝功能支持的技术方法。人工肝的类型有三大类。①非生物型人工肝：指不包括生物部分构成的人工肝支持系统。常用的方法包括血液透析、全血 / 血浆灌流、血液滤过、血浆置换、免疫吸附、分子吸附再循环系统（MARS）等。非生物型人工肝的功能以解毒为主，部分非生物人工肝还兼有补充体内需要物质和调节机体内环境紊乱的作用。②生物型人工肝：以人工培养的肝细胞为基础构建的体外生物反应装置，由培养的肝细胞与特殊材料和装置结合构成。③混合生物型人工肝：由生物及非生物部分共同构成的人工肝支持系统。

【适应证】

1. 重型病毒性肝炎包括急性重型、亚急性重型和慢性重型，原则上以早、中期为好，凝血酶原活动度控制在 20%~40%，血小板计数 $>5\times10^9$/L 者为宜，在能开展肝移植的单位，晚期重型肝炎和凝血酶原活动度 <20% 者也可进行治疗，但并发症多见，应慎重。

2. 其他原因引起的肝衰竭（包括药物、毒物手术、创伤、过敏等）。

3. 晚期肝病肝移植围术期治疗。

4. 各种原因引起的高胆红素血症（肝内胆汁淤积、术后高胆红素血症），内科治疗无效者。

5. 各种重型肝炎伴有水、电解质、酸碱平衡紊乱、脑水肿、肝性脑病、内毒素血症、肝肾综合征等，内科治疗较差或无效时。

6. 其他临床医师认为适合于人工肝支持系统治疗的疾病。

【禁忌证】

1. 有较重的活动性出血或处于弥散性血管内凝血状态。

2. 有严重低血压或休克等全身循环功能衰竭者。

3. 有严重全身感染者。

4. 疾病晚期，出现难以逆转的呼吸衰竭、重度脑水肿伴有脑疝等濒危症状者。

5. 对治疗过程中所用药品如血浆、肝素、鱼精蛋白等高过敏者，应慎用。

6. 其他临床医师认为不能耐受治疗的患者。

【操作方法】

可将多种方法进行联合，包括非生物型人工肝方法的联合应用和将非生物人工肝和生物人工肝结合起来的混合型生物人工肝支持系统。国内应用的非生物型人工肝技术是一整套包含血浆置换、血液透析、血液滤过、血液 / 血浆灌流、分子吸附循环系统、连续性血液净化治疗等方法联合应用治疗重型肝炎的技术和治疗方法。临床医生根据患者病情选择单用或联合应用以上技术。

在内科综合治疗基础上，伴有肝性脑病时，选用血浆置换加血液灌流；伴有肾衰竭时，选用血浆置换加血液透析或血液滤过；伴有高胆红素血症时，选用血浆胆红素吸附；伴有水电解质紊乱时，选用血浆置换加血液滤过或血液透析等。治疗前 2 周，每周 2~3 次，以后每周 1 次，平均 3~5 次，每次血浆置换 3 000~4 000ml，分离血浆速度 25~30ml/min，补入血浆及代用品 3 000~4 500ml，白蛋白 20~40g，血流速度为 60~130ml/min。治疗前后预防性应用抗菌药物，治疗前常规应用地塞米松及肝素，治疗中反复检测凝血活酶时间（ACT），根据 ACT 值调整肝素量和结束时鱼精蛋白量。治疗中进行心电、血压监护，密切观察病情变化及跨膜压和动静脉压变化。

【并发症及防治】

1. 出血　患者多有凝血功能障碍，予抗凝药后，部分患者可以出现插管处、消化道、皮肤黏膜、颅内出血等。治疗前应常规予预防性抑酸剂治疗，出血倾向明显或大便隐血阳性患者应尽量少用或不用肝素，也可采用体外肝素化。

2. 凝血　若抗凝剂用量不足，表现灌流器凝血和留置管凝血。前者表现为跨膜压（TMP）上升，动脉压也逐步升高，后者表现为治疗时血流不畅，封管时肝素用量适当加大，并根据留置管长度给足剂量。

3. 低血压　治疗中需密切观察血压、心率变化。及时纠正低蛋白血症、严重贫血及酸碱平衡、水电解质紊乱；药物或血浆过敏者预先给予抗过敏治疗；治疗心律失常；治疗过程中出现低血压休克应立刻补充血容量，必要时使用升压药物；血液灌流综合征，可预先服用抗血小板聚集药物如双嘧达莫、阿司匹林，可防止血小板与活性炭的黏附。前列腺素作为肝素的辅助抗凝剂，对行血液灌流治疗的肝性脑病患者特别适用。

4. 继发感染

(1)与治疗管路有关的感染：①如出现发热等，应及时拔除置管送培养及血培养；②预防性使用抗生素，可选用针对革兰氏阳性菌的抗生素。

(2)患者的血源性感染：除乙肝外，主要危险是丙肝及HIV感染。

5. 失衡综合征 发生主要与尿素等物质去除过多、过快，而造成的血液与脑组织间浓度梯度差过大有关。可以通过避免使用大面积、高效透析器，控制透析时间，每次透析使尿素氮下降不超过30%~40%，以及首次透析前服用苯妥英钠等措施预防。

6. 溶血 是少见而严重的并发症，严重时可致命。应立即停止血泵，夹住血路导管。在有低血压、脑水肿、心功能障碍、电解质紊乱及肾功能急剧恶化者应做相应治疗，并在纠正溶血原因后尽快开始透析。

7. 空气栓塞 应立即阻断静脉回路，设法抽出右心房和右心室内空气，以免加重动脉栓塞。重症患者可行高压氧治疗。

8. 变态反应 血浆代用品的变态反应、鱼精蛋白过敏反应、新鲜冰冻血浆过敏等。变态反应大多发生在输血后期或将结束时，一般表现荨麻疹，眼、面部血管神经水肿，常在数小时后消退。荨麻疹可单用抗组胺类药，中重度者用肾上腺素和皮质激素。有输血过敏史的患者应改用其他代用品。

（宁北芳）

37 上消化道内镜诊疗技术

【概述】

上消化道内镜检查是指对食管、胃、十二指肠球部及降部的黏膜形态及病变检查，如有病变可做活体组织病理学和细胞学检查，以明确病变性质。通常包括食管镜、胃镜及十二指肠镜。由于内镜器械的进步通常前视胃镜就能完成对上消化道的检查。

【适应证】

1. 有上消化道症状，包括上腹部不适、腹痛、腹胀、灼热、消化不良、吞咽困难、呕吐、呃逆等经上消化道钡餐检查原因不明者。

2. 急、慢性上消化道出血原因不明者。

3. 上消化道病变需要内镜随访者，如上消化道癌术后、溃疡、萎缩性胃炎、癌前病变、各种内镜治疗后疗效复查。

4. 高危人群（食管癌、胃癌高发区及有家族史等）普查。

5. 需经内镜介入治疗、生理功能测定或有胃镜检查要求者。

【禁忌证】

1. 严重的心、肺、肾、脑功能不全及多脏器衰竭患者。

2. 精神失常及意识障碍不能合作者。

3. 疑有上消化道穿孔者。

4. 处于休克等危重状态者。

5. 急性重症咽喉部疾患、腐蚀性食管炎、胃炎患者。

6. 烈性传染病患者。

7. 其他,如主动脉瘤、脑卒中患者等。

【术前准备】

1. 术前首先要了解病史、检查目的、特殊要求,其他检查情况,有无内镜检查的禁忌证,有无药物过敏史及急性、慢性传染病。

2. 向患者讲清检查的目的、必要性,讲解检查过程中配合检查的相关事项。

3. 检查前禁食至少 6~8h,已作钡餐检查者,最好 3 天后再做该项检查,幽门梗阻者则应禁食 2~3d,必要时需洗胃,术前排空大、小便。

4. 无须常规使用镇静剂及解痉剂,个别精神特别紧张者可在术前 15min 肌注地西泮 5~10mg 或哌替啶 25~50mg;胃肠蠕动特殊强烈者可于术前肌注山莨菪碱 10mg 或丁溴东莨菪碱(解痉灵)20mg。

5. 局部麻醉,口含咽部麻醉液 10ml(其配方:利多卡因 10g,甘油 100ml)。患者颈部后仰,充分麻醉 5min 后吐出药液或咽下。或口服麻醉剂 + 祛泡糊精剂,或用 4% 利多卡因或其他黏膜麻醉剂喷雾咽部,每隔 3~5min 一次,共 3 次。有麻醉剂过敏史者应慎用,需备肾上腺素。若有条件,术前可服去泡剂甲基硅油 2~4ml。必要时也可在术中用清洗管经活检管道向局部注入稀释 5 倍的甲基硅油 3~5ml。

6. 按顺序检查各种器械(内镜、光源主机、活检钳、细胞刷、必要的各种治疗器械、表面麻醉剂、各种备用急救药品及内镜消毒设备)是否准备妥当,并在内镜层曲部涂上少许润滑硅油或其他专用润滑剂,内镜镜面是否要涂硅蜡防雾,酌情而定。

【操作方法】

1. 患者体位　嘱患者取下活动义齿、眼镜等,松开领扣、领带和裤带,取左侧卧位,头部略向前倾,于颈部呈一直线,两腿屈曲。

2. 插镜及检查顺序　含上口圈(垫),轻轻咬住,插入胃镜后,在内镜直视下从食管上端开始循腔进镜,依着食管→贲门→胃体→胃窦→经幽门→十二指肠；在退镜时依着十二指肠→胃窦→胃角（丁字形翻转）→胃体→胃底贲门（U形翻转）→食管→退出顺序全面观察，注意黏膜色泽、光滑度、黏液、蠕动情况及内腔的形状，有无新生物等。发现病变应描述其部位、数目、大小、性状、质地、表面形态、周围组织关系等，并详细记录。

3. 摄影　摄影、摄像应在观察完毕、活检前进行；客观记录病变部位及形态特点，保持视野清楚。

4. 活检及细胞学取材

(1) 活检：发现异常情况均应作活检，正确选择活检数目和部位非常重要。良、恶性局灶性应取 4 块以上的黏膜；弥漫性病变应按食管、胃分瓶固定。快速尿素酶检查应在幽门前区胃窦区 1 块以上标本立即放入试剂盒内测试。

(2) 细胞学取材：应在活检后，检查结束前进行。刷检后应将刷子退至活检孔前端出口处，然后随内镜一同拔出。做 2~4 张涂片，结束后一般应立即固定送检。

5. 退镜　应先抽吸胃内气体，同时退镜。

【术后处理】

1. 检查后 1~2h，待麻醉作用消失后，才能进食，当天宜进温软食物。

2. 拔镜后如有咽喉部疼痛不适或声嘶，给予含药漱口。

3. 术后一般休息 1d，活检者休息 2d。

4. 检查后注意患者全身情况，患者若有剧烈腹痛、黑便、呕血，及时就诊。

5. 书写或电脑打印报告，并向患者适度解释检查结果。

（冯灵美）

38　结肠镜检查

【适应证】

1. 原因不明的下消化道出血。

2. 排便习惯改变或粪便性状异常，如反复腹泻、便秘或者腹泻与便秘交替而且原因不明确。

3. 下消化道症状，如腹痛、腹胀、腹块，尤其部位在下腹部。

4. X 线钡剂灌肠检查发现异常或发现病变但不能明确性质需进一步确诊。

5. 原因不明的低位肠梗阻。

6. 大肠癌、大肠息肉家族史，进行肿瘤普查。

7. 需要做结肠镜下介入治疗。

8. 治疗后复查和随访。

【禁忌证】

1. 急性腹膜炎,疑有结肠穿孔。

2. 妊娠期妇女。

3. 各种原因导致的腹腔内广泛粘连或肠腔严重狭窄。

4. 急性重症溃疡性结肠炎及疑有中毒性巨结肠者。

5. 严重的心肺疾患及极度衰弱者。

6. 精神失常及意识障碍不能配合者。

【术前准备】

1. 术者应知晓患者检查目的,详细了解病情(包括肠道病变及全身器质性病变,既往相关检查资料等),向患者解释此检查的重要性、必要性、风险及注意事项。对于需要行内镜下治疗的患者,需充分了解其一般情况、血小板计数、凝血功能及相关影像学检查结果。

2. 患者准备

(1)检查前3d进少渣饮食,要做"电凝切"手术者勿食乳制品。检查当日禁食或可酌情进无渣流食。

(2)检查前1d睡前口服蓖麻油30ml或番泻叶等其他泻下药物,检查前3h用温水行清洁洗肠。也可在检查前4~6h口服20%甘露醇250ml或硫酸镁50g,继而饮水2 000ml。有条件者建议采用聚乙二醇电解质散等渗液3 000ml进行肠道准备,每10min服用250ml,2h内服完。建议在服用最后1次泻药时加用二甲硅油或西甲硅油消除泡沫。注意做"电凝切"手术者勿用甘露醇。

(3)对结肠镜检查有恐惧心理或者既往检查过程较为痛苦的患者可行麻醉评估后,酌情选择无痛肠镜检查。

【操作方法】

1. 患者换上清洁的检查裤,躺在台上先取左侧卧位,做直肠指诊后将涂有滑润油的肠镜头端插入肛门。术者左手握操纵部,拇指控制上下弯角钮,中指按送气钮,注入少量空气使肠腔张开,右手持镜身做进退和旋转操作。在直视下一面观察肠腔及肠黏膜,一面沿肠腔中心向前慢慢循腔进镜。进镜过程注意控制送气量,只要见到肠腔,就不需注气,视野不清时可适当送气送水,或者稍退镜身暴露肠腔后再进镜。

2. 插入镜身时应注意

(1)遵守"循腔进镜、循腔滑进"的原则,为避免肠穿孔,尽量避免盲目滑进。

(2)注气勿多,如腹胀明显时需抽气;不断进退镜身,以使肠管缩短、变直,利于进镜。

(3) 避免形成肠袢。如进镜时患者感腹痛，退镜时痛减；进镜反退；退镜反进；镜身插入距离超过预计距离太多(正常直乙交界15~20cm，乙降移行部25~30cm，脾曲40cm，肝曲60cm，盲肠70~80cm)，都是形成肠袢的标志。这时应以"钩-拉"法解开肠袢，进镜仍困难时，可更换体位或者腹部手法按压防袢。

(4) 不用X线透视时插镜可参考肠腔形状，腹壁光点部位和按压肠壁等方法判断镜身插入部位。

(5) 进镜时左下腹部有剧烈疼痛而上述方法仍不能顺利进镜者应中止检查，或交由更有经验医师操作，防止穿孔。

(6) 检查中已发现病变，但又能继续进镜者送达回盲部。如肠粘连，因病变肠腔狭窄或其他原因进镜困难者，不能勉强要求送至回盲部。

(7) 进镜时发现较小病变，应及时拍照、活检，以防退镜时肠管折叠而遗漏病变，并记录病变特征及位置(可采取据肛缘距离或者相应解剖部位描述)。退镜观察过程中，应采取退退进进手法，螺旋式观察，尤其注意观察皱襞后、肝曲、脾曲、乙降移行部后侧的盲区，以防遗漏小病灶。

(8) 摄影、活检、细胞学检查与上消化道内镜检查相同。

(9) 找到回盲瓣开口应尽可能将肠镜插入回肠末端。顺利者镜身可插入回肠20~50cm，可以检查回肠末端病变。

【术后处理】

活检后不做钡剂灌肠检查。息肉切除后，应半流质饮食3d，1周内不洗热水澡、不剧烈运动。对于病变较大的患者，饮食控制可应予以个体化对待，必要时暂禁食或者流质饮食。若有剧烈腹痛、便血、头晕等不适及时就诊。

【并发症】

1. 肠穿孔　常发生于盲目滑镜、操作不慎、电凝过度，发生率为0.11%~0.26%。

2. 肠出血　常发生于活检及息肉高频电切治疗者。

3. 其他　如肠系膜撕裂、菌血症及心血管意外等。

(汪培钦　陈岳祥)

39　气囊小肠镜检查

【概述】

我国临床应用最广泛的小肠镜是双气囊小肠镜(double balloon enteroscopy，DBE)和单气囊小肠镜(single-balloon enteroscopy，SBE)。DBE于2001年在日本问世，2003年进入中国临床，主要由主机、带气囊的内镜和外套管、气泵三部分组成，通过对两个气囊的注气和放气等方法，将内镜送达小肠深部，从而实现对小肠疾病的诊治。

【适应证】

1. 原因不明的消化道出血（包括不明原因缺铁性贫血），经胃肠镜检查未能明确，临床怀疑小肠出血者。

2. 原因不明的腹痛、腹泻、消瘦、蛋白丢失，高度怀疑小肠疾病而其他检查未能确诊者。

3. 临床疑似克罗恩病，且病变范围累及小肠者。

4. 疑似吸收不良综合征（如乳糜泻等）。

5. 疑似小肠肿瘤或增殖性病变，需内镜诊断或活检者。

6. 不明原因小肠梗阻。

7. 临床相关检查提示小肠存在器质性病变者。

8. 已确诊的小肠病变（如克罗恩病、息肉、血管畸形等）治疗后复查。

9. 小肠疾病的治疗如小肠息肉切除术、小肠异物（如胶囊内镜等）取出术、小肠血管病变治疗术、小肠狭窄扩张术等。

10. 困难结肠镜无法完成的全结肠检查。

11. 手术后消化道解剖结构改变导致十二指肠镜无法完成的 ERCP。

【禁忌证】

1. 绝对禁忌证

(1) 严重心肺等器官功能障碍者。

(2) 无法耐受或配合内镜检查者。

(3) 疑似消化道穿孔者。

2. 相对禁忌证

(1) 小肠梗阻无法完成肠道准备者。

(2) 有多次腹部手术史腹腔粘连严重者。

(3) 孕妇。

(4) 其他高风险状态或病变者（如重度贫血，中度以上食管 - 胃静脉曲张者，大量腹水等）。

(5) 低龄儿童（<12 岁）。

【术前准备】

1. 从口进镜者　①禁食 8~12h，同时禁水 4~6h 即可；②口服消泡剂，咽部局部麻醉；③肌注东莨菪碱（解痉灵）20mg、地西泮 5mg，亦可采用静脉内异丙酚麻醉。

2. 从肛门进镜者　经肛检查者肠道准备方案同全结肠镜检查，即在检查

诊疗技术

前 4~6h 开始服用肠道清洁剂,2h 内服用完毕。对于无法耐受一次性大剂量清洁剂的患者,可考虑分次服用法,即一半剂量在检查前 1d 晚上服用,另一半剂量在检查当天提前 4~6h 服用。肠道清洁剂可选用复方聚乙二醇等。

检查前术者应详细了解病情(包括肠道病变及全身器质性病变,既往相关检查资料等),了解检查目的,向患者解释此检查的重要性、必要性、风险及注意事项。对于不完全性肠梗阻者,应尽可能在肠道梗阻解除并完成相应肠道准备后行小肠镜检查。

【操作方法】

1. DBE 通常采用双人操作法,插入途径包括经口和经肛两种。经口进镜患者体位同上消化道内镜检查,经肛进镜患者体位同结肠镜检查。

检查前应检查气囊是否漏气,充气是否顺畅。将外套管套入小肠镜,双气囊均抽气至负压,助手扶镜并固定外套管,由检查医师进镜,进到有阻力时,将内镜末端气囊充气,然后将外套管沿内镜插入,至外套管插入有阻力时,将其气囊充气,然后再一起退内镜与外套管,直至将内镜拉直,再将内镜末端气囊放气后插,如此反复,充气拉直,放气插入,直至发现病灶,如未发现病灶,则黏膜下注射造影剂或染色剂进行标记,次日再通过另一途径进镜直至发现病灶或插至小肠标记处。

2. SBE 的进镜途径和方法与 DBE 大致相同。SBE 与 DBE 操作的关键区别在于,当外套管气囊放气后准备滑送外套管时,必须调节内镜角度钮至前端弯曲最大,保持内镜下视野固定,用内镜前端钩住小肠,以此代替 DBE 内镜前端气囊的作用,固定小肠不致滑脱。

【并发症】

1. 消化道出血。
2. 小肠穿孔。
3. 经口进镜者可有吸入性肺炎、贲门撕裂。
4. 一过性低血压。
5. 急性胰腺炎。
6. 肠系膜撕裂。
7. 麻醉意外。
8. 继发感染。

【诊断价值】

气囊小肠镜是最新出现的小肠疾病诊断工具,它巧妙地借助气囊的固定作用,可在小肠内迅速地推进,避免小肠镜在小肠内打弯结袢,推进较为顺利,能安全迅速地检查全小肠,观察范围大,图像清晰,还能取病理及镜下治疗,还可利用放大功能对病变进行放大观察,尤其上行和下行进镜相结合的进镜方式能使整个小肠得到全面彻底的检查,其总体诊断率为83.3%,且并发症少,较安全,是多数小肠疾病检查最理想的手段。

(冯灵美 蒋彩凤)

40 胶囊内镜检查

【适应证】

基本同气囊小肠镜检查。

【禁忌证】

1. 胃肠道梗阻、狭窄、瘘管或多发巨大憩室。
2. 吞咽困难。
3. 严重消化道动力障碍。
4. 装有心脏起搏器者。
5. 具有精神疾病不能配合者。
6. 肠道假性梗阻。
7. 有盆腔或腹部手术引起肠粘连者。
8. 妊娠。

【术前准备】

1. 了解患者病情和相关病史资料,掌握适应证和禁忌证,向患者解释检查的必要性和相关风险,签署知情同意书。
2. 肠道准备同结肠镜检查。
3. 禁食禁水8h,吞服胶囊后至少2h禁食禁水,4h后用少量简单餐食,检查结束后即可正常饮食。
4. 检查器械,确保记录仪电量充足。

【操作方法】

首先将阵列传感器粘贴于患者腹部,并与数据记录仪连接,记录仪挂戴在包绕患者腰部的腰带上。患者服下胶囊内镜后实时监控,确保胶囊通过幽门进入十二指肠后患者方可离开,检查期间患者每15min确认一下记录仪上部的绿灯是否闪烁,以确保系统的正常运行。待胶囊进入结肠或8~10h后或经医生确认完成小肠检查后方可结束。首先断开传感器与记录仪间的连接口,然后连同数据记录仪及记录仪电池包一起脱下记录仪腰带及阵列传感器,再断开电池包与记录仪间的接头。最后将储存在数据记录仪中的检查图像资料通过连接线下载至RAPID工作站进行观看诊断,并打印报告,下载过程约需2.5h。

【并发症】

主要是胶囊滞留。

【注意事项】

1. 检查期间避免接近强力电磁源区域,如MRI或无线电台。检查过程中避免剧烈运动,避免弯腰和俯身。

2. 检查结束后要注意观察胶囊是否随粪便排出,一般当天或4d内排出,若没有,及时回院检查。

3. 过程中若出现无法解释的恶心、腹痛、腹胀及呕吐等,及时联系检查医生。

【诊断价值】

胶囊内镜的问世,为小肠疾病的诊断提供了一个全新的检查手段,也为消化道无创性检查带来了新的革命。但胶囊内镜移动有不可控制性,肠道积液对观察有影响,图像分辨力不如电子内镜,无活检及治疗功能,并有胶囊滞留或引起肠梗阻等风险。对于小肠病变的患者应合理选择。

(冯灵美　蒋彩凤)

41　超声内镜检查

【概述】

超声内镜是将超声探头置于内镜端部或经活检孔道导入,对消化道腔壁及邻近脏器进行超声探查,是将内镜与超声结合的一种腔内超声检查。主要包括微型超声探头内镜、线阵扫描式超声内镜、环形扫描式超声内镜。

【适应证】

1. 判断消化道肿瘤的侵犯深度、淋巴结转移情况,判定肿瘤分期,综合评估手术切除的可能性。

2. 消化道肿瘤放化疗疗效评估。

3. 确定消化道黏膜下肿瘤的起源与性质。

4. 消化道外压性隆起的诊断和鉴别。

5. 判断食管静脉曲张程度及治疗前后的评估。

6. 食管周围、纵隔病变的诊断和鉴别。

7. 判断消化性溃疡的愈合与复发。

8. 十二指肠乳头及壶腹病变的诊断。

9. 肝内外胆管和/或胰管扩张或狭窄。

10. 胰腺良恶性病变。

11. 肠外病变如盆腔、腹腔包块的诊断。

12. 线性扫描式超声内镜还可进行内镜下治疗。

【禁忌证】

1. 绝对禁忌证

(1)严重心肺疾患,如重度心肺功能不全、重度高血压、严重肺功能不全、急性肺炎。

(2)口腔、咽喉、食管、胃急性化学性、腐蚀性炎症。

(3)严重的精神疾病不能配合者。

(4)有出血倾向者。

2. 相对禁忌证

(1)一般心肺疾病。

(2)急性上呼吸道感染。

(3)严重的食管静脉曲张。

(4)透壁性溃疡。

(5)食管畸形、食管狭窄、脊柱及胸廓畸形。

【术前准备】

1. 确定患者是否符合超声内镜的适应证,有无禁忌证。

2. 复习全部的影像学检查,如 CT、MRI、体表超声及内镜检查。

3. 了解患者有无凝血功能障碍,女性患者还需了解月经情况。

4. 向患者交代检查目的及风险,签署知情同意书。

5. 上消化道超声内镜检查前 6~8h 禁食。

6. 做超声肠镜者,直肠检查可术前开塞露或甘油灌肠剂灌肠;若行结肠检查,肠道准备同结肠镜。

7. 超声内镜下治疗者术前部分抗凝药须停用。

【操作方法】

(一) 超声探查方式

1. 直接接触法 将内镜顶端超声探头外水囊的空气抽尽后,直接接触消化管黏膜进行扫描。

2. 水囊法 经注水管道向探头外水囊内注入 3~5ml 脱气水,使其接触消化道壁以显示壁的层次及其外侧相应的器官。该法最常用,根据需要调节注入水囊内的水量,适合于所有病变的检查。

3. 水囊法 + 脱气水充盈法 超声胃镜插至检查部位后,先抽尽胃内空气,再注入脱气水 300~500ml,使已充水的水囊浸泡在水中。该法适于胃底、胃体中上部及胃周邻近脏器的检查,持续注水时也可用于十二指肠病变的检查。

(二) 操作步骤

1. 根据病变部位、大小、性质等选择合适的超声内镜检查。

2. 观察消化道局部病变,可直接经水囊法或水充盈法将探头靠近病灶,进行超声扫描。

3. 观察消化道邻近脏器可将探头置于下述部位进行显示①胰腺、胰头部(十二指肠降部)、胰体和胰尾部(胃窦胃体后壁);②胆道下段(十二指肠降部)和中段(胃窦部);③胆囊(十二指肠球部或胃窦近幽门区);④肝右叶(十二指肠、胃窦部),肝左叶(贲门部、胃体上部);⑤脾脏(胃体上部)。

4. 不断改变探头的位置与方向可以获得不同切面的超声图像常用方法有①通过调节内镜角度旋钮改变探头的方向;②通过插镜或拔镜调节探头的位置;③通过旋转镜身寻找病灶进行超声扫描;④改变患者体位。胃底和胃体部还可用内镜镜头倒转手法。

5. 必要时可进行内镜超声引导下的细针穿刺活检或介入治疗。

【术后处理】

超声胃镜检查术后处理同普通胃镜检查,无须特殊处理。一般仅要求术后2h内禁食、禁饮即可。穿刺或介入治疗后应注意观察有无出血、穿孔、感染等,胰腺穿刺或介入治疗者还需注意预防胰腺炎;术后禁食8~24h,同时输液,补充能量,必要时予以抑酸,止血,抗感染治疗。做超声内镜下胆道引流或胆囊介入治疗者可参考ERCP术后处理。

【并发症】

1. 窒息发生率较低,主要由于胃内注水过多时变动患者体位所致。避免方法即注水≤500ml,术中变动体位前抽尽胃内注入水。

2. 吸入性肺炎多系术中误吸胃内液体或注入水量过多所致。

3. 麻醉意外或心脑血管意外。

4. 器械损伤有①咽喉部损伤;②梨状窝或消化道穿孔;③贲门黏膜撕裂;④消化道管壁擦伤。

5. 消化道出血。

(冯灵美 蒋彩凤)

42 无痛消化内镜检查

无痛消化内镜是指通过镇静及麻醉药物等技术手段,消除或减轻患者在消化内镜诊疗过程中的痛苦,从而提高患者对消化内镜的接受度,同时能使内镜医生更顺利地完成诊疗过程。

【适应证】

1. 所有因诊疗需要、并愿意接受无痛消化内镜诊疗的患者。

2. 对消化内镜检查有顾虑或恐惧感、高度敏感而不能自控的患者。

3. 操作时间较长、操作复杂的内镜诊疗技术，如内镜下逆行胰胆管造影术(ERCP)、内镜超声(endoscopic ultrasound，EUS)、内镜下黏膜切除术(EMR)、内镜黏膜下层剥离术(ESD)、经口内镜下贲门肌离断术(POEM)、小肠镜等。

4. 一般情况良好，符合美国麻醉学会生理状况分级(ASA)Ⅰ级(正常健康人)或Ⅱ级(患有不影响活动的轻度系统疾病)患者。

5. 处于稳定状态的ASA Ⅲ级(患有影响其活动的中、重度系统疾病)或Ⅳ级(患有持续威胁生命的重度系统疾病)患者，可在密切监测下接受无痛苦消化内镜。

6. 婴幼儿及不能配合操作的儿童，上消化道大出血患者可在插管麻醉下行无痛苦消化内镜。

【禁忌证】

1. 有常规内镜操作的禁忌者。

2. ASA Ⅴ级患者病情危重，生命难以维持24h的濒死患者。

3. 严重的心脏疾病患者如发绀型心脏病，伴肺动脉高压的先天性心脏病，恶性心律失常，心功能3~4级等。

4. 有困难气道及患有严重呼吸道病变(阻塞型睡眠呼吸暂停综合征、张口障碍、颈项或下颌活动受限、病态肥胖，急性呼吸道感染、慢性阻塞性肺疾病急性发作期、未受控制的哮喘等)。

5. 肝功能差(Child-Pugh C级)、急性上消化道出血伴休克、严重贫血、胃十二指肠流出道梗阻伴有内容物潴留。

6. 严重的神经系统疾病患者(如脑卒中急性期、惊厥、癫痫未有效控制)。

7. 无监护人陪同者。

8. 有药物滥用、镇静药物过敏史及其他麻醉风险者。

【术前准备】

1. 无痛消化内镜术前，麻醉医师需要充分做好麻醉前访视和评估，告知患者可能出现的风险及意外，并签署知情同意书，其他准备与普通消化内镜术前准备相同。

2. 患者应在术前6h禁食，术前2h禁水。如患者有胃排空功能障碍或胃潴留，应适当延长禁食、禁水时间，必要时行气管插管以保护气道。

3. 患者如有活动义齿，应在术前取下义齿。

4. 轻度镇静条件下，可采用咽喉表面麻醉以增强患者耐受性。中度以上镇静及全麻状态下，不必使用咽喉表面麻醉。

5. 当日实施麻醉的主管医师应当对术前评估记录进行确认，并且再次核实患者身份和将要进行的操作。

6. 建立静脉通道，首选右上肢。

【操作方法】

1. 麻醉实施　患者采取左侧卧位，嘱患者咬好口垫，首先由护士开放患者静脉通道，持续吸氧，连接监护设备，并监测患者生命体征。根据消化内镜的诊疗目的和镇静深度的需求，可采用不同的麻醉或镇静方法。常用麻醉方法有咪达唑仑 + 芬太尼、氯胺酮、芬太尼、咪达唑仑等。

2. 术中监护　麻醉医师在内镜检查过程中须密切观察患者有无呛咳、屏气、呃逆、自主拔管行为、喉痉挛、局部疼痛、诱导早期兴奋多语、短暂性呼吸暂停、下颌松弛呼吸不畅、肌阵挛、变态反应、恶心呕吐、头痛、头昏等情况，并根据患者反应调整麻醉深度，及时处理各种麻醉相关的并发症，还应监测心电监护、血压、血氧饱和度和二氧化碳等生理参数。深度镇静和全麻患者应在操作过程中给予持续吸氧。

3. 麻醉后恢复　凡麻醉结束后尚未清醒(含嗜睡)，或虽已清醒但肌张力恢复不满意的患者均应进入麻醉恢复室 / 区域。建议根据患者人数及麻醉 / 镇静性质合理配备麻醉医护人员。恢复过程中需观察患者体温、血压、心率、呼吸、血氧饱和度及神志状态等。患者苏醒后需由医务人员或家属扶下床，以避免患者出现坠床、摔伤等意外。

【术后处理】

1. 有家属陪同回家，并能在家中充分照顾，以便及时报告术后并发症。
2. 告知患者饮食、活动、用药和随访时间的注意事项，并给予文字指导。
3. 患者当日禁止驾驶、高空作业和精密仪器操作。
4. 提供紧急情况联系电话。
5. 其他术后注意事项及处理方法与普通消化内镜术基本一致。

【并发症】

1. 误吸。
2. 低氧血症。
3. 心律失常。
4. 血压下降。

(王 剑)

43 内镜下黏膜剥离术

【适应证】

1. 早期癌根据医生经验，结合染色、放大和超声等其他内镜检查方法，确定肿瘤局限在黏膜层和没有淋巴转移的黏膜下层者。

2. 巨大平坦息肉超过 2cm 的息肉，尤其是平坦息肉，ESD 治疗有助于一次性完整切除病变并充分病理评估。

3. 黏膜下肿瘤包括脂肪瘤、平滑肌瘤、间质瘤和类癌等，通过 ESD 可以完整剥离或挖除病变。

4. 内镜下黏膜切除术（EMR）术后复发或再次行 EMR 困难的黏膜病变。

5. 考虑恶变可能的黏膜病变，反复活检均不能证实者。

6. 疑有淋巴结转移的黏膜下癌，高龄、拒绝手术或有手术禁忌证者可视为相对适应证。

【禁忌证】

有严重的心肺疾病、血液病、凝血功能障碍、服用抗凝剂且凝血功能未纠正的患者；病变浸润深度至固有肌层。

【术前准备】

1. 知情同意 实施 ESD 前，术者应向患者及家属详细讲解 ESD 操作过程、可能的结果以及存在的风险，并签署知情同意书。尤其消化道早期癌及部分黏膜下肿瘤（如间质瘤、神经内分泌肿瘤）患者，应在术前告知患者可能存在复发或转移的风险，追加外科手术、放化疗等其他治疗的可能。

2. 患者准备 术前必须完善凝血功能检查，指标异常应予以纠正后择期行 ESD 治疗。对服用抗凝药物患者，需在相关专科医师评估后，酌情停药。

3. 麻醉与监护 术前应对患者的病情及全身状况做全面评估，结合患者的情况及手术部位决定麻醉方式。上消化道手术，一般选择气管插管全麻下进行较为安全；下消化道手术，经常需要结合体位改变来完成，因此可选择清醒状态下手术。

4. 药物与器械准备

(1) 药物准备：ESD 成功的关键在于足量黏膜下注射和病灶完全抬举。足量黏膜下注射的作用是使病变充分隆起，以利于完全切除及防止穿孔。黏膜下注射液一般采用含有肾上腺素的生理盐水或单纯生理盐水，也可采用 5% 甘油果糖及透明质酸钠等。对于胃肠道病变，术中可予以阿托品、山莨菪碱缓解消化道痉挛。

(2) 器械准备：高频电发射器、二氧化碳气泵、透明帽、注射针、高频电刀、热凝钳、金属夹、尼龙绳、牙线等。ESD 治疗中所运用的电刀种类较多，常用的主要有 Hook 刀、IT 刀、Dual 刀、海博刀等。

【操作要点】

传统内镜下黏膜剥离术主要分 5 个步骤进行。

1. 标记确定病变范围后，一般于病变外缘 3~5mm 处用高频电刀进行电凝标记。对于上消化道病变，常规进行标记；对于界限清楚的下消化道病灶，可不做标记。

2. 黏膜下注射于病灶标记点外侧行多点黏膜下注射，注射液体量根据病变大小而定，以切除目标充分抬举为限，并可在操作中重复补充注射。

3. 切开黏膜沿标记点外侧缘切开病变处周围黏膜，再深入至切开处黏膜下层下 1/3。首先切开部位一般为病变远侧端或重力低位，根据病变大小可一次切开病变全周黏膜，也可一边剥离一边完成全周切开。如切除困难可用翻转内镜法。切开过程中一旦发生出血，冲洗创面明确出血点后电凝止血。

4. 黏膜下剥离在进行剥离前，要判断病灶的抬举情况。随着时间延长，黏膜下注射的液体会被逐渐吸收，可反复进行黏膜下注射，以便维持病灶的充分抬举。剥离过程中应用透明帽及重力作用暴露视野，必要时可借助牙线或者圈套器对病变进行牵引以暴露黏膜下层。在黏膜下层下 1/3 层面进行剥离能够避开黏膜下层的分支血管网，对于粗大血管建议采用热凝钳预处理，对于小血管可使用高频电刀直接电凝处理。

5. 处理创面病变剥离后，对创面上所有可见血管行预防性止血处理。对可能发生渗血部位采用热凝钳、氩离子血浆凝固术等处理，必要时用金属夹夹闭；对局部剥离较深者应予金属夹夹闭。上消化道 ESD 术后可留置胃管减压，并观察有无迟发出血。

【术后处理】

1. 术后密切观察临床表现变化，手术当日应禁食、静脉补液，以后根据病情逐步恢复饮食；上消化道病变患者术后应常规给予质子泵抑制剂治疗，一般建议标准剂量，2 次 /d，连续使用 4~8 周；ESD 术后可预防性使用二代头孢联合甲硝唑抗感染治疗；酌情使用止血药物。如有不明原因的胸腹痛、发热，应及时行相关实验室及影像学检查；怀疑创面出血，建议尽早内镜介入；考虑并发穿孔者，予禁食、胃肠减压、抗感染治疗，可尝试内镜下修补，保守治疗无效者，应立即外科手术治疗。

2. 切除标本应进行详尽的病理学检查病理学报告需描述病变的大体形态、部位、大小、组织学类型、浸润深度及切缘，是否有淋巴管和血管受累等。根据病理结果建议患者采取密切随访或者进一步治疗。

【并发症及处理】

1. 出血　术中出血可用冰生理盐水冲洗创面，明确出血点后采用电刀或热凝钳电凝处理。若上述止血方法不成功，可采用金属夹夹闭出血点，但常影响后续黏膜下剥离操作。术后迟发出血，需及早内镜干预，内镜下止血失败可尝试 DSA 栓塞止血或外科干预。

2. 穿孔 术中一旦发生穿孔可用金属夹缝合裂口后继续剥离病变，也可先行剥离再缝合裂口。术后迟发穿孔一般发生在术后1~2d，大多数需要外科干预。若穿孔小，发现早，且未发生广泛性腹膜炎和严重纵隔炎，可考虑保守治疗，如在二氧化碳注气下使用金属夹联合尼龙绳荷包缝合、OTSC（Over-the-scope Clip）关闭。

3. 术后狭窄 多与切除面积过大有关，食管病变超过3/4圈切除后多有狭窄发生。狭窄发生后使用球囊扩张治疗或置入可回收支架扩张，亦有报道术中创面激素注射或术后激素口服可预防术后狭窄的发生。

（汪培钦 施 斌）

44 经口内镜下肌切开术

【概述】

经口内镜下肌切开术（POEM）是一种通过隧道内镜技术进行肌切开的内镜微创新技术，现多用于治疗贲门失弛缓症。

【适应证】

1. 绝对适应证 确诊为贲门失弛缓症并影响其生活质量者。

2. 相对适应证 其他食管动力性疾病，如弥漫性食管痉挛等。

【禁忌证】

1. 绝对禁忌证 合并严重凝血功能障碍、严重器质性疾病等无法耐受手术者；食管黏膜下层严重纤维化而无法建立黏膜下隧道者。

2. 相对禁忌证 食管下段或食管胃结合部（EGJ）有明显炎症或巨大溃疡者。

【术前准备】

1. 病情评估 通过病程、症状评分、既往治疗情况及术前检查，明确诊断及分级，评估手术难度及预期效果。

2. 知情同意 签署知情同意书，告知手术获益及风险。

3. 患者准备 术前流质饮食2d。手术当天行内镜检查，确认食管内无内容物潴留，既提供良好的手术视野，又可预防麻醉过程中的反流误吸。

4. 设备 带附送水钳道的内镜、二氧化碳灌注装置、透明帽、高频切开刀、注射针、热凝钳、金属夹等。

【操作方法】

1. 麻醉及体位 行气管插管全身麻醉，仰卧位或左侧卧位。术前预防性静脉应用抗生素。

2. 食管黏膜层切开 胃镜前端附加透明帽，确定EGJ距门齿距离。常规于 EGJ 上方 10cm 处行食管黏膜下注射，纵行切开黏膜层 1.5~2cm，暴露黏膜下层。

3. 分离黏膜下层，建立隧道　自上而下分离，建立黏膜下隧道直至 EGJ 下方 2~3cm。

4. 肌切开　胃镜直视下从隧道入口下方 2cm 处开始自上而下、由浅入深纵行切开环形肌束至 EGJ 下方 2cm 以上。肌切开完成后确认胃镜通过贲门无阻力。

5. 金属夹关闭黏膜层切口　将黏膜下隧道内和食管胃腔内气液体吸尽，冲洗创面并电凝创面出血点和小血管，多枚金属夹对缝黏膜层切口。

【术后处理】

1. 术后当天予禁食、补液、半卧位和心电监护，观察有无颈部和胸前皮下气肿。

2. 常规静脉应用抗生素和抑酸剂（PPI）。

3. 术后胸部平片或 CT 检查，了解有无纵隔气肿、气胸、气腹和胸腔积液等。

4. 术后 3d 进食流质，2 周进食半流质，口服 PPI 4 周。

【并发症】

1. 气胸、气腹。

2. 胸腔积液。

3. 出血。

4. 感染。

5. 消化道瘘。

（施 斌）

45 内镜逆行胰胆管造影

【适应证】

1. 原因不明的梗阻性黄疸。

2. 怀疑为肝胆胰系及壶腹部恶性肿瘤者。

3. 疑为胆源性胰腺炎者。

4. 胆胰系先天性异常如胆总管囊肿，胰腺分裂症等。

5. 胆囊结石拟行腹腔镜切除术前需要除外胆管结石者。

6. 胆道感染及胆管阻塞需要行鼻胆管及内置管引流者。

7. 胆管及胰腺疾患需行内镜下治疗者。

8. 疑为 Oddi 括约肌及胆管功能障碍需测压者。

9. 胆管内置管及鼻胆管需要更换者。

【禁忌证】

1. 碘过敏者。

2. 严重的胆道感染及胆管梗阻无引流技术设备。

3. 有严重心、肺、肾、肝及神经系统等疾患及其他内镜检查禁忌者。

【术前准备】

1. 术者准备

(1)严格把握适应证,评估手术危险,操作难度,以及内镜检查的时机把握。

(2)为减少操作风险和并发症而进行的术前处理,如预防性的抗生素应用、预防性吲哚美辛栓纳肛等。

(3)让患者及家属充分了解操作过程、手术收益及可能出现的并发症,获得知情同意。

2. 患者准备

(1)基本同上消化道内镜检查。

(2)常规建立静脉通道,行心电图、皮肤血氧饱和度及血压监护。

(3)检查前 15min 常规肌注或静注地西泮 5~10mg,丁溴东莨菪碱 20mg,也可同时用哌替啶 25~50mg。

3. 仪器及药品准备

(1)十二指肠镜。

(2)十二指肠乳头切开刀,亲水引导导丝。

(3)造影剂为 60%~70% 泛影葡胺及稀释用的无菌注射用水。

(4)必要的急救药品及设备。

(5)带有监视器 X 线机器。

【操作方法】

1. 插镜 患者一般采取俯卧位或左侧卧位。十二指肠镜经口依次通过食管、胃,进入十二指肠降段,主乳头多在降部中段视野左侧发现。取直镜身,把视野内的乳头摆正。方法:转镜身;左、右、上、下转动镜角;调深度;调气量;适当变动患者体位,可在仰卧位至俯卧位间变动,俯卧位插管较易成功,且摄片方便。

2. 插管 将主乳头摆在视野左上方,开口对准导管插入方向,锁住旋钮,如乳头辨认不清,切勿盲目插管,以免刺激肠蠕动,或造成黏膜损伤出血,反而给插管造成困难。确认开口后,切开刀带导丝对准并靠上乳头开口,通过旋转镜身、调整镜角的上下钮及抬钳器,让切开刀自行滑入乳头。一般来说胆管开口位于乳头的 11 点位,而胰管开口位于乳头的 1 点位。当切开刀落入乳头内后，可以微调方向并尝试插导丝，根据导丝的走行判断进入的是胆管还是胰管。当电视荧光屏或X线透视下见到导丝位于需要造影的管道时，即可注射造影剂，并摄片。一般注入造影剂2~3ml，便可使主胰管显影；4~5ml则可使主胰管及其分支甚至终末胰管显影。选择性胰管显影应适当掌握所用造影剂剂量，切勿过多。胆管充盈只需10~20ml，如使胆囊充盈则需40~60ml甚至更多。

3. 当插管有困难，而确有极强ERCP适应证时，可尝试行乳头预切开或乳头“开窗”，但风险较高。

【术后处理】

造影后3h、6h及翌晨各测血淀粉酶一次，并观察体温、白细胞计数和分类，必要时可应用抗生素预防感染。梗阻性黄疸者可行鼻胆管内引流，以防引起化脓性胆管炎。ERCP后出现高淀粉酶血症及术后急性胰腺炎应及时处理。

【并发症】

1. 胰腺炎　ERCP术后胰腺炎可能很严重，可导致住院时间延长、需要手术治疗甚至死亡。患者和操作的因素都会影响ERCP术后胰腺炎的发病率，在设计操作方案及签署知情同意书时都应该考虑到。

2. 出血　大部分为乳头括约肌切开术后出血，多可自行停止。对于持续活动性出血患者往往需要再次内镜下止血，极少数情况下需要手术治疗。

3. 感染性并发症　胆管炎多见，在引流通畅的情况下，一般抗感染治疗有效。

4. 消化道穿孔　穿孔可由于插镜所致的食管、胃、十二指肠的机械穿孔，或者由于括约肌切开、导丝置入或者其他治疗操作。小的穿孔内科保守治疗有效，大的穿孔往往需要手术处理。

（汪培钦　陈岳祥）

46　腹腔镜检查术

【适应证】

1. 直视下穿刺活检、切取活检、超声定位。
2. 不明原因的慢性腹痛。
3. 腹部肿瘤的定性、分期。
4. 肝病、腹水的鉴别诊断。
5. 淋巴活检。
6. 非创伤性检查难以确诊时使用。

【禁忌证】

1. 严重的心肺功能不全。

2. 有明显的出血倾向。

3. 腹部手术后有肠粘连。

4. 肠梗阻及急性腹膜炎患者。

5. 腹腔内有感染者。

6. 孕妇。

7. 腹水量估计 >10L，且不合作者。

【术前准备】

(一) 术者准备

术者应充分评估患者的一般情况，排除禁忌证。向患者解释此检查的必要性、风险及注意事项，获取知情同意。

(二) 器械准备

1. 腹腔镜及其配件

(1) 腹腔镜有两类：一类为硬式内镜，由透镜传像，导光束传光。另一类由像束导像，导光束传光，末端可做弯角运动，并有活检管道。

(2) 腹腔镜穿刺针：包括套管与针芯，套管前端有送气孔、送气阀门及固定钮。

(3) 腹腔镜配件：包括气腹穿刺针，气腹压力自动控制装置、腹腔镜穿刺针、腹水导管活组织。

2. 其他用品包括清洁盘、腹腔穿刺包、氧气瓶（或二氧化碳瓶）、气胸箱、吸引器、无菌手术衣、多头腹带。

3. 器械严格消毒，腹腔镜可采用 2% 戊二醛溶液浸泡，或环氧乙烷气体或甲醛熏蒸 6~12h，消毒后以无菌水冲净消毒剂。手术操作须在手术室中按外科手术无菌要求施行。

(三) 患者准备

1. 术前测定血小板计数、凝血功能。必要时备血。梗阻性黄疸患者宜或静注维生素 K_1 10mg，每日 1 次，连续 3d。

2. 术前准备腹部皮肤（包括剃毛、消毒等）。检查当日晨禁食，排空膀胱。

3. 术前 30min 肌注苯巴比妥钠 0.1g 或地西泮 10mg、哌替啶 50~100mg。

【操作方法】

1. 人工气腹　于脐轮下缘切开皮肤 1cm，由切口处以 45° 插入气腹针，回抽无血后接一针管，若生理盐水顺利流入，说明穿刺成功，针头在腹腔内。接 CO_2 充气机，进气速度不超过 1L/min，总量以 2~3L 为宜。腹腔内压力不超过 2.13kPa（16mmHg）。所注气体多为二氧化碳，有避免空气栓塞，减少腹膜刺激及容易吸收等优点。

2. 手术操作 按腹部手术常规消毒、铺无菌巾单,手术部常选脐左侧 2cm 上下 2cm 处,如欲做胰腺活组织检查,套管插入位置以脐上 2~3cm 处为好。如观察腹腔内肿块,手术部位需距肿块边缘 5cm 用 1% 普鲁卡因作局部浸润麻醉后(范围 3cm 左右),按腹腔镜的外径,切口应为 1.5cm,继之插入腹腔镜穿刺套管针,有突破感提示穿过腹膜,然后拔出针芯,用左手拇指堵住套管口,右手迅速插入腹腔镜。如腹腔内气体不足,可补充注气。镜身插入后做逆时针方向缓慢移动,顺序观察肝、胆、脾、腹膜、腹腔及盆腔内的脏器。

3. 活体组织检查 腹腔镜可在内镜直视下作活体组织检查。肝脏活体组织检查尚可采用特制的双叉针。

4. 术毕,检查无内出血及脏器损伤,方可拔出腹腔镜。排净腹腔内的气体,再拔出外套管,缝合肌层及皮肤,覆盖无菌纱布,以多头腹带包扎。

【术后处理】

1. 术后 24h 内严格卧床休息,4h 后可进食。

2. 术后常规应用抗生素 3d,做活体组织检查者酌情应用止血药。

3. 术后 6h 内严密观察血压脉搏等变化。

4. 缝合腹部切口前虽已排气,腹腔仍可能残留气体而有肩痛和上腹部不适感,通常不严重,无须特殊处理。

【注意事项】

1. 腹水患者须先放腹水 3 000ml 左右,再行检查。

2. 行人工气腹时,须防止气腹针刺入血管及大网膜。

3. 检查上腹部器官时,可取头高足低位;查下腹部器官则相反。必要时,可随时稍转动患者体位,如从平卧位转至右侧抬高位等。

【并发症】

1. 人工气腹时发生皮下气肿、腹部气肿、大网膜气肿、纵隔气肿、气胸、空气栓塞等。

2. 插入腹腔镜穿刺套管时,可发生出血及脏器损伤,故操作忌用暴力。

3. 采取活体组织时可引起出血、胆汁外漏等,应早期发现,及时处理。

(汪培钦 陈岳祥)

47 食管静脉曲张硬化剂注射治疗

【概述】

食管静脉曲张硬化剂注射治疗是指在曲张静脉中或其周围注射硬化剂,使曲张静脉闭塞达到曲张静脉破裂出血急诊止血和预防再出血的有效治疗手段。硬化剂使曲张静脉血管内皮细胞破坏、局部血栓形成,导致组织水肿、坏死,最终纤维组织增生、瘢痕形成达到曲张静脉消失的目的。

【适应证】

1. 食管静脉曲张破裂急性出血。
2. 肝硬化食管静脉曲张，曲张静脉呈明显结节状，有红色征。
3. 外科断流或分流术后再发食管静脉曲张破裂出血。
4. 套扎治疗后复发。

【禁忌证】

1. 常规内镜检查禁忌证。
2. 上消化道出血失血性休克未纠正。
3. 相对禁忌证 肝性脑病、肝硬化终末期全身极度衰竭、严重高血压或脑血管病变、肝癌门静脉癌栓形成、凝血机制障碍有出血倾向、多脏器功能衰竭等。

【术前准备】

1. 基本同上消化道内镜检查。
2. 注射针、透明帽或静脉曲张专用气囊。
3. 硬化剂 1% 乙氧硬化醇、3% 十四烷基硫化钠、5% 鱼肝油酸钠等。
4. 可在术前 10min 静注咪达唑仑 5mg 或山莨菪碱 10mg。

【操作方法】

可选择静脉内注射、静脉旁注射或静脉旁 + 静脉内混合注射，目前多取混合注射法。

患者取左侧卧位，在内镜直视下观察静脉曲张情况，选择正在出血或粗大伴红色征的静脉，先从贲门附近的静脉开始注射，注射量视血管内注射情况每点 2~10ml，血管旁注射一般每点 2~4ml。每次注射硬化剂总量不能超过 30ml。拔针时须缓慢，边注射边退针，用注射针外套管阻塞血管上的针孔。可反复多次进行，每次间隔 1 周左右，直至曲张静脉基本消失；治疗结束 1 个月复查胃镜，以后每隔 3~6 个月复查一次胃镜。

【术后处理】

1. 术后禁食 24h，逐渐进食流质、半流质。
2. 应用质子泵抑制剂，以免胃酸反流侵蚀注射部分发生出血。
3. 有条件者可给予生长抑素治疗，注意观察术后 2~48h 再出血情况。

【并发症】

1. 出血。
2. 胸骨后疼痛、吞咽困难、食管狭窄。
3. 发热。

（伍开明 林 勇）

48 内镜下食管静脉曲张套扎术

【概述】

内镜下食管静脉曲张套扎术(EVL)是一种安全、有效、简单的食管静脉曲张破裂出血止血和预防出血的治疗方法。

【适应证】

门脉高压症引起食管静脉曲张出血或可能发生出血者。

【禁忌证】

1. 食管狭窄、食管扭曲、食管憩室和已知或可疑食管穿孔患者。

2. 胃底静脉曲张出血或门脉高压性胃病患者。

3. 凝血功能障碍者或循环不稳定患者。

4. 对乳胶过敏。

【术前准备】

1. 与患者充分沟通,向其说明治疗理由、操作步骤、消除患者紧张情绪。

2. 建立静脉通道,备血,给予镇静或肌松药物。

3. 择期患者需禁食6~8h,准备胃镜、套扎器。

【操作方法】

1. 患者取左侧卧位,插入内镜检查明确静脉曲张程度、有无活动性出血,并确定套扎部分。

2. 按照说明书在胃镜上正确安装套扎器;通常从齿状线附近开始,先结扎最有可能出血的静脉,将内镜头端的套扎器抵住该曲张静脉,启动负压吸引器持续吸引,数秒后内镜下可见曲张静脉逐渐进入套扎器内,继而视野一片发红或视野消失,表明套扎器内已充满曲张静脉,转动旋转器,释放套扎器内的皮圈,套扎至吸入曲张静脉的黏膜根部;停止负压吸引,内镜缓缓注气,即可窥见结扎的曲张静脉呈息肉状,色泽逐渐变紫,基本被皮圈紧套。

3. 自齿状线上缘螺旋向口侧顺序套扎曲张静脉,每条曲张静脉套扎4~6个点,应避免在同一平面上结扎多根静脉,以免引起食管腔狭窄,可间隔2~4周后可进行第2次套扎。

【术后处理】

1. 术后监测患者生命体征,予补液支持治疗。

2. 禁食24h,以防结扎圈因进食而脱落,24h后可进流质,72h后可进半流质,1周后可进普食。

3. 结扎术后患者可出现短时间的胸骨后疼痛和吞咽不适,持续2~3d后自行缓解,一般无须特殊处理。

4. 结扎后间隔 2~4 周再进行第二次结扎，直至曲张静脉根治；若有静脉曲张复发，亦予以再结扎直至根治。

【并发症】

1. 术后疼痛。

2. 出血。

3. 穿孔。

4. 狭窄。

（伍开明 林 勇）

49 内镜下静脉曲张组织黏合剂治疗

【概述】

组织黏合剂化学名为氰丙烯酸盐（N- 丁基 -2- 氰丙烯酸盐），经内镜下注射入曲张的静脉，与血液接触后即时产生聚合固化，可有效地闭塞血管和控制曲张静脉出血。胃底静脉曲张较食管静脉曲张出血往往出血量较大、内镜下治疗风险更大，组织黏合剂治疗操作方便、起效快，在胃底静脉曲张出血中应用广泛。

【适应证】

1. 胃底静脉曲张破裂急性出血。

2. 肝硬化胃底静脉曲张，曲张静脉呈明显结节状，有红色征。

3. 外科断流或分流术后再发胃底静脉曲张破裂出血。

【禁忌证】

1. 常规内镜检查禁忌证。

2. 上消化道出血失血性休克未纠正。

3. 相对禁忌证 肝性脑病、肝硬化终末期全身极度衰竭、严重高血压或脑血管病变、肝癌门静脉癌栓形成、凝血机制障碍有出血倾向、多脏器功能衰竭等。

【术前准备】

1. 常规准备 同上消化道内镜检查。

2. 器械准备 注射针、2ml、5ml、10ml、20ml 不同规格注射器，组织黏合剂、高渗糖水（25%）、碘化油或硬化剂（乙氧硬化醇）。

3. 可在术前 10min 静注咪达唑仑 5mg 或 654-2 10mg。

【操作要点】

“三明治”注射法：在注射针内预充满碘油或者硬化剂，出针后迅速准确刺入要封堵的曲张静脉后，按碘油 / 硬化剂 + 组织黏合剂 + 碘油 / 硬化剂的顺序将药物注入血管内。退针后用注射针外套管轻轻压迫注射点，待组织黏合剂充分凝固，防止出血。用硬化剂代替碘油，操作更方便，且可减少组织黏合剂用量，减少医疗费用，也减少碘油可能导致的异位栓塞风险。弥漫性胃底静脉曲张往往需要多点注射治疗。

【术后处理】

1. 术后禁食24h，逐渐进食流质、半流质。

2. 术后应用质子泵抑制剂。

3. 急性胃底静脉曲张破裂出血、肝功能较差者、凝血酶原时间延长等高危患者，可予降门脉压力药物维持治疗。

【并发症】

1. 注射过程中或注射后硬化物脱落出血。

2. 发热、胸骨后疼痛。

3. 肺或脑血管栓塞。

4. 门脾静脉栓塞。

5. 纵隔炎、吸入性肺炎。

（伍开明 林 勇）

50 贲门失弛缓症内镜下扩张治疗

【概述】

贲门失弛缓症内镜下扩张治疗是通过外力将食管下括约肌强行过度扩张，造成部分平滑肌松弛或断裂而失去张力，从而降低食管下端括约肌静息压，达到治疗目的。可通过探条扩张、气囊扩张或金属支架置入扩张。因探条直径受限，食管下括约肌不能充分扩张，目前较少使用。

【适应证】

1. 药物治疗无效或效果不理想的贲门失弛缓症患者。

2. 生长发育期的儿童。

3. 基础状况差，不能耐受或不愿接受手术者。

【禁忌证】

1. 常规内镜检查禁忌证。

2. 出、凝血机制障碍。

3. 食管穿孔史。

4. 食管下段憩室。

【术前准备】

1. 患者准备

（1）基本同上消化道内镜检查。

（2）术前禁食6~8h，食管内有残渣应予清除。

(3) 术前检查血常规、血型、凝血功能。

2. 器械准备 准备胃镜，根据术前相关检查选择合适的扩张水囊 / 气囊或金属支架。

【操作方法】

1. 水囊 / 气囊扩张 患者取左侧卧位，插入胃镜，在内镜直视下经活检钳道插入直径 30~40mm 扩张水囊 / 气囊，使水囊 / 气囊中心位于贲门狭窄处。向囊内注水或注气，压力 100~150kPa，持续 5min，抽水 / 抽气 2~3min，再次充水 / 充气，重复 2~3 次。退出水囊 / 气囊，再次进镜观察贲门及食管下段，观察内镜能否通过及局部黏膜损伤情况，注意有无穿孔。

2. 支架扩张 内镜下将定制记忆合金支架放置于食管贲门狭窄段，支架逐步扩张，贲门区肌层撕裂较规则。早期效果较好，因后期会发生严重频繁的胃食管反流和肉芽组织增生导致食管狭窄，目前使用较少。

【术后处理】

1. 术后禁食 24h，以后逐渐进食流质、半流质，3d 后可进固体食物。

2. 给予抑酸、止血药、止痛及抗生素治疗。

【并发症】

1. 局部黏膜损伤、撕裂、渗血。

2. 胸痛。

3. 出血。

4. 食管穿孔。

（伍开明 林 勇）

51 内镜下放置金属支架治疗消化道狭窄

【概述】

消化道狭窄是消化道病变后期的常见并发症，严重影响患者的生活质量，内镜下放置金属支架是有效、便捷的治疗手段，根据不同部位主要分食管支架，胃十二指肠支架及结直肠支架。

【适应证】

1. 食管支架

(1) 食管癌、贲门癌、吻合口癌、转移性肿瘤所致食管狭窄。

(2) 食管 - 气管瘘。

(3) 不适合扩张或手术的良性狭窄。

2. 胃、十二指肠支架

(1) 胃窦部肿瘤引起的梗阻。

(2)壶腹癌、胰头癌侵犯或外压引起十二指肠梗阻。

(3)胃大部切除术后吻合口肿瘤复发狭窄。

3. 结直肠支架

(1)癌性肠梗阻根治术前肠道准备。

(2)不能手术的结直肠癌伴梗阻。

(3)结肠憩室炎伴梗阻的术前肠道准备。

(4)结直肠术后吻合口狭窄。

【禁忌证】

1. 食管支架

(1)贲门失弛缓症、化学烧灼伤后、术后瘢痕等可行扩张或手术的良性狭窄。

(2)病变较高累及上食管括约肌。

(3)狭窄伴静脉曲张有出血倾向。

(4)吻合口弯曲角度过大。

2. 胃十二指肠支架

(1)穿孔。

(2)支架堵塞十二指肠乳头加重胆道梗阻者。

3. 结直肠支架

(1)穿孔。

(2)直肠肿瘤距肛门小于4cm。

【术前准备】

1. 患者准备 术前禁食、禁饮6~8h,必要时予镇静、镇痛。

2. 完善相关检查 血常规、凝血功能等检查,上消化道造影、CT或MRI等检查评估狭窄部位、程度。

3. 设备 钳道大小合适的胃肠镜,X光机,导丝、造影剂、金属支架等设备。

【操作要点】

内镜进镜至狭窄部位,在内镜直视及X线监视下插入导丝、导管通过狭窄段;经导管注入造影剂行狭窄远端造影;根据造影结果测量狭窄长度选择合适长度及直径的金属支架,沿导丝插入支架推送系统至狭窄部位,逐步释放支架;再次造影或进镜观察明确支架位置是否放置良好。

【术后处理】

1. 术后禁食12~24h,待梗阻解除后可进食流质。

2. 为预防术后胸痛及胃食管反流症状,可应用镇痛药、抑酸药及抬高床头等。

3. 术后24h复查腹部平片,评估支架有无移位及膨胀情况。

【并发症】

1. 支架移位、脱落。

2. 穿孔。

3. 出血。

4. 反流性食管炎、溃疡。

5. 吸入性肺炎。

6. 再狭窄。

7. 堵塞。

8. 气道压迫。

(伍开明 林 勇)

52 心包穿刺术及置管引流术

【适应证】

1. 心包积液伴有严重心脏压塞症状。

2. 原因不明的心包积液,需要抽液明确诊断的。

3. 需心包腔内注入药物治疗的。

【用品】

1. 生命体征监测或急救的仪器。

2. 余同胸腔穿刺术。

3. 心包引流所需物品J型导引钢丝、扩张管、引流导管,缝合针、线,持针钳、三通连接管、延长管、闭式引流袋。

【操作方法】

1. 术前宜行X线及超声检查,以便决定穿刺部位及估计积液程度;积液量少者不宜施术。

2. 嘱患者于术中勿剧咳或深呼吸,必要时术前可予适量镇静剂。

3. 穿刺方法常用者有下列两种

(1)胸骨下穿刺:于胸骨剑突与左肋缘夹角处,肋缘下1.5cm,穿刺针指向左肩与皮肤成30°~40°角,针头且进且吸,至吸出液体时即停止前进,以免触及心肌或损伤冠状动脉。

(2)心前区穿刺:胸骨左缘第5肋间,心浊音界内侧1~2cm,针尖向后向内推进指向脊柱,注意避开肋骨下缘。进针注意点同上。

4. 置管引流 由肿瘤引起的大量心包积液,可用18号穿刺针行心包穿刺,进入心包腔后,经穿刺针送入J型导引钢丝至适当深度,15~20cm,退出穿刺针，沿导引钢丝插入猪尾巴导管，或插入防漏动脉鞘管（6~7F）。退出导引钢丝，保留猪尾巴导管或鞘管在心包腔内，外接引流袋，行缓慢持续引流。

【注意事项】

1. 抽液过程中应注意随时夹闭胶管，以免空气进入心包内。抽液速度宜缓慢，首次抽液量以 100ml 左右为妥，以后每次抽液 300~500ml，以免抽液过多导致心脏急性扩张。

2. 手术过程中应经常询问并观察患者表现，助手应注意脉搏变化，以便及早发现异常，及时处理。

【术后处理】

术后静卧，测脉搏、血压每半小时一次，共 4 次，以后 24h 内每 2~4h 测一次，并密切观察可能发生的并发症，及时发现异常情况对症处理。

53 右心导管检查术

【适应证】

1. 先天性心血管疾病，须明确诊断以决定手术治疗者。

2. 原因不明的肺动脉高压（超声心动图估测收缩压 >50mmHg）。

3. 风湿性心脏病，手术治疗前须明确瓣膜病损部位和程度者；测量肺毛细血管压力。

4. 心脏移植前后判断心功能及全肺阻力情况。

【禁忌证】

1. 各种原因发热者。

2. 亚急性细菌性心内膜炎治愈不满 3 个月者。

3. 严重心力衰竭。

4. 近期有心肌梗死、肺或动脉栓塞者。

5. 反复发作较重之心律失常、现有较明显的心律不齐者（长期心房颤动除外）。

6. 有明显发绀的先天性心脏病亦应慎重考虑。

【用品】

静脉穿刺针，5~6F 静脉或动脉鞘管，无菌心导管，测压管，无菌单，血氧分析器材及药品，造影剂，监护仪，血气分析仪，急救器材如氧气筒、除颤起搏器、急救药物等。

【操作方法】

1. 检查需要在放射科 X 线检查台上，依外科手术无菌操作要求进行。检查前应填送手术通知单及 X 线检查申请单。

2. 检查前应对患者做必要的说明，以便配合检查；并选定静脉（右股静脉、颈静脉或锁骨下静脉），进行皮肤准备。

3. 患者仰卧于透视及摄影两用的 X 线检查台上，并连接监护仪。

4. 按常规消毒皮肤及铺无菌单，检查各项器械药品，以盐水多次冲洗心导管后，将静脉输液导管通过三通开关连接心导管，并保持心导管输液通畅。各接头紧密衔接。

5. 在局麻下穿刺股静脉或颈静脉或锁骨下静脉，放置鞘管。手法柔和地插入心导管。然后用长针头在静脉两侧进行向心性局麻浸润。当插入约 20cm 时，即应在 X 线透视指示下，缓缓转动心导管尖端方向，向心送入右心房、右心室，直到肺小动脉。

6. 根据预定检查计划在 X 线透视下，将导管尖端依次置于肺小动脉，左 / 右肺动脉，主肺动脉，右心室流出道，心尖，右心室流入道及右心房下、中、上，下及上腔静脉等部位测压，抽取血标本作血氧分析，并登记取血部位及该处压力。

7. 当导管尖端径路异常时，可摄 X 线片记录，必要时作选择性心血管造影。

8. 完成上述各步骤后，退出心导管，压迫止血。

9. 行股动脉穿刺，取血 4~6ml 作为动脉血氧分析标本。

10. 如需以 Ficks 公式计算体、肺循环血流量，术后立即以基础代谢机测定每分钟氧消耗量。

【术后处理】

局部穿刺点压迫 10~15min 后加压包扎，沙袋压迫 1~2h，平卧 6h，观察血压、脉搏、体温等。锁骨下静脉穿刺者应注意观察有无气胸等。

【注意点】

1. 应严格掌握适应证及禁忌证。

2. 一切操作务必严格无菌。

3. 术中输注生理盐水。输液中可酌量加入抗凝剂（肝素），手术中随时保证导管内输液通畅，避免血凝，在取血及测压后尤须注意。

4. 一般均用局麻，小儿及不合作者可用全麻。

5. 送导管手法宜柔和。导管进入心腔时，应密切监护。如有明显反应或心律失常时，应立即进行处理；反应严重时，应当退出心导管至腔静脉或中止检查。

6. 心导管在心腔内不可打圈，以免导管在心内扭结。导管在肺小动脉内存留时间不宜超过 10min。

7. 当心导管进入右心室后，应密切注意输液是否畅通。如遇肺动脉高压或进入左心时，血液可逆流至输液导管，此时应以注射器接连心导管缓慢输液。输液速度一般在 30 滴 /min 左右。

8. 应尽量缩小 X 线透视野，暴露 X 线下实际时间不宜超过 20min。

9. 抽取血氧分析标本注意事项 ①先抽取 2~4ml 混有输入液体的血液弃去；②用已被 10% 草酸钾湿润过的 10ml 注射器在不漏气下抽血 2~4ml，检查有无气泡漏入，如有气泡，当即排出；③以充满水银之小乳胶帽套于注射器乳头上（避免空气逸入血标本），轻轻摇荡，使注射器壁上的抗凝剂与血液充分混匀；④每次取血后应及时测定、尽量缩短体外停留时间。

10. 每次测压前必须重新校零，以避免零点漂移带来的误差。

11. 测压时需保证导管、三通管、压力延长管、换能器的连接紧密和通畅，导管等必须排气完全，如发现压力波形与导管位置不符，需仔细检查，避免气泡、血凝块充塞导管或连接管从而影响压力描记。

（汪沁沁 陈金明）

54 心内膜心肌活检术

【概述】

心内膜心肌活检系在 X 线透视下，经外周静脉或动脉将活检钳送至心腔，咬切小块心内膜心肌组织，迅速取出送检，以供组织病理学、组织化学、免疫学及分生物学等研究和诊断的一种检查方法。

一、右心室心内膜心肌活检

【适应证】

1. 诊断和监测心脏移植术后排斥反应。
2. 心肌炎诊断和指导治疗。
3. 鉴别浸润性心肌疾病的病因。
4. 判断药物对心肌毒性作用及其程度。

对大多数心脏疾患，只行右心室心内膜心肌活检。若拟诊肥厚型心肌病、硬皮病心脏损害、放射性心肌损害、心内膜纤维增生症和心脏小血管病等，应考虑行左心室心内膜心肌活检。

【禁忌证】

1. 合并出血性疾患。
2. 正在接受抗凝治疗。
3. 心室内血栓。
4. 心肌梗死。
5. 室间隔缺损。

合并完全性左束支传导阻滞，则慎行右室活检。

【操作方法】

1. 术前准备 同心导管检查。

2. 操作步骤

(1)经颈内静脉途径活检：经右颈内静脉途径，使用 Stanford 活检钳，从右心室间隔面心内膜夹取心肌是最常用的心肌活检方法。操作步骤：患者取肩高头低平卧位，面向左侧，暴露右颈部。常规右颈内静脉穿刺，置入 7F 粗(3F=1mm)鞘管后，回抽血 3~5ml 弃之，肝素盐水冲管。使用 Stanford 活检钳，在 X 线透视下，活检钳保持闭合状态送入右心房外侧下 1/3 处，逆时针旋转通过三尖瓣口进入右心室。活检钳通过三尖瓣口后继续逆时针旋转，使钳夹顶端位于右室上 1/2 处并指向室间隔。在左前斜 60° 位 X 线透视下，活检钳指向后方，即室间隔面。如果活检钳没有处在目标位置并指向室间隔，应将其退至心房并重新进入。后张开钳嘴，缓慢前送，当接触到室间隔心室壁时，心电示波会出现室性期前收缩，操作者也可以略感到通过活检钳传导的室壁搏动感。闭合钳口，钳取组织，同时轻柔回撤，撤出活检钳，可取到米粒大小的心肌组织。

(2)经股静脉途径活检：非首选，且少用，仅用于不能经右颈内静脉途径进行心肌活检时方可采用。操作步骤如下：右股静脉穿刺并置入 8F 鞘管。送入 8F 长引导管，内插入成角的猪尾导管，前送至右心房，一起逆时针旋转通过三尖瓣口进入到右心室。长引导管继续前进至右室中部，顶端指向室间隔，之后轻轻撤出猪尾导管，注入少量造影剂，确定引导管位置处于右室间隔中部。后置入活检钳到达导管顶端，LAO 体位下轻轻旋转活检钳，使其顶端对准室壁，张开钳嘴钳取组织。

二、左心室心内膜心肌活检

【操作方法】

1. 操作步骤

(1)经右股动脉穿刺。

(2)同经股静脉途径进行右心室活检。将内插入猪尾导管的 Telon 长引导管通过猪尾导管引导前送至左室中部，其顶端指向室间隔，并远离下后壁及心尖。

(3)撤出猪尾导管，肝素盐水冲洗，置入 100cm Standford 活检钳。

(4)活检钳操作同右心室心内膜活检。

2. 术后处理

(1)平卧 24h，血管穿刺部位沙袋压迫 6h。

(2)持续心电、血压监护 24h，术后当天及第二天记录 12 导联心电图。

诊疗技术

【并发症】

1. 心肌穿孔 是最严重的并发症，发生率0.3%~0.5%，多见于右心室活检且操作用力过猛，或者钳嘴指向右心室游离壁，以及钳夹心肌组织时未同时回撤有关。主要表现为胸痛、气短、心率过快或过慢及血压下降。一旦确诊，立即用14~16号血管穿刺针行心包穿刺减压，待病情稍稳定后沿穿刺针放入长引导钢丝，再沿钢丝导入7F猪尾状导管至心包腔内作持续心包引流，必要时开胸手术。左心发生率较右心低一些。

2. 栓塞 多见于左室活检者，栓子来自组织碎屑或附壁血栓脱落，也有气栓所致，来自活检钳内部残留的小气泡栓塞所致。术前应肝素化抗凝避免血栓形成，但尽管系统抗凝，仍不断有脑栓塞发生的报道。

3. 室性心律失常 主要表现为多发性室早或短阵室速。常因活检钳触发，当活检钳离开室壁时，室性心律失常即自行消失，不需特殊处理。若见持续性室速，则立即静注利多卡因或电复律。

4. 传导阻滞 包括束支传导阻滞及高度房室传导阻滞，为活检钳机械损伤传导组织所致。对原有左束支传导阻滞者，若右心室心内膜心肌活检损伤右束支可致完全性房室传导阻滞。

5. 心脏瓣膜及腱索损伤 活检钳通过心脏瓣口时，钳夹腱索或瓣叶，导致损伤。应按章操作，动作轻柔，杜绝意外损伤。此外，在超声指导下操作有可能减少并发症的发生率。

6. 穿刺损伤致局部出血、气胸、喉返神经损伤、Horner综合征。

（汪沁沁 陈金明）

55 射频消融术

射频消融术（RFCA）是指在心内电生理标测定位的基础上，是将电极导管经静脉或动脉血管送入心腔特定部位，通过射频仪发放高频电流（100kHz~1.5MHz），导致局部心内膜及心内膜下心肌凝固性坏死，达到阻断快速心律失常异常传导束和起源点的介入性技术。本法无疼痛，不需全麻，局部组织损伤均匀，范围小，边界清楚，容易控制，并发症少，被公认为是安全、有效方法。目前临床应用较成熟的治疗对象包括房室折返性心动过速、房室结折返性心动过速、房性心动过速（房速）、典型心房扑动（房扑）及特发性室速等，治愈率高达90%以上。

【适应证】

心律失常：预激综合征、室上速、房速、房扑、房颤、频发室早、室速等。

【禁忌证】

无法耐受手术、严重创伤、感染等。

【操作】

(一) 血管穿刺术

经皮血管穿刺是心脏介入诊疗手术的基本操作，而 RFCA 则需要多部血管穿刺。心动过速的类型或消融方式决定血管刺激的部位。

1. 静脉穿刺(右侧或双侧股静脉)常用于右房、希氏束区、右室、左房及肺静脉置管。

2. 颈内静脉或锁骨下静脉穿刺则是右房、右室和冠状静脉窦(CS)置管的途径。

3. 股动脉穿刺是左室和左房的置管途径。例如房室结折返性心运过速的消融治疗需常规穿刺股静脉(放置 HRA、HBE、RVA 和消融导管)和颈内或锁骨下静脉(放置 CS 导管)；左侧旁路消融则需穿刺股动脉放置左室消融导管。

(二) 心腔内置管及同步记录心电信号

根据电生理检查和 RFCA 需要，选择不同的穿刺途径放置心腔导管。

1. HRA 高位右房导管，常用 6F 放置于右房上部，图形特点为高大 A 波，与体表心电图 P 波起点相同，V 波较小或不明显。

2. HIS 希氏束导管，常用 6F，放置于三尖瓣隔瓣上缘，局部心电图为：大 A 大 V，A、V 波振幅相当，H 波清楚。

3. RV 右室导管，常用 6F，放置于右室尖部，局部心电图为大 V 波，无 A 波，与体表心电图 QRS 波相同。

4. CS 冠状静脉窦导管，可用 6F4 极(极间距 1cm)或专用塑形的 6F10 极(极间距 2-8-2mm)导管，经颈内或锁骨下静脉插管易于进入 CS，理想位置应将导管最近端电极放置在 CS 口部(CSO)，局部电图特点：多数患者 A>V，A 波时相在 P 波终末，V 波与 QRS 同相。

5. 左室导管常用 7F4 极大头电极，主要同于标测消融，其部位取决于消融的靶点部位。

(三) 心脏程控刺激

心脏电生理检查中常选择高位右房和右室尖作为心房和心室的刺激部位，特殊情况下可选择心脏任一部位进行刺激。程控刺激的主要目的在于评价心脏起搏和传导系统的电生理特征，诱发和终止心动过速。刺激强度常选择 1.5~2.0 倍刺激阈(恰好夺获心房或心室的刺激强度)。常规刺激方法为 S_1S_1 增频(递减周期)刺激和 S_1S_2 单期前收缩或多期前收缩($S_1S_2S_3$、$S_1S_2S_3S_4$)刺激。

(四) 药物试验

用于心动过速诊断和评价的药物试验有 Atropine、Lsoprenaline 激发试验和 ATP(腺苷)抑制试验。主要用于消融前后以评价消融效果。

1. Atropnie 试验多用于 PSVT 患者，尤其是 AVNRT 基础电生理检查不能诱发心动过速者。静脉注射 0.02~0.04mg/kg 后重复心脏程控刺激以促发心动过速或对比用药前后的电生理变化。

2. Lsoprenaline 试验多用于阵发性室上速和室速患者。用于促发心动过速和评价消融疗效。0.5~1mg 加入 250ml 液体内静脉滴注，以心率增加 20%~40% 时心脏程控刺激。

3. ATP 试验用以抑制房室结（Atrioventricular node，AVN）传导以评价旁路和房室结双径路消融效果。房室结折返性心动过速患者注射 ATP（10~20mg）后可显示 AH 间期和 PR 间期突然延长以证实房室结双径路，而慢径消融后注射 ATP 可证实消融效果。旁路（尤其是间隔旁路）消融后在心室起搏心律下注射 ATP 可根据室房传导是否受抑制，而判断室房传导途径是 AVN 或旁路。宽 QRS 心动过速时注射 ATP 可根据 AV 或 VA 阻滞与否及与心动过速的关系确定心动过速的性质。

【操作方法】

（一）AVRT

1. 标测

（1）左侧旁路：经股动脉途径（逆行法）消融多在右前斜位（RAO）30° 透视下进行，经穿房间隔途径（穿隔法）多在左前斜位（LAO）45°~60° 透视下进行。根据冠状窦电极远、中、近端标测结果，指引消融导管在二尖瓣环的心室侧（逆行法）或心房侧（穿隔法）寻找理想消融靶点。显性旁路可在窦性心律或心房起搏时标测，以心室最早激动（EVA）或最短 AV 间期点作为消融靶点。隐匿性旁路需在心室起搏或室上速发作时标测，以心房最早激动（EAA）或最短 VA 间期点作为消融靶点。当心室起搏与室上速发作时 EAA 不在同一位置时，应以室上速发作时的 EAA 为准。左侧旁路消融时多主张肝素化，在穿刺动脉或房间隔成功后，首剂静脉肝素逆行法 3 000U，穿隔法 5 000U，以后每隔 1h 补充 1 000U。

（2）右侧旁路：多在 LAO 45°~60° 透视下进行，此时三尖瓣环有如面对操作者的钟表。冠状窦口处为 5 点处，相当于后间隔；希氏束导管顶端在 12 点 ~1 点处，相当于右前间隔；3 点处为中间隔；9 点左右为右游离壁。置消融导管于三尖瓣环的心房侧，按以上位置进行滑移标测，显性旁路可在窦性心律或心房起搏时标测，以 EVA 点而不是最短 AV 间期作为消融靶点。隐匿性旁路需在心室起搏或室上性心动过速发作时标测，以 EAA 或最短 VA 间期点作为消融靶点。

2. 射频能量发放　一般应采用温度控制方式放电，温度控制在 50~60℃。

选用功率左侧一般 20~30W；右侧 30~50W。先试放电 5~10s，如能阻断旁路，则继续放电 30~60s。如 10s 内无效，应重新标测定位。

3. 疗效评价

(1)旁路前传功能丧失：预激波形消失，PR 间期恢复正常，AV 融合波分开。心房不同频率递增刺激和程序刺激均无预激波形出现。

(2)旁路逆传功能也丧失：心室刺激时房室分离；或虽有室房逆传，但呈向心性传导(即希氏束导管记录到的 A 波最早出现)，且具有文氏递减特性。

(二) 房室结折返性心动过速

1. 消融方法　首选慢径消融。即在 RAO 30° 透视下，将消融导管送至希氏束部位记录到希氏束电图(H 波)后将导管顶端下弯(下位法)，当记录到宽幅、多相的碎小房波(A)、且 A 波明显小于室波(V)(A/V ≤ 1/4)、AV 之间无 H 波时放电；或在 RAO 30° 透视下，参照冠状窦及希氏束导管的位置，将消融导管置于 Koch 三角底部附近，即希氏束与冠状静脉窦口中点偏下，部分位于冠状静脉窦口下方或左后间隔，当记录到宽幅、多相的碎小 A 波，且 A 明显小于 V 波(A/V ≤ 1/4)时放电。对快 - 慢型或慢 - 慢型房室结折返性心动过速也可在通过标测慢径逆传最早激动点进行消融。对于极少数试行慢径消融失败者，可考虑快径消融，即在 RAO 30° 透视下，将消融导管送至希氏束部位，当记录到希氏束电图(H 波)后缓慢后撤，直至 H 波刚刚消失或隐约可见，心内电图呈大 A 波小 V 波，A/V ≥ 1 时放电。因快径消融易引起高度房室传导阻滞，故应十分慎重，现极少采用。

2. 射频能量发放　应采用温度控制方式放电，温度控制在 50~60℃、功率 20~40W。放电时如出现频率较慢的(≤ 110 次 /min)交界性心律与窦性心律相交替，交界性心律逐渐减少提示消融有效。如发生快速交界性心律(≥ 130 次 /min)或交界心律伴逆传阻滞(交界性心律时 V-A 间期≥ 70ms)，或 PR 间期延长时应立即停止放电，观察有无房室传导阻滞。

3. 消融终点　①心房程序刺激 AH 间期跳跃性延长消失，不能诱发心动过速；②心房程序刺激 AH 间期跳跃性延长虽然未消失，但静滴异丙肾上腺素后不能诱发房室结折返性心动过速，且无一个以上的心房回波；③消融后出现持续性一度或一度以上的房室传导阻滞。到达上述消融终点后，应在导管室观察 30min 后复查程序刺激，仍为上述结果时可结束手术。慢径消融成功率 >95%，复发率 <5%，高度房室传导阻滞发生率 <1%。

(三) 房速

根据房速时右房、希氏束、冠状窦等处 A 波提前情况初定房速异位灶或折返环的关键部位后，右房房速用 1~2 根消融导管、左房房速用 1 根消融导管穿过房间隔或未闭卵圆窝在右、左心房内标测，寻找最早A波，当A波比体表心电图P波提前25ms以上时，即可作为消融靶点。对于折返性房速，也可用消融导管作隐匿性拖带初定房速折返环的关键部位，再寻找刺激信号至P波（S-P）间期最短的部位作为消融靶点。应采用温度控制方式放电，温度控制在50~60℃、功率20~40W，先试放电10s，如房速自然终止而非期前收缩终止，或消融中房速频率一过性加快或逐渐减慢后终止，提示有效消融，应继续放电至60s，并巩固放电60s。以消融成功30min后，重复术前房速诱发刺激方式，以及静滴异丙肾上腺素后各种心房刺激方式，均不能诱发房速为消融终点。一般房速消融成功率为80%~90%，复发率<10%。

（四）房扑

根据折返环是否有右心房峡部参与而将扑动分为峡部依赖性和非依赖性。Ⅰ型房扑（典型的房扑），也称共同房扑或典型房扑，这是三尖瓣峡部依赖性房扑，心房率240~350次/min，其传导路径涉及右心房、右房间隔、屋顶、侧墙、三尖瓣峡部以及外侧的冠状窦静脉。按照房扑的传导方向，典型房扑分为两个亚型，逆时针心房扑动和顺时针心房扑动。Ⅱ型房扑（非典型房扑），除了典型房扑外的房扑类型。三尖瓣峡部不参与折返，其传导通路可能在右房或者左房（常见于房颤术后或者心房手术后）。

常规电生理检查确诊为峡部依赖性（典型）房扑后，依解剖定位法在三尖瓣环隔瓣心房侧至下腔静脉开口之间（后位峡部）和/或三尖瓣环心房侧至冠状窦口之间和/或冠状窦口至下腔静脉开口之间进行连续线性消融。应采用温度控制方式放电，温度控制在50~60℃、功率20~50W，沿消融线（起点为三尖瓣环6~7点记录到小A大V处，终点为心房与下腔静脉交界A波消失处，此处消融时常有明显灼痛）逐点消融，每后撤3~5mm放电20~30s，如消融过程中房扑终止，仍应将消融线完成。以消融后各种心房刺激方式（包括静滴异丙肾上腺素）均不能诱发房扑、冠状窦口及右房下侧壁起搏显示右房峡部双向传导阻滞为终点，即消融后在冠状窦口起搏，低位右房电位延迟出现；在低位右房起搏，冠状窦口电位延迟出现。一般典型房扑消融成功率可达90%以上，复发率<10%。

（五）室性心动过速

室速分为特发性和器质性心脏病性。前者临床上无明显器质性心脏病，主要是起源于右室流出道或左室间隔的特发性室速成功率较高，约为90%。器质性心脏病并发的室速因病灶深在、部位多变、血流动力学常不稳定，故标测困难，成功率低，心肌梗死后和扩张型心肌病室速成功率仅为50%左右。目前主要选择特发性室速进行RFCA治疗。

1. 标测　根据体表心电图可以大致判断出特发性室速的起源部位。对于血流动力学稳定的持续特发性室速，一般采用激动标测，寻找室速作时最早心室激动点消融。成功消融靶点的局部电图较体表心电图提前多在 20ms 以上。左室特发室速靶点电图前常有一高频低振幅电位，称为 P 电位。对于非持续性或血流动力学不稳定的室速，可采用起搏标测，应力求 12 导联起搏心电图的 QRS 波图形与室速发作时完全一样。

2. 射频能量发放及消融终点　应采用温度控制方式放电，温度控制在 50~60℃、功率 20~40W。先试放电 5~10s，如室速自然终止而非期前收缩终止，或消融中室速频率一过性加快或逐渐减慢后终止，提示为有效消融，应继续放电至 60s，并巩固放电 60s。如 10s 内无效，应重新标测定位。以消融成功 30min 后，重复术前室速诱发刺激方式，以及静滴异丙肾上腺素后各种心室刺激方式，均不能诱发室速为消融终点。

（六）房颤

目前常见的是三维电解剖标测系统指导下的环肺静脉消融，也称肺静脉电隔离术。三维电解剖标测系统指导下的环肺静脉前庭线性消融（肺静脉电隔离）需穿刺房间隔两次，置入两根长鞘至左心房后，给予普通肝素 75U/kg，后 1 000U/h。分别在 LAO 45°、RAO 45° 行左、右肺静脉逆行造影以显示肺静脉开口；应用环形肺静脉标测电极（Lasso 电极）或爪形标测电极（Pentaray 电极）标测构建左心房模型，标测出肺静脉开口、左心耳，在三维解剖模拟图像指导下，结合多个透视体位，采用冷盐水灌注消融导管对肺静脉前庭消融进行环形线性消融。消融时冷盐水灌注速度为 17ml/min，采用压力温度控制方式放电，前壁 43~45℃、后壁 40~43℃，功率 30~35W，压力 5~15g；消融 30~45s 至局部双极电位电压下降 80% 调整至另一点，两消融点间距 <5mm。完成肺静脉前庭消融环后，置入电极至各个肺静脉口标测肺静脉电位，直到肺静脉电位被完全隔离。

【注意事项】

RFCA 前应停用抗心律失常药物至少 5 个半衰期，进行心电图、超声心动图和左心房 + 肺静脉 CTA、食管超声检查，了解心房结构、肺静脉开口、是否存在心耳血栓等。向患者及家属说明手术过程并签署手术知情同意书。术者应仔细比较患者窦性心律与快速心律失常体表心电图，对心律失常起源作初步定位。术中应认真进行心脏电生理检查，准确标测靶点，尽量减少无效放电。在有三维电解剖标测系统的中心，若术前诊断明确，尽量可以使用零射线“绿色消融”，术后无并发症的患者可在普通心内科病房观察。对消融过程中出现过心包积血、高度房室传导阻滞，或有器质性心脏病和其他合并症患者，术后应在 CCU 病房进行心电监护 24~48h，密切观察血压、心率、足背动脉搏动和心电图变化，及时发现和处理心脏压塞、房室传导阻滞、动脉栓塞、气胸等严重并发症。穿刺动脉者应卧床 12~16h，沙袋压迫穿刺部位 6~8h，术后口服阿司匹林 100mg/d，1~3 个月。仅穿刺静脉者应卧床 6~12h。出院前应常规复查心电图、超声心动图和 X 线胸片。出院后每 1~2 个月随访一次，共半年。房颤患者消融术后应服用华法林并维持 INR 在 2~3 至少 1 个月或服用新型口服抗凝药至少 1 个月；房颤患者消融术后应服用华法林并维持 INR 在 2~3 至少 2 个月或服用新型口服抗凝药至少 2 个月；对于 CHA_2DS_2-VASc ≥ 2 分的房颤患者，仍建议长期口服抗凝药(华法林或新型口服抗凝药)。

（楚 扬 张家友）

56 人工心脏起搏

【概述】

心脏起搏器(cardiac pacemaker)是一种植入体内的电子治疗仪器，通过脉冲发生器发放由电池提供能量的电脉冲，通过导线电极的传导，刺激电极所接触的心肌，使心脏激动和收缩，从而达到治疗由于某些心律失常所致的心脏功能障碍的目的。起搏器也开始应用到快速性心律失常及非心电性疾病，如预防阵发性房性快速心律失常、颈动脉窦晕厥、双室同步治疗药物难治性充血性心力衰竭等。

【适应证】

(一) 临时心脏起搏的适应证

1. 与急性心肌梗死相关的适应证

(1) 心脏停搏及有症状的心动过缓：对阿托品治疗无反应的窦性心动过缓和二度Ⅰ型房室传导阻滞(AVB)伴低血压，二度Ⅱ型及以上的 AVB。

(2) 双束支传导阻滞：完全性左束支传导阻滞(CLBBB)或右束支传导阻滞(RBBB)伴左前 / 左后分支传导阻滞(LAHB/LPHB)。

(3) 新出现的双束支传导阻滞伴一度 AVB。

(4) 不稳定的逸搏心律，心室率持续少于 45 次 /min，RR 间期 >2s，药物治疗无效。

2. 非急性心梗相关的心动过缓相关的适应证　急性心肌炎、药物中毒、电解质紊乱、心脏外伤或外科术后引起的 AVB、严重窦性心动过缓、窦性停搏伴心源性脑缺氧综合征(阿 - 斯综合征)发作或近乎晕厥者。尤其合并下列情况：

(1) 二度 AVB 或三度 AVB 伴血流动力学改变，或休息时的晕厥。

(2) 继发于心动过缓的心动过速(慢快综合征)。

(3)溶栓治疗后出现血流动力学明显改变的心动过缓。

3. 心脏手术后相关的适应证

(1)二度AVB或三度AVB伴血流动力学改变。

(2)有症状的心动过缓。

(3)双束支传导阻滞:CLBBB或RBBB伴LAHB/LPHB。

4. 预防性或保护性临时心脏起搏

(1)单纯无症状的窦性心动过缓,用药物(阿托品、异丙肾上腺素及茶碱类药)治疗心率提升不明显者。

(2)病态窦房结综合征伴或不伴AVB。

(3)二度Ⅱ型及以上AVB或可疑隐匿型AVB。

5. 过渡性临时起搏

(1)对药物治疗无效或不宜用药物或电复律的快速性心律失常;反复发作的室速、室上速、房颤、房扑等给予起搏或超速起搏治疗。

(2)在无条件或无资质开展永久性心脏起搏器植入的医院,考虑患者在转送过程可能出现与起搏相关因素危及生命者。

(3)反复发作的阿斯综合征者在植入永久性起搏器之前以及起搏器依赖患者更换起搏器前的过渡性治疗。

(二)永久起搏的适应证

1. 三度或二度Ⅱ型AVB伴有心动过缓或室性心律失常引起的心脑综合征或心力衰竭者。

2. 束支阻滞　有症状的束支或分支阻滞伴间歇发生的二度Ⅱ型AVB或无临床症状的双分支或三分支阻滞,HV间期>70~100ms者。

3. 病态窦房结综合征,心动过缓、过速交替出现,并以心动过缓为主伴有心脑综合征者;间歇或持续性窦性静止、窦房传导阻滞、RR间隔长达3.0s以上者;心室率不慢的房颤患者偶有RR间期>2.5s者可临床观察,不必应用人工起搏。

4. 窦房结功能不良或心脏传导阻滞同时有频发或严重的心律失常需用抗心律失常药控制,为了避免药物引起过慢的心室率时应先安装起搏器。

5. 其他　颈动脉窦过敏引起RR间期长达3s且有明显症状者。梗阻性肥厚型心肌病,植入心脏起搏器可明显改善左室射血时的压差,从而明显缓解症状。顽固的、频发的室上速在药物、射频和外科手术治疗无效时,可用抗心动过速起搏治疗。长QT综合征并发的扭转性室速,在药物治疗不能奏效时可用心脏起搏治疗。

【人工心脏起搏器的结构类别及性能】

人工心脏起搏器由脉冲发生器、电源、电极及其导线三部分组成。脉冲发生器是起搏器的主体，故又将脉冲发生器单独地称为起搏器，而将所有三个组成部分合称为人工心脏起搏系统。

(一) 起搏器命名代码

为了适应描述起搏器功能和起搏方式命名的需要，1987 年北美起搏电生理学会和英国起搏电生理专业组推荐五字母命名代码(表 1-3-15)。

表 1-3-15 起搏器命名代码

位置	Ⅰ	Ⅱ	Ⅲ	Ⅳ	Ⅴ
分类	起搏心腔	感知心腔	对感知的反应	频率调节	多部位起搏
使用的字母	O- 无 A- 心房 V- 心室 D- 双腔 (A+V)	O- 无 A- 心房 V- 心室 D- 双腔 (A+V)	O- 无 T- 触发 I- 抑制 D- 双重 (T+I)	O- 无 R- 频率调节	O- 无 A- 心房 V- 心室 D- 双腔 (A+V)
仅生产商使用	S- 单腔 (A 或 V)	S- 单腔 (A 或 V)			

(二) 起搏器类型

1. 非同步型起搏器(AOO、VOO) 亦称固定频率起搏器。以固定频率发放起搏脉冲，不受患者自发心搏的影响而变动。故在治疗过程中，当出现较快的自发心搏时，起搏脉冲与自主节律发生竞争。如起搏脉冲落在自发心搏的易损期中，可引起严重的室性心律失常而威胁患者生命。因此，本型起搏器仅适用于三度 AVB 而无室性期前收缩患者，或作超速起搏治疗异位快速心律失常。

2. 同步型起搏器

(1) 心房按需型起搏器(AAI)：为单腔起搏器，电极放置在心房。通过心房电极，起搏器可感知自发心搏的变化并自动调整起搏脉冲的发放，与自发心搏取得同步，因而不致发生竞争心律。临床上用于明显的窦性心动过缓或窦性静止、窦房传导阻滞而无 AVB 的患者。

(2) 心房同步、心室触发型起搏器(VAT)：起搏器有两个电极，分别置于心房和心室。在心房内的电极只感知心房的电活动，称为感知电极。在心室内的电极只发放起搏脉冲，激动心室，称为起搏电极。当心房的电活动(P 波)经心房内电极传入起搏器时，经过 0.12~0.20s 延迟后，起搏器通过心室电极发放起搏脉冲激动心室。因此，起搏器相当于预先安排好 P-R 间期的人工房室传导系统。本型起搏器有 400~500ms 的不应期，使之只能感知心率在 125~150 次 /min

以内的 P 波，从而将起搏的心室率限制在此范围内，避免由于患者发生室上性快速心律失常时引起相应的快速心室率。反之，当患者出现窦性心动过缓或窦性静止时，起搏器将自动转换为以 60 次 /min 的频率起搏心室。此型起搏器最适用于 AVB 而窦房结功能良好的患者。

(3) 心室同步型起搏器：此型起搏器可根据患者自发心搏的变化而自动调整起搏脉冲的发放，与自发心搏取得同步，因而不致发生竞争心律。这类起搏器又分为两种：①R 波触发型（VVT）：如有自身心搏的 QRS 波出现，并超过起搏器的频率或自发心搏提前出现时，都将触发起搏器提前发放起搏脉冲，使之落在患者自发心搏的绝对不应期中，成为无效刺激，并重新安排起搏脉冲的释放，因而避免发生竞争心律。如无自身心搏发生，则起搏器发放脉冲，激动心脏。本型起搏器的主要缺点是耗电较多，故基本上不再应用。②R 波抑制型（VVI）：当有自身心搏的 QRS 波出现时，经起搏器感知，取消下一个预定刺激脉冲的释放，而从自身心搏的 QRS 波开始重新安排刺激脉冲的周期。在此 QRS 波后的规定时间内，无自身心搏发生时，起搏器将等待预定的一段时间（逸搏间期）再发放脉冲。当自身心搏频率超过起搏器频率时，起搏器不发放脉冲。而当自身心率慢于起搏频率时，起搏器又发放脉冲，因此又称按需型起搏器。这种起搏器不发生竞争性心律，比 R 波触发型起搏器耗电少。因此，临床应用较广泛。

(4) 房室顺序型起搏器：房室顺序收缩型起搏器有三种：DVI、VDD 和 DDD。DVI 适用于窦性心动过缓的患者，需放置心房和心室电极，心房电极无感知功能，仅能按固定频率释放脉冲至心房。心室电极具有感知和发放脉冲的功能。在正常工作时，起搏器经心房电极发放脉冲使心房激动，140~200ms 延迟后，经心室电极发放起搏脉冲使心室激动，心房和心室按先后顺序收缩，保持接近正常的血流动力学效果。当患者自发激动下传引起心室激动或有自发心室激动时，起搏器则抑制经心室电极发放的起搏脉冲。由于无心房感知功能，故可出现心房节律的竞争，体力活动时不能自动改变起搏频率。VDD 适用三度 AVB 而窦性频率稳定的患者。起搏器正常工作时，心房电极感知心房电活动（P 波），经过一段时间的延迟后，经心室电极发放起搏脉冲，激动心室。此种起搏器能保证心房、心室顺序收缩，并且使心室率随窦性频率变化而改变。DDD 起搏器称为全功能起搏器。具有双腔起搏，双腔感知，具有抑制或触发两种功能，为多个起搏器功能的组合。DDD 与 VDD 的主要差别是 DDD 能起搏心房。较新型的和更复杂的 DDD 起搏器具有模式转换功能，即按照需要程控或自动转换各种起搏方式，如 AAI、AOO、VVI、VOO、VVT、DDI、VDD、DVI 等。本型起搏器的优点是保持房室顺序收缩，符合生理过程。

3. 程控起搏器　在体外遥控调节起搏参数的植入型起搏器。程控起搏器由程控器和起搏器两部分配合工作。体外的程控器根据临床需要编码,使用时将程控器放在囊袋处的皮肤上,按下程控启动按钮,向起搏器发放一组编码脉冲,起搏器接受后经译码,再按指令参数执行。只能调节二个以下参数的称为简单程控,调节参数在二个以上的称为多功能程控。一般可对下列参数进行程控调节:起搏频率、输出强度和脉冲宽度、感知灵敏度、不应期、滞后、起搏方式。

4. 抗心动过速起搏器　这一类型起搏器多属于双重按需类型。于心动过速时释放短阵刺激脉冲,或扫描刺激脉冲终止之,而于心率过缓时又能释放起搏脉冲支持之。可以是自动识别室上性心动过速,自动释放短阵或扫描刺激脉冲。也可由医生或患者在体外控制脉冲的释放方式和扫描时间,以终止快速性心律失常。

5. 频率应答式起搏器　这类起搏器通过心电图或生物感知器感知人体信息变化,如血液酸碱度、氧和二氧化碳含量、体温、血压、心腔容量、分钟通气量、呼吸频率及人体运动等,自动改变其脉冲输出频率,增加心排出量,以适应人体代谢增加的需要。

6. 自动阈值夺获起搏器　为克服起搏器植入后起搏电压设置的盲目性,此型起搏器中增加了自动起搏阈值测定功能和自动阈值夺获功能。该型起搏器具有使用寿命长,安全可靠,随访简化省时等优点。

【起搏器的选择】

在选择起搏器时,要根据不同的心律及患者的年龄、心功能、活动要求、原发心脏病史、经济承受能力及其他并发症等来综合考虑,如条件允许应首选生理型起搏器,对年轻患者,心房变时性不良者应选用频率应答式起搏器。

(一) 完全性或高度 AVB

要根据心房的变时性反应、是否合并心房颤动、心房扑动及阵发室上性心动过速,以及是否有巨大的右心房、心房麻痹(P 波极小)等。

1. 心房变时性正常者　最好选用 VDD 或 DDD,一般也可用 VVI。

2. 心房变时性不良者　应选用 VVIR,也可用 DDDR,一般仍可用 VVI。

3. 伴有持续的心房颤动、心房扑动或频发室上性心动过速或巨大右心房者可选用 VVIR。年龄大、体力活动少,亦可用 VVI。

(二) 病态窦房结综合征

1. 窦房传导阻滞、窦性静止,窦性心率基本正常,房室传导功能正常者(房室结文氏点 >120 次 /min)选用 AAI。如合并 AVB,则用 DDD 或 VDD。

2. 明显的窦性心动过缓、窦房阻滞、窦性静止而房室传导功能正常者应选用 AAIR 或 DDDR。若伴 AVB,则用 DDDR 或 VVIR。

3. 病态窦房结综合征表现持续、心室率很慢的心房颤动、心房扑动或频发室上性心动过速及巨大右心房者应选用 VVIR。

4. 心动过缓与心动过速交替发作，心动过速为快速房颤或室上性心动过速者可选用 DDI 或 DVI，可以用 VVI。

5. 房室结或心室逸搏节律者可用 DVI/DVIR 或 DDDR。

【起搏方式及安装】

（一）永久起搏器的植入

目前对适合植入永久心脏起搏器的患者，均选用经静脉心内膜导管起搏。可供选择的静脉途径有头静脉、锁骨下静脉、腋静脉。

1. 头静脉途径 头静脉属于上肢表浅静脉，起自肘窝附近，沿肱二头肌外缘走行，进入胸三角沟，走行在胸大肌和三角肌间沟中，横穿三角沟后从表浅部位穿过胸锁筋膜与腋动脉交叉，在锁骨下方于喙突水平终止于腋静脉（锁骨下静脉是腋静脉的延续）。胸三角沟的解剖位置恒定，很少发生变异。

常用头静脉切开解剖部位包括以下几种。

(1) 肱骨大结节处肩部水平最高位置的稍内下侧，可扪及一紧靠肱骨大结节的肩胛的喙突，以喙突内侧 1.5cm 下方约 1.5cm 交点处作一约 2.0cm 切口。

(2) 锁骨中点下约 1.5cm 处作一水平线通过胸大肌与三角肌的沟槽（有些人表皮可见皱纹槽），以沟槽为中心，作一 2cm 的横切口。

(3) 常规沿三角沟切开，切口 2.5~3.0cm，沿皮肤最好一刀切开。切开后可以应用自限牵开器充分暴露切口，仔细分离三角沟可充分暴露头静脉。有时（尤其女性）头静脉非常细或闭锁。如果头静脉太细，可向近心端分离，游离出头静脉，将其分离出 2cm 左右一段，在近远端各放一根 0 号丝线，然后用眼科剪或 11 号刀片沿静脉水平剪开，使用蚊式夹、钳或静脉拉钩将静脉切口拉开，放入导线。如遇头静脉太细甚至不能容纳一根导线时，导引钢丝技术可以帮助，首先由此口送入钢丝至上腔静脉或右心房水平，然后沿钢丝置入导线，并可用同样技术送入第二根导线。该方法操作技巧要求不高，易掌握。头静脉插管可以避免严重并发症。因为头静脉内正常的静脉压和静脉瓣还可以防止空气进入中心循环系统，如果有血管损伤或不能使用，可迅速结扎止血。

2. 经皮锁骨下静脉途径 使用 Seldinger 技术经皮穿刺锁骨下静脉被心脏科医生认为是速度快、创伤小、易置放多根导线的常用方法。锁骨下静脉穿刺用 18 号空芯针，负压进针，有回血后送入导丝，使导丝顶部达右房中部。送导丝时如果有阻力，应在透视下检查导丝，因为有时导丝易向上进入颈静脉。如果失败，可沿导丝送入小号扩张管，然后将导丝送达合适的静脉，也可用注射造影剂判断静脉解剖。穿刺时最好让患者取头低仰卧位，有利于静脉充盈，即便患者有血容量不足。

一旦静脉穿刺成功，做皮肤切口，切口应在内下方约 2.5cm 处，切口应沿皮纹方向，切开后应用自限牵开器。分离皮肤、皮下组织至胸大肌表面后，可暴露穿刺点。在导丝周围作“8”字形缝合，便于止血用。准备好放入穿刺鞘，送鞘时最好在透视下进行，可以避免损伤静脉。鞘管送入成功后，撤除扩张管，将导线送入鞘管，注意撤扩张管时保留导丝，可以避免外套管太软，在锁骨和第一肋骨之间被压扁和外管套的头端顶住静脉壁。通过导丝（和导线）可顺利拔出和撕开外套管。不能保留鞘管操作导丝和导线，因为这样可导致气体栓塞和不必要的失血。撤鞘管后导线到位通过“8”字形结扎止血及固定导线。有时，这种方法并不能有效固定导线，可将线从皮下和肌肉组织穿出后绕导线一周再打结有助于固定。保留导丝可提供另一导线的入路。可沿导丝送入另外的鞘管来交换和送入其他导线。保留导丝可作为单极阈值分析的地线，也可作心内导线以记录心电图或紧急起搏。无论单双腔起搏器应该保留导丝直至导线定位满意。

3. 腋静脉途径 腋静脉作为一种穿刺途径可以避免挤压现象。腋静脉实际上是锁骨下静脉出上纵隔横过第一肋时的延续，也称锁骨下静脉的胸外段。该静脉常常很大，横过前外侧胸壁进入腋窝，大约位于喙突水平跨过胸三角沟处。在大圆肌和背阔肌水平，变成正中静脉。胸大肌和胸小肌均覆盖腋静脉。腋静脉是静脉入路的极好途径，但因位置较深而不常用。

腋静脉重要的体表标志有锁骨下间隙、胸三角沟和喙突。腋静脉的选点为胸骨角的中心与喙突顶点之间的连线在第一肋的外缘附近。穿刺时平行于胸三角沟在其内 1~2cm 处，以 45° 进针直至进入静脉。如未进入静脉可在透视下找到第一肋。也可以通过直接切开法分离出腋静脉。用剪刀将胸大肌纤维在喙突水平与胸三角沟分离，即在胸小肌上缘水平，与肌束平行的方向分离。胸大肌下面可以直接找到腋静脉。然后在静脉表面作一荷包缝线，可以直接穿刺和切开进入静脉。最后荷包结扎用来止血。可有多种技术来帮助寻找腋静脉。

(1) 在透视下穿刺肘窝静脉放一根 J 形导丝：在胸三角沟处触摸金属导丝或在透视下鉴别。在透视下以可触到的导丝，以此点作为切开皮肤的标志以穿刺血管，切开后拔除静脉导丝，再送入导引导管。这种技术的好处是穿刺迅速，同时避免了经皮穿刺的并发症。

(2) 也可以作静脉造影指导腋静脉穿刺：可在静脉造影下通过腋静脉放置起搏器和植入型心律转复除颤器（ICD）。

(3) 也可以在多普勒和超声指导下进行腋静脉穿刺：由于锁骨下出现挤压现象和双腔、三腔、四腔起搏器需要插入多根导线以及开胸植入 ICD 需要粗大的复杂导线。腋静脉已成为起搏器和除颤器常用的静脉入路。腋静脉的入路有许多可靠的技术。因此要求植入医生必须掌握前胸壁、肩、腋窝的解剖，以确保该技术的顺利实施。

(二) 术后护理

1. 术后再记录12导联体表心电图,以备对照。

2. 术毕摄正、侧位胸片,观察电极位置及导线系统,以便随访参考。

3. 进行心电监护,观察起搏效果,按需功能等。

4. 术后卧床1d,囊袋侧上肢术后2~4周内不能大幅度活动。

5. 术后24h更换敷料,围手期用抗生素24~48h。

6. 治疗原发病,纠正电解质紊乱及其他心律失常。

7. 术后7~10d拆线。

【并发症及其处理】

人工心脏起搏器的并发症可分为四类:手术并发症,伤口并发症,后期并发症和起搏功能障碍。随着起搏器质量的提高和手术经验的积累,这些并发症已很少见。

1. 手术并发症 当电极进入心室腔、安放心外膜或心肌电极时,由于机械性刺激,可引起室早、室速、室颤或心室停顿。因此,在手术前必须作好一切准备,必要时在安置永久起搏电极之前先行临时性起搏保护。采用锁骨下静脉途径,可并发气胸、血管损伤、气栓及起搏器囊袋内积气。囊袋积气可继发于气胸,或在囊袋关闭时留有空隙。囊袋内积气可使起搏的无关电极与皮下组织隔开而使单极起搏系统失灵。电极导管经颈内静脉可引起膈神经和喉返神经损伤。各种途径插入的电极都可引起心肌穿孔。因此,术中定位时要求ST段抬高不应超过8mV,过分抬高可能发生心肌穿孔。心肌穿孔时,一般只需在X线透视下将电极稍退回心脏重新安置即可,不必手术。心肌穿孔时很少发生心包内积血及心脏压塞,如出现心包积血、填塞表现,应考虑做心包引流,或心脏修补。电极脱位多发生在术后10d内,发生率约为5%,术中仔细定位,以及让患者做深呼吸、咳嗽试验,可减少导线脱位的危险。因电极移位导致起搏失效时,应立即重新调整电极的位置。

2. 伤口并发症 最常见的伤口并发症是血肿形成,因此,术中需认真止血。更换起搏器的患者应去除多余的囊壁,以防止无菌性浆液瘤形成。伤口感染是少见的并发症。严格无菌操作和术后预防性应用抗生素可避免发生。通常一旦发生感染应取出起搏器和电极导管,静脉注射抗生素,必要时安置临时心脏起搏器,待感染完全消除后,再从对侧静脉途径重新植入起搏器。如术后并发细菌性心内膜炎,尤其是超声检查发现在电极处有赘生物时,应考虑外科手术治疗。皮肤坏死为起搏系统埋置浅,引起局部皮肤缺血所致,常见于消瘦的患者。故对消瘦的患者,应将起搏器埋置在皮下组织较深的部位或埋入深筋膜下。单极系统的起搏器接近胸大肌时可引起肌肉抽搐，故应避免与胸大肌直接接触。在锁骨下囊袋内的起搏器常发生向外侧面移位，将靠近起搏器的电极导管缝扎在深筋膜上可防止移位发生。

3. 后期并发症 不常见的并发症有上腔静脉血栓形成，引起上腔静脉综合征，以及颅内静脉窦血栓及右心房、室血栓形成。在低心排血量并有右心房或右心室有血栓的患者可发生肺栓塞。有报道经静脉途径或经胸放置电极的患者发生缩窄性心包炎。三尖瓣关闭不全是非常少见的并发症，可继发于电极导管的置入或去除。起搏器在囊袋内可发生旋转移位。心室起搏的患者，由于心房和心室收缩的不同步，可使心室充盈量减少，而致心搏量减少，血压降低，脉搏减弱，可伴有相应的症状，称为人工心脏起搏器综合征。发生率可达15.7%，如症状明显需换用心房同步或房室顺序收缩型起搏器。

4. 起搏器功能障碍 起搏器功能障碍可表现为预置起搏频率的改变（加速或减慢）、不规则起搏、感知失灵。这几种表现可单独存在或并存。起搏频率突然加速称奔放，可引起室速或室颤，导致患者死亡，故需紧急处理。可行电极复律，切断电极导线，然后重新植入新的起搏器。心率变慢是起搏器功能障碍最常见的表现。多为电池耗竭。不规则起搏也多见电池临近耗竭时，可伴有起搏频率加快或变慢。也可见于电极导线间歇断裂，导线移位、穿孔或阈值升高。感知功能失灵可单独出现，但也可伴有起搏脉冲不能心室夺获。不能感知的原因有信号太小，导线移位，电池不足、电路故障。当感知电路故障时，按需型起搏器仅作为固定频率起搏器工作。起搏脉冲不能心室夺获，表现为持续性、或间歇性出现。最常见的原因是电极移位或导管断裂。电极移位多发生在起搏器植入后1个月内。而在后期可能是电极周围纤维化、心脏原发病变的发展、严重高血钾或低血钾，以及药物中毒，尤其是奎尼丁和普鲁卡因胺。如不存在以上因素可能是起搏器本身的故障。骨骼肌电位有时抑制单极起搏系统的按需型起搏器。深吸气，用力或咳嗽产生的膈肌收缩也可暂时抑制按需型起搏器功能。以往认为电离辐射对起搏器无不良影响，但近年来的报道提示电离辐射能引起新一代程控起搏器故障。与固定频率起搏器相比，按需型起搏器产生室颤的可能性很小，但它更易受各种电磁源的干扰，包括雷达、除颤器、微波炉、电烙器，小的电动马达以及出现故障的电视机。因此，植入按需型超搏器的患者应避开各种电磁源，以免发生意外。

【随访】

使用永久起搏器的患者，经常随访检查是确保患者安全和起搏长期有效的重要措施。出院前向患者及其家属介绍有关起搏器的知识和注意事项。嘱患者每晨醒后检查自己的脉搏并随时记录，发现心率改变及时与医生联系。避免进入有电磁场的环境，以防起搏器电路受干扰而失常。

出院后2个月内应每2~3周随访1次，2个月至1年内每1~2个月随访1次。1年后每3~6个月随访1次。在起搏器预期寿命到达前半年，增加随访次数至每3个月或每月1次。发现电池有耗竭倾向时，宜每周随访1次，直至更换新的起搏器。随访检查的主要项目有：

1. 心电图 通过心电图记录，可观察起搏器的按需功能和起搏功能。如脉冲频率下降10%，应更换起搏器。

2. 起搏阈值测定 术后6周左右进行。测定方法因起搏器类型和厂家的不同而异。一些起搏器通过缩短脉宽逐渐降低输出强度，而另一些起搏器通过降低输出电压来降低输出强度，通过观察夺获丧失点，确定起搏阈值。还有一些起搏器通过将磁铁放在起搏器的上方，该起搏器便自动开始递减其输出强度的周期，从心电图上观察其起搏失败的起始脉冲，从而推算出起搏阈值。由于在术后开始几周内，起搏阈值可能上升，故在4~6周内不应降低输出强度。6周后，为了延长电池使用寿命，可降低输出强度，但应维持输出强度是起搏阈值的2倍，以策安全。

3. X线胸片 摄正、侧位胸片以了解导线位置是否良好，有无移位或导线有无断裂。

4. 起搏脉冲图检查 用脉冲分析仪测量脉冲周期和脉冲宽度，根据脉冲周期计算脉冲频率。方法简单，直观。或通过示波器作类似心电图标准导联Ⅱ或Ⅰ的连接，观察起搏脉冲的波形、频率和脉宽，并与该起搏器原来的参数比较。如脉宽增加15%，脉冲幅度下降20%，提示电池临近耗竭，需更换起搏器。

5. 更换起搏器的指征 ①起搏功能异常；②按需功能失灵；③起搏频率下降10%。

（楚 扬 廖德宁）

57 心脏再同步治疗

【概述】

充血性心力衰竭的治疗是心内科领域的一个难题。尽管药物治疗能够改善患者的症状及预后，但即使是目前最佳的药物治疗，心力衰竭患者年死亡率仍可达5%~10%。心脏再同步治疗（CRT），又称双心室起搏，是心力衰竭治疗史上一个里程碑式的突破。

【治疗机制】

正常心脏不同部位心肌的电和机械活动的起始时间虽然不同（室间隔最早，心尖在后，左心室前壁次之，左心室侧后壁的基底部为最晚），但不同部位心肌收缩速率达峰的时间相同,并产生较高的左心室内压,冲开主动脉瓣完成射血。

心力衰竭患者除了心肌收缩功能下降外,往往伴发多种心律失常,包括快速和缓慢心律失常。前者包括室性和房性快速心律失常,如室早、室速和房颤等;而后者主要包括窦房结、房间、房室和室内等几个水平的传导阻滞。尤其是完全性左束支传导阻滞(CLBBB),导致左心室各部分激动明显延迟且不同步,最终使原来整体的、迅速而同步的左心室收缩,变成缓慢的、不同步的心室节段性收缩。此时除了心脏收缩功能下降外,其收缩的不协调性使其工作效率也明显减低,这无异于雪上加霜。上述电 - 机械活动不同步导致的血流动力学障碍用传统的药物治疗不能解决。

所谓 CRT,实际上是在传统右心房、右心室双心腔起搏的基础上,增加了一个左心室起搏,即"三腔起搏"来达到治疗心力衰竭的目的。通过设定合适的房室及左右心室电脉冲的释放时机,纠正室间或心室内不同步,增加心室排血和充盈,减少二尖瓣反流,提高射血分数,明显改善心力衰竭患者的血流动力学变化并进而逆转心肌重塑,改善远期预后,降低心力衰竭死亡率。

【分类】

主要分为心脏再同步治疗起搏器(CRT-P)和心脏再同步治疗除颤器(CRT-D),前者为单纯的 CRT,即只有起搏功能;而后者为 CRT 和 CD 合二为一,即具有除颤功能的 CRT。表 1-3-16 列出了 2012 年 ACC/AHA/HRS 心脏节律器械治疗指南 I 类适应证中,有关 CRT 和 ICD 的指征。由此可见,ICD 的适应证实际上比 CRT 宽松。因此,具有 CRT 适应证的患者通常都有植入 ICD 的指征(表 1-3-16)。

表 1-3-16 CRT 和 ICD 的 I 类适应证

	CRT 指征	ICD 指征
基础病因	不限	不限
LVEF	≤ 35%	≤ 35%
NYHA	Ⅲ~Ⅳ	Ⅱ~Ⅲ
QRS 波时限	宽	不限
心律	窦性	不限
充分的药物治疗基础上	是	未指明

注:CRT:心脏再同步治疗;ICD:植入型心律转复除颤器;LVEF:左心室射血分数;NYHA:纽约心脏协会分级。

近些年随着技术的发展，还出现了希氏束起搏（His bundle pacing，HBP）等技术，给 CRT 治疗带来新的发展和突破。但目前 HBP 尚处于起步阶段，需开展大规模临床试验证实其近期及远期疗效，尤其是对生存率的影响。本文主要围绕传统 CRT 方式进行讨论。

【适应证】

充分证据表明，心力衰竭患者在药物优化治疗的基础上，可进一步改善心功能，提高生活质量，减少住院率，降低死亡率。2018 年中华医学会心血管病分会等，根据 2017 年 ACC/AHA 以及 2016 年 ESC 的相关指南，结合我国国情及临床实践，提出我国心力衰竭指南，其中推荐的 CRT 治疗适应证，建议如下：

1. Ⅰ类推荐级别适应证

（1）窦性心律，QRS 时限≥ 150ms、QRS 波呈 LBBB 图形、LVEF ≤ 35%，已优化药物治疗，但仍有症状的患者（证据水平：A）。

（2）窦性心律，130ms ≤ QRS 时限 <150ms、QRS 波呈 LBBB 图形、LVEF ≤ 35%，已优化药物治疗，但仍有症状的患者（证据水平：B）。

（3）预期心室起搏比例 >40% 的患者，无论 NYHA 分级如何（证据级别：A）。

2. Ⅱa 类推荐级别适应证

（1）窦性心律，QRS 波时限≥ 150ms、QRS 波呈非 LBBB 图形、LVEF ≤ 35%，已优化药物治疗，但仍有症状的患者（证据水平：B）。

（2）对于 QRS 波时限≥ 130ms、LVEF ≤ 35% 的房颤患者，如果心室率难以控制，此时需行房室结消融以保证 100% 心室起搏（证据水平：B）。

3. Ⅱb 类推荐级别适应证

（1）窦性心律，130ms ≤ QRS 波时限 <150ms、QRS 波呈非 LBBB 图形、LVEF ≤ 35%，已优化了药物治疗，但仍有症状的患者（证据水平：B）。

（2）已植入起搏器或 ICD 的左心室收缩功能减退型心力衰竭（HFrEF）患者，已优化药物治疗，心功能恶化伴高比例右心室起搏，可考虑升级到 CRT（证据水平：B）。

4. Ⅲ类推荐级别适应证 QRS 波间期 <130ms 的患者禁用 CRT（证据水平：A）。

【禁忌证】

1. 心内植入式电子装置的一般禁忌证也适用于 CRT，例如活动性血流感染和麻醉相关问题。

2. 因虚弱或共存疾病使患者的心脏功能良好预期寿命不超过 1 年时，不进行 CRT 治疗。

3. 下列情况中 CRT 治疗不太可能获益，不进行 CRT 治疗。

（1）使用机械循环支持［如使用左室辅助装置（LVAD）］的患者：从病理生

理学角度考虑,不会获益于 CRT。该人群应避免新植入 CRT。

(2)正性肌力药依赖患者:即使植入了 CRT 治疗,其死亡、需心脏移植或转换为 LVAD 支持的风险仍然较高。该人群从 CRT 中获益似乎不大,除非有强指征,不考虑植入 CRT。

4. 下列情况中 CRT 治疗不太可能获益,甚至可能有害。

(1)QRS 波时限 <120ms 的患者不应接受 CRT。

(2)LVEF ≥ 50% 的患者不应接受 CRT。

(3)卧床 NYHA Ⅳ级的心力衰竭患者不应使用 CRT。

【操作方法】

相对于常规单腔或双腔心脏起搏器植入手术,CRT 手术明显复杂,具体表现在以下两个方面。一方面是手术所面对的患者不同。CRT 患者都为晚期心力衰竭患者,手术风险明显增加。术中经常需处理患者存在的临床情况,如急性左心衰竭等。另一方面是左心室导线的植入。除植入右心房和右心室心内膜导线外,需自冠状静脉窦口将左心室导线放置在心脏静脉(靠近心外膜),这使手术明显复杂。

(一) 术前准备

1. 严格掌握适应证和禁忌证。

2. 做好充分的术前准备工作通常需用药物将心力衰竭控制平稳,至少能坚持平卧 3~4h。术前应用镇静剂,保持静脉通路,备好必要的抢救设备(除颤器)和药物。通常在术前静脉应用硝酸甘油或正性肌力药物(多巴胺、多巴酚丁胺等)并带至手术室,必要时可临时应用 BIPAP 以保证手术的顺利进行。

(二) 手术步骤

1. 植入部位及入径　通常选择左侧,主要是考虑左侧寻找冠状窦口及送入左心室电极导线比较顺势和方便。另外,如植入 CRT-D 更应选择左侧以利于除颤电流覆盖心脏。入路可选择锁骨下静脉、头静脉和腋静脉。通常需先送入 3 根指引钢丝以免再穿刺引起前面先植入导线的损伤。3 个穿刺点之间要保持适当距离,通常要偏锁骨的外缘。头静脉不可能同时放入 3 根导线,但选择一根电极导线(如左心室)由头静脉送入是可取的。也可经腋静脉送入电极导线,避免导线远期并发症。

2. 寻找冠状静脉窦口　不同于心脏结构及功能正常的心脏,需植入 CRT 的患者由于心房、心室的扩大,多数情况下冠状静脉窦口并非在常规的解剖位置,因此用常规的电生理多极标测导管并不总能顺利进入冠状窦及心脏静脉。另外,需在导引导管(guide catheter)内操纵标测导管可能使术者不习惯。此时可选用消融导管(顶端弯度可通过手柄进行操纵)寻找冠状窦口。另外,可利用导引导管预塑型的弯度及与标测或消融导管的相互之间的作用协助进行冠状静脉窦口的寻找。通常选择左前斜位进行寻找，当然也可根据术者的习惯选择右前斜位。必要时可进行冠状动脉造影协助判断冠状静脉窦口的位置。

3. 心脏静脉造影标测或消融　导管进入心脏静脉后，将导引导管顺势沿心脏静脉方向向内推送（注意与心脏静脉的同轴性），然后将前者撤出以便进行心脏静脉造影。用 0.14″PTCA 钢丝插入造影导管并一起送入导引导管中，注意一定要先让 PTCA 铜丝出导引导管，确定钢丝前行无阻力时再沿钢丝送出造影球囊（主要是防止较硬的造影球囊顶端会损伤心脏静脉内膜并由此造成后续的造影产生心脏静脉夹层），并注意不要将球囊顶端超出 PTCA 钢丝末端。撤出 PTCA 钢丝，可先行推注少量造影剂进一步确定系统是在心脏静脉。用 1ml 左右空气将造影球囊打起后进行多个体位造影（熟练后可不用在多个体位造影）。

4. 选择靶静脉并送入左心室电极导线　心脏静脉的变异较心脏动脉明显增加。通常根据造影结果并结合术前心脏超声显示的左心室最晚激动部位选择靶静脉。很多研究均显示侧后静脉、后静脉是血流动力学最好的部位。目前的常规都是努力将左心室电极导线植入该部位。虽然理论上讲应结合心脏超声显示的左心室最晚激动部位放置左心室电极导线，但实际上多数情况下很难将两者完美结合起来，如两者不能协调，则通常以造影结果为主，术后再去优化 VV 间期。靶静脉的粗细、走行、位置及其起搏参数、膈肌刺激等最终成为左右术者的最主要因素。在 PTCA 导丝指引下将左心室电极导线送入靶静脉可靠固定的位置。测定起搏各参数，通常左心室起搏阈值小于 2.5V 是可以接受的。由于靶静脉通常为侧静脉或侧后静脉，而该部位恰好是膈神经的解剖部位，因此一定要明确高电压刺激（8~10V）时无膈肌刺激，否则应更换起搏电位置（将电极回撤或再向纵深深入甚至更换另外一支心脏静脉）。

5. 制作囊袋、送入其他电极导线　根据患者皮下脂肪的厚度及植入脉冲发生器的大小（CRT-D 的重量明显高于 CRT）选择筋膜下抑或胸大肌下制作囊袋，后者通常选择前胸肌下途径，即在胸大肌的锁骨头和胸骨头之间的筋膜进入，可钝性分离制作出合适大小的囊袋。保留左心室鞘管（主要目的是防止在放置其他导线时将左心室导线钩住并导致其脱位），放置右心室及右心房导线。可根据左心室导线电极的位置来选择右心室电极导线是放在右心室心尖部还是右心室流出道间隔部，后者需采用主动螺旋固定电极。在起搏测试满意并可靠固定后准备撤出左心室导线鞘管。

6. 左心导线鞘管的撤出　该步骤很关键，经常发生在撤鞘过程中左心室导线滑脱的情况，使术者必须再次重复步骤 2 和步骤 4，明显延长手术时间和影响术者的情绪。撤鞘管前先放开止血阀并移去之。根据各公司设计的不同，鞘管可采用撕开或切割方式。

7. 连接脉冲发生器 连接脉冲发生器前再次确认3根导线的起搏参数，注意连接口不要接错（CRT有3个接口，而CRT-D有5个接口），通常要经其他人确定无误，埋藏于预制作的囊袋内。如为CRT-D，应进行心室除颤阈值测试（DFT测试），基本同ICD，在此不再赘述。所需要注意的是如果患者一般情况很差或手术时间过长，不宜只为了手术的圆满而强行进行DFT测试而引发悲剧。可择期心功能好转于出院前再行DFT测试。

【并发症及处理】

除了同普通起搏术中和术后相同的并发症外，尚有心脏静脉的损伤和术中易诱发急性心力衰竭等并发症。前者包括心脏静脉夹层、静脉穿孔破裂和心包积血等。另外，膈肌刺激远比普通起搏常见，应根据具体情况做出相应处理。

1. 心力衰竭 术前心力衰竭纠治不满意、术中患者高度紧张焦虑、疼痛等不良刺激、平卧时间过长、心脏静脉的操作损伤如心脏压塞等都可诱发术中心力衰竭。术中应严密观察患者的生命体征及一般情况的变化，避免只关注手术操作本身，及时发现患者的病情变化（如气急、血氧饱和度下降等）并及时做出积极的相应处理（如镇静、利尿、扩血管或正性肌力药物等），使手术能顺利完成。

2. 植入左心室电极导线 并发症的处理右心房、右心室电极导线植入手术的并发症同普通起搏器。特殊之处在于心脏静脉的损伤和膈肌刺激。

（1）心脏静脉的损伤：鞘管或造影管或PTCA钢丝损伤血管内膜所致。主要表现为夹层、穿孔及其导致的心包积血。预防方法包括注意导引导管与心脏静脉的同轴性、不要将球囊顶端超出PTCA钢丝末端和先行“冒烟”进一步确定系统是在静脉真腔等。通常心脏静脉夹层多不会产生明显血流动力学障碍，也多能继续完成手术（这是由于静脉压力明显低于动脉，出血速度及量明显缓慢；另外，损伤静脉的操作往往是逆着血流的方向，破口的静脉壁组织有被血流冲挤重新覆盖到破口的可能）。当然如发生心脏压塞则应迅速做出相应的处理。

（2）膈肌刺激的处理：因膈神经位于心外膜左右两侧，正是左心室电极导线最常植入的部位（心脏侧静脉）。另外，如左心室导线沿心中静脉插入太深也可直接刺激膈肌产生膈肌刺激。膈肌刺激患者通常不能忍受。如术中发生则必须重新选择不同的静脉或同一静脉的不同分支。如术后发生则可首先通过适当降低左心室输出电压、提高输出脉宽（同时降低输出电压）和调整起搏极性（双极或多极左心室导线）等无创方法解决，如仍无果，则需再次手术重置左心室导线位置。

3. 持续性心房颤动患者的处理 心力衰竭患者合并持续性心房颤动并非少见。2018 年中华医学会心血管病分会提出的我国心力衰竭指南中，将后者列为Ⅱa 类(证据水平:B)指征。针对持续性心房颤动而需植入 CRT 的患者通常采取的措施包括:①消融房室交界造成三度房室传导阻滞。通常建议术后将起搏频率提高至 80~90 次 /min 起搏数日后再逐渐降低心室起搏频率以避免可能在早期发生的室性快速心律失常。②消融心房颤动后植入 CRT:虽能根治心房颤动并能更好地发挥 CRT 的疗效(房室同步),但心力衰竭患者消融术后心房颤动复发率高是其弊端。③植入 CRT 后应用大剂量 β 受体阻滞剂或开启脉冲发生器具有的诸如心室感知反应和心房颤动传导反应等保证双室同步起搏的程序。虽简单方便，但除非患者合并高度或三度房室传导阻滞，否则术后不可能保证 100% 心室起搏，而且此时 LV-RV 间期期将不能被优化。

4. 术中诱颤的选择 CRT-D 在 CRT 比例中逐年增加(国内已超过 50%),这是基于 CRT 的适应证几乎均为 ICD 的适应证，因而 CRT-D 普遍被认为具有更全面的治疗作用(既治疗心力衰竭又防止猝死)。为确保今后除颤的安全，对植入 CRT-D 患者推荐进行 DFT 测试，但通常不宜在术中多次测试。尤其是对术中发现一般情况较差的患者，尤其是一级预防者(占多数),不宜只为了手术的圆满而强行诱发患者从未经历过、术后也多数不会发生的心室颤动。

5. 左心室导线 不能如愿放置在心脏靶静脉时的处理由于各种原因，包括心脏静脉成角畸形明显、固定不可靠、可选静脉阈值太高及可固定部位存在膈肌刺激等，文献报道 5%~10% 的患者不能将左心室电极导线经静脉途径植入靶静脉(侧后静脉或后静脉)。这是植入医生术中最棘手的问题。此时采取的方法有以下几种:

(1)送入其他静脉:如心大静脉或心中静脉。曾有研究显示 1/3 的左心室前壁起搏可能恶化血流动力学，但新近的研究发现植入左心室电极导线的位置(后、侧和前)与 CRT 的疗效并不相关，只是不要太靠近心尖部。

(2)放弃手术:如顾虑到术后的疗效等问题，可以选择，或改为植入 ICD 作为猝死的一级或二级预防。

(3)改为开胸植入心外膜电极导线:左前外侧第四肋间腋前线为中心切开皮肤，进入胸腔后，单肺通气，切开心包，通过心包悬吊，暴露左心室侧后壁，用缝线将类固醇洗脱心外膜电极固定于左心室侧后下壁，将心外膜导线从皮瓣下隧道送入起搏器囊袋中与脉冲发生器的左心室孔相连。

(4)改为心内膜左心室起搏:新近报道左心室心内膜起搏可通过穿刺房间隔进行左心室心内膜起搏。后者具有较低的左心室起搏阈值、几无膈神经刺激风险、心室壁激动顺序更符合生理(从内向外而心外膜起搏为从外到内)、更多且更方便的选择左心室起搏点(不受静脉分布限制)和有助于提高心室同步化效率。该方法的可能并发症主要为左心室电极血栓形成及栓塞。临床上迫切需要大样本对照临床试验探讨该技术的安全性和有效性。

(5)改为右心室双部位(心尖部 + 流出道)起搏。Pachon 等对 NYHA Ⅲ~Ⅳ级、QRS 增宽、存在植入心脏起搏器的缓慢心律失常的患者进行 RVA + RVOT 双部位起搏后,使 QRS 波缩短,EF 增加,二尖瓣反流减轻,生活质量提高。已有单中心研究发现如经心脏静脉起搏左心室手术失败后改为双部位,疗效与起搏左心室无明显差别。

6. CRT 及 CRT-D 的选择问题 CRT 的适应证基本涵盖了 ICD 的适应证,即植入 CRT 的患者理论上都应该植入 CRT-D,尤其是对 NYAH Ⅱ级的适应证患者。一方面,CRT 因能使心功能改善,从而减少恶性室性心律失常的发生;但另一方面,左心室电极致心室除极方向自心外膜至心内膜,增加整个心脏跨膜除极不均一性,导致 QT 延长或折返性室速。另外,CRT 中 V-V 间期的程控是根据血流动力学,是否具有治疗或致心律失常作用也尚不明确。而一旦发生恶性心律失常,CRT 无能为力,而 ICD 可有效将其转复为窦性心律。结合我国国情,如患者具有 ICD 的二级预防指征,应尽量劝说患者植入 CRT-D 或术前说明 CRT 本身的局限性(不能预防猝死)。而对于 ICD 一级预防的患者,如经济情况允许,仍建议植入 CRT-D,当然也可采用其他无创性检查方法,诸如 QT 离散度、T 波电交替、心室晚电位、心率变异性和心率振荡等,协助判断更高危患者,提高性价比。

【术后随访】

虽然选择靶静脉是决定 CRT 疗效的关键,但术后的正确随访也对心力衰竭的综合治疗起着重要的作用。主要的随访内容包括药物调整和超声优化 A-V、VV 间期,这两项内容是一个长期的工作,随着病情的变化及时随访并做出调整。

(一) 一般及药物治疗

应适时调整影响血流动力学的药物(如洋地黄类、利尿剂、血管扩张剂)及其剂量,如病情稳定,应逐渐加大 ACEI/ARB 及 β 受体阻滞剂的剂量至靶剂量或最大耐受量,改善患者的预后。因术后症状缓解而自行停药的现象经常在临床上遇到,应向患者做好宣教工作。

对植入 CRT-D 的患者,应嘱咐患者一旦发生治疗事件应及时就诊,尽快采取诸如抑制交感神经或纠正电解质紊乱及心力衰竭的措施,避免电风暴的发生。相对于其他心功能正常而植入 ICD 的患者,电击后及时就诊尤其重要。

(二)针对CRT本身的调整

与传统起搏力求减少心室起搏不同,CRT要求尽量100%起搏左右心室。因此需要调整起搏AV间期(AVD)短于自身的PR间期。另外,左、右心室的脉冲的发放时机(LV-RV间期)也需要在超声指导下做出个体化调整。另外,随着病情的发展及心脏重构的变化,心脏的结构包括左、右心室电极之间的空间距离都会发生变化,因此应在术后定期进行AV和VV间期的优化。

1. AV间期的优化　AVD的优化对改善心室充盈、减少二尖瓣反流具有重要临床意义。通常优化的步骤为:①用程控仪分别设定不同的AVD,然后在心超下观察E/A峰显示良好分开位置时的AVD范围;②根据步骤①候选的AVD范围,分别测试其左心室射血的速度时间积分(velocity time integral, VTI),寻找最大VTI时的AVD,后者即为最终的最佳AVD。

2. VV间期的优化　VV间期是左、右心室电极所在位置的起搏先后顺序而非左右心室整体活动的先后顺序,可部分纠正左心室电极的位置的不理想。不同患者左心室电极放置的位置不同,另外,心室内不同步的部位及程度也不尽相同,因此,个体化左右心室起搏顺序能更好地改善心室同步性。

超声指导的VV间期优化步骤:在RV提前20ms、40ms、80ms及LV领先20ms、40ms、80ms时分别测量VTI,测得最大VTI时的V-V间期即为最优的VV间期。

另外,对经过间期调整仍然为CRT无反应者,如证实仍存在左心室内不同步、左心室巨大或QRS波很宽者,可考虑左心室多部位起搏,相距足够远的两个左心室部位的起搏理论上能够使整个左心室的激动更加快速和生理,增加其电机械活动的同步性。为CRT无反应者提供了一个可行的解决方案。

(楚 扬　廖德宁)

58　左室辅助装置

【概述】

药物治疗、心CRT和ICD等治疗方法,已改善了许多心力衰竭患者的生存情况,但仍有大量晚期心力衰竭患者,尽管采用了最佳的药物治疗,但预后较差。这些患者都期待能进行心脏移植,但近年来可用的心脏供体并没有明显增加。左心室辅助装置的应用,为这些患者带来了新希望。

左心室辅助装置(LVAD)是指人工制造的机械装置,部分或完全替代心脏的泵血功能,保证全身组织、器官的血液供应,属于循环辅助装置的一种。LVAD适用于严重心脏事件后或准备行心脏移植术患者的短期过渡治疗和急性心力衰竭的辅助性治疗。LVAD的小型化、精密化、便携化已可实现,有望用于药物疗效不佳的心力衰竭患者，成为心力衰竭器械治疗的新手段。

根据工作原理不同，可分为搏动泵（一代）、轴流泵（二代）、离心泵（三代）、双室辅助装置、全人工心脏。LVAD 可解除左心室负荷，通过正常化心室压力 - 容积，使肥大的心室逐渐缩小，逆转左心室重构，从而可改善心力衰竭患者症状，降低死亡率。

【适应证】

不同类型的 LVAD，适合于不同的应用需求。既可短期应用，又可作为部分患者的永久治疗措施。

1. 短期适应证

(1) 实施非常高危的经皮冠状动脉介入术，包括对复杂冠脉疾病累及大面积心肌，且合并重度左室功能不全（射血分数 <35%）或近期失代偿性心力衰竭的患者。

(2) 出现急性心肌梗死的并发症，包括心源性休克伴或不伴机械性缺陷，如缺血性二尖瓣关闭不全或室间隔破裂。

(3) 在高危经皮瓣膜干预期间的支持。

(4) 为有重度基础左心室功能不全、可能无法耐受电生理检查，检查期间持续性室性心律失常的患者提供支持。

(5) 与缺血相关的药物难治性心律失常（特别是室性心律失常）的患者。

(6) 急性同种异体移植心脏衰竭或移植后右心室衰竭。

2. 中远期适应证

(1) 已经优化药物治疗和机械治疗，但仍符合心脏移植条件的难治性心力衰竭患者，可用于维持患者生命直至有可用的心脏供体。

(2) 决定心脏移植的患者，出现了相对且可逆的禁忌证时，作为过渡治疗，直至符合移植的条件。

(3) 已经优化药物治疗和机械治疗，但不符合心脏移植条件的部分难治性心力衰竭患者，可作为永久治疗的措施。

(4) 可联合药物治疗，共同诱导恢复心肌功能。

2018 年中华医学会心血管病学分会提出的我国心力衰竭指南中，推荐的 LVAD 入选标准为：患者经过优化的药物治疗和器械治疗仍然有严重症状超过 2 个月，并且有以下情况之一者：① LVEF<25%，VO_2 峰值 <12ml/(kg·min)；②过去 12 个月内没有明显诱因的心力衰竭住院≥ 3 次；③依赖静脉正性肌力药物；④因灌注不足而非左心室充盈压不足［肺毛细血管楔压≥ 20mmHg，且收缩压≤ 80~90mmHg 或心脏指数≤ 2.0L/(min·m^2)］导致的进行性肾和 / 或肝功能恶化；⑤无严重的右心衰竭和重度三尖瓣反流。

【禁忌证】

下列情况禁用 LVAD：

1. 主动脉瓣关闭不全或金属主动脉瓣。
2. 主动脉瘤或者主动脉夹层。
3. 重度主动脉或外周动脉疾病。
4. 左心室或左心房血栓。
5. 出血倾向。
6. 未经控制的脓毒症。

【操作方法】

以往植入 LVAD 多需在体外循环下进行，现在已有经皮法的 LVAD 问世，目前有两种此类装置在临床上使用，一种是经静脉穿刺房间隔，将一根导管放置在左心房内获取含氧血，通过体外的血泵抽出后经另一根导管注入体静脉内(通常是股静脉)，从而减轻左心负荷；另一种是在一根导管上制作两个管腔，一个管腔开口在导管的顶端，另一个管腔开口在距顶端开口之后 20 多厘米，这样当导管进入左心室时，远端开口位于主动脉瓣以上，通过轴流泵将血液经导管顶端开口从左心室抽出，注入主动脉内，从而达到减轻左心室负荷的目的。这两种装置可以提供大约 2L/min 血流量，这足以缓解或减轻衰竭心脏的做功，同时也能满足周围组织器官的血供。与外科手术相比，经皮装置具有创伤小、快捷、易于掌握等优点，同时疗效不差，符合抢救急危重症时间就是生命的原则。但外科安置的 LAVD 可使用更长时间，有的产品甚至可以永久使用，这是经皮装置无法达到的。

【并发症及其处理】

LVAD 并发症较常见且可能危及生命，其发生率通常与留置时长有关。

1. 感染　一项调查研究发现，以 LVAD 作为心脏移植前过渡治疗的患者，有 38 例(50%)被诊断为 LVAD 相关性感染，其中血行感染 29 例(包括 5 例心内膜炎)，局部感染 17 例。在感染的患者中，移植前、移植期间及移植后持续抗生素治疗者，比有限疗程的抗生素治疗者复发更少。感染并不妨碍移植的成功。

一些因素可能促成了感染的易感性。除了引入异物的存在外，LVAD 可能损害 T 细胞功能。

2. 出血　植入后不久和支持期间都可能出血。

3. 血栓栓塞　10%~16% 的患者会出现血栓栓塞性并发症；出现血栓的危险因素包括：植入装置前有心肌梗死、左心房插管和植入后出血。

4. 其他　①少数患者观察到血小板减少；②大多数患者会有一定程度的溶血，但一般没有严重到成为严重问题；③因为套管粗，故局部血管(动脉或静脉）并发症或神经系统并发症最常见。这些并发症最初发生于约12%的患者中，并且几乎一半患者需要手术治疗。技术的改进已使严重并发症发生率降至仅为1.4%。

（曲荟龙　梁 春）

59　选择性冠状动脉造影术

【概述】

选择性冠状动脉造影（selective coronary angiography，CAG）是指选择性地向左和右冠状动脉开口插入导管，注射造影剂，从而显示冠状动脉分支和病变的一种诊断方法，是目前诊断冠心病的"金标准"，也为冠心病的鉴别诊断以及为冠心病的药物治疗、经皮冠状动脉介入治疗（PCI）和冠脉搭桥手术提供决策依据。随着器械设备的发展以及介入诊疗技术的提高，它已成为心导管检查中的一种常用和安全的技术。

【适应证】

随着技术的日益成熟和器械的不断改进，CAG的适应证也在不断扩大。应该说适应证和禁忌证是相对的，只要患者的危险性在可接受范围内，任何需要了解冠状动脉情况才能解决的临床问题都有行CAG的指征。不过，随着无创性冠状动脉CTA技术应用的快速普及和其诊断准确性的提高，冠状动脉CTA已成为冠状动脉疾病重要的筛选手段。以下为CAG的主要适应证。

（一）诊断

1. 临床确诊为稳定或不稳定型心绞痛及心肌梗死患者，为了解冠状动脉病变的详细情况以指导治疗方案的制订。

2. 有不典型的胸痛，胃、食管症状难与冠心病鉴别。

3. 典型心绞痛，但心电图运动试验或核素心肌灌注显像阴性。

4. 心电图平板运动试验阳性（ST段改变）但无心绞痛。

5. 心功能不全或室性心律失常病因不明。

6. 束支传导阻滞、T波异常、非特异性ST-T改变等使心电图或其他方法诊断的冠心病不可靠。

7. 介入治疗或冠脉旁路移植术后再发心绞痛。

8. 某些高危职业，如飞行员或高空职业人员有胸部不适。

（二）急诊

1. 不稳定型心绞痛经强化内科药物治疗无效或稳定后症状复发，宜尽早造影明确病变性质，以选择PCI或冠脉搭桥术。

2. 急性心肌梗死的处理：①直接急诊PCI前，溶栓治疗禁忌证或并发心源性休克或持续血流动力学不稳定欲行急诊 PCI 时；②冠脉内溶栓；③合并机械性并发症如室间隔穿孔或乳头肌断裂决策治疗前。

3. PCI 术后疑有急性闭塞或亚急性血栓形成。

(三) 非冠脉病变重大手术前

1. 年龄 >45 岁或有胸痛症状的瓣膜性心脏病患者瓣膜置换术前。

2. 可疑先天性冠状动脉异常，先天性心脏病疑伴冠状动脉异常矫正手术前。

3. 特发性肥厚性主动脉瓣下狭窄患者室间隔部分切除术前。

4. 非心血管疾病，肿瘤或胸腹大手术前需排除冠心病者。

【禁忌证】

尽管 CAG 没有绝对禁忌证，但在一些情况下 CAG 属相对禁忌证，包括：不能解释的发热；未治疗的感染；血红蛋白 <80g/L 的严重贫血；严重电解质紊乱；严重活动性出血；尚未控制的严重高血压；洋地黄中毒；造影剂过敏史但未预先使用糖皮质激素治疗；脑卒中急性期；急性肾功能衰竭；严重的自身或医源性凝血功能障碍(INR>2.0)；活动性心内膜炎等。

【操作方法】

(一) 术前准备

1. 详问病史及过敏史，系统体格检查和必要的实验室检查(包括血常规、出凝血时间、肝肾功能、胸片、心电图)。

2. 检查穿刺部位动脉搏动情况。

3. 碘过敏试验。

4. 插管区(如双侧腹股沟区)备皮。

5. 训练患者深吸气、憋气和咳嗽动作。

6. 向患者解释造影过程和注意事项，解除顾虑和恐惧心理。

7. 禁食、禁水(药物除外)6h 以上。

8. 术前或术中收缩压 >26.7kPa(200mmHg)时予硝苯地平 10mg 舌下含化。

9. 术前 15min 肌注地西泮 5~10mg。

10. 准备好心电监护、除颤器、人工心脏临时起搏器、吸氧装置、急救药品等抢救复苏条件。

11. 签署知情同意书。

(二) 操作步骤

以导管进入途径可分为经股动脉和经桡动脉两种，其中经股动脉途径为经典方法以下重点进行介绍。

1. Seldinger 技术经皮股动脉穿刺选右或左腹股沟韧带下 2~3cm、股动脉搏动最强点为穿刺点。局部消毒铺巾用1%利多卡因10ml局麻,用刀尖切开皮肤2mm。右手持动脉穿刺针以与皮肤成30°~45°角斜行刺向股动脉搏动最强点,直到有突然落空感同时见穿刺针尾部有动脉血喷出时停止,左手固定穿刺针尾端,右手将软头短导丝插入针内,轻轻向前推送,然后退出穿刺针,导丝留在动脉血管腔内(切忌强行用力,如遇阻力应在X线透视下推进导丝)。将带外鞘管和活瓣三通的动脉扩张套管沿导丝送到穿刺部位,边旋转边向前推送,使其进入股动脉腔内,然后将导丝和扩张管芯同时退出,外鞘留在股动脉内。

2. 插管及造影冠脉造影管(Judkins、Amplatz型最常用)内置入长145cm,直径0.035英寸的J形管导丝,两尖端头一起放入动脉外鞘管内,用导丝伸出导管尖端外数厘米引路,在荧光屏监视下,经降主动脉逆行,将导管送至升主动脉,退出导丝,导管尾端与三通加压注射系统相连接,排尽管道系统内气泡,将三通保持在压力监测状态。注入少量造影剂充盈导管,轻轻将导管向前推送至主动脉窦上方约2cm处。将左冠造影管缓慢地推入升主动脉根部后会"自动寻找"左冠状动脉口,荧光屏上可见导管向左外(后前位)轻轻窜动,则通常表示导管尖端已进入左冠口。少量注射造影剂(俗称"冒烟")确定导管尖端位置并显影主干分支。如压力和心电图均正常,则固定导管,调整好投照体位(常规为右前斜30°、左前斜50°和左侧位)。令患者深吸气、憋气,用手推注射器加压推注造影剂4~8ml,使冠状动脉在2s内完成显影,拍摄电影和同步录像。注射结束后若患者心动过缓或压力下降,则令其用力咳嗽以利于造影剂从冠脉内排出,咳嗽后仍不能恢复者应立即退出导管,防止发生室颤。全部常规体位投照结束后拔出导管,用肝素盐水冲洗动脉外鞘套管,继续右冠造影。通常在左前斜位或左侧位先将右冠造影管插至主动脉瓣,边轻轻后撤边顺时针转动导管,使其尖端指向右前方,若尖端轻轻向右窜动,则提示已进入右冠脉口。以后步骤同左冠造影。

3. 造影结束后拔去动脉外鞘管,压迫10~15min止血并加压包扎,沙袋压迫4~6h。患者应平卧数小时,并保持大腿伸直。密切观察心电图和血压情况、穿刺局部出血情况和足背动脉搏动。

【结果分析】

(一)病变分析

1. 狭窄程度 通常用直径法表示,即以狭窄处直径比紧邻狭窄段的近端和远端正常内径减少的百分数来计算。

2. 狭窄分级 0级为正常;1级为不规则边缘,无狭窄;2级为<50%的非病理性狭窄;3级为≥50%有病理意义狭窄;4级为次全阻塞;5级为完全阻塞。

3. 病变特征 应注意病变部位、长度、向心性或偏心性、累及大分支、边缘规则与否、成角病变度数、病变近端血管弯曲情况、钙化程度、溃疡和血栓等情况，同时应注意心肌桥、冠状动脉瘤、冠状动脉痉挛、冠状动脉 - 肺动脉瘘等少见的异常情况。

（二）冠状动脉血流分级

1. 目前对冠状动脉（尤其是梗死相关动脉）病变远端血流用心肌梗死溶栓研究（TIMI）方法分级：TIMI0 级：不显影；TIMI1 级：不完全显影，即造影剂越过阻塞区，但不能使整个远端血管显影；TIMI 2 级：缓慢显影，即经过 3~4 个心动周期后，前向造影剂使远端血管完全显影；TIMI3 级：完全显影，前向造影剂在 3 个心动周期内使远端血管完全显影。

2. 最近提出用冠脉造影时心肌呈色分级（myocardial brush grade），能更准确的评估心肌灌注状态。

（三）侧支循环

1. 侧支循环连接方式"桥侧支"来自同一血管的闭塞处近端，为前向性血流供血。冠状动脉间侧支来自同侧相邻或对侧血管，为逆行供血。

2. Rentrop 侧支分级　0 级，无侧支；Ⅰ级，非常微弱的侧支显影，闭塞远端的分支时隐时现，如"幽灵状"；Ⅱ级，侧支显影闭塞远端血管，但其密度比供血血管低且充盈缓慢；Ⅲ级，闭塞远端血管显影的密度与供血血管相同且充盈快速。

【并发症及其处理】

1. 死亡　一般在 0.1% 以下。注意左主干病变患者应尽量减少投照体位并尽早结束造影术。

2. 急性心肌梗死　发生率约为 0.3%，对高危患者予肝素 5 000U 抗凝预防。术中一旦发生，应冠脉内注射硝酸甘油 200~300μg，酌情行冠脉内溶栓或行急诊 PCI 治疗。

3. 栓塞并发症　插管时以软头导丝引路以及肝素盐水冲洗，一旦发生，应积极的扩血管和溶栓治疗。

4. 造影剂过敏反应　如发现，应静注地塞米松 5mg，严重时皮下注射肾上腺素 0.3mg。

5. 心律失常　室颤发生率 <1%，一旦发生，需立即以 300W/s 电除颤。显著窦性心动过缓多为一过性，患者用力咳嗽后缓解。个别可持续较久，用阿托品 0.5~1mg 静注，若无效予临时右室起搏。

6. 穿刺局部血肿形成、腹膜后血肿或出血、动脉内膜撕裂、穿孔、假性动脉瘤、动静脉瘘等可通过注意操作规程避免。

7. 血管迷走反射　2%~5%，可发生于术中或术后，尤其在拔除动脉鞘管及压迫止血时最易发生。发现后即给予阿托品 0.5~1mg 静注，输液扩容或加用升压药治疗。

8. 其他并发症 造影用量过多所致肾功能损害、导管打结或断裂、感染等。

（曲荟龙 梁 春）

60 经皮腔内冠状动脉成形术和支架术

【概述】

经皮腔内冠状动脉成形术（PTCA）由 Gruentzig 于 1997 年首次应用，系采用经皮穿刺股动脉法将球囊导管送入冠状动脉病变部位，加压使球囊扩张狭窄处，使血管内径增大，从而改善心肌供血和缓解心绞痛症状。随着导管器材的改进和技术经验不断提高积累，PTCA 适应证不断扩大，是当今冠心病血运重建的主要治疗技术之一。冠状动脉内支架术可明显降低 PTCA 术后即刻的严重并发症及后期再狭窄的发生率，不但拓宽了冠心病介入治疗的适应证，也提高了操作的安全性。PTCA 和支架术之间是一种相辅相成的关系，目前大多数病例在支架术前均需先行 PTCA，而支架术则可弥补 PTCA 不足。PTCA 和支架术的适应证和选择范围日益扩展，临床上常难以界定绝对的适应证和禁忌证。适应证主要根据患者的临床症状、心肌缺血的客观证据、PCI 成功的把握性、左室功能及是否合并其他疾病而定。

【适应证】

1. 冠心病病变血管支配较大区域的存活心肌，负荷试验显示所支配区域心肌缺血，治疗成功的把握性很大，危险性小。冠状动脉狭窄 >50%。

2. 急性心肌梗死

（1）急性心肌梗死早期急诊 PCI。①直接 PCI：伴有 ST 段抬高或新出现的完全性左束支传导阻滞的急性心肌梗死患者在发病 12h 内；或是发病 12h 后仍有持续心绞痛者；急性心肌梗死发病 36h 内出现心源性休克，年龄 <75 岁，在休克发生 18h 内可行 PCI；适合再灌注治疗但溶栓治疗禁忌证的急性心肌梗死患者；溶栓治疗失败，特别是伴有心源性休克或血流动力学不稳定者。②溶栓后 PCI：溶栓后仍有明显心绞痛，ST 段抬高无显著回落，临床提示未再通或有再梗死证据者，心源性休克或血流动力学不稳定者。

（2）急性心肌梗死后期 PCI：有自发或诱发的心肌缺血，持续血流动力学不稳定者，左心室射血分数 <40%，左心衰竭、严重室性心律失常者。所有非 Q 波心肌梗死者。

（3）冠脉旁路术后 PCI：冠脉旁路术后 30d 内发生心肌缺血者；冠脉旁路术

后 1~3 年内出现桥血管局限性病变或自身血管新病变引起心肌缺血者；冠脉旁路术后 3 年以上的静脉桥病变。

【禁忌证】

1. 无心肌缺血客观证据，“罪犯”冠状动脉病变狭窄 <50%。

2. 静脉桥血管完全闭塞。

3. 急性心肌梗死急性期治疗非梗死相关动脉的狭窄病变。

4. 急性心肌梗死发病超过 12h 且无心肌缺血证据，或溶栓治疗成功（TIMI 血流 3 级）。

5. 溶栓治疗失败而病情相对稳定，在急性心肌梗死发病 1 周内不宜做介入治疗。

6. 预计 PCI 成功率低和严重并发症发生率高的危重患者。

7. 全身情况很差，不能耐受心导管手术者，有严重碘过敏反应者。

【操作方法】

（一）术前准备

1. 术前签署手术知情同意书。

2. 术前备皮、术前 12h 禁食、术前排空大小便。

3. 术前用药 ①抗血小板药物：术前 2~3d 应服用抗血小板药物，并获得充分的抑制血小板的效果。常用药物有阿司匹林和氯吡格雷或替格瑞洛。阿司匹林 100~300mg/d，行冠脉支架术者，术前应在上述服用阿司匹林基础上，加用氯吡格雷或替格瑞洛，前者在术前 1 天开始，首剂 300mg，继之 75mg/d；后者在术前首剂 180mg，继之 90mg，2 次 /d。②抗心绞痛药物：包括硝酸酯类、β 受体阻滞剂和钙通道阻滞抗剂。一般情况下，患者应继续口服原有常规用药，不必为介入治疗而另加特殊用药。③镇静剂：精神紧张者可在前 1d 口服镇静剂，或术前 30min 肌注镇静剂。

4. 慢性肾功能不全患者的术前准备 术前 2~3h 开始持续静脉补液 100ml/h，术后持续点滴 10h 或直至出现充足尿量。尿少者可同时给予适当利尿剂。应用非离子型造影剂。严重肾功能不全患者，必要时做好血透准备。

5. 造影剂过敏患者的术前准备 应选用非离子型造影剂进行静脉碘过敏试验，于操作开始时静脉注射地塞米松。

（二）基本操作步骤

1. 术中用药 普通肝素 7 500~10 000U 或根据体重调整用量（100U/kg），以后每小时追加 2 000U，保持 ACT>300s。

2. 采用 Seldinger 法穿刺动脉插入鞘管，根据冠脉造影所示冠脉病变的特点，选择合适的导引导管，导引导管顶端应能进入冠脉口，且有较好的同轴性，位置固定良好，并能提供足够的支撑力。

3. 导引钢丝和球囊导管 自导引导管内导入导引钢丝（0.014 英寸），在荧光屏监视下使其进入靶血管并通过狭窄处直送到该血管的远端，为球囊、支架或其他介入器械输送到靶血管病变处提供交通轨道。以球囊与靶部位的血管直径（1~1.1）∶1 选择球囊导管，对于准备置入支架的病变，可采用小于血管直径的球囊进行预扩张，然后置入支架，但对于明显钙化或弯曲处的病变，球囊预扩张要充分以利于支架顺利放置到位。球囊扩张时常取逐渐加压方式，直到球囊上病变压迹消失为止，但最大压力不应超过最大爆破压。

4. 冠脉内支架植入术 不是所有狭窄病变球囊扩张后都需植入支架，对于血管远端病变（直径 <3.0mm）球囊扩张满意，残余狭窄 <20%，无明显内膜撕裂者可不置入支架。支架的选择应根据靶血管的解剖特点和病变性质，结合支架的性能特征进行综合分析作出最佳选择。据支架与血管直径之比 1∶1 的原则选择相应大小的支架，支架的长度应以能完全覆盖整个病变为原则，且一般较病变长度稍长为宜。对于有多处狭窄病变的血管，支架置入顺序应由远至近。血管近端病变应选择径向支撑力强的管状支架，成角病变或狭窄病变前血管显著迂曲时可选择柔顺性良好的环状支架，分叉病变应选择支撑力强并有较大侧孔的支架。再狭窄病变或易出现再狭窄病变，特别是合并糖尿病的弥漫性血管病变，宜选择有防止再狭窄作用的药物洗脱支架。用于堵闭冠状动脉穿孔或血管瘤样改变时，宜选择带膜支架。无论使用哪种支架，应按照支架说明书进行操作，释放压力最低不能低于标准释放压力，否则支架膨胀不全；如高压（>16 个大气压）仍不能使支架满意扩张时，可换用长度短的非顺应性的高压球囊，对未充分膨胀的支架部分再进行高压扩张。

5. 扩张后观察和疗效评定 支架植入后应多角度投照（至少两个垂直的体位），观察支架是否满意扩张，位置是否正确，近远端有无撕裂未被覆盖等情况。介入成功的标准由过去术后残留狭窄 <50% 提高到 <20%，且无住院期间死亡、心肌梗死和需紧急冠状动脉旁路移植术的并发症。

（三）术后处理

1. 术后用药 介入治疗后的患者应长期服用阿司匹林 100~300mg/d，置入冠脉支架者，还应口服氯吡格雷 75mg/d，4~12 周或替格瑞洛 90mg，2 次 /d。非完全血管重建者应继续服用抗心绞痛药物。

2. 术后观察 ①基本观察：术后所有患者均应严密观察血压、心率、心律等生命体征以及尿量情况；注意穿刺部位有无出血、血肿，经股动脉径路者应注意足背动脉搏动情况，并警惕腹膜后血肿的发生。②心肌缺血损伤的监测：术后常规复查 12 导联体表心电图，并与术前进行比较；出现心绞痛症状时，应再次复查心电图，术后有可疑心肌缺血征象者应及时检查心肌损害标志物 TNT 或 TNI、CK-MB、CK。根据血流动力学是否稳定、缺血范围大小以及进一步处理的可能性个体化决定进一步治疗方案。③穿刺部位的处理和拔管：临床情况稳定者一般在术后 4h 拔除鞘管，拔管时应警惕血管迷走反射的发生，先在穿刺部位压迫止血 15min，再加压包扎，沙袋压迫 6~8h。一般术后 24h 可下床活动。

3. 术后随访 患者应每月接受定期门诊随访，以及时发现药物毒副反应和心肌缺血症状的复发。对左心室功能不良、多支血管病变、左前降支近段病变、有猝死病史、合并糖尿病、介入治疗不理想者，应在 3~6 个月进行运动负荷试验。建议对高危患者于介入治疗术后 6 个月复查冠脉造影。

【急性并发症及其处理】

1. 急性血管闭塞 发生率 1.8%~7.0%，多由内膜撕裂、冠脉痉挛或血栓成形所致。术中发生者立即冠脉内注射硝酸甘油 200~300μg，减少任何痉挛因素，足量肝素以减少血栓形成。有血栓形成者应立即冠脉内溶栓治疗。若为内膜撕裂所致，病变适合安置支架则首选冠脉内支架术。仍不能使血管重新开放，大部分患者需紧急搭桥。PTCA 术后急性闭塞发生在导管室外者，酌情回导管室行急诊 PTCA 术加冠脉内支架术或送外科旁路移植。

2. 分支闭塞 若分支很小，常无临床症状，可不进行特殊处理。若分支较大，则立即送入导丝，行分支 PTCA。最好采用导丝保护和用双球囊技术预防。

3. 冠脉栓塞 血栓栓塞多见，气栓极少，加强抗凝和导管冲洗，严格排气即可避免。

4. 冠脉穿孔或破裂 极罕见，发生率 <0.1%，一旦发生，可导致心包积血填塞，需立即行冠脉搭桥术和处理破裂处。

5. 导丝、球囊导管折断 罕见，可用套环导丝或经外科手术取出。

6. 室速或室颤 发生率 2%，用低渗造影剂可减少发生率。一旦发生室颤或有显著血流动力学影响的持续性室速，应立即电复律治疗。

7. 穿刺血管损伤并发症 穿刺血管血栓形成、血管夹层形成、假性动脉瘤及动静脉瘘等。

8. 非血管并发症 变态反应、肾功能损害、急性肺栓塞、脑血管并发症。

（伍 锋 梁 春）

61 冠状动脉内斑块旋磨术

【概述】

冠状动脉斑块旋磨术（CRA）是用物理的方法将动脉硬化斑块祛除，是临床上应用较多的一种祛除粥样硬化斑块的手段。用高速旋转的金刚钻磨头来

诊疗技术

消蚀病变，主要适用于高度钙化的病变，先进行旋磨，再进行置入支架，提高介入治疗的成功率，减少并发症的发生。

【适应证】

CRA 适用于单支或多支冠状动脉病变或 PTCA 再狭窄治疗，但主要用于冠状动脉弥漫性病变或钙化，以及复杂的冠状动脉病变。当普通 PTCA 遇到困难时，尤其是对血管分叉、开口处、钙化、偏心性、成角或长管状狭窄、更应优先考虑冠状动脉内斑块旋磨术。

【禁忌证】

血栓性冠状动脉病变或急性心肌梗死（有溃疡或血栓的病变，旋磨可加重血栓倾向，易发生慢血流或无血流现象）；退行性变的大隐静脉桥病变旋磨治疗易发生血管内栓塞或无复流现象；严重的成角病变（>60°）；有明显内膜撕裂的病变。

【操作方法】

（一）术前准备

1. 术前签署手术知情同意书。

2. 术前备皮、术前 12h 禁食、术前排空大小便。

3. 术前用药 ①抗血小板药物：术前 2~3d 应服用抗血小板药物，并获得充分的抑制血小板的效果。常用药物有阿司匹林和氯吡格雷或噻氯匹定。阿司匹林 100~300mg/d，行冠脉支架术者，术前应在上述服用阿司匹林基础上，加用氯吡格雷或替格瑞洛，前者在术前 1d 开始，首剂 300mg，继之 75mg/d；后者在术前首剂 180mg，继之 90mg 2 次 /d。②抗心绞痛药物：包括硝酸酯类、β 受体阻滞剂和钙通道阻滞剂。一般情况下，患者应继续口服原有常规用药，不必为介入治疗而另加特殊用药。③镇静剂：精神紧张者可在前 1d 口服镇静剂，或术前 30min 肌注镇静剂。

4. 慢性肾功能不全患者的术前准备 术前 2~3h 开始持续静脉补液 100ml/h，术后持续点滴 10h 或直至出现充足尿量。尿少者可同时给予适当利尿剂。应用非离子型造影剂。严重肾功能不全患者，必要时做好血透准备。

5. 造影剂过敏患者的术前准备 应选用非离子型造影剂进行静脉碘过敏试验，于操作开始时静脉注射地塞米松。

（二）基本操作步骤

1. 术中用药 普通肝素 7 500~10 000U 或根据体重调整用量（100U/kg），以后每小时追加 2 000U，保持 ACT>300s。

2. 采用 Seldinger 法穿刺动脉插入鞘管，根据冠脉造影所示冠脉病变的特点，选择合适的导引导管，导引导管顶端应能进入冠脉口，且有较好的同轴性，位置固定良好，并能提供足够的支撑力。

3. 经导引导管将导丝送至冠状动脉病变血管的远端。

4. 准备旋磨头及推进器。

5. 体外测试开启操纵控制台的开关，测试并调节旋磨头的转速。

6. 将旋磨导管沿导丝经导引管送至距靶病变 1~2cm 的正常血管段处，松开旋磨器控制手柄的调节锁，开始旋磨。

（三）术后处理

1. 术后用药　介入治疗后的患者应长期服用阿司匹林 100~300mg/d，置入冠脉支架者，还应口服氯吡格雷 75mg/d 或替格瑞洛 90mg，2 次 /d。非完全血管重建者应继续服用抗心绞痛药物。

2. 术后观察　①基本观察：术后所有患者均应严密观察血压、心率心律等生命体征以及尿量情况；注意穿刺部位有无出血、血肿，经股动脉径路者应注意足背动脉搏动情况，并警惕腹膜后血肿的发生。②心肌缺血损伤的监测：术后常规复查 12 导联体表心电图，并与术前进行比较；出现心绞痛症状时，应再次复查心电图，术后有可疑心肌缺血征象者应及时检查心肌损害标志物 TNT 或 TNI、CK-MB、CK。根据血流动力学是否稳定、缺血范围大小以及进一步处理的可能性个体化决定进一步治疗方案。③穿刺部位的处理和拔管：临床情况稳定者一般在术后 4h 拔除鞘管，拔管时应警惕血管迷走反射的发生，先在穿刺部位压迫止血 15min，再加压包扎，沙袋压迫 6~8h。一般术后 24h 可下床活动。

3. 术后随访　患者应每月接受定期门诊随访，以及时发现药物毒副反应和心肌缺血症状的复发。对左心室功能不良、多支血管病变、左前降支近段病变、有猝死病史、合并糖尿病、介入治疗不理想者，应在 3~6 个月进行运动负荷试验。建议对高危患者于介入治疗术后 6 个月复查冠脉造影。

【并发症及其处理】

1. 急性血管闭塞　发生率 1.8%~7.0%，多由内膜撕裂、冠脉痉挛或血栓成形所致。术中发生者立即冠脉内注射硝酸甘油 200~300μg，减少任何痉挛因素，足量肝素以减少血栓形成。有血栓形成者应立即冠脉内溶栓治疗。若为内膜撕裂所致，病变适合安置支架则首选冠脉内支架术。若仍不能使血管重新开放，大部分患者需紧急搭桥。PTCA 术后急性闭塞发生在导管室外者，酌情回导管室行急诊 PTCA 术加冠脉内支架术或送外科旁路移植。

2. 分支闭塞　若分支很小，常无临床症状，可不进行特殊处理。若分支较大，则立即送入导丝，行分支 PTCA。最好采用导丝保护和用双球囊技术预防。

3. 冠脉栓塞　血栓栓塞多见，气栓极少，加强抗凝和导管冲洗，严格排气即可避免。

4. 冠脉穿孔或破裂 极罕见，发生率 <0.1%，一旦发生，可导致心包积血填塞，需立即行冠脉搭桥术和处理破裂处。

5. 导丝、球囊导管折断 罕见，可用套环导丝或经外科手术取出。

6. 室速或室颤 发生率 2%，用低渗造影剂可减少发生率。一旦发生室颤或有显著血流动力学影响的持续性室速，应立即电复律治疗。

7. 穿刺血管损伤并发症 穿刺血管血栓形成、血管夹层形成、假性动脉瘤及动静脉瘘等。

8. 非血管并发症 变态反应、肾功能损害、急性肺栓塞、脑血管并发症。

（伍 锋 梁 春）

62 冠状动脉病变显示与血流检测方法

【概述】

冠状动脉血流储备（coronary flow reserve，CFR）是反映冠状动脉血流动力学的重要指标，是指冠状动脉处于最大扩张状态下冠状动脉血流量与基础状态下冠状动脉血流量的比值，它反映了冠状动脉循环潜在的供血能力。由于冠状动脉血流量的测量比较复杂，需要测定冠状动脉血管的横截面积和通过该横截面积的血流速度及血液通过的时间等参数。临床上常用冠状动脉血流速度储备（coronary flow velocity reserve，CFVR）表示，是指最大充血反应状态（最大扩张状态）下的血流速度与静息状态血流速度的比值。由于 CFR 是最大扩张状态下冠状动脉血流量与基础状态下冠状动脉血流量两者的比值，当冠状动脉达到最大扩张状态时血管的横截面积与基础状态时血管的横截面积基本相同时，CFVR 可以反映 CFR，研究已经证实，CFVR 和 CFR 的测值高度相关。

多年来临床上冠状动脉血流的研究一直依赖于冠状动脉内多普勒的测量。但该方法为有创性方法，且费用昂贵，需与冠状动脉造影同时进行，因而其临床应用受到限制。长期以来国内外许多学者力图采用普通经胸壁超声心动图无创性检测方法进行冠状动脉的血流动力学研究，但受到检测技术的限制、受胸壁和肺组织的干扰，加之冠状动脉较细且走行复杂，仅能显示近端的冠状动脉主干和左前降支（LAD）的一小段。即使经静脉注入特殊的造影剂对所显示的冠状动脉长度亦仅能增加 1~2cm，很难理想地探测到冠状动脉血流。经食管超声心动图也曾用于 CFR 的测量。但该方法为半创伤性方法，LAD 血流探测的成功率较低且仅能显示 LAD 的近端血流，加之多普勒声束与 LAD 血流的夹角较大，因而其临床应用受到限制。经胸彩色多普勒冠状动脉血流显像不但可以较为直观地显示冠状动脉主干及其分支的血流，并可探测心肌内冠状动脉血流。这项新技术为冠状动脉血流动力学的研究提供了一项简便、快捷、无创性的检测手段。

【操作方法】

1. 冠状动脉内多普勒　在常规冠状动脉造影之后，多普勒血流导丝经 8F 引导导管插入冠状动脉靶血管。其导丝顶端具有 15MHz 的多普勒探头，可对冠状动脉内的血流速度进行测量，一般其血流用平均峰值血流速度（APV）表示。当多普勒血流导丝置于血管远端时，记录稳定的静息状态下的多普勒频谱，测量静息状态平均峰值血流速度（APVb）。然后经冠状动脉注入腺苷，在最大充血反应时测量最大平均峰值血流速度（APVh）。此时仪器可自动显示 APVb、APVh 及 CFVR。在 APV 回复至静息时，再次注入腺苷并测量 CFVR，取其平均值。在对冠状动脉远端的血流测量后，逐渐回撤探头，可再对冠状动脉的中段和近段的血流进行测量。现在临床上用于扩张冠状动脉以达到最大充血反应的药物为腺苷，左冠状动脉腺苷的注入剂量为 18μg，右冠状动脉为 12μg。经冠状动脉注入 12mg 罂粟碱可使所有冠状动脉完全扩张。早期临床上采用罂粟碱扩张冠状动脉，测量 CFVR。但由于罂粟碱有延长心电图 QT 间期及较长的半衰期（3~6h），因而临床上罂粟碱已被腺苷取代。经冠状动脉内注入 18μg 或 12μg 腺苷，以及经静脉注射 140μg/（kg·min）的腺苷均可达到与经冠状动脉注射罂粟碱相同的效果。由于经静脉注射腺苷也可产生最大程度冠状动脉扩张，因而 CFVR 可采用无创性方法测量。

2. 经胸彩色多普勒冠状动脉血流显像　检查时患者取稳定的左侧斜卧位。首先利用彩色多普勒探测 LAD 远端的血流。在近心尖部的左室短轴切面探测时，彩色多普勒显示位于前室间沟内的 LAD 横断面的圆形血流信号。探头固定于此部位逆时针旋转以显示二腔切面，于前壁外缘仔细寻找最佳的 LAD 长轴的血流信号。利用脉冲多普勒探测 LAD 的血流频谱，探测时尽可能使多普勒声束与 LAD 的血流平行。如多普勒声束与 LAD 的血流的夹角 θ>30°，则采用角度矫正。冠状动脉血流储备的测定主要用于前降支，对后降支冠状动脉血流储备的测定近期才有报道。在左心二腔切面基础上探头略向下移动，显示左室心尖部，待右室结构正好消失，此时左室下壁与膈肌之间可出现沿后室间沟下行的后降支的中下段。待后降支的血流信号显示清楚后，利用脉冲多普勒测量血流速度和血流储备。

当冠状动脉血流信号显示不理想（彩色多普勒不能显示或显示欠佳，脉冲多普勒不能探及或仅探及舒张期频谱，收缩期频谱不完整），经静脉注射超声造影剂利声显（Levovist）并利用二次谐波观察左前降支血流。注入超声造影剂后可明显改善冠状动脉血流显像的彩色和频谱图像的质量。

首先记录静息状态 LAD 远端的血流频谱，然后经静脉注射腺苷。腺苷注射剂量最初为 50μg/(kg·min),持续 1min,然后每间隔 1min 逐渐增加至 75μg/(kg·min)、100μg/(kg·min) 及 140μg/(kg·min)。最大剂量 140μg/(kg·min) 持续 5min。所用资料取至少 2 个心动周期的平均值。CFVR 为注射腺苷后的最大平均峰值血流速度(APVh)与静息状态平均峰值血流速度(APVb)的比值。冠状动脉在腺苷剂量 140μg/(kg·min)时达到最大扩张,也可经静脉直接注入 140μg/(kg·min)腺苷观察 5min 测量最大血流速度。临床研究表明在腺苷注入 2min 时冠状动脉动脉的血流速度已达到最大。为减少不良反应,腺苷注入腺苷 2~3min 时即可进行 CFVR 的测定。

CFVR 测量的过程中进行 12 导联的心动图监护并在静息状态及注射腺苷后每分钟测量一次血压直至停止腺苷注射后 5min。

冠状动脉血流显像进行 CFVR 测量临床上目前也主要采用腺苷。双嘧达莫可经静脉给药,能用于无创性的冠状动脉血流的检测。但双嘧达莫是通过抑制细胞内摄取腺苷来增加细胞外腺苷的浓度,故与腺苷相比,其吸收和使冠状动脉达到最大扩张状态之间时间上有延迟,需要 6~8min 血流速度才上升到最大,且药物作用时间较长,约 30min。故操作时间较长,且很难对同一患者进行连续两次检测。一般双嘧达莫的副作用较少,一旦发生则较为严重,且持续时间较长,可达常需氨茶碱缓解症状。双嘧达莫不仅扩张冠状动脉的微血管,而且同时对心外膜的冠状动脉也有不同程度的扩张作用。因此,利用潘生丁测量 CFVR 不能准确反映 CFR 的变化。

腺苷是一种非内皮依赖性的血管扩张剂,可选择性的扩张冠状动脉的阻力血管,而对心外膜较大的血管影响很小。腺苷是一种存在于身体内自然存在的内源性核苷,使用相对安全。腺苷起效快,半衰期短(<10s),经静脉给药 2min 就可使冠状动脉达到最大扩张状态。腺苷的副反应虽然较多,但较轻微,患者多数可以耐受,停药 1~2min 后,不良反应可自行消失,无须特殊处理。停药数分钟后,患者的冠状动脉血流可恢复到静息状态水平,故如有必要,可再次进行 CFVR 测定。

(伍 锋 梁 春)

63 经导管心脏瓣膜修复术

一、经皮球囊二尖瓣成形术

【概述】

经皮球囊二尖瓣成形术(percutaneous balloon mitral valvuloplasty,PBMV)是治疗风湿性单纯二尖瓣狭窄的一种非外科手术方法。1984 年起在临床应用,本手术可作为一项替代外科手术的措施,对患者创伤性小,疗效与外科闭式

诊疗技术

分离手术结果相似。

【适应证】

1. 中重度二尖瓣狭窄而瓣叶较柔软，无明显钙化，心功能Ⅰ～Ⅱ级。

2. 左心房无血栓。

3. 外科二尖瓣交界分离术后再狭窄者。

【禁忌证】

1. 伴有二尖瓣关闭不全和风湿活动。

2. 右心房巨大。

3. 严重心脏或大血管位置转变、升主动脉明显扩大。

4. 脊柱畸形。

【操作方法】

1. 心导管检查 Seldinger法穿刺右股静脉放入8F外鞘管，穿刺右股动脉放入5F外鞘管。穿刺左股静脉插入7F Swan-Ganz导管，测定右房压、右室压、肺动脉楔嵌压、心排血量及肺动脉血氧饱和度，退出Swan-Ganz导管。经右股动脉插入5F猪尾导管至主动脉瓣上，用于监测血压和作为房间隔穿刺定位标志。

2. 房间隔穿刺

(1)穿刺点定位：左房影定位，在左房中度扩大的病例，正位透视，经左房影中下1/3交界处作水平线，再经脊柱中右1/3交界处作垂线，两线交点即为穿刺点。

(2)房间隔穿刺针从右心房经房间隔入左心房后，将房间隔穿刺导管送入左房，经导管送入导引钢丝，至其软头在左心房内形成1.5圈，退出房间隔穿刺导管。

3. 沿左房导引钢丝插入14F间隔扩张管，扩张股静脉及房间隔穿刺孔，撤出扩张管。

4. 球囊导管扩张

(1)球囊导管选择及测试：一般根据瓣膜条件选择球囊直径，瓣膜增厚明显者选用直径24mm的球囊扩张，如疗效不佳，并未出现反流性杂音，可逐渐增加球囊直径，每次增加1~2mm。球囊使用前，先注入1∶4~1∶8稀释的造影剂，使球囊充盈并排尽球囊内气体。用游标卡尺测量球囊腰部直径，并记录充盈球囊至预定大小所需的造影剂量。

(2)球囊导管导入左心房：经球囊导管中央插入球囊延长管，使球囊部分变细长，使之易于通过股静脉及房间隔穿刺孔。正位透视，球囊导管沿左房导引钢丝推送进入股静脉，在透视下推送，当球囊前1/2进左心房后，松开延长管尾端与球囊导管尾端的固定螺丝，回撤延长管 1cm 并固定之，将球囊后 1/2 推入左心房，进一步推送使球囊导管顶端接近二尖瓣口，退出导引钢丝和延长管。将猪尾导管经主动脉送入室，同步测定左房、左室压力。

(3) 球囊导管导入心室：取右前斜位，插入带环弯头钢丝至球囊前部，右手缓慢逆时针向旋转钢丝，左手随之回撤导管，使球囊导管达二尖瓣口处，此时见导管远端随心跳而有规则地做点头运动。回撤带环弯头钢丝 4~5cm，球囊即进入左心室。为保证球囊不卡在腱索间，可调整导管走向与左心室长轴平行，指向心尖。或将球囊远端充盈，自左心室到二尖瓣口来回轻轻移动 2~3 次，若无阻力则确定球囊游离于左室腔中。

(4) 球囊充盈扩张：助手推注 1∶(4~8) 稀释造影剂完全充盈球囊前半部，术者轻轻回拉至二尖瓣口处，助手迅速充盈球囊至预定大小。完成一次扩张后，听心音及杂音变化，同步测定左房及左室压力，计算跨瓣压差。若效果不理想且无二尖瓣反流出现或加重，则用相同球囊直径重复扩张或加大球囊直径 1~2mm 再扩张，每次扩张后均需测定跨瓣压差，直达成功标准。若二尖瓣反流出现或原有反流加重，则终止扩张。抽净球囊内造影剂，并吸成负压。插入球囊延长管使球囊延长变细，退出球囊导管。

5. 术中监测　在球囊充盈排空的整个过程中，作心电监测、主动脉或左室压力监测、录像或电影摄像。

6. 血流动力学评价　通过球囊导管及猪尾导管测跨瓣压差，有二尖瓣反流者可通过猪尾导管行左心室造影。用 Swan-Ganz 导管测定上下腔静脉至肺动脉不同水平的血氧饱和度、压力和心排血量，以全面评价扩张术后血流动力学变化及可能引起的心房水平左向右分流。

7. 成功标准　①二尖瓣舒张期杂音消失或近于消失；②左心房压降至正常范围或左房平均压 <1.471kPa (11mmHg)；③完全充盈的球囊自动从左心室滑至左心房；④二尖瓣跨瓣压差 <1.1kPa (8mmHg)；⑤二尖瓣口面积 >2.0cm^2，或较术前增加 1 倍以上，相对适应证患者 >1.5cm^2 为成功。

8. 术后处理　局部加压包扎，沙袋压迫 6h，卧床 24h，静滴抗生素 3~5d，口服阿司匹林 100mg/d，共 2 个月。

【并发症】

1. 室性心律失常　发生率约 90%，球囊导管进入左室易触发室性心律失常。扩张时若见室速，宜迅速回抽造影剂，退导管至左房。扩张前静注利多卡因有预防作用。

2. 心脏压塞　发生率约 1.5%，由房间隔穿刺引起。应用 X 线和超声同时引导穿刺，增加定位准确性。

3. 急性肺水肿　术中当左心房平均压 >3.33kPa（25mmHg）时，静注呋塞米 20~40mg，使左心房压力迅速下降，可防止肺水肿发生。

4. 二尖瓣反流　轻中度二尖瓣反流，对血流动力学和临床心功能无影响。重度二尖瓣反流需要外科换瓣手术。

5. 心房水平左向右分流　血氧分析示左向右分流发生率 11%~12%，大部分患者肺循环与体循环血流比率 <1.5%，彩色多普勒超声示房间隔缺损随时间推移而减轻，偶有加重。在扩张过程中，用力牵拉球囊可损伤房间隔，产生心房水平分流。发生心房水平左向右分流，也与术后左心房压力较高有关。

6. 血栓栓塞　发生率 0.3%~2.2%。术前应用超声检查左心耳确定是否有血栓，术中应用肝素抗凝，可减少血栓的发生率。

7. 其他　球囊阻塞二尖瓣口，可致一过性脑缺血。房间隔穿刺或导管通过房间隔时可见心动过缓和血压下降，静注阿托品有防治作用。球囊通过下腔静脉时，可感腹部不适，可不予处理。

二、二尖瓣修复术（MitraClip）

【概述】

MitraClip 是在外科“缘对缘”二尖瓣修复术的基础上衍生而来，其主要是通过介入的方式将特制的二尖瓣夹和装置由股静脉置入，穿刺房间隔，经左心房进入左心室，在超声及 DSA 引导下，夹闭二尖瓣前后叶的中部，使二尖瓣在收缩期的大单孔变成小的双孔，降低二尖瓣反流，改善患者心功能，相比传统的开胸手术具有创伤小、见效快、患者耐受性强的优点。

【适应证】

1. 功能性或者器质性中、重度二尖瓣反流。

2. 患者具有症状，或者有心脏扩大、房颤或肺动脉高压等并发症。

3. 左室收缩末期内径≤ 55mm、左室射血分数（LVEF）>25%，心功能稳定，可以平卧耐受心导管手术。

4. 二尖瓣开放面积 >4cm^2（避免术后出现二尖瓣狭窄）。

5. 前后瓣叶 A2、P2 处无钙化、无严重瓣中裂。

6. 二尖瓣初级腱索未发生断裂（次级断裂则不影响）。

7. 二尖瓣反流主要来源于 A2 和 P2 之间，而非其他部位。

8. 瓣膜解剖结构合适对于功能性二尖瓣反流患者，二尖瓣关闭时，瓣尖结合长度 >2mm，瓣尖结合处相对于瓣环深度 <11mm；对于二尖瓣脱垂呈连枷样改变者，连枷间隔 <10mm，宽度 <15mm。

【禁忌证】

1. 活动性心内膜炎。

2. 风湿性瓣膜病。

3. 二尖瓣狭窄。

4. 脊柱畸形。

【方法】

1. 心导管检查　Seldinger 法穿刺右股静脉放入 8F 外鞘管，穿刺右股动脉放入 5F 外鞘管。穿刺左股静脉插入 7F Swan-Ganz 导管，测定右房压、右室压、肺动脉楔压、心排血量及肺动脉血氧饱和度，退出 Swan-Ganz 导管。经右股动脉插入 5F 猪尾导管至主动脉瓣上，用于监测血压和作为房间隔穿刺定位标志。

2. 房间隔穿刺

(1) 穿刺点定位：左房影定位，在左房中度扩大的病例，正位透视，经左房影中下 1/3 交界处作水平线，再经脊柱中右 1/3 交界处作垂线，两线交点即为穿刺点。

(2) 房间隔穿刺针从右心房经房间隔入左心房后，将房间隔穿刺导管送入左房，经导管送入导引钢丝，至其软头在左心房内形成 1.5 圈，退出房间隔穿刺导管。

3. 沿左房导引钢丝插入 14F 间隔扩张管，扩张股静脉及房间隔穿刺孔，撤出扩张管。

4. MitraClip 系统植入：沿房间隔穿刺外鞘送入超硬导丝至左上肺静脉内，通过超硬导丝植入 24F 可控性导引导管至左心房后，送入 MitraClip 输送系统，在超声引导下调节 MitraClip 输送系统指向二尖瓣口反流最明显处并能垂直活动，打开 MitraClip 的双臂至 120°，在经食道超声（左室流出道和心尖两腔心切面）指导下调整 MitraClip 使之位于二尖瓣前后瓣叶的中间，实时 3 维超声外科视野切面下进一步调整 MitraClip 至二尖瓣瓣环中间，并使两臂位于 6 点和 12 点，于心脏舒张期送入心室腔，缓慢回撤 MitraClip，并使 2 个瓣叶均落在 MitraClip 的两个臂上，操作 MitraClip 使之夹住 2 个瓣尖，经食道超声反复确认二尖瓣反流明显减轻，二尖瓣跨瓣压差 <5mmHg，最终释放 MitraClip，退出 MitraClip 输送系统和 24F 可控性导引导管，血管闭合器封闭股静脉和股动脉。

【并发症】

1. 房间隔穿刺相关并发症（心脏压塞），发生率约 3%。

2. 局部出血，需要输血 2 个单位以上，发生率在 3.7%~13%。

3. 术后需要长时间的机械通气，由于手术使用全麻，某些患者心肺功能较差，术后需要较长时间的机械通气。

4. 二尖瓣夹合器脱落造成栓塞，目前未有夹闭器完全脱落的报道，部分脱位会导致二尖瓣反流加重，手术失败。

5. 由于 MitraClip 为异物，放置于体内可能形成血栓导致栓塞。术后需要使用阿司匹林、氯吡格雷双抗抗血小板 1~3 个月，但该手术直接导致血栓栓塞风险目前还未能明确。

三、肺动脉瓣置入术（PPVI）

【概述】

经皮肺动脉瓣支架最早于 2000 年由法国 Philipp Bonhoeffer 教授设计，并利用导管技术成功运用于人体。此后，经皮肺动脉带瓣支架植入术以其创伤小、初期效果好、可重复多次手术等优点迅速成为研究的热点。其相对于外科肺动脉瓣置换术具有一定的优势，表现为改善患者的心功能和症状，提高其生活质量，可能降低某些患者的猝死风险，改善预后，延缓外科手术时间，降低患者需要外科手术干预的次数。

【适应证】

1. 伴有右室流出道狭窄的先心病外科矫治术后并发的中重度肺动脉瓣反流。

2. 患者有右室流出道狭窄的相关症状，包括运动耐量下降、右心衰竭；或者患者无症状但有以下任一种情况的：①中度以上功能性三尖瓣反流；②心脏磁共振检查测得右心室舒张末期容积指数≥ 130ml/m^2；③心脏磁共振检查提示右心室射血分数 <45%；④QRS 波宽度≥ 160ms；⑤持续性房性或者室性心律失常。

3. 年龄≥ 10 岁或者体重≥ 25kg。

4. 解剖上适合 PPVI 手术者。

【禁忌证】

1. 肺动脉高压（平均压≥ 25mmHg）。

2. 严重的肺动脉或者分支狭窄。

3. 解剖学评估不合适，包括血管入径无法送入瓣膜或者右室流出道 - 肺动脉无法放入瓣膜，或者术前检查提示瓣膜支架有压迫冠脉可能。

4. 存在心导管手术禁忌。

【操作方法】

1. 术前筛选相关患者是否的确需要瓣膜置换，是否为外科手术禁忌或者高危，有无 TAVI 手术禁忌证。

2. 术前通过超声（经胸或者经食管超声）、多排螺旋 CT、动脉造影、心脏磁共振等技术评估患者的瓣环结构、尺寸，钙化严重程度和瓣口面积等，测量瓣环到冠脉开口的距离，进行肺动脉直径的测量以及动脉硬化评估，同时就手术相关通路的血管尺寸以及硬化情况进行全面评估。

3. 血管入路的建立。

诊疗技术

4. 导丝进入右心室。

5. 体外装载瓣膜。

6. 球囊扩张。

7. 释放瓣膜。

8. 退出输送系统并缝合血管。

【并发症】

1. 冠脉受压迫。

2. 肺动脉严重损伤。

3. 瓣膜移位。

4. 支架断裂。

5. 右室流出道通道破裂。

6. 感染性心内膜炎。

7. 人工瓣膜衰败。

8. 三尖瓣腱索损伤、断裂。

9. 肺动脉阻塞。

四、主动脉瓣置入术(TAVI)

【概述】

经导管主动脉瓣置入术作为继外科主动脉瓣置换术、药物治疗后的第三种模式,因其运用心脏导管微创技术,无须开胸,创伤小、手术时间短、患者恢复快等特点,针对那些目前常规治疗手段不能延长其生命或缓解其痛苦的主动脉瓣狭窄患者,这毕竟提供了一种新的解决办法,并有望取得更好的结果。

【适应证】

1. 老年重度主动脉瓣钙化性狭窄,同时超声检查提示;跨瓣血流速度≥4m/s,跨瓣压力≥40mmHg,主动脉瓣口面积$<0.8cm^2$。

2. 患者有心悸、胸痛、晕厥等症状,心功能Ⅱ级以上。

3. 外科手术高危或者禁忌。

4. 解剖上适合 TAVI 手术者。

5. 三叶式主动脉瓣。

6. 纠正主动脉瓣狭窄后的预期寿命超过 1 年的。

7. 外科术后人工生物瓣退化者。

8. 二叶式主动脉瓣伴重度钙化(相对适应证)。

【禁忌证】

1. 左心室内血栓。

2. 左心室流出道梗阻。

3. 30d 内心肌梗死。

4. 左心室射血分数小于 20%。

5. 严重右心室功能不全。

6. 主动脉根部解剖形态不适合 TAVI 手术者。

【方法】

1. 术前筛选相关患者是否的确需要瓣膜置换，是否为外科手术禁忌或者高危，有无 TAVI 手术禁忌。

2. 术前通过超声（经胸或者经食管超声）、多排螺旋 CT、动脉造影、心脏磁共振等技术评估患者的瓣环结构、尺寸、钙化严重程度和瓣口面积等，测量瓣环到冠脉开口的距离，进行主动脉直径的测量以及动脉硬化评估，同时就手术相关通路的髂股动脉血管尺寸以及硬化情况进行全面评估。

3. 血管入路的建立。

4. 导丝进入左心室。

5. 体外装载瓣膜。

6. 球囊扩张。

7. 释放瓣膜。

8. 退出输送系统并缝合血管。

【并发症】

1. 传导阻滞。

2. 瓣周漏。

3. 脑卒中。

4. 局部血管并发症。

5. 冠状动脉阻塞及心肌梗死。

（贺治青 梁 春）

64 经导管房间隔缺损封堵术

【概述】

我国先天性心脏病（先心病）发病率为 7‰~8‰。既往开胸手术是治疗该病的唯一方法，随着介入器材的改进和操作技术的进步，使部分先心病能通过介入治疗达到治愈。

【适应证和禁忌证】

房间隔缺损封堵治疗

1. 适应证

（1）通常年龄≥ 3 岁。

⑵继发孔型房间隔缺损（ASD）直径≥ 5mm，伴右心容量负荷增加，≤ 36mm的左向右分流ASD。

⑶缺损边缘至冠状静脉窦，上、下腔静脉及肺静脉的距离≥ 5mm；至房室瓣≥ 7mm。

⑷房间隔的直径大于所选用封堵伞左房侧的直径。

⑸不合并必须外科手术的其他心脏畸形。

2. 相对适应证　随着ASD介入技术的提高和经验的积累，国内专家提出相对适应证。

⑴年龄<3岁，但伴有右心室负荷加重。

⑵ASD前缘残端缺如或不足，但其他边缘良好。

⑶缺损周围部分残端不足5mm。

⑷特殊类型ASD：如多孔型或筛孔型ASD。

⑸伴有肺动脉高压，但QP/QS ≥ 1.5，动脉血氧饱和度≥ 92%，可试行封堵。

3. 禁忌证

⑴原发孔型ASD及静脉窦型ASD。

⑵感染性心内膜炎及出血性疾患。

⑶封堵器安置处有血栓存在，导管插入处有静脉血栓形成。

⑷严重肺动脉高压导致右向左分流。

⑸伴有与ASD无关的严重心肌疾患或瓣膜疾病。

⑹近1个月内患感染性疾病，或感染性疾病未能控制者。

⑺患有出血性疾病，未治愈的胃、十二指肠溃疡。

⑻左心房或左心耳血栓，部分或全部肺静脉异位引流，左心房内隔膜，左心房或左心室发育不良。

【操作方法】

（一）术前检查

1. 常规实验室检查项目　心脏X线片，心电图，超声心动图，血常规，肝、肾功能和血电解质，出、凝血时间和传染病指标等。检查目的为全面评价患者的心脏和其他脏器功能，必要时根据病情增加相关项目。

2. 术前经胸（TTE）和/或经食管超声心动图（TEE）检查　重点观察内容如下。

⑴TTE切面：TTE切面通常在以下3个切面监测，并测量ASD大小：①大动脉短轴切面，观察主动脉前后壁及其对侧有无房间隔残端组织，心房顶部房间隔残端的长度及厚度；②四腔心切面，观察ASD与左、右房室的距离，测

量房室环部位残端组织的长度和厚度；③剑下两房心切面，观察上腔静脉和下腔静脉部位 ASD 边缘的长度和厚度。

(2) TEE 切面：通常选择心房两腔、大动脉短轴、四腔心等切面，主要有助于观察 TTE 不能清楚显示的房间隔及周围组织边缘的图像，尤其是心房两腔切面可以充分观察上、下腔静脉端 ASD 残端的长度及厚度。

(二) 术前准备

常规签署书面同意书，与患者及其家属或监护人交代介入治疗中可能发生的并发症，取得同意后方可进行手术。

(三) 操作过程

1. 麻醉　婴幼儿采用全身麻醉，术前 5~6h 禁食、禁水，同时给予一定比例添加钾、镁的等渗盐水和足够热量的葡萄糖静脉补液。成人和配合操作的大龄儿童可用局部麻醉。

2. 穿刺　常规穿刺股静脉，送入动脉鞘管，静脉推注肝素 100U/kg，此后每隔 1h 追加负荷剂量的 1/4~1/3。

3. 常规右心导管检查　测量上、下腔静脉至肺动脉水平的压力，并留取血标本行血氧分析。

4. 交换导丝　将右心导管经 ASD 处进入左心房和左上肺静脉，交换 0.035 英寸 260cm 长加硬导丝置于左上肺静脉内。

5. 选用球囊导管　测量 ASD 大小沿加硬导丝送入测量球囊，用稀释对比剂(1∶4)充盈球囊，在 X 线透视和彩色超声心动仪观察下，见球囊嵌于 ASD 缺口处可见腰征出现，记录推入对比剂剂量，回抽对比剂将球囊退出体外，将等量对比剂再次充盈球囊，用卡尺测量球囊腰部直径，同时与 X 线和超声测得缺损直径大小比较，根据测量结果选择封堵器。此方法直观、准确，早期均用于判断 ASD 的伸展直径，缺点是有时会撕裂缺损边缘，使 ASD 增大而导致介入治疗失败或使选择的封堵器型号增大。随着对 ASD 介入治疗经验的积累和超声仪图像清晰度的增加，目前已基本不再使用球囊测量 ASD 伸展直径。偶尔在超声图像欠清晰或多孔 ASD 难以准确判断时，可考虑应用球囊导管测量。

6. 封堵器选择　对于使用球囊导管测量的 ASD，选择的封堵器直径应比球囊测量的缺损伸展直径大 1~2mm。目前，多数医院根据 TTE 测量的 ASD 最大缺损直径，成人加 4~6mm，小儿增加 2~4mm 选择封堵器，同时测量房间隔总长度，以便判断封堵器是否能充分展开。大 ASD 时封堵器可能增加至 8~10mm。将所选择的封堵器用生理盐水冲洗收入传送短鞘内。

7. 送入输送鞘　根据封堵器大小，选择不同的输送鞘管，在加硬导丝导引下置于左心房内或左肺上静脉开口处。

8. 封堵器置入　在X线和超声心动图仪监测下沿鞘管送入封堵器至左心房，打开左心房侧伞，回撤至房间隔的左房侧，然后固定输送杆，继续回撤鞘管，打开封堵器的右房侧伞。在左前斜位45°~60°加头向成角20°~30°，X线下见封堵器呈“工”字形展开，少许用力反复推拉输送杆，封堵器固定不变。超声心动图四腔心切面上，封堵器夹在房间隔两侧；主动脉缘无残端者，大动脉短轴切面上见封堵器与主动脉形成“Y”字形；剑下两房心切面上，封堵器夹在ASD的残缘上，无残余分流；对周边结构包括左房室、右房室和冠状静脉窦等无不良影响；心电图监测无房室传导阻滞。如达到上述条件，可旋转推送杆释放封堵器，撤出鞘管，局部加压包扎。

（四）术后处理及随访

1. 术后局部压迫沙袋4~6h，卧床20h；静脉给予抗生素3d，防治感染。

2. 术后肝素抗凝48h。普通肝素100U/（kg·d），分4次静脉注入，低分子肝素每次100U/kg，皮下注射，每12h1次。

3. 阿司匹林小儿和成人都可按3~5mg/（kg·d）剂量服用，共6个月；成人封堵器直径≥30mm者可酌情加服氯吡格雷75mg/d，有心房颤动者应该长期服用华法林。

4. 术后24h，1、3、6个月至1年复查心电图、超声心动图，必要时复查心脏X线片。

（丛晓亮　陈金明）

65　骨髓穿刺术

【概述】

骨髓穿刺术是采集骨髓液的一种常用诊断技术。其检查内容包括细胞学、寄生虫、细菌学、细胞遗传学及分子生物学等方面。骨髓穿刺部位有髂前（后）上棘、胸骨及脊柱棘突等处。由于胸骨穿刺操作不当有一定危险性，脊椎棘突穿刺点面积小，骨质坚硬，不易准确刺入，髂骨髓腔大、安全，故目前临床上大多采用髂前（后）上棘穿刺。3岁以下小儿可穿刺胫骨上端内侧。

【适应证】

各种血液病的诊断；某些传染病或寄生虫病需行骨髓细菌培养或涂片寻找病原体；恶性肿瘤疑有骨髓转移；造血祖细胞培养和染色体检查。

【禁忌证】

血友病及血浆纤维蛋白原等凝血因子重度缺陷而未纠正者。

【操作方法】

1. 穿刺部位　①髂前上棘穿刺点，位于髂前上棘后1~2cm。②髂后上棘穿刺点，位于骶椎两侧，臀部上方突出部位。③胸骨穿刺点，胸骨体相当于第 2 肋间隙的位置。胸骨较薄，其后方为心房和大血管，应斜行进针严防刺穿胸骨。④腰椎棘突穿刺点，位于腰椎棘突突出处。

2. 体位　胸骨和髂前上棘穿刺时，患者取仰卧位。棘突穿刺时取坐位或侧卧位。髂后上棘穿刺时取侧卧位。

3. 常规消毒局部皮肤，铺无菌洞巾，用 2% 利多卡因作局部皮肤、皮下及骨膜麻醉。

4. 将骨穿针固定器固定在适当的长度（胸骨穿刺约 1cm，髂骨穿刺约 1.5cm），用左手的拇指和示指固定穿刺部位，右手持针向骨面垂直刺入（胸骨穿刺则要保持针体与骨面成 30°~40° 角。感阻力消失，且穿刺针已固定在骨内，表示已进入骨髓腔。

5. 拔出针芯，接上干燥的 10ml 或 20ml 注射器，用适当力量抽吸，抽取骨髓液约 0.2ml 作涂片检查。如作培养，再抽取 2~3ml。

6. 术毕，拔出穿刺针，局部敷以无菌纱布，用胶布固定。

【注意事项】

1. 注射器、穿刺针及玻片必须干燥，否则可能造成溶血。

2. 作涂片检查的骨髓液不宜抽吸过多，过多会影响骨髓增生程度的判断及细胞分类计数的结果。如同时要做涂片及培养者，应先抽少许骨髓涂片，然后再抽做培养的骨髓液，不可一并抽出。

3. 从穿刺针上取下抽得骨髓液的注射器时，应迅速插回针芯，以免骨髓液外溢。

4. 抽出骨髓液要立即涂片或注入相应容器中，以免发生凝固影响进一步检查。如抽取较多骨髓液做培养等检查可加一定量肝素以抗凝。

（章卫平）

66　骨髓活检术

【概述】

骨髓活检标本能提供较为完整的骨髓组织学结构。与骨髓穿刺相比，骨髓活检对正确评估骨髓细胞增生程度，了解血细胞、脂肪细胞、骨小梁、血管构形和结缔组织基质间的解剖关系，提高某些患者骨髓仅有局灶性病变疾病的诊断阳性率及明确干抽原因有显著优越之处。

【适应证】

骨髓穿刺干抽者、再生障碍性贫血、骨髓增生异常综合征、骨髓纤维化、真性红细胞增多症、原发性血小板增多症、慢性粒细胞白血病、低增生白血病、骨髓转移癌、多发性骨髓瘤、恶性淋巴瘤、恶性组织细胞病等。

【禁忌证】

同骨髓穿刺术。

【方法】

1. 活检部位一般选髂前上棘或髂后上棘。由于髂骨髓腔较大，含髓量较多，穿刺容易而安全，故常选用髂后上棘。患者体位、局部消毒及麻醉均与骨髓穿刺术相同。

2. 活检针由针管、针座、接柱（长 1.5cm 和 2.0cm 各 1 件）和具有内芯的手柄四个组成部分。刺针的前部呈螺旋式切削刀面。

3. 操作者将针套套在连手柄的针芯上，左手拇指及示指固定皮肤，右手执手柄以顺时针方向至骨质一定深度后，拔出连手柄的针芯，在针套后端连接 1.5cm 或 2.0cm 接柱，再插入针芯，继续按顺时针方向进针约 1.0cm 左右，再在此深度顺时针方向转 2~3 圈，即可将骨髓组织扭断。然后再以顺时针方向旋转退针。于体外取出针管内的骨髓组织，放入固定液中送检。

4. 穿刺部位用干棉球或消毒纱布压迫创口，数分钟后再敷上消毒纱布，以胶布固定。

【注意事项】

1. 开始进针不宜太深，只要拔出针芯仍能固定即可，如进针太深则不易取出骨髓组织。

2. 用骨髓活检穿刺针吸取骨髓液涂片，由于针管较粗，应特别注意控制抽髓液不要太多，以免稀释。如先作针刺抽吸（用于骨髓涂片）再作活检时，进针方向应略变动，以免影响活检标本中细胞增生程度。

3. 因骨髓活检穿刺部位创口较骨髓穿刺深且大，术后局部要加压止血数分钟，以免出血。

（章卫平）

67 造血干细胞移植

【概述】

造血干细胞移植是指对患者实施放疗和 / 或化疗及免疫抑制处理后，通过移植正常造血干细胞来重建造血和免疫功能的治疗方法。根据造血干细胞的来源可分为骨髓移植、外周血造血干细胞移植及脐血移植。根据供、受体的关系可分为同基因移植、同种异基因移植（同胞供体、无关供体）及自体移植。

【适应证】

1. 恶性疾病如急性白血病、慢性粒细胞白血病、慢性淋巴细胞白血病、恶性淋巴瘤、多发性骨髓瘤、骨髓增生异常综合征及某些对化疗或放疗敏感的实体肿瘤等。

2. 非恶性疾病如重症再生障碍性贫血、严重自身免疫性疾病、某些遗传性疾病如海洋性贫血、重症联合免疫缺陷病等。

【操作方法】

（一）术前准备

1. 对患者应询问详细病史，核实诊断，全面体格检查，进行心、肺、肝、肾功能及免疫学检查，血象及骨髓象检查，明确疾病阶段。

2. 祛除隐性感染灶如牙齿、口腔、鼻咽部及肛周病灶。

进行与同胞及父母或子女的 HLA 配型；细胞遗传学、ABO 血型、Rh 血型检查，留血或骨髓标本作可变数重复顺序（VNTR）或短串连重复序列（STR）检查等。

无 HLA 相合同胞供体，对缓解期恶性血液病和实体肿瘤可考虑进行自体造血干细胞移植。

对移植供体应详询病史，进行全面体格检查，包括心、肺、肝、肾功能、血象、骨髓象、血型，尤其应注意除外传染性疾病如肝炎病毒及人类免疫缺陷病毒（HIV）感染等。

（二）造血干细胞移植术

1. 造血干细胞采集与保存

(1) 骨髓移植：供体行硬膜外麻醉，在髂后上棘多点穿刺，分次采取骨髓血与含有肝素 100U/ml 的 1 640 培养液以 2∶1 混合成骨髓悬液，用 80 目及 100 目过滤器过滤后，作细胞计数，采集的单个核细胞数应 $>2\times10^8$/kg。采集的细胞在输注前应行细菌培养。

(2) 外周血干细胞移植：自体移植患者一般用化疗加细胞因子，如粒细胞集落刺激因子（G-CSF）或粒 - 单核细胞集落刺激因子（GM-CSF）动员，异基因移植供体一般单用细胞因子动员，然后用血细胞分离机进行外周血干细胞采集。采集单个核细胞数 $>3\times10^8$/kg，$CD34^+$ 细胞数 $>2\times10^6$/kg。

2. 预处理　预处理的目的是抑制体内的免疫功能，进一步清除体内的肿瘤细胞，同时使骨髓产生空间，以便造血干细胞植入和增殖。预处理方案很多，不同的疾病预处理方案不尽相同。包括应用全身放疗 + 化疗预处理及单独应用化疗预处理。目前随预处理强度不同分为清髓性预处理和非清髓预处理。前者常用的有全身照射（TBI）8~12Gy 加上环磷酰胺 120mg/kg，分两天静滴（TBI-Cy 方案）或白消安加环磷酰胺（BU-Cy）方案，如无供体细胞植入，一般不能恢复自体造血。非清髓性预处理方案尚在探索中，多数含氟达拉宾或抗人胸腺细胞球蛋白（ATG）等免疫抑制剂，以免疫抑制为主，如无供体细胞植入，可恢复自体造血功能。其他可用于预处理的化疗药物包括阿糖胞苷、足叶乙苷、美法仑等。

3. 支持治疗 由于患者在移植过程中会出现造血及免疫功能低下的“无骨髓期”，应用各种支持手段使患者顺利度过这一阶段，降低感染、出血等并发症的发生率相当重要。目前可应用的支持治疗包括无菌层流室的应用、无菌饮食、成分输血、静脉营养、大剂量丙种球蛋白及造血生长因子的应用等。

（三）并发症防治及随访

1. 早期并发症 移植失败（不能植活）、肝静脉闭塞病（VOD）、间质性肺炎、出血性膀胱炎、血栓性微血管病；各种病原体引起的感染，包括细菌感染、病毒感染、真菌感染等；移植物抗宿主病（GVHD）包括急性 GVHD 和慢性 GVHD。

GVHD 预防最主要是选择 HLA 相合供体。药物预防目前较多应用小剂量环孢素［2~3mg/（kg·d），持续 24h 静滴］+ 短程甲氨蝶呤 ± ATG。高危患者可进行 T 细胞去除。发生 GVHD 后可应用糖皮质激素，急性 GVHD 治疗一般选用甲泼尼龙，剂量 2mg/（kg·d）。重症患者需加用 ATG 或 T 细胞特异性单克隆抗体、抗人 CD25 单克隆抗体等治疗并加强支持治疗。

2. 晚期并发症 包括对眼、神经系统、心、肺、肝、肾、内分泌及生殖功能的影响及并发第二肿瘤。

3. 随访 由于移植患者免疫功能恢复较为缓慢，且有较多晚期并发症，需长期随访。定期复查造血、免疫功能及各脏器功能。

【注意事项】

1. 采集的细胞一般应在 6h 内经静脉回输患者体内，冷冻保存的细胞应在 40℃水浴快速复温后立即回输。输注骨髓细胞时应注意防止过多的脂肪输入，以免造成脂肪栓塞。如细胞悬液中含有肝素，应在另一静脉通道同时输入等量的鱼精蛋白以中和肝素。

2. 异基因骨髓移植供、受体的 ABO 血型不合者，应去除移植物中红细胞，以免造成急性溶血。

（王健民）

68 血细胞分离去除术

【概述】

血细胞分离去除术，又称治疗性血细胞单采，是选择性地去除血液中某一系列过多的血细胞，如红细胞、白细胞或血小板等。目前常用的血细胞分离机均为微机控制操作的一次性密闭式管道分离系统。

【适应证】

1. 红细胞去除术 真性或继发性红细胞增多症，血红蛋白 >165g/L，红细胞计数 $>6.0\times10^{12}/L$，伴神经系统症状或其他脏器栓塞者；特发性血色病经其他治疗无效者。

2. 白细胞去除术 高白细胞性白血病，白细胞计数 $>100\times10^{9}/L$，或有白细胞淤滞、栓塞症状，需迅速降低白细胞数量者。

3. 血小板去除术 原发性或继发性血小板增多症，血小板 $>1\,000\times10^{9}/L$，有血栓形成及出血倾向者。

【操作方法和注意事项】

1. 红细胞去除术 在血细胞分离机单采红细胞的同时，以同样速率输入与单采红细胞等量的羟乙基淀粉，应用本法治疗真性红细胞增多症具有安全、可靠等特点。通常红细胞单采 1~2 次可使患者的血红蛋白接近正常。术后宜服羟基脲或注射干扰素等维持治疗。

2. 白细胞去除术 白细胞去除术可迅速消除白细胞淤滞状态，同时可避免化疗所致的大量肿瘤细胞坏死溶解产生的有害物质及氮质血症、高尿酸血症等。对于外周血白细胞数 $>100\times10^{9}/L$ 的白血病患者，化疗前白细胞去除术可降低白细胞计数、减轻临床症状、改善化疗预后，提高缓解率。治疗性白细胞去除术最适处理血容量为患者血容量的 1.5 倍。置换前白细胞计数愈高，去除的细胞比例也愈大，一般单采 3~4 次可达到治疗目的。

3. 血小板去除术 对于血小板计数 $>1\,000\times10^{9}/L$ 或有血栓形成及出血倾向者，经多次血小板去除术可迅速降低血小板数量，直至正常水平，然后继续采用化疗等方法维持。

（章卫平）

69 淋巴结穿刺术

【适应证】

拟诊淋巴瘤、增生坏死性淋巴结病、淋巴结结核、转移癌、黑热病、真菌病等。

【术前准备】

清洁盘、20ml 注射器、7 号或 8 号针头及无菌包 1 件、无菌生理盐水一小瓶。2% 利多卡因 2~5ml，清洁玻片数张。

【操作方法】

1. 常规消毒欲穿刺的部位。抽取 2% 利多卡因 1~2ml，在欲穿刺淋巴结的

诊疗技术

表面，做局部浸润麻醉。

2. 穿刺者左手拇指、示指及中指用乙醇或碘络合物擦洗后，固定欲穿刺的淋巴结。

3. 右手持注射器，将针头以垂直方向或45°方向刺入淋巴结中心，左手固定针头和针筒，右手抽针筒活塞至5ml刻度，抽成负压，用力抽取内容物2~3次，然后放松活塞，拔出针头。如抽出液很少，可将注射器与针头分离，抽吸空气再套上针头推，这样可将针头内抽出液射在玻片上进行涂片染色。若抽出量较多，也可注入10%甲醛固定液内作浓缩切片病理检查。如未见任何抽出物，可取下注射器，吸取生理盐水0.2~0.3ml，将其注入淋巴结内再行抽吸。抽取毕，拔出针头，局部涂碘酊，用无菌纱布覆盖并按压片刻(3min)。

抽出物做涂片送病理检查。

【注意事项】

淋巴结局部有明显炎症反应或即将溃烂者，不宜穿刺。具有轻度炎症反应而必须穿刺者，可经健康皮肤由侧面潜行进针，以防瘘管形成。

刺入淋巴结不宜过深，以免穿透淋巴结而损伤附近组织。

穿刺一般不宜选用腹股沟及股三角区淋巴结。

（傅卫军）

第四节 实验室检查

1 临床血液学检测

临床血液一般检验

一、血常规的项目检验

血常规包括8个常规参数及细胞形态学的各种异常。

(一) 血红蛋白测定

氰化高铁血红蛋白(hemoglobincyanide，HiCN)分光光度法是世界卫生组织(WHO)和国际血液学标准化委员会(International Council for Standardization in Haematology，ICSH)推荐的参考方法，该方法的测定结果是其他血红蛋白测定方法的溯源、标准。常规实验室多使用血液分析仪或血红蛋白计进行测定，无论采用何种原理的测定方法，均要求实验室通过使用血液分析仪配套校准物或溯源至参考方法的定值新鲜血实施校准，以保证 Hb 测定结果的准确性。

【检测原理】

1. 氰化高铁血红蛋白分光光度法 原理为血红蛋白（除硫化血红蛋白外）中的亚铁离子（Fe^{2+}）被高铁氰化钾氧化成高铁离子（Fe^{3+}），血红蛋白转化成高铁血红蛋白，高铁血红蛋白与氰根离子（CN^{-}）结合，生成稳定的氰化高铁血红蛋白（HiCN）。用分光光度计检测时，氰化高铁血红蛋白在波长 540nm 处有一个较宽的吸收峰，它在 540nm 处的吸光度同其在溶液中的浓度成正比。

2. 十二烷基月桂酰硫酸钠血红蛋白测定法 由于 HiCN 法会污染环境，对环境保护不利，为此各国均相继研发不含 KCN 测定血红蛋白的方法，如十二烷基月桂酰硫酸钠血红蛋白（SLS-Hb）测定方法，但其测定结果应溯源到 HiCN 分光光度法。

原理：除硫化血红蛋白（SHb）外，血液中各种血红蛋白均可与十二烷基月桂酰硫酸钠（SLS）作用，生成 SLS-Hb 棕色化合物，SLS-Hb 波峰在 538nm，波谷在 500nm。本法可用 HiCN 法定值的新鲜血，对血液分析仪进行校准或绘制标准曲线。

【参考值】

成年男性：130~175g/L；成年女性：115~150g/L。

新生儿：180~190g/L；婴儿：110~120g/L。

儿童：120~140g/L。

【临床意义】

1. 生理性降低 主要见于生理性贫血，如生长发育迅速而导致造血原料相对不足的婴幼儿、妊娠中后期血容量明显增加而引起血液稀释的孕妇，以及造血功能减退的老年人。

2. 病理性降低 见于各种贫血，常见原因有：①骨髓造血功能障碍，如再生障碍性贫血、白血病、骨髓瘤、骨髓纤维化；②造血物质缺乏或利用障碍，如缺铁性贫血铁粒幼细胞贫血、巨幼细胞贫血（叶酸及维生素 B_{12} 缺乏）；③急慢性失血，如手术或创伤后急性失血、消化道溃疡、寄生虫病；④血细胞破坏过多，如遗传性球形红细胞增多症、阵发性睡眠性血红蛋白尿、异常血红蛋白病、溶血性贫血；⑤其他疾病（如炎症、肝病、内分泌系统疾病）造成或伴发的贫血。

3. 生理性增高 见于生活在高原地区的居民、胎儿及初生儿、健康人进行剧烈运动或从事重体力劳动时。

4. 病理性增高 分为相对性增高和绝对性增高。相对性增高通常是由于血浆容量减少,致使血液中有形成分相对增多形成的暂时性假象,多见于脱水血浓缩时,常由严重呕吐、多次腹泻、大量出汗、大面积烧伤、尿崩症、大剂量使用利尿药等引起绝对性增高多与组织缺氧、血中促红细胞生成素水平升高、骨髓加速释放红细胞有关。

(1)原发性红细胞增多症:为慢性骨髓增生性疾病,临床较为常见,其特点为红细胞及全血容量增加导致皮肤黏膜呈暗红,脾大同时伴有白细胞和血小板增多。

(2)继发性红细胞增多症:见于肺源性心脏病、阻塞性肺气肿、发绀型先天性心脏病及异常血红蛋白病等;与某些肿瘤和肾脏疾患有关,如肾癌、肝细胞癌、子宫肌瘤、卵巢癌、肾胚胎瘤和肾积水、多囊肾、肾移植后;此外,还见于家族性自发性促红细胞生成素浓度增高,药物(雌激素、皮质类固醇等)引起的红细胞增多等。

在各种贫血时,由于红细胞内血红蛋白含量不同,红细胞和血红蛋白减少程度不同。血红蛋白测定可以用于了解贫血的程度,如需要了解贫血的类型,还需做红细胞计数和红细胞形态学检查,及与红细胞其他相关的指标测定。

(二)红细胞计数

红细胞计数(RBC)可采用自动化血液分析仪或显微镜检查法进行检测,以前者最为常用。血液分析仪进行红细胞计数的原理是电阻抗原理,在仪器计数结果不可靠(如红细胞数量较低、存在干扰等)需要确认、不具备条件使用血液分析仪时,可采用显微镜检查法进行红细胞计数。

【检测原理】

1. 血液分析仪检测法　原理为主要使用电阻抗原理进行检测。有的仪器采用流式细胞术加激光散射法进行检测,全血经专用稀释液稀释后,使自然状态下的双凹盘状扁圆形红细胞成为球形并经戊二醛固定。这种处理不影响红细胞的平均体积,红细胞通过测量区时,激光束以低角度前向光散射测量单个红细胞的体积和红细胞总数,可使红细胞计数结果更加准确。

2. 显微镜计数法　原理为显微镜检查方法用等渗稀释液将血液按一定倍数稀释并充入细胞计数板(又称改良牛鲍氏计数板)的计数池,在显微镜下计数一定体积内的红细胞数,经换算得出每升血液中红细胞的数量。

【参考值】

(仪器法,静脉采血)成年男性:$(4.3 \sim 5.8) \times 10^{12}/L$;成年女性:$(3.8 \sim 5.1) \times 10^{12}/L$。

【临床意义】

1. 生理性降低　主要见于生理性贫血,如婴幼儿、妊娠中后期孕妇以及造血功能减退的老年人等。

2. 病理性降低 见于各种贫血,常见原因有:①骨髓造血功能障碍,如再生障碍性贫血、白血病、骨髓瘤、骨髓纤维化;②造血物质缺乏或利用障碍,如缺铁性贫血、铁粒幼细胞贫血、巨幼细胞贫血;③急慢性失血,如手术或创伤后急性失血、消化道溃疡、寄生虫病;④血细胞破坏过多,如溶血性贫血;⑤其他疾病造成或伴发的贫血。

3. 生理性增高 见于生活在高原地区的居民、胎儿及新生儿、剧烈运动或重体力劳动的健康人。

4. 病理性增高 分为相对性增高和绝对性增高。相对性增高通常是由于血浆容量减少,致使血液中有形成分相对增多形成的暂时性假象,常由严重呕吐、多次腹泻、大面积烧伤、尿崩症、大剂量利尿药等引起。绝对性增高多与组织缺氧、血中促红细胞生成素水平升高、骨髓加速释放红细胞有关,见于:①原发性红细胞增多症:为慢性骨髓增殖性肿瘤,临床较为常见;②继发性红细胞增多症:见于肺源性心脏病、慢性阻塞性肺气肿及异常血红蛋白病等;与某些肿瘤和肾脏疾患有关,如肾癌、肝细胞癌、卵巢癌、肾移植后;此外,还见于家族性自发性促红细胞生成素浓度增高,药物(雌激素、皮质激素等)引起的红细胞增多等。

(三) 血细胞比容测定

血细胞比容(Hct)可采用离心法或血液分析仪进行测定。微量离心法是ICSH推荐的参考方法。临床实验室主要使用血液分析仪测定Hct,血液分析仪的检测结果应通过校准溯源至参考方法。

【检测原理】

1. 血液分析仪检测法 原理为仪器检测Hct的原理分为两类。一类是通过累积细胞计数时检测到的脉冲信号强度得出;另一类是通过测定红细胞计数和红细胞平均体积的结果计算得出,Hct = 红细胞计数 × 红细胞平均体积。

2. 毛细管离心法 原理为离心法是将待测标本吸入孔径一致的标准毛细玻璃管并进行离心,血细胞与血浆分离并被压紧,通过测量血细胞柱和血浆柱的长度即可计算出血细胞占全血的体积比。

【参考值】

(仪器法,静脉采血)成年男性:0.40~0.50;成年女性:0.35~0.45。

【临床意义】

Hct不仅与红细胞数量有关,而且与红细胞的体积大小及血浆容量的改变有关。Hct是诊断贫血的主要实验室检查指标之一,也是影响全血黏度的重要因素和纠正脱水及酸碱平衡失调时治疗的参考指标。

1. Hct 增高 常导致全血黏度增加,呈现血液高黏滞综合征。临床研究表明,高血细胞比容与血栓形成密切相关,在诊断血管疾病的血栓前状态中也有显著意义。Hct 增高临床常见于:①各种原因所致的血液浓缩,使红细胞数量相对增多,如严重呕吐、腹泻、大汗、大面积烧伤等;②真性红细胞增多症;③继发性红细胞增多(如高原病、慢性肺源性心脏病等)的患者红细胞数量绝对增多,Hct 可显著增高。

2. Hct 减低 见于:①正常孕妇;②各种类型贫血,如急慢性出血、缺铁性贫血和再生障碍性贫血,但 Hct 减少的程度与红细胞、血红蛋白的减少程度并非完全一致;③继发性纤维蛋白溶解症患者;④应用干扰素、青霉素、吲哚美辛(消炎痛)、维生素 A 等药物的患者。

(四) 红细胞平均指数

【检测原理】

临床不仅要根据红细胞计数、血红蛋白浓度及血细胞比容的变化对贫血进行诊断,还要利用红细胞、血红蛋白及 Hct 的数值,计算出红细胞平均指数,帮助对贫血做形态学分类,初步判断贫血的原因以及对贫血进行鉴别诊断。红细胞平均指数分别为:平均红细胞体积(MCV)、平均红细胞血红蛋白量(MCH)和平均红细胞血红蛋白浓度(MCHC)。

计算方法:

1. 平均红细胞体积(MCV)是指每个红细胞的平均体积,以 fl 为单位。

$$\text{MCV}=\frac{\text{每升血液中红细胞比容(L)}\times 10^{15}}{\text{每升血液红细胞数(个)}}$$

2. 平均红细胞血红蛋白含量(MCH)是指每个红细胞内所含血红蛋白的平均量,以 pg 为单位。

$$\text{MCH}=\frac{\text{每升血液中血红蛋白浓度(g)}\times 10^{12}}{\text{每升血液红细胞数(个)}}$$

3. 平均红细胞血红蛋白浓度(MCHC)是指平均每升红细胞中所含血红蛋白浓度(g/L)。

$$\text{MCHC}=\frac{\text{每升血液中血红蛋白克数(g/L)}}{\text{每升血液红细胞比容(L/L)}}$$

【参考值】

正常人和各型贫血时,红细胞平均指数的参考区间和临床意义见表 1-4-1。

表 1-4-1 正常成人静脉血红细胞平均指数的参考区间及临床意义

贫血类型	MCV(fl)(82~100)	MCH(pg)(27~34)	MCHC(g/L)(316~354)	常见原因或疾病
正常细胞性贫血	正常	正常	正常	急性失血、急性溶血、再生障碍性贫血、白血病等
大细胞性贫血	>正常	>正常	正常	叶酸、维生素 B_{12} 缺乏或吸收障碍
单纯小细胞性贫血	<正常	<正常	正常	慢性炎症、尿毒症
小细胞低色素性贫血	<正常	<正常	<正常	铁缺乏、维生素 B_6 缺乏、珠蛋白肽链合成障碍、慢性失血

注：引自卫生行业标准 WS/T 405—2012 血细胞分析参考区间。

【临床意义】

1. MCV 增高见于红细胞体积增大时，见于各种造血物质缺乏或利用不良引起的巨幼细胞贫血、酒精性肝硬化、获得性溶血性贫血、出血性贫血再生之后和甲状腺功能减退等。MCV 降低见于红细胞减小时，见于慢性感染、慢性肝肾疾病、慢性失血、珠蛋白生成障碍性贫血（地中海贫血）、铁缺乏及铁利用不良等引起的贫血等。其他原因引起的贫血 MCV 一般正常，如再生障碍性贫血、急性失血性贫血和某些溶血性贫血等。

2. MCH 增高见于各种造血物质缺乏或利用不良的大细胞性贫血（如巨幼细胞贫血）、恶性贫血、再生障碍性贫血、网织红细胞增多症、甲状腺功能减退等。MCH 降低见于慢性感染、慢性肝肾疾病、慢性失血等原因引起的单纯小细胞性贫血和铁缺乏及铁利用不良等原因引起的小细胞低色素性贫血，也可见于妊娠、炎性腹泻等，急性失血性贫血和某些溶血性贫血的 MCH 检测结果多为正常。

3. MCHC 增高见于红细胞内血红蛋白异常浓缩，如烧伤、严重呕吐、频繁腹泻、慢性一氧化碳中毒、心脏代偿功能不全、遗传性球形红细胞增多症和相对罕见的先天性疾病。MCHC 降低主要见于小细胞低色素性贫血，如缺铁性贫血和珠蛋白生成障碍性贫血患者的 MCHC 结果通常变化较小，可用于辅助监控血液分析仪检测结果的可靠性和标本异常等情况，如 MCHC>400g/L 提示仪器检测状态可能有错误，也可能是标本出现了冷凝集。

（五）红细胞体积分布宽度

【检测原理】

红细胞体积分布宽度是由仪器测量获得反映红细胞体积异质性的参数，是反映红细胞大小不等的客观指标。多数仪器用 RDW-CV 来报告，也有的仪器采用 RDW-SD 来表达。

【临床意义】

1. RDW 增高的意义在于轻型 β- 珠蛋白生成障碍性贫血（RDW 正常）与缺铁性贫血（RDW 异常）的鉴别。

2. RDW 可用于缺铁性贫血的早期诊断和疗效观察。

3. RDW/MCV 还可用于贫血的形态学分类等。

（六）网织红细胞计数

【检测原理】

网织红细胞（reticulocyte）是介于晚幼红细胞和成熟红细胞之间的尚未完全成熟的红细胞。其胞质内残存的嗜碱物质核糖核酸（RNA），经煌焦油蓝、新亚甲蓝活体染色法染色后，形成核酸与碱性染料复合物，呈深染的颗粒状或网状结构。凡含两个以上的深染颗粒或具有线网状结构的无核红细胞，即为网织红细胞。

【参考值】

成人：0.008~0.02 或（25~75）$\times 10^9$/L　初生儿：0.02~0.06。

【临床意义】

1. 判断骨髓红细胞系统造血情况　溶血性贫血时由于大量网织红细胞进入血液循环，可使网织红细胞高达 0.20 或更高。急性失血后 5~10d，网织红细胞达高峰，2 周后恢复正常。典型再生障碍性贫血病例，网织红细胞百分比常低于 0.005。网织红细胞数低于 5×10^9/L 为诊断再生障碍性贫血的标准之一。

2. 观察贫血疗效　缺铁性贫血、巨幼细胞性贫血患者治疗前，网织红细胞仅轻度增高（也可正常或减少），给予铁剂、维生素 B_{12} 或叶酸治疗后，用药 3~5d 后，网织红细胞开始上升，7~10d 达高峰，2 周左右，网织红细胞逐渐下降，表明治疗有效。

3. 骨髓移植后监测　骨髓移植后第 21 天，如网织红细胞 $>15\times 10^9$/L，表示无移植并发症；$<15\times 10^9$/L，伴中性粒细胞和血小板增高，可能为骨髓移植失败。

4. 网织红细胞生成指数（RPI）　有人认为仅用网织红细胞百分比或者绝对值表达贫血不够确切，若贫血时骨髓生成红细胞增加，大量尚未成熟细胞释放入血，这些网织红细胞在外周血中成熟时间需 2d。而正常生理情况下骨髓释放到外周血的网织红细胞，在血流中 1d 后其胞质中的 RNA 即消失。为此 Finch 提出在贫血时最好计算网织红细胞生成指数（RPI）。它代表网织红细胞的生成相当于正常人的多少倍。RPI= 网织红细胞比值 ×100/2× 患者红细胞比积 / 正常人红细胞比积（“2” 为网织红细胞成熟时间（d），正常人红细胞比积，男性为 0.45，女性为 0.40。如红细胞比积正常时，网织红细胞成熟时间应为 1d）。

（七）白细胞计数

白细胞计数可使用血液分析仪或显微镜进行检测，以前者最为常用。在血液分析仪计数结果异常（如白细胞数量较低、存在干扰等）需要确认或没有条件使用血液分析仪时，可采用手工显微镜法进行白细胞计数。

【检测原理】

1. 血液分析仪检测法　原理为进行白细胞计数的原理主要有电阻抗法和光散射法。即血液经溶血素处理后，在鞘流液的带动下白细胞逐个通过血液分析仪的细胞计数小孔或激光照射区，引起小孔周围电阻抗的变化或产生特征性的光散射，对应的脉冲信号或光散射信号的多少即代表白细胞的数量。

2. 显微镜计数法　原理为手工计数时用白细胞稀释液将血液稀释一定倍数并破坏成熟的红细胞，然后将稀释后的标本充入细胞计数板（又称牛鲍计数板）的计数池，在显微镜下计数一定体积内的白细胞数，换算出每升血液中白细胞的数量。

【参考值】

（仪器法，静脉采血）成年人：(3.5~9.5) $\times 10^{12}$/L。

【临床意义】

1. 生理性变化　白细胞计数结果有明显生理性波动，如早晨较低，傍晚较高；餐后较餐前高；剧烈运动、情绪激动时较安静状态下偏高；月经期、妊娠、分娩、哺乳期亦可增高；新生儿及婴儿明显高于成人；吸烟亦可引起白细胞计数增高。

2. 病理性增多　常见于：①急性化脓性感染，尤其是革兰氏阳性球菌感染（脓肿、脑膜炎、肺炎、阑尾炎、扁桃体炎等）；②某些病毒感染（传染性单核细胞增多症、流行性乙型脑炎等）；③组织损伤（严重外伤、大手术、大面积烧伤、急性、心肌梗死等）；④急性大出血；⑤白血病；⑥骨髓纤维化；⑦恶性肿瘤（肝癌、胃癌、肺癌等）；⑧代谢性中毒（糖尿病酮症酸中毒、尿毒症等）；⑨某些金属（铅、汞等）中毒。

3. 病理性减少　见于：①某些感染性疾病，尤其是革兰氏阴性杆菌感染（伤寒、副伤寒等）；②某些原虫感染（黑热病、疟疾等）；③某些病毒感染（病毒性肝炎、流感等）；④某些血液病（再生障碍性贫血、急性粒细胞缺乏症、巨幼细胞贫血等）；⑤自身免疫性疾病（系统性红斑狼疮、艾滋病等）；⑥脾功能亢进（门脉肝硬化、班替综合征等）；⑦肿瘤化疗，电离辐射（如X线）及某些药物（氯霉素、磺胺类药等）反应等。

（八）血小板计数

血小板计数（platelet count）是常用止凝血功能筛查指标之一。血小板计数可使用血液分析仪、显微镜或流式细胞仪进行检测。临床实验室主要使用血液分析仪进行血小板计数，其优点是重复性好、检测速度快，但当仪器检测报告显示血小板数量、图形异常或报警提示时，应使用显微镜或流式细胞仪检测法对血小板计数结果进行复核。ICSH推荐的流式细胞术检测参考方法主要用于其他计数方法的溯源。

【检测原理】

1. 血液分析仪检测法　原理为有电阻抗法和/或光散射法，分别根据血小板的电阻抗特性和光学特性计数血小板数量。

参考区间：$(125\sim350)\times10^9$/L（仪器法，静脉采血）。

2. 显微镜计数法　原理为在仪器计数结果异常需要确认或不具备条件使用血液分析仪时，可采用人工显微镜检查方法计数血小板。可选用普通光学显微镜或相差显微镜，将血液标本按一定比例稀释后充入细胞计数池，在显微镜下计数一定体积内的血小板数量，经过换算得出每升血液中的血小板数。

3. 流式细胞仪检测法　原理为用单克隆抗体染色标记血小板，根据荧光强度和散射光强度、用流式细胞检测原理计数血小板，是ICSH推荐的参考方法。

【临床意义】

血小板计数是人体止血与凝血功能障碍筛查的重要指标之一，血小板数量的升高或降低，除了个体自身的生理波动外，还与多种出血和血栓性疾病密切相关。

1. 生理性变化　正常人的血小板数随时间和生理状态而波动，通常午后略高于早晨；冬季高于春季；高原居民高于平原居民；月经后高于月经前；妊娠中晚期增高，分娩后即减低；运动、饱餐后增高，休息后恢复。小儿出生时血小板略低，两周后显著增加，半年内可达到成人水平。

2. 病理性增高　血小板计数$>350\times10^9$/L为血小板增多。常见于：①原发性增多：骨髓增生综合征、原发性血小板增多症、慢性粒细胞性白血病、真性红细胞增多症、特发性骨髓纤维化等；②反应性增多：急性和慢性炎症、急性大失血、急性溶血、肿瘤、近期行外科手术（尤其是脾切除术后）、缺铁性贫血、恶性肿瘤早期等，血小板可出现反应性增多、轻度增多或呈一过性增多；③其他疾病：心脏疾病、肝硬化、慢性胰腺炎、烧伤、肾衰竭、先兆子痫、严重冻伤等。

3. 病理性降低 血小板计数 $<125 \times 10^9/L$ 为血小板减少，常见于：①血小板生成障碍：再生障碍性贫血、急性白血病、急性放射病、巨幼细胞贫血、骨髓纤维化等；②血小板破坏增多：原发性血小板减少性紫癜（ITP）、脾功能亢进、系统性红斑狼疮、血小板同种抗体等；③血小板消耗过多：如弥散性血管内凝血（DIC）、血栓性血小板减少性紫癜等。

（九）红细胞形态学检查

血涂片红细胞形态学检查主要是镜下对周围血液中红细胞大小、形态、染色和结构四个方面的检查，包括对红细胞数量的评估。正常时，成人及出生一周以上新生儿的外周血成熟红细胞无核，直径为 6~9μm，双面微凹，瑞氏染色呈粉红色，中央 1/3 处着色较淡，称中心淡染区。通过检查红细胞形态，有助于各种贫血、红细胞增多症和红细胞形态异常疾病的诊断和鉴别诊断。

1. 大小异常

（1）小红细胞：红细胞直径 <6μm，见于球形红细胞增多症、缺铁性贫血、海洋性贫血、慢性失血导致的贫血等。

（2）大红细胞：红细胞直径 >10μm，见于巨幼细胞贫血、恶性贫血、溶血性贫血等。

（3）巨红细胞：红细胞直径 >15μm，见于营养性巨幼细胞贫血、化疗相关性贫血、骨髓增生异常综合征、红白血病等。

（4）红细胞大小不等：红细胞大小直径相差超过一倍以上，见于各种原因的慢性贫血如巨幼细胞贫血或骨髓增生异常综合征。

2. 形态异常

（1）球形红细胞：直径常 <6μm，厚度增加，常 >2μm，呈小圆球形，红细胞中心淡染区消失。此外，还可见于其他原因的溶血性贫血、脾功能亢进等。

（2）靶形红细胞：由于红细胞内的血红蛋白分布于细胞周边，聚集于细胞中心，故在瑞氏染色下红细胞中心及边缘深染，形态类似靶状称靶形红细胞，正常人占 1%~2%，见于缺铁性贫血、珠蛋白生成障碍性贫血等。

（3）缗钱状红细胞：当血浆中带正电荷的不对称大分子物质增多时（如球蛋白、纤维蛋白原），导致膜带负电荷的红细胞相互排斥减弱，成熟红细胞聚集呈串状叠加连成缗钱状。见于多发性骨髓瘤、巨球蛋白血症等。

(4) 泪滴形红细胞：成熟红细胞形态似泪滴状。主要见于 DIC、骨髓纤维化等。

(5) 椭圆形红细胞：成熟红细胞呈椭圆形或杆形，长度一般为宽度的 3~4 倍，正常人占 1%。增多对遗传性椭圆形细胞增多症有诊断参考价值，还可见于巨幼细胞贫血、骨髓增生异常综合征（MDS）。

(6) 棘形红细胞：红细胞表面呈不规则棘样突起，细胞突起少于 5~10 个且不规则者称棘细胞，细胞突起多于 10~30 个且规则者称为锯齿红细胞。棘细胞 >25% 时对棘红细胞增多症有诊断意义，还可见于严重肝病、脾切除术后、梗阻性黄疸等。

(7) 口形红细胞：成熟红细胞中心淡染区扁平状，似口形。正常人小于 4%，增多见于遗传性口形红细胞增多症、酒精性肝病。

(8) 镰形红细胞：由于红细胞内存在异常的 HbS，在缺氧情况下红细胞呈镰刀状，见于镰状红细胞贫血、血红蛋白病等。

(9) 红细胞形态不整：红细胞出现梨形、哑铃形、三角形、盔形等形态不规则变化。见于 DIC、溶血性贫血、感染性贫血、巨幼细胞贫血、骨髓增生异常综合征等。

(10) 红细胞聚集：成熟红细胞成堆聚集，是可逆性抗体冷凝集素增多时导致的红细胞聚集，见于支原体肺炎、传染性单核细胞增多症、恶性淋巴瘤、肝硬化等。

3. 染色异常

(1) 浅染红细胞：红细胞中心淡染区扩大，着色过浅甚至呈影形、环状。多见于缺铁性贫血、海洋性贫血、铁粒幼细胞增多的难治性贫血。

(2) 浓染红细胞：红细胞中心淡染区消失，着色过深。见于球形细胞增多症、溶血性贫血、MDS、红白血病等。

(3) 嗜多色性红细胞：未完全成熟的红细胞胞质中残留有核糖体等嗜碱性物质，在瑞氏染色下，红细胞胞质内全部或局部呈蓝灰色，见于各种原因的增生性贫血。

4. 结构异常

(1) 嗜碱性点彩红细胞：未完全成熟的红细胞胞质中残留的核糖体等嗜碱性物质变性聚集，在瑞氏染色下，红细胞胞质内呈点状、散在的蓝黑色颗粒。见于重金属中毒、各种原因的增生性贫血、再生障碍性贫血等。

(2) 卡波环：红细胞内出现红色“8”字形或环形结构，多认为是核膜的残留物。见于溶血性贫血、脾切除及各种原因的增生性贫血。

(3) 豪周小体（Howell-Jolly bodies）：红细胞内出现紫红色、圆形小体，大小不等，多认为是红细胞脱核时的核残留。见于溶血性贫血、脾切除及各种原因的增生性贫血。

(4)有核红细胞：有核红细胞存在于骨髓内及一周内出生的新生儿外周血中。成人及出生一周后新生儿的外周血中出现有核红细胞见于各种原因的贫血、急慢性白血病、骨髓纤维化、原发性血小板增多症、恶性组织细胞病、MDS、多发性骨髓瘤及骨髓转移癌等。

(5)红细胞内的其他包涵体：HbH小体(活体组织染色)见于α-珠蛋白生成障碍性贫血，Heinz小体(活体组织染色)见于α-珠蛋白生成障碍性贫血重型，Fessus小体(活体组织染色)见于β-珠蛋白生成障碍性贫血重型，Pappenheimer小体见于铁粒幼细胞贫血、MDS或脾切除后。

(十) 白细胞形态学检查

血涂片白细胞形态学检查主要是镜下对周围血液中的中性粒细胞、淋巴细胞、嗜酸性粒细胞、嗜碱性粒细胞和单核细胞5种白细胞形态的检查，包括对血细胞分析仪检查数量的评估。通过显微镜检查观察白细胞的各种形态变化，有助于急慢性白血病诊断、鉴别诊断及治疗后缓解状况的观察，可以了解感染的程度，提示各种血液相关性疾病，对白细胞异常疾病的诊断和疗效观察有重要意义。

1. 中性粒细胞

(1)中性分叶核粒细胞(Neg)：正常人白细胞分类分叶核粒细胞占50%~70%。细胞大小为10~15μm，呈圆形或卵圆形，核多分为3~5叶。分叶之间以丝相连，或核最细部分的直径小于最粗部分的1/3，或分叶核各分叶之间扭曲折叠。核染色质粗糙、浓缩成块状，无核仁。胞质丰富、淡粉红色、含细小的紫红色颗粒。

(2)中性杆状核粒细胞(Nst)：正常人白细胞分类杆状核粒细胞<5%。细胞大小10~18μm，呈圆形或卵圆形。核弯曲呈杆状，核最细部分的直径大于最粗部分的1/3。核染色质粗颗粒状聚集，无核仁。胞质丰富、淡粉红色、含细小的紫红色颗粒。

(3)中性粒细胞核象变化：指中性粒细胞细胞核形态的变化情况，反映中性粒细胞的成熟程度。正常情况下外周血中性粒细胞杆状核与分叶核的比值约1∶13，病理情况下可出现核左移和核右移。

1)核左移：外周血白细胞分类中性粒细胞杆状核>5%或出现杆状核以前阶段的幼稚细胞，称为核左移。依据杆状核增多的程度分为轻度核左移(> 6%)、中度核左移(>10%)和重度核左移(>25%)。核左移常伴有白细胞增高伴有中性粒细胞的中毒性改变，常见于急性感染、急性中毒、急性失血、急性溶血、急性组织细胞破坏、长期应用肾上腺皮质激素及急性粒细胞白血病。

2）核右移：外周血白细胞分类中性粒细胞分叶核5叶者超过3%，称为核右移。见于巨幼细胞贫血、恶性贫血、再生障碍性贫血、应用抗代谢药物、炎症恢复期等情况。在疾病进行期突然出现核象右移，提示预后不良。

(4) 中性粒细胞中毒性变化：严重感染、恶性肿瘤、重金属或药物中毒、大面积烧伤等引起白细胞增高的疾病均可出现中性粒细胞的中毒性变化。

1）中毒颗粒：中性粒细胞胞质中出现的大小不等、蓝黑色、点状分布的颗粒，中性粒细胞碱性磷酸酶染色呈阳性，多认为是嗜苯胺颗粒聚集的结果。

2）空泡：中性粒细胞胞质中出现大小不等的泡沫状空泡，多认为是脂类变性的结果。

3）杜勒小体（Dohle小体）：中性粒细胞胞质内出现片状、云雾状结构，呈天蓝色或灰蓝色。多认为是核质发育失衡的结果。

4）核变性：中性粒细胞肿胀性变化是细胞胞体肿大、结构模糊、边缘不清晰，核肿胀和核溶解等现象；固缩性变化是细胞核致密、碎裂、变小。

5）大小不等：中性粒细胞体积大小相差明显。多认为是细胞分裂不规则的结果。

(5) 棒状小体（Auer小体）：在急性粒细胞性白血病或急性单核细胞白血病时，原、幼细胞胞质内出现棒状、红色杆状物。粒细胞性白血病时棒状小体短而粗，常多个，单核细胞白血病时，棒状小体长而细，常单个。棒状小体是嗜天青颗粒浓缩聚集的结果。

(6) 中性粒细胞畸形：

1）梅-赫（May-Hegglin）畸形：同一涂片内多个中性粒细胞（成熟粒细胞）胞质内出现单个或多个蓝色包涵体，大而圆。梅-赫畸形是一种以家族性血小板减少为特点的常染色体显性遗传疾病，常伴有巨大血小板。

2）Pelger-Hüet畸形：白细胞核呈眼镜形、哑铃形双叶核，核分叶减少，核染色质凝集成团块。Pelger-Hüet畸形为常染色体显性遗传病，又称家族性粒细胞异常。获得性异常见于急性髓系白血病（AML），骨髓异常综合征，偶见于慢性粒细胞性白血病（CML）。

3）Chediak-Higashi畸形：在各阶段粒细胞的胞质中含有数个至数十个紫红色的包涵体。Chediak-Higashi畸形为常染色体隐性遗传，患者常伴有白化病。

4）Alder-Reilly畸形：中性粒细胞胞质中含有的巨大深染嗜天青颗粒，呈深红或紫色包涵体。Alder-Reilly畸形多为常染色体隐性遗传，患者常伴有脂肪软骨营养不良或遗传性粘多糖代谢障碍。

2. 淋巴细胞（L）

（1）成熟淋巴细胞：大淋巴细胞直径 10~15μm，占 10%。小淋巴细胞在 6~10μm，占 90% 细胞呈圆形或卵圆形大淋巴细胞蓝色胞质丰富，内有少量嗜天青颗粒小淋巴细胞胞质少，无颗粒，胞核呈圆形或椭圆形，有切迹，成熟淋巴细胞染色质粗、块状凝聚。

（2）异型淋巴细胞：

1）不规则型异型淋巴细胞：是异型淋巴细胞中最常见的一种，胞体较大而不规则，似单核细胞状，常见伪足，核呈圆形或不规则形，胞质丰富，呈较成熟淋巴细胞，染色深，呈灰蓝色。

2）幼稚型异型淋巴细胞：胞体较大，核圆形或椭圆形，染色质较粗，可见 1~2 个假核仁，胞质深蓝色。

3）空泡型异型淋巴细胞：属成熟淋巴细胞，细胞异型，胞质丰富，胞质及细胞核可见穿凿样空泡。空泡也可出现在不规则型异型淋巴细胞和幼稚型异型淋巴细胞。

异型淋巴细胞多见于病毒感染，以传染性单核细胞增多症（EB 病毒感染）最为常见。此外，可见于流行性出血热、肺炎支原体性肺炎、疟疾、过敏性疾病、急慢性淋巴结炎、淋巴细胞增殖性疾病等。

（3）卫星现象：淋巴细胞核旁出现游离于核外的核结构（小卫星核），常见于接受大剂量电离辐射、核辐射之后或其他理化因素、抗癌药物等造成的细胞染色体损伤，是致畸、致突变的指标之一。

3. 嗜酸性粒细胞（E）　成熟嗜酸性粒细胞主要包括嗜酸性杆状核粒细胞和分叶核粒细胞。外周血中多为分叶核，细胞直径为 13~15μm，圆形或类圆形，核染色质粗，胞质丰富，充满橘红色粗大、圆形、紧密排列的嗜酸性颗粒。

嗜酸性粒细胞增多主要见于寄生虫感染、变态反应性疾病、过敏性疾病、剥脱性皮炎、淋巴瘤、肺嗜酸性细胞增多症、嗜酸性粒细胞综合征及少见的嗜酸性粒细胞白血病。

4. 嗜碱性粒细胞（B）　成熟嗜碱性粒细胞：细胞直径 10~12μm，核染色质粗，呈深紫色，细胞质内含蓝黑色的嗜碱性颗粒，蓝黑色覆盖分布于整个细胞质及细胞核表面，导致细胞核结构不清。

嗜碱性粒细胞增多见于慢性粒细胞性白血病、嗜碱性粒细胞性白血病、骨髓纤维化、恶性肿瘤如转移癌及过敏性疾病如结肠炎、结缔组织病如类风湿关节炎。

5. 单核细胞（M） 成熟单核细胞：直径 14~20μm，圆形或不规则形，胞核不规则，可见伪足，核染色质粗糙、疏松、起伏感，胞质呈浅灰蓝色，胞质内可见细小淡红色颗粒。

单核细胞增多见于活动性结核病、亚急性感染性心内膜炎、急性感染恢复期、黑热病、粒细胞缺乏病恢复期、恶性组织细胞病、骨髓增生异常综合征、单核细胞白血病等。

（十一）血小板形态学检查

血涂片血小板形态学检查，主要是镜下对血小板形态的检查，包括对血细胞分析仪检查血小板数量的评估，观察血小板大小、形态、聚集性和分布性情况。对判断和分析血小板相关性疾病具有重要意义。

1. 大小异常

(1) 正常血小板：血小板呈小圆形或椭圆形，直径 2~4μm，淡蓝色或淡紫红色，多以小堆或成簇分布，新生的幼稚血小板体积大，成熟者体积小。

(2) 小血小板：占 33%~47%，增多见于缺铁性贫血、再生障碍性贫血。

(3) 大血小板：占 8%~16%，直径 20~50μm 以上称为巨血小板，占 0.7%~2.0%，增多见于特发性血小板减少性紫癜、粒细胞白血病、血小板无力症、巨大血小板综合征、MDS 和脾切除后。

2. 形态异常

(1) 血小板颗粒减少：血小板内嗜天青颗粒减少或无颗粒，胞质灰蓝或淡蓝色，常见于骨髓增生异常综合征。

(2) 血小板卫星现象：指血小板黏附、围绕于中性粒细胞或单核细胞的现象，可见血小板吞噬现象。偶见于 EDTA 抗凝血涂片中，可导致血液分析仪计数血小板假性减少。

(3) 血小板分布情况：功能正常的血小板可聚集成团或成簇。原发性血小板增多症时血小板明显增多并聚集至油镜满视野，血小板无力症时血小板数量正常但无聚集，呈单个散在分布。

3. 血小板数量的评估 镜下观察血小板可了解血小板的聚集功能，评估血小板数量。数量正常、聚集功能正常的血小板血涂片中常 7~10 个以上聚集，成小簇或成小堆存在。而单个分布、散在少见的血小板多表明血小板数减少或功能异常。

特发性血小板增多症和血小板增多的慢性粒细胞白血病，血小板可呈大片聚集。再生障碍性贫血和原发性血小板减少性紫癜因血小板数量少，聚集情况明显减少。血小板无力症时血小板无聚集功能，散在分布，不出现聚集现象。

(十二) 红细胞沉降率及临床意义

红细胞沉降率(ESR)是指红细胞在一定条件下沉降的速率。检测方法有:①魏氏(Westergren)检测法;②自动化沉降分析法;③全自动快速血沉分析仪法。血沉对某一疾病的诊断不具有特异性,但血沉对判断疾病处于静止期与活动期、病情稳定与复发、肿瘤良性与恶性具有鉴别意义,是临床广泛应用的检查指标。

【检测原理】

红细胞沉降率指离体抗凝血静置后,红细胞在单位时间内沉降的速度,分为3期:①缗钱状红细胞形成期,数分钟至10min;②快速沉降期,缗钱状红细胞以等速下降,约40min;③细胞堆积期(缓慢沉积期),红细胞堆积到试管底部。

1. 魏氏检测法 将离体抗凝血液置于特制刻度测定管内,垂直立于室温中,1h测定红细胞层下沉距离,用毫米(mm)数值报告。

2. 自动分析仪法 用发光二极管、光电管检测红细胞和血浆界面的透光度改变,得到血沉值,显示红细胞沉降高度(H)与时间(t)关系的H-t曲线。

【参考值】

成年男性:0~15mm/h;成年女性:0~20mm/h。

【临床意义】

1. 红细胞沉降率增快

(1)生理性红细胞沉降率增快:12岁以下的儿童或60岁以上的高龄者,妇女月经期、妊娠3个月以上红细胞沉降率可加快,其增快的原因与生理性贫血及纤维蛋白原含量增加有关。

(2)病理性红细胞沉降率增快:

1)炎症性疾病:急性炎症由于血中急性期反应物质迅速增多使血沉增快,慢性炎症如结核或风湿病时,红细胞沉降率可用于观察病情变化和疗效。红细胞沉降率加速,表示病情复发和活跃;当病情好转或静止时,红细胞沉降率也逐渐恢复正常。

2)组织损伤和坏死:较大的组织损伤、手术创伤可导致红细胞沉降率增快,如无合并症多于2~3周内恢复正常。血沉可用于鉴别功能性病变与器质性疾病,如急性心肌梗死时红细胞沉降率增快,而心绞痛则红细胞沉降率正常。

3)恶性肿瘤:用于鉴别良、恶性肿瘤,如胃良性溃疡红细胞沉降率多正常,恶性溃疡红细胞沉降率增快。恶性肿瘤治疗明显有效时,红细胞沉降率渐趋正常,复发或转移时可增快。

4)高球蛋白血症:如多发性骨髓瘤、肝硬化、巨球蛋白血症、系统性红斑狼疮、慢性肾炎时，血浆中出现大量异常球蛋白，血沉显著加快。

5）贫血：血红蛋白低于 90g/L 时，红细胞沉降率加快。

2. 红细胞沉降率减慢　临床意义不大，见于红细胞增多症、球形细胞增多症、纤维蛋白原缺乏等。

（十三）血液流变学检查

血液流变学（hemorheology）是研究血液流动与变形性及其临床应用的。血液流变学应用血液黏度分析仪对抗凝全血或血浆标本进行检查，可以测定出不同切变率条件下的全血黏度，并据此计算出红细胞刚性指数和红细胞聚集指数等相关血液流变学参数。通过检查全血、血浆及血液有形成分（红细胞、白细胞、血小板）的流动性、变形性和聚集性的变化规律，判断血管内血液循环状况，为血流特性监测及治疗效果评估提供客观依据。

【检测原理】

血液流变学标本采集及要求：①采血与抗凝，采集肝素抗凝血 6ml。②要求，标本无凝块和溶血。采血后立即送检进行测试，样本 18~25℃保存。最好于 4h 内完成测试。尽可能不放入冰箱保存。血样不宜在 0℃以下存放，因为在冷冻条件下红细胞会发生破裂。

1. 全血黏度测定　全血黏度是血液最重要的流变学特性参数，由血细胞比容、红细胞聚集性、红细胞变形性、红细胞表面电荷、血浆黏度、纤维蛋白原含量以及白细胞和血小板流动性等多种因素决定，全血黏度高于血浆黏度，全血黏度越大，血液流动性越小。

原理：螺旋式黏度计检查法。在两个共轴双圆筒、圆锥 - 平板式或圆锥 - 圆锥等测量体的间隙中放入一定量的被检全血，其中一个测量体静悬，另一个则以某种速度旋转。由于血液摩擦力的作用，带动静悬体旋转一个角度，根据这一角度的变化可计算出全血的黏度。毛细血管式黏度计检查法：相同的体积的血液、血浆或血清，通过一定长度和内径的玻璃毛细血管所需的时间与等体积的生理盐水所需时间的比值分别称为血液、血浆或血清的比黏度。由于全血是非牛顿液体，不同切变率下，黏度不同。因此，通常选择高、中、低三个切变率进行测定。

2. 血浆黏度测定　血浆黏度是血液最基本的流变学特性参数，血浆黏度受血液蛋白质的大小、形状和浓度的影响，如纤维蛋白原、巨球蛋白、免疫球蛋白等。血浆是牛顿流体，其黏度与切变率变化无关。血浆黏度通常是用毛细血管黏度计测定。

原理：毛细血管黏度计法。通过一定体积的受检血浆流经一定直径和一定长度的毛细血管所需的时间与该管两端压力差计算出血浆黏度值。

3. 红细胞聚集指数 红细胞聚集性是指当血液的切变力降低到一定程度，红细胞互相叠连形成缗钱状聚集的能力。主要检测方法有红细胞沉降法和黏度测定法。

4. 红细胞变形性测定 红细胞变形性是指红细胞在外力作用下形状发生改变的能力，与红细胞寿命相关，是微循环有效灌注的必要条件。主要检测方法有黏性检测法、微孔滤过法和激光衍射法。

5. 红细胞表面电荷测定（红细胞电泳法） 细胞电泳技术是通过测量细胞在电场中的泳动来反映细胞表面电荷的，进而研究细胞的表面结构和功能。将红细胞悬浮于生理盐水或自身血浆中，在电场的作用下，借助显微镜观察红细胞的电泳速度。由于红细胞表面带有负电荷，因此，红细胞向正极移动，电泳速度与其表面负电荷的密度大小成正比。

【参考值】见表 1-4-2。

表 1-4-2 血黏度指标参考值

指标	男性	女性
全血黏度：低切（mpa.s）/10（1/s）	6.31~9.58	5.55~8.86
全血黏度：中切（mpa.s）/60（1/s）	4.14~5.42	3.99~5.12
全血黏度：高切（mpa.s）/150（1/s）	3.63~4.52	3.27~4.32
血浆黏度：(mpa.s）/120（1/s）	1.05~1.51	1.05~1.51
血细胞比容（%）	40.0~50.0	36.00~47.0
血沉（mm/H）	0.0~15.0	0.0~20.0
全血还原黏度（低切）	10.74~20.53	9.40~19.63
全血还原黏度（中切）	7.43~10.67	6.59~10.10
全血还原黏度（高切）	4.42~8.36	4.02~8.56
血沉方程 K 值	0.00~93.00	0.00~120.00
红细胞聚集指数	1.60~2.88	1.50~2.73
红细胞刚性指数	3.50~5.50	3.40~5.30
红细胞变形指数	0.66~0.98	0.65~0.96
红细胞电泳指数	3.55~6.07	3.50~5.92

【临床意义】

1. 增高见于心血管疾病，如冠心病、心肌梗死、高血压和脑血栓形成等。血液性疾病，如红细胞增多症、白血病、免疫球蛋白血病、遗传性球形红细胞增多症、血红蛋白病和高凝状态等；以及恶性肿瘤、糖尿病、慢性肝炎、肝硬化、高脂血症、肾功能衰竭等其他疾病。

2. 降低见于各种类型的贫血及血液被稀释。

（吴 萍 陆 雪 周 琳）

二、贫血的检查

（一）贫血概述

1. 贫血的概念

（1）贫血（anemia）：指全身循环红细胞总量减少，由于多种原因引起的外周血中红细胞（RBC）计数、血红蛋白（Hb）含量或血细胞比容（Hct）低于同年龄、同性别和地区的参考范围下限的一种病理状态或综合征。贫血的检查主要依据临床诊断路径来探究贫血的临床病因和发病机制，其不但要借助细胞形态学、生物化学和免疫学的检测技术，分子诊断学技术也是必需的实验手段。

（2）贫血的诊断标准：确定有无贫血，根据 RBC、Hb 和 Hct 确定，以 Hb 和 Hct 最常用（表 1-4-3）。

表 1-4-3 贫血的诊断标准

Hb（g/L）	RBC（$\times10^{12}$/L）	Hct
成年男性 <120	< 4.5	< 42%
成年女性 <110	< 4.0	< 37%
老年人 <110	< 3.5	< 35%
新生儿 <145		

（3）贫血的程度划分：根据 Hb 浓度，成人贫血程度划分为 4 级。

轻度：Hb>90g/L，症状轻微。

中度：Hb：61~90g/L，体力劳动时心慌气短。

重度：Hb：31~60g/L，休息时心慌气短。

极重度：Hb<30g/L，常合并贫血性心脏病。

2. 贫血的分类

（1）形态学分类（表 1-4-4、表 1-4-5）

表 1-4-4 贫血的 MCV、MCH、MCHC 分类

类型	MCV(fl)	MCH(pg)	MCHC(g/L)	举例
正常细胞性	82~100	27~34	316~354	急性失血、溶血、造血功能低下、白血病
小细胞低色素性	<82	<27	<316	缺铁性贫血、慢性失血、珠蛋白生成障碍性贫血
单纯小细胞性	<82	<27	316~354	感染、中毒
大细胞性	>100	>34	316~354	叶酸、维生素 B_{12} 缺乏

表 1-4-5 贫血的 MCV 和 RDW 分类

红细胞形态	RDW 和 MCV	疾病
正细胞均一性	RDW 正常,MCV 正常	遗传性球形红细胞增多症、急性失血、肝硬化和尿毒症引起的贫血
正细胞不均一性	RDW↑,MCV 正常	早期造血物质缺乏、骨髓纤维化、铁粒幼细胞性贫血
小细胞不均一性	RDW↑,MCV↓	缺铁性贫血、HbH 病、红细胞碎片
大细胞不均一性	RDW↑,MCV↑	巨幼细胞性贫血、自身免疫性溶血性贫血

注:RDW 的参考值 11.5%~14.5%。

(2)病因学分类

1)红细胞生成减少:①造血干细胞增殖与分化异常,再生障碍性贫血、白血病;②红系祖细胞或前体细胞增殖与分化异常,慢性肾衰竭贫血;③ DNA 合成障碍,巨幼细胞贫血;④血红蛋白合成障碍,缺铁性贫血;⑤红细胞生成调节异常,低氧亲和性血红蛋白病;⑥不能分类或多种机制,营养缺乏性贫血。

2)红细胞破坏增多:①红细胞内在异常,膜缺陷(遗传性球形细胞增多症)、酶缺陷(葡萄糖 -6- 磷酸脱氢酶缺陷)、珠蛋白生成异常(不稳定血红蛋白病)、阵发性睡眠性血红蛋白尿;②红细胞外在异常,免疫性(自身免疫性溶血性

贫血)、机械性(DIC)、化学与物理(大面积烧伤)、感染(疟疾)、单核吞噬细胞系统功能亢进(脾功能亢进)。

3)红细胞丢失:急慢性失血性贫血

(3)根据骨髓有核细胞增生程度分类(表 1-4-6)

表 1-4-6 根据骨髓象细胞形态学特征对贫血的分类

类型	疾病
增生性贫血	溶血性贫血、失血性贫血、缺铁性贫血
增生不良性贫血	再生障碍性贫血、纯红细胞再生障碍性贫血
骨髓红系成熟障碍	巨幼细胞贫血、MDS、慢性病性贫血

3. 贫血的实验诊断程序

(1)一般血液学检测:

1)根据 RBC、Hb 及 Hct 的检测结果,确定有无贫血和贫血的严重程度。

2)根据 MCV、MCH、MCHC、RDW 的检测结果,可初步进行贫血形态学分类。

3)根据贫血伴 WBC 和 PLT 减少,对诊断贫血有帮助。

(2)血细胞涂片检查:

1)直接显微镜检测:显微镜下观察红细胞、白细胞、血小板的数量、大小和形态,为诊断贫血提供重要信息。

2)网织红细胞检测:根据贫血时网织红细胞百分率及其绝对值,初步判断贫血系增生性贫血或再生障碍性贫血,鉴别贫血类型。

(3)骨髓涂片细胞学检查和骨髓组织病理学检查:

1)根据骨髓增生情况,可将贫血分为增生性贫血和增生低下性贫血。

2)根据骨髓细胞形态学和组织病理学是否异常,有核细胞分类、晚幼红细胞及红细胞形态学改变、必要的细胞化学染色以及某些特殊检查,并结合临床情况对贫血作出病因学分类。

(二) 溶血性贫血的检查

溶血性贫血是由于遗传性 / 获得性等原因导致红细胞破坏速率超过骨髓造血代偿能力的一类贫血。

涉及溶血疾病的红细胞酶有 19 种以上,临床常检测酶缺乏症发病率高的酶。

1. 葡萄糖 -6- 磷酸脱氢酶(G6PD) G6PD 缺乏症在全世界罹患者已超过

4 亿,是先天性溶血性贫血的主要原因之一。G6PD 活力低下或完全缺乏,可引起新生儿黄疸、药物性溶血、感染性溶血、G6PD 缺乏症(蚕豆病)。本病为 X 性染色体连锁不完全显性遗传,家系中男性患者症状明显。

2. 丙酮酸激酶(PK)　PK 缺陷为常染色体隐性遗传,是引起先天性非球形红细胞溶血性贫血最常见的病因之一。PK 缺陷杂合子酶活力通常在正常值的 50%~75%,纯合子可低于 50%。部分 PK 缺陷变异型酶活力无明显改变,需检测 PK 酶代谢动力学其他指标,家系调查有助于诊断。

3. 嘧啶 5- 核苷酸酶(P5N)　P5N 缺乏症以酶活力降低、红细胞出现大量嗜碱性点彩为变化特征。①遗传性红细胞 P5N 缺陷症:临床表现为溶血性贫血,常染色体隐性遗传。②铅中毒:重金属特别是铅中毒可明显抑制 P5N,产生相应临床症状,因此可作为职业病监测指标。

4. NADH- 高铁血红蛋白还原酶(MR)　MR 缺乏症为常染色体隐性遗传病,纯合子临床表现为发绀。

(三)造血原料缺乏性贫血的检查

1. 铁代谢障碍性贫血　指体内用来合成血红蛋白的贮存铁耗尽,从而影响血红蛋白合成所引起的一类贫血。血象特点:Hb 含量、RBC 均低于正常,Hct 相应减少,MCV、MCH 均降低;呈典型的小细胞低色素性贫血。网织红细胞百分数正常,铁剂治疗后 7~10d 可达“高峰”。血涂片中红细胞变小,中心淡染区扩大或呈环状;白细胞和血小板系统无改变。骨髓象:骨髓增生明显活跃,粒:红降低;红系增生明显,以中、晚幼红细胞为主。骨髓铁染色:细胞外铁明显降低或消失,是诊断缺铁的重要指标之一。铁代谢检查:血清铁、铁蛋白、转铁蛋白饱和度均降低,总铁结合力升高。

2. 脱氧核苷酸合成障碍性贫血　维生素 B_{12} 及叶酸是形成 DNA 过程中的重要辅酶,一旦缺乏,就导致红细胞形态上和功能上发生异常,出现巨幼细胞贫血。血象特点:呈大细胞性正色素性贫血,红细胞呈卵圆形。粒细胞出现巨型杆状核和核分叶过多,5 叶者 >5% 或 6 叶者 >1%。骨髓象:主要表现三系细胞巨幼样变,尤其是红细胞系列出现早、中和晚巨幼红细胞。血清维生素 B_{12} 及叶酸含量低于正常。

3. 造血功能障碍性贫血　再生障碍性贫血是由多种原因导致造血干细胞减少或功能异常,从而引起三系(红细胞、中性粒细胞、血小板)减少的一种获得性疾病。临床表现为贫血、感染、出血。诊断标准:①全血细胞减少,网织红细胞绝对值减少;②一般无肝脾肿大;③骨髓至少 1 个部位增生减低或重度减低,非造血细胞增多;④能排除引起全血细胞减少的其他疾病,如阵发性睡眠性血红蛋白尿症、骨髓增生异常综合征中的难治性贫血、急性造血功能停滞、骨髓纤维化、急性白血病、恶性组织细胞病等；⑤一般抗贫血药物治疗无效。

（樊笑霞 吴 萍 周 琳）

三、骨髓检查

1. 骨髓细胞形态学检查 骨髓细胞形态学检查是指以骨髓涂片为主对标本提出形态学诊断意见或者建议的传统细胞学检查，但因骨髓穿刺常受血液稀释和组织病变影响，常与骨髓组织印片、血片、骨髓活检进行互补，以提高形态学诊断水平。

骨髓细胞形态学检查的适应证：①外周血计数或血涂片形态观察异常；②临床出现疑为造血或淋巴组织疾病的相关体征，如肝脾肿大、淋巴结肿大、意义未明的发热、血沉明显增高者、骨痛或者骨质破坏、高钙血症和皮损、蛋白尿及肾损、紫癜、出血或黄疸等；③血液病病期诊断和治疗评估。禁忌证：除血友病等凝血因子中重度缺陷外，均可进行骨髓穿刺和活检，但应避开局部炎症或畸形。晚期妊娠者慎做。

一般要求专门的骨髓检查科室参与骨髓采集与标本制备。正确的骨髓标本的采样、涂片、染色是形态学检查得到正确结果的前提。成人患者首取髂后上棘，其次是髂前上棘，胸骨也是采集部位之一，3 岁以下患儿常选取胫骨头内侧。抽吸骨髓一般以 0.2ml 为宜，也可以将骨髓液放入 EDTA 干燥抗凝管抗凝后制备涂片。需要细胞化学和免疫化学染色的涂片张数宜多，一般应同时采集血片。推制的涂片应有头、体、尾部分。一般使用广被认可的 Wright-Giemsa 混合染色液进行染色。

只有采集到骨髓成分，制备头体尾分明、厚薄适应、染色良好的骨髓涂片，才能通过低倍镜、高倍镜、油镜观察到骨髓形态的细微特征变化。先用低倍镜检查，确认微小骨髓小粒和油滴的有无、染色的满意性、有核细胞的多少、有无明显的骨髓稀释、有无明显的异常细胞、涂片尾部有无特征细胞和异常的大细胞，然后用油镜进一步观察、确定细胞类型和分类，对异常细胞进行定性和解释。

在涂片厚薄均匀的区域根据有核细胞与红细胞的比例，可以大致判断骨髓（细胞）增生程度。一般分为 5 级：①骨髓增生重度减低，成熟红细胞与有核细胞的比例为 300∶1，可见于急性再生障碍性贫血等。②骨髓增生减低，成熟红细胞与有核细胞的比例为 50∶1，可见于慢性再生障碍性贫血等。③骨髓增生活跃，成熟红细胞与有核细胞的比例为 20∶1，可见于健康人或某些贫血。④骨髓增生明显活跃，成熟红细胞与有核细胞的比例为 10∶1，可见于各类白血病或增生性贫血等。⑤骨髓增生极度活跃，成熟红细胞与有核细胞的比例为 1∶1，可见于各类急性白血病等。

分类计数骨髓有核细胞 200~500 个，粒系细胞总百分率与幼红细胞总百分率的比值称为粒红比（M∶E）。对判断骨髓粒红两系的增生状态有一定意义，参考范围为(2~4)∶1。比值在参考范围内，见于正常骨髓，粒红两系以外的造血系统疾病和粒红两系平行减少或增多的疾病，如红白血病；比值增高时见于粒细胞增生，如慢性髓细胞白血病，急性化脓性感染或红系细胞减少；比值减低时见于粒细胞比例减低，如增生性贫血和红细胞增多，如巨幼细胞性贫血。

通常用低倍镜计数全片的巨核细胞，转到油镜确认其成熟程度并加以分类。正常参考区间：全片巨核细胞为 10~120 个。原始巨核细胞占 0%，幼稚巨核小于 5%，颗粒型 10%~27%，产血小板型 44%~60%，颗粒型 8%~30%。

此外还需要观察各类细胞占有核细胞百分比和细胞成熟度。原始细胞多少是评判有无血液病的重要指标，原始细胞百分比参考区间 <2%。在髓系肿瘤中，原始细胞增多分几个层次：>2%、>5%、>10%、>20%。>20% 时，不管原发还是继发，都可以诊断为 AML。婴幼儿患者，骨髓原始细胞比成人为多见。骨髓有核红细胞约占 20%~35%，<15% 时可视为减少，<5%~10% 可考虑红系造血减低，多见于慢性肾衰竭、某些病毒感染等。纯红细胞再生障碍幼红细胞通常 <5%。红血病有核红细胞常在 60% 以上。MA、缺铁性贫血（IDA）、难治性贫血和铁粒幼细胞贫血有核红细胞增高，但 >60% 少见。粒细胞百分比为 50%~60%，通常 <45% 为减少，>65% 为增多。在各阶段中，原始粒细胞 >2%，早幼粒细胞 >5%，中幼粒细胞 >10%~15%，晚幼粒细胞 >15%，杆状核粒细胞和分叶核粒细胞分别 >20% 左右时，可以视为增多。嗜酸性粒细胞参考区间为 <5%。5%~10% 为轻度增多，>20% 为明显增多。嗜碱性粒细胞参考区间为偶见或不见，>1% 为增多，>5% 为明显增多。CML 嗜碱性粒细胞多在 3%~10%，>20% 时需要疑似急变趋向或急变，>40% 可以考虑嗜碱性粒细胞白血病。原始淋巴细胞不见或偶见（婴幼儿可以稍增多），幼淋巴细胞偶见或不见，淋巴细胞 12%~24%（婴幼儿可以更高），浆细胞 0~2%。当外周血三系细胞减少、骨髓增生减低而淋巴细胞相对增多时便有造血减低的评价意义；病毒感染时淋巴细胞增多。当白细胞增高及外周血和骨髓淋巴细胞增多，且年龄 35 岁以上又无其他原因解释时，需要考虑慢性淋巴细胞白血病或其早期表现。单核细胞 >2% 为增多，单核（系）细胞 >10% 为明显增多，巨噬细胞 >1% 时为增多，需要结合临床信息评估是肿瘤性增多还是继发性。网状细胞、纤维细胞、内皮细胞等骨髓基质细胞在骨髓象中少见。

骨髓涂片的报告描述基本内容：①骨髓小粒和油滴，表述骨髓小粒丰富、少见或不见，是油脂性小粒（非造血细胞为主）还是鱼肉样小粒（幼稚造血细胞或肿瘤细胞为主）。②有核细胞量增多、大致正常和减少的范围，有核细胞增生程度。③增加或减少有核细胞的系列、阶段、形态。④有无明显变化的其他异常细胞、无转移性肿瘤细胞、无血液寄生虫等，骨髓细胞学检查常需要与血片同步和参考。最后提出肯定性结论（如找到典型转移性肿瘤细胞或者寄生虫等）、符合性结论（细胞形态学所见符合临床表现核和其他实验室检查）和提示性或疑似性结论。

2. 骨髓细胞学形态 正常骨髓中主要包括各阶段粒细胞、红细胞和巨核细胞、成熟淋巴细胞，少量单核细胞和浆细胞。原淋巴细胞、幼淋巴细胞，原单核细胞、幼单核细胞、肥大细胞，巨噬细胞、组织细胞，成骨细胞，破骨细胞，脂肪细胞和内皮细胞等偶见或者罕见。正常形态包括：

(1) 红系细胞：基本特征是胞体、胞核呈规则圆形，但细胞大小和胞质染色性有显著变化。

1) 原始红细胞胞体：胞核大（占细胞的 3/4 以上）而规则，胞核多居中或稍偏位，核染色质均匀、粗粒状紫红色，常见核仁 2~3 个，有时见核旁淡染区，胞质丰富深蓝色不透明，时有瘤状突起，无颗粒。

2) 早幼红细胞胞体：胞核（占细胞的 2/3 以上）稍为变小，染色质趋向浓集，核仁消失或偶见，胞质嗜碱性减弱，瘤状突起消失，细胞边缘常呈棉絮样。

3) 中幼红细胞：胞体和胞核（约占细胞的一半）缩小，核染色质呈块状，胞质呈多色性。

4) 晚幼红细胞进一步成熟，核固缩，胞质呈灰红色或红色。

(2) 粒系细胞：粒系细胞成熟过程中最显著的特点是核形的变化和胞质颗粒的变化。

1) 原始粒细胞：胞体外形较为规则，胞核圆形或椭圆形（占细胞的 3/4~4/5）细沙状，核仁常见，有时可见少许颗粒。

2) 早幼粒细胞：胞体较原始粒细胞为大，胞核偏位，核仁消失或隐约，在核旁有发育良好的高尔基体（浅染区）和细少的特异性颗粒，胞质含有较多的嗜苯胺蓝颗粒和核旁浅染区是与原粒细胞相区分的特征。

3) 中性中幼粒细胞：胞核占细胞的 1/2 左右，核仁消失或隐约可见，含许多不易辨认的中性颗粒，呈紫红色，靠近细胞边缘有少量嗜苯胺蓝颗粒。胞核收缩和胞质出现较多特异性颗粒是区分早幼粒细胞的特征。

4) 中性晚幼粒细胞：胞核收缩内凹呈肾形者，出现大量特异性颗粒。

5) 中性杆状核和分叶核粒细胞：中性杆状核粒细胞胞核凹陷超过假设核圆径的 3/4，同时核的两端变细当胞核进一步收缩为细丝相连或呈分叶为中性分叶核粒细胞。

6)嗜酸性粒细胞和嗜碱性粒细胞:胞核形态与相应的中性粒细胞相似,区别在于颗粒的特性。成熟嗜酸分叶核呈哑铃状,颗粒粗大,常被染成暗褐色或棕黄色,嗜碱性粒细胞胞核结构常模糊,颗粒散在于胞核上,呈紫黑色。

(3)巨核系细胞:

1)原始巨核细胞:细胞明显大小不一,外形不规则,常呈毛刺样和棉球样突起或细丝状、花瓣样、分离状突起;胞核大轻度偏位,染色质较为致密;胞质量少,呈不均性浑厚的嗜碱性着色,无颗粒,可有浓紫红色伪足突起。

2)幼巨核细胞:外形不规则,胞核大,染色质致密粗糙,核仁不清晰或消失;胞质较多,嗜碱性仍较明显,高尔基体发育良好,可在胞核附近出现少量颗粒,也可在明显蓝染的胞质区有少量血小板生成。

3)颗粒型巨核细胞:胞体巨大外形不规则、边缘不清晰;胞核多分叶状,胞质成熟为嗜酸性,含有丰富细小的紫红色颗粒。

4)产血小板型巨核细胞:颗粒型再成熟,胞质呈粉红色,紫红色颗粒充盈于其中,并在胞质周边颗粒凝聚生成血小板(≥ 3 个),形成产血小板型巨核细胞。

5)裸核巨核细胞:胞质中血小板脱下或胞质脱完后成为裸核巨核细胞。

(4)单核系细胞:

1)原始单核细胞:细胞大小不一,胞体胞核不规则状明显,胞质丰富,灰蓝色无颗粒;染色质纤细,淡紫红色,核仁大而清晰。

2)幼单核细胞:胞体多不规则,核常呈扭折,核染色质浓集,核仁隐约可见或染色质纤细但无核仁,胞质丰富,呈灰蓝色,常见少许紫红色尘样颗粒。

3)单核细胞:胞体圆形或不规则状,胞核呈扭折,染色质明显浓集和粗糙,胞质丰富浅灰蓝色,有时因胞质薄而呈毛玻璃样,含有尘样颗粒,常见伪足样突起。

4)巨噬细胞:胞体比单核细胞为大,胞核不规则状,明显偏位,胞质丰富,淡灰(蓝)色,细胞边缘不完整,胞质常有空泡形成和被吞噬的细胞碎屑、凋亡细胞等。

(5)淋系细胞:包括淋巴干细胞和祖细胞、原始淋巴细胞、幼淋巴细胞和淋巴细胞,并按免疫性质分为 T、B、NK 细胞几个系列细胞,B 淋巴细胞在抗原刺激下转化和发育为浆细胞。

1)原始淋巴细胞:胞体大小不一,较规则,胞膜、核膜较厚而清晰,核仁 0~3 个,染色质常呈粗粒状染成紫红色。核质比例高,胞质少呈浅(灰)蓝色,常无颗粒。

2)幼淋巴细胞:核仁消失或模糊,染色质有浓集倾向,胞质可见颗粒。

3）淋巴细胞：大淋巴细胞胞核圆形或肾形，常偏位，染色质明显浓集，可见核仁痕迹，胞质淡（灰）蓝色，可见少许颗粒。小淋巴细胞胞核圆形，染色质紧密块状，胞质少，一般无颗粒。

4）浆细胞：原幼浆细胞胞体较大，胞核圆形、偏位，可见核仁，染色质细致均匀，胞质丰富，嗜碱性较明显，并有浊感或泡沫状。浆细胞外形可不规则，胞核偏位明显，染色质粗而浓集，间有空隙，部分为车轮状结构，胞质丰富深蓝色或灰蓝色或呈多色性，常有泡沫感。

(6)其他细胞：

1）网状细胞：胞体大小不一，常呈星形。胞核圆形，染色质细腻疏松呈网状，胞质丰富浅灰（蓝）色，近核处常深染，细胞周边淡染，常不易看清边界。

2）内皮细胞：胞体呈梭形或长轴形，胞核圆形或椭圆形，无核仁，染色质粗粒状，常排列成与胞核长轴一致的索状，胞质浅灰色或浅红色。

3）成纤维细胞：类似内皮细胞，但胞体大，长轴更长，胞核圆形或椭圆形，染色质粗网状，核仁隐约可见，胞质丰富，浅蓝色至浅红色不等。

4）肥大细胞：胞体外形变化大，胞核小而居中或偏位，染色质常被颗粒掩盖而结构不清，胞质丰富，常充满大小不一的深（蓝）紫（黑）色或暗紫红色颗粒。

5）组织嗜酸细胞：胞体较大，外形不规则，胞核圆形或椭圆形，染色质网状，常见核仁，胞质丰富，含有明显的嗜酸颗粒，有时细胞膜破损颗粒呈散开状。

6）成骨细胞：胞体较大，长椭圆形或不规则形，单个或多个簇状出现，胞核圆形，偏于一侧，胞质丰富，暗蓝色或蓝色，不均匀，离核较远处常有一淡染区。

7）破骨细胞：胞体大，胞核数个至数十个，圆形或椭圆形，多有核仁，染色质均匀细致，胞质丰富，呈灰蓝色或浅蓝色，含有粗大的暗红色或紫红色溶酶体颗粒。

3. 异常形态学及其意义　病理状态下，骨髓血细胞的形态与数量均可发生不同程度的异常变化。

(1)红系细胞：

1）巨幼红细胞：为叶酸或维生素 B_{12} 缺乏所致的具有特征的异型幼红细胞，胞体明显增大，胞核增大为主，染色质疏松，显示核幼质老的不同步现象。

2）类巨变幼红细胞：与叶酸或维生素 B_{12} 缺乏无明显关系的不典型幼红细胞巨变，主要见于髓系肿瘤。多见于晚幼红和中幼红细胞。

3）双核、多核幼红细胞：大多见于原始细胞和早幼红细胞，偶见于正常骨髓，可见于造血和淋巴组织肿瘤，也见于特殊感染或重症感染。

4）核碎裂和核芽幼红细胞：多见于晚幼红和中幼红细胞，胞核呈分叶状、梅花样及花瓣状，胞体常增大，见于 MDS、MA、红血病和慢性 HA 等疾病。

5) Howell-Jolly 小体和嗜碱性点彩幼红细胞：Howell-Jolly 小体除了幼红细胞外也见于红细胞，见于溶血性贫血或骨髓无效造血时，也见于少数缺铁性贫血和某些特殊感染等疾病。嗜碱性点彩为胞质出现多少不一的嗜碱性点彩颗粒，除经常提及的铅中毒增多外，临床上常见的是慢性肾功能不全和 MDS。

6) 空泡变性幼红细胞：多见于原早幼红细胞，胞质和 / 或胞核上出现空泡，见于服用某些药物后、酒精和化合物中毒等。

(2) 粒系细胞：

1) 白血病性原始（粒）细胞：髓系肿瘤时可见四种原始细胞。①正常；②胞核异常；③胞质异常（如 Auer 小体、多形性突起）；④大小异常。APL 颗粒过多早幼粒细胞是与原始细胞等同意义的细胞，胞质中含有或粗或粗细不一的密集颗粒。粗颗粒被染成紫红色，细小颗粒被染成浅（紫）红色。

2) 胞核胞质发育不同步早、中幼粒细胞：为胞核幼稚，可见核仁，胞质特异性颗粒常较明显，而表现为“核幼质老”现象，多见于髓系肿瘤，尤其是 MDS、MDS-MPN。

3) 胞体巨大和颗粒增多早、中幼粒细胞：胞体常较大，胞质非特异性颗粒增多，中性颗粒较少，主要见于脾亢、粒细胞缺乏症、感染性疾病。

4) 中性颗粒缺乏粒细胞：见于不同阶段粒细胞，为胞质内颗粒稀少或缺如，胞质固有色减退，胞质有清淡感。见于 MDS，MDS-MPN，AML。

5) 双核幼粒细胞：见于不同阶段，常见于反应性粒细胞增多症、粒细胞相对增多的 MDS、AML；对称性双核者多见于良性血液病，大小不一和异型双核且胞质非特异性颗粒少以血液肿瘤居多。

6) 多核幼粒细胞：胞核出现三个或更多者，早、中幼粒细胞中比晚幼粒细胞多见，通常细胞较大，胞核可呈异型性，非特异性颗粒常多，可有变性空泡；见于重症感染、白血病和 MDS。

7) 胞质红染幼粒细胞：多见于中、晚幼粒细胞，为胞质着色过度红染者，非特异性颗粒缺少或缺乏，胞质呈均匀一片的浓杏红色，主要见 MDS、AML 和 MDS-MPN，但须与 APL 的细颗粒早幼粒细胞相鉴别。

8) 巨变粒细胞：见于不同阶段，胞核肥大伴畸形巨变幼粒细胞多见于 MA，少量出现也见于粒细胞生成增多的感染性疾病，不典型形态或偶见典型者也常见于粒细胞（相对）增多的 MDS 或 AML。

9) 中性多分叶核粒细胞：可见于 MA，感染，MDS，AA，PMF。

10) 毒性变粒细胞：主要为中性分叶核和杆状核粒细胞的毒性颗粒和空泡，也可见胞质嗜酸性变和胞膜退化变，细胞常肿大，也可固缩变小，严重时还可见杜勒小体。杜勒小体为中性粒细胞胞质内出现的淡蓝色囊状包涵体，常分布于胞质边缘。

11）Pelger-Huet 异常粒细胞：为中性粒细胞少分叶或不分叶。常为两叶、肿胀如眼镜状，单个核者呈花生形，也见棒状、哑铃形和夹鼻眼镜状，见于显性遗传的 Pelger-Huet 病，临床上最常见于 MDS、AML、MDS-MPN。

12）环形杆状中性粒细胞：胞核凹陷呈环状或锁状，最常见于 MA，其次为 MDS，AML，CML，重症酒精中毒和 PMF。

13）其他：①Chediak-Higashi 畸形，见于 Chediak-Higashi 综合征，患者多为小儿，中性粒细胞减少，反复感染，畏光，暴露部位皮肤灰色或色素过度沉着，肝、脾及淋巴结肿大。②May-Hegglin 畸形，为类似杜勒小体的粒细胞异常浅蓝斑形成，也见于单核细胞和淋巴细胞，临床上有白细胞减少和血小板减少，可见颗粒稀少的巨大血小板。③Alder-Reilly 畸形或异常，是由于白细胞内溶酶体不能分解多糖，使沉聚于白细胞内形成许多大而粗糙类似非特异性的颗粒，也类似包涵体，亦像嗜酸性和嗜碱性异常颗粒，这一异常颗粒除了成熟中性粒细胞外，也见于嗜酸性粒细胞和嗜碱性粒细胞、淋巴细胞和单核细胞，患者常有骨和关节畸形。

（3）单核细胞和巨噬细胞：

1）白血病性原幼单核细胞：原始单核细胞形态为胞体大、胞质丰富、浅灰色至深蓝色、有时有伪足突起、胞质空泡和细小颗粒，胞核通常圆形，亦呈卵圆形和不规则形、染色质细致、有明显的核仁；幼单核细胞核呈卷、折、凹状，染色质稀疏、核仁小或不明显，胞质有细小颗粒。

2）刺激性异型和转化中单核细胞：常见胞质增多、嗜碱性明显增强和突起者为细胞受刺激的活跃形态；胞体增大、胞质空泡，可含有吞噬物者，意味着单核细胞向巨噬细胞转化，可见于应激反应。

3）印戒状巨噬细胞：为胞核呈类圆形、豆形或肾形，明显偏位，染色质较单核细胞疏松；胞质丰富，呈裙边样或泡状吹起，靠近胞核的中央部分胞质常显厚实的内容物，如含有细小紫红色颗粒和吞噬的少量血小板及红细胞常见于伤寒等感染性疾病。

4）吞噬异常巨噬细胞：可同时或单独吞噬多个红细胞、血小板、粒细胞、有核红细胞、淋巴细胞和单核细胞等细胞。见于细菌和病毒感染所致的噬血细胞综合征、淋巴瘤与癌症等伴随的噬血细胞综合征。

5）Gaucher 细胞：胞体大小 20~80μm，外观圆形或不规则圆形；胞核较小，偏位于一旁，偶见核仁；胞质丰富，多为浅红色，有条索状或葱皮样结构为其形态特征，见于 Gaucher 病。

6）Niemann-Pick 细胞：染色质呈网状，胞质极丰富，淡蓝色，充满大小不的有透明感或泡沫感或蜂窝状磷脂颗粒。见于 Niemann-Pick 病。

7) 海蓝组织细胞：染色质粗网状，可见核仁；胞质丰富，嗜碱性，含有多少不一的海蓝、蓝黑色或蓝紫色颗粒，呈石榴籽样排列，可有泡沫感，见于特发性和继发性海蓝组织细胞增多症。

(4) 淋系细胞

1) 白血病性原始淋巴细胞：原始淋巴细胞可见于：①小原始淋巴细胞，色质均匀细致一，常无核仁，核质比例高；②大原始淋巴细胞，染色质均匀但粗细不一，核形可不规则状，部分凹陷、折叠和切迹，核仁明显；胞质常丰富，嗜碱性，可见空泡（多见于 Burkitt 细胞白血病）；③含颗粒原始淋巴细胞，多见于大原始淋巴细胞；④手镜型原始淋巴细胞，为胞质位于一侧，呈阿米巴样、蚓虫斗状或子镜状。

2) 原、幼淋巴瘤细胞：侵犯骨髓和血液的淋巴瘤细胞形态变异很大，胞体大小明显不一，胞核异型，胞质较丰富且嗜碱性强。

3) T 淋巴瘤 / 白血病细胞：共性特点常是高核质比例、不规则核形、轻至中度嗜碱性胞质和无颗粒；常有显著的胞核多形性（可见盘、绕、曲或脑回形胞核的巨大细胞），核染色质明显粗糙块状，外周血中肿瘤细胞常为多核叶，故又称花细胞。

4) 多毛细胞：被特指为多毛细胞白血病的肿瘤细胞，细胞有成熟特征，胞质丰富，周围有细长绒毛；有短绒毛的脾性淋巴瘤细胞浸润血液和骨髓时的形态学特点为胞核偏位，胞质位于一侧并有短小的绒毛淋巴样浆细胞。

5) 不典型淋巴细胞（异型淋巴细胞）：基本形态是胞体增大、胞核增大和胞质嗜碱性改变。按细胞形状可分为浆细胞型、幼稚细胞型和单核细胞型，多见于病毒感染，也见于病情较重的许多疾病。

6) 反应性浆细胞和骨髓瘤细胞：反应性浆细胞常见异常，如双核、三核，但无明显异型。浆细胞骨髓瘤（PCM）浆细胞为多形性和畸形性，有原始与成熟，有巨大与小型，有胞核规则与畸形，偶见胞质无色或紫红色的条状晶体和 Russell 小体（异常浆细胞胞质含有大量肉红色、浅蓝色的圆形小体）。幼稚性和异型性特点是肿瘤性浆细胞的可靠依据。

4. 细胞化学染色　细胞化学染色为血液病及其相关疾病的诊断和鉴别诊断提供了客观实验诊断的依据，作为形态诊断的补充和进一步检查，常用的血细胞化学染色项目包括髓过氧化物酶（MPO），萘酚 -ASD- 氯醋酸酯酶（CAE），非特异性酯酶酸（NSE），酸性萘酚醋酸酯酶（ANAE），中性粒细胞碱性磷酸酶（ANP），酸性磷酸酶染色（ACP）及过碘酸雪夫反应（PAS）和铁染色。

(1) 髓过氧化物酶（MPO）：髓过氧化酶染色主要用于急性白血病的鉴别诊

断，在中性粒细胞中除早期原粒细胞呈阴性反应外，其他均呈阳性反应，早幼粒细胞反应最强，嗜酸性细胞染色呈强阳性，嗜碱性细胞染色呈阴性，单核细胞中原单呈阴性反应，幼单，单核细胞多呈弱阳性反应，淋巴细胞、巨核系、红系细胞呈阴性反应。

(2) 萘酚 -ASD- 氯醋酸酯酶(CAE)：CAE 主要分布于中性粒细胞中，又称粒细胞酯酶。急性早幼粒细胞的 CAE 最强，早幼粒细胞胞质中有大量蓝色阳性物质，奥氏小体呈阳性反应。急性淋巴细胞白血病的原淋巴细胞呈阴性，急性粒单白血病的原粒细胞呈阳性，急性单核细胞白血病的原幼单核细胞为阴性或弱阳性。

(3) 非特异性酯酶(NSE)：NSE 主要存在于单核细胞和组织细胞内，又称单核细胞酯酶，以 α- 醋酸奈酚为底物染色时正常单核系各阶段呈灰黑色阳性。急性单核细胞白血病的单核细胞 NSE 呈阳性，但其活性受 NaF 抑制。

(4) 过碘酸雪夫(PAS)染色：主要用于白血病的鉴别诊断，M7 白血病原始细胞呈显著的块状或弥漫性强阳性时，结合多形性嗜碱性胞质和突起的特点，可疑似此型白血病；M6 幼红细胞 PAS 染色多呈阳性反应，MDS 幼红细胞可出现 PAS 阳性，而 MA 几乎全为阴性。原始粒细胞、原始淋巴细胞与原始单核细胞白血病，糖原成分以原始粒细胞最低，原始淋巴细胞最高，原始单核细胞最强。Gaucher 细胞 PAS 强阳性，Niemann-Pick 细胞 PAS 为阴性或弱阳性，可用于两者的鉴别。

(5) 铁染色：骨髓内含铁血黄素的铁离子和幼红细胞内的铁，在盐酸环境下反应生成蓝色的亚铁氰化铁沉淀(普鲁士蓝反应)，定位于含铁粒的部位。细胞外铁主要存在于巨噬细胞胞质内，有时也见于巨噬细胞外。铁粒幼细胞为幼红细胞胞质内出现蓝色细小颗粒，按含颗粒数分型。Ⅲ型含 6~10 颗，Ⅳ型含有 10 颗以上，又称病理性铁粒幼细胞。铁粒红细胞为红细胞内出现蓝色细小颗粒。环铁粒幼红细胞为胞质中含有铁颗粒数 >6 粒，围绕核周排列成 1/3 圈以上者。正常胞内铁阳性率为 25%~90%，不见病理性铁幼粒细胞。用于了解体内铁的贮存和利用情况和铁代谢疾病的鉴别。缺铁性贫血为外铁消失内铁减少；铁利用障碍性贫血(SA、AA、MA、MDS 和红血病等)为外铁增加(部分正常)，内铁增加；铁代谢反常性慢性贫血为外铁增加(也可正常)而内铁减少。此外，细胞外铁减少或消失表示骨髓贮存铁已将用完；若患者为小细胞性贫血，而细胞内外铁正常至增多，则提示铁利用障碍。

(6) 中性粒细胞碱性磷酸酶(ANP)：ANP 染色中性粒细胞呈不同程度阳性，嗜酸性粒细胞呈阴性反应。急性淋巴细胞白血病染色呈阴性反应，慢性髓细胞白血病染色少见阳性反应，急性化脓性细菌感染的涂片染色 ANP 阳性率和积分值显著提高。

(7)酸性磷酸酶染色(ACP):酸性磷酸酶染色对鉴别白血病有一定意义,急性T淋巴细胞白血病原淋巴细胞可见橘红色阳性反应颗粒;毛细胞白血病细胞中有较多棕红色阳性颗粒,且不被L-酒石酸抑制,急性早幼细胞白血病中早幼粒细胞可见红色阳性反应,但可被L-酒石酸抑制。

5. 骨髓细胞遗传学(染色体核型分析) 骨髓细胞遗传学检查是通过采集合适的标本制备染色体,对染色体染色显带后进行染色体核型分析,确定染色体数目和结构有无异常。白血病的细胞遗传学研究发现了许多有诊断和预后意义的染色体异常。对造血和淋巴组织肿瘤的诊断、分型、预后评判和微小残留病灶检测都有很大的应用价值,是细胞形态学诊断技术的补充和延伸,也是血液肿瘤的常规诊断项目。

6. 骨髓细胞分子生物学检查 通过基因检测可发现染色体畸变所累及的基因位置及其表达产物,检出遗传学方法不能发现的异常,还能发现癌基因突变、抑癌基因失活、凋亡基因受抑、DNA-染色质空间构型改变和表观遗传学改变等。对疾病的诊断、评估患者预后和指导治疗,提供较为精细的证据。其主要技术包括核酸分子杂交技术,PCR技术,DNA测序技术,限制性片段多态性、蛋白质分析技术、基因芯片技术等,其中最常用的是PCR和FISH。

7. 流式细胞免疫表型分析 血细胞从多能干细胞分化发育成熟的过程中,细胞膜、细胞质或细胞核抗原的出现表达,增多或减少,甚至消失与血细胞的分化发育阶段密切相关,表现出与细胞系列及其分化程度的特异性,某些抗原的表达与否,可作为鉴别和分类细胞的基础。细胞膜和细胞内的抗原与相应荧光标记的抗体作用,一段时间后形成带有荧光色素的抗原抗体复合物,经激光激发后发射特定波长的荧光,荧光强度与被测定抗原分子的含量成比例关系。骨髓细胞与荧光素标记的抗体结合,细胞被激光照射后产生散射光并发射荧光。光信号转变为电信号,信号经过加工处理,储存在计算机中。利用专门的计算机软件对其储存数据进行图像分析,可以获得细胞的前向散射光和侧向散射光。一般情况下,以CD45/SCC双参数散点图设门,可以观察到各种正常细胞群和异常群的分布特点,可专门分析异常细胞群的免疫表型,包括细胞膜细胞内的各种抗原,受体酶等成分的表达水平,从而判断其细胞系列分化程度,为血液肿瘤的免疫分型、诊断与鉴别诊断、疗效观察和预后判断等提供依据。

造血和淋巴组织疾病的诊断已从形态学与临床的结合,发展到免疫学、遗传学、基因技术等方法的综合性诊断。有的通过外周血和骨髓细胞形态学就能作出诊断;有的需要通过骨髓病理学检查才能发现疾病的根本异常;有的需要通过免疫表型检查才能明确细胞系列或缺陷；有些细分类型的诊断，需要细胞遗传学和基因检查、组织病理学、组织免疫化学以及特殊的形态学与细胞功能检查方可确诊。需要根据患者病情、疾病阶段、实验室条件、患者经济水平进行选择。

（吴 萍 李 丽 周 琳）

四、血栓与止血的检查

（一）标本的采集与处理

血栓与止血检查的标本采集以及前处理直接影响实验结果的准确性。服用某些药物或某些生理状况（如怀孕、情绪激动或剧烈运动）会对一些凝血试验结果造成影响。阿司匹林、双嘧达莫等双联抗栓药物能抑制血小板聚集；口服避孕药、雌激素会使血小板黏附功能、聚集功能和纤维蛋白原，凝血酶原及凝血因子Ⅶ、Ⅷ、Ⅸ、Ⅹ、Ⅺ的活性明显增高；剧烈运动或输注肾上腺素时，可以使维生素 K 依赖的凝血因子（因子Ⅱ、Ⅶ、Ⅸ、Ⅹ）和抗凝蛋白（蛋白 C、蛋白 S）等活性下降。故一般在进行此类检查时，应停用有关药物 2 周，因故不能停药者，必须注明用药状态。

1. 标本采集和保存

（1）标本采集：抽取静脉血按 1∶9 比例，加入到含 109mmol/L 枸橼酸钠溶液的抗凝真空试管中至刻度线，不得超出刻度线上下 10%。并轻轻颠倒 5~8 次，使之充分混匀与抗凝，不得有凝块。采血应避免溶血和脂血，故患者应尽量空腹和避免在输入脂肪乳过程中或其后采血。采集后立即送检，尽快 3 000r/min 离心 10min，分离血小板血浆。

（2）标本保存：分析前的标本可室温保存 4h，分离后的血浆 -20℃以下密封保存 24h 有效。

2. 血栓与止血自动化仪器检测的通用规则 临床常用血栓与止血检测的仪器有血凝仪、血小板聚集仪等。血栓与止血的检测方法，包括常用的凝固法、磁珠法、发色底物法、免疫学法等。无论何种方法、使用何种原理的仪器，均应该遵守实验室的通用规则，包括实验室的实施与环境条件（检测设备和环境温湿度要求、储存标本的冰箱）、实验设备（所有设备应进行校准）、制订血栓与止血检查各分析项目的标准操作程序、各种仪器的性能验证（精密度、正确度、可报告范围等）和实验室内部质量控制等。

（二）血小板的检查（血小板功能试验）

1. 血小板黏附试验

【原理】

血小板具有黏附于伤口或异物表面及互相黏附的生理功能，称为血小板黏附性。一定量血液与固定表面积的异物接触一定时间后，即有一定数目的血小板黏附于异物表面上，测定接触前、后血小板数之差，即为黏附于异物表面的血小板数，由此可求出占血小板总数的百分数。

【参考值】

玻球法：37.2% ± 5.6%；玻柱法：62.5% ± 8.6%；玻蕊漏斗法：31.9% ± 10.9%。

【临床意义】

血小板黏附率减低，见于血管性血友病、Bernard-Soulier 综合征、Ehlers-Danlos 综合征、肝硬化、尿毒症、骨髓增生性疾病和使用抑制血小板的药物等。血小板黏附率增高，见于高凝状态和血栓性疾病。

2. 血小板聚集试验（PAgT）

【原理】

在特定的连续搅拌条件下于富含血小板的血浆（PRP）中加入血小板诱导剂时，由于血小板发生聚集，悬液的浊度发生相应的改变，光电池将浊度的变化转化为电讯号的变化，在记录仪上予以记录，根据描记曲线即可计算出血小板聚集的程度和速度。

【参考值】

最大聚集率 50%~90%。

【临床意义】

血小板聚集率降低，见于血小板无力症、贮藏池病、血管性血友病、May-Hegglin 异常、低（无）纤维蛋白原血症、尿毒症、肝硬化、Wilson 病、维生素 B_{12} 缺乏症、感染性心内膜炎和血小板抑制药的应用等。血小板聚集率增高，见于高凝状态和血栓性疾病。

3. 血小板释放试验

（1）血小板 ATP 释放试验：

【原理】

血小板中有 2/3 腺嘌呤核苷酸贮存在致密颗粒中，其中 ATP 的贮存率为 30%，ADP 的贮存率为 80%。血小板受诱导剂刺激活化时，致密颗粒中 ATP 被释放至细胞外。测定血小板受诱导剂刺激后细胞外液中 ATP 含量是反映血小板释放功能的一项指标。

【参考值】

（1）加 ADP3.6 × 10^{-6}mol/L 时，ATP 释放量为（1.8 ± 0.8）μmol/10^{11} 血小板。

（2）加肾上腺素 9 × 10^{-6}mol/L 时，ATP 释放量为（1.7 ± 0.4）μmol/10^{11} 血小板。

【临床意义】

血小板 ATP 释放量减少见于骨髓增生异常综合征、ITP、多发性骨髓瘤、霍奇金病以及服用抗血小板药物。本试验是确诊贮存池病的指标之一，如同时发现血小板提取物 ATP/ADP 比例增加（正常为 1.2~2.5），则为贮存池病最突出的特征。

（2）5- 羟色胺（5-HT）检测：

【原理】

血液中 90% 的 5-HT 集中在血小板致密颗粒内。当血小板活化时 5-HT 从致密颗粒释放至细胞外。血浆或血小板中的 5-HT 在强酸中与邻苯二甲醛进行缩合反应，产生荧光发色团。用荧光分光光度计进行测定，与同样处理的标准物比较，求得 5-HT 含量。

【参考值】

5-HT 血浆含量为（54 ± 1.8）ng/L；血小板中为（603 ± 14）ng/10^9 血小板。

【临床意义】

①血浆中 5-HT 水平增高，见于甲状腺髓样癌、胰岛细胞瘤、血小板增多症等。②血小板中 5-HT 含量降低，见于各种贮存池病和某些花生四烯酸代谢障碍疾病。本试验为确诊贮存池病最方便的检查方法。

4. 血小板凝血活性检测　血小板第三因子有效性试验（PF3aT）

【原理】

PF3 是血小板在活化过程中所形成的一种膜表面磷脂，是凝血的重要组成部分。PF3 为因子Ⅴa 的固定部位，可加速Ⅹa 的生成并促进凝血过程。

将正常人和患者 PRP 与缺血小板的血浆（PPP）相互配合，以白陶土作活化剂，促使 PF3 形成，测定凝固时间，比较各组时差，从而得知 PF3 是否有缺陷。

【参考值】

患者与正常人 PRP 及 PPP 相互结合，凝血时间延长不超过 5s。

【临床意义】

PF3aT 减低，见于先天性 PF 缺乏症、血小板无力症、巨血小板综合征、血小板病、Ⅰ型糖原贮积症、尿毒症、肝硬化、原发性血小板增多症、真性红细胞增多症、急性和慢性粒细胞白血病、骨髓纤维化、多发性骨髓瘤、巨球蛋白血症、系统性红斑狼疮、先天性心脏病、再生障碍性贫血、血小板减少性紫癜及恶性贫血等。PF3aT 增高，见于食用饱和脂肪酸、Ⅱ型高脂血症、一过性脑缺血发作、心肌梗死、糖尿病伴血管病变及动脉粥样硬化等。

5. 血小板相关抗体（PAIg）检测

【原理】

抗血小板抗体与血小板表面相关抗原形成复合物，加入酶标抗人 IgG、抗人 IgM、抗人 IgA 后加底物显色。以已知 Ig 含量的参考血清做标准曲线，可计算相应的 PAIgG、PAIgM、PAIgA 的含量。

【参考值】

ELISA 法:PAIgG(0~78.8)ng/10^7 血小板、PAIgM(0~7.0)ng/10^7 血小板、PAIgA(0~2.0)ng/10^7 血小板。

【临床意义】

作为诊断 ITP 的指标之一,90% 以上 ITP 患者的 PAIgG 增高,如同时测定 PAIgM、PAIgA 及 PAC,阳性率可达 100%。经皮质激素治疗有效的 ITP 患者,其 PAIgG 下降。除了 ITP 外,在系统性红斑狼疮(SLE),艾滋病等多种免疫性疾病 PAIgG 亦可升高。

6. 血小板活化指标

(1)β- 血小板球蛋白(β-TG)和血小板第 4 因子(PF4):

【原理】

β-TG 和 PF4 是由血小板 α 颗粒合成和释放的特异蛋白。可利用 RIA 和 ELISA 法测定其含量。

【参考值】

RIA 法:血浆 β-TG(25.3 ± 3.0)μg/L,PF4(3.2 ± 0.8)μg/L。

ELISA 法:血浆 β-TG(16.4 ± 9.8)μg/L,PF4(3.2 ± 2.3)μg/L。

【临床意义】

血浆 β-TG 和 PF4 增高表示血小板被激活。见于血栓前状态和血栓性疾病。

(2)血小板 α- 颗粒膜蛋白 -140(GMP-140)测定:

【原理】

利用放射性核素标记的抗 GMP-140 单抗可直接测定血小板表面的 GMP-140 含量;采用双抗体夹心法,固相免疫放射试验,可定量测定人血浆 GMP-140 含量。

【正常值】

血小板表面含量:(780 ± 490)分子 / 血小板;血浆含量:(1.61 ± 0.72)× 10^7 分子数 /L。(ELISA 法)

【临床意义】

血小板表面 GMP-140 增高见于血小板被激活;血浆 GMP-140 增高代表血小板破坏或释放反应增加。

(3)血栓素 B2(TXB2):

【原理】

血小板花生四烯酸代谢的主要活性产物是血栓素 A2(TXA2)。TXA2 很不稳定,半衰期为 30s 左右,很快转变为稳定的无活性的 TXB2。

【参考值】

RIA 测定血浆 TXB2 的参考值为(136.0 ± 81.8)ng/L(RIA 法)。

【临床意义】

TXB2 水平升高,是反映血小板活化的可靠指标。

(三) 凝血因子的检查(图 1-4-1)

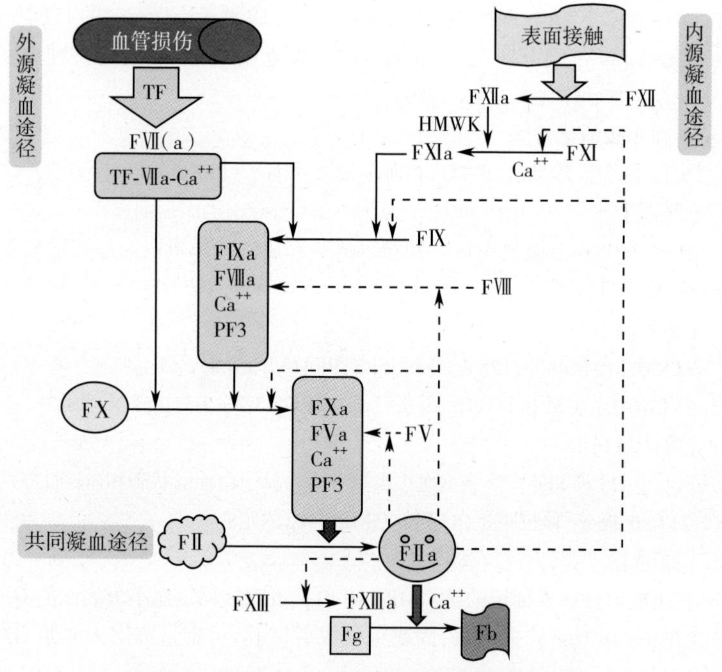

图 1-4-1 凝血因子在参与的凝血途径的重要作用

1. 凝血因子筛查试验(表 1-4-7)

表 1-4-7 凝血因子筛选试验

外源性途径Ⅲ、Ⅶ、Ca^{2+}	PT
内源性途径Ⅷ、Ⅸ、Ⅺ、Ⅻ、Ca^{2+}	APTT
共同途径Ⅴ、Ⅹ、Ⅱ、Ⅰ、Ca^{2+}、XⅢ	TT

(1) 血浆凝血酶原时间(PT)

【原理】

在受检血浆中加入过量的组织凝血活酶，在血浆凝血因子Ⅴ、Ⅶ、Ⅹ及钙等作用下，使凝血酶原转变为凝血酶，继而使纤维蛋白原转变为纤维蛋白。本试验观察血浆凝固所需的时间，是外源凝血系统常用筛选试验。

【参考值】

11~13s，超过正常对照3s有临床意义。

不同试剂、不同实验室有别，均应做正常对照。

【临床意义】

凝血酶原时间延长，见于因子Ⅱ、Ⅴ、Ⅶ、Ⅹ缺乏或低（无）纤维蛋白原血症。凝血酶原时间缩短，见于先天性因子Ⅴ增多症、口服避孕药、高凝状态和血栓性疾病等。华法林抗凝治疗患者的凝血酶原时间测定：宜选用具有国际标准指数标志的凝血活酶试剂（ISI），检查结果应采用国际通用的凝血酶原时间国际正常化比率（INR）方式报告。

（2）INR值：国际标准化比值，指受检者血浆凝血酶原时间/正常参比血浆凝血酶时间的国际标准值。

计算公式：INR=（测量PT/正常PT）^{ISI}/（PTR）^{ISI}，

【参考值】

0.9~1.3。

【临床意义】

它不但建立了测量值与正常人的对照，而且排除了不同实验室、不同试剂之间的差异，使它的值更具有临床统一的意义。在口服抗凝剂的监测中更有统一标准的临床意义。

（3）活化部分凝血活酶时间（APTT）

【原理】

在37℃下以白陶土为接触剂，加入部分凝血活酶（磷脂），诱发血浆凝血因子Ⅻ活化，在钙离子参与下，观察凝血活酶和凝血酶生成，最终形成纤维蛋白所需时间。它是内源凝血系统较敏感和常用的筛选试验。

【参考值】

男性：37s ± 3.3s（31.5~43.5s）；女性：37.5s ± 2.8s（32~43s）。受检者的测定值较正常对照延长超过10s以上才具有病理学意义。

【临床意义】

APTT延长见于血友病；血管性血友病；重症凝血酶原、因子Ⅴ、Ⅹ缺乏和低（异常）纤维蛋白原症；纤溶活力增强；血液循环中有抗凝物质。APTT缩短见于高凝状态及血栓性疾病。

2. 凝血因子活性检查

⑴凝血因子活性(Ⅷ:C、Ⅸ:C、Ⅺ:C、Ⅻ:C)的活性测定

【原理】

以缺乏待测因子的血浆作为基质血浆,在基质血浆、缓冲液、脑磷脂和白陶土悬液中,加入 Ca^{2+} 后观察凝固时间作为空白测定管(凝固时间在 240s 左右)。以正常健康人的新鲜混合血浆作标准曲线,将受检者的凝固时间按内插法代入回归方程可得待测因子的百分率。

【参考值】

Ⅷ:C 为 102.96% ± 25.25%,范围为 54.29%~168.51%。

Ⅸ:C 为 98.08% ± 30.07%,范围为 50.09%~222.05%。

Ⅺ:C 为 100% ± 18.38%。

Ⅻ:C 男性为 108% ± 33%,女性为 111% ± 37%。利用发色底物 S2302 测定Ⅻ:C 为 102% ± 15%。

【临床意义】

Ⅷ:C 减低见于血友病 A、血管性血友病;Ⅸ:C 减低见于血友病 B;Ⅺ:C 减低见于血友病 C;Ⅻ:C 减低见于遗传性Ⅻ缺乏;另外上述凝血因子活性减低亦见于肝硬化、重症肝炎、DIC 及血液中存在相应因子的抗体。

Ⅷ:C、Ⅸ:C、Ⅺ:C、Ⅻ:C 增高主要见于高凝状态和血栓性疾病。

⑵凝血因子Ⅱ:C、Ⅴ:C、Ⅶ:C 和Ⅹ:C 的活性测定

【原理】

受检者血浆或正常稀释血浆分别与缺乏因子Ⅱ:C、Ⅴ:C、Ⅶ:C 和Ⅹ:C 的血浆及组织凝血活酶、Ca^{2+} 等混合,作凝血酶原时间测定。将受检者血浆测定的结果与正常标准曲线比较,分别计算受检血浆中所含因子Ⅱ:C、Ⅴ:C、Ⅶ:C 和Ⅹ:C 含量。

【参考值】

Ⅱ:C:95.9% ± 23%。

Ⅴ:C:102.45% ± 37.9%。

Ⅶ:C:104.0% ± 19.2%。

Ⅹ:C:104.9% ± 15.4%。

【临床意义】

血浆中凝血因子Ⅱ:C、Ⅴ:C、Ⅶ:C 和Ⅹ:C 水平增高主要见于高凝状态和血栓性疾病,尤其是静脉血栓形成性疾病。血浆中凝血因子Ⅱ:C、Ⅴ:C、Ⅶ:C 和Ⅹ:C 水平减低见于先天性因子Ⅱ、Ⅴ、Ⅶ和Ⅹ缺乏症,但较少见。获得性减低者见于维生素 K 缺乏症、肝病、DIC 和口服抗凝剂等。在血液循环中有上述凝血

因子的抑制物时，这些因子的血浆水平也降低。

(3) 血浆纤维蛋白原测定(FIB)

【原理】

在受检血浆中加入一定量的凝血酶，后者使血浆中的纤维蛋白原转变为纤维蛋白，通过比浊原理计算 FIB 的含量。

【参考值】

2~4g/L。

【临床意义】

纤维蛋白原增高(超过 4g/L)：高凝状态。血栓性疾病、急性炎症、手术创伤、恶性肿瘤、组织坏死，糖尿病、使用雌激素等。生理性：部分正常老人，妊娠晚期。

纤维蛋白原减少(低于 2g/L)：见于 DIC 和原发性纤溶症、重症肝炎和肝硬化等，也见于降纤药治疗和溶血栓治疗，故是他们的监测指标之一。

(4) 可溶性纤维蛋白单体复合物(SFMC)

【原理】

在凝血酶作用下，纤维蛋白(因子Ⅰ，Fg)由 α(A)链和 β(B)链先后释出肽 A(FPA1-16)和肽 B(FPB1-14)，失去肽 A 和肽 B 的 Fg，分别称为纤维蛋白Ⅰ(FbⅠ)和(FbⅡ)。FbⅠ和 FbⅡ可以自行聚合成能溶解于 5mmol/L 尿素溶液中，称为可溶性纤维蛋白单体复合物(SFMC)。应用酶免疫分析法(EIA)和放射免疫分析法(IRMA)可以检测血浆 SFMC 的含量。

【参考值】

EIA 法(48.5 ± 15) μg/ml；IRMA 法：(50.0 ± 26.1) μg/ml。

【临床意义】

SFMC 血浆水平的增高特异性地反映凝血酶的活性，是反映高凝状态的敏感指标。它反映凝血过程已启动。

(四) 抗凝因子的检查

1. 抗凝物质测定

(1) 蛋白 C 测定(PC)

1) 抗原测定

【原理】

在含抗人蛋白 C 的琼脂板中，加入一定量的受检血浆。定量抗原在电场作用下由负极向正极泳动，在一定时间内形成火箭样沉淀峰，峰的高度与抗原浓度成正比。

【参考值】

102.5% ± 20.1%。

2）活性测定

【原理】

活化型蛋白 C（APC）灭活因子Ⅴa 和Ⅷa，致使 APTT 延长，其延长的程度与 APC 活性呈直线关系，由此可以计算出 APC 活性。

【参考值】

100.24% ± 13.18%。

【临床意义】

蛋白 C 降低见于：①先天性 PC 缺陷：Ⅰ型抗原和活性均降低，Ⅱ型抗原正常、活性降低；②获得性 PC 缺陷：DIC、呼吸窘迫综合征、肝功能不全及口服双香豆素抗凝剂。

蛋白 C 增加见于冠心病、糖尿病、肾病综合征和妊娠后期。

(2)蛋白 S 抗原测定（PS）

【原理】

同蛋白 C 抗原测定。此外，与补体 C4 结合蛋白（C4bp）结合的 PS 可被 25% 聚乙二醇沉淀，其上清液中的 PS 即为游离 PS（FPS）。

【参考值】

总 PS 109.95% ± 23.9%；游离 PS 53.3% ± 7.9%。

【临床意义】

PS 作为 PC 的辅因子，参与 PC 对因子Ⅴa 和Ⅷa 的灭活作用。先天性 PS 缺陷者常伴发严重深静脉血栓；获得性 PS 降低，见于肝病、口服双香豆素类抗凝药和妊娠妇女。

(3)抗凝血酶Ⅲ检测（AT-Ⅲ）

【原理】

在试验中加入过量的凝血酶，后者与血浆中的 AT-Ⅲ形成 1∶1 的复合物，剩余的凝血酶作用于发色底物 S-2238，释出显色基团对硝基苯胺。显色深浅的程度与剩余的凝血酶呈正相关，与 AT-Ⅲ活性呈负相关。用 AT-Ⅲ抗血清，结合火箭电泳可检测 AT-Ⅲ的抗原量。

【参考值】

发色底物法：AT-Ⅲ活性（AT-Ⅲ:a）为 108.5% ± 5.3%；火箭电泳法：AT-Ⅲ抗原（AT-Ⅲ:Ag）为 290 ± 30.2g/L。

【临床意义】

先天性 AT-Ⅲ缺陷症：按 AT-Ⅲ:Ag 与 AT-Ⅲ:a 测定结果分为 CRM-型

（AT- Ⅲ:Ag 与 AT- Ⅲ:a 均减低）和 CRM+ 型（AT- Ⅲ:Ag 正常而 AT- Ⅲ:a 减低）。前者表示 AT- Ⅲ合成障碍，后者表示 AT- Ⅲ分子结构异常。

获得性 AT- Ⅲ异常：AT- Ⅲ减低见于肝脏疾病、DIC、手术后、血栓前期及血栓性疾病；AT- Ⅲ增高见于血友病、口服抗凝剂、应用黄体酮等。

2. 病理性抗凝物质测定循环抗凝物质测定

【原理】

利用正常血浆和受检血浆不同量的配合分别作交叉复钙时间测定，或测定受检血浆中抗凝血因子的抗体及其单位。

【临床意义】

缺乏凝血因子患者经输注相应的凝血因子治疗后，一旦循环中产生抗该凝血因子的抗体后，再继续替代治疗则效果差。结缔组织病、恶性肿瘤也常产生病理性抗凝物质。

（五）纤溶系统的检查

1. 血浆鱼精蛋白副凝固试验（plasma protamine paracoagulation test，3P 试验）

【原理】

在凝血酶作用下，纤维蛋白原释放出肽 A 和肽 B 后转变为纤维蛋白单体（FM）；FM 与纤维蛋白（原）降解产物形成可溶性复合物，鱼精蛋白可使该复合物中 FM 游离，后者又自行聚合成肉眼可见的纤维状。

【参考值】

阴性：血浆清晰不变，无不溶解物产生。阳性：血浆中如有细或粗颗粒沉淀出现、或有纤维蛋白丝（网）或有胶冻形成。

【临床意义】

阴性：正常人，DIC 晚期和原发性纤溶症；阳性：DIC 的早期或中期。

2. 凝血酶时间测定（TT）

【原理】

在血浆中加入标准化的凝血酶溶液，测定其使血浆纤维蛋白原转变成纤维蛋白的时间。

【参考值】

16~18s，超过正常对照 3s 为延长。

【临床意义】

凝血酶时间延长见于低（或异常）纤维蛋白原血症、肝素过量、血浆中存在纤维蛋白（原）降解产物（FDP）或其他抗凝物质。

3. 纤维蛋白（原）降解产物（FDP）

【原理】

乳胶凝集法。

【参考值】

<5mg/L。

【临床意义】

原发性、继发纤溶亢进时，血清及尿中 FDP 明显增高。恶性肿瘤、白血病、肺栓塞、深部静脉血栓形成等有高凝状态倾向的疾病，FDP 也常增高。尿 FDP 增高还见于肾脏疾病，如肾移植排斥反应、肾小球肾炎、泌尿系统感染等。

4. D- 二聚体测定

【原理】

用抗 D- 二聚体单克隆抗体包被固相载体乳胶颗粒，与血浆标本进行凝集试验，以检测血浆中 D- 二聚体的含量。

【参考值】

正常成人 <0.5μg/ml（FEU），妊娠或 >70 岁者，D- 二聚体含量升高。

【临床意义】

高凝状态和血栓病时，血浆 D- 二聚体明显升高，如 DIC、肺栓塞、深部静脉血栓、急性心肌梗死和先兆子痫等。D- 二聚体在继发性纤溶症为阳性，原发性纤溶症为阴性。用于溶栓药物治疗的监察和疗效考核。使用溶栓药物后 D- 二聚体含量明显升高，如溶栓药物已达到疗效，则 D- 二聚体含量在升高后应很快下降；如果 D- 二聚体含量升高后持续维持在一定高水平，则提示溶栓药物的用量不足或血栓形成仍在扩展。

5. 纤溶酶 - 抗纤溶酶复合物（PIC）

【原理】

纤溶酶一旦形成后即与 α2- 抗纤溶酶以 1∶1 形成 PIC，使纤溶酶灭活。PIC 可用 ELISA 法测定。

【参考值】

<0.8μg/ml，其中男性为 0.13~0.65μg/ml，女性为 0~0.81μg/ml。

【临床意义】

在 DIC、血栓性疾病和血栓前状态血浆 PIC 水平增高，为反映纤溶酶生成的分子标志物。

6. 纤维蛋白肽 Bβ1-42 和 Bβ15-42

【原理】

当纤溶酶作用于纤维蛋白（原），其首先反应之一是从 Bβ 链 N 末端断裂 3 个多肽，根据其链长定名为 Bβ1-118、Bβ1-42、Bβ15-42 相关肽（RPS）。由于多肽依分子量大小可在层析中进行重新分配和分离，利用高效液相色谱层析法，以标准物质作为参照则可测得样品中多肽的含量。

【参考值】

荧光色谱层析法：Bβ1-42 (0~3.91)nmol/L，Bβ15-42 (1.56 ± 1.20)nmol/L。

【临床意义】

血浆中 Bβ1-42 和 Bβ15-42 含量增高反映纤溶酶活性增强，原发性纤溶时仅 Bβ1-42 升高。

7. 纤溶酶原

【原理】

纤溶酶原在链激酶的作用下，转变成纤溶酶，使发色底物释出对硝基苯胺而显色。显色深浅直接随纤溶酶水平高低而变化，可通过计算求得血浆中纤溶酶原的活性；将受检血浆（含抗原）加到扩散板的小孔内，然后抗原在含抗纤溶酶原血清（抗体）的琼脂糖中迅速扩散。扩散一定时间后，通过测量沉淀弧的直径推算抗原的含量。

【参考值】

纤溶酶原活性：75%~140%；纤溶酶原含量：(288 ± 56)mg/L。

【临床意义】

纤溶酶原活性增强或含量增高，表示纤溶活性降低，见于血栓前状态和血栓性疾病。纤溶酶原活性减弱或含量减低，表示纤溶活性增高，见于原发性和继发性纤溶症或先天性纤溶酶原缺乏症。

8. 组织纤溶酶原激活物（t-PA）

【原理】

t-PA 由血管内皮细胞合成。应用发色底物法可检测其活性（t-PA：A），用 ELISA 法可测定其含量。

【参考值】

t-PA：A 为 0.3~0.5AU/ml；t-PA 含量为 1~12μg/L。

【临床意义】

t-PA 含量随年龄增长而增高。t-PA 水平降低，易促发血栓形成。

9. 纤溶酶原激活物抑制物 -1（PAI-1）

【原理】

PAI-1 由血管内皮细胞、血小板 α 颗粒、巨核细胞、巨噬细胞、肝细胞等合成，能特异性地与 t-PA 结合，从而使它们灭活。应用发色底物法可检测 PAI-1 活性，用 ELISA 法可测定 PAI-1 含量。

【参考值】

PAI-1 活性:0.1~1.0IU/ml;PAI-1 含量:6.92 ± 2.52IU/mL。

【临床意义】

在血栓前状态、血栓栓塞症时,血浆 PAI-1 水平增高。PAI-1 活性减低见于原发性和继发性纤溶症。

(樊笑霞 吴 萍)

2 临床尿液检查

一、尿液常规、沉渣、有形成分检测及意义

(一) 尿液理学检查

1. 尿液颜色 根据观察到的尿液颜色进行报告。正常尿颜色:因尿含尿色素可呈淡黄色。尿被浓缩时,颜色可呈深黄色,并受某些食物及药物的影响。病理性尿颜色:凡观察到尿液呈无色、深黄色、浓茶色、红色、紫红色、棕黑色、绿蓝色、乳白色等,均应报告。浓茶样深红色尿可见于胆红素尿;红色尿见于血尿、血红蛋白尿;紫红色尿见于卟啉尿;棕黑色尿见于高铁血红蛋白尿、黑色素尿;绿蓝色尿见于胆绿素尿和尿蓝母;乳白色尿可能为乳糜尿、脓尿。

2. 尿液透明度 根据尿的外观理学性状,将尿液透明度分为“清晰透明、微浑、浑浊、明显浑浊”4 个等级。浑浊尿的鉴别步骤:①加热,浑浊消失,为尿酸盐结晶;②加入醋酸数滴,浑浊消失且产生气泡,为碳酸盐结晶;浑浊消失但无气泡,为磷酸盐结晶;③加入 2% 盐酸数滴,浑浊消失,为草酸盐结晶;④加入 10% 氢氧化钠数滴,浑浊消失,为尿酸结晶;呈现胶状,为脓尿;⑤在 1 份尿液中,加入乙醚 1 份和乙醇 2 份,振荡,浑浊消失,为脂肪尿;⑥尿液经上述处理方法后仍呈浑浊,多为菌尿。

(二) 尿液干化学分析

1. 试带法(常用检查项目)

【原理】

尿液干化学试带是以滤纸为载体,将各种试剂成分浸渍后干燥,作为试剂层,固定在塑料底层上,并在表面覆盖一层起保护作用的尼龙膜,通常能检测 8~11 项尿化学试验。试带法尿酸碱度(pH)、蛋白质、葡萄糖、酮体、隐血、胆红素、尿胆原、亚硝酸盐、尿比重、白细胞酯酶和维生素 C 测定的原理、参考区间和分析灵敏度见表 1-4-8。

表 1-4-8 尿试带法检查项目的原理、参考区间

项目	原理	参考区间
酸碱度(pH)	双指示剂系统	4.5~8.0
蛋白质(mg/L)	指示剂蛋白质误差	阴性
葡萄糖(mg/L)	葡萄糖氧化酶 - 过氧化物酶偶联酶反应	阴性
酮体(mg/L)	亚硝基铁氰化钠反应	阴性
隐血:① Hb:(mg/L);② RBC:(个 /μl)	血红素的类过氧化物酶活性	阴性
胆红素(mg/L)	偶氮偶合反应	阴性
尿胆原(mg/L)	偶氮反应或改良 Ehrlich 反应	阴性或弱阳性
亚硝酸盐(mg/L)	偶氮偶合反应	阴性
比密	尿中离子溶质引起多聚电解质释放质子	随机尿标本 1.003~1.030；晨尿 >1.020；新生儿 1.002~1.004
白细胞酯酶(白细胞:个 /μl)	白细胞脂酶法	阴性
维生素 C(mg/L)	维生素 C 还原试带中染料	阴性

注:不同厂家尿液干化学试带的检测原理、分析灵敏度不尽相同。

【临床意义】

(1)尿酸碱度:肉食者多为酸性,食用蔬菜水果可致碱性。久置腐败尿或泌尿道感染、脓血尿均可呈碱性。磷酸盐、碳酸盐结晶多见于碱性尿;尿酸盐、草酸盐、胱氨酸结晶多见于酸性尿。酸中毒及服用氯化铵等酸性药物时尿可呈酸性。

(2)尿蛋白质:分为短暂性蛋白尿,如功能性(发热、运动、充血性心力衰竭和癫痫发作等)、体位性(仅见于直立性体位)或持续性蛋白尿,如肾前性(免疫球蛋白重链和轻链分泌、肌红蛋白尿和血红蛋白尿等)、肾性(IgA 肾病、肾毒性药物所致小分子蛋白尿和进展性肾病等)和肾后性(如尿路感染、前列腺或膀胱疾病和阴道分泌物污染等)。

(3)尿葡萄糖：阳性见于糖尿病、肾性糖尿病、甲状腺功能亢进等，内服或注射大量葡萄糖及精神激动等也可致阳性反应。

(4)尿酮体：阳性见于妊娠剧吐、长期饥饿、营养不良和剧烈运动后。严重未治疗的糖尿病酸中毒患者，酮体可呈强阳性反应。

(5)尿隐血：尿隐血来自两种情况。①尿红细胞：无论试验前红细胞是否破坏，只要红细胞达到一定浓度，试带检测时均可出现隐血阳性。主要见于肾小球肾炎、尿路结石、泌尿系统肿瘤、感染等。②尿血红蛋白：即含游离血红蛋白的血红蛋白尿。正常人尿液中无游离血红蛋白。当体内大量溶血，尤其是血管内溶血，血液中游离血红蛋白可大量增加。当超过 1.00~1.35g/L 时，即出现血红蛋白尿。此种情况常见于血型不合输血、阵发性睡眠性血红蛋白尿、寒冷性血红蛋白尿症、急性溶血性疾病等。还可见于各种病毒感染、链球菌败血症、疟疾、大面积烧伤、体外循环、肾透析、手术后所致的红细胞大量破坏等。

(6)尿胆红素：阳性见于肝实质性及阻塞性黄疸。溶血性黄疸时，一般尿胆红素阴性。

(7)尿胆原：阴性见于完全阻塞性黄疸；阳性增强见于溶血性疾病及肝实质性病变，如肝炎。

(8)尿亚硝酸：阳性见于尿路细菌感染，如大肠埃希菌属、克雷伯菌属、变形杆菌属和假单胞菌属感染。注意，亚硝酸盐结果阳性与致病菌数量没有直接关系。

(9)尿比重：增高见于少尿、急性肾炎、高热、心功能不全、脱水等；尿比密增高同时伴尿量增多，常见于糖尿病。尿比密减低见于慢性肾小球肾炎、肾功能不全、尿崩症等。连续测定尿比密比一次测定更有价值，慢性肾功能不全呈现持续性低比密尿。如临床怀疑肾小管疾病时建议采用冰点渗透压法测定尿渗量以明确诊断。

(10)尿白细胞酯酶：阳性提示尿路炎症，如肾脏或下尿道炎症，表明尿液中白细胞数量 >20 个 /μl；阳性也可见于前列腺炎。

(11)尿维生素 C：主要用于排除维生素 C 对于化学分析结果的干扰，阳性提示试带尿液隐血、胆红素、亚硝酸盐和葡萄糖检测结果可能为假阴性。

（三）尿液有形成分检查

1. 尿液有形成分分析仪　目前，在国内外已推出了能对部分尿液有形成分进行自动筛检分析的仪器，称尿液有形成分分析仪 . 这些系统多数采用电阻抗、光散射（包括对有形成分进行各种染色如荧光染色后的流式细胞术检测）或数字影像分析术的原理识别或分类红细胞、白细胞、上皮细胞、小圆上皮细胞、管型、细菌、精子、黏液丝、结晶等有形成分，已逐步成为尿液显微镜检查的首选筛检方法。

2. 尿液有形成分显微镜检查

(1)直接镜检法：简便但阳性率低，重复性差，易漏诊，仅适用于急诊有明显浑浊血尿、脓尿的检查。

(2)离心法：敏感阳性率高，但操作较繁琐费时。

(3)定量尿沉渣计数板法：使尿沉渣检查更符合标准化的要求。

(4)染色法：有助于识别细胞、管型等。

3. 参考值及临床意义

(1)尿红细胞检查

【参考值】

0~3/HP(离心镜检法)。

【临床意义】

鉴别红细胞形态有助于判断血尿来源是肾源性还是非肾源性疾病。

肾性血尿：红细胞通过有病理改变的肾小球基底膜时，受到挤压损伤、尿酸碱度和渗透压影响。

非肾性血尿：主要是肾小球以下部位和泌尿通路上，毛细血管破裂的出血，红细胞未经肾小球基底膜的挤压损伤，因而形态正常。

(2)尿白细胞检查

【参考值】

0~5/HP(离心镜检法)。

【临床意义】

肾盂肾炎时，由细菌感染所致，尿细菌培养阳性；膀胱炎时，尿白细胞增多，常伴有脓尿，可见小圆上皮细胞、大圆上皮细胞、闪光细胞等，但无管型；女性阴道炎、宫颈炎和附件炎时，尿白细胞增多，常伴大量鳞状上皮细胞；肾移植后排斥反应时，尿中可出现大量淋巴细胞及单核细胞；药物性急性间质性肾炎时，尿单核细胞增多；急性肾小管坏死时，单核细胞减少或消失。

(3)尿上皮细胞检查

尿上皮细胞来源：主要来自肾小管、肾盂、肾盏、输尿管、膀胱和尿道等。

【参考值】

①肾小管上皮细胞：无。②移形上皮细胞：无或偶见。③鳞状上皮细胞：少见。

【临床意义】

肾小管上皮细胞：尿中一旦增多，即提示肾小管病变。

移行上皮细胞增多：尿中出现大量移行上皮细胞时，提示有相应部位的炎症或坏死性病变。膀胱炎时，可大量大圆上皮细胞或成片脱落；肾盂肾炎时，常见尾形上皮细胞增多。

鳞状上皮细胞增多：尿中大量出现或片状脱落，或伴白细胞、脓细胞，多见于尿道炎；女性患者，应排除阴道分泌物的污染。

(4) 尿管型检查：是一些有机物或无机物，如蛋白、细胞或结晶等成分，在肾小管和集合管内凝固聚合而形成的圆柱状结构物。

透明管型：偶见，增多见于发热、麻醉、心力衰竭、肾受刺激后。

红细胞管型：正常尿中无。出现提示肾小球性疾病和肾单位内有出血。

白细胞管型：正常尿中无。出现提示肾实质有细菌感染性病变。

颗粒管型：正常尿中无。出现提示肾脏有实质性病变，多见于急慢性肾小球肾炎、急性肾衰竭等。

蜡样管型：正常尿中无。出现提示肾小管有严重病变，预后差。

脂肪管型：正常尿中无。出现提示肾小管损伤，肾小管上皮细胞脂肪变性。

(5) 尿结晶检查：

生理性结晶：草酸钙结晶、尿酸结晶、非结晶形尿酸盐、磷酸盐类结晶、尿酸铵结晶。

病理性结晶有如下几种。

胆红素结晶：见于各种黄疸患者、肝癌、肝硬化和有机磷中毒等。

胱氨酸结晶：由蛋白分解而来，正常尿中少见，大量出现多为肾或膀胱结石的征兆。

亮氨酸与酪氨酸结晶：亮氨酸与酪氨酸结晶为蛋白分解产物，可见于组织大量坏死的疾病，如急性重型肝炎、急性磷中毒、糖尿病性昏迷、白血病或伤寒等。

胆固醇结晶：可见于膀胱炎、肾盂肾炎或有乳糜尿的患者，偶见于脓尿患者。

含铁血黄素：当体内红细胞大量破坏时，各组织中均可有含铁血黄素沉积，如沉积于肾脏时，即可在尿中见到。

二、尿液的其他检测（尿乳糜，尿含铁血黄素等）及意义

（一）乳糜尿定性试验

尿液混有脂肪即为脂肪尿。乳糜微粒与蛋白质混合使尿液呈乳化状态浑浊即为乳糜尿。

乳糜尿形成机制：从肠道吸收的乳糜液未经正常的淋巴道引流入血而逆流至泌尿系淋巴管中，引起该处淋巴管内压力增高、曲张破裂，乳糜液流入尿中所致。乳糜尿主要含卵磷脂、胆固醇、脂肪酸盐及少量纤维蛋白、清蛋白等。若

合并泌尿道感染，则可出现乳糜脓尿。

【原理】

脂肪可溶解于乙醚中，而脂肪小滴可通过染色识别。

【临床意义】

1. 正常人为阴性。

2. 因丝虫或其他原因阻塞淋巴管，使尿路淋巴管破裂而形成乳糜尿。丝虫病患者的乳糜尿的沉渣中常见红细胞，并可找到微丝蚴。

（二）尿含铁血黄素定性试验

含铁血黄素为含有铁质的棕色色素颗粒，是一种不稳定的铁蛋白聚合体。当尿液中出现含铁血黄素则为含铁血黄素尿。当血管内溶血发生时，大部分血红蛋白自尿中排出；另有部分被肾小管上皮细胞吸收，并在细胞内分解成含铁血黄素，而后随细胞脱落由尿中排出。当尿液中细胞分解时含铁血黄素也可被释放到尿中。

【原理】

当尿中含有含铁血黄素时，其中高铁离子与亚铁氰化物作用，在酸性环境中产生蓝色的亚铁氰化铁沉淀称为普鲁士蓝反应。

【临床意义】

1. 正常人为阴性。

2. 阳性表示肾实质有铁的沉积。可见于慢性血管内溶血、阵发性睡眠性血红蛋白尿、“行军性”肌红蛋白尿、自身免疫性溶血性贫血、恶性贫血、严重肌肉疾病等。当尿中血红蛋白量较少时，隐血试验可能阴性，此时可进一步检测是否有含铁血黄素。但是，应注意在溶血初期虽有血红蛋白尿，但因血红蛋白尚未被肾上皮细胞摄取，不可能形成含铁血黄素，因此本试验可呈阴性反应。

（三）尿卟啉原定性试验

尿卟胆原也称为尿胆色素原、尿紫质原或尿紫胆原，检查尿卟胆原可作为肝性卟啉病等疾病的鉴别诊断参考。

【原理】

尿卟胆原能与对二甲氨基苯甲醛在酸性的溶液中作用，生成红色的缩合物。尿中尿胆原和其他醛类反应性物质能干扰此反应，但尿卟胆原的红色缩合物不能在酸性水溶液中被氯仿或正丁醇提取，而尿胆原等的红色化合物可溶于氯仿或正丁醇中，故可用氯仿或正丁醇抽提除去。

【临床意义】

1. 正常人为阴性。

2. 肝性卟啉病呈阳性。

3. 急性间歇性卟啉病,因患者出现腹痛、胃肠道症状、精神症状等,易与急性阑尾炎、肠梗阻、神经精神疾病混淆,检查尿胆色素原可作鉴别诊断的参考。

（吴萍 陆雪）

3 临床粪便检查

(一) 粪便理学检查及意义

1. 颜色 可根据观察所见报告,如黄色、灰白色、绿色、红色和柏油样等。

正常粪便因粪胆素而呈棕黄色,但可因饮食、药物或疾病影响而改变粪便颜色。灰白色见于钡餐后、服硅酸铝、阻塞性黄疸、胆汁减少或缺乏。绿色见于食用含叶绿素的蔬菜后及含胆绿素时。红色见于下消化道出血、食用西红柿、西瓜等。柏油样便见于上消化道出血等。酱色便常见于阿米巴痢疾、食用大量咖啡和巧克力等。

2. 性状 可报告为软、硬、糊状、泡沫样、稀汁样、血水样、血样、黏液血样、黏液脓样、米泔水样和有不消化食物等。

正常时为有形软便。球形硬便可见于便秘。黏液稀便可见于肠壁受刺激或发炎时,如肠炎、痢疾和急性血吸虫病等。黏液脓样血便多见于细菌痢疾。酱色黏液(可带脓)便多见于阿米巴痢疾。稀汁样便可见于急性肠胃炎,大量时见于假膜性肠炎及隐孢子虫感染等。米泔水样便并有大量肠黏膜脱落,见于霍乱、副霍乱等。扁平带状便可能因直肠或肛门狭窄所致,如直肠癌和直肠息肉等。

(二) 粪便隐血试验及意义

上消化道有少量出血时,红细胞被消化而分解破坏,由于显微镜下不能发现,故称为隐血。目前,粪便隐血试验(OBT)常用化学法或免疫法测定粪中血红蛋白,也可联合测定粪中转铁蛋白。其中,免疫法粪便隐血试验是一种高灵敏度的测定方法,有胶乳凝集法、EIA 法、胶体金法和免疫层析法等。此外,还有半自动、全自动的粪便隐血试验仪器。

1. 化学法

原理:血红蛋白中的亚铁血红素有类似过氧化物酶的活性,能催化 H_2O_2 作为电子受体使色原(如邻联甲苯胺)氧化而显色(如邻联甲苯胺氧化成邻甲偶氮苯显蓝色)。

2. 免疫法

原理:采用抗人血红蛋白的单克隆抗体或多克隆抗体,与粪便样品中的人血红蛋白特异性结合以检测粪便中有无血液。本试验不受动物血红蛋白的干扰,试验前不须禁食肉类。

3. 临床意义

(1) 消化道出血时(如溃疡病、恶性肿瘤、肠结核、伤寒、钩虫病等),本试验可阳性。一般而言,上消化道出血时,化学法比免疫法阳性率高;下消化道出血时,免疫法比化学法灵敏度高。

(2) 消化道恶性肿瘤时,一般粪便隐血可持续阳性,溃疡病时呈间断性阳性。本法对消化道恶性肿瘤的早期检出率为 30%~40%,进展期为 60%~70%,如果连续检查 2d,阳性率可提高 10%~15%。

(吴 萍 陆 雪)

4 寄生虫检查

临床寄生虫感染性疾病的诊断,是根据患者的病史和临床表现提供线索,通过标本的采集、处理、检查和分析过程,最后明确诊断。从感染人体后的发育阶段和寄生部位的不同,可以采集相应的标本,包括粪便、血液、骨髓、体液、分泌物和组织活检标本等。寄生虫感染的检查方法包括病原体检查、免疫学检查和分子生物学检查,其中病原体检查是寄生虫感染确诊的依据。

人体寄生虫可分为原生动物(原虫)、扁形动物(扁虫,包括绦虫和吸虫)、棘头动物(棘头虫)、线形动物(线虫)以及医学节肢动物(即广义的医学昆虫)五大类。扁形动物、线形动物及棘头动物合称蠕虫。原虫为单细胞真核生物,多借助显微镜才能观察到。蠕虫为多细胞无脊椎动物,借助肌肉的伸缩运动,包括吸虫和绦虫等。寄生虫大小差别显著,小的仅数微米,大的可以达十米以上。对于肉眼可见的蠕虫和节肢动物,可以根据标本来源和病原体的形态特征,可以做初步诊断,对于原虫、蠕虫卵、螨虫等小型生物需要在显微镜下才能识别。

(一) 粪便寄生虫

粪便直接涂片法检查寄生虫是一种快速诊断寄生虫病的方法。

检测方法:湿片直接显微镜检查,碘液染色法。近年出现了仪器,可用于检测寄生虫。

消化道寄生虫的某些发育阶段可随粪便排出体外,如原虫滋养体、包囊、卵囊、蠕虫卵、幼虫、成虫或节片。常见的有:①原虫:溶组织内阿米巴、蓝氏贾第鞭毛虫、人毛滴虫、结肠小袋纤毛虫、隐孢子虫等;②吸虫:华支睾吸虫卵、布氏姜片虫卵、肝片形吸虫卵等。③绦虫:带绦虫卵、微小膜壳绦虫卵、缩小膜壳绦虫卵、阔节裂头绦虫卵;④线虫:蛔虫卵、蛲虫卵、钩虫卵、鞭虫卵、粪类圆线虫幼虫。某些非肠道寄生虫的某一发育阶段可通过一定的途径进入肠道,随粪便排出,常见的有并殖吸虫卵和裂体吸虫卵。

粪便样本应在使用钡餐和服用抗菌药物前采集,若已服用采样时间需推迟

6~10d；服用抗菌药物则至少停药 2 周后采集样本。为提高阳性检出率，推荐在治疗前送 3 份样本进行常规粪便寄生虫检查，或在 10d 内送检，并在运送途中注意保温。

1. 阿米巴 寄生于人体肠道的阿米巴有 6 种，其中仅溶组织内阿米巴有致病性，可引起侵袭性阿米巴病，其他五种不具有致病性。涂片镜检是肠阿米巴病诊断的常用手段。急性痢疾患者的脓血便或阿米巴肠炎的稀便查滋养体，慢性患者的成形粪便查包囊。可直接采用生理盐水涂片或碘液涂片法，碘染后包囊呈棕黄色更易观察，糖原泡棕色，边缘模糊。溶组织内阿米巴包囊胞核 1~4 个，成熟包囊有 4 个核。核为泡状核，未成熟包囊中，可见拟染色体和糖原泡，拟染色体呈短棒状，两端钝圆。

2. 蓝氏贾第鞭毛虫 滋养体吸盘吸附于小肠黏膜上，造成机械性刺激病理损害和肠黏膜吸收障碍，引起腹泻和营养不良。取新鲜粪便或十二指肠引流液收集的标本，用生理盐水涂片，可检查到活动的滋养体，在新鲜粪便固定染色片中查到此原虫，即可诊断为蓝氏贾第鞭毛虫感染。滋养体呈倒置半边梨形，腹面前半部向内凹陷形成吸盘陷窝，陷窝底部有对卵圆形的泡状细胞核，虫体有 8 根鞭毛，成对排列，即前、中、腹、后各 1 对。

3. 隐孢子虫 为细胞内寄生的原虫，生活史复杂。生活史中有滋养体、裂殖体、配子体、合子和卵囊五个发育阶段。卵囊随宿主粪便排出体外，是重要的机会性致病原虫。虫体寄生于肠道，能引起腹泻，严重感染者可扩散至整个消化道，肺、胆囊等部位也可寄生。

4. 结肠小袋纤毛虫 是寄生人体最大的原虫，主要寄生于大肠内，也可寄生在回肠，可侵犯破坏肠壁组织，形成溃疡，引起结肠小袋纤毛虫痢疾。猪是该虫重要的保存宿主和传染源。生活史中有滋养体和包囊两个时期，临床检查常用生理盐水直接涂片检查粪便中的滋养体和包囊，由于虫体较大，一般不易漏检。

5. 吸虫和绦虫 裂体吸虫也称血吸虫，寄生于人体的血吸虫有 6 种，其中日本血吸虫、埃及血吸虫和曼氏血吸虫流行范围广。我国仅有日本血吸虫，成虫寄生于肠系膜下静脉和门脉系统，虫卵随粪便排出体外。华支睾吸虫又称肝吸虫，成虫寄生于人体胆管内，虫卵随胆汁进入消化道，随粪便排出体外。布氏姜片虫成虫寄生于人体小肠，虫卵随粪便排出体外。我国常见的寄生于人体的带绦虫有链状带绦虫和肥胖带绦虫。两种带绦虫成虫均寄生于人体小肠，充满虫卵的孕节随宿主粪便排出体外或自动从肛门溢出。

6. 似蚓蛔线虫 简称蛔虫，成虫寄生于小肠，虫卵随粪便排出体外。受精蛔虫虫卵最外层为凹凸不平似波浪状的蛋白质膜，常被胆汁染成棕黄色；内为厚而无色透明的卵壳，卵壳内有一个大而圆的卵细胞，与卵壳间有新月形空隙。未受精蛔虫卵多为长椭圆形，蛋白质膜与卵壳均较受精蛔虫卵薄，卵壳内充满大小不等的折光性颗粒。受精蛔虫卵或未受精蛔虫卵，其蛋白质膜均有可能脱落，根据其卵壳厚薄卵内结构等特征，仍可区别。

7. 蛲虫　成虫主要寄生于人体的回盲部，偶可异位寄生于女性生殖道、尿道、腹腔和盆腔等处。雌虫于肛周产卵。虫卵卵壳无色透明较厚，卵壳内含一卷曲幼虫。成虫虫体细小，乳白色。雌虫长约1cm，尾端尖直，由虫体后1/3始逐渐尖细似针状；雄虫较雌虫小，长仅2~5mm，尾端向腹面卷曲，常呈"6"字形。采用肛门门拭子法查虫卵，应于清晨排便前取材。可在粪便内或肛门周围检获成虫。

8. 毛首鞭形线虫　简称鞭虫，成虫多寄生于人体盲肠，虫卵随粪便排出体外。虫卵呈纺锤形，卵壳较厚，两端各有一个透明塞状突起。卵壳内含一个未分裂卵细胞。粪便中检出虫卵可确诊。

9. 钩虫　寄生于人体的钩虫主要是十二指肠钩口线虫、美洲板口线虫两种钩虫。成虫均寄生于小肠，虫卵随粪便排出体外。虫卵卵壳薄，无色透明。新鲜粪便中的虫卵，卵壳内多含2~4个细胞，细胞与卵壳之间有明显的空隙。若粪便放置时间较长，卵壳内细胞数可因细胞分裂而增多，但上述间隙始终存在。若粪便标本在室温放置超过24h且未加入防腐剂，则卵壳内细胞可继续发育为幼虫并孵出。粪便检出钩虫卵或孵化出钩蚴是确诊的依据。

10. 粪类圆线虫　粪类圆线虫成虫寄生于小肠，杆状蚴随粪便排出。丝状虫幼可移行至其他器官，如脑、肝、肾、泌尿系统，主要依靠从粪便、痰、尿或脑脊液中检获幼虫或培养出丝状幼虫为确诊依据。

（二）血液和骨髓标本常见寄生虫

血液检查是诊断疟疾、丝虫病的基本方法，也可用于诊断黑热病、睡眠病和弓形虫病。一般情况下，需将全血标本制成厚薄血膜，固定染色镜检用于鉴别虫种。需特别注意标本的采集时间，间日疟和三日疟在发作后10h或两次发作中间采血，恶性疟原虫在发作初期采血可以见大量环状体，一周后可见配子体。疟疾患者初次发作原虫密度较低，应该在第二次发作时再次检查，以免漏诊。班氏丝虫和马来丝虫微丝蚴有夜现周期性，应该在晚上九点到次日两点中采血为宜。常用瑞士-吉姆萨染色法进行染色。

1. 疟原虫　检测方法常用薄血膜和厚血膜涂片法，薄血膜用于检测虫种，厚血膜用于提高阳性检出率。典型发作表现为寒战，高热，出汗退热三个连续阶段。寄生于人体的疟原虫有四种：间日疟、恶性疟、三日疟和卵形疟。疟疾在世界上分布广泛，其中非洲占90%，多为恶性病。在我国主要是间日和恶性疟，以云南、海南等地流行相对严重。虫体寄生于红细胞和肝细胞。疟原虫在红细胞内发育分为红细胞内裂体增殖期和配子体形成期,红内期又包括滋养体和裂殖体两个阶段,患者发热是红内期裂殖体增殖导致。红细胞内寄生的疟原虫有胞质、胞核、胞膜三种基本结构,还有血红蛋白消化分解后产生的疟色素。四种不同原虫发育各期的虫体相似,但形态有所不同,被寄生的红细胞形态也出现不同变化,这对疟疾的鉴别诊断具有重要意义。间日疟原虫主要寄生于网织红细胞,完成一代红内期裂体增殖需要 48h,所以间日疟隔日发作一次。患者红内期开始后的 2~3d 外周血出现配子体,但复发病例临床症状出现之前血液即可出现配子体,被寄生的红细胞涨大,可见红色细小的薛氏小点。恶性疟可寄生于各时期的红细胞,完成一代红内期裂体增殖需要 36~48h,故典型病例 36~48h 发作一次,恶性疟原虫的早期滋养体在外周血经过十几个小时的发育,逐渐藏于器官的微血管继续发育为大滋养体和裂殖体,所以外周血一般不易见到,但重症恶性疟患者可以见到。恶性疟外周血很容易查到环状体,外周血出现配子体的时间为红内期开始出现后的 7~11d;被寄生的红细胞正常或略小,有粗大紫红色的茂氏小点。三日疟多寄生于衰老的红细胞,完成一红内期裂体增殖需要 72h,隔两日发作一次,被寄生的红细胞正常或略小,可见淡紫色,微细的齐氏小点。卵形疟寄生于网织红细胞,完成一代红内期裂体增殖需要 48h,隔日发作一次,无论发作期或间歇期都可以发现卵形疟原虫,被寄生的红细胞略胀大,薛氏小点较粗大。

2. 巴贝西虫病 是由巴贝西虫引起的一种人兽共患原虫病,由蜱虫叮咬传播。其生活史包括哺乳动物红细胞内和在蜱虫体内发育的两个阶段,寄生于人体红细胞内巴贝西虫有五种,根据形态难以区分,需要做基因检测进行分类。形态特征为梨形、圆形、长形或雪茄烟形;虫体排列常呈马耳他十字或四连体排列。虫体在红细胞内增殖,破坏红细胞释出代谢物,引起寒战发热,溶血性贫血和黄疸,蛋白尿及肝脾肿大等,症状和疟疾相似。虫体胞质内有无色素颗粒,是与疟原虫鉴别的要点。

3. 杜氏利什曼原虫 利什曼原虫约有 25 各种可以引起人类疾病,我国主要流行杜氏利什曼原虫,是一种人畜共患病,主要分布在新疆、内蒙古、甘肃、四川等省。前鞭毛体寄生于白蛉的消化道内,虫体呈梭形,生活史中的无鞭毛体寄生于人体的单核 - 巨噬细胞内。主要侵犯肝、脾、骨髓,主要症状有发热、寒战、体重下降、肝脾肿大。由于患者的面部、手足、腹部皮肤变黑,又称为黑热病。常用检测方法是行骨髓、肝、脾淋巴结穿刺或活检组织涂片染色镜检。血液和骨髓检查,尤其是骨髓中查到无鞭毛体,对黑热病的诊断有重要意义。无鞭毛体,又称为利杜体。利杜体呈卵圆形,核为紫红色,位于虫体一侧,动基体一个,着色深,位于核旁。

4. 刚地弓形虫　是可引起人兽共患的弓形虫病，人群感染普遍进行，寄生于除红细胞外的几乎所有有核细胞中，是重要的机会致病原虫，人感染后多呈隐性感染，在免疫功能低下时，可引起中枢神经系统损害和全身性的播散性感染，先天性感染常导致胎儿畸形。弓形虫生活史复杂，包括滋养体、包囊、裂殖体、配子体、卵囊五个发育期，整个发育过程需要两个宿主。在中间宿主人和各类哺乳动物体内仅有滋养体和包囊。患者的各种体液如血液、脑脊液、羊水、眼液、分泌物、排泄物、组织等涂片或印片后染色镜检，液体标本离心后取沉淀涂片，查见滋养体为阳性，但检出率低，易漏检。血清学检测是目前弓形虫感染诊断的主要方法。弓形虫滋养体呈香蕉形或纺锤形，用吉姆萨或瑞特染色后，核呈紫红色，位于虫体中央稍偏后，细胞质呈蓝色。

5. 丝虫　寄生于生于人体的丝虫约有八种，我国仅有班氏吴策丝虫和马来布鲁丝虫，可导致淋巴丝虫病。检测方法：鲜血直接检查法，厚血膜法、浓集法、海群生白天诱出法等，也可抽取鞘膜积液、淋巴管液或乳糜尿检查。血液检查是诊断丝虫病的基本方法。我国流行的班氏丝虫有明显的夜现周期性，班氏吴策丝虫外周血出现时间为晚上 10 时至次晨 2 时，马来丝虫有外周血出现时间为晚上 8 时至次晨 4 时。血尿和抽出液中可以查到微丝蚴最为可靠的诊断证据。班氏丝虫体态弯曲自然，头隙长宽比为 1∶1，细胞核排列松散整齐，清晰可数，尾部后 1/3 渐尖细，无尾核或者尾部单排核。马来丝虫体态弯曲僵硬，头隙长宽比为 2∶1，细胞核形态不规则，排列紧密，尾部自肛孔后突然变细，有两个尾核，前后排列，尾部单排核 4~6 个。

6. 锥虫　寄生于人体的锥虫，有布氏锥虫、克氏锥虫、蓝氏锥虫。人体寄生的布氏锥虫为锥鞭毛体，早期存在于血液淋巴液中，由唾液传播，主要由舌蝇传播，引起非洲锥虫病。引起发热、心肌炎、淋巴结肿大，晚期侵入中枢神经，引起脑膜炎、嗜睡、昏迷，又称非洲睡眠病。从血液、脑及淋巴穿刺液、下肝叶或骨髓穿刺液中可以找到锥鞭毛体即可诊断。克氏锥虫属粪便传播，早期寄生在血液，可出现变态反应或无临床症状，进入隐匿期可以达数年之久，晚期可出现心肌病、巨结肠等，急性期可以查到锥鞭毛体。蓝氏锥虫对人无致病性。

（三）分泌物、其他排泄物、器官组织、穿刺物标本寄生虫

分泌物和其他排泄物标本中可以检查到多种寄生虫，标本类型有痰液、十二指肠引流液、胆汁、阴道分泌物、尿道分泌物、前列腺分泌物和尿液等。其标本的收集，处理和检查方法极为重要。采集方法有十二指肠引流法、肠内试验胶囊法、生理盐水拭子法等。

在器官组织活检和穿刺标本中，也可以看到多种寄生虫，肺泡灌洗液可以看到肺孢子虫，脑脊液中可以看到刚地弓形虫、布氏锥虫、并殖吸虫幼虫、粪类

圆线虫。骨髓穿刺液可以看杜氏利什曼原虫无鞭毛体、布氏锥虫锥鞭毛体。淋巴穿刺液可以看到杜氏利什曼原虫无鞭毛体、刚地弓形虫、布氏锥虫锥鞭毛体、丝虫成虫等。肌肉活检可以看到旋毛形线虫幼虫。皮肤和皮下组织活检可以看到溶组织内阿米巴滋养体、克氏锥虫、杜氏利什曼原虫、猪囊尾蚴、螨虫和蝇蛆等。结肠镜活检标本可以看到日本血吸虫和溶组织内阿米巴滋养体。牙龈刮取物可以看到口腔毛滴虫和牙龈内阿米巴。一般通过检查阴道和尿道分泌物，前列腺分泌物或尿沉淀物来鉴定阴道毛滴虫，支气管肺泡灌洗液鉴定耶氏肺孢子菌。选常见重要寄生虫介绍如下：

1. 耶氏肺孢子菌　包括滋养体和包囊两种形态。肺孢子菌通过呼吸道进入肺泡后，黏附于Ⅰ型肺泡上皮表面。当机体免疫功能下降时，虫体能够逃避巨噬细胞的吞噬而不断增殖。患者表现为突发高热、干咳，随后出现胸痛进行性呼吸困难，最终导致呼吸衰竭，有少量咳痰、咯血症状，是艾滋病患者最常见，最严重的机会性感染病。临床怀疑肺孢子菌肺炎，痰液检出率低，应取支气管肺泡灌洗液检查，还可以通过血清学方法和分子生物学技术检测肺孢子菌。

2. 阴道毛滴虫　寄生于女性阴道、尿道及男性尿道、附睾和前列腺，引起滴虫性阴道炎和尿道炎。以取自阴道后穹隆的分泌物、尿液沉淀物或前列腺液中查见滋养体为确诊依据。常用的方法有生理盐水直接涂片法或涂片染色法。滋养体呈椭圆形或梨形，有4根前鞭毛和1根后鞭毛，体外侧有波动膜。

3. 细粒棘球绦虫　成虫寄生于犬科食肉动物，寄生于人或多种食草家畜，致棘球蚴病，也称包虫病。最常见的部位为肝，其次是肺。根据寄生部位不同，可取粪便、尿、痰、腹水或胸腔积液检查棘球蚴碎片或者原头蚴。

4. 曼氏迭宫绦虫　成虫主要寄生于猫科动物，偶然寄生于人体，虫卵随粪便排出。其幼虫裂头蚴可在人体寄生，致曼氏裂头蚴病，常见寄生部位是眼、皮下、口腔、脑、内脏等器官。成虫感染可通过粪检查虫卵得以确诊。曼氏裂头蚴病主要靠从局部检出虫体而诊断。

5. 旋毛形线虫　简称旋毛虫，是一种重要的人兽共患寄生虫病。成虫寄生于宿主的小肠，雌虫产幼虫，幼虫寄生于横纹肌，形成囊包。询问患者是否食过生的或未煮熟的肉，以及是否有群体发病的特点，以从患者肌肉内活检出幼虫囊包为确诊依据。

6. 结膜吸吮钱虫　主要寄生于犬、猫等动物眼结膜囊内，也可寄生于人眼。成虫细长圆柱状，乳白色，半透明。自眼部取出虫体是确诊的依据。

7. 蝇蛆　蝇蛆幼虫可寄生于人体组织器官，常见寄生部位有皮下、胃肠道、口腔、耳、鼻咽及泌尿生殖道。检获蝇的幼虫可作为确诊的依据。

（吴 萍　李 丽　樊笑霞）

5 脑脊液和体液检查

(一) 脑脊液检测及意义

1. 概述 脑脊液通常用其缩写形式 CSF 来表示。

脑脊液是由脑室内脉络丛产生的一种无色透明的液体,它循环流动于脑和脊髓表面,经脑内静脉系统与体循环相关联。主要功能是:①保护大脑和脊髓免受外界震荡损伤;②调节颅内压力变化;③供给大脑、脊髓营养物质并运走代谢产物;④调节神经系统碱储量,维持正常 pH 等。

2. 采集 由临床医生严格掌握禁忌证,采集过程严格执行无菌操作,用腰椎穿刺术采集标本。穿刺后先接上测压管测量压力,压力正常后将脑脊液分别收集于 3 个无菌管中,第 1 管做化学或免疫学检查,第 2 管做病原微生物学检查,第 3 管做理学和显微镜检查,每管 1~2ml,脑脊液标本应置于加盖的玻璃管内于 1h 内送检,否则可导致细菌溶解,影响细菌检出率;葡萄糖分解,影响生化结果;细胞破坏,影响计数结果。

3. 检测内容(表 1-4-9)

表 1-4-9 脑脊液常规检测主要项目

外观	潘氏试验	红、白细胞计数	白细胞分类
无色透明	阴性	$<10\times10^6$/L (<10 个 /mm^3)	中性粒细胞、淋巴细胞、巨噬细胞,其他细胞

4. 临床意义

(1)颜色和浊度:

1)红色:常由于各种出血引起的,脑脊液中出现多量的红细胞,主要由于穿刺损伤出血、蛛网膜下腔或硬膜下出血引起。

2)黄色:可因出血、梗阻、淤滞、黄疸等引起。

3)白色或灰白色:多因白细胞增加所致,常见于化脓性脑膜炎。

4)褐色或灰褐色:多见于黑色素瘤。

5)出现浑浊常见于感染,出现凝块或薄膜见于结核性脑膜炎。

(2)蛋白质:蛋白质含量增加提示患者血脑屏障受破坏,常见于脑、脊髓及脑膜的炎症、肿瘤、出血等以及脑软化、脑退化性疾病、神经根病变和引起脑脊液循环梗阻的疾病等。

(3) 细胞检测:

1) 中枢神经系统感染性疾病:此时脑脊液细胞病理学变化分三个不同时期。

①急性炎性渗出期,呈粒细胞反应;②亚急性增殖期,呈激活淋巴细胞或单核 - 巨噬细胞反应;③修复期,呈淋巴细胞反应。

化脓性脑膜炎的急性期变化最突出,持续时间最长;此期,脑脊液细胞数每微升可高达数千,以中性粒细胞为主,当用抗生素治疗后,脑脊液细胞数迅速下降。病毒性脑炎亚急性期出现较早,持续时间较长,脑脊液中细胞数轻度增加,以淋巴细胞为主,在单纯疱疹病毒性脑炎的脑脊液淋巴样细胞中可发现胞质内包涵体。结核性脑膜炎时,其脑脊液细胞数可增加,但超过 500×10^6/L 者较为罕见,在发病初期以中性粒细胞为主,但很快下降,由于患者多在发病数天后才来诊治,因此首次腰穿时,脑脊液,中性粒细胞已趋下降而淋巴细胞为多。粒细胞、淋巴细胞及浆细胞同时存在是结核性脑膜炎的特点。新型隐球菌性脑膜炎可在脑脊液中直接发现隐球菌,必要时用印度墨汁染色予以确诊。

2) 中枢神经系统肿瘤:脑脊液细胞数可正常或稍高,以淋巴细胞为主。脑脊液中能否找到肿瘤细胞取决于肿瘤位置及恶性程度、穿刺部位和采集标本的多少。同时也与检查者技术水平有关,采用细胞玻片离心沉淀仪可提高检出率。脑脊液找到白血病细胞是白血病脑膜转移的证据。

(二) 浆膜腔积液(胸 / 腹水)检查及意义

正常胸腔与腹腔内都存在少量液体起润滑作用,如胸腔液 <200ml、腹腔液 50ml。在病理情况下液体大量潴留于胸、腹腔就形成胸腹水,一般分漏出液与渗出液,漏出液是通过毛细血管滤出积聚于组织间的非炎症性组织液,常见于引起毛细管流体静压升高、血浆胶体渗透压降低、淋巴回流受阻,使血管内皮细胞受损血管通透性增高以致液体与大分子物质外渗形成积液。

1. 采集及注意事项 临床医生在无菌条件下,根据要求在胸腔 / 腹腔穿刺采集胸腔积液 / 腹水。采集过程中密切观察患者,防止不良反应的发生。为防止标本出现凝块、导致细胞分布不匀影响计数,采集后的标本应置于蓝盖抗凝管内于 1h 内送检,如不能及时送检,应低温(4℃)保存。

2. 检测内容 胸腹水常规检测。

(1) 外观检测:包括颜色、浑浊度(清晰、微浑、浑浊)、有无凝块。

(2) 密度测定:测试前标本混匀倒入容器后放入比密计平稳后读取刻度。

(3) 细胞计数和分类:①用吸管吸取冰醋酸(0.35mol/L)后全部吹出,使管壁附着少许冰醋酸,然后用同一吸管吸取少量混匀的胸腹水破坏红细胞后充池，静置 2~3min 后计数中央及四角五个大方格内的有核细胞数；②稀释计数法，白细胞过多可用白细胞稀释液做倍比稀释，然后再乘以稀释倍数；③白细胞分类，高倍镜下可根据细胞形态进行分类。写出单个核细胞和多个核细胞及间皮细胞以百分数形式报告。

(4) 镜检：将胸腹水混匀，用一次性试管吸取少量胸腹水滴于载玻片上，在显微镜下观察是否有红细胞或其他病理成分。

(5) 蛋白定性：

浆膜粘蛋白试验操作：取 100ml 蒸馏水置量筒中，加冰乙酸 2~3 滴，混匀，用吸管吸取穿刺液一滴于稀乙酸中在黑色背景下观察结果。

结果判定：(阴性) 无色透明清晰、(弱阳性) 稍成白雾状、(阳性) 白色云雾状混浊、(强阳性) 白色絮状沉淀、(最强阳性) 立即形成白色凝块。

渗出液和漏出液的区分见表 1-4-10。

表 1-4-10 渗出液和漏出液的区别

	漏出液	渗出液
原因	非炎症所致	炎症、肿瘤或物理、化学刺激所致
外观	淡黄浆液性	黄色、脓性、血性、乳糜性
透明度	透明或微浑	大多混浊
凝固性	不凝	能自凝
黏蛋白定性	阴性	阳性
有核细胞计数	$<100 \times 10^6/L$	$>500 \times 10^6/L$
有核细胞分类	单个核为主	急性分叶核为主，慢性单个核为主

(三) 痰液检查

在医护人员的监管下收集标本，患者先晨起刷牙，漱口（用 3%H_2O_2 及清水漱口 3 次），从气管深部咳出 1~2 口痰，吐入有盖清洁容器内，及时送检。对于少痰患者，可使用喷雾器给患者吸入约 25ml 3%~10% 的无菌盐水，促使患者咳出痰液，放入清洁有盖容器内。应尽量送检含血痰液。

主要检测痰液的量、颜色、气味、性状及异物。显微镜下可以检测上皮细胞、白细胞分类和肺泡巨噬细胞。若找到其他有形成分如实报告。

在痰液中，红细胞多已破坏，形态不完整。白细胞中性粒细胞增多见于炎症，而且多退化变形；嗜酸性粒细胞增多见于支气管哮喘，过敏性支气管炎及肺吸虫病。弹力纤维多见于肺脓肿和肺癌患者。夏科 - 雷登结晶常与嗜酸细胞和库什曼螺旋体并存,多见于肺吸虫病和支气管哮喘。肺泡吞噬细胞见于肺部长期淤血、心力衰竭、肺炎、肺气肿肺栓塞等疾病。还可以在显微镜下查见肿瘤细胞及寄生虫。

(四) 支气管肺泡灌洗液检查

支气管肺泡灌洗液(BALF)在病灶附近由临床医生行纤维支气管镜检查时用导管吸引或用支气管刷直接取得标本,可以进行细胞学、寄生虫的病原学及微生物检查,对呼吸系统疾病的诊断、发病机制,病情观察,预后判断等有重要价值。显微镜下可以对细胞进行分类,中性粒细胞增多见于细菌感染,淋巴细胞增多见于病毒感染,嗜酸细胞增多见于支气管哮喘、嗜酸细胞增高性肺炎等,查见癌细胞则有利于肺部肿瘤的诊断。

(五) 前列腺液检查

前列腺液是男性前列腺的分泌物,采集前患者应禁欲 3d,由临床医生注意掌握前列腺按摩禁忌证,用前列腺按摩法采集留于洁净玻片上,注意要弃去流出的第一滴前列腺液,立即送检。

正常前列腺液为数滴至 2ml,呈有光泽稀薄的乳白色不透明液体。显微镜下查看卵磷脂小体、白细胞等,其他如精子上皮细胞等有形成分如实报告。卵磷脂小体和白细胞的多少可以反映前列腺炎的轻重程度和病程疗效观察。

(六) 阴道分泌物检查

俗称白带(以下都称白带),由阴道黏膜渗出物,宫颈管及子宫内膜腺体分泌物混合组成,主要与雌激素作用有关。

正常的白带呈糊状或蛋清样,黏稠,无腥臭味。当有炎症或发生病变时,白带显著增加,且性状发生改变,则为病理性白带。按严重程度分四级,Ⅰ~Ⅱ度为正常;Ⅲ~Ⅳ度为异常,需要治疗(表 1-4-11)。

表 1-4-11 阴道分泌物清洁度分级

分级	pH	阴道杆菌	上皮细胞	杂菌	WBC	真菌,滴虫	外观
Ⅰ度	3.8~4.4	3+~4+	3+~4+	–	0~1	未查见	糊状或蛋清样,黏稠,无腥臭味
Ⅱ度	3.8~4.4	2+~3+	2+~3+	+–	1~5	未查见	糊状或蛋清样,黏稠,无腥臭味

续表

分级	pH	阴道杆菌	上皮细胞	杂菌	WBC	真菌，滴虫	外观
Ⅲ度	>4.5	+	+	2+	2+	查见	乳酪样或豆腐渣样则为真菌性阴道炎，稀薄脓性为滴虫性阴道炎，水样或米泔样则多见于肌瘤，血性白带则多见于肿瘤
Ⅳ度	>4.5	–	+–	3+	3+	查见	

（樊笑霞 吴 萍）

6 临床化学检查

(一) 蛋白质检查

蛋白质是人体内含量最多的物质，它既是构成人体结构和功能的重要物质，如酶、激素、细胞因子、抗体等物质基础，又是机体三大营养物质中最重要的一个，为机体的正常活动提供能量，因此，蛋白质被称为生命活动的物质基础。疾病时体内蛋白质的结构、功能、数量、分布等均会发生不同程度的变化，检测蛋白质的质和量的变化对疾病的诊断、监测、疗效观察及预后判断均具有重要价值。

1. 血清总蛋白（TP） 是血清中蛋白质的总和，常用检测方法为双缩脲比色法。

【参考值】

65~85g/L（双缩脲法）。血清总蛋白浓度增高（>85g/L）。

【临床意义】

血清总蛋白浓度增高主要见于：①总蛋白浓度相对增高，主要由血浆失水浓缩导致，见于呕吐、腹泻、高热、大汗等急性失水时，及使用脱水、利尿药，以及休克等情况；②总蛋白浓度绝对增高，即血清蛋白质合成增加多见于多发性骨髓瘤，此时主要是球蛋白增加引起。

血清总蛋白浓度降低主要见于血液稀释，如水潴留、营养不良及慢性肠道疾病所致的吸收不良等消耗性疾病及甲状腺功能亢进等，合成障碍主要见于严重肝功能损伤导致的蛋白质合成减少，及肾病、烧伤、大出血等导致的蛋白质丢失。

2. 血清白蛋白（ALB） 亦称清蛋白，由肝脏合成，是血液中含量最高的蛋白质,常用检测方法为溴甲酚绿法。

【参考值】

40~55g/L(溴甲酚绿法)。

【临床意义】

白蛋白升高无明确临床意义,主要见于血液浓缩。白蛋白下降主要见于:①合成不足如急、慢性肝病及营养或吸收不良;②丢失过多如肾病及肠道炎性疾病;③分解代谢增加如组织损伤或炎症;④分布异常如门脉高压(血管→腹腔),罕见于无清蛋白血症(遗传性)

3. 球蛋白及白 / 球比(Glb A/G) 为根据公式球蛋白 = 总蛋白 - 白蛋白及白蛋白 / 球蛋白计算而得。

【参考】

球蛋白 20~40g/L,A/G 为(1.2~2.4)∶1。

【临床意义】

球蛋白的意义通常结合总蛋白及白蛋白进行分析,增高主要见于慢性肝脏疾病、M 蛋白血症、自身免疫性疾病、慢性炎症和慢性感染;减低见于 3 岁以下的婴幼儿、免疫功能抑制及先天性低 γ- 球蛋白血症。慢性肝脏疾患,如慢性肝炎、肝硬化、肝癌时,肝脏功能严重受损,常出现白蛋白降低,球蛋白升高,A/G 比值改变,严重肝病时 A/G<1(白球倒置)。白蛋白和 A/G 的动态观察常可提示病情的发展和预后。病情恶化时白蛋白降低、A/G 值下降,病情好转时白蛋白回升。严重肾病、严重出血、大面积烧伤、营养不良、消耗性疾病时白蛋白也下降,但球蛋白不增加,A/G 值正常。免疫性疾病时,球蛋白升高,A/G 下降,但不反映肝功能。

4. 血清蛋白电泳(SPE) 是利用带电粒子在电场中所带电荷不同而对蛋白质进行分离的方法,常用检测方法为琼脂糖凝胶电泳法,将血清蛋白分为 5 条区带。

【参考值】

(琼脂糖电泳法)为白蛋白 59.8%~72.4%,α_1- 球蛋白 1.0%~3.2%,α_2- 球蛋白 7.4%~12.6%,β- 球蛋白 7.5%~12.9%,γ- 球蛋白 8.0%~15.8%。

【临床意义】

见表 1-4-12(引自《全国临床检验操作规程》第 4 版)。

5. 血清前白蛋白(PA) 又称前清蛋白,因电泳迁移时条带位于白蛋白之前而得名,常用检测方法为免疫比浊法(透射比浊法)。

表 1-4-12 几种疾病时血清蛋白电泳典型改变

		病名								
		肾病	弥漫性肝损伤	肝硬化	原发性肝癌	多发性骨髓瘤[3]	慢性炎症	妊娠	无丙种球蛋白血症	双蛋白白血病[4]
区带[1]	白蛋白	↓↓	↓↓	↓↓	↓↓		↓	↓		双峰
	α_1-球蛋白	↑	↑	↓	AFP[2]		↑			
	α_2-球蛋白	↑↑	↓	↑			↑			
	β-球蛋白	↑	↓	均↑,并融合形成β-γ桥		α_2带-γ带间出现M蛋白区带		↑		
	γ球蛋白	↓	↓		↑		↑	↓	↓↓	

注:[1] 表中“↑”表示轻度增加,“↑↑”表示显著增加,“↓”表示轻度减少,“↓↓”表示显著减少,无箭头表示没有明显改变;[2] 甲胎蛋白(AFP)显著升高的肝癌患者,可在白蛋白与α_1-球蛋白区带间,出现一条清晰的AFP新区带;[3] 多发生骨髓瘤患者因浆细胞异常增殖,产生大量单克隆蛋白(monoclonal protein)即M蛋白,为免疫球蛋白(Ig)或轻链或重链,电泳出现一条深染区带,称M蛋白带,多出现在γ或β区,偶见于α_2区;[4] 双白蛋白血症为较少见的常染色体遗传性白蛋白异常,以持续白蛋白出现双峰为特征。此外,在接受大剂量β-内酰胺类抗生素治疗患者中,也可出现双白蛋白峰,但停药后逐渐消失,仅为一过性,借以区别。

【参考值】

250~400mg/L。

【临床意义】

前白蛋白的意义与白蛋白基本相同,但因其半衰期短,反映营养状态及肝脏功能更为敏感,肝病时血清前白蛋白可降低50%以上,晚期肝硬化几乎为零,随病情好转,前白蛋白则迅速恢复,对病情的监测更为有利,前白蛋白升高可见于霍奇金淋巴瘤。

6. 血清转铁蛋白(TRF)　为血液中主要的含铁蛋白质,分子量与白蛋白相似,常用检测方法为免疫比浊法。

【参考值】

2.3~4.1g/L(透射比浊法)。

【临床意义】

转铁蛋白主要用于贫血的诊断及鉴别,缺铁性贫血时,TRF 代偿性升高,但铁饱和度低;再障时 TRF 降低或正常,但铁饱和度高。另外,转铁蛋白与白蛋白和前白蛋白同为负性急性时相反应蛋白,在炎症、肿瘤、创伤等急性时相反应时下降,转铁蛋白在评价营养状态及肝脏功能时与白蛋白相同。

7. 血清铜蓝蛋白(Cp)　是肝细胞合成的主要含铜蛋白质,主要调节铜在体内的分布及转运,常用检测方法为免疫比浊法(透射比浊法)。

【参考值】

男 0.15~0.30g/L,女 0.16~0.45g/L。

【临床意义】

铜蓝蛋白在肝豆状核变性(Wilson 病)时显著减少,为诊断该病的重要依据,减少对营养性铜缺乏及遗传性铜缺乏也有较大诊断价值。另外,铜蓝蛋白为急性时相反应蛋白,在妊娠、感染、创伤、肿瘤等疾病时浓度升高。

8. 血、尿视黄醇结合蛋白(RBP)　为由肝脏合成的小分子蛋白,在肾脏滤过并大部重吸收,主要作用是与维生素 A 的反式视黄醇形式结合,使其不被氧化,并因此得名,常用检测方法为免疫比浊法(透射比浊法)。

【参考值】

25~70mg/L。

【临床意义】

视黄醇结合蛋白升高主要见于多种原因所致的肾小球损伤、维生素 A 过量及脂肪肝等,更常用尿液视黄醇来反映近端小管的损伤,维生素 A 缺乏、肝病、甲状旁腺功能亢进症及吸收不良时,RBP 可下降。

9. α1 微球蛋白(α1-MG)测定(血清、尿液)　α1-MG 是一种分子量仅 33kD 的糖蛋白,主要由肝脏与淋巴细胞产生,广泛存在于体液及淋巴细胞膜表面。血液中 α1-MG 有两种存在形式:一种是游离形式,另一种是与 IgA 或白蛋白结合形式。游离的 α1-MG 可自由通过肾小球滤过,原尿中 99% 以上游离的 α1-MG 被近端肾小管上皮细胞重吸收并分解,因此尿液中含量极微。结合型的 α1-MG 不能通过肾小球滤过。常用检测方法为免疫比浊法测定。

【参考值】

成人血清 α1-MG：10~30mg/L；成人尿液 α1-MG：<12mg/L（晨尿）。

【临床意义】

血清 α1-MG 升高：多见于各种原因导致的肾小球滤过功能损伤，如早期肾小球损伤、原发性肾小球肾炎、间质性肾炎、急性肾衰竭、糖尿病肾病、IgA 型骨髓瘤、肝癌等；血清 α1-MG 降低见于重症肝炎、肝坏死等重度肝功能损害致其生成减少。

尿液 α1-MG 升高：可作为近端肾小管损害的早期诊断指标，见于多种肾小管病变及并发症的早期，用于肾损伤和糖尿病肾病的预测和观察；尿液 α1-MG 降低：提示重度肝功能损害，见于肝病患者。此外，单纯尿 α1-MG 增加见于早期肾小管损害。血清与尿液均增高多见于肾小管与肾小球功能障碍（如慢性肾衰竭），体内合成过多，淋巴细胞破坏释放增多等。尿中出现结合型 α1-M 提示肾小球滤过膜受损。

10. β2 微球蛋白（β2-MG）测定（血清、尿液） β2-MG 是分子量 11.8kD 的低分子量血清蛋白质，是组织相容性抗原（HLA- Ⅰ类抗原）分子的轻链。人体每日约合成 150mg，血中浓度相当稳定。它存在于除成熟红细胞和胎盘滋养层细胞以外的所有带核细胞中，主要由淋巴细胞产生，而且与淋巴细胞表面识别功能及杀伤细胞受体的作用有关。β2-MG 在血浆（清）和尿中含量极少，血浆中的 β2-MG 经肾小球滤过后 99.9% 被近端肾小管重吸收和降解。当肾小球和肾小管功能障碍时导致血清和尿液 β2-MG 浓度变化。另外由于 β2-MG 属于 HLA 的一条 β 链，任何组织大量损伤都会造成 β2-MG 升高，如烧伤、创伤、肿瘤等。

常用检测方法为免疫散射比浊法测定 .

【参考值】

成人血清 β2-MG：1~2mg/L；成人尿液 β2-MG：<0.3mg/L。

【临床意义】

血清 β2-MG 增高见于：血液系统恶性肿瘤，如慢性淋巴细胞白血病、霍奇金病、非霍奇金淋巴瘤、多发性骨髓瘤可有明显增高；肺癌、肝癌、胆道癌、胃癌、大肠癌、食管癌、鼻咽癌等恶性肿瘤时由于 β2-MG 合成增加，可见到血清 β2-MG 升高。血清 β2-MG 可较好地评估肾小球滤过功能，滤过功能受阻时血液中升高比肌酐更灵敏。

尿液 β2-MG 升高：尿液 β2-MG 是判断肾脏近端肾小管受损的敏感而特异的指标，升高见于肾小管 - 间质性疾病、药物或毒物所致早期肾小管损伤。由于肾小管重吸收 β2-MG 阈值为 5mg/L，因此测定尿液 β2-MG 应同时测定

血液 β2-MG,只有当血液 β2-MG<5mg/L 时,尿液升高才对判断肾小管损伤有意义。

尿液 β2-MG 升高而血液 β2-MG 正常,主要见于先天性近端肾小管功能缺陷、Fanconi 综合征、慢性镉中毒、肾移植排斥反应等;尿液 β2-MG 正常而血液 β2-MG 升高,主要见于肾小球滤过功能下降,如急、慢性肾炎,肾衰竭等;两者都升高见于体内产生的 β2-MG 过多或肾小球和肾小管都受到损伤,如原发性肝癌、肺癌、骨髓瘤、系统性红斑狼疮和溶血性贫血等自身免疫性疾病、慢性肝炎、糖尿病肾病等,老年人也可升高。尿液 β2-MG 可鉴别上、下尿路感染,急、慢性肾盂肾炎时肾小管受损尿液 β2-MG 升高,单纯性膀胱炎时尿液 β2-MG 正常。测定尿白蛋白(A)/β2-MG 比值鉴别肾小球与肾小管疾病,肾小球疾病时的比值比肾小管疾病高。

11. 尿微量白蛋白(MA) 是指正常尿液中含量甚微的分子量为 66kD 带负电荷的白蛋白,当肾小球早期的轻微受损,白蛋白在尿液中漏出量可增加,出现微量白蛋白尿。常用检测方法为免疫比浊法。

【参考值】

24h 尿液:<30mg/24h;定时尿液:<20μg/min;随机尿液:<30mg/L。

【临床意义】

尿微量白蛋白升高:见于狼疮性肾病、泌尿系统感染、心力衰竭、隐匿性肾炎等,是糖尿病患者发生肾小微血管病变最早期的指标之一、是高血压患者并发肾脏损伤的指征之一;妊娠诱发高血压可出现微量白蛋白尿,若持续性微量白蛋白尿提示妊娠后期易发生子痫。

12. 尿液转铁蛋白(TRU) 是肝脏合成的一种结合金属的糖蛋白,分子量约为 77kD 的带负电荷叶的中分子蛋白,正常情况下转铁蛋白不容易通过肾小滤过膜,当肾小球滤过膜上电荷屏障发生轻微损伤时,转铁白蛋白比白蛋白更易漏出,出现在尿液中。常用检测方法为免疫散射比浊法。

【参考值】

成人尿转铁蛋白 <2.12mg/L。

【临床意义】

尿液转铁蛋白升高:是早期肾小球损伤的指标之一,在判断肾小球疾病损伤程度有一定参考价值,对于早期发现和诊断糖尿病肾病等早期肾小球性疾病比微量白蛋白更加敏感。

13. 脑脊液(CSF)总蛋白 脑脊液中的蛋白很低,主要来源于血脑屏障超滤及中枢神经系统合成,相当于血浆蛋白的 5%,以白蛋白为主,常用检测方法为邻苯三酚红钼络合显色法。

【参考值】

150~450mg/L。

【临床意义】

脑脊液总蛋白升高常见于颅内感染、出血性疾病及脑脊液循环阻塞等，如化脓性细菌性脑膜炎、结核性脑膜炎、神经梅毒、颅内出血等。

14. 脑脊液白蛋白（CSF-Alb） 由于白蛋白为血浆蛋白的主要组分，分子量又较小，故 CSF 中经血脑屏障超滤进入的蛋白以白蛋白为主，根据 CSF 中白蛋白浓度，结合同时测定的血清白蛋白浓度，计算 CSF 白蛋白 / 血清白蛋白比值，可判断血脑屏障通透性的改变，了解 CSF 蛋白的来源，常用检测方法为免疫比浊法。

【参考值】

140~230mg/L；CSF 白蛋白 / 血清白蛋白比值 0.5~0.8。

【临床意义】

主要用于判断血脑屏障通透性，CSF 总蛋白升高同时 CSF 白蛋白 / 血清白蛋白比值亦升高，提示各种原因导致血脑屏障通透性增加，血浆白蛋白大量经血脑屏障超滤入 CSF；颅内疾病等虽然 CSF 总蛋白升高，但只要未累及血脑屏障通透性，该比值反而降低。

15. 脑脊液免疫球蛋白 G（IgG）测定 由于 IgG 分子量远大于白蛋白，难以透过血脑屏障进入 CSF，因此 CSF IgG 含量低，常用免疫比浊法检测。CSF IgG 多结合 CSF 白蛋白（Ab）、血清 IgG 和 Alb 测定，计算 CSF IgG 比值（CSF IgG/CSF Alb）、IgG 指数［（CSF IgG/ 血清 IgG）/（CSF Alb/ 血清 Alb）］或 24h 鞘内 IgG 合成率等指标，判断 CSF IgG 来源以辅助诊断颅内疾病。

【参考值】

上述计算指标参考区间尚无公认，多数文献报道 IgG 比值为 0.12~0.21，IgG 指数 <0.7。

【临床意义】

CSF IgG 升高，但 IgG 比值特别是 IgG 指数正常，提示为血脑屏障通透性升高，血浆中 IgG 和 Alb 接近等比例超滤入 CSF 所致；而 CSF IgG 升高同时伴 IgG 比值和 IgG 指数也升高，提示为颅内炎症性疾病时局部大量生成的 IgG 进入 CSF 所致，特别是累及脑脊髓膜的感染性炎症升高更显著。

（二）糖代谢检查

糖是体内重要的营养物质，是维持机体结构和功能的重要物质，通过检测血糖、糖代谢中间产物以及调节糖代谢的相关激素水平，可帮助评估机体糖代谢状态，判断糖代谢紊乱的原因以协助诊断和指导治疗。

1. 血液葡萄糖(Glu)测定　主要用于评价糖代谢紊乱相关疾病,指导临床医师用药等,简称血糖。常用检测方法为己糖激酶法。

【参考值】

3.9~6.1mmol/L(空腹)。

【临床意义】

血糖检测主要用于糖尿病的诊断、鉴别、治疗监测等方面,血糖水平会随着饮食、运动、情绪波动等情况发生明显的生理性波动,属正常现象,病理性升高主要见于糖尿病,空腹血糖≥ 7.0mmol/L,或口服糖耐量试验中 2h 血糖≥ 11.1mmol/L,或随机血糖 ≥ 11.1mmol/L 同时有糖尿病症状(其中任何一项有异常均应于另一日重复测定),三项中有一项超过即可诊断为糖尿病,因此血糖是糖尿病诊断的重要指标。

甲亢、皮质醇增多症等内分泌疾病及升血糖激素分泌增加也可导致血糖升高;胰腺病变如急慢性胰腺炎、胰腺肿瘤、胰腺大部切除等疾病也常见血糖升高;此外,血糖升高亦常见于应激性疾病、药物影响、严重的肝脏病变及妊娠等情况。

血糖降低主要见于胰岛素分泌过多、对抗胰岛素的激素分泌不足如胰高血糖素、肾上腺素、生长激素及肝糖原贮存缺乏等情况。

2. 口服葡萄糖耐量试验(OGTT)　是在口服一定量葡萄糖后 3h 内做系列血糖测定,可用于评价个体的血糖调节能力,判断有无糖代谢异常,常用检测方法与血糖相同。

【参考值】

成人(酶法):空腹血糖 <6.1mmol/L;服糖后 0.5h 血糖升高达峰值,但 < 11.1mmol/L;2h 血糖 <7.8mmol/L。

【临床意义】

OGTT 是诊断糖尿病的指标之一,其中空腹和餐后 2h 血糖是诊断的主要依据。糖尿病患者空腹血糖往往超过正常,服糖后血糖更高,恢复至空腹血糖水平的时间延长。当有无法解释的肾病、神经病变或视网膜病变,且其随机血糖 < 7.8mmol/L,可用 OGTT 来了解糖代谢状况。其他内分泌疾病如垂体功能亢进症、甲状腺功能亢进、肾上腺皮质功能亢进等均可导致糖耐量异常,且糖耐量曲线的特征各不相同。

3. 糖化血红蛋白(GHb)　是血红蛋白在葡糖糖的作用下发生糖基化的结果,主要形态为 HbA_{1c},检测方法中高效液相色谱法(HPLC)是国际临床化学联合会(IFCC)推荐的方法。

【参考值】

HbA1c3.6%~6.0%。

【临床意义】

HbA1c 与红细胞寿命和平均血糖水平相关，是评价糖尿病患者长期血糖控制较理想的指标，可反映过去 2~3 个月的平均血糖水平，不受每天血糖波动的影响。糖化血红蛋白与微血管和大血管并发症的发生关系密切。HbA1c 水平升高，糖尿病视网膜病变、肾脏病变、神经病变、心血管事件发生风险均相应增加。此外 HbA1c 对于糖尿病发生有较好的预测能力，HbA1c 水平在 5.7%~6.4% 为糖尿病高危人群，预示进展至糖尿病前期阶段，患糖尿病和心血管疾病风险均升高。

4. 糖化血清白蛋白（GA） 是血液中的葡萄糖与白蛋白的 N 末端发生糖基化反应的产物，常用检测方法为酮胺氧化酶法。

【参考值】

10.8%~17.1%。

【临床意义】

测定糖化血清白蛋白水平可以反映患者 2~3 周前的血糖控制情况，白蛋白的半衰期为 20d 左右，不受临时血糖浓度波动的影响，是判断糖尿病患者在一定时间内血糖控制水平的一个较好指标。同一患者前后连续检测结果的比较更有临床价值。一些特殊情况下，如透析性贫血、肝病、糖尿病合并妊娠、降糖药物调整期等，结合糖白蛋白能更准确地反映短期内的平均血糖变化，特别是当患者体内有血红蛋白变异体（如 HbS、HbC）存在时，会使红细胞寿命缩短，此时糖化白蛋白比糖化血红蛋白检测则更有价值。

5. 脑脊液葡萄糖（CSF glucose） 是脑脊液中存在的葡萄糖水平，一般为血液中的 50%~80%，检测方法与血糖相同。

【参考值】

2.5~4.5mmol/L。

【临床意义】

脑脊液中葡萄糖的测定常用于细菌性脑膜炎与病毒性脑膜炎的鉴别诊断。化脓性或结核性脑膜炎时，葡萄糖因被感染的细菌所分解而浓度降低；病毒性脑膜炎时，脑脊液葡萄糖含量正常；中枢神经系统真菌感染或脑膜癌时也可出现脑脊液葡萄糖降低；糖尿病及某些脑炎患者脑脊液葡萄糖可见增高。

6. 尿糖（glucose） 为尿液中排出的糖包括葡萄糖及和同量乳糖、半乳糖、果糖、核糖等，临床主要检测的是葡萄糖。尿中出现的葡萄糖取决于血糖浓度、肾血流量和肾糖阈等。可用葡萄糖脱氢酶法或己糖激酶法检测。

【参考值】

正常人尿中仅含有微量葡萄糖，定性试验为阴性。

【临床意义】

尿糖阳性主要见于糖尿病、肾性糖尿病、甲状腺功能亢进、妊娠后期等。内服或注射大量葡萄糖及精神激动也可致阳性反应。在尿糖检测同时应测血糖，来提高诊断准确性，临床上引起尿糖升高的原因很多。糖尿主要有以下几个方面：①血糖增高性糖尿，血糖超出肾小管重吸收阈值，亦可同时伴有肾小管损伤使重吸收阈值下降。常见于糖尿病、某些内分泌疾病(如甲状腺功能亢进、肢端肥大症、垂体前叶功能亢进、嗜铬细胞瘤、皮质醇分泌过多等)、胰腺炎或胰腺癌、严重肝功能不全均可能引起血糖增高性糖尿。②血糖正常性糖尿，血糖正常，因肾小管对葡萄糖的重吸收阈值下降引起。如家族性糖尿是因先天性近端小管对糖的吸收功能缺损所致；各种原因引起的肾脏疾病，因肾小管受损，导致对糖的重吸收功能障碍，如慢性肾炎、肾病综合征等；妊娠时由于细胞外液容量增加，近曲小管的重吸收功能受到抑制，使肾糖阈值下降。③暂时性糖尿，因暂时性原因，如延脑血糖中枢受到刺激、颅脑外伤、脑血管意外、急性心肌梗死等应激反应时，或肾上腺素或胰高血糖素分泌过多，产生的暂时性高血糖和糖尿。④非葡萄糖性糖尿，如乳糖、半乳糖、果糖及一些戊糖进食过多以后或体内对某种糖类代谢失调致血中浓度升高，则可能出现相应的糖尿。乳糖尿见于妊娠和哺乳期。半乳糖尿见于遗传性半乳糖血症。果糖尿见于遗传性不能耐受果糖症患者进食过多水果后。

(三) 无机离子检查

人体内的化学元素分为有机物和无机物两大类，有机物主要是碳、氢、氧、氮四种，而无机物主要以离子的形式存在于细胞内外，与水、蛋白质等组成体液，正常情况下，人体体液间的水与电解质处于动态平衡状态，这种平衡状态很易受体内外因素影响而被破坏，出现代谢失调，产生电解质和酸碱平衡紊乱。

1. 钾(K) 是维持细胞生理活动的主要阳离子，主要存在于细胞内，虽然血清钾实为测定细胞外液中的钾离子，但体内的钾离子经常不断地在细胞内外进行交换，保持动态平衡，因此血清钾离子浓度的高低，在一定程度上也可间接地反映细胞内钾的水平，常用检测方法为离子选择电极法。

【参考值】

3.5~5.3mmol/L。

【临床意义】

高钾血症可引起严重的肌肉、心肌和呼吸功能的抑制性应激紊乱，以及心电图改变，见于肾脏功能障碍使排钾减少及急性肾衰竭导致的肾血流量锐减、血压下降；释放性高钾血症，如输血事故、重度溶血反应、组织大量破坏等使细胞内钾大量释放；组织低氧如急性哮喘发作及呼吸障碍等；皮质功能减退，如艾迪生病；注射大剂量青霉素钾等。

低钾血症常见于摄入减少或丢失过多如呕吐、腹泻等；肾脏疾病如急性肾衰竭多尿期；皮质功能亢进如醛固酮增多症，尿钾丢失过多，此外，长期使用皮质激素且未同时补钾，也可形成低钾血症。

2. 钠（Na） 是细胞外液的重要阳离子，常用检测方法亦为离子选择电极法。

【参考值】

137~147mmol/L。

【临床意义】

血清钠离子升高见于严重脱水、尿崩症、呕吐、腹泻等；血清钠离子降低见于呕吐、腹泻等胃肠道钠流失及肾炎、慢性肾功能不全等。

3. 氯（Cl） 是细胞外液中主要的阴离子，氯的主要生理功能基本与钠相同，在维持体内的电解质平衡、酸碱平衡和渗透压平衡中起相同的作用，常用检测方法为离子选择电极法。

【参考值】

96~108mmol/L。

【临床意义】

血清氯化物增高常见于高钠血症、失水大于失盐、氯化物相对浓度增高，代谢性酸中毒及过量注射生理盐水等。血清氯化物减低较为多见，常见原因有氯化钠的异常丢失或摄入减少，如严重呕吐、腹泻；长期限制氯化钠的摄入；艾迪生病及抗利尿素分泌增多导致的稀释性低钠、低氯血症。脑脊液氯化物测定对化脓性脑膜炎和结核性脑膜炎的鉴别有重要意义，后者降低较前者更为显著。

4. 钙（Ca） 是人体中含量最多的阳离子，血清钙由游离钙或离子钙、蛋白结合钙及复合结合钙组成，常用的检测方法为偶氮砷Ⅲ法。

【参考值】

2.2~2.7mmol/L。

【临床意义】

血清钙增高见于甲状旁腺功能亢进、多发性骨髓瘤、结节病及大量应用维生素 D 治疗引起肠道过量吸收钙。血钙降低可引起神经肌肉应激性增强而使手足搐搦，如果同时伴高血磷则见于甲状旁腺功能减退（甲状旁腺分泌不足）和慢性肾衰竭，如伴血磷正常或偏低则见于佝偻病及骨软化症。

5. 磷（P） 通常是指无机磷的浓度，有昼夜变化的规律，常用检测方法为磷钼酸盐比色法。

【参考值】

0.85~1.51mmol/L。

【临床意义】

血清无机磷增高主要见于甲状旁腺功能减退,肾小管对磷的重吸收增强而使血清磷升高;肾功能不全或衰竭、尿毒症或肾炎晚期,磷酸盐排出障碍使血清磷滞留;维生素D过多,肠道钙磷吸收,血清磷升高;多发性骨髓瘤、骨质疏松、骨转移瘤、骨折愈合期等血磷亦升高。血磷下降见于甲状旁腺功能亢进时,肾小管重吸收磷受抑制;佝偻病或软骨病伴有继发性甲状旁腺增生,尿磷排泄增多导致血磷降低;糖利用增加消耗大量的无机磷酸盐而使血磷下降;肾小管病变使肾小管重吸收磷障碍,导致血磷偏低;乳糜泻时肠内大量的脂肪存在,可抑制磷吸收。

6. 铁及总铁结合力(Fe,TIBC) 铁是人体必需的微量元素,是合成红细胞中血红蛋白的主要原料,铁主要存在于血红蛋白中,少量存在于肌红蛋白中。血清铁测定几乎总是同时要做总铁结合力测定,血清铁是与转铁蛋白结合的,但转铁蛋白分子中只有一部分与铁结合,当血清转铁蛋白全部被饱和后,其结合铁的量就是总铁结合力,体现了机体结合铁的能力。

【参考值】

血清铁常用的检测方法为分光光度法,血清铁参考区间:男性,10.6~36.7μmol/L,女性,7.8~32.2μmol/L,总铁结合力的参考区间为:男性,50~77μmol/L,女性,54~77μmol/L。

【临床意义】

血清铁增高见于红细胞破坏增多时,如溶血性贫血,以及红细胞的再生或成熟障碍,如再生障碍性贫血、巨幼细胞贫血。血清铁降低见于机体摄取不足,如营养不良、胃肠道病变、消化性溃疡、慢性腹泻等;机体失铁增加,如失血,特别是肾炎、肾结核、阴道出血、溃疡病等泌尿生殖道和胃肠道的出血;体内铁的需要增加又未及时补充,如妊娠、婴儿生长期等;体内贮存铁释放减少,如急慢性感染等;某些药物治疗,如肾上腺皮质激素、大剂量阿司匹林等;此外,妇女在月经期因体内铁的需要量增加,可使血清铁降低,属于生理性铁减少。血清总铁结合力增高主要见于缺铁性贫血、急性肝炎,血清总铁结合力降低见于肝硬化、肾病、尿毒症和血色素沉着症等。

7. 锌(Zn) 是人体主要的微量元素之一,主要测定方法为原子吸收分光光度法。

【参考值】

11.6~23μmol/L。

【临床意义】

锌是人体重要的营养素,青少年、婴儿、孕妇、癌症及烧伤患者是缺锌的高发人群。血清锌升高见于甲状腺功能亢进、垂体及肾上腺皮质功能减退、真性红细胞增多症等及污染引起的急性锌中毒。

血清锌降低见于烧伤、酒精性肝硬化、肺癌、心肌梗死、慢性感染、营养不良、恶性贫血、胃肠吸收障碍等。

8. 镁(Mg) 镁的含量居人体内阳离子的第四位,主要存在于细胞内,参与体内许多重要的生物学过程,如能量代谢,神经肌肉传递以及酶的活性。并与心律失常的发生有密切的关系,主要测定方法为原子吸光光度法。

【参考值】

0.75~1.02mmol/L。

【临床意义】

血清镁增高可见于肾脏疾病,如急性或慢性肾衰竭;内分泌疾病,如甲状腺功能减退症、甲状旁腺功能减退症及多发性骨髓瘤等。血清镁降低可见于消化道丢失镁,如长期禁食、吸收不良、慢性腹泻等;镁由尿路丢失,如慢性肾炎多尿期,或长期用利尿药治疗者;内分泌疾病,如甲状腺功能亢进症、甲状旁腺功能亢进症、糖尿病酸中毒、醛固酮增多症等。

9. 铜(Cu) 铜是广泛分布于体内的微量元素。血清中的铜主要与铜蓝蛋白及白蛋白结合存在,对细胞、呼吸、神经和内分泌功能有重要作用,主要检测方法为原子吸光光度法。

【参考值】

男性,10.99~21.98μmol/L,女性,12.60~23.60μmol/L。

【临床意义】

血清铜增高见于口服避孕药、雌激素治疗、霍奇金病、白血病、巨幼红细胞性贫血、再生障碍性贫血、色素沉着病、风湿热及结缔组织病等。血清铜降低见肝豆状核变性(Wilson 病)、烧伤患者、某些缺铁性贫血、蛋白质营养不良以及慢性局部缺血性心脏病等。

(四) 血清酶学检查

酶是具有催化作用的特殊蛋白质,酶产生于人体不同组织,反映机体的生理病理状态,因而可用于临床诊断。目前临床上主要检测血清中的酶,可分血清特异酶和非血清特异酶两类,血清特异酶是指正常情况下存在于血清中,并在血清中发挥作用的酶。非血清特异酶包括外分泌酶(如淀粉酶)和细胞酶(如转氨酶、肌酸激酶、乳酸脱氢酶),这些酶血清水平很低,当组织损伤或通透性增加时进入血清中。血清酶检测可以测定酶的质量浓度,也可以测定酶的催化活性浓度,具有广泛的诊断意义。

1. 丙氨酸氨基转移酶(alanine aminotransferase,ALT) 旧称谷丙转氨酶

(GPT),主要分布于肝脏,肝内 ALT 活性比血清中约高 100 倍,因而为 WHO 推荐的最敏感的肝功能检测指标之一,常用检测方法为速率法。

【参考值】

试剂中不含磷酸吡哆醛时,成年男性:9~50U/L,女性:7 ~40U/L;试剂中含磷酸吡哆醛时,成年男性:9~60U/L,女性:7 ~45U/L。

【临床意义】

临床上主要用于肝病的诊断和病情判断。①显著升高:急性肝炎或肝急性损害。重症肝病患者若出现血清胆红素逐渐升高而 ALT 逐渐下降(酶胆分离现象)提示预后不良。②增高:慢性肝病、肝癌、胆道感染、胆石症、急性胰腺炎、急性心肌梗死、心肌炎、心力衰竭、肺梗死、SLE、肌病等。③某些药物或毒物如异烟肼、苯巴比妥、四氯化碳等可引起 ALT 活性升高。④ALT 增高亦见于寒冷、过度劳累、剧烈运动、溶血反应等情况。

2. 天冬氨酸氨基转移酶(aspartate aminotransferase,AST) 旧称谷草转氨酶(GOT),主要存在于心肌,亦见于肝、肌肉及肾脏等组织,常用检测方法为速率法。

【参考值】

试剂中不含磷酸吡哆醛时,成年男性:15~40U/L,女性:13~35U/L;试剂中含磷酸吡哆醛时,成年男性:15~45U/L,女性:13~40U/L。

【临床意义】

①急性心肌梗死发病 6h 即升高,24h 达高峰,4~5d 恢复正常。②肝病、心肌炎、肌病、肺炎、肾、胰腺及胆道疾患时亦可升高。诊断肝病时,AST/ALT 比值比 AST 的特异性高,可作为肝病发展及预后的观察指标。肝细胞损伤严重,线粒体遭到破坏,该比值可明显升高。正常人 AST/ALT 比值为 1.15,急性肝炎早期或轻型肝炎时,其比值下降至 0.5 左右,病毒性肝炎感染后 1~2 周 ALT 和 AST 达高峰,3~5 周后下降;若持续升高或反复波动半年,提示急性肝炎已转为慢性。肝硬化失代偿期 AST/ALT 为 1.8 ± 0.7,肝癌中晚期绝大部分为 1.5~3.0,酒精性脂肪肝可出现 AST/ALT ≥ 3,阻塞性黄疸 <1。

3. 天冬氨酸氨基转移酶线粒体同工酶(ASTm) AST 有两种同工酶,ASTs(α)分布于胞质内,ASTm(β)存在于线粒体内。常用检测方法为均相抑制速率法。

【参考值】

AST 总活性的 5%~10%。不同方法因特异性等方法性能不同可能有不同的参考区间。

说明:此参考值取自《全国临床检验操作规程》第四版

【临床意义】

正常血清中主要为ASTs，若ASTm增高提示细胞坏死，线粒体崩解，说明病变比较严重。急性心肌梗死时ASTm显著升高，ASTm/总AST比值升高较肝病显著，肝炎、肝癌、胆道恶性肿瘤等疾患ASTm亦升高，急性肝炎后ASTm持续升高，提示病变迁延。

4. 碱性磷酸酶（alkaline phosphatase，ALP或AKP） 广泛存在于身体各组织器官，以肠上皮、骨、齿、肝、肾、白细胞、胎盘含量较高，常用检测方法为速率法。

【参考值】

成年男性：45~125U/L，女性：20~49岁，35~100U/L，50~79岁，50~135U/L。

说明：此参考值取自《全国临床检验操作规程》第四版

【临床意义】

正常人血清ALP主要来自骨骼成骨细胞，经血液循环到肝脏，从胆道系统排泄，故ALP主要用于诊断肝胆和骨骼系统疾病。

肝胆疾病：淤胆型肝炎、肝癌、梗阻性黄疸时ALP明显升高；肝脓肿、肝结核、肝硬化、各型肝炎、胆囊炎、胆石症可有不同程度地增高。若肝外胆道阻塞患者血清胆红素逐渐升高，而ALP不断下降表示病情恶化。

骨骼系统疾病：成骨细胞瘤、骨转移癌、骨折恢复期、佝偻病、骨质软化症、变形性骨炎等，血清ALP病理性增高。

生理性增高：见于妊娠期妇女、儿童、青少年骨骼生长期及更年期后妇女。甲状腺功能亢进ALP也可增高，若与γ-谷氨酰转肽酶（γ-GT）同时检测而γ-GT不高，则ALP的增高可排除来源于肝。

5. 碱性磷酸酶同工酶（ALP同工酶） 肝ALP和骨ALP同工酶测定主要用于肝脏疾病和骨髓相关疾病的鉴别诊断或监测，与血清总ALP相比，肝ALP和骨ALP分别与肝脏疾病和骨髓相关疾病有更密切的关系。多种原因引起的肝外胆道阻塞时常可见大分子ALP；肝硬化、肠腺化生时，肠ALP可升高，某些肿瘤患者血清中可以检出类胎盘ALP的Regan同工酶或其他ALP同工酶。ALP同工酶常用琼脂糖凝胶电泳法进行检测。

6. γ谷氨酰氨基转移酶（γ-glutamyl transpeptidase，γ-GT或GGT） 体内分布很广，如肾、胰、肝等组织，胚肝γ-GT含量高于成人30倍。常用检测方法为速率法。

【参考值】

成人血清GGT，男性：10~60U/L；女性：7~45U/L。

说明：此参考值取自《全国临床检验操作规程》第四版

【临床意义】

血清中的γ-GT主要来自肝脏,肝胆系统疾病时,此酶升高,有较高特异性。①梗阻性黄疸、肝癌时显著升高,尤以酒精性肝病升高显著。②γ-GT升高还见于急性肝炎、慢性肝炎活动期、肝硬化、胆道感染等。③肝炎恢复期γ-GT晚于ALT、AST恢复至正常水平,因此,目前常以γ-GT测值作为患者是否可恢复正常工作的标志。④γ-GT还可用于判断恶性肿瘤有无肝转移,肿瘤患者如有γ-GT的升高,常提示有肝转移。⑤其他疾病,如心肌梗死、急性胰腺炎及长期接受巴比妥类药物、含雌激素的避孕药者常有γ-GT升高。

7. 胆碱酯酶(cholinesterase,ChE) 人体主要有两种,即乙酰胆碱酯酶(AChE)又称真性胆碱酯酶或胆碱酯酶Ⅰ、丁酰胆碱酯酶(BuChE)又称假性胆碱酯酶或称拟乙酰胆碱酯酶(PChE)或胆碱酯酶Ⅱ。临床常规检查血清胆碱酯酶(sChE)即指后者,通常简称为ChE。

【临床意义】

胆碱酯酶为反映肝脏合成功能的酶,主要临床意义为:①有机磷中毒:ChE明显下降。②肝细胞严重损害:ChE活性亦下降,见于急、慢性肝炎,肝硬化、肝功能不全、肝癌合并肝硬化。病情越重,ChE越低,如果持续降低无回升趋势,多提示预后不良。③鉴别肝、胆疾病:肝、胆疾病时ALT、γ-GT均升高,如果同时ChE降低者为肝脏疾患,而正常者多为胆道疾病。④ChE增高:可见于甲亢、糖尿病、肾病综合征及脂肪肝。

8. 5'-核苷酶(5'-nucleosidase,5'-NT) 为特异性磷酸水解酶,存在于人体肝内胆管和肝窦侧的肝细胞膜内。肝胆系统疾患时活性增高,以梗阻性黄疸、肝癌时升高显著,5'-NT活力增高通常与ALP平行,但5'-NT在骨骼系统疾病和妊娠时不升高,因此可用于鉴别ALP升高是肝胆系统疾病还是骨骼系统疾病。

9. 肌酸激酶(creatine kinase,CK) 主要存在于心肌、骨骼肌和脑组织,常用检测方法为酶偶联速率法。

【参考值】

成人(20~79岁)男性,50~310U/L;女性,40~200U/L。

说明:此参考值取自《全国临床检验操作规程》第四版

【临床意义】

急性心肌梗死时CK显著升高,约在梗死后4~6h即升高,18~36h达峰值,最高可为正常的20~30倍,如无并发症3~6d恢复正常;严重的心绞痛、心包炎、心肌炎、房颤、心脏手术时CK增高;肌营养不良、进行性肌萎缩、骨骼肌损伤、皮肌炎等肌肉疾病时CK亦升高,而神经因素引起的肌萎缩,CK活性正常;脑膜炎、脑血管意外、酒精中毒、运动后等情况CK可升高。

10. 肌酸激酶同工酶 CK有三种同工酶，即CK-BB、CK-MB、CK-MM，在线粒体内还有CK-Mt。正常人血清中主要为CK-MM，CK-MB无或很少，没有CK-BB，常用检测方法为琼脂糖凝胶电泳法，主要是CK-MM区带，可见少量CK-MB区带。

【临床意义】

CK-MB增高是心肌损害的特异性诊断指标，急性心肌梗死患者发病3~6hCK-MB升高，20~24h达峰值，如无并发症则于48~72h回复正常；如3d后此酶一直保持高水平，则意味着梗死在扩散，预后不良。如3d回复正常后，酶活性再度上升，预示有再次发生心肌梗死的可能。若胸痛发生后48hCK-MB仍在正常范围，则可排除急性心肌梗死；CK-BB增高见于脑胶质细胞瘤、小细胞肺癌和胃肠道恶性肿瘤，后者还常有CK-Mt增高；癫痫大发作及缺氧性神经系统疾患者血清CK升高，脑脊液CK-BB也升高；CK-MM是骨骼肌损伤的特异指标，肌营养不良，骨骼肌损伤时升高。现在有专门的试剂盒可单独检测CK-MB的含量，电泳法可综合判断CK的分布情况及巨CK的存在。

11. 乳酸脱氢酶（lactate dehydrogenase，LDH） 在体内分布广泛，以肝、肾、心肌、骨骼肌、胰腺和肺中为最多。

【临床意义】

正常人血清LDH主要源于红细胞、肝和骨骼肌。LDH增高作为心肌梗死的指标，其变化较CK缓慢，现已少用；肝、胆疾病时LDH增高见于肝炎、肝硬化、阻塞性黄疸；白血病、恶性肿瘤的进展期可有中度升高；血清及胸腹水中LDH含量常用来鉴别其为漏出液抑或渗出液，若胸腔积液LDH/血清LDH>0.6. 腹水LDH/血清LDH>0.4提示为渗出液，反之为漏出液；其他疾病：尿毒症患者LDH正常，透析后LDH升高，肺梗死、溶血性贫血、巨幼细胞性贫血、肌肉损伤、进行性肌肉萎缩等血清LDH可升高。

12. 乳酸脱氢酶同工酶 在琼脂糖凝胶电泳图谱中分为5条区带，即LDH1、LDH2、LDH3、LDH4及LDH5。

【临床意义】

LDH1心肌含量最高，也存在于红细胞；肾、血细胞含LDH2最多；肺、脾以LDH3为主；肝、骨骼肌含LDH5最多。心肌梗死、心肌炎时以LDH1和LDH2升高为主，LDH1增高更早、更明显，导致LDH1/LDH2比值升高（≥1），即“反转比率”现象；肝、胆疾病如肝癌、肝炎、肝硬化时LDH5升高，阻塞性黄疸LDH4明显升高伴LDH5升高；恶性病变时多种LDH同工酶增高，以LDH3增高明显，但生殖细胞恶性肿瘤和肾胚细胞瘤通常LDH1显著增高，LDH1>LDH2；其他疾病亦有不同类型的LDH改变。

13. 淀粉酶(amylase,AMY) 是唯一可以经尿液排泄的血清酶,常用检测方法为麦芽七糖速率法。

【参考值】

35~135U/L。

【临床意义】

淀粉酶显著增高可见于急性胰腺炎,发病后 8~12h 开始升高;12~24h 达峰值;2~5d 降至正常,如持续性升高达数周,常提示胰腺炎有反复,或有并发症发生,如 AMY 已升高却发生与症状不相应地降低时,常为凶险的坏死性胰腺炎的预兆;其他疾病如急性阑尾炎、肠梗阻、溃疡穿孔、急性胆囊炎、胰腺癌等 AMY 亦可升高;慢性胰腺炎、流行性腮腺炎、唾液腺化脓性炎症、肾功能不全及酒精中毒等轻度增高;肝炎、肝硬化、肝脓肿、肝癌等 AMY 可下降。

14. 脂肪酶(lipase,LPS) 主要来源于胰腺,在急性胰腺炎显著升高,与 AMY 相比,升高的时间早(2~12h),上升幅度大,持续时间长(10~15 天),故其诊断价值优于 AMY。此外,不同程度的 LPS 增高见于其他胰腺疾病(胰腺癌、胰管阻塞、乙醇性胰腺炎)、肝胆疾病(肝炎、肝癌、肝硬化、急性胆囊炎、胆管炎、胆道结石)、胃肠疾病(胃穿孔、肠梗阻)、脂肪组织破坏(骨折、软组织损伤手术)及肿瘤、酗酒等。

15. 腺苷脱氨酶(adenosine deaminase,ADA) 在人体广泛存在,以小肠、肝、脾最多,血液细胞内酶活性为血清中的 40~70 倍。在肝脏疾病时 ADA 比 ALT 先释放入血内,在慢性肝炎活动期,慢性迁延性肝炎时升高明显,肝硬化、原发性肝癌,ADA 活性也升高;溶血性黄疸、肝细胞性黄疸 ADA 升高,但阻塞性黄疸时 ADA 升高不明显,可资鉴别;恶性肿瘤、网状细胞瘤、淋巴瘤、急性白血病可升高;结核性胸腔积液中 ADA 活性明显高于其他原因引起的胸、腹水,为 ADA 的主要临床应用。

16. 单胺氧化酶(monoamine oxidase,MAO) 是一组催化多种单胺类化合物氧化脱氨的酶,广泛分布于肝、肾、胃、小肠和脑等组织,为与肝脏纤维化相关的酶,主要用于肝纤维化及肝硬化的辅助诊断。

17. α-L- 岩藻糖苷酶(α-L-fucosidase,AFU) 是催化 α-L- 岩藻糖苷键水解的酶,广泛存在于人体各组织细胞的溶酶体和体液中。原发性肝癌多见血清 AFU 明显升高,慢性肝炎和肝硬化也可见 AFU 升高。血清 AFU 随妊娠周数的增加而增加,在分娩或终止妊娠后,迅速下降。

(五) 血清胆红素、胆汁酸检查

血清胆红素、胆汁酸检查是评价肝脏功能损伤及肝胆疾病的重要检查,与酶学检查及蛋白质类检查共同构成肝功能检查试验,具有重要的临床诊断价值。

1. 胆红素 是胆汁的重要成分之一，是各种含血红素蛋白中的血色素（亚铁原卟啉）在一系列酶作用下的降解产物，与脂类的消化吸收及黄疸的形成有重要关系。总胆红素（TB）包括非结合胆红素（UCB）和结合胆红素（CB），即间接胆红素和直接胆红素。常用检测方法为重氮法。

【参考值】

总胆红素 3.4~17.1μmol/L，结合胆红素 0~3.4μmol/L。

【临床意义】

胆红素为脂溶性有毒物质，肝脏对胆红素有强大的解毒作用。正常情况下血中胆红素浓度保持相对恒定。当胆红素代谢发生障碍时：①非结合胆红素和/或结合胆红素生成增加；②肝细胞摄取非结合胆红素能力降低；③肝细胞转化胆红素能力降低；④肝细胞及肝内外胆红素分泌排泄功能障碍等，均会引黄疸。临床常根据引起黄疸的原因不同，将黄疸分为溶血性黄疸、肝细胞性黄疸和梗阻性黄疸。胆红素测定对黄疸的诊断和鉴别诊断、黄疸程度及类型的判断、黄疸原因的分析、预后评估等有重要的价值。

(1) 判断黄疸有无及程度：TB >17.1~34.2μmol/L，为隐性黄疸或亚临床黄疸；TB > 34.2μmol/L 为临床肉眼可见的显性黄疸，TB 为 34.2~171μmol/L 为轻度黄疸，TB 为 171~ 342μmol/L 为中度黄疸，TB>342μmol/L 为重度黄疸。

(2) 黄疸的鉴别诊断（表 1-4-13，引自《全国临床检验操作规程》第 4 版）

表 1-4-13 正常及三种原因黄疸时胆红素代谢检查

	血清				尿液		粪便
	TB（μmol/L）	CB（μmol/L）	UCB（μmol/L）	CB/TB（μmol/L）	尿胆红素（定性）	尿胆原（μmol/L）	颜色
正常	1.7~17.1	0~6.8	1.7~10.2	0.2~0.4	– 或弱 +	0.84~4.2	淡黄
溶血性黄疸	↑	↑	↑↑↑	<0.2	–	↑↑↑	变深
阻塞性黄疸	↑↑ – ↑↑↑	↑↑↑	↑	>0.5	++	↓或 –	变浅或白
肝细胞性黄疸	↑– ↑↑	↑↑	↑↑	0.2~0.5	+	↑或正常	浅或正常

注：↑：轻度增加；↑↑：中度增加；↑↑↑：明显增加；(–)：阴性；(+)：阳性；(++)：强阳性

2. 胆汁酸(TBA) 是胆汁中一大类胆烷酸的羟基衍生物的总称,为内源性有机阴离子,按其来源分为初级胆酸与次级胆酸,按其结合与否又分为游离型胆汁酸与结合型胆汁酸,人胆汁中以结合型胆汁酸为主;各型胆汁酸均以胆汁酸盐的形式存在,常用检测方法为循环酶法。

【参考值】

0~10μmol/L。

【临床意义】

血清 TBA 测定可反映肝细胞的合成、摄取和排泌功能,血清 TBA 增高常见于肝细胞损伤、肝内、肝外胆管阻塞,门脉分流及生理性增加,如进食后血清胆汁酸可生理性地一过性增高。TBA 对检出轻度肝脏病变及检测酒精或工业化学品引起的肝细胞损伤的灵敏度优于其他肝功能试验。胆汁中胆汁酸、卵磷脂和胆固醇的比例失调是胆固醇结石形成的重要原因。

3. 甘胆酸(CG) 是胆酸与甘氨酸结合而成的一种结合胆汁酸,参与脂肪的消化吸收,当肝细胞受损或胆汁淤积时,血中的 CG 升高,因此急性肝炎、慢活肝、肝硬化及胆石症等患者 CG 明显升高,梗阻性肝病及药物性胆汁淤积 CG 也会升高。与总胆汁酸相比,甘胆酸对肝脏功能及治疗措施的反应更为灵敏,此外,甘胆酸是妊娠晚期血液中的主要胆汁酸,对妊娠肝内胆汁淤积有较大诊断价值。

4. 血氨(NH_3) 是临床常用的蛋白质代谢产物检查项目之一,正常人体中含有少量游离的氨,主要来源于肠道中未被吸收的氨基酸,未消化的蛋白质及由尿素经大肠埃希菌作用脱氨基生成的氨,以及蛋白质代谢过程中生成的氨。氨是有毒物质,肝脏将氨合成尿素,是保证血氨正常的关键,当肝脏功能严重损伤时,氨不能被解毒,在中枢神经系统聚集,会引起肝性脑病,常用检测方法为酶法。

【参考值】

18~72μmol/L。

【临床意义】

血氨升高见于严重肝损害,生理性增高见于过多进食高蛋白饮食和运动后,减低见于低蛋白饮食和严重贫血等,是肝性脑病的重要诊断指标。

(六) 血清非蛋白含氮化合物测定

1. 尿素测定 尿素是体内蛋白质的终末代谢产物,分子量小不与血浆蛋白结合,或自由滤过肾小球,在原尿中的尿素约 50% 被肾小管和集合管重吸收,肾小管有少量排泌。肾实质受损或肾小球滤过功能减退时,血中尿素浓度会增高。可用酶偶联速率法或脲酶 - 波氏比色法。

【参考值】

成人血尿素：男(20~59岁)3.1~8.0mmol/L；男(60~79岁)3.6~9.5mmol/L；女(20~59岁)2.6~7.5mmol/L；女(60~79岁)3.1~8.8mmol/L。

【临床意义】

血液尿素升高：受到多种因素影响，可分为肾前性升高、肾性升高、肾后性升高。肾前性升高见于长期大量蛋白质饮食、蛋白质分解过度(如组织大量坏死、消化道大出血)、肾血流量降低(脱水、休克、急性心力衰竭)等；肾性升高见于慢性肾盂肾炎、急性肾小肾炎、中毒性肾炎、肾动脉硬化、肾结核等；肾后性升高见于尿道梗阻、前列腺肥大等。

尿素减少见于低蛋白饮食、严重肝病、妊娠期等。

2. 肌酐(Cr)测定　在肾脏疾病初期，血清肌酐通常不升高，直至肾脏实质性损害时才升高。血清肌酐测定对晚期肾脏疾病的诊断有临床意义。血中的肌酐包括机体内生成的内源性肌酐和从食物中摄取的外源性肌酐两种。血中肌酐几乎全部由肾小球滤过，基本上不被肾小管重吸收。在外源性 Cr 摄入量稳定的情况下，血中 Cr 生成的浓度稳定，测定血中 Cr 浓度反映肾小肾小球的滤过功能。常用检测方法为酶法。

【参考值】

成人血肌酐：男(20~59岁)57~97μmol/L；男(60~79岁)57~111μmol/L；女(20~59岁)41~73μmol/L；女(60~79岁)41~81μmol/L。

【临床意义】

血肌酐升高：见于各种原因引起的肾小球滤过功能减退。在肾脏疾病初期，血清肌酐值通常不升高，直至肾脏实质性损害时才升高，肌酐测定对晚期肾脏疾病临床意义较大，并用于评估病变的程度，见于急性或慢性肾衰竭、慢性肾炎、尿毒症等。血肌酐减少：见于严重肝病。

3. 胱抑素(Cys-C)测定　胱抑素是分子量为 13kD 的小分子蛋白质，是胱氨酸蛋白酶的一种抑制剂，机体的有核细胞均可表达，分泌恒定，不受蛋白质和饮食、体重、身高等影响，并且敏感。血液中 Cys-C 能自由滤过肾小球，在近端肾小管上皮细胞几乎全部被吸收并分解，尿中极微量排出。血 Cys C 水平是反映肾小球滤过功能的敏感、特异、可靠的标志物，优于血尿素、肌酐、肌酐消除率。常用检测方法为免疫比浊法检测。

【参考值】

成人：0.59~1.03mg/L。

【临床意义】

血清 Cys-C 升高：是肾小球滤过功能损伤的敏感指标，用于肾小球微小损

实验室检查

伤、糖尿病肾病、高血压肾病以及其他肾小球早期损伤的诊断和预后判断。其他还可见于心力衰竭、恶性肿瘤、急性炎症、重症感染、贫血、胆汁淤积性肝硬化等。

4. 尿酸(UA)测定　尿酸是体内嘌呤代谢产物,可以来自体内,亦可以来自食物嘌呤的分解代谢,主要在肝脏中生成。尿酸可自由滤过肾小球,大部分经肾小球滤过,原尿中 90% 尿酸在近端肾小管中被重吸收。排除外源性尿酸干扰,血中尿酸可以反映肾小球滤过和肾小管重吸收功能,且在肾脏病变早期,血中尿酸浓度即可增加,有助于早期诊断,常用检测方法为尿酸酶 - 过氧化物酶法。

【参考值】

男性:208~428μmol/L;女性:155~357μmol/L。

【临床意义】

血清尿酸升高:常见于肾外因素,如痛风、白血病、多发性骨髓瘤、真性红细胞增多症,氯仿、四氯化碳及铅中毒,子痫、妊娠、食用富含核酸的食物。在严格控制嘌呤类食物摄入的条件下,同时检测尿尿酸更有诊断价值。血尿酸升高而尿尿酸下降提示肾小滤过功能损伤,血尿酸下降而尿尿酸升高提示肾小管重吸收功能损伤(如间质性肾炎、慢性镉中毒等);两者都升高见于尿酸生成增多、恶性肿瘤、多发性骨髓瘤、淋巴瘤化疗后、组织缺氧、长期使用抗结核药物吡嗪酰胺;两者均下降见于尿酸合成减少,如急性重症肝炎、长期使用糖皮质激素和参与尿酸生成的黄嘌呤、嘌呤核苷酸磷酸化酶先天性缺陷。

(七) 脂类检查

脂代谢紊乱引起的代谢障碍性疾病,会涉及人体许多器官和组织,引起一系列临床症状,如动脉粥样硬化、肝功能障碍、内分泌失调及神经功能紊乱等,又以动脉粥样硬化性心脑血管疾病最为常见,因此血清脂质检测是研究和处理冠心病风险的重要指标。

1. 总胆固醇(TC)　是指血液中各脂蛋白所含胆固醇的总和,分为酯化型胆固醇(又称胆固醇酯,CE)和游离型胆固醇(FC),血清低密度脂蛋白中胆固醇含量最高,其次是高密度脂蛋白和极低密度脂蛋白,乳糜微粒最低。胆固醇是合成肾上腺皮质激素、性激素、胆汁酸及维生素等生理活性物质的重要原料,也是构成细胞膜的主要成分,其血清浓度可作为脂代谢的指标,常用检测方法为酶法。

【参考值】

理想范围:<5.18mmol/L;边缘升高:5.18~6.19mmol/L;升高:≥ 6.22mmol/L。

【临床意义】

高 TC 血症是冠心病的主要危险因素之一,病理状态下,高 TC 有原发与继发两类,原发的如家族性高胆固醇血症、家族性 ApoB 缺陷症、多源性高 TC、混合性高脂蛋白血症等。继发的见于肾病综合征、甲状腺功能减退、糖尿病、妊娠等。

2. 甘油三酯(TG) 又称三脂酰甘油,构成脂肪组织,参TC及CE的合成及血栓形成,常用检测方法为酶法。

【参考值】

理想范围:< 1.7mmol/L,升高:>1.7mmol/L。

【临床意义】

TG水平受饮食方式、年龄、性别等生理性因素的影响较大,高脂饮食后TG升高,运动不足、肥胖可使TG升高,成年后随年龄上升。病理性升高分原发性和继发性,原发性见于家族性高TG血症与家族性混合型高脂(蛋白)血症等,继发性见于糖尿病、糖原累积病,甲状腺功能衰退、肾病综合征、妊娠、口服避孕药、酢酒等。病理性降低亦分为原发性和继发性,原发性见于无β脂蛋白血症,继发性常见于消化道疾病、内分泌疾病(甲状腺功能亢进症、慢性肾上腺皮质功能不全)等。

3. 高密度脂蛋白(HDL) 主要由肝脏和小肠合成,是颗粒直径最小、密度最大的脂蛋白,其中脂质和蛋白质部分几乎各占一半,HDL中的载脂蛋白以ApoAI为主,HDL将胆固醇从周围组织转运到肝脏进行再循环或以胆酸的形式排泄,此过程称为胆固醇逆转运。高密度脂蛋白胆固醇HDL-C与冠心病发病呈负相关,具有抗动脉粥样硬化作用,常用检测方法为匀相测定法。

【参考值】

男性:1.16~1.42mmol/L,女性:1.29~1.55mmol/L。

【临床意义】

影响血清HDL-C水平的因素很多,随年龄增加逐渐降低,至18~19岁达到最低点,饮食高糖及素食时,HDL-C降低,肥胖者常有TG升高,同时伴有HDL-C降低,饮酒使HDL-C升高,吸烟使HDL-C降低,长期足量的运动使HDL-C升高。在病理状态下,HDL-C与冠心病呈负相关,HDL-C<0.9mmol/L是冠心病发生的危险因素,HDL-C>1.55mmol/L被认为是冠心病的负危险因素,HDL-C降低也多见于心、脑血管疾病及肝炎肝硬化患者。

4. 低密度脂蛋白(LDL) 由极低密度脂蛋白(VLDL)转化而来,是血液中胆固醇含量最多的脂蛋白,LDL中载脂蛋白95%以上为ApoB100,LDL将胆固醇运送到外周组织,LDL胆固醇(LDL-C)水平升高是独立的致动脉粥样硬化危险因素,常用检测方法为匀相测定法。

【参考值】

理想范围:<3.37mmol/L,边缘升高:3.37~4.12mmol/L,升高:>4.14mmol/L。

【临床意义】

增高见于高脂蛋白血症、急性心肌梗死、冠心病、肾病综合征、慢性肾衰竭和糖尿病等，也可见于神经厌食及孕妇；减低见于营养不良、慢性贫血、骨髓瘤、创伤和严重肝病等。

5. 载脂蛋白(Apo)　是血浆脂蛋白中的蛋白质部分，在脂蛋白代谢中具有重要的生理作用，常见的 Apo 主要有 ApoA1 和 B100，ApoA1 主要存在于 HDL 中，ApoB100 主要存在于 LDL 中，Apo 水平的变化与脂质代谢异常密切相关，并对冠心病患病风险有一定的预测价值，常用检测方法为免疫比浊法。

【参考值】

成人 ApoA 1：1.40~1.45g/L，成人 Apo B：0.80~0.90g/L。

【临床意义】

ApoA 的升降不一定与 HDL-C 成比例。同时测定 ApoAI 和 HDL-C 更为有利，冠心病、脑血管病患者 ApoAI 水平下降，家族性高 TG 血症患者 HDL-C 常偏低，但 ApoA 不一定降低，并不增加冠心病危险；家族性混合型高脂血症患者，ApoA 和 HDL-C 均会轻度下降，冠心病危险性增加。ApoB 水平高低的临床意义与 LDL-C 相似，ApoB 是各项血脂指标中较好的动脉粥样硬化标志物；在少数情况下，可出现高 ApoB 血症而 LDL-C 浓度正常的情况，提示血液中存在较多小而密的 LDL，测定 ApoB 更具有优势；ApoB 增高亦可见于肾病综合征、未控制的糖尿病，肝功能低下等患者。

6. 脂蛋白 a(Lp(a))　作为心脑血管动脉粥样硬化性疾病的独立危险因素已得到公认，常用检测方法为乳胶增强免疫比浊法。

【参考值】

<300mg/L。

【临床意义】

Lp(a)水平主要由遗传因素决定，基本不受性别、年龄、饮食、营养及环境影响，家族性高 Lp(a)与冠心病发病倾向相关，高 Lp(a)水平是动脉粥样硬化性疾病的独立危险因素。

7. 游离脂肪酸(FFA)　肝脏摄取血清 FFA 合成磷脂、胆固醇酯及甘油三酯，部分 FFA 则被氧化，几乎各种肝病时 FFA 均显著升高。

(八) 心血管疾病常用指标检查

心血管疾病是严重威胁人类健康的一类疾病，多数心血管疾病是由于血栓引起的，病理基础是冠状动脉粥样硬化斑块增大、破损或脱落导致的心肌细胞缺血、损伤甚至坏死，主要检测的标志物有心肌损伤的标志物、心脏功能的标志物及心血管病风险评估的检查等。

1. 心肌肌钙蛋白(cTn) 是肌钙蛋白复合体中与心肌收缩功能相关的一组蛋白，由心肌肌钙蛋白 cTnT、cTnI 和 cTnC 三个亚单位组成的复合物，其中 TnT 和 TnI 是心肌特有的抗原，当心肌损伤或坏死时，可导致血清 cTn 增高，因此，血清 cTn 浓度可反映心肌损伤的情况，是心肌损伤的特异性标志物，常用敏感度较高的免疫学方法进行测定，如电化学发光法。

【参考值】

cTnT<0.014μg/L，cTnl<0.034μg/L。

【临床意义】

心肌肌钙蛋白对心肌损伤具有很高的敏感性和特异性，已取代 CK-MB 成为急性冠状动脉综合征(ACS)诊断的首选心肌损伤标志物，当心肌缺血导致心肌损伤时，在发病后 4h 内即可测得。随着疾病进展，cTnI 和 cTnT 不断释放进入血液，升高持续时间可长达 2 周，随着超敏的肌钙蛋白检测方法的进展，cTn 已经作为 ACS 诊断和危险分层的主要依据。少数情况下 cTn 亦有非 ACS 性升高，主要见于心绞痛、心肌炎及肾功能衰竭等。

2. 肌红蛋白(Myo) 存在于心肌和骨髓肌中，不存在于平滑肌等其他组织中，因此对心肌损伤的特异性较差，但敏感度较高，一般在心肌损伤后 1h 即可检测到，因此可作为急性心肌损伤的早期诊断指标，常用检测方法为电化学发光法。

【参考值】

男性：16~96ng/ml，女性：9~82ng/ml。

【临床意义】

肌红蛋白水平在心脏病发作或其他肌肉损伤后的 1h 内开始升高，早于其他心肌损伤标志物，其阴性结果能有效地排除心脏病发作，但其阳性结果必须通过肌钙蛋白检测来确认。由于血液中的肌红蛋白能被肾脏迅速清除，所以测定肌红蛋白也有助于观察急性心肌梗死病程中有无再梗死发生以及梗死有无扩展，同时肌红蛋白也是急性心肌梗死溶栓治疗中评价有否再灌注的较为敏感和准确的指标。

3. N- 末端 -B 型脑钠肽前体(NT-proBNP)和 B 型脑钠肽(BNP) 同属利钠肽家族，NT-proBNP 体外稳定性强，在心力衰竭患者血液中的浓度中较 BNP 高，因此在某些情况下更利于心力衰竭的诊断，常用检测方法为电化学发光法。

【参考值】

< 125pg/ml(<75 岁)，<450pg/ml(≥ 75 岁)。

【临床意义】

NT-proBNP 升高主要见于急慢性心力衰竭、冠心病、慢性肾病等疾病，是慢性心力衰竭的独立预后因素之一,并适用于不同严重程度的心力衰竭患者;NT-proBNP 是冠心病的独立预后因素,有助于预测以后发生心力衰竭和死亡的危险。由于 NT-proBNP 主要由肾小球滤过,其浓度受肾功能影响较大,因此,慢性肾病患者的 NT-proBNP 水平通常较无慢性肾病患者高;NT-proBNP 还可以用于鉴别诊断急性呼吸困难,急性心力衰竭患者 NT-proBNP 水平明显高于其他原因所致的急性呼吸困难患者。

4. 同型半胱氨酸(HCY) 不是心血管疾病发生的病因,也不能作为疾病诊断的依据,但与疾病的发生、发展和预后密切相关,可作为独立的风险评估因子提示疾病发生的危险性,常用检测方法为循环酶法。

【参考值】

5.08~15.39μmol/L。

【临床意义】

HCY 是动脉粥样硬化所致心血管疾病最强的独立危险因素,同型半胱氨酸水平升高会增加动脉粥样硬化、心肌梗死、脑卒中、中枢血管疾病(CVD)、外周血管疾病(PVD)、阿尔茨海默病发生的危险性,这类患者体内同型半脱氨酸水平明显高于健康人,其血浆浓度与心脑血管病的程度和并发症呈正相关,血清同型半胱氨酸水平与胆固醇、甘油三酯水平无明显相关性。

(九) 体液免疫检查

体液免疫是机体免疫功能的重要组成部分,主要通过 B 淋巴细胞合成免疫球蛋白,执行特异性或非特异性免疫应答来形成机体的免疫防御机制,抵抗病原体的侵袭,并包含补体及细胞因子等多种分子,形成庞大的免疫网络,与细胞免疫及固有免疫系统一同构成机体的免疫系统。

免疫球蛋白是体液免疫系统最重要的成分,升高和降低见于多种免疫性及全身性疾病。几种不同免疫球蛋白升高(多克隆性)主要见于感染、肿瘤、自身免疫病、慢性活动性肝炎、肝硬化及淋巴瘤等;单一免疫球蛋白升高(单克隆性)主要见于单克隆免疫增殖病,以多发性骨髓瘤为代表。免疫球蛋白降低可见一种或多种免疫球蛋白水平减少,分为原发性或继发性的,前者属于遗传性,如瑞士丙种球蛋白缺乏症,选择性 IgA、IgM 缺乏症等,继发性缺陷见于网状淋巴系统的恶性疾病、慢性淋巴细胞性白血病、肾病综合征、大面积烧伤烫伤患者、长期大剂量使用免疫抑制剂或放射线照射所致。

1. 免疫球蛋白 G(IgG)及亚型 IgG 分子量约 150kD,多为单体,有 IgG1~IgG4 共 4 个亚类,在正常人体内含量最多且分布广泛,是机体再次免疫应答的主要抗体,亦是自身抗体的主要类型,由于 IgG 是唯一能够通过胎盘的 Ig,故在新生儿抗感染中起重要作用,常用检测方法为免疫比浊法。

【参考值】

7.0~16.0g/L。

【临床意义】

IgG 增高是再次免疫应答的标志，常见于各种慢性感染、慢性肝病、胶原血管病、淋巴瘤以及自身免疫性疾病如系统性红斑狼疮、类风湿关节炎等，单纯性 IgG 增高主要见于免疫增殖性疾病，如 IgG 型分泌型多发性骨髓瘤等。降低见于各种先天性和获得性体液免疫缺陷病、联合免疫缺陷病、重链病、轻链病、肾病综合征、病毒感染及服用免疫抑制剂的患者，还可见于代谢性疾病，如甲状腺功能亢进和肌营养不良也可有血 IgG 浓度降低。IgG 亚类中以 IgG4 最为常用，是自身免疫性胰腺炎的标志物，升高亦常见于自身免疫性眼病。

2. 免疫球蛋白 M（IgM） 为五聚体，又称巨球蛋白，主要功能是凝集病原体和激活补体经典途径，是初次免疫应答的主要抗体，因此在早期抗感染免疫中发挥重要作用，常用检测方法为免疫比浊法。

【参考值】

0.4~2.8g/L。

【临床意义】

IgM 升高见于初期病毒性肝炎、肝硬化、类风湿关节炎、系统性红斑狼疮等，由于 IgM 是初次免疫应签中的 Ig，因此单纯 IgM 增加常提示为病原体引起的原发性感染，原发性巨球蛋白血症时，IgM 呈单克隆性明显增高。降低见于 IgG、IgA 型多发性骨髓瘤、先天性免疫缺陷病、免疫抑制剂疗法后、淋巴系统肿瘤、肾病综合征及代谢性疾病（甲状腺功能亢进、肌营养不良）等。

3. 免疫球蛋白 A（IgA） 分为血清型和分泌型，分泌型 IgA 为二聚体，在黏膜免疫中发挥重要作用，对保护呼吸道、消化道黏膜等局部具有重要意义，常用检测方法为免疫比浊法。

【参考值】

0.7~5.0g/L。

【临床意义】

IgA 增高见于 IgA 型多发性骨髓瘤、系统性红斑狼疮、类风湿关节炎、肝硬化、湿疹和肾脏疾病等；降低见于反复呼吸道感染、非 IgA 型多发性骨髓瘤、重链病、轻链病、原发性和继发性免疫缺陷病、自身免疫性疾病和代谢性疾病（如：甲状腺功能亢进、肌营养不良）等。

4. 免疫球蛋白 E（IgE） 易与皮肤组织、肥大细胞、嗜碱性粒细胞和血管内皮细胞结合，是导致Ⅰ型超敏反应的主要抗体，且能介导抗体依赖的细胞介导的细胞毒作用（ADCC）。IgE 的检测包括总 IgE 和特异性 IgE 两种，常用检测方法为免疫比浊法。

【参考值】

<100IU/ml。

【临床意义】

血清总 IgE 和特异性 IgE 检测对于变态反应性疾病的诊断、治疗及发病机制探讨均有重要意义。IgE 增高见于 IgE 型多发性骨髓瘤(MM),特发性哮喘,皮炎等过敏性疾病以及系统性红斑狼疮(SLE)、肝炎、寄生虫病、类风湿关节炎、嗜酸性粒细胞增多症、真菌感染等;IgE 降低见于原发性无丙球蛋白血症、共济失调 - 毛细血管扩张症、肿瘤及化疗药物应用后。

5. 免疫球蛋白 D(IgD) 在血清中含量极低,升高主要见于 IgD 型多发性骨髓瘤。

6. 冷球蛋白(CG) 即冷免疫球蛋白,是血清中一种在 37℃以下(一般 0~4℃)易发生沉淀、37℃时可再溶解的病理性免疫球蛋白。根据其组成可分为两大类,单克隆型和混合型(亦有人将此再分为两型,即由单克隆 Ig 与自身 IgG 组成的 CG 和混合多克隆 CG),前者多由 IgG 或 IgM 组成,约占 CG 的 1/4,它对补体无抗性作用;后者多为免疫复合物,含有抗原、抗体和抗抗体,混合型 CG 有抗补体作用及易引起炎性损害,作用类似于免疫复合物引起的疾病。与单克隆型 CG 有关的疾病有多发性骨髓瘤、巨球蛋白血症、慢性淋巴细胞白血病,与混合型 CG 有关的疾病有类风湿关节炎、干燥综合征、自发性混合冷球蛋白血症、系统性红斑狼疮、传染性单核细胞增多症、病毒性肝炎、原发性胆汁性肝硬化、链球菌后肾炎、感染性心内膜炎、麻风、黑热病、流行性脾肿大等。

7. 免疫球蛋白轻链(light chain)及游离轻链(free light chain,FLC) 免疫球蛋白根据重链不同分为五种,但轻链只有 κ 及 λ 两种,因此每种免疫球蛋白又可分为 κ 轻链型及 λ 轻链型两种,κ/λ 大致为 2/1 左右。常用的检测方法为免疫比浊法。

【参考值】

κ:1.7~3.7g/L,λ:0.9~2.1g/L,κ/λ:1.35~2.65。

【临床意义】

轻链检测及其比值对判断免疫球蛋白为单克隆或多克隆性增殖非常有意义,多克隆增殖性疾病时 5 种免疫球蛋白全面增加或只有一种免疫球蛋白增加,但 κ/λ 比值正常。单克隆增殖性疾病时只有 1 种免疫球蛋白增加,且 κ/λ 比值异常。

免疫球蛋白游离轻链是近年来出现的新指标,是免疫球蛋白合成时由于基因突变或错配形成的未与重链结合的游离存在的轻链,与浆细胞的恶性增殖关系更为密切，由于血清中游离轻链及其比值排除了正常免疫球蛋白上结合的轻链的影响，因此在单克隆免疫增殖病的诊断上更为灵敏，可以检出部分用经典方法检测不出的所谓非分泌型骨髓瘤。同时由于游离轻链在血液中的半衰期更短，在疗效评价及治疗监测上亦优于总轻链及其比值的变化，对单克隆免疫增殖病的治疗，预后判断及复发监测均具有重要意义，但在诊断上尚不能取代经典的免疫固定电泳法。

8. M蛋白（MP） 即单克隆免疫球蛋白，是单克隆性浆细胞异常增殖而产生的大量均一的、具有相同电泳特性的但无功能的免疫球蛋白或其片段，故称M蛋白。M蛋白可包含所有5种免疫球蛋白类型，以IgG、IgA和IgM最为常见，IgD型少见，IgE型罕见，由于M蛋白为细胞异常增殖产生，常存在不完整片段免疫球蛋白类型，如游离轻链型及单独的重链型，亦有罕见的半分子型存在。M蛋白的检测主要依靠免疫球蛋白及轻链的定量、血清蛋白电泳及免疫固定电泳结合进行。免疫球蛋白及轻链的定量可知M蛋白的量，血清蛋白电泳图谱上可以出现单克隆条带，并可通过扫描得出单克隆条带所占的百分比。免疫固定电泳可鉴定出M蛋白的类型，最后得出综合结论，对单克隆免疫增殖病的诊断具有重要意义，被国际国内骨髓瘤指南确认为诊断标准之一。

9. 补体CH50 补体最主要的生物学活性是免疫溶细胞作用。抗体（溶血素）致敏的绵羊红细胞（SRBC）可通过活化补体（C1~C9）激活经典途径，导致SRBC溶解，在一定范围内（如20%~80%溶血率），溶血程度与补体活性呈正相关，常以50%溶血率（CH50）作为判断指标，主要反映补体（C1~C9）经经典途径活化的活性，常用检测方法为免疫比浊法。

【参考值】

50~100U/ml。

【临床研究】

CH50活性增高常见于各种急性期反应，如急性炎症（风湿热急性期、结节性动脉炎、皮肌炎、伤寒、天花、麻疹、黄热病、肺炎、急性心肌梗死、甲状腺炎、阻塞性黄疸等）、组织损伤、肿瘤特别是肝癌等；CH50活性减低可由先天性和后天性因素引起，先天性补体缺乏症比较少见，可由补体基因缺损或基因突变引起，主要导致补体成分或调节成分缺陷，后天因素主要由消耗增多、合成减少等因素引起，见于急性肾小球肾炎、SLE、大面积烧伤、冷球蛋白血症、严重感染、肝炎、肝硬化、组织损伤缺血等。

10. 补体C3、C4 均为补体的固有成分，常用检测方法为免疫比浊法。

【参考值】

C3：0.9~1.8g/L，C4：0.1~0.4g/L。

【临床意义】

C3、C4 属急性时相反应蛋白，故在急性炎症、全身性感染、风湿热急性期、皮肌炎、心肌梗死、严重创伤、恶性肿瘤和妊娠等时含量均可升高，但对疾病的诊断意义不大；C3、C4 含量降低见于补体合成能力下降的疾病，如肝炎、肝硬化及补体消耗或丢失过多疾病，如活动性的 SLE、各类免疫复合物病(类风湿关节炎、冷球蛋白血症、血清病等)和大面积烧伤等；先天性补体缺乏可见于遗传性 C3、C4 缺乏症。

11. 补体 C1qQ　系 C1 的三个亚单位中的一个(另为 C1r、C1s)，由肠上皮细胞合成，主要作用为参与补体的经典激活途径。C1q 升高见于类风湿关节炎、骨髓炎、血管炎、痛风、硬皮病、过敏性紫癜，含量减低见于 SLE 及混合性结缔组织病活动期。

(樊笑霞　李 畅)

7　临床免疫学检查

(一) 免疫功能检测

1. 中性粒细胞免疫功能检测　中性粒细胞属于血液中最多的白细胞，占白细胞总数的 50%~70%，血液中有两个中性粒细胞储存池，当发生感染时，循环的中性粒细胞数量会迅速增加十余倍。中性粒细胞具有活跃的变形运动和吞噬功能，通过溶酶体酶类对病原体杀伤，主要起趋化作用、黏附作用及噬菌作用等。通过上述这些功能的检测，可以直接反映中性粒细胞的功能。①中性粒细胞趋化功能缺陷时，其向炎症部位迁移减少，导致反复感染，见于 Chediak-Higashi 综合征、高 IgE 综合征、糖尿病、肾衰竭、肝硬化等；②中性粒细胞黏附功能异常时，可能是黏附分子缺陷，如 CD18 或 CD11 水平下调，导致中性粒细胞黏附功能缺陷，无法进入炎症部位和抑制感染播散；吞噬和杀菌功能下降时，可能是中性粒细胞表面的补体受体 CR1 和 IgG 的 Fc 受体 Fc 受体 FcγR1 (CD64)水平降低，导致识别和结合病原体的能力下降，无法有效的发挥吞噬和杀菌功能。

2. 自然杀伤细胞功能检测　细胞引起的靶细胞杀伤大致分三种情况：一是 CTLs 细胞毒作用，是特异抗原激发的，受 MHC 分子限制的细胞杀伤；二是自然杀伤细胞(NK)发挥的细胞毒作用，自然杀伤即细胞不需 MHC 参与，亦不借助抗体，而对靶细胞(如异体细胞、瘤细胞)造成杀伤；三是 ADCC 作用，在 ADCC 中，效应细胞的特异性和功能发挥均由致敏抗体决定。

(1)NK 活性增高：见于原虫、蠕虫等寄生虫感染、HBsAg 携带者。

(2)NK 活性降低：见于各种恶性肿瘤，且降低程度与细胞低分化和病程进展呈正相关，也见于再生障碍性贫血及免疫功能减低者。

(3) NK 细胞数增加：见于 NK 细胞白血病、哮喘、慢性活动性肝炎、慢性迁延性肝炎、肝炎后肝硬化、艾滋病。

(4) NK 细胞数降低：见于尿毒症、抑郁症、疲劳综合征、小儿急性白血病、原发性头颈部恶性肿瘤、肝癌、膀胱癌、胃癌、肺癌等。

3. 淋巴细胞亚群检测

(1) T 淋巴细胞亚群测定：淋巴细胞由多个功能不同、表面分化抗原相异的亚群组成。除 T、B 淋巴细胞外，T 细胞内还分几个亚群，如 T 辅助、诱导细胞；T 抑制细胞、细胞毒性 T 淋巴细胞等，这些细胞根据其表达 CD 分子的不同划分为相应的亚群，如抗 CD3 抗体阳性者为 $CD3^+$ 亚群，$CD4^+$ 细胞为 CD4 亚群。不同亚群的细胞常为功能不同的细胞，如 CD4 与 CD8。但同一亚群内的细胞功能也可能不同，即不可能单纯用 CD 分子区分，如 CD8 中既有 T 抑制细胞，也有细胞毒性 T 淋巴细胞。

CD4 在恶性肿瘤、遗传性免疫缺陷、AIDS、应用免疫抑制剂（如环孢素）等患者中皆可降低。CD8 增多见于自身免疫病，如 SLE、慢性肝炎等。CD4/CD8 比值更能反映免疫调节变化，肿瘤、自身免疫病、传染病（尤以病毒感染）、变态反应等皆会出现比值的变化，CD4/CD8 比值还可用来监测器官移植的排斥反应，若移植后 CD4/CD8 的比值较移植前明显增加预示可能发生排斥反应。

(2) B 细胞表面抗原测定（CD19）：B 细胞表面存在 B 细胞特有的抗原，如 CD19 等。CD19 是一种早期的、谱系特异的泛 B 细胞表面抗原，从最早期 B 细胞阶段即表达，持续存在直到 B 细胞终末阶段，分化为浆细胞时丢失。CD19 存在于 90% 外周血、脾脏、淋巴结或扁桃体的 B 细胞和近 5% 的骨髓细胞。用相应抗体进行检测并计数，可反映 B 细胞的部分功能变化。

机体有体液免疫抑制者，$CD19^+$B 细胞可减少；B 细胞恶性增殖性疾病（如急性淋巴细胞白血病、慢性淋巴细胞白血病、非霍奇金病、多发性骨髓瘤），外周血 $CD19^+$B 细胞增多，恢复正常时减少。

4. 淋巴细胞增殖试验　在细胞增殖过程中，细胞代谢旺盛，通过对细胞增殖后的细胞数量、DNA 倍数及蛋白合成等检测来反映细胞的增殖情况。常见检测包括淋巴细胞转化试验和混合淋巴细胞培养等，其中淋巴细胞转化试验用于检测 T 细胞对抗原或丝裂原的非特异性或特异性应答能力。增高仅见于唐氏综合征。降低见于各种恶性肿瘤及各种 T 淋巴细胞功能减低者。临床上该试验可用于帮助判断疗效和估计预后，恶性肿瘤或慢性白色念珠菌病，手术切除或免疫增强治疗有效时，淋巴细胞转化率增加，反之，则预后不良。也可用于寻找迟发型变态反应的原因，当患者淋巴细胞与可疑药物共育，若转化率高于对照药物，即可确定该药为过敏原。还可帮助选择适宜移植供体，供受者淋巴细胞混合后，转化率 <10%，可供器官移植参考。混合淋巴细胞培养试验MLC)，是指两个功能正常的无关个体的淋巴细胞在体外混合培养，由于 HLA Ⅱ类抗原 D 和 DP 抗原不同，可相互刺激对方的 T 细胞发生增殖。在器官移植前的组织配型中，如果待检者抗原与标准 HLA-D 抗原或刺激抗原相同，混合淋巴细胞培养则不发生增殖。

5. 细胞因子检测

(1) 血清白细胞介素 1 测定：IL-1 是一种激素样物质，其生物活性非常广泛，在体内具有内源性致热源效应。参与急慢性炎症的发病过程和恶病质过程以及创伤修复、骨质吸收、血管形成，并在神经内分泌免疫调节网络中起重要作用。增加见于急性缺血性脑血管病、癫痫、急性心肌梗死、扩张型心肌病、类风湿关节炎、慢性肝炎、肝硬化、多发性骨髓瘤、结核病和铁缺乏症以及骨和软骨恶性肿瘤。降低见于恶性肿瘤、慢性胃炎、胃溃疡、胃癌、肺癌、原发性肝癌等恶性肿瘤、急性淋巴细胞白血病、特发性血小板减少性紫癜、骨髓增殖异常综合征、白癜风、系统性红斑狼疮和急性髂股静脉血栓形成等。

(2) 血清白细胞介素 2 测定：IL-2 是体内重要的 T 淋巴细胞生长因子，具有重要的免疫调节功能和抗肿瘤、抗细菌、寄生虫和病毒感染作用。增加见于再生障碍性贫血、急性肝炎、进行性系统性硬化、瘤型麻风、恶性淋巴瘤且治疗有反应者 IL-2 下降，治疗无反应者仍保持高水平。降低见于各种恶性肿瘤及 T 淋巴细胞功能降低者。在检测 IL-2 时应注意，一些造成血清中 sIL-2R 大量增加的疾病，如重症 SLE、器官移植后，在应用 ELISA 方法时会因 sIL-2R 的竞争而造成血清 IL-2 值偏高。

(3) 血清可溶性白细胞介素 2 受体测定：sIL-2R 是由抗原或丝裂原刺激的单核 - 巨噬细胞、淋巴细胞等 IL-2Rα 表达细胞产生的游离的 IL-2Rα。增加见于 T 淋巴细胞功能障碍者。降低无意义。

(4) 血清转化生长因子 β 测定：转化生长因子 β 又称肿瘤生长因子，是由正常细胞以及肿瘤细胞产生，对各种正常和肿瘤细胞有多种效应的细胞因子。增加见于慢性支气管炎、结核病以及结核性胸膜炎、肺癌等肺部疾病，恶性病变升高更明显、糖尿病且有并发症时升高显著，消化道恶性肿瘤与 CEA 和胃泌素联合检测可提高诊断正确率，升高还见于白血病、卵巢癌、前列腺癌、慢性肾衰并发获得性肾囊肿和肾细胞癌。

(5) 血清人酸性成纤维细胞生长因子测定：FGF 是对多种细胞有促分裂活性的多肽因子，是重要的血管生长因子和神经营养因子，酸性成纤维细胞生长因子是其中一类，又称 β 内皮细胞生长因子。增加见于冠心病、心绞痛、心肌梗死、动脉粥样硬化、高血压、风湿性心脏病、脑胶质瘤、肺癌、食管癌、类风湿关节炎和系统性红斑狼疮等。降低无意义。

(6) 血清 γ- 干扰素测定:IFN-γ 是由 T 细胞和 NK 细胞产生的主要调节 Fc 受体和 MHC Ⅰ、Ⅱ类抗原表达和抑制细胞生长的细胞因子。增加见于重症肌无力、癫痫。降低见于哮喘、新生儿、HBV 携带者、肝炎、脑囊虫、再生障碍性贫血、早产儿、幽门螺杆菌感染、食管癌等。

(7) 血清肿瘤坏死因子测定:TNF 是由多种细菌、病毒、寄生虫感染而诱导多种类型细胞产生的一种可引起肿瘤坏死的细胞因子。增加见于急性白血病和慢性髓细胞白血病、再生障碍性贫血、类风湿关节炎、多发性硬化、重症肌无力、骨和软骨恶性肿瘤、银屑病、斑秃、病毒性肝炎、阿米巴肝脓肿、突发性感音性耳聋、囊虫病、扩张型心肌病、糖尿病并发肾病和感染、狂犬病、流行性出血热、肾综合征出血热、尿毒症、慢性肾衰、多器官功能衰竭、吉兰 - 巴雷综合征、老年肺部感染、癫痫、脑梗死及其引起的头痛、过敏性紫癜特别是紫癜性肾炎时升高更明显。口腔颌面部肿瘤、胃癌、肺癌、食管癌、乳腺癌、大肠癌等恶性肿瘤,升高程度与病期和转移相关。脑出血急性期及大面积烧伤 1~3d 最高,第 4 天起逐渐下降,溃疡性结肠炎活动期、细菌性脑膜炎急性期升高,且升高程度与病情和病变范围正相关。动脉粥样硬化升高程度与血胆固醇和低密度脂蛋白的升高正相关、病毒性心肌炎,升高程度与 CK-MB 和 LDH 的升高正相关。降低见于长期使用激素、环孢素、维生素 D_3、IL-6 等药物。

(8) 血清上皮细胞生长因子测定:上皮生长因子又称表皮细胞生长因子,是由各种成人组织细胞合成的具有促进组织细胞发育、再生、血管形成、创伤愈合和肿瘤生长的生物活性肽。增加见于糖尿病、消化道肿瘤、慢性肾衰竭并发获得性肾囊肿、肾细胞癌、慢性支气管炎、结核性胸膜炎和肺癌等。降低无意义。

(9) 血清红细胞生成素测定:红细胞生成素(EPO)主要由肾脏产生,随血液循环而作用于骨髓,促进红系造血。增加见于再生障碍性贫血、缺铁性贫血、巨幼红细胞性贫血、地中海贫血、骨髓发育不良性贫血、急性淋巴细胞白血病、慢性粒细胞白血病急变期、阵发性睡眠性血红蛋白尿、高亲和力血红蛋白病、继发性红细胞增多症、肝硬化伴上消化道出血、慢性阻塞性肺疾患、发绀性心脏病、睡眠呼吸暂停、肾脏局部缺氧、异位 EPO 分泌性肿瘤、服用雄性激素、库欣综合征、Bartter 综合征、肾移植后以及吸烟者、各种恶性肿瘤特别是易骨髓转移的肿瘤增高更明显。降低见于慢性肾功能不全、新生儿贫血、甲状腺功能减退性贫血、镰状细胞贫血、真性红细胞增多症等。

(10) 血清白细胞介素 6 测定:IL-6 是由多种细胞产生,对各种不同类型的细胞有广泛生物学功能的细胞因子。艾滋病、艾滋病并发卡波西肉瘤、类风湿关节炎、系统性红斑狼疮和狼疮性肾病、硬皮病、银屑病、风湿热、心脏黏液瘤、宫颈癌、Castleman 病、Reiter 综合征、干燥综合征、Graves 病、多发性骨髓瘤、恶性淋巴瘤、Lennert 综合征、格林 - 巴利综合征、霍奇金病、膜性增生性肾小球肾炎、过敏性紫癜和紫癜性肾炎、儿童呼吸道合胞病毒感染、毛细支气管炎、支气管哮喘、老年肺部感染、溃疡性结肠炎、癫痫、阿米巴肝脓肿、重症肝炎,特别是当两种或以上病毒重叠感染或合并细菌感染时升高更明显,动脉粥样硬化升高程度与血胆固醇和低密度脂蛋白的升高正相关,于病毒性心肌炎急性期、脑梗死急性期、大面积烧伤、急性感染、移植排斥反应等机体急性损伤数小时内可升高 2~100 倍。肾综合征出血热发热期明显升高,少尿期达高峰,IL-6 水平与病情和尿蛋白含量成正比。降低见于胃癌、肝癌、大肠癌等恶性肿瘤。

(11) 血清白细胞介素 8 测定:IL-8 是由单核细胞产生的对中性粒细胞、淋巴细胞和嗜碱性粒细胞有趋化作用的细胞因子。增加见于脑梗死急性期、结核性脑膜炎、新型隐球菌脑膜炎、病毒性脑炎、病毒性心肌炎、慢性肝炎、肝硬化、阿米巴肝脓肿、囊虫病、风湿热、系统性红斑狼疮、溃疡性结肠炎活动期、银屑病、异位性皮炎、动脉粥样硬化、新生儿感染急性期、儿童呼吸道合胞病毒感染、肺炎、慢性阻塞性肺病、哮喘发作期、支气管肺炎、过敏性紫癜、紫癜性肾炎、肾综合征出血热、膜增殖性肾小球肾炎、急性肾盂肾炎、尿路感染、再生障碍性贫血、恶性淋巴瘤、恶性肿瘤。降低见于慢性肾功能不全肾衰期。

(12) 血清白细胞介素 10 测定:IL-10 由辅助性 T 细胞亚群 Th1 和 Th2、单核细胞、巨噬细胞、B 细胞和角质细胞产生。其生物活性广泛,可选择性地抑制单核 - 巨噬细胞的某些功能,对 T 细胞、B 细胞等的功能亦有明显影响。测定方法有生物活性测定和 ELISA 等。非霍奇金淋巴瘤及卵巢癌等患者血清 IL-10 水平升高,其病理生理及临床意义未明。

(13) 黏附分子的检测:黏附分子是一类介导细胞与细胞、细胞与细胞外基质间黏附作用的膜表面糖蛋白,具有广泛的生物学作用。由于黏附分子在细胞膜上表达极微,故须用灵敏的方法才能测出,如 ELISA、细胞直接黏附法、间接细胞黏附法、免疫荧光法、免疫印迹技术、化学发光法、RIA 法、ABC 法等。某些疾病状态下,黏附分子的表达或脱落增加,可致血清中可溶性黏附分子的水平显著升高,因此检测可溶性黏附分子的水平可能成为监测某些疾病状态的指征。

1) 可溶性 L- 选择素:在败血症和 HIV 感染患者血清中,可溶性 L- 选择素水平比正常人分别高 2~3 倍,反映了体内白细胞的活化。

2) 可溶性 P- 选择素:血红蛋白尿综合征和血栓性血小板减少性紫癜患者血清中可溶性 P- 选择素水平可显著升高。

3）可溶性 E- 选择素：感染、肿瘤、糖尿病等多种疾病患者血液中可溶性 E- 选择素水平高于正常人，其中以脓毒败血症患者最高，并与疾病的严重程度和预后相关，可溶性 E- 选择素水平持续升高的患者往往死亡率高。

4）sICAM-1：在体外，黑色素瘤细胞培养上清液中 sICAM-1 水平明显升高，可抑制 NK 细胞的细胞毒效应；在体内，sICAM-1 水平升高与黑色素瘤病情的发展及其他肿瘤的肝脏转移相平行。在神经系统炎症性疾病患者的脑脊液、类风湿关节炎的滑膜积液、卵巢癌患者的腹水、间质性肺疾病患者的肺泡灌洗液中都可检测到 sICAM-1。

5）sVCAM-1：肿瘤与炎症患者血清中 sVCAM-1 可高于正常人水平，在肾脏移植患者血清中 sVCAM-1 与肌酸酐水平变化趋势一致，全身性红斑狼疮患者血清中 sVCAM-1 与其病情活动程度吻合。

（吴洪坤　王 皓　周 琳）

（二）感染免疫检测

1. 乙型肝炎病毒（HBV）免疫检测　乙型肝炎病毒的免疫检测俗称“乙肝两对半”，包括乙型肝炎病毒表面抗原（HBsAg）、抗乙型肝炎病毒表面抗体（HBsAb）、乙型肝炎病毒 e 抗原（HBeAg）、抗乙型肝炎病毒 e 抗体（HBeAb）和抗乙型肝炎病毒核心抗体（HBcAb）。

（1）HBsAg：可作为乙型肝炎早期诊断的指标。与其他标志物联合检测可诊断 HBsAg 携带者、急性乙型肝炎潜伏期、急性和慢性肝炎患者。HBsAg 阴性不能完全排除 HBV 感染。

（2）HbsAb：是机体感染或接种乙型肝炎疫苗接种有效的标志。绝大多数自愈性乙型肝炎感染者在 HBsAg 消失后可检出 HBsAb。定量检测 HBsAb 对于评估疫苗接种效果具有重要意义。如果 HBsAb 浓度较低，应进行疫苗加强注射，以维持机体处于有效的免疫状态。一般认为定量检测结果为 10mU/ml 表明机体注射疫苗有效，结果 >10mU/ml 表明机体对于 HBV 感染有较强免疫力，特别是对不同基因型的感染具有免疫力。

（3）HBeAg：是病毒活跃复制的标志，一般 HBsAg 和 HBeAg 伴随阳性。HBeAg 持续阳性 3 个月以上则表明有转慢性感染的倾向。HBeAg 和 HBV 复制、肝脏损害成正比，因此 HBeAg 除了是 HBV 较强传染性的标志外，在抗病毒药物治疗过程中，其浓度降低或转阴表明治疗有效。

（4）HbeAb：多出现于急性肝炎恢复期、慢性乙型肝炎、肝硬化等患者中，并可长期存在。

（5）HBcAb 和 HBcAb-IgM：HBcAb 在乙型肝炎急性感染、慢性感染中均会出现，而且持续时间长。HBcAb-IgM 是新近感染和病毒复制的标志，在急性期后可慢慢消失，而 HBcAb-IgG 则可能一直持续存在。在隐匿性乙肝中有 80% 为 HBcAb 阳性，其中一半伴有 HBsAb 阳性。因此单独分析 HBcAb 的检测结果意义不大，应结合其他血清学标志物和 HBV-DNA 结果。各标志物阳性的临床意义见表 1-4-14。

表 1-4-14 HBV 血清学标志物的临床意义

血清学标志物						临床意义
HBsAg	抗 HBs	HBeAg	抗 HBe	抗 HBc IgG	抗 HBc IgM	
+	–	–	–	–	–	急性乙肝潜伏期，携带者
+	–	+	–	–	–	急性乙肝早期或潜伏期
+	–	+	–	–	+	急性乙肝早期
+	–	+/–	–	+	+	急性乙肝后期
+	–	–	+	+	–	急性 HBV 感染趋向恢复；慢性乙型肝炎携带者
+	–	–	–	+	–	急慢性、无或低度 HBV 复制性
–	+	–	+	+	–	急性乙型肝炎恢复期、既往感染
–	+	–	–	+	–	乙型肝炎恢复期、既往感染
–	–	–	+	+	–	既往感染 HBV 或 HBV 急性感染恢复期
–	–	–	–	+	–	恢复后期，表明 HBV 既往感染
–	+	–	–	–	–	成功接种疫苗，具有免疫力

（6）Pre-S1 抗原：作为病毒外膜蛋白成分存在于 Dane 颗粒和管型颗粒上，

是十分重要的病毒复制指标。Pre-S1 可随 HBeAg 消失而消失，与转阴时间呈正相关，因此可以作为病毒清除和病毒转阴的参考指标。

2. 丙型肝炎病毒（HCV）免疫检测 HCV 是输血后肝炎和散发性非甲非乙型肝炎的主要病原，可导致慢性肝炎、肝硬化和肝癌等多种肝脏疾病。抗 -HCV 抗体阳性提示感染过病毒，且常伴有病毒核酸的存在。因此，抗 -HCV 抗体是判断 HCV 感染的一个重要标志。抗 HCV 抗体阳性而血清中没有 HCV RNA 提示既往感染，在血清中检测不到 HCV RNA 并不意味着肝脏没有病毒复制。有极少数病例，特别是经过免疫抑制剂治疗的患者，免疫功能低下，抗 HCV 抗体阴性仍可检测到 HCV RNA，此类患者适宜采用 HCV 核心抗原或抗原 - 抗体联合检测试剂进行检测。

3. 戊型肝炎病毒（HEV）免疫检测 HEV 所致戊型肝炎的临床症状和流行病学都与甲肝相似。一般认为，戊肝急性期第一份血清抗 -HEV 抗体效价 >40，以后逐渐下降，或抗 -HEV 抗体先阴性后转为阳性，或效价逐步增高，均可诊断为急性 HEV 感染。HEV 感染后的疾病进程分为急性和自限性，通常不造成肝组织的慢性损害，但病死率是甲型肝炎的 10 倍，在孕妇中的病死率可达 10%~20%。

4. 人类免疫缺陷病毒（HIV）免疫检测 抗 -HIV 抗体确认阳性表明受检者感染了 HIV，并可作为传染源将 HIV 传播他人。HIV 感染机体后，p24 抗原在急性感染期就可以出现，而一般抗 -HIV 抗体要在感染后 3~8 周才能检测出来。因此早期感染应采用核酸检测的方法进行确认，而抗体阳性的样本可采用重组免疫印迹法进行确认，不确定的样本，则可采用核酸检测方法确认。

5%~10%HIV 感染者合并 HBV 感染，这类感染者进展为肝硬化、终末期肝病和肝癌较单纯慢性乙型肝炎患者更快。HIV 合并感染 HCV 者进展为肝硬化的概率较单纯 HCV 感染者高 3 倍。因此在进行 HIV 抗病毒治疗时，应同时检测 HBV 和 HCV 感染的相关指标，以确定合理有效的治疗方案。

5. 梅毒螺旋体免疫检测 早期感染出现的 IgM 抗体和稍后出现的 IgG 抗体都是相同抗原刺激产生的，虽然在治疗后和疾病后期 IgM 反应减弱，但 IgG 抗体在治愈后仍会存在，甚至终生阳性。因此，TP 抗体检测为阳性反应只能说明正在感染或既往感染，不能作为梅毒疾病活动与否的判定，也不能作为治疗监测手段。非特异抗体检测（TRUST 和 RPR）可用于有临床症状的梅毒患者的辅助诊断、筛查和治疗效果的监测，而梅毒特异性抗体检测的特异性和灵敏度较高，可以用于梅毒早期感染的辅助诊断。

6. 弓形虫免疫检测 人感染弓形虫后，可通过检测血清中的 IgM 和 IgG 抗体来判定。一般是先产生 IgM 抗体，然后产生 IgG 抗体。IgM 抗体效价在达到高峰后很快逐渐降至较低水平，而 IgG 抗体达到高峰后则基本稳定在一个较高的效价，且持续较长时间。特异 IgG 抗体出现且效价逐步增加，如果在前后不同时间的 2 次对特异的 IgG 抗体检测中，发现第 2 次检测较第 1 次检测的效价出现 4 倍以上的增加，则提示为近期感染。

7. 巨细胞病毒（HCMV）免疫检测　血清中抗 HCMV IgM 类抗体阳性有助于对急性或活动性 HCMV 感染的诊断，以及对移植器官供体和献血员的筛选。脐带血查出抗 HCMV IgM 类抗体说明胎儿宫内感染，若同时检测抗 -HCMV IgA 类抗体可提高诊断的准确性。抗 HCMV IgG 类抗体阳性对诊断既往感染和流行病学调查有意义，若间隔 3 周后抽取血清该抗体阳性效价升高 4 倍以上（双份血清进行对比），则对判断 HCMV 近期复发感染有意义。在妊娠期间，母亲的 CMV 首发感染对于胎儿的危险明显高于既往感染的复发感染，但是巨细胞病毒的复发感染同样会生成 IgM 抗体，不能单独通过检测病原体特异性 IgM 抗体来确定首发感染，此外，在巨细胞病毒 IgM 抗体检测时，可能存在和其他疱疹类病毒的交叉反应，因此，检测巨细胞病毒 IgG 抗体的亲和力可以作为重要证据，用以辅助判断阳性 CMV IgM 结果是否和急性 CMV 感染有关。

8. 单纯疱疹病毒免疫检测　35% 的儿童到 5 岁时具有 HSV-1 型病毒的抗体，80% 的成人到 25 岁时具有特异性抗 HSV-1 型病毒的抗体。由于 HSV-1 和 HSV-2 具有相同的抗原决定簇，这两种病毒的抗体可能会发生交叉反应。快速准确诊断 HSV 感染有助于及早采用抗病毒治疗，减少感染传播。抗多数生殖器疱疹病毒感染由 HSV-2 型病毒所致，有 20% 为 1 型单纯疱疹病毒引起的感染。

9. 风疹病毒免疫检测　对风疹病毒 IgM 抗体和 IgG 抗体的准确检测有助于诊断和随访风疹病毒急性感染，评估育龄妇女的免疫状态，以及为可疑育龄妇女选择适当的预防措施。抗风疹病毒 IgM 抗体在发病 2~5d 即可测出，6~25d 检出率可达高峰，常用于风疹急性期或新近感染的诊断。风疹病毒 IgG 抗体用于调查既往感染。由于存在交叉反应，对阳性结果的意义应结合临床综合判断，孕妇不能仅以此抗体阳性作为终止妊娠的依据。

10. 呼吸道病毒免疫检测

（1）流感病毒：在发病初期 1~3d，患者鼻咽部分泌物中含有大量病毒，此时传染性最强，最适合于病毒抗原的检测；通过直接检测流感病毒抗原，有助于流感病毒感染的诊断。由于同一亚型不同年代流感病毒变异株间均存在不同程度的抗原性交叉，因此患者血清是否存在流感病毒抗体或抗体效价的高低，不能作为流感病毒感染的确诊证据；应采集患者急性期和恢复期的血清，在同一条件下进行测定，凡恢复期血清中和抗体效价比急性期高 4 倍或以上者，才有诊断价值。此外，由于流感病毒抗原变异较为复杂，不同地区甚至同一地区不同时间所流行毒株的抗原性不尽相同，因此进行抗体测定时，所用毒株最好是当地当时的流行株和全国代表性毒株。

(2) 副流感病毒和腮腺炎病毒：通过免疫荧光法等直接检测副流感病毒（或腮腺炎病毒）的抗原，并结合临床有助于副流感病毒（或腮腺炎病毒）感染疾病的诊断。由于副流感病毒共有 4 种亚型，彼此之间存在不同程度的抗原性交叉，因此检测其血清抗体时，应采集患者急性期和恢复期的血清，在相同条件下进行测定，凡恢复期血清中和抗体效价比急性期高 4 倍或以上者，才有诊断价值。人是腮腺炎病毒的唯一宿主，且该病毒仅有一个血清型，腮腺炎病后可获得牢固的免疫力。

(3) 呼吸道合胞病毒（RSV）：通过免疫荧光法检测 RSV 病毒抗原，有助于呼吸道合胞病毒感染疾病的诊断；由于机体对病毒存在记忆性免疫反应，因此检测其血清抗体时应采集患者急性期和恢复期的血清，在同一条件下进行测定，凡恢复期血清中和抗体效价比急性期高 4 倍或以上者，对呼吸道合胞病毒的感染才有诊断价值。

(4) 腺病毒：具有多种血清型，不同血清型可引起同一种疾病，同一血清型也可引起不同的疾病。该疾病一般具有自限性，感染后机体可获得长期持续的特异性免疫力，且由于机体对病毒存在记忆性免疫反应，因此检测其血清抗体，应采集患者急性期和恢复期的血清，在同一条件下进行测定，凡恢复期血清中和抗体效价比急性期高 4 倍或以上者，对腺病毒的感染才有诊断价值。通过免疫荧光法检测腺病毒抗原，有助于腺病毒感染疾病的诊断。

(5) 麻疹病毒：典型的麻疹可根据临床表现结合流行病学做出诊断，而症状不典型的患者需根据血清抗体的检测或麻疹病毒的分离阳性做出诊断。通过免疫荧光法检测麻疹病毒抗原，有助于麻疹病毒感染的诊断。麻疹病毒产生的 IgG 抗体能够对机体产生牢固的免疫力。

(6) SARS 冠状病毒：SARS 病毒感染后，最早的 IgM 抗体出现要在 7d 左右，10d 时达到高峰，15d 左右下降，IgG 抗体 10d 后产生，20d 左右达到高峰，检测血清中的抗 SARS 病毒抗体有助于 SARS 病毒感染的确定。

11. EB 病毒壳抗原免疫检测 EB 病毒是传染性单核细胞增多症的主要致病原，此外，EB 病毒与鼻咽癌、伯基特淋巴瘤、免疫低下或缺陷者 B 淋巴细胞恶性肿瘤、霍奇金病和移植后恶性淋巴瘤均有相关性。抗 EB 病毒壳抗原 IgM 抗体阳性提示 EB 病毒初发感染；抗 EB 病毒壳抗原 IgG 抗体阳性，抗 EB 病毒核抗原 1IgG 抗体阴性提示 EB 病毒近期感染。

实验室检查

12. 幽门螺杆菌免疫检测 感染幽门螺杆菌后,血清中可出现 IgM、IgA 和 IgG 类抗体。感染数周内 IgM 抗体即会消失,相当长的一段时间内可检出 IgA 抗体,而 IgG 抗体常于 IgM 抗体效价下降后才升高,且可持续多年。IgA 抗体阳性与胃炎活动性相关。IgG 抗体效价升高提示为慢性感染,在治疗 6 个月后 IgG 抗体效价降低表明治疗有效。

(梁 艳 周 琳)

(三)自身抗体检测

1. 抗核抗体(ANA) ANA 是以细胞核成分为靶抗原的自身抗体的总称。ANA 阳性的疾病很多,最多见于系统性红斑狼疮(SLE),也可见于药物性狼疮、重叠综合征、混合性结缔组织病(MCTD)、全身性硬皮病、皮肌炎、干燥综合征、类风湿关节炎、自身免疫性肝炎及桥本甲状腺炎、重症肌无力等。

免疫荧光法检查 ANA 时,有几种荧光图谱:①均质型:此型与抗组蛋白抗体有关,几乎所有活动性 SLE 患者均可测出此型 ANA,但多种自身免疫病时此抗体检出率也达 20%~30%,提示需进一步作特异性检查。②周边型:此型对应的抗体为抗 ds-DNA 抗体,多见于 SLE 患者,特别是有肾炎者。在检出此型 ANA 时,应进一步检查抗 ds-DNA 抗体加以证实。③斑点型:此型相关抗体为抗 U1-RNP、抗 Sm、抗 Scl-70(Og)、抗 SS-B(La)、抗 SS-A(Ro)、抗 Ki、抗 Ku 及抗其他非组蛋白的抗体。最多见于 MCTD,且效价甚高。也见于 SLE 和 60% 以上的进行性系统性硬化症患者。④核仁型:此型与针对核的核糖体、U3-RNP、RNA 聚合酶的抗体有关。当核仁与胞质同时着染荧光时,抗核的核糖体抗体阳性的可能性较大。除 SLE 外,硬皮病患者阳性率可达 40%。

2. 抗可溶性核抗原抗体(抗 ENA 抗体) 抗 ENA 抗体是针对核内可提取性核抗原的自身抗体,至今已发现 20 余种,其中主要为抗 Sm、抗 RNP、抗 Ro、抗 La、抗 Jo-1、抗 Scl-70 及抗 PM-1 抗体等。

(1)抗 Sm 抗体:主要见于 SLE 及其重叠综合征。有人认为可作为 SLE 的标志抗体,但其阳性率不高,仅为 30%。现认为在 SLE 活动期并伴有肾脏病变者为阳性。抗 Sm 阳性的 SLE 患者出现雷诺现象的频率较高,初诊时蛋白尿阴性,但病程中可发生肾脏病变,常伴有低补体血症,预后不良。

(2)抗 RNP 抗体:在混合性结缔组织病(MCTD)患者的阳性率通常可达 95%~100%,且效价甚高,已成为 MCTD 的标志性抗体。此外,也见于多种风湿性疾病患者,如 SLE、类风湿关节炎、进行性系统性硬化症和皮肌炎患者。抗 RNP 阳性的 SLE 患者雷诺现象和手肿胀者较多,RF 阳性的也多,但肾脏受累的少,预后较好。

(3)抗 SS-A(Ro)、抗 SS-B(La):为干燥综合征的特异抗体(70%~90%)。此

外在 SLE 中,抗 SS-A 和抗 SS-B 也分别有 24%~60% 和 9%~35% 的阳性率。在多数情况下,SS-B/La 抗体与 SS-A/Ro 抗体同时出现。伴有 SS-A/Ro 抗体阳性的 SLE 患者通常年龄较轻且对光敏感。

(4) 抗 Scl-70 抗体:为系统性硬化症的标志抗体。抗 Jo-1 抗体是特发性炎症性肌病的标志性抗体,包括多发性肌炎和皮肌炎,阳性率达 30%~50%。抗 Jo-1 抗体阳性提示病情处于发展期,预后不良。

3. 抗原纤维蛋白抗体(Scl-34 或 U3-RNP 抗体) 原纤维蛋白分子量为 34KD 蛋白,属 U3-RNP 的成分。原纤维蛋白可能与 rRNA 前体成熟形成核小体亚单位、核糖体有关。它是核仁 snRNP 的重要成员,也是螺旋体的成分。抗原纤维蛋白抗体是硬皮病特异性抗体,多见于伴有骨骼肌、小肠受损但无关节症状的年轻男性。

4. PM-Scl 抗体 靶抗原位于核仁颗粒内。用免疫沉淀法测得靶抗原的有十余种,分子量为 20~110kD。PM-ScL 抗体见于多发性肌炎 / 硬皮病综合征(24%)、多发性肌炎(8%)、硬皮病(2%~5%)。抗 PM-Scl 抗体阳性患者的预后比抗体阴性者好,前者 10 年存活率 100%,并且没有严重脏器受损。

5. 着丝粒抗体 该抗体主要与局限性硬皮病及 CREST 综合征相关。用 Hep-2 细胞进行间接免疫荧光法检测,局限性硬皮病中 50%~82% 为抗着丝粒抗体阳性,而原发性雷诺现象者的阳性率仅为 25%。后者可能作为一种亚型,可发展成局限性硬皮病。弥漫性硬皮病中抗着丝粒抗体较少见,仅 8%,而在原发性胆汁性胆管炎(PBC)中常见。

6. 抗双链 DNA 抗体(抗 dsDNA) 抗 dsDNA 抗体识别成双碱基对的 DNA。抗 DNA 抗体有两类:一是识别 dsDNA,另一是识别 ssDNA。抗 ssDNA 并非 SLE 所特有,可见于多种疾病。抗 dsDNA 抗体在活动性 SLE 中阳性率达 70%,并随着病情波动而变化,特异性为 95%,是迄今为止认为参与 SLE 发病机制唯一的一种自身抗体。抗 dsDNA 抗体极少出现于药物性狼疮、类风湿关节炎和原发性干燥综合征。

7. 组蛋白抗体 主要抗原有 H1、H2A、H2B、H3、H4、H5 和[H2A-H2B]-DNA 二聚体。组蛋白常以四聚体形式存在,与 dsDNA 相互作用形成复合物,组成核小体。50%~70% 的 SLE 及 95% 以上的药物性狼疮可出现抗组蛋白抗体。在药物性狼疮中,该抗体可持续很长时间,包括在缓解期。在类风湿关节炎及 PBC 中抗组蛋白抗体阳性率为 5%~14%。

8. 抗核小体抗体 已成为 SLE 的标志性抗体,并与发病机制有关。抗核小体抗体对 SLE 的敏感性为 60%~80%,特异性高达 97%~99%。几乎所有的 SLE 活动期以及狼疮性肾炎患者和 62% 的 SLE 非活动期患者抗核小体抗体阳性，而抗 dsDNA 抗体的阳性率 <10%。因此，检测抗核小体抗体对 SLE，尤其对抗 dsDNA 和 / 或抗 Sm 抗体阴性的 SLE 有较高诊断价值，特别是抗核小体抗体的形成先于抗 dsDNA 抗体，因此该抗体对于 SLE 的早期诊断具有重要价值。

9. 抗心磷脂抗体（ACA） 抗心磷脂抗体（ACA）是以心磷脂为靶抗原的一种自身抗体，能干扰磷脂依赖性的凝血过程，抑制内皮细胞释放前列环素，与血栓形成、血小板减少、反复自然流产、SLE、心脑血管缺血性疾病都有密切关系。ACA 见于 SLE、类风湿关节炎、干燥综合征等风湿性疾病患者、反复自然流产患者、抗磷脂抗体综合征患者，以及肿瘤、感染、血小板减少症、脑卒中、心肌梗死等患者。在风湿性疾病中，以 IgG 型 ACA 为主，亚型为 IgG2 和 IgG4，且效价高，亲和力强。在肿瘤、感染及药物副作用等情况下，以 IgM 型 ACA 为主。ACA 测定对疾病的治疗有指导意义。

10. 抗肾小球基底膜抗体（AGBMA） 抗 GBM 抗体是抗 GBM 抗体型肾小球肾炎的标志性抗体。此型肾炎为肺出血肾炎综合征（GS），其临床特征为急性进行性抗 GBM 抗体型肾小球肾炎与肺含铁血黄素沉着病。在未累及肺的病例中抗 GBM 抗体阳性率为 60%，而在累及肺的病例中抗 GBM 抗体阳性率高达 80%~90%。这些抗体主要是 IgG 类，很少为 IgA 类。临床病程与抗体水平相关，高效价的抗 GBM 抗体提示疾病将恶化。在抗 GBM 抗体阴性但仍怀疑为抗 GBM 抗体型肾小球肾炎时，应进行肾脏组织活检。

抗 GBM 抗体亦可见于其他多种肾脏病患者，包括肾移植后排斥反应，并有助于肾小管间质疾病的鉴别诊断。另外，在抗 GBM 抗体阳性者中，20%~35% 的患者可同时检测出 pANCA（MPO-ANCA），该类患者常伴有急进性肾小球肾炎或坏死性肉芽肿性血管炎。

11. 抗心肌抗体 高效价抗心肌抗体（1∶160）常出现于多种心肌疾病，包括原发性扩张型心肌病、心肌炎、产后心肌病和阿霉素诱发的心肌病。低效价的抗体常见于肥厚型心肌病、酒精性心肌病和冠状动脉疾病。自身抗原包括线粒体内膜上的腺苷酸转移蛋白、心肌肌浆蛋白、原肌球蛋白和热休克蛋白。抗体效价 >1∶40，通常与原发性扩张型心肌病相关，可排除冠状动脉疾病的可能性。心力衰竭、风湿热、重症肌无力、心肌炎和心脏手术后患者均可测到抗心肌抗体。此外，0.4% 的正常人和某些风湿性心脏病患者也可见此抗体。

12. 类风湿因子（RF） RF 是一种主要发生于类风湿关节炎患者体内的抗人变性 IgG 抗体，可与 IgG 的 Fc 段结合。类风湿关节炎患者和约 50% 的健康人体内都存在有产生 RF 的 B 细胞克隆，在变性 IgG（与抗原结合的 IgG）或 EB 病毒直接作用下，可大量合成 RF。健康人产生 RF 的细胞克隆较少，且单核细胞分泌的可溶性因子可抑制 RF 的产生，故一般不易测出。RF 有 IgG、IgA、IgM、IgD、IgE 5 类，用凝集试验法测出的主要是 IgM 类 RF。一般认为，IgM 型 RF 的含量与类风湿关节炎的活动性无密切关系；IgG 类的 RF 与类风湿关节炎患者的滑膜炎、血管炎和关节外症状密切相关；IgA 类 RF 见于类风湿关节炎、硬皮病、SLE 等，是类风湿关节炎临床活动性的一个指标；IgD 类 RF 研究甚少；IgE 类 RF 也见于青年型类风湿关节炎。在类风湿关节炎患者，高效价的 RF 存在并伴有严重的关节功能受限时，常提示预后不良。在非类风湿关节炎患者中，RF 的阳性检出率随年龄的增加而增加，这些人以后发生类风湿关节炎的机会极少。虽然 RF 主要见于类风湿关节炎患者，但其他疾病也常见到，因而联合检测其他指标有助于诊断和鉴别诊断。

13. 抗环瓜氨酸肽抗体（CCP） CCP 是一种人工合成的环化肽，它将与类风湿高度相关的抗核周因子（APF）、抗角蛋白抗体（AKA）及抗聚角蛋白微丝蛋白抗体（AFA）的共同抗原决定簇——瓜氨酸，由直链线性改造为环化肽，提高了该抗原的敏感性，也保留了抗原的特异性。用于 ELISA 检测，抗 CCP 抗体以 IgG 型为主。抗 CCP 抗体对类风湿关节炎的早期诊断具有较高的特异性（98%）和敏感性（40%~60%）；与类风湿因子（RF）无明显相关性，联合检测抗 CCP 抗体和 RF 会明显提高 RA 诊断的敏感度。抗 CCP 抗体对疾病预后的判断也有一定的参考价值，CCP 抗体阳性的患者比抗体阴性的患者更易发展为影像学上的骨关节损害；而且抗 CCP 抗体可用于鉴别 RA 和伴有关节侵蚀的系统性红斑狼疮（SLE）。

14. 抗角蛋白抗体（AKA） AKA 和抗 CCP 抗体的临床意义相似，但其检测敏感度不高。AKA 对 RA 诊断的敏感性为 40% 左右，远低于抗 CCP 抗体，而特异性高达 94%。AKA 水平不仅与 RA 疾病的活动程度相关，而且可在一定程度上弥补 RF 对 RA 诊断的不足，特别是对 RF 阴性的 RA 患者具有较高的诊断意义。此外，AKA 是判断 RA 预后的一个标志性抗体，特别是高效价 AKA 的 RA 患者，常提示疾病较为严重。

15. 抗线粒体抗体（AMA） AMA 是一组以线粒体内、外膜蛋白为靶抗原的自身抗体，是原发性胆汁性胆管炎（PBC）的血清学诊断指标。不同组织其线粒体膜上靶抗原不同，迄今为止，已发现 8 种 AMA（AMA M1~M8）。当 M2 效价 >1∶80 时对 PBC 的特异性达 97%，敏感性达 98%，M4 和 M8 常与 M2 同时出现。药物引起的自身免疫病患者的 AMA 与 PBC 不同，通常为 M3 和 M6，部分硬皮症的变异型患者该抗体亦可呈阳性。

16. 抗平滑肌抗体（SMA） 抗平滑肌抗体是以肌动蛋白为靶抗原的自身抗体，可出现于各种类型的自身免疫性肝炎患者，常与抗核抗体同时出现并作为Ⅰ型自身免疫性肝炎的标志性抗体，有时亦是这类肝炎唯一的血清学指标。在慢性活动性病毒性肝炎患者阳性率可达40%~70%；少数PBC患者亦可阳性。急性病毒性肝炎患者早期SMA检出率约80%，且早于HBsAg出现，但持续时间短，2~3个月内明显下降。此抗体与病毒性肝炎类型无关。SLE患者及健康人抗SMA阴性，故抗SMA的检测可用于SLE和慢性肝炎的鉴别诊断。

17. 抗肝肾微粒体抗体（LKM） LKM可同时与肝和肾微粒体起反应，主要识别肝微粒体内分子量为50 000的蛋白质。相应的抗原位于肝细胞的粗、滑面内质网的细胞质侧及肾脏近曲小管。LKM存在以下亚型：LKM-1，靶抗原是CYP2D6，主要为IgG1型抗体，阳性见于自身免疫性肝炎；LKM-2，靶抗原是细胞色素P450同工酶，阳性仅见于应用药物替尼酸治疗的患者；LKM-3，靶抗原是UDP葡萄糖醛基转移酶，与丁型肝炎病变相关。

18. 抗可溶性肝抗原抗体（SLA） SLA靶抗原是一种存在于肝细胞质内的蛋白质——细胞角蛋白。这种抗原既没有种属特异性，也没有器官特异性。SLA对自身免疫性肝炎的诊断和鉴别诊断具有重要价值，大约25%的自身免疫性肝炎仅该抗体阳性。由于免疫抑制剂对自身免疫性肝炎有较好的治疗效果，故SLA的检测可正确指导临床治疗。

19. 抗中性粒细胞胞质抗体（ANCA） 血管炎系指以血管壁（主要是动脉）发炎和坏死为基本病理所引起的一组疾病。抗中性粒细胞胞质抗体（ANCA）是存在于血管炎患者血清中的自身抗体，是诊断血管炎的一种特异性指标。采用间接免疫荧光法，可将ANCA分为胞质型（cANCA）、核周型（pANCA）和不典型（xANCA）。

（1）cANCA：主要与丝氨酸蛋白酶类反应，其自身抗原是蛋白酶3（PR3），故又称抗蛋白酶3抗体或抗PR3抗体，主要见于韦格纳肉芽肿（WG）。活动性WG患者在病变尚未影响到呼吸系统时cANCA敏感度为65%，当患者已出现呼吸系统、肾脏损害时其敏感度达90%以上。少数尚未治疗的活动性WG患者cANCA阴性，但随着病情的发展，cANCA终将转为阳性。非活动性WG仍有40% cANCA阳性。其他出现cANCA的疾病还有坏死性血管炎、微小多动脉炎、结节性多发性动脉炎等。

（2）pANCA：又称抗髓过氧化物酶（MPO）抗体，其靶抗原是髓过氧化物酶、乳铁蛋白、溶菌酶、β-葡萄糖苷酸酶、组织蛋白酶G和弹性蛋白酶。快速进行性血管炎性肾炎、多动脉炎、自身免疫性肝炎中pANCA的阳性率较高，可达70%~80%。pANCA主要与多发性微动脉炎相关，在WG患者中少见。pANCA的效价与疾病的活动性相关，pANCA还见于风湿性和胶原性血管炎、肾小球肾炎、溃疡性结肠炎、PBC等。在溃疡性结肠炎、克罗恩病和PBC患者可见非典型 ANCA，其自身抗原包括组织蛋白酶 G。

20. 抗乙酰胆碱受体抗体 见于重症肌无力，其检出率为 30%~50%，伴有胸腺瘤者可高达 90%，无胸腺瘤者约为 21%。此抗体也见于多发性肌炎、皮肌炎、类风湿关节炎、SLE、桥本甲状腺炎、恶性贫血和艾迪生病，此抗体与重症肌无力临床表现无相关性。

21. 肌炎特异性抗体 炎症性肌病最常见的形式是多发性肌炎和皮肌炎。在几乎所有肌炎患者，肌炎特异性自身抗体均可阳性。因而，肌炎特异性抗体的检测有助于炎症性肌病的诊断。

22. 抗甲状腺抗体 包括抗甲状腺球蛋白抗体和抗甲状腺微粒体抗体。抗甲状腺球蛋白抗体识别的是一个 66kD 的糖蛋白二聚体，由甲状腺上皮细胞合成。抗甲状腺微粒体抗体与甲状腺过氧化物酶反应，该酶催化甲状腺球蛋白的碘化反应。抗甲状腺球蛋白和抗甲状腺微粒体抗体可见于 Grave 病(50%~70%)、原发性甲状腺功能减退(85%)、桥本甲状腺炎(95%)及甲状腺癌(45%)。绝大多数抗甲状腺球蛋白抗体是 IgG 型，仅 20% 为 IgA 型，5% 为 IgM 型。间接免疫荧光法测得上述两种抗体阴性，可排除桥本甲状腺炎，并有助于与其他疾病的鉴别诊断。此外，50% 的恶性贫血者抗甲状腺抗体阳性，且常伴有甲状腺功能减退；某些正常人，特别是妇女亦可存在低效价的抗甲状腺抗体。

23. 促甲状腺素受体抗体 促甲状腺素受体抗体是直接致病的自身抗体之一。它与促甲状腺素受体结合，刺激甲状腺增殖引起功能亢进。55%~95% 的甲状腺功能亢进患者该抗体阳性。虽甲亢患者的诊断主要依赖检测甲状腺激素的水平，但在缺乏其他典型症状时，促甲状腺素受体抗体的检测就显得十分重要。该抗体在观察治疗甲状腺功能亢进的疗效以及新生儿甲状腺功能亢进症的诊断也是常用的诊断指标。在某些情况下如甲状腺功能亢进伴有甲状腺结节、肿瘤或亚急性甲状腺炎，该抗体可为阴性。

24. 抗胰岛素抗体(IAA) 可出现于 1 型糖尿病的亚临床期和临床期。5 种类别的 IAA 都存在，但以 IgG 类为主。这种抗体能结合胰岛素形成复合物，使胰岛素失活，是糖尿病患者对胰岛素抵抗的主要原因之一。小于 5 岁的 1 型糖尿病患者 IAA 阳性率 90%~100%；>12 岁患者 IAA 阳性率仅 40%。成人患者阳性率则更低。IAA 是胰岛素抵抗的原因之一。糖尿病患者长期使用胰岛素后，可因产生胰岛素抗体而对胰岛素不敏感。因此，检测 IAA 可监测患者对胰岛素的反应。

25. 抗胰岛细胞抗体(ICA) 靶抗原可能是唾液神经节苷脂。ICA 主要发现于 1 型糖尿病患者，起病初期(多为青少年)阳性率可达 85%，成人为 70%~80%。随病程的延长 ICA 检出率下降，病程达 10 年时该抗体阳性率不到

10%。检测 ICA 有助于评估 1 型糖尿病的发病风险，患者直系亲属如 ICA 阳性，则 5 年内发生糖尿病的风险 >50%。

26. 抗酪氨酸磷酸酶抗体（IA-2A） 抗 IA2 抗体在糖尿病前期和 1 型糖尿病患者中的阳性率为 50%~75%，年轻初发患者中的阳性率更高，并与初发病进展的速度有关。儿童抗 IA2 阳性提示很快发生临床症状明显的 1 型糖尿病。

27. 抗谷氨酸脱羧酶抗体（GAD） 抗 GAD 抗体在糖尿病前期和 1 型糖尿病患者中的阳性率为 70%~90%，是糖尿病高危人群最敏感的指标。抗 GAD 抗体在大龄儿童和迟发性 1 型糖尿病患者中的阳性率更高。对于进展缓慢的 1 型糖尿病，亦即成人潜伏型自身免疫性糖尿病，抗 GAD 抗体可用于与 2 型糖尿病的鉴别诊断。抗 GAD 抗体还与一种罕见的神经疾病僵人综合征（SMS）相关，阳性率为 60%~100%。

28. 抗横纹肌抗体 抗横纹肌收缩成分的抗体是与重症肌无力（MG）相关的特征性抗体，与抗心肌抗体有所不同。在肌小节中有许多靶抗原，包括肌动蛋白、α- 辅肌动蛋白、肌浆球蛋白等。胸腺的肌样细胞和上皮细胞含有横纹肌纤维，亦可能作为靶抗原。抗横纹肌抗体对 MG 具有重要的诊断意义，尤其当伴有胸腺瘤时抗体阳性率可达 90%。由于 MG 伴胸腺瘤者抗横纹肌抗体的阳性率很高，因而该抗体阴性可排除年轻的 MG 患者患胸腺瘤的可能性。

29. 抗卵巢抗体 最早发现于卵巢功能早衰、早绝经患者，此外，也见于卵巢损伤、感染和炎症患者。其阳性检出率在卵巢功能早衰、早绝经患者中达 50%~70%，不孕症患者阳性率约为 20%，因此可作为监测人工授精的一项指标。在首次人工授精后的第 10~15 天，血清中 IgM 抗体可显著升高，2 次以上授精者可产生 IgA 和 IgG 类抗体，高效价抗体可影响治疗效果。由于靶抗原本质和生理功能尚不清楚，阳性结果的意义应结合临床其他检查综合考虑。

30. 抗子宫内膜抗体 抗子宫内膜抗体是子宫内膜异位症的标志抗体，主要见于子宫内膜异位症、不孕与流产患者，阳性率可达 37%~50%；在一些原因不明的不孕患者中，检出率高达 73.9%，亦可见于反复自然流产、子宫肌瘤和盆腔炎等。少数正常生育妇女由于经血逆流入腹腔对免疫系统的刺激，血清中有低水平的抗体存在，阳性率为 3%~7%，以中年妇女阳性率最高，闭经后水平下降。其临床意义还应结合患者临床情况和其他检查综合考虑。

31. 抗透明带抗体 透明带（ZP）是围绕在卵细胞周围的一圈无结构、嗜酸性的明胶样物质，由卵细胞及其外围的卵泡细胞于卵的生长发育过程中共同分泌而成，具有很强的免疫原性，ZP 能诱发机体产生全身或局部的细胞与体液免疫反应，产生抗透明带抗体（AZP）与 ZP 结合，可遮盖 ZP 上的特异性精子受体，使精子无法识别卵子并与之结合；AZP 还起加固 ZP 结构的作用，干扰受精卵的脱壳、着床和正常发育。AZP 是一种自身抗体，在母 - 胎识别中起免疫损伤作用，促进母体对胎儿的免疫排斥反应。不育妇女中抗透明带抗体的阳性率显著高于生育妇女对照组。

32. 抗精子抗体　通常不育症患者血清中抗精子抗体检出率为 20%~30%，而梗阻性无精症患者阳性率则可高达 60%。不育症患者血清与精浆中抗体的种类不同，血清中常以 IgG 和 IgM 抗体为主；而精浆中则以 IgG 和 IgA 抗体出现较多。抗体阳性亦可见于其他原因，如输精管阻塞以及睾丸和附睾的损伤和炎症。鉴于抗体的异质性以及某些靶抗原与生育并不相关。因此，阳性结果须结合临床表现综合考虑。

（梁　艳　周　琳）

（四）肿瘤标志检测

肿瘤标志是肿瘤细胞生长过程中产生的一种或几种正常状态下没有或含量非常低的特异性物质，或是宿主细胞由于肿瘤细胞的侵入而过量产生的细胞组分。

肿瘤标志存在于组织、细胞、血液或体液中，可用生物化学、免疫学或分子生物学方法对其进行定性或定量检测，目前最常用的是化学发光法、酶联免疫吸附法（ELISA）和放射免疫分析法（RIA）。

肿瘤标志一般包括肿瘤抗原（胚胎性抗原、癌相关抗原和糖蛋白抗原）、酶和同工酶、激素及癌基因产物。

1. 癌胚抗原（CEA）　CEA 是最早从人结肠癌组织中发现，系分子量为 180kD 的糖蛋白，为癌组织和胎儿细胞共存抗原，胚胎期主要存在于胎儿的肠管、胰腺和肝脏等内胚叶组织内，出生后合成降低，正常组织内含量很少。当细胞恶变时，组织内 CEA 含量增加，并可分泌入血液及体液。

【参考值】

化学发光法：正常值 0~5μg/L。

【临床意义】

(1) CEA 是一种广谱肿瘤标志物，升高主要见于上皮性恶性肿瘤，特别是结直肠癌、胃癌、胰腺癌等消化系统肿瘤；在肺癌、乳腺癌、卵巢癌、膀胱癌、宫颈癌、子宫内膜癌等亦可升高；同时检测胸腔积液、腹水中的含量并与血清含量对比，前者浓度比后者高 2 倍以上，可考虑为恶性。

(2) CEA 浓度的上升与疾病的阶段、程度、肿瘤的分化程度，以及转移瘤的部位有关，在监测肿瘤的发展、复发以及评估治疗和预后中更有意义。

(3) CEA 在结肠息肉、溃疡性结肠炎、肾功能不全、肝炎、肝硬化、阻塞性黄疸以及肺结核、胸膜炎、慢性支气管炎、结核性腹膜炎等良性疾病中可有一过性升高，吸烟也可引起 CEA 升高。

2. 甲胎蛋白（AFP） AFP 为分子量约 70kD 的单糖多链蛋白，主要由胎儿肝脏和卵黄囊合成，少量由胎儿胃肠道黏膜合成。正常情况下存在于胎儿血清中，是胚胎发育过程中维持正常妊娠所必需的蛋白，发挥保护胚胎不受母体排斥的重要作用。出生约第 5 周，血清中 AFP 降至正常水平。

【参考值】

化学发光法：正常值 10~20μg/L；放射免疫法：<25μg/L；亲和免疫电泳测定 AFP 异质体：扁豆凝集素（LCA）非结合性 AFP<75% 提示原发性肝癌。

【临床意义】

(1) 肝癌诊断：AFP 是诊断原发性肝癌最特异的肿瘤标志物，具有确立诊断、判断疗效、评估预后等价值。全国肝癌防治研究协作会议拟定的 AFP 诊断肝癌的标准为“血清 AFP 含量 >400μg/L 持续 4 周，并排除妊娠、活动性肝病及生殖腺胚胎源性肿瘤”。若 AFP 高于正常而未达到 400μg/L 者，必须进一步检查并密切随访，大多数小肝癌病例可在此类患者中筛出。但原发性肝癌的 AFP 阴性率可高达 30%，对于 AFP 假阴性肝癌，尚需结合其他临床检查。

(2) 肝癌高危人群普查：对于慢性乙型肝炎、肝硬化患者以及 AFP 低浓度持续阳性三个月的患者，应动态观察 AFP 的变化。

如 AFP 含量为 21~200μg/L，应每月随访检查一次，直至证实肝癌、活动性肝病、胚原性肿瘤或 AFP 降至正常。随访检查的项目包括：①体格检查；②肝功检查；③ AFP 测定；④ B 超检查等。

如 AFP 含量在 201~400μg/L，上列随访检查应每半月进行一次。如两个月后仍不能确诊且 AFP 未见明显下降者，应作 CT 或选择性肝动脉造影，必要时应做剖腹探查。

如 AFP>400μg/L，上列随访检查应每半月进行一次。如 1 个月后仍不能证实慢性肝病或胚源性肿瘤且 AFP 无明显下降者即可考虑为原发性肝癌。如 B 超检查未发现占位性病变，应做 CT 检查或选择性肝动脉造影检查或剖腹探查。

(3) 可用于监测肝癌的治疗效果和预后评估。

(4) AFP 异质体的应用：原发性肝细胞癌、继发性肝癌及其他良性肝脏疾病所产生的 AFP 的糖链结构存在差异，对植物血凝素（LCA）和刀豆凝集素（ConA）有不同的反应，可将 AFP 分为：① ConA 亲和与不亲和型；② LCA 亲和与不亲和型。在临床上具有重要鉴别诊断价值。

1) 鉴别肝癌与良性肝病：原发性肝癌中，LCA 亲和性 AFP 占 AFP 总量 45% ± 23%，而良性肝病仅占 3%~5%；良性肝病中，LCA 不亲和性 AFP 占

86%~100%。如以 LCA 结合型 >30% 为界，则肝癌阳性率为 86.2%，良性肝病阴性率为 30.0%。

2）鉴别肝癌与胚胎源性肿瘤：胚胎性肿瘤与原发性肝癌的 AFP 与刀豆凝集素 ConA 的结合能力存在显著差异，胚胎性肿瘤患者血清 ConA 非结合性 AFP 为 51%~91.7%，而原发性肝癌患者血清 ConA 非结合型 AFP 仅占 1.7%~18.3%，显著低于胚胎源性肿瘤。

3）鉴别肝癌与转移性肝癌：原发性肝癌患者血清中 ConA 非结合性 AFP 占总 AFP 的百分率显著低于转移性肝癌。

（5）非癌性肝病及其他肿瘤：病毒性肝炎、肝硬化可伴有 AFP 一过性升高，其他恶性肿瘤如胰腺癌、胃癌、食管癌、胆囊癌、肺癌以及内胚层的肿瘤如肾癌、乳腺癌均可产生 AFP，尤其以胃癌且伴有肝转移者为多。

3. 维生素 K 缺乏或拮抗剂 - Ⅱ诱导的蛋白质（PIVKA- Ⅱ） PIVKA- Ⅱ又称异常凝血酶原（DCP），其血清水平在维生素 K 缺乏的患者、使用华法林治疗的患者或肝细胞癌患者的血清中会升高，可用于肝癌诊断的肿瘤标志物。

目前常用的检测方法为化学发光酶免疫分析法。

【临床意义】

（1）肝癌高危人群的筛查和早期诊断，可配合影像学等对肝细胞癌进行辅助诊断，PIVKA- Ⅱ阳性的患者肝内转移、门静脉侵袭、肝静脉瘤血栓形成以及包膜浸润的发生率较高。

（2）肝癌动态监测：辅助判断肝癌进展、治疗效果、复发监测及预后评估；PIVKA-II 血清半衰期 40~72h，比 AFP 短 3~5d，能更及时反映肝癌治疗效果，其水平 >90ng/ml 是微血管侵袭的独立预测指标，提示患者预后较差。

（3）PIVKA- Ⅱ与 AFP 并无相关性，但两者对诊断肝癌具有互补性，联合两者用于辅助诊断肝癌，可明显提高其灵敏度和特异性。国内最新版的慢性乙型肝炎防治指南（2015 更新版）已将 PIVKA- Ⅱ列为肝细胞癌的重要诊断指标。

4. 高尔基体蛋白 73（GP73） GP73 又称高尔基体Ⅱ型跨膜蛋白，分子量 73kD，恒定表达于正常肝脏的胆管上皮细胞，肝实质细胞很少或不表达。当肝脏出现炎症、损伤、肝纤维化等情况时，GP73 随慢性肝病的进程逐渐增加，在慢性肝病缓解后会回降。

【临床意义】

（1）肝癌早期诊断标志物：能预测肝硬化患者发生肝癌的风险，GP73>150ng/ml 的患者发生肝癌的比例明显升高。

（2）肝癌术后评估及复发检测指标：其敏感性、特异性高于 AFP，二者联合检测可大幅提升肝癌的诊治水平。

(3)慢性肝病发展的指标：血清 GP73 水平与慢性乙肝患者病情进展、预后和转归密切相关；对不同病因慢性肝病引起的肝纤维化、肝硬化有较好的诊断价值。

5. CA19-9(CA19-9) CA19-9 是用结肠癌细胞免疫小鼠，并与骨髓瘤细胞株杂交所得 116NS19-9 的单克隆抗体，其所识别的糖类抗原为 CA19-9。分子量为 300~500kD，是一种单唾液酸的神经节苷脂，在血液中以唾液酸黏性糖蛋白的形式存在。

【参考值】

化学发光法：正常值 0~39U/ml。

【临床意义】

(1)CA19-9 属于胰腺癌相关抗原：胰腺癌患者血清 CA19-9 浓度增高明显、阳性率较高，并随病期发展而上升，对于胰腺癌的诊断有较特殊的指示意义。

(2)在胃癌、结直肠癌、肝癌等其他消化系统恶性肿瘤中也可升高：CA19-9 与 AFP、CEA 等联合检测，可提高诊断效果；在非消化系统癌症如卵巢黏液性癌、宫颈癌等中 CA19-9 也可能升高。

(3)在慢性胰腺炎、胆石症、肝硬化、肾功能不全、糖尿病等非肿瘤性疾病中可有一过性的低浓度升高。

6. 糖类抗原 242(CA242) CA242 是一种唾液酸化的鞘糖脂类抗原，能被结肠癌细胞株经杂交瘤技术得到的一系列单克隆抗体之一——CA242 所识别，它是一种存在于多器官恶性肿瘤中呈黏蛋白类型的糖蛋白。

【参考值】

化学发光法：正常值 0~20IU/ml。

【临床意义】

(1)是消化系统尤其是结肠癌、直肠癌、胰腺癌的辅助诊断标志物，灵敏度、特异性较高；在肝癌、胃癌和食管癌中 CA242 的表达也可升高，但该标志物检测不适用于鳞状细胞癌的诊断。

(2)良性胃肠疾病(如胰腺炎、肝炎及肝硬化)患者、服用抗生素者，CA242 可升高，但其水平升高有限。

7. CA50(CA50) CA50 是用抗人结肠直肠癌细胞单克隆抗体发现的一种肿瘤相关碳水化合物抗原，存在于细胞膜内，其抗原决定簇既存在于糖脂上，又存在于糖蛋白上，为两个不同的碳水化合物结构。

【参考值】

化学发光法：正常值 <20μg/L。

【临床意义】

(1)升高主要见于胰腺癌、结肠癌、直肠癌及其他胃肠道肿瘤患者，尤其是胰腺癌患者血清CA50浓度升高最明显，部分患者可高达65 000U/ml，卵巢癌、肺癌、乳腺癌患者血清CA50浓度也可升高。

(2)CA50检测对消化道肿瘤的诊断价值与CA19-9相似，但部分CA19-9阴性的胰腺癌、结肠癌患者，CA50可为阳性；CA50与CEA或AFP联合使用所获结果同CA19-9与CEA或AFP联合检测相似。

(3)在胰腺炎、结肠炎、肺炎等非肿瘤疾病中可有一过性升高，但随炎症消除而下降。

8. CA125(CA125) CA125是抗人卵巢浆液性囊腺癌单克隆抗体OC125识别的一种卵巢癌相关抗原，为一种大分子多聚糖蛋白，分子量>200KD。主要存在于胎儿体腔上皮分化而来的心包膜、腹膜和胸膜等组织，在健康女性输卵管、子宫内膜和子宫颈上皮细胞中亦可见表达。

【参考值】

化学发光法：正常值0~35U/ml。

【临床意义】

(1)升高主要用于上皮性卵巢癌，尤其是卵巢浆液性囊腺癌(阳性率>80%)的诊断指标，动态监测有助于卵巢癌的预后分析和治疗控制。

(2)子宫颈癌、肺癌、乳腺癌、消化道其他恶性肿瘤如胰腺癌、胃癌、大肠癌患者也可出现CA125升高。

(3)慢性胰腺炎、慢性肝炎肝硬化患者及某些妇科良性疾患如盆腔炎、子宫内膜异位症、子宫肌瘤也可升高；此外诊断时应注意排除早期妊娠。

9. 人附睾蛋白4(HE4) HE4是属于乳清酸性4-二硫化中心(WFDC)蛋白家族的分泌性糖蛋白，生理情况下，在生殖系统、上呼吸道系统、乳腺上皮、肾脏远曲小管、结肠黏膜、胰腺等组织中表达。

【参考值】

酶联免疫法：正常值0~72pmol/L。

【临床意义】

(1)在恶性肿瘤如卵巢癌、子宫内膜癌、肺癌(腺癌)和间皮瘤中表达升高。HE4作为卵巢癌诊断的新型血清标志物，在肿瘤早期和晚期阶段均可表达升高，且可以用于监测卵巢癌的进展和反映手术效果。

(2)HE4和CA125联合应用检测可明显提高卵巢癌诊断的敏感性和特异性，并减少假阳性率，能够大大提高早期诊断卵巢癌的准确性，并监测卵巢癌治疗效果、转移和复发。

10. CA15-3（CA15-3） CA15-3是分子量较大的糖蛋白，由人乳脂肪球膜上糖蛋白MAM-6制成的小鼠单克隆抗体（115-DB）和由肝转移乳腺癌细胞膜制成的单克隆抗体（DF-3）所识别，分子结构尚未完全清楚。

【参考值】

化学发光法：正常值0~25U/ml。

【临床意义】

(1)乳腺癌患者有30%~50%增高，早期乳腺癌阳性检测率较低，对术后疗效观察和肿瘤复发监测意义较大；有转移灶者增高可达80%以上，当CA15-3>100U/ml时，可认为有转移，其在癌转移的敏感性比CEA和TPA高。

(2)其他恶性肿瘤如肺癌、卵巢癌、胰腺癌等亦可有增高。

(3)此外，在良性乳腺疾病和卵巢疾病等非恶性肿瘤疾病可有部分增高（<10%）。

11. CA72-4（CA72-4） CA72-4是以乳腺癌肝转移的癌细胞膜成分免疫小鼠，所得单克隆抗体所识别的相关糖蛋白抗原。

【参考值】

化学发光法：正常值<8.2U/ml。

【临床意义】

(1)CA72-4是监测胃癌的首选肿瘤标志物，灵敏度优于CA19-9和CEA。卵巢癌、结肠癌、胰腺癌和非小细胞肺癌，CA72-4也明显升高。

(2)联合检测：CA72-4可与CA125联合检测，作为诊断原发性及复发性卵巢癌的标志。两者均阳性时特异性为100%，两者均阴性时，说明无残留肿瘤；与CEA联合检测可提高大肠癌诊断的灵敏度；与CA19-9和CEA联合检测可提高胃癌诊断的灵敏度。

(3)在良性胃肠道疾病中的阳性率约为6.7%。

12. 胃蛋白酶原（PG） 胃蛋白酶原是胃蛋白酶的前体，根据其生化性质和免疫原性将其分成2个亚群：PG1和PG2。PG1是检测胃泌酸腺细胞功能的指针，胃酸分泌增多PG1升高，分泌减少或胃黏膜腺体萎缩PG1降低；PG2与胃底黏膜病变的相关性较大，其升高与胃底腺管萎缩、胃上皮化生或假幽门腺化生、异型增值有关；PG1/PG2比值进行性降低与胃黏膜萎缩进展相关。因此，联合测定PG1和PG2比值可起到胃底腺黏膜“血清学活检”的作用。

【参考值】

化学发光法：正常值PG1，70~200μg/L；PG2，0~20μg/L；PG1/PG2 >3。

【临床意义】

(1)胃癌高危人群的初筛，利用慢性萎缩性胃炎和胃癌间，以及胃蛋白酶原值和慢性萎缩性胃炎间的相关关系，以PG1、PG2值及PG1/PG 2为指标，监测进展期萎缩性胃炎这一胃癌高危人群，从而将其应用于对胃癌的检诊。

(2) 萎缩性胃炎、胃溃疡、幽门螺杆菌感染的筛查。

(3) 胃癌切除术后复发判断。

(4) 个人胃黏膜功能动态监测。

13. 组织肽抗原（TPA） TPA 是分子量 17~43kD 的单肽多链，由 B1、B2 和 C 三个亚基组成，其活性主要在 B1；存在于癌组织细胞质膜及细胞质小胞体内，可从癌细胞系培养的上清液中检出，是一种非特异性肿瘤标记物，由处于增殖期的细胞产生并释放，因此血清中 TPA 的表达水平与细胞分裂过程密切相关，可直接反映细胞增殖、分化和肿瘤的浸润程度。

【参考值】

酶联免疫法：正常值 0~80U/L。

【临床意义】

(1) TPA 配合其他肿瘤标志检查，可早期发现复发性肿瘤，一般用于病情追踪。主要见于膀胱癌、乳腺癌、胆道癌、胰腺癌、肺癌、前列腺癌、卵巢癌，尤其对膀胱癌的检出有较高价值。

(2) 检测治疗前后 TPA 浓度变化，对于判断肿瘤预后、评价治疗效果有一定意义。

(3) 血清 TPA 浓度升高时，需排除妊娠，肺、肝、胃肠道及前列腺的良性病变；急性肝炎、胰腺炎、肺炎和胃肠道疾病以及妊娠的最后 3 个月也可见 TPA 升高。

14. β2 微球蛋白（β2-MG） β2-MG 是由 100 个氨基酸组成的球蛋白，分子量为 11 800，与 IgG 的稳定结构 CH3 相似，是 HLA-Ⅰ类抗原的轻链。所有有核细胞、血小板以及肿瘤细胞都表达 β2-MG。β2-MG 在血液中含量极低，新生儿、老年人 β2-MG 水平较高，肾脏是 β2-MG 分解代谢的重要部位。

【参考值】

透射比浊法：正常值 1.0~3.0mg/L。

【临床意义】

(1) β2-MG 是血液系统恶性肿瘤的主要标志，如慢性淋巴细胞白血病、霍奇金病、非霍奇金淋巴瘤、多发性骨髓瘤可有明显增高。

(2) 其他恶性肿瘤增高的阳性率：胆管癌 78%、原发性肝癌 53%、胃癌 48%、大肠癌 45%、肺癌 35%、食管癌 33%。

(3) 在近端肾小管损伤、肝硬化、急性肝炎、消化性溃疡、结缔组织病、糖尿病性肾病、Fanconi 综合征、重金属中毒所致肾小管损害、中枢神经系统肿瘤、感染等非恶性肿瘤性疾病中都可有不同程度增高。

15. 尿本 - 周蛋白(Urine Bence-Jones protein,BJP) BJP 由分化不良的浆细胞合成、分泌,为免疫球蛋白轻链或其聚合体,分子量为 2 万左右。因加热到 45~60℃凝固,煮沸时又溶解,故又称凝溶蛋白。

【参考值】

免疫比浊法:正常值 κ 链 <8mg/L;λ 链 <5mg/L。

【临床意义】

(1)在多发性骨髓瘤(50%)、慢性淋巴细胞白血病、原发性淀粉样变性等恶性肿瘤可有明显增高。

(2)巨球蛋白血症(15%),多为持续阳性。肾淀粉样变性、慢性肾盂肾炎、慢性肾炎、慢性肾衰竭等非肿瘤性疾病亦可增高。

16. 前列腺特异性抗原(PSA) PSA 是人前列腺细胞和腺管上皮细胞中一种分子量约为 34 000 的糖蛋白,由 240 个氨基酸组成,包括游离的 PSA(f-PSA)和总 PSA(t-PSA)。

【参考值】

化学发光:正常值 t-PSA 0~4μg/L;f-PSA 0~0.8μg/L;f-PSA/t-PSA 比值 >0.25。

【临床意义】

(1)血清学检测 PSA 对前列腺癌具有高度的特异性,是目前前列腺癌敏感性强且特异性高的肿瘤标志,阳性率可达 82%~97%,>10ng/ml 时应高度怀疑前列腺癌,>20ng/ml 时识别率为 65%,可能伴有转移灶;PSA 的升高与肿瘤的负荷量相关,肿瘤越大越晚期,PSA 可能越高;PSA 也可以用于前列腺癌的治疗疗效监测和预后判断及随访病情监控。

(2)在良性前列腺肥大、前列腺炎、肾脏和泌尿生殖系统疾病中,也可见轻度升高,须注意鉴别。在直肠指检、膀胱镜检查及前列腺组织活检之后也可有不同程度的增高,故 PSA 检测应在直肠指检 1 周后、前列腺活检 6 周后进行。

(3)fPSA/tPSA 比值:用来辅助鉴别前列腺癌和良性增生,比值越小,前列腺癌的倾向性越大,<10% 提示前列腺癌,<25% 提示前列腺增生。

17. 前列腺特异性抗原同源异构体(p2PSA)和前列腺健康指数(prostate health index,PHI)

【临床意义】

p2PSA 和 PHI 是新型前列腺癌诊断指标。p2PSA 和 PHI 在前列腺癌显著升高,且 PHI 能够为 PSA 升高的患者提供更加特异的前列腺癌风险评估信息、对前列腺癌活检阳性的特异性显著好于 tPSA 和 %fPSA,而且可以帮助区分侵袭性和非侵袭性前列腺癌,更高的 PHI 意味着患侵袭性前列腺癌的风险更高;

在前列腺切除术后的患者中,p2PSA 还可以帮助区分生化复发和真正复发的患者;p2PSA 和 PHI 能够显著提高前列腺癌诊断的临床特异性,减少不必要的前列腺活检,在前列腺癌的筛查、诊断、监测和预后中都有着重要的应用。

18. 细胞角蛋白 19(CYFRA21-1) CYFRA21-1 是一种分布在单层和假复层上皮细胞,分子量 40 000、等电点 5.2 的酸性蛋白。

【参考值】

化学发光法:正常值 <3.3μg/L。

【临床意义】

(1) CYFRA21-1 是非小细胞肺癌的重要标志物,尤其是鳞癌;各类非小细胞肺癌阳性检出率为 70%~85%,且与肿瘤的进展程度和组织学分型相关。对各型肺癌诊断的敏感性依次为:鳞癌 > 腺癌 > 大细胞癌 > 小细胞癌。可作为肺癌手术和放、化疗后追踪早期复发的有效指标。

(2) 对其他肿瘤,如头颈部、乳腺、宫颈、膀胱、消化道肿瘤及肝炎、胰腺炎、肺炎、前列腺增生等良性疾病也有一定的阳性率,注意动态观察并结合其他检查。

19. 鳞状上皮细胞癌相关抗原(SCC-Ag)最早在子宫颈鳞状细胞癌组织中获得,为一分子量为 42~48kD 的糖蛋白,存在于鳞状细胞癌的胞质内,是一种较好的鳞癌肿瘤标志物。

【参考值】

化学发光法:正常值 0~1.5ng/ml。

【临床意义】

(1) SCC-Ag 升高可见于子宫颈癌、卵巢癌、子宫癌、食管癌等。其水平与肿瘤负荷、肿瘤细胞活跃程度相关,连续动态监测可作为食管鳞癌、肺鳞癌治疗疗效的评价指标。

(2) SCC-Ag 的监测还有助于鉴别小细胞肺癌和非小细胞肺癌,这是由于非小细胞肺癌中具有相同的干细胞,在腺癌组织中伴有鳞癌分化的细胞,同时鳞癌和腺癌细胞在肿瘤中常呈现混合型。

(3) 在肝炎、肝硬化、胰腺炎、肺炎等良性疾病中也有一定程度升高。

20. S100 蛋白 S100 是隶属于钙结合蛋白多基因家族的一种二聚体蛋白,分子量约为 10.5kD。S100A1(α)和 S100B(β)是首先发现的成员,最初作为牛脑中的一种不能化学分离的混合物,由于能够 100% 饱和溶于硫酸铵溶液中,故命名为 S100。已至少有 21 种不同的 S100 家族成员被鉴定。S100A1 和 S100B 由中枢神经系统细胞表达,特别是星型神经胶质细胞、黑色素瘤细胞和其他一些组织也能有一定程度的表达。这种由 A1 和 B1 的异型或同型二聚体组成的蛋白质,具有多种调节细胞内、外活性的功能。

【临床意义】

(1)临床可应用于恶性黑色素瘤的辅助治疗,恶性黑色素瘤患者,特别是Ⅱ、Ⅲ和Ⅳ期患者,血清S100浓度升高可预示其疾病的进展情况。连续检测有助于评估疗效。

(2)结合临床症状和影像学检查辅助评价脑损伤的可能性。多种类型的大脑损伤,脑脊液中S100的浓度会升高,并能释放到血液循环中。

21. 核基质蛋白(NMP22) NMP22是参与维持细胞核功能的三维网状结构蛋白,通过细胞凋亡释放到尿液中,与尿路上皮细胞密切相关。

【参考值】

正常值 <10U/ml。

【临床意义】

(1)鉴别良恶性膀胱疾病,可作为膀胱癌早期诊断及预后评估的依据。NMP22在膀胱癌诊断中的特异性和敏感性均较高,因此可将NMP22列入体检项目中,排除高危人群患膀胱癌。

(2)NMP22也可适用于长期吸烟史、化工职业等高危因素人群、有临床血尿的患者以及中低危非肌层浸润性膀胱癌患者术后的随诊,但有时在泌尿系统慢性炎症亦会出现阳性结果,注意鉴别。

22. 神经元特异性烯醇化酶(neuronspecific enolase,NSE) 烯醇化酶是一种糖酵解酶,普遍存在于哺乳动物的组织中,由三个不同的亚单位组成。神经元特异性烯醇化酶为其同工酶,分子量为50kD,仅存在于神经元和神经内分泌细胞内。

【临床意义】

(1)小细胞肺癌是一种神经内分泌起源的肿瘤,NSE是其重要标志物。NSE是区分非小细胞肺癌与小细胞肺癌的重要标志,小细胞肺癌患者NSE阳性率为60%~80%,且与肿瘤的转移及病期相关,对小细胞肺癌的预后及疗效判定具重要意义。而非小细胞肺癌患者NSE阳性率 <20%。同时,NSE可作为肺癌化疗效果观察和随访的有效指标,对化疗产生反应后此酶水平会下降,病情完全缓解后,其可达正常水平。

(2)神经内分泌细胞,如嗜铬细胞瘤、甲状腺髓样癌、胰岛细胞癌、燕麦细胞癌等患者的NSE浓度也可增高,检测NSE可协助诊断及判定预后。

23. 胃泌素释放肽前体(ProGRP) ProGRP是一种胃肠激素,广泛分布于哺乳动物的神经系统、胃肠道和呼吸道。

【参考值】

ELISA法:正常值0~46ng/L。

【临床意义】

(1)升高见于多种神经内分泌源肿瘤,包括小细胞肺癌、类癌、具有神经内分泌功能的未分化大细胞肺癌、甲状腺髓样癌、其他神经内分泌恶性肿瘤以及具有神经内分泌功能的不依赖雄激素的前列腺癌亚组。

(2)ProGRP 是近年来新发现的一种小细胞肺癌肿瘤标志,它不仅可用于 SCLC 的早期诊断,还有助于判断治疗效果及早期发现肿瘤复发。小细胞肺癌患者血清 ProGRP 阳性率约为 68.6%,其病情也与血清 ProGRP 浓度变化密切相关。

(3)部分慢性肾衰竭患者血清 ProGRP 也可升高。

24. 人绒毛促性腺激素(HCG) HCG 是由胎盘的滋养层细胞分泌的一种糖蛋白,是由 α 和 β 二聚体组成的糖蛋白,其分子量为 36 700。

【参考值】

化学发光法:男 5U/L;女 7U/L(绝经前),10U/L(绝经后)。

【临床意义】

(1)诊断早期妊娠,尿或血液 β-HCG 检测阳性提示怀孕(正常妊娠或宫外孕)。

(2)作为男性睾丸肿瘤和女性恶性滋养细胞肿瘤(葡萄胎、侵袭性葡萄胎、绒毛膜癌)最基本的诊断和治疗监测标记物;β-HCG 可用于以上这些癌症的诊断和疗效监测、随访监测,甚至是唯一的疗效和病情监控指标。

(3)卵巢癌、子宫内膜癌、宫颈癌、肝癌、乳腺癌等也可能会有轻度升高或阳性反应,要注意鉴别。

25. 人抗米勒管激素(AMH) AMH 是转化生长因子 β(TGF-β)超家族成员,是由睾丸未成熟的 Sertoli 细胞即卵巢窦前卵泡和小窦卵泡的颗粒细胞所分泌的一种糖蛋白。卵巢内的小窦卵泡数量越多,AMH 的浓度越高;反之,当卵泡随着年龄及各种因素逐渐消耗,AMH 浓度会随之降低,AMH 可作为预测卵巢储备的标志物。

【临床意义】

(1)AMH 在卵巢颗粒细胞瘤中表达可呈阳性,且与肿瘤的大小和分化程度具有独立相关性,并且对卵巢颗粒细胞瘤的复发有一定的预测价值。

(2)AMH 在辅助生殖的卵巢反应性评估、多囊卵巢综合征诊疗、卵巢早衰诊断中也具有显著的临床应用意义。

(魏婷婷 周 琳)

(五)激素检测

1. 垂体激素检测 垂体由腺垂体和神经垂体两部分组成,各自分泌相应的腺垂体激素和神经垂体激素，这些激素大多都是蛋白质和多肽。腺垂体激素主要包括促甲状腺激素（TSH）、促肾上腺皮质激素（ACTH）、促黄体生成素（LH）、促卵泡激素（FSH）、泌乳素（PRL）、生长激素（GH）和促黑激素（MSH）等；神经垂体激素主要包括催产素和加压素。这里主要介绍促甲状腺激素、促肾上腺皮质激素、促黄体生成素、促卵泡成熟激素、泌乳素、生长激素。

（1）促甲状腺激素检测：促甲状腺激素（thyroid stimulating hormone，TSH）是通过非共价键组合而成的蛋白激素，促进甲状腺增生，加强甲状腺的合成和分泌甲状腺激素。TSH 测定是原发性甲状腺功能减退最敏感的指标。血清 TSH 升高：常见于原发性甲状腺功能减退症、甲状腺摘除术后、TSH 分泌瘤等；血清 TSH 降低：常见于原发性甲状腺功能亢进症等。血清 TSH 浓度还可作为甲状腺功能低下治疗（服用甲状腺素）时的疗效判断。

（2）促肾上腺皮质激素检测：促肾上腺皮质激素（adrenocorticotrophic hormone，ACTH）是脑垂体分泌的一种多肽激素，它能促进肾上腺皮质的组织增生以及皮质激素的生成和分泌。血浆 ACTH 水平呈昼夜节律性（夜间水平低，清晨达分泌高峰）。ACTH 刺激肾上腺合成和分泌糖皮质激素、盐皮质激素和雄激素。ACTH 增高：见于应激状态、原发性肾上腺功能不全、库欣综合征、Nelson 综合征、先天性肾上腺增生、垂体促肾上腺皮质激素细胞瘤等。ACTH 降低：见于垂体功能减退、肾上腺皮质肿瘤、垂体瘤、垂体前叶受损等。但一般情况下，ACTH 不单独检测，在临床上常同时检测 ACTH 和皮质醇的水平。

（3）促黄体生成素检测：促黄体生成素（luteinizing hormone，LH）是由腺垂体的促性腺激素细胞分泌的。女性卵泡期 LH 与 FSH 共同作用，促进卵泡的成熟和雌激素的合成，引起排卵。男性，可促使睾丸间质细胞增殖并合成雄性激素，促进间质细胞分泌睾酮促使精子成熟。LH 主要用于异常月经周期、卵巢功能以及不孕诊断的评估；通常与 FSH 联合检测判断下丘脑 - 垂体 - 性腺轴的功能。月经中期，LH 可快速升高刺激排卵，大多数女性在此后的 14~28h 后最易受孕。

（4）促卵泡激素检测：促卵泡激素（follicle stimulating hormone，FSH）是由腺垂体分泌的，与 LH 协同促进性腺的生长发育并对其功能进行调控。FSH 主要用于异常月经周期、卵巢功能和不孕诊断的评估。原发性卵巢衰竭可见 LH 和 FSH 持续性升高。

（5）泌乳素检测：泌乳素（prolactin，PRL）是脑垂体分泌的一种激素，女性在怀孕后期和哺乳期分泌旺盛，促进乳腺的发育与乳汁分泌。泌乳素升高可用于高泌乳素血症的实验诊断及鉴别诊断，高泌乳素血症是下丘脑 - 垂体分泌紊乱最常见的。垂体瘤为高泌乳素血症常见病因。在女性可表现为月经失调、闭经或溢乳；男性可表现为性功能受损或性腺发育不良。

(6)生长激素检测：生长激素(growth hormone,GH)是由腺垂体嗜酸细胞分泌的多肽，呈脉冲式分泌并具有明显的昼夜节律性。GH降低主要见于垂体性侏儒、垂体功能减退、遗传性或继发性GH缺乏；GH升高主要见于巨人症和肢端肥大症。

2. 甲状腺激素和甲状腺功能相关检测 甲状腺是人体最大的内分泌腺，由许多甲状腺滤泡组成。滤泡上皮细胞有合成、贮存和分泌甲状腺激素的功能。甲状腺激素的主要作用是促进机体新陈代谢，维持机体的正常生长发育，对于骨骼和神经系统的发育有较大的影响。实验室常用的检测项目包括三碘甲状腺原氨酸、甲状腺素、游离三碘甲状腺原氨酸、游离甲状腺素、甲状腺球蛋白、甲状腺球蛋白抗体、甲状腺过氧化物酶抗体和促甲状腺素受体抗体。

(1)三碘甲状腺原氨酸检测：三碘甲状腺原氨酸(T_3)是甲状腺激素对各种靶器官作用的主要激素。T_3主要在甲状腺以外的组织器官(尤其是肝脏)由T_4经酶解脱碘生成。因此，血清T_3浓度反映出甲状腺对周边组织的功能甚于反映甲状腺分泌状态。弥漫性毒性甲状腺肿、毒性结节性甲状腺肿时，T_3明显升高；T_3测定还可用于T_3型甲亢的诊断，如功能亢进性甲状腺腺瘤、缺碘所致的地方性甲状腺肿等。

(2)甲状腺素检测：甲状腺素(T_4)是甲状腺分泌的主要产物，它可增加基础代谢率并在所有人体细胞发育中起重要作用。T_4测定可用于甲亢、原发性和继发性甲状腺功能减退的诊断以及TSH抑制治疗的监测。

(3)游离三碘甲状腺原氨酸检测：游离三碘甲状腺原氨酸(FT_3)是一种未结合的具有生物活性的形式。血液循环中FT_3的水平与甲状腺功能状态密切相关，且FT_3的测定不受血液循环中结合蛋白浓度和结合特性变化的影响。因此，FT_3的测定是临床常规评估甲状腺功能的重要指标。FT_3的结果可作为甲状腺疾病鉴别诊断的依据，来区分不同类型的甲亢。FT_3升高见于甲亢、弥漫性毒性甲状腺肿(Graves病)、桥本甲状腺炎等；FT_3降低见于甲减、黏液性水肿等。

(4)游离甲状腺素检测：游离甲状腺素(FT_4)是T_4的生理活性形式，由于不受其结合蛋白浓度和结合力特性的影响，因此是反映甲状腺激素活性的更好指标。当怀疑甲状腺功能紊乱时，FT_4常常和TSH一起测定，TSH升高而FT_4降低有助于甲状腺功能的诊断。FT_4升高主要见于甲状腺功能亢进(包括甲亢危象)、多结节性甲状腺肿、某些非甲状腺疾病(如重症感染发热、危重患者等)；FT_4降低见于甲状腺功能减退症、黏液性水肿、晚期桥本甲状腺炎等。

(5)甲状腺球蛋白检测：甲状腺球蛋白(TG)是由甲状腺细胞合成并释放进

入甲状腺滤泡的滤泡腔中的一种糖蛋白。TG 在甲状腺激素 T_3 和 T_4 的合成中起决定作用。TG 升高可见于所有类型的甲状腺功能亢进、甲状腺癌、甲状腺腺瘤、亚急性甲状腺炎等。TG 检测有助于鉴别诊断外源性甲状腺激素和内源性因素引起的甲状腺功能亢进;也可用于亚急性甲状腺炎和假性甲状腺毒症的鉴别;还可作为分化型甲状腺癌的肿瘤标志物,用于其在甲状腺全切术和放射碘治疗后的病情监测及肿瘤复发监测。

(6)甲状腺球蛋白抗体检测:甲状腺球蛋白抗体(TGAb)是甲状腺球蛋白的自身抗体,主要存在于自身免疫性甲状腺病患者和非甲状腺自身免疫性疾病患者体内。TGAb 检测对于慢性淋巴细胞浸润性甲状腺炎的病程监测和鉴别诊断具有重要意义。

(7)甲状腺过氧化物酶抗体检测:甲状腺过氧化物酶(TPO)存在于甲状腺细胞的微粒体上,并在其上部的细胞表面表达。甲状腺过氧化物酶抗体(TPOAb)是机体针对 TPO 产生的自身抗体。患者 TPOAb 升高是诊断自身免疫性甲状腺疾病的金标准。

(8)促甲状腺素受体抗体检测:促甲状腺素受体抗体(TRAb)是一组抗甲状腺细胞膜上的 TSH 受体的自身抗体。TRAb 可用于自身免疫性甲亢的诊断或排除,以及与功能性甲状腺多发结节的鉴别诊断;还可用于检测 Graves 病患者治疗和复发的情况,对临床的治疗具有重要的指导作用。由于 TRAb 是 IgG 类抗体,因此甲状腺疾病患者在怀孕期间检测 TRAb 可评估新生儿甲状腺疾病的危险程度。

3. 性腺激素检测　性激素是内分泌细胞制造的,是维持人体生理活动的重要激素。性激素的生理作用主要包括影响胚胎发育,促进细胞的增殖与分化,影响细胞的衰老,确保各组织、各器官的正常生长、发育,以及细胞的更新与衰老,促进生殖器官的发育成熟、生殖功能。各种性激素的分泌受下丘脑 - 垂体调控,又可对下丘脑 - 垂体进行反馈调节,从而维持各种性激素水平的稳定。

(1)睾酮检测:睾酮(T)是最主要的雄性激素,成年男性中睾酮的水平呈日节律和脉冲式分泌现象。上午较晚上高,短暂的剧烈运动可使睾酮增高,持续疲劳可使其分泌减少。男性睾酮减少可见于生殖功能障碍、垂体功能减退、肝硬化、慢性肾功能不全及染色体异常(如 Klinefelter 综合征)等,增多可见于肾上腺皮质增生,肾上腺皮质肿瘤(腺癌显著增高,腺瘤异常增高),睾丸肿瘤等。女性睾酮增高可见于雄激素综合征、多囊卵巢综合征等。

(2)雌二醇检测:雌二醇(E_2)是生物活性最强的一种激素,是以睾酮为前体而合成的,主要由卵巢分泌,肾上腺和男性的睾丸也可少量分泌。主要用于不孕症激素治疗的监测、卵巢功能的评价以及体外受孕时排卵时间的确定。

(3)雌三醇检测：雌三醇(E_3)是 E_2 的代谢产物，主要来自妊娠中晚期妇女的胎盘和胎儿。胎盘和胎儿产生的 E_3 中只有游离型 E_3 会进入母体循环系统。E_3 的检测可用于胎盘功能的监测、高危妊娠的监测以及协助诊断胎儿疾病。

(4)孕酮检测：孕酮(P)是重要的孕激素，主要由黄体细胞和妊娠期胎盘合成。孕酮主要用于排卵及黄体功能的监测、体外受精-胚胎移植的预后评估、异位妊娠的鉴别诊断。病理性孕酮增高黄体化肿瘤、卵巢囊肿等；降低可见于卵巢功能衰竭、黄体功能不全、胎盘发育不良及胎儿死亡等。

(5)人绒毛膜促性腺激素检测：人绒毛膜促性腺激素(HCG)是由人体胎盘滋养层细胞产生的糖蛋白类激素。可在受孕 1 周后检测血清 HCG 浓度诊断怀孕。妊娠前 3 个月 HCG 异常升高可见于绒毛膜癌、葡萄胎、多胎妊娠等。HCG 还可用于睾丸和卵巢生殖细胞肿瘤的诊断和监测以及评估唐氏综合征(21-三体综合征)的风险。

4. 胰腺激素检测　胰腺分外分泌腺和内分泌腺两部分，外分泌腺主要分泌消化酶，内分泌腺主要分泌胰岛素、胰高血糖素、生长抑素和胰多肽等。这里主要介绍胰岛素、C 肽和胰岛素样生长因子的检测。

(1)胰岛素检测：胰岛素由胰腺的 B 细胞分泌的，葡萄糖是促进胰岛素分泌最强刺激因子，在葡萄糖作用下正常人体内胰岛素呈双相脉冲式分泌。胰岛素检测可用于空腹低血糖患者的评估、糖尿病早期检测和诊断、确认需要胰岛素治疗的糖尿病患者等。

(2)C 肽检测：C 肽(C-P)是胰岛素生物合成过程中胰岛素原裂解成为胰岛素的伴随产物。用于评估空腹低血糖鉴别诊断胰岛素瘤、评估胰岛素的分泌情况、胰腺移植和胰腺切除术的疗效评估和监测等。

(3)胰岛素样生长因子检测：胰岛素样生长因子(IGF)是一组具有促生长作用的多肽类物质，可分为两类：IGF-Ⅰ和 IGF-Ⅱ。在个体发育过程中，主要由 IGF-Ⅰ与 GH 相互作用，共同促进个体的生长发育。出生后随年龄增长 IGF-I 水平逐渐升高，青春期 IGF-Ⅰ急剧升高后下降，在成年时保持相对稳定，老年后逐渐降低。IGF-Ⅰ检测可用于自发性低血糖症的鉴别诊断、联合 GH 检测帮助确定身材矮小儿童的病因、GH 相关疾病的诊断与治疗评估等。

5. 肾上腺激素检测　肾上腺由中心部的髓质和周边部的皮质两个独立的内分泌器官组成。肾上腺髓质主要合成和分泌肾上腺素、去甲肾上腺素和多巴胺。肾上腺皮质由球状带、束状带和网状带构成。球状带分泌盐皮质激素，主要是醛固酮和去氧皮质酮；束状带分泌糖皮质激素，主要是皮质醇；网状带分泌性激素，主要是脱氢异雄酮、雄烯二酮及少量雄激素。这三类激素是胆固醇的衍生物，故称为类固醇激素。

(1) 皮质醇检测：皮质醇是肾上腺皮质分泌的，是主要的糖皮质激素。血清皮质醇浓度具有昼夜节律性，通常在清晨出现高峰，随后逐渐降低，夜间浓度是峰值浓度的一半左右。血清皮质醇升高见于库欣综合征，降低见于艾迪生病等。

(2) 尿液中 17- 酮类固醇检测：17- 酮类固醇在尿液中分泌，提示肾上腺和性腺皮质类固醇合成的速率。主要用于测定雄激素的产生，尤其是肾上腺分泌的部分。降低可见于克兰费尔特综合征、妇女垂体性肾上腺功能减退、继发性性腺功能减退等。升高见于睾丸肿瘤、肾上腺癌、库欣综合征等。

(3) 尿液中 17- 羟皮质类固醇检测：17- 羟皮质类固醇是肾上腺分泌的激素，测定尿液中 17- 羟皮质类固醇的含量可以间接反映皮质醇的分泌情况。升高见于肾上腺皮质功能亢进，如库欣综合征、肾上腺皮质瘤等；降低见于肾上腺功能不全，如艾迪生病等。

(4) 甲氧基肾上腺素和甲氧基去甲肾上腺素检测：肾上腺素、去甲肾上腺素和多巴胺是体内最重要的内源性儿茶酚胺。甲氧基肾上腺素（metanephrine，MN）和甲氧基去甲肾上腺素（normetanephrine，NMN）是内源性儿茶酚胺去甲肾上腺素和肾上腺素的甲氧基衍生物。主要用于嗜铬细胞瘤的诊断。

(5) 肾素检测：肾素又称血管紧张肽原酶。主要用于原发性和继发性醛固酮增多症或减少症的诊断和鉴别诊断、肾动脉狭窄及其导致的高血压或肾血管性高血压的诊断和治疗、肾素分泌肿瘤的诊断和定位以及盐皮质激素替代治疗的监测。

（王淇泓 周 琳）

(六) 肝纤维化标志物检测

肝纤维化是各种慢性肝损伤后的瘢痕修复反应，其最主要的病理特征是肝星状细胞活化后产生的细胞外基质（ECM）在肝脏弥漫性过度沉积并逐渐形成肝纤维化，是各种肝病进展至肝硬化、肝癌常见病理过程。准确诊断肝纤维化有重大临床意义，肝穿刺后活组织病理检查是当前肝纤维化的诊断“金标准”。此外，还有血清学检测影像学检查及分子生物学检测等诊断技术，其中已提出的肝纤维化血清标志物有多种，除了血小板、总胆红素、载脂蛋白、丙氨酸氨基转移酶、天门冬氨酸氨基转移酶等，还包括：① ECM 代谢产物（透明质酸、Ⅲ型前胶原及代谢产物、Ⅳ型胶原及其片段等）；② ECM 代谢相关酶及抑制物（基质金属酶组织抑制因子 -1 等）；③纤维化形成的细胞因子（转化生长因子 β1 等）。目前被认为有较大应用价值的是 PⅢN P、7S- 胶原、Lam-P1 和 HA 等。

1. 透明质酸（HA）检测 HA 由间质细胞合成，主要由肝窦内皮细胞摄取、降解，可有效地反映肝内已生成的纤维量及肝细胞受损情况，是有价值的肝纤维化标志之一。肝病患者合成 HA 明显增多，同时肝细胞受损，对血中的 HA 摄取及降解障碍，血清 HA 随着肝病的发展而逐渐增高；同时又随着病情的好转而逐渐下降。需要注意的是，其他脏器疾病如癌症、恶性肿瘤、器官移植排斥反应、慢性肾炎等也可能引起 HA 水平升高。

2. 层黏连蛋白（LN）检测 LN 是存在基底膜透明层的主要糖蛋白，血清 LN 水平常与Ⅳ型胶原、透明质酸等相平行，与肝纤维活动程度及门静脉压力呈正相关，在肝纤维化尤其门脉高压诊断方面有重要价值。另外，LN 与肿瘤浸润转移、糖尿病等有关。

3. Ⅲ型前胶原末端肽（PⅢN P）检测 血清中的 PⅢN P 是前胶原转变为原胶原时被相关酶切下的氨基端肽，其血液中含量随胶原合成活跃而增加，故其血清含量是反映纤维生成的指标，由于Ⅲ型胶原主要在纤维化早期增加，所以测定其代谢产物对肝纤维化早期诊断有临床意义，是有价值的肝纤维化血清标志之一。其血清含量也与肝脏的炎症、坏死，胶原纤维的降解和肝窦内皮细胞的功能有关。

4. Ⅳ型胶原及其分解片段 7S- 胶原检测 Ⅳ型胶原分布在肝窦内皮细胞下，是肝基底膜的主要成分，其分解片段 7S 是Ⅳ型胶原氨基端的四聚体。Ⅳ型胶原降解时可在血清中分别测得其氨基端四聚体（7S- 胶原）、羧基端二聚体（NC1）等，它们是反映纤维降解的指标。相对于Ⅳ型胶原，血清 7S- 胶原水平与组织学上肝纤维化程度更为密切，对判断慢性病毒性肝炎肝硬化的敏感性（79%）和特异性（82%）均优于 PⅢN P，是肝纤维化的最佳血清标志之一。在慢性迁延性肝炎、慢性活动性肝炎和肝硬化时，7S 表达水平高于Ⅳ型胶原。

上述标志物联合检测可有效提高肝纤维化的诊断敏感性和特异性，APRI、FIB4 等血清学模式也有较好的诊断效能，虽然目前肝穿仍是肝纤维化的“金标准”，但新型的血清标志物及各血清学模型等无创诊断方法可能有更多的优势，是今后肝纤维化诊断的发展趋势之一。

（吴洪坤 周 琳）

（七）骨代谢标志物检测

1. 甲状旁腺素（PTH）检测 PTH 由甲状旁腺的主细胞分泌，在血液循环中有 4 种形式，其中由 84 个氨基酸组成的分子量为 9.5kD 的全段 PTH 和由 34 个氨基酸组成的氨基段 PTH 具有生物活性。其生物学作用：加快肾脏排除磷酸盐，促进骨的转移，动员骨钙的释放；加快维生素 D 的活化和促进肠道对钙的吸收，减少尿磷的排泄作用。

【参考值】

电化学发光法：正常值 15~65pg/ml。

【临床意义】

(1)升高:常见于甲状旁腺功能亢进和由于肾衰竭、慢性肾功能不全、维生素缺乏、长期磷酸盐缺乏和低磷血症等引发的继发性甲状旁腺功能亢进,以及骨质疏松、糖尿病、单纯性甲状旁腺肿、甲状旁腺癌等疾病。

(2)降低:见于甲状旁腺功能减退、手术或放疗损伤甲状旁腺、高钙血症及类风湿关节炎等疾病。

2. N-MID 骨钙素(OCN)检测 骨钙素是骨基质中最重要的一种非胶原蛋白,是分子量约 5.8kD、依赖于维生素 K 发挥作用的骨特异性的钙结合蛋白。由成骨细胞生成,一部分被吸收成为骨基质的组成部分,一部分被释放进入外周血液循环。血液循环中含有整分子骨钙素(氨基酸 1~49)和 N-MID 大分子片段(氨基酸 1~43)。整分子骨钙素在外周血中不稳定,羧基端 43~44 间的氨基酸易被蛋白酶水解,裂解下来的 N-MID 大分子片段比较稳定。

【参考值】

电化学发光法:绝经前 11~43ng/ml;停经后 13~46ng/ml。

【临床意义】

骨钙素被称为骨转换标志物,与各种骨代谢疾病的骨转换率变化相关。

(1)升高:常见于儿童生长期、肾功能不全、骨髓炎、骨折、甲状旁腺功能亢进、高转换率的骨质疏松患者、骨转移癌、低磷血症等。

(2)降低:常见于甲状旁腺功能减退、甲状腺功能减退、糖尿病、孕妇、使用糖皮质激素治疗等。

3. 25 羟维生素 D(D25)检测 维生素 D 是一种脂溶性类固醇激素前体,两个最重要的形式是维生素 D_3(胆钙化甾醇)和维生素 D_2(麦角钙化甾醇)。在人体内,维生素 D_3 和 D_2 与血浆中维生素 D 结合蛋白结合,并转运到肝脏,两者经羟基化成为 25- 羟基维生素 D(D25)。D25 是人体内维生素 D 的主要储存形式,通过检测它可以确定总体维生素 D 的情况。

【参考值】

酶联免疫法:正常值 11.1~42.9ng/ml。

【临床意义】

(1)D25 是反映皮肤合成和食物摄入维生素 D 最好的指标。D25 降低可见于严重的肝病、肾损害。

(2)维生素 D 是维持骨骼健康的主要元素。维生素 D 严重缺乏可使儿童患佝偻病、成人患骨软骨病;D25 联合与其他骨代谢指标广泛用于诊断肿瘤、骨质疏松症和克罗恩病。

(3)维生素 D 缺乏还与糖尿病、不同种类的癌症、心血管疾病、自身免疫性疾病和先天性免疫性疾病有关。

4. B-胶原降解产物（CTX）检测　骨基质的有机成分中，Ⅰ型胶原的含量超过90%。正常骨代谢期间成熟的Ⅰ型胶原被降解形成的小片段被释放到血液循环中不经肝脏降解直接通过肾脏排泄，故可作为反映骨吸收的指标。检测这些骨吸收标志物便可测得破骨细胞的活性，尤其具有相关性的Ⅰ型胶原片段是β-异构化的C-端肽（β-CTX），具有高度特异性。

【参考值】

电化学发光法：绝经前 <0.573ng/ml；停经后 <1.008ng/ml。

【临床意义】

(1) 作为骨吸收标志物。血中CTX含量升高见于骨质疏松、Paget病、甲状旁腺功能亢进和甲状腺功能亢进以及其他伴有骨吸收增加的疾病诊断或病情估计。

(2) 降低可用于监测骨质疏松症或其他骨吸收的抗吸收治疗，疗效可在几周后体现出来。

5. 总Ⅰ型前胶原氨基端延长肽（total N-terminal propeptide of human procollagen type 1，P1NP）检测　骨基质的有机成分中，Ⅰ型胶原的含量超过90%。纤维母细胞和成骨细胞先合成Ⅰ型前胶原，继而形成Ⅰ型胶原。Ⅰ型前胶原在其氨基端（N端）和羧基端（C端）存在延伸肽链。这些延伸肽链（前肽）在前胶原转化为胶原的过程中将被特异性的蛋白酶切割，当成熟的胶原形成后会沉积于骨基质中。P1NP是氨基端的延长肽链，反映的是Ⅰ型胶原的沉积情况，因此是作为一项骨形成标志物。在Ⅰ型胶原的形成过程中，P1NP被释放至细胞外间隙最终进入血液。相对分子质量为70kD。常用检测方法：电化学发光法。

【临床意义】可以反映成骨细胞活动和骨形成及Ⅰ型胶原合成速率。升高常见于儿童发育期、骨代谢疾病或肾功能不全患者以及一些继发性骨病；降低可见于骨质疏松等疾病。

（魏婷婷　周　琳）

8　临床核酸和基因检查

（一）临床病原微生物核酸检测

病原微生物是指可以侵入人体引起感染甚至传染病的微生物，又称病原体，包括细菌、支原体、衣原体、立克次体、螺旋体、真菌、病毒、寄生虫等。有些在正常情况下不致病，在体内与人体相互依存，而在特定条件下可引起疾病，称为条件致病性微生物。微生物感染的病原学实验室检测方法主要包括：①病原体形态学检查；②病原体分离培养和鉴定；③病原体抗原或相应抗体的免疫学技术；④针对特定病原体基因检测的分子生物学技术。病原体分离培养是检测病原微生物的“金标准”，但由于某些病原体的分离、培养条件高，阳性率低，步骤繁杂耗时，所需时间长等，限制其广泛使用，寻找简单、快速的检测方法一直是临床微生物面临的任务。通过分子生物学技术来检测侵入体内的病原体核酸，所需样本量小、高特异性、高灵敏性、检测时间短，不但有助于感染性疾病的确诊，还能确定病原体的基因型，使微生物学的检测技术从普通生物学检查进展到分子生物学鉴定。分子生物学技术常用于检测不能在体外培养或目前培养技术不敏感、费用高或耗时长的病原体，在培养不能实现时，可作为特定病原微生物是否存在的“金标准”。目前常用的检测方法主要有 PCR、杂交技术等。

近年来病原体的核酸检测发展迅速，也逐渐由单通量到高通量发展，由单一向多项检测发展。

1. 乙型肝炎病毒核酸 PCR 检测　乙型肝炎病毒（HBV）基因组（HBV-DNA）由双链不完全环状 DNA 组成，含 3 200 个核苷酸。HBV-DNA 由负链及正链所组成，其负链含 4 个开放读码框架（ORF）：① S 基因区，由 S 基因、前 S1 基因、前 S2 基因组成，分别编码 HBsAg、pre-S、pre-Sl 及多聚人血清白蛋白受体；② C 基因区，由前 C 基因和 C 基因组成，分别编码 HBeAg 及 HBcAg；③ P 基因区，编码 HBV-DNAp，具有反转录酶活性；④ X 基因区，编码 HBxAg，能激活 HBcAg 基因。在 HBV 病毒定量 PCR 检测中，通用型引物和探针一般设计在其比较保守的 C 区。目前根据 HBV 全基因序列异质性 >8% 或 S 基因序列异质性 >4%，将 HBV 分为 A、B、C、D、E、F、G 和 H 共 8 种基因型，使用型特异性引物可对其鉴定。

【临床意义】

（1）HBV DNA 定性检测：由于部分 HBV 感染者外周血液循环中 HBV 表面抗原可能因病毒 S 区变异、检测试剂方法的局限性和处于感染的“窗口期”等不能检出，而血液中病毒仍存在，用 HBV DNA 定性检测可以筛查血液和血制品 HBV DNA，未明原因有肝炎症状患者及单项抗 HBc 阳性者 HBV 感染确认或排除。

（2）HBV DNA 定量检测：

1）判断 HBV 感染者病毒复制水平：血清（浆）HBV DNA 含量高，反映病毒复制活跃。在 HBeAg（+）者，HBV DNA 高水平（$>10^8$ 或 $>10^9$ 拷贝 /ml）常见于高免疫耐受者，肝细胞病变轻微。而 HBeAg（–）者，HBV DNA 高水平患者常伴有较重肝细胞病变。HBV DNA 低水平（$\leq 10^4$ 或 10^5 拷贝 /ml）提示病毒低复制。但在某些病变明显活动的患者，由于机体的免疫清除作用，血清（浆）HBVDNA 水平也可能较低。

2）判断HBV感染患者传染性：若血清（浆）HBV DNA浓度>10^9拷贝/ml时，则在日常生活密切接触中即有较强的传染性；10^5~10^6拷贝/ml时，则在日常生活接触中传染性较小；<10^5拷贝/ml，则在日常生活接触中几乎无传染危险性。但不管HBV DNA浓度为多少，即使低于相应PCR检测方法下限，也会引起输血后感染，因为血液中只要有3~169个病毒体即可发生感染。

3）抗病毒药物疗效监测：血清（浆）HBVDNA检测是HBV感染抗病毒治疗有效的疗效直接监测指标。动态监测患者血液循环中HBV DNA，当患者经抗病毒药物治疗后，HBV DNA含量持续下降，然后维持在低水平，或低至方法检出下限，说明治疗有效。观察抗病毒药物治疗效果必须多次动态观察，不能仅凭两三次检查结果来判断，每次间隔时间不宜太短，一般为2周以上。

4）动态观察乙肝活动情况：血液循环中HBV DNA与HBeAg和HBsAg有一定相关性，但其浓度间并不呈正线性相关。如HBeAg阳性标本，HBV DNA通常有较高浓度（>10^5拷贝/ml），HBeAg阴性抗HBe阳性的标本，HBV DNA浓度通常较低（<10^5拷贝/ml）。当HBV基因组前C区发生突变时，则可出现HBeAg阴性而HBV DNA仍保持在较高浓度。

5）肝移植患者手术前后监测：可用于观察免疫受损患者的HBV感染情况。肝移植后HBV感染的主要原因是复发，再感染为次要因素。特别是移植前HBV复制水平高者，复发概率更高。定量检测血清（浆）HBV DNA，可用于肝移植术后HBV复发感染的监测。

2. 丙型肝炎病毒核酸PCR检测 丙型肝炎病毒（HCV）RNA基因组链长约9 600个核苷酸，两侧分别为5'端和3'端非编码区，位于两个末端之间的为病毒基因*ORF*，从5'至3'端依次为核心蛋白（C）编码区、包膜蛋白（E）编码区和非结构蛋白（NS）编码区，NS区又分为NS1~5区。5'非编码区由241~324个核苷酸组成，是整个基因组中高度保守部分。在5'端和3'端之间是一个连续的大ORF，其长度在不同分离株所不同，为9 063~9 400个核苷酸，编码由3 010个或3 000个氨基酸组成的一个巨大前蛋白多肽。结构基因区由C、E1和E2组成，分别编码核心蛋白、胞膜蛋白El和E20核心蛋白构成病毒的核蛋白衣壳，具有与不同细胞蛋白相互作用及影响宿主细胞功能的特点。胞膜蛋白El和E2编码区的变异性最大，在不同HCV分离株差异极大。非结构基因区所编码的非结构蛋白有NS2、NS3、NS4A、NS4B、NS5A和NS5B。HCV为高变异率的不均一病毒株，其在复制过程中所依赖的RNA聚合酶，是易产生错配倾向的RNA依赖的RNA聚合酶，变异率高。多次复制和变异的结果将导致产生多种不同变异株，表现为HCV株间的不均一性或差异性。在HCV定量PCR检测中，引物和探针序列设计一般选取在其高度保守的5'非编码区。

【临床意义】

(1)HCV RNA 定性检测:血液及血液制品的安全性由于机体产生抗 HCV 特异性抗体的窗口期长达 80d,而荧光定量核酸检测方法最短可以在 22d 检测到 HCV RNA,在一定程度上缩短了检测窗口期,弥补了抗体检测可能存在的漏检。

(2)HCV RNA 定量检测:抗病毒药物治疗 HCV 感染者时,定量检测血液循环中 HCV RNA,可作为抗病毒疗效的观察指标。但 HCV RNA 含量的高低与疾病的严重程度和进展并无绝对相关性。

3. 人巨细胞病毒核酸 PCR 检测 人巨细胞病毒(HCMV)基因组全长约 240kb,有 208 个 ORF,由长独特序列(UL)和短独特序列(Us)两个片段组成,两片段均被一对反向重复序列夹在中间,分别为 TRL、IRL IRS TRS *HCMV* 基因转录及翻译受其自身及宿主细胞调控,并具时项性,分为 IE(即刻早期)、E(早期)和 L(晚期)。其中 IE 基因位于 UL 一个小于 20kb 区域,其启动子区域高度保守,PCR 检测的引物和探针设计一般选择在此区域。

【临床意义】

(1)HCMV DNA 定性检测:为 HCMV 感染的早期诊断和鉴别诊断提供分子病原学依据。

(2)HCMV DNA 定量检测:可作为 HCMV 感染者抗病毒药物治疗效果监测指标。

(3)优生优育:孕期感染 HCMV,易致胎儿畸形。检测 HCMV DNA 以明确是否现症感染,为进一步采取相应的对策提供依据达到优生优育目的。

(4)器官移植、免疫缺陷患者、抗肿瘤治疗中 HCMV 感染的监测:器官移植后由于免疫抑制剂的使用,免疫缺陷患者和恶性肿瘤患者抗肿瘤治疗造成免疫系统损伤,这些患者均易感染 HCMV,检测这些患者 HCMV DNA,有助于及时发现相应的感染并采取适当的治疗措施,避免严重后果。

4. EB 病毒核酸 PCR 检测 EB 病毒(EBV)基因为双链线性 DNA, 172kb,G+C 含量约 60%。结构包括:①末端重复序列(TR),位于基因组两端,由长度为 0.5kb 重复片段呈串联直接排列;②内重复序列(IR),有 4 个主要 IR, IR1~IR4,其中 IR-1(重复片段长度 3.0kb)把 EBV 基因组划分为短单一序列区(US)和长单一序列区(UL);③ DL 和 DR:为 2 个高度同源区域,由多个富含 G+C,长度分别为 125bp(DL)和 102bp(DR)重复片段加 2kb 左右的单一序列组成,不同病毒株含上述重复序列个数不同。*EBV* 约有 100 个基因,其中重要的有编码壳抗原(VCA)、早期抗原(EA)、核抗原(*EBNA*)基因。PCR 检测中,其引物和探针序列的设计一般选择在其较为保守的病毒基因组特异性核酸序列

BamH1W 基因。

【临床意义】

(1)早期诊断:传染性单核细胞增多症对于 EB 病毒急性感染导致的传染性单核细胞增多症,检测 EBV DNA,可在感染早期明确病因。

(2)用于鼻咽癌治疗效果的监测:定量检测血液中 EBV DNA,可准确及时地反映鼻咽癌在体内的消长,可作为治疗后转移和复发的监测指标。

5. 单纯疱疹病毒核酸 PCR 检测 单纯疱疹病毒Ⅰ、Ⅱ型(HSV-Ⅰ、Ⅱ)基因组核心含双链 DNA,包括两个互相连接的长片段(L)和短片段(S),L 和 S 两端有反向重复序列。单纯疱疹病毒基因组(ULI-56,USl-12)。至少编码 70 种不同蛋白质,成熟病毒核壳体至少含有七种蛋白质(gB、gC、gD、gE、gG、gH、gI 糖蛋白)。HSV-I 和 HSV-Ⅱ基因组结构相似,序列同源性达 40% 以上,仅 US4 编码 gG 序列差异较大,故在 PCR 检测中,其引物和探针序列设计一般选择 gG 序列作为靶基因,以保证方法特异性。HSV-Ⅰ型常引起口唇和角膜疱疹;HSV-Ⅱ型则引起生殖器疱疹,且主要通过直接接触病灶(性接触)而传播导致多种皮肤病变,如口唇性疱疹、疱疹性角膜炎、疱疹性皮肤炎、阴部疱疹、卡波西水痘样疹等,也是脑膜炎、脑炎、宫颈癌的病因。

【临床意义】

(1)有助于 HSV 感染的早期诊断和及时治疗:HSV 感染窗口期,采用 HSV DNA 检测可早期实现对 HSV 感染的诊断,并进行早期治疗。

(2)优生优育:孕期 HSV 感染可引起胎儿宫内感染或新生儿感染,导致流产、早产、先天畸形、新生儿死亡或发生严重后遗症。孕期进行 HSV DNA 检测,可以早期诊断 HSV 感染,有助于尽早采取干预措施。

6. 人类免疫缺陷病毒 1 型核酸 RT-PCR 检测 人类免疫缺陷病毒(HIV)基因组是两条相同正链 RNA,每条 RNA 长 9.2~9.8kb,有 3 组共 9 个基因。第一组为反转录病毒共同的基因,即 *gag*、*pol* 和 *env* 基因及侧翼的长末端重复顺序(LTR)等,分别编码病毒衣壳蛋白、编码反转录酶(p66)与整合酶(p31)与编码包膜糖蛋白前体即 gp160(在蛋白酶的作用下即 gp160 裂解成 gp120 和即 gp41),基因组两端的 LTRs,不编码任何蛋白,可起始其他病毒基因表达,无种属特异性。第二组为调节表达的基因,即 *tat*、*rev* 和时 nef 基因,可增强或抑制其他基因的表达。第三组为特有基因,负调控病毒的感染性、成熟或释放,即 *vif*、*upu* 和 *upr*。HIV 遗传变异率高,从不同 AIDS 患者体内分离出的病毒结构不一,分离到的 HIV-1 和 HIV-2 彼此都不相同。高度变异区位于 *env* 基因内,相当于 *gp120* 五个区段,*gag* 和 *pol* 基因变异较少,为高度保守区域。在检测时选择 *gag* 和 pol 基因作为目的基因检测病毒的存在与否。在鉴别诊断时,必须选择高度变异区病毒基因组作为目的基因扩增，才能有效地检测所有 HIV 变异。

【临床意义】

(1)HIV 感染的早期诊断和辅助诊断：在 HIV 感染"窗口期"，以及其他血清学和病毒学标志出现前，可判定无症状且血清免疫学检测阴性患者为潜在 HIV 患者。在特殊情况下，单纯血液抗体检测不足以明确判定 HIV 感染，如出现这种情况时，HIV RNA 测定可作为确认试验。此外，重度免疫缺陷患者 HIV 抗体检测阴性但高度怀疑 HIV 感染时，可进行 HIV RNA 定量检测以早期诊断。

(2)诊断小于 18 个月龄婴儿 HIV 感染：小于 18 个月龄婴儿由于携带母体来源的 HIV 抗体，血清学方法不能确诊 HIV 感染，检测 HIV RNA 可予以确诊，以便尽早开始抗病毒治疗或 HIV 暴露后预防。

(3)预估患者病程与治疗监测：HIV 感染发生后，血液循环中病毒载量有一定变化规律，且这种变化与疾病进程密切相关；HIV RNA 检测结果可判定患者疾病的进程、进展与指导治疗。

(4)血液和血液制品的安全性检测：缩短检测"窗口期"，对于提高血液及其制品的安全性意义重大。

7. 结核分枝杆菌核酸 PCR 检测　结核分枝杆菌(TB)基因组序列约为 4.41Mb 有 3 924 个 ORF，4 411 个基因，G+C 含量为 65%，有 3 977 个基因有编码能力，占 90.2%，TB 基因组的特征之一是 9% 基因组编码 2 个富含甘氨酸蛋白质新家族，即富含甘氨酸、丙氨酸、甘氨酸、天冬氨酸的新蛋白家族。另一个特征是有大量编码脂肪酸代谢酶的基因，有 250 个编码脂肪酸代谢酶的基因。

【临床意义】

(1)TB 感染的快速诊断：因 TB 培养周期长，临床很难采用培养方法进行 TB 感染的快速检测，而采用核酸检测可以做到这一点。通过对痰、血液、淋巴液、脑脊液、胸腹水等标本中 TB 的核酸检测，快速诊断肺结核、结核杆菌血症、淋巴结核、结核性脑膜炎、结核性胸腹膜炎。

(2)TB 感染的早期诊断：尤其对于因菌量少，或结核菌发生 L 型变异而不易分离培养成功的标本更具有实用价值。此外，一定比例涂片或培养阴性的患者，核酸检测可为阳性。

(3)抗结核治疗疗效评价：可用于抗结核药物疗效的评价，但需注意因检测对象为 TB DNA，不管 TB 是否为活菌，均能检出，因此在经抗生素治疗一个疗程后，必须两周后才能做核酸检测，以避免临床假阳性。

8. 淋病奈瑟菌核酸 PCR 检测　淋病奈瑟菌(NG)基因组为环状，长达 2 154Mb。PCR 检测的靶基因可为其隐蔽性质粒、染色体基因、胞嘧啶 DNA 甲基转移酶基因、透明蛋白(*opa*)基因、菌毛 DNA、rRNA 基因和 *porA* 假基因。

隐蔽性质粒序列长 4 207bp,包含 2 个重复序列,重复序列间相隔 54bp,这 54bp 及任何一组序列同时缺失,都不会影响 ORF。隐蔽性质粒中有 10 个编码列已测出,其中尿素酶基因有四个 ORF,分别编码 *cppA*、*cppB*、*cppC* 和 *ORFl-7*。*cppB* 基因主要存在于 4.2kb 隐蔽质粒中,但其在细菌染色体也有一个拷贝存在,同时 96% 淋球菌中都有该隐蔽质粒,因此很多 PCR 引物设计在 *cppB* 基因区。但使用 *cppB* 基因作为 PCR 检测靶基因的个可能问题是其拷贝数低,且少量存在于脑膜炎奈瑟菌中,存在交叉反应。此外,有些 NG 可能缺乏 *cppB* 基因,导致假阴性结果。部分 PCR 试剂盒所用引物为抗淋病奈瑟菌胞嘧啶 DNA 甲基转移酶基因。部分使用扩增靶核酸为 16S RNA,此外相对保守的 *opα* 和 *porA* 假基因也作为 PCR 检测靶核酸。

【临床意义】

(1)对淋病的早期诊断与及时治疗、防止慢性感染有重要价值:尽管细菌培养是“金标准”,但烦琐费时,而临床采用实时荧光 PCR 法可很好解决 NG 感染快速诊断的问题,尤其适于泌尿生殖道感染的早期诊断及检测无症状携带者。而且,实时荧光 PCR 法还可用于分离培养菌株的进一步鉴定分析、抗生素治疗疗效检测、NG 分子流行病学研究及对疑似 NG 感染的鉴别诊断。

(2)孕期感染:NG 对母婴危害较大,NG 可通过胎盘感染胎儿,出现胎儿宫内发育迟缓,胎膜早破、流产、早产等。妊娠分娩时,NG 可通过产道、致新生儿眼、耳、鼻、咽、胃、肛门、胎膜多处部位受感染,出生后出现可致盲的淋菌性眼结膜炎、淋菌性关节炎、脑膜炎等。临床上很多孕妇虽感染了 NG,但无自觉症状,这样有可能在分娩时通过产道传染给孩子,所以一旦出现尿频、尿急、尿痛、脓性白带等症状,或有疑虑时,应及时进行 PCR 检测,对于 NG 感染的早期诊断、及早治疗和提高人口质量具有重要意义。

9. 沙眼衣原体核酸 PCR 检测　沙眼衣原体(CT)基因包括主要外膜蛋白基因(*ompl*)、质粒 DNA、16S 和 23S rRNA。主要外膜蛋白(MOMP)占膜总蛋白 60%,分子量为 40kD。结构上有 4 个易变区(VD Ⅰ-VD Ⅳ)分布于 5 个恒定区(CD Ⅰ~CD Ⅳ)。其编码基因 *ompl* 为单拷贝基因,约含 1 100bp ORF,编码近 400 个氨基酸,其变异决定了 MOMP 的抗原表位,是基因分型的依据。CT 含有 7~10 拷贝的隐蔽性质粒。每个拷贝含 7 500 个碱基对,这些序列高度保守并包括 8 个 ORF。质粒 DNA 具有多个拷贝,即使在 CT 浓度较低的情况下仍能扩增,其敏感性较针对 *ompl* 基因 PCR 检测要高。CT 中含有多个拷贝的 rRNA 编码基因(rDNA)由于 rRNA 在 CT 中拷贝数很高,因此以 rDNA 为探针,165rRNA 或 235rRNA 为靶序列进行杂交和扩增 rRNA 与 CT 分析,其敏感性比质粒 DNA 的 PCR 检测更高。

【临床意义】

适用标本类型为生殖泌尿道分泌物棉拭子或眼部分泌物棉拭子等。

(1)CT 核酸检测有助于 CT 感染的早期诊断与及早治疗，对于提高疾病的检出率，控制其传播和改善患者的生活质量意义重大，但在临床诊断时应注意避免假阳性的情况出现，同结核。

(2)孕期感染：CT 对母婴危害较大母婴传播是 CT 的一种传播方式孕妇生殖道感染 CT 后可能引起流产、宫内死胎及新生儿死亡，阴道分娩时 60%~70% 新生儿有被感染的危险，引起新生儿结膜炎、肺炎、中耳炎、女婴阴道炎等。因此，孕妇在疑似有生殖道 CT 感染的情况下，应进行 CT DNA 的 PCR 检测，尽早诊断和及时治疗，以避免严重后果的发生。此外，新生儿疑似口感染时，亦可进行 PCR 检测，以提高疾病的检出率，对于明确诊断、尽早治疗和改善患者生活质量具有重要意义。

10. 肺炎支原体核酸 PCR 检测　肺炎支原体(MP)是介于细菌和病毒之间的一种病原体微生物，MP 基因组为双股环状 DNA，序列全长 816 394bp，分子量 511×10^8，为大肠埃希菌基因组的 1/5，是原核细胞中最小者。与其他细菌的核糖体一样，MP 核糖体大小为 70S，内含 5S、16S 及 23S 3 种 rRNA，有 50 种左右的蛋白质，其中 165rRNA 有较保守的重复序列，有种属特异性，常被用于探针杂交分型及 PCR 分型。应用于 MP PCR 检测的靶基因包括 Bemet 未知基因、PI 基因、*tuf* 基因及 16S rRNA 4 个。

【临床意义】

适用标本类型为咽拭子、痰液等。

早期、快速、准确、敏感地诊断 MP 感染由于 MP 感染在治疗上和其他微生物感染的治疗不尽相同，从而避免抗生素滥用。明确诊断有助于对患者进行及时治疗，降低并发症的发生、改善预后。

11. 结核分枝杆菌耐药相关基因检测　结核病是一种经呼吸道传播的慢性传染病，流行广泛。若患者感染的结核分枝杆菌对一种或一种以上的抗结核药物产生了耐药性，即为耐药结核病。当前世界流动人口激增，耐药性肺结核病例随之增长，每年新增耐药病例 30 万。结核分枝杆菌耐药的发生与细菌基因突变有关，染色体靶基因一个或几个核苷酸突变(表现增加、缺失、替代)，造成核苷酸编码错误致氨基酸错位排列，影响药物与靶位酶结合产生耐药。近年来，随着分子生物学理论和技术的发展，结核分枝杆菌的耐药分子机制大部分已被阐明。耐药基因检测依据 TB 耐药相关基因设计特异性引物和探针，采用 PCR 体外扩增法结合 DNA 反向膜杂交技术，快速检测相应的基因突变位点。

【临床意义】

治疗前和治疗中的结核患者都需做耐药检查，目前临床常用的检查方法有痰培养和快速基因检测。结核耐药基因检测快速准确相比较痰培养能更好地为患者提供个体化抗结核治疗方案，既提高疗效，缩短疗程，又减少抗生素的盲目使用，在一定程度上遏制耐多药肺结核病例产生，减少复发复治，减轻患者和社会的负担。

12. 耐甲氧西林金黄色葡萄球菌相关基因检测　耐甲氧西林金黄色葡萄球菌（MRSA）菌落内细菌存在敏感和耐药两个亚群，即一株 MRSA 中只有一小部分细菌对甲氧西林高度耐药，而菌落中大多数细菌对甲氧西林敏感。金黄色葡萄球菌是引起医院感染的常见病原菌之一，随着抗菌药物的广泛应用及其不合理使用，导致 MRSA 流行。MRSA 除对甲氧西林耐药外，对其他所有与甲氧西林相同结构的。β- 内酰胺类和头孢类抗生素均耐药，MRSA 还可通过改变抗生素作用靶位，产生修饰酶，降低膜通透性产生大量 PABA 等，对氨基糖苷类、大环内酯类、四环素类、氟喹诺酮类、磺胺类和利福平均产生不同程度耐药，只对万古霉素敏感，已成为临床抗感染治疗的棘手难题。检测 *mecA* 基因或 *mecA* 基因所表达的蛋白（PBP2a）是检测葡萄球菌对甲氧西林耐药的最准确的方法。

用 PCR 检测 *mecA* 基因，根据金黄色葡萄球菌 *TK 784 mecA* 基因 DNA 序列设计引物，再裂解提取被测菌 DNA，在一定条件下扩增，经琼脂糖电泳后在紫外灯下观察有无与阳性对照菌株（金黄色葡萄球菌 ATCC29213）相同区带。

【临床意义】

MRSA 耐药基因检测能够早期、快速、准确地发现 MRSA 易感者，尤其是烧伤病区、ICU、呼吸病房、血液科和儿科患者，及时向临床报告，以便控制感染和隔离治疗；对于尽早明确此类细菌感染，合理选择抗生素，以便控制感染和隔离治疗。

13. 乙型肝炎病毒耐药相关基因检测　*HBV YMDD* 基序即酪氨酸 - 蛋氨酸 - 天门冬氨酸 - 天门冬氨酸序列，位于 HBV 聚合酶 RT 区的 C 区，是 HBV 反转录酶的活性部分，属高度保守序列。*YMDD* 基序在 RT 催化中心的核苷酸结合位点区，是 RT 发挥反转录酶活性结合底物 dNTP、合成 DNA 所必需的功能序列，也是拉米夫定抗病毒时 HBV 最常出现变异区域。*HBV YMDD* 基序变异通常有 *YVDD* 变异（1 型）和 *YIDD* 变异（2 型）两种形式。*YVDD* 变异是由于 *HBV P* 基因区第 739 位腺嘌呤（A）被鸟嘌呤（G）取代（A → G），则其编码的 *YMDD* 基序中蛋氨酸（M）变为缬氨酸（V），*YMDD* 变为 *YVDD*。*YIDD* 变异是由于 *HBV P* 基因区第 741 位的鸟嘌呤（G）被胸腺嘧啶（T）取代（G → T），则其编码的 *YMDD* 基序中 M 变为异亮氨酸（I），*YMDD* 变为 *YIDD*。

检测临床乙肝患者血清或血浆中 HBV pol 反转录酶区 C 区 *YMDD* 基序突变(rtM204I,rtM204V),有助于指导临床用药。一般采用 PCR 法结合 DNA 反向点杂交技术,快速检测其突变位点状况。适用标本类型为血清或血浆等。

【临床意义】

HBV DNA 聚合酶缺乏校正功能,因此 HBV 是突变频率很高的 DNA 病毒,尤其目前抗病毒药物治疗广泛应用的情况下,耐药突变株被药物筛选出来,成为优势株,将成为临床治疗难题。长期应用拉米夫定可诱导 HBV 发生变异,临床首先要判断 HBV YMDD 是否发生变异,再决定新的临床用药。

(二)用药个体化核酸检测

药物体内代谢、转运及药物作用靶点基因的遗传变异可通过影响药物的体内浓度和敏感性,导致药物反应性个体差异。对影响药物反应性的基因进行分子分型是临床实施个体化药物治疗的前提和基础。个体化用药核酸检测的目的在于指导临床针对特定的患者选择合适的药物和用药剂量,实现个体化用药,从而提高药物治疗效率,预防严重药物不良反应的发生。影响药物效应的基因变异可以是基因多态性,也可是体细胞突变。变异类型包括单核苷酸多态性(SNP)、插入 / 缺失多态性、点突变、缺失突变、基因扩增、基因缺失和融合基因等。临床常见的用药个体化核酸分子检测的基因包括药物代谢酶如 *CYP2C9*,药物作用靶点如 *EGFR*,以及其他用药相关基因如 *HIA-B* 等。

1. CYP450 药物代谢酶核酸检测

(1)CYP2C9:CYP2C9 是细胞色素 P450(CYP450)家族重要成员,主要表达在肝脏和肠道,由 490 个氨基酸残基组成。CYP2C9 参与代谢的药物包括抗凝血药、抗惊厥药、降糖药、非甾体类解热镇痛抗炎药、抗高血压药以及利尿药等,其中华法林、苯妥英和甲苯磺丁脲为其代谢的治疗指数均较窄的药物。华法林是临床上常用的抗凝药,是深静脉血栓、心房颤动、心脏瓣膜置换术和肺栓塞等疾病的一线用药,其临床疗效和不良反应存在很大的个体差异,剂量难以掌握,血药浓度过高或敏感性增加可导致严重出血事件。CYP2C9 活性变化可导致这些药物体内浓度出现较大变化,甚至引起严重药物不良反应。*CYP2C9*3* 多态性导致华法林体内清除速率减慢。测定 *CYP2C9*3* 等位基因可用于指导临床确定华法林的起始用药剂量,并预测药物毒性,结合国际标准化比值(INR)。估算华法林的维持剂量,降低华法林所致出血的风险。氯沙坦是一种常用的抗高血压药物,在体内主要经 *CYP2C9* 代谢为具有降压作用的活性代谢产物 E-3174。携带 *CYP2C9*3* 等位基因的个体服用氯沙坦后 E-3174 生成减少,氯沙坦的代谢率下降。*CYP2C9*1/*3* 基因型个体口服单剂量氯沙坦后 1~6h 内血压下降的程度下降,提示 *CYP2C9*1/*3* 基因型个体需适当增加氯沙坦的用药剂量。采用 CYP2 C9 基因芯片检测，适用标本类型血液、组织等标本来源的 DNA。

【临床意义】

待测标本可能出现 *CYP2C9*1/*1* 纯合子、*CYP2C9*1/*3* 杂合子和 *CYP2C9*3/*3* 纯合子 3 种基因型。建议 *CYP2C9*1/*1* 基因型个体使用常规剂量的华法林，降低 *CYP2C9*1/*3* 和 *CYP2C9*3/*3* 基因型个体华法林的起始用药剂量，以降低用药过程中发生出血的风险。由于华法林的反应性还受到维生素 K 环氧化物还原酶复合物 1 基因（*VKORC1*）多态性及其他因素影响，临床上一般同时进行 *VKORC1* 基因变异检测，并按华法林用药剂量计算公式估计用药剂量。在应用其他经 CYP2C9 代谢灭活的药物时，携带 *CYP2C9*3* 的患者应注意减少用药剂量，但携带 *CYP2C9*3* 的高血压患者氯沙坦的用药剂量应适当增加，以确保降压疗效。

(2) CYP2C19：CYP2C19 介导氯吡格雷、s- 美芬妥英、奥美拉唑、伏立康唑、地西泮、去甲西泮等多种药物的代谢。根据对药物代谢能力的差异，可将人群分为 CYP2C19 超快代谢（UM）、快代谢（EM）、中间代谢（IM）和慢代谢（PM）4 种类型，这种差异主要由其编码基因遗传变异所致。CYP2 C19 不同基因型个体在药物疗效和毒副作用的发生方面存在显著差异。

氯吡格雷是一种抗血小板药物，广泛用于急性冠脉综合征、缺血性脑血栓、闭塞性脉管炎和动脉硬化及血栓栓塞引起的并发症。接受过冠脉支架手术的患者术后需长期服用。氯吡格雷主要经 CYP2CI9 代谢生成活性代谢产物后发挥抗血小板效应。常规剂量的氯吡格雷在 CYP2C19 PM 患者体内活性代谢物生产减少，对血小板的抑制作用下降。

2. 非 CYP450 其他药物代谢酶核酸检测

(1) 尿普二磷酸葡糖酶酸转移酶 lAl 基因（UDP-glucuronosyltransferase，*UGTlAl*）：伊立替康在肠道内通过羧酸酯酶作用生成活性代谢产物 SN-38，后者在肝脏中经尿苷二磷酸葡糖醛酸转移酶 1Al 代谢为无活性的葡糖糖醛酸化 SN-38。*UGTlAl* 基因存在多种影响酶活性的多态性，其中启动子区的 TA 重复次数多态性可导致 *UGTIAl* 活性下降。野生型个体含 6 次 TA 重复（TA6，*UGT1A1*1*），突变型个体含 7 次（TA7，*UGTIA1*28*）或 8 次（TA8，*UGTIAl*37*）TA 重复，酶活性下降。野生型纯合子患者接受伊立替康治疗时发生毒副作用的风险较低，*UGTIA1*28* 突变杂合子和纯合子患者出现毒副作用的概率分别为 12.5% 和 50%。FDA 已批准在伊立替康药品标签中建议在用药时检测 *UGTIA1*28* 以避免严重不良反应的发生。用于检测 *UGTIA1*28* 等位基因的方法包括 Sanger 测序法、PCR 毛细管电泳法和 PCR 凝胶电泳法等多种方法。适用标本类型外周抗凝血或石蜡包埋病理组织或切片提取的DNA。

(2)5,10-亚甲基四氢叶酸还原酶基因:5,10-亚甲基四氢叶酸还原酶(MTHFR)是叶酸代谢系统中的关键酶,代谢还原型叶酸成5-甲基四氢叶酸(5-MTHF),前者是胸苷酸合成的重要原料之一,参与DNA的合成与修复;后者是体内主要的甲基供体,参与DNA甲基化。氟尿嘧啶(5-FU)为嘧啶类似物,进入体内后在胸苷激酶的催化下转变成5-氟-2-脱氧尿苷-5-单磷酸盐,再与5,10-亚甲基四氢叶酸(5,10-MTHF)及胸苷酸合成酶形成共价络合物,从而干扰DNA的合成和修复。MTHFR活性下降可导致体内5,10-MTHF水平升高,增加5-FU的化疗敏感性。甲氨蝶呤(MTX)是叶酸拮抗剂,能抑制MTHFR的活性,用于多种肿瘤的化疗。MTX常导致胃肠道反应、骨髓移植和肝功能损害等不良反应,MTHFR活性下降增加其不良反应的发生风险。

中国人群中17%~47%个体携带突变等位基因*MTHFR 677T*。携带*MTHFR677T*等位基因的个体MTX不良反应发生风险增加,对5-FU的敏感性增加;由于摄入的叶酸在体内代谢受阻,携带*MTHFR*突变等位基因的新生儿发生神经管缺陷、唐氏综合征和唇腭裂等疾病的风险增加,孕妇需补充更多的叶酸才能达到预防效果。可用于检测*MTHFR 677T*等位基因的方法包括Sanger和焦磷酸测序法、基因芯片法、PCR-RFLP方法等。适用标本类型血液、口腔拭子、组织等所有标本来源的核酸。

3. 药物作用靶点核酸检测

(1)维生素K环氧还原酶复合物1基因(*VKORCl*):是维生素K循环再利用的关键分子,也是抗凝药物华法林主要的作用靶点。*VKORCl*启动子区的A-1639>G(*VKORCl*2*)多态性使该基因mRNA表达下降,杂合子和突变纯合子个体VKORCl mRNA表达分别下降25%和50%。携带*VKORCl*2*等位基因的个体对华法林的敏感性下降,华法林的用药剂量需增加。基因型导向的华法林个体化治疗可显著降低用药期间的住院率和出血事件的发生风险。可用于对*VKORCl*2*多态位点进行检测的方法包括Sanger与焦磷酸测序法、基因芯片法、变性高效液相色谱法、等位基因特异性荧光探针PCR(ASP-PCR)等。适用标本类型血液、口腔拭子、组织等所有标本来源的DNA。

(2)人表皮生长因子受体-2(HER-2):编码基因位于17q21,编码蛋白具有酪氨酸激酶活性,参与调节细胞的生长发育及分化。曲妥珠单抗(赫赛汀)是一种HER-单克隆抗体,可选择性作用于*HER-2*,从而干扰癌细胞的生物学进程,抑制癌细胞增殖,FDA已批准曲妥珠单抗用于转移性乳腺癌或术后HER-2阳性乳腺癌患者治疗。临床上约30%乳腺癌患者出现*HER-2*基因异常扩增,曲妥珠单抗只在*HER-2*基因扩增阳性的患者才有效。FISH技术是目前检测

HER-2 基因扩增的金标准。适用标本类型经病理检查确诊的乳腺癌患者石蜡包埋组织或白片 2 张。

(3) 表皮生长因子受体基因：表皮生长因子（EGFR）位于细胞膜上，是一种对肿瘤细胞的繁殖、生长、修复和存活等起重要作用的蛋白，具有酪氨酸激酶活性，是治疗非小细胞肺癌的靶向药物表皮生长因子 - 酪氨酸激酶抑制剂（TKI）吉非替尼和厄洛替尼（特罗凯）的作用靶点。吉非替尼和厄洛替尼的临床疗效的个体差异很大，仅 25%~35% 患者有很好疗效。*EGFR* 基因位于第 7 号染色体短臂。已发现癌细胞中 *EGFR* 基因 30 多种位于酶氨酸激酶区的突变，这些突变主要集中在外显子 18-21，其中包括第 18 外显子 2 155G > A（G719A）突变，第 19 外显子 2235-2249 缺失、2236-2250 缺失、2240-2257 缺失、2254-2277 缺失等突变，第 20 外显子 2369C > T（T790M）突变，以及第 21 外显于 2576T> G（L858 R）突变。EGFR 基因突变以第 19 外显子内的缺失突变（尤其是 2236-2250 缺失）和第 21 外显子 2576T > G 突变最为常见，占整个突变的 90% 左右，且可增加对吉非替尼和厄洛替尼的反应性；而第 20 外显子 TI90M 突变则为 TKI 耐药突变。7 号染色体的多倍性是非小细胞肺癌中常见的事件，且 7 号染色体与 *EGFR* 基因的拷贝数出现一致性的增加，导致 *EGFR* 基因扩增。*EGFR* 基因扩增可表现为高多倍体扩增或成簇扩增。高多倍体扩增表现为计数的至少 100 个细胞中，细胞核中 EGFR 探针信号数与内参基因信号数的比值（Ratio）>2.0，或 10% 细胞中出现 EGFR 探针信号 ≥ 15 个，或 40% 细胞中 EGFR 探针信号 ≥ 4 个。成簇扩增表现为成簇的 EGFR 探针信号出现。*EGFR* 基因扩增阳性的患者对吉非替尼和厄洛替尼等的敏感性增加，疾病控制率高达 70%；*EGFR* 高拷贝数患者使用 TKI 后生存率明显高于低拷贝数患者，*EGFR* 扩增阳性的患者建议使用靶向药物进行治疗。用于 EGFR 基因扩增检测的方法为 FISH 法，适用标本类型为非小细胞肺癌新鲜、石蜡包埋及液氮冻存的组织标本。

【临床意义】

检测 *EGFR* 基因突变或扩增，筛选出对 EGFR-TKI 类药物吉非替尼、厄洛替尼等敏感的患者，对外显子 19 缺失、外显子 18 或 21 突变阳性或 *EGFR* 基因扩增阳性的非小细胞肺癌患者，建议选用 EGFR-TKI 类药物吉非替尼、厄洛替尼等进行治疗，而对 EGFR20 外显子 T790M 突变阳性的患者建议不选用 TKI 类药物进行治疗，实现非小细胞肺癌患者 TKI 类靶向药物的个体化治疗。

4. 其他与用药相关基因分子检测　人群中药物超敏反应的发生率高达 7%，位于人类 6 号染色体上主要组织相容性复合物区域内的 HLA 因与免疫反应的发生密切相关，而 HLA-B 位点多态性是重症药疹发生的主要原因。目前已明确的与重症药疹有关的HLA-B位点遗传变异包括：携带*HLAB*1502*与抗癫痫药卡马西平、苯妥英所致史-约综合征（SJS）及中毒性表皮坏死松解症（TEN）有关；携带*HIA-B*5801*与抗痛风药别嘌醇所致SJS/TEN发生相关；*HLA-B*5701*与核苷类反转录酶抑制药阿巴卡韦所致重症药疹和氟氯西林所致肝脏毒性相关。对HLA-B位点等位基因检测的方法主要包括基于测序的基因分型法（SBT）、基因芯片法、PCR-SSP法和荧光探针PCR法等。

（三）染色体、融合基因检查

1. 染色体检查

（1）正常人类染色体：正常人体细胞的染色体组成为二倍体，即2n=46，包括22对常染色体和一对性染色体（男性为XY，女性为XX）。每条染色体由两条染色单体组成，中间狭窄处称为着丝粒，又称主缢痕，它将染色体分为短臂（p）和长臂（q）。人类染色体按着丝粒位置不同可分为中央着丝粒染色体、亚中着丝粒染色体和近端着丝粒染色体3种类型，并根据染色体相对长度、着丝粒位置、长短臂比率、随体和次缢痕的有无等参数分为A~G共7组。

（2）人类染色体异常：

1）染色体数目的改变：包括单倍体（n）、多倍体（3n或4n）及非整倍体［单体（monosomy）、三体（trisomy）］。

2）染色体结构的改变：

缺失（deletion，del）：染色体部分丢失，可分为中间缺失和末端缺失。两个断裂点之间的片段丢失，断端直接相连，即为中间缺失。染色体的短臂或长臂远端发生一次断裂后断片丢失，称末端缺失。

易位（translocation，t）：染色体某处断裂后，断片转移到另一位置重新连接，根据易位方式不同进一步分为单方易位、相互易位、插入易位和罗伯逊易位等。

重复（duplication，dup）：染色体某一节段重复出现。如果重复片段的区带顺序与原来方向一致称正位重复，如与原来方向相反，称倒位重复。

环状染色体（ring chromosome，r）：一条染色体的长、短臂远侧各发生一次断裂，有着丝粒片段的两端彼此重新连接成环状。

等臂染色体（isochromosome，i）：染色体着丝粒横裂后依其长臂或短臂为模板，复制出另1条长臂或短臂而形成两臂等长的染色体。

双着丝粒染色体（dicentric chromosome，dic）：两条染色体各发生一处断裂，两个具有着丝粒的片段相互连接形成一条双着丝粒染色体。

双微体（doubleminutes，dmin）：由于染色体断裂而形成的成对无着丝粒的微小断片。

(3)染色体标本制备:

1)标本采集及细胞培养:

外周血:用肝素润湿的灭菌注射器采静脉血1ml,混匀后注入含5ml培养液的标本瓶中,每瓶0.3~0.5ml。培养液为含20%小牛血清的RPMI 1640,每个标本瓶加入2% PHA溶液0.2ml,混匀后置37℃温箱培养72h。

骨髓:肝素湿润的灭菌注射器抽取骨髓2ml或更多,注入含1 640培养基的标本瓶中,行骨髓有核细胞计数。按8×10^6/ml的细胞密度注入新标本瓶中,补充PBS或生理盐水至20ml直接制备标本(直接法),或按$(1\sim2)\times10^6$/ml的密度注入新培养瓶,置于37℃温箱中持续培养24h或48h(短期培养法)。

2)染色体标本制备:终止培养前1h加入秋水仙酰胺(终浓度为0.05μg/ml)阻留中期分裂相,预温的0.075mol/LKCl溶液37℃低渗30min,3∶1甲醇、冰醋酸固定液室温固定30min,再重复固定2次,每次至少15min。离心弃上清后加入适量固定液,制成细胞悬液,置-20℃冰箱,供各种显带处理。

(4)染色体显带技术和核型描述:

1)显带技术:中期染色体经过DNA变性、胰酶消化或荧光染色等处理,可出现沿纵轴排列的明暗相间的带纹。由于每条染色体带纹的数目和宽度相对恒定,根据带型的不同可识别每条染色体及其片段。目前已有的显带技术包括Q带、G带、R带、C带、T带和N带,其中前3种为全染色体显带,R带染色后产生的带型与Q带和G带相反,R带的着色带是Q带和G带的阴性带。T带可特异性显示染色体端粒,C带能使着丝点区和1、9、16号染色体的次缢痕及Y染色体的长臂远端1/2的结构着色特别明显,N带主要用于揭示核仁组织区的存在。国内应用较广的是G带和R带。

2)核型描述:遵循《人类细胞遗传学国际命名体制[ISCN(1995)]》的有关规定,简式和繁式两种表示法。一般尽量用简式,先写染色体众数,其次写性染色体组成,再按染色体号数的先后依次写出各种异常,后者用缩写表示。若同时存在几个相关克隆时,则先写最基本的干系克隆,然后按克隆演化先后次序即由简单到复杂依次列出其他克隆。若同时存在几个不相关的克隆时,则按克隆的大小依次列出。

(5)血液病常见染色体异常:

1)慢性粒细胞白血病(CML):约95%的CML存在Ph染色体,即t(9;22)(q34;q11),形成*BCR-ABL*融合基因,翻译成具有酪氨酸激酶活性的p210蛋白。30%的患者除Ph染色体外,还可有-Y、+8或+Ph等异常。CML急变期最多见的额外染色体异常为双Ph、+8、i(17q)、+19和+21。少数病例Ph易位可和t(8;21)、t(15;17)、t(9;11)、inv(16)或inv(3)同时出现,分别提示CML急

实验室检查

粒变、早幼粒变、急单、急粒单变或巨核细胞变。约5%的CML患者Ph染色体阴性，其中半数*BCR-ABL*融合基因阳性，实质上仍属于Ph(+)CML的范畴；半数则*BCR-ABL*融合基因阴性，其临床和血液学表现多不典型。

2）慢性淋巴细胞白血病(CLL)：1/3~1/2的CLL有克隆性核型异常，常见的数目异常为+12(19%)、+3(6%)和+18(5%)，结构异常以13q-(10%)和14q+(8%)较常见，另有del(11q22-23)、6q-和17p-，分别见于7%、6%和4%的CLL。T细胞CLL的特征性染色体异常为inv(14)(q11q32)。CLL患者核型演变很少见，一旦发生则往往提示预后不良。

3）急性髓细胞白血病(AML)：

t(8；21)(q22；q22)是AML中最常见的染色体重排(发生率约10%)，主要见于M2亚型，还见于少数M1、M4及儿童急性淋巴细胞白血病，此类患者具有典型的细胞学特征，预后较好。该易位导致21q22的*AML1*基因易位到8q22上与*ETO*基因并置，形成*AML1-ETO*融合基因。t(8；21)易位者中70%~80%伴有额外染色体异常，常见有性染色体丢失、9q-，少见的有+8、7q-及+4。性染色体丢失与临床预后无关，而有9q-和+4者则预后不良。

t(15；17)(q22；q12 or 21)：95%以上的急性早幼粒细胞白血病(APL)具有涉及RARα/17q21的特异性染色体易位。t(15；17)是APL高度特异性的染色体异常，在其他类型的白血病及实体肿瘤中均未有发现。20%~40%的APL患者除t(15；17)以外，还有涉及8,9,17,7,21,16,6及12号的继发性染色体异常，这些继发性染色体异常的预后尚无定论。近来还报道了3种少见的变异型易位，t(11；17)(q23；q22)、t(11；17)(q13；q21)、t(5；17)(q35；q21)、t(17；17)(q11；q21)及dup(17)(q21.3；q23)等。其中t(11；17)(q23；q22)形成的*PLZF-RARα*融合基因，患者化疗效果欠佳，维A酸及砷剂耐药，预后相对较差。

Inv(16)(p13q22)及t(16；16)(p13；q22)：约10%的AML发现inv(16)(p13q22)及t(16；16)(p13；q22)，形成*CBFβ-MYH11*融合基因，主要为M4Eo亚型，部分还见于M2和M5亚型，预后相对较好。M4Eo亚型还可见del(16)(q22)和ins(16)(q22p13.1p13.3)等异常。Inv(16)/t(16；16)患者约半数伴有+8、+21.+22等额外异常。和*AML1-ETO*融合基因一样，*CBFβ-MYH11*由于阻断了CBFα/β的转录激活功能而导致关键靶基因表达阻断。

其他少见非随机染色体异常：①t(8；16)(p11；p13)—MOZ-CBP，是M4和M5亚型AML特有的易位，典型临床特征为骨髓原始细胞吞噬红细胞、髓外浸润以及弥散性血管内凝血等。②t(3；5)(q25；q35)—NPM-MLF1，见于MDS及由MDS转化的AML，预后不良。在除M3以外的AML各亚型中均有

t(3 ;5),其中以 M6 最多见,骨髓活检常表现为三系的病态造血。③t(6 ;9)(p23 ;q34) —DEK-CAN,在 AML 中发生率约为 2%,常与骨髓嗜碱细胞增多症有关,预后不良。④inv(3)(q21q26),伴有异常的血小板增多症,骨髓中小巨核细胞增多,这种血液学改变还见于 t(3 ;3)(q21 ;q26)或 ins(5 ;3)(q14 ;q21q26)患者,预后均较差。⑤t(2 ;3)(p22-23 ;q26-28),可见于 MDS、AML、CML 急变期等,大多伴有其他染色体异常,尤以 -5 和 -7 多见,EVI1 的过度表达可能与该易位有关。

4)急性淋巴细胞白血病(ALL):

A. 数目异常:

a. 超二倍体(51~65 条染色体):数目增加多见于 4、6、10、14、17、18、21 号及 X 染色体,是成人 ALL 中预后最好的核型异常,发生率约 9%,其中半数患者伴有额外的染色体结构异常。有 4、10、6 及 17 号染色体数目增加的超二倍体往往预后较好,但是 5 号染色体数目增加及 i(17)(q10)的患者预后较差。

b. 亚二倍体(染色体≤ 45 条):一般染色体数目越少预后越差,但亚二倍体并非均为整条染色体的丢失造成,还可能是双着丝粒或不平衡染色体重排形成,因此预后不同。具有 -7 的成人 ALL 预后较差。45 条染色体的核型占多数,预后中等。染色体数 33~44 的亚二倍体较少见(约 0.8%),但与 45 条染色体的患者相比预后差。

c. 近单倍体(23~29 条染色体):较为少见的亚二倍体类型,发生率为 0.7%~2.4%,预后非常差。近单倍体的中期相通常是在单倍体基础上保留了两条性染色体,并以 6、8、10、14、18 及 21 号染色体数目的增加为主。

B. 染色体结构异常:

a. B-ALL 常见异常:

t(12 ;21)(p13 ;q22) —ETV6-AML1 :为儿童 ALL 最常见的易位,一般为前 B 细胞免疫表型,预后较好。由于易位片段的大小及着色类似,常规遗传学方法难以发现,需用 RT-PCR 及 FISH 等方法检测。常见的额外异常为 +21 或 +der(21)。

t(9 ;22)(q34 ;q11) —BCR-ABL:成人 ALL 中的发生率(25%~30%)明显高于儿童(5%),一般为前 B 细胞免疫表型,预后差。大多数 Ph 阳性的 ALL 表达 p190 蛋白,少数则表达 p210 蛋白,后者预后好于前者。

MLL 基因重排:涉及 MLL 重排最常见的染色体异常为 t(4 ;11)(q21 ;q23),形成 *MLL-AF4* 融合基因,多为 ALL-L1.ALL-L2 以及部分双表型白血病。其他涉及 MLL 基因的易位包括 t(6 ;11)(q27 ;q23)、t(9 ;11)(p21 ;q23)、t(10 ;11)(p12 ;q23)及 t(11 ;19)(q23 ;p13.3)等。涉及 *MLL* 基因的染色体重

排多见于1岁以内的婴儿ALL,通常具有前B细胞免疫表型、高白细胞计数、脏器肿大及中枢神经系统浸润,预后差。

t(1;19)(q23;p13)—E2A-PBX1:多见于ALL-L1,为前B细胞免疫表型,是儿童ALL常见的染色体易位之一(5%~6%),诊断时白细胞计数高,易发生中枢神经系统白血病,预后较差。

t(8;14)(q24;q32):是伯基特淋巴瘤的特征,但也可见于成熟B细胞急淋(ALL-L3)。常涉及8q24上的*cMYC*基因,并表现为大量的髓外病灶、早期中枢神经系统浸润、病程发展较快等特点。

T-ALL常见异常:T-ALL的遗传学改变常涉及T细胞受体(TCR)基因,发生率约30%。*TCRA*和*TCRD*定位于14q11-q13,而*TCRB*及*TCRG*分别定位于7q32-q36和7p15。涉及*TCRA/D*和*TCRB*位点的重排是儿童及成人T-ALL最常见的异常。

b. 涉及HOX11的染色体异常:在4%~7%的儿童ALL中可见t(10;14)(q24;q11)及t(7;10)(q35;q24)易位,10q24上的HOX11(TCL)分别与14q11上的TCRD或7q35上的TCRB并置。*HOX11*可与DNA结合发挥反式激活转录作用,其异常表达可阻断细胞凋亡,促进T细胞恶性转化。

c. 涉及TAL1的染色体异常:约3%的T-ALL可见t(1;14)(p32;q11)易位,1p32的TAL1与14q11的*TCRD*基因并置,使TAL1在T细胞异常表达,激活一些在正常T细胞不表达的基因导致细胞转化。

d. 涉及TCR位点的少见染色体易位:相应的伙伴基因包括*TAL2*、*LYL1*、*LMO1*、*LMO2*、*cMYC*、*LCK*、*TAN1*、*IGH*、*TCL1*以及*BCL3*等。

5)骨髓增生异常综合征(MDS):40%~70%的MDS有克隆性染色体畸变。原发性MDS的染色体畸变类型可分两类:一类与AML相似,如1q三体、t(1;3)(p36;q21)、t(1;7)(q10;p10)、t(2;3)(p21;q23)、t(3;5)(q25.1;q34)、t(5;12)(q33;p13)、t/ins(3)(q21q26)、-5、-7、+8、+9、+11、i(17q)、-18、+21、idic(X)(q13)和-Y等;另一类为单纯染色体缺失,如5q-、7q-、9q-、11q-、12p-、13q-、20q-等。上述异常中+8、-5/5q-、-7/7q-和20q-最多见。

(6)恶性淋巴瘤:90%的淋巴瘤患者有克隆性染色体异常。B细胞淋巴瘤常涉及14q32的IgH重排,例如t(14;18)(q32;q21)见于70%~90%的滤泡性淋巴瘤,t(3;14)(q27;q32)常见于弥漫性大B细胞淋巴瘤(DLBCL),t(8;14)(q24;q32)常见于伯基特淋巴瘤或DLBCL,t(11;14)(q13;q32)见于30%~55%的套细胞淋巴瘤。大多数T细胞淋巴瘤的染色体重排则往往涉及14q11、7q34-35或7p15等TCR位点。另外,t(2;5)(p23;q35)系$CD30^+$间变性大细胞淋巴瘤的特异性染色体重排,产生*ALK-NPM*融合基因。

2. 融合基因检测　对大量血液系统恶性肿瘤细胞染色体异常及其相关基因的分析表明，染色异常所致的癌基因激活是肿瘤发生的重要原因，其中一种形式即为易位造成两个基因发生重组，产生融合基因并表达融合蛋白，后者具有转化活性。融合基因研究在血液系统恶性肿瘤中最为深入，其检测意义在于：①有助于阐明疾病的发生机制，在分子生物学水平上提供诊断依据；②作为标志基因用于微小残留病的检测；③用于预后评估，有助于治疗方案的选择。为了提高敏感性，一般采取二步法即筑巢式 RT-PCR 法，主要流程为分离骨髓单个核细胞、制备总 RNA、RNA 反转录为 cDNA、筑巢式 PCR 及电泳鉴定 PCR 产物。现主要用于 CML、APL、M2b 和 M4EO 型白血病融合基因的检测。近年来，实时定量 PCR 较好地解决了量化的问题，但缺点是成本较高、探针种类有限。

（1）*BCR-ABL* 基因与 Ph 染色体阳性白血病：Ph 染色体为 22 号染色体的 *BCR* 基因与 9 号染色体上的 *C-ABL* 原癌基因相互易位，形成 *BCR-ABL* 融合基因所致。CML 患者 *BCR* 基因的断裂点主要集中于 M-BCR 区域（断裂点位于第二外显子即形成 b2a2 转录本，断裂点位于第三外显子即形成 b3a2 转录本），翻译成 p210 融合蛋白。而在急性淋巴细胞白血病中，约 50% 的患者 BCR 基因断裂点与慢粒相同，而另 50% 的断裂点位于 *BCR* 基因的第一个内含子，则形成 e1a2 转录本，翻译成 p190 融合蛋白。

（2）*AML1-ETO* 基因与急性髓细胞白血病：t（8；21）（q22；q22）在急性粒细胞白血病 M2b 亚型中的发生率为 90%，累及 21 号染色体上的 *AML1* 基因和 8 号染色体上的 *ETO* 基因，易位导致 8 号染色体上产生 *AML1-ETO* 融合基因。RT-PCR 研究发现部分病例虽无典型 t（8；21）而 *AML1-ETO* 融合基因却呈阳性，细胞遗传学上表现为涉及 8q22.21q22 或其他染色体的复杂变异型易位，也可为隐匿易位或插入。

（3）*PML-RARα* 基因与急性早幼粒细胞白血病：t（15；17）（q 22；q21）见于 95% 以上的 APL 患者，15 号染色体上的 *PML* 基因与 17 号染色体上的维 A 酸受体 α（RARα）基因形成 *PML-RARα* 融合基因，有长型（含 6 个 PML 外显子和编码 RARα 的 B~F 结构域的外显子）和短型（仅含 3 个 PML 外显子，RARα 部分与长型相同）两种转录本。由于 *PML-RARα* 对急性早幼粒细胞白血病具有高度特异性，可作为该病诊断的分子标志。其他涉及 *RARα* 的融合基因还包括 t（11；17）（q23；q22）形成的 PLZF-RARα，t（5；17）（q35；q21）形成的 NPM-RARα，t（11；17）（q13；q21）形成的 NuMA-RARα，t（17；17）（q11；q21）及 dup（17）（q21.3；q23）形成的 STAT5b-RARα 等。

（4）*CBFB-MYH11* 基因与伴嗜酸性粒细胞增多的急性髓细胞白血病（M4E0）：inv（16）（p13q22）及 t（16；16）（p13；q22）主要见于 M4Eo 亚型，16 号

染色体长臂的 *CBFB* 基因和短臂的 *MYH11* 基因形成 *CFBβ-MYH11* 融合基因。由于 16 号染色体较小且带型较差等技术上的原因，Inv(16)/t(16；16)可能被漏检。如果倒位片段涉及其他染色体易位或重排发生在亚显微水平，这些隐匿 inv(16)/t(16；16)可以通过 RT-PCR 等方法检出。

(5)染色体易位累及 11q23xccl le 的白血病：涉及 11q23 的染色体异常可发生于淋系和粒系(7%~10%ALL 和 5%~6%AML)，在混合细胞性白血病中的发生率也较高，主要累及 *MLL* 基因。*MLL* 的伙伴基因有 40 多种，常见的包括编码核转录因子的 *AF-4*(4q21)、*AF-9*(9p22)、*AF-10*(10p12)、*ENL*(19p13)等，以及编码胞质蛋白的 *AF-1P*(1p32)、*AF-6*(6q27)等，形成 *MLL-AF4*、*MLL-AF6*、*MLL-AF9*、*MLL-AF10* 及 *MLL-ENL* 等融合基因。

(四) 肿瘤基因标志

自 2001 年人类基因组计划完成和表观遗传学的发展，肿瘤的分子诊断已从最初专注于基础机制的研究阶段发展到多学科交叉运用的阶段。历经细胞遗传学技术检测染色体重排与基因扩增，核酸测序检测肿瘤相关基因的突变，各类核酸扩增技术对癌基因定量，芯片杂交进行全基因组遗传分析、使用循环肿瘤细胞与核酸进行肿瘤的微创诊断，肿瘤的分子诊断已渗透到诊断分型、预后判断、风险评估、用药指导等各方面。但由于肿瘤特殊的异质性与复杂性，以单一基因来进行诊断存在困难，因此建立基因与特定肿瘤间的关系，对不同基因进行综合判断，最终完成对肿瘤的明确诊断，是未来肿瘤基因诊断的重心。

1. *ras* 基因及其产物　*ras* 基因是一种细胞原癌基因。人类有三种 *ras* 基因，即 *H-ras*、*K-ras*、*N-ras*。*ras* 基因的编码产物为 p21 ras 蛋白，其本质为膜相关的 G 蛋白，分子量为 21kD。具有 GTP 酶的活性，参与信号转导。在 *ras* 基因发生突变后，p21 ras 结构及功能发生变化，则可导致恶性肿瘤。突变型的 p21 ras 蛋白不具有 GTP 酶的活性，无法使 GTP 水解为 GDP，*ras* 基因的突变往往发生在密码子 12.13 和 61。

非小细胞肺癌(NSCLC)肿瘤组织中的 20% 有 ras 基因突变；且肺癌的 *ras* 基因突变与吸烟史之间有明显的相关性；*ras* 基因的突变尚与肺癌患者的预后有关，有报道手术切除的肺腺癌患者，有 *K-ras* 基因突变者和无突变者的生存率存在差异，无突变者的生存率高、存活时间长。

有报道，47% 的膀胱癌患者的尿液中可发现突变的 *H-ras* 基因，尿沉渣中的 *H-ras* 检测在较低级的膀胱癌(Ⅰ、Ⅱ级)中比细胞学检查更敏感，若将细胞学检查与基因突变检测结合在一起，可提高确诊率。

研究表明，80%~90% 的胰腺癌，无论是发生在胰头、胰体或胰尾部，都具有 *K-ras* 基因的突变，位于第 12 密码子，且常发生在早期、特异性强，有诊断及鉴别诊断价值。

2. *p53* 基因 *p53* 基因是一类重要的抑癌基因，是正常细胞增殖的负调控基因，位于 17 号染色体短臂，全长 16~20kb，由 11 个外显子和 10 个内含子组成。编码 393 个氨基酸残基的蛋白即 P53 蛋白，具有转录调节作用。在细胞分化过程中，损伤的 DNA，由野生型 *p53*（WTp53）蛋白启动修复系统，并予以足够的时间进行修复，若修复失败，则 *p53* 通过诱导细胞凋亡，促使细胞死亡，从而阻止产生具有癌变倾向的细胞。多项研究结果发现，*p53* 基因突变或缺失，是各种人类肿瘤较常见的基因改变。

在肺癌及乳腺癌的早期即可发生 *p53* 基因突变，故可用于肺癌和乳腺癌的早期诊断。

p53 基因及其蛋白产物在各肿瘤中的表达见表 1-4-15。

表 1-4-15 *p53* 基因在肿瘤中的表达

肿瘤类型	临床意义
肺癌	50% 有 *p53* 突变
结肠癌	75% 有 *p53* 突变
胰腺癌	44% 有 *p53* 突变
肝癌	50% 有 *p53* 突变
食管癌	40% 有 *p53* 突变
胃癌	37% 有 *p53* 突变

3. *C-erb B-2* 基因及其蛋白 *C-erb B-2* 基因编码表皮生长因子受体，本身具有酪氨酸激酶的活性，在细胞内信号转导中有重要作用。将胞外的细胞信号转移为胞内生长信号。*C-erb B-2* 也是一种癌基因，常因基因放大而呈过度表达，很少发生突变。

40%~70% 的乳腺癌的原发灶中有 *C-erb B-2* 的过度表达。检测乳头分泌物中的 C-erb B-2 蛋白表达量，可用于乳腺癌的诊断。C-erb B-2 的过度表达尚与预后不良与短期复发有关。

肺癌、结肠癌、膀胱癌、卵巢癌、食管癌等亦可出现 C-erb B-2 的过度表达，其中肺癌、食管癌、卵巢癌的 C-erb B-2 表达且与预后不良有关。

4. *N-myc* 基因 *N-myc* 基因位于 2p23-p24 区，结构上由不编码蛋白质的第 1 外显子和编码蛋白质的第 2、3 外显子构成。*N-myc* 基因的编码产物为 464 个氨基酸残基的核转录因子，可与特殊的 DNA 序列结合，影响 DNA 复制的启动过程，调节细胞生长、增殖与分化。正常情况下，每条染色体上只含有单拷贝

的 *N-myc* 基因，在细胞的生长过程起重要的调节作用。*N-myc* 基因扩增是目前神经母细胞瘤（neuroblastoma，NB）最重要的预后指标之一，约 25% 患者存在 *N-myc* 基因扩增。*N-myc* 基因扩增与 NB 的恶化及预后不良相关，其扩增情况直接影响患者 18 个月生存率。对于 *N-myc* 拷贝数分别为 1、3…10 及 > 10 的患者，其 5 年生存率相应呈 70%、30% 和 5% 递减，因此检测 *N-myc* 基因扩增是目前除临床观察与组织形态学外，诊断侵袭性神经母细胞瘤的另一有效手段。

5. *JAK2 V617F* 基因突变　指 *JAK2* 基因 14 外显子第 1 849 位核苷酸 G 被 T 替代，导致第 617 位氨基酸由缬氨酸（V）变为了苯丙氨酸（F）。*JAK2* 是一种胞内酪氨酸蛋白激酶，可促进细胞内信号级联放大。*JAK2* 基因有多个功能区，其中激酶域 JH1 具有激酶活性，而假激酶域 JH2 抑制 JHl1 活性。*JAK2* 基因 617 位氨基酸恰好位于 JH2 区域，当 *V617F* 突变发生后，JH2 功能丧失，*JAK2* 的自我抑制能力消失，致使其持续磷酸化和活化，导致造血干细胞对细胞因子的高度敏感和不依赖红细胞生成素的髓系造血干细胞存活，与 MPN 发生密切相关。*JAK2 V617F* 突变对于经典的 *BCRlABL* 融合基因阴性的 MPN 诊断特异性极高，95%PV 及约 50%ET 和 PMF 患者都会发生 *JAK2 V617F* 突变，而在其他 MPN 疾病或 MDS 中则非常少见。少数难治性贫血伴环形铁粒幼细胞伴显著血小板增多（RARS-T）患者也会发生 *JAK2 V617F* 突变。*JAK2 V617F* 突变分为纯合和杂合突变。纯合突变患者相对于杂合突变而言血红蛋白水平更高，且更易发生继发性骨髓纤维化。

6. *JAK2 exonl2* 基因突变　*JAK2* 基因外显子 12 区域可发生一系列碱基置换、缺失或复制，形式多样，主要集中于第 533~547 氨基酸残基目前已报道的突变数量近 40 种，这一系列体细胞获得性突变统称为 *JAK2 exon12* 突变，可导致不依赖配体的 JAK2 信号转导活性增强，与 PV 的发生密切相关。*JAK2 exon12* 突变主要发生于 *JAK2 V617F* 突变阴性的 PV 病例中，占 PV 总病例数的 2%~3%，发生 *JAK2 exon12* 突变的 PV 患者与发生 *JAK2 V617F* 突变的 PV 患者相比，临床特征存在一定差异，如 *JAK2 exon12* 突变的 PV 患者发病年龄低、外周血血红蛋白高、白细胞和血小板计数正常等。

（李江燕　周　琳）

9　临床微生物检查

（一）微生物标本采集方法与运送要求

1. 细菌和真菌标本采集

（1）血培养及骨髓培养

1）血培养瓶消毒：70% 酒精消毒胶塞，待干 1min。采血部位消毒：用 70%

酒精消毒穿刺部位，用碘消毒剂从穿刺点由内而外画圈消毒，待干，再用酒精脱碘。

2）采血时间：在抗菌药物治疗前，于发热初期或高峰时抽血。采血频率：对于怀疑急性脓毒症患者，推荐在不同部位采集 2~3 套（每套包括一瓶需氧瓶和一瓶厌氧瓶），间隔时间 <10min；急性细菌性心内膜炎：从 3 个不同部位取血 3 套，间隔 1~2h，如 24h 培养阴性，再抽血 2 套；不明原因发热，从不同部位采集 2~4 套；对于婴幼儿患者，推荐同时在不同部位采集 2 套。每瓶采血量：成人 5~10ml，婴幼儿 1~2ml。

3）骨髓标本：用骨髓穿刺针从髂骨采集。采集骨髓液 0.5ml（儿童）~3ml（成人），接种到血培养瓶。少量骨髓可直接接种于培养基上。

4）标本采集后应立即送到实验室，不能及时送检可置室温，放置时间不能超过 24h。冬季血培养瓶在送检过程中应采取一定的保暖措施。

(2）脑脊液：由临床医师以无菌要求做腰椎穿刺，抽取脑脊液每管 1~2ml，盛于无菌容器或多功能体液培养瓶，立刻送检。如果只能获得一管脑脊液标本，应优先送往微生物室。如能获得更多标本，则应将第二管送微生物室。脑脓肿抽吸液或活检组织应检测厌氧菌。标本量：细菌 ≥ 1ml，真菌 ≥ 2ml，分枝杆菌 ≥ 2ml。标本采集后应立即送到实验室。

(3）上呼吸道标本：

1）口腔用拭子去除病损表面的分泌物，丢弃拭子，再用新拭子在病损部用力采样，避免接触正常组织。

2）鼻部用无菌盐水蘸湿拭子，插入鼻部约 2cm，紧贴鼻黏膜转动拭子。当检测葡萄球菌携带者送鼻前庭培养。

3）鼻咽标本：将鼻咽拭子轻缓地伸进鼻孔直至鼻咽喉部，停留 20~30s，然后轻轻旋转抽出拭子（注意：避免受口或咽喉中细菌的污染）。

4）咽部：用压舌板压住舌头，用无菌拭子在咽后、扁桃体和发炎区反复擦拭 3~5 次，收集黏膜细胞。咽拭子培养不能用于会厌发炎的患者。

(4）下呼吸道标本：

1）痰：

咳出痰：在医护人员的直视下收集标本，请患者用清水反复漱口，从气管深部用力咳出痰，吐入无菌容器内。标本量：细菌 >1ml，真菌 3~5ml，分枝杆菌 5~10ml。勿留取唾液和鼻咽腔分泌物。

诱导痰：用牙刷刷洗牙龈和舌头，用清水反复漱口，再用超声雾化器给患者吸入 3~5ml 3% 的无菌盐水，将诱导出的痰液放入无菌容器内。诱导痰标本只适用于检测耶氏肺孢子菌和结核分枝杆菌。

支气管镜下采集法：在病灶附近用导管吸引或用支气管刷直接收集标本。

气管穿刺法：在环甲膜下穿刺抽取痰液，适用于厌氧菌培养。

棉拭采集法：用无菌棉拭子轻轻擦拭患者鼻咽部黏膜，置无菌容器内送检，放置时间不应超过 2h。

2）支气管灌洗液：经操作孔道分 5 次快速注入总量为 60~100ml 的 37℃或室温灭菌生理盐水，每次灌入 20~50ml 生理盐水后，以合适的负压（推荐 <-100mmHg 的负压）吸引回收灌洗液，在无菌操作下吸取 10~20ml BALF（≥ 5ml）到无菌容器中，立即送检。

3）保护毛刷：保护毛刷因有双层套管保护，不易污染上呼吸道和口腔正常菌群。用无菌剪刀剪断毛刷，置于含 1ml 生理盐水的无菌容器中，快速送检。

4）气管吸出物：小心地插入导管至气管，使用吸引装置从气管吸取标本。取出导管并取出装置，用无菌盐水将导管内吸取物冲入无菌瓶。注意盐水不要过多，否则会稀释标本。标本量 >1ml。

（5）体液（腹水、胸腔积液、关节液、胆汁、心包积液、滑膜液、羊水）：体液采用无菌方法用穿刺针抽吸体内可疑感染部位的液体，注入无菌容器，室温下立即送检。也可注入多功能体液培养瓶或血培养瓶，混匀后立即送检。应送检尽量多的体液，不要只送蘸有体液的拭子。标本量：腹水和胸腔积液 10ml；关节液、胆汁、心包积液、滑膜液、羊水 ≥ 1ml。

（6）生殖系统标本：

1）女性生殖系统标本：

阴道标本：擦去表面分泌物，将无菌拭子插入阴道口约 5cm，从阴道穹窿黏膜表面采集分泌物，轻轻转动 10~30s。确保拭子触及阴道壁，小心退出，将拭子插入采集管。采样后尽快送抵实验室。

宫颈：使用阴道窥器，打开宫颈，用拭子拭去多余的黏液和分泌物，丢弃拭子。用新的无菌拭子轻缓地插入宫颈管 1~2cm，转动 2~3 圈，并停留 20~30s，取出拭子，置于转运培养基。淋病奈瑟菌感染采集分泌物，衣原体感染须采集宫颈柱状细胞和分泌物。

2）男性生殖系统标本：

前列腺：用肥皂和水清洗龟头，经直肠按摩前列腺，用无菌拭子或无菌管收集前列腺液，在室温下运送标本。

尿道：将泌尿生殖道采样用拭子插入尿道口约 2cm，转动拭子并保留至少 2s，使拭子充分吸收分泌物。

（7）尿：

1）女性中段尿：先以肥皂和水彻底清洗尿道口，用湿纱布擦洗，以手指将阴唇分开排尿，弃去前段尿，不要停止排尿，收集中段尿约 10ml 于无菌试管内。

2) 男性中段尿：用肥皂和水清洗龟头，用湿纱布清洗，翻转包皮排尿，弃去前段尿，不要停止排尿，收集中段尿约 10ml 于无菌试管内。

3) 留置导尿管尿液：夹住导尿管 10~20min 后，用 70% 酒精消毒尿管采集部位，用无菌注射器抽吸 5~10ml 尿液，标本置于无菌容器内。

4) 儿童、婴儿：先以无菌生理盐水棉球洗净其外阴部或外生殖器，将无菌试管或瓶口对准尿道口，以胶布固定于皮肤上，待尿排出后送检。

5) 两侧肾盂尿：由专科医师采集，左右侧标本必须标明，避免混淆而误诊。

6) 膀胱穿刺：此法用于厌氧菌培养。耻骨上皮肤经碘酊消毒后，再以 70% 酒精擦拭，用无菌注射器行膀胱穿刺，吸取尿液后排去注射器内的空气，针头插于无菌橡皮塞上及时送检。

(8) 粪便：

1) 常规培养：自然排便后，挑取其脓血、黏液部分 2~5g，液体粪便取絮状物 2~5ml，盛于无菌容器内送检。

2) 直肠拭子：排便困难患者和婴儿，可用直肠拭子采取，即以无菌拭子用生理盐水湿润后，插入肛门内 4~5cm（幼儿 2~3cm）轻缓转动、取出，插入运送培养基内或无菌容器内送检。

3) 培养大肠埃希菌 O157∶H7，将水样便或血便装入无菌容器内，标本量 >2ml。

(9) 脓肿（伤口、瘘管、坏疽组织、咬伤、蜂窝织炎同脓肿）：

1) 用无菌盐水或 70% 乙醇溶液清除表面渗出物，注明采集部位，来自开放性还是封闭性。

2) 开放性脓肿：尽可能抽吸，或用拭子深入病损深处或进展的边缘处用力采样。最后采集病变基底部和脓肿壁的标本。

3) 封闭性脓肿：用无菌注射器抽吸，采用无菌操作将标本转移至无菌容器内，或选择多功能培养瓶、血培养瓶。疑为厌氧菌感染时，标本量 >1ml，应置厌氧运送装置送检。

(10) 压疮、烧伤部位：先用无菌生理盐水清洁和处理伤口，渗出物用拭子采集，组织放置在无菌容器中。注明采集部位。因压疮拭子临床价值不大，最好选择组织活检或针头抽吸标本。

(11) 静脉导管：用 70% 乙醇溶液消毒导管周围皮肤，用无菌技术拔除导管，并用无菌镊子将 5cm 导管尖端或近心端直接放入无菌容器中，注意防止导管干燥。

(12) 引流液：用 70% 乙醇溶液消毒导管采集部位，用注射器从引流管无菌采集 2~3ml 新引流出来的液体，注入无菌容器中，不要注入血培养瓶和多功能体液培养瓶。标本不能直接从引流袋放出，因引流液在袋中潴留时间太长容易滋生细菌。建议同时送检培养和涂片进行分析。

(13) 腹透液：收集 50ml 腹膜透析液，置于无菌容器中，室温下立刻送检；同时抽取 5~10ml 腹透液，分别注入需氧和厌氧血培养瓶，混匀后立即送检。

(14) 组织：表浅组织标本可用棉拭擦拭、小刀刮取、穿刺、手术切除，对窦道和瘘管应深部刮取。深部组织标本可采取穿刺活检、抽吸分泌物。取≥ $1cm^3$ 为大小的标本较为合适，置无菌容器中。标本较少时，加入少量生理盐水以保持湿度。如怀疑为军团菌感染，肺组织切片不要滴加生理盐水（会抑制军团菌生长）。如果怀疑为厌氧菌感染，应把组织放入厌氧运输装置内立即送检。

(15) 耳部标本：

内耳：用肥皂水清洁外耳道再进行消毒，用注射器穿刺鼓室抽吸脓液。

外耳：先用润湿的棉签清洁外耳道碎屑，再用新拭子在外耳道内用力旋转摩擦取样。

(16) 眼部标本：

结膜：先用无菌盐水润湿拭子，再绕结膜取样，两只眼睛分别采样，采样后建议在床边接种（直接接种到血平板和巧克力琼脂平板），将拭子涂到 2 个载玻片上进行染色。注意，标本须标注左眼、右眼。

角膜刮片：先滴 2 滴局部麻醉液，再用无菌刮片刮病变处，采样后建议在床边接种（直接接种到血平板、巧克力琼脂平板等）。将剩余刮取物涂于 2 张洁净玻片上。

房水及玻璃体液：由眼科专业人员采集，将无菌注射器中的标本直接接种于培养基或液体增菌培养基，常规进行苛养菌、真菌及厌氧菌培养，同时直接涂片。眼前房液 >0.1ml，玻璃体洗液 >1ml。

(17) 胃液标本：

洗胃或灌胃：在患者起床及进食前采样。由经口或经鼻鼻饲管到达鼻部，用 25~50ml 冷、无菌蒸馏水洗胃。将样本置于 25~50ml 无菌容器中。因分枝杆菌会在胃洗液中迅速死亡，因此标本必须尽快处理（15min 内）。

2. 厌氧菌标本采集注意事项　上呼吸道、消化道、女性生殖道和下尿道等与外界相通的腔道内采集的标本、痰、表面破损标本（伤口标本），都不适用于厌氧菌的培养。应从无正常菌群寄生的部位，如环甲膜以下的气管、支气管和肺部组织、胸腔和腹腔或深部脓肿等部位采集厌氧菌标本。

厌氧菌标本采集过程中尽量避免接触空气，应采用厌氧转运装置进行运送。一般采用无菌针筒穿刺法，抽取封闭脓肿或体液，抽吸 2~5ml，注入厌氧血培养瓶，混匀后立即送检。或者采用床旁接种厌氧培养平板，装入可有效消耗氧气的物质，确保无氧环境。

3. 分枝杆菌标本采集注意事项

(1) 痰：直接显微镜检查找抗酸杆菌或结核分枝杆菌培养，采集清晨第一口痰，至少连续送3天，每天1次，应咳深部痰。以脓样、干酪样或脓性黏液样性质的痰液为合格标本，痰量5~10ml(最小量3ml)置于无菌容器中。

(2) 尿液、体液采集至少10~15ml于无菌容器中，标本尽量装满无菌容器(最大容量25ml)。尿液最好连续3天采集标本，每天一次。不要储存尿液或使用防腐剂。

4. 标本运送和存放要求

(1) 所有标本采集后都应立即送往实验室，应该在2h内送达。特殊标本：脑脊液、静脉导管、体液或穿刺液、羊水、组织、眼标本、蜂窝织炎，最好15min内运送到实验室，放置时间不应超过1h。粪便标本也不应超过1h。一些对温度敏感的细菌如志贺菌、脑膜炎奈瑟菌、淋病奈瑟菌、肺炎链球菌、流感嗜血杆菌、百日咳鲍特菌最好保温或床旁接种。

(2) 如果不能及时送检，按以下要求存放：

1) 室温保存、存放时间不应超过24h：血培养、脑脊液、体液(腹水、胸腔积液、关节液、胆汁、滑膜液、羊水)、组织、眼、内耳、蜂窝织炎、脓肿、伤口、压疮、直肠拭子、生殖道标本、保护毛刷、支气管灌洗液、气管吸出物、诱导痰、上呼吸道标本。

2) 4℃冰箱冷藏、存放时间不应超过24h：痰(咳出)、尿、引流液、粪便、静脉导管、外耳、心包积液、用于真菌培养的体液、洗胃或灌胃标本。

(3) 24h内重复送检限制：

1) 血培养24h内最多采集3套。

2) 脑脊液、静脉导管、体液或穿刺液、组织、眼、蜂窝织炎不限制送检次数。

3) 痰、尿、粪、骨髓，1d/次，脓肿、伤口、耳、压疮一个部位，1d/次。

(胡海清　周　琳)

(二) 常见病原微生物检测方法

1. 大肠埃希菌(*E.coli*)　大肠埃希菌是埃希菌属的代表种。埃希菌属包括：大肠埃希菌、蟑螂埃希菌、弗格森埃希菌、赫尔曼埃希菌、艾伯特埃希菌生物Ⅰ型、艾伯特埃希菌生物Ⅱ型和伤口埃希菌7个种。大肠埃希菌是其代表种。

【检测方法】

肠道外感染可根据临床感染情况采集中段尿液、血液、脓液、胆汁、脑脊液、痰、分泌液等；肠道感染可采集新鲜、有脓血、黏液部分的粪便，以及沾染粪便的直肠拭子。若粪便标本不能立即送检，应当立即置于转运培养基并冷藏，拭子应保持足够湿度，以便更好分离细菌。

【临床意义】

大肠埃希菌是肠道正常菌群，也是医院感染和社区感染的常见病原菌，可引起人体各部位感染。主要临床类型有以下几种：

(1) 以尿路感染为主：急性膀胱炎、肾盂肾炎、肾脓肿、前列腺炎和盆腔炎。

(2) 胃肠道感染：①大肠埃希菌 O157 :H7，10% 为非血性腹泻，90% 为出血性肠炎，10%（<10 岁）伴溶血尿毒综合征（HUS），<5% 伴有肠道内外并发症；②肠道附着型大肠埃希菌（EAggEC），旅游相关性腹泻的病原菌；③肠产毒素型大肠埃希菌（ETEC），旅行者腹泻的主要病原菌；④肠侵袭型大肠埃希菌（EIEC），血样腹泻，与志贺菌引起的腹泻表现类似的腹痛症状。粪便经常存在白细胞；⑤肠致病性大肠埃希菌（EPEC），水样腹泻的婴儿；⑥肠集聚型大肠埃希菌（EAEC），经由食物传染的肠道病原菌，在欠发达国家，尤其是儿童可能常见。环丙沙星和利福平可以减少疾病持续时间；⑦产志贺毒素的大肠埃希菌（STEC），血清型 O157 :H7 最为熟知，非 O157 血清型可能会在一些地域中占主导地位；由于抗菌药物治疗 O157 STEC 腹泻或可增加溶血尿毒综合征（HUS）的风险，故一般不对 STEC 菌株进行常规抗菌药物敏感性试验测试。且该型还会引起腹腔脓肿和腹膜炎。

(3) 肺：院内获得性肺炎。

(4) 血液：尿路感染继发菌血症 / 败血症，胃肠道 / 胆道，静脉导管。

(5) 皮肤 / 软组织：蜂窝织炎，通常在糖尿病患者中，久病伴有压疮或溃疡；肌炎 / 筋膜炎，手术后伤口感染。

(6) 中枢神经系统：新生儿脑膜炎，机会性成人医院获得性或老年性脑膜炎，脑脓肿。

2. 沙门菌（*Salmonella*） 伤寒沙门菌是革兰氏阴性杆菌属肠杆菌科，有 2 000 余个血清型，对人或动物都可致病。伤寒沙门菌是临床上常见的致病菌之一。

【检测方法】

疑为沙门菌感染者，采集新鲜含脓血、黏液粪便送检。疑为沙门菌感染者，可视情况采集患者粪便、中段尿、分泌物、血液或骨髓送检。菌体携带者，可用棉拭子取其直肠表面黏液送检。

【临床意义】

沙门菌主要通过污染的食品和水源经口感染，引起人类和动物的沙门菌病，出现相应的临床症状或亚临床感染，主要有以下几类。

(1) 胃肠炎：最为常见(呕吐、腹部绞痛，腹泻 ± 血便，潜伏期 8~48h，症状长于 3~7d 内自愈)，肠热症(伤寒沙门氏菌或非伤寒沙门氏菌：潜伏期 5~21d，常伴有腹泻，可能症状消退然后复发——发热、腹痛、乏力、便秘。感染进展可出现谵妄)。

(2) 伤寒(有伤寒沙门氏菌引起的肠热症)：高热(39~40℃)常伴有乏力、腹痛、头痛。可能出现腹泻，但并不常见。若出现皮疹，呈玫瑰色斑点状。相关的心动过缓为典型症状。可能出现肝脾肿大，白细胞减少伴淋巴细胞增多。肝功能检查通常异常。往往出现血培养阳性而粪便培养阴性的结果，血培养或肥达反应阳性(伤寒沙门菌 O 抗体 >1∶80，H 抗体 >1∶160，副伤寒 H 抗体 >1∶80)。

(3) 血管感染：主动脉炎，吻合口感染。

(4) 骨髓炎：镰状红细胞患者对沙门氏菌相关骨髓炎更易感。

(5) 化脓性关节炎。

(6) 心内膜炎。

(7) 脑膜炎：多见于新生儿。

(8) 病菌携带者：伤寒沙门菌感染后约 3% 患者可成为携带者，在粪便中可持续排菌长达 1 年或 1 年以上。

值得一提的是：疑为伤寒患者，血培养阳性是伤寒的确诊依据。在发病 1~2 周内可取血液或骨髓送检。2~3 周时可取患者的粪便、尿液送检，以提高检出率。

3. 志贺菌属(*Shigella*)　志贺菌属分为 4 个群(种)：A 群为痢疾志贺菌，B 群为福氏志贺菌，C 群为鲍氏志贺菌，D 群为宋内志贺菌。临床上以福氏志贺菌最为常见。

【检测方法】

疑为志贺菌感染者，采集新鲜含脓血、黏液粪便送检。宜在抗菌疗法开始前采集。

【临床意义】

志贺菌属引起细菌性痢疾，主要有急性细菌性痢疾、慢性细菌性痢疾和带菌者(有恢复期带菌、慢性带菌和健康带菌)三种类型。健康带菌者是主要的传染源，特别是从事餐饮业和幼教等职业的人员中的志贺菌携带者有更大的危险性。主要临床表现如下：

(1) 胃肠：小肠(腹痛，水样腹泻和发烧)，结肠(腹泻，里急后重，黏液和血液)。

(2) 眼：角结膜炎。

(3) 关节：关节炎和后痢疾 Reiter 综合征(感染后脊柱关节炎)，尤其是在

HLA-B27 阳性的患者。

（4）肺：肺炎，通常发生于免疫功能低下宿主。

4. 肺炎克雷伯菌（*Klebsiella*） 肺炎克雷伯菌是革兰氏阴性需氧杆菌，是克雷伯菌属中的代表种。该属包括肺炎克雷伯菌、产酸克雷伯菌、鼻硬结克雷伯菌、臭鼻克雷伯菌和克雷伯菌肉芽肿型等，临床上以肺炎克雷伯菌最为常见。该菌耐药机制复杂，主要包括产 β- 内酰胺酶，产 ESBLs、AmpC 酶等，这些耐药机制均可通过质粒广泛传播，近年来耐碳青霉烯类的肺炎克雷伯菌增多，引起广泛重视，该菌几乎无药可治，其治疗需按药敏结果来选择抗生素，同时需要加强院内感染控制和抗菌药物管理，以减少耐药菌的产生。

【检测方法】

肺炎克雷伯菌能引起临床上各种感染，可采集相应标本如尿、痰、脓液、血、胸腹水和脑脊液等标本培养可获得病原菌。

【临床意义】

肺炎克雷伯菌广泛分布于自然界的水和土壤中，是人类呼吸道的常居菌，在人和动物肠道内也常见，是一种条件致病菌。在临床分离到的克雷伯菌属中，肺炎克雷伯菌占 80% 以上，是本属中最为常见的病原菌。临床表现如下：

（1）肺炎：由于肺炎克雷伯菌引起的肺炎，发生在酗酒或糖尿病患者身上的被称为“弗里德兰德病”，肺部上叶受累，并与“醋栗果冻”样痰和脓肿或腔有关。近年来高毒力（高黏性）肺炎克雷伯菌（hvKP）是造成社区获得性肝脓肿（PLA）的重要病原体。其中 PLA 相关的 K1 菌株主要集中于 CC23K1 克隆群，而与呼吸道及血流感染相关的 K1 菌则主要集中于 CC86K1 克隆群。

（2）泌尿道感染：尿路感染往往是导管或仪器相关的。

（3）鼻硬结：鼻硬结克雷伯菌可致慢性肉芽肿性硬结症，最常累及鼻腔、鼻窦、咽喉部、气管及支气管等部位；臭鼻克雷伯菌可引起鼻黏膜和鼻甲萎缩的臭鼻症，与硬结症不同的是，臭鼻症并非原发的细菌感染，还可能有其他因素参与其发病。

（4）胃肠道感染：腹膜炎和胆道感染。由肺炎克雷伯菌引起的原发性单一菌的化脓性肝脓肿也可能发生转移灶。

（5）菌血症：与原发器官感染，周边或中央静脉导管相关。

（6）眼：眼内炎，与肝脓肿、糖尿病有关。

（7）慢性生殖器溃疡性疾病：由克雷伯菌肉芽肿型引起。

其外肺炎克雷伯菌还可引起脑膜炎和腹膜炎等疾病。

5. 肠杆菌属（*Enterobacter*） 革兰氏阴性杆菌，有 21 个种和 2 个亚种，与医学有关的主要包括产气肠杆菌、阴沟肠杆菌、阿氏肠杆菌、河生肠杆菌生物群1等，临床上以阴沟肠杆菌最为常见。肠杆菌属细菌对氨苄西林和一代头孢抗菌药物天然耐药；三代头孢菌素、克拉维酸等抗菌药物可诱导这类细菌产生持续高产 Ampc 酶，临床针对这类细菌引起的脓毒症、肺炎和伤口感染的治疗首选头孢吡肟和碳青霉烯类。

【检测方法】

根据疾病感染部位、感染类型不同，可采集粪便、血液、体液、脑脊液、脓液、呼吸道、伤口、尿液等标本。

【临床意义】

此类肠杆菌属细菌广泛存在于自然界、人和动物肠道、水源、土壤和被污染的蔬菜瓜果，为条件致病菌。临床上分离到的主要为阴沟肠杆菌，临床表现如下：

(1) 尿路感染：导管，医疗设备相关。

(2) 肺炎：主要是院内感染，呼吸机相关；从发热、咳大量脓痰、胸片出现浸润阴影、外周血白细胞增多患者痰液中分离出的肠杆菌科细菌是有临床意义的。

(3) 软组织：伤口感染、烧伤、手术部位。可能会导致败血症。

(4) 菌血症：导管、医疗设备相关

(5) 中枢神经系统：脑膜炎，主要是院内感染。

6. 沙雷菌属(*Serratia*) 革兰氏阴性杆菌，有 14 个种和 4 个亚种，常见菌种包括液化沙雷菌群(*S.liquefaciens group*)、黏质沙雷菌(*S.marcescens*)、深红沙雷菌(*S.rubidaea*)等。临床标本中以黏质沙雷菌最常见。

【检测方法】

根据疾病感染部位、感染类型不同，可采集血液、体液、脓液、呼吸道、伤口、尿液等标本。

【临床意义】

沙雷菌属广泛存在于自然界、人、水和土壤中，为条件致病菌。黏质沙雷菌是医源性感染的重要条件致病菌之一，偏好潮湿的环境，可存活于 5~40℃及 pH5~9 的环境，干燥的无生命物体表面可存活 3d~2 个月，甚至在清洁剂(如肥皂)中仍可长期存活下来，常存在于医院环境及医疗器械表面上，容易在医院环境中散播，是造成院内感染重要的伺机性病原菌。黏质沙雷菌易产诱导酶的细菌，临床上用第三代头孢菌素治疗，易产生耐药性，通常在治疗 3~4d 敏感株即转化为耐药株。治疗如果体外无耐药，选择哌拉西林 - 他唑巴坦、左氧氟沙星、庆大霉素；如果体外耐药选择碳青霉烯类药物。如可能避免使用超广谱头孢类抗生素。临床表现如下：

(1)菌血症：通常导管相关。

(2)泌尿道感染：留置导尿管或设备相关，主要的传播方式是人与人之间的传播，此菌可导致医院感染暴发流行，患者是医院群体间传播的最初宿主。

(3)眼炎：结膜炎、角膜炎、眼内炎等，除黏质沙雷菌可引起隐形眼镜直接有关的急性红眼外，沙雷菌属一般很少引起社区获得性感染。

(4)肺炎：通常为医源性感染，有潜伏期或介入性操作史。可能在老年人或疗养院中出现“社区获得性”肺炎。

(5)脓毒性关节炎：出现于关节腔内注射后。

(6)伤口感染：术后并发症。

7. 摩根摩根菌(*M.morganill*) 革兰氏阴性杆菌，兼性厌氧。有2种和2个亚种。临床上分离以摩根摩根菌为主。摩根摩根菌对氨苄西林、阿莫西林-克拉维酸、头孢噻吩、头孢呋辛、四环素、替加环素、多黏菌素B/黏菌素、呋喃妥因等天然耐药，摩根摩根菌感染首选头孢吡肟、厄他培南和加酶抑制剂，也可选择碳青霉烯类、氨基糖苷类、喹诺酮类和复方磺胺进行治疗。

【检测方法】

根据疾病感染部位、感染类型不同，可采集尿液、血液、脓液、呼吸道、伤口分泌物等标本。

【临床意义】

摩根摩根菌存在于人类、狗和其他哺乳动物及爬行动物的粪便中，是条件致病菌和继发感染病原菌。老年、免疫力低下、住院时间延长以及导尿管是其感染高危因素。临床表现如下：

(1)尿路感染(最常见)：分解尿素，升高尿液pH，但因尿素酶没有变形杆菌活性强，所以尿路结石的概率较变形杆菌少见。

(2)菌血症：罕见，报道过与手术伤口感染相关或继发于尿路或肝胆疾病方面的报道。

(3)手术伤口感染：院内传播。

(4)脑膜炎，眼内炎，心包炎(病例报道)。

(5)化脓性关节炎：通常发生在受损的关节。

(6)新生儿败血症：绒毛膜羊膜炎。

8. 普罗威登斯菌属(*Providencia*) 革兰氏阴性兼性需氧杆菌，该属包括产碱普罗维登斯菌(*P.alcalifaciens*)、海氏普罗维登斯菌(*P.rustigianii*)、雷氏普罗维登斯菌(*P.rettgeri*)、斯氏普罗维登斯菌(*P.stuartii*)等。临床分离以斯氏普罗维登斯菌为主。普罗维登斯菌对氨苄西林、阿莫西林-克拉维酸、头孢噻吩、头孢唑林、四环素、替加环素、多黏菌素B、黏菌素、呋喃妥因、氨基糖苷类(除阿米卡星和链霉素)等天然耐药。该菌治疗后首选哌拉西林-他唑巴坦和碳青霉烯类药,也可选择碳青霉烯类、氨基糖苷类、喹诺酮类和复方磺胺进行治疗。

【检测方法】

根据疾病感染部位、感染类型不同,可采集尿液、喉、会阴、血液、脓液、呼吸道、伤口分泌物等标本。

【临床意义】

普罗维登斯菌定植于人类和动物胃肠道的常见正常菌群。临床表现如下:

(1)泌尿道感染:最常与导管相关,其中雷氏普罗维登斯菌可引起尿液结晶形成,与泌尿系统结石的形成有关;雷氏普罗维登斯菌和斯氏普罗维登斯菌可致泌尿道感染。

(2)院内感染:有报道,高度耐药的雷氏普罗维登斯菌引起的尿路感染暴发流行,与长时间留置导尿管和使用多种抗生素相关。

(3)肺部:气管插管或吸痰可能增加肺炎的风险。

(4)菌血症:年老,长时间留置导管是高危因素。

9. 变形杆菌属(*Proteus*) 革兰氏阴性需氧杆菌,分解尿素酶。有5个种,临床主要为普通变形杆菌(*P.vulgaris*)、奇异变形杆菌(*P.mirabilis*)。变形杆菌耐药机制以产ESBLs和Amp C酶为主,其中*ESBLs*基因可通过质粒而广泛传播,因此其感染治疗需按药敏试验结果来选择抗生素。变形杆菌感染首选环丙沙星、哌拉西林-他唑巴坦,避免应用头孢菌素,重症患者可应用碳青霉烯类;奇异变形杆菌对多黏菌素和替加环素天然耐药。

【检测方法】

变形杆菌能引起临床上各种感染,可采集相应标本如脓液、痰、尿、血、胸腹水和脑脊液等,通过培养可获得病原菌。

【临床意义】

普通变形杆菌广泛存在于泥土、污水及人和畜的粪便中,为条件致病菌。临床表现如下:

(1)泌尿系感染:奇异变形杆菌主要从尿标本中分离出,是仅次于大肠埃希菌引起泌尿系统感染的主要病原菌,肾结石和膀胱结石的形成可能与变形杆菌感染有关。

(2)腹部:腹腔内感染。

(3)皮肤:烧伤伤口感染,手术切口感染。

(4)其他:肺炎(通常为院内)、菌血症、败血症、假肢或气管镜感染,心内膜炎(罕见)。

10. 弗劳地枸橼酸杆菌(*C.freu-ndii*) 革兰氏阴性杆菌,肠道正常菌群的组成成分之一。该菌属包括:弗劳地枸橼酸杆菌、科泽枸橼酸杆菌、无丙二酸枸橼酸杆菌等12个种。临床上以弗劳地枸橼酸杆菌最为常见。本菌易产生诱导酶,临床上用三代头孢菌素治疗,易产生耐药性。通常在治疗3~4d后敏感株即转化为耐药株,因此,应反复检测菌株的敏感性。

【检测方法】

弗劳地枸橼酸杆菌能引起临床上各种感染,可采集相应标本如脓液、痰、小便、血、胸腹水和脑脊液等,通过培养可获得病原菌。

【临床意义】

弗劳地枸橼酸杆菌是人和动物肠道的正常菌群,广泛存在于自然界及医院环境中,为条件致病菌。当人体机体抵抗力下降,如有基础疾病时,尤其多见于血液系统恶性肿瘤,或肠道菌群失调及胃肠功能紊乱,能引起腹泻和肠道外感染如脑膜炎、败血症等疾病。临床表现如下:

(1)泌尿系统感染:尿路感染。

(2)中枢神经系统感染:脑膜炎、脑脓肿(多为新生儿的科氏枸橼酸杆菌感染)。

(3)血流感染:通常为复数菌感染的一部分。

注:复数菌败血症(multiple septicemia)是2019年公布的感染病学名词。在败血症病程中,同时或先后从患者的血液或骨髓中培养分离出2种或2种以上致病菌(包括真菌)。病情常较重,预后较差。

(4)软组织感染:包括浅表和深部软组织感染,术后手术切口感染。

(5)胃肠道感染:腹腔内感染,通常是复数菌感染的一部分。

(6)其他:心内膜炎、肺脓肿、肛周脓肿、坏死性筋膜炎等。

11. 耶尔森菌属(*Yersinia*) 革兰氏阴性球杆菌,无芽孢,偶有两极浓染,25℃时有动力,37℃时无动力。耶尔森菌属包括鼠疫耶尔森菌、小肠结肠炎耶尔森菌、假结核耶尔森菌、弗氏耶尔森菌、中间耶尔森菌、克氏耶尔森菌、罗氏耶尔森菌、阿氏耶尔森菌等17个菌种。对人有致病性的有3种:鼠疫耶尔森菌、小肠结肠炎耶尔森菌和假结核耶尔森菌。只有小肠结肠炎耶尔森菌和假结核耶尔森菌已确定是食源性病原体,鼠疫耶尔森菌可引起黑热病,但不通过食品传染。小肠结肠炎耶尔森菌产生β-内酰胺酶,对青霉素、一代头孢菌素耐药,因而临床多选用喹诺酮、三代头孢菌素或氨基糖苷类药物治疗。假结核耶尔森菌对青霉素敏感。

【检测方法】

对疑是该菌感染患者可用肛拭采取粪便,培养可获得病原菌。其他标本如

实验室检查

脓液、病理标本(切除的阑尾、肠系膜淋巴结等)也可作细菌培养。

【临床意义】

小肠结肠炎耶尔森菌和假结核耶尔森菌广泛分布于自然界,是一种人兽共患病原菌。人类经口感染引起肠道感染性疾病,也可引起菌血症。在一些寒冷的国家和地区或在寒冷的季节较为常见,属于全球性疾病。临床表现如下:

(1)消化道感染:本菌是一种嗜冷菌,0~4℃仍可繁殖并产生毒素,引起急性胃肠炎性食物中毒,又称"冰箱病"。因此放在冰箱中的食物,不能直接食用,需加热;其次经口感染后,根据感染后定居部位不同,可分为小肠结肠炎、末端回肠炎,胃肠炎等(以结肠炎为多见),也可引起菌血症。该菌还可引起结节性红斑及关节炎等。小肠结肠炎耶尔森菌和假结核耶尔森菌引起的肠道感染属于自限性疾病,大多数可以自愈,不需要特殊治疗。

(2)鼠疫:由鼠疫耶尔森菌引起;鼠疫是一种人畜共患的自然疫源性烈性传染病,人类鼠疫多为疫鼠的跳蚤叮咬而感染,是我国法定的甲类传染病,主要引起肺鼠疫、腺鼠疫和败血性鼠疫3种临床类型的感染。一旦疑为本菌,应立即向公共卫生部门报告,并将菌种封闭后送到专业参考实验室进行鉴定。

(3)假结核耶尔森菌是一种食源性感染,主要是通过接触被感染动物粪便污染的食物和水,以及与动物直接接触传播。临床主要以胃肠道症状、肠系膜淋巴结炎表现为主。

12. 霍乱弧菌(*V.cholerae*)　革兰氏阴性,菌体弯曲呈弧形或逗点状。霍乱弧菌可分为古典生物型和El-Tor生物型;根据菌体抗原(即O抗原)又可分为155个血清群,其中O1血清群和O139血清群能引起霍乱的发病和流行,是霍乱的病原菌。根据O1群菌其O抗原中的ABC因子,又可进一步将其分为小川(AB)、稻叶(AC)和彦岛(ABC)等3个血清型;还可根据其产毒基因的有无和对人的侵袭力,划分为流行株和非流行株,流行株才是霍乱真正的病原菌,不被O1群霍乱弧菌多价血清所凝集,称之为非O1群霍乱弧菌,以往也称不凝集弧菌或霍乱弧菌。临床上以霍乱弧菌最为常见。

【检测方法】

所有怀疑霍乱患者的粪便,除作显微镜检外,均应作增菌培养。粪便留取应在使用抗菌药物之前,且应尽快送到实验室作培养。

【临床意义】

霍乱弧菌是暴发流行的烈性肠道传染病霍乱的病原菌。该菌能产生霍乱肠毒素,作用于小肠黏膜,引起肠液大量分泌,表现为严重腹泻(米泔水样便)、呕吐、脱水和酸中毒,病死率很高。

13. 铜绿假单胞菌(*P.aeruginosa*)　革兰氏阴性需氧杆菌,有运动能力。铜绿假单胞菌是假单胞菌属的代表种，该菌属包括铜绿假单胞菌、荧光假单胞菌、恶臭假单胞菌、斯氏假单胞菌、门多萨假单胞菌、类产碱假单胞菌、产碱假单胞菌、浅黄假单胞菌、栖稻假单胞菌、*P.veronii* 和 *P.monteilii* 等 12 个种。临床上以铜绿假单胞菌最为常见。感染铜绿假单胞菌的患者，经抗生素治疗 3~4d 后，原来敏感的抗生素易变成耐药。因此，对重要感染的铜绿假单胞菌要经常作抗生素药敏试验。

【检测方法】

取脓液、痰液、血、尿、皮疹穿刺物或渗出液等进行细菌培养，根据微生物特性进行鉴定，可确立诊断。绿色脓液和脑脊液等可以先直接涂片，如为革兰氏阴性杆菌，则结合临床表现也可初步考虑为本菌感染。

【临床意义】

铜绿假单胞菌广泛分布于水、空气、土壤以及正常人体皮肤、呼吸道与肠道黏膜中，为条件致病菌。当手术、化疗、放疗、激素治疗等原因使人体抵抗力下降时容易引起感染。临床表现如下：

(1)呼吸道感染：肺炎(医院获得性、囊性纤维化、AIDS)及肺部脓肿。

(2)中心静脉：心内膜炎(静脉注射毒品)；菌血症(原发性或由于留置导管导致的继发性感染。

(3)皮肤：坏疽性深脓疱病(粒缺)；蜂窝组织炎(糖尿病，静脉注射毒品，术后)；毛囊炎；脓肿；新生儿走马疳(婴幼儿)。

(4)生殖 - 泌尿系统感染：UTI/ 肾盂肾炎(糖尿病及留置导管的住院患者)。

(5)耳鼻喉科感染：外耳炎及恶性外耳炎(糖尿病)；慢性中耳炎；鼻窦炎(AIDS)。

(6)中枢神经系统感染：脑脓肿、脑膜炎尤其在神经外科术后。

(7)骨 / 关节感染：脊椎，胸骨椎骨或骨盆感染(IV 毒品)；足部骨软骨炎(由网球鞋引起的穿透性外伤)。

(8)眼感染：角膜炎、眼内炎。

(9)消化道感染：腹泻、坏死性小肠结肠炎“阑尾炎”(儿童及粒缺患者)。

14. 嗜麦芽寡养单胞菌(*S.malto-philia*) 非发酵革兰氏阴性杆菌，嗜麦芽寡养单胞菌是寡养单胞菌属的代表种，该属包括嗜麦芽寡养单胞菌和 *S.africana*。临床上以嗜麦芽寡养单胞菌最为常见。嗜麦芽寡养单胞菌对大多数临床常用的抗生素如氨基糖苷类和很多 β- 内酰胺类(包括对铜绿假单胞菌很有效的抗生素，如碳青霉烯类)天然耐药，有别于其他革兰氏阴性杆菌。抗生素药敏试验暂定作米诺环素、左氧氟沙星和复方新诺明三种(CLSI 2020)。其他药物只允许报告 MIC(最低抑菌浓度)结果。

【检测方法】

取脓液、痰液、血、尿、皮疹穿刺物或渗出液等进行细菌培养可获得病原菌。

【临床意义】

嗜麦芽寡养单胞菌广泛存在于自然界中，可寄居于人的呼吸道和肠道中，为条件致病菌，是一种主要的医院感染的病原菌。医疗机构中去离子水、雾化器、透析液、被污染的消毒剂等常检测到该菌；体内植入物，中性粒细胞减少症，广谱抗生素的使用以及囊性纤维化患者是高危人群。临床表现如下：

(1) 医院获得性肺炎，肺感染尤其见于囊性纤维化患者。

(2) 菌血症 ± 感染性休克和 DIC。

(3) 植入医疗塑料：静脉导管，CSF 分流管和导管。

(4) 皮肤和软组织感染：创伤、烧伤、转移性肿瘤多见。

(5) 眼部：角膜转移，佩戴隐形眼镜者，HSV 角膜炎。

(6) 其他：尿道感染、坏疽性脓疱、腹膜透析有关的腹膜炎、伤口感染及心内膜炎、脑膜炎、附睾炎、关节炎等嗜麦芽寡养单胞菌。

15. 洋葱伯克霍尔德菌（*B.cepacia*） 有 7 个基因型，普通生化反应很难将各个基因型分开，故临床所指的洋葱博克霍尔德菌复合群。该菌对多种抗菌药物天然耐药。感染治疗首选甲氧苄啶 / 磺胺甲噁唑、美罗培南或环丙沙星，次选米诺环素、氯霉素，某些菌株对碳青霉烯类耐药，需要联合治疗。

标本采集：采集脓液、伤口分泌物、血液、痰、支气管肺泡灌洗液、穿刺液、脑脊液、尿液和感染组织等，必要时对医院病区或手术室的水、地面、门把手、空气、医疗器械等进行采样检测。

【临床意义】

该菌广泛分布于自然界，存在于土壤、水、植物、动物体内，也常存在于医院环境中常污染自来水、体温计、喷雾器、导尿管等，是院内感染的病原菌。主要引起菌血症、尿路感染、化脓性关节炎、脑膜炎和呼吸道感染，还可引起遗传性囊性纤维化和慢性肉芽肿患者的感染。从囊性纤维化患者临床标本中分离出洋葱伯克霍尔德菌，实验室应该认真对待。

16. 鲍曼不动杆菌（*A.baumannii*） 革兰氏阴性球杆菌或杆菌，革兰氏染色常被误认为奈瑟菌书或莫拉菌属。鲍曼不动杆菌是不动杆菌属的代表种。该菌属包括鲍曼不动杆菌、洛菲不动杆菌、醋酸钙不动杆菌、琼氏不动杆菌、约氏不动杆菌、耐放射线不动杆菌和溶血不动杆菌等 7 个种 19 个基因型。临床上以鲍曼不动杆菌最为常见，已成为全球性的院内感染泛耐药革兰氏阴性病原菌。

【检测方法】

鲍曼不动杆菌能引起临床上各种感染，可采集相应标本如尿、痰、脓液、穿刺液、血、胸/腹水和脑脊液等，培养可获得病原菌。

【临床意义】

鲍曼不动杆菌分布于自然界和医院环境中，是人类皮肤、呼吸道、胃肠道、生殖道的正常菌群，也是一种条件致病菌，可引起各种感染和医院感染。临床表现如下：

(1)肺炎：院内获得性肺炎，特别是呼吸机相关性肺炎。

(2)血流感染：通常是导管相关性血流感染，或继发于院内获得性肺炎或呼吸机相关性肺炎的血流感染。

(3)伤口感染：烧伤、自然灾害如飓风/地震等。

(4)中枢神经系统感染：脑膜炎(神经外科术后并发感染)。

(5)其他：腹膜炎、骨髓炎、关节炎等。

17. 流感嗜血杆菌(*H.influenzae*) 革兰氏阴性短小杆菌，主要在呼吸道中发现。普遍认为有6种类型(A~F)，B型株(有荚膜抗吞噬作用和抗补体毒力因子)占侵袭性和菌血症性肺炎的大部分。

标本采集：根据患者的临床表现和感染部位，分别采集血液、脑脊液、鼻咽分泌物、痰、脓液等标本，采集后及时送检。

【临床意义】

流感嗜血杆菌常寄居于正常人上呼吸道，定植率可达50%，属于条件致病菌，常可引起原发性化脓感染及继发感染，包括脑膜炎、肺炎、鼻咽炎、关节炎、心包炎、鼻窦炎及中耳炎等。流感嗜血杆菌对大多数抗菌药物仍保持良好的敏感性，但对过去常用的氨苄西林、复方磺噁胺的耐药率在增加，复方磺胺已不宜用于流感嗜血杆菌引起感染的经验治疗，治疗严重的流感嗜血杆菌感染首选头孢曲松和头孢噻肟，对于非严重感染首选氨苄西林/克拉维酸、口服二代、三代头孢。

18. 葡萄球菌属(*Staphylococcus*) 葡萄球菌属是一类触酶试验阳性的革兰氏阳性球菌，包括金黄色葡萄球菌、表皮葡萄球菌、腐生葡萄球菌、中间型葡萄球菌、施氏葡萄球菌、路邓葡萄球菌等66个种和亚种。金黄色葡萄球菌是最重要的致病葡萄球菌。葡萄球菌对甲氧西林耐药率较高，耐甲氧西林的金黄色葡萄球菌(MRSA)对多种广谱强效抗菌药物呈多重耐药性。如果检测出耐甲氧西林的葡萄球菌菌株则报告耐所有青霉素、头孢菌素、碳青霉烯类和β-内酰胺药/β-内酰胺酶抑制剂类抗生素，对氨基糖苷类和大环内酯类抗生素常协同耐药。

临床感染葡萄球菌患者用喹诺酮类治疗3~4d后，原来敏感的葡萄球菌易产生耐药。所以对这类葡萄球菌需多次反复作药敏试验。

【检测方法】

葡萄球菌能引起临床上各种感染，可采集相应标本如尿液、痰、脓液、血、胸腹水和脑脊液等，通过培养可获得病原菌。

【临床意义】

葡萄球菌属在自然界分布很广。存在于空气、水、尘埃及皮肤上的葡萄球菌大多数无致病性。20%~30% 的人群携带在前鼻孔中。高携带率见于糖尿病患者、注射吸毒者（IDU）、HIV 或透析患者。携带者继发感染的危险性大。皮肤疾病，静脉导管，其他异物（例如人工关节、心脏起搏器），IDU，血液透析，近期外科手术等是高危因素。临床表现如下：

（1）血流感染：最危险因素是血管内导管，应拔除。社区菌血症预后更差。

（2）皮肤 / 软组织感染：毛囊炎、蜂窝组织炎、疖、痈、脓肿（常与化脓性链球菌混合感染）。

（3）乳腺：乳腺炎。

（4）脓肿：肝、脾、肾、硬膜外隙；由菌血症血行播散途径引起。

（5）心脏：6%~25% 金黄色葡萄球菌菌血症可引起心内膜炎；原生的和人工心脏瓣膜。

（6）骨：骨髓炎（金黄色葡萄球菌为主要原因，最常见的是椎体继发菌血症 / 椎间盘炎）、化脓性关节炎。

（7）其他：中毒性休克综合征、败血症、肺炎和中枢神经系统感染等。

19. 化脓性链球菌（*S.pyogenes*） 革兰氏阳性球菌链状排列，属 A 群 β- 溶血链球菌，最适宜在厌氧条件下生长。化脓性链球菌对青霉素和其他 β- 内酰胺类抗菌药物一般都是敏感的，不必常规进行这些抗菌药物的药敏实验。从青霉素过敏者分离的链球菌应做红霉素、克林霉素敏感性试验及克林霉素诱导耐药检测（D 试验）。如果检测出 β 溶血性链球菌对青霉素敏感，同时该菌被认为对氨苄西林、阿莫西林 - 克拉维酸等青霉素类、酶抑制剂以及头孢霉素类细菌。

【检测方法】

化脓性链球菌能引起临床上各种感染，可采集相应标本如尿液、痰、脓液、血、胸腹水和脑脊液等，通过培养可获得病原菌。

【临床意义】

化脓性链球菌（A 群链球菌）分布在咽喉部，2%~3% 成人和 15%~20% 学龄儿童有定植，是引起化脓性感染的主要病原菌，致病力最强。毒力取决于与毒素、宿主大分子和免疫后应答的相关蛋白。化脓性可引起痈、蜂窝织炎、急性咽炎、丹毒、脓疱疮、猩红热、医源性伤口感染和产后感染等。此外其感染后也可发生急、慢性风湿热和急性肾小球肾炎等严重变态反应性并发症。

20. 肺炎链球菌(*S.pneumoniae*) 革兰氏阳性双球菌,呈矛头状成对排列,需氧有荚膜。肺炎链球菌俗称肺炎球菌,现属于链球菌科的链球菌属。近年来耐青霉素的肺炎链球菌(PRSP)菌株的下降,目前根据CLSIM100折点,全国耐药监测网数据显示PRSP的非脑膜炎型标本中耐药率约1.6%。;血清型6A、6B、9V、14.19A、19F和23F全部来自儿童。血清型19A已出现“代替株”,该型不在接种疫苗范围。

【检测方法】

肺炎链球菌可由患者病灶处分泌物(如痰、脓、脑脊液)涂片革兰氏染色查找细菌,并作细菌培养,发热患者尚应做血培养。对于承认涂片镜检阳性或呼吸道标本培养阳性和/或尿抗原检测阳性可支持诊断。

【临床意义】

肺炎链球菌为口腔和鼻咽部正常菌群,一般不致病。当机体抵抗力下降时,可引起大叶性肺炎或支气管肺炎,还可引起化脓性脑膜炎、中耳炎、乳突炎、鼻窦炎、脑脓肿、和心内膜炎等。当患者脾切除,艾滋病、吸烟、黑种人,多发性骨髓瘤以及哮喘高危因素易菌血症。

21. 肠球菌属(*Enterococcus*) 迄今有40多个种,其中对人类致病的菌种主要有:粪肠球菌(*E.faecalis*)、屎肠球菌(*E.faecium*)、铅黄肠球菌(*E.casseliflavus*)、棉子糖肠球菌(*E.raffinosus*)、鹑鸡肠球菌(*E.gallinarum*)等,其中以粪肠球菌和屎肠球菌在临床标本中最常见。肠球菌对夫西地酸、头孢菌素、低水平氨基糖苷、复方磺胺天然耐药,粪肠球菌还对林可酰胺类和链阳菌素天然耐药。鹑鸡/铅黄肠球菌对林可酰胺类、链阳菌素和万古霉素天然耐药。对于肠球菌属细菌感染的治疗,主要依据青霉素(或氨苄西林)的敏感性。青霉素敏感,可预报其对氨苄西林、哌拉西林、阿莫西林、氨苄西林/舒巴坦、阿莫西林/克拉维酸、哌拉西林/他唑巴坦和亚胺培南敏感。肠球菌感染首选的治疗方案是青霉素(或氨苄西林)+氨基糖苷类抗菌药物。如果感染的肠球菌对青霉素(氨苄西林)耐药,则可选用万古霉素、利奈唑胺、替考拉宁、达托霉素、替加环素等药物进行治疗。近年来,耐万古霉素的肠球菌国内外有较多报道,已使肠球菌所致重症感染的治疗成为临床棘手的问题。

【检测方法】

可采集如尿液、痰、脓液、血、胸/腹水和脑脊液等,通过培养可获得病原菌。

【临床意义】

肠球菌广泛存在于自然界,在土壤、水、食物中都可以发现肠球菌,是结肠正常菌群的重要组成部分,此外在存在于口咽和阴道分泌物中。如果从血液、脑脊液及胆汁等无菌体液中分离出的肠球菌，可以认为是致病菌。从尿液标本中培养出的肠球菌且菌落计数≥ 10^5 也具有临床意义。从痰液、粪便标本中分离出肠球菌一般无须报告，但是生长纯度达90%以上需报告。

(1) 胃肠道 / 生殖泌尿道感染：尿路感染（导管或医疗设备相关的感染）最常见。肠、骨盆或胆道手术并发症、胆管炎等，由尿路感染引起的菌血症很少发生。

(2) 中枢神经系统感染：脑膜炎、神经外科、中枢神经系统解剖异常，头部外伤。

(3) 其他：心内膜炎、盆腔感染和菌血症等。

22. 卡他莫拉菌（*M.catarrhalis*） 革兰氏阴性双球菌，呈咖啡豆形，无芽孢，无鞭毛，无荚膜。在血平板上观察到灰白色菌落，推移菌落有特殊手感，像曲棍球。应进行涂片，若为革兰氏阴性双球菌进行DNA酶试验。卡他莫拉菌产生β-内酰胺酶阳性，提示对青霉素、氨苄西林和阿莫西林耐药。本菌对红霉素、氯霉素、四环素、复方新诺明和庆大霉素敏感。

【检测方法】

采集痰液、中耳分泌物、血液、脑脊液等标本送检，涂片染色镜检。

【临床意义】

卡他莫拉菌是人类和其他动物上呼吸道的正常寄生菌群之一。现已正式本菌可以引起呼吸道感染、结膜炎、脑膜炎、脓毒血症、心内膜炎、关节炎和中耳炎及鼻窦炎。因此如果在痰液、中耳分泌物、血液、脑脊液等标本中分离出卡他莫拉菌，结合临床症状（如发热、咳嗽、咳痰、耳道炎症），一般认为是有临床意义的。

23. 脑膜炎奈瑟菌（*N.meningit-idis*） 革兰氏阴性双球菌，肾形或咖啡豆状，常成对排列，凹面相对，因形态成双球形，故原称脑膜炎（双）球菌。在脑脊液直接涂片中，常位于中性粒细胞内外。脑膜炎奈瑟菌是奈瑟菌属的主要致病菌种之一。本菌对青霉素、磺胺类、链霉素和金霉素敏感。产酶株引起感染应考虑用头孢曲松或头孢噻肟替代。

【检测方法】

涂片检查包括皮肤瘀点和脑脊液涂片检查。皮肤瘀点检查时，用针尖刺破瘀点上皮肤，挤出少量组织液，涂于载玻片上，染色后镜检，阳性率可高达60%~70%。因此为诊断本病的不可缺少的检查步骤。

【临床意义】

脑膜炎奈瑟菌存在于脑膜炎患者和携带者的鼻咽部，通过飞沫经空气传播，冬末春初为流行高峰，感染者多数为幼儿和青少年。感染后多数患者呈携带状态或隐性感染。常由 A、B、C 血清群引起流行。临床表现如下：

(1)脑膜炎：口咽部(携带 / 感染)发展为菌血症，继续发展为败血症和 / 或暴发性脑膜炎败血症常见症状：发热 + 白细胞增多，头痛，精神状态改变。

(2)疹：瘀斑，脓疱，可能与播散性革兰氏阳性球菌感染混淆。

(3)呼吸道感染：肺炎(常为急性 / 暴发性)，耳炎，会厌炎。

(4)病灶感染：心包炎、尿道炎、关节炎、结膜炎，少数出现上呼吸道感染症状等。

24. 淋病奈瑟菌(*N.gonorrhoeae*) 革兰氏阴性双球菌，呈双肾形排列。淋病奈瑟菌是奈瑟菌属重要致病菌种之一。

【检测方法】

①取患者尿道分泌物或宫颈分泌物涂片，做革兰氏染色，可在多形核白细胞内找到革兰氏阴性双球菌。②男性尿道分泌物直接涂片镜检，该菌成双排列，急性期常位于白细胞内，慢性期常位于白细胞外。③阴道分泌物直接涂片镜检，成双排列，白细胞较少上皮细胞较多。但女性宫颈分泌物中杂菌多，敏感性和特异性较差，阳性率仅为 50%~60% 且有假阳性，因此世界卫生组织推荐用培养法检查女性患者。④因与脑膜炎奈瑟菌混淆，对咽部分泌物不要进行革兰氏染色，检查所有部位的标本(口腔、肛门、生殖器)，以增加阳性率。⑤核酸扩增试验(NAATs)可用于阴道、阴茎和眼分泌物检测；但只有咽或分泌物培养才能诊断。

【临床意义】

淋病奈瑟菌培养主要用作进一步诊断(如对涂片检查阴性的患者)。淋病奈瑟菌培养对症状很轻或无症状的男女患者都很敏感。因此，淋球菌培养是目前世界卫生组织推荐筛选淋病患者的唯一方法。淋病奈瑟菌是淋病的病原菌，可引起男性的尿道炎、附睾炎、前列腺炎，咽喉炎，女性的尿道炎、阴道炎、子宫炎，新生儿经过产道时被感染，可引起淋球菌结膜炎。

25. 白喉棒杆菌(*C.diphtheriae*) 多形性的革兰氏阳性杆菌、兼性厌氧。白喉棒杆菌是棒状杆菌属的代表种，包括白喉棒杆菌、假白喉棒杆菌、溃疡棒杆菌、杰氏棒杆菌等 36 个种与人类疾病有关。

【检测方法】

临床怀疑白喉的患者，用棉拭子从炎症部位涂擦采集标本，立即送往实验室，若不能及时送往实验室，可直接接种到吕弗血清培养基或亚碲酸盐培养基上。涂片可用 Neisser 或 Ponder 染色。凡有典型临床表现，同时找到革兰氏阳性棒状杆菌，有异染颗粒者，可临床诊断。如临床很不典型，但找到了细菌，应视为可疑病例。如培养白喉杆菌阳性，毒力试验阳性者，则可确诊。

【临床意义】

白喉棒杆菌是白喉的病原菌，人是已知的唯一宿主。白喉是一种急性呼吸道传染病，主要侵犯口咽、鼻咽等部位，局部形成灰白色假膜，因此得名。它一般不进入血液，产生的外毒素可损害心肌和神经系统，病死率高，死亡的病例中50%以上是由于心肌受损发展到充血性心力衰竭所致。临床上产外毒素的菌株可引起白喉，毒力强的白喉棒状杆菌菌株携带一种噬菌体（带有白喉毒素基因），没有这种噬菌体的菌株不可能引起严重感染。临床表现如下：

（1）咽部：不适、发热、咽痛，在扁桃体、腭部、悬雍垂和咽后壁上覆盖有灰白色假膜。

（2）喉/支气管：假膜扩展出现气道梗阻后可导致气短和发绀。

（3）心脏：毒素相关，起病后1~2周出现，表现为I度房室传导阻滞、房室分离、心律失常、心肌炎等。

（4）神经系统：毒素导致的咽肌麻痹，可有脑神经麻痹，以及随后出现的肢体运动神经病变。

（5）皮肤：慢性的不愈合伤口，表面有灰色假膜。多见于热带，在美国，多见于流浪者、酗酒者和美洲印第安人。多数菌株不产毒素，在溃疡发病机制中的地位尚不明确。

26. 产单核细胞李斯特菌（*L.monocytogenes*） 革兰氏阳性小杆菌，常呈V形成对排列，无芽孢，无荚膜，在22~25℃时，动力阳性；37℃时，动力阴性。产单核细胞李斯特菌对头孢菌素天然耐药，对氯霉素、大环内酯类、四环素有一定的耐药性。青霉素、氨苄西林单独或联合氨基糖苷类抗生素经常被推荐用于治疗李斯特菌病。体外实验表明，氨基糖苷类能提高青霉素对李斯特菌的杀菌能力。

【检测方法】

采集血液、脑脊液、脓液、痰液等标本送检。

【临床意义】

产单核细胞李斯特菌在自然界分布很广，在土壤、水、人和动物粪便中均可存在，长伴随EB病毒引起传染性单核细胞增多症，同时也是食源性疾病的重要病因，怀孕、细胞免疫损害和老人易感。临床表现如下：

（1）中枢神经系统感染：脑膜炎，（常发生在免疫力受损的患者如器官移植、癌症治疗、淋巴瘤、类固醇和年龄>50岁的人）、脑脓肿等。

（2）其他：败血症、胃肠炎、心内膜炎、淋巴结炎、蜂窝组织炎、肺炎、骨髓炎、化脓性关节炎等。

27. 结核分枝杆菌（*M.tuberculosis*） 结核分枝杆菌是分枝杆菌属中的代

表种，分枝杆菌属至今已发现80多个种，除结核分枝杆菌和麻风分枝杆菌外，其他分枝杆菌，如堪萨斯分枝杆菌、耻垢分枝杆菌等，统称非结核分枝杆菌。结核分枝杆菌是分枝杆菌属中对人类致病的主要病原菌。

【检测方法】

(1)直接涂片抗酸染色：报告结果快，但容易出现假阳性。抗酸染色阳性不一定是结核分枝杆菌，可能是非结核分枝杆菌或奴卡菌，确诊要依靠培养结果做鉴定。

(2)结核分枝杆菌培养：可作为结核的确诊依据，可采集相应的标本如尿、痰、脓液、血、胸/腹水和脑脊液等，通过培养可获得病原菌。但结核杆菌生长缓慢，培养鉴定一般要1个月以上才能报告。

(3)γ干扰素释放检测(IGRA)：利用结核特异抗原(ESAT-6，CFP-10)，通过酶联免疫斑点技术(ELISPOT)检测受试者体内是否存在结核效应T淋巴细胞，从而判断受试者是否感染结核分枝杆菌(现症感染)的新方法。该测试阴性预测值意义 > 阳性预测值。

(4)结核分枝杆菌实时荧光PCR检测：提取标本中的DNA或RNA进行基因序列测定。最常用的是痰液。

【临床意义】

结核分枝杆菌为结核病的病原体，不产生内、外毒素，其毒性物质为索状因子和硫脂。人类对其有较高的易感性，最易受损的器官是肺，绝大多数由呼吸道入侵导致感染和发病，很少经消化道和接触感染。

28. 非结核分枝杆菌(*non-tuberculosis mycobacteria*，*NTM*) 是分枝杆菌属内除结核分枝杆菌(MTB)复合群和麻风分枝杆菌以外的其他分枝杆菌。迄今为止，共发现154种NTM和13个亚种。大部分为腐物寄生菌，仅少部分对人体致病。根据NTM的生长速度将其分为快速生长分枝杆菌(3~7d生长肉眼可见菌落)和缓慢生长分枝杆菌(7d以上可见生长者)。根据菌群在试管内的生长温度、生长速度、菌落特征及色素产生与光反应的关系等，将其分为4组，其中光产色分枝杆菌、暗产色分枝杆菌、不产色分枝杆菌为缓慢生长分枝杆菌。其中快速分枝杆菌中，引起人类肺部疾病的菌种包括：龟分枝杆菌、脓肿分枝杆菌、偶发分枝杆菌、鸟分枝杆菌复合菌群(MAC)等。

【检测方法】

采集痰液、分泌物、脓液、组织块等抗酸染色和分枝杆菌培养。

【临床意义】

快速生长分枝杆菌(菌落3~5d内有肉眼可见的菌落，多数在2~7d内即生长旺盛；缓慢生长分枝杆菌：生长(7d以上)的菌落。该菌为腐物寄生菌，分布于水和土壤中，人可从环境中感染，并可通过动物传播给人。一般能在痰和伤口分泌物中检出，主要引起呼吸系统感染，症状类似结核。临床表现如下：

（1）NTM 淋巴结病：NTM 淋巴结病多见于儿童。主要菌种为 MAC、嗜血分枝杆菌，次要菌种为瘰疬分枝杆菌、戈登分枝杆菌、龟分枝杆菌、堪萨斯分枝杆菌和玛尔摩分枝杆菌。

（2）NTM 肺部感染：其中 MAC、脓肿分枝杆菌和偶发分枝杆菌可引起人的局部感染或肺部感染较多见，其中偶发分枝杆菌对现有的抗结核药物均耐药；其次是堪萨斯分枝杆菌、龟分枝杆菌等。女性患病率高于男性，老年人居多，尤其是绝经期妇女最为常见。

（3）NTM 皮肤病：可引起皮肤及皮下软组织病变。主要菌种有偶发分枝杆菌、脓肿分枝杆菌、龟分枝杆菌、海分枝杆菌和溃疡分枝杆菌，次要菌种有嗜血分枝杆菌、堪萨斯分枝杆菌、MAC 等。

（4）播散性 NTM 病：主要见于免疫功能受损患者，是一种新发传染性疾病，最多见于 HIV 感染的个体，主要菌种有 MAC、堪萨斯分枝杆菌、脓肿分枝杆菌等。

（5）NTM 引起院内感染：最常见脓肿分枝杆菌，该菌常存在于自来水中，可引起注射后医院感染暴发。该菌可散发引起丰胸术后、中心静脉插管、动脉插管以及透析导管所致的菌血症。

29. 诺卡菌属（*Nocardia*）　革兰氏阳性专性需氧菌，菌体为丝状，成为菌丝或菌丝体。诺卡菌属包括脓肿诺卡菌、巴西诺卡菌、皮氏诺卡菌、星形诺卡菌、豚鼠耳炎诺卡菌等。

【检测方法】

采集脓液、痰和脑脊液等临床标本，弱抗酸染色阳性。星形诺卡菌革兰氏染色阳性，菌体为菌丝，菌丝呈 90° 分枝角，有诊断意义。巴西诺卡菌革兰氏染色阳性或不定，菌体呈分枝丝状；豚鼠耳炎诺卡菌革兰氏染色阳性或不定，菌体呈多向的分枝丝状，也可见念珠状菌落，随时间延长，菌体裂解为球形或杆状等。

【临床意义】

诺卡菌在自然界分布广泛，多为腐生寄生菌，是一种机会致病菌，与人类疾病关系最大的是星形诺卡菌和巴西诺卡菌，多为外源性感染。临床表现如下：

（1）肺部感染：慢性肺炎，原发性化脓性肺部感染，可出现类似肺结核的症状，软组织纤维化。

（2）脑：脓肿或肉芽肿。

（3）原发性皮肤病：孢子丝菌病（非热带）或足分枝杆菌病（马都拉足，

热带)。

(4)播散性感染:包括骨、心、肾、关节、视网膜、皮肤、中枢神经系统、腹膜炎、心内膜炎。

(5)眼:角膜炎、眼内炎。

30. 布鲁菌(*brucellosis*) 革兰氏阴性球杆状细菌,无鞭毛,不形成芽孢或荚膜的,寄生在单核吞噬细胞内。根据其感染的宿主、生化特征和抗原成分,布鲁菌分为10个种,其中能感染人类的主要是马耳他布鲁菌(也称羊布鲁菌)、流产布鲁菌(也称牛布鲁菌)、猪布鲁菌和犬布鲁菌。布鲁菌病又称波状热,是一种由布鲁菌引起的、呈世界范围分布的人畜共患疾病。是一种由布鲁菌(*Brucella*)引起的、呈世界范围分布的人畜共患疾病。

【检测方法】

①采集患者血液、骨髓、分泌物和穿刺液等送检培养。血培养(阳性率为50%~70%),能够分离出病原体即可将急性感染和慢性感染区分开。②采集穿刺液或脓性分泌物做革兰氏和瑞氏染色,革兰氏染色镜下细菌形态不明显,瑞氏染色镜下见细沙样菌落。③布鲁氏杆菌血清凝集试验。

【临床意义】

布鲁菌病感染主要通过密切接触携带该菌的牛羊等牲畜后、经破损的皮肤伤口、进食未消毒的牛奶或奶制品以及牛羊肉等,也有散发病例报道实验室气溶胶方式吸入感染。布鲁菌感染有明显的地域局限性,与羊群分布呈正相关。当临床表现典型时,结合明确的流行病学史。临床表现如下:

(1)全身性:因布鲁菌可侵犯人体的网状内皮系统,引起机体多系统、多器官损害,临床上以长期发热、多汗、乏力、关节疼痛、肝脾及淋巴结肿大为特点。

(2)骨/关节:关节炎,通常很严重且伴活动障碍,累及后背、髋部和脊柱。

(3)泌尿生殖系统:附睾-睾丸炎。

(4)肾脏:肾盂肾炎,肾小球肾炎。

(5)神经系统:脑(视神经盘水肿、脑神经炎、脑膜脑炎、脑脓肿),脊髓(脊髓灰质炎,脊髓压迫症(脓肿)、马尾神经综合征、脊髓病、横贯性脊髓炎,周围神经病变。

(6)肌肉骨骼系统:骶髂关节炎,临床表现类似急性化脓性脊柱炎。

(7)精神系统:抑郁,慢性疲劳,特别是在慢性布鲁菌并和布鲁菌病恢复时期多见。

31. 沙眼衣原体检测(*C.tracho-matis*) 沙眼衣原体是衣原体属的代表种,该属包括沙眼衣原体、鹦鹉热衣原体、肺炎衣原体和猫心衣原体4个种。临床上以沙眼衣原体最为常见。

【检测方法】

对于尿道炎患者，采取标本时拭子应深入尿道 2~4cm。女性患者最好同时采集宫颈管及尿道标本。检测方法有细胞培养法，直接免疫荧光法，酶标法或“透明窗”法。细胞培养法和直接免疫荧光法检测时可看到衣原体的包涵体，酶标法和“透明窗”可检测到特异性抗原。

【临床意义】

已知 40%~50% 的非淋菌性尿道炎由沙眼衣原体引起。沙眼衣原体检查阳性，对于有尿道炎或宫颈炎的患者可作为诊断依据。目前血清学和细胞学检测方法尚不够敏感。

32. 解脲脲原体（*U.urealyticum*）　解脲脲原体也称溶脲脲原体，主要引起人体泌尿生殖系统的感染。

【检测方法】

分离培养是诊断非淋球菌尿道炎唯一的方法。取标本后应尽快接种到固体培养基上，培养 2~3d，在低倍镜下可见到“油煎蛋”状典型菌落。

【临床意义】

解脲脲原体所引起的疾病最常见的是非淋菌性尿道炎，还可致子宫内膜炎、绒毛膜羊膜炎、自然流产、围生期疾病及死亡，也可引起肾盂肾炎、阴道炎和盆腔炎。

33. 肺炎支原体（*Mycoplasma pneumonia*）　需氧苛养菌，被认为是非典型肺炎的一种常见的病原体。缺乏细胞壁，是已知的最小的可以在无生命培养基上生长的细菌，若临床诊断或培养出来，表明有急性感染。肺炎支原体培养很难，生长往往需要 7~21d，成功率 40%~90%。目前尚未发现红霉素耐药株。

【检测方法】

①病原学诊断采集血液、分泌物和穿刺液等送检；②免疫学和分子生物学方法：冷凝集素抗体检测、呼吸道九联和痰的基因探针或者 PCR 法检测 DNA。

【临床意义】

支原体肺炎好发于夏末、秋季，最常见于儿童、青壮年，也见于老人；也可以引起流行（学校、军营）。肺炎支原体的发病以渐进性的干咳、头痛为主，发热，倦怠和喉咙痛，咳嗽可能会持续 4~6 周。查体可以发现咽后壁红斑。50%~70% 的病例出现冷凝集抗体，但是非特异性。临床表现如下：

(1) 呼吸道感染：5%~10% 的患者发展为器官支气管炎或肺炎。往往伴有头痛，渐进性症状进展通常超过 1~2d 可以与病毒区分开来（相比与急性发病的流行性感冒）；干咳，非中毒性（行走性肺炎）。

(2) 耳鼻喉：大疱性鼓膜炎很罕见。

⑶ 真皮：在7%的患者尤其是儿童有多形红斑。

⑷ 心脏：心律失常，慢性心力衰竭高达10%，心电图改变常见，尤其是传导异常。

⑸ 其他：脑膜脑炎，溶血性贫血和关节炎（偶见）。

34. 耶氏肺孢子菌（*Pneumocystis Jiroveci*） 该菌属子囊门，肺孢子菌目，肺孢子菌科，耶氏肺孢子菌。该菌在肺脏中的发育为滋养体、囊前期和包囊三个时期。包囊经空气传播，当宿主免疫功能低下或缺陷时引起肺孢子菌肺炎。本菌是危害人体健康的重要的机会致病菌。通过分析肺孢子菌的核酸序列，发现其与真菌近缘。

【检测方法】

⑴ 病原学诊断实验室诊断取材包括痰液、支气管活检、支气管肺泡灌洗液、肺穿刺等。常用的染色方法有吉姆萨染色、甲苯胺蓝、六胺银染色等。

⑵ 免疫学和分子生物学诊断方法用漱口水作为检材，PCR方法检测。

【临床意义】

也是肺孢子易感人群早产儿、HIV阳性患者、先天性免疫缺陷者、恶性肿瘤、免疫抑制剂治疗者、长期广谱抗菌药物及糖皮质激素使用者等。该菌在健康成人定植率为0~20%；HIV患者定植率为31%~68%。目前有学者认为：即便肺内定植菌量较少，也可刺激机体免疫反应引起肺损伤，这可能是一些肺部疾病（如COPD等）进展中起重要作用。临床主要表现为：最常见的症状为呼吸困难；其次发热、干咳；咯血、胸痛等少见。重要的临床特点：肺部体征少与呼吸窘迫症状的严重不成比例！

（刘耀婷 周 琳）

10 体外药敏试验的方法

（一）体外药敏试验的方法

常用的抗菌药物敏感性试验有几种不同方法，由于试验方法不同，试验结果的表达和临床意义略有差别。

1. 纸片扩散法药物敏感性试验 纸片扩散法（disk diffusion method）药物敏感性试验有Kirby和Bauer建立，故又称K-B法。原理将细菌悬液涂布在琼脂平板上，再贴上含一定量抗菌药物的药敏纸片，在35℃培养的过程中，药敏纸片的周围可形成抑菌圈，抑菌圈的大小反映细菌对药物的敏感度，抑菌圈越大越敏感。当抑菌圈直径大于或等于敏感解释标准时报告为敏感（S），当抑菌圈直径小于或等于耐药解释标准时报告为耐药（R），当抑菌圈直径在敏感和耐药解释标准之间时报告为中介（I）。药物敏感性试验解释标准可参照美国 CLSI 最新发布的抗菌药物敏感性试验执行标准(performance standards for antimicrobial susceptibility testing)

纸片扩散法的优点是结果直观和易于理解,但是纸片扩散法无定量结果,在同是敏感和耐药的情况下不能确切反映程度上的差别。另对于慢生长菌(如结核菌和厌氧菌等)以及扩散慢的药物不适用。因此有必要建立普遍适用的稀释法。

2. 稀释法药敏试验 稀释法(dilution method)药敏试验是在体外定量检测抗菌药物对细菌之抗菌活性的方法,它测定的是抗菌药物的最低抑菌浓度(minimum inhibitory concentration MIC),故又称"MIC 测定"。稀释法是将抗菌药物用肉汤培养基(常用 Mueller-Hinton broth,MH)或琼脂培养基(MHA)进行倍比稀释,然后分别接种试验菌,经 35℃培养,以药物稀释系列中肉眼未查见细菌生长的药物最低浓度为最低抑菌浓度。根据稀释介质的不同,稀释法又分为肉汤稀释法(broth dilution method)和琼脂稀释法(agar dilution method)。

3. 浓度梯度纸条扩散法 浓度梯度纸条扩散法(gradient diffusion method)又称 E 试验(E test),它融合了纸片法操作简单和稀释法可给出定量结果(MIC)的优点,不仅可用于一般细菌的 MIC 测定,对于一些慢生长菌,如厌氧菌和真菌的药敏也适用。

E 试验与纸片扩散法在许多方面,如培养基的选用、菌液的制备、菌液的涂布和培养条件均相似,只是将药敏纸片换成了特制的药敏纸条。每一种药敏纸条上均含有一种抗菌药的涂层,且涂层中的药物含量是由高浓度端向低浓度端逐渐变化的。当药敏纸条贴在涂有试验菌的平板上时,药物就从纸条上向琼脂平板中扩散,在纸条与琼脂接触的边缘形成一个渐变的药物浓度梯度。读取细菌停止生长处在纸条上相应的药物浓度指示值,即为该药对该试验菌的 MIC 值。

4. 抗菌药物的联合药敏试验 为了解两种抗菌药物联合应用时的抗菌效果,可做抗菌药的联合药敏试验。联合药敏试验的结果可以表现为协同(synergistic)、相加(additive)、拮抗(antagonistic)和无关(indifferent)。抗菌药物的联合应用希望能够获得协同的效果,而避免出现无关和拮抗的情况,申请抗菌药物联合药敏试验对于抗菌药物的选择要有理论依据或文献依据,如理论和临床实践都证明 β- 内酰胺类(或万古霉素或氟喹诺酮类)和氨基糖苷类联合应用常可获得协同的效果。一般有纸片法联合药敏试验和部分抑菌浓度指数测定(fractional inhibitory concentration index,FICI)。

(二) 体外药敏试验结果解释

药敏试验的结果通常以试验菌对试验药物是"敏感""中介""耐药"等术

语来表示，这些结果的表示方法只是对抗菌药物临床治疗效果的一种预测。

1. 敏感(susceptible，S)　指当使用常规推荐剂量的抗菌药物进行治疗时，该抗菌药在患者感染部位通常所能达到的浓度可抑制分离菌株的生长。

2. 中介(intermediate，I)　有下列几种不同的含义：①抗菌药物的 MIC 接近血液和组织中通常可达到的浓度，分离株的临床应答率可能低于敏感菌株；②根据药代动力学资料分析，若某药在某些感染部位被生理性浓缩(如喹诺酮类和 β- 内酰胺类药物通常在尿中浓度较高)，则中介意味着该药常规剂量使用时是安全的(如 β- 内酰胺类药物)，则中介意味着高于常规剂量给药可能有效；③在判断药敏试验结果时，中介意味着一个缓冲区，以防止一些小的、不能控制的技术因素导致的结果解释偏差，特别对毒性范围(pharmaco toxicity margin)较窄的药物。

3. 剂量依赖敏感(susceptible-dose dependent，SDD)　是指抗菌药对感染菌的 MIC 接近该药在血液和组织中的浓度，提示菌株敏感性依赖于患者使用药物的剂量。当药敏试验结果是 SDD 时，为了达到临床疗效，采用的修正用药方案(例如高剂量、增加给药频率，或两者兼有)达到的药物浓度比设定敏感折点所使用的用药方案所达到的药物浓度高。

4. 耐药(resistant，R)　指使用常规推荐剂量的抗菌药物治疗时，患者感染部位通常所能达到的药物浓度不能抑制菌株的生长；或者该药对该感染菌的临床疗效尚未在以往的治疗研究中被证实是可靠的；或者 MIC 或抑菌圈直径可能处于特殊的微生物耐药机制范围(如诱生 β- 内酰胺酶)。

5. 非敏感(non-susceptible，NS)　指由于尚未发现或罕见耐药株出现此分类用于只有敏感解释标准的分离株。当分离株的 MIC 值高于(或抑菌圈直径低于)敏感折点时，应报告为非敏感。但非敏感并不意味着菌株必然携带某种耐药机制。

(三) 多重耐药菌的检测

1. 耐甲氧西林金黄色葡萄球菌　耐甲氧西林金黄色葡萄球菌(MRSA)主要引起皮肤、肺炎、软组织、血液等多部位感染，具传播途径广、致病性强、多重耐药等特点。MRSA 是由 *mecA* 基因介导，其基因产物是低亲和力的 PBP2a，而青霉素结合蛋白具有促进细菌细胞壁合成的作用，使 β- 内酰胺类抗生素不能阻止细菌细胞壁合成，因此产生耐药。MRSA 菌株对所有青霉素类、头孢类、碳青霉烯类以及 ß- 内酰胺类酶抑制剂的复方制剂都耐药。通过 PCR 直接检测细菌染色体上的 *mecA* 基因，是目前检测 MRSA 菌株的金标准。实验室常规检测苯唑西林或头孢西丁的敏感性，两者任何一种耐药即判断为 MRSA。

2. 耐万古霉素肠球菌　肠球菌在使用万古霉素治疗过程中，其自身代谢和结构发生改变，使细菌对万古霉素抗菌药物敏感性下降，甚至出现耐药，即为临床耐万古霉素肠球菌（VRE）感染。VRE 对万古霉素的耐药性多数是由位于染色体或质粒上的耐药基因簇引起，万古霉素耐药基因可分为 *vanA*、*vanB*、*vanC* 等 8 种型别，可采用 PCR 方法对其耐药基因进行检测。常规采用纸片扩散法或仪器法（测定 MIC 值）检测肠球菌对万古霉素是否耐药。

3. 产超广谱 β- 内酰胺酶的肠杆菌　产超广谱 β- 内酰胺酶（ESBLs）是肠杆菌科细菌（如大肠埃希菌、肺炎克雷伯菌、产酸克雷伯菌、奇异变形杆菌）对 β- 内酰胺类抗菌药物产生耐药的主要机制。β- 内酰胺类抗菌药物包括青霉素、头孢菌素类等，这些药物的化学结构中都含有 β- 内酰胺环，可抑制细菌细胞壁的合成，当环被打开，则抗菌活性消失。实验室通过 ESBLs 筛选试验、确证试验等方法来判断细菌是否产 ESBLs。

4. 耐碳青霉烯类鲍曼不动杆菌　鲍曼不动杆菌在自然环境、医院环境的生存力强，容易形成耐药，临床耐碳青霉烯类鲍曼不动杆菌（CRAB）分离株越来越多。CRAB 的耐药机制非常复杂，一般在各种酶解或非酶解机制共同作用，其中最重要的机制是产生碳青霉烯酶。对碳青霉烯类耐药，往往出现泛耐株（PDRAB），对临床治疗带来困难。常规使用纸片扩散法或仪器法（测定 MIC 值）检测 CRAB。

5. 耐碳青霉烯类铜绿假单胞菌　铜绿假单胞菌常引起败血症、肺炎、腹腔和泌尿系统感染，尤其是肺部感染的发病率不断增加。耐碳青霉烯类铜绿假单胞菌（CRPA）菌株可能存在外膜孔蛋白缺失，使碳青霉烯类，尤其对亚胺培南的通透性降低，在铜绿假单胞菌胞内浓度降低，从而发生耐药。一般实验室采用纸片扩散法或仪器法（测定 MIC 值）检测 CRPA。

6. 耐碳青霉烯类肠杆菌科细菌　碳青霉烯类抗生素是治疗多重耐药肠杆菌科细菌引起感染的最有效的药物。但近年来，随着广谱抗菌药物的广泛使用，肠杆菌科细菌中均出现碳青霉烯类耐药肠杆菌科细菌（CRE）菌株，以肺炎克雷伯菌最多。CRE 菌株的检出率呈逐年上升趋势，对多数临床常用抗菌药物高度耐药，体外通常对替加环素、多黏菌素类、磷霉素敏感，对阿米卡星、磺胺类和庆大霉素有一定的敏感性。一般实验室采用纸片扩散法或仪器法（测定 MIC 值）检测 CRE。

（刘耀婷　胡海清　周　琳）

第二章 各系统疾病的诊断和治疗

第一节 感染科疾病

1 风疹

风疹病毒(rubella virus)是RNA病毒,属披膜病毒科,主要侵犯上呼吸道黏膜,引起上呼吸道炎症。风疹病毒对外界环境抵抗力较弱。全年均可发病,以冬、春季节为多见,可引起局部小流行。人群对本病普遍易感,以1~5岁儿童最为易感,但6个月以内的婴儿以及成人也可患风疹。本病主要通过空气飞沫传播,密切接触也可传播。患者是唯一传染源,且在出疹前后传染性最强。风疹病毒只有一个结构相当稳定的抗原型,因此,病后可获得持久的免疫力。孕妇在妊娠早期感染风疹病毒时,可引起胎儿受染,导致先天性风疹综合征,造成胎儿发育迟缓和畸形等。

【诊断】

1. 临床特点 病初感全身不适,伴有轻咳、流涕、发热,多为低热或中度发热;发热1~2d后出疹。皮疹始见于面部,1d之内即可波及全身。初为稀疏的红色斑丘疹,后越来越多,皮疹相互不融合,因此,易误诊为麻疹,但手掌、足心常无皮疹。第2天皮疹融合成片,颇似猩红热皮疹,第3天开始皮疹逐渐消退。由于皮疹与麻疹相似,但病程只有3d左右,故又有“三日麻疹”之称。出疹时往往伴有浅表淋巴结肿大,尤以耳后、枕后淋巴结肿大更为常见。疹退不留色素沉着,不脱屑。

风疹最严重的并发症是风疹脑炎,但较为罕见,病死率可高达20%。存活者多无智力障碍。少数患者尚可伴发关节炎或血小板减少性紫癜等。

妊娠前4个月内胎儿若受染称先天性风疹,20%~80%受感染的婴儿有先天性器官缺陷或畸形,可出现脑膜炎等先天性风疹综合征。

2. 血常规 常表现为白细胞减少,淋巴细胞相对增多。从细胞培养中分离到风疹病毒是确诊的直接依据。而临床常采用血凝抑制试验或补体结合试验检测血清中风疹病毒抗体。

3. 鉴别诊断 根据皮疹、热型等与麻疹、猩红热、传染性单核细胞增多症等相鉴别。

【治疗】

目前尚无特效的抗风疹病毒药物。风疹患者一般症状比较轻微,不需要特殊治疗，主要是呼吸道隔离及对症治疗。先天性无症状风疹感染者无须特别处理，伴严重症状者可予相应处理。

【预防】

本病以预防为主，特别是对早期妊娠者。患者出疹后5d之内为隔离期。儿童及生育前的育龄妇女均应进行风疹疫苗注射，但已妊娠妇女不宜接种活疫苗，因其有通过胎盘引起胎儿感染而致畸的可能。

（薛建亚）

2　水痘及带状疱疹

水痘及带状疱疹是由水痘-带状疱疹病毒（varicella-zoster virus，VZV）引起的两种不同表现过程的疾病，原发感染为水痘，再激活引起则称为带状疱疹，是潜伏性感染过程。水痘多见于年幼者，临床主要特征是分批出现的皮肤黏膜的斑、丘、疱疹及结痂，全身症状较轻微。带状疱疹多见于成人，其特征为沿身体单侧感觉神经相应皮肤节段出现成簇的疱疹，常伴局部神经痛。VZV呈圆形，内含双链DNA。只有一个血清型，在体外抵抗力弱，人是该病毒已知唯一自然宿主，主要通过直接接触水痘疱疹液及空气飞沫等途径传播，受感染的细胞核内有嗜酸性包涵体，能与邻近细胞融合成多核巨细胞。人群普遍易感，但以儿童多见；孕妇患水痘除病情较为严重外，并可引起胎儿发育畸形、流产或死胎。常为散发性，全年均可发病。病后虽可获得较持久的免疫力，但其抗体不能清除潜伏的病毒。

【诊断】

（一）临床特点

1. 出疹前1~2d为前驱期，患者可无症状或仅有轻微症状，如低热、全身不适等。

2. 皮疹特点有：水痘皮疹初为红斑疹，数小时后变为红色丘疹，再经数小时发展为疱疹，形似露珠水滴，周围有红晕。疱疹液初呈透明，数小时后渐变为混浊。1~2d后疱疹从中心开始干枯结痂，再经数日脱落。

带状疱疹发疹前局部皮肤常有瘙痒、疼痛、感觉异常等，1~3d后沿周围神经分布区皮肤出现成簇皮疹，先为红斑，继之发展为丘疹、水疱，数个或更多成集簇状，水疱大小不等，可分批出现。数日后结痂脱落。可留有带状疱疹后神经痛。

（二）并发症

婴幼儿易并发水痘肺炎、水痘脑炎、水痘肝炎、间质性心肌炎及肾炎等。带状疱疹偶可引起脑炎和脑脉管炎，对免疫功能缺陷者可发生播散性带状疱疹。

（三）实验室检查

常刮取新鲜疱疹基底组织涂片，瑞氏染色可见多核巨细胞，苏木素伊红染色可见细胞核内包涵体。取疱疹基底刮片或疱疹液，直接荧光抗体染色查病毒抗原。另外，还可对患者呼吸道上皮细胞和外周血白细胞中 VZV 检测 DNA。对合并脑炎或脑膜炎者，其脑脊液细胞数及蛋白有轻度增加，糖和氯化物正常。

（四）鉴别诊断

水痘需与丘疹样荨麻疹鉴别。带状疱疹出疹前应注意与胸膜炎、胆囊炎等鉴别。

【治疗】

1. 水痘急性期应卧床休息，注意水分、营养补充。对皮肤瘙痒可用炉甘石洗剂等处理。带状疱疹可适当用镇静剂（如地西泮等）、镇痛剂（如阿司匹林、吲哚美辛等）。

2. 抗病毒治疗可用阿昔洛韦 10~20mg/kg 静滴，8h 一次，疗程 7~10d。亦可用阿糖腺苷 10mg/（kg·d），静滴，5~7d。早期使用 α 干扰素能加速病情恢复，缩短病程。因糖皮质激素可能导致水痘及带状疱疹病毒的播散而加重病情，故应禁忌使用。

3. 其他注意防治并发症；对出现后遗神经痛者可予中药、针灸、光疗等方法。

【预防】

1. 管理好传染源　一般水痘患者建议居家隔离至疱疹全部结痂或出诊后 7d。注意避免易感儿及孕妇的接触。

2. 切断传播途径　主要是注意室内通风、换气，对患者呼吸道分泌物和污染用品应及时消毒。

3. 保护易感者　主要是用水痘带状疱疹免疫球蛋白（VZIG）5ml 肌注，接触后 12h 内使用有预防功效；亦可采用减毒活疫苗接种。

（薛建亚）

3　脊髓灰质炎

脊髓灰质炎（poliomyelitis）是由脊髓灰质炎病毒所致的急性消化道传染病。一般发生在 5 岁以下的小儿，俗称"小儿麻痹症"。本病一年四季均可发生，以夏秋季多见，一般以散发为多，带毒粪便污染水源可引起暴发流行。人是脊髓灰质炎病毒的唯一自然宿主，隐性感染即无症状病毒携带者（占 90% 以上）和轻症瘫痪型患者是本病的主要传染源，病毒经粪 - 口及空气飞沫传播，通过血脑屏障,侵犯中枢神经,在脊髓前角运动神经细胞增殖,引起细胞坏死,造成弛缓性肌肉麻痹,病情轻重不一,轻者无瘫痪出现,严重者累及生命中枢而死亡。大部分病例可治愈,仅小部分留下瘫痪后遗症。本病潜伏期 5~35d,可分为四型,临床以发热、上呼吸道症状、胃肠功能紊乱、肢体疼痛,部分患者出现弛缓性神经麻痹并留下瘫痪后遗症为特征,严重者可引起呼吸衰竭而死亡。自从口服脊髓灰质炎减毒活疫苗投入使用后,发病率明显降低。近年全球消灭脊髓灰质炎的进度较缓,甚至出现反弹现象。

【诊断】

(一) 流行病学

遍及全球,多见温带地区,人群普遍易感,具有确切接触史,有助于早期诊断。

(二) 临床表现

潜伏期 3~35d,一般为 9~12d。按症状轻重及有无瘫痪可分为隐性感染、顿挫型、无瘫痪型及瘫痪型。瘫痪型的病程大致分为前驱期、瘫痪前期、瘫痪期、恢复期及后遗症期。

1. 前驱期　主要症状为发热、乏力,可伴有咽痛、咳嗽等呼吸道症状,亦可见恶心、呕吐、头痛、咽喉痛、便秘、弥漫性腹痛、鼻炎、咳嗽及腹泻等,持续 1~3d。若病情不发展,即为顿挫型。

2. 瘫痪前期　前驱期症状消失后 1~6d,体温再次上升,头痛、恶心、呕吐严重和感觉过敏,颈后肌群、躯干及肢体强直灼痛,常有便秘。查体可见:①三脚架征:即患者坐起时颈背强直不能屈曲,需用两手后撑在床上,如三脚架,以支持体位。②吻膝试验阳性:即患者坐起、弯颈时下颌不能接触膝部;可伴交感神经紊乱出现面色潮红、多汗、括约肌功能障碍。如病情到此为止,3~5d 后热退,即为无瘫痪型,如病情继续发展,则常在瘫痪前 12~24h 出现腱反射改变,最初是浅反射,以后是深腱反射抑制,因此早期发现反射改变有重要临床诊断价值。

3. 瘫痪期　自起病后 3~10d 出现肢体瘫痪,大多在体温开始下降时出现瘫痪,并逐渐加重,多数患者当体温退至正常后,瘫痪停止发展,无感觉障碍。可分以下几型。

(1)脊髓型:此型最为常见。表现为弛缓性瘫痪,不对称,腱反射消失,肌张力减退,下肢及大肌群较上肢及小肌群更易受累,近端肌群较远端肌群受累,出现早,躯干肌群瘫痪时头不能竖立,颈背无力,不能做起和翻身,颈胸部脊髓病变严重可累及呼吸肌而影响呼吸运动,表现呼吸浅速,咳嗽无力。

(2)延髓型:系延髓和脑桥受损所致,呼吸中枢受损时出现呼吸不规律,呼吸暂停，严重时出现呼吸衰竭，血管运动中枢受损可有血压和脉率的变化，脑神经受损出现相应的体征，面神经及第X对脑神经损伤多见。

(3)脑型：少见，表现高热、头痛、烦躁、惊厥或嗜睡，可有神志改变。

(4)混合型：以上几型同时存在为混合型，病情十分凶险，预后恶劣。

4. 恢复期　瘫痪一般恢复顺序是先四肢远端小肌群，后近端大肌群，肌腱反射随之出现，开始恢复较快，轻型病例1~3个月基本恢复，重者需6~18个月或更长时间。

5. 后遗症期　瘫痪1~2年后仍不恢复为后遗症，某些神经细胞损伤严重，治疗不积极，相应肌群功能不能恢复，就会长期瘫痪，肌肉随之萎缩，肢体畸形。部分患者感染25~35年，发生进行性神经肌肉软弱，肌肉萎缩、疼痛，受累肢体瘫痪加重，称为脊髓灰质炎后综合征。

(三) 实验室检查

1. 血常规　白细胞多在正常范围，早期及继发感染时可增多，中性粒细胞为主。急性期部分患者血沉增快。

2. 脑脊液　无瘫痪型或瘫痪型患者脑脊液类似其他病毒所致的脑膜炎，颅内压高，细胞数早期以中性粒细胞为主，后期以淋巴细胞为主，热退后细胞数下降快速，蛋白可略高，呈蛋白-细胞分离现象。少数患者脑脊液检查可始终正常。

3. 血清免疫学　常用中和试验检测特异抗体，阳性率及特异性较高。未服用疫苗的患者，发病1个月前有酶联免疫吸附实验法（ELISA法）检测患者血液及脑脊液中抗脊髓灰质炎病毒特异性免疫球蛋白M（IgM）抗体，可帮助早期诊断；恢复期患者特异性免疫球蛋白（IgG）抗体效价较急性期4倍升高有诊断意义。

4. 病毒分离　起病1周内可从咽部及粪便内分离出病毒，可用咽拭子及肛门拭子采集标本，间隔24~48h收集双份标本，及时冷藏送检，多次送检可增加阳性率。

(四) 鉴别诊断

前驱期需和呼吸道感染、胃肠炎等鉴别。瘫痪前期应与其他病毒性脑膜炎、化脓性脑膜炎、结核性脑膜炎患者进行鉴别。瘫痪出现之后应与感染性多发性神经根炎（吉兰-巴雷综合征）、其他肠道病毒引起的瘫痪及家族性周期性瘫痪等患者进行鉴别。

【治疗】

尚无特效抗病毒治疗方法，重点在预防瘫痪的发生、发展及促进瘫痪肌肉的恢复。处理原则是对症治疗，缓解症状，促进恢复，预防及处理各类并发症。

（一）前驱期及瘫痪前期

1. 卧床休息　患者卧床持续至热退1周，以后避免体力活动至少2周，避免各种引起瘫痪发生的因素，如剧烈活动、肌内注射、手术等。卧床时使用踏脚板使足和小腿有一正确角度，以利于功能恢复。

2. 对症治疗　可使用退热镇痛药、镇静药缓解全身肌肉痉挛不适和疼痛；每2~4h湿热敷一次，每次15~30min；热水浴亦有良效，特别对年幼儿童，与镇痛药合用有协同作用；轻微被动运动可避免畸形发生。

（二）瘫痪后的治疗

1. 正确的姿势　卧床时身体呈一直线，膝部略弯曲，髋部及脊柱用板或重物使之挺直；如瘫痪的下肢，应使膝关节轻度弯曲，髁关节置于90°位置；上肢瘫痪时，肩关节应轻度外展，肘关节呈90°，腕关节轻度背屈，手握一个纱布团，疼痛消失后立即做主动和被动的锻炼，避免关节畸形的发生。

2. 适当的营养　应给予营养丰富的饮食和大量水分，如因环境温度过高或热敷引起出汗，则应补充钠盐。厌食时可用胃管保证食物和水分摄入。

3. 药物治疗　可以使用神经细胞的营养药物如维生素B_1、B_{12}及促神经传导药物地巴唑；急性期后可使用增进肌肉张力药物，如加兰他敏等；继发感染者选用适宜的抗生素。

4. 延髓型瘫痪的治疗　需要保持呼吸道通畅，采用低头位（床脚抬高成20°~25°）以免唾液、食物、呕吐物等吸入，如气道分泌物多，及时吸出，防止气道梗阻。最初数日避免胃管喂养，使用静脉途径补充营养；每日测血压数次，如有高血压脑病，应及时处理；声带麻痹、呼吸肌瘫痪者，需行气管切开术，必要时需呼吸机辅助通气。

（三）恢复期的治疗

在体温恢复正常，肌肉疼痛消失，瘫痪停止发展后即可对瘫痪肌肉进行按摩和被动活动，未完全瘫痪的肌肉应逐渐增加自主活动，同时可用中医按摩、针灸及康复锻炼。畸形较严重者可酌情采用矫形手术治疗。

【预防】

目前尚无治疗脊髓灰质炎病毒感染特异的药物。对该病的控制主要依赖于疫苗的使用，被动免疫仅用于个别情况。

（一）管理传染源

患者至发病日起至少隔离40d，最初1周强调呼吸道和胃肠道隔离。

（二）切断传播途径

急性期患者粪便用含氯消毒剂浸泡消毒后再排放，尿布衣裤煮沸消毒，被服日光暴晒。

（三）保护易感人群

1. 主动免疫　脊髓灰质炎病毒分Ⅰ型、Ⅱ型、Ⅲ型，无交叉免疫，预防接种时，三型疫苗均需应用。目前一般使用脊髓灰质炎减毒活疫苗Ⅰ、Ⅱ、Ⅲ型混合多价糖丸，于生后第2、3、4个月各服1粒，4岁加强1次。优点是免疫效果好，服用次数少。忌用热开水送服，以免灭活疫苗病毒失去作用。

2. 被动免疫　免疫球蛋白推荐剂量0.3~0.5ml/kg，1次/月，连用2次，来保护脊髓灰质炎病毒的接触者，免疫效果保持可维持2个月。

（徐　浩）

4　传染性单核细胞增多症

传染性单核细胞增多症（infectious mononucleosis）是由EB病毒（Epstein-Barr virus）所致的急性自限性传染病，多数预后良好。EB病毒为疱疹病毒属，核心为双链DNA，主要感染B淋巴细胞。EB病毒进入口腔后，感染咽部上皮细胞及B淋巴细胞，进行复制后侵入血液循环致病毒血症，而后累及各组织器的网状细胞，并可长期潜伏在人体淋巴组织中，主要病理特征是淋巴组织的良性增生。本病以秋末春初为主，多见于儿童和少年，儿童发病高峰在学龄前和学龄儿童，15岁以上少年中部分典型发病，10岁以上EB病毒抗体阳性率为86%，发病后可获得持久免疫力。主要经口密切接触而传播（口-口传播），飞沫传播并不重要，偶尔可通过输血传播。临床以不规则发热、咽峡炎、淋巴结肿大及脾肿大为特征，可出现皮疹及神经症状。

【诊断】

（一）流行病学

本病多呈散发，全年可发病，但以晚秋至初春为多。经口密切接触为主要传播途径，飞沫传播并不重要，偶尔可通过输血传播。人群普遍易感，病后可有持久免疫力。

（二）临床特点

潜伏期儿童9~11d，成人通常为4~7周。起病急缓不一。病程多为2~3周，少数可迁延数月。

1. 发热　多在38.5~40.0℃，无固定热型，热程自数日至数周，甚至数月。可伴有寒战和多汗。早期有相对缓脉。

2. 淋巴结肿大　70%的患者伴有淋巴结肿大，病程1周内出现，以颈淋巴结肿大最为常见，直径1~4cm，呈中度硬度，无粘连压痛，腋下及腹股沟部次之，肠系膜受累可引起腹痛，热退后可消失。

3. 咽峡炎　半数以上患者扁桃体充血、肿大，少数患者扁桃体上有溃疡，被覆灰白色假膜。咽部和鼻黏膜充血水肿，严重可引起吞咽困难及气道阻塞。

4. 肝脾肿大　仅10%患者出现肝大，肋下2cm以内，肝功能异常者则可达2/3。部分患者可出现黄疸。半数患者有轻度脾肿大，偶可发生脾破裂。

5. 皮疹　10%的病例在病程1~2周出现，多形性皮疹，为淡红色斑丘疹，亦可有麻疹样、猩红热样、荨麻疹样皮疹，多见于躯干部，3~7d内消失，无脱屑。

6. 神经系统症状　见于少数严重的病例，可表现为急性无菌性脑膜炎、脑炎及周围神经根炎等。90%以上可恢复。

（三）实验室及其他检查

1. 血常规　早期白细胞总数可正常或偏低，以后逐渐增多，一般可达$(10\sim20)\times10^9/L$，最高可达$(30\sim50)\times10^9/L$。异型淋巴细胞可在10%以上或绝对数超过$1.0\times10^9/L$，具有诊断价值，常伴有血小板减少。

2. 血清学检查

(1)病毒核酸检测：EB病毒DNA有较高的敏感性和特异性，患者外周血EB病毒病毒载量在2周内达到高峰，很快下降，阳性提示机体存在活动性EB病毒感染。

(2)病毒抗体测定：EB病毒感染过程中产生针对衣壳抗原IgG和IgM，随后抗早期抗原抗体出现，IgM抗体于发病后3~4周达高峰，是新近感染的标志。研究表明90%原发性急性EB病毒感染患者在临床症状出现10d内可检测到抗EB病毒-壳抗原抗体-IgG低亲和力抗体。

(3)嗜异性凝集试验　患者血清中含有IgM嗜异性凝集抗体，可和绵羊或马红细胞凝集，检测效价>1∶64为阳性；急性和恢复期双份血清效价上升>4倍诊断意义更大。

3. 其他检查　肝功能多异常，骨髓检查可除外血液病，有神经系统损害可检查脑脊液。

（四）鉴别诊断

本病需与咽峡炎、扁桃腺炎、巨细胞病毒（CMV）、腺病毒、伤寒、斑疹伤寒、肝炎和淋巴细胞性白血病等相鉴别。

【治疗】

本病无特异性治疗，以对症治疗为主，病程1~2周，可有复发，大多能自愈。

（一）对症治疗

1. 急性期卧床休息。注意口腔卫生。

2. 淋巴结肿痛，可局部冷敷。

3. 出现黄疸时，可参照病毒性肝炎治疗。

4. 继发细菌感染可选用青霉素、红霉素等抗生素，避免氨苄西林或阿莫西林等，可显著增加多形皮疹的机会。

5. 肾上腺皮质激素用于重症患者，如咽部、喉头有严重水肿，有神经系统并发症及心肌炎，溶血性贫血、血小板减少紫癜等，一般病例不宜采用。可用泼尼松 30~60mg/d，可根据病情酌减，疗程 6d。

（二）抗病毒药物

早期应用更昔洛韦有明确疗效，阿昔洛韦、干扰素抗病毒有一定的治疗作用。

（三）注意特殊情况及处理

脾大者应注意防止脾破裂，检查时不宜用力过猛。

【预防】

目前尚无有效预防措施。急性期患者应进行呼吸道隔离。其呼吸道分泌物及痰杯可用漂白粉、氯胺或煮沸进行消毒。因病毒血症可长达数月，故病后至少 6 个月不能参加献血。疫苗尚在研制中。

（徐 浩）

5 肾综合征出血热

肾综合征出血热（hemorrhagic fever with renal syndrome，HFRS）是由汉坦病毒引起的以鼠类为主要传染源的自然疫源性疾病。本病主要分布于亚欧部分国家，我国除海南和台湾外的所有省市自治区均有本病流行，病死率较高，国内以往习惯称为流行性出血热（epidemic hemorrhagic fever，EHF）。汉坦病毒感染人体后通过病毒直接作用或激发机体发生免疫反应，导致全身性和广泛性的小血管和毛细血管的损害，从而引起一系列病理生理改变。临床以发热、头痛、腰痛、低血压休克、充血出血和肾脏损害等为特征。

【诊断】

（一）临床特点

典型病例有发热、出血和肾脏损害三大主症及发热期、低血压休克期、少尿期、多尿期和恢复期五期经过。非典型和轻症患者可有越期现象，重症患者可有多期重叠。

1. 发热期 主要表现为发热、全身中毒症状、毛细血管损伤和肾损害。起病急，畏寒，体温常在 39~40℃，热型以弛张热为多，持续 3~7d；全身中毒症状主要表现为“三痛”（头痛、腰痛、眼眶痛）；毛细血管损害主要表现为充血、出血和渗出水肿，眼红、面红及颈胸皮肤潮红一般称为“三红”，重者呈酒醉外貌；肾损害主要表现在蛋白尿。

2. 低血压休克期　“热退病重”,该期持续时间长短与病情轻重、治疗措施是否及时和正确有关,一般为 1~3d。中毒症状和出血加重,血压下降,出现脸色苍白、四肢厥冷、脉搏细弱等,严重者甚至休克。

3. 少尿期　每日尿量 <400ml 为少尿,<50ml 为无尿。主要表现为尿毒症、酸碱和水电解质平衡紊乱,严重者可出现高血容量综合征和肺水肿。

(1) 尿毒症:厌食、恶心、呕吐,头晕、烦躁、嗜睡、谵妄。

(2) 酸中毒:呼吸增快或 Kussmaul 深大呼吸

(3) 水钠潴留:水肿、腹水、高血容量综合征(体表静脉充盈等)

(4) 电解质紊乱:主要为高血钾、低血钠、低血钙。

4. 多尿期　此期为新生的肾小管重吸收功能尚未完善,加上尿素氮等潴留物质引起高渗性利尿作用,使尿量明显增加。每日尿量逐渐增多,直至 3 000ml 以上,可伴有水电解质平衡失调。多尿期应严密观察病情,监测水电解质。

(1) 移行期:每日尿量由 400ml 增至 2 000ml,此期尿量虽增加,但血尿素氮及血肌酐仍持续升高,症状加重。

(2) 多尿早期:每日尿量超过 2 000ml,氮质血症未见明显改善。

(3) 多尿后期:每日尿量超过 3 000ml,氮质血症逐渐下降,精神逐渐好转。

5. 恢复期　尿量恢复至 2 000ml 左右,全身情况逐渐恢复正常。

(二) 流行病学史

在流行季节有疫区野外作业史及留宿史,或有鼠类接触史。流行高峰在冬春季(10 月至次年 1 月),部分地区春夏季(5~7 月)有一小高峰。

(三) 实验室检查

1. 血常规　不同病期表现不一,早期血白细胞总数增高,低血压休克期及少尿期可达(15~30) $\times 10^9$/L;中性粒细胞同时增多,核左移,有中毒颗粒,可呈类白血病反应;可见异型淋巴细胞,达 5% 以上;低血压休克期血液浓缩,红细胞增多和血红蛋白水平升高,少尿期则明显下降;血小板减少,并有异型血小板。

2. 尿常规　病程第二天即可从尿中检出蛋白,并随病情进展至少尿期达高峰,部分病例尿中可同时检出红细胞、管型和膜状物,显微镜检:尿沉渣中可见融合细胞,在其中检出 EHF 病毒抗原。

3. 血生化　血尿素氮和肌酐多数在低血压休克期开始升高,移行期末达高峰,多尿后开始下降;发热期多见呼吸碱中毒,休克期和少尿期以代谢性酸中毒为主;本病各期血钠、钙多数下降,血镁、磷增高,血钾少尿期升高多尿期下降。

4. 凝血功能　发热期血小板减少，若出现弥散性血管内凝血（DIC）血小板常减少至 50×10^9/L，高凝期出现凝血时间缩短。

5. 病毒分离　发热患者血清、血细胞和尿液等接种 Vero-E6 细胞或 A549 细胞中可分离汗坦病毒。

6. 抗原检查　早期的血清、外周血中性粒细胞、淋巴细胞、单核细胞及尿和尿沉渣细胞，用免疫荧光或 ELISA 法，胶体金法更为敏感。

7. 抗体检测　血清中检测特异性 IgM 或 IgG 抗体，IgM 抗体 1∶20 为阳性，发病第 2 天可检出，IgG 抗体 1∶40 为阳性，1 周后效价上升 4 倍有诊断价值。

【治疗】

尚无特效疗法，主要针对各期病理生理变化，采用液体疗法为主的综合治疗。抓好“三早一就”（早发现、早诊断、早治疗和就地治疗），把好“三关”（休克、出血和肾衰竭）。

1. 发热期　抗病毒、减轻外渗、改善中毒症状和预防 DIC。①抗病毒：成人可应用利巴韦林 1g/d 加入 10% 葡萄糖 500ml 静滴，持续 3~5d，以减轻病情缩短病程。②减轻外渗：给予维生素 C 等降低血管通透性，每天输入平衡液或葡萄糖盐水 1 000ml 左右，腹泻高热可适量增加。③改善中毒症状：忌用发汗退热药物，物理降温，中毒症状重的地塞米松 5mg 静滴，对症止吐治疗。④预防 DIC：适量给予低分子右旋糖酐或丹参注射液滴注，检查凝血时间，酌情小剂量、多次给予肝素抗凝。

2. 低血压休克期　以扩充血容量、注意纠酸、改善微循环为主。平卧，吸氧，严禁搬动。以平衡盐液等晶体液快速静脉滴入，随后按“晶三胶一”比例适量补充低分子右旋糖酐、白蛋白等胶体液，使血压和脉压维持在正常或基本正常水平，血压正常后维持 24h 以上。并酌情使用 5% 碳酸氢钠以纠正酸中毒，每次 60~100ml，根据二氧化碳结合力酌情每天给予 1~4 次。对积极扩容后循环改善仍不满意者，可酌情使用多巴胺、山莨菪碱等血管活性药。伴心功能不全者可酌情使用强心药。肾上腺皮质激素适用于重度休克，地塞米松 20~30mg/d 静脉滴注。

3. 少尿期　以稳定内外环境、促进利尿导泻为主，有条件时可行透析治疗。合理补液，量出为入，入量以前 1d 尿量和呕吐量再加 500~700ml 为宜，并以高渗糖为主。使用呋塞米等促进利尿，从小剂量开始。为预防高血容量综合征和高血钾，可口服甘露醇、硫酸镁、大黄等导泻。少尿持续 4d 以上或无尿 24h 以上等符合透析指征的，有条件时应行血液或腹膜透析治疗。

4. 多尿期　以维持水电平衡、防止继发感染为主。随尿量增多应适量补充液体及电解质，应尽量口服补液，不能进食者可静脉注射，同时加强支持治疗，防止继发感染。

5. 恢复期 无须特殊治疗，应加强营养，适当休息 1~2 个月，避免劳累，复查肾功能、血压、垂体功能。

【预防】

加强灭鼠防鼠措施是防止本病流行的关键。做好食品卫生和个人卫生，疫苗已有商品供应，对到疫区执行任务的高危人群可接种疫苗预防，新型疫苗国内外也正在研究中。

（徐 浩）

6 艾滋病

艾滋病是获得性免疫缺陷综合征（acquired immune deficiency syndrome，AIDS）的简称，其病原体为人类免疫缺陷病毒（human immunodeficiency virus，HIV）亦称艾滋病病毒。HIV 感染者和艾滋病患者是本病的唯一传染源，HIV 主要存在于传染源的血液、精液、阴道分泌物、胸腹腔液、脑脊液、羊水和乳汁等体液中。经性接触（包括不安全的同性、异性和双性性接触）、经血液及血制品（包括共用针具静脉注射毒品、不安全规范的介入性医疗操作、纹身等）、经母婴传播（包括宫内感染、分娩时和哺乳传播）。高风险人群：主要有男男同性性行为者、静脉注射毒品者、与 HIV/AIDS 患者有性接触者、多性伴人群、性传播感染群体。HIV 可特异性结合 $CD4^+$ T 细胞，并在细胞内复制，因而造成 T 淋巴细胞的溶解破坏，甚至耗竭，最终导致细胞免疫功能缺陷，发生机会性感染或恶性肿瘤。

流行概况：联合国艾滋病规划署估计，截至 2018 年底，估计全球艾滋病病毒感染者 3 790 万（3 270 万 ~ 4 400 万）人，正在接受抗逆转录病毒治疗 2 330 万（2 050 万 ~ 2 430 万）人，新感染艾滋病病毒 170 万（140 万 ~ 230 万）人，因艾滋病相关疾病死亡 77 万（57 万 ~ 110 万）人。在继续推行综合、强化的干预措施基础上，提出“90-90-90 策略”，即存活的 HIV/AIDS 患者 90% 被检测出，诊断的 HIV/AIDS 患者 90% 接受规范的 HAART，治疗的 HIV/AIDS 患者 90% 达到病毒被抑制，并规划到 2020 年，将年新发感染人数控制在 50 万以下。截至 2018 年底，我国估计存活艾滋病感染者约 125 万。我国报告的现存活 HIV/AIDS 患者 758 610 例，当年新发现 HIV/AIDS 患者 134 512 例（其中 95% 以上均是通过性途径感染），当年报告死亡 30 718 例。

【诊断】

（一）临床特点

HIV 感染后至发病经历不同阶段，根据感染后临床表现及症状、体征，HIV

感染的全过程可分为急性期、无症状期和艾滋病期；但因为影响 HIV 感染临床转归的主要因素有病毒、宿主免疫和遗传背景等，所以在临床上可表现为典型进展、快速进展和长期缓慢进展 3 种转归，床表现也不同，具有从无症状到威胁生命的机会性感染和恶性肿瘤等不同表现。①急性期：通常发生在初次感染 HIV 后 2~4 周。出现发热、淋巴结肿大、肌肉关节疼痛、皮疹、食欲缺乏、恶心、腹泻等症状，类似传染性单核细胞增多症，常持续 1~3 周，血清抗 -HIV 阳转。②无症状期：此期一般持续 6~8 年，可出现淋巴结肿大等症状或体征，但一般不易引起重视。抗 -HIV 等病毒指标阳性，有传染性。③艾滋病期：为感染 HIV 后的最终阶段。此期主要临床表现为 HIV 相关症状、各种机会性感染及肿瘤。HIV 相关症状：主要表现为持续 1 个月以上的发热、盗汗、腹泻；体重减轻 10% 以上。部分患者表现为神经精神症状，如记忆力减退、精神淡漠、性格改变、头痛、癫痫及痴呆等。另外还可出现持续性全身性淋巴结肿大，其特点为：①除腹股沟以外有两个或两个以上部位的淋巴结肿大；②淋巴结直径≥ 1cm，无压痛，无粘连；③持续时间 3 个月以上。

（二）流行病学

不安全性生活史、静脉注射毒品史、输入未经抗 HIV 抗体检测的血液或血液制品、HIV 抗体阳性者所生子女或职业暴露史等。

（三）实验室检查

1. 血常规　红细胞减少和血红蛋白水平降低，白细胞总数减少，但中性粒细胞可增加，部分患者可有血小板减少。

2. $CD4^+$ T 细胞计数　早期 $CD4^+$ T 细胞计数可 $>0.40\times10^9/L$（400/μl），晚期 $<0.20\times10^9/L$（200/μl），甚至降低为零；$CD4^+/CD8^+$ 比例倒置。

3. 病原学检查

（1）抗体检测：IFA 或 ELISA 等方法检出血清抗 -HIV，提示 HIV 感染。我国规定 ELISA 检测抗 -HIV 阳性时，须重复一次，若仍阳性，须再以免疫印迹法（Western blot）测定病毒结构蛋白加以确诊。近年早期 HIV 感染筛查技术发展很快，检测标本除血清外已扩大到尿液、唾液和全血，甚至滤纸吸附的血液标本，微量、快速，操作简便，其中最快者可 2min 内完成测定。

（2）抗原检测：ELISA 方法可检出核心抗原 P24，但抗原持续时间短，血中含量较少，常规方法不易检出。

（3）病毒分离：从外周血淋巴细胞、精液、阴道分泌物及脑脊液等可分离到病毒，但技术难度较大，不常规使用。

（4）核酸检测：以 RT-PCR 或核酸杂交可检出 HIV-RNA，可作为补充或确诊试验，用于诊断早期潜伏感染或婴儿感染。bDNA 等方法可定量检测 HIV-

RNA，对了解病情进展和判断疗效有重要意义。

(四) 诊断标准

1. 急性期诊断标准　患者半年内有流行病学史或急性 HIV 感染综合征，HIV 抗体筛查试验阳性和 HIV 补充试验阳性。

2. 无症状期诊断标准　有流行病学史，结合 HIV 抗体阳性即可诊断，或仅实验室检查 HIV 抗体阳性即可诊断。

3. 艾滋病期　成人及≥15 岁的青少年，HIV 感染加下述各项中的任何一项，即可诊为艾滋病或者 HIV 感染，而 $CD4^+$T 淋巴细胞数 $<0.20\times10^9$/L（200/μl），也可诊断为艾滋病。

（1）原因不明的持续不规则发热，体温 38℃以上，>1 个月。

（2）慢性腹泻次数多于 3 次 /d，>1 个月。

（3）6 个月之内体重下降 10% 以上。

（4）反复发作的口腔白色念珠菌感染。

（5）反复发作的单纯疱疹病毒感染或带状疱疹病毒感染。

（6）肺孢子菌肺炎（PCP）。

（7）反复发生的细菌性肺炎。

（8）活动性结核或非结核分枝杆菌病。

（9）深部真菌感染。

（10）中枢神经系统占位性病变。

（11）中青年人出现痴呆。

（12）活动性巨细胞病毒感染。

（13）弓形虫脑病。

（14）马尔尼菲蓝状菌病。

（15）反复发生的败血症。

（16）皮肤黏膜或内脏的卡波西肉瘤、淋巴瘤。

15 岁以下儿童，符合下列一项者即可诊断：HIV 感染和 $CD4^+$T 淋巴细胞百分比 <25%（<12 月龄），或 <20%（12~36 月龄）或 <15%（37~60 月龄），或 $CD4^+$T 淋巴细胞数 $<0.20\times10^9$/L（5~14 岁）；HIV 感染和伴有至少一种儿童艾滋病指征性疾病。

【治疗】

(一) 抗病毒治疗

目前 AIDS 治疗最为关键的是联合抗反转录病毒治疗。其次，针对机会性感染和肿瘤采取相应治疗。研制的抗病毒药物很多，可作用于 HIV 复制周期的不同环节，包括阻止病毒与 $CD4^+$ T 细胞结合、抑制反转录酶、抑制病毒复制、抑制蛋白酶、影响病毒装配和芽生等，但主要应用于临床的是反转录酶抑制剂和蛋白酶抑制剂两类。

1. 反转录酶抑制剂（RTI）　分核苷类（NRTI）和非核苷类（NNRTI）两种，核苷类又分 A 组和 B 组，A 组包括替诺福韦、齐多夫定和双脱氢 - 脱氧胸苷，B 组包括双脱氧肌苷、双脱氧胞苷）、拉米夫定（3TC）和阿巴卡韦；非核苷类包括尼维拉平、地拉夫定和依非韦伦。这些药可延长患者寿命，推迟发病时间。其中最常使用的是齐多夫定，标准用量为每次 200mg，3 次 /d 口服；或每次 300mg，2 次 /d 口服，和其他药物联合使用时可提高疗效，减轻不良反应。

2. 蛋白酶抑制剂（PI）　已经批准进入临床的有沙喹那韦、吲哚那韦、利托那韦、奈非那韦、洛匹那韦和安泼那韦，常和反转录酶抑制剂联合使用。

此外，近年来批准上市的抗 HIV 药物还有核苷酸类反转录酶抑制剂（NtRTI）如泰诺福韦和融合抑制剂（FI）如恩福韦地等。

抗病毒治疗应掌握指征，急性感染期考虑治疗；无症状感染期如 $CD4^{+}T$ 淋巴细胞计数在（0.20~0.35）$\times 10^{9}$/L（200~350/μl）时，需考虑患者经济条件和依从性等综合因素后，决定是否开始治疗；艾滋病期应当进行治疗。治疗时应采取作用于不同环节的多种药物联合应用，并定期监测血清病毒含量的变化，治疗目标是使病毒含量在检测水平以下，治疗时应争取患者的合作。2 种核苷类反转录酶抑制剂联合用药时主张 A 组和 B 组药物联用，可避免同组药物毒性积累和拮抗。现多主张 3~4 种药物联合应用：2 种核苷类反转录酶抑制剂（A 组 +B 组）联合 1 种或 2 种蛋白酶抑制剂或 1 种非核苷类反转录酶抑制剂。

（二）抗机会性感染

应根据感染部位和可能的病原选用适当的抗感染药物。如肺孢子菌肺炎可用磺胺甲噁唑（SMZ）/ 甲氧苄啶（TMP）或喷他脒等；弓形虫感染可用乙胺嘧啶 / 磺胺嘧啶或 SMZ/TMP 等；隐孢子虫感染可试用螺旋霉素或巴龙霉素等；其他真菌感染可酌情选用制霉菌素、两性霉素 B、酮康唑、氟康唑等；合并病毒感染可根据病情选用阿昔洛韦、更昔洛韦、膦甲酸等；分枝杆菌感染可用利福布汀、利福平、乙胺丁醇、异烟肼、吡嗪酰胺等。

【预防】

建立健全检测网点，加强宣传教育，普及预防感染知识对防止本病传播至关重要。应对高危人群进行监测，必要时对患者进行隔离。树立健康的性观念，正确使用安全套，采取安全的性行为，不吸毒，不共用针具，推行无偿献血，对献血人群进行 HIV 筛查，加强医院管理，严格执行消毒制度，控制医院交叉感染，预防职业暴露与感染，控制母婴传播；对 HIV/AIDS 患者配偶和性伴者、与 HIV/AIDS 患者共用注射器的静脉药物依赖者，以及 HIV/AIDS 患者所生的子女，进行医学检查和 HIV 检测，为其提供相应的咨询服务。暴露于 HIV 的人员应尽早（尽可能在 2h 内，越早越好）采用含 2 种核苷类似物的二联或三联方案，最晚不超过 24h。疫苗研制已取得重大进展，但其安全性和有效性及对人类的保护作用尚待证实，距其真正投入临床应用至少还需数年时间。

（徐爱静）

7　朊毒体病

【病原学】

朊毒体（prion）又称蛋白侵染子、感染性蛋白、朊病毒、朊蛋白等，目前得到国内学术界认可的名称是朊毒体或朊粒。朊粒是一种不含核酸的有感染性的蛋白质，它能通过细菌滤器，既不是细菌，也不同于一般的蛋白。所以，能使核酸失活的物理方法（如煮沸、紫外线照射、电辐射等）和化学方法（如核酸酶、羟胺、锌离子作用）均对其无影响。该病原体在被感染的人或动物内能长期潜伏，所引起的疾病有相似的病理变化，主要表现为广泛神经系统空泡形成，病变部位没有炎症反应，这组疾病称为朊粒病（prion diseases）。

朊粒蛋白（prion protein，Prp）的分子量为 33~35kD，由 253 个氨基酸组成。Prp 有两种异构体，分别为 Prp^{C} 和 Prp^{SC}。Prp^{C} 存在于正常组织，对蛋白酶敏感，功能尚不清楚，但不致病；Prp^{C} 对蛋白酶有抗性，是可致病蛋白。正常脑组织中只有 Prp^{C}，没有 Prp^{SC}，而患病脑组织中既有 Prp^{C} 又有 Prp^{SC}。Prp^{C} 和 Prp^{SC} 的差别在于构象上的不同，这种构象差别导致了生物学作用的明显不同。朊粒有不同的株型，可形成不同的疾病。

目前已知的相关人类疾病有克 - 雅病（Creutzfeldt-Jakob disease，CJD）、库鲁病（Kuru disease）、致死性家族性失眠症（fatal familial insomnia，FFI）等。有学者认为朊粒能够产生具有自我繁殖能力的不同结构的毒体株，而结构上的差异是毒体株显型多样性的基础。朊毒体的这种变异能力使动物朊毒体病（牛海绵体脑病）能传染给包括人类在内的其他哺乳动物。人感染朊毒体病有三种可能途径：一是遗传突变，使朊毒体蛋白失去细胞型而易于折叠成致病型；二是医源性感染，如角膜转移手术中的捐献者为朊毒体的感染者，注射用的人生长激素和促性腺激素是提取于朊毒体病患者的腺垂体；三是饮食感染，如食用患朊毒体病动物的脑组织。而 Alter 不认为遗传突变是感染朊毒体的病因，他提出自然得病学说，认为 Prp^{SC} 可能是 Prp^{C} 翻译后转变而成的。

【诊断】

（一）流行病学

感染朊粒的动物和人均可成为感染源。人进食过由患朊毒体病动物制成的食品或生物制品，或接受过可能感染朊毒体供体的器官移植可发生感染。人对本病普遍易感，感染朊粒后，尚未发现保护性免疫的产生。

(二) 临床特点

朊粒病是一类侵犯人类和动物中枢神经系统的人畜共患性疾病，其临床特点为：①潜伏期长，可达数年或数十年；②临床上主要表现为中枢神经系统的异常；③病情进展迅速，可很快导致死亡。

人类朊病毒现已发现以下四种：库鲁病、克 - 雅病、格斯特曼综合征和致死性的家族失眠症。库鲁病是 20 世纪上半个世纪大西洋的巴布亚 - 新几内亚东部福雷族高地居民中的一种局部流行病。其主要症状为震颤、共济失调、脑退化痴呆，渐至完全丧失运动能力，3~6 个月内因衰竭而死亡。克 - 雅病患者肌阵挛，共济失调，嗜睡，出现进行性痴呆，变化与库鲁病相似。格斯特曼综合征主要以小脑病变为主，表现为共济失调、行走障碍等，很少出现肌阵挛。致死性的家族失眠症可出现共济失调的症状，痴呆少见。

(三) 相关检查

1. 脑脊液　患者脑脊液蛋白浓度可能有轻微升高，但脑脊液的常规及生化检查无特殊意义。脑蛋白 14-3-3 的检出有较高的诊断价值。它是一种神经元蛋白，能维持其他蛋白构型的稳定性，正常脑组织中含量丰富，而正常脑脊液中几乎不存在。当感染朊粒后，大量脑组织被破坏，可是脑蛋白泄漏于脑脊液中，该方法的灵敏度和特异度均在 92% 以上。

2. 影像学　对晚期病例进行计算机断层扫描（CT）或磁共振（MRI）检查，可发现脑皮质的萎缩。虽然意义不大，但常规 CT 和 MRI 检查是必要的，因为可以排除卒中、颅内血肿和出血、原发性和转移性脑肿瘤，以及某些炎症和代谢性疾病。

3. 组织病理学　尸检或活检脑组织切片可见脑组织海绵体化、空泡化、星形胶质细胞和微小胶质细胞的形成以及致病型蛋白积累，无免疫反应，但是当临床能够进行诊断时，一般患者已濒临死亡，是一种后期或死后确诊手段。电镜检查可发现异常脑纤维及羊瘙痒症相关纤维的存在，具有辅助诊断价值。

4. 脑电图　可出现特征性的周期性尖锐复合波，具有辅助诊断价值。

5. 免疫诊断　朊毒体疾病是一种中央神经系统疾病，Prp^{SC} 主要在神经系统和淋巴系统中积聚，在其他组织中含量很低。在口腔感染途径中，病源要经过血液从肠系淋巴系统传播到二级淋巴系统（脾和其他组织的淋巴结），所以寻找一种简单可靠的血液诊断方法，是一项非常有价值的工作。当前所有对朊毒体疾病的诊断方法基本上都是利用特异性抗体来检测异常型，即致病型朊毒体蛋白 Prp^{SC} 在感染组织中的积聚。常用的检测方法有：①TestA：这种诊断方法的检测体系是利用两个不同的单克隆抗体双位点非竞争性免疫度量分析，使用

DELFIA 技术产生读取信号。②TestB：这种诊断方法是建立在 Western 杂交基础上，使用一种单克隆抗体 6H4 对具有蛋白酶抗性的致病型朊毒体蛋白 Prp^{SC} 片段（Prp23~30）进行分析。③TestC：这种诊断方法是利用多克隆抗 Prp 抗体来检测的一种化学发光技术 ELISA。④TestD：这种诊断方法是使用两个单克隆抗体，在变性和收集后对 Prp^{SC} 进行夹层免疫分析。研究人员已经发现了几种分析方法，来提高检测血液中 Prp^{SC} 的敏感性，例如化学发光 Western 杂交及荧光免疫分析法，但遗憾的是，这几种方法实际上与大规模诊断尚有一些距离。

（四）鉴别诊断

主要与其他渐进性的中枢神经系统疾病，如阿尔茨海默病、多发性硬化等鉴别，其鉴别的关键在于脑组织是否存在海绵状改变和 Prp^{SC}。

【治疗】

目前尚无有效的病原治疗，主要以对症、支持治疗为主，改善症状，提高生活质量。抗病毒剂阿糖胞苷、阿糖腺苷及干扰素等已被试用，但疗效甚微。有报道使用米帕林、抗疟药和氯丙嗪（抗精神病药）后可改善症状。也有研究表明朊毒体抗体是目前最有效的治疗。

【预防】

1. 管理传染源　由于医源性克 - 雅病大多是通过外科手术、器官移植或使用生物制品所致，因此必须严格器官捐献的标准，对角膜及硬脑膜移植应排除供者患朊病者的可能，对神经外科的操作器械进行严格处理。对具有朊病毒家族史的人员进行严密监测，给予遗传咨询和产前筛查。

2. 切断传播途径　常规用于处理患者血液及体液的预防措施均应该被遵循。朊病毒是蛋白质，它对蛋白质强变性剂如苯酚、尿素等的处理无耐受性，耐高温性和抗蛋白酶性。朊病毒目前尚缺乏有效的治疗方法，人们只能采取相应措施预防，如消灭染病牲畜，对患者进行适当隔离；禁止食用可能传染的食物，禁止使用可能污染的药物。

（范文瀚）

8　流行性斑疹伤寒

流行性斑疹伤寒（epidemic typhus）也称虱传斑疹伤寒，是由普氏立克次体引起的以人虱为传播媒介所致的急性传染病。临床特点为持续高热、头痛、皮疹及中枢神经系统症状。患者是本病唯一的传染源，传播媒介以人虱中的体虱为主，头虱次之。人群普遍易感，病后免疫力持久。本病多发生于寒冷地区，冬春季发病较多，且本病的发生及流行与贫困、战争、自然灾害及不良的卫生条件有关。

【诊断】

（一）流行病学

潜伏期 10~14d（5~23d）。

（二）临床特点

1. 典型斑疹伤寒　骤起发热，伴畏寒或寒战，持续高热，剧烈头痛；病程 4~6d 出疹，皮疹多形性，初为玫瑰疹样充血疹，后可变为瘀点样皮疹；皮疹初见于胸背部，1~2d 内遍布全身，面部通常不出疹；1 周左右皮疹消退，但瘀点样皮疹可持续 2 周。可伴有明显的中枢神经症状（头痛、耳鸣、听力减退等），脾大。严重病例可出现急性肾衰竭。高热一般持续 2~3 周。

2. 轻型斑疹伤寒　见于曾接种疫苗或早期应用抗生素者，症状较轻。

3. 复发性斑疹伤寒（Brill-Zinsser 病）　有流行性斑疹伤寒病史，因免疫力下降复发，病情轻，可无皮疹或仅有少量斑丘疹。

4. 并发症　肺炎、心肌炎、中耳炎及腮腺炎，少见感染性精神病、趾端及鼻尖坏疽。

（三）实验室检查

1. 血常规　白细胞计数多在正常范围，中性粒细胞常增多，嗜酸性粒细胞可减少或缺失，血小板常减少。

2. 外斐（Weil-Felix）反应（变形杆菌 OX19 凝集试验）　单份血清效价大于 1∶60 或双份血清效价递增 4 倍者有诊断意义。但特异性较差。

3. 补体结合试验　用普氏立克次体与患者血清做补体结合试验，特异性强。

4. 立克次体凝集试验　以普氏立克次体为抗原与患者血清作凝集试验，阳性率高，特异性强，出现阳性时间早。

5. 豚鼠阴囊反应　患者血注入雄性豚鼠腹腔，5~6d 后出现发热但阴囊无明显红肿，渗出液中可检出大量立克次体。

6. 分子生物学检测　针对普氏立克次体 DNA 特异性保守序列行 PCR 扩增测序或荧光定量 PCR 检测，灵敏度及特异性高，检测快速。

（四）鉴别诊断

与伤寒、虱传回归热、鼠型斑疹伤寒、流行性出血热等相鉴别。

【治疗】

1. 按昆虫媒介传染病隔离患者应更衣，灭虱。

2. 对症治疗　高热者予物理降温或小剂量解热镇痛药，中毒症状严重者予糖皮质激素，神经系统症状如烦躁不安可予地西泮，心功能不全者应用强心药，维生素 K 预防出血。

3. 病原治疗　可选用四环素类（多西环素、米诺环素等），疗程 8~10d。也可选用氟喹诺酮类药物、氯霉素、大环内酯类等。

【预防】

早期隔离和治疗患者。防虱、灭虱。对于本病流行性地区的重点人群，可采用疫苗注射主动免疫，每年应加强免疫一次，经过6次以上接种后可获得较持久的免疫力。

（倪 武）

9　地方性斑疹伤寒

地方性斑疹伤寒（endemic typhus）又称鼠型斑疹伤寒或蚤传斑疹伤寒，是由莫氏立克次体感染引起的由鼠、蚤传播的急性自然疫源性疾病。家鼠是本病的主要传染源，人群普遍易感，病后免疫力持久，与流行性斑疹伤寒有交叉免疫。全球散发，夏秋较多，但温暖地区终年均可发生。国内以河南、河北、云南、山东、北京及辽宁等地发病相对较多。

【诊断】

（一）流行病学

疫区旅居史及鼠、蚤叮咬史。

（二）临床特点

潜伏期6~16d，多数12d。症状体征及临床过程与流行性斑疹伤寒类似，如发热、皮疹、头痛、头晕、失眠及脾大等。但症状较轻，皮疹稀疏，病程短，并发症少、病死率较低。

（三）实验室检查

1. 血常规　白细胞计数多在正常范围，中性粒细胞占比可增高。

2. 外斐（Weil-Felix）反应　试验亦可阳性，但效价较流行性斑疹伤寒低。

3. 补体结合试验　莫氏立克次体凝集试验或间接免疫荧光，检测特异性抗体，并可与流行性斑疹伤寒鉴别。

4. 豚鼠阴囊反应　患者血注入雄性豚鼠腹腔，5~6d后出现发热及因睾丸鞘膜炎引起阴囊肿胀，渗出液中可检出大量立克次体。莫氏立克次体所致的豚鼠阴囊反应较普氏立克次体所致者更为明显。

5. 分子生物学检测　可采用PCR扩增测序或荧光定量PCR检测莫氏立克次体特异性DNA。

（四）鉴别诊断

与伤寒、虱传回归热、流行性斑疹伤寒、流行性出血热等相鉴别。

【治疗】

同流行性斑疹伤寒。

【预防】

灭鼠、灭蚤。高危人群应接种流行性斑疹伤寒疫苗。主动免疫可采用莫氏立克次体株灭活疫苗。

（倪　武）

10　猪链球菌病

猪链球菌病（swinestreptococcosis）是一种人畜共患的急性、热性传染病，由C、D、E及L群链球菌引起的猪的多种疾病的总称，表现为急性出血性败血症、心内膜炎、脑膜炎、关节炎、哺乳仔猪下痢和孕猪流产等，而且可感染特定人群发病，并可致死亡，危害严重。

人感染猪链球菌（streptococcus suis）并引起发病的情况比较少见。1968年丹麦学者首次报道了人体感染猪链球菌导致脑膜炎的病例，此后，在荷兰、英国、加拿大、德国、法国和瑞典等地也陆续报道了人感染猪链球菌的病例。目前全球多地有猪链球菌感染病例报道，地理分布主要在北欧和东南亚一些养殖和食用猪肉的国家和地区。近年来，国内江苏、四川等地都先后有过暴发疫情的报道。通常情况下，从病例中分离到的猪链球菌多为Ⅱ型。但克罗地亚于2000年报道了2例因猪链球菌Ⅰ型感染的病例。

猪链球菌病一年四季都可发生，尤以夏、秋季，潮湿闷热天气多发。猪链球菌广泛存在于猪的扁桃体和鼻腔中，阴道及胃肠道也可带菌。猪链球菌病在猪身上可通过伤口、皮肤和黏膜，甚至呼吸道传播。猪链球菌病可以通过伤口、消化道等途径传染给人，这种病原体早已长期存在猪群身上，因为外界环境发生的变化使得病原体发生变异，从而突破种群障碍，开始从猪传播给人。该病尚未发现人传染人的现象。

【诊断】

（一）流行病学

当地一般有猪等家畜疫情存在，病例发病前7d内有与病（死）猪等家畜的接触史，如宰杀、洗切、销售等。

（二）临床特点

本病潜伏期短，平均常见潜伏期2~3d，最短可数小时，最长7d。

患者感染后起病急，临床表现为畏寒、发热、头痛、头晕、全身不适、乏力、腹痛、腹泻。外周血白细胞计数增高，中性粒细胞比例增高，严重患者发病初期白细胞计数可以降低或正常。

重症病例迅速进展为中毒性休克综合征，出现皮肤出血点、瘀点、瘀斑，血压下降，脉压缩小。可表现出凝血功能障碍、肾功能不全、肝功能不全、急性呼吸窘迫综合征、软组织坏死、筋膜炎等。

部分病例表现为脑膜炎，恶心、呕吐（可能为喷射性呕吐），重者可出现昏迷。脑膜刺激征阳性，脑脊液呈化脓性改变。皮肤没有出血点、瘀点、瘀斑，无休克表现。

还有少数病例在中毒性休克综合征基础上，出现化脓性脑膜炎表现。

另外，猪链球菌还可侵入人体的关节、眼睛和心脏等，引起化脓性关节炎、眼内炎和心内膜炎等。

（三）实验室检查

1. 细菌培养　全血或尸检标本等无菌部位的标本纯培养后，经鉴定为猪链球菌。

2. 猪链球菌荧光 PCR 快速检测技术。

（四）临床分型

1. 普通型　起病较急，临床表现为畏寒、发热、头痛、头晕、全身不适、乏力、腹痛、腹泻，无休克、昏迷。外周血白细胞计数增高，中性粒细胞比例增高。

2. 休克型　起病急骤，高热、寒战、头痛、头晕、全身不适、乏力，部分患者出现恶心、呕吐、腹痛、腹泻，皮肤出血点、瘀点、瘀斑，血压下降，脉压缩小。

3. 脑膜炎型　起病急，发热、畏寒、全身不适、乏力、头痛、头晕、恶心、呕吐（可能为喷射性呕吐），重者可出现昏迷。皮肤没有出血点、瘀点、瘀斑，无休克表现。脑膜刺激征阳性，脑脊液呈化脓性改变。

4. 混合型　患者在中毒性休克综合征基础上，出现化脓性脑膜炎表现。

【治疗】

（一）治疗原则

将患者转入当地传染病房，隔离治疗。该病发病急，进展快，重症病例病情凶险，各地医疗机构要组织专家力量加强对患者的救治，尽最大可能减少死亡。临床治疗包括一般治疗、病原治疗、抗休克治疗、DIC）治疗等措施。

研究表明由猪链球菌对抗生素的敏感性在不同地区间存在差异，多数研究结果显示猪链球菌对青霉素、头孢菌素、万古霉素、氨苄西林、亚胺培南敏感，可作为首选治疗药物，对链霉素、复方磺胺甲噁唑、萘啶酸均耐药。但已有人感染青霉素耐药猪链球菌的报道。

（二）一般治疗

1. 体位　一般采取平卧位。

2. 吸氧　鼻导管给氧，效果差者可面罩给氧或使用呼吸机。

3. 饮食　摄入易消化流质饮食，对消化道症状严重的患者，可以禁食。静脉补液，保证水、电解质及能量供应。

4. 退热　发热患者以物理降温为主，慎用解热镇痛剂。

5. 预防应激性溃疡　法莫替丁 20mg，每日 2 次。

6. 支持治疗　对经济条件较好的患者，丙种球蛋白 30g 静脉滴注。

（三）病原治疗

早期、足量使用抗生素，建议经验使用三代头孢菌素治疗。

头孢曲松钠，2.0g，加入 5% 葡萄糖液体 100ml 中，静脉滴入，每 12h 一次。或头孢噻肟，2.0g，加入 5% 葡萄糖液体 100ml 中，静脉滴入，每 8h 一次。

对有病原培养报告的患者，根据药敏报告结果调整治疗。治疗 2d 效果不佳者，考虑调整抗生素，治疗 3d 效果不佳者，必须调整治疗。

（四）抗休克治疗

1. 扩容治疗　部分患者在发病早期存在严重的有效循环血量不足的问题，积极扩充血容量是纠正休克最重要的手段。即使没有休克的患者，也应注意其血容量问题。

（1）晶体液：林格液 1 000ml，5% 葡萄糖氯化钠溶液 1 000ml，静脉滴入。其中可以加入 50% 葡萄糖液 40~80ml，维生素 C 1~2g。根据血清钾及尿量情况，适当加入氯化钾。

抢救休克，以先快后慢为原则。第 1 小时可以输入 1 000~2 000ml，随血容量补充，速度减为 500ml 以至更低。

（2）胶体液：白蛋白 30g，血浆 500ml，低分子右旋糖酐 500ml，静脉点滴，与晶体液配合使用。每 10g 白蛋白可与 500ml 晶体液联合使用，每 100ml 血浆可与 200ml 胶体液联合使用。

2. 纠正酸中毒　5% 碳酸氢钠 250ml，静脉滴入，24h 可使用 2 次。最好有血气分析结果指导治疗。

3. 血管活性药物的使用　在扩容基础上，对血压仍无上升的患者，可以使用血管活性药物。多巴胺每分钟 5μg/kg。升压效果不佳，可以继续加量至每分钟 10μg/kg。必要时加用间羟胺（剂量为多巴胺的一半）。

在充分扩容基础上，对微循环障碍患者（四肢凉、口唇发绀、甲床发绀），可以使用山莨菪碱 10mg，加入 100ml 10% 葡萄糖液体中静脉点滴，必要时可以重复。

4. 强心药物的使用　心率加快、升压效果不好的患者，可以使用洋地黄类强心药物。毛花苷丙 0.4mg，加入 10% 葡萄糖液体 20ml 中，缓慢静脉推入。可以重复给药，视病情给予 0.2~0.4mg/ 次。

5. 糖皮质激素的使用　发病前 3d，琥珀酸氢化可的松 300mg 加入 10% 葡萄糖溶液中静脉滴入。一般每日 1 次，严重患者可以给予 2 次 /d。

6. 利尿剂的使用　无尿或少尿的患者，给予呋塞米 20mg，效果不佳可以加大剂量。

7. 中药抗休克治疗 生脉注射液 40ml，加入 10% 葡萄糖溶液 100ml 中静脉滴注，3~4 次 /d。

（五）脑膜炎的处理

1. 颅内高压的处理 20% 甘露醇注射液 250ml，快速静脉注射，4~8h/次，病情好转改为 12h 一次。严重患者在注射甘露醇的间歇可以使用呋塞米 20~100mg，或 50% 葡萄糖注射液 40~60ml，静脉注射。

2. 抽搐惊厥的处理 对抽搐惊厥患者，可以使用苯巴比妥钠 100mg，肌内注射，8~12h/ 次。也可使用地西泮 10mg，缓慢静脉注射，注意患者呼吸。必要时 10% 水合氯醛 20~40ml，口服或灌肠。

（六）DIC 的处理

患者有出血表现，血小板减少或进行性下降，凝血酶原时间（PT）延长 3s 以上，应高度怀疑 DIC 存在。DIC 的治疗原则：原发病治疗（抗生素），支持替代治疗，必要时肝素抗凝治疗。

1. 替代治疗 每天至少输注新鲜血浆 400ml，至 PT 恢复正常；如果患者血小板数 $<50 \times 10^9$/L，先输注单采血小板 1 单位；血小板数 $<20 \times 10^9$/L 时，一次性输注单采血小板 2 个单位。

2. 肝素抗凝 如果经过以上积极替代治疗 1d 后出血症状不改善，血小板数和 PT 不能恢复正常，在继续替代输注治疗基础上可以给予肝素抗凝治疗。方法：①普通肝素钠 25mg，皮下注射，12h/ 次；②低分子肝素：60U/kg，如用注射用低分子肝素钙（速避凝）0.3~0.4ml，12h/ 次。肝素使用期限为出血明显改善，血小板数和 PT 恢复正常。

【预防】

主要采取以控制传染源（病、死猪等家畜）、切断人与病（死）猪等家畜接触为主的综合性防治措施。

1. 在有家畜猪链球菌疫情的地区强化疫情监测，各级各类医疗机构的医务人员发现符合疑似病例、临床病例诊断的，立即向当地疾病预防控制机构报告。疾控机构接到报告后立即开展流行病学调查，同时按照突发公共卫生事件报告程序进行报告。

2. 病（死）家畜应在当地有关部门的指导下，立即进行消毒、焚烧、深埋等无害化处理。对病例家庭及其畜圈、禽舍等区域和病例发病前接触的病（死）猪所在家庭及其畜圈、禽舍等疫点区域进行消毒处理。

3. 采取多种形式开展健康宣传教育，向群众宣传病（死）家畜的危害性，告知群众不要宰杀、加工、销售、食用病（死）家畜。一旦发现病（死）家畜，要及时向当地畜牧部门报告。

4. 畜牧兽医部门组织力量，查清动物疫情范围，落实各项防控措施。

（张瑞祺）

11　百日咳

百日咳（pertussis，whooping cough）是由百日咳杆菌所致的急性呼吸道传染病。临床上以阵发性痉挛性咳嗽，咳嗽终止时伴有鸡鸣样吸气吼声为特征。多发生于儿童。病程可长达2~3个月，故名“百日咳”。百日咳杆菌为卵圆形短小杆菌，属鲍特菌属（Bordetella），无鞭毛、芽孢，革兰氏染色阴性。本菌常发生光滑型到粗糙的相变异：Ⅰ相为光滑型，菌落光滑，有荚膜，毒力强；Ⅳ相为粗糙型，菌落粗糙，无荚膜，无毒力。Ⅱ、Ⅲ相为过渡相。一般在疾病急性期分离的细菌为Ⅰ相，疾病晚期和多次传代培养可出现Ⅱ、Ⅲ或Ⅳ相的变异。发生这种变异时，细菌形态、菌落、溶血性、抗原结构和致病力等均出现变异。本菌对理化因素抵抗力弱，56℃ 30min或干燥数小时可死亡。多对紫外线和一般消毒剂敏感。

患者是本病唯一的传染源，潜伏期末已从呼吸道排菌，传染期主要是发病开始的第1~3周，尤以发病第1周卡他期传染性最强。主要通过飞沫传播。人群普遍易感，但幼儿发病率最高。母体无足够的保护性抗体传给胎儿，故6个月以下婴幼儿发病较多。病后不能获得终生免疫，目前不少儿童时期的百日咳患者发生第二次感染，但症状较轻。近年来国外报道为数不少的成人百日咳患者。

【诊断】

（一）流行病学

百日咳是世界性疾病，多见于温带和寒带。一般为散发，也可引起流行。本病季节性不显著，但流行多在冬春。

（二）临床特点

潜伏期2~20d，一般为7~10d。典型病程分为三期。

1. 卡他期（前驱期）　自起病至痉咳出现，7~10d。初起类似一般上呼吸道感染症状，包括低热、咳嗽、流涕、打喷嚏等。3~4d后其他症状好转而咳嗽加重。此期传染性最强，治疗效果也最好。

2. 痉咳期　本期已不发热，但有特征性的阵发性、痉挛性咳嗽。咳嗽由单声咳变为阵咳，连续十余声至数十声短促的咳嗽，继而一次深长的吸气，因声门仍处收缩状态，故发出鸡鸣样吼声，以后又是一连串阵咳，如此反复，直至咳出黏稠痰液或吐出胃内容物为止。每次阵咳发作可持续数分钟，每日可达十数次至数十次，日轻夜重。阵咳时患儿往往面红耳赤、涕泪交流、面唇发绀，大小便失禁。少数患者痉咳频繁可出现眼睑水肿、眼结膜及鼻黏膜出血，舌外伸被下门齿损伤舌系带而形成溃疡。成人及年长儿童可无典型痉咳。婴儿由于声门狭小，痉咳时可发生呼吸暂停，并可因脑缺氧而抽搐，甚至死亡。此期短则 1~2 周，长者可达 2 个月。

3. 恢复期　阵发性痉咳逐渐减少至停止，鸡鸣样吼声消失。此期一般为 2~3 周。若有并发症可长达数月。

（三）实验室检查

1. 血常规　白细胞计数及淋巴细胞占比自发病第一周末开始升高，痉挛期增高最为明显，白细胞总数可达（20~40）$\times 10^9$/L 或更高，淋巴细胞分类一般为 60%~95%。继发感染者中性粒细胞增高。

2. 细菌学检查

（1）咳碟法：用 Bordet-Gegou 培养基平碟，置患者口部前 5~10cm，连咳数声后，孵育 3~4d。第 1 周阳性率可达 59%~98%，痉咳期常低于 50%，第 4 周以后仅为 2%。

（2）鼻咽拭培养法：阵咳后，用金属拭子从鼻咽后壁取黏液培养，阳性率优于咳碟法。也有认为鼻咽吸出物培养优于鼻咽拭培养。

3. 血清学检查

（1）补体结合试验、凝集试验等：主要用于回顾性诊断。

（2）酶联免疫吸附试验：可测定本病特异性 IgM 抗体，对早期诊断有帮助。

4. 荧光抗体检查　用鼻咽分泌物涂片，加荧光标记的抗血清，荧光显微镜下检查。早期，75%~80% 患者阳性。但有假阳性。

5. 分子杂交与 PCR 检测　应用百日咳杆菌克隆的基因片段或百日咳杆菌部分序列，对百日咳患者的鼻咽吸出物进行分子杂交或 PCR 检查，特异性和敏感性均很高，且可做快速诊断。

【治疗】

1. 一般治疗和对症治疗　按呼吸道隔离，保持空气新鲜和适当的温度和湿度，注意营养及良好护理。避免刺激、哭泣而诱发痉咳。婴幼儿痉咳时可采取头低位，轻拍背。沙丁胺醇能减轻咳嗽，可以试用，咳嗽较重者睡前可用氯丙嗪或异丙嗪顿服，有利睡眠，减少阵咳，也可用盐酸普鲁卡因或维生素 K_1 来缓解气管痉挛。痰稠者可给予祛痰剂或雾化吸入，患儿发生窒息时应及时做人工呼吸、吸痰和给氧。

2. 抗菌治疗　大环内酯类抗生素是百日咳治疗的首选药物，如阿奇霉素、红霉素或克拉霉素，但疗效与用药早晚有关。卡他期 4d 内应用抗生素可减短咳嗽时间或阻断痉咳的发生。4d后或痉咳期应用可缩短排菌期，预防继发感染，但不能缩短病程。红霉素30~50mg/(kg·d)，3次/d，静脉滴注或口服，7~14d为1个疗程；阿奇霉素5~10mg/(kg·d)，1次顿服，总量30mg/kg，3~5d为1个疗程；罗红霉素5~10mg/(kg·d)，分两次口服，7~10d为1个疗程；克拉霉素15mg/(kg·d)，分两次口服，7d为1个疗程。绝大多数患儿治疗1个疗程即可。也可应用复方磺胺甲噁唑、氯霉素、氨苄西林等。

3. 肾上腺皮质激素与高价免疫球蛋白治疗　重症幼婴可应用泼尼松1~2mg/(kg·d)，能减轻症状，疗程3~5d。也可用高价免疫球蛋白，有报道应用含百日咳外毒素和丝状血凝素抗体的高价免疫球蛋白，能减少痉咳次数和缩短痉咳期。

4. 并发症治疗　肺不张并发感染，给予抗生素治疗；单纯肺不张，可采取体位引流，必要时用纤维支气管镜排除堵塞的分泌物；百日咳脑病发生惊厥时，可应用苯巴比妥或地西泮，出现脑水肿时可使用甘露醇等。

【预防】

1. 健康教育　应教育儿童家长，儿童出生后第3个月及时到当地卫生防疫部门接种疫苗。流行期间少出门，不到公共场所活动，减少感染的机会。

2. 患者、接触者及其接触环境的管理　百日咳患者隔离至痉咳后30d，接触者观察21d。人是百日咳杆菌的唯一天然宿主，传染是通过与百日咳患者的接触而传播，因此，在敏感的家庭接触者中感染率为100%。

3. 免疫接种　常用制剂为吸附无细胞百白疫苗(由无细胞百日咳疫苗原液和精制白喉类毒素制成的联合疫苗)或吸附百白破疫苗(含无细胞百日咳疫苗原液、精制白喉类毒素和破伤风类毒素)，经多年的实际应用，效果良好。按我国常规免疫程序，儿童出生后第3个月开始初免，全程3针，间隔至少28d，保护率可达90%以上，第二年加强1针，每次0.5ml。

4. 药物预防　对没有免疫力又有百日咳接触史的婴幼儿可以进行药物预防，其中包括红霉素或复方磺胺甲噁唑，用药时间7~10d。

(张瑞祺)

12　细菌性食物中毒

细菌性食物中毒(bacterial food poisoning)可分两大类：感染性与细菌毒素性。由于进食大量污染了沙门菌、副溶血性弧菌(嗜盐菌)、大肠埃希菌、变形杆菌等活菌的食物所致者称为感染性食物中毒；由于进食含有葡萄球菌、产气荚膜杆菌、蜡样杆菌及肉毒杆菌等细菌毒素的食物所致者称为细菌毒素性食物中毒。某些大肠埃希菌与痢疾杆菌兼具侵袭性与肠毒素，如被大量进食，可致混合性食物中毒。按临床表现可分为胃肠型食物中毒和神经型食物中毒两类。

【诊断】

(一) 流行病学

多发生于气温较高,有利于细菌在食物中繁殖的夏秋季。病例可以散发,也可呈暴发流行。后者的特征为:①发病突然,时间集中,潜伏期短;②发病限于进食过同一种受污染食物者,病情轻重常与进食量有关;③停止摄入受污染食物,疫情便可控制。

(二) 临床特点

1. 共同临床特点

(1) 发病突然,往往全部或大部共同就餐者均受感染,有轻重不等的症状。

(2) 潜伏期短,毒素性多为数小时,一般不过 10h;侵袭性者稍长。通常在 48h 后不再出现新病例。

(3) 发病与摄入某种食物关系明显,未摄入该食物者不发病。

(4) 主要症状为腹痛、呕吐、腹泻,先吐后泻。重症可有发热、脱水、低血压、头痛、不安、惊厥。粪便多数为黄水样,少数有黏液血便。毒素性者,一般无发热,亦无脓血便。

(5) 病程较短,毒素性者 1~2d,侵袭性者 3~5d,多在 2~3d 内自愈。

2. 各种细菌性食物中毒的特点

(1) 沙门菌食物中毒:潜伏期 4~12h(最短 2h,最长 3d)。起病急,多有畏寒、发热(38~39℃),多持续 3~5d。初为腹部不适,继而腹痛、恶心、呕吐,腹泻一日数次或数十次不等,水样便,深黄或带绿色,恶臭,偶带脓血或血便。腹泻严重者可引起脱水、酸中毒,甚至休克。

(2) 葡萄球菌食物中毒:潜伏期 1~6h,骤起剧烈的痉挛性腹痛、恶心、呕吐,常呕出胆汁。腹泻,水样便。多无发热。病程常不超过 24h,多在 6~8h 内症状消失。病情轻重根据食入毒素量及机体反应性而不同。

(3) 副溶血弧菌食物中毒:潜伏期 2~36h,多在 10~20h。初有腹部不适,继而恶心、呕吐,有剧烈的阵发性腹部绞痛。粪便水样或黏液血样,重症可呈血水或洗肉水样。粪便检验类似细菌性痢疾,但特臭。体温 38~38.5℃。病程多 2~4d。

(4) 变形杆菌食物中毒:可分为胃肠型和过敏型两类。①胃肠型:潜伏期 3~20h,骤起恶心、呕吐、腹痛、腹泻等,腹泻一日数次或十数次,多为恶臭水样便,无脓血便。②过敏型:潜伏期 30~120min。骤起头痛,全身皮肤潮红,面红如酒醉,有荨麻疹等过敏症状,部分病例亦可伴有胃肠症状。

(5) 大肠埃希菌食物中毒:潜伏期 2~20h,多为 4~6h。突然发病,食欲减退、恶心，很少呕吐。粪便为水样便、软便、黏液便，可有恶臭。不发热或低热，病程 1~3d。肠出血性大肠埃希菌 O157∶H7 感染可有无症状带菌、出血性腹泻、出血性结肠炎及溶血性尿毒综合征（HUS）等表现，病重者死亡。典型大肠埃希菌 O157∶H7 感染起初表现为急性发作的腹痛和水样腹泻，在发病 24h 内变为肉眼可见的血性腹泻，一些患者描述腹泻为“全是血而无粪便”；通常无发热或低热，偶尔也可高达 39℃；若无合并感染，腹泻可持续 1~8d；乙状结肠镜检可见红斑和水肿，钡剂灌肠显示典型的水肿证据——“拇指征”。约 5% 病例并发 HUS，其特征为溶血性贫血，血小板减少和急性肾衰竭，典型的在发病的第 2 周形成，可有体温升高和白细胞计数增加先兆，易发生于不满 5 岁儿童或超过 60 岁成人中，死亡可见于伴或不伴并发症的老年患者。

（6）产气荚膜梭菌食物中毒：潜伏期 6~24h，A 型菌所致者病情较轻，常有显著腹痛、水样腹泻和恶心，但发冷、发热、头痛、呕吐等症状较少。少数 C 型和 F 型菌引起者，常可发生出血坏死性肠炎。典型的病例症状在 24h 内消除，严重或致命的患者极少见。

（7）肉毒杆菌食物中毒：是神经型食物中毒，通称肉毒中毒。潜伏期与进食毒素量有关，短者 2~6h，长者 8~10d，多数 12~36h。骤起头痛、头晕、眩晕、乏力、恶心、呕吐（E 型菌恶心、呕吐较重）。继起眼内外肌瘫痪，引起视物模糊、复视、眼睑下垂、瞳孔散大、对光反应消失。口腔及咽部潮红，伴有咽痛；如有咽肌麻痹，则有吞咽、发音、咀嚼困难。呼吸肌瘫痪则致呼吸困难。肌力软弱主要见于颈部及肢体近端。由于颈肌无力，头向前倾或倾向一侧，抬头困难。肌腱反射可对称性减弱。患者神志清楚，感觉正常，不发热。轻者呼吸及咽部症状在 5~9d 内逐渐恢复，但乏力、眼肌瘫痪持续可长达数月。重症可死于中枢性呼吸衰竭、心功能不全及误吸性肺炎所致继发性感染。婴儿患者最常见于不满 6 个月婴儿，90% 的病例最初表现为便秘，继之出现脑神经麻痹，可因骤发呼吸麻痹而猝死。

（三）实验室检查

1. 细菌培养　对残存食物和患者吐泻物进行细菌培养，重症者可做血培养，分离病原菌。

2. 血清学检查　留取早期和病后两周血清与培养所得可疑细菌进行血清凝集试验，双份血清凝集效价递升者有诊断价值。

3. 肠毒素检查

（1）动物试验。

（2）亦可用琼脂扩散沉淀法检查污染食品中的肠毒素。对肉毒毒素可用食物浸出液口饲（或腹腔内注射）豚鼠或小白鼠，如有外毒素存在，则动物发生典型四肢麻痹而死亡。

【治疗】

1. 一般治疗　卧床休息，流食或半流食，宜清淡，适量补充盐糖水或口服补液盐（ORS）。吐泻、腹痛剧烈者暂禁食，可予复方颠茄 1~2 片，3~4 次 /d 口服。重者可肌注阿托品 0.5mg，腹部放热水袋。亦可皮下注射阿托品吗啡注射液 1ml 或维生素 K38mg。及时纠正水、电解质和酸碱平衡紊乱。变形杆菌食物中毒过敏型，可予以抗组胺药物如苯海拉明，必要时可予以肾上腺皮质激素，泼尼松 20~40mg/d，分 4 次口服。

肉毒杆菌中毒者应予以镇静剂。食后 4h 内可予以 5% 碳酸氢钠或 0.02%~0.04% 高锰酸钾溶液洗胃及灌肠。呼吸困难者及时气管切开，呼吸麻痹者行机械通气。抗毒素治疗必须早用，早期起病 <24h 注射多价精制肉毒抗毒素为主。剂量为每次 5 万 ~10 万 U，静脉注射及肌内注射各半量（过敏者先行脱敏），以后必要时 6h 重复注射一次。病菌型别确定者，应注射同型抗毒素，每次 1 万 ~2 万 U。盐酸胍每日 30~50mg/kg，分 4~6 次口服，能改善神经功能。

2. 抗菌治疗　胃肠型细菌性食物中毒通常无须应用抗菌药物，对症状较重、考虑为感染性食物中毒或侵袭性腹泻者，应及时予以抗菌药物，如复方磺胺甲噁唑、庆大霉素、氨苄西林、诺氟沙星、环丙沙星等。对肉毒中毒，为消灭肠道内的肉毒杆菌，防止其继续产生毒素，可予大剂量青霉素 G。

【预防】

搞好饮食卫生，加强食品卫生管理是预防本病的关键措施。

1. 贯彻《食品卫生法》，加强对食品生产、流通、销售过程的卫生管理。
2. 做好饮食卫生宣教，不吃不洁、腐败、变质或未经煮熟的肉类食品。
3. 消灭苍蝇、鼠类、蟑螂、蚊类等传播媒介。

（张瑞祺）

13　白喉

白喉（diphtheria）是由白喉杆菌引起的急性呼吸道传染病，以咽、喉、鼻部黏膜充血、肿胀且有不易脱落的灰白色假膜形成为突出临床特征。由于细菌产生的外毒素所致全身中毒症状，严重者可并发心肌炎和末梢神经麻痹。本病呈世界性分布，四季均可发病，以秋冬季较多，患病后可获得持久性免疫。

【病因】

白喉杆菌在易感者的上呼吸道黏膜表层组织内繁殖，分泌外毒素，可导致纤维蛋白、坏死细胞及白细胞、细菌凝结而形成特征性白喉假膜（diphtheric pseudomembrane，DPM），假膜覆盖于病变表面，与组织粘连紧密不易脱落，强行剥脱易出血。外毒素局部吸收后，经淋巴和血液散布于全身各组织，与细胞结合引起病变，其中以心肌、末梢神经最敏感，肾脏和肾上腺皮质等处病变也较显著。

【诊断】

（一）临床表现

潜伏期1~7d，多为2~4d。可分为四种类型，发生率依次为咽白喉、喉白喉、鼻白喉和其他部位的白喉。

1. 咽白喉

(1) 普通型：逐渐起病，表现为乏力、头痛、轻至中度发热和咽痛，扁桃体中度红肿。24h后即可有乳白色或灰白色片状假膜形成，假膜边缘清楚，不易剥去，若用力拭去，可引起小量出血。

(2) 轻型：全身症状轻，可仅有轻微发热、咽痛，扁桃体稍红肿，其上有点状或小片状假膜，数日症状可自然消失。

(3) 重型：全身症状重，体温常超过39℃，伴有恶心、呕吐。假膜广泛而厚，颜色灰黄污秽，可扩大至软腭弓、腭垂及咽后壁，可有淋巴结周围软组织水肿、心肌炎或周围神经麻痹。

(4) 极重型：假膜范围更广泛，污黑色，口腔有腐臭味，颈部淋巴结肿大，甚至出现淋巴结周围炎，颈部肿大如“牛颈”。全身中毒症状严重，可有高热、烦躁不安、呼吸急促、面色苍白、血压下降，或有心脏扩大、心律失常，亦有出血、血小板减少等危重症状。

2. 喉白喉　多见于1~5岁小儿。起病较缓，主要表现为干咳，声音嘶哑、甚至失声；少数由于假膜延及气管、支气管，可造成不同程度的梗阻现象，呼吸急促，严重者可出现发绀，可因窒息而死亡。

3. 鼻白喉　偶见于婴幼儿。病变范围小，全身症状轻微，有鼻塞、浆液血性鼻涕，有时可伴有鼻出血，鼻前庭或中隔上可见白色假膜。

4. 其他部位白喉　皮肤白喉多见于热带地区，外阴、脐、食管、中耳、眼结膜等处偶可发生白喉。局部有炎症和假膜，常伴继发感染。

5. 并发症

(1) 中毒性心肌炎：本病最常见的并发症，多发生在病程的第2~3周，临床表现为极度乏力、面色苍白、呼吸困难、听诊心率加快或减慢、心律不齐。心电图显示T波和ST异常，可有传导阻滞或心律失常。

(2) 周围神经麻痹：多见于病程的第3~4周，以软腭最多见，或眼、面、四肢远端肌麻痹，可于数周至数月内完全恢复。

(3) 继发性细菌感染：可并发急性咽峡炎、化脓性中耳炎、淋巴结炎、败血症等；支气管肺炎多见于幼儿。

(4) 其他：如中毒性肾病、中毒性脑病等。

(二) 辅助检查

血白细胞增多，一般在 $(10\sim20)\times10^9/L$，中性粒细胞占比显著增高，可有中毒颗粒。鼻、咽等拭子培养及涂片检查可找到白喉杆菌，毒力试验呈阳性。

(三) 诊断及鉴别诊断

白喉的诊断主要依据流行病学资料和临床症状，细菌学检查阳性即可确定诊断。咽白喉应与产生咽部渗出物的其他感染相鉴别，如急性扁桃体炎、鹅口疮、传染性单核细胞增多症等；喉白喉应与急性喉炎、气管异物等鉴别；鼻白喉应与鼻内异物、鼻中隔溃疡等鉴别。

【治疗】

(一) 一般治疗

患者应卧床休息 2~6 周，高热量流质饮食，注意口腔和鼻部卫生，保持室内通风。

(二) 病原治疗

1. 抗毒素治疗　应早期注射足量白喉抗毒素，注射前皮试过敏者采用脱敏疗法。

2. 抗菌药治疗　首选青霉素，青霉素 40 万 ~80 万 U，肌内注射，每日 2 次；青霉素过敏者可用红霉素，剂量 10~15mg/(kg·d)，分 4 次口服，疗程 7~10d。

(三) 对症治疗

烦躁者可给予适量地西泮、苯巴比妥；中毒症状严重者可给予肾上腺皮质激素；对Ⅰ、Ⅱ度喉梗阻者要密切观察病情，随时做好气管切开准备。

(四) 并发症的治疗

1. 心肌炎　绝对卧床休息 6 周以上，予营养支持、改善心肌代谢治疗，严重者可予肾上腺皮质激素。

2. 神经麻痹　吞咽困难患者用鼻饲。

【预防】

1. 控制传染源　患者应及时隔离和积极治疗，隔离至全身和局部症状消失、鼻咽或其他病灶的培养连续 2 次阴性为止，解除隔离不宜早于治疗后 7d；带菌者如用药治疗无效后可考虑扁桃体摘除。

2. 切断传播途径　呼吸道隔离，患者鼻咽部分泌物及所用物品应严格消毒处理。

3. 保护易感者 3、4、5个月龄婴儿，每月接受百白破（PDT）三联疫苗1针，共3针，可产生良好免疫力；在1岁半至2周岁时再用百白破疫苗加强免疫1针。7岁以上儿童首次免疫注射，应以白喉和破伤风类毒素开始。对白喉易感者或体弱多病者可用抗毒素作被动免疫，成人予1 000~2 000U肌注，儿童予1 000U肌注，有效期2~3周。

（谢 莹）

14 破伤风

破伤风（tetanus）是由破伤风杆菌（又称破伤风芽孢梭菌）经皮肤或黏膜侵入人体，在厌氧环境下增殖，通过产生外毒素（破伤风痉挛毒素）引起的以局部和全身性肌强直、痉挛和抽搐为特征的一种急性特征性感染症候群。破伤风芽孢梭菌为严格厌氧的革兰氏阳性梭状芽孢杆菌，大量存在于人和动物的肠道中，随粪便排出体外，以芽孢状态分布于自然界，尤其是土壤中，其芽孢抵抗力强。破伤风杆菌经伤口感染发病，多见于各种创伤和战伤，如锈钉、木刺伤和污秽的擦伤，也可发生于烧伤、冻伤、新生儿脐带残端感染、产后感染、动物咬伤等。当机体外伤后受到芽孢污染，若伤口外口较小、血供受阻或有组织坏死、混杂异物时，形成局部厌氧环境，有利于该菌生长繁殖，并产生外毒素。外毒素有溶血毒素和痉挛毒素两种，前者主要引起组织局部坏死和心肌损害；而后者通过运动神经终板吸收，沿神经纤维间隙逆行至脊髓前角神经细胞并上达脑干，也可经淋巴吸收入血到达中枢神经系统；痉挛毒素与神经组织的神经节苷脂结合，封闭抑制性突触末端，阻止抑制性传递介质的释放，导致脊髓运动神经元和脑干广泛脱抑制而发病，表现为全身横纹肌群的紧张性收缩和阵发性痉挛。人群普遍易感，病后无持久免疫力。

【诊断】

（一）流行病学

有外伤史及伤口污物接触史。一切开放性损伤，均有发生破伤风的可能。破伤风杆菌及其毒素不能侵入正常的皮肤和黏膜，故破伤风都发生在伤后。

（二）临床特点

1. 潜伏期 通常为1~2周，亦有短于24h或长达数月，甚至也有达数年之久；新生儿破伤风一般在断脐后7d左右发病。一般潜伏期或前驱症状持续时间越短，症状越严重，病死率越高。

2. 前驱期 乏力、头晕、头痛、局部肌肉紧张、咀嚼无力、嚼肌紧张酸胀、烦躁不安、打哈欠及反射亢进等。

3. 发作期 典型症状是在肌紧张性收缩（肌强直、发硬）的基础上，出现阵发性强烈痉挛。一般症状从头面部开始，接着向四肢和躯干发展。最先受影响的肌群是咀嚼肌，进一步影响到面部表情肌、颈部、背部、腹部及四肢肌群，最后为膈肌。可先后表现为牙关紧闭、说话不清、进食困难，蹙眉、苦笑面容、颈项强直、四肢发硬，甚至角弓反张或侧弓反张。膈肌受影响后，可出现发作时口唇发绀、通气困难，甚至呼吸暂停。

患者的发作可因任何轻微的刺激（如震动、身体接触、光线和声音等）诱发全身肌肉的痉挛和抽搐，持续数秒至数分钟，甚至出现发绀、呼吸急促、呼吸停止、尿潴留、肌肉断裂和骨折。每次发作持续数秒至数分钟。

自然病程为 3~4 周，发作程度逐步减轻。部分患者恢复期间还可出现幻觉、行为错乱、言语混乱等精神症状，多能自行恢复。

患者意识始终清楚，感觉也无异常。一般无高热。严重的患者多在 1 周左右死亡。

4. 其他类型

(1) 局限性破伤风：与病原感染部位有关，多见于有部分免疫力者。表现为局部肌肉强直，肌张力增加，可持续一至数周。

(2) 脑性破伤风：由头面部外伤感染（眼眶部感染较多见）所致，可表现为牙关紧闭，面肌及咽肌痉挛。

(3) 新生儿破伤风：多在出生后 1 周内发病，又称“七日风”。半数无牙关紧闭，但压下颌时有反射性牙关紧闭。

(4) 其他：产妇破伤风、产道破伤风、耳道破伤风、术后破伤风等。

5. 并发症　吸入性肺炎、肺栓塞、肺不张、循环衰竭、酸中毒、胃肠道出血、脊椎压缩性骨折及各种继发感染等。

（三）实验室和其他检查

破伤风的临床表现较典型，一般根据流行病史和临床症状即可诊断。

1. 血常规　白细胞总数正常或稍增多，中性粒细胞比例可增高。

2. 血生化检查　可见 ALT、AST 及 ALP 升高。

3. 脑脊液检查　外观清亮，细胞数多正常，蛋白量略增多。

4. 病原学检查　约 30% 的患者伤口分泌物经厌氧培养可分离到破伤风梭菌。

5. 血清学及分子生物学检查　目前国内外已上市多种间接血凝法、胶体金法及 ELISA 法等破伤风抗体检测试剂盒，亦可采用 PCR 法或基于环介导恒温扩增法进行破伤风梭菌的分子生物学检测。

（四）鉴别诊断

张口困难需与牙龈及口咽部各类感染、颞颌关节病及腮腺炎等鉴别。出现肌强直或痉挛时应注意与脊椎病变、各种脑炎及脑膜炎等相鉴别。

【治疗】

(一) 单间隔离

避免声、光、风等刺激。

(二) 一般治疗

在抽搐间歇应给予高热量、高蛋白、高维生素及易消化吸收的流食，少量多餐，以免发生呛咳、误吸，对症状严重不能进食者，可在镇静药物控制痉挛下或气管切开术后，置胃管进行鼻饲，或进行肠外营养支持，以满足机体的需要。注意维持呼吸道通畅，必要时可用呼吸机支持呼吸和行气管切开术，并注意防治肺部感染。

(三) 对症治疗

1. 伤口处理　本病防治的关键在于预防及正确的处理伤口，往往可避免破伤风。应用抗毒血清治疗后，在良好麻醉并控制患者痉挛下，对开放性伤口内存留的坏死组织及引流不畅尽早行清创引流，可以 3% 过氧化氢溶液冲洗或湿敷，开放伤口。对伤口已愈合者，应检查有无残留窦道或死腔。

2. 控制痉挛　可用地西泮(安定)、氯丙嗪、苯巴比妥钠及 10% 水合氯醛等。对痉挛频繁发作不易控制者，可用硫喷妥钠静脉缓慢静注，最好在气管切开、辅助呼吸条件下进行。

(四) 病原治疗

1. 抗生素　可选用大剂量青霉素、甲硝唑或四环素等。

2. 抗毒素　破伤风抗毒素可以中和游离的破伤风痉挛毒素，但对已与神经组织结合的毒素则无效，应尽早使用。

依据病情轻重，第一次肌内或静脉注射破伤风抗毒素(TAT)5 万 ~20 万 IU(儿童剂量同成人)，以后视病情再精度注射剂量及时间间隔，也可将适量抗毒素注射于伤口周围组织中。只有经过皮下或肌内注射未发生变态反应者方可静脉注射，静脉注射应缓慢。

对 TAT 过敏者，可一次性使用人破伤风免疫球蛋白(HTIG)，剂量为 3 000~6 000U，分 3 等份 3 个部位肌内注射。

【预防】

1. 加强劳动防护，创伤后彻底清创、改善局部供血是预防破伤风的主要措施之一。

2. 主动免疫　主要采用百白破疫苗(含白喉类毒素、百日咳菌苗及破伤风类毒素)，我国已将其纳入新生儿计划免疫，免疫力保护力可维持 5~10 年。加强免疫可每隔 5~10 年注射 0.5ml 类毒素。

3. 被动免疫　作为预防应用，可一次皮下或肌内注射破伤风抗毒素 1 500~3 000IU（儿童与成人剂量相同），伤势严重者可增加 1~2 倍剂量；经 5~6d 如破伤风感染危险未消除，应重复注射。

（倪　武）

15　麻风

麻风（leprosy）是由麻风杆菌（Mycobacterium leprae）引起的一种慢性传染病。患者是本病的主要传染源，患者鼻、口分泌液，汗液，泪液，乳汁，精液及阴道分泌物均含麻风菌，主要传染方式是直接或间接接触，可经呼吸道感染。主要病变在皮肤、周围神经、上呼吸道、眼前房及睾丸等，病理特点为慢性肉芽肿，临床多表现为麻木性皮肤损害、神经粗大，严重者可致毁容及肢端残疾，不治疗可致进行性和永久性损害。本病世界范围流行，目前国内多见于四川、云南及贵州等局部地区。儿童易感，男女性发病比率为 2∶1~3∶1。

【诊断】

（一）诊断原则

根据流行病学史、临床表现，结合实验室检查（皮肤涂片查菌和组织特异性病理改变）等，综合分析做出诊断。

1. 流行病学　流行区及麻风患者接触史。

2. 临床特点　按皮肤、神经损害等表现特点，分为以下几种类型。

（1）结核样型（TT）：皮损数目少，红斑、浅红斑、色素沉着斑、环状斑，边界清，表面干燥有鳞屑、闭汗及浅感觉障碍；周围神经粗大、硬，常不对称；无眉毛脱落；黏膜、淋巴结、睾丸、眼及内脏无损害。

（2）界线类偏结核样型（BT）：病情重，皮损严重，不对称，为红色斑或斑块，可见卫星状损害；浅感觉障碍；周围神经干粗大发硬，较对称；眉毛一般不脱落；黏膜、淋巴结、睾丸、眼及内脏损害较少而轻。

（3）中间界线类（BB）：皮损呈多形性，多颜色，有斑疹，斑块、结节等表现，皮损边缘可清楚也可不清楚，感觉中度减退；周围神经损害对称，粗大程度及硬度不一致；眉毛有的稀疏脱落，有的完整；可发生黏膜、淋巴结、睾丸、眼和内脏损害。

（4）界线类偏瘤型（BL）：皮损多，分布广，不对称，呈多形性，边缘不清，感觉轻度减退；周围神经损害对称，粗大，质软；眉毛可脱落，不对称；常有黏膜、淋巴结、睾丸、眼及内脏等损害。

（5）瘤型麻风（LL）：病情发展快，皮损多而对称，分布广泛，呈多形性，边缘模糊不清，感觉障碍；周围神经干损害对称、粗大、质软；全身毛发脱落明显，眉毛脱落对称。

(6)未定类(I):代表麻风的早期或过渡期,表现不典型,皮疹可为淡色或红色斑疹,边界清楚或不清楚,浅感觉轻度障碍,可发展为其他各型;可出现皮神经粗大。

(7)麻风反应(lepra reaction):在麻风病的慢性过程中,突然出现症状活跃,急性或亚急性变,皮损和神经损害加剧,或出现新的损害,伴畏寒、发热、全身不适、关节酸痛等全身症状。主要的诱因可有药物、感染和各种刺激因素。

3. 实验室检查　主要依据麻风杆菌检查。在皮肤黏膜活动病变上取材,刮取病变处组织液涂片,进行抗酸染色。注意结核样型及未定类一般呈阴性。其他检查有麻风菌素试验、麻风杆菌抗体的血清学检测、组胺试验、汗功能试验及立毛肌功能试验等,具有病情判断及辅助诊断价值。

4. 皮肤病理学检查　①表皮基底膜破坏,白细胞侵入表皮,真皮内见上皮样细胞肉芽肿,并见朗格汉斯巨细胞,肉芽肿外围密集淋巴细胞包围,神经分枝破坏而难以辨认,肉芽肿内查找抗酸杆菌阴性,S-100蛋白免疫组化染色在肉芽肿内见破坏的神经分枝;皮神经检查见神经内炎症或上皮样细胞肉芽肿。②表皮下有狭窄“无浸润带”,真皮内见上皮样细胞肉芽肿,肉芽肿周围有稀疏淋巴细胞包围,朗格汉斯巨细胞少或无,肉芽肿内神经分支难以辨认,肉芽肿内抗酸杆菌检查阳性。③表皮萎缩,表皮下见明显“无浸润带”,真皮内见组织细胞和泡沫细胞肉芽肿,淋巴细胞少或无,神经束膜呈洋葱样改变,神经分支内见炎症细胞浸润。在肉芽肿内和神经分支内抗酸杆菌检查阳性。

(二) 诊断判定

1. 疑似病例　具有典型皮肤或神经损害者,有或无流行病学资料。

2. 临床诊断病例　同时具有典型皮肤表现及神经损伤表现,有或无流行病学资料。

3. 确诊病例　疑似病例或临床诊断病例,同时具有皮肤黏膜麻风杆菌阳性或典型皮肤损害组织学特点。

(三) 鉴别诊断

需同皮肤病、神经疾病、其他疾病以及皮肤也能查到抗酸杆菌的疾病鉴别。

1. 皮肤病　应与脂溢性皮炎、接触性皮炎、结节性红斑、硬红斑、皮肤黑热病、多发性神经纤维瘤、组织细胞瘤(皮肤纤维瘤)、斑秃、结节性黄色瘤、鱼鳞病、酒渣鼻、皮肌炎、结节病、结节性脂膜炎和硬皮病等鉴别;TT麻风应与银屑病、体癣、玫瑰糠疹、环状肉芽肿、白癜风、多形性红斑、环状红斑、持久隆起性红斑、固定性药疹、皮肤黑热病浅色斑型、寻常性狼疮和远心性红斑等鉴别;未定类应与单纯糠疹、花斑癣、继发性色素减退斑、贫血痣(胎记)、无色素痣、老年性白斑和皮肤黑热病浅色斑型等鉴别；界线类麻风应与红斑性狼疮、二期梅毒疹、皮肤黑热病和蕈样肉芽肿（浸润期）等鉴别。

2. 神经疾病　如局限性皮神经炎（如股外侧皮神经炎）、脊髓空洞症、脊柱裂、脊髓灰白质炎、其他原因引起的多发性神经炎、外伤性周围神经损伤、进行性脊髓性肌萎缩、进行性增殖性间质性神经炎、遗传性周围性感觉神经根病、多种神经受压征（如肘管、腕管、跗管等综合征）、贝尔氏面瘫（病毒性面神经炎）、腓总神经麻痹、肢端动脉痉挛症、血栓闭塞性脉管炎、原发性周围神经淀粉样变等。

3. 其他疾病　如肉芽肿唇炎、类风湿关节炎、进行性肌营养不良、足底溃疡（非麻风性）、风湿热、掌筋膜挛缩症等。

4. 皮肤能查到抗酸杆菌的疾病有皮肤结核病、非典型分枝杆菌疾病等。

【治疗】

目前，已有安全有效的药物和方法治疗麻风病。一般选用氨苯砜、利福平、苯丙砜和丙硫异烟胺等对麻风病患者进行联合化疗，或采用免疫疗法对患者进行治疗。对麻风反应，可选用酞咪哌啶酮、肾上腺皮质激素等进行治疗。

多采用两种或两种以上作用机制不同的有效化疗药物治疗。一般必须包括强力杀菌药利福平。标准的 WHO 推荐的联合化疗方案：

对于多菌型麻风，成人：利福平 600mg，1 次 / 月，监服；氯苯酚嗪 300mg，1 次 / 月，监服；50mg，1 次 /d，自服；氨苯砜（DDS）100mg，1 次 /d，自服；儿童（10~14 岁）：利福平 450mg，1 次 / 月，监服。氯法齐明 200mg，1 次 / 月，监服；50mg，1 次 /2d，自服。DDS 50mg，1 次 /d，自服。治疗期限至少两年，如有可能应治疗到细菌阴转。

少菌型麻风（皮肤涂片查菌阴性），成人：利福平 600mg，1 次 / 月，监服 6 个月。氨苯砜 DDS 100mg，1 次 /d，自服 6 个月。儿童：应按体重适当减少。治疗期限应持续至利福平监服 6 个月。静脉内注射周围血淋巴细胞、特异转移因子，皮内注射灭活的麻风杆菌，有一定疗效。

麻风反应的治疗，除严重反应外，一般不必停用抗麻风药。应尽快处理，祛除诱因，以防止畸形和失明。根据病情可选用以下疗法：皮质激素小量至中量，病情缓解后减量，维持 3~5 个月；沙利度胺 100mg，4 次 /d，维持量 100mg/d，注意其致畸作用及神经毒性反应；氯法齐明 300mg/d，3 个月后减量，与沙利度胺 300mg/d 联合应用；阿司匹林 600mg 口服 4 次 /d；氯喹 150mg 口服 3 次 /d；秋水仙碱用于治疗麻风结节红斑，1.5mg/d，分次给药，症状改善后 1mg/d 维持；环孢菌素 A 也可用于麻风结节红斑的治疗；雷公藤，生药 15~30g/d，文火水煎 2 次，每次 1h，合并 2 次煎汁，2 次 /d，内服，注意肝损害、白细胞减少和胃肠道反应；其他疗法，普鲁卡因封闭、大量维生素C静脉注射等疗法。

巩固治疗，在达到临床治愈标准后，瘤型和界线类应继续巩固治疗5年以上，而结核样型应继续巩固治疗不少于3年。

【预防】

建立麻风病防治网，普及麻风防治知识，开展流行病学调查，早发现、早治疗；对流行区儿童、患者家属及密切接触者应定期体检，必要时预防性用药或接种卡介苗；对于麻风病的治疗，应采取早期、及时、足量、足程、规则治疗的原则。及时正确处理麻风反应。注意防止耐药性产生，联合药物，在达到临床治愈后，应给予巩固治疗防止复发。

（王俊学）

16　布鲁菌病

布鲁菌病（brucellosis）简称布病，也称为地中海弛张热、马尔他热、波状热，是由布鲁菌引起的急性或慢性人畜共患性全身传染病，临床特点是长期发热、多汗、关节痛、肝脾肿大。羊为其主要传染源，其次为牛和猪，主要经皮肤黏膜接触、消化道及呼吸道传播。

【诊断】

（一）流行病学

牧区的牧民、兽医为高发人群，实验室工作人员常由皮肤，呼吸道黏膜受染。

（二）临床特点

1. 急性及亚临床感染

(1) 发热及多汗：多徐缓起病，发热以波状热最具特征，一般以长期不规则间歇热最多，弛张热与长期低热也颇常见。体温多在下午或晚上升高，清晨稍降，并伴盛汗，有特殊酸臭；多汗为突出症状之一，可能导致虚脱。发热期间患者痛苦不大，但体温下降后反觉症状加重，头痛、关节肌肉痛，烦躁不安，是其特点。

(2) 骨、关节、肌肉痛：呈游走性，多见于肩、肘、腕、髋、膝、踝等大关节，不对称。有的小关节、腓骨、胫骨、胸骨柄、大腿、臀肌等也可疼痛。

(3) 神经痛：可见于神经根或神经干。以腰骶神经根、肋间神经根、坐骨神经受累为最多，可引起腰部及双下肢剧痛，不能翻身及行走。偶亦可发生脑膜炎、脑炎、脊髓炎等。

(4) 泌尿生殖系统病变：睾丸炎、附睾炎、精索炎、前列腺炎、肾盂肾炎、输卵管炎、卵巢炎、子宫内膜炎、乳房肿痛等均有发生。

(5)其他：肝脾肿大及淋巴结肿大亦颇常见。偶见心肌炎、皮疹(斑疹、丘疹、紫癜)、皮下结节、支气管炎、肺炎等病变。

2. 慢性感染 有的可无急性期病史。特点：①主诉以夜汗、肌痛及关节痛最多，关节痛可固定于一处或数处，以大关节为主，非游走性；可有疲乏、长期低热、胃肠道症状等。②久病后可发生关节强直及痉挛而使运动受限。③多器官和系统损害，如神经炎、睾丸炎、卵巢炎、支气管炎及视网膜炎等。

(三) 实验室检查为确诊所必需

1. 血常规 白细胞计数正常或稍偏低，淋巴细胞相对或绝对增多。血沉在急性期增速，慢性期亦偏高。贫血仅见于严重患者或有迁徙性病灶者。

2. 细菌学检查 需时较长，4周后仍无生长方可放弃。骨髓培养阳性率高于血液。从尿、脑脊液、脓液等亦可分离出病原，可将标本接种于鸡胚卵黄囊或豚鼠可获得较高阳性率。

3. 免疫学试验 ①血清凝集试验：效价≥1∶160为阳性，但接种霍乱菌苗后亦可阳性，故应检查双份血清，若效价有4倍或以上增长，提示有近期布鲁菌感染。②酶联免疫吸附试验(ELISA)：阳性率高于凝集试验，可同时用于急、慢性患者的诊断。亲和素酶联试验，较ELISA法更为敏感。③2-巯基乙醇(2-ME)试验：可用于鉴别自然感染和菌苗免疫。④补体结合试验：病程3周时效价可超过1∶16，本试验阳性率高于凝集试验，特异性亦较高，但出现时间稍晚。⑤抗人球蛋白试验：用于凝集试验阴性的可疑病例，测定不完全抗体，效价1∶80为阳性。⑥皮内试验：24~48h观察结果。仅有局部红晕而无肿块者为阴性，局部红肿和硬块的直径达2~6cm者为阳性。皮试在病程6个月内常阴性，慢性病例几乎均是阳性或强阳性。

(四) 诊断标准

1. 疑似病例 具备流行病学资料、典型临床表现，或伴凝集反应阳性或可疑，或皮内试验阳性者。

2. 诊断确诊病例 疑似病例，伴细菌分离阳性，或伴血清凝集试验双份血清，效价有4倍或以上增长者。

(五) 血清学检查

标准试管凝集试验(SAT)效价为1∶100及以上。

【治疗】

总的治疗原则：早诊断、早治疗，足疗程、足量联合抗菌治疗。

(一) 急性感染

1. 一般治疗 卧床休息，补充水、电解质、维生素及营养。高热者可予以解热镇痛药。在抗菌治疗的前提下，可用皮质激素改善全身中毒症状。皮质激素亦可用于伴发中枢神经系统受累、睾丸炎、顽固性关节痛者，疗程3~4d，须与抗菌药物合用。

2. 抗菌治疗

(1)利福平：每日600~900mg，多西环素，200mg/d，疗程6周，为WHO推荐治疗方案。

(2)羊、猪型感染者以四环素类和链霉素合用为佳，一般采用两个疗程，每次间隔5~7d，每一疗程为3周。四环素2g/d，4次分服，发热多于3~5d内消退，此时可减为1.5g/d，或多西环素日剂量0.1~0.2g，链霉素成人日剂量为1.0g，分2次肌注。

(3)复方磺胺甲噁唑(SMZ/TMP)每次2片，每日2次，疗程宜4~6周，可联合四环素类药物。对四环素类过敏者或孕妇等，可联合链霉素1.0g/d，分2次肌注，疗程3周。

(二)慢性感染

1. 抗菌治疗　四环素类与链霉素合用有一定疗效，但四环素类疗程应延长至6周以上，链霉素以4周为宜。

2. 菌苗疗法　首剂为25万个菌体，静脉注射，以后依次为50万、125万、250万、500万、1 000万、2 000万、5 000万、7 500万、1亿、1.5亿个。每次注射后引起短暂发热为有效。禁忌证：活动性肺结核、风湿热、恶性肿瘤、肝肾功能不全及妊娠等。

3. 布鲁菌心内膜炎　四环素类，疗程为2~3个月，联合链霉素6周。亦可四环素类与庆大霉素、SMZ/TMP联合。也可在上述基础上加用利福平。此类患者常需换瓣治疗。

4. 局部病灶处理　对脓性病灶应予以手术引流。骨髓炎应予以彻底清创，辅以长期抗菌治疗。除四环素类及链霉素外，亦可试用氯霉素及庆大霉素联合治疗。脊柱炎或椎间盘感染一般无须引流，关节炎患者常需行滑膜切除术。

【预防】

采取“检疫、免疫、捕杀病畜”的综合防治措施，同时针对三个环节采取相应措施，管理传染源，定期检疫牲畜，宰杀病畜，严格消毒处理死畜及流产物；切断传播途径，防止病畜污染食物及水源；对饲养员、宰杀员、兽医等从业人员进行菌苗接种。

(王俊学)

17　鼠疫

鼠疫(plague，pestis)是由鼠疫杆菌引起的自然疫源性疾病，为急性烈性传染病。本病广泛流行于野生啮齿动物间。鼠类和野生啮齿动物，尤以黄鼠和旱獭属为主要的传染源，借蚤吸血而传播。肺鼠疫的传染源是患者。鼠疫杆菌可被用作生物武器。

【诊断】

(一) 流行病学

当地鼠类及人间鼠疫流行情况，类似患者接触史，或疫区旱獭接触史，可供诊断参考。

(二) 临床特点

1. 腺鼠疫　此型最多见，常见于流行初期。急起寒战、高热、速脉、乏力、头痛、全身酸痛，或有恶心呕吐。常于第一病日即见蚤咬引流区淋巴结肿大，成人多见腹股沟淋巴结受累，而儿童则以颈部及腋窝淋巴结肿痛较多。病变发展迅速，第 2~3 天出现淋巴结周围及附近皮下组织水肿，疼痛剧烈，动作困难。患者毒血症状加重，烦躁不安，意识模糊，颜面及结膜高度充血，如酒醉状。肝脾可肿大，皮肤黏膜出现瘀点、瘀斑。未及时抢救者，可在 3~5d 内死于严重毒血症及心力衰竭，或继发败血症及肺炎而死亡。病情发展较缓者，淋巴结可化脓溃穿，须经数周方能愈合。

2. 轻型鼠疫　有不规则低热，局部淋巴结肿大，微有压痛，偶或化脓，脓液含鼠疫杆菌。高热时血培养可呈阳性。流行初期及末期较多见。

3. 肺鼠疫　可原发或继发于腺鼠疫。原发性肺鼠疫发展极快，以寒战、高热、急骤起病为特征，病初 6h 内呼吸道症状、体征不明显，以后出现咳嗽、胸痛或胸骨后紧迫感；肺部可有湿啰音、呼吸音减低及叩诊浊音。起病 12h 内常见少量血痰，末期则有大量泡沫血痰。医治不及时，多于 3d 内死于循环衰竭。

4. 败血型鼠疫　可原发或继发。原发性者发展极速，中毒症状特重，迅速转为神志不清、谵妄或昏迷、极度衰竭，可伴有皮下及黏膜出血、便血、呕血等，如抢救不及时，常于数小时或两三天死亡，又称电击型鼠疫。

5. 皮肤鼠疫　蚤咬处出现红斑，迅速形成脓疱或混有血液，可形成疖或融合成痈，其表面覆有黑色痂皮，周围有暗红色浸润，易坏死形成溃疡。偶见周身脓疱，类似水痘或天花。

6. 眼鼠疫　病菌侵入眼部，形成化脓性结膜炎，结膜充血、肿胀、疼痛、流脓。

7. 脑膜型鼠疫　原发或继发，脑膜炎症状显著，脑脊液含有鼠疫杆菌。

8. 肠型鼠疫　有腹痛、腹泻、黏液血便等肠炎症状。

9. 扁桃体型鼠疫　扁桃体红肿，颈淋巴结亦有肿痛，常并发肺鼠疫。

(三) 实验室检查

操作时必须有严格规程和隔离设施。检材可取血液、脑脊液、病变淋巴结穿刺液、痰与其他分泌物标本。

1. 涂片镜检　以革兰氏染色与吕氏亚甲蓝或荧光抗体染色镜检，阳性率为 50%~80%。

2. 分离培养　检材划线接种血平板，甲紫溶血琼脂平板与 Hottinger 琼脂平板，血液标本宜先用肉汤增菌。

3. 动物试验　检材皮下接种豚鼠或小白鼠，杂菌多的标本宜作擦皮接种，无杂菌标本可行腹腔接种。

4. 免疫学快速检验法　常用的有反向血凝试验，用于检测 F1 抗体，急性期间隔二周的血清抗体效价呈 4 倍增长时，有诊断意义。一次效价 ≥ 1∶100 时也有诊断价值。其他尚有间接血凝试验，ELISA 法及放射免疫法等。

【治疗】

(一) 严密隔离

严格执行防鼠、灭蚤措施。就地治疗，不宜后送。隔离到症状消失，血液或局部分泌物培养每 3d 一次，检菌 3 次阴性(肺鼠疫痰培养每 3d 一次，6 次阴性)。

(二) 一般治疗及对症治疗

急性期绝对卧床，予流质或半流质饮食及足量水分，可静脉补液。注意保护心肺功能，有烦躁不安、局部淋巴结疼痛者，给予镇静、止痛药。有严重毒血症状者可短期应用肾上腺皮质激素，应与有效抗菌药物同用。

(三) 局部处理

肿大淋巴结可用抗菌药物外敷，其周围组织内注入链霉素 0.5g。已软化者，宜在应用足量抗菌药物 24h 以后切开排脓。眼鼠疫可用四环素、氯霉素眼药水滴眼。皮肤鼠疫可用抗菌药液湿敷，冲洗或抗菌药膏外敷。

(四) 抗菌治疗

必须早期、足量给药。

1. 氨基糖苷类　最有效，庆大霉素成人 160~320mg/d，分 3~4 次静滴，疗程 7~10d。链霉素宜用于腺鼠疫等较轻病例，成人 2.0g/d，分 2~4 次肌注，热退后改为 1.0g/d，疗程 7~10d。肺鼠疫患者用量须较大，如庆大霉素首剂为 160mg，继以每次 80mg，每 6h 一次静滴；链霉素首剂 1.0g，继以每次 0.5g，每 4h 一次肌注，热退后改为每 6h 一次，用药 5~7d。氨基糖苷类若与四环素或氯霉素合用则剂量可酌减。氨基糖苷类偶可致赫氏样反应。

2. 四环素和氯霉素　开始 2d，3.0~4.0g/d，分 4 次口服。不能口服者改静滴。但四环素不宜超过 2.0g/d；热退后即改为口服，剂量减半，继用 6d。

3. 磺胺嘧啶　用于轻症腺鼠疫，首剂 2.0~4.0g，以后每次 1~2g，每 6h 一次，与等量碳酸氢钠同服；不能口服时静滴，体温正常 3~5d 后停药。

4. 肺鼠疫、败血症型鼠疫以联合用药为宜，首选为链霉素加氯霉素或四环素，次选为庆大霉素加氯霉素或四环素。

（蔡　雄）

18　炭疽

炭疽（anthrax）是炭疽杆菌所致的一种人畜共患的急性传染病，草食动物如羊、马、牛、猪为主要传染源，人类在接触病畜或处理病畜的血、肉、各种分泌物、排泄物及其污染的皮毛等时，病菌可通过接触、吸入、饮食或吸血昆虫的媒介使人受染。炭疽杆菌可被用作生物武器。

【诊断】

（一）流行病学

牧区、皮毛加工场所周围患者较多，农民、牧民、兽医，皮毛加工、肉类加工、屠宰等工人及畜产收购人员得病较多；7~9 月为发病高峰，吸入型炭疽则冬春较多。潜伏期 1~5d，最长 12d。

（二）临床特点

1. 皮肤炭疽　①炭疽痈：多见于颜面、颈项、前臂等暴露部位，初为红斑，继成丘疹，次日顶部成水疱，内含淡黄浆液，周围组织明显肿胀，质坚，加压无凹陷。第 3 天后中央坏死出血，周围出现小水疱群，水肿扩展；继而坏死区破溃成浅溃疡，表面形成黑色痂皮。局部无明显疼痛及压痛，稍痒；不化脓。可有中度发热、头痛。局部引流淋巴结肿大，压痛不明显。1 周后水肿渐消，2 周内黑痂脱落，又 1~2 周后结痂愈合。②恶性水肿：可在眼睑、颈项、四肢皮下组织疏松处，发生广泛剧烈的肿胀，质坚韧，可伴发多发性大疱及严重的毒血症。

2. 肺炭疽　初起低热、干咳、胸骨后压迫感，2~4d 后突起气急、血痰、咳嗽、胸痛、寒战、高热、发绀、肺部湿啰音及胸腔积液体征。血常规：白细胞计数增多伴核左移。X 线胸片可见纵隔增宽及积液，常伴败血症、脑膜炎及感染性休克，预后严重。

3. 肠炭疽　呕吐、腹痛、腹泻、水样稀便，轻症数日内可恢复；重症类似急腹症，腹部剧痛、呕血、血样便，有渗出性腹膜炎体征，常伴败血症及感染性休克，病死率高。

4. 脑膜炭疽　多数继发于皮肤、肺、肠炭疽，中毒症状严重，有发热、剧烈头痛、呕吐、谵妄、昏迷、惊厥、颈项强直及脑膜刺激征，脑脊液多呈血性。

5. 炭疽败血症　多数继发于肺及肠炭疽，有高热、头痛、出血及感染性休克。

（三）实验室检查

1. 血常规　白细胞总数多在(10~20)×10^9/L，少数可达(60~80)×10^9/L，分类以中性粒细胞为主。

2. 涂片检查　按病型取局部分泌物、痰液、呕吐物、粪便、血液或脑脊液等做涂片，先加 1∶1 000 汞固定，以破坏芽孢，染色后可发现有荚膜的典型竹节状大杆菌。

3. 培养　检材应分别接种于血琼脂平板、普通琼脂平板、碳酸氢钠平板。血标本应行增菌培养，如见可疑菌落，则据生物学特征及动物接种进行鉴定。

4. 动物接种　取患者分泌物、组织液或新获得纯培养物接种于小白鼠或豚鼠等动物的皮下组织，注射局部于 24h 出现典型水肿、出血者为阳性反应，动物多于 36~48h 内死亡。动物内脏和血液中有大量具有荚膜的炭疽杆菌存在。

5. 免疫学试验　有间接血凝法、ELISA 法、酶标 SPA 法、荧光免疫法等，一般供追溯性诊断和流行病学调查用。Ascoli 沉淀试验主要用于检验动物脏器、皮毛是否染菌。

【治疗】

1. 一般治疗及对症治疗　严格隔离，患者的分泌物和排泄物按芽孢的消毒法处理。予高热量流质或半流质，必要时静脉补液，出血严重者可输血。症状严重者可用肾上腺皮质激素，对控制局部水肿和减轻毒血症状有效。可用氢化可的松 100~200mg/d，短期静滴，同时用抗菌药物。

2. 局部治疗　皮肤病灶除取标本作诊断外，切忌挤压或切开引流，以防感染扩散而致败血症。创口可用 1∶2 000 高锰酸钾液洗涤，敷以四环素软膏，用消毒纱布包扎。患肢可予固定和抬高。

3. 抗菌治疗　以青霉素 G 为首选。皮肤炭疽，成人 160 万 ~320 万 U/d，分次肌注，疗程 7~10d。肺炭疽、肠炭疽、脑膜炎型和败血症型炭疽，青霉素增至每日 1 000 万 ~2 000 万 U/d，分次静滴，并同时合用氨基糖苷类(链霉素、庆大霉素、卡那霉素等)，疗程延长至 2~3 周以上。

青霉素过敏者可选用头孢菌素，或四环素每次 0.5g，每日 4 次；多西环素每日 200~300ng，分次服用；环丙沙星每次 500mg，每日 2 次；红霉素 1.5g/d，分次服用；疗程同上。

抗炭疽血清治疗目前已少用，对毒血症严重患者，除抗菌治疗外，可同时用抗炭疽血清肌注或静注，第 1 天 100ml，第 2~3 天各 30~50ml，应用前应作皮试。

（蔡　雄）

19 败血症

败血症(septicemia)是致病菌或条件致病菌及其毒素侵入血流所引起的临床综合征。目前败血症的发病率及病死率有增无减,成为一种严重疾病。

【诊断】

(一)临床表现

1. 发热 起病大多急骤,先有畏寒或寒战,继而高热,体温达39℃以上,以弛张热及间歇热为多见,革兰氏阴性杆菌败血症(以大肠埃希菌引起者为多)可有双峰热及相对缓脉。发热常伴有严重毒血症状,如全身不适、头痛、速脉、出汗、腹胀、腹泻、呼吸加速、心率增快或减慢等。

2. 皮疹 部分患者出现皮疹,以瘀点为最常见,多分布于躯干、四肢、眼结膜、口腔黏膜等处。金黄色葡萄球菌败血症可有荨麻疹、猩红热样皮疹、脓疱疹等。坏死性皮疹可见于铜绿假单胞菌败血症。

3. 关节症状 多见于革兰氏阳性球菌(金黄色葡萄球菌、肺炎球菌、溶血性链球菌等)及产碱杆菌等败血症的病程中,表现为关节疼痛、红肿和活动受限,以大关节受累较多,少数有关节腔积液、积脓。

4. 神经系统症状 有谵妄、神志不清、昏迷等,以金黄色葡萄球菌败血症较多见,1/3的病例于病程早期或入院时即有神志不清或谵妄。部分病例有虚性脑膜炎表现,但也可形成化脓性脑膜炎。肠道杆菌引起神经症状较金黄色葡萄球菌为少,多为病程后期病情危重的表现。

5. 心脏 当出现中毒性心肌炎时,心尖第一心音可减弱,并可出现奔马律、期前收缩、传导阻滞等。有时可继发急性或亚急性感染性心内膜炎,心瓣膜区可出现明显或变异的杂音,并伴有心脏扩大、栓塞症状、心衰等。金黄色葡萄球菌、草绿色链球菌、肺炎球菌、产碱杆菌等败血症,并发心内膜炎者比较多见。

6. 消化系统 大肠埃希菌败血症常有腹泻,为黄稀便,常无脓血或黏液,少数有大量胃肠道出血。当发生中毒性肝炎或肝脓肿时,则肝大显著,伴有明显压痛,并可出现黄疸。脾脏也可因并发脓肿而显著肿大。

7. 迁徙性病灶 由细菌栓子播散至身体其他部位而引起,多见于化脓性球菌、厌氧菌等所致的败血症,金黄色葡萄球菌易发生迁徙性病灶。常有皮下及深部肌肉脓肿、脑脓肿、肺脓肿、肝脓肿、肾脓肿、骨髓炎、肝炎、胸膜炎及心包炎等。

8. 几种常见败血症的特征

(1)革兰氏阴性杆菌败血症:多见于老年、女性和健康情况较差者,多经胆道疾病、肾盂肾炎、肠炎等内脏的炎性病灶入侵。发热常伴有寒战、盗汗,部分呈双峰热,发生感染性休克及DIC较其他败血症为多见,迁徙性病灶则极少。

血白细胞计数正常或减少。

(2)金黄色葡萄球菌败血症:畏寒或寒战,继而高热,常有皮疹、关节肿痛和原发感染病灶。严重者可有继发感染性心内膜炎,迁徙性病灶以肺部最多见。血白细胞计数明显增高,中性粒细胞增多,核左移。

(3)厌氧菌败血症:病原菌中80%~90%为脆弱类杆菌,常为厌氧菌与需氧菌同时存在,并有多种厌氧菌参与。患者多有原发病灶和促发因素,多见于结肠手术或妇产科术后感染。细菌入侵主要途径为肠道、胆道,其次是女性生殖道、压疮及呼吸道等。易导致感染性休克、DIC等。其特征为:患者极度衰弱,有消耗型高热及大汗,常有肺、胸膜、脑、肝、心内膜、骨、关节等处的迁徙性脓肿、血栓性静脉炎。脓液腐臭,或病灶中气体存在。严重者常有黄疸及贫血。常用抗生素治疗无效。

(4)真菌性败血症:多发生在慢性疾病的终末期,或长期应用大剂量抗生素,或免疫抑制治疗的过程中。多数伴有细菌感染,当严重的细菌感染被控制后又出现毒血症状,或用足量抗生素治疗10d后,感染不能被控制时应该考虑本病。发生真菌性败血症时,体内各组织和脏器均可受累,真菌可导致脑膜炎和脑脓肿。采取标本涂片镜检,可见真菌呈繁殖状态,除孢子外可见大量菌丝增生。除血培养可获得致病菌外,口腔、咽喉、痰、尿、粪等培养等,均可有同一真菌生长。

(5)新生儿败血症:常见的致病菌有金黄色葡萄球菌、表皮葡萄球菌、大肠埃希菌、粪产碱杆菌等。入侵途径以皮肤黏膜和呼吸道为最多,其次为肠道、胆道、尿路、生殖道、脐带污染等。起病多急,半数病例可有发热、精神萎靡、烦躁不安、惊跳、食欲减退、呕吐、腹泻、皮肤黏膜出血、黄疸、肝脾肿大,常有感染性休克或DIC等表现。

(6)复数菌败血症:由一种以上细菌引起常在其他疾病的基础上并发。其特征为患者出现与单一菌败血症相似而更严重的症状。应及时做血培养(动脉血和静脉血),并同时做需氧菌、厌氧菌及真菌培养。

(7)L型菌败血症:多种细菌,如葡萄球菌、链球菌、肺炎球菌、大肠埃希菌、沙门菌、流感杆菌、铜绿假单胞菌、酵母菌等,由于长时间接触青霉素、头孢菌素、环丝氨酸、万古霉素等抗生素,诱发细菌细胞壁的缺陷,导致该菌形态、染色特性不定,以致不易辨认。抗原性减弱,易逃避宿主的免疫攻击。对作用于细胞壁的抗生素如青霉素及头孢菌素不敏感,以致治疗困难,迁延不愈。在免疫功能低下的患者中尤为多见,应予注意。

(二)实验室检查

1. 血常规 白细胞计数明显增加,一般$(10\sim30)\times10^9/L$,中性粒细胞百分比增高,核左移及细胞内有中毒性颗粒,嗜酸性粒细胞常减少或消失,机体反应较低者及部分革兰氏阴性杆菌败血症，白细胞计数可正常或偏低，但中性粒细胞多数仍增高。

2. 病原学检查　培养致病菌为确诊的主要依据，为获得较高的阳性率，在抗菌药物应用前及寒战、高热时行血和骨髓的细菌培养，宜反复多次送检，每次采血不少于 5ml。如已应用过抗菌药物，必要时用薄膜过滤集菌法、血块培养法，或于培养中加入硫酸镁、青霉素酶、对氨苯甲酸等以破坏某些常用的抗菌药物。必要时同时作 L 型菌、厌氧菌及真菌培养。以脑脊液、胸腔积液、腹水、脓液、瘀点等涂片检查或培养，也有检出病原菌的机会。分离出病原菌后，应鉴定菌型，做药敏实验与血清杀菌试验，以选用或调整有效抗菌药物组合的参考。真菌则以直接镜检为主，同时进行培养，用 ELISA 检测血清相应真菌抗体，可供参考。IFA 法可提高检测敏感性。

3. 其他检查　中性粒细胞的四唑氮蓝（NBT）试验、中性粒细胞碱性磷酸酶积分或体液的鲎血溶解试验、C 反应蛋白等，分别对辨别感染性疾病与非感染性疾病，或革兰氏阴性菌与其他细菌感染有一定帮助，但不能辨别菌种，为非特异性检查，且有假阳性。

【治疗】

（一）一般治疗及对症治疗

应加强护理，密切血压、尿量及心、肾功能等，并防止继发感染；饮食宜易消化并含足够营养和维生素；维持水、电解质和酸碱平衡。支持疗法甚为重要，可应用丙种球蛋白、全血、血浆、白蛋白等。近几年来有用革兰氏阴性细菌的内毒素抗原产生的免疫血清，对抗内毒素血症有效，与有效抗菌治疗并能进一步提高疗效。严重毒血症时，在应用足量有效抗菌药物治疗同时，可静脉给予 3~5d 的肾上腺皮质激素（地塞米松或琥珀酸氢化可的松）。对感染性休克、DIC、心肾功能不全者，应积极采取相应的治疗措施。

（二）病原治疗

1. 抗菌药物应用的原则及方法　治疗败血症的抗菌药物应是杀菌剂。一般两种抗菌药物联合应用即可，首次剂量宜大，一日量分次静脉注射或滴注，疗程宜较长，一般 3 周以上，或在体温正常、临床症状消失后继续用药 1~2 周，如有迁徙性病灶或脓肿形成，则除穿刺、切开引流外，疗程需适当延长。经抗菌治疗后，如观察 48~72h 临床疗效欠佳，则应调整抗菌药物，或做杀菌实验，凡血清杀菌效价（血清具有杀菌效果的最高稀释倍数）>1∶8 者提示用药适用，如杀菌效价 <1∶4，则宜调整用药。

2. 抗菌药物的选择

(1) 在培养未获得阳性结果前：可根据感染途径及临床表现，估计致病菌

感染科疾病

种类。病原菌未明确者，一般可选用：①氨基糖苷类抗生素（庆大霉素、阿米卡星、妥布霉素、奈替米星、伊替米星）联合β-内酰胺类抗生素（如哌拉西林、某些第三代头孢菌素）；②两种β-内酰胺类抗生素联合，如哌拉西林联合头孢他啶；③近年来，有强力的广谱抗菌药物，如亚胺培南、美罗培南、头孢他啶等单一应用，其不良反应小。

(2)葡萄球菌败血症：近年来葡萄球菌对常用的抗菌药物青霉素G耐药极高，对苯唑西林、红霉素、林可霉素、氨苄西林、庆大霉素等仅半数左右敏感，耐甲氧西林的金黄色葡萄球菌（MRSA）已高达24%，但此药株对万古霉素、头孢噻吩及利福平的敏感率仍分别达100%、55%及75%。因此在葡萄球菌败血症可应用：①万古霉素与利福平或氨基糖苷类抗生素联合；②苯唑西林、红霉素、林可霉素或第一代头孢菌素联合氨基糖苷类抗生素或万古霉素或去甲万古霉素；③替考拉林。

(3)革兰氏阴性杆菌败血症：氯霉素、氨苄西林等过去常用以治疗革兰氏阴性杆菌败血症的抗生素，目前普遍耐药，哌拉西林、第二代头孢菌素及氨基糖苷类抗生素对大肠埃希菌、肺炎杆菌等革兰氏阴性菌均有一定抗菌活性，氟喹诺酮类药环丙沙星等及第三代头孢菌素头孢他啶等对革兰氏阴性菌包括铜绿假单胞菌有较强抗菌活性，一般敏感率均在90%以上。因此大肠埃希菌及肺炎杆菌等败血症可选用：①哌拉西林或第二、第三代头孢菌素中任选一种与庆大霉素或阿米卡星联合；②哌拉西林与第二代或第三代头孢菌素联合；③氟喹诺酮类药物如环丙沙星与氨基糖苷类抗生素如庆大霉素或阿米卡星联合。铜绿假单胞菌耐药现象严重，可选用头孢他啶或头孢哌酮或环丙沙星或氧氟沙星与氨基糖苷类抗生素联合。对革兰氏阴性杆菌有较强抗菌活性的抗生素或抗菌药物如氨曲南（单酰胺菌素）、拉氧头孢、氧氟沙星等亦可根据病情单独使用。特别要重视产超广谱β-内酰胺酶（ESBLs）的革兰氏阴性肠杆菌科细菌的出现，尤其是大肠埃希菌、肺炎克雷伯菌、铜绿假单胞菌和阴沟杆菌等细菌发生率更高。这种细菌主要是由于长期应用三代头孢菌素类抗菌药物后诱导所致，细菌对常用的三代头孢菌素几乎全部耐药，故应选择碳青霉烯类药物如亚胺培南或美罗培南，亦可选用三代头孢菌素和酶抑制剂的复合制剂进行治疗。

(4)厌氧菌败血症：厌氧菌败血症常与需氧菌合并感染，可选用甲硝唑、克林霉素和亚胺培南，有较好疗效；青霉素、哌拉西林、头孢噻肟及头孢他啶等对厌氧菌亦有一定杀菌能力，可结合病情酌情选用。

(5)肺炎球菌败血症及链球菌败血症：均以青霉素G为首选药物，少数对青霉素G过敏或耐药者，可选用第一代头孢菌素或万古霉素与庆大霉素或阿米卡星联合应用。

(6)真菌性败血症：两性霉素 B 与 5- 氟胞嘧啶联合应用或其他抗真菌药氟康唑、伊曲康唑、酮康唑、咪康唑等。

(三) 局部病灶治疗

化脓性病灶应尽早切开引流。化脓性心包炎、脓胸、肝脓肿及关节脓肿等，应穿刺引流，并局部注入适当的抗菌药物，胆道或泌尿道感染具有梗阻者，应考虑手术治疗。

(蔡　雄)

20　钩端螺旋体病

钩端螺旋体病(leptospirosis，简称钩体病)是由各种不同型别的致病性钩端螺旋体(简称钩体)引起的急性全身感染性疾病。多种野生动物和家畜可感染发病或带菌，易感者多由接触含有钩体的疫水而受到感染。暴雨、洪水等自然灾害可促使该病暴发流行。传染源北方以猪为主，南方以野鼠为主。北方洪水到来前后 10~15d 出现流行高峰(洪水型)，南方水稻地区夏秋参加收割者发病最多(稻田型)。

【诊断】

(一) 流行病学

流行地区夏秋季节，病前 1~3 周内有接触和饮用疫水或进食被鼠尿所污染的食物史。

(二) 临床特点

潜伏期 2~20d，一般为 1~2 周。

1. 早期(钩端螺旋体败血症期)　发病后 1~3d，突出表现为“三症状，三体征”。

(1)发热：多数患者起病急骤，体温短期内可高达 39℃左右，伴寒战，常呈弛张热。

(2)头痛剧烈，全身肌痛，尤其以腓肠肌最明显。

(3)全身乏力，食欲减退。

(4)眼结膜明显充血，无分泌物，无疼痛或畏光感；充血在退热后可持续存在。

(5)腓肠肌压痛　为双侧性，偶亦可单侧，轻者仅感小腿胀，压之轻痛，重者不能行走，拒按。

(6)全身浅表淋巴结肿大，多见于腹股沟、腋窝淋巴结。黄豆至蚕豆大小，伴触痛，但无化脓表现。

本期尚可同时出现消化道、呼吸道症状，如恶心、呕吐、腹泻及咳嗽、咽痛、扁桃体肿大等。部分病例有肝、脾肿大，出血倾向。极少数有中毒精神症状。

2. 中期(器官损伤期) 在起病后3~14d，常出现器官损伤表现，如咯血、肺弥漫性出血、黄疸、皮肤黏膜广泛出血，蛋白尿、血尿、管型尿和肾功能不全、脑膜脑炎等。

(1)流感伤寒型：最多见，是早期钩体血症症状的持续，临床经过类似流感或伤寒，始终无黄疸，无中枢神经系统症状，脑脊液正常，肺部无明显病变。自然病程5~10d。严重患者可有出血倾向、中枢神经系统症状。

(2)肺出血型：①普通肺出血型，临床症状轻，伴有不同程度的咳嗽、咯血或血痰，肺部体征不显，X线片显示肺纹理增多或散在小片状阴影，无明显呼吸及循环系统障碍。如不及时治疗，可转为肺弥漫性出血型。②肺弥漫出血型(肺大出血型)，在感染早期的2~3d，突然出现面色苍白，心率与呼吸增快，心悸、烦躁不安，进行性加重，并出现咯血，但亦可无咯血，最后进入循环、呼吸衰竭。双肺布满湿啰音，主要以广泛的肺微血管出血为特点，是近来无黄疸型钩体病的常见死因。X线胸片显示双肺广泛弥漫性点片状软化阴影，可类似大叶性肺炎改变。早期治疗后肺部阴影可在3~5d内逐渐消散，2~3周内逐步恢复；但极重患者可因肺泡迅速充满血液而窒息死亡。

(3)黄疸出血型：起病如流感伤寒型，第4~8病日退热期前后出现进行性加重的黄疸、出血倾向和肾功能损害，常有皮肤及内脏出血，严重者发生急性或亚急性肝衰竭。该型以肾脏损害最为普遍，重者出现肾衰竭，是黄疸出血型的主要死因。

(4)肾衰竭型：临床症状以肾脏损害较突出，表现为蛋白尿、血尿、管型尿、少尿、尿闭，出现不同程度的氮质血症、酸中毒。氮质血症一般在第3天开始，第7~9天达到高峰，3周后恢复正常。本型多数并发于重型黄疸出血型患者，单独的肾衰竭型临床少见。

(5)脑膜脑炎型：临床上以脑炎或脑膜炎症状为特征。发热3~4d后出现剧烈头痛、呕吐、颈项强直和凯尔尼格征阳性，或神志障碍、瘫痪、昏迷等脑炎表现。脑脊液中细胞数高，一般为$(0.01\sim0.20)\times10^9$/L($10\sim200/mm^3$)，偶可达1×10^9/L($1\,000/mm^3$)，以淋巴细胞为主，蛋白稍增高，糖和氯化物多正常。可分离出钩体。

3. 恢复期或后发症期 多由于后发变态反应引起。

(1)后发热：在第一次发热消退后1~5d，发热再现，多在38~38.5℃，1~3d内自行消退，患者外周血可见嗜酸性粒细胞增多。

(2)眼后发症：多见于北方，常在病后1周至1个月内，以葡萄膜炎、虹膜睫状体炎、脉络膜炎为常见。

(3)神经系统后发症：多在发病后2~6个月内。①反应性脑膜炎：发热同时有脑膜炎症状，但脑脊液检查正常，不治亦可自愈。②闭塞性脑动脉炎：为钩体病神经系统中最常见及最严重的并发症之一。表现为偏瘫、失语、多次反复短暂肢体瘫痪。脑血管造影证实颅内动脉床突上段和大脑前中动脉近端有狭窄，多数在基底核有一特异性血管网。

(4)胫前热：极少数患者的两侧胫骨前皮肤于恢复期出现结节样红斑，伴发热，2周左右消退。

(三) 实验室检查

1. 病原学检查　病原体分离，必须用黑底映光法直接找到钩体。发病10d内可从血液及脑脊液中分离到钩体，第2周尿中可检出钩体。

超速离心集菌后直接镜检法、荧光抗体染色法、原血片镀银染色法及甲苯蓝染色法可直接检查病原体，达快速诊断目的，阳性率在50%左右，可助早期诊断。

动物接种是一种分离病原体的可靠方法，将血液或体液标本接种于幼年豚鼠或金黄地鼠腹腔内，晚期病例可用尿液接种于动物腹部皮下，3~6d后可取腹腔液或心血行暗视野检查。

2. 免疫学检查

(1)显微镜下凝集试验(显凝试验)：目前常用方法。有较高的型特异性，效价超过1∶400为阳性；最好采用间隔2周双份血清效价增高4倍以上者可确诊为阳性，但无法早期诊断。

(2)酶联免疫吸附试验(ELISA)：比凝溶试验阳性出现更早更敏感，与显微镜凝集试验总符合率达86.2%。

(3)间接红细胞凝集试验：间接红细胞溶解试验、间接荧光抗体法等亦可用于钩体病的诊断。其他尚有钩体DNA探针技术、DNA基因扩增技术可应用于钩体病的早期诊断。

(四) 鉴别诊断

要和上呼吸道感染、流行性感冒、急性黄疸型肝炎、大叶性肺炎及其他原因引起的脑膜炎等鉴别。

【治疗】

1. 一般治疗　及早卧床休息，予高热量、多种维生素及易消化食物，保持水、电解质和酸碱平衡；出血严重者应立即输血并及时应用止血剂。肺大出血者，应使患者保持安静，酌情应用镇静剂；肝脏有损害者应行保肝治疗，避免使用损害肝脏药物；心、肝、肾、中枢神经系统功能衰竭者应行相应的处理。

2. 抗菌治疗　青霉素应早期使用，有提前退热，缩短病期，纠正和减轻黄疸和出血的功效。首剂 40 万 U,以后 120 万 ~160 万 U/d,分 3~4 次肌注。疗程 7d,或用至体温正常后 2~4d。重症病例剂量增至 160 万 ~240 万 U/d,分 4 次肌注,合并应用肾上腺皮质激素。其他抗生素如四环素、庆大霉素、链霉素、红霉素、氯霉素、多西环素、氨苄西林等亦有一定疗效。

近年来,咪唑酸酯及甲唑醇治疗本病取得满意疗效。两者均可口服,不良反应不大。咪唑酸酯剂量成人首剂 1.0g,以后每次 0.5g,每日 4 次。待体温恢复正常后 2~4d 停药。重症患者可增至 3.0g/d,分 3 次口服,病情好转后改为 2.0g/d,平均疗程 5~7d。约 8.1% 病例出现轻度赫氏反应,但不需特殊处理。甲唑醇剂量成人首剂 1.0g,以后每次 0.5g,3~4 次 /d 口服,疗程 5~7d,或热退后 3d 停药。本品治愈率达 94.3%,无赫氏反应。

赫氏反应多发生在首剂青霉素 G 注射后 30min~4h,因大量钩体被杀灭后释放毒素所致,症状为突然寒战、高热、头痛、全身酸痛,心率、呼吸增快,原有症状加重,可伴有血压下降、四肢厥冷、休克、体温骤降等,多持续 30~60min,偶可致肺弥漫性出血,应立即应用氢化可的松 200~300mg 静滴或地塞米松 5~10mg 静注,并用镇静降温、抗休克等治疗。

3. 后发症治疗　多采用对症治疗,可取得缓解,重症者加用肾上腺皮质激素能加速恢复。

【预防】

1. 尽量减少或避免与疫水接触的机会,不在可疑疫水中游泳、洗衣物等。

2. 管好猪、狗等动物,不让其尿液直接流入水中,猪粪等要发酵后再施用。

3. 大力开展防鼠灭鼠工作,尤其是洪灾期间人群较集中的地方,也是鼠类密度较高的地方。

4. 注意个人卫生,禁止随地小便,下水作业时要尽量穿长筒胶鞋等。

5. 预防接种及化学预防　在钩体病流行季节前 0.5~1 个月开始接种钩体菌苗,前后注射 2 次,相隔半个月。第 1 次皮下注射 1ml,第 2 次 2ml,当年保护率达 95%。化学预防采用多西环素 200mg,在接触疫水期间每周口服 1 次。

（辛海光　蔡　雄）

21　淋巴结肿大

正常情况下,在颌下、颈部、腋下及腹股沟等处可触及 1~2 个淋巴结,直径不超过 0.5cm,质柔软、光滑,与皮肤及皮下组织无粘连,可移动,无压痛。枕部、耳后、耳前、锁骨上、滑车上等处如能触及淋巴结,一般视为异常。

【病因】

(一) 全身性淋巴结肿大

1. 急性感染 风疹、麻疹、传染性单核细胞增多症、巨细胞病毒感染、病毒性肝炎、登革热、拉沙热、泛发性皮炎或疖病、鼠疫、鼻出血、类鼻疽等。

2. 慢性感染 结核、非典型分枝杆菌感染、梅毒、播散性组织胞浆菌病、黑热病、弓形虫病、丝虫病、人免疫缺陷病毒(HIV)感染等。

3. 血液病、恶性肿瘤及其他 慢性白血病、淋巴瘤、结节病等。

(二) 局部性淋巴结肿大

1. 急性感染 化脓菌感染、白喉、炭疽、鼠疫、兔热、鼠咬热、猫抓病、性病性淋巴肉芽肿,软下疳、恙虫病等。

2. 慢性感染 结核、非典型分枝杆菌感染、放线菌病、麻风等。

3. 恶性肿瘤 癌、肉瘤、淋巴瘤等。

【诊断】

(一) 诊断步骤

1. 病史

(1) 注意了解淋巴结肿大开始时间,有无疼痛;发展过程,曾经何种检查、治疗及其结果。

(2) 伴发症状:有无发热、发冷、胃肠或呼吸道症状、局部感染、肿块、皮疹。

(3) 疑为传染病者,须注意接触史、生活习惯、职业、家族史等,以判断其受感染的可能性。

2. 体格检查

(1) 淋巴结:应包括:①肿大淋巴结的分布、数量、大小、硬度、活动度及皮肤有无水肿、发红、温度、压痛等炎症表现;②肿大淋巴结的引流区有无炎症或肿瘤;③淋巴结肿大系全身性抑或局部性,如有颈、腋及腹股沟等 2 个区以上区域淋巴结肿大,即认为是全身性的,但对局限一区的淋巴结肿大,要注意在病程中有无转变为全身性的趋势。

(2) 全身:必要时要包括直肠与阴道检查,胸部及胃肠道 X 线检查,B 超检查,CT、MRI 或 PET 检查。

3. 实验室检查 特别注意血常规、微生物、寄生虫学检查,必要时可行骨髓穿刺涂片及骨髓活检。

4. 淋巴结穿刺、印片或活组织检查 凡经上述检查仍未能明确病因者,可选择肿大比较显著、未经手术切开、药物处理或放射治疗的淋巴结做穿刺,然后印片或活组织检查,以助确诊。凡肿大淋巴结质软、有波动,或与附近重要组织或器官粘连紧密而难以切取者,或疑为黑热病所致者,可做针刺取抽出物涂片染色镜检，或做组织印片镜检，其细胞形态清晰，操作简便安全，1~2h 可获得结果，但 1 次阴性结果不能否定诊断。淋巴结活检组织结构清楚，检查材料较多，效果较好。多区淋巴结肿大者，须避免采取易罹患慢性炎症的淋巴结，如颌下及腹股沟淋巴结。可能时宜选取发展阶段不同的两个淋巴结，或在不同部位各选取一个淋巴结，以免漏诊或误诊。应将整个淋巴结切下，标明其部位，立即送病理科；不能立即送时，应以甲醛液固定。

（二）诊断要点

1. 全身性淋巴结肿大

(1) 风疹及麻疹：淋巴结肿大为轻度，与周围组织不粘连，无压痛；风疹时耳后淋巴结肿大明显。根据皮疹、麻疹黏膜斑（柯氏斑）及血常规特点可以鉴别。

(2) 传染性单核细胞增多症：淋巴结轻度肿大或中度肿大，以颈部最著，不对称、不粘连、不化脓、压痛轻。伴有发热、咽炎、异常血常规、嗜异性凝集试验异常，可以确诊。上述试验阴性病例可查 EB 病毒抗体测定确诊。

(3) 泛发性皮炎或疖病：可引起全身浅表淋巴结肿大，其他全身性皮肤病如湿疹、银屑病、皮脂溢出等继发感染者，亦可引起全身性淋巴结肿大。偶有头虱繁生或衣虱遍体者在查体时可于颈部或其他部位扪到肿大淋巴结。

(4) 鼠疫：败血症期可有全身性淋巴结肿大。腺鼠疫则在蚤叮咬处的引流区淋巴结肿大，局部皮肤红肿、疼痛，压痛显著；有淋巴结周围炎，淋巴结互相粘连、融合，水肿明显，1~2 周内可化脓。常伴有高热及其他毒血症状。淋巴结穿刺液涂片及培养可确诊。

(5) 结核：血行播散型粟粒型结核可有轻度的全身淋巴结肿大，不粘连，无压痛。重症淋巴结结核，淋巴结可明显肿大，并与周围组织粘连成串，有压痛，可液化坏死或形成寒性脓肿，终致穿破形成瘘管。在颈部者俗称疬子颈或疬串。

(6) 非典型分枝杆菌感染：原发性淋巴结炎多见于婴幼儿，大多发生于颈部（颌下及颏下），偶然见于耳前，罕见于腹股沟、腋下或滑车上。其淋巴结肿大、分散或粘连成串，无痛，坚实，可化脓、溃烂穿孔，形成窦道。淋巴结穿刺、分泌物培养及活组织检查可确诊。

(7) 梅毒：初期梅毒下疳出现后 1 周发生双侧腹股沟淋巴结肿大。二期梅毒则可有轻度全身淋巴结肿大，呈橡皮样硬度，不粘连，无压痛，皮肤色泽正常。根据冶游史、下疳史、玫瑰疹及梅毒血清反应可确诊。

(8) 播散性组织胞浆菌病：可伴有发热、贫血、白细胞减少及肝脾肿大等特征，全身淋巴结肿大。可采血、骨髓、淋巴结活组织检查及真菌培养，以便确诊。

(9) 黑热病：可有轻度全身淋巴结肿大，硬度中等；常伴有长期弛张热、肝脾肿大、白细胞减少。骨髓、肝、脾或淋巴结穿刺液涂片查见利杜体可确诊。

(10)丝虫病:早期有间歇发作的急性淋巴结炎及逆行性淋巴管炎(流火),以腹股沟、股、滑车上、腋下等部位的淋巴结肿大为最常见。晚期则发生淋巴结曲张及淋巴管曲张,曲张的淋巴结如一团海绵,握之中央有硬核,穿刺可得淋巴液。常伴有肢体淋巴肿或象皮肿,班氏丝虫病则易罹乳糜尿、鞘膜积液、附睾结节等泌尿生殖系统病变。血液中找到微丝蚴或淋巴管结节中找到丝虫成虫可确诊。

(11)白血病:慢性淋巴细胞性白血病可有全身淋巴结显著肿大,对称,直径可达2~3cm,散在、不粘连,无压痛,硬度中等。慢性粒细胞性白血病的淋巴结肿大出现较迟,程度轻或中等。急性白血病亦有淋巴结肿大,并伴有肝脾肿大、发热、出血、贫血等现象。根据淋巴结穿刺、印片、活检,以及血常规、骨髓象检查,可确诊。

(12)淋巴瘤:表浅及深部淋巴结均可肿大,尤以颈、腋下及腹股沟淋巴结最常见,肿大的淋巴结初期较软,后期常硬如象皮;不粘连,但晚期可粘连成块,无压痛。常伴有发热、皮疹、贫血及肝脾肿大。根据淋巴结穿刺、印片或活检可确诊。

(13)结节病:可有全身性淋巴结肿大,尤以颈、滑车上、腋下等处及肺门淋巴结肿大最多见,大小不等,质硬,不粘连,无压痛。常伴有乏力、发热、盗汗、咯血、气胸、眼葡萄膜炎、结节性红斑、肝脾肿大、关节肿痛及心、肺、肾、骨、神经系统等病变,可作 Kveim 试验(以自制病变淋巴结或脾组织抗原作皮内试验或淋巴结活检)以助确诊。

(14)HIV 感染:持续性全身性淋巴结病综合征,特点为不存在其他可引起淋巴结肿大的情况下,全身性淋巴结包括腹股沟部外至少 2 个淋巴结肿大(>1cm),至少有 3 个月。淋巴结活检显示反应性增生,同时有发热、体重下降(>10%)、腹泻等前驱症状;并有 Th/Ts 比例倒置。病情进一步发展,会出现各种机会性感染,特别是卡氏肺孢子菌病,发生各种恶性肿瘤如卡波西肉瘤等。

(15)其他:巨细胞包涵体病、登革热、拉沙热、恙虫病、弓形虫病、类鼻疽及鼻疽等部分病例可有全身淋巴结肿大。

2. 局部性淋巴结肿大

(1)枕部及耳后淋巴结肿大:主要由于头部皮肤感染引起,风疹时常见枕部及耳后淋巴结肿大。

(2)耳前淋巴结肿大:多见于眼睑、颊、耳及颞部皮肤感染。腺病毒感染(咽结膜热、流行性角膜结膜炎)、猫抓病、沙眼衣原体感染、李斯特菌病、兔热亦可见有耳前淋巴结肿大。

(3)颌下淋巴结肿大:多由口腔化脓性疾病引起,如扁桃体炎、白喉、猩红热、樊尚咽峡炎、口炎、龋齿、牙根尖周炎等感染，以及鼻咽、口腔、咽喉等处恶性肿瘤转移。

(4)颈部淋巴结肿大：常见结核、非典型分枝杆菌感染(多为原发性)、真菌感染，也常见鼻咽、口腔、咽喉、食管、面颊等处的恶性肿瘤转移至颈部淋巴结。

(5)锁骨上淋巴结肿大：单纯左锁骨上淋巴结肿大多见于腹腔内脏癌肿转移，主要是胃癌、肝癌，次为胆囊、胰腺、结肠、直肠、卵巢、睾丸、肾上腺等癌肿。右侧锁骨上淋巴结肿大多为胸腔内脏癌肿转移(主要为肺癌，次为食管癌、纵隔肿瘤)。

(6)腋下淋巴结肿大：主要为上肢、肩、乳房及背部等处的慢性化脓性感染所引起，其次为结核及肿瘤(乳腺癌、肺癌)转移。鼠咬热、猫抓病、兔热及上肢蛇咬伤，亦常先见腋下淋巴结肿大。

(7)滑车上淋巴结肿大：多由于手及前臂尺侧皮肤感染，亦常见于梅毒。

(8)腹股沟淋巴结肿大：由于下肢、臀部、背下部、外生殖器及肛门的感染所致，尤多见于足癣、丹毒及丝虫病，亦可见于腺鼠疫、兔热、钩端螺旋体病、下肢蛇咬伤及多种性病(如梅毒、腹股沟肉芽肿、性病性淋巴肉芽肿等)。

(9)腘窝淋巴结肿大：主要见于足及小腿皮肤感染。

(蔡　雄)

22　深部真菌感染

深部真菌感染又称深部真菌病(deep mycosis)，是由真菌(fungi)引起的皮下组织感染和系统感染。一般按菌种命名，皮下组织感染如孢子丝菌引起孢子丝菌病，系统感染由念珠菌引起念珠菌病，新生隐球菌引起隐球菌病，曲霉引起曲霉病等。各种深部真菌感染临床表现不同，感染途径各异。有些真菌为条件致病菌，广泛分布于自然界、人体皮肤和黏膜表面，如念珠菌、曲霉、青霉等；另外一些真菌则致病性强，一旦感染病情凶险，进展快速，如隐球菌、毛霉等。

【诊断】

(一) 流行病学

念珠菌病是深部真菌感染中发病率最高的，最常见的致病菌为白色念珠菌，其他有热带念珠菌、近平滑念珠菌、光滑念珠菌等。30%~50% 的正常人群的口腔和胃肠道中有这些菌寄生，深在性念珠菌感染多发生于机体免疫功能低下者。鸽粪被认为是隐球菌最重要的传染源，而孢子丝菌病的主要传染源是患者或患病动物。青霉病主要发生于流行区居住过的患者，烟曲霉为曲霉病的最常见病原菌。

(二) 临床特点

1. 念珠菌病　念珠菌侵犯黏膜，在口腔可有特征性的白色假膜，俗称“鹅口疮”；侵犯支气管、肺，主要症状为低热、咳嗽、咳黏性痰或为似硬块状痰，痰中可有血丝；另外还可有念珠菌性肠炎、尿道炎、心内膜炎、败血症、脑膜炎等，症状与细菌性感染相类似。

2. 隐球菌病　隐球菌侵犯中枢神经系统最常见，如果治疗不及时，90% 以上患者在 1 年内死亡。可有脑膜炎、脑炎、肉芽肿占位等的各种临床表现，颅压升高出现视神经、听神经的损害。隐球菌感染肺主要表现为支气管炎或肺炎；感染骨可出现患处的肿胀及瘘管形成；侵入血液引起败血症表现。

3. 曲霉病　吸入含有曲霉孢子的粉尘可引起过敏性肺曲霉病，8h 内发病出现咳嗽、气急、发热、寒战、肌痛等；对于免疫功能抑制者，可发生急性侵袭性肺曲霉病，出现持续发热、胸痛、咳嗽等，广谱抗生素治疗无效，全身情况不断恶化可最终死亡。中老年体弱伴肺部疾病患者，可出现慢性坏死性肺曲霉病和曲霉球，部分还可使其他组织引起脑曲霉病、心内膜炎和骨髓炎。

4. 孢子丝菌病　孢子丝菌累及骨膜、骨、关节及腱鞘等，开始局部皮肤出现黄豆大结节，以后破溃流脓、关节粗大变形、功能障碍；感染气管、肺其症状类似气管结核或肺结核；感染眼出现眼结膜、泪囊及眼房的病变。

5. 青霉病　短时间内大量吸入青霉菌孢子可引起过敏性支气管肺青霉病，有间歇性气道阻塞、胸闷、咳嗽、喉痒痛、荨麻疹等变态反应表现；单核巨噬细胞系统常被感染，出现肝、脾、淋巴结肿大；脑部被青霉感染，可有眼底出血、精神错乱、抽搐、昏迷等中枢神经系统症状。青霉属包括正青霉属和篮状菌属，马尔尼菲篮状菌是最常见致病菌。进行性播散性马尔尼菲篮状菌病发病较急，反复发热、寒战、咳嗽、腹泻、体重下降、贫血、肝脾肿大等，发病至死亡病程 2 个月至 3 年。

6. 毛霉病　毛霉极易侵犯大小血管的弹性内膜，引起血栓、出血及梗死，可广泛地播散至肾、胃肠、心、脑，以肺部最常受累，出现相应器官的症状。鼻脑毛霉病表现为面部疼痛、头痛、嗜睡，严重者可失明，疾病进展过程中真菌易侵犯大血管，在脑中引起梗死和坏死，伴脑软化，患者由昏睡发展为昏迷，7~10d 内死亡。

7. 组织胞浆菌病　传染性很强，常经呼吸道传染。95% 的原发性组织胞浆菌病可无症状，在流行区人群中肺部可见许多钙化灶，部分患者有慢性空洞。吸入大量孢子者，潜伏期 7~14d，有高热、剧烈胸痛、呼吸困难，也可有重度肝炎的表现。

（三）辅助检查

1. 病原菌检查　包括直接镜检和培养两种方法。痰、耵聍、角膜溃疡刮取物、脓液、尿液、血液、脑脊液等各种标本直接镜检，可见形态、大小、排列各异的菌丝和孢子。用沙氏培养基及脑心浸液葡萄糖琼脂培养基分离深部致病并进一步鉴定菌种。

2. 血常规　白细胞计数轻度或中度升高，大部分深部真菌感染患者在(10~20)×10^9/L。部分患者血沉加快，重症者可有血红蛋白及红细胞数减少。

3. 免疫学检查　包括对患者血清及体液的检查，目前对曲霉病、念珠菌病、新生隐球菌病、组织胞浆菌病、孢子丝菌病都已有免疫学诊断的试剂盒可用，部分可作为确诊依据，如荚膜特异性抗原检测脑脊液及其他体液标本可有效、快速诊断隐球菌性脑膜炎。

4. 病理检查　真菌在组织内表现为5种形态：孢子、菌丝、菌丝和孢子、颗粒、球囊或内孢囊。根据形态和染色可确定一部分真菌的种名，最后确定需依靠培养。

【治疗】

(一) 一般治疗及对症治疗

1. 隔离　对于传染性、致病性较强的深部真菌感染，如组织胞浆菌病、曲霉病等，需相对隔离于免疫功能较差的人群以外。

2. 支持疗法　对意识清楚的患者，鼓励进食高蛋白高营养食物，维持水、电解质的平衡。中枢神经系统感染者，由于大量使用脱水剂以及抗真菌药与皮质激素等，易造成低血钾及其他水电解质紊乱，应及时纠正及补钾。

3. 降颅压　中枢神经系统真菌感染尤其是隐球菌感染易出现颅内高压症状，需及时处理，否则可能发生脑疝引起死亡。可用20%甘露醇125ml快速静脉滴注，每6~8h一次，必要时用25%的白蛋白溶液20ml加呋塞米20~40mg静脉注射，两者交替使用加强降颅压效果。50%的高渗葡萄糖60ml静脉内注射或50%的甘油糖水口服也有一定效果。对于顽固性颅高压，可行手术或腰穿间断引流脑脊液。

(二) 抗真菌治疗

1. 两性霉素B　两性霉素B是一种大环多烯类抗真菌药，目前是治疗致命侵袭性深部真菌感染的首选药物。病例可能复发，需要进行维持治疗。两性霉素B的应用方法：静脉滴注从小剂量开始，首次1~5mg，以后每天增加5mg(儿童1~2mg)，直至每天0.5~0.75mg/kg。疗程根据病情及全身情况确定，一般应用2~3个月。对于隐球菌性脑膜炎，脑脊液转阴后尚需以氟康唑或伊曲康唑等维持治疗3~4个月。

该药不良反应较大，常见寒战、发热，肝、肾、心肌、造血系统损害，低血钾，阵发性房性心动过速，亦有发生心室颤动死亡的报道。应用两性霉素B静脉滴注时应注意：①输液速度宜慢，控制在20~30滴/min；②输液瓶以黑布包裹，以防光线照射破坏两性霉素B；③两性霉素B先用注射用水稀释为5mg/ml，再用 5% 葡萄糖溶液 500ml 稀释，不宜用生理盐水稀释，以免产生沉淀；④药液中可同时加入地塞米松 2~5mg 或氢化可的松 50mg 输注；⑤输液前肌注异丙嗪 25mg；⑥如使用期间出现严重不良反应，可暂时停药并对症处理。

两性霉素 B 鞘内注射可使脑脊液中直接达到较高的抑菌浓度，对重症病例尤为适用。应用时一般以 0.1~1mg 与地塞米松 1~2mg 及适量脑脊液混匀后缓慢注入，每周 1~3 次。鞘内注射两性霉素 B 可能出现化学性脑膜炎、头痛加剧、腿痛、大小便困难、蛛网膜粘连、休克等较严重的不良反应。

两性霉素 B 脂质体是一种双层脂质体内含有两性霉素 B 的新型制剂，其毒性约为两性霉素 B 的 1/70。应用时注意事项：①先用注射用水振荡稀释，使两性霉素 B 脂质体全部成为分散相，浓度为 4mg/ml；②将稀释的两性霉素 B 脂质体加入 5% 的葡萄糖液进一步稀释至 0.2~2mg/ml 后，使用输血过滤器避光静脉滴注，6h 内滴注完毕，用量可从 0.3mg/kg 开始，逐渐增量至 1~2mg/(kg·d)，对隐球菌脑膜炎总量可达 5~8g，8~12 周为一疗程。

2. 氟胞嘧啶(5-FC)　是窄谱抗真菌药物，对念珠菌、新生隐球菌、着色霉属、卡氏枝孢霉、疣状瓶霉有抗菌作用。单用 5-FC 可很快产生耐药性，因此，多与两性霉素 B 等联合应用。两性霉素 B 作用于真菌细胞膜，使其通透性发生改变，导致菌体破坏，并使 5-FC 易于进入真菌细胞膜起作用，因此，联合应用有协同作用。常用剂量为 50~150mg/(kg·d)，分 3~4 次口服，亦可用 1% 的 5-FC 注射液静脉输入。

3. 氟康唑(FCA)　FCA 为一种广谱三唑类新型抗真菌剂，相对分子质量为 306.3，具有水溶性特征，口服吸收完全，能很好地通过血脑屏障进入脑脊液，脑脊液中氟康唑药物浓度可达到血浆药物浓度的 90%~100%，半衰期为 36h，80% 的 FCA 经肾脏以原型排出。重症者 200~400mg/d 静脉滴注或口服，可与两性霉素 B 联合应用加强疗效，并减少两性霉素 B 的用量和不良反应。

4. 伊曲康唑　伊曲康唑是一种广谱三唑类抗真菌剂，口服受胃肠道因素影响较大，不易通过血脑屏障进入脑脊液，但在脑组织中有较高的浓度。对于曲霉患者，唑类药物中首选伊曲康唑，氟康唑对其无效。口服剂量 200~400mg/d。

5. 伏立康唑　伏立康唑是一种新型三唑类口服抗真菌新药，抗菌谱广，比氟康唑效力强，而且对氟康唑无效的曲霉属、对氟康唑天然耐药(如克柔念珠菌等)及治疗后耐药的念珠菌属均有效。该药可口服和静脉给药物。前 24h，静脉用 6mg/kg，以后维持量，静脉 4mg/kg 每 12h 一次，或口服 200mg，每 12h 一次。

(三) 手术治疗

对局限性的真菌肉芽肿可采用手术切除，如隐球菌颅内肉芽肿、肺部曲霉球等，术后根据情况使用全身抗真菌剂治疗，以达到根治目的。

(潘炜华)

23 新型冠状病毒肺炎

【概述】

新型冠状病毒肺炎，国内简称新冠肺炎，WHO 命名为冠状病毒病 -2019（coronavirus disease，COVID-2019），是由新型冠状病毒（SARS-CoV-2）感染引起的一种传染病。

【病原学】

新型冠状病毒为单股正链 RNA 病毒，属巢病毒目（*Nidovirales*）冠状病毒科（*Coronaviridae*）正冠状病毒亚科（*Orthocoronavirinae*）的 β 属。新型冠状病毒通过其刺突蛋白（S）同人血管紧张素转化酶 A2（ACE2）结合侵入细胞。该病毒对热敏感，56℃ 30 分钟、乙醚、75% 乙醇、含氯消毒剂、过氧乙酸和氯仿等脂溶剂均可有效灭活。

【流行病学】

1. 传染源　主要是新型冠状病毒感染的患者和无症状感染者，感染者在潜伏期即具传染性；无症状感染者是重要传染源，包括感染后处于潜伏期者、隐性感染者及部分恢复期患者。

2. 传播途径　主要经呼吸道飞沫和密切接触传播，接触病毒污染物品可造成感染，存在环境污染造成接触传播或气溶胶传播可能。

3. 易感人群　人群普遍易感，年龄集多中在 40~60 岁，儿童患者少见。有一定家庭积聚性。感染恢复后可获得一定的免疫力，持续时间不明，可发生二次感染。

【临床表现】

1. 潜伏期 1~14 天，平均 3~7 天。多以发热、乏力及干咳起病，可伴发嗅觉、味觉减退、丧失或异常，少数伴鼻塞、流涕、咽痛、结膜炎、肌痛和腹泻等。重症及危重症患者病程中可低热，甚至无明显发热，在发病一周左右出现呼吸困难和（或）低氧血症，危重者可快速进展为急性呼吸窘迫综合征、脓毒症休克、难以纠正的代谢性酸中毒、出凝血功能障碍及多器官功能衰竭等。极少数患者有中枢神经系统受累及肢端缺血性坏死等表现。

多数预后良好，危重者多见于老年人、慢性基础病者、晚期妊娠、围产期女性及肥胖者；儿童症状较轻，不典型，可有呕吐、腹泻等消化道症状，或为反应差、呼吸急促等。极少数儿童可有多系统炎症综合征（MIS-C）等。

2. 实验室检查

1）一般检查：发病早期外周血白细胞总数正常或减少，可见淋巴细胞计数减少，可出现肝酶、乳酸脱氢酶、肌酶、肌红蛋白、肌钙蛋白和铁蛋白增高。多数 C 反应蛋白（CRP）和血沉升高，降钙素原正常。重型、危重型患者可见 D- 二聚体升高、外周血淋巴细胞进行性减少，IL-6 等炎症因子升高。

2）病原学及血清学检查：①病原学检查：采用 RT-PCR 和（或）NGS 方法在鼻咽拭子、痰和其他下呼吸道分泌物、血液、粪便、尿液等标本中可检测出新型冠状病毒核酸；②血清学检查：新型冠状病毒特异性 IgM 抗体、IgG 抗体阳性，对临床疑似而核酸检测阴性者及恢复期核酸检测阴性者有诊断价值。

3. 影像学　早期呈现多发小斑片影及间质改变，肺外带明显。可发展为双肺多发磨玻璃影和浸润影，严重者出现肺实变，胸腔积液少见。心功能不全患者可见心影增大和肺水肿。

【诊断】

根据结合流行病学、临床表现及病原学和血清学证据综合做出诊断。

1. 疑似病例　有下述流行病学史中的任何 1 条，且符合临床表现中任意 2 条；无明确流行病学史者，符合临床表现中任意 2 条，同时新型冠状病毒特异性 IgM 抗体阳性；或符合临床表现中的 3 条。

流行病学史：①发病前 14 天内有病例报告社区的旅行史或居住史；②发病前 14 天内与新型冠状病毒感染的患者或无症状感染者有接触史；③发病前 14 天内曾接触过来自有病例报告社区的发热或有呼吸道症状的患者；④聚集性发病（2 周内在小范围如家庭、办公室、学校班级等场所，出现 2 例及以上发热和 / 或呼吸道症状的病例）。

临床表现：①发热和（或）呼吸道症状等相关临床表现；②具有上述新冠肺炎影像学特征；③发病早期白细胞总数正常或降低，淋巴细胞计数正常或减少。

2. 确诊病例　疑似病例同时具备病原学或血清学证据之一者。病原学及血清学证据：①实时荧光 RT-PCR 检测新型冠状病毒核酸阳性；②病毒基因测序，与已知的新型冠状病毒高度同源；③新型冠状病毒特异性 IgM 抗体和 IgG 抗体阳性；④新型冠状病毒特异性 IgG 抗体由阴性转为阳性，或恢复期 IgG 抗体滴度较急性期呈 4 倍及以上增高者。

3. 临床分型

（1）轻型临床症状轻微，影像学未见肺炎表现。

（2）普通型具有发热、呼吸道症状等，影像学可见肺炎表现。

（3）重型：

成人符合下列任何一条：①出现气促，RR ≥ 30 次 / 分；②静息状态下，吸空气时指氧饱和度 ≤ 93%；③动脉血氧分压（PaO_2）/ 吸氧浓度（FiO_2）≤ 300mmHg（1mmHg=0.133kPa）；高海拔（海拔超过 1 000 米）地区应根据以下公式对 PaO_2/FiO_2 进行校正：PaO_2/FiO_2 × ［760/ 大气压（mmHg）］。④临床症状进行性加重，肺部影像学显示 24~48 小时内病灶明显进展 >50% 者。

儿童符合下列任何一条：①持续高热超过 3 天；②出现气促（<2 月龄，RR ≥ 60 次 / 分；2~12 月龄，RR ≥ 50 次 / 分；1~5 岁，RR ≥ 40 次 / 分；>5 岁，RR ≥ 30 次 / 分），除外发热和哭闹的影响；③静息状态下，吸空气时指氧饱和度≤ 93%；④辅助呼吸（鼻翼翕动、三凹征）；⑤出现嗜睡、惊厥；⑥拒食或喂养困难，有脱水征。

（4）危重型：符合以下情况之一者：①出现呼吸衰竭，且需要机械通气；②出现休克；③合并其他器官功能衰竭需 ICU 监护治疗。

4. 重型 / 危重型高危人群　①大于 65 岁老年人；②有心脑血管疾病（含高血压）、慢性肺部疾病（慢性阻塞性肺疾病、中度至重度哮喘）、糖尿病、慢性肝脏、肾脏疾病、肿瘤等基础疾病者；③免疫功能缺陷（如艾滋病患者、长期使用皮质类固醇或其他免疫抑制药物导致免疫功能减退状态）；④肥胖（体质指数 ≥ 30）；⑤晚期妊娠和围产期女性；⑥重度吸烟者。

感染科疾病

5. 重型 / 危重型早期预警指标

1）成人有以下指标变化应警惕病情恶化：①低氧血症或呼吸窘迫进行性加重；②组织氧合指标恶化或乳酸进行性升高；③外周血淋巴细胞计数进行性降低或外周血炎症标记物如 IL-6、CRP、铁蛋白等进行性上升；④D- 二聚体等凝血功能相关指标明显升高；⑤胸部影像学显示肺部病变明显进展。

2）儿童有以下指标变化应警惕病情恶化：①呼吸频率增快；②精神反应差、嗜睡；③乳酸进行性升高；④CRP、PCT、铁蛋白等炎症标记物明显升高；⑤影像学显示双侧或多肺叶浸润、胸腔积液或短期内病变快速进展；⑥有基础疾病（先天性心脏病、支气管肺发育不良、呼吸道畸形、异常血红蛋白、重度营养不良等）、有免疫缺陷或低下（长期使用免疫抑制剂）和新生儿。

【鉴别诊断】

主要与流感病毒、副流感病毒、腺病毒、呼吸道合胞病毒、鼻病毒、人偏肺病毒、SARS、MERS 病毒等其他已知病毒性肺炎鉴别；与肺炎支原体、衣原体肺炎及细菌性肺炎等鉴别；与非感染性疾病，如血管炎、皮肌炎和机化性肺炎等鉴别；儿童患者出现皮疹、黏膜损害时，需与川崎病鉴别。

【治疗】

1. 做到“四早”，早发现、早诊断、早隔离、早治疗。重视呼吸道隔离，①疑似病例单人间，确诊病例可多人多人间隔离。②危重型病例应当尽早收入负压 ICU 隔离治疗。

2. 一般治疗　①卧床休息，保证充分能量摄入；注意水、电解质平衡，维持内环境稳定；监测生命体征、指氧饱和度等。②监测血常规、尿常规、CRP、生化指标（肝酶、心肌酶、肾功能等）、凝血功能、血气分析、胸部 X 线检查等。有条件者可行 IL-6 等细胞因子检测。③氧疗，酌情鼻导管、面罩给氧和经鼻高流量氧疗。④避免盲目、不当使用抗菌药物。

3. 抗病毒治疗　尚无证实有效的抗病毒药物，可试用 α- 干扰素、阿比多尔等。注意不良反应、禁忌证以及药物相互作用等问题，孕产妇慎用。

4. 免疫治疗进展较快、重型和危重型患者，可应用康复者恢复期血浆及 COVID-19 人免疫球蛋白。全身炎症反应重者，可试用托珠单抗，首次剂量 4~8mg/kg，推荐剂量 400mg，0.9% 生理盐水稀释至 100ml，输注时间大于 1 小时，单次最大剂量不超过 800mg，注意过敏反应，结核等活动性感染者禁用。

5. 糖皮质激素治疗对于氧合指标进行性恶化、影像学进展迅速、机体炎症反应过度状态患者，可短期使用糖皮质激素（3~5 日，不超过 10 日），如甲泼尼龙 0.5~1mg/kg/ 日，注意避免不良反应。

6. 重型、危重型病例治疗在上述治疗的基础上，积极防治并发症和治疗基础病，防治继发感染，并及时进行呼吸支持、循环支持及血液净化等器官功能支持治疗。

7. 中医治疗本病属中医“疫”病范畴，据病情、当地气候特点以及不同体质等情况辨证论治。

8. 针对患者呼吸功能、躯体功能以及心理障碍等，开展康复训练和干预，以恢复体能、体质和免疫能力。

【预防】

保持良好个人及环境卫生习惯，均衡营养、适量运动、充足休息，避免过劳；疫情期间注意保持社交距离、勤洗手、戴口罩、公筷制等卫生习惯和生活方式，打喷嚏或咳嗽时应掩住口鼻；保持室内通风，出现症状应及时到发热门诊就医；积极参加疫苗接种；近期去过高风险地区或与确诊、疑似病例有接触史者，应主动进行新型冠状病毒核酸检测。

（王俊学）

24　严重急性呼吸综合征

严重急性呼吸综合征（severe acute respiratory syndrome，SARS），又称传染性非典型肺炎，是由 SARS 冠状病毒（SARS-CoV）引起的一种具有明显传染性、可累及多个脏器系统的特殊肺炎。临床上以发热、乏力、头痛、肌肉关节酸痛等全身症状和干咳、胸闷、呼吸困难等呼吸道症状为主要表现，部分病例可有腹泻等消化道症状；胸部 X 线检查可见肺部炎性浸润影，多呈斑片状或网状改变；实验室检查外周血白细胞计数正常或降低；抗菌药物治疗无效是其重要特征。重症病例表现明显的呼吸困难，并可迅速发展成为急性呼吸窘迫综合征

(acute respiratory distress syndrome, ARDS)。

【诊断】

(一) 流行病学资料

发病前 2 周内曾到过或居住于报道有 SARS 患者并出现继发感染疫情的区域，或与发病者有密切接触史。

备注：①密切接触是指护理或探视非典型肺炎病例、与病例曾居住在一起(包括住院)或直接接触过病例的呼吸道分泌物或体液；②非典型肺炎流行区是指有原发非典型肺炎病例，并造成传播的地区，不包括已明确为输入性病例，并由该输入性病例造成一定传播的地区。

(二) 临床特点

起病急，以发热为首发症状(体温一般 >38℃)；可伴有头痛、关节酸痛、肌肉酸痛、乏力、腹泻；常无上呼吸道卡他症状；可有咳嗽，多为干咳、少痰；可有胸闷，严重者出现呼吸加速、气促，或明显呼吸窘迫，部分患者可闻及少许湿啰音。

(三) 实验室检查及其他检查

1. 血常规　早期血白细胞计数不升高，或降低；常有淋巴细胞计数减少。

2. 肺部影像学检查　肺部不同程度的片状、斑片状浸润性阴影或呈网状样改变。部分患者进展迅速，成大片状阴影；常为多叶或双侧改变，阴影吸收消散较慢。

(四) 抗菌药物试验性治疗无明显效果

重症非典型肺炎：符合下列标准的其中 1 条可诊断。

1. 多叶病变或 X 线胸片 48h 内病灶进展 >50%。

2. 呼吸困难，呼吸频率 >30 次 /min。

3. 低氧血症，吸氧 3~5L/min 条件下，SaO_2<93%，或氧合指数 <300mmHg。

4. 出现休克、ARDS 或多器官功能障碍综合征(MODS)。

(五) 鉴别诊断

在 SARS 早期诊断时，流感病毒(甲、乙、丙型)、副流感病毒、呼吸道合胞病毒(RSV)、腺病毒、嗜肺军团菌、肺炎支原体、肺炎衣原体及呼吸道细菌等检测有助于 SARS 的鉴别诊断。

在诊断治疗过程中，要注意排除原发细菌性或真菌性肺炎、肺结核、肺部肿瘤、非感染性肺间质性疾病、肺水肿、肺不张、肺栓塞、肺嗜酸性粒细胞浸润症、肺血管炎等临床表现类似的肺部疾患。

【治疗】

总原则：早期发现、早期隔离、早期治疗。

(一) 监测病情变化

多数患者发病后 14d 内都可能属于进展期，必须密切观察病情变化，监测症状、体温、呼吸、SpO_2 或动脉血气分析、血常规、胸片(早期复查间隔时间不超过 3d)、肝肾功能等。

(二) 一般和对症治疗

1. 卧床休息,适当补充液体及维生素,避免劳累、用力。

2. 有发热超过 38.5℃者,给予冰敷、乙醇擦浴等物理降温措施,全身酸痛明显者,可酌情使用解热镇痛药。

3. 咳嗽、咳痰者给予镇咳、祛痰药。

4. 有心、肝、肾等器官功能损害,应该做相应的处理。

5. 加强营养支持,注意水电解质、酸碱平衡。

6. 出现气促或 PaO_2<70mmHg 或 SpO_2<93%,给予持续鼻导管或面罩吸氧。

7. 糖皮质激素的应用

(1) 应用指征:①有严重中毒症状,高热 3d 不退;② 48h 内肺部阴影进展超过 50%;③有急性肺损伤或出现 ARDS。

(2) 应用剂量:成人剂量相当于甲泼尼龙 80~320mg/d,必要时可适当增加剂量,大剂量应用时间不宜过长,具体剂量及疗程根据病情来调整,待病情缓解或胸片上阴影有所吸收后逐渐减量或停用。一般每 3~5d 减量 1/3,通常静脉给药 1~2 周后可改为口服泼尼松或泼尼松龙。一般不超过 4 周。建议应用半衰期短的激素。注意:①皮质激素的不良反应(可同时予护胃、警惕继发感染);②儿童慎用皮质激素。

8. 预防和治疗并发症　主要用于治疗和控制继发细菌或真菌感染。根据临床情况,可选用喹诺酮等适当的抗感染药物。

9. 早期抗病毒药物　目前尚未发现针对 SARS-CoV 的特异性药物。利巴韦林等常用抗病毒药治疗效果不确切。早期可试用蛋白酶抑制剂类药物洛匹那韦及利托那韦等。

10. 增强免疫功能的药物　重症可试用增强免疫药物,如胸腺肽、干扰素、静脉用丙种球蛋白等,疗效尚未肯定,不推荐常规使用。SARS 恢复期血清的临床疗效尚未被证实,对诊断明确的高危患者,可在严密观察下试用。

11. 中药辅助治疗　本病属中医学瘟疫、热病的范畴。用于辅助治疗的 8 个中成药有清开灵注射液、鱼腥草注射液、板蓝根冲剂、新雪颗粒、金莲清热颗粒、灯盏辛注射液、复方苦参注射液、香丹注射液等。

(三) 重症病例治疗

1. 加强对患者动态监护。

2. 使用无创正压机械通气(NPPV)

适应证:①呼吸频率 >30 次 /min;②吸氧 5L/min 条件下,SpO_2<93%。

禁忌证：①有危及生命的情况，需要紧急气管插管；②意识障碍；③呕吐、上消化道出血；④气道分泌物多和排痰障碍；⑤不能配合 NPPV 治疗；⑥血流动力学不稳定和有多器官功能损害。

模式通常使用持续气道正压通气（CPAP），压力水平一般为 4~10cmH_2O；吸入氧流量一般为 5~8L/min，维持血氧饱和度 >93%，或压力支持通气（PSV）+呼气末正压通气（PEEP），PEEP 水平一般为 4~10cmH_2O，吸气压力水平一般为 10~20cmH_2O。NPPV 应持续应用（包括睡眠时间），暂停时间不宜超过 30min，直到病情缓解。

3. 若患者不能耐受 NPPV 或氧饱和度改善不满意，应及时进行有创正压通气治疗。

插管通气指征：①经无创通气治疗病情无改善，表现为 SpO_2<93%，面罩氧浓度 5L/min，肺部病灶仍增加；②不能耐受无创通气，明显气促；③中毒症状明显，病情急剧恶化。

4. 出现休克或 MODS，给予相应支持治疗。

(四) 心理治疗

对疑似病例，应合理安排收住条件，减轻患者担心院内交叉感染的压力；对确诊病例，应加强关心与解释，引导患者加深对本病的自限性和可治愈的认识。

【预防】

(一) 管理传染源

疫情报告；隔离治疗患者；隔离观察密切接触者（隔离观察 14d）。

(二) 切断传播途径

1. 做好个人防护（包括防护口罩、手套、防护服、护目镜或面罩、鞋套等）。
2. 检疫和公共场所管理。
3. 多部门协作，共同做好 SARS 防治工作。

(三) 保护易感人群

目前尚无有效的疫苗或药物预防方法。

（尹 伟　梁雪松）

25　流行性感冒

流行性感冒（influenza）简称流感，是由含 RNA 的正黏病毒属的流感病毒引起的急性呼吸道传染病。流感病毒依核蛋白和基质蛋白抗原性的不同可分甲、乙、丙三型；依表面抗原血凝素（H）及神经氨酸酶（N）划分亚型，以甲型病毒的 H 及 N 抗原变异最为频繁，形成新的亚型。传染源主要是患者及隐性感染者；以咳嗽、喷嚏所致的空气飞沫传播为主，通过污染的茶具、食具、毛巾等间接传播亦有可能；人群对新出现的亚型病毒普遍易感。全年均可发病，以冬春发病较多。

【诊断】

(一) 流行病学

病前3d内有流感患者接触史。

(二) 临床特点

流感的症状通常比普通感冒重，在临床上可分为以下四型：

1. 单纯型 骤起畏寒、发热、头痛、全身肌肉酸痛、乏力、食欲减退等全身中毒症状，少数可有鼻塞流涕、咽痛咳嗽。可见颜面潮红，鼻咽及球结膜充血。

2. 肺炎型 多见于儿童和老人，高热持续，咳嗽加剧，可有淡绿色黏浆样痰。

3. 胃肠型 多见于儿童，呕吐、腹泻腹痛、食欲下降等。

4. 中毒型 全身毒血症表现，可有高热或明显神经系统和心血管系统受损表现，晚期亦可有中毒型心肌损害，严重者出现休克、DIC、循环衰竭，病死率高。

并发症：细菌性上呼吸道感染、气管炎或支气管炎、肺炎、中毒性休克、中毒性心肌炎等，偶见脑-肝脂肪变综合征(Reye综合征)。

(三) 实验室及其他检查

1. 血常规 白细胞总数正常或降低，淋巴细胞相对升高。若合并细菌感染，则白细胞总数和中性粒细胞百分比升高。

2. 病原学检查 下鼻甲黏膜印片检查柱状上皮细胞内流感病毒包涵体，有助于早期诊断。起病3d内鼻咽洗液作组织培养以分离病毒。用免疫荧光、免疫印迹技术或ELISA法检测流感病毒抗原，以利确诊。

3. 血清学检查 留取病初和2~4周后双份血清行血凝抑制试验或补体结合试验检测，效价4倍或以上增长者有诊断意义。

4. X线胸片 见肺部有斑片状、絮团状或薄纱状阴影，有助于肺炎型流感的诊断。

(四) 鉴别诊断

与其他呼吸道病毒感染及某些传染病的早期相鉴别。

【治疗】

1. 一般治疗 应尽早卧床休息，多饮水，高热与中毒症状重者应吸氧及补液。

2. 对症治疗 高热、头痛者酌情给予解热镇痛药；咳嗽剧烈者可给喷托维林每次25mg，3次/d；盐酸氨溴索祛痰。儿童应避免应用阿司匹林，以免诱发致命的Reye综合征。

3. 抗病毒治疗 金刚烷胺和金刚乙胺可抑制甲型流感病毒，但现在基本耐药，临床上少用。近年国内外资料报道流感病毒对神经氨酸酶抑制剂磷酸奥司他韦(达菲)较敏感，应尽早服用。在出现流感症状2d(最好在12h)内开始服药，推荐剂量：每次 75mg，2 次 /d，疗程 5d。

4. 抗菌药物治疗　不常规使用，当出现继发性细菌感染时合理使用，婴幼儿及年老体弱者，酌用青霉素等抗生素，以防继发性感染。

【预防】

1. 管理传染源监测病情，及时隔离和治疗患者。

2. 切断传播途径加强通风与环境消毒。

3. 保护易感人群用全病毒灭活疫苗、裂解疫苗和亚单位疫苗可作预防，易感者服用金刚烷胺每次 200mg，1 次 /d，共 5d。有应用干扰素（IFN）-α 滴鼻剂预防流感有效的报道。在接触危险因素 2d 内开始服用磷酸奥司他韦（达菲）有一定的预防作用，用法与疗程参考治疗用药。

附：上呼吸道感染

上呼吸道感染为一组呼吸道病毒、支原体或细菌引起的上呼吸道炎症，具有不同程度的全身症状及鼻炎、咽、喉炎等局部症状，临床上病原诊断不易。病毒及支原体感染者血白细胞及中性粒细胞计数不高，病原诊断靠病毒分离、血清补体结合或中和试验，治疗主要为支持治疗及对症治疗（支原体感染可用四环素或红霉素）；细菌感染者咽拭培养阳性，血白细胞计数及中性粒细胞增加，青霉素或红霉素治疗有效。

附：人感染高致病性禽流感

人感染高致病性禽流感（人禽流感）是由甲型流感病毒中的 H5、H7、H9、H10 亚型毒株引起的急性呼吸道传染性疾病。在禽类中传播快、危害大、病死率高。高致病性禽流感病毒（以 H5N1 和 H7N7 为代表）可以直接感染人。禽流感病毒可通过呼吸道和消化道进入人体传染给人，人类直接接触受禽流感病毒感染的家禽及其粪便或直接接触禽流感病毒也可以被感染，目前尚无人传染人的有力证据。一般认为，人群对禽流感病毒普遍缺乏免疫力。人感染高致病性禽流感是《传染病防治法》中规定的按甲类传染病采取预防、控制措施的乙类传染病。

该病的潜伏期一般在 1~7d，通常为 2~4d。患人感染高致病性禽流感后，起病很急，早期表现为流感样症状。主要表现为发热，体温大多在 39℃以上，持续 1~7d，常伴有头痛、肌肉酸痛、流涕、鼻塞、咳嗽、咽痛、全身不适等，部分患者可有恶心、腹痛、腹泻等消化道症状，个别患者可出现精神神经症状，如烦躁、谵妄。轻症病例预后良好，重症患者病情发展迅速，可出现肺炎、呼吸窘迫、肺出血、败血症、休克、肾衰竭等多种并发症，严重者可导致死亡。若体温持续超过 39℃，应警惕重症倾向。

胸部 X 线或 CT 影像学检查：轻症患者肺部可以无明显改变；约半数患者显示单侧或双侧肺炎，甚至肺实变（白肺）；少数患者伴有胸腔积液；伴有心衰者可见心影增大。血常规检查：白细胞总数一般不高或降低，重症患者多有白细胞总数及淋巴细胞下降，血小板轻到中度降低。目前认为，有流行病学接触史和临床表现，从患者呼吸道分泌物标本中分离出特定病毒或 RT-PCR 法检测到禽流感 H 亚型病毒基因，且发病初期和恢复期双份血清抗禽流感病毒抗体效价 4 倍或以上升高者可以确诊。

防治人感染高致病性禽流感关键要做到“四早”，指对疾病要早发现、早报告、早隔离、早治疗。确诊为人感染高致病性禽流感的患者，应积极开展救治，特别是对有其他慢性疾病的人要及早治疗。国内外资料报道 48h 内用特异性流感病毒神经氨酸酶抑制药物磷酸奥司他韦（达菲）和离子通道 M2 阻滞剂金刚烷胺治疗有一定抗病毒的疗效，可以缩短病程。

支持治疗和对症治疗对患者的康复、降低死亡率极为重要。重症患者治疗注意营养支持，加强血氧监测和呼吸支持。目前 WHO 指南不推荐用糖皮质激素治疗流感肺炎、ARDS 或急性呼吸衰竭，当出现以下情况时，可考虑使用：①短期内肺病变进展迅速，出现氧合指数 <300mmHg，并有迅速下降趋势；②合并脓毒血症伴肾上腺皮质功能不全。糖皮质激素用量不宜过大，以免诱发感染。

（尹　伟　万谟彬）

26　病毒性肝炎

病毒性肝炎（viral hepatitis）是由多种肝炎病毒引起、以肝脏损害为主的一类常见传染病。因病原体不同，其主要传播途径、起病方式、主要临床表现、治疗及预后等均有所区别。已经鉴定的肝炎病毒包括甲、乙、丙、丁、戊 5 型，其引起的肝炎分别称为甲、乙、丙、丁、戊型肝炎。庚型肝炎病毒（HGV）和输血传播病毒（TTV）与肝炎的关系尚不明确。有些病毒如 EB 病毒、巨细胞病毒、疱疹病毒、黄热病病毒、风疹病毒及出血热病毒等也可引起肝脏损害，但均属继发性病变，不包括在“病毒性肝炎”的范畴内。肝炎病毒主要经粪 - 口传播和血源传播，前者包括甲型和戊型肝炎病毒，所引起的肝炎多急性起病，呈自限性经过，不发展为慢性，预后好；后者包括乙型、丙型和丁型肝炎病毒，所引起的肝炎可急性或隐匿起病，可发展为慢性肝炎、肝硬化，甚至肝癌，少数患者出现肝衰竭或肝功能失代偿。

【诊断】

（一）临床特点

根据临床表现分为急性、慢性、重型、淤胆型及肝炎肝硬化。

1. 急性肝炎　各型病毒均可引起，甲、戊型不转为慢性，成年急性乙型肝炎约 10% 转慢性，丙型超过 50%，丁型约 70% 转为慢性。包括急性黄疸型和急性无黄疸型肝炎。

(1)急性黄疸型肝炎：临床阶段可分为三期。①黄疸前期：可出现畏寒、发热，主要有全身乏力、食欲下降、恶心呕吐、厌油、腹胀、肝区胀痛等；②黄疸期：尿色加深，巩膜及皮肤黄染，肝功能检查 ALT 和胆红素升高，尿胆红素阳性；③恢复期：症状逐渐消失，黄疸消退，肝功能逐渐恢复正常。

(2)急性无黄疸型肝炎：通常起病缓慢，症状轻。除无黄疸外，其他临床表现与黄疸型相似。

2. 慢性肝炎　见于乙肝(或合并丁肝)、丙肝。我国以乙肝为主，慢性乙型肝炎依据 HBeAg 阳性与否分为 HBeAg 阳性和阴性两个类型，依据病情轻重可分为轻、中、重度。轻度者病情较轻，症状不明显或较轻微，可有乏力、食欲减退、肝区不适等；中度者症状居于轻度和重度之间；重度者有明显或持续的症状，如乏力、食欲减退、腹胀、尿黄等，可伴有肝病面容、肝掌、蜘蛛痣或肝脾肿大等。慢性肝炎可参考实验室检查异常程度进行分度(表 2-1-1)。

表 2-1-1　实验室检查异常程度参考指标

项目	轻度	中度	重度
丙氨酸氨基转移酶(ALT)	≤正常 3 倍	>3~10 倍	>10 倍
血清总胆红素(μmol/L)	≤ 34.2	>34.2~85.5	>85.5
血清白蛋白(g/L)	≥ 35	34~33	≤ 32
白蛋白 / 球蛋白	1.5~1.3	1.2~1.0	≤ 0.9
电泳 γ 球蛋白(%)	≤ 21	22~25	≥ 26
凝血酶原活动度(%)	79~71	70~61	60~40

3. 重型肝炎(肝衰竭)　病因及诱因复杂，包括重叠感染(以乙型肝炎病毒单独或重叠其他各型感染引起者最常见)、机体免疫状况、妊娠、过度疲劳、饮酒、服用肝损伤类药物等。变为一系列肝衰竭综合征：极度乏力，严重消化道症状，精神、神经症状(嗜睡、性格改变、烦躁不安、昏迷等)，有明显出血倾向，凝血酶原时间显著延长及凝血酶原活动度 PTA<40%(或国际标准化比值 INR>1.5)。黄疸进行性加深，胆红素上升大于正常值 10 倍。可出现中毒性鼓肠，肝肾综合征等。可见扑翼样震颤及病理反射，血氨升高等。根据病理组织学特征和病情发展速度，可分为四类：

(1)急性重型肝炎(急性肝衰竭，ALF)：又称暴发型肝炎，特征是起病急，发病 2 周内迅速出现以Ⅱ度以上肝性脑病为特征的肝衰竭综合征。

(2) 亚急性重型肝炎(亚急性肝衰竭,SALF):肝炎患者起病后2周以上出现肝衰竭综合征。首先出现Ⅱ度以上肝性脑病者为脑病型,首先出现腹水者为腹水型。晚期可出现难治性并发症,如脑水肿、严重感染、消化道大出血等。

(3) 慢加急性(亚急性)重型肝炎(ACLF):是指在慢性肝病基础上出现的急性或亚急性肝功能失代偿。

(4) 慢性重型肝炎(CLF):主要是在慢性肝炎或肝炎肝硬化基础上,肝功能进行性减退导致的以腹水或门脉高压、凝血功能障碍和肝性脑病等为主要表现的慢性肝功能失代偿。

4. 淤胆型肝炎 以肝内淤胆为主要表现,又称为毛细胆管炎型肝炎,有梗阻性黄疸临床表现:皮肤瘙痒、粪便色浅或发白、肝大。肝功能检查血清总胆红素明显增高,以直接胆红素为主,还可有ALP、γ-GT和胆固醇明显增高。上述症状持续3周以上,并除外其他肝内外梗阻因素者可诊为急性淤胆型肝炎。在慢性肝炎基础上发生上述临床表现者则为慢性淤胆型肝炎。

5. 肝炎肝硬化 慢性乙型或丙型肝炎可进展为肝炎肝硬化。早期肝炎肝硬化单凭临床资料很难确诊而必须依靠病理诊断。影像学检查如B超、CT及MRI检查有助于诊断。

根据肝脏炎症情况分为活动性和静止性两型。①活动性肝硬化:有慢性肝炎活动的表现,特别是转氨酶升高,黄疸,白蛋白降低,肝脏质地变硬,脾进行性增大,伴门脉高压;②静止性肝硬化:无肝脏炎症活动的表现,症状轻或无特异性。

根据肝组织病理及临床表现分为代偿性或失代偿性:①代偿性肝硬化:属Child-Pugh A级(ALB ≥ 35g/L、TBil<35μmol/L、PTA>60%),可有门脉高压,但无腹水、肝性脑病或上消化道大出血;②失代偿性肝硬化:属Child-Pugh B、C级(ALB<35g/L、A/G<1、TBil>35μmol/L、PTA<60%),可有腹水、肝性脑病或门静脉高压引起的食管、胃底静脉明显曲张或破裂出血。

(二) 流行病学资料

注意当地肝炎流行情况,近期有无与肝炎患者密切接触史如同食、同住等,有无生食毛蚶等海产品,有无手术或接受输血或血制品,有无注射毒品、针刺如针灸治疗、文眉等,有无血液透析史,有无乙型肝炎家族史。

(三) 实验室检查

1. 常规检查 黄疸期白细胞总数正常或稍低,淋巴细胞相对增多;重型肝炎患者的血白细胞总数及中性粒细胞均可增高,红细胞及血红蛋白可下降。部分慢肝患者及重肝或肝炎肝硬化患者血小板减少。有黄疸者尿胆红素和尿胆原增高。

2. 肝功能检查 血清转氨酶升高,可伴有血清胆红素升高,重型肝炎可出现“胆酶分离”现象；淤胆型可有 ALP、γ-GT 和胆固醇增高；重肝可有胆固醇、胆固醇酯、胆碱酯酶下降；慢肝或肝炎肝硬化可有血清白蛋白下降和 / 或球蛋白升高、γ- 球蛋白增高。肝硬化或重型肝炎患者可有凝血酶原时间延长，发生肝性脑病时可有血氨增高或血浆支链氨基酸与芳香族氨基酸比值下降。定期检测甲胎蛋白（AFP），动态观察其含量变化对肝癌诊断有重要价值。

3. 病原学检查　急性肝炎患者血中检出抗 HAV-IgM 可确诊为甲肝，若血中检出抗 HEV-IgM 或抗 HEV 效价逐渐升高可诊断为戊肝。乙肝病毒血清标志如 HBsAg、HBeAg、抗 HBs、抗 HBe、抗 HBc 阳性对诊断乙肝和判断病毒复制程度有重要意义，动态检测有助于对急性乙肝转归的判断。HBV-DNA 定性或定量检测对判断慢性乙肝的病情活动和传染性，以及评价抗病毒治疗应答有重要意义。检出抗 HCV 或 HCV RNA 有助于丙肝诊断。乙肝患者检出丁肝表面抗原 HDV-Ag 或抗 HDV-IgM 提示合并丁肝（表 2-1-2，表 2-1-3）。

表 2-1-2　病毒性肝炎常用血清病毒标志物及其临床意义（1）

乙肝						意义
HBsAg	抗 -HBs	HBeAg	抗 -HBe	抗 -HBc	抗 -HBcIgM	
+	−	+	−	−	−	急性 HBV 感染早期，复制活跃
+	−	+	−	+	+	急慢性 HBV 感染，复制活跃
+	−	−	−	+	+	急慢性 HBV 感染，有复制
+	−	−	+	+	+	急慢性 HBV 感染，有复制；可能存在 HBV 变异株感染
+	−	−	+	+	−	HBV 是否复制应检测 HBV DNA
−	−	−	−	+	+	HBV 携带，HBsAg 极低测不出；或急性感染的“窗口期”
−	−	−	−	+	−	HBV 既往感染，未产生抗 -HBs

续表

乙肝						意义
HBsAg	抗-HBs	HBeAg	抗-HBe	抗-HBc	抗-HBcIgM	
–	–	–	+	+	+	抗-HBs出现前阶段，低度复制
–	+	–	+	+	–	HBV感染恢复阶段
–	+	–	–	+	–	HBV感染恢复阶段
+	+	+	–	+	+	有复制，可能存在HBV变异株
+	–	–	–	–	–	HBsAg携带
–	+	–	–	–	–	HBV感染后或接种疫苗后获得免疫

注：具体判断结果时应结合病毒核酸即HBV DNA检测，阳性提示存在病毒复制。

表2-1-3　病毒性肝炎常用血清病毒标志物及其临床意义(2)

甲肝		丙肝		戊肝		临床意义
抗-HAVIgM	抗-HAVIgG	抗-HCVIgM	抗-HCV	抗-HEVIgM	抗-HEVIgG	
+	–					现症感染，有诊断价值
–	+					感染恢复期或既往感染
		+	–			急慢性HCV感染，复制活跃
		–	+			急慢性HCV感染，有病毒复制或既往感染，病毒复制停止
				+	–	现症感染，有诊断价值
				–	+	HEV既往感染；也可出现在急性感染期

注：HCV感染患者还可检测病毒核酸即HCV RNA，若阳性提示病毒复制活跃。

4. 影像学检查　B超应常规定期检查，视病情可行腹部CT、MRI或ERCP

等检查。

5. 病理学检查　对慢性乙肝和丙肝的诊断及抗病毒治疗疗效评价有重要意义。病理改变包括炎症和纤维化，并可分别进行半定量积分，以评价病变程度。网状纤维染色可显示肝内纤维化程度，特异性抗体对胶原染色有助于肝纤维化诊断。免疫组化可检出 HBsAg、HBcAg、HCVAg、PCR 原位杂交等，有助于诊断。

【治疗】

治疗原则以适当休息和合理营养为主，药物和对症治疗为辅。应忌酒及避免使用对肝脏有害的药物。慢性乙肝和丙肝的抗病毒治疗是主要的治疗方法。

（一）急性肝炎

自限性，以一般治疗和对症支持治疗为主，应卧床休息，饮食清淡易消化，适当补充维生素，避免饮酒和应用损害肝脏药物，一般无须抗病毒治疗（急性丙肝除外，HCV RNA 阳性者需尽快抗病毒治疗）。

（二）慢性乙肝

1. 一般治疗

（1）适当休息：急性肝炎的早期应住院或就地隔离治疗休息。慢性肝炎适当休息，病情好转后注意动静结合，恢复期逐渐增加活动，但要避免过劳。病情严重者应绝对卧床。乙肝病毒携带者需要随诊，但可以工作。

（2）合理饮食：以易消化、维生素含量丰富的清淡食物为主。慢性肝炎患者宜进高蛋白饮食，但注意不要摄食过多，以防发生脂肪肝等。重型肝炎伴腹水者应进低盐饮食、伴肝性脑病者应忌高蛋白质饮食。肝硬化伴食管静脉曲张者应忌油煎、多刺、坚硬食物。

2. 药物治疗

（1）改善和恢复肝功能：①非特异性护肝药：维生素类、还原型谷胱甘肽等；②降酶药：联苯双酯、苦参碱、甘草提取物等；③退黄药：丹参、茵栀黄、腺苷蛋氨酸、门冬氨酸钾镁等。

（2）免疫调节：如胸腺素等。

（3）抗肝纤维化：主要有丹参、冬虫夏草、干扰素等。

（4）抗病毒治疗：治疗目标是最大限度地长期抑制或清除 HBV，减轻肝细胞炎症坏死及肝纤维化，延缓和阻止疾病进展，减少和防止肝脏失代偿、肝硬化、肝癌及其并发症的发生，从而改善生活质量和延长存活时间。

抗病毒治疗的一般适应证：① HBV DNA $\geqslant 10^5$ 拷贝 /ml（HBeAg 阴性者为 $\geqslant 10^4$ 拷贝 /ml）；② ALT $\geqslant 2\times$ULN（正常上限）；如用干扰素治疗，ALT 应 $\leqslant 10\times$ULN，血总胆红素水平应 $\leqslant 2\times$ULN；③如 ALT$<2\times$ULN，但肝组织学

显示 Knodell HAI ≥ 4，或中度及以上炎症坏死和/或中度以上纤维化病变；④丙型肝炎 HCV RNA 阳性。治疗药物主要包括基于免疫康复（调节）为主和直接抑制病毒复制两类，前者以干扰素为代表，后者以拉米夫定、阿德福韦酯及恩替卡韦等核苷（酸）类似物为代表。

抗病毒治疗疗效判断：①完全应答：HBV-DNA 或 HCV-RNA 阴转，ALT 正常，HBeAg 血清转换；②部分应答：介于完全应答和无应答之间；③无应答：HBV-DNA 或 HCV-RNA、ALT、HBeAg 均无应答。

1）干扰素 α（IFN-α）：可用于慢性乙肝及丙肝。

治疗慢性乙肝：①普通 IFN-α 5MU（可根据患者的耐受情况适当调整剂量），每周 3 次，皮下或肌内注射，一般疗程为 6 个月，为提高疗效亦可延长疗程至 1 年或更长；②长效干扰素（PegIFN-α，聚乙二醇化干扰素）180μg，每周 1 次，皮下注射，疗程 1 年。剂量应根据患者耐受性等因素决定。

治疗慢性丙肝：只要血清 HCV RNA 阳性伴无论 ALT 升高与否，均应予 IFN-α 联合利巴韦林治疗。方案为：①普通 IFN-α，3-5MU/次或复合干扰素 9~15μg/次，3 次/周；②PegIFN-α-2a，135~180μg/次或 PegIFN-α-2b，每次 1~1.5μg/kg，1 次/周。疗程 6~12 个月，联合利巴韦林 10~15mg/d。

注意重症者不宜使用干扰素治疗。IFN-α 的不良反应主要有骨髓抑制、神经精神症状、类流感综合征、脱发等，少部分有甲状腺炎、溶血、糖尿病、肾病综合征等，因此使用干扰素治疗期间应定期检查血常规、血生化、甲状腺功能、血糖、自身免疫指标等。

2）核苷类似物：用于治疗乙肝。①拉米夫定：100mg/d。该药耐受性好，仅少数有头痛、胃痛、乏力等不适，但耐药率高，1~5 年的耐药率分别为 14%、38%、49%、67%、69%，因而非首选。②恩替卡韦：0.5mg（对拉米夫定耐药患者为 1mg），1 次/d。对初治患者治疗 1 年时的耐药发生率为 0。③替比夫定：600mg/d，可迅速降低患者 HBV 病毒载量，HBeAg 血清转换率较高，2 年后耐药率 HBeAg 阳性者 21.6%，HBeAg 阴性者 8.6%。常见不良反应（发生率 1%~10%）有头晕、头痛、乏力、恶心、腹泻、皮疹、淀粉酶及脂肪酶升高等。

3）核苷酸类似物：用于治疗乙肝。①阿德福韦酯 ADV：10mg/d，疗程至少 1 年。1~3 年耐药率 HBeAg 阳性者为 0、3%、11%，HBeAg 阴性者 0、3%、5.9%~11%，因而非首选治疗。大量使用可有肾毒性，表现为血肌酐升高及血磷下降，需定期监测肾功能。②替诺福韦 TDF：300mg/d，耐药率低，且肾毒性小，可用于初治或其余药物失败后的挽救治疗。丙酚替诺福韦二磷酸盐（TAF）为新型核苷酸类反转录酶抑制剂，进入肝细胞后可水解为替诺福韦，用量 25mg/d，更安全。

治疗过程中注意随访血生化及病毒学指标，停药后仍需持续监测至少1年，尽量每月监测一次，治疗过程中病情若发生变化，应缩短随访时间。

（三）重型肝炎（肝衰竭）

1. 治疗原则　以支持、对症、抗病毒等内科综合治疗为基础，早期免疫控制，中、后期预防并发症及免疫调节为主，辅以人工肝支持系统疗法，争取适当时期进行肝移植治疗。

2. 内科综合治疗方法　主要包括以下七个方面，即"阻、促、护、退、利、补、防"。

(1)"阻"：即阻止病情进展。重型肝炎的启动因素是活跃的病毒复制，抑制病毒可减轻对免疫清除反应的刺激，从而阻止病情的进一步加重和发展。抑制病毒的治疗应把握时机、尽早进行，因为强烈的免疫清除反应一经启动，就如发生了"多米诺骨牌"效应，则难以阻断。在病程的早期也可考虑同时短期使用糖皮质激素如地塞米松治疗以抑制强烈的免疫反应。

抗病毒药的选择以核苷类药物为主，一般不主张使用干扰素类。

(2)"促"：即促进肝细胞生长，可用促肝细胞生长素（HGF）、前列腺素E1（PGE1）等。

(3)"护"：即护肝治疗，如使用甘草酸制剂，并可适当增加剂量，还可使用肝细胞膜稳定制剂或帮助肝脏代谢的药物等。

(4)"退"：即减退黄疸，可使用腺苷蛋氨酸或中药退黄药物等。

(5)"利"：即利尿，重型肝炎患者多有水钠潴留，可出现水肿、腹水。早期使用利尿剂有助于防止或减退水肿或腹水。

(6)"补"：即补充新鲜血浆、白蛋白、凝血酶原复合物、维生素（特别是脂溶性维生素，如维生素K等）、能量、水电解质等。

(7)"防"：即早期预防并发症。重型肝炎易出现并发症，如肝性脑病、上消化道出血、继发感染、水电解质平衡紊乱、肝肾综合征等。早期预防常能收到更好的效果。此外，密切观察病情变化、及时检测肝功能等实验室指标，记录生命体征指标和24h出入量，卧床休息、适当饮食，精心护理等都有非常重要的意义。

（四）淤胆型肝炎

除参考以上急性和慢性肝炎的治疗外，还可考虑使用糖皮质激素治疗，如泼尼松40~60mg/d口服或静脉滴注地塞米松10~20mg/d，2周后如血清胆红素显著下降，则逐步减量。

【预防】

1. 管理传染源　加强疫情传报及患者隔离，饮食行业及幼托人员应定期体检，发现患者及病毒携带者应及时调离岗位。

2. 切断传播途径　加强饮食卫生，提倡分餐制，加强粪便管理。严格医疗器械消毒，严格掌握输血指征，提倡成分输血。

3. 保护易感人群

(1) 甲型肝炎：目前国内使用的甲肝疫苗有甲肝纯化灭活疫苗和减毒活疫苗。我国已于2005年纳入全免计划免疫。

(2) 乙型肝炎：疫苗的接种对象主要是新生儿，其次为婴幼儿和高危人群(如医务人员、经常接触血液的人员、HBsAg阳性者的家庭成员等)。乙型肝炎疫苗全程接种共3针，按照0、1、6个月程序，每次注射10~20μg。新生儿接种乙型肝炎疫苗越早越好，要求在出生后24h内接种。HBV慢性感染母亲的新生儿出生后立即注射乙型肝炎免疫球蛋白(HBIG)100~200IU，24h内接种乙肝疫苗10μg，出生后1个月及6个月时重复注射乙肝疫苗，保护率可达95%以上。

(尹　伟　万谟彬)

27　登革热

登革热(dengue fever)是由登革病毒引起的由伊蚊传播的一种急性发热疾病。登革病毒系黄病毒属，有四种血清型，其基因组由单股正链RNA组成。患者和隐性感染者是主要传染源，经埃及伊蚊或白纹伊蚊叮咬传播，患者发生两次病毒血症而发病。本病分布于热带和亚热带地区，我国广东、广西、海南、台湾部分地区有流行。

【诊断】

(一) 临床特点

登革热病毒感染后，可导致隐性感染、登革热和重症登革热。

1. 登革热

(1) 急性发热期：一般持续2~7d。起病急，畏寒、高热，24h内体温可达40℃，发作时伴头痛，眼球后痛，肌肉、骨、关节疼痛，极度乏力，可有恶心、呕吐、腹痛、腹泻或便秘等胃肠道症状；脉搏早期加速，后期可有相对缓脉；早期体征有颜面潮红、结膜充血及淋巴结肿大。病程3~6d在颜面、四肢出现充血性皮疹或点状出血疹，典型皮疹为见于四肢的针尖样出血点及“皮岛”样表现。

(2) 极期：部分患者高热持续不缓解，或退热后病情加重，可因毛细血管通透性增加导致明显的血浆渗漏，严重者发生休克及其他重要脏器损伤。出现腹痛、持续呕吐等重症预警指征，往往提示极期的开始。不同的血浆渗漏程度差别很大，如球结膜水肿、心包积液、胸腔积液、腹水等。血细胞比容升高的幅度常常反映血浆渗漏的严重程度。如果血浆渗漏造成血浆容量严重缺乏可发生休克，长时间休克可导致代谢性酸中毒、多器官功能障碍和弥散性血管内凝血。

(3)恢复期：病情好转，胃肠道症状减轻，白细胞及血小板计数逐渐升高。

2. 重症登革热　按WHO的诊断标准，应具备以下四个特点，即有典型登革热的症状、有明显出血现象、血小板计数下降≤ $100\times10^9/L$、入院时血细胞比容较恢复期增加20%以上。患者多于第2~4病日出现皮肤黏膜出血，甚至消化道、呼吸道、泌尿生殖道及中枢神经系统等部位的大出血。仅有出血者为重症登革热，同时有休克者为登革休克综合征。

(二) 流行病学史

有登革热流行区的居住史或近期旅游史，被蚊虫叮咬史，尤其是夏秋雨季。

(三) 实验室检查

1. 常规检查　登革热患者白细胞总数及中性粒细胞减少，登革出血热患者白细胞总数可轻度增多，血小板减少，血液浓缩。尿中可出现少量蛋白、红细胞，可有管型出现。

2. 病毒分离　早期患者血清接种于乳鼠脑内，或用传代细胞株（白纹伊蚊细胞株C6/36）组织培养，可作为本病的确诊依据。

3. 免疫学检查　补体结合试验、中和试验或血凝抑制试验均可用于检测血清特异性抗体，双份血清效价递增4倍以上有诊断意义。近年又发展了空斑减少中和试验、免疫荧光试验和免疫酶染色法等。新近建立的捕捉IgM抗体的ELISA法，可检出特异性IgM抗体，有早期诊断价值。采用单克隆抗体结合放射免疫测定法可检测病毒血症患者血液中抗原，类似的方法还有ELISA和免疫荧光法等。

4. 核酸检测　用cDNA作为探针的cDNA-RNA杂交技术可检出1pg的病毒RNA。近已建立了反转录聚合酶链反应（RT-PCR）可检测登革病毒RNA，是一种简便，且特异、敏感的方法。

【治疗】

主要以支持和对症治疗为主。治疗原则：早发现、早治疗、早防蚊隔离。

1. 一般治疗　卧床休息，蚊帐隔离至热退，加强护理。

2. 对症治疗　高热者物理降温，烦躁可用镇静剂，注意维持水电解质平衡。

3. 重症登革热的治疗　密切观察病情变化，及早发现休克，并及时进行扩容、纠酸等抗休克治疗。视病情酌情使用止血、镇吐、镇痛等对症治疗。可适量使用糖皮质激素，以减轻中毒症状，改善休克。

【预防】

防蚊灭蚊是关键。目前仍没有安全有效的疫苗，其疫苗仍在进一步研制中。

（尹 伟　万谟彬）

28　肺吸虫病（并殖吸虫病）

肺吸虫病（paragonimiasis）是由卫氏并殖吸虫（P.westermani）或斯氏狸殖吸虫（也称四川并殖吸虫 P.skrjabini）寄生肺内所引起的慢性人畜共患寄生虫病。患者多因进食生蟹、醉蟹、腌蟹、生蝲蛄、蝲蛄酱或饮用含肺吸虫囊蚴的溪水而受染。我国浙江和东北各省以卫氏并殖吸虫病为主，四川、云南、江西等地则以斯氏并殖吸虫病为主。

【诊断】

（一）临床特点

1. 急性并殖吸虫病　起病急骤，全身症状明显。病初表现为腹痛、腹泻、稀便或黏液脓血便等，可有食欲减退，低热，部分为弛张热伴畏寒，可反复出现荨麻疹。稍后出现胸痛、胸闷、气短、咳嗽等症状。白细胞和嗜酸性粒细胞增多。

2. 慢性并殖吸虫病　卫氏并殖吸虫病主要表现为咳嗽、胸痛、咯血等呼吸道症状，侵犯脑脊髓、肝脏和皮下，可出现相应器官损害的表现。四川并殖吸虫病主要表现为游走性皮下结节，如侵犯肝脏、心包、眼、脊髓，也可出现相应症状。

根据被侵犯的主要器官可分下列各型：

(1)胸肺型：最常见，主要由卫氏并殖吸虫感染导致。初为干咳，后咳嗽加剧，痰中混有少量血丝，转为铁锈色或烂桃样血痰。痰中可找到虫卵及夏科-莱登晶体。胸膜受累时可出现渗出性胸膜炎、胸腔积液、胸膜增厚或胸膜粘连。

(2)腹型：约30%。表现为腹痛、腹泻、恶心、呕吐等，排黄色或淡黄色稀便，2~4次/d，全腹或右下腹隐痛。虫体侵犯肝脏可形成嗜酸性肝脓肿，出现肝功能异常等。

(3)皮肤型：卫氏并殖吸虫病皮肤型占10%，一般不游走；四川并殖吸虫病皮肤型50%~80%，游走性为其特点。主要为皮下结节或包块，可于胸、腹、腰背及四肢的皮下深层肌肉内扪及，直径1~6cm，表面皮肤正常，触之感痒或痛。

(4)脑脊髓型：多见于儿童。脑型表现为发作性或持续性头痛、呕吐、癫痫、瘫痪、失语、视力障碍等；脊髓型可有下肢麻木感或刺痛、截瘫、大小便障碍等。

（二）感染史

在流行区内有吃未煮熟的溪蟹或蝲蛄史；饮用流行区溪流生水，亦有感染可能。

（三）实验室检查

1. 虫卵检查　从痰、粪、尿、脑脊液、胸腔积液中找见虫卵，即可确诊。

2. 活体组织检查　取可疑的囊肿结节剖检，可查见成虫、童虫或虫卵。

3. 免疫学试验　①皮内试验：因与其他吸虫病（华支睾吸虫、血吸虫）有交叉反应，可出现假阳性，因此仅用作筛查试验。②后尾蚴膜试验：痰并殖吸虫卵阳性患者中次试验阳性率高，特异性较强。③酶联免疫吸附试验（ELISA）：用成虫可溶性蛋白抗原，检测血清抗体，阳性率高，但有交叉反应。④免疫印迹试验：是分析蛋白抗原和鉴别生物学活性抗原组分的有效方法，具有高度特异性和敏感性。

（四）X 线检查

肺部表现：对胸肺型诊断有参考价值，早期可见大小不等、边缘不清的圆形或类圆形炎性浸润阴影，多在中下肺，后期可见囊肿及胸腔积液，可伴胸膜粘连和增厚。脑脊髓型可作头颅摄片、CT、脑血管造影等以显示病变部位。

【鉴别诊断】

1. 肺型肺吸虫病　须与肺结核、结核性胸膜炎、肺肿瘤、支气管扩张等鉴别。

2. 脑型肺吸虫病　须与原发性癫痫、脑炎、结核性脑膜炎、脑肿瘤等鉴别。

3. 脊髓型肺吸虫病　须与脊髓肿瘤、脊髓灰质炎、多发性神经根炎等鉴别。

【治疗】

（一）病原治疗

1. 吡喹酮　不良反应少而轻，疗程短，为首选用药。剂量为 25~30mg/kg，3 次 /d，疗程为 2~3d；脑型患者可间隔 1 周再重复 1 个疗程。

2. 硫氯酚　成人 3g/d，儿童 50mg/kg，分 3 次服，连续用 10~15d，或间日服药，20~30d 为 1 个疗程。脑脊髓型常需重复 2~3 个疗程。不良反应为腹泻、恶心、呕吐等。可因虫体杀死后释放大量异体蛋白而出现赫氏反应，表现为呼吸急促、烦躁不安、发绀、喉头水肿、血压下降等，应立即停用，并予肾上腺皮质激素等对症治疗。自吡喹酮问世后，目前已较少应用。

3. 三氯苯达唑　剂量为每日 5mg/kg，顿服，疗程 3d。疗效予吡喹酮类似。

（二）对症治疗

咳嗽、胸痛者可予镇咳、镇痛剂；颅内高压可予脱水剂；癫痫发作可予苯妥英钠或地西泮；脑脊髓型有压迫症状者，可考虑手术治疗。

【预防】

不生食或半生食溪蟹、蝲蛄，不饮用流行区生溪水。彻底治疗患者，以控制传染源。防止动物感染，管理动物传染源。

（尹 伟　万谟彬）

29　华支睾吸虫病

华支睾吸虫病（clonorchiasis）又称肝吸虫病，是由中华分支睾吸虫（clonorchis sinensis，简称华支睾吸虫；又称肝吸虫，liver fluke）的成虫寄生于人体肝内胆管所引起的寄生虫病。常因进食未经煮熟的淡水鱼、虾而感染。其临床表现为肝大、上腹隐痛、乏力和精神不振等，严重感染可导致胆管炎、胆结石及肝硬化等并发症。

【诊断】

（一）流行病学

分布广泛，几乎遍及全球，主要流行于亚洲。国内以南方广东、广西及东北各省多见。

1. 传染源　感染华支睾吸虫的人和其他哺乳动物，如猫、犬、猪等。

2. 传播途径　进食未经煮熟的含有华支睾吸虫囊蚴的淡水鱼、虾而感染。

3. 易感人群　人对本病普遍易感。感染率的高低与饮食习惯密切相关。

（二）临床特点

本病多起病缓慢，潜伏期 1~2 个月。

1. 轻度感染　常无明显症状，或仅有进食后饱胀感、食欲减退等消化道症状，容易疲劳、精神欠佳。

2. 普通感染　常有不同程度的乏力、食欲缺乏、腹部不适、肝区隐痛、腹泻，部分病例有肝大，左叶明显，表面不平，有压痛及叩击痛，可伴有贫血、营养不良和水肿等全身症状。稍重者除以上症状外，还可有神经衰弱症状，如头晕、失眠、疲乏、精神不振、心悸、记忆力减退。如大量成虫堵塞胆总管会出现梗阻性黄疸。

3. 严重感染　可急性起病，患者突发寒战及高热，体温高达 39℃以上，上述症状均可出现且更重。

慢性重复感染晚期可形成肝硬化，出现黄疸及门脉高压表现如腹水、侧支循环建立、脾肿大等。儿童可伴有生长发育障碍。肝功能失代偿是本病引起死亡的主要原因之一。

慢性华支睾吸虫病患者常合并胆囊炎、胆管炎和胆结石，同时本病与原发性肝细胞癌、胆管细胞癌的发生相关。

（三）实验室检查

1. 血常规 白细胞总数升高，嗜酸性粒细胞比例和绝对计数增加，急性期尤为明显。可出现轻度贫血。

2. 肝功能 血清 ALT 升高，重度患者 γ- 谷氨酰转肽酶、碱性磷酸酶升高。

3. 病原学检查 在粪便或十二指肠引流胆汁中查到华支睾吸虫卵是确诊依据。

4. 免疫学诊断

(1) 抗原皮内试验：敏感性好，检出阳性率在 95% 以上，但特异性低，与血吸虫和并殖吸虫病有交叉反应，假阳性率约 30%。常作为普查时筛选感染者的方法。

(2) 酶联免疫吸附试验（ELISA）：检测血清抗体，是目前最好的现场免疫诊断方法。

(3) 斑点酶联免疫吸附试验（Dot-ELISA）：是以单克隆抗体检测血清循环抗原，可用于早期诊断及疗效考核。

（四）其他

B 超、CT 等检查可显示肝内中小胆管多处扩张，胆管内有虫体及胆管炎症表现，也有助于本病的诊断。

【治疗】

（一）病原治疗

1. 吡喹酮 是治疗本病的首选药物，具有疗程短、疗效高、毒性低、反应小以及在体内吸收、代谢、排泄快等优点。治疗剂量为 20mg/kg，3 次 /d，连服 2~3d。不良反应轻微而短暂，但当胆管内华支睾吸虫被大量杀灭时，有可能引起胆绞痛或慢性胆囊炎急性发作。虫卵阴转率几乎 100%。

2. 阿苯达唑 治疗总剂量为 10~20mg/kg，分 2 次服，疗程 7d。虫卵阴转率 95% 以上。

（二）对症支持治疗

对于重度感染兼有营养不良、肝功能异常或肝硬化的患者，应加强营养支持，纠正贫血，保护肝脏，以改善全身状况并及时进行驱虫治疗。对于急性胆囊炎、胆结石、胆总管梗阻等并发症，应手术治疗，并合理加用抗菌药物。

【预防】

积极治疗患者和带虫者是减少传染源的积极措施。认真做好卫生宣教，不吃未经煮熟的鱼虾，是预防本病最简单而有效的措施。加强粪便管理，不使未经无害化处理的人粪或猫、狗等粪便污染水源及鱼塘。不用生鱼虾喂猫狗，有条件予以驱虫。

（尹 伟 万谟彬）

30　肠蠕虫感染

肠蠕虫感染（intestinal helminthic infestation）主要包括蛔虫、钩虫、蛲虫等寄生于肠道。轻者可无症状，重者可有腹痛、腹泻、胃肠功能失调、营养不良、贫血、变态反应等症状。蛔虫感染偶可引起胆道蛔虫病、肠梗阻、肠穿孔等并发症。肠蠕虫感染的诊断主要依据从粪便中查见虫卵或成虫。

【治疗】

主要采用药物驱虫治疗。

1. 驱钩虫　阿苯达唑 400mg/d，连用 2~3d；甲苯达唑 200mg/d，连用 3d。1~2 岁儿童剂量减半。

2. 驱蛔虫　阿苯达唑 400mg，1 次顿服，虫卵阴转率 90%；光谱驱虫药伊维霉素 100μg/（kg·d），连用 2d，治愈率近 100%。

3. 驱蛲虫　阿苯达唑 100mg 或 200mg 顿服，2 周后重复一次，治愈率 100%；甲苯达唑 100mg/d，连用 3d，治愈率 95% 以上；广谱驱虫药双羟萘酸噻嘧啶（抗虫灵）成人 1.2~1.5g 或儿童 30mg/kg，睡前 1 次顿服，2 周后重复一次。

4. 驱绦虫　阿苯达唑 8mg/kg，疗程 3d；甲苯达唑 300mg/ 次，2 次 /d，疗程 3d；吡喹酮 15~20mg/kg，1 次顿服，治愈率 95% 以上；氯硝柳胺（灭绦灵）成人 2g、儿童 1g，清晨用，连服 2d，服药 2h 后加用硫酸镁导泻，以驱出尚未消化的虫体。

注意动物实验表明阿苯达唑有致畸作用，故孕妇及哺乳期禁用。

（尹　伟　万谟彬）

31　丝虫病

丝虫病（filariasis）是由丝虫寄生于人体淋巴组织、皮下组织或浆膜腔所引起的寄生虫病。目前已知能寄生于人体的丝虫有八种，其中班氏丝虫（Wuchereria bancrofti）和马来丝虫（Brugia malayi）的成虫寄生于淋巴系统。丝虫病临床特征在早期主要为淋巴管炎和淋巴结炎，晚期为淋巴管阻塞及其产生的系列症状。血中有微丝蚴的患者和无症状的带虫者是主要传染源。班氏丝虫病主要以库蚊，其次以中华按蚊为传播媒介；马来丝虫病则以中华按蚊为主要传播媒介。班氏丝虫病全球流行，马来丝虫病仅限于亚洲。

【诊断】

（一）临床特点

班氏丝虫多寄生在腹腔和泌尿生殖系统的淋巴管内，马来丝虫则多在四肢淋巴管内。

1. 急性期

(1)淋巴结炎和淋巴管炎：好发于四肢，以下肢多见。临床表现为不定时周期性发作的腹股沟和腹部淋巴结肿大、疼痛，继之淋巴管肿胀、疼痛，沿大腿内侧向下蔓延，形成离心性发展的红线，称为"逆行性淋巴管炎"；当炎症波及皮内微细淋巴管时，局部皮肤出现弥漫性红肿、发亮，有灼热压痛，类似丹毒，称"丹毒样皮疹"，俗称"流火"。

(2)丝虫热周期性发热：伴畏寒、寒战，体温可达40℃。

(3)精囊炎、附睾炎、睾丸炎：主要见于班氏丝虫病。表现为一侧腹股沟疼痛，向下蔓延至阴囊，可向大腿内侧放射。

(4)肺嗜酸性粒细胞浸润综合征：表现为畏寒、发热、咳嗽、哮喘、淋巴结肿大等。痰中可有嗜酸性粒细胞和夏科-莱登晶体，外周血嗜酸性粒细胞增多。

2. 慢性期　多为淋巴系统增生、阻塞所致症状。

(1)淋巴结肿大和淋巴管曲张。

(2)鞘膜腔积液：为精索及睾丸淋巴管阻塞，淋巴液淤滞于鞘膜腔内所致。

(3)乳糜尿：淋巴管破裂部位多在肾盂及输尿管。乳糜尿呈乳白色，混有血液时呈粉红色，易凝固，可堵塞尿道，致排尿困难，甚至出现肾绞痛。

(4)淋巴水肿与象皮肿：淋巴水肿可因淋巴液回流改善后自行消退，若持续回流不畅，则发展为象皮肿，表现为凹陷性坚实性水肿，皮肤变粗增厚，皮皱加深，易继发细菌感染，形成慢性溃疡。

(5)乳房丝虫性结节：少见，因成虫寄生于乳房组织内或周围扩张的淋巴管所致。多单发，大多位于表浅的乳腺外上方，质地中硬，境界不清，不活动。

(6)丝虫性心包炎与急性心包炎相似。

(二) 感染

有蚊季节在流行地区旅居史。

(三) 实验室诊断

1. 血常规　白细胞及嗜酸性粒细胞数量显著增高。

2. 微丝蚴检查　血液中找到微丝蚴是诊断早期丝虫病唯一可靠的方法。

3. 活体组织检查　取病变皮下淋巴结节或精索结节检查，可检出成虫。

4. 免疫学检查　可作皮内试验、血清间接免疫荧光试验、酶联免疫吸附试验、补体结合试验等，检测血清抗体均有较高阳性率。

5. 诊断性药物治疗　未能确诊的疑似患者可口服乙胺嗪(海群生)1个疗程，如治疗开始后2~14d内出现皮下或精索结节，并在其中找到成虫，即可确诊。

(四) X线检查

乳糜尿患者行逆行肾盂造影可见肾盏或肾周有造影剂外溢现象，淋巴管造影显示腹主动脉旁淋巴结和腰干淋巴结异常。

【鉴别诊断】

1. 丝虫性淋巴管炎　应和细菌性淋巴管炎鉴别。

2. 丝虫性下肢淋巴肿　应和其他导致下肢水肿的疾病鉴别。

【治疗】

（一）病原治疗

1. 乙胺嗪（海群生）　为首选药物，对成虫及微丝蚴均有杀灭作用，对马来丝虫病的作用较班氏丝虫病更为迅速。一般需在数年内多次反复治疗才能达到治愈。

(1) 短程疗法：1~1.5g，1次顿服，或0.75g口服2次，3~5d1个疗程，一般只适用于马来丝虫病的大规模治疗，对重症感染着疗效差。

(2) 中程疗法：每次0.2g，3次/d，7~12d1个疗程，须服用3个疗程，每个疗程间隔1个月以上。适用于微丝蚴数量大的重感染者及班氏丝虫病。

(3) 长程疗法：每次0.5g，1次/d，连服7周。

(4) 间歇疗法：每次0.3g，1次/月，12次为1个疗程。本法疗效可靠，不良反应少。

(5) 普治：流行区全民服用。班氏丝虫病为3g 3d或5d疗法，或4.2g 7d疗法；马来丝虫病0.5~1g/次或2次分服，第2年重复1次。

2. 呋喃嘧酮　对班氏和马来丝虫的成虫和微丝蚴均有直接杀灭作用，可作为乙胺嗪的补充药物使用。用量为每日20mg/kg，分3次口服，疗程7d。

3. 伊维菌素　对微丝蚴效果好，不良反应轻微，剂量为100~200μg/kg，一次顿服。

4. 阿苯达唑　成人单剂400mg/kg，常与乙胺嗪和伊维菌素联用。

（二）对症治疗

1. 淋巴管炎及淋巴结炎　病程多自限，口服解热镇痛药或泼尼松可缓解症状。

2. 乳糜尿　发作时应卧床休息，少食脂肪，多饮水。全身用药疗效不满意。反复发作者行肾蒂淋巴管结扎剥脱术或淋巴转流术，可使乳糜尿得以清除或缓解。

3. 鞘膜积液、淋巴阴囊和阴囊象皮肿　外科治疗有一定效果。

4. 淋巴水肿与象皮肿　可采用绑扎为主的综合治疗，微波疗法也有较满意的效果。手术治疗易复发，较少采用。

【预防】

对流行区居民进行普查、普治。加强灭蚊、防蚊措施。

（尹　伟　万谟彬）

32　旋毛虫病

旋毛虫病（trichinosis）是旋毛线虫寄生人体所致的动物源性人畜共患寄生虫病。旋毛线虫成虫寄生于宿主十二指肠和空肠上端，幼虫寄生于全身组织。本病散在分布于全球，尤以欧美发病率为高。我国主要流行于西藏、云南及东北各地。流行区野生哺乳动物及鼠类感染率高，猫、犬、猪感染亦多。猪为本病主要传染源。进食带有幼虫包囊的肉类后，经胃液消化，幼虫脱囊而出，在十二指肠钻入肠黏膜，经四次脱皮发育为成虫，继产出幼虫。幼虫随血液循环分布全身，在横纹肌内继续发育，1 个月内形成包囊，2 个月成熟，5 个月后部分钙化。

【诊断】

（一）临床特点

1. 早期　为成虫在小肠的阶段，多为肠炎症状。感染后 1 周内，幼虫侵袭肠壁引起恶心、呕吐、腹痛、腹泻水样便等症状。

2. 急性期　为幼虫移行阶段，起病第 2 周起，幼虫移行导致中毒过敏症状。畏寒、发热，体温达 38~40℃，呈弛张热，持续 2~4 周。80% 患者多有水肿，始于眼睑，渐延及面部、下肢。20% 病例有荨麻疹或猩红热样皮疹。可伴结膜充血水肿、视网膜炎、出血斑，导致复视甚至失明。最突出的症状是全身肌肉剧烈疼痛、肿胀，压痛触痛明显，腓肠肌尤甚，多为强迫屈曲状态，不敢活动而呈瘫痪样。偶有支气管肺炎、心肌炎、脑膜脑炎等病变表现。

3. 恢复期　为成囊期，病程 1 个月左右，随着肌肉包囊形成，急性炎症症状逐渐消退，但肌肉隐痛及乏力症状可持续数月，肢体肌内可触及结节。半年后 X 线可显示局部结节钙化。

（二）感染史

有流行区进食未煮熟的肉类史。

（三）实验室检查

1. 血常规　幼虫移行阶段白细胞计数增高，嗜酸性粒细胞占比达 20%~40% 或更高。

2. 肌肉活组织检查　活检取自水肿、肌痛最显著部位，可见蜷曲的幼虫，虫体周围有炎性细胞包绕，形成肉芽肿。可确诊。

3. 免疫学检查　已有多种血清学试验可用于检测特异性抗体，其中以间接荧光抗体试验（IFA）、间接血凝试验（IHA）、酶联免疫吸附试验（ELISA）及间接免疫酶染色试验（IEST）等方法有较高的特异性和敏感性，可用于早期诊断。近年已建立单克隆抗体 - 酶联免疫吸附试验或斑点 - 酶联免疫吸附试验（Dot-ELISA），用于检测血清循环抗原，阳性率可达 67%~72%，可作为现症感染的诊断和疗效考核的指标。

【治疗】

1. 病原治疗　阿苯达唑为首选药，对肠道内成虫和急性期及成囊期幼虫均有良好疗效。成人剂量为 400~500mg，2~3 次 /d；儿童按照 20mg/（kg·d），2 次 /d，疗程 5~7d。常于治疗开始 2d 后体温下降，4d 后体温恢复正常、水肿消失、肌痛减轻。部分患者服药 2~3d 有体温升高（类赫氏反应），与虫体崩解后引起的异性蛋白反应有关。

2. 对症治疗　急性期应卧床休息，维持水、电解质平衡。适当给予止痛药。肾上腺皮质激素有非特异性消炎和抗过敏作用，可改善症状并防止类赫氏反应，适用于重症有心肌炎或中枢神经系统受累的患者。

【预防】

严格执行肉食品卫生检验制度。不吃生的或未煮熟的猪肉及被鼠类污染的食物。治疗病猪，灭鼠、防鼠。

（尹 伟　万谟彬）

33　囊虫病

囊虫病（cysticercosis），又称囊尾蚴病，是因猪带绦虫的幼虫（囊尾蚴）寄生于人体各组织器官所致的疾病，为较常见的人畜共患病。患者因吞食被猪带绦虫虫卵污染的食物而受感染，猪带绦虫病患者因呕吐或肠道逆蠕动使绦虫妊娠节片反流入胃也可造成感染。猪带绦虫病患者是本病的唯一传染源。我国以东北、华北、西北、西南等地发病率较高。

【诊断】

（一）临床特点

根据寄生部位不同分为脑囊尾蚴病、眼囊尾蚴病和肌肉囊尾蚴病。

1. 脑囊尾蚴病　常表现为颅内压增高、局灶神经体征、癫痫发作、精神障碍等，以癫痫发作最常见。

(1) 皮质型：若寄生于运动区，以癫痫为突出症状，可出现局限性或全身性短暂抽搐或持续状态。严重感染者颅内压升高，出现恶心、呕吐、头痛等症状。

(2) 脑室型：囊尾蚴阻塞脑室孔，表现为颅内压升高。

(3) 蛛网膜下隙型：主要表现为脑膜炎。初期低热、头痛、呕吐、颈强直等，以及眩晕、听力减退、耳鸣及共济失调等。

2. 眼囊尾蚴病　常为单侧感染，症状轻者可有视力下降、视野改变、结膜损害、角膜炎等，重症可失明。裂隙灯检查可见视网膜下或玻璃体内囊尾蚴蠕动。

3. 皮下组织或肌肉囊尾蚴病　以头颈和躯干较多，四肢较少。类圆形，直径 0.5~1cm，质地较硬有弹性，与周围组织无粘连和压痛，表面也无色素沉着和炎症反应。

（二）流行病学资料

在流行区进食生的或未熟透猪肉，询问患者既往有无肠绦虫病史，是否在粪便中发现带状节片等。

（三）实验室及其他检查

1. 血常规　多数正常，部分患者嗜酸性粒细胞轻度升高。

2. 脑脊液　脑脊液压力升高，细胞以淋巴细胞增多为主，蛋白含量升高。

3. 皮下结节活检　病理切片中以见到囊腔中含有囊尾蚴头节为特征，有确诊价值。

4. 免疫学检查　补体结合（CF）、间接血凝（IHA）、酶联免疫吸附试验（ELISA）等用于检测血清或脑脊液中特异性抗体均有较高的敏感性。

5. 头颅 CT 或 MRI　对脑囊虫病有较好的辅助诊断价值。CT 可显示直径 <1cm 的囊性低密度灶，注射造影剂后，病灶周围可见环形增强带，同时可见脑室扩大、钙化灶等。MRI 对囊尾蚴的检出率高于 CT，但对钙化灶的敏感性低。

6. 检眼镜、裂隙灯　应用于疑诊眼囊尾蚴病的患者，若发现视网膜下或眼玻璃体内囊尾蚴蠕动可确诊。

【治疗】

（一）病原治疗

1. 吡喹酮　本药可穿过囊尾蚴的囊壁，具有强烈杀死囊尾蚴的作用。根据不同类型囊尾蚴病，采取不同治疗方案：①治疗单纯皮肤肌肉型囊虫病，总剂量 120mg/kg，3 次 /d 口服，3~5d 为 1 个疗程；②治疗脑囊虫病，总剂量 200mg/kg，3 次 /d 口服，10d 为 1 个疗程，若为多发性或弥散性，治疗中常出现颅压增高、癫痫发作加重，应谨慎用药，先进性眼底检查及颅内压测定，不宜过早用药，必要时宜辅用脱水剂、抗惊厥药以及地塞米松，以减轻脑水肿及异性蛋白反应。

2. 阿苯达唑　对脑型和皮肤肌肉型均有良好疗效，为治疗重型脑囊尾蚴病的首选用药。治疗剂量为每日 15~20mg/kg，分 2 次口服，10d 为一疗程，脑型患者间隔 2~3 周后重复 1 个疗程，一般需要 2~3 个疗程。本品不良反应较吡喹酮轻，联合吡喹酮治疗脑囊尾蚴病，可显著提高治愈率。

（二）对症治疗

颅内压增高者，可予 20% 甘露醇 250ml 静滴，加用地塞米松 5~10mg，1 次 /d，连用 3d 后再行病原治疗，病原治疗期间常规降颅压；过敏性休克时可用 0.1% 肾上腺素 1mg 皮下注射，同时予氢化可的松 200~300mg 加入葡萄糖液中静滴；癫痫发作频繁者，酌量使用地西泮、苯妥英钠等。

（三）手术治疗

脑囊尾蚴病患者若病原治疗无效，可视病情行开颅减压或手术摘除。眼囊尾蚴病尤应及早手术治疗，以免虫体被杀死后引起全眼球炎，加重视力障碍或失明。

【预防】

加强饮食卫生，不吃未煮熟的蔬菜。对猪带绦虫病患者应进行早期和彻底治疗。

（尹 伟 万谟彬）

34 流行性乙型脑炎

流行性乙型脑炎（epidemic encephalitis B）简称乙脑，又称日本脑炎（Japanese encephalitis），是由乙型脑炎病毒（encephalitis B virus）经蚊媒介所致的以脑实质炎症为主要病变的中枢神经系统急性传染病。本病经蚊传播，常流行于夏、秋季，主要分布于亚洲。临床上以高热、意识障碍、抽搐、病理反射及脑膜刺激征为特征，病死率高，部分病例可留有严重后遗症。

【诊断】

（一）流行病学资料

严格的季节性（夏秋季），10 岁以下儿童多见，但近年来成人病例有增加趋势。

（二）临床特点

起病急，高热、头痛、呕吐，意识障碍，抽搐，病理反射及脑膜刺激征阳性等。

乙脑分型及各型特点如表 2-1-4 所示。

表 2-1-4 乙脑分型及各型特点

分型	体温（℃）	神志	惊厥	呼吸衰竭	瘫痪	后遗症	病程（d）
轻型	39 以下	清	无	无	无	无	7
普通型	39~40	嗜睡或浅昏迷	偶有	无	无	无	7~14
重型	40 以上	昏迷	反复	可有	可有	有	>14
极重型（暴发型）	1~2d 内升至 40 以上	深度昏迷	反复持续	迅速出现	有	严重	不定

（三）实验室检查

1. 外周血常规及脑脊液 外周血白细胞计数可达（10~20）$\times 10^9$/L，中性粒细胞可达 80% 以上。脑脊液压力略增，澄清或毛玻璃样，白细胞计数大都 $<0.5\times10^9/L$，个别高达 $1\times10^9/L$，早期以中性粒细胞为主，以后淋巴细胞增多。蛋白略增，糖及氯化物正常。

2. 特异性检查

⑴ IgM 抗体检查：初次感染后 4d 体内即出现 IgM 抗体，2~3 周内达高峰，病后 4~7d 血中即可测得。可采用微量免疫荧光抗体法（IFA）、二巯基乙醇（2ME）耐性试验和 ELISA 法检测，有早期诊断价值。

⑵ 补体结合、血凝抑制及中和试验：查双份血清，抗体效价增高 4 倍以上者为阳性。

⑶ 病毒分离：急性期死亡病例，可穿刺脑组织接种鼠脑分离病毒以确诊。

⑷ 另外，如恢复期血清中抗乙脑病毒 IgG 抗体或中和抗体效价比急性期有大于 4 倍升高者，或急性期抗乙脑病毒 IgM/IgG 抗体阴性，而恢复期阳性者，或监测到乙脑病毒抗原、特异性核酸者均可确诊。

【治疗】

(一) 加强支持疗法

患者应隔离于有防蚊和降温设施的病房，室温控制在 30℃以下。注意口腔和皮肤清洁，昏迷患者应定时翻身、侧卧、拍背、吸痰，防止肺部感染和压疮的发生。昏迷、抽搐患者应设栏以防坠床。重型患者应静脉输液，但不宜过多，以免加重脑水肿。一般成年人补液 1 500~2 000ml，儿童每天 50~80ml/kg，并酌情补充钾盐，纠正酸中毒。昏迷者可采用鼻饲。

(二) 控制高热

降低室温至 30℃以下，采取综合性降温措施，力争使肛温保持在 38℃左右。主要采用物理降温，予冰帽，冰水、乙醇擦浴等，亦可用冷盐水灌肠。药物降温可用亚冬眠疗法等。

(三) 控制惊厥

针对病因处理。脑水肿者脱水，呼吸道梗阻致缺氧者吸痰，高热者降温。酌情选用地西泮、水合氯醛等止惊药物。

(四) 防止呼吸衰竭

1. 祛除病因。

2. 保持呼吸道通畅，定时翻身、吸痰，酌用祛痰药。

3. 脑水肿　颅内压过高者予脱水剂。

4. 中枢性呼吸衰竭　呼吸浅弱不齐者可用呼吸兴奋剂，如洛贝林、尼可刹米、二甲弗林等。早期应用东莨菪碱缓慢静注有效。

5. 呼吸衰竭逐渐加重或呼吸骤停者，应即行气管插管或气管切开，并用人工呼吸器以控制呼吸或辅助呼吸。

(五) 循环衰竭

可根据情况补充血容量,应用升压药物、强心剂、利尿药等,并注意维持水及电解质平衡。

(六) 重症者

可用地塞米松 10~15mg/d,或氢化可的松每日 400mg 静滴,疗程 3~5d 为宜。

(七) 恢复期及后遗症的处理

应加强护理,防止压疮及继发感染的发生;进行语言、智力、吞咽和肢体的功能锻炼,还可结合理疗、针灸、推拿按摩、高压氧、中药等治疗。

【预防】

注意防蚊灭蚊。6 个月以上、10 岁以下儿童及新兵宜进行疫苗接种。方法:用灭活疫苗,6 个月 ~1 岁 0.25ml,1~6 岁 0.5ml,7~15 岁 1ml,成人 2ml。第 1 年 2 次,间隔 7~10d,以后每年加强 1 次。

(余 姣　李成忠)

35　狂犬病

狂犬病(rabies)又称恐水症(hydrophobia),是由狂犬病毒(rubiesvirus)引起的一种侵犯中枢神经系统为主的急性人畜共患传染病。狂犬病毒通常由病兽通过唾液以咬伤方式传给人。临床表现为特有的恐水、怕风、恐惧不安、咽肌痉挛、进行性瘫痪等。迄今为止,一旦发病,病死率达 100%。

【诊断】

(一) 流行病学

病前有狂犬、狂猫、狂狼或其他可疑动物咬伤或抓伤史,或其分泌物沾染伤口、黏膜史。

(二) 临床特点

潜伏期长短不一,大多在 3 个月内发病,潜伏期可达 10 年以上,潜伏期长短与年龄、伤口部位、伤口深浅、入侵病毒数量和毒力等因素相关。典型临床经过分为以下三期:

1. 前驱期　有发热、乏力、头痛、不适、恶心等中毒症状,少数患者出现恐慌、烦躁、幻觉及精神异常。患者对风、光、声刺激敏感,有咽部紧缩感,咬伤处有刺痛、瘙痒、麻木、蚁行感等感觉异常,发生于 50%~80% 的病例。持续 2~4d。

2. 兴奋期　表现为高度兴奋、恐惧不安、恐水、恐风。体温常升高(38~40℃,甚至超过 40℃)。恐水为本病的特征,但不一定每一例都有。典型患者虽渴极而不敢饮，见水、闻水流声、饮水或仅提及饮水时均可引起咽喉肌严重痉挛。外界多种刺激如风、光、声也可引起咽肌痉挛。常因声带痉挛伴声嘶、说话吐词不清，严重发作时可出现全身肌肉阵发性抽搐，因呼吸肌痉挛致呼吸困难和发绀。患者常出现流涎、多汗、心率快、血压增高等交感神经功能亢进表现。因同时有吞咽困难和过度流涎而出现“泡沫嘴”。患者神志多清晰，可出现精神失常、幻视、幻听等。本期持续 1~3d。

3. 麻痹期　患者肌肉痉挛停止，进入全身弛缓性瘫痪，患者由安静进入昏迷状态。最后因呼吸、循环衰竭死亡。该期持续时间较短，一般为 6~18h。

本病全程一般不超过 6d，除上述狂躁型表现外，尚有以脊髓或延髓受损为主的麻痹型（静型）。该型患者无兴奋期和典型的恐水表现，常见高热、头痛、呕吐、腱反射消失、肢体软弱无力，共济失调和大小便失禁，呈横断性脊髓炎或上行性麻痹等症状，最终因全身弛缓性瘫痪死亡。

（三）辅助检查

1. 血常规　白细胞计数升高达（1.2~2.0）$\times 10^9$/L，中性粒细胞占比达 80% 以上。脑脊液细胞数增加，以淋巴细胞为主，蛋白稍增，糖及氯化物正常。

2. 早期快速诊断法　发病第一周可取唾液、鼻咽洗液、角膜印片、多毛皮肤切片或大脑皮质组织切片，用荧光抗体染色，检测狂犬病毒抗原，阳性率及特异性高。

3. 血清学检查　存活一周以上患者，中和试验抗体效价上升；曾接种疫苗者，中和抗体效价须大于 1∶5 000 方可诊断。

4. 脑组织检查　死亡患者脑组织切片或印片，用 Seller 法查内基小体（Negri bodies），或用荧光抗体查抗原。特异性及敏感性均高。亦可取脑组织接种动物使其发病，并从脑细胞中分离病毒。

【治疗】

（一）隔离

严密隔离，避免风、光、声等刺激，尽量保持安静。唾液污染物用 1% 氯化汞（升汞）、10% 甲醛或光照射消毒。

（二）预防性治疗

动物咬伤后的及时处理。

1. 局部处理　目的是洗出伤口内的病毒。应迅速用清水或 20% 肥皂水反复冲洗伤口，至少 20min，再用 1% 苯扎溴铵充分冲洗创口。咬伤后 1h 内用肥皂水、12h 内用苯扎溴铵彻底冲洗可免于发病。必要时切开伤口冲洗深部。用 50%~75% 乙醇或 2%~3% 碘酒处理伤口，以杀除伤口及底部的病毒。创口数日内暂不缝合，底部及周围注射高效免疫血清 0.5~1.0ml。

2. 主动免疫　适应证：①咬人动物被捕获，拘留观察 10d 内发病或有实验室证据者；②咬人动物未被捕获，且确知该地区该种动物存在狂犬病；③被咬时因衣服保护、皮肤无破损，且经局部彻底清洗者，可免种；但黏膜被污染者，无论有无破损，均应注射疫苗。方法：目前我国使用的是田鼠肾细胞疫苗，轻度咬伤者于第0、7、14天各肌注2.0ml，重度咬伤及头、面、颈部咬伤者，第0、3、7、14及30天各肌注2.0ml。国外生产的人二倍体细胞疫苗，于伤后0、3、7、14、28、90d各肌内注射1.0ml。

3. 被动免疫 创伤深、广、严重，或发生在头、面、颈、手等处，同时咬人动物确有患狂犬病可能性时，则应在过敏试验阴性后，立即注射高效狂犬病血清1剂，我国目前生产的是抗狂犬病马血清，每支10ml，含1 000IU；成人量为20ml；儿童为40IU/kg。以一半剂量作局部伤口处注射，另一半剂量肌注。国外生产的人抗狂犬病球蛋白的一次注射量为20IU/kg。

（三）发病后治疗

对症治疗：包括加强心电监护，镇静，解除痉挛，给氧，必要时气管切开，纠正酸中毒，补液，维持水、电解质平衡，纠正心律失常，稳定血压，出现脑水肿时给予脱水剂等。

【预防】

可疑动物处死，焚烧深埋。接触患者要戴橡皮手套、口鼻罩，防止唾液污染。经常接触动物的高危人群作狂犬疫苗接种，0、3、7、14、28日各肌内注射一次，1~3年加强一次。

（余 姣 李成忠）

36 猫抓病

猫抓病（cat scratch disease）是因接触猫而发生的急性传染病。目前认为病原体是巴尔通体（Bartonella），为一种弱革兰氏阴性、纤细、多形强烈嗜银染色小棒杆菌。

【诊断】

（一）临床特点

1. 有被猫咬、抓伤或密切接触史。

2. 原发皮损 在被猫抓、咬后3~10d，局部出现红斑性丘疹，可转为水疱或脓疱形成，经1~3周结痂而愈。

3. 局部淋巴结肿大 90%病例可出现多部位淋巴结肿痛，初质较坚，部分患者的淋巴结化脓、穿破或成瘘管。肿大淋巴结一般在2~4个月内消退。

4. 全身症状 大多轻微，可有发热、乏力、厌食、腹痛、肝脾肿大等。偶有神经系统损害、眼病、浆膜炎等多系统损害。

(二) 实验室检查

实验室检查主要有分离培养、抗体检测和分子生物学检测。

1. 从患者血液、淋巴结脓液和原发皮肤损害处可分离培养出巴尔通体。

2. 淋巴结活检可见典型的肉芽肿性炎症。

3. 淋巴结穿刺液涂片细菌学检查 Warthin-Starry 银染色阳性，肉汤培养可生长。

4. 皮内试验、免疫荧光抗体检查、PCR 检测阳性。

5. 外周血常规　起病时白细胞可略升高。

(三) 鉴别诊断

本病须与淋巴瘤、结核、性病性淋巴肉芽肿等鉴别。

【治疗】

免疫功能良好的淋巴结炎患者多可自愈。目前尚无特效抗菌治疗。氨基糖苷类抗生素有效。对重症病例如高热者、伴发脑炎者，宜用多西环素、环丙沙星或红霉素与氨基糖苷类药物联合治疗，疗程 7d 或更长。

(余 姣　李成忠)

37　流行性脑脊髓膜炎

流行性脑脊髓膜炎(meningococcalmeningitis)简称为流脑，是由脑膜炎奈瑟菌(Neisseriameningitidis，Nm)引起的化脓性脑膜炎。其主要的临床表现时突发高热、剧烈头痛、频繁呕吐，皮肤黏膜瘀点、瘀斑及脑膜刺激征，严重者可有败血症休克和脑实质损害，常可危及生命。部分患者暴发起病，可迅速致死。

【诊断】

(一) 临床特点

突发高热、头痛、呕吐、嗜睡或惊厥。乳幼儿可有交替出现的烦躁与嗜睡、双目凝视、尖声哭叫、拒乳、易惊等。体征有颈项强直、克尼格征阳性、布鲁辛斯基征阳性等。

(二) 实验室检查

1. 血常规　白细胞总数明显增加，一般在 $(10\text{~}20)\times10^9/L$ 以上，中性粒细胞占比升高，在 80%~90% 以上。并发 DIC 者血小板减少。

2. 脑脊液检查　脑脊液检查是确诊的重要方法。病初或休克型患者，脑脊液多无改变，应 12~24h 后复查。典型的脑膜炎期，压力增高，外观呈混浊米汤样甚或脓样；白细胞数明显增高至 $1\ 000\times10^6/L$ 以上，以多核细胞为主；糖及氯化物明显减少，蛋白含量升高。须强调的是临床上表现为脑膜炎时脑脊液检查应是影像学检查之前的选择。

3. 细菌学检查　细菌学检查是确诊的重要手段。应注意标本及时送检、保暖、及时检查。

(1)涂片：皮肤瘀点处的组织液或离心沉淀后的脑脊液做涂片染色。阳性率 60%~80%。瘀点涂片简便易行，应用抗生素早期亦可获得阳性结果，是早期诊断的重要方法。

(2)细菌培养：取瘀斑组织液、血或脑脊液进行培养。应在使用抗菌药物前收集标本。如有脑膜炎奈瑟菌生长，应做药物敏感性试验。

4. 血清免疫学检查　常用对流免疫电泳法、乳胶凝集试验、反向间接血凝试验、ELISA 法等进行脑膜炎奈瑟菌抗原检测，主要用于早期诊断，阳性率在 90% 以上。

5. 其他　脑膜炎奈瑟菌的 DNA 特异性片段检测，鲎试验等

(三) 鉴别诊断

从国内发表的流脑误诊病例报道来看，流脑误诊为其他疾病的，前 3 位分别为上呼吸道感染、其他原因的败血症、各种原因的紫癜。而其他疾病误诊为流脑的，前 3 位分别为其他细菌所致的化脓性脑膜炎、结核性脑膜炎、脑脓肿。还应与流行性乙型脑炎、其他病毒性脑膜炎和脑炎鉴别。

1. 其他细菌引起的化脓性脑膜炎、败血症或感染性休克

(1)肺炎链球菌感染多见于成人，大多继发于肺炎、中耳炎和颅脑外伤。

(2)流感嗜血杆菌感染多见于婴幼儿。

(3)金黄色葡萄球菌引起的多继发于皮肤感染。

(4)铜绿假单胞菌脑膜炎常继发于腰椎穿刺、麻醉、造影或手术后。

(5)革兰氏阴性杆菌感染易发生于颅脑手术后。

此外，上述细菌感染均无明显季节性，以散发为主，无皮肤瘀点、瘀斑。确诊有赖于细菌学检查。

2. 结核性脑膜炎　多有结核病史或密切接触史，起病缓慢，病程较长，有低热、盗汗、消瘦等症状，神经系统症状出现晚，无瘀点、瘀斑，脑脊液以单核细胞为主，蛋白质增加，糖和氯化物减少；脑脊液涂片可检查抗酸染色阳性杆菌。

确诊方法在临床诊断病例的基础上，细菌学或流脑特异性血清免疫学检查阳性。

【治疗】

(一) 呼吸道隔离

仅流脑患者需要隔离。

(二) 抗菌治疗

1. 脑膜炎球菌(流脑)

(1)青霉素 G：需用大剂量，可作为首选。成人 1 200 万 ~2 400 万 U/d，儿

童 20 万 ~40 万 U/kg，分 4~6 次静滴，治疗至症状、体征消失，一般疗程 5~7d。

(2) 头孢菌素：适用于病原不明、病情严重者。可用头孢噻肟成人 2~6g/d，小儿每日 50~100mg/kg，分 2~4 次静注或静滴，头孢曲松成人 1~2g/d，小儿每日 20~50mg/kg，分 1~2 次静注或静滴，或头孢呋辛 1.5g/d，分 2~3 次肌注或静滴。

(3) 氯霉素：成人 2~4g/d，儿童每日 40~100mg/kg，分 3~4 次静滴、肌注或口服，疗程 5~7d；适用于病原未明者，确诊后改为青霉素 G。

2. 肺炎球菌　首选青霉素 G 1 200~2 000 万 U/d，分 4~6 次静滴，疗程 10~14d；氨苄西林 12g/d，分 4~6 次静滴，疗程 10~14d；亦可选用氯霉素、头孢噻肟、头孢曲松等，剂量同上，疗程 3~4 周。

注：停药标准：①体温正常 5d 以上；②脑膜刺激征消失；③脑脊液白细胞数 $<30\times10^6/L$；④脑脊液蛋白定量 <0.6g/L；⑤脑脊液糖定量 <3mmol/L。

3. 流感杆菌　可选用氨苄西林、氯霉素或三代头孢菌素，剂量用法同上，疗程 10~14d。

4. 金黄色葡萄球菌　细菌对青霉素敏感者，仍选用青霉素，用法同上；耐药者用苯唑西林，4~6g/d，分 4 次肌注或静滴，亦可选用一代头孢菌素；耐甲氧西林金葡菌感染可选用头孢美唑成人 1~2g/d，分 2 次静滴，儿童每日 25~100mg/kg，分 2~4 次静滴，严重者成人可增至 4g/d，儿童每日 150mg/kg；或利福平 0.45~0.6g/d，分 2 次口服。严重者可与头孢美唑合用。

5. 铜绿假单胞菌　首选头孢他啶成人 6~8g/d，分 3~4 次静滴，必要时合用阿米卡星 1g/d，分 2 次肌注或静滴。

6. 大肠埃希菌、变形杆菌等革兰氏阴性菌　推荐头孢噻肟、头孢曲松等三代头孢菌素，用法同上。

(三) 感染性休克的治疗

加强抗菌治疗，补充血容量，纠正酸中毒，使用血管活性药物，应用肾上腺皮质激素等(见有关章节)。

(四) 防治 DIC

(五) 其他

脑水肿引起颅内压升高时，可采用 20% 甘露醇(5~10ml/kg) 或 25% 山梨醇(4~8ml/kg) 脱水，每 4~6h 1 次；亦可用 50% 葡萄糖液 40~80ml；严重时加用呋塞米 1mg/kg 及人血白蛋白静注。条件允许可用 ICP 监测颅内压。应用肾上腺皮质激素可减轻毒血症和脑水肿。出现呼吸衰竭时应及时进行气管插管或气管切开，加压给氧。

(六) 带菌者的治疗

1. 治疗鼻咽部慢性炎症。

2. 复方硼砂液漱口，0.1% 呋喃西林液滴鼻。

3. 口服磺胺嘧啶或复方磺胺甲噁唑 2~3d。

（余 姣　李成忠）

38　伤寒、副伤寒及其他沙门菌感染伤寒、副伤寒

伤寒（typhoid fever）、副伤寒（paratyphoid fever）是由伤寒沙门菌及甲、乙、丙型副伤寒沙门菌引起的急性传染病。传染源是患者及带菌者，病菌随粪、尿排出体外，通过污染的手、食具、食物、水及苍蝇等传播。流行多在夏秋，卫生条件不良地区终年均有发生。

【诊断】

（一）临床特点

1. 起病多缓，体温呈阶梯状上升，第 2 病周起高热稽留，并有相对缓脉、伤寒病容等中毒症状体征，脾肿大，部分患者可有玫瑰疹、肝大等。

2. 白细胞减少，多在 $(3\sim5)\times10^9$/L，中性粒细胞减少，嗜酸性粒细胞减少或消失，病情恢复后逐渐回升到正常，复发时再度减少或消失。嗜酸性粒细胞计数对诊断和评估病情均有重要的参考意义。

3. 少数病例在第 2~4 病周可并发肠出血、肠穿孔、心肌炎、肝炎、胆囊炎和溶血 - 尿毒症综合征等并发症。

4. 自然病程一般在 4 周左右。抗菌治疗后病程显著缩短。近年来不典型病例增多。

5. 副伤寒甲、乙的临床表现与伤寒类同而较轻，副伤寒丙除表现为轻症伤寒外，还可引起急性胃肠炎、脓毒血症等。临床表现比较复杂，起病急，寒战，体温迅速上升，热型不规则，热程 1~3 周。

（二）流行病学资料

如季节、地区、卫生状况、过去病史、预防接种史、接触史等均有助于诊断。

（三）实验室检查

1. 细菌培养　第 1~2 病周血培养阳性率高，第 3~4 病周则以粪、尿培养阳性率高。全病程内骨髓培养均可阳性。

2. 肥达反应　通常自第 1 病周末、第 2 病周初始呈现阳性反应，效价逐周递增，单份血清抗体效价 O ≥ 1∶80 及 H ≥ 1∶160 者有诊断意义。副伤寒患者则鞭毛抗原 A、B、C 抗体效价上升。

（四）鉴别诊断

伤寒、副伤寒病程第 1 病周临床症状缺乏特征性，须与其他疾病相鉴别：

1. 斑疹伤寒　起病急，高热、寒战、速脉，皮疹第 5~6 天出现，数多而分布

广泛，白细胞计数正常或稍增，外斐反应阳性，OX19 多≥ 1∶160，补体结合试验阳性。

2. 败血症 起病较急，弛张热或不规则热，中毒症状严重。白细胞计数常增加（革兰氏阴性杆菌所致可不增加），中性粒细胞左移。血培养有致病菌生长。

3. 粟粒型结核 不规则发热或午后高热，夜间盗汗，脉搏速度快，呼吸急促，有缺氧现象。X 线胸片检查示粟粒型病变。

4. 恶性疟疾 起病急，不规则高热，可伴有寒战及出汗。病久则有贫血及脾肿大。外周血、骨髓涂片可查见疟原虫。

5. 急性血吸虫病 起病前数周内有流行区疫水接触史。除发热外，有肝脏肿痛、腹泻和荨麻疹。白细胞计数增多，嗜酸性粒细胞显著增多。粪便中找到虫卵或孵化阳性可确诊。

6. 恶性组织细胞病 不规则热型，进行性贫血、出血、淋巴结及肝脾肿大、消瘦，骨髓检查可发现恶性组织细胞，淋巴结活检有助于诊断。

7. 病毒性上呼吸道感染 患者有高热、头痛、白细胞减少等表现与伤寒类似。可借助患者起病急，咽痛、鼻塞、咳嗽等呼吸道症状明显，没有表情淡漠、玫瑰疹、肝脾大，病程不超过 1~2 周等临床特点与伤寒鉴别

【治疗】

（一）消化道隔离

（二）饮食

应予流质或半流质易消化、少渣、不易胀气饮食，补充维生素 B、C。

（三）抗菌治疗

1. 氟喹诺酮类药物 疗效高，用药后 2~3d 内退热，不良反应小，作为首选。可用氧氟沙星 0.4g，2 次 /d；或环丙沙星 0.5~0.75g，2 次 /d；或依诺沙星 0.4g，2 次 /d；或诺氟沙星 0.4g，每 6h 一次；或左氟沙星、氟洛沙星、司帕沙星等。疗程 2 周或用至体温正常后 7~10d。

2. 氯霉素 对非耐氯霉素菌株所致伤寒仍可选用。用药后退热快，中毒症状亦随之消失。成人 1~2g/d，儿童 25~30mg/kg，分 4 次服。体温正常后减半量连用 10~14d。本药可致骨髓抑制，用药期间应定期复查外周血常规。

（四）对症治疗

便秘者，可用盐水低压灌肠，忌用泻药和高压灌肠；高热者，可用物理降温，慎用退热药；腹胀者，可用松节油热敷腹部，并以肛管排气，禁用新斯的明等促进肠蠕动的药物。腹泻者，应选择低糖低脂肪的食物。酌情给予小檗碱（黄连素）0.3g，口服，3 次 /d，一般不使用鸦片制剂，以免引起肠蠕动减弱，腹中积

气。肾上腺皮质激素仅使用于出现谵妄、昏迷或休克等严重毒血症状的高危患者，应在有效足量的抗菌药物配合下使用，可降低病死率。

(五) 并发症的治疗

1. 肠出血　禁食，静卧，注射镇静剂及止血药，酌情输血，必要时手术治疗。

2. 肠穿孔　禁食，胃肠减压，争取早期手术，并加用对肠道菌敏感的抗生素。

3. 心肌炎　见有关章节。

4. 溶血 - 尿毒症综合征　严重并发症可用肝素治疗，尿毒症明显者可做透析治疗(见相关章节)。

5. 其他沙门菌感染　其他沙门菌感染是指除伤寒、副伤寒以外的各种沙门菌所致的急、慢性感染。临床表现复杂，耐药菌株较多，多为人畜共患病。

【诊断】

(一) 流行病学资料

有食用及饮用被家畜、家禽、鱼类、鸟类、鼠类、沙门菌肠炎患者和带菌者污染的食物和水病史。

(二) 临床表现

1. 急性胃肠炎型　潜伏期 4~48h，初有恶心、呕吐，继而腹痛、腹泻，解黄色稀水样便，偶呈黏液脓血便，持续 2~5d。多有发热，外周血常规大多正常。

2. 伤寒型　潜伏期 3~10d，症状类似伤寒而较轻。白细胞数减少，血、粪、尿病原菌培养阳性。

3. 败血症型　多见于免疫力低下者。表现为畏寒、间歇性发热、出汗、全身酸痛、食欲缺乏等，皮疹少见，胃肠道症状较轻，粪培养多为阴性，反复多次血培养可查见病原菌。白细胞计数多正常。

4. 鼠伤寒沙门菌感染　以胃肠炎型最多见，其次为败血型，尚有肺炎型及伤寒型。本病好发于 2 岁以下婴幼儿，易造成婴儿室和儿科病房流行。

【治疗】

(一) 急性胃肠炎型

见细菌性食物中毒。

(二) 伤寒型及败血症型

抗菌药物可选用氧氟沙星、环丙沙星、氨苄西林、庆大霉素、阿米卡星、氯霉素、第三代头孢菌素等，最好根据药敏试验结果，疗程以 2~3 周为宜。同时给予对症治疗。

(余　姣　李成忠)

39　性传播疾病

1975 年 WHO 将各种通过性行为或类似性行为而传播的疾病,统称为“性传播疾病(sexually transmitted diseases,STD)。人体,尤其是会阴区、尿道、阴道、肠道和口腔内,多种病原微生物均可以通过多样化的性行为如接吻、拥抱、手淫、口淫、肛交以及变态性行为等而传播,造成疾病。因此,性传播疾病的科学范畴涉及皮肤科、泌尿科、妇产科、传染科、内科和儿科等各科室。现化性传播疾病的病种明显扩大,至少有 30 余种病原体可以通过性行为传播。根据我国原卫生部颁布的传染病防治法和性病防治管理办法规定,淋病、梅毒、艾滋病为法定性病,非淋菌性尿道炎、软下疳、性病性淋巴肉芽肿、尖锐湿疣、生殖器疱疹为监测性病,其他均未列入性病范畴。因此,目前所说的性传播疾病(简称性病)主要指上述 8 种疾病。

一、淋病

【诊断】

(一) 流行病学

有不洁性交史或配偶感染史或间接接触患者的分泌物史。

(二) 临床表现

男性有尿道炎症状(尿痛及尿道流脓);女性有轻度尿道不适及阴道流脓性白带增多。其他部位淋病及有并发症淋病以及播散性淋病性感染应根据其不同表现确定其临床分类。

(三) 实验室检查

男性急性淋菌性尿道炎涂片革兰氏染色,查出细胞内有典型革兰氏阴性双球菌,有初步诊断意义。其他男性患者及全部女性患者均应进行淋球菌培养,鉴定为阳性即可确诊。

(四) 鉴别诊断

需与男性淋病鉴别的疾病包括非特异性尿道炎和非淋菌性尿道炎。需与女性淋病鉴别的疾病包括非特异性阴道炎、沙眼衣原体感染、念珠菌性阴道炎、滴虫性阴道炎和细菌性阴道病。

【治疗】

(一) 治疗原则

1. 早期诊断、早期治疗。
2. 及时、足量、规则的用药。
3. 不同的病情采用不同的治疗方法。
4. 配偶及性伴应同时治疗。

5. 注意耐药菌株感染，采用有效药物治疗，防止淋病继续传播。

6. 注意是否同时有沙眼衣原体及其他性病病原体感染。

（二）一般处理

1. 避免食用刺激性食物及饮料，如酒、辣椒、浓茶及咖啡等。

2. 用药期间停止性生活。

3. 注意隔离消毒，生活用品分开。

4. 保持局部清洁卫生。

5. 禁止与婴儿同床、同浴。

（三）治疗方案

由于我国多数地区耐青霉素菌株已超过 5%，所以青霉素已不宜作为首选药。

1. 淋菌性尿道炎、宫颈炎、直肠炎　①推荐方案：头孢曲松 250mg，1 次肌内注射，为防止可能的衣原体感染，加阿奇霉素 1g，1 次口服。阿奇霉素不被推荐治疗单纯性淋病。②替代方案：大观霉素 2g（女性 4g），1 次肌内注射。大观霉素适用于对头孢菌素和氟喹诺酮类药物不能耐受的患者。

2. 淋菌性咽炎　头孢曲松 250mg，1 次肌内注射。咽部淋球菌感染较难清除，治愈率很少达 90% 以上。大观霉素对淋菌性咽炎无效。

3. 妊娠期淋病　头孢曲松 250mg，1 次肌内注射。孕妇禁用喹诺酮及四环素类药物。对头孢菌素不能耐受者给予大观霉素治疗。依托红霉素有肝毒性，孕妇禁用。

4. 淋菌性结膜炎　①成人：头孢曲松 1g，1 次肌内注射，并以生理盐水冲洗患眼。②新生儿：头孢曲松 25~50mg/kg，1 次静脉或肌内注射，剂量不超过 125mg，并以生理盐水冲洗眼睛。

5. 有并发症淋病（淋菌性盆腔炎、淋菌性附睾炎）　推荐方案：头孢曲松 250mg，1 次 /d 肌内注射，共 10d，加阿奇霉素首日 1g，第 2 日 0.5g 口服，共 2d。患盆腔炎者应加甲硝唑 500mg，2 次 /d 口服，共 14d。

6. 播散性淋球菌感染　①新生儿：头孢曲松 25~50mg/（kg·d），静脉或肌内注射共 7d，如有脑膜炎疗程为 10~14d。②儿童：体重 ≥ 45kg，头孢曲松 25~50mg/（kg·d）（最大剂量 2g/d），静脉或肌内注射共 7d。体重 <45kg，头孢曲松 25~50mg/（kg·d）（最大剂量 1g/d），静脉或肌内注射共 7d。③成人：推荐方案：头孢曲松 1g，静脉或肌内注射，每 24h1 次。替代方案：大观霉素 2g，肌内注射，每 12h 1 次。应在症状改善后继续用 24~48h，然后改用环丙沙星 500mg，2 次 /d，口服；或氧氟沙星 400mg，2 次 /d，口服。直至完成 7d 的抗菌治疗。

（四）判愈标准

治疗结束后2周内无性接触史，符合以下标准：①症状和体征全部消失；②在治疗结束后4~7d患部取材，淋球菌培养阴性。

【预防】

1. 开展健康教育，普及淋病防治知识，倡导健康的行为方式。

2. 提倡安全性行为，正确使用安全套。

3. 劝说患者遵照医嘱完成治疗，消除其传染性。

4. 对其配偶及性伴同时进行诊治。

5. 执行对孕妇的性病查治和新生儿预防性滴眼制度，防止新生儿淋菌性结膜炎的发生。

6. 患者应注意消毒隔离，生活用品应与他人分开。

二、梅毒

【诊断】

（一）传播途径

梅毒是人类特有的疾病，显性和隐性梅毒患者均是传染源，感染者的皮损、血液、精液、乳汁和唾液中均有梅毒螺旋体存在。其常见传播途径有性接触传播、垂直传播、其他途径（医源性等）。

（二）临床特点

1. 获得性梅毒

（1）一期梅毒：主要表现为硬下疳和硬化性淋巴结炎，一般无全身症状。典型的硬下疳初起为小片红斑，迅速发展为无痛性炎性丘疹，数天内丘疹扩大形成硬结，表面发生坏死，形成单个直径为1~2cm的圆形或椭圆形无痛性溃疡、境界清楚，周边水肿并隆起。触之具有软骨样硬度，表面有浆液性分泌物，内含大量的梅毒螺旋体，传染性极强。未经治疗的硬下疳可持续3~4周，然后转入潜伏期。

（2）二期梅毒：一期梅毒未经治疗或治疗不彻底，梅毒螺旋体由淋巴系统进入血液循环形成菌血症播散全身，引起皮肤黏膜及系统性损害，称为二期梅毒。皮肤损害呈广泛性和对称性，皮疹多形性，某一阶段以一种皮损为主，分为斑疹性梅毒疹、丘疹性梅毒疹、脓疱性梅毒疹、掌跖部位梅毒疹、扁平湿疣、梅毒性秃发。黏膜损害表现为一处或多处境界清楚的红斑、水肿、糜烂，表面可覆有灰白色膜状物。其他系统性损害包括骨关节损害、眼损害、神经损害、多发性硬化性淋巴结炎、内脏梅毒等。

（3）三期梅毒：早期梅毒未经治疗或治疗不充分可转变为三期梅毒。皮肤损害主要为结节性梅毒疹和梅毒性树胶肿。黏膜损害表现为坏死、溃疡。其他系统损害包括骨梅毒、眼梅毒、心血管梅毒和神经梅毒，其中骨梅毒最常见。

2. 先天梅毒　是母体内的梅毒螺旋体由血液通过胎盘传入到胎儿血液中，导致胎儿感染。多发生在妊娠4个月后。发病年龄小于2岁者称早期先天性梅毒，大于2岁者称晚期先天性梅毒。先天性梅毒不发生硬下疳，常有严重的内脏损害，对患儿健康影响很大，病死率高。

3. 潜伏梅毒　感染梅毒后经过一定的活动期，由于机体免疫力增强或不规则治疗的影响，症状暂时消退，但未完全治愈，梅毒血清反应仍阳性，且脑脊液检查正常，此阶段称为潜伏梅毒。感染两年内的称早期潜伏梅毒；感染两年以上者称晚期潜伏梅毒。

（三）实验室检查

梅毒的实验室检查包括梅毒螺旋体暗视野检查、梅毒血清试验、梅毒螺旋体-IgM抗体检测和脑脊液检查。脑脊液检查主要用于神经梅毒的诊断，脑脊液VDRL试验是神经梅毒的可靠诊断。

（四）梅毒的诊断依据

详细的病史、全面的体格检查和反复的实验室检查。

（五）鉴别诊断

硬下疳应与软下疳、生殖器疱疹、固定性药疹和白塞病鉴别。二期梅毒应与玫瑰糠疹、寻常型银屑病、病毒疹、股癣等鉴别。三期梅毒应与皮肤结核、麻风和皮肤肿瘤鉴别。

【治疗】

梅毒的治疗首选青霉素，青霉素过敏者可选用头孢曲松、红霉素或四环素类。早期梅毒，疗程15d；晚期梅毒，疗程30d；心血管梅毒，2个疗程，每个疗程15d；神经梅毒，先用水剂青霉素静滴14d，然后苄星青霉素肌注每周1次，连续3周；妊娠梅毒，在妊娠初3个月及妊娠末3个月各进行1个疗程的治疗。妊娠梅毒和先天梅毒对青霉素过敏只选用红霉素。

梅毒的治疗应遵循早期、足量和规则的原则，避免心血管梅毒、神经梅毒和吉-海反应。坚持性伴同时治疗，治疗期间禁止性生活，定期随访。

三、艾滋病

【诊断】

（一）传播途径

艾滋病患者与HIV感染者是本病的传染源，主要传播途径有性接触传播、经血液传播和母婴垂直传播。目前尚未发现HIV可以通过空气、食物、昆虫叮咬、握手、公共浴池等途径传播。

（二）临床特点

从HIV感染至艾滋病发作，可分为三个阶段：急性HIV感染、无症状HIV

感染和艾滋病。急性期通常发生在初次感染的2~4周，部分感染者出现HIV病毒血症和免疫系统损伤所产生的临床症状。临床表现以发热最为常见，可伴有全身不适、头痛、盗汗、恶心、呕吐、腹泻、咽痛、肌痛、关节痛、皮疹、淋巴结肿大及神经系统症状等。无症状期可由急性期进入此期，或无明显的急性期症状而进入此期。此期持续时间一般为6~8年，其时间长短与感染病毒的数量、病毒型别、感染途径、机体免疫状况的个体差异、营养、卫生条件及生活习惯因素有关。艾滋病期为感染HIV的最终阶段，此期主要的临床表现为HIV的相关症状、各种机会性感染及肿瘤。HIV感染的皮肤表现分为非感染性皮损、感染性皮损和皮肤肿瘤。非感染性皮损多形性，感染性皮损包括病毒、细菌和真菌感染。皮肤肿瘤常见的有卡波西肉瘤、淋巴瘤、恶性黑色素瘤和鳞状细胞癌等。

(三) 实验室检查

1. 一般检查　白细胞、血红蛋白、红细胞及血小板均可有不同程度减少。尿蛋白常阳性。

2. 免疫学检查

(1) $CD4^+T$ 淋巴细胞检测：HIV特异性侵犯 $CD4^+T$ 淋巴细胞，$CD4^+T$ 淋巴细胞进行性减少，$CD4^+/CD8^+$ 比例倒置。采用流式细胞术检测 $CD4^+T$ 淋巴细胞绝对数量，可以了解HIV感染者机体免疫状况和病情进展，确定疾病分期和治疗时机，判断治疗效果和临床合并症。

(2) 其他链激酶、植物血凝素等：皮试常阳性。免疫球蛋白、β_2 微球蛋白可升高。

3. 血生化检查　血生化检查可有血清转氨酶升高及肾功能异常。

4. 病毒及特异性抗原和/或抗体检测　分离病毒、抗体检测(金标准)、抗原检测、病毒载量测定、耐药检测、蛋白质芯片。

(四) 诊断

HIV/AIDS的诊断应注意如下原则，需结合流行病学史(包括不安全性生活史、静脉注射毒品史、输入未经抗HIV抗体检测的血液或血液制品、HIV抗体阳性者所生子女或职业暴露史等)临床表现和实验室检查等进行综合分析，慎重作出诊断。诊断HIV/AIDS必须是经确证试验证实HIV抗体阳性，HIV RNA和P24抗原的检测能缩短抗体“窗口期”和帮助早期诊断新生儿的HIV感染。

【治疗】

1. 高效抗反转录病毒治疗(HAART)　抗反转录病毒治疗是针对病原体的特异治疗，目标是最大限度地抑制病毒复制，重建或维持免疫功能。降低病死率和HIV先关疾病的罹患率，提高患者生活质量；减少免疫重建炎症反应综合征；减少艾滋病的传播，预防母婴传播。

HAART治疗选用药物的组成方案需注意：①注意成人剂量和儿童/婴幼儿剂量的区别。②常见药物的不良反应有头痛、恶心、呕吐、腹泻，不良反应可能包括骨髓抑制、肝肾损害，糖、脂肪代谢异常应注意监测，避免产生严重后果。③注意药物配伍的禁忌和相互作用。

目前国际上共有6大类30多种药物(包括复合制剂) 分别为核苷类反转录酶抑制剂、非核苷类反转录酶抑制剂、蛋白酶抑制剂、整合酶链转移抑制剂、膜融合抑制剂及CCR5抑制剂。国内的HAART药物有NRTIs、NNRTIs、PIs、INSTIs以及FIs5大类(包含复合制剂)，NRTIs选择性抑制HIV反转录酶，掺入正在延长的DNA链中，抑制HIV复制。

治疗方案：常人及青少年初治患者推荐方案为2种NRTIs类骨干药物联合中国艾滋病诊疗指南(2018版)。

2. 免疫重建　通过抗病毒治疗及其他医疗手段使HIV感染者受损的免疫功能恢复或接近正常称为免疫重建，这是HIV/AIDS治疗的重要目标之一。在免疫重建的过程中，患者可能会出现一组临床综合征，临床表现为发热、潜伏感染的出现或原有感染的加重或恶化，称为免疫重建炎症反应综合征(IRSI)。多种潜伏或活动的机会性感染在抗病毒治疗后均可发生IRSI。IRSI发生时，应继续进行抗病毒治疗，根据情况对出现的潜伏感染进行针对性的病原治疗，症状严重者可短期使用糖皮质激素。

3. 治疗机会性感染及肿瘤　包括肺孢子菌肺炎、真菌感染、病毒感染、弓形虫病、鸟型分枝杆菌感染、卡波西肉瘤等。

4. 对症支持　加强营养支持治疗，有条件可辅以心理治疗。

5. 预防性治疗　HIV感染而结核菌素试验阳性者服用INH4周。医务人员被污染针头刺伤或实验室意外，在2h内开始康苄韦或d4T+DDI等治疗。

【预防】

疫苗研究尚未成功，因此预防的关键在于改变高危行为。

四、非淋菌性尿道炎

【诊断】

(一) 传播途径

主要经性接触感染，新生儿可经产道分娩时感染。

(二) 临床特点

1. 男性非淋菌性尿道炎　临床表现与淋病类似，但程度较轻，有“糊口”现象或内裤被污染。常见症状为尿道刺痒、刺痛或烧灼感，少数有尿频、尿痛。查体可见尿道口轻度红肿，尿道分泌物多呈浆液性，量少。常见并发症有附睾炎、前列腺炎和Reiter综合征。

2. 女性非淋菌性泌尿生殖道炎 主要累及宫颈,近半数患者无症状。

3. 新生儿感染 经母亲产道分娩时可感染沙眼衣原体和解脲支原体,引起结膜炎或肺炎。

(三) 实验室检查

主要是沙眼衣原体和解脲支原体的病原学和血清学检查。

(四) 鉴别诊断

应和淋菌性尿道炎鉴别。

【治疗】

非淋菌性尿道炎的治疗原则为早期诊断、早期治疗、规则用药和治疗方案个性化。可用药物有多西环素、阿奇霉素、米诺环素、司巴沙星等。治愈标准为患者自觉症状消失,无尿道分泌物,尿沉渣无白细胞,衣原体或支原体检查阴性。

五、软下疳

【诊断】

(一) 传播途径

由杜克雷嗜血杆菌引起,国内目前少见。本病主要通过性接触传播,也可自身接种。

(二) 临床特点

1. 潜伏期 一般在性交后2~5d,少数在3~10d发病,一般无前驱症状。

2. 表现为急性、多发性 典型皮损起初为炎性小丘疹,继而迅速发展为小脓疱,然后脓疱破裂形成境界清楚边缘不整齐的潜行性溃疡,触之较软,易出血,上覆黄色脓性分泌物,可出现卫星溃疡,伴有剧烈疼痛,愈后留有瘢痕。

(三) 实验室检查

1. 直接涂片 从溃疡基底部或边缘取材,在玻片上涂片,做革兰氏染色,用油镜观察可见阴性短杆菌。

2. 分离培养 杜克雷嗜血杆菌对外界的抵抗力很弱,标本离体后应尽快接种培养。

(四) 鉴别诊断

应与硬下疳、生殖器疱疹、性病性淋巴肉芽肿、下疳样脓皮病、固定型药疹及白塞病鉴别。

【治疗】

内用药物治疗可选用阿奇霉素、红霉素或头孢曲松等。阿奇霉素1.0g,一次口服；或头孢曲松250mg，一次肌内注射；或红霉素片500mg，4次/d；或大观霉素2.0g，一次肌内注射。外用药物可选用高锰酸钾、过氧化氢溶液、红霉素软膏。淋巴结脓肿可作穿刺吸出脓腔内的脓液，注入抗生素溶液冲洗，也可切开引流。

六、性病性淋巴肉芽肿

【诊断】

(一) 传播途径

性病性淋巴肉芽肿的病原体是沙眼衣原体15个血清型中的L1、L2、L3三种血清型。人是性病性淋巴肉芽肿病原体的唯一自然宿主。主要通过性交传染，偶由接触患者分泌物传染。我国目前少见。

(二) 临床特点

1. 潜伏期 5~21d，平均10d。

2. 早期(生殖器初疮期) 男性好发于龟头、冠状沟、包皮内侧以及尿道口等处，女性好发于大小阴唇、阴道以及宫颈等处。初疮有四种形式：丘疹、小的疱疹样损害、溃疡或糜烂及非特异性尿道炎。

3. 中期(腹股沟横痃期) 腹股沟淋巴结肿大、化脓、破溃，形成多处瘘管，排出脓性或血性液体，一般数周至数月愈合，愈后遗留瘢痕。

4. 晚期 经数年后可发生外生殖器象皮肿和直肠狭窄等。

(三) 实验室检查

主要是依靠血清学方法、衣原体培养及病理组织学检查三大方面。由于上述实验室检查方法存在特异性和敏感性上的缺陷，故实验室检查必须结合临床才能下结论。

(四) 鉴别诊断

临床上需要与下列疾病相鉴别：软下疳、梅毒性腹股沟横痃、生殖器疱疹、丝虫病、直肠癌。

【治疗】

治疗内用药物可用多西环素、米诺环素、四环素或红霉素。多西环素100mg，2次/d；或米诺环素100mg，2次/d；或红霉素500mg，4次/d；口服，疗程均为14~21d。局部淋巴结有波动时可穿刺吸脓并注入抗生素，但严禁切开引流。

七、尖锐湿疣

【诊断】

(一) 传播途径

尖锐湿疣的病原体是人类乳头瘤病毒，主要亚型是HPV-6、11、16和18

型，人是其唯一宿主。主要通过性行为传染。

（二）临床特点

1. 部位　男性多发生在冠状沟、龟头、包皮、系带，其次是尿道口、阴茎，同性恋者多见于肛门及直肠内；女性多发部位在大小阴唇、阴蒂、阴道和宫颈。

2. 皮损　初起为单个或多个散在的淡红色小丘疹，质地柔软，顶端尖锐，后渐增多增大，形态可分为无柄型和有柄型，有柄型又分为乳头状、菜花状、鸡冠状及蕈样状。疣体常呈白色、粉红色或污灰色，表面易发生糜烂，有渗液、浸渍及破溃，尚可合并出血及感染。

（三）实验室检查

1. 醋酸白试验　在可疑的受损皮肤上用 5% 醋酸液涂抹或敷贴，3~5min 而致使有尖锐湿疣的皮肤局部发白为阳性。

2. 组织病理　角化过度伴有角化不全，棘层肥厚，假性上皮瘤样增生，最有特征性的表现是在角质层、颗粒层和棘细胞层上部有凹空细胞。

（四）鉴别诊断

包括假性湿疣、阴茎珍珠状丘疹、扁平湿疣、鲍温病样丘疹病、皮脂腺异位症等。

【治疗】

尖锐湿疣的治疗的外用药物，包括 10%~25% 叶草酯酊、0.5% 鬼臼毒素酊、50% 三氯醋酸溶液、5% 氟尿嘧啶软膏、5% 咪喹莫特霜等。物理治疗包括冷冻、电灼、微波、二氧化碳激光等。巨大疣体可手术切除。辅助治疗包括干扰素、转移因子、胸腺肽等。

八、生殖器疱疹

【诊断】

（一）传播途径

病原体是单纯疱疹病毒感染。传染源为生殖器疱疹患者或亚临床感染者。主要通过性接触传染，有皮损者传染性强。病毒存在于皮损渗液、精液、前列腺液、宫颈及阴道的分泌物中。

（二）临床特点

1. 潜伏期　初发为 2~14d，平均 3~5d。

2. 部位男性多发生在包皮、冠状沟、龟头和阴茎。女性多发部位在大小阴唇、阴蒂、阴道和宫颈。

3. 典型皮损簇集或散在的小水疱，2~4d 后破溃形成糜烂或溃疡，后结痂自愈，自觉疼痛，可反复发作。临床上将生殖器疱疹分为原发性、复发性和亚临床感染三种类型。

（三）鉴别诊断

包括硬下疳、软下疳、白塞病、带状疱疹。

【治疗】

治疗内用药物有阿昔洛韦、伐昔洛韦或泛昔洛韦。阿昔洛韦 200mg，5 次 /d，口服；或阿昔洛韦 400mg，3 次 /d，口服；或伐昔洛韦 300mg，2 次 /d，口服。原发性疗程 10d，反复发作的复发性疗程 6 个月。外用药物有阿昔洛韦软膏、喷昔洛韦软膏、酞丁胺霜、干扰素软膏等。

【预防】

预防复发的方法包括注意休息，避免饮酒和过度性生活。

（余 姣　李成忠）

40　棘球蚴病

棘球蚴病（echinococcosis）是棘球绦虫的蚴虫寄生于人体引起的寄生虫病，也称包虫病。棘球绦虫有 16 种，已确认的有细粒棘球绦虫、泡型棘球绦虫、伏氏棘球绦虫和少节棘球绦虫 4 种，其蚴虫分别引起细粒棘球绦虫病、泡型棘球绦虫病、伏氏棘球绦虫病和少节棘球绦虫病。棘球蚴病分布于全球广大牧区，在人与动物之间传播。伏氏棘球绦虫病和少节棘球绦虫病主要分布于中美洲及南美洲。我国流行的人体棘球蚴病有细粒棘球蚴病（又称囊型棘球蚴病）和泡型棘球蚴病。

【诊断】

（一）流行病学

畜牧地区与犬类有密切接触史。

（二）临床特点

症状轻重与包虫寄生部位、囊肿大小及有无并发症等有关。

1. 肝囊型棘球蚴病　最常见，右叶表层较多。查见右上腹无痛性肿块与肝相连，表面光滑，质坚韧，或有波动感；叩诊有包虫震颤。囊肿逐渐长大可引起周围器官组织压迫症状，如肝区隐痛，梗阻性黄疸，门脉高压，膈肌上升及运动受限等，如有继发细菌性感染则可有肝脓肿样表现。如囊肿破裂，则可致剧烈变态反应或休克。偶见囊肿向胆道、腹腔、胸腔、胃、肠、心包、肾盂等穿破。

2. 肺囊型棘球蚴病　右肺较左肺多，下、中叶较上叶多，常无症状，可有咳嗽、咯血及胸痛，或伴发热。局部可有语颤减弱、叩诊浊音、呼吸音减低等体征。常见囊肿向支气管穿破，咳出囊液而愈，偶因大量囊液溢出而致窒息。

3. 脑囊型棘球蚴病　较少见，主要见于儿童，多在顶叶皮层下，偶或累及侧脑室及颅骨，多为单个，症状较早，可有癫痫发作及颅内压升高症状。多伴有肝或肺棘球蚴病。

4. 其他　胸腔、心包、脾、肾、腹膜、胰腺、眼眶、盆腔、骨骼、肌肉及皮下等处包虫囊肿较少见，其表现类似良性肿瘤，出现相应器官压迫症状。

（三）辅助检查

1. 外周血常规　白细胞计数正常，约1/2有嗜酸性粒细胞增多，囊肿破裂时尤高。

2. 皮内试验（Casoni试验）　取细菌滤过器过滤的囊液抗原0.1ml于前臂掌侧皮内注射，15~20min后局部出现红丘疹伴伪足者为即刻反应，2h后消退。6~24h局部出现红肿、硬结，为延迟反应。一般病例即刻反应及延迟反应均阳性，如血清含有足量抗体，或在穿刺、手术或感染后，延迟反应可转阴性。阳性率95%左右，绦虫病患者偶有假阳性。

3. 补体结合试验、间接血凝试验、乳胶凝集试验、对流免疫电泳、免疫荧光、酶联免疫吸附试验等比较灵敏、特异，均可适当选用。

4. 影像学检查　X线、B超、CT、MRI均有特征性表现，对确诊十分重要。

【治疗】

（一）手术治疗

以手术切除囊型棘球蚴病变为主，常用方法包括①脏器部分或全部切除；②包虫囊完整摘除；③包虫囊穿刺内囊摘除；④B超引导下经皮穿刺抽吸包虫囊液；⑤经腹腔镜摘除等。

（二）药物治疗

对重要脏器受累、多脏器受累、多次手术后复发、病灶广泛浸润失去手术根治机会的患者可考虑药物治疗。亦可作为手术前后预防播散的措施。常用药物：①阿苯达唑：每日10~20mg/kg，分2次口服，连服30d，间隔2~4周或不间断重复2~3个甚至更多疗程；②甲苯咪唑：成人600mg，3次/d口服，连服4周为1疗程，可用3~4个疗程，间隔1~2周；③吡喹酮：成人每日25~35mg/kg，分三次口服，常在术前服10~15d。

【预防】

预防措施包括控制传染源、加强健康知识宣传和加强屠宰场管理。

（余　姣　李成忠）

41　麻疹

麻疹（measles，rubeola，morbilli）是由麻疹病毒所致的急性呼吸道传染病，传染性强烈，主要在6个月至5岁小儿间流行，尤其是2岁以下小儿。临床上以发热、结膜炎、流涕、咳嗽及口腔黏膜斑及皮肤斑丘疹为特征。患者为唯一传染源。病毒由鼻、咽和眼分泌物排出，通过喷嚏、咳嗽等由飞沫传播。出疹前2d至出疹后5d均有传染性，恢复期不携带病毒，病后免疫力持久，两次发病者罕见。全年均可发病，以冬末春初为多。

【诊断】

（一）流行病学

询问预防接种史及病前2周内有无麻疹患者接触史。

（二）临床特点

1. 前驱期　发热到出疹为前驱期，一般持续3~4d。急骤发热，伴头痛、畏光、流泪、眼分泌物增多、鼻塞、流涕、喷嚏等卡他症状，并有咽部不适及咳嗽渐加重。发热，体温38~39℃，第2~3病日时，下磨牙对侧的颊黏膜上可见针尖大小、细盐粒样的白色黏膜斑（Koplik spot），为出疹前的特征性体征。

2. 出疹期　第4病日（约于起病72h后），出现皮肤充血性斑丘疹（少数见于第2~7病日），自上而下，始于耳后及发际，渐及额、面、颈部及上胸，而后迅速延及躯干及四肢近端；3~4d出齐、出透，手掌、足底均可见皮疹，压之褪色，常呈不规则形，融合成片，疹间皮肤正常。随出疹达高峰，全身毒血症状加重，体温可达40℃，咳嗽加重；成人麻疹中毒症状常比小儿重。

3. 恢复期　发热持续约6d，皮疹出齐后中毒症状减轻，热渐退。皮疹按出疹顺序消退，可有细小脱屑及棕色色素沉着，经1~2周后消失。

4. 特殊类型的麻疹　轻型、重型、疱疹性麻疹、异型麻疹等，诊断较困难，须重视。

5. 并发症　有肺炎、心肌炎、喉炎、肠炎、脑炎、脑脊髓炎及亚急性硬化性全脑炎等。

（三）实验室检查

1. 外周血常规　前驱期白细胞总数正常或稍增多，出疹期可减少，分类以淋巴细胞占多数。

2. 多核巨细胞检查　眼、鼻、咽分泌物涂片赖特法染色可查见。

3. 病毒分离　取早期患者含漱液、鼻涕、眼分泌物、尿等可分离出病毒，但检出率较低。

4. 血清学检查　补体结合试验和血凝抑制试验双份血清效价呈4倍或以上增高者可确诊。

5. 荧光抗体染色检查　鼻、眼、咽分泌物及尿沉淀涂片检查到脱落细胞中有麻疹病毒抗原，有早期诊断价值。

（四）鉴别诊断

应与风疹、幼儿急疹、猩红热等出疹性传染病及传染性单核细胞增多症、药物疹、血清病、肠道病毒感染等引起的皮疹相鉴别。

【治疗】

（一）一般治疗及护理

1. 严密隔离至出疹后 5d，有肺炎等并发症者需延长隔离 5d。

2. 卧床休息，保持室温以 18~22℃为佳，空气要流通新鲜，注意口、鼻、眼及皮肤的清洁，补充足够的水分和营养，瘙痒者可用炉甘石洗剂及止痒扑粉。

（二）对症治疗

1. 高热者不可滥用物理降温及强烈的退热剂，以免妨碍出疹。必要时可用温水擦浴或灌肠，给予少量苯巴比妥及柴胡注射液镇静退热；咳嗽可用祛痰镇咳药；体弱病重患儿可早期注射丙种球蛋白；保证水电解质及酸碱平衡。

2. 重症患者有出血倾向疑有 DIC 者应及早用肝素抗凝疗法至病情稳定。

（三）抗病毒治疗

尚无定论。据报道用利巴韦林治疗有利于缩短麻疹的热程及褪疹时间。

（四）中草药治疗

1. 麻疹初期　宜辛凉透表，用麻杏石甘汤（暑令用石膏知母汤）；出疹不透者加升麻、莲子等。或选用鲜芫荽（即香菜）9~12g、鲜荸荠 90~120g 等煎汤服。

2. 麻疹出透而余热未退　宜用银翘解毒丸等清热解毒。

3. 麻疹皮疹消退后　体液耗损者可用三鲜汤等养阴治疗。

（五）并发症治疗

1. 麻疹肺炎　吸氧、止咳化痰、适当营养和补液，有继发性细菌感染时宜联合应用抗菌药物，如青霉素、氨苄西林，亦可用大环内酯类，如红霉素，疗程 1~2 周。如考虑金葡菌感染，亦可选用苯唑西林，头孢噻吩等药物。

2. 心力衰竭　按心力衰竭处理。

3. 麻疹喉炎　给氧、吸痰、雾化吸入等治疗，必要时考虑气管切开。

4. 麻疹肠炎　按一般肠炎处理，注意水、电解质、酸碱失衡。

5. 麻疹脑炎　脑脊髓炎　参照乙脑处理。

【预防】

严密隔离患者。接种麻疹减毒活疫苗是最有效的预防措施，对象为 8 个月以上的易感者，12d 以后产生抗体，免疫力可维持 4~10 年以上。易感者接触麻疹患者后，在 5d 内注射丙种球蛋白 0.2ml/kg，可防止发病或减轻病情。

（刘亚允）

42　流行性腮腺炎

流行性腮腺炎（mumps；epidemic parotitis）简称流腮，是由腮腺炎病毒所引起的急性呼吸道传染病。以发热、腮腺区肿痛为特征。病变可累及腮腺及各种腺体组织，也常累及神经系统及肝、肾、心等器官而引起相应的症状。传染源为早期患者和隐性感染患者，腮腺肿大前 7d 至肿大后 9d 均有传染性。病毒借飞沫和密切接触传染。好发于儿童，成人患者亦不罕见。全年均可发病，以冬春季多见。患流腮后免疫力持久，再感染者偶见。

【诊断】

（一）流行病学

病前有流腮患者接触史，既往未患过本病。

（二）临床特点

1. 起病较急，可有发热、畏寒、头痛、全身不适、食欲减退等前驱症状，1~2d 后腮部肿痛逐渐明显，体温可上升至 39℃以上，腮腺肿大以耳垂为中心，向周围发展，边界不清，触之有弹性及轻度疼痛，局部皮肤紧张但不红，表明发热但无化脓。腮腺导管开口处可充血，但无脓性分泌物。通常一侧腮腺肿后 2~4 日侵及对侧，腮腺肿胀持续 4~5d 后肿渐消退，全程 10~14d。

2. 不典型病例可始终无腮腺肿胀，而以单纯睾丸炎或脑膜脑炎的症状出现，也有仅见颌下腺或舌下腺肿胀者。

3. 并发症　睾丸炎、卵巢炎和胰腺炎多见于成人；脑膜炎和脑膜脑炎多见于儿童，此外尚可有肾炎、心肌炎、甲状腺炎、多发性神经炎和耳聋等。

（三）实验室检查

1. 常规检查　白细胞计数大多正常或稍增加，淋巴细胞相对增多。有并发症时白细胞计数可增高。有肾损害时，尿中可出现蛋白和管型。

2. 血清和尿中淀粉酶　90% 患者血清和尿中淀粉酶在早期有轻至中度增高；血脂肪酶升高有助于并发胰腺炎的诊断。

3. 病毒分离　从早期患者的唾液、血、脑脊液和尿中可分离到腮腺炎病毒。

4. 血清学检查　ELISA 法检测血清中 IgM 抗体有早期诊断意义。应用特异性抗体或单克隆抗体来检测血清或唾液中的腮腺炎病毒抗原有早期诊断价值。

(四) 鉴别诊断

本病应与化脓性腮腺炎、其他病毒所致腮腺炎、外耳疖症、颈淋巴结炎、无症状腮腺肿大及阻塞性腮腺肿大等鉴别。

【治疗】

(一) 一般及对症治疗

1. 呼吸道隔离至腮腺肿消退。

2. 注意休息，进食易消化食物，减少咀嚼，避免酸性及刺激性食物。

3. 注意口腔卫生，防止继发感染。

4. 腮腺局部肿痛明显者，可选用七叶一枝花研末，或用青黛散、如意金黄散或双柏散等加醋调匀外敷，每日涂 5~6 次，有利于改善症状。亦可用针灸或氦氖激光理疗。

(二) 抗病毒治疗

有效性尚无明显确定论，据报道肌注小剂量干扰素 5 万 U/d，用 5d 或利巴韦林每天 10~15mg/kg，疗程 5~7d，有利于减轻症状，缩短病程。也可用板蓝根注射液，每次 2ml，1~2 次 /d，或板蓝根 60~90g，水煎服，至腮腺消肿。

(三) 常见并发症的处理

1. 睾丸炎 卧床少动，以丁字带抬高阴囊，口服泼尼松 20~40mg/d，疗程 3~5d。痛剧者必要时可用哌替啶。

2. 脑膜脑炎 参照乙脑处理。

3. 胰腺炎 暂禁食，输液，反复注射阿托品、山莨菪碱，早期可应用糖皮质激素。

【预防】

呼吸道隔离患者 7~10d，可肌注高价免疫球蛋白被动免疫或腮腺炎减毒活疫苗皮下注射保护易感者，经研究证明腮腺炎减毒活疫苗用作喷喉、喷鼻及气雾免疫均有良好效果。尚有应用 IFN-α 滴鼻剂预防流腮的报道。

(刘亚允)

43 细菌性痢疾

细菌性痢疾(bacillary dysentery)简称菌痢，是由志贺氏菌属(也称痢疾杆菌)引起的肠道传染病。主要通过消化道传播；主要表现为腹痛、腹泻、黏液脓血便以及里急后重，可伴有发热及全身毒血症状；严重者可出现感染性休克和中毒性脑病。传染源是患者及带菌者。病菌通过污染的食物、水、餐具、手及苍蝇而传播，并经口感染。全年均有发病，夏秋较多。病情轻重程度悬殊，依病程可分为急性和慢性两期。急性期可分为普通型、轻型、重型和中毒型，慢性期分为迁延型、急性发作型和隐匿型。

一、急性细菌性痢疾

【诊断】

(一) 临床特点

起病急，畏寒、发热、腹痛、腹泻，粪便初为黄色稀便，量多，以后有呈黏液脓血便，量少；伴有里急后重感，左下腹有压痛。轻型一般不发热或有低热，腹痛轻，腹泻次数少，多为稀便，可带黏液，一般无肉眼脓血便，无明显里急后重；易误诊为肠炎。

(二) 流行病学

流行季节、患者接触史和不洁饮食史等有参考价值。

(三) 实验室检查

1. 血常规 白细胞增多，以中性粒细胞为主。

2. 粪便镜检 可见红细胞，多数成堆的白细胞及脓细胞，少数巨噬细胞。

3. 粪便细菌培养 有确诊价值并可鉴定菌种。应同时进行药物敏感试验。

4. 荧光抗体染色 有早期诊断价值，但偶有假阳性。

【鉴别诊断】

本病须与急性阿米巴痢疾、细菌性胃肠型食物中毒、急性出血坏死性肠炎、溃疡性结肠炎和肠套叠等相区别。

【治疗】

(一) 消化道隔离

消化道隔离至临床症状消失，粪便培养连续 2 次阴性。

(二) 一般对症治疗

卧床休息，少渣清淡饮食；严重脱水者，口服或静脉补液，纠正水电解质紊乱。高热者可酌用物理降温或解热镇痛药物；腹痛、里急后重较著者可用阿托品、复方颠茄片，或针刺天枢、关元、气海等穴。

(三) 抗菌治疗

选用抗菌药物应注意：①根据当地流行菌株药敏试验或大便培养的药敏结果选择敏感抗菌药物；②宜选择易被肠道吸收的口服药物，病重或估计口服吸收不良者加用注射用药；③原则上疗程不宜短于 5d，以减少恢复期带菌。

1. 喹诺酮类 诺氟沙星，每次 200~300mg，2~3 次 /d；环丙沙星，每次 200~400mg，2 次 /d；或选用伊诺沙星、氧氟沙星等口服或静滴。应注意孕妇、哺乳妇女及 12 岁以下儿童应慎用，以免影响骨骼发育。

2. 复方磺胺甲基异噁唑 每次 2 片，2 次 /d，首剂加倍。

3. 阿米卡星　200~400mg，2次/d肌注或静滴；庆大霉素8万U，肌注，2次/d。氨苄西林可用于不能口服药物的儿童，100~200mg/(kg·d)，分2~4次，静脉滴注。

4. 中药　小檗碱（黄连素）0.3~0.5g/次，4次/d；穿心莲研粉1.5g/次，3次/d；或辨证论治，用葛根芩连汤、胃苓汤等。

二、中毒型菌痢

中毒型菌痢以2~7岁儿童多见，起病急骤，突发畏寒高热，早期肠道症状不明显或缺如，但全身中毒症状严重，个别体温不升，反复惊厥、嗜睡、昏迷，迅速发生呼吸衰竭及休克，病死率高。

【诊断】

1. 夏秋季节多见，小儿出现急性高热、惊厥、意识障碍及呼吸、循环障碍等严重表现。

2. 粪便常规检查　必要时可用直肠拭子或生理盐水灌肠后才能发现有黏液，红、白细胞增多。

3. 粪便培养　同急性菌痢。

【鉴别诊断】

应与流行性乙型脑炎、感染性休克、高热惊厥、重度中暑、脑型疟疾等相鉴别。

【治疗】

1. 消化道隔离（同急性菌痢）。

2. 降温止惊　物理降温同时用1%温盐水1 000ml流动灌肠，或酌加退热剂；高热伴反复惊厥者，可采用冬眠疗法，氯丙嗪与异丙嗪各1~2mg/kg肌内注射，2~4h一次，共2~3次，必要时加用苯巴比妥钠5mg/kg肌内注射，或水合氯醛40~60mg/kg保留灌肠。

3. 防治循环衰竭（抗休克）　在扩充血容量、纠正酸中毒、维持水电解质平衡同时应用山莨菪碱治疗，成人每次20~40mg，小儿每次0.3~0.5mg/kg，缓慢静注，每10~15min一次，待面色转红、四肢温暖、脉搏有力，即可减量或停药。如无山莨菪碱，可用阿托品。心功能不全者，可用毛花苷C或毒毛旋花苷K。经以上综合措施后，休克并无明显好转或反见恶化时，应及时使用间羟胺或多巴胺；对于中毒症状较重的患者，可使用地塞米松或氢化可的松。

4. 防治脑水肿及呼吸衰竭　可应用大剂量山莨菪碱（用法同上）；还可用脱水剂，如20%甘露醇或25%山梨醇，剂量每次1g/kg，快速静滴，每4~6h一次，可与50%的葡萄糖交替使用；还应给氧、吸痰、保持呼吸道通畅，并酌情使用呼吸中枢兴奋药如洛贝林、哌甲酯（利他林）、二甲弗林等，如呼吸停止，立即行气管插管或气管切开，用人工呼吸机。

5. 抗菌治疗 选择敏感抗菌药物，基本同急性菌痢治疗，但选用静脉给药。病情好转后可选择口服抗菌药物。

6. 其他 注意保暖，预防并发症；防止和纠正急性肾衰竭；发生 DIC 时应及时处理。

三、慢性细菌性痢疾

【诊断】

1. 临床特点 反复发作或迁延不愈 2 个月以上，常有腹部隐痛或不适，便秘与腹泻相交替，或长期腹泻，大便间歇地或经常地出现黏液或脓血。部分患者可有乏力、消瘦、贫血、神经衰弱等症状。

2. 检验 粪便培养阳性，可以确诊。

3. 肠镜检查 慢性期黏膜水肿和充血较轻，多呈颗粒状，可见溃疡、瘢痕和息肉。肠镜直视下取溃疡处渗出物做细菌培养，阳性率高于粪便培养。急性期不主张肠镜检查，易致肠穿孔。

【治疗】

1. 消化道隔离 同急性菌痢。

2. 生活规律化 加强体育锻炼，注意休息，饮食宜易消化、无刺激、忌生冷油腻，适当补充维生素 B、维生素 C。

3. 抗菌药物 急性发作型可按急性菌痢治疗，大便培养阳性者可根据药敏试验结果选用敏感药物，常联合应用两种抗菌药，疗程延长到 10~14d。

4. 药物保留灌肠 肠黏膜病变经久未愈者，可选用 0.3% 小檗碱（黄连素）液、5%~10% 大蒜溶液或 2% 磺胺嘧啶银悬液等 100~200ml 加泼尼松 20mg，每晚保留灌肠一次，10~14d 为一疗程。

5. 免疫功能异常 酌情用免疫调整剂。

6. 微生态制剂 乳酶生，4g/ 次，3 次 /d；双歧杆菌三联活菌散（培菲康）630mg/ 次，3 次 /d；酪酸梭菌活菌片（米雅 BM 片）40mg/ 次，2 次 /d 等生态制剂调理。

7. 自身菌苗或多价痢疾菌苗疗法 隔日皮下注射一次，剂量自 0.25ml/d 开始，逐渐增至 2.5ml，20 次为一疗程，宜同时加用抗菌药物。

8. 中医中药 根据辨证论治，选用附子理中汤、补中益气汤、真人养脏汤或四神丸等。

（刘亚允）

44 血吸虫病

血吸虫病（schistosomiasis）是日本血吸虫寄生于门静脉系统引起的疾病。

成虫产生的虫卵沉积于肝脏、肠道等组织，导致肝脏和其他脏器病变患者多因接触含有尾蚴的疫水而被感染。急性期可表现为发热、腹痛、腹泻、肝大与压痛；慢性期以肝脾肿大或慢性腹泻为主。在我国，本病主要分布于长江流域及其以南地区。

【诊断】

（一）临床特点

1. 急性血吸虫病　有发热、腹痛、腹泻、肝脾肿大以及皮疹、血管神经性水肿、支气管哮喘等变态反应；半数以上患者有咳嗽、气喘、胸痛。

2. 慢性血吸虫病　反复发作腹痛、腹泻、黏液稀便或脓血便，肝脾肿大或有腹块。

3. 晚期血吸虫病　消瘦、贫血、巨脾、肝硬化、腹水，食管或胃底静脉曲张破裂则引起大呕血。童年发病者可致侏儒症。

（二）流行病学史

有血吸虫疫水接触史是确诊的必要条件。

（三）实验室检查

1. 血常规　白细胞总数升高，以嗜酸性粒细胞增多为主，极重型嗜酸性粒细胞常不增多，甚至消失；晚期患者可引起红细胞、白细胞、血小板减少。

2. 粪便检查　粪便涂片找虫卵和孵出毛蚴可确诊。

3. 直肠黏膜活检　肠黏膜活组织压片找虫卵。

4. 免疫学试验（皮内试验、尾蚴膜试验、环卵沉淀试验、乳胶凝集试验、补体结合试验及酶联免疫吸附试验等）　阳性率高，但有时可与其他吸虫病发生交叉反应。皮内试验适用于初步普查。

（四）影像学检查

1. 超声　慢性血吸虫病有其特征性超声表现，可见纤维网状图像，有长方形线形纤维结构，其他肝病少有这种现象。

2. CT　慢性和晚期血吸虫病可有肝内钙化，特别多见于肝右叶，最具特征性的是存在线条高密度影，肝实质内有数量不等的线条状高密度影，有呈弧线状，有呈密集连接成网格状或环状。晚期更有肝萎缩、脾肿大及腹水。

（五）鉴别诊断

1. 急性血吸虫病　须与伤寒、败血症、病毒感染、急性粟粒型肺结核等相区别。主要根据疫水接触史、热型、肝脏肿大并有压痛、嗜酸性粒细胞显著增多及大便孵化阳性等作为鉴别点。

2. 慢性血吸虫病　须与无黄疸型病毒性肝炎、细菌性痢疾、阿米巴痢疾、溃疡性结肠炎、肠结核、直肠癌等相区别。粪便常规检查、培养、孵化及各种免疫学试验有助于鉴别，必要时可作直肠镜和钡剂灌肠 X 线检查。

3. 晚期血吸虫病　须与各种原因所致的肝硬化相区别。本病门脉高压的症状如脾肿大、腹壁静脉怒张、腹水等较为突出，而肝细胞功能损害较轻。免疫学检查及以各种方法检查虫卵，皆有助于鉴别。

【治疗】

(一) 病原治疗

首选药物为吡喹酮，其治疗各型血吸虫病的剂量与疗程如下：

1. 急性血吸虫病　成人总剂量为 120mg/kg（儿童为 140mg/kg），4~6d 疗法，每日剂量分 2~3 次服。一般病例可给 10mg/kg，3 次 /d，连服 4d。

2. 慢性血吸虫病　总剂量为 60mg/kg，体重以 60kg 为限，在两天内分 4~6 次餐间口服。儿童体重 <30kg 者可按总剂量 70mg/kg。现场大规模治疗：轻、中度流行区用总剂量 40mg/kg，一剂疗法；重流行区用 50mg/kg，一日等分 2 次口服。

3. 晚期血吸虫病　一般情况好、肝功能代偿者，总剂量可按 40~60mg/kg，2d 分次服完，每天量分 2~3 次服；年老、体弱、有其他并发症者可按总量 60mg/kg，3d 内分次服用完。感染严重者可按总量 90mg/kg，分 6d 服完。

近年来蒿甲醚预防血吸虫感染曾有报道，系因青蒿素及其衍生物有抗日本血吸虫童虫的作用，动物实验及疫区实验皆证实对童虫有良好的杀灭作用。一般剂量为每次 6mg/kg，每半个月服 1 次，共服 3~4 次，预防效果较好。

对于伴有严重心律失常、心力衰竭未能控制，晚期血吸虫病腹水、肝脏代偿功能差，肾功能严重障碍等一般暂缓治疗。对精神病及癫痫患者，应极其慎重，并应做好相应防治措施。

(二) 对症治疗

1. 急性血吸虫病　发热及毒血症状明显者可口服泼尼松，每次 5~10mg，每日 4 次，必要时以氢化可的松 100~200mg，静滴。待全身症状消退后，再考虑杀虫疗法。

2. 晚期血吸虫病　有除一般治疗外，应及时治疗并发症，改善体质、加强营养；有巨脾、门脉高压、上消化道出血者可选择适当时机选择手术治疗。侏儒型可于杀虫治疗后用苯丙酸诺龙及绒促性素（隔天一次，每次 1 000U，肌注，连用 4~6 周）。或男性用丙酸睾酮，25mg 肌注，每周 1~2 次，女性用己烯雌酚，每天口服 0.5mg，20d 为一疗程。有条件者采用人类垂体生长激素治疗，疗效较明显。

（刘亚允）

第二节　呼吸系统疾病

1　急性气管 - 支气管炎

急性气管 - 支气管炎（acute tracheo-bronchitis）是以气管为主并可累及支气管的急性自限性炎症（1~3 周）。主要表现为咳嗽，诊断前提是临床和影像学无肺炎证据，由生物、物理、化学性刺激或变态反应等所造成的气管 - 支气管黏膜的急性炎症。

【临床表现】

起病往往先有上呼吸道感染的症状，全身症状轻，仅有轻度畏寒、发热、头痛及全身酸痛等。咳嗽呈刺激性干咳，1~2d 后咳嗽加剧，半数患者痰可由黏液转为黏液脓性，咳嗽、咳痰可持续 2~3 周。气管受累时，深呼吸及咳嗽时可有胸骨后疼痛，部分患者出现气道痉挛、表现为喘鸣、气急和程度不同的胸部紧缩感。黏液分泌物在较大支气管时，可有粗的干啰音，咳嗽后消失。稀薄分泌物潴留在小支气管时，则在肺底部听到湿啰音。

【辅助检查】

胸部 X 线多无异常或有肺纹理变粗并增多。一般外周血白细胞总数不增高，细菌感染者白细胞数和中性粒细胞升高。

【诊断】

病史、咳嗽咳痰症状，两肺散在干、湿啰音，结合血常规和 X 线胸片诊断。

【治疗】

1. 对症治疗　对症治疗以镇咳祛痰为主。咳嗽、无痰或少痰，可用右美沙芬、喷托维林、可待因镇咳。咳嗽、有痰而不易咳出，可选盐酸氨溴索、溴己新、乙酰半胱氨酸，也可雾化祛痰。甘草合剂可兼顾止咳和化痰。发热、全身酸痛者解热镇痛对症处理。发生支气管痉挛时，可用茶碱、β_2 受体激动剂、胆碱能阻滞剂。

2. 控制感染　有细菌感染证据时使用。根据感染病原体和病情的不同选用抗菌药物，如青霉素、头孢菌素、磺胺制剂、新喹诺酮类（左旋氧氟沙星、加替沙星、莫西沙星等）等。

（靳 钰　石昭泉）

2 社区获得性肺炎与医院内获得性肺炎

社区获得性肺炎（community acquired pneumonia，CAP）又称医院外肺炎，包括具有明确潜伏期的病原体感染在入院后于潜伏期内发病的肺炎。社区获得性肺炎常见病病原体为肺炎链球菌、支原体、衣原体、流感嗜血杆菌、肺炎克雷伯和呼吸道病毒。医院内获得性肺炎（hospital acquired pneumonia，HAP 或 nosocomial pneumonia，NP），简称医院内肺炎，是指患者入院时不存在、也不处于感染潜伏期，而在入院 48h 后在医院内发生的肺炎，包括在医院内获得感染而于出院后 48h 内发生的肺炎，其中呼吸机相关肺炎（ventilator-associated pneumonia，VAP）是 HAP 一种常见而严重的类型。常见病原体为金黄色葡萄球菌、铜绿假单胞菌、不动杆菌、克雷伯菌、大肠埃希菌多见，而肺炎链球菌和流感嗜血杆菌不足 10%。

【病理】

社区获得性肺炎病理主要与感染病原菌相关。肺炎链球菌导致大叶性肺炎病理分为四个阶段：充血水肿期、红色肝变期、灰色肝变期、溶解消散期。病毒性肺炎以肺间质病变为主。肺炎支原体肺炎可见支气管黏膜充血、上皮细胞水肿，坏死、脱落，肺泡壁和间隔有中性粒细胞和单核细胞浸润。葡菌球菌肺炎主要为液化、坏死，早期中性粒细胞、后期淋巴细胞为主的炎症（详见相关章节）。

【诊断】

1. CAP 的临床诊断　①社区发病。②发热，体温 ≥ 38℃；新出现的咳嗽、咳痰、或原有呼吸道疾病症状加重，并出现脓性痰，伴或不伴胸痛。③肺实变体征和 / 或湿啰音。④血白细胞计数 $>10\times10^9/L$ 或 $<4\times10^9/L$，伴或不伴核左移。⑤影像学显示新出现的斑片状浸润影、实变、磨玻璃影或间质性改变，伴或不伴胸腔积液。以上①②③项中任何一项，并除外肺结核、肺部肿瘤、非感染性肺间质病、肺水肿、肺不张、肺栓塞、肺嗜酸性粒细胞浸润症、肺血管炎等，可确立诊断。

2. 重症肺炎诊断　主要标准：①需要机械通气；②感染性休克需要血管收缩剂治疗。次要标准：①呼吸频率 ≥ 30 次 /min；② $PaO_2/FiO_2<250$ ；③多肺叶浸润；④意识障碍 / 定向障碍；⑤BUN ≥ 7mmol/L；⑥收缩压 <90mmHg，积极液体复苏。1 项主要标准 +3 项次要标准。

CAP 住院院标准：CURB-65 评分。

（2016 版）中国成人社区获得性肺炎诊断和治疗指南，中华结核和呼吸杂志，2016，29（4）：253-279.

3. HAP 的临床诊断　胸部 X 线检查示新出现或进展性肺部浸润性病变，合并以下之一者：①发热 >38℃。②近期出现咳嗽、咳痰、或原有呼吸道疾病症状加重，并出现脓性痰，伴或不伴胸痛。③肺实变体征和 / 或湿啰音；④血白细胞 >10×10^9/L，伴或不伴核左移。在除外其他基础疾病如心力衰竭、肺水肿、肺不张、肺栓塞、药物性肺损伤和 ARDS 后，可确立诊断。

出现以下任何一项者，可诊断为重症 HAP：① X 线胸片上病变迅速进展，肺部浸润影 48h 内扩大 >50%；②呼吸衰竭需要机械通气或 FiO_2>35% 才能维持 SaO_2>90%；③严重脓毒血症伴低血压和 / 或器官功能紊乱的证据，急性肾衰竭需要透析。

【治疗】

CAP 诊断明确后应及时给予经验性抗菌治疗，可根据门诊、住院和 ICU 不同病情患者的最常见的病原体选择抗菌药物。门诊轻症患者，口服阿莫西林或阿莫西林克拉维酸、呼吸喹诺酮。住院轻症 CAP 推荐 β- 内酰胺类联合大环内酯类或呼吸喹诺酮类如左氧氟沙星、加替沙星、莫西沙星；重症 CAP 推荐青霉素类 / 酶抑制剂复合物，第三代头孢菌素、碳青霉烯类联合大环内酯类、单用呼吸喹诺酮静脉治疗，有基础疾病者，评估产超广谱 β- 内酰胺酶（ESBL）菌感染风险，必要时给予头霉素类、哌拉西林 / 他唑巴坦、头孢哌酮钠舒巴坦钠或碳青霉烯。在获得可靠的病原学诊断后及时将经验性治疗转为靶向治疗，即根据药物敏感试验选择抗菌药物。疗程视病原体而定。

早发、轻中症 HAP 的经验性抗菌治疗可选择第二、第三代头孢菌素、β- 内酰胺类 /β- 内酰胺酶抑制剂、呼吸喹诺酮类；重症 HAP 最初经验性治疗应覆盖铜绿假单胞菌、不动杆菌和 MRSA 等高耐药菌，可选择氟喹诺酮类或氨基糖苷类联合下列药物之一：抗假单胞菌 β- 内酰胺类、广谱 β- 内酰胺类 /β- 内酰胺酶抑制剂、亚胺培南或美罗培南、万古霉素或替考拉宁。怀疑卡氏肺孢子虫感染者，加用 SMZ/TMP。

（靳　钰　方　正）

3　病毒性肺炎（高致病性人禽流感病毒性肺炎）

病毒性肺炎（viral pneumonia）由病毒侵犯肺实质引起肺部炎症，常因上呼吸道病毒感染向下蔓延，亦可由体内潜伏病毒复发或输血、器官移植引起病毒血症导致肺部感染。病毒性肺炎以婴幼儿多见，成人较少，免疫功能受损或低下者也易引起本病。社区获得性肺炎中，病毒性肺炎占 5%~15%；在非细菌性肺炎中，病毒性肺炎占 25%~50%。病毒性肺炎多发于晚秋及冬春季，可暴发或散发；肠道病毒引起者常发生于夏季；由严重基础疾病或免疫功能受损患者并发者，则无季节性特点。

【病原学】

致病的病毒有流感病毒、副流感病毒、呼吸道合胞病毒、腺病毒、麻疹病毒、鼻病毒、巨细胞病毒及某些肠道病毒等。以流感病毒最为常见，呼吸道合胞病毒及腺病毒在婴幼感染中占重要地位。病毒性肺炎主要通过咳嗽产生溶胶微粒经空气传播，巨细胞病毒及呼吸道合胞病毒等也可通过污染物接触传播；肠道病毒则经粪-口传播；器官移植者偶尔也可由移植的器官传播病毒。

【临床表现】

一般较轻，早期常为上呼吸道感染表现，全身不适，并发肺炎后咳嗽可加重，咳少量黏痰、发热、头痛，可出现呼吸困难及发绀。有肺部基础疾病并发病毒性肺炎时，可使基础疾病加重。在器官移植患者发生病毒性肺炎时，可能诱发对移植器官的排斥反应。而当病毒性肺炎并发细菌感染时，可出现寒战、发热加重，咳脓痰或脓血痰、胸痛及实变体征等。呼吸道合胞病毒、水痘-带状疱疹病毒、麻疹病毒感染后可见特征性皮疹，多数体征不明显，肺部体征可无异常或在病变相应部位出现干、湿啰音，大叶实变体征较少见。在免疫受损患者并发病毒性肺炎时，病情常较严重，可有持续高热、呼吸困难、发绀，甚至发生休克、心力衰竭、氮质血症，严重者发生呼吸窘迫。

【辅助检查】

1. 实验室检查　血白细胞总数可正常、减少、或略增加。血沉、C 反应蛋白多正常。血气检查可示低氧血症及血氧饱和度下降。血病毒特异性 IgG、IgM 抗体检测对诊断有帮助。病毒病原检测较为困难，采集下呼吸道分泌物或肺活组织标本，以光镜检查，发现细胞内包涵体，或以免疫荧光电镜检查，可发现病毒抗原，结合临床表现确立诊断。

本病需与细菌性肺炎、支原体肺炎、衣原体肺炎等相鉴别。

2. 影像学检查　缺乏特征性，可呈斑点状、小片状或广泛浸润，常累及双肺中下 2/3 肺野。大叶性少见，胸膜很少受累。

【诊断】

临床急性呼吸系统感染症状；外周血白细胞正常，胸部影像学有弥漫性间质性改变或散在渗出性病灶；流行季节发病；多系统症状和体征；排除细菌性或其他病原体感染可能；病原学检查。

【治疗】

本病目前尚缺少特异性治疗，主要是对症和支持治疗，如镇咳、祛痰、输液等。出现低氧血症和呼吸衰竭时给予氧疗，必要时给予机械通气。

1. 神经氨酸酶抑制剂扎那米韦、奥司他韦可用于抗流感病毒治疗。成人及 13 岁以上少年，奥司他韦治疗剂量口服 75mg，2 次 /d，疗程 5d；预防剂量 75mg，1 次 /d，疗程 10d。

2. 阿昔洛韦对水痘-带状疱疹病毒引起的感染有一定疗效，静脉给药

10~12mg/kg，8h一次，疗程7d。

3. 更昔洛韦可用于巨细胞病毒感染的防治，每日5~10mg/kg，疗程2~3周，可与免疫球蛋白或巨细胞病毒免疫球蛋白静脉给药联合应用。

4. 利巴韦林可用于呼吸道合胞病毒肺炎及甲、乙型流感，副流感病毒Ⅰ、Ⅲ型感染，以雾化吸入或静脉滴注进行治疗。

附：高致病性人禽流感病毒性肺炎

感染人的禽流感病毒目前包括有H5N1、H9N2、H7N2、H7N3，而高致病性禽流感病毒（H5N1）跨物种感染病情重，引起多人致病和死亡。高致病性人禽流感病毒性肺炎尸检病理有严重肺损伤伴弥漫性肺泡损害，包括肺泡腔充满纤维蛋白性渗出无和红细胞、透明膜形成、血管充血、肺间质淋巴细胞浸润和反应性呈纤维细胞增生。

人感染H5N1后发病1~16d，可从呼吸道标本分离物中检出病毒，多数患者体液可检出病毒RNA，而尿标本阴性，可通过RT-PCR检测特异性H抗原基因。初期和恢复期双份血清禽流感病毒压型毒株抗体效价4倍或以上，有助于回顾性诊断。

潜伏期后，主要表现为发热，体温达39℃，伴流涕、鼻塞、咳嗽、咽痛、肌痛和全身不适，或伴有消化道症状。重症患者持续高热、病情发展迅速，多数伴肺炎表现，影像学多为肺内片状影，迅速进展后呈弥漫性状磨玻璃影，可出现急性肺损伤、ARDS、肺出血、胸腔积液、全血细胞减少、多脏器衰竭等并发症。

确诊或疑诊H5N1感染需要隔离，对症处理，尽早口服奥司他韦，成人75mg，2次/d，连续5d，儿童按照体重调整，分2次口服。

（靳 钰 方 正）

4 衣原体肺炎

衣原体是寄生于细胞内的微生物，分为四个种：沙眼衣原体（chlamydia trachomatis）、鹦鹉热衣原体（chlamydia psittaci）、肺炎衣原体（chlamydiapneumonia）和牧群衣原体（chlamydia pecorum）。前三种衣原体均可引起人类肺炎，其中肺炎衣原体最为重要。衣原体肺炎主要通过呼吸道传播，可散发和流行。肺炎衣原体又称TWAR，是1989年命名的新种，仅对人致病。通过飞沫传播，潜伏期10~65d。健康成人抗体阳性率可达50%~86%。肺炎衣原体肺炎可占门诊及住院肺炎的10%，在社区获得性肺炎中占第4~5位，在居住密集拥挤的单位和家庭可引起肺炎暴发，还可引起其他脏器疾病。肺炎衣原体与动脉硬化的发病也有一定关系。

【病原学】

肺炎衣原体肺炎是寄生于细胞内的微生物，现仅知人是该衣原体宿主，主要通过飞沫传播，潜伏期 10~65d，可散发和流行。鹦鹉热衣原体导致网状内皮系统及肺间质和肺泡系统性感染。围生期接触到沙眼衣原体的婴儿，可出现肺部感染，呈亚急性起病。

【临床表现】

1. 肺炎衣原体（TWAR） 感染常无症状或为不伴发热的轻度上呼吸道感染症状。TWAR 肺炎的症状和体征无特征性。多数缓慢起病，少数起病急骤。初期症状类似流行性感冒，可有干咳、咽炎和声嘶，可无发热。上呼吸道症状可自行消退，数天或数周后常有顽固性咳嗽和乏力，使本病呈一个双病程表现。鼻窦炎可为 TWAR 肺炎的起病症状，也可为肺炎的后期并发症。肺部听诊常可闻及干、湿啰音。本病病程常迁延，可达数周。如咽炎、鼻窦炎、支气管炎具备，并有肺炎发生，有可能为肺炎衣原体感染。

2. 沙眼衣原体 可引起沙眼、包涵体结膜炎、泌尿生殖道感染和肺炎等。沙眼衣原体肺炎多发生于 2 周 ~4 月龄的婴儿。表现为明显气促、阵咳，一般不发热。如患结膜炎的婴儿发生肺炎应怀疑本病。

3. 鹦鹉热衣原体 肺炎起病隐匿，初始常有感冒样症状，畏寒、发热、体温逐渐升高，可达 40℃以上，伴相对缓脉。头痛明显、乏力、食欲减退、恶心、呕吐、肌痛、关节痛。1 周左右出现咳嗽、咳少量黏痰，偶带血丝。可有鼻出血和斑疹。严重者可见嗜睡、谵妄、抽搐或昏迷，以及气促、发绀、黄疸等，以儿童多见。体征较少，可有相对缓脉，咽部充血及两肺少量细湿啰音。重症者可有实变体征。

【辅助检查】

血液白细胞计数通常正常或轻度升高，沙眼衣原体肺炎血中嗜酸性粒细胞数可增高，血中丙种球蛋白增高。双份血清和痰液补体结合试验等效价升高 4 倍有助于诊断。抗体效价在起病后 12~14d 升高，30d 达高峰。也可用酶联免疫吸附试验（ELISA）和聚合酶链反应（PCR）等检测抗原。临床标本中分离衣原体较为困难，需用鸡胚卵黄囊接种和细胞培养。

胸部 X 线检查常显示从肺门向周围辐射的片状浸润病灶，呈段性分布，下叶较多。有时可见粟粒状、结节状及大叶性分布。沙眼衣原体肺炎可呈间质性肺炎伴过度充气表现。

【诊断】

结合呼吸道和全身症状、病原学、血清学和 X 线检查综合分析。注意与支原体肺炎鉴别。

【治疗】

除休息和对症处理外，抗生素首选红霉素，成人口服 1.5~2g/d，疗程 10~

14d，严重者可用至3周；小儿口服每日40mg/kg。替代药可用多西环素、米诺环素、新大环内酯类如克拉霉素、阿奇霉素及氟喹诺酮类如左氧氟沙星、加替沙星、莫西沙星等。严重病例需氧疗，甚至机械通气。

（靳 钰 方 正）

5 肺炎支原体肺炎

肺炎支原体肺炎（Mycoplasmal pneumonia）是由肺炎支原体（Mycoplasma pneumoniae）引起的支气管-肺感染性疾病，病变主要累及气管、支气管及肺间质，部分患者可出现肺外表现。好发于5~20岁的儿童或青年。全年可散发，晚秋和早冬为高峰季节。本病为社区获得性肺炎的重要病原，占所有肺炎的10%~20%，军队和学校发病率可达30%~50%，家庭中可有多人发病，潜伏期2~3周。

【病原学】

支原体是一组原核细胞型微生物，迄今发现的能独立生活的最小微生物。其中，MP无细胞壁，由蛋白和脂类组成3层结构的细胞膜，糖脂抗原是主要抗原成分，引起自身免疫损伤的主要物质。

【临床表现】

无症状或上呼吸道感染症状，急性或亚急性气管、支气管炎，3%~10%可表现为非典型肺炎。起病常隐匿，无或轻度发热，少数高达39℃，可有头痛、倦怠、肌痛，持久阵发性干咳，夜间为重，咯血和胸痛少见。阳性体征较少。20%患者可有耳鼓膜炎，也可有结膜炎、咽炎及扁桃体渗出。肺部常无实变体征。病变广泛时，肺部可闻及干、湿啰音。

肺外并发症可有胃肠道症状、心包炎、心肌炎、溶血性贫血、关节炎、肾炎、肝炎、鼓膜炎以及眼和神经系统等并发症。皮肤损害见于25%的患者，表现为斑丘疹、结节性红斑、多形红斑、水疱疹和中毒性表皮坏死溶解症。

【辅助检查】

1. 实验室检查 血液白细胞计数正常或偏低，1/4患者升高。血清冷凝集试验为非特异性检查，起病2~3周后效价升高，阳性率约30%~50%（效价≥1∶64），或恢复期抗体效价升高有诊断价值。血清MP IgM抗体≥1∶64，或效价升高4倍或以上可做回顾性诊断。其他血清学方法有酶联免疫吸附试验、间接血凝抑制试验、间接荧光法等。痰培养阳性可确定诊断，培养需10d以上。

2. 影像学检查 阳性体征少而胸部X线表现多样性是支原体肺炎的一个重要特点，早期为肺纹理增加或网织状改变。常呈一侧肺中、下部边缘模糊斑片状阴影，以左侧为多。也可见从肺门向肺野伸展的淡薄斑片状阴影，近肺门部较深，外缘逐渐变淡。偶见大叶性实变或者多灶性病灶。可见少量胸腔积液，单侧。浸润阴影常于 2~4 周消散。

【诊断】

流行期间根据临床和 X 线表现做临床诊断，以下表现有参考意义：①青少年好发，症状轻，干咳，胸部体征少，X 线相对较重且多变，可呈毛玻璃状；②肺外表现较多；③外周白细胞不高。

确诊诊断标准：MP 培养阳性；双份血清 MP IgM 抗体效价呈 4 倍或以上增高有回顾性诊断意义。

【治疗】

首选红霉素，1~2g/d，分次口服，疗程 10~14d；阿奇霉素首剂 500mg，继之 250mg，2~5d，停用 1 周后重复 1 个疗程；克拉霉素 1g，1 次 /d，疗程 2 周；左氧氟沙星、加替沙星、莫西沙星按常规剂量和用法，疗程 2 周；多西环素 200mg，静脉滴注，2 次 /d，3d，继之 100mg 静脉或口服给药，疗程 14d。

（靳 钰　方 正）

6　细菌性肺炎

细菌性肺炎（bacterial pneumonia）是指主要由肺炎链球菌、葡萄球菌、化脓性链球菌等革兰氏阳性球菌和肺炎克雷伯菌、铜绿假单胞菌、流感嗜血杆菌和其他革兰氏阴性杆菌等引起的肺实质性炎症。细菌性肺炎仍是目前最常见的下呼吸道感染，病死率也高。

一、肺炎链球菌肺炎

由肺炎链球菌（streptococcus pneumoniae）引起，主要发生于健康青年人，社区获得性肺炎常见致病菌中占首位，病死率较前有所下降，典型的大叶性实变也较前少见，但耐青霉素的肺炎链球菌菌株已占 5%~20%。

【病原学】

肺炎链球菌属链球菌科，革兰氏阳性双球菌，兼性厌氧，为人体正常寄殖菌之一，多由鼻部侵入肺部、鼻窦、中耳或血流引起。典型肺炎链球菌肺炎为大叶性肺炎，病灶位于肺叶或肺段，病理改变分为充血期、红色肝样变期、灰色肝变期和消散期四个阶段。

【临床表现】

起病前几天常有上呼吸道感染。典型者起病突然，高热、寒战、胸痛，继之咳嗽、咳痰，痰初无或少，呈黏液性，后渐增多，呈黏液脓性，痰中带血或铁锈色痰。

典型者胸痛常为针刺样，随呼吸和咳嗽而加重。偶有胃肠道症状，伴腹痛，注意与急腹症鉴别。

急性发热病容，呼吸困难，发绀，小儿可有鼻翼翕动。口唇疱疹常见。

病变广泛者可有各种实变体征，如浊音、语音震颤增强、管样呼吸音。可有中小湿啰音，若并发渗出性胸膜炎，则有胸膜摩擦音、胸腔积液体征。

【辅助检查】

1. 实验室检查　外周血白细胞计数增高，中性多核增高及核左移。年老、体弱、严重感染者，白细胞计数可减低，但中性粒细胞增加，核左移。

2. 影像学检查　胸部 X 线检查对诊断很有帮助。可呈斑片状阴影，或呈大叶或肺段浸润，随着病情进展可表现为实变影，其间可见支气管充气征，肋膈角可有少量胸腔积液。治疗 3~4 周内可吸收，若不吸收，应注意与其他疾病鉴别。

3. 细菌学检查　最好在应用抗生素前取痰标本，或用防污染毛刷取下呼吸道分泌物进行涂片和培养，可提高肺炎链球菌阳性率。血或胸液培养发现肺炎链球菌，可明确诊断。

【诊断】

典型症状与体征，结合胸部 X 线检查，可做出诊断。病原菌检测是确诊主要依据。

【治疗】

1. 支持疗法如补液，气急者可给氧。

2. 对症治疗如镇咳、祛痰及镇痛等。

3. 青霉素 G 为首选药。一般病例 160 万 ~320 万 U/d，分 3 次肌注或静滴。重症或有并发症者（如多叶肺炎、脑膜炎、休克），应加大剂量，静脉滴入。对青霉素中度耐药者（MIC 0.1~1.0μg/ml）仍可用青霉素类药物，但需加大剂量静脉滴注，如青霉素 G 240 万 U，静滴每 4~6h 一次；如遇高度耐药菌株，则应加用万古霉素或利奈唑胺。对青霉素过敏者，可选用大环内酯类、呼吸喹诺酮、头孢曲松或头孢噻肟。热退后（一般 3~5d），肺炎临床稳定可停用抗菌药物。

4. 有周围循环衰竭或充血性心力衰竭者，应作相应处理。

二、葡萄球菌肺炎

葡萄球菌肺炎（staphylococcal pneumonia）是有葡萄球菌引起急性肺化脓性炎症，常见有基础疾病患者。其中金黄色葡萄球菌（staphylococcus aureus）为主要致病菌，因凝固酶阳性，表现为化脓性感染；相对不致病的凝固酶阴性的表皮葡萄球菌在年老体弱或免疫受损患者也可能致病。目前金葡菌肺炎占社区获得性肺炎的 11%~25%，A 型流感后细菌性肺炎的主要致病菌，在医院内获得性肺炎中占 10%~20%，尤其是耐甲氧西林金葡菌（MRSA）感染已成为院内感染的严重问题。

【病原学】

呼吸道吸入肺炎常呈大叶性分布或广泛融合性支气管肺炎。皮肤感染灶中葡萄球菌可经血液循环抵达肺部，引起肺实变、化脓及组织破坏，形成单个或多发肺脓肿。

【临床表现】

起病急骤，中毒症状明显，高热、寒战、咳嗽、脓性或脓血痰，进行性呼吸困难、发绀和胸痛。血源性者常以原发感染灶表现和脓毒血症为主，注意皮肤感染灶、骨髓炎或皮下、肌肉脓肿等肺外感染。肺部阳性体征不多，可有散在湿啰音，有胸膜炎者，可查出胸膜摩擦音或胸腔积液体征。

【辅助检查】

胸部X线呈段或大叶炎症征象，少数为小叶性浸润，病变可融合。血源性者多数为两侧散在斑片状浸润，常可有一个或多个脓肿及空洞，可产生脓胸或脓气胸。成人以多发性肺脓肿为多见，婴儿或儿童常有肺气囊。外周血白细胞明显升高。流行性感冒患者血白细胞计数 $>15\times10^9/L$，应怀疑有细菌性肺炎。血白细胞计数降低，可能预示预后不佳。痰涂片检查见大量成堆葡萄球菌、脓细胞及细胞内革兰氏阳性球菌，有诊断意义。痰培养金葡菌大量或优势生长，有诊断价值。凝固酶阳性，提示致病性强。血源性葡萄球菌肺炎血液和胸液培养阳性率高。

【诊断】

全身毒血症状，咳黄脓痰、血白细胞升高、中性粒细胞升高、核左移伴中毒颗粒，结合形态易变性影像学表现，可诊断。

【治疗】

葡萄球菌肺炎的一般性治疗同肺炎链球菌肺炎。有皮肤感染灶等肺外病变应作相应处理。目前金黄色葡萄球菌对青霉素G耐药率高达90%。对甲氧西林敏感的金葡菌感染可选用苯唑西林、氯唑西林或第一代头孢菌素如头孢唑林，严重感染可联用利福平或阿米卡星等。如对青霉素过敏，可用头孢菌素（慎用）、红霉素、复方磺胺甲噁唑或氟喹诺酮类药物替代。苯唑西林2~8g/d，氯唑西林2~4g/d，生理盐水稀释后分次静脉注射或加入葡萄糖盐水内分次静脉滴入。如为MRSA感染，应首选万古霉素2.0g/d，分2次缓慢静脉滴入；替考拉宁0.4g，静脉滴入，首3次剂量每12h给药1次，以后维持剂量0.4g每日给药1次；利奈唑胺600mg每12h一次进行治疗。疗程2~4周，有并发症者4~6周。

三、肺炎克雷伯菌肺炎

本病主要见于营养不良、原有慢性支气管、肺疾病或糖尿病等患者。肺炎克雷伯菌(Klebsiella pneumoniae)为革兰氏阴性杆菌,在医院内获得性肺炎中占 30%,在社区获得性肺炎中占 18%~64%。该菌常在肺泡内繁殖,引起肺组织的坏死。

【临床表现】

起病急骤,寒战、高热、咳嗽、咳痰,痰黏稠不易咳出,有时咳出血液和黏液均匀混合呈砖红色黏冻样痰,有诊断意义。少数患者痰中带血或咯血,胸痛常见,可有发绀、气促、心悸。少数患者呈慢性过程,逐渐转为坏死性肺炎,伴支气管扩张和肺纤维化。

查体见急性发热病容,呼吸困难,常有发绀。胸部典型体征为肺实变表现。病变好发于右上叶,有时左上叶也侵犯。肺容积减少体征较常见,故有时可见右上胸廓下陷,扩张度减小,气管向患侧移位,肋间隙变窄。病变部位可有少许湿啰音。

【辅助检查】

1. 实验室检查 外周血血液白细胞计数多数增高,少数正常或减少。痰涂片革兰氏染色可见大量有荚膜的革兰氏阴性杆菌,痰培养两次或以上阳性或血培养、胸液培养阳性可诊断本病。

2. 影像学检查 X 线胸片见病灶常位于右上叶,呈大叶浸润,极易形成肺脓肿,可见大小空洞;上叶病变者,水平裂可下坠。部分病例为支气管肺炎表现。慢性病例为慢性化脓性病变,可有肺叶收缩(如肋间隙变窄、气管向患侧移位等)肺纤维化、肺容积减少、胸膜增厚改变。

【诊断】

急性起病,伴严重中毒症状,咳棕红色胶冻痰,痰涂片发现带荚膜的革兰氏阴性杆菌,痰培养见肺炎克雷伯菌,结合影像学特征。

【治疗】

抗生素选择最好根据药物敏感试验结果。一般首选第二、第三代头孢菌素,如头孢呋辛、头孢西丁、头孢噻肟、头孢他啶等,病情较重者可联用氨基糖苷类,如阿米卡星、庆大霉素等。也可用氟喹诺酮类或 β- 内酰胺 /β- 内酰胺酶抑制剂,如替卡西林 / 克拉维酸、或头孢哌酮 / 舒巴坦钠代替。如肺炎克雷伯菌系产超广谱 β- 内酰胺酶(ESBL)株,则应选用碳青霉烯类如亚胺培南。疗程一般需 3~4 周,有脓肿或空洞者,用药时间可适当延长。有脓胸者,须行闭式引流。

对症治疗可用镇咳祛痰剂,局部雾化吸入及其他支持治疗。

四、军团菌病

军团菌病(legionellosis)是指军团菌属细菌感染所致,起病急骤,进展迅速,肺部感染最常见,伴多系统损害。各年龄人群均可或病,因吸入含军团菌的气溶胶致病，终年流行，夏末秋初多见。迄今发现 45 种军团菌，半数由军团病患者分离，另一半从环境中分离。正常免疫功能的军团病，70%~90% 是嗜肺军团菌引起，其次是麦克达德军团菌。

【病原学】

军团菌是一种兼性细胞内寄生的机会致病菌，侵入人类单核细胞、巨噬细胞，致病力与吸入气溶胶中军团菌数量，菌株毒力的大小以及机体的抵抗力有关。军团菌直接进入呼吸性细支气管和肺泡，表现为肺炎和支气管炎。光镜下，肺部的病理变化主要是中心急性纤维素性化脓性肺泡炎及急性渗出性肺泡损害。

【临床表现】

潜伏期为 2~10d。90% 骤起发热，半数为持续高热，伴寒战，早期上呼吸道感染症状不明显，咳嗽少痰，1/3 有胸痛症状，进展快，进行性呼吸困难。

肺外表现为多系统损害，普通肺炎突出。累及心血管系统，引起心肌炎、心包炎；累及消化系统可见无痛性腹泻，呈水样便，部分伴恶性呕吐；肾脏受累表现为蛋白尿和血尿；神经系统受累多见，前额部头痛，精神状态异常。

体征早期有中毒性面容、高热、相对缓脉、肺啰音，进展后可见肺实变体征。与影像学范围相比，体征较轻微。3/5 以上患者有心动过缓。相对缓脉有诊断意义。

【辅助检查】

1. 实验室检查　外周血白细胞增多，伴核左移；严重者白细胞及血小板减少。降钙素原升高。低血钠、低血磷。氧分压降低，血尿、蛋白尿和肝肾功异常。

2. 病原学检查　病原学培养要求较高，BCYE 琼脂上生长 5d 可见到菌落。军团菌特异性抗体多用于回顾性诊断及流行病学调查。20%~40% 军团菌感染后特异性抗体第 1 周呈有意义升高，感染后 8~12 周可重复检查用于明确诊断。目前有直接免疫荧光、尿可溶性抗原检测、PCR 及核酸检测技术。

3. 影像学检查　早期或有间质性浸润影，严重时多为肺泡内渗出影，呈多段和多叶实变，以及毛玻璃样浸润，尤其边界清楚的沿支气管的实变影混合有毛玻璃样改变较常见。病灶吸收较慢，1~2 周开始吸收，1~4 个月才完全消散。

【诊断】

临床上持续高热，体温超过 40℃；头痛、反应淡漠伴腹泻；痰革兰氏染色可见较多中性粒细胞而微生物很少；低钠血症；血清肌酐酶升高；血尿；β- 内酰胺类和 / 或氨基糖苷类抗生素无效。下呼吸道感染症状伴全身中度表现，反应淡漠，与局限性肺部异常不成比例的发热、呼吸困难时，因考虑军团菌肺炎。

【治疗】

由于军团菌细胞内定位,需要具有细胞内渗透能力的抗菌药物,如大环内酯类、喹诺酮类、四环素类和利福平更有效果。新型大环内酯类和喹诺酮首选。

【其他】

基础疾病及其严重程度、早期抗菌药物的治疗及机体免疫状态影响预后。早期有效抗生素治疗,通常 3~5d 内退热和症状改善。早期正确治疗,免疫正常着病死率降至 5% 以下,免疫抑制者死亡率由 80% 降至 25%。

五、其他革兰氏阴性杆菌肺炎

铜绿假单胞菌、大肠埃希菌、流感嗜血杆菌、阴沟杆菌、不动杆菌、变形杆菌、沙雷菌属等均可引起肺炎。这些细菌性肺炎常发生于原有慢性肺部疾病、免疫受损、机械通气以及长期住院患者。其中流感嗜血杆菌是社区获得性肺炎的常见致病菌之一,儿童多于成人。近些年来,上述细菌性肺炎的发病率和病死率均有增加趋势。

临床表现大都无特异性,发热、咳嗽、咳黄脓痰,少数有呼吸困难、发绀和胸痛。铜绿假单胞菌肺炎患者少数咳翠绿色脓性痰。胸部 X 线检查常呈支气管肺炎表现,少数可为大叶性或肺段肺炎,可融合或有脓腔,少数发生胸膜炎或脓胸。痰涂片检查可发现大量革兰氏阴性杆菌,连续 2 次或 3 次以上痰培养出同一种细菌或经纤维支气管镜(纤支镜)防污染标本毛刷取下呼吸道分泌物培养,或从血液或胸液培养细菌阳性,结合临床表现,可确定诊断。

治疗:常选用广谱青霉素类药如氨苄西林、阿莫西林;或第二、三代头孢菌素,如头孢呋辛、头孢曲松、头孢噻肟;或用氟喹诺酮类药如环丙沙星、左氧氟沙星、莫西沙星、加替沙星;或用 β- 内酰胺类 /β- 内酰胺酶抑制剂及亚胺培南等。如是铜绿假单胞菌肺炎,则应用抗假单胞菌 β- 内酰胺类药物,包括青霉素类和头孢菌素类,也可用亚胺培南、环丙沙星。如病情严重,可加用氨基糖苷类药。对于流感嗜血杆菌肺炎,除用第二、三代头孢菌素外,新大环内酯类如克拉霉素、阿奇霉素,氟喹诺酮类也有效。不动杆菌的耐药率较高,常首选亚胺培南或氟喹诺酮类药加氨基糖苷类。病情轻,且为一般细菌感染可用口服;病情严重,又耐药性高者,应静脉给药,且用广谱或联合应用抗菌药物。疗程应个体化,根据不同感染病原体、病情严重程度、基础疾病及治疗效果等而定。一般短则 10~14d,长则 1~3 个月。

(靳 钰 方 正)

7 肺脓肿

肺脓肿(lung abscess)是指由各种病原菌,尤其是厌氧菌引起的肺组织化脓性病变，早期为化脓性肺炎，继而坏死、液化而形成脓肿。根据细菌进入肺内途径的不同，可分为吸入性肺脓肿及血源性肺脓肿，前者又称支气管源性或原发性肺脓肿，临床上较常见。本病应注意与细菌性肺炎（早期）、支气管扩张、支气管肺癌、肺囊肿及肺结核空洞继发感染等疾患相鉴别。

【发病机制】

吸入性肺脓肿常因昏迷、醉酒、全身或咽喉部麻醉、口腔或鼻窦感染、食管梗阻、持续呕吐以及严重支气管扩张等细菌随分泌物或其他异物被吸入肺内而引起。血源性肺脓肿由外伤、骨髓炎、皮肤脓疖挤压或其他化脓性感染以及静脉栓塞性感染，细菌侵入血流发生脓毒血症所致，致病菌以金黄色葡萄球菌最常见。

【临床表现】

1. 症状　多数急剧起病，早期与肺炎相似，表现为畏寒、高热、胸痛、咳嗽、咳痰、乏力、厌食、出汗等，数天后，脓痰增多，并可有痰内带血丝或咯血。如为厌氧菌感染，痰呈恶臭味。血源性肺脓肿表现为全身脓毒血症症状，而呼吸道症状相对较轻，咳嗽、痰少，极少咯血。

2. 体征　病变小或位于肺深部者，可无异常体征。病变表浅或较大者，脓肿周围有大量炎性改变，叩诊可呈浊音，听诊呼吸音减低或有湿啰音。慢性肺脓肿病例可有贫血和杵状指。血源性肺脓肿者肺部体征大都阴性。

【辅助检查】

1. 影像学检查　吸入性肺脓肿病变多位于右上叶后段和右下叶背段。早期呈大片浓密炎性浸润，边缘模糊，待脓肿形成后，可显示脓腔和液平面，其周围有炎性浸润。在恢复期，炎症逐渐消散，空洞缩小直至消失，留下纤维索条阴影。如脓肿转为慢性，则可呈厚壁空洞，炎症消散不完全，纤维组织增生，胸膜增厚等表现。体层摄片能更清楚地显示脓腔和支气管情况。血源性肺脓肿可在两侧肺野见到多数小块状或球形病灶阴影及薄壁空洞，以中下肺野为多。如诊断有怀疑，可进一步作胸部 CT 检查，能较清楚地了解脓肿及其周围的解剖结构。

2. 实验室检查　急性期血白细胞计数显著增加，中性粒细胞增加，可伴核左移和中毒颗粒。慢性者可有贫血。痰培养结果不太可靠，仅作参考。但多次培养同一细菌且为优势菌者有意义。经纤支镜以防污染标本毛刷取病灶部脓液作培养，有助于病原学诊断。有恶臭者应作厌氧培养。并发脓胸时，取胸液作普通培养及厌氧培养有诊断意义。血源性肺脓肿者，应在早期多次做血培养。凡培养阳性者应同时作细菌药敏试验，以利于抗生素的选用。

3. 纤维支气管镜检查　凡抗菌治疗效果不佳或怀疑有异物、支气管有阻塞及肿瘤不能除外者，可行纤支镜检查。

【治疗】

1. 控制感染 在留痰作培养及药敏试验后即开始应用抗菌药物。吸入肺脓肿多有厌氧菌感染，首选青霉素，640 万 ~1 000 万 U/d 分 4 次给药；青霉素耐药菌可用克林霉素（300~600mg，每 6~8h 一次）。联用甲硝唑静滴或口服，静滴首剂 15mg/kg，维持量为 7.5mg/kg，口服 0.6~1.2g/d，分 3 次服用。病情缓解后青霉素可改为口服制剂。替代药可用 β- 内酰胺 /β- 内酰胺酶抑制剂。疗程 6~10 周。血源性肺脓肿，多为金黄色葡萄球菌感染，如对甲氧西林敏感者，首选苯唑西林或氯唑西林加或不加利福平或氨基糖苷类。如对甲氧西林耐药（MRSA），则首选万古霉素、去甲万古霉素或替考拉宁加或不加利福平或氨基糖苷类，替代抗菌药有氟喹诺酮类、复方磺胺甲噁唑等（须经体外药敏试验）。

对于吸入性肺脓肿，在全身用药的基础上，可通过纤支镜吸痰、冲洗、局部注射抗菌药物，或经纤支镜插入细导管至脓肿部位，进行冲洗和注入药物。

2. 体位引流 脓肿溃破，脓液多者应体位引流，引流体位随肺内病变部位而定，2~3 次 /d，每次 10~15min，并应注意引流时避免炎症扩散至其他部位。有咯血、高热及年老体弱者忌用或慎用。

3. 对症治疗及全身支持疗法。

4. 手术治疗 经上述方法治疗 3 个月或更长、肺内炎症不能控制、空洞不闭合者，或并发支气管扩张、反复感染或咯血、保守治疗不能控制者，或并发脓胸、支气管胸膜瘘者，可考虑手术治疗。

（靳 钰 方 正）

8 肺真菌病

肺真菌病是一种机会性深部真菌感染。引起肺真菌病的常见真菌有：念珠菌、曲霉菌、毛霉菌、新型隐球菌等，荚膜组织胞浆菌、粗球孢子菌、芽生菌以及介于细菌和真菌之间的微生物放线菌和诺卡菌等临床上也能见到。近年来，由于慢性肺部疾病增多，广泛应用广谱或多种抗生素、皮质激素、抗癌化疗药物、机械通气以及器官移植等，致机体抵抗力降低，免疫功能受损，肺部真菌病发病率有增多趋势，严重者甚至引起播散性病变。以下主要讨论肺念珠菌病、曲霉菌病及隐球菌病。

【病原学】

肺念珠菌病因念珠菌属感染引起，常见有白念珠菌、光滑念珠菌、热带念珠菌、近平滑念珠菌、克柔念珠菌。气道内念珠菌属定植和 / 或呼吸道分泌物被口咽部念珠菌污染常见，故呼吸道分泌物（支气管肺泡灌洗液）念珠菌培养阳性无临床意义。

曲霉菌病由曲霉菌感染所致，以烟曲霉、黄曲霉、黑曲霉、土曲霉较常见。95% 有烟曲霉引起。临床肺曲霉分为 5 类：①侵袭性肺曲霉病；②气管支气管曲霉病；③慢性坏死性肺曲霉病；④曲霉肿；⑤变应性支气管肺曲霉病。肝移植、骨髓移植是肺曲霉病主要危险因素。

隐球菌病因隐球菌属酵母菌感染引起，致病菌主要是新生隐球菌和格特隐球菌。免疫正常或抑制(尤其艾滋病)人群均可发生。免疫健全宿主疾病呈局限性或自限性，隐球菌孢子被肺泡巨噬细胞接触吞噬后，在宿主体内常形成隐球菌肉芽肿；免疫低下宿主常为进行性和播散性，在病变组织中，肺泡内充满隐球菌孢子，伴较多液性胶样物质。

【临床表现】

1. 症状　多数肺真菌感染发生在有慢性肺部疾病、免疫功能受损及长期应用广谱或多种抗生素、皮质激素和抗癌药物的患者。肺念珠菌病多数是原发的，肺曲霉菌病及肺隐球菌病主要分别由吸入外界曲霉菌孢子和新型隐球菌至呼吸道引起。临床症状多数无特征性，轻重不一，可有发热、畏寒、咳嗽、咳痰或痰中带血、盗汗、乏力和食欲减退等。曲霉菌患者以咯血为主要表现，少量或大咯血均有，也可无症状，仅在胸部 X 线检查时发现。过敏型支气管肺曲霉菌病可在吸入抗原后出现反复发作性喘息、低热、咳嗽、咳痰，有时痰中带血。侵袭型曲霉菌病症状较重，临床上常有发热、咳嗽、呼吸困难及咯血。肺隐球菌病临床上可无症状，或有咳嗽、咳痰、低热、胸痛、体重减轻等，在全身播散病例，则以中枢神经系统表现为主，肺部症状较少或不明显。

2. 体征　无特征性，或有原发疾患体征。肺部可有湿啰音和干啰音，少数为实变体征。过敏型支气管肺曲霉菌病常有哮鸣音。

【辅助检查】

(一) 影像学检查

1. 肺真菌病的胸部 X 线表现多数无特征性。

2. 肺念珠菌感染可呈支气管炎、支气管肺炎或大片致密浸润阴影。肺隐球菌病可呈局限性或大叶浸润，结节状或块状病变。少数肺念珠菌病和肺隐球菌病可有胸腔积液。

3. 肺曲霉菌影像学多变，根据表现分为：

(1) 寄生型：肺曲霉菌球表现为空洞内可移动团块，典型可形成空气半月征，上叶多见，单发或多发，常生长于肺结核空洞、囊肿或支气管扩张的囊腔内。

(2) 过敏型：支气管肺曲霉菌病可有反复或游走的片状浸润性阴影，短暂肺不张，支气管黏液嵌塞，病变近端囊状圆形透光影。

(3)侵袭型:①急性侵袭性肺曲霉病:早期炎症影伴晕轮征,后实变、支气管充气征、半月形透光区,后期出现坏死空洞。②侵袭性曲霉性气管支气管炎:无明显变化。③慢性坏死性肺曲霉病:空洞性病变中见球形块影,周边组织有显著炎症,后期慢性纤维化,酷似慢性纤维空洞性肺结核。

(4)慢性坏死型:单侧或双侧圆形的肺段实变,伴或不伴空洞及相邻的胸膜增厚,多发结节密度增高影,可发展为空腔内曲霉球。

(二)实验室检查

由于大多数肺真菌病的临床表现及胸部X线检查均无特征性,因此,肺真菌病的诊断常依靠从痰、胸液、血液、脑脊液、骨髓以及肺活检中找到致病性真菌。白念珠菌和曲霉菌与人是共生菌,或广泛存在于自然界,因此,痰内发现白念珠菌或曲霉菌不能肯定诊断。如痰涂片找到菌丝和孢子,痰培养又多次阳性,则有助诊断,可结合病史,临床表现及胸片检查综合考虑。曲霉菌球患者呼吸道分泌物培养和侵袭型曲霉菌病血培养阳性率很低。对于肺隐球菌病,痰涂片和培养阳性只有相对参考价值。如脑脊液涂片加一滴细墨汁,显微镜下发现圆形厚壁孢子,可初步确定隐球菌病诊断;而脑脊液培养阳性或肺组织内见有隐球菌病理变化,可确立脑或肺隐球菌病的诊断。

在过敏型支气管肺曲霉菌病痰内可有大量嗜酸性粒细胞,血总IgG增高,可有特异性血清沉淀素存在,对曲霉菌抗原的皮肤过敏试验(Ⅰ型、Ⅲ型)阳性。

免疫学检测,隐球菌乳胶凝集试验(LA)可检测血中隐球菌荚膜多糖抗原对隐球菌有重要参考价值。

血标本1,3-β-D葡聚糖抗原检测(G试验)适用于隐球菌和曲霉菌感染,但不能明确区别两者,长期动态随访有意义。曲霉菌感染检测血清半乳甘露聚糖(GM)有重要辅助诊断价值,浓度>1~1.5mg/m或动态升高者,有重要辅助诊断价值。非中性粒细胞缺乏者GM阳性率不高。注意区别药物及透析导致假阳性。

分子生物学方面,可通过第二代测序技术检测真菌DNA,是目前菌种鉴别的金标准。

【诊断】

肺部真菌感染确诊常有赖于组织病理学检查。

肺隐球菌病临床轻重不一,可为无症状的肺结节影、肺炎,甚至急性呼吸窘迫综合征(ARDS),多以上呼吸道症状为主,无症状患者需与肺癌、肺结核及其他肉芽肿鉴别。免疫抑制患者下呼吸道症状明显,范围广,呼吸急促和发绀,或合并脑膜炎及相关阳性体征。血隐球菌乳胶凝集实验(血、脑脊液、胸腔积液,BALF)高效价(≥1∶160)对诊断有参考意义。

肺念珠菌的诊断分为确诊、临床诊断及拟诊。

1. 确诊　肺组织病理和气管镜黏膜活检可见组织内有念珠菌和菌丝。

2. 临床诊断　有宿主因素；肺部感染症状和体征；影像学见肺部浸润影，抗感染治疗无效；G实验连续2次阳性；3次痰或分泌物白念珠菌培养阳性；血白念珠菌培养阳性同时新肺部炎症表现。

3. 拟诊　符合1次宿主因素，同时有肺部感染症状，影像学浸润影，抗感染治疗无效。

【治疗】

1. 首先治疗原发病及祛除诱因如控制糖尿病，治疗慢性肺部疾病，停用广谱抗生素、皮质激素及抗癌药物，停用留置导管及雾化吸入等。加强口腔护理，漱口。口腔真菌感染可用多聚醛制霉菌素溶液漱口或局部涂敷。

2. 对肺部白色念珠菌的一般感染可用酮康唑每次0.2g口服，1~2次/d，或用氟康唑，第一天400mg，以后200mg，1次/d，连用4周，症状消失再维持用药1~2周。严重感染者可选用两性霉素B，开始剂量每日0.1~0.25mg/kg，静脉滴注，逐日或隔日增加5~10mg，至每日1mg/kg，总剂量1~2g，疗程1~3个月。该药毒性反应较大，临床应用受到一定限制。5-氟胞嘧啶胃肠吸收良好，每日100~150mg/kg，分3~4次口服，静滴时分2~3次，疗程2~6周。病情严重者可与两性霉素B合用，但疗效不能肯定较后者单用更好。5-氟胞嘧啶主要从肾脏排泄，用时必须注意肾功能及骨髓抑制情况。

3. 治疗侵袭性曲霉菌病首选伏立康唑，本品是一种广谱的三唑类抗真菌药，也可治疗对氟康唑耐药的念珠菌引起的严重侵袭性感染（包括克柔念珠菌）、由足放线病菌属和镰刀菌属引起的严重感染。静脉滴注：负荷剂量（第1个24h）每12h给药1次，每次6mg/kg（适用于第1个24h）；维持剂量（开始用药24h后）每次4mg/kg，2次/d。口服：负荷剂量（第1个24h）每12h给药1次，400mg/次；维持剂量（开始用药24h后）体重≥40kg者，每12h 1次，200mg/次；体重<40kg的成年患者，每12h 1次，100mg/次。疗程视患者用药后的临床和微生物学反应而定。静脉用药的疗程不宜超过6个月。最为常见的不良反应为视觉障碍、发热、皮疹、恶心、呕吐、腹泻、头痛、败血症、周围性水肿、腹痛以及呼吸功能紊乱。侵袭型者抗真菌药也可选用两性霉素B。对曲霉菌病一般不主张空洞内用药和全身抗真菌治疗，反复咯血者可考虑外科切除。过敏型者常需皮质激素和支气管扩张剂治疗。伊曲康唑对肺曲霉菌病可能有一定疗效，200mg/次，口服，1次/d，侵袭型者，2次/d，平均疗程1~3个月，毒性反应较酮康唑为低，主要有胃肠道反应、头痛、头晕、瘙痒等，肝毒性较酮康唑为少。

4. 无免疫功能受损且无播散证据的肺隐球菌病患者不必治疗。对有隐球菌性脑膜炎等播散性病例，可应用两性霉素 B 或两性霉素 B 与 5- 氟胞嘧啶联合治疗，疗程 3~6 周。氟康唑对肺隐球菌病和隐球菌性脑膜炎也有一定疗效，疗程 2~3 个月，必要时延长至 6 个月，并应注意不良反应。

（靳 钰　方 正）

9　肺孢子菌肺炎

肺孢子菌肺炎（pneumocystis carinii pneumonia，PCP）是肺部急性机会性感染性疾病，作为获得性免疫缺陷综合征初发症候。艾滋病免疫缺陷患者易发，易被漏诊，病死率高，但可防治。本病未行病原治疗者病死率 50%~100%，及时诊治者可降至 20%。

【病原学】

通过对核 rRNA 基因操纵子区域的分析证明肺孢子菌属于真菌。肺孢子菌感染具有宿主特异性。感染鼠类的命名为卡氏肺孢子菌（PC），感染人类的命名为耶氏肺孢子菌。而缘于长期的习惯，仍将由耶氏肺孢子菌（PJ）引起的肺炎称为 PCP 而非 PJP。

【临床表现】

主要症状包括发热、干咳和进行性呼吸困难。体征不明显，即使有严重低氧或影像学改变，肺部听诊可正常。

宿主免疫状态影响临床特点不同。HIV 感染相关 PCP 病程呈亚急性，低氧血症相对轻，BALF 的肺孢子菌负荷低，中性粒细胞数少，病死率低。非 HIV 合并 PCP 起病急，进展迅速，肺部炎症和低氧更重病死率较高（30%~60%）。

肺外感染最常受累的是淋巴结、肝脾、骨髓。广泛性肺外感染提示预后不良，常伴有脏器衰竭和死亡。

【辅助检查】

1. 病原学检查　从痰液、下呼吸道分泌物、支气管肺泡灌洗液、经支气管镜肺活检及刷检、经皮肺穿刺、胸腔镜肺活检、开胸肺活检等标本检查 PJ，查到含有个囊内小体的 PJ 包囊或滋养体，为确诊的依据。PCR 技术可提高痰检的敏感性，还可用于 TMP-SMZ 耐药、肺孢子菌定植的相关研究。

2. 动脉血气及肺功能　动脉血气通常示低氧血症，一般小于 8kPa（60mmHg）。典型的肺功能改变为潮气量、肺总量和弥散量下降。用单口呼吸法测定 CO 弥散量（DLCO）是一项检测 PCP 敏感的指标，几乎 100%PCP 患者出现 DLCO 下降，且早于胸片异常。

3. 影像学改变　典型的胸片改变为弥漫性双侧肺泡和间质浸润性阴影。早期呈肺门向外扩展的“毛玻璃样”表现或网状小结节状阴影，此后迅速向两肺野发展，肺泡充填、肺叶实变，半数以上患者可出现支气管充气征，但肺尖及肺底很少累及。约 1/3 患者可呈不典型 X 线征象：肺部浸润呈不对称分布或融合成结节；囊样改变或原有结节部位空洞形成；间质性肺气肿；胸腔积液；纵隔气肿和气胸。10%~25%PCP 患者胸部 X 线征象属于正常或极轻微改变。

【诊断】

易感人群可见 AIDS、白血病、恶性肿瘤患者，器官移植受者，早产婴儿和营养不良的婴幼儿，即一切较严重的免疫功能受损者。

支气管肺泡灌洗（BAL）敏感性可达 68%~96%，上叶灌洗检出的肺孢子菌较下叶多。

诱导痰的疾病诊断率 15%~90%，卡氏肺囊虫单克隆体荧光染色，效率更高。

PCR 法检查肺孢子菌效果很好，诊断率提高。

【治疗】

(一) 抗 PJ 治疗

1. 复方磺胺甲噁唑（TMP-SMZ，复方磺胺甲噁唑，SMZCO）　是治疗 PCP 的首选药物，有效率 86%。剂量：甲氧苄啶（TMP）：磺胺甲噁唑（SMZ）为 1∶5，静脉 TMP 5mg/kg，每 6~8h 1 次；双倍剂量 2 片，3 次 /d，疗程 14~21d。重症者用同样剂量静脉滴注 1 周左右，待病情好转后改为口服。宜加服碳酸氢钠。不良反应：恶心、呕吐、食欲减退、皮疹、发热、中性粒细胞和血小板减少，可有血清转氨酶、肌酐升高。多发生于治疗第 7~10 天，轻者自行缓解，重者应停药和给予相应治疗，并更换其他抗 PJ 药物。不良反应发生在 AIDS 者约 65%，非 AIDS 者约 12%。

2. 羟乙基磺胺喷他脒（pentamidine isethionate，PI）　是治疗 PCP 的次选药物，有效率 60%~70%，但同时应用 SMZCO 和 PI 并不增加疗效，却增加不良反应。剂量：3~4mg/（kg·d），深部肌内注射，重症者静脉滴注，疗程 14~21d。不良反应发生率约 50%，且较严重，主要为低血压、低血糖、糖尿病、低血钙、高血钾、肝、肾及骨髓功能受损、无菌脓肿、恶心、呕吐、面红、红斑等，故临床应用受限。可用于有 SMZCO 禁忌、不能耐受和无效者。PI 600mg 雾化吸入，每日 1 次，不良反应发生率明显降低，但疗效亦降低，复发率增至约 35%，故雾化吸入只宜用于轻症患者。

3. 其他　抗 PJ 的药物有三甲曲沙（trimetrexate）、乙胺嘧啶 + 磺胺嘧啶（pyrimethamine+SD）、氨苯砜 + 甲基苄胺嘧啶（dapson+TMP）、克林霉素 + 伯氨喹（clindamycin+primaquine）、阿托代醌（atovaquone、二氟甲基鸟氨酸（DFMO，eflornithine）等。

（二）糖皮质激素应用

应用糖皮质激素有利于提高氧合作用，减少肺间质水肿，防治抗 PJ 药物的变态反应，降低病死率约 2/3，可用于较重症患者。参考应用方案：泼尼松 60mg/d 连续 5d，再 40mg、30mg、20mg 和 10mg 各用 4d。注意导致其他合并疾病病情进展。

（三）预防性药物治疗

对高危易感人群，如 AIDS、恶性肿瘤、器官移植受者等，特别是 $CD4^{+}T$ 淋巴细胞降低至 $0.2 \times 10^{9}/L$ 以下者，主张进行预防性抗 PJ 治疗。

参考方案：首选 SMZCO（TMP 160mg，SMZ 800mg）口服，每周 3 次或隔日 1 次；次选为喷他脒 300mg 气雾剂吸入，1 次 / 月。

（四）其他

支持治疗，面罩持续气道正压可是呼吸急促、常规面罩吸氧无法改善缺氧状态患者，氧合改善，减少机械通气的需要。重症患者血气 pH<7.35，ICU 中呼气末正压 >10cmH_2O，提示死亡风险增加。

（靳 钰 方 正）

10 肺结核

结核病是由结核分枝杆菌感染而以前你的慢性传染病，WHO 将其列为重点控制的传染病，我国也将肺结核列为乙类传染病。肺结核（pulmonary tuberculosis）是指发生在肺组织、气管、支气管和胸膜的结核病变，占结核病的 85%。自 20 世纪 80 年代中期以来，全球结核病疫情反弹，反弹原因与 HIV 感染引起的艾滋病流行、大量移民、耐药菌株产生、结核病控制工作覆盖面不全、防治专业人员培训不够等有关。2017 年我国制订了新的肺结核行业诊断标准，替代了之前 WS 288—2008《肺结核诊断标准》。

【临床表现】

1. 流行病学史　有肺结核患者接触史。

2. 症状　咳嗽、咳痰≥ 2 周，或痰中带血或咯血为肺结核可疑症状。

肺结核多数起病缓慢，部分患者可无明显症状，仅在胸部影像学检查时发现。随着病变进展，可出现咳嗽、咳痰、痰中带血或咯血等，部分患者可有反复发作的上呼吸道感染症状。肺结核还可出现全身症状，如盗汗、疲乏、间断或持续午后低热、食欲不振、体重减轻等，女性患者可伴有月经失调或闭经。少数患者起病急骤，有中、高度发热，部分伴有不同程度的呼吸困难。

病变发生在胸膜者可有刺激性咳嗽、胸痛和呼吸困难等症状。

病变发生在气管、支气管者多有刺激性咳嗽，持续时间较长，支气管淋巴瘘形成并破入支气管内或支气管狭窄者，可出现喘鸣或呼吸困难。

少数患者可伴有结核性超敏感症候群，包括：结节性红斑、疱疹性结膜炎/角膜炎等。

儿童肺结核还可表现发育迟缓，儿童原发性肺结核可因气管或支气管旁淋巴结肿大压迫气管或支气管，或发生淋巴结-支气管瘘，常出现喘息症状。

当合并有肺外结核病时，可出现相应累及脏器的症状。

3. 体征　早期肺部体征不明显，当病变累及范围较大时，局部叩诊呈浊音，听诊可闻及管状呼吸音，合并感染或合并支气管扩张时，可闻及湿啰音。

病变累及气管、支气管，引起局部狭窄时，听诊可闻及固定、局限性哮鸣音。当引起肺不张时，可表现气管向患侧移位，患侧胸廓塌陷、肋间隙变窄、叩诊为浊音或实音、听诊呼吸音减弱或消失。

病变累及胸膜时，早期于患侧可闻及胸膜摩擦音，随着胸腔积液的增加，患侧胸廓饱满，肋间隙增宽，气管向健侧移位，叩诊呈浊音至实音，听诊呼吸音减弱至消失。当积液减少或消失后，可出现胸膜增厚、粘连，气管向患侧移位，患侧胸廓可塌陷，肋间隙变窄、呼吸运动受限，叩诊为浊音，听诊呼吸音减弱。

原发性肺结核可伴有浅表淋巴结肿大，血行播散型肺结核可伴肝脾肿大、眼底脉络膜结节，儿童患者可伴皮肤粟粒疹。

【辅助检查】

（一）胸部影像学检查

1. 原发性肺结核　原发性肺结核主要表现为肺内原发病灶及胸内淋巴结肿大，或单纯胸内淋巴结肿大。儿童原发性肺结核也可表现为空洞、干酪性肺炎以及由支气管淋巴瘘导致的支气管结核。

2. 血行播散型肺结核　急性血行播散型肺结核表现为两肺均匀分布的大小、密度一致的粟粒阴影；亚急性或慢性血行播散型肺结核的弥漫病灶，多分布于两肺的上中部，大小不一，密度不等，可有融合。儿童急性血行播散型肺结核有时仅表现为磨玻璃样影，婴幼儿粟粒病灶周围渗出明显，边缘模糊，易于融合。

3. 继发性肺结核　继发性肺结核胸部影像表现多样。轻者主要表现为斑片、结节及索条影，或表现为结核瘤或孤立空洞；重者可表现为大叶性浸润、干酪性肺炎、多发空洞形成和支气管播散等；反复迁延进展者可出现肺损毁，损毁肺组织体积缩小，其内多发纤维厚壁空洞、继发性支气管扩张，或伴有多发钙化等，邻近肺门和纵隔结构牵拉移位，胸廓塌陷，胸膜增厚粘连，其他肺组织出现代偿性肺气肿和新旧不一的支气管播散病灶等。

4. 气管及支气管结核 气管及支气管结核主要表现为气管或支气管壁不规则增厚、管腔狭窄或阻塞，狭窄支气管远端肺组织可出现继发性不张或实变、支气管扩张及其他部位支气管播散病灶等。

5. 结核性胸膜炎 结核性胸膜炎分为干性胸膜炎和渗出性胸膜炎。干性胸膜炎为胸膜的早期炎性反应，通常无明显的影像表现；渗出性胸膜炎主要表现为胸腔积液，且胸腔积液可表现为少量或中大量的游离积液，或存在于胸腔任何部位的局限积液，吸收缓慢者常合并胸膜增厚粘连，也可演变为胸膜结核瘤及脓胸等。

（二）实验室检查

1. 细菌学检查

(1) 抗酸染色或荧光染色：涂片显微镜检查阳性。

(2) 分枝杆菌培养阳性，菌种鉴定为结核分枝杆菌复合群。

2. 分子生物学检查 结核分枝杆菌核酸检测阳性。

3. 结核病病理学检查 结核分枝杆菌引起慢性感染属于特殊性炎症，可引起细胞免疫反应和Ⅳ型变态反应，具备一般炎症的渗出、坏死和增生 3 种基本变化，亦有其特殊性。

(1) 渗出性病变：主要表现为浆液性或浆液纤维素性炎。病变早期局部有中性粒细胞浸润，但很快被巨噬细胞所取代，在渗出液和巨噬细胞中可查见结核杆菌。

(2) 增生性病变：形成具有诊断价值的结核结节，由上皮样细胞、朗罕氏巨细胞以及外周聚集的淋巴细胞和少量增生的成纤维细胞构成，典型者结节中央有干酪样坏死。

(3) 变质性病变：上述以渗出为主或以增生为主的病变均可继发干酪样坏死。结核坏死灶由于含脂质较多呈淡黄色、均质细腻，质地较实，状似奶酪，故称干酪样坏死。干酪样坏死对结核病病理诊断具有一定的意义。显微镜下为红染无结构的颗粒状物，干酪样坏死物中常见少数结核杆菌。

渗出、坏死和增生 3 种变化往往同时存在而以某一种改变为主，而且可以互相转化。典型结核（结核结节）的病理诊断较容易，而不具备典型结核病理变化的病例则常需借助抗酸染色找到结核杆菌，从而明确诊断。多数结核病灶特别是干酪样坏死组织中及其周围组织内可查到结核杆菌。还可采用现代分子生物学检测手段，如聚合酶链反应（PCR 法）、原位杂交和基因测序等作辅助诊断。尽管如此，仍有少数病例可能因组织取材以及处理不当等因素不能明确诊断，还需参考临床表现、结核菌素试验、影像学及诊断性治疗等才能明确诊断。

4. 免疫学检查

(1)结核菌素皮肤试验：中度阳性或强阳性。在左前臂掌侧前1/3中央皮内注射5U PPD，以局部出现7~8mm大小的圆形橘皮样皮丘为宜。72h(48~96h)检查反应，以皮肤硬结为准，判读标准如下：

1)阴性(-)：硬结平均直径<5mm或无反应者为阴性。

2)阳性反应(+)：硬结平均直径≥5mm者为阳性。硬结平均直径≥5mm，<10mm为一般阳性；硬结平均直径≥10mm，<15mm为中度阳性；硬结平均直径≥15mm或局部出现双圈、水疱、坏死及淋巴管炎者为强阳性。

判读结核感染标准：①一般情况下，在没有卡介苗接种和非结核分枝杆菌干扰时，PPD反应硬结≥5mm应视为已受结核菌感染。②在卡介苗接种地区和或非结核分枝杆菌感染流行地区，以PPD反应≥10mm为结核感染标准。③在卡介苗接种地区和或非结核分枝杆菌流行地区，对HIV阳性、接受免疫抑制剂>1个月，PPD反应≥5mm为结核感染。④与涂片阳性肺结核有密切接触的5岁以下儿童，PPD反应≥5mm为结核感染。⑤PPD反应≥15mm及以上或存在水疱、坏死、淋巴管炎等为结核感染强反应。

(2)γ-干扰素释放试验阳性。

(3)结核分枝杆菌抗体阳性。

5. 支气管镜检查　支气管镜检查可直接观察气管和支气管病变，也可以抽吸分泌物、刷检及活检。

【诊断】

肺结核的诊断是以病原学(包括细菌学、分子生物学)检查为主，结合流行病史、临床表现、胸部影像、相关的辅助检查及鉴别诊断等，进行综合分析做出诊断。以病原学、病理学结果作为确诊依据。

儿童肺结核的诊断，除痰液病原学检查外，还要重视胃液病原学检查。

1. 疑似病例　凡符合下列项目之一者：

(1)具备胸部影像学中任一条者。

(2)5岁以下儿童：具备临床表现同时具备流行病学史，结核菌素皮肤试验阳性，γ-干扰素释放试验阳性任一条。

2. 临床诊断病例经鉴别诊断排除其他肺部疾病，同时符合下列项目之一者：

(1)具备胸部影像学检查中任一条及临床表现者；

(2)具备胸部影像学检查中任一条及结核菌素皮肤试验阳性者；

(3)具备胸部影像学检查中任一条及γ-干扰素释放试验阳性者；

(4)具备胸部影像学检查中任一条及结核分枝杆菌抗体阳性者；

(5)具备胸部影像学检查中任一条及肺外组织病理检查证实为结核病变者；

(6)具备气管、支气管结核影像学检查表现及支气管镜检查者可诊断为气管、支气管结核；

(7)具备结核性胸膜炎影像学检查表现和胸腔积液为渗出液、腺苷脱氨酶升高，同时具备结核菌素皮肤试验阳性、γ-干扰素释放试验阳性，结核分枝杆菌抗体阳性任一条者，可诊断为结核性胸膜炎；

(8)儿童肺结核临床诊断病例应同时具备以下2条：

1)具备胸部影像学检查中任一条及临床表现者；

2)具备结核菌素皮肤试验阳性，γ-干扰素释放试验阳性任一条者。

3. 确诊病例

(1)痰涂片阳性肺结核诊断：凡符合下列项目之一者：

1)2份痰标本涂片抗酸杆菌检查符合抗酸染色或荧光染色阳性者；

2)1份痰标本涂片抗酸杆菌检查符合抗酸染色或荧光染色阳性，同时具备胸部影像学检查中任一条者；

3)1份痰标本涂片抗酸杆菌检查符合抗酸染色或荧光染色阳性，并且1份痰标本分枝杆菌培养符合分枝杆菌培养阳性者。

(2)仅分枝杆菌分离培养阳性肺结核诊断：符合胸部影像学检查中任一条，至少2份痰标本涂片阴性并且分枝杆菌培养符合分枝杆菌培养阳性者。

(3)分子生物学检查阳性肺结核诊断：符合胸部影像学检查中任一条及结核分枝杆菌核酸检测阳性者。

(4)肺组织病理学检查阳性肺结核诊断：符合结核病病理学检查者。

(5)气管、支气管结核诊断：凡符合下列项目之一者：

1)具备支气管镜检查及气管、支气管病理学检查符合结核病病理学检查者；

2)具备支气管镜检查及气管、支气管分泌物病原学检查，符合抗酸染色或荧光染色阳性或分枝杆菌培养阳性或结核分枝杆菌核酸检测阳性者。

(6)结核性胸膜炎诊断：凡符合下列项目之一者：

1)具备胸部影像学检查及胸腔积液或胸膜病理学检查符合结核病病理学检查者；

2)具备胸部影像学检查及胸腔积液病原学检查，符合抗酸染色或荧光染色阳性或分枝杆菌培养阳性或结核分枝杆菌核酸检测阳性者。

【鉴别诊断】

肺结核的症状、体征和影像学表现同许多胸部疾病相似，在诊断肺结核时，应注意与其他疾病相鉴别，包括与非结核分枝杆菌肺病鉴别。经鉴定符合非结核分枝杆菌者按非结核分枝杆菌肺病处理。

1. 影像呈浸润表现的肺结核鉴别　影像呈浸润表现的肺结核应与细菌性肺炎、肺真菌病和肺寄生虫病等感染性肺疾病相鉴别。细菌性肺炎常有受凉史，多伴血白细胞升高，抗感染治疗病灶吸收较快；肺真菌病常有长期应用抗生素、免疫抑制剂或患有免疫疾病史，痰真菌培养阳性，血G试验及GM试验阳性，抗炎、抗结核治疗无效，抗真菌治疗有效；肺寄生虫病患者常有在流行地区居住史，食污染食物及饮生水史，痰内或胸腔积液查到虫卵，血清特异性抗体检查有助于诊断。

2. 肺结核球鉴别　肺结核球与周围性肺癌、炎性假瘤、肺错构瘤和肺隔离症等相鉴别。周围性肺癌患者常以咳嗽、胸痛就诊或查体发现病灶，病灶多有分叶、毛刺，多无卫星病灶，患者痰中可找到瘤细胞，经皮肺穿刺活检或经支气管镜肺活检病理检查常能确诊；炎性假瘤是一种病因不明炎性肉芽肿病变，患者以前曾有慢性肺部感染史，经抗感染治疗病灶逐渐缩小；肺错构瘤常为孤立病灶，呈爆米花样阴影；肺隔离症以20岁年轻人较多，不伴肺内感染时可长期无症状，病变好发于肺下叶后基底段，以左下肺多见，密度均匀、边缘清楚，很少钙化，血管造影及肺放射性核素扫描可见单独血供，可确诊。

3. 血行播散型肺结核鉴别　血行播散型肺结核与支气管肺泡细胞癌、肺含铁血黄素沉着症和弥漫性肺间质病相鉴别。肺泡细胞癌患者多无结核中毒症状，胸闷、气短症状明显，可以有较多泡沫样痰液，病灶多发生于双肺中下肺野，分布不均匀，痰中检查可查到癌细胞，经皮肺活检、经支气管镜肺活检常能确诊；肺含铁血黄素沉着症患者常有反复咳嗽、咯血及缺铁性贫血症状，有过敏、二尖瓣狭窄、肺出血-肾炎综合征等病史，阴影中下肺野分布较多，患者痰巨噬细胞内发现含铁血黄素颗粒可助诊断，确诊通常依靠经皮肺组织活检或经支气管镜肺活检病理检查；弥漫性肺间质病患者病史较长，进行性呼吸困难，部分患者有粉尘接触史，阴影以中下肺野、内中带较多，患者未并发感染时，多无发热，低氧血症明显，确诊通常需肺活检病理检查。

4. 支气管淋巴结结核鉴别　支气管淋巴结结核与中央型肺癌、淋巴瘤和结节病相鉴别。肺癌患者年龄多在40岁以上，患者早期可有刺激性干咳、血痰，多无结核中毒症状；淋巴瘤为淋巴系统的恶性肿瘤，可表现单侧或双侧肺门淋巴结肿大，患者多伴血红蛋白降低、浅表部位淋巴结肿大；结节病是原因不明的全身性肉芽肿疾病，影像学表现双侧肺门或纵隔淋巴结肿大，结核菌素试验多为阴性，Kveim试验阳性，血管紧张素转化酶升高，肾上腺皮质激素治疗有效，以上疾病确诊通常需支气管镜检查或超声内镜检查并病理检查。

5. 肺结核空洞鉴别 肺结核空洞与癌性空洞、肺囊肿和囊性支气管扩张相鉴别。肺癌性空洞洞壁多不规则，空洞内可见结节状突起，空洞周围无卫星灶，空洞增大速度较快；肺囊肿为肺组织先天性异常，多发生在肺上野，并发感染时，空腔内可见液平，周围无卫星灶，未并发感染时可多年无症状，病灶多年无变化；囊性支气管扩张多发生在双肺中下肺野，患者常有咳大量脓痰、咯血病史，薄层 CT 扫描或碘油支气管造影可助诊断。

6. 结核性胸膜炎鉴别 结核性胸膜炎与各种漏出性胸腔积液、癌性胸腔积液和肺炎旁胸腔积液相鉴别。胸腔积液诊断的一项必要工作是鉴别是渗出液（来自侵及胸膜的疾病或导致血管通透性增加和或胸腔淋巴回流减少的疾病）还是漏出液（起因与正常胸膜系统胸内流体静力压和胶体渗透压的紊乱），其鉴别目前仍采用 Light 标准检测胸液（PF）、血清乳酸脱氢酶（LDH）和总蛋白。如果符合下列一项或多项标准，胸液可能是渗出性的：① PF 的蛋白 / 血清蛋白比值 >0.5 ；② PF 的 LDH/ 血清 LDH 比值 >0.6 ；③ PF 的 LDH>2/3 正常血清 LDH 上限。胸腔积液脂质和胆固醇的测量一般用于怀疑乳糜胸或假性乳糜胸的诊断。当胸腔积液总甘油三酯（TG）>110mg/dl，胸腔积液 TG/ 血清 TG>1，胸腔积液胆固醇 / 血清胆固醇 <1 时，可诊断乳糜胸。胸腔积液 TG<50mg/dl 可排除乳糜胸的诊断。心源性胸腔积液、肝性胸腔积液和肾性胸腔积液，临床上积液多为双侧，有原发病病史，无结核中毒症状，胸腔积液密度 1.016，蛋白含量 <30g/L，通常为漏出液，原发病好转后胸腔积液很快吸收。肿瘤胸膜转移及胸膜间皮瘤，患者常有剧痛，胸腔积液多为血性，胸腔积液瘤细胞及胸膜活检特别是胸腔镜下直视活检病理检查可助诊断。肺炎旁胸腔积液患者有感染史，抗感染治疗后胸腔积液很快吸收。

7. 肺结核与非结核分枝杆菌肺病鉴别 非结核分枝杆菌肺病临床表现酷似肺结核病。多继发于支气管扩张、硅沉着病（矽肺）和肺结核病等慢性肺病，也是人类免疫缺陷病毒（HIV）感染或获得性免疫缺陷综合征（AIDS）的常见并发症。常见临床症状有咳嗽、咳痰、咯血、发热等。胸片可表现为炎性病灶及单发或多发薄壁空洞，纤维硬结灶、球形病变及胸膜渗出相对少见。病变多累及上叶的尖段和前段。但亦有 20%~50% 的患者无明显症状。痰抗酸染色涂片检查阳性，无法区别结核分枝杆菌与非结核分枝杆菌，只有通过分枝杆菌培养菌型鉴别方可鉴别。其病理组织学基本改变类似结核病，但非结核分枝杆菌肺病的组织学上改变以类上皮细胞肉芽肿改变多见，无明显干酪样坏死。胶原纤维增生且多呈现玻璃样变，这是与结核病的组织学改变区别的主要特点。目前尚无特效治疗非结核分枝杆菌肺病的化学药物和标准的化疗方案，且多数非结核分枝杆菌对抗结核药物耐药，故主张抗结核药物与其他抗生素联合使用，方案中药物以3~5种为宜，一般情况下，非结核分枝杆菌肺病在抗酸杆菌阴转后仍需继续治疗18~24个月，至少12个月，与肺结核化疗方案明显不同。

【治疗】

(一) 一般治疗

如发热、咳嗽、咯血等的对症治疗。

(二) 抗结核药物治疗(化疗)

直接面视下督导短程化疗(DOTS)是当今结核病控制的首要策略。

1. 适应证　任何有症状、胸片上病变不稳定、痰菌阳性的患者，均需抗结核药物治疗。

2. 常用药物、剂量、不良反应

(1) 异烟肼(INH, H): 成人300mg，1次/d；严重病例和间歇疗法时，可用至600~800mg/d。不良反应不常见，大剂量可发生周围神经炎，可加用维生素B_6预防。肝炎或精神病患者慎用。

(2) 利福平(RFP, R): 成人体重小于50kg者，450mg/d；超过50kg者600mg/d，1次口服；间歇疗法可用800~900mg/d，每周2次。常见不良反应有一过性黄疸和丙氨酸氨基转移酶升高，偶见变态反应。妊娠3个月以内的孕妇及婴幼儿慎用或不用。长效制剂利福喷丁成人500~600mg，每周1~2次，不良反应同利福平。

(3) 链霉素(SM, S): 成人0.75~1.0g，每日1次肌注，或每周2~3次。不良反应有第Ⅷ对脑神经损害、肾毒性、变态反应。老年人用量每日<0.75g。

(4) 吡嗪酰胺(PZA, Z): 成人剂量1~2g/d，分2~3次服用；间歇疗法为2~3g，每周2次。常见不良反应为肝损害、胃肠道反应和尿酸代谢异常。

(5) 乙胺丁醇(EMB, E): 成人750mg，1次/d。常见不良反应为球后视神经炎。

(6) 对氨基水杨酸钠(PAS, P): 成人8~12g/d，分2~3次口服。不良反应多为胃肠道刺激，偶有肝损害和变态反应。

(7) 丙硫异烟胺(1312Th): 成人0.75~1.0g/d，分2~3次口服。不良反应有胃肠道不适和肝损害等。

(8) 氨硫脲(TB1, T): 成人100~150mg，每日1次。常见不良反应有胃肠道反应、肝脏毒性、粒细胞减少、变态反应、蛋白尿等。

(9) 其他: 氟喹诺酮类、复合制剂已用于临床。

3. 治疗原则

(1) 早期: 早期的病理变化在治疗后易吸收，残留病变少；早期炎症反应区血供丰富，药物易渗透到病变部位。

(2)联合：同时采用多种抗结核药物治疗，可提高疗效，同时通过交叉发挥杀菌作用减少或防止耐药性发生。

(3)适量：严格按规定剂量应用，剂量过低达不到有效血浓度，过大易发生药物不良反应。

(4)规律：严格遵照医嘱要求规律用药，不漏服，不停药，以避免耐药性的产生。

(5)全程：保证完成规定的治疗期是提高治愈率和减少复发率的重要措施。

4. 实施方案

(1)初治活动性肺结核(新涂阳和新涂阴)：① $2H_3R_3Z_3E_3/4H_3R_3$；② 2HRZE/4HR。

(2)复治涂阳肺结核：① $2H_3R_3Z_3E_3S_3/6H_3R_3E_3$；② 2HRZES/6HRE。如新涂阳患者治疗到2个月末痰菌检查仍为阳性，则应延长1个月的强化期治疗。

(3)结核性胸膜炎：① 2HRZE/10HRE；② 2H3R3Z3E3/10H3R3E3。

(4)耐多药肺结核治疗：采用“三线方案”即含3种新药或含3种敏感药的5种药组成，强化期至少3个月或直至菌阴性，总疗程18~24个月。

(三) 糖皮质激素治疗

适应证为重症肺结核伴有高热等严重中毒性症状，如急性血行播散型肺结核、结核性脑膜炎、多发性结核性浆液膜炎、肺结核顽固性咯血、结核病变态反应如Poncet关节炎等。用法：必须在有效抗结核药物应用前提下，泼尼松20~40mg/d，顿服1~2周，以后每周递减5mg，总疗程4~8周。

(四) 手术治疗

对于正规化疗后仍痰菌阳性、厚壁空洞、一侧毁损肺者，尤其不能排除肺癌者，且切除部位外肺内无活动性病变，心肺功能可耐受手术者，可行肺叶或全肺切除治疗。

【预防】

1. 建立健全防治体系如病例报告和转诊、病例登记和归口管理等。

2. 早期发现和彻底治疗患者　彻底治愈患者是消灭传染源最有效的预防措施。

3. 卡介苗接种　强调对新生儿应全部接种，以后每5年尤其学龄前对结核菌素阴性者补种。

4. 化学预防　对儿童、青少年、有发病高危因素(HIV感染、涂阳肺结核患者密切接触者、糖尿病、长期使用激素或免疫抑制剂、吸毒者等)的结核菌素阳性者以及成人结核菌素强阳性者等,应进行化学预防。常用 INH 300mg/d,顿服 6~8 个月,儿童 4~8mg/kg,或利福平和异烟肼 3 个月,每日顿服或每周 3 次。

(陈 杨 唐 昊)

11 非结核分枝杆菌病

非结核分枝杆菌病是由结核分枝杆菌和麻风分枝杆菌以外的分枝杆菌(non-tuberculous Mycobacterium,NTM)引起的疾病。NTM 感染指感染了 NTM,但未发病;NTM 病指感染了 NTM,并引起相关组织、脏器的病变。

Runyon 将 NTM 分为四群。Ⅰ群:光产色菌,如猿猴分枝杆菌、堪萨斯分枝杆菌等;Ⅱ群:暗产色菌,如苏加分枝杆菌、蟾分枝杆菌等;Ⅲ群:不产色菌,如鸟分枝杆菌复合群(M.avium complex,MAC)、玛尔摩分枝杆菌等;Ⅳ群:快生长菌,如偶然分枝杆菌、龟分枝杆菌等。NTM 的毒力和致病力均较结核分枝杆菌低,通常属机会性致病菌。随着艾滋病的流行及器官移植后大量免疫抑制剂的应用,NTM 发病率呈上升趋势。NTM 对现有抗结核药物大多耐药,易形成慢性排菌或难治性病例。

【临床表现】

NTM 和结核分枝杆菌一样,可侵犯全身许多脏器和组织,以肺部最常见,NTM 病的全身中毒症状和局部损害表现与结核病相似。

女性患病率明显高于男性,老年人居多。大多数患者肺部已有基础疾病,如 COPD、支气管扩张症、囊性纤维化、肺尘埃沉着病(病、肺结核和肺泡蛋白沉着症等。患者的临床表现差别较大,可以没有症状体检发现,也可以以肺空洞、咯血为主要表现。由于 NTM 病程较长、肺组织破坏较重及并发症的存在,一般 NTM 肺病患者的肺通气功能减退较肺结核更为明显。

1. 慢性肺病 NTM 引起的肺部病变与肺结核十分相似,症状大多较轻,有咳嗽、咯血、气急、低热和消瘦,缺少特异性。X 线上病变多见于上肺,特别是右上肺,显示浸润、空洞、结节、纤维干酪、广泛纤维收缩等多种病变。肺通气功能损害较肺结核为多,与肺部病变范围不平行,可能与慢性肺部基础疾病有关。

2. 淋巴结炎 NTM 引起的淋巴结炎几乎全见于学龄前儿童,10 倍于结核性淋巴结炎。病变淋巴结最常见于颈部。多为单侧无痛性肿大,可无系统症状,但常可出现病变的淋巴结软化、破溃,并经久不愈而形成窦道。

3. 皮肤软组织感染 可有丘疹、结节、斑块、水疱、溃疡等表现。

4. 播散性 NTM 病 通常发生于严重的细胞免疫抑制者，包括艾滋病患者和长期使用免疫抑制剂治疗基础疾病（如器官移植、淋巴瘤、白血病）的 HIV 阴性患者。

五、其他

NTM 偶还可引起骨骼系统感染、角膜炎、心内膜炎、脑膜炎等。

【影像学表现】

NTM 肺病与肺结核影像学表现相似，也呈现多形态改变，具有以下特点：

1. 双肺同时受累，病变部位以上叶尖段以及前端为主。
2. 病变以纤维增殖为主，渗出性病变相对较少。
3. 空洞型病变常见，成为胸膜下薄壁空洞，周围浸润少，支气管播散少。
4. 可并发胸腔积液，但以胸膜增厚粘连为主。
5. 病变进程缓慢。
6. 常伴有肺气肿、肺大疱、支气管扩张等基础性疾病的影像学表现。
7. HIV/AIDS 并发播散性 NTM 病时，可伴有肺门、纵隔淋巴结肿大而肺部无异常。

【诊断】

（一）NTM 感染

NTM 皮肤试验阳性以及缺乏组织、器官受到 NTM 侵犯的依据，符合上述条件者即可诊断为 NTM 感染。

（二）疑似 NTM 病

符合以下条件之一即可考虑为疑似 NTM 病：

1. 痰抗酸杆菌检查阳性而临床表现与肺结核不相符者。
2. 痰液显微镜检查发现菌体异常的分枝杆菌。
3. 痰或其他标本中分枝杆菌培养阳性，但其菌落形态和生长情况与 MTB 复合群有异。
4. 接受正规抗结核治疗无效而反复排菌的患者，且肺部病灶以支气管扩张、多发性小结节及薄壁空洞为主。
5. 经支气管卫生净化处理后，痰分枝杆菌不能阴转者。
6. 有免疫功能缺陷，但已除外肺结核的肺病患者。
7. 医源性或非医源性软组织损伤，或外科术后伤口长期不愈而找不到原因者。

（三）NTM 肺病

具有呼吸系统和 / 或全身症状，经影像学检查发现有肺内病变，已排除其

他病因(包括结核性),在确保标本无外源性污染的前提下,符合以下条件之一者可做出 NTM 病的诊断:

1. 痰 NTM 培养 3 次均为同一病原菌。
2. 痰 NTM 培养 2 次均为同一病原菌,1 次抗酸杆菌(AFB)涂片阳性。
3. 支气管肺泡灌洗液 NTM 培养 1 次阳性,阳性度 2+ 以上。
4. 支气管肺泡灌洗液 NTM 培养 1 次阳性,AFB 涂片阳性度 2+ 以上。
5. 支气管或肺组织活检标本 NTM 培养阳性。
6. 肺活检见与 NTM 改变相似的肉芽肿,痰或支气管灌洗液 NTM 培养阳性。

(四) 肺外 NTM 病

具有局部和 / 或全身性症状,经相关检查发现有肺外组织、器官病变;已排除其他病因;在确保标本无外源性污染的前提下,病变部位组织 NTM 培养阳性,即可作出肺外 NTM 病的诊断。

无论是 NTM 肺病,还是肺外 NTM 病,均需进行 NTM 菌种鉴定。

【治疗】

1. 鸟 - 胞内分枝杆菌复合群　MAC 在引起 NTM 病的所有病原菌中居第一位。对于有结节或支气管扩张疾病的多数患者,推荐每周 3 次方案:克拉霉素 1 000mg 或阿奇霉素 500mg、利福平 600mg 联合乙胺丁醇 25mg/kg。对于有纤维空洞的 MAC 肺病或严重的结节 / 支气管扩张症患者,推荐每日方案:克拉霉素 500~1 000mg 或阿奇霉素 250mg、利福平 600mg 或利福布汀 150~300mg 联合乙胺丁醇 15mg/kg,并考虑在治疗早期每周三次予阿米卡星或链霉素。患者需坚持治疗直至痰培养阴性持续一年。

2. 堪萨斯分枝杆菌　堪萨斯分枝杆菌是引起 NTM 病的第二位主要病原菌。每日方案:异烟肼 300mg/d、利福平 600mg/d 联合乙胺丁醇 15mg/(kg·d)。患者需坚持治疗直至阴性痰培养持续一年。

3. 播散性 MAC 病的治疗　治疗应包括克拉霉素 1 000mg/d 或阿奇霉素 250mg/d 和乙胺丁醇 15mg/(kg·d)联合或不联合利福布汀 150~300mg/d。当症状缓解,并且细胞介导的免疫功能重建时可停止治疗。

4. 播散性 MAC 病的预防　AIDS 伴有 CIN+T 淋巴细胞计数少于 50,的成年患者应给予预防性治疗。阿奇霉素 1 200mg/ 周或克拉霉素 1 000mg/d 有肯定的疗效。利福布汀 300mg/d 也有效,但耐受性相对较差。

5. NTM 颈部淋巴结炎　NTM 颈部淋巴结炎多数病例是由 MAC 引起的,外科切除是首要的治疗,有高于 90% 的治愈率。对有广泛的 MAC 淋巴腺炎或对外科治疗反应差的患者应考虑采用大环内酯类为基础的方案。

6. 快速生长分枝杆菌　对此类微生物的治疗方案可基于体外药敏试验。对脓肿分枝杆菌病，大环内酯类为基础的方案是经常使用的。外科清创术可能也是治疗成功的一个重要因素。

NTM 病治疗过程中需注意观察痰菌的动态变化和可能发生的不良反应，以便及时处理并调整用药。

（陈 杨　唐 昊）

12　结核性胸膜炎

结核性胸膜炎（tuberculous pleuritis）通常由于局部结核病灶直接蔓延、淋巴逆流或血行播散引起细胞介导的免疫反应，产生胸腔积液。结核性胸膜炎是发展中国家最常见的单侧胸腔积液的原因，占 30%~80%。多见于青年人，常有发热、干咳、胸痛表现，随着胸腔积液量增加胸痛可缓解，但胸闷气促加重。

【病因与病理生理】

结核性胸膜炎的病原菌是结核分枝杆菌，目前认为发病原因是胸膜感染结核分枝杆菌后产生针对其抗原成分的免疫变态反应。结核分枝杆菌的菌体成分复杂，主要成分及其临床意义见表 2-2-1。

表 2-2-1　结核分枝杆菌的主要成分及其临床意义

菌体成分	临床意义	参与形成
类脂质	蜡质：免疫佐剂活性，引发迟发性变态反应	空洞形成，干酪液化
	磷脂：有抗原性，促使单核细胞、类上皮细胞化，朗格汉斯巨细胞形成	结核结节
	硫脂：与结核分枝杆菌毒力有关，破坏宿主巨噬细胞	–
	分枝杆菌酸：与抗酸染色性及细胞壁完整性有关	–
	索状因子：对宿主有毒性，有免疫佐剂活性	–
蛋白质	结核菌素的主要成分，属于完全抗原，可诱发皮肤变态反应	结核菌素试验
多糖类	菌体多糖与血清反应等免疫应答有关	免疫应答

根据胸膜炎的病理改变分为干性胸膜炎、渗出性胸膜炎和结核性脓胸，其病理转归见图 2-2-1。

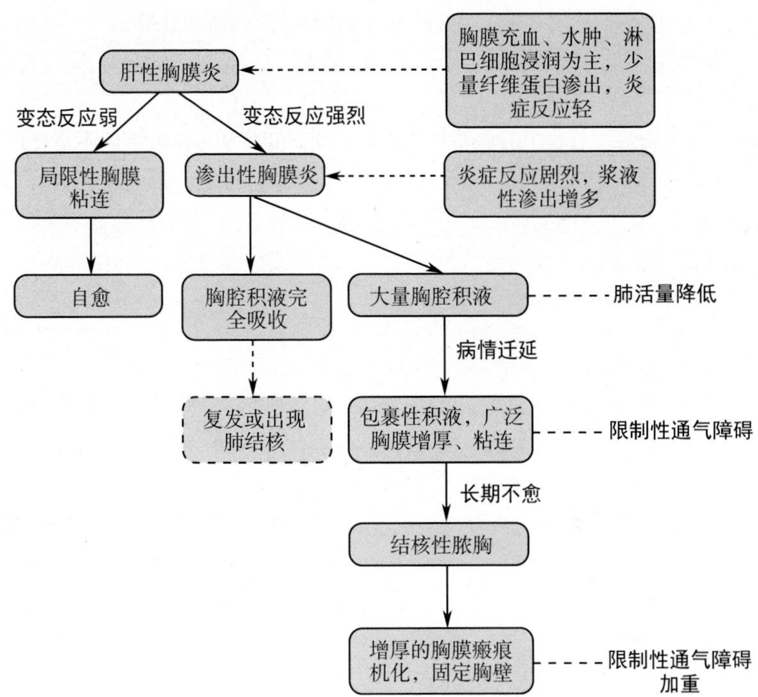

图 2-2-1　结核性胸膜炎的病理转归示意

【临床表现】

结核中毒症状 + 胸腔积液所致的局部症状，三种临床类型共有的症状为午后低热、盗汗、乏力、食欲减退、消瘦等结核中毒症状，少量胸腔积液可无明显体征，胸腔积液量增多后所致局部症状、体征略有差异（表 2-2-2）。

【辅助检查】

1. 影像学检查　干性胸膜炎胸部 X 线可无异常，但胸腔积液量 >200ml 可出现肋膈角变钝，部分患者可同时合并有肺结核。

超声检查较胸部 X 线检查灵敏，可估计积液的范围、深度和厚度，确定穿刺部位、角度和深度。

胸部 CT 是发现胸腔积液最敏感的方法，可发现极少量胸腔积液，并可鉴别胸膜增厚、包裹性积液、肺内囊性肿块，能更早发现肺内病灶、纵隔内淋巴结肿大。

2. 微生物检查　胸液涂片查抗酸杆菌养阳性率 <5%，结核杆菌培养阳性率在 24%~58%，可采用 BACTEC MGIT 960 提高培养阳性率，并把阳性报告时间缩短至 10d 左右。

表 2-2-2 三种结核性胸膜炎胸腔积液所致的症状体征

分类	症状	体征
干性胸膜炎	1. 胸痛：局限性针刺样痛，深吸气、咳嗽时加重，以肺尖、下肺多见 2. 顽固性干咳—炎症刺激迷走神经	视诊：呼吸运动受限 触诊：局部压痛，胸膜摩擦感 听诊：呼吸音减弱，胸膜摩擦音
渗出性胸膜炎	1. 胸痛：早期胸腔积液少→刺激性剧痛 积液增多→胸痛消失 后期胸腔积液吸收→又出现隐痛 2. 反射性干咳—胸膜受刺激 3. 呼吸困难—胸腔积液 >500ml 时，压迫肺组织、心血管	视诊：呼吸浅快，患侧呼吸运动受限、胸廓饱满、肋间隙增宽， 触诊：气管向健侧移位，语颤减弱 / 消失 叩诊：积液区呈浊 / 实音 听诊：患侧呼吸音低 / 消失，语音传导减弱
结核性脓胸	1. 咳大量脓（血）痰—伴支气管胸膜瘘时 2. 贫血—慢性者	慢性者的体征： 视诊：杵状指 / 趾，胸廓塌陷，肋间隙变窄、呼吸运动减弱 触诊：气管向患侧移位 叩诊：患侧实音 听诊：呼吸音减低

3. 胸腔积液常规、生化检查 胸腔积液多为草黄色渗出液，少数为血性，pH 7.3~7.4，糖 >60mg/dl，细胞分类以淋巴细胞为主。而结核性脓胸与普通脓胸相似，胸腔积液中白细胞（10~15）$\times 10^9$/L（10 000~15 000/mm^3），以中性粒细胞为主，pH<7.2，糖 <20mg/ml，LDH>1 000U/L。

胸腔积液中腺苷脱氨酶（ADA）>45U/L 有助于和恶性胸腔积液相鉴别。IFN-γ 主要由 $CD4^+$T 细胞产生，因此 IFN-γ 测定特异性优于 ADA，胸腔积液 IFN-γ 检测敏感性 78%~100%，特异性 95%~100%。

4. 胸膜活检和胸腔镜 经皮胸膜活检或胸腔镜直视下胸膜活检，阳性率可达 80% 以上，胸膜组织出现伴有干酪样坏死的肉芽肿、抗酸染色阳性或病理组织培养分枝杆菌阳性是确诊的手段。

胸腔镜是诊断不明原因胸腔积液的最好方法，典型结核性胸膜炎表现为壁层胸膜黄白色小结节，胸膜面红肿充血，纤维渗出粘连（图 2-2-2）。

【诊断】

典型结核性胸膜炎根据临床表现、胸腔积液检查及胸膜活检不难诊断，主要需与以下疾病相鉴别：

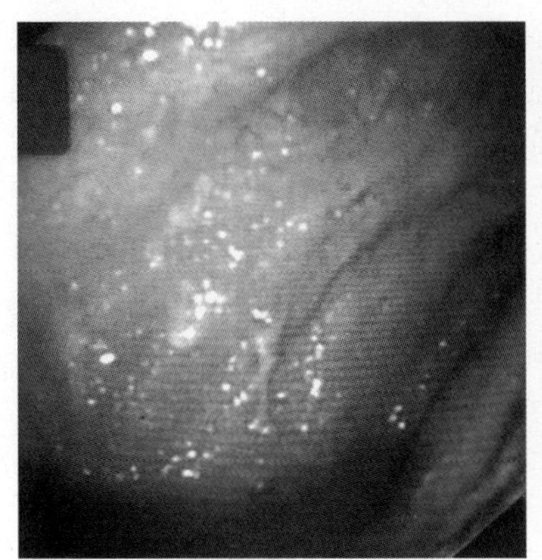
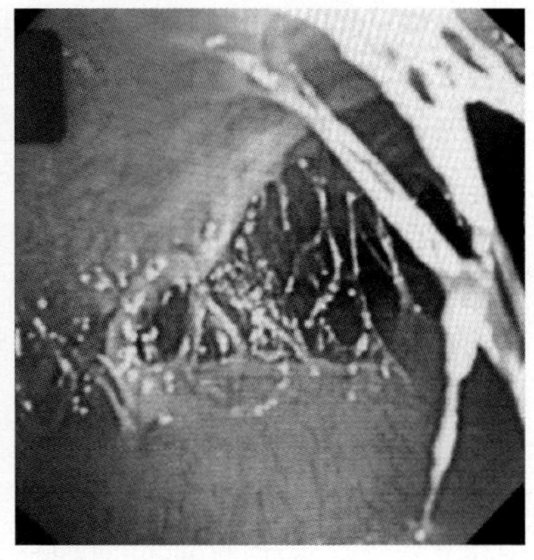

图 2-2-2 胸腔镜下结核性胸膜炎表现(文末彩图)

1. 癌性胸腔积液 为恶性肿瘤直接侵犯或转移至胸膜所致,常见于肺癌、乳腺癌、淋巴瘤等患者,多为中老年人,有原发疾病的症状,胸腔积液多为血性,增长较快并持续存在。

2. 肺炎旁胸腔积液 指因细菌性肺炎、肺脓肿或支气管扩张引起的胸腔积液,患者多有肺部病变的病史,积液量不多,见于病变的同侧。胸液白细胞计数明显增多,以中性粒细胞为主,胸液培养可有致病菌生长。

【治疗】

(一) 治疗原则

尽早正规应用抗结核药物;积极抽液治疗;适当应用激素。

(二) 治疗目的

治疗和预防后发的活动性肺结核,解除症状,防止胸膜增厚、粘连,减轻肺功能损害。

1. 一般治疗 发热应卧床休息,热退后可起床活动。胸痛酌用止痛镇静药。大量胸液压迫引起呼吸困难时,应抽液。

2. 胸腔穿刺引流 胸腔穿刺抽液有助于诊断,减轻大量胸腔积液引起的压迫症状,减少纤维蛋白沉积和胸膜增厚,减轻肺功能损害。初次引流量不宜超过 600ml,再次不超过 1 000ml。对于结核性脓胸需用 >16Fr 的引流管置管冲洗,每次用生理盐水或 2% 碳酸氢钠冲洗脓腔。

3. 抗结核药物治疗 WHO 推荐无合并中枢神经系统和骨关节结核者,化疗方案同痰菌阳性的肺结核,即 2HRZE/4HR 或 $2H_3R_3Z_3E_3/4H_3R_3$。2008 年国家卫生部《中国结核病防治规划实施工作指南(2008 年版)》推荐结核性胸膜炎的化疗方案为 2HRZE/10HRE 或 $2H_3R_3Z_3E_3/10H_3R_3E_3$。

4. 糖皮质激素对于急性发热、大量胸腔积液、多浆膜腔积液、并发粟粒型肺结核的患者，建议在抗结核治疗基础上加用糖皮质激素，一般给予泼尼松20~30mg/d，分3次口服，症状好转时，逐渐减量至停药，总疗程4~6周。

【其他】

结核性胸膜炎如不经治疗，多数患者的症状能自行缓解，胸腔积液逐渐吸收，但65%的患者5年内发展为活动性肺结核，故一旦确诊，需尽早正规抗结核治疗，避免广泛胸膜增厚、粘连，影响肺功能。

（顾 香　石昭泉）

13　支气管扩张症

支气管扩张症（bronchiectasis），简称支扩，是由于慢性炎症损坏了支气管管壁，致使管腔持久的扩大和变形。一般下叶多于上叶，左下叶多于右下叶。

【发病机制】

支气管扩张症可分为先天性和继发性。我国先天性支气管扩张症少见。继发性支气管扩张症致病因素主要为支气管感染和支气管阻塞，两者互相影响，形成恶性循环。

【临床表现】

本病起病缓慢，病程长。患者有慢性咳嗽、大量脓痰，每日痰量可达数百毫升，静置后可分三层。常有反复咯血，其量不等，多者可达数百毫升。少数患者仅有反复咯血，谓之干性支气管扩张。

病变局限或感染不明显者，尤其干性支气管扩张可无阳性体征。一般在病变部位，可闻及固定而持久的局限性湿啰音。常见杵状指（趾）。出现并发症时可有相应的体征。

【辅助检查】

1. 胸部影像学　轻者胸片可正常，或肺纹理增多、粗乱；重者可见病变部位有多个不规则的环形透亮阴影或沿支气管的蜂窝状或卷发样阴影，合并感染时在阴影内可见液平面。高分辨率胸部CT有助于本病的早期诊断，并可发现扩张支气管呈囊型、梭型、柱型或混合型。

2. 实验室检查　感染严重者，血白细胞总数及中性粒细胞均可增高。痰细菌培养可有革兰氏阳性球菌、阴性杆菌或厌氧菌生长，必要时留24h痰液浓缩找抗酸杆菌。

3. 肺功能检查　病变范围广泛者可呈现阻塞性或混合性通气功能障碍及残气/肺总量百分比增加。

【诊断】

传统诊断支气管扩张的金标准是支气管碘油造影。由于耐受性差，后遗症多，现已被高分辨率CT（HRCT）取代。用HRCT诊断支气管扩张的敏感性在87%~97%，特异性在93%~100%。

【治疗】

（一）清除痰液

1. 祛痰剂　溴已新8~16mg，3次/d，口服，或祛痰灵30ml，2次/d，口服，或氨溴索30~60mg，3次/d，口服。使痰液稀薄，便于咳出。

2. 雾化吸入　使痰液稀薄，雾化吸入，每日2~3次。

3. 体位引流　根据病变部位，采取不同体位，早晚各做1次，每次10~15min，促进痰液排出。

（二）控制感染

有发热、咳脓痰等化脓性感染时，应给予抗菌药物治疗，支扩患者易发生铜绿假单胞菌感染，可据此或根据痰液细菌培养及药敏，选用其他抗生素。长期应用抗生素者，应警惕真菌感染。

（三）止血治疗

如有小量或中等量咯血，可选用以下药物：云南白药0.3g，3次/d，卡巴克络10mg或酚磺乙胺250mg，2次/d，肌注，维生素K_1 10mg，2次/d，静注。也可将6-氨基己酸、氨甲苯酸或血凝酶（立止血）等加入液体中静滴。如无禁忌可使用垂体后叶素止血，一般10U加入生理盐水40ml，静脉缓慢注射，反复咯血者可6~8h静注一次，咯血减少后可用10~20U加入5%葡萄糖溶液500ml，静滴，24h总量为40~60U。

（四）手术治疗

反复感染及大咯血者，如病变在一侧肺，病灶范围较局限，又无其他禁忌证，在内科治疗不能控制时，可考虑手术切除。

（齐广生　唐昊）

14　支气管哮喘

支气管哮喘（bronchial asthma，简称哮喘）是由多种细胞（包括嗜酸性粒细胞、肥大细胞、T淋巴细胞、中性粒细胞、平滑肌细胞、气道上皮细胞等）和细胞组分参与的气道慢性炎症性疾病。这种慢性炎症导致气道反应性增加，通常出现广泛可变的可逆性气流受限，并引起反复发作性喘息、气急、胸闷或咳嗽等症状，常在夜间和/或清晨发作、加剧，多数患者可自行缓解或经治疗缓解。如诊治不及时，随病程延长可产生不可逆性狭窄和气道重塑。本病病因和发病机制尚未完全阐明，可能与遗传因素、变态反应、气道炎症、神经系统功能异常及多种环境因素有关。

【诊断】

(一) 诊断标准

1. 反复发作的喘息、气急，伴或不伴胸闷或咳嗽，多与接触变应原、冷空气、物理、化学性刺激、上呼吸道感染、运动等有关。

2. 发作时双肺可闻及散在或弥漫性、以呼气相为主的哮鸣音，呼气相延长。

3. 上述病情可经治疗缓解或自行缓解。

4. 除外其他疾病所引起的喘息、气急、胸闷和咳嗽。

5. 临床不典型者(如无明显喘息或体征)至少应具备以下三项中的一项。

(1) 支气管舒张试验阳性(吸入支气管舒张剂后，FEV_1 增加 >12%，且 FEV_1 绝对值增加 >200ml)。

(2) 支气管激发试验阳性。

(3) 呼气峰流速 PEF 平均每日昼夜变异率(连续 7d，每天 PEF 昼夜变异率之和 /7)>10%，或 PEF 周变异率(2 周内，最高 PEF 值 – 最低 PEF 值 / 最高 PEF 值 + 最低 PEF 值和的 1/2)>20%。

符合第 1~4 条或第 4、5 条者，可以诊断为支气管哮喘。

(二) 分期及分级

1. 分期　根据临床表现可分为急性发作期、慢性持续期和临床缓解期。急性发作是指喘息、气急、咳嗽、胸闷等症状突然发生，或原有症状加重，并以呼气流量降低为其特征，常因接触变应原、刺激物或呼吸道感染诱发。慢性持续期是指每周均不同频度和 / 或不同程度地出现喘息、气急、胸闷、咳嗽等症状；临床缓解期是指患者无喘息、气急、胸闷、咳嗽等症状，并持续 1 年以上。

2. 分级

(1) 病情严重程度的分级(表 2-2-3)：主要是针对慢性持续期哮喘病情严重程度的分级，在初始治疗时即对哮喘严重程度进行判断，在临床研究中更具有应用价值，可根据白天、夜间哮喘症状出现的频率和肺功能检查结果，分为间歇状态(第 1 级)、轻度持续(第 2 级)、中度持续(第 3 级)、重度持续(第 4 级)。

表 2-2-3　哮喘患者病情严重程度的分级

分级	临床特点
间歇状态(第 1 级)	症状 <1 次 / 周 短暂出现 夜间哮喘症状≤ 2 次 / 月 FEV_1 占预计值 % ≥ 80% 或 PEF ≥ 80% 个人最佳值，PEF 变异率 < 20%

续表

分级	临床特点
轻度持续（第 2 级）	症状≥ 1 次 / 周，但 < 1 次 /d 可能影响活动和睡眠 夜间哮喘症状 >2 次 / 月，但 < 1 次 / 周 FEV_1 占预计值 % ≥ 80% 或 PEF ≥ 80% 个人最佳值，PEF 变异率为 20%~30%
中度持续（第 3 级）	每日有症状 影响活动和睡眠 夜间哮喘症状≥ 1 次 / 周 FEV_1 占预计值 % 为 60%~79% 或 PEF 为 60%~79% 个人最佳值，PEF 变异率 >30%
重度持续（第 4 级）	每日有症状 频繁出现 经常出现夜间哮喘症状 体力活动受限 FEV_1 占预计值 %<60% 或 PEF <60% 个人最佳值，PEF 变异率 > 30%

注：参考《支气管哮喘防治指南(2016 年版)》。

(2) 根据控制水平进行分级适用于临床工作，有助于指导临床治疗，分为轻度哮喘：经过第 1 级、第 2 级治疗能达到完全控制者；中度哮喘：经过第 3 级治疗能达到完全控制者；重度哮喘：需要第 4 级或第 5 级治疗才能达到完全控制，或者即使经过第 4 级或第 5 级治疗仍不能达到控制者。

(3) 哮喘急性发作时严重度分级：分为轻度、中度、重度、危重四级(表 2-2-4)。

表 2-2-4　哮喘急性发作时病情严重程度的分级

临床特点	轻度	中度	重度	危重
气短	步行、上楼时	稍事活动	休息时	–
体位	可平卧	喜坐位	端坐呼吸	–
讲话方式	连续成句	单句	单词	不能讲话
精神状态	可有焦虑，尚安静	时有焦虑或烦躁	常有焦虑、烦躁	嗜睡或意识模糊

续表

临床特点	轻度	中度	重度	危重
出汗	无	有	大汗淋漓	-
呼吸频率	轻度增加	增加	常 >30 次 /min	-
辅助呼吸肌活动及三凹征	常无	可有	常有	胸腹矛盾呼吸
哮鸣音	散在，呼吸末期	响亮、弥散	响亮、弥散	减弱，甚至无
脉率（次 /min）	< 100	100~ 120	> 120	脉率变慢或不规则
奇脉	无，< 10mmHg	可有，10~25mmHg	常有，10~25mmHg（成人）	无，提示呼吸肌疲劳
最初支气管舒张剂治疗后 PEF 占预计值或个人最佳值 %	> 80%	60%~ 80%	< 60% 或 100L/min 或作用时间 <2h	-
PaO_2（吸空气，mmHg）	正常	≥ 60	< 60	< 60
$PaCO_2$（mmHg）	<45	≤ 45	> 45	> 45
SaO_2（吸空气，%）	> 95	91-95	≤ 90	≤ 90
pH 值	-	-	-	降低

注：只要符合某一严重程度的某些指标，而不需满足全部指标，即可提示为该级别的急性发作；1mmHg =0.133kPa；-：无反应或无变化。表格来源：支气管哮喘防治指南（2016 年版）。

【防治】

（一）防治目标及总策略

1. 目标　①有效控制急性发作症状并维持最轻的症状，甚至无任何症状。②防止哮喘的加重。③尽可能使肺功能维持在接近正常水平。④保持正常活动（包括运动）的能力。⑤避免哮喘药物的不良反应。⑥防止发生不可逆的气流受限。⑦防止哮喘死亡，降低哮喘病死率。国际一项研究表明，经氟替卡松 /

沙美特罗固定剂量升级和维持治疗，哮喘控制率接近 80%。

2. 哮喘控制的标准　①最少(最好没有)慢性症状，包括夜间症状。②哮喘发作次数减至最少。③无须因哮喘而急诊。④最少(或最好不需要)按需使用 β_2 受体激动剂。⑤没有活动(包括运动)限制。⑥ PEF 昼夜变异率 <20%。⑦ PEF 正常或接近正常。⑧最少或没有药物不良反应。

3. 总策略　①教育患者，建立医师和患者间合作伙伴关系。②训练患者自我监测病情。③避免和控制激发因素。④制订长期防治方案，按阶梯式调整药物。⑤制订急性发作时处理方案。⑥正规化的管理和随访。

(二) 急性发作期的治疗

1. 轻度和部分中度急性发作　可以在家庭中或社区中治疗。家庭或社区中的治疗措施主要为重复吸入速效 β_2 受体激动剂，在第 1 小时每 20min 吸入 2~4 喷。随后根据治疗反应，轻度急性发作可调整为每 3~4h 吸入 2~4 喷，中度急性发作每 1~2h 吸入 6~10 喷。如果对吸入性 β_2 受体激动剂反应良好(呼吸困难显著缓解，PEF 占预计值 >80% 或个人最佳值，且疗效维持 3~4h)，通常不需要使用其他的药物。如果治疗反应不完全，尤其是在控制性治疗的基础上发生的急性发作，应尽早口服激素(泼尼松龙 0.5~1mg/kg 或等效剂量的其他激素)，必要时到医院就诊。

2. 部分中度和所有重度急性发作　均应到急诊室或医院治疗。除氧疗外，应重复使用速效 β_2 受体激动剂。推荐在初始治疗时连续雾化给药，随后根据需要间断给药(每 4h 1 次)。联合使用 β_2 受体激动剂和抗胆碱能制剂(如异丙托溴铵)能够取得更好的支气管舒张作用。中重度哮喘急性发作应尽早使用全身激素，特别是对速效 β_2 受体激动剂初始治疗反应不完全或疗效不能维持，以及在口服激素基础上仍然出现急性发作的患者。口服激素与静脉给药疗效相当，副作用小。推荐用法：泼尼松龙 30~50mg 或等效的其他激素，每日单次给药。严重的急性发作或口服激素不能耐受时，可采用静脉注射或滴注，如甲泼尼龙 80~160mg，或氢化可的松 400~1 000mg 分次给药。静脉给药和口服给药的序贯疗法有可能减少激素用量和不良反应，如静脉使用激素 2~3d，继之以口服激素 3~5d。不推荐常规使用镁制剂，可用于重度急性发作(FEV_1 25%~30%)或对初始治疗反应不良者。

3. 重度和危重哮喘急性发作　经过上述药物治疗，临床症状和肺功能无改善甚至继续恶化，应及时给予机械通气治疗，其指征主要包括意识改变、呼吸肌疲劳、$PaCO_2 \geq 45mmHg$ 等。可先采用经鼻(面)罩无创机械通气，若无效应及早行气管插管机械通气。哮喘急性发作机械通气需要较高的吸气压，可使用适当水平的呼气末正压(PEEP)治疗。如果需要过高的气道峰压和平台压才能维持正常通气容积，可试用允许性高碳酸血症通气策略以减少呼吸机相关肺损伤。

（三）哮喘的长期治疗

哮喘的治疗应以患者的病情严重程度为基础，根据其控制水平类别选择适当的治疗方案。哮喘药物的选择既要考虑药物的疗效及其安全性，也要考虑患者的实际状况，如经济收入和当地的医疗资源等。要为每个初诊患者制订哮喘防治计划，定期随访、监测，改善患者的依从性，并根据患者病情变化及时修订治疗方案。哮喘患者长期治疗方案分为 5 级（表 2-2-5）。

表 2-2-5　根据哮喘病情控制分级制订治疗方案

治疗方案	第 1 级	第 2 级	第 3 级	第 4 级	第 5 级
推荐选择控制药物	不需使用药物	低剂量的 ICS	低剂量的 ICS/LABA	中 / 高剂量的 ICS/LABA	其他治疗，如口服糖皮质激素
其他选择控制药物	低剂量 ICS	LTRA 低剂量茶碱	中 / 高剂量的 ICS[a] 低剂量 ICS/LTRA（或加茶碱）	中 / 高剂量的 ICS/LABA 加 LAMA[b] 高剂量 ICS/LTRA（或加茶碱）	加 LAMA[b] IgE 单克隆抗体
缓解药物	按需使用 SABA	按需使用 SABA	按需使用 SABA 或低剂量布地奈德 / 福莫特罗或倍氯米松 / 福莫特罗	按需使用 SABA 或低剂量布地奈德 / 福莫特罗或倍氯米松 / 福莫特罗	按需使用 SABA 或低剂量布地奈德 / 福莫特罗或倍氯米松 / 福莫特罗

注：a. 中国哮喘患者接受 GINA 推荐高限 ICS 剂量的半量，也能获得与高限剂量相似的效果（证据等级 B）；b. LAMA 吸入仅用于 18 岁及以上成人；SABA= 短效 β_2 受体激动剂；LABA= 长效 β_2 受体激动剂；LTRA= 白三烯受体阻滞剂；LAMA= 长效抗胆碱能药物；ICS= 吸入性糖皮质激素。参考《支气管哮喘防治指南（2016 年版）》。

对以往未经规范治疗的初诊哮喘患者可选择第 2 级治疗方案，哮喘患者症状明显，应直接选择第 3 级治疗方案。从第 2 级到第 5 级的治疗方案中都有不同的哮喘控制药物可供选择。而在每一级中都应按需使用缓解药物，以迅速缓解哮喘症状。如果使用含有福莫特罗和布地奈德的单一吸入装置进行联合治疗时，可作为控制和缓解药物应用。

如果使用该分级治疗方案不能够使哮喘得到控制，治疗方案应该升级直至达到哮喘控制为止。

对于我国贫困地区或低经济收入的哮喘患者，视其病情严重度不同，长期控制哮喘的药物推荐使用：①吸入低剂量激素。②口服缓释茶碱。③吸入激素联合口服缓释茶碱。④口服激素和缓释茶碱。

（唐 昊）

15 慢性阻塞性肺疾病

慢性阻塞性肺疾病（chronic obstructive pulmonary diseases，COPD）是一种具有持续气流受限为特征的疾病，气流受限不完全可逆，呈进行性发展。通常由暴露于有毒颗粒或气体引起气道和 / 或肺泡炎症反应，主要症状包括咳嗽、咳痰及活动时气促。

慢性阻塞性肺疾病有别慢性支气管炎和肺气肿，前者是连续 2 年中每年至少有 3 个月的咳嗽及咳痰，不一定有气流受限；后者是肺泡结构的破坏，是一个病理学术语。

【临床表现】

秋冬寒冷季节好发。多以咳嗽、咳痰为首发症状，咳白色泡沫痰或黏液痰，合并感染时痰量增多，常有脓痰。气促或呼吸困难是慢阻肺典型症状，早期仅劳力时出现，后逐渐加重，日常活动甚至休息时也感气促。

早期体征可不明显。病情进展后表现为肺气肿体征。

视诊桶状胸，部分患者呼吸变浅，频率增快，严重者可有缩唇呼吸；触诊双肺语颤减弱；叩诊过清音，心浊音界缩小，肺下界和肝浊音界下降；听诊两肺呼吸音减弱，呼气期延长，部分患者可闻及湿啰音和干啰音。

低氧血症可出现黏膜及皮肤发绀，伴二氧化碳潴留者可见球结膜水肿，伴有心衰竭可见下肢水肿，腹部触诊肝脏增大。

【辅助检查】

肺功能：判断有气流受限、诊断金标准。使用支气管扩张剂后，$FEV_1/FVC<0.7$ 可确定为持续气流受限。

X 线胸片：早期无变化，后期出现肺纹理增粗、紊乱等非特异性改变，及肺气肿改变。鉴别其他疾病具有重要价值。

胸部 CT 可见慢阻肺小气道病变、肺气肿表现，排除其他疾病。

血气分析：确定低氧血症、高碳酸血症、酸碱平衡失调以及呼吸衰竭类型。

【诊断】

慢性咳嗽、咳痰，进行性加重的呼吸困难；有慢阻肺危险因素接触史；肺功能确诊，支气管扩张后 FEV_1/FVC<70% 可确认存在不可逆的气流受限（图 2-2-3）。

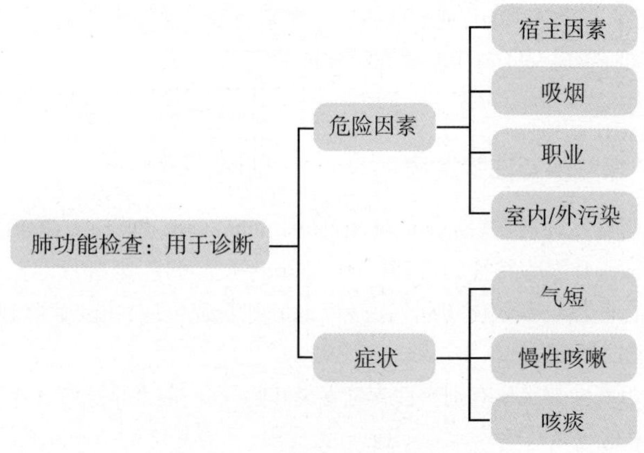

图 2-2-3　慢性阻塞性肺疾病诊断

根据 FEV_1 占预计值百分比进行分级（表 2-2-6），评估气流受限严重程度。

表 2-2-6　慢阻肺气流受限严重程度分级（GOLD 功能分级）

分度	标准
GOLD 1 级（轻度）	$FEV_1 \geqslant 80\%$ 预计值
GOLD 2 级（中度）	$50 \leqslant FEV_1<80\%$ 预计值
GOLD 3 级（重度）	$30 \leqslant FEV_1<50\%$ 预计值
GOLD 4 级（极重度）	$FEV_1<30\%$ 预计值

根据改良版英国医学研究委员问卷（the Modified British Medical Research Council，mMRC）和慢阻肺评估测试（COPD assessment test，CAT）进行症状评估。

急性加重期为一种急性起病的过程，其特征是患者呼吸系统症状恶化，超出日常变异，需要改变药物治疗。

慢性阻塞性肺疾病个体评估，需要将症状评估、肺功能分级和急性加重风险三者相结合（图 2-2-4）。

【治疗】

(一) 稳定期 COPD 治疗

包括对患者的教育以及药物和非药物治疗。

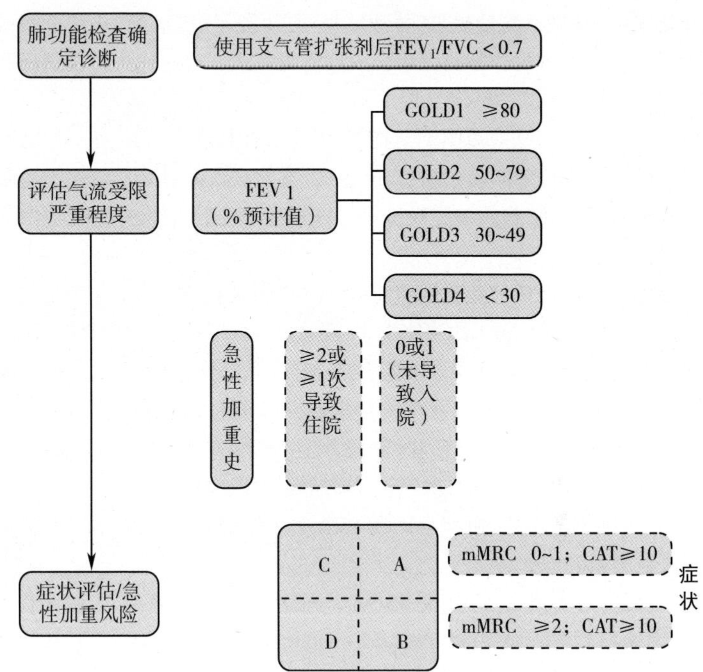

图 2-2-4　COPD 综合评估

注：FEV_1：一秒用力呼气容积；FVC：用力肺活量；mMRC：呼吸困难指数；CAT：COPD 评估测试。

1. 患者教育　戒烟；可改善对付疾病的技能、能力和健康状况。

2. 药物治疗　主要包括支气管舒张剂、糖皮质激素、疫苗、抗生素、黏液溶解剂、镇咳药物和呼吸兴奋剂（不推荐常规使用）。

（1）支气管舒张剂：包括 β_2 受体激动剂（如沙丁胺醇、特布他林、福莫特罗、沙美特罗等）、抗胆碱药物（如异丙托溴铵、噻托溴铵）以及甲基黄嘌呤（氨茶碱或茶碱缓释剂）等。如吸入沙丁胺醇 100~200μg，或吸入异丙托溴铵 40~80μg，或口服氨茶碱 0.1g，3 次 /d。

（2）糖皮质激素：采用局部吸入或全身（口服或静脉注射）给药，适用于①吸入糖皮质激素后症状有改善，同时证实有肺功能改善。② FEV_1<50% 预计值和反复急性加重需要使用抗生素或口服糖皮质激素。

（3）疫苗：流感疫苗可使 COPD 患者的严重并发症和死亡减少 50%，每 5 年 1 次。

（4）抗生素：有感染存在时，可根据痰菌培养及药敏试验选用抗生素，如口服新喹诺酮类(左旋氧氟沙星、加替沙星、莫西沙星等),二、三代头孢菌素或红霉素等。严重感染者可静脉滴注半合成广谱青霉素,二、三代头孢菌素或联合大环内酯类抗生素。

(5)其他:可应用祛痰镇咳类药物,常用药物有氨溴索、氯化铵、碘化钾、溴己新、竹沥油等,也可予糜蛋白酶(5mg 每次)雾化吸入。对老年体弱无力咳痰或痰量较多者,应以祛痰畅通呼吸道为主。除刺激性干咳外,应避免应用强镇咳剂,如可待因等。

3. 康复治疗　至少应包括运动训练、营养指导以及教育等。可坚持耐寒锻炼与体疗,从夏季开始,每天用冷水洗手、洗脸、洗鼻、擦身以提高机体的耐寒能力。同时进行适当的体育活动如太极拳、平地行走等,增强体质。每天做呼吸操15~20min,用腹式呼吸并缩拢口唇呼气,以增强膈肌力量,增加静息通气量。戒烟。

4. 氧疗　长期氧疗(>15h/d),静息下达到 $PaO_2 \geqslant 60mmHg$(SaO_2 升至90% 以上)的最低流量(控制性吸氧),可增加慢性呼吸衰竭患者的存活率,对肺动脉压力、红细胞增多症(血细胞比容 >55%)、活动能力、呼吸力学以及精神状态均有有益的影响。

氧疗指征:①呼吸空气是 PaO_2<55mmHg 或动脉血氧饱和度(SaO_2)≤ 88%,有或没有碳酸血症;② PaO_2 55~59mmHg,或 SaO_2 89%,并有肺动脉高压、肺心病、右心衰或红细胞增多症(血红细胞比容 >55%)

(二)急性加重期的处理

1. 急性加重期的判断　多因感染加重或空气污染增加所致。肺功能明显下降,PEF<100L/min 或 FEV_1<1L 提示严重发作。若无法测定肺功能,可进行血液气体分析。室内空气条件下,PaO_2<8.0kPa(60mmHg)和 / 或 SaO_2<90%,提示呼吸衰竭;PaO_2<6.7kPa(50mmHg)、$PaCO_2$>9.3kPa(70mmHg)及 pH<7.3 时,提示危及生命的发作,需要严密监测或转 ICU 治疗。

(1)慢阻肺急性加重:分为轻度(单独使用短效支气管扩张剂治疗,SABDs)、中度(使用 SABDs 和抗生素,加用或不加用口服糖皮质激素)、重度(患者需要住院或急诊治疗)。重度急性加重可能并发急性呼吸衰竭。

(2)入 ICU 指征:①严重呼吸困难,初治不能缓解。②嗜睡、淡漠、昏迷。③持续或进行性加重的低氧血症和 / 或氧疗和无创呼吸机辅助呼吸后仍出现严重或进行性加重的高碳酸血症,伴或不伴严重呼吸酸中毒。④需要有创呼吸机辅助呼吸。⑤血流动力学不稳,需要血管活性药物治疗。

2. 家庭治疗

(1)支气管舒张剂:在原有治疗基础上增加剂量和 / 或用药次数,联合应用抗胆碱能药物,直至症状改善。

(2)糖皮质激素：需要住院的急性加重期患者，可在支气管舒张剂的基础上加用口服泼尼松龙，40mg/d，疗程5~7d。

(3)抗生素：当呼吸困难和咳嗽加剧、痰液呈脓性和痰量增加时，参照当地抗生素敏感图谱，给予可以覆盖COPD急性加重主要致病菌的抗生素。

3. 住院治疗　当患者出现下列情况时应住院治疗：

(1)症状明显加重，如突然出现的静息状态下的呼吸困难。

(2)重度的COPD基础。

(3)出现新的体征，如发绀、外周性水肿。

(4)急性加重且经起始的医疗处理后无效。

(5)严重伴发症(如心力衰竭或新发心律失常)。

(6)缺乏家庭支持。

(靳　钰　石昭泉)

16　慢性肺源性心脏病

慢性肺源性心脏病(chronic cor pulmonale，简称肺心病)是由慢性胸、肺疾病或肺血管疾病引起的肺动脉高压，伴或不伴右心衰竭，其病理生理基础为肺动脉高压，从而导致右心室扩大及肥厚，最终发展为右心衰竭。肺心病在我国是一种常见病，据调查，平均发病率为0.48%，寒冷地区发病率可高达3%。本病早期主要为原发病表现，晚期发生呼吸衰竭与右心衰竭，死亡率较高。

【病因】

在我国，肺心病多数由慢性阻塞性肺疾病、间质性肺疾病、呼吸睡眠暂停综合征引起，其次为支气管哮喘、支气管扩张、肺结核、硅沉着病(矽肺)、胸廓畸形、胸膜增厚等。由肺血管疾病引起的肺心病较少见。

【临床表现】

(一) 功能代偿期

慢性咳嗽咳痰或有哮喘史，逐步出现乏力、呼吸困难。查体提示肺气肿表现。颈静脉轻度怒张。剑突下显著收缩期搏动，P2亢进，三尖瓣听诊区闻及收缩期杂音。

(二) 功能失代偿期

多有缺氧、二氧化碳潴留，可导致呼吸和/或心力衰竭，多见于急性呼吸道感染后。

1. 呼吸衰竭　发绀、胸闷，低氧血症，二氧化碳潴留后可伴精神神经症状，称为肺性脑病。

2. 心力衰竭　右心衰竭表现为主，可出现各种心律失常。表现为心悸、气

呼吸系统疾病

急，体格检查可见颈静脉怒张、肝大并有压痛、肝颈反流征阳性及下肢水肿。静脉压可升高。

【辅助检查】

1. 血液检查　红细胞增多，血沉偏快；脑钠肽（BNP）升高；心力衰竭可见肝酶异常。呼吸呼吸道感染是，有白细胞计数增高。血气可见Ⅰ或Ⅱ型呼吸衰竭。

2. 痰细菌培养　指导抗生素用药。

3. X线检查　后前位及左、右前斜位胸片上可出现：①右下肺动脉干扩张，其横径≥15mm。②肺动脉段中段凸出或其高度≥3mm。③肺动脉圆锥显著凸出（右前斜位45°）或锥高≥7mm，或圆锥面积≥250mm²。④中心肺动脉扩张而周围分枝纤细呈残根样变化。⑤在左前斜位可见右心室肥大。

4. 心电图检查　右心室肥大具有较高特异性，表现为右心房和右心室增大，ST段与T波改变和各种心律失常。

5. 超声心动图检查　①右心室流出道内径≥30mm。②右心室内径≥20mm。③右心室前壁厚度≥5mm或前壁搏动幅度增强。④左/右心室内径比值<2。⑤右肺动脉内径≥18mm或肺动脉干≥20mm。⑥右室流出道/左心房内径比值>1.4。⑦肺动脉瓣曲线出现肺动脉高压征象等。

6. 除外其他心脏病　如冠心病、心肌病、高血压性心脏病、风湿性心脏病等，但肺心病有时可合并有冠心病。

【诊断】

慢性广泛性肺、胸部疾病患者，发现肺动脉高压、右心室增大而同时排除了引起右心增大的其他心脏疾病可能，可诊断慢性肺源性心脏病。

【治疗】

（一）缓解期

主要综合治疗原发病。延缓基础疾病进展，增强免疫力，预防感染，减少急性加重，肺康复锻炼。有慢性低氧血症者，每日定时吸氧，坚持数月，可显著降低肺动脉压。

（二）急性发作期

关键在于控制感染，纠正呼吸衰竭，控制心衰及防治并发症。

1. 控制感染　根据病情，针对致病菌及药敏试验选用抗生素。中重度感染者，抗生素应大量、联合、交替。

2. 纠正呼吸衰竭　是治疗中的紧急措施，综合措施，缓解支气管痉挛，清除痰液，畅通呼吸；持续低浓度给氧，呼吸兴奋剂，BiPAP正压呼吸，必要时施行气管切开、气管插管和机械呼吸器治疗。

3. 控制心力衰竭　首先应控制感染及纠正呼吸衰竭，其次可采用下列措施。

(1)利尿剂：采用小量、联合、间歇利尿，同时补充氯化钾，以免造成严重酸碱失衡及电解质紊乱。如予氢氯噻嗪 25mg，1~3 次 /d，合并应用氨苯蝶啶 50mg 或螺内酯 20~40mg，2~3 次 /d。

(2)强心剂：一般不用。如感染控制、利尿后心功能无改善；右心衰竭而无感染症状；合并室上性快速心律失常；合并急性左心衰竭患者；可慎用排泄快的强心剂。如静注毛花苷 C(西地兰)0.2~0.4mg/d。如口服地高辛一次 0.25mg，1~2 次 /d，但饱和量应限制在一般心脏病用量的 1/2 以下，以免中毒。

(3)血管扩张剂：可减轻右心室的前后负荷，扩张肺血管，降低分动脉压，部分病例有效。

4. 防治并发症

(1)肺性脑病：改善通气是治疗的根本措施。早期应用呼吸兴奋剂及肾上腺皮质激素有一定效果，其用法是：尼可刹米注射剂 10 支(每支 0.375g)，氨茶碱 0.25g，地塞米松 10mg(或氢化可的松 200mg)加入 5% 葡萄糖溶液 500ml 作徐缓静滴，1~2 次 /d，连用 2~3d。禁用镇静催眠药。早期可予面罩无创机械通气，重症者应气管插管。

(2)酸碱失衡及电解质紊乱：最常见的是呼吸性酸中毒，治疗的关键在于改善通气，一般不补碱。感染严重、并发休克或肾功能不全者，可发生呼吸性酸中毒合并代谢性酸中毒，多有补碱指征，原则是：pH<7.2 者，补 5% 碳酸氢钠 100ml；pH<7.15 者，补碱量加倍；pH>7.25 者，不补碱。在治疗过程中，可发生呼吸性酸中毒合并代谢性硷中毒及低钾低氯血症，应停用利尿剂及皮质激素，补充氯化钾 8~10g/d。由于通气过度而引起之呼吸性碱中毒，主要控制通气量。

(3)心律失常：主要由缺氧引起，或因低钾、洋地黄中毒诱发。治疗在于纠正呼吸衰竭，祛除诱因及应用控制心律失常药物。

(4)上消化道出血：插入胃管抽尽胃液，注入抑酸剂，可预防出血。已有消化道出血者，治疗见有关章节。

(5)弥散性血管内凝血：早期高凝状态，如无禁忌，可在凝血试验监护下，预防性注射小量肝素，一次 5 000U，每 8h 一次。低分子肝素 75~150U/(kg·d)每日一次或分两次皮下注射。

(靳 钰 石昭泉)

17 肺动脉高压

肺动脉高压(pulmonary arterial hypertension，PAH)是肺血管阻力进行性升

高并最终导致右心衰竭而死亡的一类疾病。肺动脉高压以肺小动脉重构为特征，其发病率、致残率及病死率高，可致难治性右心衰竭。

【病因与分类】

2003年威尼斯会议将肺高压分为5大类，17个亚类(表2-2-7)。

表2-2-7　2003年威尼斯会议肺高压临床诊断分类

一、肺动脉高压

1. 特发性肺动脉高压
2. 家族性肺动脉高压
3. 相关因素所致

胶原血管病

先天性体-肺分流性心脏病

门静脉高压

HIV感染

药物和毒物

其他：甲状腺疾病、糖原贮积症、戈谢病、遗传性出血性毛细血管扩张症、血红蛋白病、骨髓增生性疾病、脾切除

4. 因静脉或毛细血管病变导致的肺动脉高压

肺静脉闭塞病

肺毛细血管瘤

新生儿持续性肺动脉高压

二、左心疾病相关的肺高压

1. 主要累及左房或左室的肺高压
2. 左心瓣膜病

三、与呼吸系统或缺氧相关的肺高压

1. 慢性阻塞性肺疾病
2. 间质性肺疾病
3. 睡眠呼吸障碍
4. 肺泡低通气综合征
5. 慢性高原病
6. 肺泡-毛细血管发育不良

四、慢性血栓和/或栓塞性肺高压

1. 血栓栓塞近端肺动脉
2. 血栓栓塞远端肺动脉
3. 非血栓性肺栓塞(肿瘤、虫卵和/或寄生虫、外源性物质)

五、混合性肺高压

类肉瘤样病、组织细胞增多症、淋巴血管瘤病、肺血管压迫(腺瘤、肿瘤、纤维性纵隔炎)

【临床表现】

无特异性临床表现。最常见的首发症状是活动后气短、乏力，也可出现干咳、咯血、眩晕或晕厥。患者首次出现症状至确诊的时间间距与预后由明确相关性。

体征有肺动脉瓣第二音（P2）亢进；肺动脉瓣开放突然受阻出现收缩早期喷射性咔嚓音；三尖瓣关闭不全引起三尖瓣区收缩期返流杂音。晚期右心功能不全时出现相应的体征。

【辅助检查】

1. 胸部X线检查　肺动脉段凸出及右下肺动脉扩张，伴外周血管稀疏"截断现象"；右心房和右心室扩大。胸部X线检查对中、重度肺动脉高压有较高的诊断价值，但胸部X线正常并不能排除肺动脉高压。

2. 超声心动图　超声心动图拟诊肺动脉高压的标准为：肺动脉收缩压≥40mmHg。另外，超声心动图对肺动脉高压的病因诊断、评估严重程度和预后方面也有重要价值。

3. 右心导管检查　右心导管检查是确诊肺动脉高压的金标准，也是指导确定治疗方案的必要手段。通过右心导管检查可获得以下参数：①心率和体循环血压。②上下腔静脉压力、血氧饱和度和氧分压。③右心房、右心室压力和血氧饱和度。④肺动脉压力、血氧饱和度。⑤心排血量、心搏指数。⑥肺循环阻力。⑦肺动脉阻力。⑧体循环阻力。⑨肺毛细血管楔压。另外，肺动脉高压患者行首次右心导管检查时，建议行急性肺血管扩张试验，阳性患者可口服钙通道阻滞剂治疗。

【诊断】

目前肺动脉高压的诊断标准：在海平面、静息状态下、右心导管检查肺动脉收缩压>30mmHg和/或肺动脉平均压>25mmHg，或者运动时肺动脉平均压>30mmHg，肺毛细血管楔压（PCWP）≤15mmHg。

【治疗】

（一）传统治疗

1. 氧疗　肺动脉高压患者血氧饱和度低于90%应吸氧治疗。

2. 利尿药　合并右心功能不全时，应给予利尿药，并监测血钾浓度。

3. 地高辛　心排血量<4L/min，或者心排血指数<2.5L/（min·m^2）可给予地高辛治疗。

4. 华法林　对于存在肺动脉血栓或心力衰竭体征的患者，建议口服华法林使INR控制在2~3。

5. 多巴胺　作为存在重度右心衰竭的正性肌力药使用，起始剂量2~

5μg/(kg·min),可逐渐加量到 10~15μg/(kg·min)。

(二) 肺血管扩张剂

血管扩张剂能降低肺动脉压力,提高患者生活质量和运动耐力。当前主要的肺血管扩张剂有钙通道阻断药、前列环素类药、内皮受体阻断药、磷酸二酯酶抑制剂。

1. 钙通道阻滞剂　为防止低血压,建议钙通道阻滞剂逐渐滴定。硝苯地平起始剂量 30~60mg/d,逐渐增加到 120~240mg/d。地尔硫䓬由小剂量逐渐增加到 240~720mg/d。氨氯地平由小剂量逐渐增加到 20mg/d。

2. 前列环素类药物　依前列醇初始滴注速度 2~4ng/(kg·min),逐渐增加至 20~40ng/(kg·min);曲前列环素可用于皮下注射,在治疗前 4 周,输注速率每周增加 1.25ng/(kg·min),之后每周增加 2.5ng/(kg·min),最终维持在 20~80ng/(kg·min)。伊洛前列素 10~20μg/ 次,6~9 次 / 白天,雾化吸入。

3. 内皮受体阻断药　波生坦是口服内皮受体阻断类药物,初始计量 62.5mg,2 次 /d,4 周后增至 125mg,2 次 /d,或 250mg,2 次 /d。安立生坦由每日口服 1 次,每次 5mg 开始,耐受后增量至每次 10mg。

4. 5 型磷酸二酯酶抑制剂　西地那非每次 20mg,3 次 /d,口服给药。伐地那非每次 5mg,2 次 /d,口服给药;他达拉非 5~40mg,1 次 /d,口服给药。

(三) 手术治疗

经内科治疗无效者,可考虑心房间隔造口术和肺移植。

(齐广生　唐 昊)

18　肺栓塞

肺栓塞是以各种栓子阻塞肺动脉或其分支为其发病原因的一组疾病或临床综合征的总称,包括肺血栓栓塞症(PTE)、脂肪栓塞综合征、羊水栓塞、空气栓塞、肿瘤栓塞等,其中 PTE 为肺栓塞的最常见类型。引起 PTE 的血栓主要来源于下肢的深静脉血栓形成(DVT)。PTE 和 DVT 合称为静脉血栓栓塞症(VTE),两者具有相同易患因素,是 VTE 在不同部位、不同阶段的两种临床表现形式。血栓栓塞肺动脉后,血栓不溶、机化、肺血管重构致血管狭窄或闭塞,导致肺血管阻力(PVR)增加,肺动脉压力进行性增高,最终可引起右心室肥厚和右心衰竭,称为慢性血栓栓塞性肺动脉高压(CTEPH)。

【危险因素】

任何可以导致静脉血流淤滞、血管内皮损伤和血液高凝状态的因素(Virchow 三要素)均为 VTE 的危险因素,包括遗传性和获得性 2 类。

1. 遗传性危险因素　由遗传变异引起,常以反复发生的动、静脉血栓形成为主要临床表现。<50 岁的患者如无明显诱因反复发生 VTE 或呈家族性发病倾向，需警惕易栓症的存在。

2. 获得性危险因素　多为暂时性或可逆性危险因素，如手术，创伤，急性内科疾病（如心力衰竭、呼吸衰竭、感染等）；某些慢性疾病（如抗磷脂综合征、肾病综合征、炎性肠病、骨髓增殖性疾病等）；恶性肿瘤是 VTE 重要的风险因素；吸烟、肥胖、高胆固醇血症、高血压和糖尿病、心肌梗死和心力衰竭也是 VTE 的危险因素。获得性危险因素可以单独致病，也可同时存在，协同作用。年龄是独立的危险因素，随着年龄的增长，VTE 的发病率逐渐增高。

【诊断】

1. 临床表现　急性 PTE 临床表现多种多样，均缺乏特异性，容易被忽视或误诊，其严重程度亦有很大差别，从轻者无症状到重者出现血流动力学不稳定，甚或猝死。在 PTE 的诊断过程中，要注意是否存在 DVT，特别是下肢 DVT。典型的急性肺栓塞的症状包括胸痛、咯血、呼吸困难，即传统的"三联征"，但临床上实际出现三联征的患者不足 15%。根据流行病学调查，常见的症状包括呼吸困难（80%~90%）、胸痛（40%~70%）、咳嗽（20%~56%）、烦躁不安与惊恐（15%~55%）、心悸（10%~32%）、咯血（11%~30%）、晕厥（11%~20%）、低血压（1%~5%）、猝死（<1%）。常见的体征包括呼吸急促、肺部湿啰音或哮鸣音、发绀、低热、心动过速、血压下降、胸腔积液体征、P_2 亢进或分裂。

2. 辅助检查

（1）血浆 D- 二聚体：对急性 PTE 的诊断敏感度为 92%~100%，若 D- 二聚体 <500μg/L，可基本排除急性 PTE。恶性肿瘤、炎症、出血、创伤、手术和坏死等情况可引起血浆 D- 二聚体水平升高，因此 D- 二聚体对于诊断 PTE 的阳性预测价值较低，不能用于确诊。

（2）动脉血气分析：急性 PTE 常表现为低氧血症、低碳酸血症和肺泡 - 动脉血氧分压差［$P(A\text{-}a)O_2$］增大。但部分患者的结果也可以正常，40% 的 PTE 患者动脉血氧饱和度正常。

（3）血浆肌钙蛋白：包括肌钙蛋白 I（cTNI）及肌钙蛋白 T（cTNT），是评价心肌损伤的指标。急性 PTE 并发右心功能不全（RVD）可引起肌钙蛋白升高，水平越高，提示心肌损伤程度越严重。目前认为肌钙蛋白升高提示急性 PTE 患者预后不良。

（4）脑钠肽（BNP）和 N- 末端脑钠肽前体（NT-proBNP）：急性 PTE 患者右心室后负荷增加，室壁张力增高，血 BNP 和 NT-proBNP 水平升高，升高水平可反映血流动力学紊乱的严重程度，无明确心脏基础疾病患者如果 BNP 或 NT-proBNP 增高，需考虑 PTE 的可能；同时该指标也可用于评估急性 PTE 的预后。

(5)心电图：大多数病例表现有非特异性的心电图异常。典型的病例可出现 $S_{I}Q_{III}T_{III}$ 征(Ⅰ导联S波加深，Ⅲ导联出现Q波及T波倒置)。

(6)超声心动图：可发现右心室后负荷过重的征象，包括出现右心室扩大、右心室游离壁运动减低，三尖瓣收缩期反流等。

(7)CT肺动脉造影(CTPA)：属于确诊性辅助检查，其直接征象为肺动脉内充盈缺损，远端血管不显影；间接征象包括肺野楔形、条带状密度增高影或盘状肺不张，中心肺动脉扩张及远端血管分支减少或消失等。CTPA可同时显示肺及肺外的其他胸部病变，具有重要的诊断和鉴别诊断价值。

(8)V/Q显像：属于确诊性辅助检查。V/Q显像是PTE重要的诊断方法。典型征象是呈肺段分布的肺灌注缺损，并与通气显像不匹配。但是由于许多疾病可以同时影响患者的肺通气和血流状况，致使V/Q显像在结果判定上较为复杂，需密切结合临床进行判读。

(9)磁共振成像和磁共振肺动脉造影(MRPA)：属于确诊性辅助检查。MRPA可以直接显示肺动脉内的栓子及PTE所致的低灌注区，从而确诊PTE，但对肺段以下水平的PTE诊断价值有限。MRPA无X线辐射，不使用含碘造影剂，可以任意方位成像，但对仪器和技术要求高，检查时间长。肾功能严重受损、对碘造影剂过敏或妊娠患者可考虑选择MRPA。

(10)肺动脉造影：选择性肺动脉造影为PTE诊断的“金标准”。PTE的直接征象有肺血管内造影剂充盈缺损，伴或不伴轨道征的血流阻断。肺动脉造影是一种有创性检查，发生致命性或严重并发症的可能性分别为0.1%和1.5%，随着CTPA的发展和完善，肺动脉造影已很少用于急性PTE的临床诊断，应严格掌握适应证。

3. 危险性分层　PTE危险分层主要基于患者血流动力学状态、心肌损伤标志物及右心室功能等指标进行综合评估，以便于医师对PTE患者病情严重程度进行准确评价，从而采取更加个体化的治疗方案。

(1)高危PTE：以休克和低血压为主要表现，即体循环收缩压<90mmHg，或较基础值下降幅度≥40mmHg，持续15min以上。须除外新发生的心律失常、低血容量或感染中毒症所致的血压下降。

(2)中危PTE：血流动力学稳定，但存在右心功能不全(RVD)的影像学证据和或心脏生物学标志物升高为中危组。根据病情的严重程度，可以将中危PTE进行再分层。中高危：RVD和心脏生物学标志物升高同时存在。中低危：单纯存在RVD或心脏生物学标志物升高。

(3)低危PTE：血流动力学稳定，不存在RVD和心脏生物学标志物升高的PTE。

【治疗】

1. 一般支持治疗　对高度疑诊或确诊急性 PTE 的患者，应严密监测呼吸、心率、血压、心电图及血气的变化，并给予积极的呼吸与循环支持。

对于高危 PTE，如合并低氧血症，应使用经鼻导管或面罩吸氧；当合并呼吸衰竭时，可采用经鼻/面罩无创机械通气或经气管插管行机械通气；应尽量避免做气管切开，以免在抗凝或溶栓过程中发生局部大出血。

对于合并休克或低血压的急性 PTE 患者，必须进行血流动力学监测，并予支持治疗。血管活性药物的应用对于维持有效的血流动力学至关重要。去甲肾上腺素仅限于急性 PTE 合并低血压的患者，肾上腺素也可用于急性 PTE 合并休克患者。多巴酚丁胺以及多巴胺可用于心指数较低的急性 PTE 患者。

对于焦虑和有惊恐症状的患者应予安慰，可适当应用镇静剂；胸痛者可予镇痛剂；对于有发热、咳嗽等症状的患者可予对症治疗，以尽量降低耗氧量；对于合并高血压的患者，应尽快控制血压；另外应注意保持排便通畅，避免用力，以防止血栓脱落。

2. 抗凝治疗为 PTE 的基础治疗手段，一旦明确急性 PTE，宜尽早启动抗凝治疗。目前应用的抗凝药物主要分为胃肠外抗凝药物和口服抗凝药物。胃肠外抗凝药物包括普通肝素（UFH）、低分子肝素（LMWH）、磺达肝癸钠、阿加曲班和比伐卢定。口服抗凝药物包括华法林，以及利伐沙班等Ⅹa 因子抑制剂。其中，低分子肝素需根据体重给药，不同种类的低分子肝素剂量不同，1~2 次/d，皮下注射。我国用于 PTE 治疗的 LMWH 种类见表 2-2-8。

表 2-2-8　常用 LWMH 和磺达肝癸钠的使用

药品	使用方法（皮下注射）	注意事项
依诺肝素（克赛）	100U/kg，1 次/12h 或 1.0mg/kg，1 次/12h	单日总量不 >180mg
那曲肝素（速碧林）	86U/kg，1 次/12h 或 0.1ml/10kg，1 次/12h	单日总量不 >17 100U
达肝素（法安明）	100U/kg，1 次/12h 或 200U/kg，1 次/d	单日剂量不 >18 000U
磺达肝癸钠（安卓）	1. 5.0mg（体质量 <50kg），1 次/d 2. 7.5mg（体质量 50~100kg），1 次/d 3. 10.0mg（体质量 >100kg），1 次/d	

注：LWMH：低相对分子质量肝素。

呼吸系统疾病

抗凝治疗的原则：①临床高度可疑急性 PTE，在等待诊断结果过程中，建议开始应用胃肠外抗凝治疗（UFH、LMWH、磺达肝癸钠等）。②一旦确诊急性 PTE，如果没有抗凝禁忌，推荐尽早启动抗凝治疗。③急性 PTE，初始抗凝治疗推荐选用 LMWH、UFH、磺达肝癸钠、负荷量的利伐沙班或阿哌沙班。④急性 PTE 如果选择华法林长期抗凝，推荐在应用胃肠外抗凝药物的 24h 内开始同时口服华法林，调节 INR 目标值为 2.0~3.0，达标后停用胃肠外抗凝。⑤急性 PTE 如果选用利伐沙班或阿哌沙班，在使用初期需给予负荷剂量；如果选择达比加群或者依度沙班，应先给予胃肠外抗凝药物至少 5d。

抗凝治疗的标准疗程为至少 3 个月。部分患者在 3 个月的抗凝治疗后，血栓危险因素持续存在，为降低其复发率，需要继续进行抗凝治疗，通常将 3 个月以后的抗凝治疗称为延展期抗凝治疗。

3. 溶栓治疗　溶栓的时间窗一般定为 14d 以内，但鉴于可能存在血栓的动态形成过程，对溶栓的时间窗不作严格规定。溶栓治疗的主要并发症为出血。用药前应充分评估出血风险，必要时应配血，做好输血准备。溶栓前宜留置外周静脉套管针，以方便溶栓中取血监测，避免反复穿刺血管。溶栓治疗的禁忌证分为绝对禁忌证和相对禁忌证（表 2-2-9）。对于致命性高危 PTE，绝对禁忌证亦应被视为相对禁忌证。

表 2-2-9　溶栓禁忌证

绝对禁忌证	相对禁忌证
结构性颅内疾病	收缩压 >180mmHg
出血性脑卒中病史	舒张压 >110mmHg
3 个月内缺血性脑卒中	近期非颅内出血
活动性出血	近期侵入性操作
近期脑或脊髓手术	近期手术
近期头部骨折性外伤或头部损伤	3 个月以上缺血性脑卒中
出血倾向（自发性出血）	口服抗凝治疗（如华法林） 创伤性心肺复苏 心包炎或心包积液 糖尿病视网膜病变 妊娠 年龄 >75 岁

注：1mmHg=0.133kPa。

常用的溶栓药物有尿激酶、链激酶和 rt-PA。三者溶栓效果相仿，临床上可根据条件选用（表 2-2-10）。rt-PA 可能对血栓有更快的溶解作用，低剂量溶栓（50mg rt-PA）与国外指南推荐剂量（100mg rt-PA）相比疗效相似，而安全性更好。

表 2-2-10　溶栓药物使用方法

药物	方案
链激酶	负荷量 25 万 U，静脉注射 30min，继以 10 万 U/h 持续静脉滴注 12~24h 快速给药：150 万 U 持续静脉滴注 2h
尿激酶	负荷量 4 400U/kg，静脉注射 10min，继以 2 200U/（kg·h）持续静脉滴注 12h 快速给药：2 万 U/kg 持续静脉滴注 2h
rt-PA	50mg 持续静脉滴注 2h

注：rt-PA：重组组织型纤溶酶原激活剂。

溶栓治疗的原则包括：①急性高危 PTE，如无溶栓禁忌，推荐溶栓治疗；急性非高危 PTE 患者，不推荐常规溶栓治疗。②急性中高危 PTE，建议先给予抗凝治疗，并密切观察病情变化，一旦出现临床恶化，且无溶栓禁忌，建议给予溶栓治疗。③急性 PTE 应用溶栓药物，建议 rt-PA 50mg、尿激酶 2 万 U/kg 或重组链激酶 150 万 U，2h 持续静脉滴注。④急性高危 PTE，溶栓治疗前如需初始抗凝治疗，推荐首选普通肝素抗凝。

4. 急性 PTE 的介入治疗　急性 PTE 介入治疗的目的是清除阻塞肺动脉的栓子，以利于恢复右心功能并改善症状和生存率。对于有抗凝禁忌的急性 PTE 患者，为防止下肢深静脉大块血栓再次脱落阻塞肺动脉，可考虑放置下腔静脉滤器，建议应用可回收滤器，通常在 2 周之内取出。一般不考虑永久应用下腔静脉滤器。

5. 急性 PTE 的手术治疗　肺动脉血栓切除术可以作为全身溶栓的替代补救措施。适用于经积极内科或介入治疗无效的急性高危 PTE，要求医疗单位有施行手术的条件与经验。

【预防】

1. 基本预防　加强健康教育；注意活动；避免脱水。

2. 药物预防　对于 VTE 风险高而出血风险低的患者，应考虑进行药物预防。目前可选择的预防药物包括低分子肝素、普通肝素、磺达肝癸钠、口服抗凝药物等。对长期接受药物预防的患者，应动态评估预防的效果和潜在的出血风险。

3. 机械预防　对于 VTE 风险高，但是存在活动性出血或有出血风险的患者可给予机械预防，包括间歇充气加压泵、分级加压弹力袜和足底静脉泵等。

（唐　昊）

19　弥漫性间质性肺病

一、总论

弥漫性间质性肺病（diffuse interstitial lung disease，ILD），又称弥漫性肺实质病变（diffuse parenchymal lung disease，DPLD），是以弥漫性肺泡单位慢性炎症和间质纤维化为主要病理特征的一组疾病群。病变不仅局限于肺泡间质，可累及肺泡上皮细胞、肺毛细血管内皮细胞和细支气管，并常伴有肺实质受累。其临床表现、影像、肺功能等都具有某些共性特点。

【病因】（图 2-2-5）

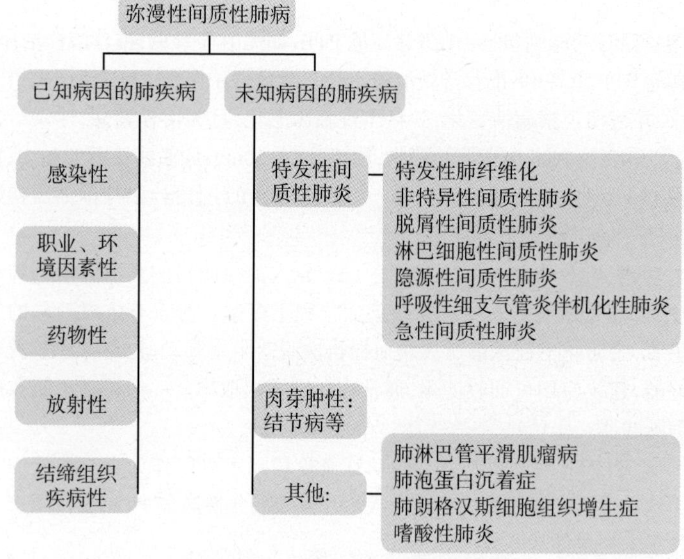

图 2-2-5　弥漫性间质性肺病的病因

【临床表现】

（一）症状

1. 活动性呼吸困难和持续性干咳为最常见症状。

2. 部分疾病可能伴有肺外器官受累咯血、胸痛、心悸、关节疼痛、皮肤损害和肾脏损害等还可伴其他全身症状，如乏力、体重减轻、厌食。

(二) 病史

年龄、性别、吸烟、药物、家族史、职业和环境接触史、风湿性疾病史。

(三) 体征

1. 双肺基底部吸气相爆裂音为常见体征。

2. 部分患者可出现杵状指、趾。

3. 晚期出现发绀，肺动脉高压、肺源性心脏病和右心功能不全等。

4. 肺外器官损害的相应体征。

【辅助检查】

(一) 胸部影像学

胸部高分辨率CT（HRCT）是目前诊断肺纤维化病变的重要手段，典型表现为线条影、网格影、结节影、囊状影、磨玻璃影，也可出现胸腔积液及肺门淋巴结肿大。胸部X线在诊断ILD方面不如HRCT敏感（表2-2-11）。

表2-2-11 弥漫性间质性肺病的胸部影像学

影像学特征	部位	常见疾病
线条影、网格影	双肺底	特发性肺纤维化、结缔组织病、肺石棉沉着病（石棉肺）、细胞毒性药物诱发的肺炎
网格影、囊状影（蜂窝肺）	下肺或肺的外周	不断进展的肺纤维化
结节影		肉芽肿性肺病，如结节病、硅沉着病（矽肺）、过敏性肺炎
磨玻璃影		非特异性间质性肺炎、呼吸性细支气管炎伴间质性肺病、脱屑性间质性肺炎、药物诱导性肺炎、肺泡蛋白沉着症、急性间质性肺炎等
胸腔积液		类风湿关节炎、系统性红斑狼疮、肺石棉沉着病（石棉肺）、结节病和韦格纳肉芽肿病
肺门淋巴结肿大		结节病、硅沉着病（矽肺）、结核病和淋巴瘤

(二) 肺功能

1. 典型肺功能改变为限制性通气功能障碍，表现为肺总量（TLC）、功能残气量（FRC）和残气量（RV）下降。一秒钟用力呼气容积/用力肺活量（FEV_1/FVC）正常或增加。

2. 单次呼吸法 一氧化碳弥散（DLCO）降低。

3. 通气／血流比例失调 PaO_2、$PaCO_2$ 下降，肺泡－动脉血氧分压差［$P(A\text{-}a)O_2$］增大。

4. 部分患者也可发现气道阻塞性病变的存在，FRC 和 RV 的增加，TLC 变化不大，可正常或轻度增加，如类风湿肺、结节病和淋巴管肌瘤病等。

（三）支气管肺泡灌洗液的检查

支气管肺泡灌洗液（BALF）的检查对 ILD 诊断、鉴别诊断以及观察疗效都有一定意义。BALF 细胞分类特征对于 ILD 分型有一定意义，也可排除感染及肿瘤性疾病（表 2-2-12）。

表 2-2-12 ILD 的 BALF 细胞学

ILD	中性粒细胞↑	淋巴细胞↑	嗜酸性粒细胞↑	混合性↑	异常巨噬细胞↑
UIP	+	–	–	–	–
DIP	+	–	–	–	–
CTD	+	+/–	–	+	
HP	–	+（CD4/CD8↓）	–	–	+
EP	–	–	+	–	–
结节病	–	+（CD4/CD8↑）	–	–	
石棉肺	+	–	–	–	–
铍中毒	–	+	–	–	–
感染	+	–	–	–	–

（四）血清学

结节病患者血清血管紧张素转化酶增高，结缔组织相关性疾病可出现抗核抗体、类风湿因子等自身抗体阳性，韦格纳肉芽肿患者血清中性粒细胞胞质抗体阳性，外源性变应性肺泡炎部分患者血清特异性沉淀抗体增高，肺出血－肾炎综合征可出现血清中抗肾小球基底膜抗体阳性。

（五）肺活检

对症状和体征不典型或呈进行性发展，临床恶化的患者可考虑肺活检，活检方式有支气管镜肺活检（TBLB）、胸腔镜或开胸肺活检。

二、常见 ILD

(一) 肺尘埃沉着病(尘肺,pneumoconiosis)

【病因】

由于长期吸入某种无机粉尘所引起的以肺实质弥漫性纤维性或肉芽肿性病变为主的疾病。吸入游离的二氧化硅粉尘而引起的肺部广泛性结节纤维化,并造成肺功能损害者,称硅沉着病(矽肺,silicosis);吸入大量石棉粉尘所致之广泛性肺间质纤维化与胸膜增厚,称石棉沉着病(石棉肺,asbestosis);煤矿工人因长期吸入煤尘而引起之肺部弥漫性纤维化,称煤工肺(coal worker's pneumoconiosis)。硅沉着病是肺尘埃沉着病中最多见、最严重的一种,患者并发肺结核的发生率甚高。本节着重介绍硅沉着病的诊治。

硅沉着病主要发生于长期(一般 5 年以上)从事采矿、采煤、开山采石、挖掘坑道或隧道,特别是凿岩、爆破、井下或坑道作业的工人,也可见于轧石、磨粉、制造玻璃、搪瓷和耐火材料者。防尘措施不符合要求的,发病率较高。

【临床表现】

早期可无症状,晚期肺部病变广泛,可出现咳嗽、咳痰、胸闷、气急,并呈进行性加重。多有肺气肿体征。并发肺结核者可有结核病表现。并发肺心病者,有右心室增大及右心衰竭征象。

【辅助检查】

1. 实验室检查　可出现:①血铜蓝蛋白增高。②血清溶菌酶增高,且与硅沉着病病变的进展有一致关系。③血清蛋白电泳 γ 球蛋白增高。④血沉多数在正常范围,超过 30mm/h,须注意有无并发肺结核或其他感染。

2. X 线检查　主要表现有:①矽结节阴影,直径一般为 1.5~3mm。多见于中、下肺野的局限部位,随病变进展,可遍及全肺。②肺野外带出现大小不等的网织阴影。③矽结节融合病灶或形成大块纤维化病变的团块阴影。次要表现有肺纹理增多、扭曲变形,肺门淋巴结肿大,肺门区蛋壳样钙化,胸膜肥厚。

3. 肺功能检查　早期通气功能可无异常。随病期进展而降低,多呈限制性通气障碍,表现为 VC、FVC 降低,FEV_1% 正常或增高。早期可出现弥散减低,且随病期进展而加剧。晚期常为混合性通气障碍,表现为 FEV_1% 降低,RV 增高。动脉血 PaO_2 减低,$PaCO_2$ 早期正常,晚期升高。

【诊断】

1. 诊断原则有可靠的生产性粉尘接触史及合格的胸部影像学作为主要依据,排除其他肺部类似疾病。

2. 肺尘埃沉着病(尘肺)的诊断和 X 线分期(表 2-2-13)

表 2-2-13　肺尘埃沉着病（尘肺）X 线诊断标准

（适用于硅沉着病、石棉肺、煤工肺等各类尘肺）

无尘肺（代号 0）	
0	X 线胸片无尘肺表现
0+	胸片表现尚不够诊断为 I 者
一期尘肺（代号 I）	
I	有总体密集度 1 级的小阴影，分布范围至少达到 2 个肺区
I+	有总体密集度 1 级的小阴影，分布范围超过 4 个肺区或有总体密集度 2 级的小阴影，分布范围达到 4 个肺区
二期尘肺（代号 Ⅱ）	
Ⅱ	有总体密集度 2 级的小阴影，分布范围超过 4 个肺区；或有总体密集度 3 级的小阴影，分布范围达到 4 个肺区
Ⅱ+	有总体密集度 3 级的小阴影，分布范围超过 4 个肺区；或有小阴影聚集；或有大阴影，但尚不够诊断为Ⅲ者
三期尘肺（代号 Ⅲ）	
Ⅲ	有大阴影出现，其长径不小于 20mm，短径不小于 10mm
Ⅲ+	单个大阴影的面积或多个大阴影面积的总和超过右上肺区面积者

【治疗】

硅沉着病

尚无根治办法。一经确立，应立即调离粉尘作业岗位。

抗纤维化药物治疗

1. 克矽平　系聚 -2- 乙烯吡啶氮氧化合物（代号 P204），用 4% 水溶液 8ml 雾化吸入，每周 6 次；或用 4% 水溶液 4ml 肌注，每周 3 次，3 个月为一疗程。可连续治疗 2~4 疗程，每个疗程间歇一个月，以后每年复治 2 个疗程。

2. 哌喹类

(1) 磷酸哌喹：一次 0.5~0.75g，首剂加倍，每周服药 1~2 次，3~6 个月为一疗程。如有视力减退或转氨酶增高者，应停药。

(2) 磷酸羟基哌喹：一次 0.25g，每周服 2 次，3~6 个月为一疗程。疗效较磷酸哌喹略佳，毒性反应相似。

3. 柠檬酸铝　铝可保护巨噬细胞膜，减弱石英致纤维化作用。用法为

2mg/次，肌内注射，每周2~3次，6个月为一个疗程。间歇1~2个月，可重复使用。

4. 粉防己碱　为双苄基异喹啉类生物碱，能抑制胶原、黏多糖的合成，抑制细胞内胶原分子和黏多糖向细胞外释放，阻断胶原纤维的形成，并对胶原蛋白有降解作用。用法为每日剂量200mg（20mg/片），分3次饭后口服，每周服药6d，3个月为1个疗程。一疗程后如无明显反应，可加量至400mg/d。间歇2个月，再继续进行第二疗程。

上述药物可改善症状，降低死亡率。服用期间应注意监测血常规及肝、肾功能。

5. 对症治疗　可服用止咳、平喘、祛痰及抗感染治疗。

6. 积极防治并发症　如肺结核、呼吸道感染、气胸和肺源性心脏病（参阅有关章节）。

（二）过敏性肺炎（hypersensitivity pneumonitis，HP）

过敏性肺炎又称外源性变应性肺泡炎（extrinsic allergic alveolitis，EAA），是易感人群反复吸入职业或环境接触的特异性抗原而引起的一组弥漫性间质性肉芽肿性肺疾病。临床上分为急性、亚急性和慢性过敏性肺炎。

【病因】

1. 微生物因素　细菌、真菌。

2. 动物蛋白　鸟类蛋白。

3. 化学致敏物质　异氰酸盐。

【临床表现】

急性发作可出现发热、咳嗽、呼吸困难；双肺湿啰音，部分患者可闻及哮鸣音，一般脱离接触后数日至1周症状。亚急性及慢性发病较隐匿，发热少见。

【辅助检查】

1. 胸部CT

(1) 急性期：弥漫性磨玻璃影或广泛的肺实变影，中下肺为主。

(2) 亚急性期：散在的小叶中心型结节影，地图样、马赛克样磨玻璃或空气潴留。

(3) 慢性期：不规则的线样、网状或蜂窝状阴影，可伴有局部磨玻璃样改变。

2. 血清学　急性期血白细胞、血沉、C反应蛋白（CRP）明显升高；绝大部分患者血清特异性沉淀抗体增高。

3. 支气管肺泡灌洗液　确定是否存在肺泡炎的安全而敏感的手段。通常BALF中淋巴细胞占比高达30%~70%，尤以$CD8^+$淋巴细胞增多为主。

【诊断及鉴别诊断】

1. 诊断　主要包括以下方面(图 2-2-6)。

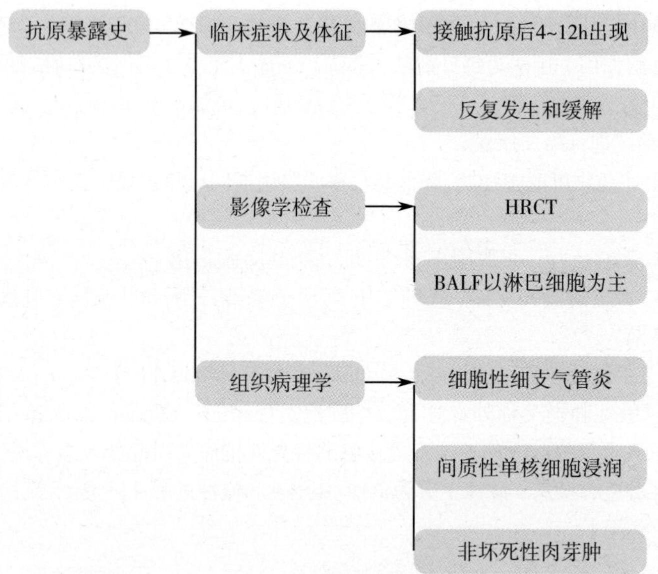

图 2-2-6　过敏性肺炎的诊断

2. 鉴别诊断

(1)感染性肺炎：无吸入变应原等诱因，抗生素治疗有效。

(2)变应性哮喘：过敏体质，无发热，影像学无异常，肺功能为可逆性通气功能障碍。

(3)特发性肺纤维化：工作及生活中的抗原接触史有助于两者鉴别。

【治疗】

1. 最根本治疗措施　避免抗原暴露。

2. 轻度急性发作　自限性，接触抗原即发作，脱离抗原即缓解。

(1)急性重症：泼尼松 30~60mg/d，1~2 周，直到临床表现、影像学及肺功能明显改善后减量，疗程 4~6 周。

(2)亚急性：泼尼松 30~60mg/d，2 周后逐步减量，疗程 3~6 个月。

(3)慢性：如出现肺纤维化，激素治疗效果欠佳。

(三) 结缔组织病相关肺间质病

结缔组织病(CTD)是一组自身免疫性、累及多系统，使结缔组织发生黏液性水肿、类纤维蛋白变性和小血管炎性坏死。肺内富有血管及结缔组织，故为结缔组织病最常累及部位之一。

【病因】

病因不明，可能与遗传、感染及内分泌紊乱有关，发病机制为免疫功能紊乱。

【临床表现】（表 2-2-14）

表 2-2-14　结缔组织病相关肺间质病的临床表现

CTD	肺部表现
系统性红斑狼疮（SLE）	胸膜炎、急性狼疮性肺炎、弥漫性肺间质纤维化
类风湿关节炎（RA）	间质性肺炎、肺内类风湿结节、胸膜炎、肺血管炎、类风湿肺尘埃沉着病
系统性硬皮病（SSc）	肺间质纤维化
多发性肌炎和皮肌炎（DM/PM）	急性肺实质炎伴混合性肺间质浸润
干燥综合征（SS）	间质性肺炎
混合性结缔组织病（MCTD）	弥漫性肺间质纤维化、肺实质损害、肺血管病变及胸膜炎
强直性脊柱炎（AS）	肺实质纤维化、胸膜病变
复发性多软骨炎（RP）	大气道阻塞、肺炎
贝赫切特病（白塞病）	肺血管炎
显微镜下微血管炎（MPA）	肺泡出血
韦格纳肉芽肿（WG）	坏死性肉芽肿性血管炎
变应性肉芽肿病（CSS）	重度哮喘、动静脉炎及坏死性肉芽肿、外周血嗜酸性粒细胞增多

【诊断】

结缔组织疾病患者出现呼吸系统症状需考虑 CTD 相关性肺间质疾病，但要除外合并肺部感染。但肺部表现为首发症状时，如出现双肺弥漫性病变，同时合并皮肤关节病变、正色素性贫血和镜下血尿等多系统损害，需考虑 CTD 相关性肺间质疾病，可进一步完善血清自身抗体、支气管肺泡灌洗和肺活检等检查明确诊断。

【治疗】

主要治疗结缔组织病(详见风湿性疾病治疗)。共同特点是对糖皮质激素和免疫抑制剂的疗效优于特发性肺纤维化(表 2-2-15)。

表 2-2-15　结缔组织病的治疗

CTD	推荐治疗方案
无症状、肺功能正常、少许纤维化慢性进展伴有肺功能异常	定期观察症状及检测肺功能
NSIP	泼尼松联合硫唑嘌呤,无效转换为环磷酰胺
UIP	泼尼松联合免疫抑制剂,无效可应用吡非尼酮和尼达尼布
急性肺损伤机化性肺炎或细胞型NSIP	口服泼尼松 1mg/(kg·d),症状稳定后,逐渐减量
弥漫性肺泡损伤	大剂量甲泼尼龙冲击治疗(500~1 000mg 静滴)
可引起急性呼吸衰竭	联合或不联合环磷酰胺如均无效,可尝试利妥昔单抗

(四) 特发性肺纤维化(IPF)

特发性肺纤维化是一种原因不明的慢性、进行性、致纤维化性间质性肺炎的特殊类型,主要好发于老年人,局限于肺,以气急和肺功能进行性恶化为特点,最终导致呼吸衰竭。预后不良,5 年生存率仅为 20%~40%。

【病因】

病因不明。病理改变表现为普通型间质性肺炎,呈胸膜下分布,在广泛纤维化的肺实质和蜂窝肺中还有正常组织散在分布。

【临床表现】

1. 主要症状　①进行性加重的劳力性呼吸困难。②早期无咳嗽,进展后可出现咳嗽、咳痰。③全身症状:消瘦、乏力、食欲不振、关节酸痛等,少见。

2. 常见体征　①呼吸困难、发绀。②胸廓扩张和膈肌活动度降低。③两肺中下部 Velcro 啰音。④杵状指、趾。⑤终末期呼吸衰竭、右心衰体征。

【辅助检查】

1. 血液检查　部分患者可出现血沉升高、抗核抗体和类风湿因子阳性,但效价通常较低。

2. 胸部影像学　在 IPF 的诊断中,胸部 CT 的典型表现具有较高的敏感性及特异性,多见于进展的晚期患者。典型影像学表现为好发于周围肺野(胸膜下）和肺底区网织状阴影、蜂窝状改变。

3. 肺功能　IPF 早期肺功能异常主要表现为氧交换减弱（弥散量降低和肺泡 - 动脉氧分压差增宽）。特征性改变为限制性通气功能异常伴肺总量减少，如合并肺气肿，肺总量可正常，血氧饱和度的降低甚于弥散的下降。

4. 支气管肺泡灌洗液的检查　中等以上的患者 BALF 中呈现为中性粒细胞增多，少数患者可出现淋巴细胞或嗜酸性粒细胞增高。

【诊断】

IPF 诊断要点：排除其他已知病因的间质性肺疾病；对没有接受肺活检的患者，HRCT 表现为典型 UIP，即可诊断（表 2-2-16）。

表 2-2-16　寻常型间质性肺炎（UIP）影像学检查表现

UIP	可能 UIP	与 UIP 特征不符
分布在胸膜下，基底部网状影	分布在胸膜下，基底部网状影	上 - 中肺分布为主 支气管血管周围分布为主
蜂窝肺，伴或不伴牵拉性支气管扩张	不包括与 UIP 不符合特征	广泛的毛玻璃影
不包括与 UIP 不符合特征		多发微小结节 多发囊性影 弥散性马赛克样密度减低区 / 气体陷闭 支气管 / 肺节段实变

【治疗】

1. 有条件推荐使用药物

（1）吡非尼酮：新型口服抗纤维化药物，目前推荐适用于轻中度 IPF 患者，可改善肺功能及无进展生存期，降低死亡率。初始剂量为每次 200mg/ 次，3 次 /d，2 周内通过每次增加 200mg，最后维持 600mg/ 次（1 800mg/d）；若出现明显胃肠道症状、对日光或紫外线灯的皮肤反应、肝功能酶学指标的显著改变和体重减轻等现象时，可减少用量或者停止用药，症状减轻后逐步增加药量，维持用量 400mg/ 次（1 200mg/d）以上。该药物不良反应轻微，但价格昂贵，临床研究提示用药 13 周后显效，不适用于肺功能严重损害患者。

（2）尼达尼布：一种细胞内多个酪氨酸激酶的抑制剂，可延缓 IPF 患者肺功能的恶化，延缓病情进展，减少急性加重的发生。目前推荐适用于轻 - 中度 IPF 患者，本品推荐剂量 150mg/ 次，2 次 /d，给药间隔大约 12h，应与食物同服。治疗开始前及给药过程中需定期检查肝功能，一旦出现肝功能异常，应降低剂量或停药，可降低剂量至 100mg，每日 2 次 /d。临床研究提示用药 1 年后患者 FVC 年下降幅度可减少 50% 以上，不良反应轻微，以腹泻多见，但价格昂贵。

（3）抗酸药物：约 90%IPF 患者合并胃食管反流病，易引起吸入性肺炎，推荐使用抗酸药物延缓肺功能下降。适用于所有 IPF 患者。

2. 有条件不推荐使用药物　N- 乙酰半胱氨酸：为抗氧化剂，可轻度改善肺功能，但疾病无进展生存期无延长。口服 0.6g/ 次，2~3 次 /d，3~6 个月为一疗程。该药不良反应低，价格低廉，可作为联合用药。

3. 强烈不推荐使用药物　N- 乙酰半胱氨酸 + 硫唑嘌呤 + 泼尼松，缺乏疗效，不良反应较多，部分可增加死亡率，故目前不推荐该治疗方案。

急性加重期治疗，推荐激素和经验性使用抗生素，但激素反应差；晚期治疗，肺移植。

（五）急性间质性肺炎（AIP）

又称特发性 ARDS，急性呼吸衰竭，快速进展，病死率大于 50%，可考虑糖皮质激素联合免疫抑制剂治疗，但疗效不肯定。

（六）隐源性机化性肺炎（COP）

隐源性机化性肺炎以肺泡内、肺泡管、呼吸性细支气管及终末细支气管腔内有肉芽组织形成为病理特点的间质性肺疾病，也称闭塞性细支气管炎伴机化性肺炎。

【病因】

感染、药物（胺碘酮、博来霉素）、CTD、放疗、造血干细胞移植后

【临床表现】

起病隐匿，症状无特异性，可有游走性胸部阴影。

【辅助检查】

影像学检查常见表现：双肺多发斑片状浸润影，孤立局灶性阴影，弥漫性双肺浸润。

【诊断】

任何年龄均可发病，临床表现多样，大多数隐源性机化性肺炎无典型肺外临床表现。影像学以双肺多发斑片状浸润影，孤立局灶性阴影，弥漫性双肺浸润 3 种类型常见。病理确诊受累组织以肉芽肿为主要表现。

【治疗】

糖皮质激素治疗有效。一般推荐起始泼尼松每天 0.75~1.5mg/kg，维持 4~6 周后逐步减量，至 20mg/d 维持 3 个月，疗程维持 1 年，也可起始 3d 甲基泼尼松龙 500~1 000mg/d 冲击，后泼尼松 20mg/d 维持。大部分患者会出现复发，复发后应用糖皮质激素仍有效，需要增加剂量到 20mg/d 以上，再逐步减量。

（七）脱屑性间质性肺炎（DIP）

脱屑性间质性肺炎病理为肺泡内巨噬细胞浸润，好发于中年吸烟患者，症状较轻微，很少进展为肺纤维化，对糖皮质激素治疗有效，戒烟有效。

（八）非特异性间质性肺炎（NSIP）

非特异性间质性肺炎为一类异质性疾病，兼具 DIP 和 UIP 的特点，诊断依靠病理。首选糖皮质激素治疗，泼尼松每天 0.5mg/kg，根据治疗反应，一般 1 个月后开始逐渐减量，至维持量 5~7.5mg/d，总疗程 12~18 个月，大多数患者能改善症状甚至完全缓解。

（吕 游　黄 海）

20　结节病

结节病（sarcoidosis）是一种原因不明的以非干酪性肉芽肿为病理特征的系统性疾病，以肺和淋巴结受累最常见。临床上常表现为双侧肺门淋巴结肿大、肺部浸润、皮肤和眼的损害。病变也可侵犯肝、脾、腮腺、心脏、神经系统、肌肉、骨骼及其他器官。

【病因】

病因不明，近年来研究发现细胞免疫功能与体液免疫功能紊乱是重要发病机制。

【病理】

非干酪性上皮样细胞肉芽肿。

【临床表现】

多见于 25~45 岁成人，女性略多，临床表现缺乏特异性，约 40% 病例无症状。呼吸道症状为轻度咳嗽和胸闷，少数病例可急性起病，有发热、结节性红斑和关节疼痛，称为急性结节病或 Löfgren 综合征。胸外结节病表现为皮肤结节性红斑、冻疮样狼疮、斑丘疹等；眼部结节病表现为前葡萄膜炎，有畏光、眼痛、视力障碍；神经系统结节病表现为脑病、脑占位性病变或肉芽肿性脑膜炎，面神经麻痹；结节病侵犯心肌，引起心动过速、传导阻滞和心力衰竭。结节病性关节炎以侵犯大关节为主，症状与风湿性或类风湿关节炎相似。

【辅助检查】

1. 血液检查　活动期结节病可有周围血白细胞减少、贫血、血沉加快，血清血管紧张素Ⅰ转换酶（SACE）、血清白介素 2 受体、血清前胶原Ⅲ肽增高。部分患者血钙、尿钙可增高。

2. 胸部影像学检查　结节病伴有 X 线胸片异常者占 90% 以上，可分 4 期（表 2-2-17）。

表 2-2-17　结节病的影像学改变

分期	影像学改变
0	属于早期肺泡炎阶段，肺部 X 线检查阴性
Ⅰ	两侧肺门和 / 或纵隔淋巴结肿大，常伴右气管旁淋巴结肿大，但肺部无异常
Ⅱ	肺部浸润病变伴肺门淋巴结肿大。肺部病灶常表现为弥漫性、粟粒样至直径 1cm 以上片状、棉絮状或结节状浸润，可伴网织状改变
Ⅲ	肺部浸润病变与Ⅱ期相同，但不伴肺门淋巴结肿大
Ⅳ	肺纤维化，是结节病的晚期表现，可并发肺大疱、囊状支气管扩张、气胸、肺不张，最后发展为肺动脉高压和肺源性心脏病

以上四期并不代表结节病发展演变的规律，Ⅳ期病变不一定从两侧肺门淋巴结肿大演变而来。

胸部 CT 扫描对小结节样病变及支气管周围或血管周围间质性浸润性病灶诊断较佳，能较准确估计结节病的类型、肺间质病变的程度和淋巴结肿大情况。

3. 支气管肺泡灌洗液（BALF）检查　BALF 中淋巴细胞数增多大于 20%，BALF 中 $CD4^+/CD8^+$ 比值增高超过 3.5，是结节病的特征性表现。

4. 组织学检查　经纤维支气管镜肺或淋巴结活检、纵隔镜检查、胸腔镜检查或开胸肺活检可发现非特异性肉芽肿。有皮肤损害、周围淋巴结肿大时，取组织做病理检查有助于诊断。

5. ^{67}Ga 放射性核素扫描　^{67}Ga 积聚于肉芽肿浸润部位和病变的淋巴结，且与病变范围和疾病的活动性显著相关。

6. 肺功能检查　早期可完全正常，随着疾病的进展发生阻塞性通气障碍者较为多，晚期为限制性或混合性通气功能障碍，且多伴有弥散功能减退。

7. 结核菌素试验　约 2/3 结节病患者对结核菌素的皮肤试验无反应或反应极弱。以急性结节病患者的淋巴结或脾组织制成所抗原行皮内注射，称为 Kveim 试验。

【诊断】

1. 胸片　呈双侧肺门及纵隔对称性淋巴结肿大（偶见单侧肺门淋巴结肿大），伴或不伴有肺内网状、结节状、片状阴影。必要时参考胸部 CT 进行分期。

2. 组织活检　证实或符合结节病（可为表浅肿大的淋巴结、纵隔肿大的淋巴结、支气管内膜结节、前斜角肌脂肪垫淋巴结活检，肝脏穿刺或肺活检等）。

3. Kveim 试验　阳性反应。

4. SACE 活性　升高（接受激素治疗或无活动性的结节病患者可在正常

范围)。

5. 结核菌素试验 阴性或弱阳性反应。

6. 高血钙、高尿钙症,碱性磷酸酶 是结节病活动性的参考。有条件的单位可作 ^{67}Ga 放射性核素注射后,应用单光子发射计算机体层摄影(SPECT)显像或 γ 照相,以了解病变侵犯的程度和范围。

具有第 1、2 或第 1、3 条者,可诊断为结节病;具有第 4、5、6 条为重要的参考指标,注意综合诊断,动态观察。

虽然结节病的确诊依赖于病理,但非干酪性肉芽肿并非结节病特有的病理特征,需与肺门淋巴结结核、淋巴瘤、外源性变应性肺泡炎、肺门转移癌及铍尘接触史等疾病相鉴别。

【治疗】

部分患者可自行缓解,病情稳定、无症状的患者可不需治疗。

一般认为在出现严重的眼、神经、心脏病变及高钙血症,有症状或进展的胸内结节病时需进行治疗。治疗药物首选糖皮质激素,可缓解病情,减轻症状,抑制肉芽肿性炎症的发展,并可减少肺纤维化的形成。推荐治疗方案:泼尼松 20~40mg/d,合并心脏或神经病变者需应用更高剂量。1~3 个月后评估疗效,对激素有效者,逐渐减至维持剂量 10~15mg/d,疗程 1 年以上。停用药物后常可复发,建议每 3-6 个月随访 3 年。对激素耐药,可单用或与小剂量激素联合应用细胞毒药物,首选甲氨蝶呤 10~15mg/ 周,或硫唑嘌呤、来氟米特、氯喹等。近年发现 TNF-α 抑制剂如英夫利昔单抗对于难治性结节病有一定疗效。

(吕 游 黄 海)

21 肺泡蛋白沉着症

肺泡蛋白沉着症(PAP)是一种以肺泡内大量沉积磷脂蛋白样物质为特点的肺部弥漫性疾病。分为 3 类,先天性、自发性、继发性。多发生于 10~50 岁男性吸烟人群,病因尚不明确,目前认为与单核 - 巨噬细胞集落刺激因子有关。病理变化限于肺脏,典型的表现是肺泡上皮和间质细胞正常,但肺泡内充填着含各种血清和非血清蛋白的无定形过碘酸希夫(PAS)染色阳性颗粒。肺泡内脂含量高,可能是因为肺泡磷脂的清除异常。间质纤维化少见。病理过程可能为弥漫性或局限性,可能进展亦可能稳定,或自行消失。最常受累的是肺基底部和后部,偶尔侵犯前段,胸膜和纵隔不受影响。

【临床表现】

PAP 临床症状变化多变。病变进展或保持稳定或自发消失,有些无症状,有些出现严重呼吸衰竭。大多数患者出现进行性加重的呼吸困难和咳嗽,常为干咳，吸烟者咳嗽，痰较多。少数患者因非细菌性病原体（如诺卡菌属、曲霉菌和隐球菌属）而继发感染。尽管患者近期或现在发热，但持续性发热少见，除非有继发感染。肺外症状不常见，体征限于肺底，但尽管胸部X线检查有弥漫性肺实变时，也可没有体征，在病变区常可听到细小的吸气性音。

【辅助检查】

1. 血液检查　外周血白细胞轻度升高，血清乳酸脱氢酶水平升高。

2. 肺功能检查　存在慢性缺氧，表现为轻度限制性通气功能障碍和弥散障碍。

3. 痰液检查　PAS染色阳性。

4. 支气管肺泡灌洗液（BALF）检查　BALF为典型的“牛奶样”或“米浆样”液体，可分层，PAS染色阳性，电镜下课件丰富的层状体和环绕的磷脂，并可见肺泡Ⅱ型细胞。

5. 胸部影像学检查　两肺可产生较为均匀一致的改变，体位变动可引起影像学改变。HRCT对PAP诊断有重要价值。肺部磨玻璃样改变、小叶间隙和间隔不规则增厚，变现为“地图”状改变或“铺路石样”改变。但并不特异，需与心源性肺水肿、支原体肺炎、肺囊尾蚴病相鉴别。

【诊断】

特异性诊断需要肺活检或段支气管肺泡灌洗，后者需特殊染色，光镜或电镜下可见组织和灌洗液的特征性表现。

典型的实验室异常包括抗GM-CSF抗体阳性、血清LDH水平升高。高分辨率CT扫描显示“地图”状改变或“铺路石样”改变。BALF为典型的“牛奶样”或“米浆样”液体。肺功能提示轻度限制性通气功能障碍和弥散障碍。

【治疗】

全肺支气管肺泡灌洗治疗是缓解PAP最有效的方案。多通过卡伦双腔管行一侧全肺灌洗，使用1~2L加温的0.9%氯化钠溶液反复多次对一侧肺进行灌洗和抽空。仅用于有明显症状和低氧血症的患者。通常患者在全麻下，每隔3~5d灌洗一侧肺，有的患者灌洗一次后便不出现症状或浸润，有的则需6~12个月灌洗一次，持续多年。

无法行肺泡灌洗治疗的患者，可尝试GM-CSF补充治疗、利妥昔单抗、血浆置换术等方法治疗，无效可考虑肺移植治疗。

（吕游　黄海）

22　肺嗜酸性粒细胞浸润症

肺嗜酸性粒细胞浸润症（pulmonary infiltration with eosinophilia，PIE）是指

肺部浸润并伴有血嗜酸性粒细胞增多为典型表现的一组综合征。临床并不少见，常由寄生虫、原虫、真菌、花粉、有机粉尘、药物及未明原因的致敏原引起。其临床特点为肺泡灌洗液或组织中嗜酸性粒细胞增高（常大于 6%），伴或不伴血中嗜酸性粒细胞增高。

【病因】

病因不明，目前认为是自身免疫性疾病，Ⅱ、Ⅲ、Ⅳ型变态反应参与其中。

【诊断与鉴别诊断】

（一）临床特点

1. 血液嗜酸性粒细胞增多　嗜酸性粒细胞占 6%~40% 以上，计数可达（1.0~5.0）$\times 10^9$/L。白细胞计数大多有轻度至中度增加。

2. 呼吸系统症状　有轻重不一的咳嗽、咳痰、胸闷、气喘，大多伴有发热、乏力、多汗、厌食或体重减轻等全身症状。

3. 肺部浸润　X 线检查肺部有斑片状、云雾状或结节状阴影，呈不规则分布，多见于两侧中下肺，有的呈游走性。

4. 预后　根据临床类型而异，大都良好，轻者自愈，重症预后不良。

（二）临床分类

目前仍沿用 Crofton 分类法，共分 5 种临床类型。

1. 单纯性肺嗜酸性粒细胞增多症　又称吕弗琉（Loffler）综合征或过敏性肺炎。常由寄生虫（蛔虫、钩虫、绦虫等）、药物（青霉素、磺胺类等）及吸入致敏原（花粉、真菌孢子）等因素引起。症状轻微或全无症状，肺部有游走性片状阴影，一般在 1~2 个月内可自行消散。

2. 迁延性肺嗜酸性粒细胞增多症　病因与单纯性肺嗜酸性粒细胞浸润症相同。常有过敏体质，女性居多。发热、体重减轻为最常见的症状，大多有咳嗽、咳痰及气急。病程较长，可持续数月至数年，最后可引起肺纤维化。

3. 热带性肺嗜酸性粒细胞增多症　本病主要由丝虫感染后引起的变态反应。咳嗽剧烈，常有哮喘发作。往往伴肝脾及淋巴结肿大。血液嗜酸性粒细胞显著增多，可达 5.0 $\times 10^9$/L 以上。肺部可见细小结节。丝虫补体结合试验阳性，血清华氏反应阳性。乙胺嗪及砷剂治疗效果显著。

4. 哮喘性肺嗜酸性粒细胞浸润症　又称变态反应性支气管肺曲菌病。与曲菌感染的关系较密切。哮喘反复发作，有时可咳出支气管管型。由曲菌引起者，痰中可出现特征性的棕黄色痰栓，内含烟曲菌丝及嗜酸性粒细胞。烟曲菌皮试常呈阳性。有人认为本病为支气管哮喘的一个特殊类型。与一般的支气管哮喘相比，其气道阻塞的可逆性较差。肾上腺皮质激素治疗可控制症状，并可使肺部阴影消散。本病也可自行缓解。

5. 肺坏死性血管炎　本病为伴发结节性多动脉炎的 PIE 综合征，又称 Churg-Strauss 综合征，是 PIE 综合征中病情最重、预后最差的一型。全身多器官均可受累。病理上，受累的肺部中小动脉有纤维蛋白样沉淀物和坏死，嗜酸性粒细胞、巨噬细胞浸润，形成肉芽肿性结节。发病前往往有 8~10 年的过敏性疾病史，主要表现为哮喘和过敏性鼻炎。一旦出现血管炎症状后，原先的哮喘症状往往自行缓解，如不予治疗，约半数患者只存活 3 个月。

【治疗】

1. 单纯性肺嗜酸性粒细胞浸润症　不需特殊治疗，可以自愈。由药物引起者及时停药。寄生虫引起者，待症状消失后驱虫。

2. 迁延性肺嗜酸性粒细胞浸润症及哮喘性肺嗜酸性粒细胞浸润症　可予泼尼松治疗，开始 30~40mg/d，症状消失，肺部阴影消散后逐渐减量，疗程 4~6 个月。

3. 热带性嗜酸性粒细胞增多症　首选药物为海群生 6~8mg/(kg·d)，分 3 次口服，疗程为 10~14d。也可予卡巴砷 200mg，或乙胺嗪 200mg，3 次 /d，10d 为一疗程，可用 1~2 疗程，有良好疗效。

4. 肺坏死性血管炎　可予泼尼松 40~60mg/d，待症状控制后，逐渐减量，此后予小剂量维持至少一年。对控制不满意者，可予甲泼尼龙、硫唑嘌呤或环孢素冲击治疗。

（吕 游　黄 海）

23　胸腔积液

胸腔积液按性质可分为渗出液和漏出液两种。产生漏出液的原因有充血性心力衰竭、肝硬化、肾病综合征、上腔静脉阻塞、心包缩窄、腹膜透析、低蛋白血症、Meigs 综合征（卵巢纤维瘤或其他盆腔肿瘤伴有胸腔积液、腹水）等。产生渗出液的原因为：①感染性：包括细菌性（结核菌最多见）、病毒性、寄生虫性（阿米巴病、肺吸虫病、丝虫病等）、支原体等。②肿瘤性：包括胸膜间皮瘤和转移癌，最常见来源于肺癌、乳癌、卵巢癌、胃癌和淋巴瘤等。③自身免疫性：包括系统性红斑狼疮、风湿热、类风湿关节炎等。④其他还有肺梗死、急性胰腺炎、药物过敏如硝基呋喃妥因、尿毒症、心肌梗死后综合征（Dressler 综合征）、放射治疗后等形成的胸腔积液。血胸可发生于自发性气胸、外伤、主动脉瘤破裂，胸导管破裂则形成乳糜胸。

【诊断】

（一）临床表现

在胸腔积液较多时，可有压迫症状，如胸闷、气短、甚至呼吸困难。漏出液患者，多伴有心、肝、肾脏等疾病，但无发热等中毒症状；渗出性胸腔积液患者，初期可有胸痛，部分可有疲乏、倦怠等，但癌性胸腔积液多无发热。胸部检查，大量积液时气管向健侧移位，胸液量达 500ml 时，可查出患侧胸部饱满，呼吸运动减弱，积液区叩诊呈浊音或实音，听诊呼吸音减弱或消失，积液上方有时可闻及管状呼吸音。心脏向健侧移位。胸膜炎早期时，可触及摩擦感或听到摩擦音。

（二）胸部 X 线检查

少量积液时，X 线检查可见肋膈角模糊或消失；中等量积液时患侧胸腔下部有大片均匀致密阴影，上界呈弧形，凹面向上；大量积液时患侧胸腔大部或全部为均匀致密阴影；包裹性积液边缘光滑饱满，不随体位改变而变动，可局限于叶间或位于膈上、纵隔面等部位。肺底积液应再摄患侧卧位胸片，观察流向侧胸壁的胸液情况。

（三）超声检查

对胸腔积液定量检查并定位，对选择胸腔穿刺部位有指导意义。

（四）检验

1. 血液检查　胸腔积液患者，白细胞计数及分类依原发病的特点，结核性和癌性胸腔积液，白细胞计数正常或稍偏高；炎性胸腔积液，总数和多核白细胞百分率增高；寄生虫感染或自身免疫性疾病，血液嗜酸性粒细胞增加。

2. 胸液检查　所有胸腔积液，均应争取抽取足量胸液（200~300ml），做常规、生化检查（表 2-2-18），区别渗出液或漏出液，对诊断有较大帮助。①外观：漏出液一般清亮，稍呈黄色，渗出液呈草黄色，脓胸呈脓样，胆固醇含量高者呈“洗带鱼水样”，乳糜胸液呈乳白色，血性胸液呈“洗肉水样”。②细胞分类和计数：红细胞计数 5×10^9/L 以上为血性胸液，常见于恶性肿瘤、结核、外伤或肺梗死；白细胞计数 $<0.1 \times 10^9$/L 为漏出液，超过 $(0.5~1.0) \times 10^9$/L 且以中性粒细胞为主者常为化脓性细菌感染；$>10 \times 10^9$/L 者为脓胸。血胸的红细胞与白细胞比例约为 500∶1。③生化：葡萄糖含量、pH 值测定、蛋白定量、胸液蛋白 / 血清蛋白比值、胸液乳酸脱氢酶（LDH）/ 血清乳酸脱氢酶比值、腺苷酸脱氨酶（ADA）、癌胚抗原（CEA）、淀粉酶、溶菌酶、β_2- 微球蛋白、补体等测定。④细菌学检查：涂片找抗酸杆菌、革兰氏染色和细菌培养（有条件做厌氧培养）。⑤找肿瘤细胞、狼疮细胞、类风湿因子和寄生虫卵等。

表 2-2-18　渗出液和漏出液的鉴别

Light 标准	漏出液	渗出液
胸腔积液 / 血清蛋白	<0.5	>0.5
胸腔积液 / 血清 LDH	<0.6	>0.6
胸腔积液 LDH 水平	< 血清正常值高限的 2/3	> 血清正常值高限的 2/3

续表

Light 标准	漏出液	渗出液
胸腔积液胆固醇浓度	<1.56mmol/L	>1.56mmol/L
胸腔积液 / 血清胆红素	<0.6	>0.6

注：符合 Light 标准之一即可诊断渗出液

（五）胸膜活组织检查

适用于疑有肉芽肿性疾病（如结核病）或胸膜有恶性肿瘤而又有明显积液的患者。出血性疾病和严重脓胸患者忌用。病理检查阳性率在结核性胸膜炎可达 70%~80%，胸膜恶性肿瘤可达 50% 以上。

（六）胸腔镜检查

原因不明的胸腔积液诊断和慢性持续性胸腔积液的治疗是胸腔镜检查的主要指征。对胸腔积液的病因诊断率可达 90% 以上。

（七）支气管镜

对有咯血或疑有气道阻塞者可行此项检查。

【治疗】

根据胸腔积液原因进行治疗。

（吕 游　黄 海）

24　自发性气胸

自发性气胸（spontaneous pneumothorax）是指在无外伤或人为因素时，肺组织和脏层胸膜因原有某种病变或缺陷而突然发生破裂引起的气胸。自发性气胸约有 33% 复发，气胸持续 2 个月以上为慢性气胸。自发性气胸可分为不同类型（表 2-2-19）。

表 2-2-19　自发性气胸的分类及特点

分类	特点
根据病因分类	
原发性自发性气胸	原因尚未阐明；好发于 20~40 岁瘦高型男性
继发性自发性气胸	继发于肺脏疾病者；常见于 40 岁以上
根据胸膜破口情况及胸腔内压改变分类	
闭合性气胸	裂口随肺收缩而闭合，空气不再进入胸腔；胸腔内压接近或稍高于大气压；抽气后胸腔内压下降，留针 1~2min 压力不再上升

续表

分类	特点
交通性气胸	裂口持续开放,空气随呼吸自由进出胸腔;胸膜腔内压接近大气压;抽气后压力不变
张力性气胸	裂口呈单向活瓣状,空气随吸气进入胸腔;抽气后压力不变;抽气后压力虽下降,但留针 1~2min 后压力又迅速升高

【病因】

自发性气胸多由胸膜下大疱或肺大疱破裂引起(表 2-2-20)。

表 2-2-20　自发性气胸的病因

分类	病因	
原发性自发性气胸	病因尚未阐明,可能与以下因素有关 1. 吸烟 / 吸食大麻 2. 体型瘦长 3. 大气压力或空气污染水平的变化 4. 遗传因素(如 *FLCN* 基因突变)	
继发性自发性气胸	**1. 阻塞性肺部疾病** 慢性阻塞性肺疾病、支气管哮喘 **2. 间质性肺病** 特发性肺纤维化(尤其是 UIP)、非特异性间质性肺炎组织细胞增生症放射性肺炎或纤维化 **3. 感染** 肺孢子菌肺炎、肺结核、球孢子菌病、急性细菌性肺炎(如金黄色葡萄球菌感染) **4. 恶性肿瘤** 原发性支气管肺癌、肺转移瘤(尤其是肉瘤)、化疗的并发症	**5. 结缔组织病** 类风湿关节炎、强直性脊柱炎、马方综合征、Ehlers-Danlos 综合征、多发性肌炎 / 皮肌炎、硬皮病 **6. 其他** 月经性气胸、肺梗死、肺泡蛋白沉积症、冯·雷克林豪森病、韦格纳肉芽肿

【临床表现】

自发性气胸一般起病突然,常有屏气、用力过度、剧咳等诱因,常见症状体征见表 2-2-21。

表 2-2-21　自发性气胸的临床表现

症状	体征
1. 剧烈胸痛，单侧，针刺样或刀割样痛，持续时间短 2. 胸闷、呼吸困难 3. 干咳，因气体刺激胸膜 少数患者无症状，由体格检查或胸部影像学检查发现	视诊：急性病容，呼吸浅快，重者口唇发绀，患侧胸廓饱满，肋间隙增宽 触诊：气管向健侧移位，患侧皮下可有握雪感，语颤减弱 叩诊：患侧叩诊鼓音，心、肝浊音区消失 听诊：患侧呼吸音减低或消失，语音共振减弱或消失 左侧少量气胸时，可在左心缘处听到与心跳一致的"咔嗒"声（称 Hamman 征），左侧卧位呼气时最清楚 严重张力性气胸可能有休克表现

【辅助检查】

影像学为诊断气胸最可靠方法。可显示肺压缩程度，肺部情况，有无胸膜粘连、胸腔积液以及纵隔移位等（图 2-2-7）。

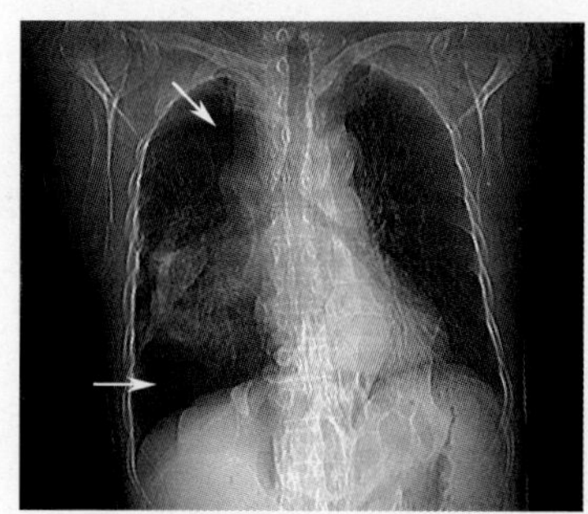

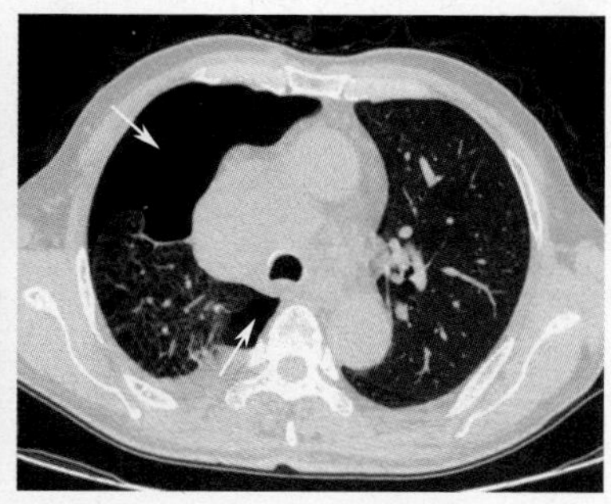

图 2-2-7　气胸的胸片（左图）及胸部 CT（右图）表现（箭头）

【诊断】

根据临床症状、体征及 X 线表现，即可确诊。应与巨型肺大疱、急性心肌梗死、急性肺梗死、支气管哮喘、支气管肺囊肿、膈疝或慢阻肺等鉴别。

【治疗】

治疗目标：如有必要，将空气排出，以及防止复发。张力性气胸因常引起严重心肺功能障碍，必须紧急排气。气胸的具体处理方案及其适应证见图 2-2-8。

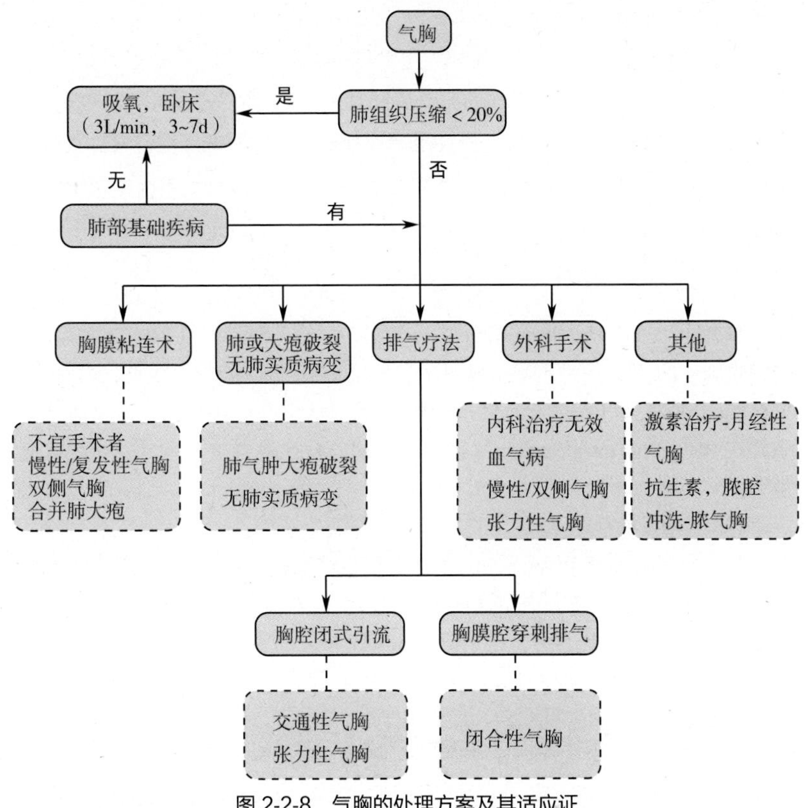

图 2-2-8 气胸的处理方案及其适应证

【注意事项】

1. 胸膜腔穿刺排气，首次不超过 600ml，抽气至呼吸困难缓解或胸内压在 –2~–4cmH_2O（–0.20~–0.39kPa），留针 3min，观察胸内压变化。根据需要，每日或隔日抽气 1 次。

2. 插管部位无胸膜粘连者可在第 2~3 前肋间锁骨中线处插管。有胸膜粘连，则以第 4~5 前肋间腋前线无粘连处为宜。手术时要注意紧沿肋骨上缘，避免伤及肋骨下缘的血管和神经。

3. 引流管内径以 14~36F（2.2~9.09mm）为宜，细口径者易堵管。

4. 肺难以复张时，可应用负压吸引，但负压应≤ 14cmH_2O（–1.37kPa），否则易发生肺水肿。

5. 胸膜腔内小量出血时，可将血液抽尽，并观察；如为大量出血，应及时进行胸腔闭式引流，同时行支持治疗如输血等；如出血不止，应立即开胸结扎破裂血管。

【预后】

去除病因。采用肺大疱切除术及胸膜粘连术，可防止反复发作。此外，积极规范治疗慢性支气管疾病，如慢性阻塞性肺疾病是预防继发性自发性气胸的最好方法。

（顾 香 石昭泉）

25 胸膜间皮瘤

胸膜间皮瘤（pleural mesothelioma）是一种源于胸膜间皮组织的肿瘤，约占胸膜肿瘤的 5%，却是胸膜最常见的原发肿瘤，单侧胸腔受累多见，少数可侵犯双侧，分为良性和恶性。良性呈局限型，恶性大多呈弥漫型。弥漫型恶性胸膜间皮瘤（malignant pleural mesothelioma，MPM）比良性者多见，多有石棉接触史。

【病因与发病机制】

局限性间皮瘤病因不详，MPM 发生与石棉暴露相关，且发生风险与石棉种类有关，闪石、青石棉具有更高的致病风险。另外，放射治疗可能导致 MPM。MPM 自然发生率约为百万分之一。

【病理】（表 2-2-22）

表 2-2-22 良、恶性胸膜间皮瘤病理方面的差别

	良性胸膜间皮瘤	恶性胸膜间皮瘤
起源	脏层胸膜或叶间胸膜	壁层胸膜或膈胸膜
病理分型	纤维型 - 多见	上皮型 - 最常见
	上皮型 - 罕见	肉瘤型
	混合型 - 少见	混合型

【临床表现】

1. 良性胸膜间皮瘤 好发于 40~50 岁男性，早期可无症状，肿瘤增大时，可有压迫症状，出现钝痛、干咳、活动后气急等症状，25% 患者可有发热，20% 可伴有肥大性骨关节病和 / 或杵状指（趾），多见于肿块大的纤维型；切除肿瘤后症状明显减轻。少数患者还可有低血糖、多尿等表现。

2. 恶性胸膜间皮瘤 多见于成年人，男性占 70%~80%，诊断时 20~40 年

前多有石棉暴露史。典型症状为持续性胸痛和呼吸困难。可有胸腔积液(血性多见)、咳嗽、胸壁肿块、体重减轻、发热和出汗。少数可有发作性低血糖、关节痛、杵状指(趾)、高血钙、血小板增多症、自身免疫性溶血性贫血、血管母细胞淋巴结病、慢性淋巴细胞性白血病、分泌抗利尿激素等副癌综合征。

【辅助检查】

1. 胸部影像学检查

(1)良性胸膜间皮瘤:胸部X线表现为范围局限、边缘清楚的球形肿块,可有分叶,与胸膜相连接,也可以生长在叶间胸膜,酷似肺部良性肿瘤。胸部CT更能显示间皮瘤的形态特征。

(2)恶性胸膜间皮瘤:胸部X线以胸膜改变及胸腔积液为主。典型表现为胸腔内弥漫分布的不规则胸膜增厚及向胸腔内突出的多发结节影,并发大量胸腔积液时,可见大片均匀一致的致密影,纵隔向健侧移位。胸部增强CT对于可疑的胸膜病变非常有帮助,并可对纵隔淋巴结情况作评价。因MPM可转移至腹部脏器,故完整的CT检查应包括肝脏及肾上腺。对于碘过敏的患者可选择MRI检查,可在CT基础上显示病变侵犯横膈和胸壁情况。PET-CT有助于鉴别胸膜疾病的良、恶性,MPM的标准摄取值(SUV)要明显高于其他胸膜良性疾病,还可评估有无淋巴结、远处转移情况。

2. 病理学检查

(1)细胞学检查:患者出现胸腔积液时可进行胸腔穿刺术以留取标本,MPM患者的胸腔积液中可检出肿瘤细胞,有时难与胸膜转移瘤相区别,免疫组化染色和电镜检查有助鉴别。

(2)组织学检查:通常胸膜活检可以确诊,且可更准确地测定病理亚型。对于有胸腔积液的患者首选胸腔镜直视下行胸膜活检。为避免肿瘤植入,切口数量尽量少于2个。如无法行胸腔镜检查,可选择开放性胸膜活检。对于不适应于胸腔镜活检或开放性胸膜活检,无胸腔积液的患者,可进行CT或B超引导下经皮细针穿刺活检。免疫组织化学可作为组织学检查的补充,MPM可表达钙(视)网膜蛋白(calretinin),角蛋白5/6和核WT1,而癌胚抗原(carcinoembryonic antigen,CEA)、甲状腺转录因子-1(thyroid transcription factor-1,TTF-1)等多为阴性。

【诊断】

良性胸膜间皮瘤临床及影像学表现缺乏特异性,需与包裹性积液、结核球、肺癌、胸壁、纵隔肿瘤等鉴别,主要通过胸膜活检确诊。

典型MPM常会有胸痛、呼吸困难,咳嗽、体重减轻、发热、出汗,胸壁肿块、胸腔积液等临床表现,对于有复发性胸腔积液和/或胸膜增厚的患者,可通过

呼吸系统疾病

胸部增强 CT、胸腔穿刺细胞学检查、胸膜活检可确诊。需与转移性腺癌、肉瘤、结核性胸膜炎、其他良性包裹性胸腔积液鉴别。

【治疗】

1. 局限型胸膜间皮瘤　外科手术治疗为唯一治疗手段，应尽早进行，彻底切除常可治愈。虽属良性，但具潜在恶性，可复发、转移，应定期随访胸部 CT。

2. MPM　分期多采用国际间皮瘤学会（IMIG）的 TNM 系统。MPM 确诊时往往已是晚期，手术、放疗等局部治疗难以达到治疗目的，因此，仍以内科治疗为主的综合治疗，但疗效有限。

(1) 手术治疗：手术方式：胸膜局部切除 / 剥脱术（P/D），胸膜外全肺切除术（EPP）。

临床分期Ⅰ期、能耐受手术的者，可行单纯手术治疗。但Ⅱ、Ⅲ期 MPM 患者需行手术联合化疗和 / 或放疗等综合治疗。对于胸壁多发病灶、膈肌受累、对侧纵隔或锁骨上淋巴结受累的 MPM 患者应在术前接受新辅助治疗。对侧或锁骨上（N3）受累、肉瘤样间皮瘤患者，不建议行 EPP、P/D。

因不可能完全切除，且手术创伤、风险大，并发症多，缺乏临床获益，国际上对恶性胸膜间皮瘤外科治疗尚存争议。

(2) 化疗：对于 MPM 患者，化疗可以提高患者的生存率和生活质量。目前推荐的一线治疗方案为培美曲塞联合顺铂，进行 4~6 周期。随机临床试验显示贝伐单抗联合顺铂 / 培美曲塞有益。但对于 PS ≥ 2 分，严重心血管合并症，难以控制的高血压，年龄 > 75 岁，存在出血或凝血风险，或贝伐单抗其他禁忌证的患者，不推荐用贝伐单抗治疗。患者如无法耐受顺铂，可用卡铂替代。对于培美曲塞一线化疗疾病控制时间持续 6 个月以上的胸膜间皮瘤患者，可选用以培美曲塞为基础的二线治疗，但不推荐用培美曲塞维持治疗。二线治疗还可选用长春瑞滨。

(3) 放疗：标准放疗方案：8Gy × 1 次，4Gy × 5 次或 3Gy × 10 次。放疗可作为姑息治疗以缓解胸痛、骨转移、脑转移症状，但不推荐单纯放疗或预防性放疗。对于接受非肺保护性减瘤手术（EPP）的患者提供胸腔内辅助放疗，可减少局部复发率。病灶局限、无症状的复发患者接受放疗，可延缓病情进展。

(4) 其他治疗：对于胸腔积液过多而呼吸困难者，推荐穿通永久性导管放置或行胸膜固定术。对于有心包积液症状的患者，可行心包穿刺引流术。

（唐　昊）

26 原发性支气管肺癌

原发性支气管肺癌或称肺癌，是起源于呼吸上皮细胞（支气管、细支气管和肺泡）的恶性肿瘤。肺癌占全部癌症发病人数的13%，男性发病率在所有癌症中列第一位，女性发病率仅次于乳腺癌列第二位。而无论性别，肺癌均是癌症相关死亡的首要病因，占全部癌症死亡人数的19.4%。近年来，肺癌的发病率和死亡率在发展中国家及女性中有增高趋势。有证据表明肺癌的发病与吸烟、大气污染、职业致癌因子、饮食、遗传及基因改变等因素有关。

【分类】

根据生长部位可分为中央型肺癌和周围型肺癌，前者发生于段及以上支气管，后者发生于段以下支气管。根据生物学特性可分为非小细胞肺癌（non-small cell lung cancer，NSCLC）和小细胞肺癌（small cell lung cancer，SCLC）两大类，其中NSCLC最为常见，约占85%。随着分子生物学的发展以及靶向药物研发的不断推进，传统的NSCLC和SCLC的分类方法日益无法满足临床需要，根据WHO在2015年发布的分类法，NSCLC包含腺癌、鳞癌、大细胞癌及其他类型，每个类型又进一步细分，如腺癌分为原位腺癌（旧称细支气管肺泡癌）、微浸润性腺癌、浸润性腺癌、浸润性腺癌变异型等。

【临床表现】

肺癌的临床表现不典型，早期可无明显症状，仅在体格检查或胸部影像学检查时发现。肺癌的临床表现分为局部及局部侵犯表现、远处转移性表现和非转移性胸外表现。

1. 局部及局部侵犯表现　原发肿瘤引起的局部表现包括咳嗽、痰血或咯血、胸痛、气短等。40岁以上人群（特别是吸烟者）若咳嗽持久、加重或变为呛咳、痰中带血或咯血，尤其是首次咯血者，应高度警惕本病；呼吸困难多为肿瘤阻塞或压迫气道的晚期表现。肿瘤局部侵犯可引起如下表现：肿瘤侵犯胸膜或胸壁者可有胸痛；声音嘶哑为喉返神经受侵犯；吞咽困难为食管压迫表现；上腔静脉被癌肿压迫或癌栓栓塞致上肢、颈面部水肿和胸壁静脉曲张、皮肤红紫，称上腔静脉阻塞综合征；肺上沟瘤压迫交感神经，引起患侧上睑下垂、瞳孔缩小、眼球内陷，同侧额部与胸壁少汗或无汗，称为Horner综合征；心包和胸膜转移可引起血性心包积液和胸腔积液。

2. 远处转移性表现　骨转移可引起骨痛及病理性骨折；脑转移可有各种神经症状及体征；肝转移可有腹痛、黄疸、肝大及腹水；肾上腺转移亦常见。淋巴结转移的常见部位是锁骨上窝淋巴结，腋下及腹膜后淋巴结转移也较常见。

3. 非转移性胸外表现　肺癌有异位内分泌作用，可引起内分泌综合征，多见于 SCLC、大细胞癌等神经内分泌肿瘤。常见表现有库欣综合征、骨关节肥大、杵状指、男性乳房发育等。少数患者可发生神经肌病综合征，表现为肌无力、小脑变性、感觉和运动神经痛等。内分泌综合征和神经肌病并非肺癌的特征性表现，一旦发现应结合其他症状给予检查。

【诊断】

临床表现和影像学检查可提供诊断线索，胸部 CT 为诊断提供重要帮助，组织病理学检查是明确诊断的金标准。PET-CT 扫描、放射性核素骨扫描、腹部 B 超等有助于了解全身转移情况及提供准确分期依据。支气管镜、胸腔镜、纵隔镜、经皮肺穿刺，或对转移灶及转移淋巴结进行活检等均是获得病理诊断的有效方法。有胸腔积液时应获得足量的细胞团或行胸腔镜检查。肿瘤标志物对肺癌诊断和病情监测有一定参考价值。有条件者应同时检测 *EGFR* 基因突变、*ALK* 和 *ROS1* 融合基因等，也可检测 *PD-L1*、*TMB* 等，以判断患者是否能从相应靶向药物和免疫检查点抑制剂治疗中获益。随着靶向药物的进展，全基因检测也越来越多的用于临床。肺癌的临床表现复杂多样，应注意与肺结核、感染、肺部良性肿瘤、纵隔肿瘤等疾病鉴别。

【治疗】

治疗策略的选择应结合患者机体状况、病理学类型(包括分子病理学诊断)、临床分期，采用多学科综合治疗模式，进行个体化治疗。合理选择手术、放疗、化疗、靶向治疗、免疫治疗等手段。

1. 手术治疗　对Ⅰ、Ⅱ期 NSCLC 首选根治性手术切除，ⅢA、ⅢB 期提倡通过多学科讨论采取综合治疗，包括手术联合术后化疗、序贯放化疗、同步放化疗、新辅助化疗。伴有恶性胸腔积液的ⅢB 期和Ⅳ期患者不行手术治疗。手术切除应在心、肝、肾等重要脏器功能良好，且无手术切除禁忌证的条件下进行。SCLC 90% 以上就诊时已有转移，故一般不推荐手术治疗。

2. 放疗　对不宜手术但病变范围较局限者，或术后有残留病灶者，可用放疗。SCLC 对放疗敏感性最高，SCLC 放化疗联合治疗较单一治疗疗效更好。放疗对骨转移引起的骨痛、上腔静脉综合征、脊髓压迫、脑转移、支气管阻塞可有效缓解症状。

3. 化学治疗　用于晚期或复发患者，以及术后辅助化疗、术前新辅助化疗等；SCLC 对放化疗多敏感，化疗是 SCLC 治疗的基本方案，一线化疗方案仍为依托泊苷联合卡铂或顺铂。二线治疗则可为铂类联合紫杉醇类、喜树碱类等。NSCLC 常用化疗方案为卡铂或顺铂联合培美曲塞、紫杉醇、吉西他滨等三代新药的两药方案，其中培美曲塞则用于非鳞状细胞癌。

4. 靶向治疗　目前主要用于 NSCLC 中的腺癌患者，可用于一线治疗或联合化疗的维持治疗，其治疗成功的关键是选择具有特异性突变的患者，对局部晚期和转移的 NSCLC 患者疗效显著。靶向治疗是指针对已经明确的致癌位点（驱动基因变异或肿瘤相关信号通路的特异性分子），设计相应的治疗药物，选择性地与致癌位点相结合发生作用，致使肿瘤细胞特异性死亡。目前临床常见的靶向药物包括以下几类：针对 EGFR 突变的酪氨酸酶抑制剂，包括一代药物（吉非替尼、厄洛替尼、艾克替尼）、二代药物（阿法替尼）和三代药物（奥希替尼）；以 ALK 基因重排阳性为靶点的克唑替尼、艾乐替尼、色瑞替尼；以 ROS1 重排阳性为靶点的克唑替尼；以及其他针对罕见突变的药物。此外，还有阻断肺癌血管生成的靶向药物，如贝伐珠单抗，安罗替尼等，与化疗联合可提高疗效，安罗替尼因为多靶点抑制，可单药服用。靶向药物的毒副反应一般较轻，常见的有皮肤、消化道和肺纤维化等症状，以皮肤症状多见，皮疹发生率在临床获益患者中发生率可达 90% 以上。

5. 免疫治疗　肿瘤免疫治疗主要通过激发机体的免疫系统，增强抗肿瘤免疫，从而控制和杀伤肿瘤细胞。目前应用于肺癌的免疫治疗药物主要是针对免疫检查点的抑制剂，可抑制免疫细胞表面的程序性死亡受体 1（PD-1）与肿瘤细胞表面的程序性死亡配体 1（PD-L1）相结合，阻断免疫逃逸。相关药物有 PD-1 单抗（如纳武单抗（Nivolumab）、帕博利珠单抗（Pembrolizumab）和 PD-L1 单抗（如阿特珠单抗（Atezolizumab）、德瓦鲁单抗（Durvalumab））。治疗前一般通过检测 PD-L1 的表达、肿瘤基因突变负荷（TMB）及肿瘤浸润淋巴细胞（TIL）来预测免疫治疗的效果。

6. 其他　此外，局部介入治疗、中医药治疗和对症处理等，可根据患者个体情况酌情应用。

（顾 香　施晓倩　李 兵）

27　急性呼吸窘迫综合征

急性呼吸窘迫综合征（acute respiratory distress syndrome，ARDS）是指由心源性以外的各种肺内、外致病因素导致的急性弥漫肺损伤及进而造成的急性呼吸衰竭。以非心源性肺水肿、呼吸窘迫和低氧血症为特征。主要病理改变为肺血管通透性增高而导致的肺水肿及肺透明膜形成，可伴有肺间质纤维化。病理生理改变以肺顺应性降低，肺内分流增加及通气 / 血流比例失衡为主。以往所称的急性肺损伤（acute lung injury，ALI）代表 ARDS 病情较轻的阶段，2012 年欧洲危重症医学会发布的 ARDS 柏林定义取消了 ALI 的概念，统一命名为 ARDS，原 ALI 相当于现在的轻症 ARDS。

【病因与病理生理】

(一) 病因

1. 直接肺损伤因素包括严重肺部感染、胃内容物吸入、肺挫伤、吸入有毒气体、淹溺、氧中毒等,其中肺部感染是临床较常见的原因。

2. 间接肺损伤因素脓毒症(sepsis)、严重非胸部创伤、重症胰腺炎、大量输血、体外循环、弥散性血管内凝血(DIC)等。

(二) 病理生理

ARDS 的发病可以是对肺的直接损伤,也可以是通过全身性炎症反应对肺产生的间接损伤(图 2-2-9)。

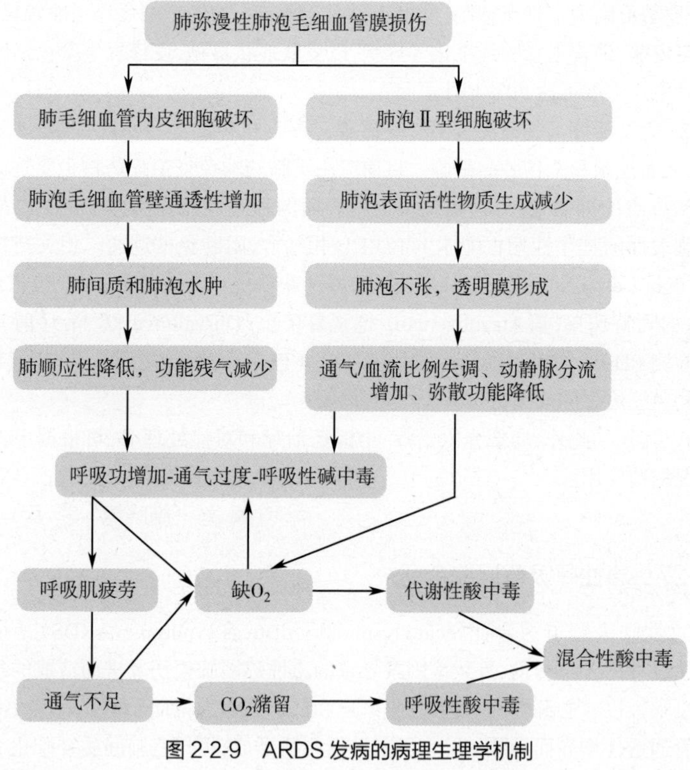

图 2-2-9　ARDS 发病的病理生理学机制

【临床表现】

ARDS 发病迅速,通常在受到发病因素攻击后 12~72h 内发病。首先出现呼吸困难,呼吸浅速,可见三凹征、发绀等缺氧征象逐渐加重,吸氧不能使之改善。

听诊可闻及两肺呼吸音粗，或有弥漫性细湿啰音、哮鸣音，也可能正常。早期如不能阻断病程进展，后期最终诱发或加重多脏器功能障碍综合征（MODS）。

【辅助检查】

1. 实验室检查 最初的血气分析即显示呼吸性碱中毒，$PaCO_2$ 可因呼吸频速、过度通气而降低，PaO_2 明显降低，pH 升高。晚期可因多种因素导致多种酸碱平衡紊乱。

2. 胸部影像学 早期可能仅有肺纹理增加，逐渐出现细网织样、磨玻璃样变化，后期则可见两侧肺弥漫性肺泡浸润融合成大片实变，心廓影通常正常。X 线改变常晚于功能改变许多小时。

【诊断】

根据 2012 年 ARDS 柏林定义，诊断 ARDS 需满足以下四个方面的条件（表 2-2-23）。

表 2-2-23 急性呼吸窘迫综合征柏林定义

急性呼吸窘迫综合征柏林定义	
时程	已知临床发病或呼吸症状新发或加重后 1 周内
胸部影像学[a]	不能完全用渗出、小叶 / 肺塌陷或结节解释的双肺斑片影
水肿起源	无法用心力衰竭或体液超负荷完全解释的呼吸衰竭。如果不存在危险因素，则需要进行客观评估（例如超声心动图）以排除流体静力型水肿
氧合[b]	
轻度	$200mmHg<PaO_2/FiO_2 \leqslant 300mmHg$ 伴 PEEP 或 CPAP $\geqslant 5cmH_2O$[c]
中度	$100mmHg<PaO_2/FiO_2 \leqslant 200mmHg$ 伴 PEEP $\geqslant 5cmH_2O$
重度	$PaO_2/FiO_2 \leqslant 100mmHg$ 伴 PEEP $\geqslant 5cmH_2O$

注：CPAP：持续性气道正压；FiO_2：吸入氧浓度；PaO_2：动脉氧分压；PEEP：呼气末正压。a 胸片或 CT 扫描；b 如果海拔大于 1 000m，需通过以下方式校正：[PaO_2/FiO_2（大气压 /760）]；c 在轻度 ARDS 患者，可通过非侵入性方式传送 PEEP。

【治疗】

（一）积极控制原发病

阻断发病的危险因素，制止全身炎症反应对肺部的进一步的损伤，及时改善患者的严重缺氧，避免发生和加重多脏器功能损害。

（二）呼吸支持治疗

1. 氧疗 可采用鼻导管、文丘里面罩或带贮氧袋的非重吸式面罩吸氧，使 PaO_2 达到 60mmHg 以上。常规氧疗难以奏效时，采用机械通气。

呼吸系统疾病

2. 机械通气 预计病情可以能够短期缓解的早期ARDS患者可尝试应用无创机械通气，但应严密观察患者的生命体征和治疗反应。若低氧血症不能改善或全身情况恶化，应及时改为有创通气。

实施有创机械通气时应采用肺保护性通气策略，气道平台压不应超过30~35cmH_2O。为限制气道平台压，有时不得不降低潮气量，允许$PaCO_2$高于正常。采用小潮气量通气不利于塌陷肺泡的膨胀，可采用肺复张手法促进复张，改善氧合，并应用适当PEEP防止呼气末肺泡塌陷，PEEP选择可根据静态P-V曲线低位转折点压力+2cmH_2O来确定。对中重度ARDS可考虑俯卧位通气改善氧合。对严格筛选的重度ARDS，体外膜式氧合（ECMO）可以改善存活率。

（三）体液管理

创伤出血过多时需输血。在保证血容量、血压稳定的前提下，要求出入量轻度负平衡（500~1 000ml），可使用利尿剂促进水肿消退。在内皮细胞通透性增加时，胶体可渗至间质内，加重肺水肿，故在ARDS的早期若无低蛋白血症，不给胶体液。

（四）糖皮质激素的应用

激素在ARDS早期治疗和预防等发生方面均无明确效果，但在刺激性气体吸入和误吸者，激素治疗有效。而在ARDS中晚期出现纤维化时，应用中小剂量的糖皮质激素有可能抑制肺纤维化的形成。

（五）其他

纠正酸碱和电解质紊乱、营养支持是提高疗效的重要组成。肺表面活性物质替代疗法、抗氧化剂以及免疫治疗等也在积极探索中。

（齐广生 李 兵）

28 阻塞性睡眠呼吸暂停低通气综合征

睡眠呼吸暂停综合征（sleep apnea syndrome，SAS）是指睡眠中发生呼吸暂停和/或低通气的临床综合征，故又称睡眠呼吸暂停低通气综合征（sleep apnea hypopnea syndrome，SAHS）。阻塞性睡眠呼吸暂停低通气综合征（obstructive sleep apnea hypopnea syndrome，OSAHS）是指虽有呼吸驱动及胸腹式呼吸，但因上气道部分阻塞，鼻腔、口腔无气流而引起的低通气或呼吸中断，进而产生一系列病理生理改变的临床综合征。

【病因与发病机制】

OSAHS的直接发病机制是上气道狭窄、阻塞和塌陷，伴有呼吸中枢神经调节因素障碍。引起上气道狭窄和阻塞的原因包括鼻中隔偏曲、扁桃体肥大、软腭过长、下颌弓狭窄、下颌后缩畸形、颞下颌关节强直，少数情况下出现的两侧关节强直继发的小颌畸形、巨舌症、舌骨后移等。此外，肥胖、上气道组织黏液性水肿，以及口咽或下咽部肿瘤等均可引起OSAHS。

【临床表现】

OSAHS的夜间症状包括睡眠呼吸暂停、打鼾、憋醒、睡眠多动不安、夜尿增多等，白天症状包括嗜睡、疲倦、头晕头痛、注意力不集中、反应能力下降等。OSAHS患者常伴高血压、心律失常等靶器官受损带来的症状，严重者甚至有猝死风险。多数OSAHS患者为肥胖者，可见颈部粗短、鼻甲肥大、鼻息肉、鼻中隔偏曲、软腭肥大下垂、扁桃体或舌肥大等。

【辅助检查】

1. 多导睡眠（PSG）监测　是诊断OSAHS的标准手段，一般需要整夜（≥ 7h）的睡眠监测。PSG为多功能检查床，能自动记录脑电图、眼电图、肌电图，用热敏电阻测定鼻、口腔气流，测定胸腹式呼吸，观察并记录心电、脉搏及血氧饱和度。

2. 其他　纤维支气管镜直接测口、鼻、咽喉和气管的形态、大小及压力变化；头颅CT、MRI可明确中枢病变；颈部CT可测定咽腭部的气道宽度，以帮助确定有无气道阻塞的存在，并可为手术提供确切的依据。

【诊断】

（一）诊断标准

1. 出现以下任何1项及以上症状　①白天嗜睡、疲劳或失眠。②夜间因憋气、喘息或窒息而醒。③习惯性打鼾、睡眠呼吸中断。④存在高血压、冠心病、脑卒中、心力衰竭、心房颤动、2型糖尿病、情绪和认知障碍。

2. PSG监测　呼吸暂停低通气指数（AHI）≥ 5次/h，以阻塞型事件为主。

3. 无上述症状，PSG监测AHI ≥ 5次/h，以阻塞型事件为主。

符合条件1和2，或者只符合条件3可以诊断OSAHS。

（二）OSAHS病情分度

应当充分考虑临床症状、合并症情况、AHI及夜间 SpO_2 等实验室指标，根据AHI和夜间最低 SpO_2，将OSAHS分为轻、中、重度，其中以AHI作为主要判断标准，夜间最低 SpO_2 作为参考（表2-2-24）。

表2-2-24　成人阻塞性睡眠呼吸暂停低通气综合征病情严重程度分度

程度	AHI（次/h）	最低血氧饱和度（%）
轻度	5~15	85~90
中度	>15~30	80~85
重度	>30	<80

【治疗】

OSAHS 是一种慢性疾病，应进行长期、多学科的治疗管理。治疗策略包括内科治疗、行为治疗和外科治疗。

(一) 治疗目标

解除睡眠呼吸暂停，纠正睡眠期低氧，改善睡眠结构，提高睡眠质量和生命质量，降低 OSAHS 的相关合并症发生率和病死率。

(二) 治疗方案

1. 危险因素控制　控制体重，包括饮食控制、加强锻炼。戒酒、戒烟、慎用镇静催眠药物及其他可引起或加重 OSAHS 的药物。

2. 病因治疗　纠正引起 OSAHS 或使之加重的基础疾病，如应用甲状腺素治疗甲状腺功能减低等。

3. 体位治疗　侧卧位睡眠，应对患者进行体位睡眠教育和培训。

4. 无创气道正压通气治疗　是成人 OSAHS 患者的首选和初始治疗手段。适应证包括中、重度 OSAHS；轻度 OSAHS 但临床症状明显，合并或并发心脑血管疾病、糖尿病等；OSAHS 患者围术期治疗；经过手术或其他治疗后仍存在的 OSAHS；OSAHS 合并慢性阻塞性肺疾病。

呼吸机工作模式选择：首选持续气道正压通气（CPAP），还包括自动气道正压通气（APAP）、双水平气道正压通气（BiPAP）。气道正压通气的压力调定：压力滴定的方法包括人工 CPAP 或 BiPAP 滴定、自动滴定和分段诊断滴定。对于无合并症的中重度 OSAHS 患者，可考虑行 APAP 压力滴定。

气道正压通气治疗的疗效体现在：睡眠期鼾声、憋气消退，无间歇性缺氧，SpO_2 正常；白天嗜睡明显改善或消失，其他伴随症状显著好转或消失；相关并发症如高血压、冠心病、心律失常、糖尿病和脑卒中等得到改善。

5. 口腔矫治器　适用于单纯鼾症及轻中度的 OSAHS 患者，特别是有下颌后缩者。对于不能耐受 CPAP、不能手术或手术效果不佳者可以试用，也可作为 CPAP 治疗的补充或替代治疗措施。包括改变下颌姿势的矫治器、舌固位装置等，在睡眠时前移和 / 或下移下颌位置并固定，牵引舌骨，舌根部前移，使上气道扩大或稳定，睡眠中上气道局部狭窄减轻或消失，达到使呼吸气流通畅、呼吸暂停次数减少、血氧饱和度提高、鼾声变低或消失的目的。

6. 外科治疗　仅适合于手术确实可解除上气道阻塞的患者，需严格掌握手术适应证。通常手术不宜作为本病的初始治疗手段。包括腭垂腭咽成形术（UPPP）、扁桃体手术、鼻手术、舌成形术、气管造口术等。

7. 合并症的治疗　对于并发症及合并症应给予相应治疗。

（施晓倩　李 兵）

第三节　循环系统疾病

1　心力衰竭

心力衰竭（心衰）是多种原因导致心脏结构和/或功能的异常改变，使心室收缩和/或舒张功能发生障碍，从而引起的一组复杂临床综合征，主要表现为呼吸困难、疲乏和液体潴留（肺淤血、体循环淤血及外周水肿）等。根据左心室射血分数（LVEF），分为射血分数降低的心衰（HFrEF）、射血分数保留的心衰（HFpEF）和射血分数中间值的心衰（HFmrEF）（表 2-3-1）。根据心衰发生的时间、速度，分为慢性心衰和急性心衰。多数急性心衰患者经住院治疗后症状部分缓解，而转入慢性心衰；慢性心衰患者常因各种诱因急性加重而需住院治疗。

表 2-3-1　心力衰竭的分类和诊断标准

诊断标准	HFrEF	HFmrEF	HFpEF
1	症状和/或体征	症状和/或体征	症状和/或体征
2	LVEF<40%	LVEF 40%~49%	LVEF ≥ 50%
3		利钠肽升高，并符合以下至少 1 条：①左心室肥厚和/或左心房扩大；②心脏舒张功能异常	利钠肽升高，并符合以下至少 1 条：①左心室肥厚和/或左心房扩大；②心脏舒张功能异常

注：利钠肽升高为脑钠肽（BNP）>35ng/L 和/或 N 末端脑钠肽前体（NT-proBNP）>125ng/L。

【病因与发病机制】

心衰是各种心脏疾病的严重表现或晚期阶段，原发性心肌损害和异常是引起心衰最主要的病因。目前认为心衰是慢性、自发进展性疾病，神经内分泌系统激活导致心肌重构是引起心衰发生和发展的关键因素。心肌重构最初可以对心功能产生部分代偿，但随着心肌重构的加剧，心功能逐渐由代偿向失代偿转变，出现明显的症状和体征。纽约心脏协会（New York Heart Association，NYHA）心功能分级是临床常用的心功能评估方法（表 2-3-2），常用于评价患者的症状随病程或治疗而发生的变化。

表 2-3-2　纽约心脏协会心功能分级

分级	症状
Ⅰ	活动不受限。日常体力活动不引起明显的气促、疲乏或心悸
Ⅱ	活动轻度受限。休息时无症状，日常活动可引起明显的气促、疲乏或心悸
Ⅲ	活动明显受限。休息时可无症状，轻于日常活动即引起显著的气促、疲乏、心悸
Ⅳ	休息时也有症状，任何体力活动均会引起不适。如无须静脉给药，可在室内或床边活动者为Ⅳa 级；不能下床并需静脉给药支持者为Ⅳb 级

【诊断和评估】

心衰的诊断和评估依赖于病史、体格检查、实验室检查、心脏影像学检查和功能检查。慢性心衰诊断流程见图 2-3-1。首先，根据病史、体格检查、心电图、胸片判断有无心衰的可能性；然后，通过利钠肽检测和超声心动图明确是否存在心衰（诊断标准见表 2-3-1），再进一步确定心衰的病因和诱因；最后，需评估病情的严重程度及预后，以及是否存在并发症及合并症。

（一）临床表现

病史采集和体格检查可提供心衰的病因和诱因线索，明确患者存在的心血管疾病及非心血管疾病。体格检查应评估患者的生命体征和判断液体潴留的严重程度，注意有无近期体重增加、颈静脉充盈、外周水肿、端坐呼吸等。

（二）常规检查

1. 心电图　所有心衰以及怀疑心衰患者均应行心电图检查，明确心律、心率、QRS 波形态、QRS 波宽度等。怀疑存在心律失常或无症状性心肌缺血时应行 24h 动态心电图。

2. X 线胸片　对疑似、急性、新发的心衰患者应行胸片检查，以识别 / 排除肺部疾病或其他引起呼吸困难的疾病，提供肺淤血 / 水肿和心脏增大的信息，但 X 线胸片正常并不能除外心衰。

3. 生物标志物

（1）BNP 或 NT-proBNP 测定：BNP 检测推荐用于心衰筛查、诊断和鉴别诊断、病情严重程度及预后评估。出院前的利钠肽检测有助于评估心衰患者出院后的心血管事件风险。BNP<100ng/L、NT-proBNP<300ng/L 时通常可排除急性心衰。BNP<35ng/L、NT-proBNP<125ng/L 时通常可排除慢性心衰。

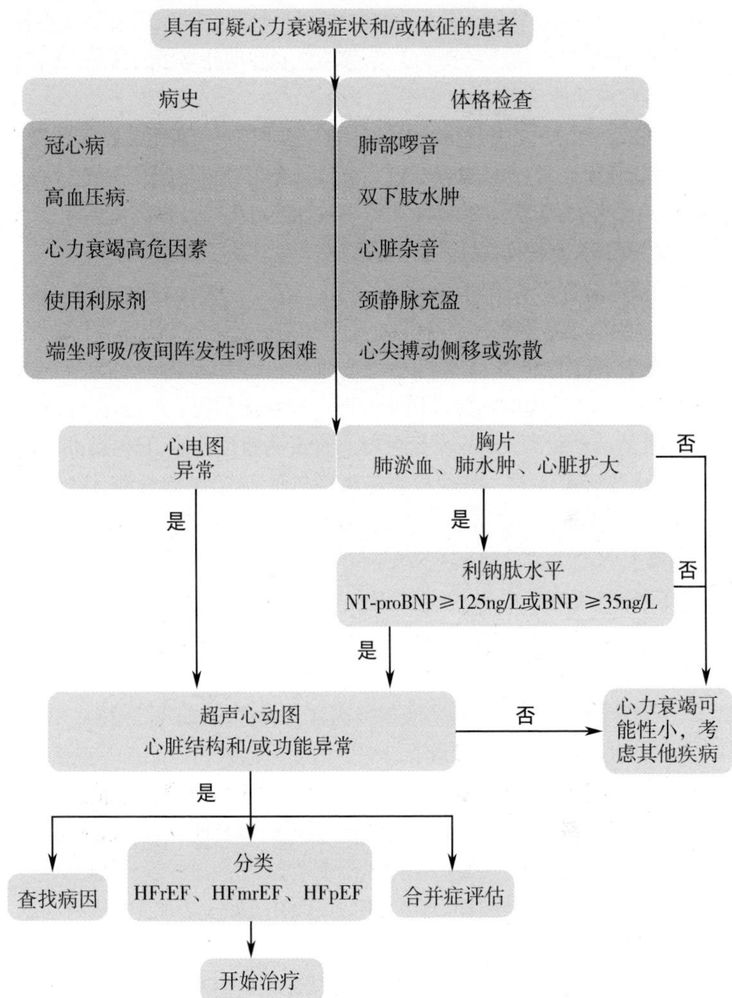

图 2-3-1　慢性心力衰竭的诊断流程

注:NT-proBNP:N 末端脑钠肽前体;BNP:脑钠肽;HFrEF:射血分数降低的心力衰竭;HFmrEF:射血分数中间值的心力衰竭;HFpEF:射血分数保留的心衰。

(2)心脏肌钙蛋白(cardiac troponin,cTn):推荐心衰患者入院时行 cTn 检测,用于急性心衰患者的病因诊断(如急性心肌梗死)和预后评估。

(3)反映心肌纤维化、炎症、氧化应激的标志物:如可溶性 ST2、半乳糖凝集素 3 及生长分化因子 15 也有助于心衰患者的危险分层和预后评估。

4. 经胸超声心动图　评估心脏结构和功能的首选方法，可提供房室容量、左右心室收缩和舒张功能、室壁厚度、瓣膜功能和肺动脉高压的信息。LVEF 可反映左心室收缩功能，推荐改良双平面 Simpson 法。

5. 实验室检查　血常规、血钠、血钾、血糖、尿素氮、肌酐或估算的肾小球滤过率、肝酶和胆红素、血清铁、铁蛋白、总铁结合力、血脂、糖化血红蛋白、促甲状腺激素、BNP 为心衰患者的初始常规检查。特定患者可进行血色病、HIV 筛查，及风湿性疾病、淀粉样变性的诊断性检查。

（三）特殊检查

心脏磁共振是测量左右心室容量、质量和射血分数的“金标准”，是评估心肌纤维化的首选影像检查，有助于各型心肌病的病因诊断。核素心室造影及核素心肌灌注和 / 或代谢显像可用于判断心肌存活情况。6min 步行试验：用于评估患者的运动耐力，6min 步行距离 <150m 为重度心衰，150~450m 为中度心衰，>450m 为轻度心衰。其他检查还包括心肌活检、基因检测、生活质量评估等。

【治疗】

（一）慢性 HFrEF

治疗目标是改善临床症状和生活质量，预防或逆转心脏重构，减少再住院，降低死亡率。

1. 一般性治疗　包括去除心衰诱发因素，调整生活方式。限钠（<3g/d）有助于控制 NYHA 心功能Ⅲ~Ⅳ级心衰患者的淤血症状和体征。心衰急性发作伴有容量负荷过重的患者，要限制钠摄入 <2g/d。严重心衰伴明显消瘦（心脏恶病质）者，应给予营养支持。失代偿期需卧床休息，多做被动运动以预防深部静脉血栓形成。

心衰入院患者需：①测体重 1 次 /d；②记 24h 尿量；③重症患者行心电、血氧饱和度监护；④低盐饮食。

2. 药物治疗　用药原则：若无禁忌，入院即刻使用利尿剂、钾剂、ACEI（或 ARB），到达医院后评估 β 受体阻滞剂的使用时机和起始用量，重度心衰使用醛固酮受体阻滞剂。上述药物不能使用，需在病程里记录原因。用药后注意观察血压、心率、肺部啰音、水肿、尿量等情况，监测电解质、肾功能。

（1）消除水钠潴留：利尿剂（心衰治疗的基础）。消除水钠潴留主要靠应用袢利尿剂（建议静脉应用）。

用法用量：呋塞米 20~40mg，1 次 /d（每天最大剂量 120~160mg，常用剂量 20~80mg）；托拉塞米（特苏尼、特苏敏）10mg，1 次 /d（每天最大剂量 100mg，常用剂量 10~40mg）。

新型利尿剂：托伐普坦（苏麦卡）7.5~30mg 口服 1 次 /d。

托伐普坦是血管加压素 V_2 受体阻滞剂，具有仅排水不利钠的作用，对顽固性水肿或低钠血症者疗效更显著，推荐用于常规利尿剂治疗效果不佳、有低钠血症或有肾功能损害倾向患者。应用此药注意不能限制饮水，以防脱水过度。

其他措施：超滤 / 血液透析。

（2）肾素 - 血管紧张素系统抑制剂：推荐在 HFrEF 患者中应用 ACEI 或 ARB 或血管紧张素受体脑啡肽酶抑制剂（ARNI）抑制肾素 - 血管紧张素系统、联合应用 β 受体阻滞剂及在特定患者中应用醛固酮受体阻滞剂的治疗策略，以降低心衰的发病率和死亡率。

1）ACEI：所有 LVEF 下降心衰患者必须且终身使用，除非有禁忌证或不能耐受（表 2-3-3）。

禁忌证：使用 ACEI 曾发生血管神经性水肿（导致喉头水肿）；妊娠妇女；双侧肾动脉狭窄。

以下情况须慎用：①血肌酐 >221μmol/L（2.5mg/dl）或 eGFR<30ml/(min·1.73m^2)。②血钾 >5.0mmol/L。③症状性低血压（收缩压 <90mmHg）。④左心室流出道梗阻（如主动脉瓣狭窄、梗阻性肥厚型心肌病）。

注意事项：监测血压、血钾、肾功能，肌酐增高 >30%，应减量，肌酐增高 >50%，应停药。

表 2-3-3 慢性 HFrEF 常用肾素 - 血管紧张素系统抑制剂及其剂量

药物	起始剂量	目标剂量
ACEI		
卡托普利	6.25mg，3 次 /d	50mg，3 次 /d
依那普利	2.5mg，2 次 /d	10mg，2 次 /d
福辛普利	5mg，1 次 /d	20~30mg，1 次 /d
赖诺普利	5mg，1 次 /d	20~30mg，1 次 /d
培哚普利	2mg，1 次 /d	4~8mg，1 次 /d
雷米普利	1.25mg，1 次 /d	10mg，1 次 /d
贝那普利	2.5mg，1 次 /d	10~20mg，1 次 /d

续表

药物	起始剂量	目标剂量
ARB		
坎地沙坦	4mg，1 次 /d	32mg，1 次 /d
缬沙坦	40mg，1 次 /d	160mg，2 次 /d
氯沙坦	25~50mg，1 次 /d	150mg，1 次 /d
ARNI		
沙库巴曲缬沙坦	25~100mg，2 次 /d	200mg，2 次 /d

注：HFrEF 为射血分数降低的心力衰竭，ACEI 为血管紧张素转换酶抑制剂，ARB 为血管紧张素Ⅱ受体阻滞剂，ARNI 为血管紧张素受体脑啡肽酶抑制剂

2）ARB：推荐不能耐受 ACEI 的 HFrEF 患者应用 ARB；对因其他适应证已服用 ARB 的患者，如随后发生 HFrEF，可继续服用 ARB。

禁忌证：除血管神经性水肿外，其余同 ACEI。

3）ARNI：ARNI 有 ARB 和脑啡肽酶抑制剂的作用，后者可升高 BNP、缓激肽和肾上腺髓质素及其他内源性血管活性肽的水平。ARNI 的代表药物是沙库巴曲缬沙坦钠。PARADIGM-HF 试验显示，与依那普利相比，沙库巴曲缬沙坦钠使主要复合终点（心血管死亡和心衰住院）风险降低 20%，包括心脏性猝死减少 20%。

适应证：对于 NYHA 心功能Ⅱ~Ⅲ级、有症状的 HFrEF 患者，若能够耐受 ACEI/ARB，推荐以 ARNI 替代 ACEI/ARB，以进一步减少心衰的发病率及死亡率。

禁忌证：有血管神经性水肿病史；双侧肾动脉严重狭窄；妊娠妇女、哺乳期妇女；重度肝损害（Child-Pugh 分级 C 级），胆汁性肝硬化和胆汁淤积；已知对 ARB 或 ARNI 过敏。

以下情况者须慎用：①血肌酐 >221μmol/L（2.5mg/dl）或 eGFR<30ml/（min·1.73m^2）。②血钾 >5.4mmol/L。③症状性低血压（收缩压 <95mmHg）。

注意：患者由服用 ACEI/ARB 转为 ARNI 前血压需稳定，并停用 ACEI 36h，因为脑啡肽酶抑制剂和 ACEI 联用会增加血管神经性水肿的风险。小剂量开始，每 2~4 周剂量加倍，逐渐滴定至目标剂量。中度肝损伤（Child-Pugh 分级 B 级）、≥ 75 岁患者起始剂量要小。起始治疗和剂量调整后应监测血压、肾功

能和血钾。

(3) β 受体阻滞剂：

1) 适应证：病情相对稳定的 HFrEF 患者均应使用 β 受体阻滞剂，除非有禁忌证或不能耐受。

2) 禁忌证：心源性休克；病态窦房结综合征；二度及以上房室传导阻滞（无心脏起搏器）；心率 <50 次 /min；收缩压 <90mmHg（慎用）；支气管哮喘急性发作期。

3) 用法用量：尽早使用，NYHA 心功能Ⅳ级患者应在血流动力学稳定后使用。因 β 受体阻滞剂的负性肌力作用可能诱发和加重心衰，治疗心衰的生物学效应需持续用药 2~3 个月才逐渐产生，故起始剂量须小，每隔 2~4 周可剂量加倍，逐渐达到指南推荐的目标剂量（表 2-3-4）或最大可耐受剂量，并长期使用。静息心率降至 60 次 /min 左右的剂量为 β 受体阻滞剂应用的目标剂量或最大耐受剂量（表 2-3-4）。

表 2-3-4　慢性心衰常用的 β 受体阻滞剂及剂量

药物	初始剂量	目标剂量
琥珀酸美托洛尔	11.875~23.75mg，1 次 /d	190mg，1 次 /d
比索洛尔	11.25mg，1 次 /d	10mg，1 次 /d
卡维地洛	3.125mg，2 次 /d	25mg，2 次 /d
酒石酸美托洛尔	6.25mg，2~3 次 /d	50mg，2~3 次 /d

(4) 醛固酮受体阻滞剂：

1) 适应证：主要用于拮抗醛固酮，改善心肌纤维化和重构。推荐用于 LVEF ≤ 35%、使用 ACEI/ARB/ARNI 和 β 受体阻滞剂治疗后仍有症状的 HFrEF 患者；急性心肌梗死后 LVEF ≤ 40%，有心衰症状或既往有糖尿病史者。

2) 禁忌证：血钾 >5.0mmol/L；肌酐 >221μmol/L 或 eGFR<30ml/(min·1.73m^2)；妊娠妇女。

3) 应用方法：螺内酯，初始剂量 10~20mg，1 次 /d，至少观察 2 周后再加量，目标剂量 20~40mg，1 次 /d。依普利酮，初始剂量 25mg，1 次 /d，目标剂量 50mg，1 次 /d。

4) 不良反应：主要是肾功能恶化和高钾血症。螺内酯可引起男性乳房疼痛或乳腺增生症（10%），为可逆性。

（5）伊伐布雷定：伊伐布雷定通过特异性抑制心脏窦房结起搏电流（I_f），减慢心率。SHIFT 研究显示伊伐布雷定使心血管死亡和心衰恶化住院的相对风险降低 18%。

1）适应证：NYHA 心功能Ⅱ~Ⅳ级、LVEF ≤ 35% 的窦性心律患者，合并以下情况之一可加用伊伐布雷定：①已使用 ACEI/ARB/ARNI、β 受体阻滞剂、醛固酮受体阻滞剂，β 受体阻滞剂已达到目标剂量或最大耐受剂量，心率仍≥ 70 次 /min（Ⅱa，B）。②心率≥ 70 次 /min，对 β 受体阻滞剂禁忌或不能耐受者（Ⅱa，C）。

2）禁忌证：①病态窦房结综合征、窦房传导阻滞、二度及以上房室传导阻滞、治疗前静息心率 <60 次 /min；②血压 <90/50mmHg；③急性失代偿性心衰；④重度肝功能不全；⑤心房颤动 / 心房扑动；⑥依赖心房起搏。

3）应用方法：起始剂量 2.5mg，2 次 /d，治疗 2 周后，根据静息心率调整剂量，每次剂量增加 2.5mg，使患者的静息心率控制在 60 次 /min 左右，最大剂量 7.5mg，2 次 /d。

（6）洋地黄类药物：心衰患者长期使用地高辛对死亡率的影响是中性的，但降低住院风险。可应用利尿剂、ACEI/ARB/ARNI、β 受体阻滞剂和醛固酮受体阻滞剂，仍持续有症状的患者。应用方法：地高辛 0.125~0.25mg/d，老年、肾功能受损者、低体重患者可 0.125mg，1 次 /d 或隔天 1 次，应监测地高辛血药浓度，建议维持在 0.5~0.9μg/L。

3. 心脏植入型电子器械治疗　心衰患者的心脏植入型电子器械治疗主要包括：①心脏再同步治疗（CRT），用于纠正心衰患者的心脏失同步以改善心衰。②植入型心律转复除颤器（ICD），用于心衰患者心脏性猝死的一级或二级预防。

CRT 的适应证：心衰患者在药物优化治疗至少 3 个月后仍存在以下情况应该进行 CRT 治疗，以改善症状及降低病死率，最适应的患者人群为：窦性心律，QRS 时限≥ 150ms，左束支传导阻滞（LBBB），LVEF ≤ 35% 的症状性心衰患者。

ICD 的适应证：①二级预防，慢性心衰伴低 LVEF，曾有心脏停搏、心室颤动（室颤）或伴血流动力学不稳定的室性心动过速（室速）（Ⅰ，A）。②一级预防：a. 缺血性心脏病患者，优化药物治疗至少 3 个月，心肌梗死后至少 40d 及血运重建至少 90d，预期生存期 >1 年：LVEF ≤ 35%，NYHA 心功能Ⅱ或Ⅲ级，推荐 ICD 植入，减少心脏性猝死和总死亡率（Ⅰ，A）；LVEF ≤ 30%，NYHA 心功能Ⅰ级，推荐植入 ICD，减少心脏性猝死和总死亡率（Ⅰ，A）。b. 非缺血性心衰患者，优化药物治疗至少 3 个月，预期生存期 >1 年：LVEF ≤ 35%，NYHA 心功能Ⅱ或Ⅲ级，推荐植入 ICD，减少心脏性猝死和总死亡率（Ⅰ，A）；LVEF ≤ 35%，NYHA 心功能Ⅰ级，可考虑植入 ICD（Ⅱb，B）。

慢性 HFrEF 患者的治疗流程参照图 2-3-2。

心衰患者出院前，再次检查袢利尿剂、钾剂、ACEI/ARB、β 受体阻滞剂、醛固酮受体阻滞剂是否已用到合适剂量，并长期随访调整剂量，建议出院后限制水钠摄入、监测体重、血压、心率、尿量。

（二）慢性 HFpEF 和 HFmrEF

HFpEF 患者的治疗主要针对症状、心血管基础疾病和合并症、心血管疾病危险因素，采取综合性治疗手段。临床研究未能证实 ACEI/ARB、β 受体阻滞剂能改善 HFpEF 患者的预后。有液体潴留的 HFpEF 患者应使用利尿剂。高血压是最重要和最常见的 HFpEF 的病因，有效控制血压可降低因心衰住院、心血管事件及死亡率，应将血压控制在 130/80mmHg 以下，降压药物推荐优选 ACEI/ARB、β 受体阻滞剂。若合并冠心病或房颤，按相关指南进行治疗。积极治疗糖尿病和控制血糖，肥胖者要减轻体重。

HFmrEF 占心衰患者的 10%~20%，目前关于其临床特点、病理生理、治疗与预后的临床证据有限。ACEI/ARB、β 受体阻滞剂、醛固酮受体阻滞剂可能改善 HFmrEF 的患者的预后。有液体潴留的 HFmrEF 患者应使用利尿剂。

（三）急性心衰

急性心衰是由多种病因引起的急性临床综合征，心衰症状和体征迅速发生或急性加重，伴有血浆利钠肽水平升高，常危及生命，需立即进行医疗干预，通常需要紧急入院。其中 15%~20% 为新发心衰，大部分则为原有慢性心衰的急性加重。急性心衰预后很差，住院病死率为 3%，6 个月的再住院率约 50%，5 年病死率高达 60%。

1. 病因和诱因　新发心衰的常见病因为急性心肌坏死和 / 或损伤（如急性冠状动脉综合征、重症心肌炎等）和急性血流动力学障碍（如急性瓣膜关闭不全、高血压危象、心脏压塞）。慢性心衰急性失代偿常有一个或多个诱因，如血压显著升高、急性冠状动脉综合征、心律失常、感染、治疗依从性差、急性肺栓塞、贫血、慢性阻塞性肺疾病（COPD）急性加重、围术期、肾功能恶化、甲状腺功能异常、药物（如非甾体抗炎药、皮质激素、负性肌力药物）等。

2. 诊断和评估　急性心衰的临床表现是以肺淤血、体循环淤血以及组织器官低灌注为特征的各种症状及体征。呼吸困难是最主要的表现，根据病情的严重程度表现为劳力性呼吸困难、夜间阵发性呼吸困难、端坐呼吸等。查体

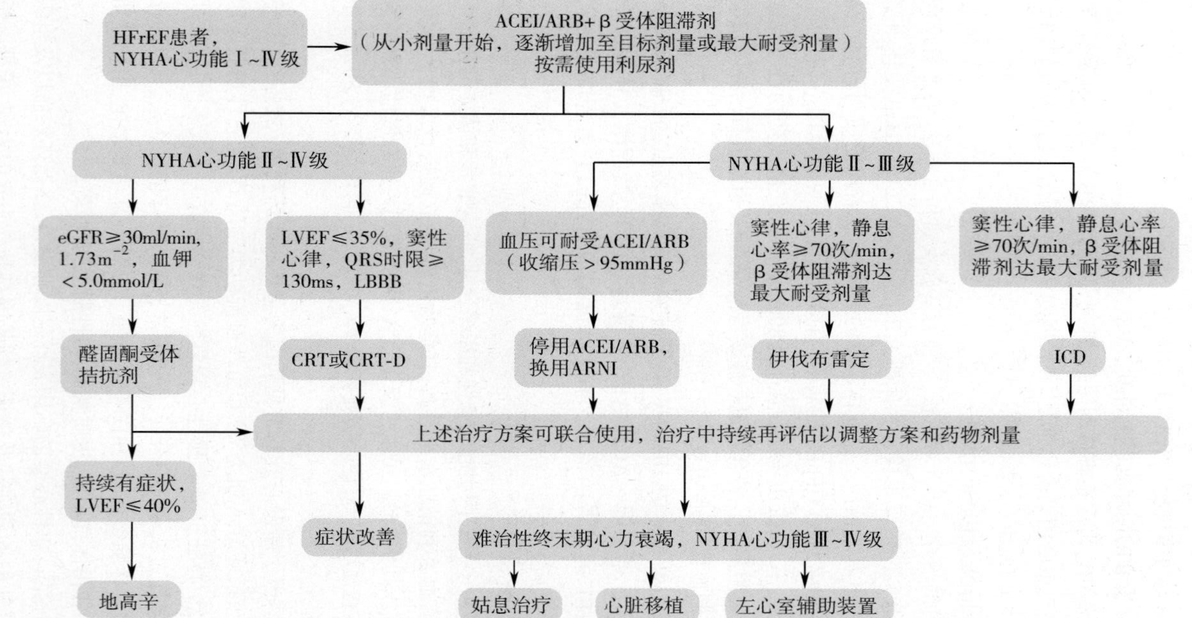

图 2-3-2 慢性 HFrEF 的治疗流程

HFrEF：射血分数降低的心力衰竭；NYHA：纽约心脏协会；ACEI：血管紧张素转换酶抑制剂；ARB：血管紧张素Ⅱ受体阻滞剂；eGFR：估算的肾小球滤过率；LVEF：左心室射血分数；LBBB：左束支传导阻滞；CRT：心脏再同步治疗；CRT-D：心脏再同步治疗除颤器；ARNI：血管紧张素受体脑啡肽酶抑制剂；ICD：植入型心律转复除颤器。

可发现心脏增大、舒张早期或中期奔马律、P2 亢进、肺部干湿啰音、体循环淤血体征(颈静脉充盈、肝颈静脉回流征阳性、下肢和骶部水肿、肝大、腹水)。急性肺水肿:突发严重呼吸困难、端坐呼吸、烦躁不安,并有恐惧感,呼吸频率可达 30~50 次 /min,咳嗽并咳出粉红色泡沫痰,心率快,心尖部常可闻及奔马律,两肺满布湿啰音和哮鸣音。

疑似急性心衰患者的临床评估见图 2-3-3。

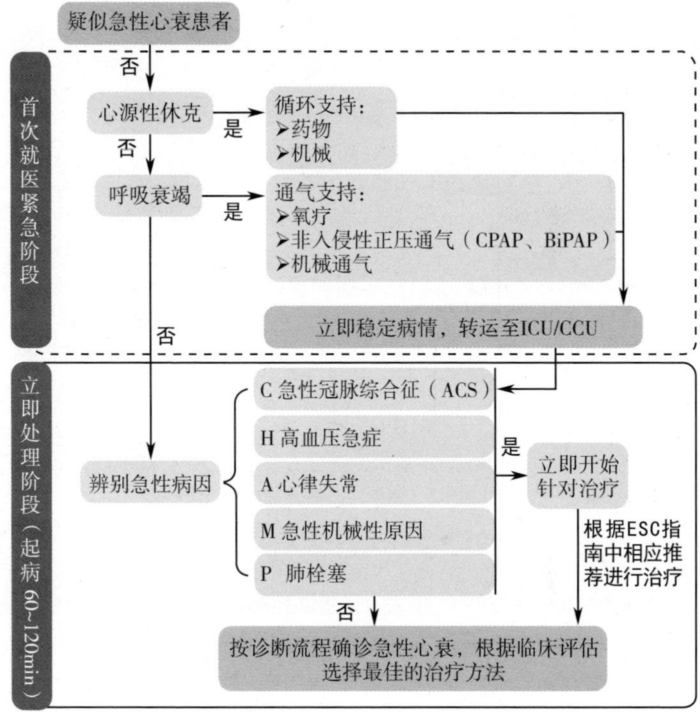

图 2-3-3　疑似急性心衰的初始评估

3. 治疗　急性心衰治疗目标:稳定血流动力学状态,纠正低氧,维护脏器灌注和功能;纠正急性心衰的病因和诱因,预防血栓栓塞;改善急性心衰症状;避免急性心衰复发;改善生活质量,改善远期预后。

(1)一般处理

1)调整体位:静息时呼吸困难明显者,应半卧位或端坐位,双腿下垂以减少回心血量。

2)吸氧:无低氧血症的患者不应常规吸氧。当 SpO_2<90% 或动脉血氧分

压（PaO_2）<60mmHg 时应给予氧疗。方式：①鼻导管吸氧，低氧流量（1~2L/min）开始，若无 CO_2 潴留，可采用高流量给氧（6~8L/min）；②面罩吸氧，适用于伴呼吸性碱中毒的患者。

（2）根据是否存在淤血（分为"湿"和"干"）和外周组织低灌注情况（分为"暖"和"冷"）的临床表现，可将急性心衰患者分为4型："干暖""干冷""湿暖"和"湿冷"，根据图2-3-4进行相应的治疗。

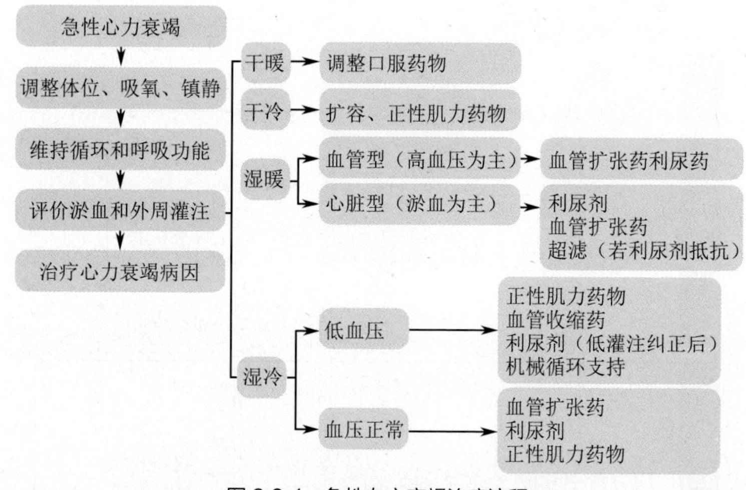

图 2-3-4 急性左心衰竭治疗流程

（3）药物治疗：

1）利尿剂：呋塞米 20~40mg 静推，继以静脉滴注 5~40mg/h，总剂量起初 6h 不超过 80mg，起初 24 不超过 160mg；或托拉塞米针（特苏尼）10~20mg 静推。需严密观察尿量。

2）血管扩张药：收缩压 >110mmHg 可安全使用，硝酸异山梨酯（异舒吉，初始剂量 1mg/h，至剂量 5~10mg/h，尤其适用于冠心病合并心衰）、硝普钠（0.2~0.3μg/（kg·min）开始，可酌情逐渐增加剂量至 5μg/（kg·min），静脉滴注，通常疗程不要超过 72h，尤其适用于高血压急症合并心衰）、奈西立肽［重组人 BNP，新活素：先给予负荷剂量 1.5~2μg/kg 静脉缓慢推注，继以 0.01μg/（kg·min）静脉滴注］。

3）镇静：阿片类药物如吗啡可缓解焦虑和呼吸困难，急性肺水肿患者可谨慎使用。应密切观察疗效和呼吸抑制的不良反应。伴明显和持续低血压、休克、意识障碍、COPD 等患者禁用。

4）正性肌力药物：多巴酚丁胺和多巴胺通过兴奋心脏 β_1 受体产生正性肌力作用，正在应用 β 受体阻滞剂的患者不推荐应用多巴酚丁胺和多巴胺。磷酸二酯酶抑制剂通过抑制环磷酸腺苷（cAMP）降解，升高细胞内 cAMP 浓度，增强心肌收缩力，同时有直接扩张血管的作用，主要药物为米力农。左西孟旦是钙增敏剂，与心肌肌钙蛋白 C 结合产生正性肌力作用，不影响心室舒张，还具有扩张血管的作用。

5）洋地黄类药物：主要适应证是房颤伴快速心室率（>110 次 /min）的急性心衰患者。使用剂量为毛花苷丙 0.2~0.4mg 缓慢静脉注射，2~4h 后可再用 0.2mg。急性心肌梗死后 24h 内应尽量避免使用。

6）抗凝药物：建议用于深静脉血栓和肺栓塞发生风险较高且无抗凝治疗禁忌证的患者。

7）改善预后药物：慢性 HFrEF 患者出现失代偿和心衰恶化，如无血流动力学不稳定或禁忌证，可继续原有的优化药物治疗方案，包括 β 受体阻滞剂、ACEI/ARB/ARNI、醛固酮受体阻滞剂，可根据病情适当调整用量。但血流动力学不稳定（收缩压 <85mmHg，心率 <50 次 /min），血钾 >5.5mmol/L 或严重肾功能不全时应停用。β 受体阻滞剂在急性心衰患者中可继续使用，但并发心源性休克时应停用。对于新发心衰患者，在血流动力学稳定后，应给予改善心衰预后的药物。

（4）非药物治疗：主动脉内球囊反搏（IABP）、肾脏替代治疗、左心室辅助装置。

（5）急性心衰稳定后的后续处理：患者病情稳定后仍需要监测，每天评估心衰相关症状、容量负荷、治疗的不良反应。根据心衰的病因、诱因、合并症，调整治疗方案。应注意避免再次诱发急性心衰，对各种可能的诱因要及早控制。对于伴基础心脏病变的急性心衰患者，应针对原发疾病进行积极有效的预防、治疗和康复。对于慢性心衰失代偿的患者，应恢复或启动慢性心衰的治疗方案，评估有无器械治疗的适应证，制订随访计划。

（厉　娜　张家友）

2　心律失常

一、窦性心律失常

窦房结激动的发生或传导异常称为窦性心律失常。由于体表心电图不能看到窦房结激动波，通常根据心房 P 波形态来确定和显示窦性心律。

【诊断】

1. 窦性心动过速　成人窦性心率超过 100 次 /min 即可诊断。频率一般不超过 160 次 /min。可有心悸等症状。体力活动、情绪激动、妊娠等生理活动；浓茶、吸烟、饮酒等外在因素；肾上腺素、氨茶碱、阿托品等药物；炎症、发热、缺氧、贫血、中毒、休克、甲状腺功能亢进、恶病质等全身性疾病；心肌炎、心包炎、肺心病及伴有心力衰竭的各种器质性心脏病等均可引起。一般根据心律基本规则、心率逐渐增快和减慢，易受体位、情绪、活动等因素的影响即可诊断。心电图可确诊。“不适当窦性心动过速”是指某些无明显原因或诱因、症状明显而药物疗效不佳的持续性窦性心动过速。

2. 窦性心动过缓　心率多在 40~59 次 /min，常伴有窦性心律不齐，多见于长期体力锻炼、迷走神经兴奋、病态窦房结综合征、黄疸、颅内压增高、甲状腺功能减退、急性下壁心肌梗死早期，以及 β 受体阻滞剂和胺碘酮等抗心律失常药物作用。一般无症状，严重者或伴有期前收缩与逸搏时可感心悸、胸闷、头晕、乏力。心电图可确诊。

3. 窦性心律不齐　心电图表现为长与短的正常 PP 间期相差 0.12 秒以上。心率在呼气时减慢、吸气时加快者为呼吸性窦性心律不齐，常为迷走神经张力变化所致，见于健康儿童和青少年，屏气或运动后心率加快时自行消失。与呼吸无关系者系起搏点在窦房结头尾游走，多见于洋地黄毒性反应及老年心脏病者。

4. 窦性停搏　多见于病态窦房结综合征、颈动脉窦过敏、迷走神经张力增高、睡眠呼吸暂停综合征、心肌炎、心肌梗死、卒中、洋地黄毒性反应等。心电图示长时间无 P 波，且停搏间距与基本的窦性 PP 间期不成倍数(借此常可与窦房结传导阻滞鉴别)，停搏后常出现交界区或心室逸搏。若停搏时间 >3s 可致阿 - 斯综合征，该综合征为短暂性心搏量严重不足，使大脑缺血而出现黑矇、晕厥等症状，多由严重窦性停搏，或心率极慢的窦性心动过缓、房室传导阻滞引起，也可由心室率极快的室性或室上性心律失常引起。

5. 窦房传导阻滞　二度窦房结传导阻滞心电图表现为窦性 PP 间期周而复始地逐渐缩短后延长，而最小的 RR 间期小于最短的 PP 间期的两倍(Ⅱ度Ⅰ型)，或 PP 间期与其前后 PP 间期成倍数地突然延长(二度Ⅱ型)。病因与窦性停搏类似。

【治疗】

1. 分析病因给予治疗，偶尔短暂出现、无明显症状者一般不需要处理。

2. 持久的窦性心动过速而无器质性心脏病者，除应特别注意查找有无甲亢、贫血、炎症等病因进行治疗外，可酌用镇静剂或 β 受体阻滞剂。有心力衰竭者在应用转换酶抑制剂、洋地黄和利尿剂的基础上，酌用 β 受体阻滞剂。“不适当窦性心动过速”可采用 β 受体阻滞剂、钙通道阻滞剂治疗，效果不佳者可考虑对窦房结头部进行射频消融。

3. 对伴有黑矇、晕厥或心功能不全的严重窦性心动过缓、窦房传导阻滞、窦性停搏患者，可行临时心脏起搏治疗，或用阿托品静脉注射每次 0.3~0.5mg，或异丙肾上腺素 0.5~1mg 加于 5% 葡萄糖液 250ml 中静滴，在除外继发性、可逆性因素（如心肌缺血、药物中毒、电解质紊乱）后，应植入永久心脏起搏器。

4. 对于窦房结组织结构和功能正常，而由迷走神经介导的严重窦性心动过缓、窦性停搏而产生黑矇、晕厥等症状者，在诊断明确后可行心脏迷走神经节消融治疗。

二、期前收缩

在窦性心搏前发生的异位搏动称为期前收缩（extra-systole），又称过早搏动（premature beat），简称早搏。多因异位起搏点自律性增强或折返引起。

【诊断】

1. 起源于右心室流出道或左心室后间隔左后分支分布区内的期前收缩常见于健康人和无器质性心脏病者，安静和活动后均可发生，多发生于吸烟、饮酒、浓茶及失眠后。各种器质性心脏病，如冠心病、高血压性心脏病、风湿性心脏病、心肌炎、心肌病等常引起的期前收缩，常为多源而无一定起源部位，于活动后可加重。洋地黄中毒引发的室性期前收缩，常表现为二联律。电解质紊乱、心导管检查、胃肠和胆道疾病、急性感染，以及神经精神因素等也可引起期前收缩。

2. 症状常因原有疾病及个体敏感性而不同。可无症状，敏感者常有心悸、胸闷、心搏暂停感或咽喉部哽噎感，并可继发程度不一的焦虑、忧郁或心脏神经症。

3. 心脏听诊有提前的心搏，第一心音增强，其后多有较长间歇而致心搏不规则。若期前收缩频繁，每次正常心搏后均出现一次期前收缩则形成二联律；若每次心搏后连续 2 次期前收缩或每两次正常心搏后出现一次期前收缩则形成三联律，余类推。期前收缩时脉搏可因每搏量不足而微弱或触不到形成绌脉。

4. 心电图按期前收缩起源分房性、房室交界性、室性三类，以室性多见，房性次之。房性期前收缩的 P 波除提前发生外，其形态与窦性 P 波亦有差异，PR ≥ 0.12s，其后的 QRS-T 波通常正常，但也可因房性期前收缩传入时心室正处于相对不应期而造成室内差异性传导，使 QRS 波形态不同于正常的 QRS。若房性期前收缩出现极早，交界区或心室正处于绝对不应期，则成为未下传的房性期前收缩。房性期前收缩后代偿间期常不完全。交界区期前收缩的 QRS 波形态多正常，代偿间期常完全。P 波可重叠于 QRS 波中或位于其前、后，若 P 波在 QRS 波前，P′R 间期 <0.12s。室性期前收缩的 QRS 波宽大畸形 ≥ 0.12s，

伴有反向的T波，多无P波，代偿间期多完全。期前收缩出现于两个正常心动周期之间者为插入性。期前收缩与前一心搏有固定联律间期者为配对型，最常见。并行期前收缩无固定的联律间期，其相同形态期前收缩间的最长间期大致为最短间期的倍数，并且可见融合波，多为室性。期前收缩超过5次/min为频发，2个期前收缩连续出现称连发。同时有起源于心房、心室等不同部位者称多类期前收缩。同类期前收缩而有多种形态者为多源。频发、多源和出现极早而引起室内差异性传导、或不能下传的房性期前收缩常起源于肺静脉肌袖，是心房颤动的重要诱发因素。急性心肌梗死时发生于舒张早期的室性期前收缩（R on T）有导致心室颤动的危险。左束支阻滞图形、Ⅱ、Ⅲ、aVF导联QRS波主波朝上的室性期前收缩多起源于右心室流出道，而右束支阻滞图形、Ⅱ、Ⅲ、aVF导联QRS波主波朝下的室性期前收缩多起源于左心室后间隔左后分支分布区，此两种室性期前收缩是最常见的功能性室性期前收缩。

【治疗】

一般偶发期前收缩无须治疗，尤其是房性、房室交界性和右心室流出道、左后分支分布区期前收缩，常属功能性。对于无一定形态规律和多源性期前收缩当探求病因，尽可能结合病因给予治疗。可选用下列方法：

1. 功能性期前收缩多无须药物治疗，但应耐心解释，避免发生医源性心脏神经症。对症状明显者，可酌用镇静剂，如地西泮每次2.5mg，每日3次。房性及交界区期前收缩可酌用美托洛尔每次25~50mg，每日2次；或维拉帕米每次40~80mg，每日3次；如上述药物无效，可选用普罗帕酮。室性期前收缩可选用美托洛尔25~50mg，每日2次；或维拉帕米每次40~80mg，每日3次；也可选用美西律150~200mg，每日3~4次；或普罗帕酮150~200mg，每日3次；如无效，可联合应用美托洛尔与美西律。对起源于右心室流出道和左心室左后分支区域内期前收缩，如症状明显，常规抗心律失常药治疗无效，动态心电图显示24h期前收缩总数超过1万次，可考虑行射频消融根治。

2. 由于Ⅰ类抗心律失常药的致心律失常作用和负性肌力作用，用于治疗器质性心脏病期前收缩时会使死亡率升高，故对伴有心衰、心肌缺血、心室扩大或心肌肥厚等器质性心脏病期前收缩，美西律、普罗帕酮等Ⅰ类抗心律失常药现列为禁忌，症状明显者在积极治疗病因，并注意补充钾、镁的同时，可选用β受体阻滞剂或胺碘酮治疗。对于心肌梗死急性期以及急性心肌炎的室性期前收缩，可首选胺碘酮150mg稀释后5min内缓慢静注，如无效10~15min后可重复150mg，随后以1mg/min静滴6h，继以0.5mg/min静滴18h，24h总量应控制在2 200mg内。或给予利多卡因50~100mg稀释后静注，必要时每隔5~10min重复一次，但20min内不超过250mg，期前收缩有效控制后以1~4mg/min维持静滴，并注意早期休息，酌用保护心肌药物。对急性心肌炎性期前收缩，肾上腺皮质激素宜在起病一周后应用。

3. 洋地黄中毒引起者除停药外，应补充氯化钾 3~6g/d，也可酌用苯妥英钠 125mg 静注，必要时 10min 后重复一次，要注意药物对呼吸和心脏的抑制。

三、阵发性室上性心动过速

【诊断】

1. 广义上室上性心动过速包括希氏束以上的各种心动过速；狭义上仅指房室/房室结折返性心动过速和部分折返机制的房速，多不伴器质性心脏病。

2. 呈突发突止的阵发性发作，每次发作可持续数分钟至数日。发作时心率多在 160~240 次/min，节律规整，症状因心功能情况和个人耐受性而异，轻者仅有心悸、胸闷；重者可有晕厥、胸痛、气急，发作持续时间长时，可引起血压下降和心力衰竭。压迫颈动脉窦或其他刺激迷走神经的方法，如有效，可使心率立即恢复正常，如无效，心率保持不变。

3. 发作时心电图有确诊价值。QRS 规整，可因心率较快而造成室内差异性传导，多为右束支阻滞形，V_1 导联呈“兔耳样”rSR 三相综合波。有异常 P 波。房速时心房激动经房室结下传心室，故 P 波多位于 QRS 前 120ms 左右。房室结折返性心动过速时房室几乎同时激动，故 P 波多位于 QRS 波内不易发现，或略前于 QRS 波而形成伪 q 波，或略后于 QRS 波而形成伪 s 波。房室折返性心动过速时心室激动后经旁路逆传心房，故 P 波多出现在 QRS 波之后。

【治疗】

1. 终止室上性心动过速发作：①刺激迷走神经以终止发作，可选用瓦氏动作即深吸气后屏住声门用力做呼气动作；或闭眼后压迫一侧或两侧上巩膜，达到轻度疼痛为度，10~15s（青光眼、高度近视者禁用，老年及高血压者慎用）；或以手指或筷子刺激咽部恶心；或取头侧位以手指压迫或按摩右侧颈动脉窦 5~10s，无效时改压左侧，按压时应行心电监护或听心音，免致停搏。②也可选用普罗帕酮每次 0.5~1mg/kg 缓慢静注，如无效，30min 后可重复。或维拉帕米 5mg 稀释后缓慢静注，若无效，30min 后可重复一次。或毛花苷丙（西地兰）0.4~0.8mg 静注，无效时，1h 后可再予 0.2~0.4mg，或加用迷走神经刺激常可奏效。也可选用三磷酸腺苷 0.15~0.20mg/kg 稀释于 5% 葡萄糖液 5~10ml 中弹丸式快速静注，如无效，间隔 1~2min 后将剂量递增为 0.20~0.25mg/kg。对有心房颤动发作史的显性预激综合征患者，则应避免应用洋地黄、维拉帕米和三磷酸腺苷，前两药可加速旁路传导，后者可诱发心房颤动。③对伴发心绞痛、心衰或其他严重血流动力学不稳者，可酌情选用同步直流电复律，或经食管或静脉心房超速起搏以尽快终止，并避免药物的负性肌力和致心律失常作用。

2. 预防复发首选射频消融，安全有效，可根治其发作。对发作频繁而又不愿意接受射频消融治疗或有禁忌者，可选用普罗帕酮、维拉帕米、β受体阻滞剂之一口服预防。

四、阵发性室性心动过速

阵发性室性心动过速为严重的心律失常，需尽快予以控制，否则可诱致心力衰竭或心室颤动，造成严重后果。

【诊断】

1. 室性心动过速多见于缺血性心脏病，约占半数，其次为心肌病、瓣膜性心脏病、高血压心脏病、先天性心脏病（包括右室发育不良）、家族性或特发性长QT综合征、二尖瓣脱垂等；也可见于缺氧、电解质紊乱（低钾、低镁）、洋地黄中毒或服用某些药物如抗心律失常药、交感胺类或三环类抗抑郁药等。心脏导管术、心血管造影术、心脏手术亦可引起。右室流出道及左室间隔部室性心动过速常见于正常心脏，多为良性。

2. 呈突发突止的阵发性发作，发作时心率多为120~180次/min，心律大致规整。心前区第一心音可有强弱差异。症状因发作持续时间、心率、基础心脏病、外周血管病等而异，发作持续时间长时，可引起休克、心绞痛、心力衰竭和阿-斯综合征，并可退变为心室扑动或心室颤动。压迫颈动脉窦或其他刺激迷走神经的方法对心率无影响。

3. 发作时心电图示心律轻微不规则，QRS波时间≥0.12s，V_1导联多呈qR或R波，T波与主波方向相反。P波常不清楚，可经食管电极显示。部分室性心动过速呈1∶1室房逆传，也有部分室性心动过速发作时出现不同程度的室房逆传阻滞，故P波少于QRS波，或为室房分离，即窦性P波与QRS波无固定关系，可有室性夺获及室性融合波。

【治疗】

1. 终止发作　①积极矫治原有病变如低氧血症、酸中毒、低血钾等。②如有休克、心绞痛、心力衰竭、阿-斯综合征等当首选同步直流电复律（200~250W/s开始），对不伴心绞痛、肺水肿、低血压的持续性单形性室性心动过速可选择胺碘酮150mg稀释后5min内缓慢静注，如无效10~15min后可重复150mg，随后以1mg/min静滴6h，继以0.5mg/min静滴18h，24h总量不应超过2 200mg。或给予利多卡因每次50~100mg稀释后静注，必要时每隔5~10min重复一次，但20min内不宜超过250mg。发作停止后则以1~4mg/min维持静滴。对右室流出道及左室后分支区域起源的室性心动过速，也可选用普罗帕酮1mg/kg或维

循环系统疾病

拉帕米 5mg 稀释后静注。③因洋地黄中毒引起者，应积极补充钾镁，可用苯妥英钠 250mg 缓慢静注，一般不采用同步直流电复律。

2. 预防复发 ①器质性心脏病室性心动过速复律后可口服胺碘酮每次 200mg，每日 3 次和每日 2 次各服用一周，或到总负荷 8~10g 后改维持量（每次 200~300mg，每日 1 次）。②反复发作的致命性室性心动过速应置入心律转复除颤器（ICD）。对未植入 ICD 者，常需将胺碘酮与 β 受体阻滞剂合用。③某些类型的单形性室性心动过速（如起源于右室流出道及左室间隔部特发性室性心动过速）可选择射频消融根治之。

五、尖端扭转型室性心动过速

【诊断】

尖端扭转型室性心动过速（TdP）系因心肌细胞传导缓慢、心室复极不一致引起。常反复发作，易致晕厥，可致死。多由电解质紊乱（如低钾、低镁）、Ⅰ或Ⅲ类抗心律失常药（如奎尼丁、索他洛尔）、三环类抗抑郁药、心动过缓（如房室传导阻滞、窦房结病变）、家族性长 QT 综合征、自主神经失衡、中枢神经病变等致病。心电图特点为基础心律时 QT 间期延长，T 波宽大，U 波明显而 TU 融合；TdP 常由长间歇后舒张早期室性期前收缩（R on T）诱发。心率约 200 次 /min，各 QRS 波振幅不一，每隔 5~10 个 QRS 波主波方向突然逆转。此种形态室性心动过速若发生于 QT 正常者称为多形性室性心动过速，多由缺血性心脏病引起，少数室性期前收缩联律间期极短者亦可无明显器质性心脏病。

【治疗】

1. 解除病因低钾者应予补钾、心率缓慢者应采用心室起搏或异丙肾上腺素静滴将基础心室率提高至 80~90 次 /min 以缩短 QT 间期；同时可给予 25% 硫酸镁 10ml 稀释后缓慢静注，继以 4~8mg/min 静滴。

2. 禁用抑制心室内传导的Ⅰa、Ⅰc 及Ⅲ类抗心律失常药。

3. 如发生晕厥、抽搐，可拳击心前区，进行胸外心脏按压，持续发作或退变为心室颤动者可用非同步直流电复律。

4. 先天性长 QT 综合征伴反复晕厥发作者应植入 ICD，无条件者可选用 β 受体阻滞剂，亦可考虑行心脏起搏治疗或做颈胸交感神经切断术。

5. 多形性室性心动过速患者基础心律时 QT 间期正常，故起搏预防无效，儿茶酚胺类药物可使病情恶化。维拉帕米对终止及预防无明显器质性心脏病的多形性室性心动过速发作可能有一定效果，而Ⅰ、Ⅲ类抗心律失常药物通常无效。由缺血性心脏病引起的多形性室性心动过速，有认为Ⅰ类抗心律失常药可能有效。

六、心房扑动

【诊断】

1. 心房扑动临床症状与心房颤动相似，多见于风湿性心脏病、高血压性心脏病、冠心病、甲亢等，现亦见于心房颤动行肺静脉前庭环形射频消融术后，罕因洋地黄引起。

2. 当心房扑动伴有固定的 2∶1、3∶1 房室传导阻滞时，因室律规整而漏诊，如呈 3∶2、4∶3 等变化不定的房室传导阻滞时，则心律不齐而易误诊为心房颤动或期前收缩。体格检查颈静脉搏动快于心室率是一个有助于诊断的体征。压迫眼球或颈动脉窦可加重房室传导阻滞，从而使心室率减慢甚至减半。

3. 心电图　通常分为典型和非典型两类。典型心房扑动波（F 波）在Ⅱ、Ⅲ、aVF 导联为负向，频率常在 240~350 次 /min。非典型心房扑动的 F 波在Ⅱ、Ⅲ、aVF 导联极少为负向，频率多在 340~433 次 /min。

【治疗】

1. 心房扑动为一种不甚稳定的心律，如无明显血流动力学障碍，可先用洋地黄、美托洛尔或维拉帕米控制心室率，在此过程中，常能自行转复为窦性，或在暂停或改用维持量洋地黄后，会先退变为心房颤动后再转为窦性。因普罗帕酮、丙吡胺等减慢 F 波频率而增加房室传导比例，故单独用药后可使心室率明显增快，常需先经洋地黄将心室率控制在 80 次 /min 左右后，再给予普罗帕酮或双异丙吡胺，可使转为窦性。对发作持续时间较短者，可给予依布利特 1mg 稀释后 10min 内静脉注射，半数可在 30~60min 内转复为窦性。如用药 1h 后无效，可同剂量重复静注一次。

2. 对心房扑动伴有明显血流动力学障碍，或持续不能自行转为窦性者，可选择同步直流电复律，多数用 <50J 即能转复。或经食管或静脉心房超速起搏终止，若不能终止时，也可促使其转为心房颤动而易于处理。

3. 预防复发。对典型心房扑动可经射频消融右房峡部根治；对非典型心房扑动则可应用三维电解剖标测系统明确折返机制后消融缓慢传导区，亦可达到根治效果。对不愿接受手术或有手术禁忌者，可口服胺碘酮或普罗帕酮预防。

七、心房颤动

【诊断】

1. 心房颤动（房颤）多见于器质性心脏病，近年来随着高血压发病率升高，高血压心脏病已成为心房颤动的主要病因，其次为冠心病、风湿性心脏病、甲亢及其他病因的心脏病，少数病例亦可见于洋地黄中毒、老年肺炎、预激综合征、肺栓塞等。也有不少房颤患者查无明显器质性心脏病和其他全身性疾病，过去称为孤立性房颤,现认为多为肺静脉内局灶性病灶所致。根据房颤起病及发作持续时间将其分为:阵发性房颤,发作后 7d 内自行或干预终止的房颤;持续性房颤,持续时间超过 7d 的房颤;长程持续性房颤,持续时间超过 1 年的房颤;永久性房颤,医生和患者共同决定放弃恢复或维持窦性心律,反映了患者和医生对于房颤的治疗态度,而不是房颤自身的病理生理特征,如重新考虑节律控制,则按照长程持续性房颤处理。

2. 有心悸、气短、焦虑、胸闷、心搏不齐等,初发、阵发性发作或心室率较快时症状较明显,重者可诱发或加重心衰、心绞痛。持续时间较长或在心室率不快时可无症状。高龄以及合并风湿性心脏病、心衰、糖尿病、短暂性脑缺血发作(TIA)、高血压的持续性心房颤动患者易形成左房(耳)血栓而具有较高的脑动脉和其他动脉栓塞的危险,应给予抗凝治疗。

3. 可根据心律及心音强弱绝对不规则而诊断。心室率可正常,而初发者常在 100~200 次 /min,第二心音有时可消失,多有绌脉。颈静脉呈怒张无搏动。持久的或经洋地黄控制后,房颤心率可缓慢且较齐,在压迫颈动脉窦时心率可暂减但不能复律。

4. 心电图示大小不等的房颤波(f),以 V_1、V_3R 导联为明显,频率为 350~600 次 /min。QRS 为室上性波型,R-R 间期绝对不规则,慢 - 快交替时可伴有室内差异性传导。

【治疗】

1. 除治疗基本疾病外,尤其要防治心衰、高血压、感染。应避免劳累、精神紧张以及饮酒吸烟等诱因以利控制病情。

2. 抗凝治疗。心房血栓形成后栓子脱落造成重要脏器栓塞(最常见为脑卒中)是罹患房颤的首要危害,根据 Framingham 研究资料,非风湿性瓣膜病房颤引起的卒中发生率是对照组的 5.6 倍,风湿性瓣膜病合并房颤是对照组的 17.6 倍。抗凝治疗即成为心房颤动治疗中最为重要的环节。非风湿性瓣膜病房颤患者需要根据 $CHADS_2$ 或 CHA_2DS_2-VASc 积分。$CHADS_2$ 评分法是根据患者是否有近期心衰(cardiac failure,1 分)、高血压(hypertension,1 分)、年龄 ≥ 75 岁(Age,1 分)、糖尿病(diabetes,1 分)和血栓栓塞病史(卒中、TIA 或非中枢性血栓栓塞)(stroke,2 分)确定房颤患者的危险分层。$CHADS_2$ 积分相对简单,不足是对卒中低危患者的评估不够细致。CHA_2DS_2-VASc 积分是在 $CHADS_2$ 积分基础上将年龄 ≥ 75 岁由 1 分改为了 2 分,增加了血管疾病、年龄 65~74 岁和性别(女性)3 个危险因素,最高积分为 9 分。血管疾病是指心肌梗死、复合型主动脉斑块以及外周动脉疾病。与 $CHADS_2$ 积分比较,CHA_2DS_2-VASc 积分对卒中低危患者具有较好的血栓预测价值。此外,肥厚型心肌病是房颤患者血栓栓塞的独立危险因素，应行抗凝治疗；心腔内有血栓或有自发超声回声现象，也是抗凝治疗的适应证。抗凝药物包括传统药物华法林以及新型口服抗凝药（NOAC）利伐沙班和达比加群等。使用华法林需规律检测 INR 并将 INR 控制在 2~3。NOAC 无须监测凝血功能，疗效稳定，但严重肾功能不全患者不推荐使用或慎用。达比加群常规剂量为 150mg，每日 2 次或 110mg 每日 2 次，在肌酐清除率 30~49ml/min 时需使用低剂量 110mg，每日 2 次，肌酐清除率 <30ml/min 时不推荐使用。利伐沙班常规剂量为 20mg，每日 1 次，在肌酐清除率 30~49ml/min 时需使用低剂量 15mg，每日 1 次，在肌酐清除率 15~29ml/min 时慎用，肌酐清除率 <15ml/min 时不推荐使用。

3. 控制心室率。快速室率比缓慢室率导致每搏量减少更明显。对心功能正常的阵发性房颤伴快速心室率，可选用美托洛尔 5mg 静脉注射，或美托洛尔口服，每次 25mg，每日 2 次。对伴有心功能不全的阵发快速性心房颤动，首选毛花苷丙首次 0.4mg 静注，每 2~4h 可再给 0.2~0.4mg，直至休息时室率降至 70~90 次 /min。总量宜控制在 1.2mg。对合并严重高血压、糖尿病和心功能不全的老年持续性房颤患者，可给予地高辛 0.125~0.25mg，每日 1 次。如给洋地黄后室率仍快或活动后仍快（即休息状态下心室率和日平均心室率未能控制在 80 次 /min 以下），可并用美托洛尔每次 12.5~25mg，每日 2 次；或维拉帕米每次 40mg，每日 3 次。对药物控制心率效果不好的老年持续性或永久性房颤患者，可采用导管射频消融阻断房室传导后植入永久心脏起搏器治疗。

4. 转复窦性心律。对伴有心衰、低血压、心绞痛等情况的阵发性房颤，如房颤持续时间未超过 48h，可行紧急直流电同步复律（见电复律节）；对房颤持续时间未超过 48h，但血流动力学稳定的阵发性房颤，如不急于复律，可先给予低分子肝素 5 000U 皮下注射，每日 2 次，以预防左房血栓形成，同时采用洋地黄、美托洛尔或维拉帕米等控制室率，约半数可在 48h 内自行转复。或采用胺碘酮（150~300mg）、依布利特（1~2mg）或普罗帕酮（70~140mg）等药物静脉注射或同步直流电复律治疗，对无明显器质性心脏病和心功能不全的阵发性心房颤动患者，也有采用普罗帕酮 400~600mg 顿服，1~2h 后可转复窦性，且可由患者自行操作（Pill-in-the-pocket）。如房颤持续时间超过 48h，原则上应先服用华法林每日 2.5~3.0mg，将 INR 调节至 2.0~3.0 并维持 3 周以上；或经食管超声心动图检查排除左心房（耳）血栓后，再酌情行药物或直流电同步复律治疗，转律后应继续服用华法林 4 周。对心房颤动病程超过 1 年、左房内径显著增大（>50mm）、病态窦房结综合征、房颤病因未除如细菌性心内膜炎或甲亢未得到控制、活动性心肌炎、心包炎、二尖瓣狭窄未行分离或置换术，原则上不行药物或电复律治疗。对合并严重高血压、糖尿病和心功能不全的老年患者，因在控制死亡率和脑卒中方面，节律控制并不优于心率控制，故主张也不给予复律治疗，仅行心室率控制及抗凝治疗。

5. 预防复发。避免各种诱因，现多首选胺碘酮预防复发，也可选用普罗帕酮、奎尼丁、普鲁卡因胺等。胺碘酮预防复发效果最好，起始时每次 200mg，每日 3 次和每日 2 次各服用 5~7d，或到总负荷 8~10g 后改维持量（每次 200~300mg，每日 1 次）。经 6~12 个月后，可逐渐停药，再发再治。服药期间应定期复查胸片、心电图以及甲状腺和肝脏功能。

6. 导管射频消融治疗。

Ⅰ类：症状性阵发性房颤患者，若经至少一种Ⅰ类或Ⅲ类抗心律失常药物治疗后效果不佳或不能耐受者，可行导管消融。

Ⅱa 类：①反复发作、症状性阵发性房颤患者，使用Ⅰ类或Ⅲ类抗心律失常药物之前，导管消融可作为一线治疗。②症状性持续性房颤患者，使用抗心律失常药物治疗后无效或不能耐受者，导管消融可作为合理选择。③症状性持续性房颤患者，使用抗心律失常药物治疗之前，权衡药物与导管消融风险及疗效后，导管消融可以作为一线治疗。④伴有心衰、肥厚型心肌病、年龄 >75 岁的房颤患者，在应用抗心律失常药物之前或之后均可考虑行导管消融，但须慎重权衡导管消融风险及疗效。⑤伴有快慢综合征的房颤患者，导管消融可为合理治疗选择。⑥对于职业运动员，考虑到药物治疗对运动水平的影响，导管消融可以作为一线治疗。

Ⅱb 类：①对于症状性、长程持续性房颤患者，无论之前是否接受过抗心律失常药物治疗，权衡药物与导管消融风险及疗效后，均可行导管消融。②对于一些无症状阵发性或持续性房颤患者，权衡导管消融风险及疗效后，均可行导管消融（证据级别 C）。

Ⅲ类：存在抗凝药物治疗禁忌的房颤患者选择导管消融，存在左心房 / 左心耳血栓是房颤导管消融的绝对禁忌证。

7. 经皮左心耳封堵对于 CHA_2DS_2-VASc 评分 ≥ 2 的非瓣膜性房颤患者，具有下列情况之一：①不适合长期规范抗凝治疗；②长期规范抗凝治疗的基础上仍发生血栓栓塞事件；③ HASBLED 评分 ≥ 3，可行经皮左心耳封堵术预防血栓栓塞事件。

八、心室扑动和颤动

心室各部分发生快速微弱无效的收缩或不协调的乱颤，分别称为心室扑动和颤动。心室扑动多为心室颤动的前奏，二者都使心室丧失排血功能，常为临终前的表现，但亦可阵发性出现，是最严重的心律失常。

循环系统疾病

【诊断】

1. 发病主要机制浦肯野纤维与心室肌细胞间复极不匀，导致反复折返运动。心肌缺血、心室扩大、射血分数降低、室壁异常运动、交感神经兴奋、严重心动过缓等可引起上述变化，成为心室扑动和颤动的诱因。常见于冠心病，尤其是急性心肌梗死或心肌严重缺血、收缩性心力衰竭、完全性房室传导阻滞伴极度缓慢心室率或室性期前收缩、低血钾（镁）等电解质紊乱、洋地黄、奎尼丁、普鲁卡因胺等药物中毒、触电、溺水；预激综合征并发快速心房颤动以及长 QT 综合征。

2. 心室扑动和颤动很快引起晕厥，接着出现抽搐、呼吸停止，血压测不出、心音听不到、大动脉搏动消失。心室扑动时心电图示 QRS 波和 T 波难以辨认，代以较为规则、振幅高大的正弦波形，频率为 150~250 次 /min。心室颤动时波形低小不整，频率 200~500 次 /min。

【治疗】

对于心室颤动或意识丧失的心室扑动应立即进行非同步直流电复律。电能量选用 300~400J。电复律前应行胸外心脏按压和人工呼吸以争取时间。复律后如血压低、呼吸弱，应继续胸外心脏按压和人工呼吸，酌情给予碳酸氢钠纠正酸中毒、激素减轻脑水肿等，并连续心电监护，密切观察血压、呼吸变化，积极寻找和纠正心室扑动和颤动的诱因，如补充钾、镁；用胺碘酮或利多卡因控制室性心律失常；β 受体阻滞剂用于心肌梗死的二级预防等。

复苏成功者，如果病因不明或病因不能去除，建议植入 ICD 治疗。

九、病态窦房结综合征

病态窦房结综合征以窦房结及其周围组织有缺血、变性、纤维化病变为常见。若伴有房室交界区损害引起其起搏、传导障碍者称双结病变。

【诊断】

1. 以窦房结退行性病变多见，也继发于冠心病、心肌病、风湿性心脏病、高血压性心脏病、心肌炎、心包炎、代谢性及结缔组织疾病等。

2. 本病病程长，进展慢，故老年多见。当无长期运动锻炼、黄疸或服用 β 受体阻滞剂等情况下，有显著的窦性心动过缓（心率 <50 次 /min），较长心搏停歇（≥ 2s）、反复出现心动过缓 - 过速等时应考虑本征。由于心率过慢及短暂的窦性停搏使脑、心供血不足，可发生头晕、眩晕、黑矇、晕厥、胸闷、气短、心绞痛、心律失常，甚至心衰、休克、猝死。

3. 心电图常分为五型：窦性心动过缓、窦性停搏、窦房结传导阻滞、慢 - 快综合征和变时功能不良，上述各型可单独或同时存在。24h 动态心电图有助于诊断。

4. 激发试验

(1) 运动试验：半分钟下蹲15次后立位心率 <90次/min；或次极量活动平板试验后心率 <100次/min，或出现窦房结传导阻滞、逸搏心律等均为阳性。

(2) 阿托品试验：静注阿托品1~2mg(0.02mg/kg)观察1、2、3、5、15、20min的心电图如心率低于90次/min，或出现交界性心律或异位心动过速者为阳性。

(3) 电生理检查：经食管或静脉进行心房起搏，可测定窦房结恢复时间及窦房传导时间。本征窦房结恢复时间常超过2 000ms(正常为800~1 400ms)，窦房传导时间超过150ms(正常为小于150ms)。

5. 诊断本病主要根据临床表现及心电图、动态心电图。激发试验有假阳性及假阴性，并非必需。

【治疗】

1. 仅有心动过缓而无明显症状者，可仅对原发病进行治疗，并定期随访观察。

2. 对急诊时显著窦性心动过缓、窦房结传导阻滞并有明显症状者，可用阿托品、异丙肾上腺素、麻黄碱等提高心率，必要时植入临时心脏起搏器。禁用或慎用抑制窦房结功能的药如β受体阻滞剂、钙通道阻滞剂以及其他抗心律失常药。

3. 对有黑矇、晕厥、心衰、疲乏等症状，并有相应心电图、动态心电图表现者，在排除心肌缺血、药物等可逆性原因后，应植入永久心脏起搏器。由于右室心尖部起搏可损害心功能，并增加心房颤动发生率，故对房室传导功能正常的本征患者，应尽量安装具有频率应答功能的心房起搏器(AAIR)或具有频率应答和A-V搜索功能的双腔起搏器(DDDR)。

4. 持续性心房颤动可能是本征的一种“自愈”形式，可选用洋地黄控制心室率。因电复律后可能造成心脏静止，故在没有心脏起搏保护的前提下，应禁用电复律。

5. 某些“快-慢型”病态窦房结综合征在快速房性心律失常(心房扑动、心房颤动等)被控制后，一过性的窦房结停搏会随之消失，长期随访证明只要不再有心房扑动、心房颤动发生，就不再有窦性停搏发生，故对某些“快-慢型”病态窦房结综合征，可先行心房扑动、心房颤动射频消融治疗后再酌情考虑植入永久心脏起搏器。

十、房室传导阻滞

心脏激动在传导过程中的任何部位都可发生传导阻滞。发生房室水平的传导阻滞，称为房室传导阻滞，较为常见。

【诊断】

1. 见于心肌炎、冠心病（并发于急性前壁梗死时严重，于急性下壁梗死者常可恢复）、高血压、风湿性心脏病、先天性心脏病、原发硬化性退行性病变、药物过量（如洋地黄、普萘洛尔、维拉帕米或奎尼丁等抗心律失常药）、高血钾、手术损伤等。少数为正常人而迷走神经张力过强者。

2. 可短暂发作或呈永久性。常有各种原发疾病症状与体征。一度：无自觉症状，可仅有第一心音减弱。二度又分：①Ⅰ型（文氏现象）较多见，常为短暂性，阻滞部位多在希氏束以上，预后好。可有心悸、心搏节律不齐，第一心音呈周期的由强变弱，而后有长间歇的变化。增强迷走神经张力使房率减慢时，可加重房室传导阻滞。常可逆，预后通常较好。②Ⅱ型：多为持续性不可逆，预后较严重，心律可规则或不规则，阻滞部位多在希氏束以下，可骤然发展为高度或三度而发生阿 - 斯综合征。三度：即完全性房室传导阻滞。先天性者心率40~60 次 /min，常无心肌病变及明显症状。后天性获得者常有心肌病变，心率慢于 40 次 /min，可有心悸、头晕，甚至晕厥、抽搐等。第一心音强弱不等，收缩压常增高，脉压大。

3. 心电图　一度示 PR 间期延长超过正常。若立位心电图 PR 间期缩短至正常则考虑为生理性。二度Ⅰ型的 PR 间期逐渐延长，RR 间期逐渐缩短而后心室漏脱一次，此处的 RR 间期短于 2 个 PP 间期，其后 PR 间期缩短，再周而复始地延长。房室比率常为 3∶2、4∶3……Ⅱ型的 PR 间期固定，突然发生心室漏脱，有时仅少数 P 波下传，形成 3∶1、4∶1 等房室比率者称高度传导阻滞。三度的 P 波均不下传，且与逸搏心律的 QRS 波各不相关，P 波常多于 QRS 波。逸搏源于束支以下者 QRS 波宽大畸形，频率慢，稳定性差，易并发其他心律失常而引起晕厥等严重症状。

【治疗】

1. 处理病因与诱因，避免体力劳累、过度紧张，禁用奎尼丁、普鲁卡因胺、β 受体阻滞剂、维拉帕米及钾盐等，以免加重阻滞。无心力衰竭者不宜用洋地黄。

2. 一度房室传导阻滞者除治疗病因外不需治疗，心率缓慢者酌用阿托品。

3. 二度Ⅰ型房室传导阻滞如心室率 50 次 /min 以上，无自觉症状者，仅予病情观察。如低于 50 次 /min，可试用阿托品、麻黄碱口服。二度Ⅱ型或高度阻滞，估计阻滞部位在希氏束以下者，首选永久心脏起搏治疗。如无条件可暂时先予异丙肾上腺素 1mg 加入 5% 葡萄糖液中静滴，心室率维持于 45~60 次 /min；

或异丙肾上腺素舌下含服每次 10mg，每 2~4h 一次。忌用阿托品，因其提高窦性心率并改善希氏束以上部位传导，会使希氏束以下部位频率负荷增加而加重二度Ⅱ型阻滞。

4. 三度房室传导阻滞伴乏力、气急、头晕、黑矇或阿 - 斯综合征者，给予心脏起搏治疗，或临时给予异丙肾上腺素治疗。对于下壁心肌梗死等阻滞部位在房室交界区的三度阻滞者，可试予阿托品，亦可改善传导，提高心室率。但对急性前壁梗死等阻滞部位在房室交界以下、或室率低于 45 次 /min、或症状明显有心衰、血压下降、黑矇或阿 - 斯综合征者，应根据病因给予临时或永久心脏起搏。如无条件可先予异丙肾上腺素静滴 1mg 加入 5% 葡萄糖液中静滴，心室率维持于 45~60 次 /min，直至能够进行心脏起搏或房室传导恢复。对有阿 - 斯综合征伴心室率过缓、血压下降者，除采用起搏器或药物提高心率外，当予乳酸钠或碳酸氢钠纠正酸中毒。

5. 对于房室结希氏束组织结构及功能正常，而由迷走神经介导的阵发性高度 - 完全性房室传导阻滞而产生黑矇、晕厥等症状者，在诊断明确后可考虑行心脏迷走神经节消融治疗。

十一、预激综合征

【诊断】

预激综合征系房室间除正常传导系统之外还存在由工作心肌纤维组成的异常传导束(旁路)，若心房冲动经旁路提前激动了部分或全部心室肌，称作显性预激，心电图表现为 PR 间期缩短、预激波及 QRS 波畸形、ST-T 继发性改变等，根据 V_1 导联预激波及 QRS 主波方向朝上或朝下分作 A 型或 B 型，A 型多为左侧旁路，B 型多为右侧旁路；若旁路只能从心室到心房单向逆传，不能从心房向心室传导，称作隐匿性预激，以发作心动过速时逆行 P 波在 QRS 结束后为其特点。由于旁路通过房、室肌与正常传导系统形成折返环，故显性或隐匿性预激综合征患者均易发生房室折返性心动过速(AVRT)，且多为经房室结前传、旁路逆传、QRS 波正常的顺向型 AVRT。发生率随年龄而增。部分可因心室激动经旁路逆传抵达心房易损期而引发心房颤动或心房扑动，此时心房冲动大部或全部经旁路传至心室，心室率快，QRS 波宽大畸形，旁路前传不应期极短(≤ 230ms)或处理不当者有时可恶化为心室颤动。

【治疗】

预激综合征并发 AVRT 时按室上性心动过速处理。对于显性预激综合征并发的顺向型 AVRT，因易转化为心房颤动或心房扑动，故应慎用洋地黄、维拉帕米和三磷酸腺苷。当显性预激综合征并发心房颤动或心房扑动时，则应禁止单独使用洋地黄或维拉帕米，因此两种药物加速旁路传导，可使心房颤动的心室率明显增快，有引发心室颤动的危险。胺碘酮、普罗帕酮、普鲁卡因胺可减慢旁路和房室结传导，并有复律的作用，应为首选药物。美西律能减慢旁路传导，可用于降低心室率。对于药物不能及时终止发作者，应尽快采用同步直流电复律。预防再发应首选射频消融治疗。对不愿接受手术或有手术禁忌者，可选用胺碘酮、普罗帕酮、β 受体阻滞剂等药物之一口服。

（梁 鑫 张家友）

3 心脏瓣膜病

心脏瓣膜病（valvular heart disease）是指各种原因，包括炎症粘连和纤维化、黏液样变性、缺血坏死，钙质沉着或先天发育畸形引起的心脏瓣膜（瓣叶、腱索及乳头肌）结构和 / 或功能上的异常病变，导致心脏血流动力学显著变化，并出现一系列的临床症候群。其中风湿性心脏瓣膜病最常见。

一、二尖瓣狭窄

正常二尖瓣面积 4~6cm^2，当瓣口面积缩小为 1.5~2.0cm^2 时为轻度狭窄，1.0~1.5cm^2 为中度狭窄，<1.0cm^2 为重度狭窄。

【诊断】

（一）症状

1. 呼吸困难依瓣膜狭窄程度而异，表现为劳力性呼吸困难、阵发性夜间呼吸困难甚至端坐呼吸。

2. 咳嗽、咯血为夜间或劳动后干咳或咳痰带血，肺水肿时痰为粉红色泡沫样，甚至大咯血。

3. 心悸，心前区疼痛。

4. 因左房增大压迫喉返神经发生声音嘶哑或吞咽困难。

5. 晚期可出现右心衰竭的临床表现。

（二）体征

1. 二尖瓣面容双颊紫红，色泽晦暗、口唇发绀。

2. 心前区隆起常见于儿童期患病者，心尖部有抬举性冲动及舒张期细震颤，胸骨左缘第三肋间心浊音界向左扩大，心腰消失。

3. 心尖区可闻及局限的、低调的、隆隆样的舒张中晚期杂音杂音呈递增型，并有收缩期前增强，以活动后或左侧卧位为明显。心尖区第一心音亢进，多数患者在心尖区内上方或胸骨左缘第三、四肋间有二尖瓣拍击音（即开瓣音，常表示瓣叶病变不严重），当发生二尖瓣增厚或肺动脉高压时，第一心音减弱，二尖瓣拍击音也多消失。

4. 肺动脉瓣区第二心音亢进及分裂显著肺动脉高压及肺动脉扩张造成肺

动脉瓣相对关闭不全时，胸骨左缘二、三、四肋间可出现音调高，递减型舒张早期或早中期杂音（Graham-Steell 杂音）吸气末增强，呼气末减弱。当伴有轻度主动脉瓣关闭不全时，也可有舒张期杂音，在呼气末增强而吸气末减弱，无肺动脉段突出及肺动脉第二心音亢进等肺动脉高压征象。

5. 重度二尖瓣狭窄伴有三尖瓣关闭不全时，三尖瓣区可出现全收缩期杂音，吸气时增强且伴颈静脉搏动，而二尖瓣关闭不全所致杂音吸气时减弱，无颈静脉搏动。

6. 可伴有期前收缩、心动过速、心房颤动等体征。

（三）检查

1. X 线检查　二尖瓣轻度狭窄时心影可正常。中度以上狭窄常有左房增大，右前斜位吞钡剂后可见左房压迫食管使其向后向右移位和 / 或后前位双心影，肺动脉段突出及右室增大。肺门明显增深，肺淤血以致阴影模糊，近肋膈角处可见肺底膈线（Kerley-B 线）及含铁血黄素沉着的网状阴影。

2. 心电图　P 波正常或增宽，切迹，电轴右偏，右束支传导阻滞，右室肥厚及相应心律失常图形。

3. 超声心动图　M 型可见前叶 EF 斜率降低，EC 幅度减小，正常双峰消失，呈“城墙样”改变。后叶与前叶同向运动。左房与右室增大。二维超声可直观瓣膜及其活动受限情况，测量二尖瓣口狭窄程度。多普勒超声可见二尖瓣下湍流频谱。

4. 右心导管检查　右心房、肺动脉、肺毛细血管压力增高，肺毛细血管压力曲线 α 波显著，肺循环阻力增大。

（四）鉴别诊断

本病应与左房黏液瘤和肥厚型心肌病鉴别

【治疗】

1. 病因治疗。

2. 正确处理“动”与“静”的关系，纠正消极静养的做法。风湿活动，或严重心力衰竭未控制或有阵发性呼吸困难、咯血等症状时，需卧床休息。一般应量力而行，适当活动和轻松工作。

3. 控制心律失常，风湿性二尖瓣狭窄合并心房颤动的患者，仍然应用维生素 K 阻滞剂抗凝。纠正心力衰竭。

4. 介入治疗主要是经皮二尖瓣球囊成形术。

5. 二尖瓣狭窄分离术适应证为：①年龄：一般以 20~60 岁为最佳（20 岁以下易有风湿活动，60 岁以上易有冠心病）。②心脏功能在Ⅱ级或Ⅲ级者可考虑手术。心脏功能Ⅳ级者一般不宜手术。急性左心衰竭伴大量咯血者，其他治疗无效时，有时可行急诊手术。无症状或轻度症状者一般不考虑手术。③以二尖瓣狭窄隔膜型最为理想，若心尖区有Ⅰ级柔和收缩期杂音或轻度主动脉瓣关闭不全，仍可考虑分离术。④无风湿活动及风湿活动或感染性心内膜炎已被控制6个月。⑤右室轻度或中度增大，而无左室增大者。⑥心房颤动和动脉栓塞不是分离术禁忌证。

6. 人工心脏瓣膜置换术的适应证为：二尖瓣变形、瓣环钙化、二尖瓣狭窄合并二尖瓣关闭不全，出现症状者，心功能Ⅱ~Ⅲ级。肺、肝、肾功能良好，可考虑施行人工心脏瓣膜置换术。在机械瓣或者生物瓣的选择方面，共同决策仍然是Ⅰ类推荐，患者进行二尖瓣置换术时，个体化选择机械瓣或生物瓣的年龄范围从60~70岁扩大到50~70岁。(先前推荐的机械瓣适用于60岁以下的患者)。50岁以下患者进行二尖瓣置换术时，在没有抗凝禁忌证时，选择机械瓣更合理。

二、二尖瓣关闭不全

【诊断】

(一) 症状

轻度可无症状，中等以上者因反流量大引起心排血量降低可有头晕、困倦、乏力、心悸及劳力性呼吸困难。但发生咯血、肺水肿者较二尖瓣狭窄为少且轻。

(二) 体征

1. 心尖搏动向左下移位，强而有力可呈抬举样，范围大，心尖区偶有收缩期细震颤，心界可向左扩大。

2. 心尖区第一心音减弱，常有第三心音。

3. 心尖区可闻及Ⅲ级以上、音调较高、粗糙的吹风样全收缩期杂音，向左腋部背部传导(前叶缺损时向心底部传导)，吸气末减弱，呼气末增强。

4. 肺动脉瓣第二心音亢进、分裂。

(三) 检查

1. X线检查左房及左室增大。

2. 心电图可正常或P波呈双峰，时限延长。左室肥厚或电轴左偏。

3. 超声心动图M型可见左房明显增大，左房后壁曲线上有较深C凹。左室扩大，室壁活动幅度增加，二维超声可直观瓣膜关闭不全等。多普勒超声可见瓣上湍流频谱，并可估计反流量。

4. 右心导管检查肺动脉，右心室，肺毛细血管的压力及肺循环阻力可有增高，肺毛细血管压力曲线V波显著。

(四) 鉴别诊断

区别急性或慢性二尖瓣关闭不全见表2-3-5。

表 2-3-5 急性和慢性二尖瓣关闭不全的鉴别

	急性	慢性
常见病因	腱索乳头肌断裂	风湿性心脏病、严重乳头肌功能失调
发病	急	慢
病程	短(数月至两年)	长(数年)
第四心音	常见	无
心律	窦性	常有心房颤动
左房增大	无或轻度	常明显增大
左房压高	明显,早期出现	较轻,晚期出现
二尖瓣狭窄	无	常合并存在
肺水肿	常有	无或轻
心力衰竭	早期出现	较晚出现
手术治疗	急诊手术,术后症状明显改善	限期手术,术后症状有改善

【治疗】

1. 病因治疗。

2. 及时防治感染,特别是呼吸道感染拔牙及手术前后应用抗生素预防感染性心内膜炎。

3. 控制心律失常 自体二尖瓣关闭不全合并心房颤动的患者,如果 CHA_2DS_2-VASc 得分≥ 2 应使用抗凝治疗纠正心力衰竭。

4. 介入治疗原发性二尖瓣关闭不全(MR) 在无症状重度原发性二尖瓣关闭不全伴有正常左室收缩功能(左室射血分数 > 60% 和左室收缩末期内径 <40mm)[C1 期],如果出现左室增大或者 LVEF 逐渐下降的影像学改变。

5. 外科治疗 二尖瓣关闭不全若由于二尖瓣环扩张所致,可施行二尖瓣瓣环成形术。出现症状,心功能Ⅱ~Ⅲ级者,肺、肝、肾功能良好,可考虑施行人工心脏瓣膜置换术。在机械瓣或者生物瓣的选择方面,共同决策仍然是Ⅰ类推荐,患者进行二尖瓣置换术时,个体化选择机械瓣或生物瓣的年龄范围从 60~70 岁扩大到 50~70 岁。(先前推荐的机械瓣适用于 60 岁以下的患者)。50 岁以下患者进行二尖瓣置换术时,在没有抗凝禁忌证时,选择机械瓣更合理。

三、二尖瓣脱垂综合征

二尖瓣脱垂综合征是引起二尖瓣关闭不全的一种综合征。因瓣叶腱索的缺陷冗长、松弛或乳头肌、左室肌功能不全致二尖瓣在收缩期中晚期不能良好闭合而脱入左房所致。原因未明的原发性者占 30%，继发性者见于：风湿性心瓣膜病、房间隔缺损、心肌病、冠心病、心脏创伤及心瓣膜手术后、结节性动脉周围炎、马方综合征、Turner 综合征等。

【诊断】

1. 发病缓慢，原发性者于青中年女性多见，可有家族史，少数病情发展可迅速，多见于男性。

2. 乏力、胸痛、气急或心悸、头晕甚至晕厥。胸痛与活动无关，硝酸盐类药物不能缓解，可持续数小时之久。1/5~1/4 患者可无症状。

3. 心脏听诊是临床诊断本病的重要依据。在心尖部及内侧可闻收缩期中晚期喀喇音（清脆、非喷射拍击样高调额外音）。并有吹风性收缩中、晚期杂音。少数患者间歇出现收缩晚期“雁鸣音”（并有震颤、传导广泛、高调乐性杂音），卧位不甚清楚，左侧卧位、坐位明显。使左室末期容积减小的措施如吸气、屏气、立位、吸入亚硝酸异戊酯及异丙肾上腺素，室性期前收缩均可使喀喇音提前出现，收缩期杂音延长。反之，下蹲、握拳、升压药、普萘洛尔可使喀喇音推后，收缩期杂音缩短。约 10% 患者心脏听诊可正常。

4. 心电图 1/3~2/3 患者可有异常　①Ⅱ、Ⅲ、aVF 导联，有时在 V_4~V_6 导联上 T 波低平、双相或倒置，可伴有 ST 段略压低。②室性期前收缩及其他心律失常。③偶有 QT 间期延长。

5. 超声心动图常具有确诊意义。M 型中可见：①收缩中晚期二尖瓣叶 CD 段向后移位呈“吊床型”收缩期多条回声，瓣叶增厚。舒张期前叶活动范围≥ 2.5cm。②收缩早期二尖瓣叶即向后运动，形成全收缩期脱垂，其最低点在 CD 段下超过 2~3mm。心音图收缩期杂音与瓣叶后移同时出现，有助于诊断。二维超声中可直接观察其脱垂现象，脱垂瓣膜收缩期脱入左房，舒张期入左室，呈连枷样改变。多普勒超声可见瓣上收缩期湍流，并可估计反流量。

6. X 线检查心影正常，有二尖瓣关闭不全者可有左房左室扩大。左室造影可证实二尖瓣脱垂和反流存在。

【治疗】

1. 无症状者或症状轻微不需治疗，定期随访。有晕厥史，猝死家族史，复杂心律失常者，应避免过度体力劳动和剧烈运动。

2. 有胸痛症状者可用普萘洛尔，由于降低心肌需氧量及心室壁张力，从而使疼痛减轻。

3. 抗心律失常治疗。

4. 除单有收缩喀喇音外，伴二尖瓣反流者于拔牙等手术操作前应给予抗生素预防亚急性感染性心内膜炎。

5. 出现一过性脑缺血者应使用阿司匹林等抗血小板聚集药，无效可用抗凝药。

6. 严重二尖瓣关闭不全合并心力衰竭者常需手术治疗。对于腱索延长或断裂，瓣环扩大二尖瓣增厚但运动良好无钙化者，宜行瓣膜修补术，不适合修补者应行瓣膜置换术。在机械瓣或者生物瓣的选择方面，共同决策仍然是Ⅰ类推荐，患者进行二尖瓣置换术时，个体化选择机械瓣或生物瓣的年龄范围从60~70岁扩大到50~70岁。（先前推荐的机械瓣适用于60岁以下的患者）。50岁以下患者进行二尖瓣置换术时，在没有抗凝禁忌证时，选择机械瓣更合理。

四、主动脉瓣狭窄

正常主动脉瓣口面积超过3.0cm^2，当瓣口面积缩小为1.5cm^2时为轻度狭窄，1.0cm^2为中度狭窄，<1.0cm^2为重度狭窄。

【诊断】

（一）症状

轻者无症状。重者头晕、乏力、劳力性呼吸困难、心绞痛、眩晕、晕厥甚至猝死。

（二）体征

1. 胸骨右缘第2肋间可触及收缩期震颤，可闻及响亮粗糙的喷射性收缩期杂音，以收缩中期最响，向颈部及心尖传导。

2. 主动脉瓣区第二心音减弱，逆分裂。

3 颈动脉、桡动脉搏动减弱。脉压变小。

（三）辅助检查

1. X线检查轻者心影可正常。主动脉弓影小，升主动脉可示狭窄后扩张。重度者左室增大。

2. 心电图左室肥厚、劳损。

3. 超声心动图左室壁增厚，流出道增宽，主动脉瓣开放速度减慢，主动脉主波低平，重搏波不清，主动脉壁增厚，上升速度减慢。二维超声可直观瓣膜及其活动情况，测量瓣膜狭窄程度。多普勒超声可见瓣上收缩期湍流。

4. 心导管检查考虑手术的患者，应作左心导管检查，主动脉、冠状动脉及左心室造影。以判断是否并存关闭不全及冠状动脉狭窄及其程度。本病应与先天性主动脉瓣上狭窄及肥厚梗阻型心肌病鉴别（详见原发性心肌病节）。

【治疗】

1. 一般治疗　避免过度体力劳动和剧烈运动，预防感染性心内膜炎，定期随访。控制心律失常，纠正心力衰竭。自体主动脉瓣疾病合并心房颤动的患者，如果 CHA_2DS_2-VASc 得分≥ 2 应使用抗凝治疗。

2. 介入治疗　经皮主动脉瓣球囊成形术。有症状的重度主动脉瓣狭窄手术高危患者（阶段 D），经心脏团队审议，可以选择外科主动脉瓣置换术（SAVR）或经导管主动脉瓣置换术（TAVR）。对于有症状重度主动脉瓣狭窄手术中危患者（阶段 D），经心脏团队审议，可以选择 TAVR 作为外科主动脉瓣置换术的合理的替代。

3. 外科治疗　严重主动脉瓣狭窄出现症状，心功能Ⅱ～Ⅲ级者。肺、肝、肾功能良好，可考虑施行人工瓣膜置换术。

五、主动脉瓣关闭不全

【诊断】

（一）症状

较轻患者可长期无症状。较重者有心悸、乏力、左胸搏动不适感。少数反流严重者可有卧位性心绞痛、劳力性呼吸困难、甚至左心衰竭、右心衰竭临床表现。

（二）体征

1. 心尖搏动向左下移位，呈抬举感，心浊音界向左下扩大。

2. 胸骨右缘第二肋间与胸骨左缘第三、四肋，可闻及音调高、响度轻、递减型、舒张早中期泼水样杂音，常向心尖传导，前倾坐位呼气后屏气听诊最清楚。主动脉第二心音减弱或消失。

3. 心尖区有时可听到因二尖瓣相对狭窄或主动脉瓣反流冲击二尖瓣前瓣引起柔和的隆隆样舒张晚期杂音（Austin-Flint murmur）。

4. 周围血管体征颈动脉搏动增强，舒张压降低，脉压增宽。有水冲脉、枪击音，口唇及指甲可见毛细血管搏动。

（三）辅助检查

1. X 线检查　左室增大，心影呈靴型。主动脉弓突出，搏动明显。主动脉根部造影可估计主动脉瓣关闭不全程度。

2. 心电图　左室肥厚、劳损、电轴左偏。

3. 超声心动图　主动脉上升下降速度增大，重搏波消失或减低，主波幅度增大。主动脉瓣开放与关闭增快，关闭时可见双线。左室增大，左室流出道增宽。二尖瓣前叶舒张期可有扑动波，二维超声可见瓣膜情况，多普勒超声可见瓣下舒张期湍流，估计反流量。

（四）鉴别诊断

应与肺动脉瓣关闭不全和主动脉窦瘤破裂鉴别。

【治疗】

1. 避免过度体力劳动和剧烈运动，限制钠盐，反流严重且左室扩大明显者，使用洋地黄，利尿剂和 ACEI，有助于防止心功能恶化，应积极防治感染，特别是呼吸道感染。拔牙及手术前后应用抗生素预防感染性心内膜炎。

2. 控制心律失常，纠正心力衰竭。

3. 外科治疗　主动脉瓣关闭不全出现症状，心功能Ⅱ～Ⅲ级，肺、肝、肾功能良好，可考虑施行人工心脏瓣膜置换术。在机械瓣或者生物瓣的选择方面，共同决策仍然是Ⅰ类推荐，患者进行主动脉瓣置换术时，个体化选择机械瓣或生物瓣的年龄范围从 60~70 岁扩大到 50~70 岁。（先前推荐的机械瓣适用于 60 岁以下的患者）。50 岁以下患者进行主动脉瓣置换术时，在没有抗凝禁忌证时，选择机械瓣更合理。

六、三尖瓣狭窄

【诊断】

（一）症状

1. 低心排血量引起疲乏。

2. 体静脉淤血可引起顽固性水肿、肝脏肿大、腹水等消化道症状及全身不适感。

3. 合并有二尖瓣狭窄，但咯血、阵发性夜间呼吸困难和急性肺水肿却很少见。三尖瓣狭窄临床罕见。

（二）体征

1. 胸骨左下级低调隆隆样舒张中晚期杂音，收缩期前增强。直立位吸气时杂音增强，呼气时或 Valsalva 动作屏气期杂音减弱。可伴舒张期震颤，可有开瓣拍击音。肺动脉瓣第二心音正常或减弱。

2. 伴二尖瓣狭窄，后者常掩盖本病体征。

3. 明显右心淤血体征，如颈静脉充盈、有明显“a”波，呼气时增强，晚期病例可有肝大，脾肿大，黄疸，严重营养不良，全身水肿和腹水。

（三）辅助检查

1. X 线检查　右心房明显扩大，下腔静脉和奇静脉扩张，但无肺动脉扩张。

2. 心电图　右心房肥大，合并有二尖瓣狭窄，常示双心房肥大，无右心室肥大的表现。

3. 超声心动图　三尖瓣的变化与二尖瓣狭窄时观察到的相似，其特征为舒张期瓣叶呈圆顶状，增厚、活动受限。多普勒超声可估测压差。

【治疗】

1. 严格限制钠盐摄入，应用利尿剂，可改善体循环淤血的症状和体征，尤其是减轻肝脏淤血，改善肝功能。

2. 如症状明显，右心室平均舒张压达 4.5mmHg，和三尖瓣口面积小于 1.5~2.0cm^2 时，可做三尖瓣分离术或经皮球囊扩张瓣膜成形术，亦可行人工瓣膜置换术，最好用生物瓣。

七、三尖瓣关闭不全

【诊断】

(一) 症状

乏力、水肿等体循环淤血症状。

(二) 体征

主要体征为胸骨左下缘全收缩期杂音，可扪及肝脏搏动。瓣膜脱垂时，在三尖瓣区可闻及非喷射性喀喇音。其淤血体征与右心衰竭相同。

(三) 辅助检查

1. X 线可见右心室、右心房增大。右房压升高者，可见奇静脉扩张和胸腔积液，有腹水者，横膈上抬。透视时可看到右房收缩期搏动。

2. 心电图可示右室肥厚劳损，右房肥大，并常有右束支传导阻滞。

3. 超声心动图可见右心室、右心房增大，上下腔静脉增宽及搏动；连枷样三尖瓣。多普勒超声检查可判断反流程度和肺动脉高压。

【治疗】

1. 积极治疗其他原因引起的心力衰竭，可改善功能性三尖瓣反流的严重程度。

2. 治疗原发病，降低肺动脉压力后，三尖瓣关闭不全可逐渐减轻或消失而不必特别处理。

3. 自体三尖瓣疾病合并心房颤动的患者，如果 CHA_2DS_2-VASc 得分≥ 2 应使用抗凝治疗。

4. 病变严重的器质性三尖瓣病变者，尤其是风湿性而无严重动脉高压者，可施行瓣环成形术或人工心脏瓣膜置换术。

八、肺动脉瓣疾病

【诊断】

1. 轻中度肺动脉瓣狭窄，一般无明显症状，其平均寿命与常人相近；重度狭窄者，运动耐量差，可有胸痛、头晕、晕厥、发绀。主要体征是肺动脉瓣区响亮、粗糙、吹风样收缩期杂音，吸气后更明显。先天性重度狭窄者，早年即有右心室肥厚,可致心前区隆起伴胸骨旁抬举性搏动。持久发绀者,可伴发杵状指、趾。

2. 肺动脉瓣关闭不全患者,在未发生有心力衰竭前,临床上无症状。主要体征为肺动脉瓣区舒张早期递减型哈气样杂音,可下传至第四肋间。伴肺动脉高压时,肺动脉瓣区第二心音亢进、分裂。

3. 辅助检查包括:① X 线检查:肺动脉瓣疾病者右心室肥厚、增大。单纯狭窄者,肺动脉总干呈狭窄后扩张,肺血管影稀疏;肺动脉瓣关闭不全伴肺动脉高压时,可见肺动脉段及肺门阴影尤其是右下肺动脉影增大。②心电图:右心室肥厚劳损、右心房增大。③超声心动图:可提示瓣膜狭窄程度,多普勒超声检查可证实存在反流。

【治疗】

1. 改善右心衰竭的症状,可予强心、利尿剂等治疗。

2. 肺动脉瓣狭窄者,当跨瓣压差达 40mmHg(5.3kPa)以上时可做直视下瓣膜分离术,或行经皮球囊扩张瓣膜形成术。

3. 继发于肺动脉高压的肺动脉瓣关闭不全者,主要应治疗其原发疾病。对原发于瓣膜的病变应进行病因治疗。如反流量大或右心室容量负荷进行性加重者,可施行人工心脏瓣膜置换术。

九、联合瓣膜病

联合瓣膜病,又称多瓣膜病,是指两个或两个以上的瓣膜病变同时存在。临床上,风湿性心脏病常以复杂的联合瓣膜病变的形式出现,最常见的是二尖瓣病变与主动脉瓣病变共存。此外,感染性心内膜炎、瓣膜黏液样变性、马方综合征等,亦常同时损及 2 个瓣膜。

虽然某一瓣膜的损害可能减耗或抵消另一瓣膜病变的血流动力变化,从而减轻临床症状。但总的来说,联合瓣膜病变在病理生理上往往可使病情加重,对心脏功能造成综合性的不良影响。一般而言,联合瓣膜病变的预后比单一瓣膜病变差。

【诊断】

联合瓣膜病变的联合存在还常使单个瓣膜病变的典型体征发生改变,从而给诊断带来困难,如二尖瓣狭窄伴主动脉瓣关闭不全时可使二尖瓣狭窄之舒张晚期杂音减弱或消失。

超声心动图检查对心脏瓣膜病具有特别的诊断价值,并且对治疗效果的评价,心功能的随访均有重要意义。

【治疗】

全面分析纠治某一瓣膜病变的利弊关系,通常情况下宜对合并存在的瓣膜病变同时纠正。

(姜绮霞　张家友)

4 感染性心内膜炎

感染性心内膜炎(infective endocarditis,IE)是指由细菌、真菌、立克次体、病毒等病原微生物所致的心瓣膜、心内膜炎症,也包括动脉内膜炎,其中以细菌性、真菌性心内膜炎为常见。以往将IE分为急性、亚急性,此是基于该病的自然进展过程分类的。由金黄色葡萄球菌、化脓性链球菌等所致IE常呈急起的发热、全身中毒症状及周围血常规白细胞增高,患者多在起病后数日至6周内死亡;而亚急性IE则主要由草绿色链球菌所致,病程进展较缓慢,常表现为低热、盗汗、体重减轻等,病程多在起病后6周以上至3个月。然而近年来伴随着医疗技术的不断进步,一些心血管手术的开展,抗感染药物的应用,IE的临床表现每不典型,同一种病原菌所致IE可表现为急性,也可为亚急性病程。随着心瓣膜修复术及其他心血管手术开展的增多,人工瓣膜心内膜炎(PVE)发病在IE中所占比例呈增多趋势。

【诊断】

(一) 病史

1. 亚急性者常发生于原有心脏病患者,如风湿性心脏瓣膜病,以二尖瓣及主动脉瓣病变多见。先天性心脏病以室间隔缺损、动脉导管未闭多见。急性者,既往可无心脏疾病,右心系统心内膜炎呈上升趋势。

2. 引起菌血症的原因常是咽部感染、扁桃体摘除、拔牙、血液透析、静脉高营养疗法、心脏及瓣膜置换手术、介入检查治疗术、分娩或泌尿道手术等,静脉吸毒易导致右心系统心内膜炎。

(二) 全身感染症状

不规则发热、寒战、盗汗、乏力、心悸、气急、食欲减退、体重减轻、进行性贫血、脾肿大及杵状指(趾)等。

(三) 心脏病变

原有心脏病体征。若原有杂音性质突然改变或出现新杂音,常是本病特征性表现。由于瓣膜损害严重,易于发生心力衰竭。

(四) 栓塞及血管损害

常因赘生物脱落引起,多见于治疗不及时者。

1. 皮肤和黏膜表现 睑结膜、口腔黏膜、胸前及四肢皮肤出现细小瘀点,压之不褪色,中心呈灰白色。有时指(趾)末端掌面、大小鱼际或足底出现隆起的紫红色结节,直径2~15mm,有压痛,称欧氏(Osler)小结。指甲下可有条状出血及压痛,并有水肿性甲床现象。可有眼底中心发白的小出血点,称Roth点。目前有认为系免疫性炎症所致。

2. 脑栓塞表现为脑出血、栓塞性脑膜炎，可有头痛、偏瘫、失语、昏迷、抽搐以及脑脊液等变化。

3. 此外，肾栓塞时有腰痛、血尿、蛋白尿。脾栓塞时有左上腹部剧痛、发热、脾区摩擦音。肠系膜动脉栓塞时有急腹症表现、黑便等。四肢动脉栓塞时栓塞部位以下肢体苍白、麻木、疼痛、动脉搏动减弱或消失。肺栓塞多见于先天性心脏病（左至右分流），可有突然剥裂性胸痛、气急、咯血以及有关X线和心电图表现。脑、肾血管损害除栓塞因素外，还可由于免疫反应导致脑膜脑炎、肾小球肾炎。

（五）实验室检查

1. 血液检查　白细胞增多，红细胞计数及血红蛋白水平进行性降低，血沉增快。

2. 尿常规有血尿、蛋白尿，1/3病例有肾功能不全。

3. 蛋白电泳示丙种球蛋白增高，白/球蛋白比例倒置，特别是病程超过1个月以上更为显著。

4. 血培养为诊断本病直接证据，阳性率可达70%~80%。感染性心内膜炎的病原诊断甚为重要，不同病原菌所致的心内膜炎应选用的抗菌药有很大差异。因此在投予抗菌药物前应留取血及有关体液标本进行培养，并应至少连续采血3次送培养，每次间隔1h，每次抽血量15ml，至少10ml，较大量不超过30ml。在应用抗菌药物后发热仍不退者应继续送检血培养标本。如血培养标本在送检后48h内有细菌生长，且至少2次血培养阳性为同一细菌时，则病原诊断可确立。除进行需氧培养外，尚需根据需要同时送血厌氧菌或真菌培养。由于部分患者此前已应用抗菌治疗或限于实验室技术条件，血培养可呈阴性，此时需考虑某些生长缓慢、培养条件苛刻的病原菌可能，应改变培养条件和方法，并根据患者病史及体格检查资料，结合原发病灶、入侵途径等流行病学资料，对病原菌作出估计，先给予抗菌药经验治疗。

（六）超声心动图

除可帮助诊断心脏病变外，且可发现心瓣膜上赘生物及瓣膜异常活动。

【治疗】

（一）常规治疗

卧床休息，高热量高蛋白饮食，补充铁剂及维生素，必要时给予少量新鲜血。

（二）抗感染治疗

感染性心内膜炎治愈的关键在于杀灭心内膜或心瓣膜赘生物中的病原微生物。抗感染治疗原则：①应用杀菌剂。②原则上选用两种具有协同作用的抗菌药物联合。③剂量需高于一般常用量，以期组织内达到有效浓度。可测定患者在接受抗菌药物后的血清杀菌效价(以 1∶16 以上为宜,至少达 1∶8)作为是否达杀菌浓度的参考。④静脉给药。⑤疗程 4~6 周,PVE 患者疗程 6~8 周或更长,以降低复发率。⑥部分患者需进行外科手术治疗,以根除感染灶。⑦大剂量应用青霉素等药物时,宜分次静滴,每日 1~2 次高剂量给药后可能导致中枢神经系统毒性反应,如青霉素脑病等的发生。不同病原微生物的抗感染治疗分述如下。

1. 草绿色链球菌心内膜炎 目前草绿色链球菌仍是 NVE 的主要病原菌,近年来由于 PVE 等的增多,风湿病等的发病的减少,其比例较前略有下降,现占 NVE 病原菌的 30%~40%,常在原有心脏病的患者中发病。原发病中仍以风湿性心瓣膜病变者为较多见,先天性心脏病、二尖瓣脱垂和变性心瓣膜病变也为重要的基础病。在心血管手术后早期(2 个月以内)发病的 PAE 中草绿色链球菌甚为少见,术后 1 年或更长时间发病者由该菌所致心内膜炎可达 30%。草绿色链球菌心内膜炎的抗菌治疗,按照该菌对青霉素的敏感程度,治疗方案略有差异。青霉素对草绿色链球菌较低抑菌浓度(MIC)≤ 0.1mg/L 者为敏感株,MIC>0.1mg/L 而 <0.5mg/L 者系相对耐药株。治疗敏感株所致 IE 以青霉素(G)为首选,剂量 1 200 万 ~1 800 万 U/d,分 6 次静滴,疗程 4 周,亦可选用头孢曲松每日 2g 静滴 1 次,疗程 4 周,上述治疗方案适用于年龄 >65 岁的患者,或已有肾功能损害或第Ⅷ对脑神经损害的患者。除上述情况外,青霉素应与庆大霉素 1mg/kg,每 8h 一次联合用药,疗程 2 周。对 β 内酰胺类抗生素过敏的患者可选用万古霉素或去甲万古霉素。治疗草绿色链球菌相对耐药菌株所致 IE 时,青霉素剂量宜增至每日 1 800 万 U,分 6 次静滴,疗程 4 周,初 2 周联合庆大霉素。如对青霉素过敏的患者,可选用第一代头孢菌素如头孢噻吩或头孢唑啉,但需除外对青霉素有即刻型变态反应史,即过敏性休克史的患者,并注意头孢菌素类联合氨基糖苷类后肾毒性增强的潜在可能。对青霉素、头孢菌素等 β 内酰胺类抗生素过敏者可选用万古霉素或去甲万古霉素。由于目前草绿色链球菌对青霉素的敏感性有下降趋势,且临床常不易获知青霉素对草绿色链球菌的 MIC 资料,或草绿色链球菌 IE 仅系临床诊断,因此拟诊为草绿色链球菌 IE 时,一般可按相对耐药菌株 IE 治疗方案进行,即青霉素(4 周)联合庆大霉素(2 周)的治疗方案,治程中需注意监测庆大霉素血药浓度。如系人工瓣膜心内膜炎(PVE)患者,抗菌治疗方案(以下均为成人剂量):草绿色链球菌敏感株(青霉素 MIC ≤ 0.1mg/L)所致者,给予青霉素(G)1 800 万 ~2 400 万 U/d,分 6 次静滴,疗程≥ 6 周,初 2 周联合庆大霉素 1mg/kg,每 8h 一次静滴。对青霉素类过敏患者(除外即刻变态反应者,即有过敏性休克史者)可给予头孢曲松 2g,每日 1 次静滴,疗程≥ 6 周,初 2 周联合庆大霉素,剂量同上述。对青霉素类、头孢菌素类均呈现过敏者给万古霉素或去甲万古霉素，剂量前者为每日 30mg/kg，分 2 次静滴，后者为 1.6g/d，分 2 次静滴，疗程 6 周。应用庆大霉素及万古霉素、去甲万古霉素的患者均应定期进行血药浓度监测，并注意随访肾功能。治疗草绿色链球菌相对耐药株（青霉素 MIC>0.1mg/L，<0.5mg/L）所致的患者，青霉素（G）2 400 万 ~3 000 万 U/d，分 6 次静滴，疗程≥ 6 周，初 4 周联合庆大霉素 1mg/kg 每 8h 一次静滴。

2. 牛链球菌心内膜炎　牛链球菌（Str.bovis）属 D 组链球菌，易与肠球菌或草绿色链球菌（尤其唾液链球菌）鉴定时相混淆。胃肠道、泌尿道、肝胆系统等为可能的入侵途径。25%~50% 的牛链球菌败血症伴心内膜炎，临床表现酷似草绿色链球菌心内膜炎，牛链球菌感染与消化道（主要为结肠）恶性肿瘤密切有关，该菌所致败血症患者中约 50% 伴消化道恶性肿瘤。牛链球菌对青霉素多呈高度敏感（MIC 0.01~0.10mg/L），其治疗方案同草绿色链球菌心内膜炎。肠球菌属心内膜炎在自然瓣膜心内膜炎（NVE）中多见，约占其病原菌的 5%~18%，仅次于草绿色链球菌和金黄色葡萄球菌。多由粪肠球菌（E faecalis）引起，偶可由屎肠球菌（E faecium）、鸟肠球菌（E avium）等所致。肠球菌心内膜炎多发生在原有心脏瓣膜疾患者，也可在人工瓣膜或正常瓣膜者中发病。胃肠道、泌尿道为主要入侵门户。临床表现与草绿色链球菌心内膜炎相似。肠球菌属细菌对多种抗菌药物呈现耐药，因此病死率仍高，且易复发。一些有效药物单用时仅为抑菌作用，因此治疗肠球菌心内膜炎时必须联合用药，以达到杀菌作用减少复发机会。粪肠球菌可对氨苄西林和青霉素呈现敏感，但其敏感性较草绿色链球菌差，屎肠球菌敏感性更低。治疗肠球菌心内膜炎时成人青霉素剂量 1 800 万 ~3 000 万 U/d，或氨苄西林 12g/d，均为 24h 内持续静滴或分 6 次静滴，并联合氨基糖苷类抗生素。因肠球菌大多对链霉素呈现高度耐药，此时青霉素类联合链霉素后并不能达到杀菌作用，而肠球菌对庆大霉素呈现高度耐药者分别为 10%~25%（粪肠球菌）和 45%~50%（屎肠球菌），故目前用庆大霉素替代链霉素作为联合用药，但因部分菌株对庆大霉素也呈现耐药，在选择用药时仍需谨慎。庆大霉素剂量为每次 1mg/kg，每 8h 静滴 1 次。如患者对青霉素类抗生素过敏或肠球菌对青霉素类高度耐药时可选用万古霉素或去甲万古霉素，并联合氨基糖苷类抗生素。由于肠球菌对抗菌药敏感性偏低，治疗后心内膜炎复发率高（12.5%~40%），因此疗程至少 4~6 周，属 PVE 者一般需 6~8 周或更长时间以减少复发。对万古霉素耐药的肠球菌 IE，也有应用替考拉宁或奎奴普丁 / 达福普汀或利奈唑胺的报道，但均有待于进一步累积临床资料以评价其临床疗效。

3. 葡萄球菌心内膜炎　葡萄球菌心内膜炎可由金黄色葡萄球菌引起，也可由凝固酶阴性葡萄球菌所致。后者主要为表皮葡萄球菌和其他凝固酶阴性葡萄球菌。金黄色葡萄球菌IE可发生于自然瓣膜，也可发生于人工瓣膜患者，凝固酶阴性葡萄球菌IE多发生在人工瓣膜患者。金黄色葡萄球菌心内膜炎可自社区获得，也可自医院内获得，在金黄色葡萄球菌败血症中，约半数以上可伴发生心内膜炎。在非静脉吸毒者中金黄色葡萄球菌心内膜炎多累及二尖瓣，而在静脉吸毒者中多累及三尖瓣。表皮葡萄球菌等凝固酶阴性葡萄球菌IE多系医院内获得，是人工瓣膜心内膜炎的主要病原菌之一，IE常伴发于手术中或术后的血行感染，大多在心血管手术后一年内发病。葡萄球菌心内膜炎的抗菌治疗方案宜根据病原菌是否属甲氧西林或苯唑西林耐药株而定。由于青霉素耐药葡萄球菌已达90%以上，故在未获细菌药敏前经验治疗宜首选耐酶青霉素类，如苯唑西林或氯唑西林等联合氨基糖苷类。病原菌药敏显示属甲氧西林或苯唑西林敏感葡萄球菌者宜首选苯唑西林或氯唑西林，并联合庆大霉素。如患者对青霉素类抗生素过敏者，可选用第一代头孢菌素头孢噻吩或头孢唑啉，但有青霉素即刻变态反应史者，即有青霉素过敏性休克史者不宜选用头孢菌素类。如系青霉素及头孢菌素类均过敏者可选用万古霉素或去甲万古霉素联合磷霉素钠或利福平。由甲氧西林或苯唑西林耐药葡萄球菌所致心内膜炎者宜选用万古霉素或去甲万古霉素联合磷霉素钠或利福平，也可试用奎奴普丁/达福普汀或利奈唑胺。疗程视患者有无人工瓣膜而定，属自然瓣膜者，疗程为4~6周，治初1周联合庆大霉素；属人工瓣膜患者，疗程一般需6~8周甚或更长，治初2周联合庆大霉素。

4. 需氧革兰氏阴性杆菌心内膜炎　由需氧革兰氏阴性杆菌所致的心内膜炎显较需氧革兰氏阳性球菌引起者为少见。在PVE早期发病者中，大肠埃希菌、奇异变形杆菌、克雷伯菌和黏质沙雷菌等肠杆菌科细菌是主要病原菌之一。由静脉注射毒品致病者，也可发生在自然瓣膜患者中（NVE），病原菌以铜绿假单胞菌为多见，也可为肠杆菌科细菌。抗菌药物的选用以对铜绿假单胞菌有效的广谱青霉素类，如哌拉西林与庆大霉素或妥布霉素的联合为首选，也可选用对铜绿假单胞菌有效的头孢菌素类如头孢他啶联合氨基糖苷类，由于革兰氏阴性杆菌对抗菌药的敏感性在菌株间差异甚大，宜根据细菌药敏结果选择用药。疗程至少6周，常需6~8周或更长。

心内膜炎也可由HACEK组细菌引起，该类细菌系一组生长缓慢，营养要求高的革兰氏阴性杆菌，包括副流感嗜血杆菌、嗜沫嗜血杆菌、伴放线菌放线杆菌、人类新杆菌、啮蚀艾肯杆菌和金格杆菌菌。此组细菌占非吸毒者NVE病原菌的5%~10%。早年此组细菌对氨苄西林敏感，然而近年来该细菌中产β内酰胺酶菌株增多，因此宜选用头孢曲松或头孢噻吩等第三代头孢菌素治疗。也可选用氨苄西林联合氨基糖苷类抗生素，疗程应为4周，如为PVE者疗程至少

6周。联合庆大霉素4周。体外药敏尚显示HACEK对氟喹诺酮类和氨曲南亦可呈现敏感，但据报道仅有少数病例接受过上述抗菌药物治疗。

5. 真菌性心内膜炎 真菌性心内膜炎多发生在下列情况：心血管、心瓣膜修复术后、长期静脉导管留置，尤其是广谱抗菌药的长期应用，静脉注射毒品者、免疫抑制或免疫缺陷患者，多见于肿瘤化疗后。由于患者的原发疾病严重，心内膜炎的临床表现常被掩盖，难以早期确诊和治疗，故预后常差。念珠菌属真菌为常见病原菌，在非药物成瘾者中主要为白色念珠菌，偶为曲霉，在静脉药瘾者常为近平滑念珠菌和热带念珠菌等。抗真菌治疗宜选用两性霉素B与氟胞嘧啶的联合。氟康唑等吡咯类药物的应用尚有待于临床资料的积累，有报道在治初应用两性霉素B和氟胞嘧啶病情显著改善后，继以氟康唑进行长程治疗，也取得一定疗效，然均缺乏与两性霉素B疗效的对照观察资料。两性霉素B脂质复合物治疗真菌性心内膜炎的作用尚不明确。由于真菌性心内膜炎赘生物大，常易发生大动脉栓塞，复发率亦高，预后常差，抗真菌治疗疗程宜为6~8周或更长。必要时需配合外科手术治疗置换感染瓣膜，去除赘生物。

6. 人工瓣膜心内膜炎 在早期发病（瓣膜植入术后2个月内）的PVE患者中，凝固酶阴性葡萄球菌是较主要的病原菌，约占30%以上，金黄色葡萄球菌占第二位（23%），占第三位的革兰氏阴性杆菌（14%）中主要为肠杆菌科细菌、铜绿假单胞菌，偶为其他非发酵菌，其他依次为肠球菌、棒状杆菌和真菌等。在术后3~12个月发病者（迟发PVE），病原菌分布与2个月以内发病者大致相仿，但革兰氏阴性杆菌和棒状杆菌所致者明显减少，而由链球菌所致者增多（10%）。术后12个月以后发病者，凝固酶阴性葡萄球菌、真菌和棒状杆菌明显减少，而链球菌所致者则显著升高，可达30%以上，金黄色葡萄球菌仍占重要地位（18%）。在此阶段HACEK组细菌也占了一定比例（6%）。因此在术后12个月以后发病的PVE患者中，除凝固酶阴性葡萄球菌尚占少数比例外，病原菌分布与自然瓣膜心内膜炎（NVE）者相仿。早期发病的PVE（术后≤2个月）大多系医院获得感染，因此病原菌耐药程度高。术后3~12个月发病的迟发PVE，主要也是由医院获得的感染，但有部分患者系社区感染，而术后12个月以上发病PVE则主要为社区获得感染。在术后超过2~12个月发病的PVE患者的凝固酶阴性葡萄球菌对甲氧西林或苯唑西林呈现耐药的菌株（MRCNS）可达84%~87%，而术后12个月以上发病的PVE患者中MRCNS仅占22%~30%。PVE的抗菌治疗分别参见相关病原菌所致PVE的治疗方案，其疗程较NAE为长，大多为6~8周。但PVE的抗菌药物治疗仅对部分患者有效，部分病例常需进行手术治疗，配合抗菌药物治疗以提高存活率。

7. 静脉药瘾者感染性心内膜炎　在静脉药瘾者(IDUs)中细菌性心内膜炎的发病率为每年 1.5~20 人 / 每 1 000 药瘾者。80%IDUs IE 年龄在 20~40 岁,男性多见,男∶女为 4∶1~6∶1。静脉药瘾者心内膜炎患者中,70% 左右累及右心,而在非静脉药瘾者中累及右心的 IE 患者仅占 9%。IDUs 心内膜炎患者累及三尖瓣者占 40%~69%,累及主动脉瓣及二尖瓣者占 20%~30%,多瓣膜累及者占 5%~10%。累及三尖瓣者多伴右侧胸痛,X 线检查肺部炎症及渗出病变。金黄色葡萄球菌是 IDUs 心内膜炎的较常见病原菌,有报道 61%~75% 的 IDUs 心内膜炎患者病原菌为金黄色葡萄球菌,该类患者此前并无先天性心脏病等心脏原发疾病,也未进行过人工瓣膜手术。铜绿假单胞菌是 IDUs 者心内膜炎的另一重要病原菌,占 13%~15%,其他尚有念珠菌属、肠球菌、草绿色链球菌、肠杆菌科细菌、棒状杆菌等,部分患者系复数菌感染。抗感染治疗分别参见相关病原所致 IE。

静脉药瘾患者心内膜炎的发病机制(包括多累及右心)目前认为由综合因素所致。长期反复静脉注射毒品,因药品本身的反复撞击可致右心瓣膜受损,毒品又可致右心瓣膜血管痉挛、内膜损伤和血栓形成,大量细菌随毒品直接静脉注入,毒品导致的肺动脉高压和右心湍流增加等均是导致右心感染性心内膜炎发病的重要因素。

8. 血培养阴性心内膜炎　在心内膜炎患者中血培养阴性者比例报道相差很大,2.5%~31%。但在严格按感染性心内膜炎诊断标准确诊的患者中仅 5% 呈血培养阴性。血培养呈阴性的原因有多方面:①留取血培养标本前已应用抗菌药。②心内膜炎由生长缓慢或培养条件苛刻的某些病原菌引起,如 HACEK 组革兰氏阴性菌、厌氧菌等。③真菌性心内膜炎。④呈亚急性病程的右心心内膜炎。⑤血培养留取时间已在慢性病程 3 个月以上者。⑥发生在室间隔缺损、心肌梗死后、心脏起搏器电极导线感染等情况下的室壁心内膜炎。⑦由某些少见的细胞内病原所致者,如立克次体、衣原体、病毒等所致者。⑧非感染性心内膜炎。多次血培养阴性者应考虑以上各种原因,分别选用相应的培养条件及新的诊断技术。如患者系慢性病程,病情许可情况下亦可暂停抗菌药物后留取血培养标本。通过以上措施提高血培养阳性率。

(三) 感染性心内膜炎的手术治疗

感染性心内膜炎,尤其是 PVE 患者,单用抗感染药物治疗常难以奏效,而有指征地进行药物与手术的联合治疗,可提高患者的存活率。一般认为以下情况有手术治疗指征:① IE 患者出现难治性充血性心力衰竭者。②发生过一次以上的严重的体循环栓塞。③虽经适宜的抗感染药物治疗,感染仍不能控制者。④缺乏有效的抗菌治疗药物,如真菌性心内膜炎、肠球菌性心内膜炎等。

⑤在早期发病的PVE患者中，感染病原菌耐药程度常高，如葡萄球菌、肠道革兰氏阴性杆菌等，抗菌治疗难以控制感染者。⑥已出现局部化脓性并发症者，如瓣膜周围脓肿、心肌脓肿。⑦真菌性动脉瘤等。⑧由于瓣膜功能不全已发生中度至重度心力衰竭者。⑨因感染瓣膜破坏严重，穿孔或破裂、瓣膜周围漏、瓣膜狭窄或新出现传导阻滞者。

（四）预防

有风湿性或先天性等心脏病者应经常注意口腔卫生，及时处理局部病灶和各种感染。施行有可能导致菌血症的手术或操作时，手术前后各2~3d及术中均应预防性抗菌治疗，一般用肌注普鲁卡因青霉素160万U/d，或静滴红霉素1g/d。

（黄志刚　潘晓明）

5　冠心病

冠心病（coronary heart disease）是冠状动脉粥样硬化性心脏病的简称，是指供给心脏营养物质的血管——冠状动脉发生严重粥样硬化或痉挛，使冠状动脉狭窄或阻塞，以及血栓形成造成管腔闭塞，导致心肌缺血缺氧或梗死的一种心脏病。按照1979年世界卫生组织（WHO）发表的“缺血性心脏病”的命名和诊断标准，可将本病归类为以下5种：①隐匿性或无症状性冠心病；②心绞痛；③心肌梗死；④缺血性心肌病；⑤猝死。近年来，从提高诊治效果和降低死亡率出发，临床上提出两种综合征的分类：①慢性心肌缺血综合征：包括隐匿性或无症状性冠心病、稳定型心绞痛和缺血性心肌病等。②急性冠状动脉综合征（ACS）：包括非ST段抬高型急性冠状动脉综合征和ST段抬高型急性冠状动脉综合征。非ST段抬高型急性冠状动脉综合征包括不稳定型心绞痛（UA）、非ST段抬高型心肌梗死（NSTEMI）。ST段抬高型急性冠状动脉综合征即ST段抬高型心肌梗死（STEMI）。

【诊断】

（一）冠心病的诊断

1. 慢性心肌缺血综合征

⑴隐匿型冠心病诊断：主要根据静息、动态或负荷试验的心电图检查，放射性核素心肌缺血改变，而无其他原因解释，又伴有动脉粥样硬化的危险因素，可行选择性冠状动脉造影（CAG），必要时借助血管内超声（IVUS）或光学相干断层成像（OCT）、冠状动脉血流储备分数（FFR）可确立诊断。

⑵缺血性心肌病诊断：主要依靠动脉粥样硬化的证据和摒除可引起心脏扩大、心力衰竭和心律失常的其他器质性心脏病。有下列表现者应考虑缺血性

心脏病。①有心脏明显扩大，以左心室扩大为主。②超声心动图有心功能不全征象。③冠状动脉造影发现多支冠状动脉狭窄病变。但是必须除外由冠心病和心肌梗死后引起的乳头肌功能不全、室间隔穿孔以及由孤立的室壁瘤等原因导致心脏血流动力学紊乱引起的心力衰竭和心脏扩大，它们并不是心肌长期缺氧缺血和心肌纤维化的直接结果。

2. 急性冠状动脉综合征　对年龄 >30 岁的男性和 >40 岁的女性（糖尿病患者更年轻）主诉符合心绞痛时应考虑急性冠脉综合征，但须与其他原因引起的疼痛相鉴别。随即进行一系列的心电图和心肌坏死标志物的检测，以判断为不稳定型心绞痛、非 ST 段抬高型心肌梗死抑或是 ST 段抬高型心肌梗死。

（1）心绞痛诊断标准：根据典型的发作特点和体征，含用硝酸甘油后缓解，结合年龄和存在冠心病危险因素，除外其他原因所致的心绞痛，一般即可建立诊断。发作时心电图检查可见以 R 波为主的导联中，ST 段压低，T 波平坦或倒置，发作过后数分钟内逐渐恢复。心电图无改变的患者可考虑做心电图负荷试验。发作不典型者，诊断要依靠观察硝酸甘油的疗效和发作时心电图的改变；如仍不能确诊，可多次复查心电图或心电图负荷试验，或做 24h 的动态心电图连续监测，如心电图出现阳性变化或负荷试验诱致心绞痛发作时亦可确诊。诊断有困难者可考虑行选择性冠状动脉造影。但心绞痛并不全由冠状动脉粥样硬化性心脏病所致，需除外其他原因引起的心绞痛如非粥样硬化性冠状动脉病及非冠状动脉心脏病后，冠心病、心绞痛诊断才能成立。

（2）急性心肌梗死（acute myocardial infarction，AMI）的诊断标准：根据“心肌梗死全球统一定义”，存在下列任何一项时可以诊断心肌梗死。

1）心肌坏死标记物（最好是肌钙蛋白）增高≥正常上限 2 倍或增高后降低，并有以下至少一项心肌缺血的证据：

a. 心肌缺血临床症状。

b. 心电图出现新的心肌缺血变化，即新的 ST 段改变或左束支阻滞（又分为急性 ST 段抬高型心肌梗死和非 ST 段抬高型心肌梗死）。

c. 心电图出现病理性 Q 波。

d. 影像学证据显示新的心肌活力丧失或区域性室壁运动异常。

2）突发、未预料的心脏性死亡，冠状动脉造影或尸体解剖显示新鲜血栓的证据。

3）基线肌钙蛋白正常，接受经皮冠状动脉介入治疗（PCI）的患者肌钙蛋白超过正常上限的 3 倍，定为 PCI 相关的心肌梗死。

4）基线肌钙蛋白值正常，行冠状动脉旁路移植术（CABG）患者，肌钙蛋白超过正常上限5倍并发新的病理性Q波或左束支阻滞，或有冠脉造影或其他心肌活力丧失的影像学证据，定义为与CABG相关的心肌梗死。

5）有急性心肌梗死的病理学发现。

（二）稳定型心绞痛的危险分层

可根据临床评估、负荷试验反应、左心室功能及冠状动脉造影显示的病变情况综合判断。

1. 临床评估典型心绞痛是主要的预后因子，与冠状动脉病变程度相关；有外周血管疾病、心力衰竭者预后不良，易增加心血管事件的危险性；心电图有陈旧性心肌梗死、完全性左束支传导阻滞、左室肥厚、二～三度房室传导阻滞、心房颤动、分支阻滞者，发生心血管事件的危险性也高。

2. 负荷试验运动早期出现阳性（ST段压低>1mm）预示高危，运动试验能坚持进行预示低危；超声负荷试验有很好的阴性预测价值，而静息时室壁运动异常、运动引发更严重的异常提示高危；核素检查运动时心肌灌注正常预后良好，心脏性猝死、心肌梗死发生率与正常人群相似，相反，运动灌注异常预示高危，应该进一步做冠状动脉造影及血运重建治疗。

3. 左室功能是长期生存率的预测因子，LVEF<35%的患者死亡率>3%/年。

4. 冠状动脉造影是重要预后的预测指标，最简单、最广泛应用的分类方法为单支、双支、三支病变或左主干病变，CASS注册登记资料显示正常冠状动脉12年的存活率91%，单支病变74%、双支病变59%、三支病变50%、左主干病变预后不良。

（三）不稳定型心绞痛的危险分层

1. 低危组新发的或原有劳力性心绞痛恶化加重，发作时ST段下移≤1mm，持续时间<20min。

2. 中危组就诊前1个月内（但48h内未发）发作1次或数次，静息心绞痛及梗死后心绞痛，发作时ST段下移>1mm，持续时间<20min。

3. 高危组就诊前48h内反复发作，静息心绞痛ST段下移>1mm，持续时间>20min。

【治疗】

（一）慢性稳定型心绞痛的治疗

1. 治疗目的　预防心肌梗死和猝死，改善生存；减轻症状和缺血发作，改善生活质量。在选择治疗药物时，应首先考虑预防心肌梗死和死亡。此外，应积极处理危险因素。

2. 药物治疗

(1)改善预后的药物：

1)阿司匹林：阿司匹林的最佳剂量范围为75~150mg/d。其主要不良反应为胃肠道出血或对阿司匹林过敏。不能耐受阿司匹林的患者，可改用氯吡格雷或替格瑞洛作为替代治疗。

2)氯吡格雷或替格瑞洛：主要用于支架植入以后及阿司匹林有禁忌证的患者。该药起效快，氯吡格雷顿服300mg后2h即能达到有效血药浓度，常用维持剂量为75mg/d，1次口服。替格瑞洛顿服180mg后0.5h即能达到有效血药浓度，常用维持剂量为90mg/d，2次口服。

3)β受体阻滞剂：推荐使用无内在拟交感活性的β受体阻滞剂。β受体阻滞剂的使用剂量应个体化，从较小剂量开始，逐级增加剂量，以能缓解症状，心率不低于50次/min为宜。

4)调脂治疗：冠心病患者低密度脂蛋白胆固醇(LDL-C)的目标值应<2.60mmol/L，对于极高危患者(确诊冠心病合并糖尿病或急性冠状动脉综合征)，治疗目标为LDL-C<2.07mmol/L也是合理的。选择这一治疗目标还可扩展到基线LDL-C<2.60mmol/L的极高危患者。为达到更好的降脂效果，在他汀类治疗基础上，可加用胆固醇吸收抑制剂依扎麦布(ezetimibe)10mg/d。高甘油三酯血症或低高密度脂蛋白血症的高危患者可考虑联合服用降低LDL-C药物和一种贝特类药物(非诺贝特)或烟酸。高危或中度高危者接受降LDL-C药物治疗时，治疗的强度应足以使LDL-C水平至少降低30%~40%。

在应用他汀类药物时，应严密监测转氨酶及肌酸激酶等生化指标，及时发现药物可能引起的肝脏损害和肌病。采用强化降脂治疗时，更应注意监测药物的安全性。

5)血管紧张素转换酶抑制剂(ACEI)：在稳定型心绞痛患者中，合并糖尿病、心力衰竭或左心室收缩功能不全的高危患者应该使用ACEI。所有冠心病患者均能从ACEI治疗中获益，但低危患者获益可能较小。

改善预后的药物治疗建议：

Ⅰ类：①无用药禁忌(如胃肠道活动性出血、阿司匹林过敏或有不耐受阿司匹林的病史)者口服阿司匹林(证据水平A)。②所有冠心病稳定型心绞痛患者接受他汀类药物治疗，LDL-C的目标值<2.60mmol/L(证据水平A)。③所有合并糖尿病、心力衰竭、左心室收缩功能不全、高血压、心肌梗死后左室功能不全的患者，使用ACEI(证据水平A)。④心肌梗死后稳定型心绞痛或心力衰竭患者使用β受体阻滞剂(证据水平A)。

Ⅱa 类：①有明确冠状动脉疾病的所有患者使用 ACEI（证据水平 B）。②对于不能使用阿司匹林的患者，如阿司匹林过敏者，使用氯吡格雷作为替代治疗（证据水平 B）。③有明确冠状动脉疾病的极高危患者（年心血管死亡率 >2%）接受强化他汀类药物治疗，LDL-C 的目标值 <2.07mmol/L（证据水平 A）。

Ⅱb 类：糖尿病或代谢综合征合并低 HDL-C 和高甘油三酯血症的患者接受贝特类或烟酸类药物治疗（证据水平 B）。

（2）减轻症状、改善缺血的药物

1）β 受体阻滞剂：用药后要求静息心率降至 55~60 次 /min，严重心绞痛患者如无心动过缓症状，可降至 50 次 /min。

只要无禁忌证，β 受体阻滞剂应作为稳定型心绞痛的初始治疗药物。更倾向于使用选择性 β_1 受体阻滞剂，如美托洛尔、阿替洛尔及比索洛尔。同时具有 α 和 β 受体阻滞的药物，在慢性稳定型心绞痛的治疗中也有效。

在有严重心动过缓和高度房室传导阻滞、窦房结功能紊乱、有明显的支气管痉挛或支气管哮喘的患者，禁用 β 受体阻滞剂。外周血管疾病及严重抑郁是应用 β 受体阻滞剂的相对禁忌证。慢性肺心病的患者可小心使用高度选择性 β_1 受体阻滞剂。没有固定狭窄的冠状动脉痉挛造成的缺血，如变异性心绞痛，不宜使用 β 受体阻滞剂，这时钙通道阻滞剂是首选药物。

推荐使用无内在拟交感活性的 β 受体阻滞剂。β 受体阻滞剂的使用剂量应个体化，从较小剂量开始。

2）硝酸酯类：常联合负性心率药物如 β 受体阻滞剂或非二氢吡啶类钙通道阻滞剂治疗慢性稳定型心绞痛。联合用药的抗心绞痛作用优于单独用药。

舌下含服或喷雾用硝酸甘油仅作为心绞痛发作时缓解症状用药，也可在运动前数分钟使用，以减少或避免心绞痛发作。长效硝酸酯制剂用于减低心绞痛发作的频率和程度，并可能增加运动耐量。长效硝酸酯类不适宜用于心绞痛急性发作的治疗，而适宜用于慢性长期治疗。每天用药时应注意给予足够的无药间期，以减少耐药性的发生。如劳力型心绞痛患者日间服药，夜间停药，皮肤敷贴片白天敷贴，晚上除去。

硝酸酯类药物的不良反应包括头痛、面色潮红、心率反射性加快和低血压，以上不良反应以给予短效硝酸甘油更明显。第 1 次含用硝酸甘油时，应注意可能发生直立性低血压。使用治疗勃起功能障碍药物西地那非者 24h 内不能应用硝酸甘油等硝酸酯制剂，以避免引起低血压，甚至危及生命。对由严重主动脉瓣狭窄或肥厚型梗阻性心肌病引起的心绞痛，不宜用硝酸酯制剂，因为硝酸酯制剂降低心脏前负荷和减少左室容量能进一步增加左室流出道梗阻程度，而严重主动脉瓣狭窄患者应用硝酸酯制剂也因前负荷的降低进一步减少心排血量，有造成晕厥的危险。

3）钙通道阻滞剂：钙通道阻滞剂通过改善冠状动脉血流和减少心肌耗氧起缓解心绞痛作用，对变异性心绞痛或以冠状动脉痉挛为主的心绞痛，钙通道阻滞剂是一线药物。地尔硫䓬和维拉帕米能减慢房室传导，常用于伴有心房颤动或心房扑动的心绞痛患者，这两种药不应用于已有严重心动过缓、高度房室传导阻滞和病态窦房结综合征的患者。长效钙通道阻滞剂能减少心绞痛的发作。

外周水肿、便秘、心悸、面部潮红是所有钙通道阻滞剂常见的副作用，低血压也时有发生，其他不良反应还包括头痛、头晕、虚弱无力等。

当稳定型心绞痛合并心力衰竭必须应用长效钙通道阻滞剂时，可选择氨氯地平或非洛地平。

β 受体阻滞剂和长效钙通道阻滞剂联合用药比单用一种药物更有效。此外，两药联用时，β 受体阻滞剂还可减轻二氢吡啶类钙通道阻滞剂引起的反射性心动过速不良反应。非二氢吡啶类钙通道阻滞剂地尔硫䓬或维拉帕米可作为对 β 受体阻滞剂有禁忌的患者的替代治疗。但非二氢吡啶类钙通道阻滞剂和 β 受体阻滞剂的联合用药能使传导阻滞和心肌收缩力的减弱更明显，要特别警惕。老年人、已有心动过缓或左室功能不良的患者应避免合用。

4）其他治疗药物。

a. 代谢性药物：曲美他嗪通过调节心肌能源底物，抑制脂肪酸氧化，优化心肌能量代谢，能改善心肌缺血及左心功能，缓解心绞痛。可与 β 受体阻滞剂等抗心肌缺血药物联用。常用剂量为 60mg/d，分 3 次口服。

b. 尼可地尔：尼可地尔是一种钾通道开放剂，与硝酸酯类制剂具有相似药理特性，对稳定型心绞痛治疗可能有效。常用剂量为 6mg/d，分 3 次口服。

减轻症状、改善缺血的药物治疗建议：

Ⅰ类：①使用短效硝酸甘油缓解和预防心绞痛急性发作（证据水平 B）。②使用 β 受体阻滞剂并逐步增加至最大耐受剂量，选择的剂型及给药次数应能 24h 抗心肌缺血。③当不能耐受 β 受体阻滞剂或 β 受体阻滞剂作为初始治疗药物效果不满意时，可使用钙通道阻滞剂（证据水平 A）、长效硝酸酯类（证据水平 C）或尼可地尔（证据水平 C）作为减轻症状的治疗药物。④当 β 受体阻滞剂作为初始治疗药物效果不满意时，联合使用长效二氢吡啶类钙通道阻滞剂或长效硝酸酯（证据水平 B）。⑤合并高血压的冠心病患者可应用长效钙通道阻滞剂作为初始治疗药物（证据水平 B）。

Ⅱa 类：当使用长效钙通道阻滞剂单一治疗或联合 β 受体阻滞剂治疗效果

不理想时，将长效钙通道阻滞剂换用或加用长效硝酸酯类或尼可地尔，使用硝酸酯类，应注意避免耐药性产生（证据水平 C）。

Ⅱb 类：可以使用代谢类药物曲美他嗪作为辅助治疗或作为传统治疗药物不能耐受时的替代治疗（证据水平 B）。

3. 血管重建治疗　慢性稳定型心绞痛的血管重建治疗，主要包括经皮冠状动脉介入治疗（PCI）和冠状动脉旁路移植术（CABG）等。对于慢性稳定型心绞痛的患者，PCI 和 CABG 是常用的治疗方法。

（二）不稳定型心绞痛和非 ST 段抬高心肌梗死（UA/NSTEMI）的治疗

UA/NSTEMI 的治疗目的：即刻缓解缺血，预防严重不良反应后果（即死亡或心肌梗死或再梗死）。因其病情变化快，并发症、死亡率高，针对该类患者必须住院治疗。

1. 一般治疗　UA 急性期卧床休息 1~3d，吸氧、持续心电监护。对于低危患者留院观察期间未再发生心绞痛、心电图也无缺血改变，无左心衰竭的临床证据，留院观察 12~24h 期间未发现肌酸激酶同工酶（CK-MB）升高，肌钙蛋白正常，可留院观察 24~48h 后出院；对于中危或高危患者，特别是 cTnT 或 cTnI 升高者，住院时间相对延长，内科治疗也应强化。

2. 标准强化治疗　包括抗缺血治疗、抗血小板和抗凝治疗，他汀类药物尽早使用，保守治疗无效时早期介入治疗。

(1) 抗缺血治疗：药物治疗方案同慢性稳定型心绞痛。

治疗建议：

Ⅰ类：静息性心绞痛正在发作的患者，床旁连续心电图监测，以发现缺血和心律失常（证据水平 C）；舌下含服或口喷硝酸甘油后静脉滴注，以迅速缓解缺血及相关症状（证据水平 C）；有发绀或呼吸困难的患者吸氧，血氧饱和度应 >90%，缺氧时需要持续吸氧（证据水平 C）；硝酸甘油不能缓解症状或出现急性肺充血时，静脉注射硫酸吗啡（证据水平 C）；若有进行性胸痛并没有禁忌证，口服 β 受体阻滞剂，必要时静脉注射（证据水平 B）；频发性心肌缺血并且 β 受体阻滞剂为禁忌时，在没有严重左心衰或其他禁忌时，可以开始非二氢吡啶类钙通道阻滞剂如维拉帕米或地尔硫䓬治疗（证据水平 B）；ACEI 用于左心室收缩功能障碍或心力衰竭、高血压患者，以及合并糖尿病的 ACS 患者（证据水平 B）。

Ⅱa 类：无禁忌证，并且 β 受体阻滞剂和硝酸甘油已使用全量的复发性缺血患者，口服长效钙通道阻滞剂（证据水平 C）；所有 ACS 患者使用 ACEI（证据水平 B）；药物加强治疗后仍频发或持续缺血者，或冠状动脉造影前或后血流动力学不稳定者，使用主动脉内球囊反搏（IABP）治疗严重缺血（证据水

循环系统疾病

平 C)。

Ⅱb 类：非二氢吡啶类钙通道阻滞剂缓蚀剂替代 β 受体阻滞剂（证据水平 B）；二氢吡啶类钙通道阻滞剂短效制剂与 β 受体阻滞剂合用（证据水平 B）。

Ⅲ类（不推荐应用）：使用西地那非 24h 内使用硝酸甘油或其他硝酸酯类药物（证据水平 C）；没有 β 受体阻滞剂时应用短效二氢吡啶类钙通道阻滞剂，变异性心绞痛除外（证据水平 A）。

(2) 抗血小板（同稳定型心绞痛）与抗凝治疗（肝素、低分子肝素、依诺肝素）

（三）急性 ST 段抬高心肌梗死（STEMI）的再灌注治疗

急性 STEMI 的最佳治疗策略是尽早、充分、持续开通梗死相关血管，即再灌注。再灌注治疗包括静脉溶栓、急诊 PCI、CABG 三种方法，因外科手术不可能达到适时再灌注，现代临床实践中占主导地位的主要为前两种。

1. 静脉溶栓药物仅用于急性 ST 段抬高型心肌梗死在一定时间窗内，包括尿激酶、链激酶、重组组织型纤维蛋白溶酶原激活剂（rt-PA）等。

2. 相对于药物溶栓，急诊 PCI 具有以下优势：梗死相关动脉开通率高达 95% 以上；再闭塞率低，复发缺血事件少；病死率低，30d 病死率 3% 左右；出血发生率低；适应证范围广，适用于 90% 以上的 STEAMI 患者，而药物溶栓只有 1/3 的 STEAMI 患者适合。正是由于上述优势，当代指南均推荐首选直接 PCI 为再灌注治疗手段，溶栓治疗为 2h 内不能实现 PCI、无禁忌证患者的替代选择。

因此，对于所有疑诊 STEMI 的患者，所有基层卫生医疗机构人员应尽早将其转运至有资质开展急诊 PCI 的二级以上医疗机构实施再灌注治疗。

（四）冠心病的并发症及其治疗

1. 急性左心衰竭吸氧、吗啡、呋塞米、硝酸甘油、多巴胺、多巴酚丁胺和 ACEI 等。

2. 低容量低血压补液、输血、对因和升压药等。

3. 心源性休克升压 + 增加组织灌注。

4. 心律失常抗心律失常药物、电复律或起搏对症处理。

5. 机械并发症尽快行外科手术治疗。

一、心绞痛

心绞痛是由于冠状动脉供血不足导致心肌急剧的、暂时的缺血、缺氧而引起的以胸痛为主要症状的综合征。90% 以上的病例因冠状动脉发生粥样硬化，心绞痛至少有一支主支管腔狭窄 70% 以上，若有侧支循环，则需有更严重的病变才引起症状。5%~10% 的病例在冠状动脉造影中示正常冠状动脉，心绞痛可因冠状动脉痉挛、主动脉瓣狭窄或关闭不全、左室流出道梗阻、血红蛋白与氧的离解异常、心动过速等原因引起。

【诊断】

1. 劳力性心绞痛　由活动、饱餐、寒冷、情绪激动等诱发短暂胸痛发作。可分为初发型，病程在1个月内；稳定型，病情稳定1个月以上；恶化型，同等程度劳力诱发的胸痛发作次数、严重程度及持续时间突然加重。

稳定型心绞痛又称典型心绞痛，最常见。每次诱发的活动量常相对稳定。其发作规律、时限、疼痛的性质与部位无明显改变，但疼痛的程度因诱发的不同而异。典型的心绞痛是位于胸骨中段或上、下段之后，极少位于心尖部，呈闷压或紧缩等不适感，与呼吸无关。不适感可放射至左胸、肩、臂、颈、颊等处，偶向右侧放射。症状逐步加重持续半分钟至15min，多为3~5min，休息或减慢活动后可缓解，但卧床不能减轻。舌下含硝酸甘油后症状在3~5min消退。发作可在清晨或活动之初，以后逐渐适应。发作时，心电图ST-T缺血型改变先于症状出现。

2. 自发性心绞痛　发作与心肌耗氧量增加无明显关系，可在卧位或熟睡中发作，伴有惊恐、烦躁、心率及血压增加。症状持续较久，程度较重，且不易为硝酸甘油缓解。心电图有ST-T缺血型改变但无急性梗死图形。心肌酶正常。自发性心绞痛可单独发生或与劳力性并存。

变异型心绞痛指发作时有暂时性ST段抬高0.5mV以上者，其症状程度与自发性者相似，常在一天的同一时间呈周期性发作。若以后发生心肌梗死，其部位在ST段抬高的区域。此型多因冠状动脉主支狭窄、痉挛所致，运动试验可阴性。

初发、恶化型劳力性心绞痛和自发性心绞痛统称为不稳定型心绞痛，是一种过渡的情况，以后可消失，或转为稳定型，或发展为急性心肌梗死、猝死。

3. 其他症状特点　不是劳累时发作的胸痛，部位游走或局限于心尖的跳痛、针刺痛、一过性痛，或是整日闷痛，含硝酸甘油后要很久才缓解的都不符合心绞痛的诊断。少数不典型心绞痛可表现为上腹胀痛，嗳气后好转；或以放射部位如颊、臂部为主的酸胀感。

4. 体格检查　常无异常发现，发作时可短暂出现心尖搏动弥散，心前区局限性收缩期膨出，心音减低，心率增快，出现反映左室顺应性减低的第四心音或收缩期杂音等。血压可短暂增高。应注意其他可疑胸痛的疾病特征，如主动脉瓣病变、严重贫血等。

5. 心电图　静息心电图约半数以上正常，即使有左室肥厚、ST-T等改变，也不能以此诊断心绞痛。发作时或其后短暂出现的急性缺血型ST-T改变，或见T波由倒置转为直立，或短暂出现小q波、倒U波、各种室内传导异常等均有助本病诊断。

对病情稳定的可疑心绞痛者，如静息心电图基本正常，无重度高血压、新近发生的心肌梗死、心功能不全，则可做负荷试验，其中葡萄糖及饱餐试验敏感性低，除年老体弱、行动不便者使用外，以活动平板、踏车等负荷试验为常用，尚有以运动试验来估测患者的活动限量及治疗效果。解释负荷试验的结果时要考虑到假阳性及假阴性可能。

6. 核素心肌灌注显像　是一种无创伤性检查心肌缺血的方法。常用核素为 ^{201}Tl 和 ^{99m}TC-MIBI，可早期显示缺血区，明确缺血区的部位和范围大小。结合运动或药物负荷试验再行显像，则敏感性高达90%。

7. 选择性冠状动脉及左室造影　为创伤性检查，能明确冠状动脉病变情况和左室功能，有助于治疗方法的制订。有时由于存在血管重构和弥漫性病变，冠状动脉造影可能低估斑块负荷，血管内超声有助于判断冠状动脉造影时由钙化、血栓、严重偏心性病变或夹层分离所致的模糊区段。

8. 鉴别诊断　急性心肌梗死、急性心包炎、主动脉夹层瘤、二尖瓣脱垂、肺栓塞、胃肠及胆囊疾患、胸部肌肉或骨骼的病变，以及心血管神经官能症均可有类似心绞痛的疼痛，有的伴特殊的心电图改变，应慎加鉴别。

【治疗】

参见冠心病的治疗章节。

二、心肌梗死

心肌梗死（myocardial infarction）是由于心肌持久严重的急性缺血，导致部分心肌坏死所引起。

【诊断】

临床上一般在具备典型症状、系列心电图改变及心肌酶谱增高三者中，凡具备2条以上即可诊断。

（一）前驱表现

半数至3/4的患者在发病前数天或3~4周内，可有下述表现：①不稳定型心绞痛。②心绞痛发作时伴有心动过缓、心律失常、血压下降。③中年以上的患者突然出现一些难以解释的全身症状，如消化道症状、乏力、嗜睡、头晕、虚脱等。

（二）临床表现

1. 疼痛　是最突出的症状，其性质及部位类似心绞痛，但更剧烈，持续时间长，用硝酸甘油后效果差。常伴有焦虑、脸色苍白、出冷汗、四肢厥冷、脉细和血压下降。但1/4~1/3病例疼痛不明显，多见于有休克、重度心衰、脑血管意外等并发症或已使用β受体阻滞剂及老年患者。

2. 心脏体征 心前区可扪及反常搏动。常有心音低钝，第三心音或第四心音。心包摩擦音仅出现于透壁梗死，多发生在病程第2~3天。起病初数小时易致窦性心动过缓、室性期前收缩，甚至室性心动过速、心室颤动等心律失常。

3. 胃肠道症状 约30%患者在发病早期有恶心、呕吐和上腹胀痛，以下壁梗死较多见。

4. 发热 一般在起病12h后升高，高峰多在第2~5天，很少超过39℃，并在1~2周内降至正常。否则，应考虑再梗死及其他发热原因。

（三）实验室及其他检查

1. 实验室检查

（1）白细胞增高，常在（10~20）×10^9/L；血沉加快，多在第2~3天起加速，2~3周后渐降至正常。

（2）血清酶升高：①磷酸肌酸激酶（CPK）正常值0~17U（测磷法），2~6h开始升高，16~36h达高峰，第3~5天降至正常。其同工酶（CPK-MB）来自心肌，具有很高的特异性，多于3~6h开始出现，24h达高峰，2~3d回到正常。几乎均可在48h内获阳性结果。②乳酸脱氢酶（LDH）正常值150~450U，24~48h后开始升高，3~6d达高峰，8~14d恢复正常。LDH含5种常见的同工酶，其中LDH1主要来自心、肾及红细胞，测定LDH1其特异性较总乳酸脱氢酶为高。心肌梗死时LDH1/LDH2>1，多在48h内测得。③天冬氨酸转氨酶（AST）正常值5~40U。6~12h后开始升高，24~48h达高峰，可达正常2~10倍以上，3~7d降至正常。

（3）血清肌红蛋白（Mb）：于出现症状后3~4h开始升高，10~16h达高峰，常>5mg/100ml（放射免疫扩散法），多在24h恢复正常。

（4）血清肌凝蛋白轻链（CMLC）：心脏所特有，正常值<2ng/ml。4h开始升高，2~4d达高峰，10d后仍可保持升高。敏感性和特异性均大于95%。

（5）血清肌钙蛋白T（cTnT）：心脏所特有，正常值0.16~0.3ng/ml。3~4h开始升高，70h达高峰，持续时间达7~20d，平均300h。诊断敏感性96%~100%，特异性92.4%~97%。

2. 心电图检查 可有病理性Q波（坏死型）、ST段升高（损伤型）和T波倒置（缺血型）等改变。在不同阶段可分别表现为：

（1）超急期（发病数h）：①ST段拉直型抬高；②T波高大。

（2）急性期（数h~6周）：①出现病理性Q波并增大；②ST段弓背向上抬高，多在2周内降至正常；③T波变小、对称、倒置并逐步加深。

(3)陈旧性(>6周):①病理性Q波稳定或缩小;②ST-T波正常或呈慢性冠状动脉供血不全表现,即ST段水平或下垂型降低,T波低平或倒置。

在不同的梗死部位,出现心电图改变的导联分别为:前间壁V_1、V_2导联;前壁V_3、V_4、V_5导联;前侧壁V_5、V_6、Ⅰ、aVL导联;广泛前壁V_1~V_5导联;下壁Ⅱ、Ⅲ、aVF导联;下侧壁Ⅱ、Ⅲ、aVF、V_5、V_6导联;下间壁Ⅱ、Ⅲ、aVF、V_1、V_2导联;高侧壁Ⅰ、aVL导联;正后壁V_7、V_8导联。

部分范围小或非透壁梗死,亦可不出现异常Q波,而在相应导联可仅有R波电压降低,ST段轻度抬高或明显降低(常>0.2mV)和T波倒置,并伴有梗死演变过程。

右室梗死多并发于下壁梗死及有右室功能障碍,右心前导联V_3R~V_5R ST段出现抬高及下降等演变,可作为辅助诊断。

心房梗死多同时伴有心室梗死图形外,尚可出现:①P-Ta段上移或倾向于水平下降。②P波增宽、增高、变尖有切迹或向上的P波伴有明显的初始负波。③各种房性心律失常。

3. 超声心动图　M型和二维超声心动图可观察左心室壁的节段性运动障碍、室壁瘤、室间隔破裂以及附壁血栓等,有助于心肌梗死时左室功能及其并发症的诊断。

4. 核素检查　用^{99m}Tc-焦磷酸盐或111In-抗肌凝蛋白单克隆抗体静注后与坏死心肌细胞结合形成“热点”,以及^{201}Tl或^{99m}Tc-MIBI静注后不能随血流灌注坏死心肌而形成“冷点”的特点进行心脏扫描,可显示出心肌梗死的部位和范围。

(四)并发症

1. 心律失常　见于约95%病例,以室性期前收缩最为常见,可进一步发展为室性心动过速、心室颤动,成为早期致死的重要原因。房室传导阻滞以下壁梗死较为多见,若在前壁梗死时出现,多示病变广泛,预后不良。

2. 休克　多因丧失30%~40%的心肌功能而引起,发生率可达20%,表现为血压下降伴肢冷、出汗、表情淡漠、烦躁、少尿等周围循环衰竭症状。

3. 心力衰竭　发生率20%~40%,多为急性左室衰竭,右室衰竭少见,常继发于左室衰竭,故出现较晚,早期出现时要考虑右室梗死。

4. 栓塞　来源于心腔内附壁血栓或下肢静脉血栓脱落引起脑、肾、脾、四肢动脉及肺动脉栓塞。

5. 乳头肌功能不全或断裂　心尖部出现收缩期杂音并有动态变化,即突然出现,骤然增强、减弱甚至消失等特点。

6. 心脏破裂　见于梗死后有显著高血压者,多在初二周内。心室外壁破裂引起心包积血和急性心脏压塞，患者胸痛加剧，呼吸困难，迅速出现窦性心动过缓，随之为缓慢的室性自主节律或交界性节律，多于数分钟内死亡。室间隔穿孔时于胸骨左缘第3、4肋间突然出现响亮、粗糙的收缩期杂音伴震颤，常迅速引起右室衰竭。乳头肌断裂引起严重的二尖瓣关闭不全，并迅速导致急性左心衰竭。

7. 室壁瘤　多在病后数周内出现，在胸骨左缘或心尖内侧可触到收缩期逆相搏动，2/3病例有ST段持久抬高，X线可能见到心缘的局部膨出或瘤壁钙化，二维超声心动图或放射性核素心室造影可发现左室节段性收缩期反常膨出。易发生室性心律失常、心衰、栓塞等并发症。

8. 心肌梗死后综合征　系人体对坏死心肌产生变态反应，在梗死后数天至2年内出现发热、胸痛、胸膜炎、心包炎、肺炎及心包和胸腔积液等症状及体征，有复发倾向。

(五) 鉴别诊断

须与心绞痛、主动脉夹层动脉瘤、肺动脉栓塞、肺炎、胸膜炎、气胸、急性非特异性心包炎、急腹症、胸部带状疱疹以及心肌病、肺心病等引起的非梗死性Q波等进行鉴别。

【治疗】

(一) 一般处理

1. 密切观察神志、血压、脉搏、呼吸、心率、心律、肺部啰音、尿量、胸痛及其他情况，进行心电图及血流动力学监护。

2. 卧床休息　务必安静舒适减少探视，必要时酌用镇静剂。一般病例第二周开始可在床旁坐椅上休息并逐步走动。但病重或有并发症及老年人应酌情延长卧床时间。

3. 饮食要清淡，易消化，初2~3d以流质为宜，热量在1 000kal(4 184J)左右。若粪便干结可予镁乳20~30ml，一日3次，或青宁丸2g，每晚一次。排便不宜用力，忌用峻泻剂。

4. 吸氧、戒烟。

(二) 迅速镇痛

可酌情选用下列药物：①吗啡5~10mg皮下注射，可与阿托品合用以减少心动过缓及呕吐等不良反应。已知有呼吸道阻塞性疾患者慎用。②罂粟碱30mg肌注。③喷他佐辛5~30mg肌注或静注。④哌替啶50~100mg肌注。⑤冠心苏合丸含用或嚼服。⑥复方丹参注射液2~4ml加入50%葡萄糖液40ml中静注，或8~16ml加入5%葡萄糖液或低分子右旋糖酐500ml中静滴。⑦再试用硝酸甘油0.5mg或硝酸异山梨醇5~10mg舌下含服或静滴。

（三）再灌注治疗

（四）心律失常

（五）心力衰竭

（六）休克

见相关章节。

（黄志刚　潘晓明）

6　高血压

高血压，分为原发性高血压（essential hypertension）和继发性高血压。原发性高血压病因尚不十分清楚，是以动脉血压升高为特征，可伴有血管、心、脑、肾等器官病理性改变的一种全身性疾患；继发性高血压指由于肾源性、内分泌异常等引起的血压升高，去除病因后多数患者血压可正常。

【诊断】

（一）高血压的确诊

非同日 3 次安静状态下测血压达诊断水平（收缩压≥ 140mmHg 和 / 或舒张压≥ 90mmHg）。

（二）排除症状性高血压

发现血压增高后，应详细询问病史并作系统检查。在除外肾脏、内分泌、心血管、颅脑等疾患以及药物等引起的症状性高血压后，方可诊断为高血压。

（三）高血压的分级（表 2-3-6）

表 2-3-6　高血压的分级

分类 / 分级	收缩压（mmHg）		舒张压（mmHg）
正常血压	<120	和	<80
正常高值	120~139	和 / 或	80~89
高血压	≥ 140	和 / 或	≥ 90
1 级高血压（轻度）	140~159	和 / 或	90~99
2 级高血压（中度）	160~179	和 / 或	100~109
3 级高血压（重度）	≥ 180	和 / 或	≥ 110
单纯收缩期高血压	≥ 140	和	<90

(四) 高血压的危险分层(表 2-3-7、表 2-3-8)

表 2-3-7　高血压的危险分层

心血管危险因素	靶器官损害	伴随临床疾患
·男性 >55 岁；女性 >65 岁 ·吸烟 ·糖耐量受损(2h 血糖 7.8~11.0mmol/L)和/或空腹血糖异常(6.1~6.9mmol/L) ·血脂异常 TC ≥ 5.7mmol/L(220mg/dl)或 LDL-C>3.3mmol/L(130mg/dl)或 HDL-C<1.0mmol/L(40mg/dl) ·早发心血管病家族史(一级亲属发病年龄 <50 岁) ·腹型肥胖(腰围：男性 ≥ 85cm 女性 ≥ 80cm)或肥胖($BMI \geq 28kg/m^2$)	·左心室肥厚 ·颈动脉超声内膜中层厚度 >0.9mm 或动脉粥样斑块 ·估算的肾小球滤过率降低(eGFR<60ml/($min \cdot 1.73m^2$)或血清肌酐轻度升高：男性 115~133μmol/L(1.3~1.5mg/dl)，女性 107~124μmol/L(1.2~1.4mg/dl) ·微量白蛋白尿：30~300mg/24h 或白蛋白/肌酐比：≥ 30mg/g(3.5mg/mmol) ·视网膜病变：出血或渗出，视神经盘水肿	·脑血管病：脑出血、缺血性脑卒中、短暂性脑缺血发作 ·心脏疾病：心肌梗死史、心绞痛、冠状动脉血运重建史、充血性心力衰竭 ·肾脏疾病：糖尿病肾病、肾功能受损、血肌酐：男性 > 133μmol/L(1.5mg/dl)女性 >124μmol/L(1.4mg/dl)蛋白尿(>300mg/24h) ·外周血管疾病 ·糖尿病空腹血糖：≥ 7.0mmol/L(126mg/dl)餐后血糖：≥ 11.1mmol/L(200mg/dl)；糖化血红蛋白(HbA1c)：≥ 6.5%

表 2-3-8　高血压危险分层

其他危险因素和病史	血压水平		
	1 级高血压	2 级高血压	3 级高血压
无	低危	中危	高危
1~2 个其他危险因素	中危	中危	很高危
≥ 3 个其他危险因素或靶器官损害	高危	高危	很高危
伴随临床疾患或合并糖尿病	很高危	很高危	很高危

【治疗】

治疗高血压的主要目的是最大限度地降低心血管病的死亡和病残的总危

险。心血管病危险与血压之间的相关呈连续性，在正常血压范围并无最低阈。根据2018版《中国高血压防治指南》，收缩压/舒张压降至140/90mmHg以下，老年患者的收缩压降至150mmHg以下，有糖尿病或肾病的高血压患者，降压目标是130/80mmHg以下。

治疗应在检查患者及全面评估其总危险谱后，判断患者属低危、中危、高危或极高危。高危及极高危患者，必须立即开始对高血压及并存的危险因素和临床情况进行药物治疗。中危患者先观察患者的血压及其他危险因素数周，进一步了解情况，然后决定是否开始药物治疗。低危患者观察相当一段时间，然后决定是否开始药物治疗。

(一) 非药物治疗

1. 减少钠盐摄入　钠盐可显著升高血压以及高血压的发病风险，而钾盐则可对抗钠盐升高血压的作用。目前世界卫生组织推荐盐摄入量应少于6g/d，同时增加食物中钾盐的摄入量。

2. 控制体重　超重和肥胖是导致血压升高的重要原因之一，而以腹部脂肪堆积为典型特征的中心性肥胖还会进一步增加高血压等心血管与代谢性疾病风险，适当降低升高的体重，减少体内脂肪含量，可显著降低血压。

3. 不吸烟　吸烟是心血管病和癌症的主要危险因素之一。被动吸烟也会显著增加心血管疾病危险。吸烟可导致血管内皮损害，显著增加高血压患者发生动脉粥样硬化性疾病的风险。戒烟的益肯定，而且任何年龄戒烟均能获益。

4. 限制饮酒　长期大量饮酒可导致血压升高，限制饮酒量则可显著降低高血压的发病风险。每日酒精摄入量男性不应超过25g；女性不应超过15g。不提倡高血压患者饮酒，如饮酒，则应少量：白酒、葡萄酒（或米酒）与啤酒的量分别少于50ml、100ml、300ml。

5. 体育运动　一般的体力活动可增加能量消耗，对健康十分有益。而定期的体育锻炼则可产生重要的治疗作用，可降低血压、改善糖代谢等。

6. 减轻精神压力，保持心理平衡　长期、过量的心理反应，尤其是负性的心理反应会显著增加心血管风险。精神压力增加的主要原因包括过度的工作和生活压力以及病态心理。应采取各种措施，帮助患者预防和缓解精神压力以及纠正和治疗病态心理，必要时建议患者寻求专业心理辅导或治疗。

(二) 治疗原则

1. 采用较小的有效剂量以获得可能的疗效而使不良反应最小，如效果不满意，可逐步增加剂量以获得最佳疗效。

2. 为了有效地防止靶器官损害，要求每天24h内血压稳定于目标范围内，最好使用1次/d给药而有持续24h作用的药物。

3. 为使降压效果增大而不增加不良反应，可以采用两种或多种降压药联合治疗，2级以上高血压为达到目标血压常需降压药联合治疗。

（三）降压药物种类

1. 利尿剂　主要用于轻中度高血压，尤其在老年人高血压或并发心力衰竭时。痛风患者禁用，糖尿病和高脂血症患者慎用。小剂量可以避免低血钾、糖耐量降低和心律失常等不良反应。可选择使用氢氯噻嗪12.5mg，1~2次/d；吲达帕胺1.25~2.5mg，1次/d。呋塞米仅用于并发肾衰竭时。

2. β受体阻滞剂　主要用于轻中度高血压，尤其在静息时心率较快（>80次/min）的中青年患者或合并心绞痛时。心脏传导阻滞、哮喘、慢性阻塞性肺疾病与周围血管病患者禁用。胰岛素依赖性糖尿病患者慎用。可选择使用美托洛尔50mg，1~2次/d；阿替洛尔25mg，1~2次/d；比索洛尔2.5~5mg，1次/d；倍他洛尔5~10mg，1次/d。β受体阻滞剂可用于心衰，但用法与降压完全不同，应加注意。近来也有使用具有α、β受体阻滞作用的药物，其适应证和禁忌证与β受体阻滞剂类似，可使用卡维地洛25~50mg，1次/d，阿罗洛尔10mg，1次/d。

3. α受体阻滞剂　主要用于顽固性高血压的联合治疗，其主要缺点是首剂直立性低血压（体位性低血压）。可选用多沙唑嗪1~4mg，1次/d，特拉唑嗪1~10mg，1次/d。

4. 钙通道阻滞剂　可用于各种程度的高血压，尤其在老年人高血压或合并稳定型心绞痛时。心脏传导阻滞和心力衰竭患者禁用非二氢吡啶类钙通道阻滞剂。不稳定型心绞痛和急性心肌梗死时禁用速效二氢吡啶类钙通道阻滞剂。优先选择使用长效制剂。例如，非洛地平缓释片5~10mg，1次/d；硝苯地平控释片30mg，1次/d；氨氯地平5~10mg，1次/d；拉西地平4~6mg，1次/d；维拉帕米缓释片120~240mg，1次/d。一般情况下也可使用硝苯地平或尼群地平普通片10mg，2~3次/d。

5. 血管紧张素转换酶抑制剂（ACEI）　主要用于高血压合并糖尿病，或者并发心脏功能不全、肾脏损害有蛋白尿的患者。妊娠、肾动脉狭窄、肾衰竭（血肌酐>265μmol/L）患者禁用。可以选择使用以下制剂：卡托普利12.5~25mg，2~3次/d；依那普利10~20mg，1~2次/d；培哚普利4~8mg，1次/d；西那普利2.5~5mg，1次/d；贝那普利10~20mg，1次/d：雷米普利2.5~5mg，1次/d；赖诺普利10~20mg，1次/d，福辛普利1~20mg，1次/d。

6. 血管紧张素Ⅱ受体阻滞剂（ARB）　适应证和禁忌证与ACEI相似，还可用于服用ACEI后有干咳现象者。可选用氯沙坦50~100mg，1次/d，缬沙坦

80~160mg,1 次 /d,坎地沙坦 8~16mg,1 次 /d,厄贝沙坦 150~300mg,1 次 /d。

7. 中药复方制剂 此类制剂一般由多种成分混合而成,多含有小剂量利尿剂或可乐定。可选用珍珠降压片、松龄血脉康等。

(四) 降压药的联合应用

现有的临床试验结果支持以下类别降压药的组合:

1. 利尿剂和 β 受体阻滞剂。
2. 利尿剂和 ACEI 或 ARB。
3. 钙通道阻滞剂(二氢吡啶)和 β 受体阻滞剂。
4. 钙通道阻滞剂和 ACEI 或 ARB。
5. 钙通道阻滞剂和利尿剂。

必要时也可用其他组合,包括中枢作用药如 α_2 受体激动剂、咪达唑啉受体调节剂,以及 ACEI 与 ARB。

(五) 特殊类型高血压治疗

1. 脑血管病 注意逐步降压,注意防止直立性低血压(体位性低血压),由于 α 阻滞剂可引起直立性低血压(体位性低血压)故不宜使用,可选用 ACEI 或钙通道阻滞剂尼莫地平、尼卡地平。控制血压不仅可减少暂时性脑缺血发作,而且减少脑卒中发生率。

2. 左室肥厚 是猝死、心肌梗死及其他心血管事件独立的危险因素。是高血压患者需要治疗的强烈指征。左室肥厚的逆转也是高血压治疗有效的指征之一。可选用 ACEI、钙通道阻滞剂。

3. 肾功能损害 首选 ACEI,钙通道阻滞剂。

4. 糖尿病 首选 ACEI,对糖代谢无不良影响,并可减轻胰岛素抵抗,逆转左室肥厚。勿用利尿剂及 β 受体阻滞剂。

5. 血脂异常 可选用 ACEI、钙通道阻滞剂。

6. 高胰岛素血症 减肥、有氧运动、药物扩血管是降低高胰岛素血症重要途径。

(楚 扬 潘晓明)

7 先天性心血管病

【定义】

凡因胎儿的心脏在母体内发育有缺陷或部分停顿所形成的心脏、大血管畸形,统称为先天性心血管病,简称先心病。

【病因】

由于胎儿心脏在发育过程中受到干扰,使部分发育停顿或缺陷,以及部分该退化者未能完全退化所致。引起胎儿心脏发育畸形的原因看来是多方面的，目前认为有关的因素有下列五类。

1. 胎儿发育环境的因素　以子宫内病毒感染最为重要，其中又以风疹病毒感染最为突出，其次为柯萨奇病毒感染。母亲如在妊娠初3个月内患风疹，则所产婴儿的先心病患病率较高，其中以动脉导管未闭和肺动脉口狭窄为多。柯萨奇病毒感染可引起心内膜弹力纤维增生症。其他如羊膜病变、胎儿受压、妊娠早期先兆流产、母体营养不良、糖尿病、苯酮尿、高血钙、放射线和细胞毒性药物在妊娠早期的应用等，都有使胎儿发生先心病的可能。

2. 早产　早产儿患室间隔缺损和动脉导管未闭者较多，前者与心室间隔在出生前无足够时间完成发育有关，后者与早产儿的血管收缩反应在出生后还不够强有关。出生时体重在2 500g以下者尤易患先心病。

3. 高原环境　高原地区动脉导管未闭和房间隔缺损较多。主要原因是高原地区氧分压低。

4. 遗传因素　在一个家庭中，兄弟姊妹同时或父母子女同时患先心病，以及不少染色体异常的遗传病同时有心脏血管畸形的事例，说明本病有遗传因素存在。

5. 其他因素　高龄母亲(35岁以上)娩出患法洛四联症婴儿的危险性较大。有些先心病有显著的男女性别间发病差异。近亲婚配是使胎儿致畸而发生先心病的高危因素。

【分类】

根据血流动力学和病理生理变化，可分为无分流类、左至右分流类、右至左分流三类(表2-3-9)。

表2-3-9　先天性心血管发育畸形的常见类型

常见类型	
①左向右分流型(潜伏青紫型)	临床最常见的类型。正常情况下，由于体循环的压力高于肺循环，血液从左向右分流而不出现青紫。当剧烈哭闹、屏气或某些病理情况下，如患肺炎，致肺动脉或右心室压力高于体循环或左心室，血液出现右向左分流时，临床可出现暂时性青紫。常见的有室间隔缺损、房间隔缺损、动脉导管未闭。
②右向左分流型(青紫型)	某些原因，如右心室流出道狭窄，致使右心压力高于并超过左心，血流经常从右向左分流；或大动脉起源异常，使大量氧含量低的静脉血流入体循环，出现持续性青紫。常见有法洛四联症，大血管错位等。
③无分流型(无青紫型)	左、右心或动静脉之间无异常通道或分流，医学|教育网搜集整理常见有肺动脉狭窄，主动脉缩窄，右位心等。

一、房间隔缺损

【分类】

按胚胎发育及病理解剖部位不同，分为四型：

1. 继发孔缺损　最多见。缺损部位位于房间隔中部靠近卵圆孔处，直径多为 1~3cm，距房室瓣较远。根据继发孔存在部位又分为四型。

(1)中央型：最常见。

(2)下腔型(低位)：位置低，与下腔静脉入口无明显分界。

(3)上腔型(高位)：位于上腔静脉开口的下方；常伴有右肺静脉畸形，引流入右心房或上腔静脉。

(4)混合型：高位与低位缺损同时存在。

2. 原发孔缺损　缺损靠近房间隔下部，一般缺损较大。又分为单纯型、部分房室通道和完全性房室通道。

3. 共同心房　原发及继发房间隔不发育，形成单个心房腔。

4. 卵圆孔未闭　在正常人中有 20%~25% 原发与继发房间隔未完全融合而致卵圆孔未闭。一般不引起心房间分流。

【临床表现】

1. 症状　与缺损大小及缺损类型有关。单纯房间隔缺损者缺损小，多无症状。缺损大者多数病例由于肺充血而有劳累后胸闷、气急、心悸、乏力。婴幼儿易发生呼吸道感染。原发孔缺损或共同心房症状出现早且严重，进展快。

2. 体征　缺损大者可影响发育、心前区隆起，心尖搏动向左移位呈抬举性搏动。心界向左扩大，胸骨左缘 2~3 肋间有 2~3 级柔和吹风样收缩期杂音，不伴细震颤，三尖瓣区有短促舒张期杂音，肺动脉瓣第二音亢进及有固定性分裂。若已有肺动脉高压，部分患者有肺动脉喷射音及肺动脉瓣区有因肺动脉瓣相对性关闭不全的舒张早期泼水样杂音。若为原发孔缺损，在心尖部可听到全收缩期吹风样杂音。

【辅助检查】

1. X 线　胸片肺血管影增多，肺动脉干凸出且搏动增强，右心房、右心室增大，主动脉结缩小，原发孔缺损可有左心室增大。

2. 心电图　90% 患者有不完全性右束支传导阻滞，也可有完全性右束支传导阻滞、右心室肥厚，电轴右偏。原发孔缺损时 PR 间期可延长，电轴左偏。

3. 超声心动图　是目前最精确的无创检查方法。最直接征象是切面超声显示房间隔连续性中断，彩色多普勒于房间隔右侧可测到收缩期左至右分流，这对小型缺损尤为重要。间接征象有肺动脉增宽、右心房、右心室增大。在体表超声还不能明确诊断时，可行经食管超声检查。

4. 右心导管检查　右心导管发现右心房血氧含量高于上腔静脉 1.9% 容积，70% 病例心导管可通过缺损口由右心房进入左心房。通过右心导管可测量各个部位压力及计算分流量。如疑有原发孔缺损、肺动脉口狭窄、肺静脉畸形引流等异常，可考虑心血管造影。

【诊断】

典型者依据临床症状体征、超声心动图和 X 线胸片可以作出诊断，仅有极少数患者需进行右心导管检查。

【治疗】

1. 内科治疗　防治肺部感染，心力衰竭或感染性心内膜炎。

2. 介入治疗　大多数患者应首选导管介入治疗。近年来国内外用 Amplatzer 双面伞封堵房间隔缺损，国内报道最大封堵直径达 4.3mm，近期和远期疗效均非常满意。本法不用开胸、创伤小、恢复快。其适应证为继发孔房缺，缺口边缘有 5mm 以上的房间隔组织，边缘离冠状窦和肺静脉 5mm 以上。

3. 外科治疗　对合并有多种畸形、缺损巨大、缺损边缘过短者应外科手术治疗。已有明显肺动脉高压伴双向分流或左至右分流者不宜手术。

二、室间隔缺损

【分类】

根据缺损的位置，可分为四型。

1. 嵴上型　缺损位于室上嵴前上方，三尖瓣之上，肺动脉瓣环正下方。

2. 嵴下型　又称膜周型，缺损位于室上嵴下方膜部，此型最多见，占 60%~70%。

3. 隔瓣后缺损　缺损部分或全部位于三尖瓣隔瓣后方，较少见。

4. 肌部缺损　位于心尖部，为肌小梁缺损，收缩期室间隔心肌收缩使缺损变小，所以左向右分流量小。而位于肌部的多个缺损使室间隔肌肉部呈筛状。室间隔缺损，缺损在 0.1~3cm，位于膜部者则较大，肌部者则较小。缺损若 <0.5cm 则分流量较小，多无临床症状。缺损小者以右室增大为主，缺损大者左心室较右心室增大明显。

在心室水平产生左至右的分流，分流量多少取决于缺损大小。缺损大者，肺循环血流量明显增多，流入左心房、室后，在心室水平通过缺损口又流入右心室，进入肺循环，因而左、右心室负荷增加，左、右心室增大，肺循环血流量增多导致肺动脉压增加，右心室收缩期负荷也增加，最终进入阻塞性肺动脉高压期，可出现双向或右至左分流。

【临床表现】

1. 症状　缺损小，可无自觉症状。中等程度的缺损可有胸闷、气急、心悸、乏力等症状，易患呼吸道感染。缺损大者，症状出现早且明显，以致影响发育。后期可发生心力衰竭。有明显肺动脉高压时，可出现发绀、头晕、咯血和心律失常。本病易罹患感染性心内膜炎。

2. 体征　心尖搏动增强并向左下移位，心界向左下扩大，典型体征为胸骨左缘Ⅲ~Ⅳ肋间有4~5级粗糙收缩期杂音，向心前区传导，可掩盖心音，伴收缩期细震颤。若分流量大时，心尖部可有功能性舒张期杂音。肺动脉瓣第二音亢进及分裂。严重肺动脉高压时，肺动脉瓣区有相对性肺动脉瓣关闭不全的舒张期杂音，原缺损所致的收缩期杂音可减弱或消失。

【辅助检查】

1. X线胸片　缺损小者心影多无改变。缺损中度大时，心影有不同程度增大，以右心室为主。缺损大者，左、右心室均增大，肺动脉干凸出，肺血管影增强，严重肺动脉高压时，肺野外侧带反而清晰。

2. 心电图　缺损小者心电图无异常。缺损大时，示左或右心室肥大伴有V_3、V_4导联呈双向QRS波，25%患者有左房或右房增大。有时可有右束支传导阻滞。

3. 超声心动图　直接征象为切面超声显示室间隔连续回声中断，多普勒超声左心室至右心室分流。有时缺损小时不能发现室间隔连续性中断，仅为多普勒超声见有分流。间接征象为左心房、左心室、右心室内径增大。

4. 右心导管检查　右心室水平血氧含量高于右心房0.9%容积以上，偶导管可通过缺损到达左心室。依分流量的多少，肺动脉或右心室压力有不同程度的增高。

【诊断】

根据典型体征、超声心动图、X线胸片可以确诊，一般不需要心导管等检查。需注意当本病合并有动脉导管未闭时，后者的杂音往往被室间隔缺损的响亮杂音所掩盖，而易于漏诊，或者室间隔为瓣下型缺损时，由于左至右分流的血液直接流入肺动脉，致肺动脉血氧含量高于右心室，易于误诊为动脉导管未闭。故必要时可作主动脉造影明确诊断。

【治疗】

1. 内科治疗　主要防治感染性心内膜炎、肺部感染和心力衰竭。

2. 导管介入治疗　本病一经确诊应尽早行导管介入治疗。近年来Amplatzer双面伞封堵室间隔缺损已取得了重大的进展，许多原来需开胸治疗的室间隔缺损可通过导管介入治疗。其适应证为缺损小于12mm，缺损边缘距主动脉瓣、二尖瓣和三尖瓣5mm以上，存在左向右分流，合并左心室增大者。膜部缺损封堵效果最好。

3. 手术治疗 嵴上型缺损、巨大缺损及合并有其他类型畸形者应手术矫正。若症状出现早或有心力衰竭,也可在婴幼儿期手术。显著肺动脉高压,有双向或右至左分流为主者,不宜手术。

三、动脉导管未闭

【分类】

未闭动脉导管位于肺动脉干和左锁骨下动脉开口远端的降主动脉之间,长度为0.2~3cm,按照病理解剖形态可呈管型、窗型、漏斗型或瘤型。本病也可合并其他畸形,如肺动脉口狭窄、主动脉缩窄、房室间隔缺损、大血管错位等。

【临床表现】

1. 症状 分流量小,常无症状。中度分流量以上,有劳累后心悸、气喘、乏力和咳嗽。少数病例有发育障碍,易并发呼吸道感染和感染性心内膜炎,晚期可发生心力衰竭,如已发生阻塞性肺动脉高压,则出现呼吸困难且日渐加重,发绀等。

2. 体征 分流量大者多体格瘦小,心前区隆起,心尖搏动增强并向左下移位,心浊音界向左下扩大。胸骨左缘第2肋间偏外侧有连续性机器样杂音。向左上颈背部传导。伴有收缩期或连续性细震颤。少数患者,可能仅听到收缩期杂音。肺动脉瓣第二音亢进及分裂,肺动脉瓣可有相对性关闭不全的舒张期杂音。分流量较大时,心尖部出现S3奔马律,有短促的舒张中期杂音。可有周围血管体征,包括颈动脉搏动增强、脉压加大、水冲脉、毛细血管搏动、枪击音和杜氏征等。发绀以下肢为主,有时左手也可出现发绀和杵状指。

【辅助检查】

1. X线胸片 轻型可正常。分流量大者,肺血管影增多,肺动脉干凸起,搏动增强。左心房、左、右心室增大、主动脉扩张。

2. 心电图 中度分流者有左心室肥厚,较大分流者有左、右心室肥厚,左心房肥大。

3. 超声心动图 直接征象为胸骨上窝切面显示主肺动脉至降主动脉间的管状沟通,并可显示未闭动脉导管管径与长度。多普勒超声可于主、肺动脉远端测出收缩与舒张期分流。间接征象为左室容量负荷过重以及肺动脉扩张。

4. 右心导管检查 肺动脉平均血氧含量高于右心室0.5%容积以上。肺动脉高压有不同程度增高,有时心导管可自肺动脉通过未闭动脉导管进入降主动脉。必要时作主动脉造影,可见主动脉与肺动脉同时显影,并能明确未闭导管位置、形态及大小。

【诊断】

根据典型杂音、超声心动图、X线胸片常可作出诊断。右心导管检查能进一步明确畸形部位、形态及大小。

【治疗】

1. 内科治疗　防治感染性心内膜炎、呼吸道感染及心力衰竭。早产儿动脉导管未闭，可用吲哚美辛（消炎痛）0.2mg/kg 或阿司匹林 20mg/kg，每日 4 次口服。

2. 导管介入治疗　一经诊断明确，无论分流量大小，应尽快行矫正治疗。导管介入治疗为首选方式，适应证为直径为 4mm 以上的动脉导管未闭。

3. 手术治疗　对合并有其他心脏大血管畸形、有右向左分流及窗形动脉导管未闭者应行手术结扎与切断缝合手术。若病情进展快或反复呼吸道感染、心力衰竭、难以控制的感染性心内膜炎，也应争取早日手术。

（楚 扬　潘晓明）

8　梅毒性心血管病

梅毒性心血管病（syphilitic cardiovascular disease）是由于梅毒螺旋体进入主动脉壁发生梅毒性主动脉炎以后，主动脉管壁的弹性消失，导致主动脉扩张、主动脉瓣的增厚缩短与冠状动脉开口处的内膜炎等一系列病理改变。因而引起单纯性主动脉炎及其并发症主动脉瓣关闭不全、冠状动脉口狭窄、主动脉瘤，少见的为心肌树胶样肿，均系晚期梅毒之表现。在我国本病已少见，但近年有上升趋势，2013 年发病率为 33 例 /10 万人，一般常在感染后 10 余年才出现症状，因此发病年龄多在 40~50 岁，男性多见，患本病者男多于女，其比例为 4∶1~5∶1。患者有冶游史或梅毒病史或父母患梅毒史，女性患者还可有流产、死胎史。

【诊断】

（一）单纯性梅毒性主动脉炎

80% 未经治疗的梅毒患者发生梅毒性主动脉炎。

1. 梅毒感染的既往史大多无症状，少数有胸骨后不适感或钝痛。

2. 引起主动脉扩张时，心上缘浊音区向右增宽，主动脉瓣区第二心音亢进呈金属调，并可闻及喷射性收缩期杂音。

3. X 线检查　诊断价值大，升主动脉阴影增宽，边缘不规则而无迂曲延长，搏动增强，伴连续的线状钙化，延伸至横膈，腹主动脉一般不增宽，故降主动脉呈漏斗状。与粥样硬化所致的钙化鉴别在于后者为块状。

4. 超声心动图　主动脉扩张。

5. 梅毒血清抗体试验

（1）血清康华反应：阳性。

(2)螺旋体蛋白补体结合试验(RPCF):阳性。

(3)螺旋体活动抑制试验(TPI):阳性。

(4)荧光螺旋体抗体吸附试验(fluorescent treponemal antibody-absorbed, FTA-ABS):阳性。

(二)梅毒性主动脉瓣关闭不全

梅毒性主动脉瓣关闭不全最常见,约占1/3,其中约20%合并冠状动脉口狭窄,可发生于梅毒的早期,但多见于晚期梅毒。

1. 症状　早期无症状,以后逐渐出现心力衰竭。部分患者因冠状动脉血流减少,有心绞痛表现。

2. 体征　①心脏:心尖搏动增强,心脏向左下扩大。主动脉瓣区出现往返的收缩期与舒张期杂音,以胸骨右缘第2肋间为明显。收缩期杂音向颈部传导,并在颈总动脉或胸骨上窝可扪及收缩期震颤。少数病例由于主动脉瓣的前叶外翻入左心室内,而产生尖锐响亮的Ⅲ~Ⅳ级音乐性舒张期杂音,其杂音在胸骨右缘第2肋间最为清楚,而风湿性主动脉瓣关闭不全的杂音在胸骨左缘最清楚,且常合并狭窄的杂音。主动脉瓣区第二心音早期增强,晚期减弱或消失。心尖区出现相对性二尖瓣狭窄引起的滚筒样舒张期杂音。②周围血管体征:脉压增宽、水冲脉、毛细血管搏动、大动脉枪击声与双重杂音。

3. X线检查　①左室扩大。②升主动脉局限性扩大。③在收缩期及舒张期显示快速扩张和退缩现象。

4. 心电图　①电轴左偏。②左室肥厚。③冠状动脉供血不足的ST段压低和T波倒置。

5. 超声心动图　①左心室增大,左室流出道增宽,室间隔与左心室后壁呈逆向运动,且幅度增大。②主动脉上升及下降速度增快,主波增高,重搏波变低,舒张末期内径增大,主动脉根部扩大。③主动脉瓣开放与关闭速度均增快,开放幅度增大,关闭时呈双线,有时可出现扑动。④二尖瓣前叶舒张期可见快速扑动。⑤舒张期主动脉关闭时,主动脉瓣膜间可见到裂隙。⑥多普勒曲线:舒张期主动脉根部有逆流血液通过。

(三)梅毒性冠状动脉开口狭窄或阻塞

由于病程进行缓慢,有足够时间形成侧支循环,因此临床上有心绞痛的表现,常在夜间发作,持续时间较长,而很少发生心肌梗死。发病年龄比冠心病早,部分患者由于长期心肌缺氧,心肌纤维化,而有心力衰竭。少数患者可突然死亡。

(四)主动脉瘤

1. 升主动脉瘤约占主动脉瘤的5%。因体征明显而临床症状极少,故称为体征性动脉瘤。动脉瘤常向上、向前扩张，引起右第一、二肋间近胸骨处明显突出，并伴有收缩期震颤及收缩期杂音。动脉瘤压迫上腔静脉或无名静脉，有头颈部及上肢水肿、发绀和胸壁静脉怒张。压迫右支气管则有咳嗽、肺不张与肺部继发性感染等。

2. 主动脉弓部瘤占主动脉瘤的 30%~40%。因症状多而体征不明显，故称为症状性动脉瘤。临床上常有压迫症状：压迫食管引起吞咽困难；压迫左支气管引起咳嗽、气急、支气管狭窄或肺不张，与肺部继发性感染；压迫左侧喉返神经，导致声音嘶哑、声带麻痹及带金属性的咳嗽；压迫膈神经，产生呃逆或膈肌瘫痪；向左压迫左侧颈下交感神经干，引起霍纳综合征；压迫大静脉引起上腔静脉综合征；压迫无名动脉开口处，引起两侧上肢脉搏和血压不等。除上述压迫症状外，有时患者可因动脉瘤突然破裂出血而猝死。

3. 降主动脉瘤约占主动脉瘤的 15%。主要表现为腹部搏动性肿块，动脉粥样硬化引起的腹主动脉瘤通常发生于肾动脉水平以下，而梅毒引起的则多位于肾动脉水平之上。

4. X 线检查可见囊形或梭形的主动脉膨出影，多为单个，多处主动脉瘤的发生率仅为 4%~7%，伴有扩张性搏动，主动脉线状钙化，主动脉瘤对周围器官的压迫、侵蚀，如弓部瘤对胸骨、降部瘤对胸椎体前缘所致骨质缺损，及弓部瘤对左支气管的压迫使其移位等变化。

5. 超声心动图对升主动脉瘤、主动脉弓瘤及近端降主动脉瘤的改变可观察其形态及动态，并对其大小也可进行测量。

6. CT 和 MRI 检查。

（五）心肌树胶样肿

较少见，为病变累及心肌，致弥漫性或局限性树胶样肿。病变累及传导系统引起房室传导阻滞、束支传导阻滞。累及心室壁，则引起心室瘤，好发部位为左室间隔后基底部。若病变为弥漫性，可引起顽固性心力衰竭。常在尸检时做出诊断。

【鉴别诊断】

梅毒性心脏病的发病年龄较大，有梅毒既往史，康华反应阳性，以及局部症状与体征等特点。但需与下列疾病进行鉴别：

1. 单纯性梅毒性主动脉炎与主动脉粥样硬化　后者常伴有高血压及脂质代谢紊乱。

2. 梅毒性主动脉瓣关闭不全与风湿性主动脉瓣关闭不全　后者的发病年龄较早，有风湿病史，主动脉瓣区舒张期杂音以胸骨左缘第 3~4 肋间最响，很少有心绞痛，常同时伴有二尖瓣病变；风湿活动时，抗链球菌溶血素“O”与血沉增高。

3. 主动脉瘤与纵隔肿瘤　前者在 X 线透视时见到膨胀性搏动，结合梅毒既往史、梅毒血清反应阳性，可进行诊断。后者为实质性肿块，无膨胀性搏动，必要时应进行计波摄影或心血管造影、超声心动图及 CT 检查。

4. 梅毒性冠状动脉开口狭窄或阻塞与冠心病　前者常伴有主动脉瓣关闭不全，虽可凭梅毒血清反应阳性、主动脉瓣区舒张期杂音诊断梅毒性冠状动脉口狭窄，但不能除外冠心病，必要时行冠状动脉造影以利鉴别。

【防治】

1. 对症治疗　有心力衰竭、心绞痛等症状者应先作对症处理，待症状控制后方可作驱梅治疗。

2. 病因治疗　驱梅治疗：与其他细菌很快对青霉素耐药不同，梅毒螺旋体对青霉素始终保持敏感，目前推荐青霉素作为梅毒的一线治疗。治疗过程中，少数患者由于梅毒螺旋体大量死亡引起全身反应，患者会出现发热、胸痛增剧等症状，个别患者由于冠状动脉口肿胀、狭窄加重，导致死亡。为预防这些反应，可在开始治疗的数天内，同时给予激素口服。心衰者需控制心衰后进行驱梅治疗。合并 HIV 者容易复发。

3. 外科治疗　对有破裂危险的主动脉瘤，囊蒂较小者，截除瘤囊缝合。囊蒂较大或梭形动脉瘤做瘤截除，用同种动脉或人造血管移植。若有冠状动脉开口狭窄可做冠状动脉内膜截除术。对主动脉瓣关闭不全的患者可行人工瓣膜置换术。

【预后】

单纯性主动脉炎的平均寿命与常人相近，梅毒性主动脉瓣关闭不全症状出现后平均寿命为 5~6 年，1/3 患者可存活 10 年。冠状动脉开口闭塞者预后不良，主动脉瘤患者预后极差，平均寿命在症状出现后仅有 6~9 个月。

（陈　玮　任雨笙）

9　特发性心肌病

特发性心肌病（idiopathic cardiomyopathy）是指迄今原因未明，病变累及心肌使心肌变性、坏死或肥大、间质纤维化等，但无其他明确心血管疾病和全身性疾病引起的继发性心肌病。根据病理生理和临床特点，特发性心肌病可分扩张型、肥厚型、限制型、致心律失常性右心室发育不良和未定型 5 型。扩张型心肌病一般认为是多种心脏损伤的“最终共同途径”，是最为常见的心肌病（表 2-3-10）。

表 2-3-10　特发性心肌病的分型

疾病	表现
扩张型心肌病	左心室或左、右心室扩张及收缩功能受损，由家族遗传、病毒、免疫、酒精中毒或不明原因伴有心血管疾病所致
肥厚型心肌病	左心室和／或右心室肥厚，常为非对称性，通常累及室间隔
限制型心肌病	心室或两个心室舒张容积减少和充盈受限，但收缩功能正常或接近正常，原发性或伴其他疾病
致心律失常性右室心肌病	右心室为进行性纤维脂肪组织替代，一定程度也累及左心室，常见于家族性疾病
未分型心肌病	一类无法分类的心肌病，如包括有轻微扩张的收缩功能不全的疾病、线粒体病及弹力纤维增生症

【诊断】

(一) 凡有下列情况之一或多项表现而原因不明者，要考虑有本病的可能

1. 心脏增大。
2. 充血性心力衰竭。
3. 晕厥合并心脏增大。
4. 复杂难治的心律失常。
5. 心电图持久的 ST 段 T 波异常。
6. 肺栓塞或体循环栓塞。
7. 出现第一心音变低且出现奔马律者。

(二) 疑有特发性心肌病者

在排除常见的心脏病（如风湿性心脏病、冠心病、高血压性心脏病、先天性心脏病、心包疾病等）和继发性心肌病（如贫血、维生素 B_1 缺乏病、甲亢、结缔组织病等）后，方可诊断为本病。

特发性者较继发性者多见。

(三) 分辨属于哪一型特发性心肌病

1. 扩张型心肌病（DCM）　是一种异质性心肌病，以心室扩大和心肌收缩功能降低为特征，发病时除外高血压、心脏瓣膜病、先天性心脏病或缺血性心脏病等。

(1) 合并有心力衰竭时，有劳力性气喘、疲乏、肝大和水肿等充血性心力衰竭症状和体征。

(2) 尖部与胸骨左缘可听到二尖瓣或三尖瓣相对闭锁不全的收缩全期杂音

等，脉搏细速，可出现各种类型心律失常，如心房颤动、频发期前收缩、各类房室或室内传导阻滞等。

(3) 有动脉栓塞体征。

(4) X 线检查：心影呈普遍性增大，心脏搏动减弱，肺部有不同程度的充血或有胸腔积液。心胸比大于 0.5，肺淤血。

(5) 超声心动图：是诊断和评估 DCM 的重要方法。心脏增大，左室壁运动减弱及收缩功能下降，有时可见附壁血栓。

(6) 心脏磁共振（CMR）：CMR 平扫与延迟增强（LGE）技术不仅可以准确检测 DCM 心肌功能，而且能清晰识别心肌组织学特征（包括心脏结构、心肌纤维化瘢痕、心肌活性等），是诊断和鉴别心肌疾病的重要检测手段。

(7) 心脏影像学检查：心电检查，心电图、动态心电图是常用检查方法；冠状动脉造影检查，冠状动脉造影 /CT 血管成像（CTA）检查主要用于排除缺血性心肌病；心脏放射性核素扫描（ECT）检查；心内膜心肌活检。

2. 肥厚型心肌病　是一种以心肌肥厚为特征的心肌疾病，主要表现为左心室壁增厚，通常不伴有左心室腔的扩大，需排除负荷增加如高血压、主动脉瓣狭窄和先天性主动脉瓣下隔膜等引起的左心室壁增厚。根据超声心动图检查时测定的左心室流出道与主动脉峰值压差（LVOTG），可将肥厚型心肌病患者分为梗阻性、非梗阻性及隐匿梗阻性 3 种类型。

梗阻性：安静时 LVOTG ≥ 30mmHg。

隐匿梗阻性：安静时 LVOTG 正常，负荷运动时 LVOTG ≥ 30mmHg。

非梗阻性：安静或负荷时 LVOTG 均 <30mmHg。

(1) 症状

1) 劳力性呼吸困难：是肥厚型心肌病患者最常见的症状，有症状患者中 90% 以上有此表现。

2) 胸痛：25%~30% 的肥厚型心肌病患者有胸痛不适的症状，多呈劳力性胸痛，也有不典型的疼痛持续发生且发生于休息时及餐后，但冠状动脉造影正常。

3) 心悸：与心功能减退或心律失常有关。

4) 房颤是肥厚型心肌病患者常见的心律失常之一，发生率约为 22.5%。

5) 晕厥或先兆晕厥：15%~25% 的肥厚型心肌病患者至少发生过一次晕厥，另有 20% 的患者有先兆晕厥，一般见于活动时。

6) 心脏性猝死：心脏性猝死、心衰和血栓栓塞是肥厚型心肌病死亡的三大主要原因。心脏性猝死多与致命性心律失常有关，多为室性心动过速（持续性或非持续性）、心室颤动（室颤），亦可为停搏、房室传导阻滞。

(2)体征：肥厚型心肌病典型体征与左心室流出道梗阻有关。心脏听诊常见的两种杂音与左心室流出道梗阻和二尖瓣反流有关。心界多向左下扩大，心尖搏动呈抬举性，有时呈双重性心尖搏动。胸骨左缘第 3~4 肋间和心尖内侧可听到收缩中、晚期杂音。杂音是左室流出道梗阻所引起，可传导至腋部，但极少传导至颈部。杂音的强度时有变化，杂音响度与左室和流出道间收缩期压差程度有关，压差大者杂音响，压差小者杂音较轻。运用某些药物或生理动作，提高或降低压差，使杂音响度发生相应的变化，可协助诊断。如 Valsalva 动作(用力呼气且声门关闭以增加肺内压的操作)、静脉滴注异丙肾上腺素(2μg/min)、吸入亚硝酸异戊酯、含用硝酸甘油后、服用洋地黄类药物、体力活动后或站立体位等，因心肌收缩力加强或因周围阻力降低，静脉回流减少，左室容量减少时本病杂音增强。用去甲肾上腺素、抬腿或下蹲和应用普萘洛尔后，心肌收缩力减弱，周围阻力增加或静脉回流增加时，则本病杂音减轻。约有半数患者心尖部有Ⅱ~Ⅲ级收缩期杂音、第三心音、第四心音，并可有第二心音分裂。心力衰竭时出现以左心衰竭为主的征象。

(3)辅助检查：

1)心电图：肥厚型心肌病患者心电图变化出现较早，可先于临床症状，所有患者都应进行心电图检查。

2)超声心动图：所有肥厚型心肌病患者均应进行全面的经胸超声心动图检查，包括二维超声、彩色多普勒、频谱多普勒、组织多普勒等。成人肥厚型心肌病超声心动图诊断标准：左心室心肌任何节段或多个节段室壁厚度 ≥ 15mm，并排除引起心脏负荷增加的其他疾病，如高血压、瓣膜病等。

3)动态心电图监测：所有肥厚型心肌病患者均应行 24~48h 动态心电图监测，以评估室性心律失常和猝死的风险，有助于判断心悸或晕厥的原因。

4)运动负荷检查：对静息时无左心室流出道梗阻而有症状的患者，可做运动负荷检查，以排除隐匿性梗阻。运动负荷检查方法有限制 Bruce 方案，如果无法行该方案，则替代的方法包括药物激发(即亚硝酸异戊酯、多巴酚丁胺、异丙肾上腺素)试验和 Valsalva 试验。

5)心脏磁共振成像：钆对比剂延迟强化(LGE)是识别心肌纤维化最有效的方法，LGE 与死亡、心脏性猝死等风险正相关。

6)X 线胸片：肥厚型心肌病患者 X 线胸片可见左心室增大，亦可在正常范围，可见肺部瘀血，但严重肺水肿少见。

7)冠状动脉计算机断层成像或冠状动脉造影：适用于有明显心绞痛症状，冠状动脉的情况将影响下一步治疗策略的患者或拟行心脏手术的患者；对于有心脏停搏的成年幸存者，或合并持续性室性心律失常的患者也建议行冠状动脉评估。

8）心内导管检查：疑诊肥厚型心肌病，存在以下一种或多种情况，可行心内导管检查。①需要与限制型心肌病或缩窄性心包炎鉴别。②怀疑左心室流出道梗阻，但临床表现和影像学检查之间存在差异。③需行心内膜活检鉴别不同病因的心肌病。④拟心脏移植的患者术前评估。

9）基因诊断：基因突变是绝大部分肥厚型心肌病患者的最根本原因。肥厚型心肌病致病基因的外显率（即携带致病基因患者最终发生肥厚型心肌病的比率）为40%~100%，发病年龄异质性也较大，对基因诊断结果解释应谨慎。

3. 限制型心肌病

（1）临床表现：发展缓慢的右心衰竭，临床酷似缩窄性心包炎，以肝脾大、腹水和下肢水肿最为突出。

（2）X线检查：心影轻至中度增大，以两心房或右室、右房增大为主，偶尔可以看到心室内膜钙化阴影。心血管造影时可见造影剂在心脏内流动缓慢或可见心室腔狭小。

（3）血流动力学检查：静脉压、心房压增高，心室舒张终末压增高，肺动脉压亦增高，心排血量下降。

（4）心脏收缩时间间期（STI）测定不正常，其中射血前间期（PEP）延长，左室射血期缩短（LVET），故PEP/LVET比值增大，而STI在缩窄性心包炎者正常，STI测定可能对鉴别此两病有帮助。

4. 致心律失常性右室心肌病（ARVC）　是一种原因不明的心肌疾病，病变主要累及右室，以右室心肌不同程度地被脂肪或纤维脂肪组织代替为特征。

（1）临床表现：①反复发生持续或非持续性室性心动过速（室速）为特征，可从室性期前收缩到室速甚至心室颤动，室速为左束支阻滞型。心脏性猝死。②右心衰竭。

（2）X线胸片：心脏正常或增大，轮廓呈球形，右室流出道扩张，左侧缘膨隆，多数患者心胸比率≥0.5。

（3）心电图：窦性心律时常呈完全性或不完全性右束支阻滞表现。右心导联出现右室晚激动波（epsilon波）。T波倒置。发作室速时，QRS波呈左束支传导阻滞图形，常伴有电轴右偏。电生理学检查：对有自发性室速史的患者，大多数程序电刺激可诱发单形性或多形性持续性室速，呈左束支传导阻滞图形。

（4）超声心动图：右室扩大，流出道增宽。右室运动异常或障碍，舒张期呈袋状膨突或呈室壁瘤样改变。右室节制带结构异常，肌小梁紊乱。

（5）放射性核素血管造影：对判断右室的病变特征、范围及其解剖学定位和左心受累情况，具有敏感性高、特异性强等优点。

(6) 磁共振显像：可精确测定右室各种形态和功能改变以及左室受累情况，可鉴别正常心肌与脂肪或纤维脂肪组织。

(7) 心内膜心肌活检：是确诊 ARVC 的有效方法。活检取材部位应是病变最常累及的右室游离壁。但由于该处心壁变薄，质脆而软，有发生穿孔的危险，故应在超声心动图引导下进行，并应有相应的心外科作后盾。

【治疗】

(一) 扩张型心肌病

1. 未发生心衰者注意预防呼吸道感染，戒烟、酒。一旦发生心衰，应予以较长时间休息。

2. 心衰者按心衰治疗，由于本病对洋地黄类药物耐受差，因此宜选用见效迅速而排泄快的制剂，用药量宜小，可用地高辛 0.25mg，不足时再补充注射毛花苷丙。应用利尿剂时要特别注意电解质的平衡。有多量胸腔积液者宜作胸腔穿刺放液。

3. 血管扩张药应用见充血性心力衰竭。

4. 心律失常者按不同的类别给予相应处理，但在应用抑制心率药物或电复律时应慎重，要警惕同时存在病态窦房结综合征(病窦综合征)的可能。对完全性房室传导阻滞或病窦综合征、心率缓慢引起的心衰或阿 - 斯综合征者，宜及早植入人工心脏起搏器。

5. 器械治疗对于存在左、右心室显著不同步的心衰患者可给予心脏再同步治疗(CRT)，部分患者可给予 ICD 预防猝死，终末期心衰患者在等待心脏移植期间可考虑使用左室辅助装置(LVAD)过渡治疗，终末期患者可进行心脏移植。

(二) 肥厚型心肌病

1. 梗阻性者：①梗阻性者可长期服用 β 肾上腺受体阻滞剂消除 β 肾上腺能对心脏的刺激作用，减慢心率，降低流出道梗阻程度，增加心排血量。可口服普萘洛尔，先从小剂量开始，逐渐加大剂量，以血压不过低，心率不过慢而患者能耐受为度，普萘洛尔最大剂量可达 120~320mg/d，也可服美托洛尔、阿替洛尔，也可服用硫氮酮，30mg，每日三次或四次。②对于静息时或刺激后出现左心室流出道梗阻但无法耐受 β 受体阻滞剂或有禁忌证的患者，推荐给予维拉帕米以改善症状，但对 LVOTG 严重升高(≥ 100mmHg)、严重心衰或窦性心动过缓的患者，维拉帕米应慎用。③除 β 受体阻滞剂外(或合并维拉帕米)，丙吡胺可以改善静息或刺激后出现左心室流出道梗阻患者的症状(剂量可加至最大耐受剂量)。

2. 有心力衰竭者按心力衰竭治疗，唯梗阻性者应用洋地黄时要特别慎重，可同时服用普萘洛尔等β受体阻滞剂。治疗急性低血压时对液体输入无反应的梗阻性肥厚型心肌病患者，推荐静脉用去氧肾上腺素（苯肾上腺素）。

3. 静息时或刺激后左心室流出道梗阻的患者应避免使用动静脉扩张剂，包括硝酸盐类药物和磷酸二酯酶抑制剂。对于有症状的左心室流出道梗阻患者，可考虑谨慎采用低剂量袢利尿剂或噻嗪类利尿剂改善劳力性呼吸困难。

4. 有心律失常按心律失常治疗，对有静息或可激发左心室流出道梗阻的肥厚型心肌病患者，采用硝苯地平或其他二氢吡啶类钙通道阻滞剂对症（心绞痛或呼吸困难）治疗有潜在的危险。对有全身低血压或严重静息呼吸困难的梗阻性肥厚型心肌病患者，维拉帕米有潜在危险。

5. 梗阻性者，可行经皮室间隔心肌消融术，外科室间隔心肌切除术，植入DDD起搏器对有严重症状的梗阻性肥厚型心肌病可能有效。

（三）限制型心肌病

代偿期应避免劳累与呼吸道感染，预防心衰。心衰时应予及时对症治疗。为防止栓塞可使用抗凝药。

（四）致心律失常性右室心肌病

1. 可选用Ⅰa、Ⅰc或Ⅲ类抗心律失常药和β受体阻滞剂。视病情可单独应用，也可联合用药。应用β受体阻滞剂可减少猝死的危险。

2. 非药物治疗包括：①导管射频消融术。② ICD：对反复发作和/或药物无效室速患者，能可靠终止致死性心律失常，改善长期预后，明显优于药物或其他疗法。③手术治疗：适用于药物治疗无效的致命性心律失常患者。视病情可施行右室切开术、右室局部病变切除术、心内膜电灼剥离术和右室离断术。④心脏移植：对难治性反复性室速和顽固性慢性心力衰竭患者，心脏移植是最后的选择。

（陈 玮 任雨笙）

10 心包炎

一、急性心包炎

急性心包炎（acute pericarditis）是最常见的心包疾病，常为全身疾病的一部分或由邻近器官组织病变蔓延导致。依据病理变化，可分为纤维蛋白性（干性）和渗出性两类。心包积液病理可表现为现为浆液性、纤维素性、脓性或血性。

【诊断】

（一）临床表现

急性心包炎典型临床表现以胸痛、心包摩擦音及心电图上特异性ST-T改变为三大特征，有浊音界增大，心尖搏动微弱、心音降低或遥远时，应疑有心包积液。

(二) 心脏压塞

心包内液体迅速积聚后，心包腔内压急剧升高，静脉回流受阻，心排血量骤降，呼吸困难、浅表而急促、发绀、烦躁不安、咳嗽、脉搏细数、血压进行性下降、脉压小、静脉压急剧升高、心动过速等急性心脏压塞征。

心包积液速度较慢者，积液量大时可出现明显静脉回流受阻表现，如气急、颈静脉怒张、肝大、腹水、水肿和奇脉等表现，这时应和心肌病或心脏瓣膜病引起的心力衰竭相鉴别。

(三) X线检查

心影扩大，呈球形或烧杯形，心脏搏动减弱或消失，肺野清晰无肺水肿。

(四) 心电图

急性心包炎表现为继发于心外膜下心肌炎症损伤的心电图特征性ST-T改变，表现通常分为4期：Ⅰ期，ST段普遍呈凹面向下抬高，PR段与P波方向偏离，T波直立，可持续数h至数日；Ⅱ期，ST段随后逐渐下降到等电位线上，T波渐变低平或倒置，持续2d~2周；Ⅲ期，T波全面倒置；Ⅳ期，T波最后可恢复正常，心电图恢复至病前状态，时间历时数周至3个月不等。

(五) 超声心动图

小量心包积液仅仅于心室收缩期在后壁见到；渗液量>250ml时前后心包均可显示液性暗区；大量积液时于左房后可见液性暗区，可显示心脏压塞的特征。

(六) 心包穿刺心包液实验检查

心包液分为浆液性、血性、化脓性。并可进行细菌培养及病理检查。

(七) 病因诊断

1. 病毒性心包炎是最常见的急性心包感染疾患，是由于病毒直接侵犯心包或集体对病毒的免疫应答反应损伤所致。起病前多由上呼吸道感染。

2. 结核性心包炎常有心外原发性结核性病灶或其他浆膜腔结核性积液存在，易转为慢性缩窄性心包炎。

3. 肿瘤性心包疾病以转移性多见，病情进行性加重，消瘦。常同时伴有其他部位癌症，如肺癌、乳腺癌等。

4. 化脓性心包炎临床起病急骤，高热、寒战，呼吸困难，剧烈胸痛，明显毒血症表现，多有邻近脏器或血源性化脓感染灶。

5. 自身免疫相关性心包炎通常在自身免疫疾病活动期发生，是免疫复合物介导的累及多系统、多器官全身结缔组织病的一部分。

6. 尿毒症性心包炎是慢性肾衰竭最严重的并发症，通常缺乏心电图典型的 ST-T 改变。

7. 急性心肌梗死后心包炎一般于梗死后 2~5d 出现，与损伤后急性炎症有关。

8. 心脏损伤后综合征可能源于免疫介入，于心肌梗死或心脏术后几天至数周发生，肺栓塞后也可发生。

【治疗】

1. 病因治疗。

2. 一般治疗包括：卧床休息，限制运动，呼吸困难者半卧位和吸氧，伴胸痛者镇痛，水肿明显者应低盐饮食。

3. 对症治疗包括：心脏明显受压时宜行心包穿刺抽液减压。化脓性心包炎应尽量排脓或心包内留置导管引流、冲洗并局部抗生素治疗，或手术切开引流。癌性心包病反复大量积液者，可心包留置导管引流并局部化疗。

二、缩窄性心包炎

缩窄性心包炎（constrictive pericarditis）是指当心包发生了纤维化、增厚、钙化、粘连限制了心脏的充盈，导致了一系列循环障碍的临床现象。

【诊断】

1. 病史　有急性心包炎后出现心包缩窄的症状和体征。但结核性者往往起病隐蔽，可缺乏明确的急性心包炎史。

2. 症状　呼吸困难，尤其是活动后呼吸困难明显。

3. 体征　①血压低，脉搏快，多数合并房颤。②颈静脉怒张。③心尖搏动不明显，心音减弱。④肝大、腹水、蜘蛛痣、肝掌等。⑤胸腔积液，亦可出现腹水、阴囊、大腿和小腿水肿。

4. X 线检查　心影可以偏小、正常或增大视，心包增厚，广泛钙化或心包腔内有积液，心影呈三角形，左右心缘平直，常可见胸腔积液，但肺野清晰，无肺淤血。

5. 心电图　心动过速，QRS 波低电压，ST 段轻度下降，T 波低平、倒置，早期心动过速，二尖瓣型 P 波，少数患者可出现电轴右偏，晚期或出现心房颤动。

6. 超声心动图　心包增厚、钙化或心包腔内积液。

7. 右心导管检查　各心腔舒张压增高，右心房压力曲线呈 W 形或 M 形，右室压力曲线呈舒张早期下陷、后期高原波。

8. 实验室检查　可有轻度贫血，肝功能受损，白蛋白减少。胸腹水为漏出液。静脉压增高。

9. CT 和 MRI　两者均能显示出心包厚度，局部或环形增厚钙化的轮廓。

10. 鉴别诊断　本病应与慢性充血性心力衰竭、肝硬化腹水、限制型心肌病等相鉴别。

【治疗】

(一) 内科治疗

1. 加强营养，必要时输血或血浆。

2. 降低体循环静脉压。

3. 尽量避免使用减慢心率的药物，房颤伴快速心室率可选用洋地黄控制，结核患者应抗结核治疗。

(二) 外科治疗

1. 心包剥离术是治疗缩窄性心包炎有效的方法。

2. 结核性心包炎宜于结核活动静止后或积极使用抗结核的情况下进行。

3. 手术后心脏负荷不宜过重，静脉输液和输血应谨慎。

（庞 阳　任雨笙）

11　病毒性心肌炎

多种病毒都可能引起心肌炎。柯萨奇病毒 A 和 B、埃可病毒(ECHO virus)、脊髓灰质炎病毒等为常见病毒。最常见为柯萨奇病毒 B。临床表现取决于病变的广泛程度和部位，轻者可完全没有症状，重者甚至出现心源性休克及猝死。

【诊断】

1. 凡发病前 1~3 周有病毒感染的前驱症状，出现下述心肌损害表现者应考虑有心肌炎。

(1) 全身倦怠、肌肉酸痛，或恶心、呕吐等消化道症状，随后可以有心悸、胸痛、呼吸困难、水肿，甚至晕厥、猝死。

(2) 心律失常：以房性期前收缩、室性期前收缩及房室传导阻滞最为多见，听诊可闻及第三、四心音或奔马律，重症可出现血压降低、四肢湿冷等心源性休克体征。

(3) 心电图异常：常见 ST-T 改变，包括 ST 段轻度移位和 T 波导致，合并急性心包炎的患者可有 aVR 导联以外 ST 段广泛抬高。可出现各种类型心律失常，特别是室性心律失常和房室传导阻滞。

(4) 心肌酶学改变：血清 AST、LDH、肌钙蛋白、磷酸肌酸激酶及其同工酶升高等。

2. 明确病因包括：①血清病毒中和抗体测定：通常检测最为常见的柯萨奇 B 病毒的中和抗体，如起病 2~4 周后的抗体效价比起病初期升高 4 倍或其中一次≥1∶640，提示近期感染。②咽、肛拭病毒分离。③用PCR法从粪便、血清或心肌组织中检测病毒RNA。④心肌活检。

3. 排除了甲状腺功能亢进、二尖瓣脱垂综合征以及影响心功能的其他疾患如结缔组织病，如血管炎、药物及毒物等引起的心肌炎。

【治疗】

1. 病因治疗。

2. 休息。早期休息有利于控制病情和加速痊愈。一般应卧床休息，到急性期症状控制后或体温下降后3~4周。有心力衰竭或心脏扩大者，需休息半年至一年或直至心脏恢复正常大小、血沉正常、心电图改变恢复正常或稳定后。

3. 吸氧。防治诱因常有细菌与病毒感染合并存在或者相继发生，故患者应予抗菌药物控制细菌感染。

4. 心肌营养剂促进心肌恢复：①大量维生素C 3~5g加入葡萄糖20~40ml中，静脉推注，每日1~2次，10~15d一疗程。②三磷酸腺苷、辅酶A、细胞色素C单独或联合应用。③极化液（葡萄糖-胰岛素-氯化钾液）静脉滴入（切勿大量快速滴注），每日一次，10~15d一疗程。④黄芪、辅酶Q_{10}和牛磺酸联合应用。

5. 糖皮质激素疗效并不肯定，不主张常规使用，但对其他治疗效果不佳者，仍可考虑在发病10d~1个月使用。

6. 积极防治并发症，并有心力衰竭、休克、心律失常者，治疗参阅各有关章节。

（庞 阳　任雨笙）

12　心脏黏液瘤

心脏黏液瘤（myxoma）是成人最常见的心内肿瘤，占心脏良性肿瘤的30%~50%，任何年龄均可发生，但以30~60岁的女性多见。一般认为黏液瘤起源于心内膜下间叶组织，长大后向心腔内突出，最常见于左心房，约占75%；其次为右心房约占20%，位于右、左心室者约5%。黏液瘤绝大部分为单发性，发生于一个心腔，但也可为多发性，同时存在于心房和心室腔内、心房黏液瘤常附着于心房间隔卵圆窝处，也可位于心房的其他部位，偶可起源于房室瓣。多数肿瘤有蒂，瘤体可随心脏舒缩而活动。黏液瘤直径自1~15cm，平均4~8cm。黏液瘤多为良性，但如手术切除不彻底，局部可以复发；而且脱落的肿瘤组织可在脑血管和周围血管上皮继续生长，破坏血管壁形成血管瘤。此外，约7%患者可伴发心外黏液瘤等多系统病变，可称为黏液瘤综合征，并有家族倾向性，呈常染色体显性遗传。此类患者相对年轻，部位多发性较常见，术后易复发。

【诊断】

1. 心脏流出道局部阻塞　最常见是肿瘤阻塞二尖瓣或三尖瓣口，引起该瓣膜狭窄的症状和体征。特点为间歇性发作，体征不恒定，可随体位变动而改变。患者可有一过性晕厥，甚至猝死。

2. 动脉栓塞体循环、肺循环血管栓塞发生于 1/3 患者，包括伴发脑血管意外、肺动脉栓塞、肺动脉高压等表现。

3. 全身表现发热，全身不适、体重下降、贫血、关节痛等。

4. X 线检查、心电图和右心导管检查表现可类似风湿性二尖瓣狭窄。

5. 超声心动图　超声心动图是诊断各部位黏液瘤的简便而可靠的方法。二维超声心动图可显示肿瘤部位及大小范围，并可见其随心脏舒缩而移动，多普勒超声可显示肿瘤引起瓣膜狭窄和关闭不全的程度，心腔和大血管压力变化及心功能状况。

6. 放射性核素血池显像　可显示充盈缺损。MRI、CT 诊断价值也很高。

【治疗】

黏液瘤手术切除效果良好，1%~5%，患者术后 10~15 年复发或出现第 2 个心脏黏液瘤，故对术后患者应定期随访。环状切除瘤蒂周围组织，可成功地预防复发。

一、主动脉瘤

主动脉瘤（aortic aneurysm）是病理性扩张的主动脉段，并且具有进一步扩大和破裂的倾向，多见于升主动脉，其次为主动脉弓及降主动脉，腹主动脉较少见。

【诊断】

（一）症状

1. 疼痛　为常见的最早症状，呈钝痛或剧痛。疼痛常向其他部位放射。胸主动脉瘤的疼痛较心绞痛持续时间更长，剧痛常是瘤体即将破裂或侵蚀骨、神经所引起；夹层动脉瘤、腹主动脉瘤常可引起腹痛。

2. 呼吸困难　压迫气管、支气管所致。

3. 咳嗽　为气管或支气管刺激所致，也可因压迫支气管引起阻塞而产生继发性感染。咳嗽呈干性带金属性。

4. 声音嘶哑或失声　弓部瘤压迫左侧喉返神经引起。

5. 吞咽困难　压迫食管所致。

6. 咯血或呕血　动脉瘤侵蚀或破入气管或食管之故。

7. 神经系统症状　除压迫喉返神经外，尚可压迫膈神经，产生呃逆或膈肌麻痹；压迫肋间神经，引起神经痛；降主动脉瘤可腐蚀椎体，压迫脊髓而产生截瘫。

（二）体征

1. 异常搏动　主动脉弓或无名动脉瘤，可在胸骨上窝摸到搏动；腹主动脉瘤脐周可触及搏动。

2. 杂音　动脉瘤表面有血管杂音。在主动脉根部扩张引起主动脉瓣关闭不全时，则有主动脉瓣舒张期杂音及相应的心脏和周围血管体征。降主动脉瘤时，背部可有收缩期震颤和血管杂音。

3. 两上肢血压差别　压迫一侧头臂动脉，可产生两上肢血压、脉搏明显差别。

4. 上腔静脉综合征　升主动脉或弓部瘤压迫上腔静脉，无名静脉，引起面部、上肢水肿及颈、上肢胸壁静脉怒张。

5. Horner 综合征　压迫左侧颈下交感神经干，引起左侧眼球凹陷、眼裂狭小，瞳孔缩小、一侧面部血管扩张无汗等症状。

（三）辅助检查

1. 心电图　可正常或左室肥大。

2. 实验室检查　动脉粥样硬化者常有血脂异常。梅毒者化验见梅毒章节。

3. X 线检查　①胸腹部平片或分层摄片示主动脉增宽，且有与主动脉阴影相连的局限性、边缘清晰的纺锤状或囊状扩张，透视下呈膨胀性搏动。② X 线检查还发现动脉瘤压迫气管、食管，侵蚀邻近肋骨、椎体和胸骨等变化。③主动脉造影（包括数字减影电影造影）可显示动脉瘤的形状、大小及与周围组织的关系。④其他：计算机断层扫描（CT）、二维超声心动图及核素心血池显影，也有助于诊断。

【防治】

（一）内科治疗

1. 控制高血压　维持收缩压为 120mmHg 或以下。

2. 对症处理　如胸痛、心绞痛与心力衰竭的治疗。

3. 病因治疗　如动脉粥样硬化和梅毒的治疗。

（二）外科治疗

任何有症状的胸主动脉瘤，或无症状但瘤体直径大于 5~6cm，应切除动脉瘤，用人造血管移植。如存在主动脉瓣关闭不全，则同时行主动脉瓣置换术。亦可行经皮腔内隔绝术。

二、主动脉夹层

主动脉夹层(aortic dissection,旧称主动脉夹层动脉瘤)是遗传或代谢性异常导致主动脉中层囊样退行性变,在某些诱因下主动脉腔内的血液从主动脉内膜撕裂口进入主动脉中膜,并沿主动脉长轴方向扩展,造成主动脉真假两腔分离的一种改变,男性较女性高发。高血压、动脉粥样硬化和增龄为主动脉夹层的重要易患因素。本病分为三型。Ⅰ型:夹层起源于升主动脉,扩展超过主动脉弓到降主动脉,甚至腹主动脉,此型最多见。Ⅱ型:夹层起源并局限于升主动脉。Ⅲ型:病变起源于降主动脉左锁骨下动脉开口远端,并向远端扩展,可直至腹主动脉。

【诊断】

(一) 症状

1. 疼痛为本病最主要和最常见的表现,疼痛可放射到肩背部,尤其可沿肩胛间区向胸、腹部以及下肢等处放射。

2. 血压变化:95% 以上患者合并高血压,如出现心脏压塞、血胸或冠状动脉供血受阻引起心肌梗死,可能出现低血压。

3. 心血管系统:①主动脉瓣关闭不全和心力衰竭。②心肌梗死。③心脏压塞。

4. 脏器或者肢体缺血:①神经系统缺血、四肢缺血。②内脏缺血症状。

5. 夹层动脉瘤破裂。

(二) 体征

1. 脉搏异常 由于动脉夹层使主动脉分支阻塞,使脉搏减弱或消失。

2. 主动脉区舒张期杂音 主动脉瓣瓣环扩大或瓣叶下坠引起主动脉瓣关闭不全。

3. 上腔静脉综合征 动脉夹层压迫上腔静脉。

4. 心脏压塞 血液渗入或动脉夹层破裂入心包腔。

(三) 实验室和其他检查

1. 心电图 左心室肥大或非特异性 ST-T 改变。

2. X 线检查

(1) 胸片:特征性表现有①上纵隔或主动脉弓影进行性增宽。②主动脉双重致密阴影,主动脉局部膨出。③“钙征”(由于钙化的主动脉内膜与外壁分离 1cm 以上产生)。④左侧胸腔积液,气管右移。⑤左心室增大。

(2) 主动脉造影:可肯定诊断和决定内膜撕裂点及动脉夹层广泛程度,表现为:①存在假腔且被内膜撕裂片与主动脉腔分隔。②主动脉腔变窄或歪曲,但主动脉外形增宽。③在充盈的主动脉内可见线状阴影。④主动脉壁增厚及导管位置异常。

(3) 超声心动图：表现为①主动脉根部外径增大。②主动脉前后壁增厚。③主动脉壁分离，且分离缘呈平行状态。④经食管超声心动图可提高降主动脉夹层的检出率。

(4) CT：主要发现①主动脉口径增大。②内膜钙化灶移位或存在撕裂片。③假腔。④心包和胸腔积液。

(四) 鉴别诊断

主要与急性心肌梗死、急性肺栓塞、脑血管意外、充血性心衰、急腹症和肾功能不全。

【防治】

(一) 紧急治疗

1. 所有患者均应收住危重病监护病房，严密监测血流动力学指标，凡有心衰或低血压者还应监测中心静脉压、心排血量。

2. 镇痛。吗啡 10mg 或哌替啶 50~100mg，肌注。

3. 控制血压。用静脉滴注硝普钠，使收缩压为 90~120mmHg。短期内用静脉维持用药，情况好转后改口服降压药，如 ACEI、钙通道阻滞剂等。

4. 减低心肌收缩性。静脉滴注普萘洛尔，情况好转后改口服药，如阿替洛尔，12.5mg，2 次 /d；美托洛尔 12.5~25mg，2 次 /d。

5. 病情稳定后，应尽早主动脉造影，以明确病情。

6. 如主动脉破裂、严重主动脉瓣关闭不全、心脏压塞或循环衰竭，则不必心血管造影而直接外科治疗或亦可行经皮腔内隔绝术。

(二) 后续处理

1. 外科治疗

(1) 近端型主动脉夹层（Ⅰ型和Ⅱ型）。

(2) 远端型主动脉夹层（Ⅲ型）有下列情况时：①危及生命器官。②动脉夹层扩展和即将破裂(囊状动脉夹层形成)。

(3) 主动脉瓣关闭不全。

(4) 药物治疗不能控制血压和 / 或疼痛。

2. 内科治疗

(1) 适应证：①无并发症且病情稳定的远端型主动脉夹层动脉瘤。②无并发症的近端型主动脉夹层，且内膜撕裂点不够精确定位和手术条件较差的患者。③主动脉弓动脉夹层，且病情稳定。

(2) 药物选择：①普萘洛尔，10~40mg，每日 3 次。②美托洛尔，50~100mg，每日 3 次。③阿替洛尔，50~100mg，每日 1 次，如上述治疗和利尿剂不能维持收缩压低于 130mmHg，则加用甲基多巴或可乐定等。

（三）慢性主动脉夹层

1. 内科治疗　口服降血压和减低心肌收缩性药物。

2. 外科治疗　囊性主动脉夹层或严重主动脉瓣关闭不合或亦可行经皮腔内隔绝术。

（庞 阳　任雨笙）

第四节　消化系统疾病

1　胃食管反流病

胃食管反流病（gastroesophageal reflex disease，GERD）是由胃或十二指肠内容物反流入食管或以上部位，进入口腔（包括咽部）或肺引起的症状或并发症。GERD 可分为非糜烂性反流病（NERD）、反流性食管炎（RE）和 Barrett 食管。GERD 的发生是多因素的，包括食管下括约肌功能障碍和食管运动异常等。

【临床表现】

（一）食管综合征

1. 症状综合征　①典型反流症状（反酸、反食）。②反流相关胸痛（胸骨后烧灼痛）。

2. 食管损伤综合征　①反流性食管炎（胃灼热、反酸）。②反流性食管狭窄（吞咽困难、吞咽疼痛）。③ Barrett 食管。④食管腺癌。

（二）食管外综合征

1. 明确相关反流性咳嗽、反流性喉炎、反流性哮喘、反流性牙侵蚀。

2. 可能相关咽炎、鼻窦炎、特发性肺纤维化、复发性中耳炎。

【辅助检查】

1. 内镜检查　诊断 RE 和 Barrett 食管最准确的方法。在食管下段可显示不同程度的食管炎症。通常分为：A 级病损局限于黏膜皱襞，直径 <5mm；B 级病损不连接，直径 >5mm；C 级病损融合，但不环绕四壁；D 级为融合之病损，且累及四壁。

2. PPI 试验　①不愿或不能接受内镜检查。②怀疑反流相关食管外症状。

③预估内镜检查阴性的患者均可采用 PPI 试验。方法：双倍标准剂量 PPI，每日分 2 次服用，疗程 1~2 周，服药后症状明显改善提示酸相关的 GERD。

3. 24h 食管 pH 监测　将电极置于食管下括约肌上方 5cm 处，以了解食管酸暴露时间、反流次数等。无线 BRAVO pH 胶囊相比电极，具有体内留置时间更长（≥ 48h）、耐受性更好、假阳性率更低的优势。

4. 食管测压　通常 LES 压力降低，且可推测其病因。

5. 食管滴酸试验　滴酸过程中出现胸骨后疼痛或胃灼热者为阳性，目前临床不常用。

【诊断】

根据症状、内镜检查及食管 pH 检测等结果明确诊断。

1. GERD 症状 +24h 食管 pH 监测 / 胆汁反流监测或症状 +PPI 试验（1 周）。

2. RE 症状 + 内镜检查。

3. NERD 症状 +24h 食管 pH 监测 + 内镜检查。

同时需注意有无食管裂孔疝、食管或胃手术史、长期留置胃管或反复呕吐等引起 LES 抗反流机制失调，妊娠、幽门梗阻、腹水等引起胃内压增高及先天性短食管症等病史。

【治疗】

（一）一般治疗

25% 的患者改变生活方式及饮食习惯后症状可以缓解。

1. 低脂饮食，烟、酒和咖啡等特定食物（如巧克力、酒精、薄荷、咖啡以及大蒜）及药物（三环类抗抑郁药、抗胆碱能药等）被认为可以降低 LES 压力，需要避免。减轻体重可有效缓解 GERD 临床症状。

2. 少食多餐，睡前 2~3h 不再进食，卧时床头抬高 20~30cm。许多研究表明抬高床头，餐后 3h 避免卧床可以减少夜间远端食管酸暴露。

（二）药物治疗　药物是 GERD 治疗的主要方法

1. 抑制胃酸分泌　抑酸是 GERD 治疗的主要手段。PPI 可有最快速的症状缓解和食管炎患者最高的愈合率。有些患者对于常规 PPI 剂量没有反应，增加药物剂量尤其是每天两次服用对于这些患者是适宜的。H_2 受体阻滞剂分次给药对于某些相对轻度的患者可能有效。常用药物有奥美拉唑、兰索拉唑、雷贝拉唑、泮妥拉唑及 H_2 受体阻滞剂如雷尼替丁、法莫替丁等。

2. 促动力药　可以在部分患者中使用，尤其是作为抑酸剂的辅助用药。可选用甲氧氯普胺、多潘立酮（吗丁啉）、莫沙必利、依托必利或马来酸曲美布汀。

3. 食管黏膜保护剂　硫糖铝、铝镁混悬液、铝碳酸镁等在临床上广泛应用，对 GERD 的疗效和 H_2 受体阻滞剂相似。

由于 GERD 是一种慢性病，从控制症状和预防并发症方面来说维持治疗是恰当的，部分患者上述药物须长期服用，停药症状易复发。

（三）内镜治疗

内镜治疗包括在 LES 区域进行射频治疗、LES 区域注射治疗、经口胃底折叠术（TIF）等。所有这些技术都表明可以改善症状，但对于确诊为 GERD 并对 PPI 治疗有效的患者并不推荐。

（四）手术治疗

对手术患者的选择仍然是一件矛盾的事情。难治性 GERD 通常认为是抗反流手术的适应证，但当前资料表明对于手术反应最好的患者是最初对药物治疗反应良好的患者，而不是难治性患者。药物治疗难以控制的患者（特别是有夜间反酸的患者）可以从手术中得益，但尚没有明确的数据有助于预先确定哪些患者最有效。对于确诊为 GERD 的患者，可以考虑由经验丰富的手术医生进行抗反流手术。

（五）并发症的治疗

GERD 常见的并发症有食管狭窄、食管溃疡、出血及 Barrett 食管等，通常需要大剂量的 PPI 和黏膜保护剂治疗。Barrett 食管因有恶变可能，应内镜随访，如有中重度不典型增生，可行内镜下治疗。

（陈伟忠　盛　夏）

2　食管癌

食管癌（carcinoma of the esophagus）是常见的消化道肿瘤，多见于 40 岁以上的男性。我国是食管癌高发地区，每年平均死亡约 15 万人。环境因素和饮食习惯、烟酒嗜好可能是重要的发病因素。

【临床表现】

食管癌典型症状为进行性咽下困难，开始时固体食物吞咽困难，继而半流质食物吞咽困难，最后液体食物也出现咽下困难。早期食管癌患者可无症状或仅有胸骨后疼痛、食物滞留感或异物感，少数患者仅有背痛、胸骨后闷胀、嗳气等反流症状，症状时轻时重，进展缓慢。中晚期食管癌患者出现典型症状，常吐黏液样痰。有远处转移者可有声音嘶哑、黄疸、腹水。有食管支气管瘘者可出现进食后呛咳。

患者逐渐出现消瘦、贫血，晚期呈恶病质。

【辅助检查】

1. 食管吞钡 X 线检查目前已较少使用，早期有食管黏膜纹粗乱，管壁僵硬，蠕动减弱，钡流滞缓，晚期可有管腔不规则狭窄或充盈缺损等改变。

2. 胃镜检查及活检早期可见食管小的息肉样隆起、黏膜发红变脆或浅溃疡等改变，放大内镜、色素内镜（NBI、碘染色）有助于早期诊断食管癌。晚期多见管壁有菜花样肿块隆起或深溃疡，管腔狭窄等浸润性改变，直视下活组织检查是确诊食管癌的唯一方法。

3. B超、CT增强检查可确定食管癌有无局部和远处转移。

4. 超声胃镜检查有助于术前评估食管癌浸润的深度；对局部淋巴结转移较敏感，但存在假阳性；对远处转移难以评估，需结合CT、MRI等检查。

【诊断】

年龄在40岁以上出现与进食有关的吞咽哽噎或吞咽困难、胸骨后疼痛均应考虑食管癌，内镜检查送检病理阳性后可确诊。本病早期应与食管炎、癔球症等鉴别，中晚期应与贲门失弛缓症、食管良性狭窄等相鉴别。

【治疗】

1. 内镜下治疗。高级别上皮内瘤变或早期食管癌可采用内镜下治疗（EMR/ESD），术前需明确肿瘤侵犯深度，确实证实为早期癌才可施行，并发症有出血、穿孔和食管狭窄。内镜局部注射化疗具有局部肿瘤药物浓度高，作用时间长，而且药物可以通过淋巴引流到相应淋巴结起治疗作用，全身不良反应小等优点。

2. 手术治疗。部分早期食管癌或可切除的中晚期食管癌，则采用以手术切除为主的综合治疗。有淋巴结转移和局部分期较晚的食管癌术前可采用新辅助化疗或放疗，待瘤体缩小后再手术。根据术后病理分期情况给予术后化疗。

3. 放射治疗。术前放疗目的是要使瘤体缩小，外侵的瘤组织退变软化，与相邻器官的癌性粘连转变为纤维性粘连而便于手术切除。术后放疗主要是消灭术后残存或可能残存的瘤组织，但不宜作为根治性食管鳞癌的辅助治疗手段。

4. 化学治疗。化疗已逐步成为食管癌综合治疗的重要组成部分。食管癌术前化疗可使肿瘤体积缩小，临床期别降低，以利于手术切除，也可提高对微小转移灶的控制，以减少术后复发和播散。术后辅助化疗可进一步消灭体内可能存在的微小转移灶。常用药物有白蛋白型紫杉醇、顺铂、卡铂等。

5. 对于不可切除的食管癌，则采用以放化疗为主的综合治疗。可考虑通过肿瘤组织或外周血进行基因检测，筛选适宜的化疗药物和/或靶向药物进行个体化治疗。

6. 分子靶向药物联合化疗、放疗是食管癌综合治疗的新方向，西妥昔单抗、贝伐单抗在临床上已有应用。

7. 光动力疗法(PDT)又称光敏疗法,是利用光敏剂对肿瘤组织特殊的亲和力,经激光或普通光源照射肿瘤组织后产生生物化学反应,即光敏效应,杀灭肿瘤细胞。食管癌的光动力治疗临床使用安全,对早期病变疗效好,对晚期患者只有姑息性疗效。

8. 中医中药可采用扶正与活血化瘀进行辨证施治。

9. 姑息性治疗对晚期进食困难者可作胃造瘘术或在内镜下置入食管覆膜金属支架,食管支气管瘘患者可在内镜下安置塑料套管堵塞瘘管等。

(陈伟忠 盛 夏)

3 贲门失弛缓症

贲门失弛缓症(achalasia)是由于下食管括约肌(LES)高压和对吞咽动作的松弛反应减弱所致的食管动力障碍性疾病,人群发病率约为1/10万。其病因可能与食管下段神经肌肉功能障碍有关。

【临床表现】

吞咽困难为最早及最常见的症状。此外还有胸骨后疼痛、食物反流及因食物反流误吸造成的咳嗽、肺部感染等。严重食管潴留者,常合并食管炎。病程较长者可出现体重减轻及营养不良。少数可继发食管癌。

【辅助检查】

1. 食管钡剂X线造影 食管体部扩张,蠕动减弱,钡剂排空障碍,食管末端狭窄呈"鸟嘴"状,但狭窄部黏膜光滑。

2. 食管测压 食管下段括约肌高压区的压力常为正常人两倍以上,吞咽时压力不下降,食管蠕动波无规律、振幅小。

3. 胃镜检查 食管腔内可见大量食物残留,食管体部扩张甚至扭曲变形,食管下段炎症,贲门区持续关闭,推送内镜时虽有阻力,但不难进入胃内。胃镜检查的最主要目的是排除恶性肿瘤。

【治疗】

1. 一般治疗 患者应注意饮食成分、进食速度,少食多餐,必要时增加饮水量,避免过冷食物。

2. 药物治疗

(1)硝酸甘油0.6mg每日3次,餐前15min舌下口含能直接松弛LES,改善食管排空。此外,硝酸异山梨酯5mg,每日3次,硝苯地平10mg,每日3次,也有一定疗效。

(2)部分患者贲门失弛缓与心理因素相关,对于心理因素较重的患者建议服用抗焦虑药物，如文拉法辛、阿普唑仑等。

3. 肉毒杆菌毒素治疗　肉毒杆菌毒素A 100U用10ml生理盐水稀释后，内镜下沿LES区域，分4点注射，每点25U。适用于青年、不宜手术或拒绝创伤性治疗、口服药物疗效欠佳患者，该法简单安全，但易复发。

4. 扩张治疗　内镜或X线监视下，通过气囊、水囊和各种探条扩张器强力地扩张LES区，使该区的环肌达到部分撕裂，起到类似手术的作用，LES压力下降，缓解症状，另外可回收临时金属支架植入也有一定作用。

5. 经口内镜下肌切开术（POEM手术）　通过隧道内镜技术经胃镜在黏膜下将贲门周围的环形肌离断，达到松解痉挛的目的，该办法日趋成熟、安全，长期有效率达85%。

6. 手术治疗　如上述治疗方法仍未获得满意的疗效，可以考虑手术治疗。腹腔镜Heller肌切开术是目前的标准术式，其方法是经腹腔镜切开下食管肌层5~7cm，直至黏膜下，并过贲门1cm。这样既能缓解吞咽困难，又能避免合并反流性食管炎，长期效果较好。

（蔡洪培）

4　慢性胃炎

慢性胃炎（chronic gastritis）是各种原因引起的慢性胃黏膜炎性改变，其发病率在各种胃病中最高，多见于中年以上。其分类方法有多种，临床上一般分为非萎缩性和萎缩性胃炎两大类。

【病因】

其发病原因有：①幽门螺杆菌感染；②刺激性食物（酒、浓茶、咖啡、过辣、过饱）；③药物损伤，如阿司匹林、泼尼松、氯化钾、各种解热镇痛药、某些苦寒类中药；④急性食物中毒造成的胃黏膜损伤有些可演变成慢性胃炎；⑤长期的精神紧张、生活不规律；⑥睡眠不充分；⑦其他疾病，如化疗、尿毒症等。

【临床表现】

慢性胃炎常缺乏特异性症状，且症状的严重程度与胃黏膜的炎性改变并非平行。多数患者常无症状，少数有上腹隐痛、饱胀、反酸、嗳气、食欲减退等。部分伴有黏膜糜烂的患者症状常较明显，疼痛常位于中上腹部，多可忍受。严重萎缩性胃炎可伴贫血、舌炎及消瘦。

【辅助检查】

1. X线钡餐检查随着内镜广泛推广，目前已极少应用，阳性发现不多，也不能作为确诊依据。一般仅用于恐惧胃镜检查的患者，主要价值在于排除溃疡与肿瘤。

2. 胃镜检查与胃黏膜活检是确诊的主要方法，常需要两者结合。慢性胃炎常以胃窦部改变多见且明显，活检标本病理学检查是判断浅表、萎缩、肠化、异型增生的重要依据。胃镜下快速尿素酶试验来判断幽门螺杆菌（Hp）感染有一定参考价值，但不如呼气试验准确，对于反复抗 Hp 治疗无效的患者可考虑内镜下活检行 Hp 药物敏感试验。

组织病理提示萎缩、肠上皮化生、异型增生者有一定的癌变率，内镜定期检查可以早发现早治疗。

3. 胃酸、壁细胞抗体、内因子抗体与血清胃泌素测定对诊断并非必需，但有助于萎缩性胃炎的分型，尤其对恶性贫血的治疗有一定价值。

【诊断】

确诊主要依赖内镜检查及组织学活检，尤其是后者。HP 检测有助于病因诊断。须与消化性溃疡、胃癌、胆囊、胆道、胰腺等疾病鉴别。

【治疗】

部分轻度胃炎尤其是无症状者无须药物治疗。大部分浅表性胃炎常可逆转，病程时间长可伴有萎缩，轻症也可逆转。

1. 病因治疗　消除病因是关键，祛除造成胃黏膜损伤的各种致病因素，如戒烟、酒，避免刺激性食物和对胃黏膜有损害的药物，避免暴饮暴食，注意饮食卫生，Hp 阳性的慢性胃炎伴有胃黏膜糜烂、中至重度萎缩、中至重度肠化或伴有不典型增生者，以及有胃癌家族史者，应根除 Hp 治疗。心理因素较重的患者建议服用抗焦虑药物，如氟哌噻吨美利曲辛（黛力新）、文拉法辛、阿普唑仑等。

2. 对症治疗　对上腹疼痛症状者可选用质子泵抑制剂或 H_2 受体阻滞剂；轻症患者可选用胃黏膜保护剂如达喜、替普瑞酮；有饱胀、恶心等症状者，可选用莫沙必利或加用消化酶制剂；有恶性贫血者肌注维生素 B_{12}。

3. 中医中药治疗　如胃苏颗粒、胃复春等。

4. 随访及手术治疗　问题一般萎缩性胃炎可视病情决定是否随访和随访间隔时间的长短；伴中度以上不典型增生者应密切随访或尽早行内镜下病灶切除（EMR 或 ESD）。

（蔡洪培）

5　消化性溃疡

消化性溃疡（peptic ulcer）一般都发生在胃或十二指肠球部，偶亦见于食管下端、球部以后的十二指肠（球后溃疡）或胃 - 空肠吻合口附近（吻合口溃疡）等处。溃疡一般为单个。胃或十二指肠同时有两个或两个以上溃疡称多发性溃疡；胃和十二指肠均有溃疡称复合性溃疡；本病是常见病多发病，男女比约为3∶1。临床主要表现为慢性上腹部疼痛，可并发出血、穿孔或幽门梗阻，约5%的胃溃疡发生癌变。

【病因】

常见病因与胃酸分泌过多、胃黏膜保护作用减弱、幽门螺杆菌感染等相关，遗传和精神心理、药物因素（如非甾体抗炎药、阿司匹林及激素等）也参与溃疡病的发生。

【临床表现】

主要为慢性上腹部疼痛。疼痛程度不等，性质多为钝痛、烧灼痛或饥饿痛。典型者具有下列特征：①慢性：就诊时常已有较长时间的病史。②周期性：疼痛数日或数周后有数周或数月的间歇。发作常与寒冷、紧张、疲劳或饮食不当等因素有关。③节律性：十二指肠溃疡的疼痛多在餐后2~3h发生，持续至下餐进食，即进食-舒适-疼痛，且常有夜间痛；胃溃疡的疼痛多在餐后1h左右发生，即进食-（短暂舒适）-疼痛-舒适。幽门前区溃疡疼痛的节律性与十二指肠溃疡相似。十二指肠溃疡的疼痛多具典型节律性，而胃溃疡则少。④制酸剂可缓解疼痛。

此外，可伴有胃灼热（烧心）、反酸、嗳气、流涎、恶心、呕吐等症状。约15%患者无症状，以溃疡出血或穿孔就诊。

【辅助检查】

1. X线钡剂检查　可见溃疡龛影，边缘整齐。胃镜广为普及后，目前较少运用。

2. 上消化道内镜检查及活检　是诊断消化性溃疡的最佳手段，且对胃溃疡与胃癌的鉴别诊断有极大价值。胃镜下可见胃或十二指肠圆形或椭圆形溃疡凹陷，边缘整齐，周边充血水肿，溃疡底部覆白苔或黄白苔。

3. 幽门螺杆菌（Hp）检查　血清Hp抗体检测因其阳性结果不能作为判断当时是否有Hp感染存在的指标。胃镜检查时活检标本尿素酶试验特异性并不高，活检做Hp培养及药敏试验方法复杂、价格昂贵。对未接受胃镜检查者首选^{13}C或^{14}C尿素呼气试验。此外，亦可做粪便Hp抗原检测。

4. 其他　胃酸测定和粪隐血试验非诊断所必需。但显著高酸〔夜间12h泌酸量>100mmol/L，基础泌酸量（BAO）>15mmol/h〕，尤其是BAO/最大泌酸量（MAO）>0.6者，应考虑胃泌素瘤的可能性；粪隐血试验持续阳性常提示为胃癌。

【诊断】

消化不良症状和/或上消化道出血（呕血和/或黑便）是诊断本病的主要

线索，确诊主要依靠内镜检查，钡餐检查作用有限。本病须与慢性胃炎、胃癌、功能性消化不良、十二指肠炎、胆囊炎胆石症以及胰腺疾病等相鉴别。胃溃疡与胃癌的鉴别要点见表2-4-1。

表2-4-1　胃溃疡与胃癌的鉴别要点

	胃溃疡	胃癌
年龄	<40岁者多见	>40岁者多见
病史与体征	病史长；疼痛有规律，制酸剂能解痛；无明显食欲缺乏和体重减轻，病史短	早期症状与胃溃疡相似，逐渐痛无规律，制酸剂不能解痛；常有食欲缺乏、贫血、进行性消瘦；晚期可有上腹部包块和左锁骨上淋巴结肿大等
粪便隐血	活动期阳性	持续阳性
X线表现	龛影突出于胃轮廓外，边缘光滑，可有项圈征(Hampton线)；集中的皱襞逐渐变细；局部胃壁柔软；龛影可在胃轮廓内，边缘不整，有Carman半月征	集中的皱襞突然中断、变尖、杵状或相互融合；局部胃壁僵硬
胃镜所见	多呈圆形或椭圆形；底部苔清洁；边缘整齐；集中的皱襞逐渐变细；周围黏膜正常	溃疡形态多不规则；底部苔污秽或有残留小岛；边缘不整或呈阶梯状；周围隆起或有结节、糜烂、出血；集中的皱襞呈杵状或突然中断、变尖或相互融合
活检与细胞学检查	无癌细胞	有癌细胞
对内科治疗的反应	溃疡显著缩小、愈合	无好转；少数可缩小，甚至假性愈合

【治疗】

(一) 饮食与一般治疗

忌烟、酒、咖啡、浓茶及辛辣食物和饮料，避免暴饮暴食，少吃各种甜品与高淀粉类食物，尽量避免应用致溃疡药物如泼尼松、阿司匹林等。注意调节情绪，保证充分睡眠。

（二）药物治疗

1. 质子泵抑制剂（PPI）　首选药物。标准剂量 PPI：奥美拉唑 20mg；兰索拉唑 30mg；潘妥拉唑 40mg；埃索美拉唑 20mg；雷贝拉唑 10~20mg，以上选一，1~2 次 /d。十二指肠溃疡疗程一般 4~6 周，胃溃疡 6~8 周。

2. H_2 受体阻滞剂　抑酸效果略逊于 PPI，可选用法莫替丁 20mg，2 次 /d，十二指肠溃疡疗程一般 8 周，胃溃疡疗程应更长。

3. 根除 Hp　可促进溃疡愈合，显著降低复发率。凡 Hp 阳性者均须根除，推荐的治疗方案：

（1）质子泵抑制剂 +2 种抗生素：如① PPI 标准剂量 + 克拉霉素 0.5g+ 阿莫西林 1.0g，均每天 2 次 ×10~14d；② PPI 标准剂量 + 阿莫西林 1.0g+ 甲硝唑 0.4g，均每天 2 次 ×10~14d；③ PPI 标准剂量 + 克拉霉素 0.5g，均每天 2 次 + 左氧氟沙星 0.5g 每天 1 次 ×10~14d。

（2）上述方案 + 铋剂：如枸橼酸铋钾 220mg，2 次 /d（四联疗法）

（3）其他方案：用四环素或呋喃唑酮替代上述其中一个抗生素。

（4）其他药物：胃黏膜保护剂有一定辅助作用，如硫糖铝（1g，每日 3~4 次），枸橼酸铋钾（220mg，2 次 /d），或其他制酸、黏膜保护剂均可选用。

4. 内镜治疗　活动性溃疡出血可以考虑热凝钳、金属钛夹止血。溃疡穿孔可考虑内镜下缝合（金属钛夹、尼龙绳荷包缝合、OTSC、OVERSTICH 缝合）

5. 外科治疗　指征：①急性穿孔。②并发大出血保守治疗（包括内镜、介入）失败者。③并发器质性幽门梗阻。④胃溃疡疑有癌变。

附：幽门梗阻

幽门梗阻（obstruction of pylorus）多为消化性溃疡或胃癌引起的胃流出道梗阻，临床上主要表现为上腹饱胀不适和呕吐，近年由于 PPI 的使用，消化性溃疡所致者已少见。

【临床表现】

上腹胀痛，呕吐。吐出物含 6h 前的宿食，量大，有发酵臭味。呕吐后上腹痛缓解。重症者可有脱水、无力，甚至低钾低氯表现。

上腹部胃蠕动波和振水声是幽门梗阻的典型体征。

【辅助检查】

1. 清晨空腹胃液量 >200ml，含宿食而无胆汁。

2. 生理盐水负荷试验可疑病例可放置胃管抽尽胃液，注入生理盐水 750ml，30min 后再抽尽胃内容物，如 >300ml 示有胃潴留。

3. X 线与胃镜检查有助于病因诊断。钡餐检查发现钡剂在胃内潴留 6h

以上，说明有幽门梗阻，如果梗阻明显可考虑碘水造影。胃镜检查是确定梗阻原因的“金标准”。

【治疗】

1. 视病情给予流质饮食或禁食，禁食者可予胃肠减压以缓解症状。忌用抗胆碱能药。

2. 纠正脱水与电解质紊乱是治疗幽门梗阻的首要问题，注意补钾预防低钾低氯性碱中毒，补液保持每日尿量 >1 000ml。给予足够热卡，必要时予以全胃肠外营养支持。

3. 内镜治疗。大钳道内镜吸引减压能迅速减轻梗阻症状；瘢痕期良性幽门梗阻可以考虑球囊扩张；不能手术胃癌所致的幽门梗阻可考虑内镜及 X 线透视下放置金属支架，配合化疗和免疫治疗。

4. 病因治疗。梗阻仍无明显改善者应考虑手术治疗，对于肿瘤引起的梗阻有手术指征者建议外科手术，既祛除病因又解除梗阻。

（蔡洪培）

6　胃泌素瘤

胃泌素瘤（gastrinoma）是一种具有分泌胃泌素功能的肿瘤，其临床表现为胃液、胃酸分泌过多，高胃泌素血症，多发、难治性消化溃疡或腹泻等综合症候群，又称 Zollinger-Ellison 综合征。肿瘤大多较小，故有时肿瘤的准确定位较为困难，但近年来随着 B 超、CT 或 MRI 诊断技术的提高，为肿瘤的定位创造了良好的条件。胃泌素瘤主要发生在胰腺，其次是十二指肠，亦可见于脾门、肠系膜、胃及淋巴结等部位。

【病因】

胃泌素瘤的病因不明，可能来源于胰腺的 α1 细胞。

【临床表现】

1. 腹痛　通常由于消化性溃疡所致。

2. 腹泻　1/4~1/3 的患者伴有腹泻，呈水样泻或脂肪泻，每日可达 10~30 次，总量达 2 500~10 000ml。严重者可产生水及电解质紊乱，而出现腹水、低钾血症和代谢性酸中毒等。

3. 多发性内分泌肿瘤 Ⅰ 型综合征（MEN- Ⅰ）　10%~40% 患者可并发其他内分泌肿瘤。累及内分泌腺的分布依次为甲状旁腺、胰腺、垂体、肾上腺、甲状腺等部位。出现相应的与内分泌腺功能亢进有关的临床表现，依次为甲状旁腺功能亢进、消化性溃疡、低血糖、嫌色细胞瘤、肢端肥大症、腹泻、脂肪泻、库欣综合征和甲状腺功能亢进。

【辅助检查】

1. 胃液分析　夜间 12h 胃液总量 >1 000ml(正常人 <100ml)。基础酸排量(BAO)>15mmol/h。最大酸排量(MAO)无明显增加,使 BAO/MAO>60%。

2. 血清胃泌素测定　诊断胃泌素瘤的最灵敏和具有特异性的检测方法是测定血清胃泌素浓度。正常人和消化性溃疡病患者中空腹血清胃泌素为 50~150pg/ml,本病常 >150pg/ml,甚者高达 1 000pg/ml。当空腹血清胃泌素 >1 000pg/ml,伴有相应的临床症状,可确诊。

3. 激发试验

(1)促胰液素激发试验:是判断胃泌素瘤患者最有价值的刺激试验。静脉注射促胰液素后,超过 95% 的胃泌素瘤出现阳性反应,本试验的假阳性罕见。

(2)钙输注试验:80% 的胃泌素瘤患者在输注钙剂后表现胃泌素释放增多,且多数胃泌素瘤患者浓度增加显著(增加量 >400pg/L),最高胃泌素浓度通常在注射初始就达到。钙剂激发试验的敏感度和特异性较促胰液素激发试验差。若胃泌素瘤患者对促胰液素激发试验无阳性反应,一般也不会对钙剂激发试验发生反应。

(3)标准试餐试验:标准餐包括 1 片面包、200ml 牛奶、1 个煮蛋、50g 奶酪(包括 20g 脂肪,30g 蛋白质,25g 糖类),摄食前 15min、0min 以及摄食后每隔 1min 分别抽血测定胃泌素值,直至摄食后 90min。上述检查应在开始任何激发试验(如促胰液素激发实验)之前完成。如果高胃泌素血症系由胃酸缺乏或胃酸过少引起,则没有必要做胃泌素瘤的进一步检查。

【诊断】

(一) 以下情况提示胃泌素瘤的诊断

十二指肠第一段远端的溃疡;上消化道多发性溃疡;溃疡治疗无效;溃疡手术后迅速复发;患者有消化性溃疡并腹泻或难以解释原因的腹泻;患者有典型的消化性溃疡家族史;患者有甲状旁腺或垂体肿瘤的病史或相关家族史;消化性溃疡患者合并泌尿系统结石;无服用非甾体抗炎药病史的幽门螺杆菌阴性的消化性溃疡;伴高胃酸分泌或高促胃泌素血症或二者具备。

(二) 定位诊断

1. B 超、CT、MRI 和核素扫描检查　有助于胃泌素瘤的定位和瘤体大小的诊断。

2. 内镜检查　上消化道内镜检查可见多发性溃疡和黏膜皱襞肥厚等变化。超声内镜检查用于检查胰腺。

3. 选择性血管造影术　经腹腔动脉插管行肠系膜上动脉和胰血管造影术有助诊断。

4. 经皮经肝门静脉插管抽血　可分别收集胰、十二指肠、空肠静脉血来测定胃泌素浓度，有助于定位诊断。

【治疗】

（一）手术治疗

手术切除胃泌素瘤是最佳治疗方法，治疗目标是通过手术彻底切除肿瘤，消除高胃泌素分泌、高胃酸分泌和消化性溃疡。胃泌素瘤如为单个，<3cm，且无转移者，手术切除肿瘤后胃酸分泌和血清胃泌素浓度可迅速恢复正常，临床症状消失。

（二）药物治疗

1. H_2 受体阻滞剂　临床用量要大，如西咪替丁、雷尼替丁和法莫替丁等，效果要逊于质子泵抑制剂。

2. 质子泵抑制剂　常用药物有奥美拉唑、兰索拉唑、泮托拉唑、雷贝拉唑和埃索美拉唑等，其抑酸效果较强，可迅速抑制胃酸分泌，减轻临床症状。

3. 生长抑素　通过直接抑制壁细胞及胃泌素释放而减少胃酸分泌。其长期应用与奥美拉唑相比并无优越性，但可用于短期内需胃肠道外给药的制酸剂治疗的胃泌素瘤患者。

（施　健）

7　功能性消化不良

功能性消化不良（functional dyspepsia，FD）是病因尚未明确的一组消化不良症候群，表现为持续性或反复发作性的上腹不适，可包括下列症状中的一项或数项：餐后饱胀、腹部胀气、嗳气、早饱、厌食、恶心、呕吐、胃灼热（烧心）、胸骨后痛及反胃等。其病程超过 1 个月或在过去的 12 个月中累计超过 12 周。

【临床表现】

功能性消化不良无特征性的临床表现，主要有上腹痛、上腹胀、早饱、嗳气、食欲不振、恶心、呕吐等。可单独或以一组症状出现。罗马Ⅲ型诊断标准中功能性消化不良分为 2 个亚型：餐后不适综合征和上腹疼痛综合征。

【辅助检查】

功能性消化不良为排除性诊断疾病，在临床实际工作中，既要求不漏诊器质性疾病，又不应无选择性地对每例患者进行全面的实验室及特殊检查。

重点在于排除器质性疾病：发病年龄在 45 岁以上；近期发病，越来越重；吞咽障碍；进行性贫血；消瘦，近期体重明显下降；呕血或黑便；黄疸；血沉增快，大便隐血试验持续阳性；放射性疼痛等，则应做相应检查，以排除器质性疾病。

1. 消化系统器质性疾病　经肝功能检查，肝、胆、胰 B 超，内镜，消化道钡餐可排除。

2. 其他器质性疾病　经肾功能检查，胸部 X 线检查，排除呼吸及泌尿系统疾病。经血糖、血 T_3、T_4、TSH 检测排除糖尿病、甲状腺疾病等代谢性疾病。

3. 胃肠运动功能检查　食管测压，胃排空检查，胃窦、十二指肠压力测定，24h 胃酸及胆汁测定，胃肠通过时间测定，可了解功能性消化不良患者胃肠运动功能改变。

【治疗】

主要是对症治疗，遵循综合治疗和个体化治疗的原则。

1. 一般治疗　避免过度劳累，解除精神紧张，必要时给适量镇静剂。

2. 药物治疗　无特效药，主要是根据症状行经验性治疗。

(1) 抑酸药：一般用于以上腹痛为主要症状的患者，可选择性地用 H_2 受体阻滞剂或质子泵抑制剂。

(2) 促胃肠动力药：一般适用于上腹胀、早饱、嗳气为主要症状患者。选择性地服用多潘立酮、莫沙必利和伊托必利等。

(3) 根除幽门螺杆菌治疗：对小部分有幽门螺杆菌感染的功能性消化不良患者可能有效，对于症状严重者可试用。

(4) 抗抑郁药：上述治疗疗效欠佳而伴随精神症状明显者可试用，常用的有三环类抗抑郁药；选择性抑制 5- 羟色胺再摄取剂，氟哌噻吨美利曲辛等，宜从小剂量开始，注意药物的不良反应。建议在专科医师指导下服用。

(5) 其他：可试验性应用黏膜保护剂，如氢氧化铝凝胶、铋剂和硫糖铝等。

（施　健）

8　胃癌

胃癌（gastric carcinoma）是指起源于胃黏膜上皮的恶性肿瘤，在我国各种恶性肿瘤中发病率居首位，胃癌发病有明显的地域性差别，多见于男性。其预后与癌肿侵犯胃壁的深度密切相关，侵犯深度未超过黏膜下层者（不论病变广度及有无淋巴结转移），称早期胃癌；超过黏膜下层者，称中晚期或进展期胃癌（其中又可按是否超过肌层分为中期或晚期胃癌）。

【病因】

胃癌发病有明显的地域性差别，在我国的西北与东部沿海地区胃癌发病率比南方地区明显为高。长期食用熏烤、盐腌食品的人群中胃远端癌发病率高。我国胃癌高发区成人幽门螺杆菌（Hp）感染率在 60% 以上，Hp 能促使硝酸盐转化成亚硝酸盐及亚硝胺而致癌，并可引起胃黏膜慢性炎症加上环境致病因素加速黏膜上皮细胞的过度增殖，导致畸变致癌。此外，胃癌有一定遗传性，胃癌患者有血缘关系的亲属其胃癌发病率明显升高。

【临床表现】

早期胃癌多数患者无明显症状，少数人有恶心、呕吐或是类似溃疡病的上消化道症状，难以引起足够的重视。随着肿瘤的生长，影响胃功能时才出现较为明显的症状，但均缺乏特异性。

中晚期患者常有上消化道症状，如上腹不适、进食后饱胀，随着病情进展症状加重。根据肿瘤的部位不同，也有其特殊表现。当肿瘤破坏血管后，可有呕血、黑便等消化道出血症状；如肿瘤侵犯胰腺被膜，可出现向腰背部放射的持续性疼痛；如肿瘤溃疡穿孔，则可引起剧烈疼痛甚至腹膜刺激征象；肿瘤出现肝门淋巴结转移或压迫胆总管时，可出现黄疸；远处淋巴结转移时，可在左锁骨上触及肿大的淋巴结。

晚期胃癌患者常可出现贫血、消瘦、营养不良甚至恶病质等表现。

胃癌的扩散和转移有以下途径：直接浸润、血行转移、腹膜种植转移、淋巴转移。淋巴转移是胃癌的主要转移途径，进展期胃癌的淋巴转移率高达 70% 左右，早期胃癌也可有淋巴转移。胃癌的淋巴结转移率和癌灶的浸润深度呈正相关。

【诊断】

1. 病史与体征　凡短期内出现的上腹部不适、疼痛，食欲缺乏，进行性消瘦，上消化道出血，或既往有胃溃疡病史，近期症状加重制酸剂不能解痛者，尤其是 40 岁以上的男性，应考虑到本病的可能性。晚期患者有贫血、消瘦甚至上腹部包块和左锁骨上窝淋巴结肿大等体征。

2. X 线检查　上消化道气钡双重造影对诊断和鉴别诊断有一定价值，但对早期胃癌仍易漏诊。

3. 胃镜检查　是目前术前确诊本病最可靠的方法。早期胃癌胃镜下可仅表现为黏膜颜色改变（发红或变白）、局部黏膜血管缺失或纹理改变、黏膜质脆易出血等，黏膜染色有助于病变的识别。

4. 其他　粪隐血试验持续阳性对诊断有参考价值。超声、CT 和 MRI 等检查有助于了解胃癌的转移情况，内镜超声检查还有助于了解胃癌侵犯胃壁的深度和周围淋巴结转移情况。

5. 鉴别诊断　应与胃溃疡、慢性胃炎、胰腺癌、胃良性肿瘤等疾病相鉴别。

【治疗】

治疗原则是以外科手术为主的中西医综合治疗。凡有手术治疗可能性的患者，均应及早行根治术。

（一）手术治疗

1. 根治性手术原则为整块切除包括癌灶和可能受浸润胃壁在内的胃的部

分或全部，按临床分期标准整块清除胃周围的淋巴结，重建消化道。

2. 姑息性手术原发灶无法切除，为了减轻由于梗阻、穿孔、出血等并发症引起的症状而作的手术，如胃空肠吻合术、空肠造口、穿孔修补术等。

3. 内镜下手术近年来对早期胃癌采用内镜下黏膜切除（EMR）或内镜下黏膜剥离术（ESD），也取得良好疗效。

（二）化疗

近年来不断有新药出现并设计新的化疗方案，但迄今为止仍无“金标准”规范方案可循。化疗主要用于根治性手术的术前、术中和术后，可延长患者生存期。晚期胃癌患者采用适量化疗，能减缓肿瘤的发展速度，改善症状，有一定疗效。早期胃癌根治术后原则上不必辅助化疗，有下列情况者应行辅助化疗：病理类型恶性程度高；癌灶面积大于 $5cm^2$；多发癌灶；年龄 <40 岁；进展期胃癌根治术后、姑息手术后、根治术后复发者需要化疗。

常用的胃癌化疗给药途径有口服给药、静脉、腹膜腔给药、动脉插管区域灌注给药等。目前常用的口服化疗药有替吉奥、希罗达等。常用的静脉化疗药有氟尿嘧啶、亚叶酸钙、紫杉醇、奥沙利铂、拓扑酶抑制剂等。

（三）靶向治疗

靶向治疗可针对性地杀伤癌细胞，减轻正常细胞损害。目前胃癌靶向治疗药物主要有表皮生长因子受体抑制剂、血管生成抑制剂、细胞周期抑制剂、细胞凋亡促进剂、基质金属蛋白酶抑制剂等。

（四）免疫治疗

胃癌的免疫治疗包括非特异生物反应调节剂如卡介苗、香菇多糖等；细胞因子如白介素、干扰素、肿瘤坏死因子等；以及过继性免疫治疗如淋巴细胞激活后杀伤细胞（LAK）、肿瘤浸润淋巴细胞（TIL）等的临床应用。

（五）放射治疗

胃癌对放疗欠敏感，较少采用。但未分化癌、低分化癌、管状腺癌和乳头状腺癌对放疗有一定敏感性。

（六）支持治疗

旨在减轻患者痛苦，提高生活质量，延长患者生存期。包括镇痛、纠正贫血、改善食欲、加强营养、解除梗阻和控制腹水等。

（施　健）

9　胃黏膜相关淋巴组织淋巴瘤

胃黏膜相关淋巴组织（mucosa associated lymphoid tissue，MALT）淋巴瘤是指原发于胃部而起源于黏膜下层淋巴组织的恶性肿瘤，与幽门螺杆菌（Hp）感染密切相关。病变多好发于胃窦部和幽门前区，病理形态上以非霍奇金淋巴瘤较多见，组织学上多为 B 细胞源性，通常在黏膜及黏膜下层内生长并向周围黏膜浸润，极少侵及肌层，呈低度恶性表现。本病多发生于 50~70 岁年龄，男女比例 1.5∶1，临床表现类似胃癌，可有腹痛、呕血、黑便和消瘦等症状，根除 Hp 后可使 70%~80% 的 MALT 淋巴瘤缓解或消退。

【病因】

正常胃黏膜不含淋巴组织，淋巴组织的出现反映一种慢性持续刺激或炎症存在。在某种抗原如 Hp 作用下发生免疫应答和局部炎症反应，形成黏膜相关淋巴组织，促使 B 细胞进一步活化增生，病理性 B 淋巴细胞不断异常克隆增殖，逐渐发展为胃 MALT 淋巴瘤。

【临床表现】

1. 早期症状　早期症状通常不明显，晚期症状可与胃癌相似。有明显的体重下降及上腹肿块，但一般状况仍较好。

2. 腹痛　发作性上腹痛可见于 80%~92% 以上的患者，是最常见的首发症状，呈烧灼痛或钝痛，无节律性。疼痛持续时间变化较大，几天至数月不等。服用制酸剂症状可以暂时缓解，很多患者因此被延误诊断。

3. 呕血和黑便　因为 MALT 淋巴瘤多呈浸润性生长，一般不会引起胃黏膜出血。所以呕血、黑便及粪便隐血阳性的症状较少或出现较晚，但个别病例也可能是首发症状。

4. 营养不良　在病程中多数患者均伴有不同程度的吸收不良，有的患者可为首发或主要临床表现。消瘦、体重下降是较常见的症状，约占 45%。体重下降的程度与病程有关。部分患者有发热、贫血，晚期可出现恶病质。

5. 胃穿孔　较胃癌多见，有报道可高达 4%。原因可能为淋巴瘤时纤维化较少所致，一般多发生于病变发展迅速的阶段。

6. 腹部肿块　上腹部包块为较常见体征。有相当多的患者临床症状尚不明显时上腹部已可摸到包块，也有的病例是以发展迅速的梗阻症状而就诊，少有肝脾肿大。多无周围淋巴结肿大。

【辅助检查】

（一）实验室检查

1. 血液检查　外周血常规检查可发现不同程度的缺铁性贫血，血沉增快。

2. Hp 检测　Hp 感染的检测方法较多，分侵袭性（如细菌培养、组织染色和尿素酶试验等，均需内镜黏膜活检取材）与非侵袭性（如 ^{13}C- 尿素呼吸试验和血清学诊断）两大类，如果组织学或呼气试验阳性 Hp 阳性可确诊 Hp 感染。

3. 病理检查　是确诊 MALT 淋巴瘤的主要依据，MALT 淋巴瘤具有共同的组织学特征，可发现反应性淋巴滤泡和滤泡周围弥漫浸润的淋巴细胞。肿瘤细胞形态变化较大，有小淋巴细胞样，有单核细胞样，统称为中心细胞样细胞（CCL）。免疫组织化学染色可见细胞丢失 CD21、CD20 和表面免疫球蛋白，而浆细胞标记物 PC-1 和 PC-2 分泌免疫球蛋白阳性。

（二）内镜检查

1. 胃镜　是确诊 MALT 淋巴瘤的主要手段，可见肥大及水肿的黏膜皱襞，多发、大小不等的息肉样或结节状隆起，伴有糜烂及浅表溃疡形成。溃疡多呈不连续性，地图状分布，深浅不一，底较平，边缘增厚。必要时可采用大块黏膜活检术。

2. 超声内镜（EUS）　EUS 声像表现为第 2、3 层被低回声取代，且明显增厚，对于明确 MALT 淋巴瘤的分期有重要意义。当黏膜表面活检阴性时可行 EUS 引导下细针穿刺术（FNA），对早期胃淋巴瘤的诊断及浸润深度判定有价值。

（三）影像学检查

1. X 线检查　沿胃小弯有单发或多发溃疡龛影，龛影周围扩张度减低可有半月征，巨大的溃疡可向后壁穿孔，胃壁侵犯比较广泛时，胃黏膜皱襞表现粗厚、僵硬，呈结节状以及出现“皮革样胃”，胃蠕动往往存在，胃腔不狭窄。

2. CT 检查　可见胃壁增厚或胃内软组织肿块，肿块的腔内面可见不规则的溃疡，CT 检查对胃部病变范围的判断不如 X 线钡餐及 EUS，但对 MALT 淋巴瘤的分期判断有较高价值。

【治疗】

（一）手术治疗

1. 肿瘤切除术　手术切除目前不作为 MALT 淋巴瘤的首选治疗，但手术切除并发症少、安全性高，浸润表浅者术后可不做化疗。外科手术在过去被广泛应用于治疗胃原发淋巴瘤，其结果也是很肯定的，但易导致胃淋巴瘤复发，同时胃 MALT 淋巴瘤呈多灶性，因此局部切除难以根治。

2. 并发症的治疗　对于并发出血或梗阻的 MALT 淋巴瘤应行手术治疗。

（二）药物治疗

1. 根除 Hp 治疗　根除 Hp 对治疗低、中度恶性胃淋巴瘤非常重要，为一线治疗方法。常用的三联方案为一种质子泵抑制剂（PPI）+ 两种抗生素，疗程为 10~14d。常用 PPI 包括奥美拉唑、雷贝拉唑、泮托拉唑、兰索拉唑和艾司奥美拉唑等，抗生素中常用阿莫西林、克拉霉素、甲硝唑、奥硝唑和左氧氟沙星等。治疗停药 1 个月后进行 Hp 复查，必要时可换用含铋剂、呋喃唑酮或四环素的四联疗法。

2. 化疗药物 适用于肿瘤不能切除或抗 Hp 治疗效果不佳者，常用结外淋巴瘤化疗方案 CHOP 或 COP 等。化疗方案包括单药环磷酰胺（CTX）、苯丁酸氮芥、克拉屈滨，R-CHOP 方案，R-CVP 方案，美罗华 + 氟达拉宾，R-FND 方案或者单药美罗华等。

（三）放射治疗

对于高度恶性 MALT 淋巴瘤，手术切除胃病灶后可配合外照射治疗淋巴结累及区域。

（施 健）

10 胃黏膜脱垂症

胃黏膜脱垂症（prolapse of gastric mucosa）是指异常松弛的胃黏膜逆行突入食管或向前通过幽门管脱入十二指肠球部。前者与胃运动紊乱相关，称为逆行胃黏膜脱垂；后者在临床多见，即为一般的胃黏膜脱垂症。该病多发生于中老年人，男性发病率高于女性，比例为 2∶1。

【病因】

脏器发生生理性衰退或其他原因等导致胃黏膜和肌层贴附不紧，黏膜皱襞活动度过大和胃窦推进蠕动过强相互作用所致。

【临床表现】

本病往往缺乏特征性的症状，轻者可无症状，常伴随其他消化道疾病，出现食欲缺乏、腹痛、腹胀、嗳气等。重者出现幽门梗阻症状，如呕吐隔夜食，剧烈腹痛，严重腹胀和腹部凸起包块等。

患者可有消瘦、上腹部压痛，严重脱垂者可表现出幽门梗阻的体征，如胃肠型、蠕动波、振水音等。

【辅助检查】

1. 胃镜检查 ①脱垂黏膜较其他黏膜异常粗大。②脱垂黏膜造成幽门 1/3 关闭不全。③脱垂黏膜持续存在，幽门完全开放时仍持续存在。

2. 上消化道钡剂造影 典型病例在十二指肠球底部有凹陷缺损，呈“伞状”“蕈状”“菜花样”，有时蜂窝状或分叶状，脱入球部的黏膜偏于一侧，此外幽门管长而宽，胃略有淤滞现象。轻度或不典型病例仅见条形胃黏膜皱纹连续性通过幽门环进入球底部。但需注意检查时用手加压过甚，也可人为地造成这种异样改变，其漏诊率、误诊率都较高。

【诊断】

胃黏膜脱垂症的诊断主要依据患者临床表现及胃镜检查；该病应注意与消化性溃疡、慢性胃炎、带蒂息肉脱入幽门管、胃癌等相鉴别。

【治疗】

1. 少食多餐，宜吃流质或半流质食物，忌食刺激性食品，戒烟。

2. 睡眠或卧床时宜采取左侧卧位。

3. 出现症状时可在医生指导下，给予镇静、解痉药，以缓解幽门痉挛，便于食物通过。

4. 有幽门梗阻者，则应禁食、补液、胃肠减压、纠正水和电解质及酸碱平衡紊乱等。

5. 伴有溃疡和慢性胃炎者，应同时治疗伴随疾病。

6. 内镜下治疗经内镜微波治疗、经内镜高频电圈套切除胃黏膜脱垂。

7. 出现下列情况时应考虑手术治疗，如有幽门严重嵌顿（完全梗阻）现象者，经常反复胃大量出血者以及剧烈腹痛，不能区别于肿瘤及内科治疗无效者。

【精粹】

出现腹痛、腹胀、嗳气等消化道症状，首选胃镜检查，可以为诊断和鉴别诊断提供重要依据，并可行内镜下治疗。

（丁　凯）

11　十二指肠壅滞症

十二指肠壅滞症（duodenal stasis）是指各种原因引起的十二指肠阻塞，以致近端十二指肠内容物滞留，肠管代偿性扩张而产生的临床综合征。

【病因】

引起本症原因很多，主要由肠系膜上动脉压迫所致（约 50% 以上），还有先天性十二指肠畸形、十二指肠远端或空肠近端浸润性疾病、十二指肠内外占位性压迫及肠壁周围粘连缩窄等。

【临床表现】

急性发作主要表现为急性胃扩张；最常见的是以慢性梗阻为主要表现，患者常诉餐后上腹部胀痛或绞痛、恶心、呕吐等；呕吐物含有胆汁及宿食；疼痛与体位变化有关，俯卧或胸膝位时疼痛缓解；长期反复发作可致消瘦、脱水、电解质酸碱平衡紊乱、营养不良等。

发作时上腹可见胃型和蠕动波，叩诊可闻及振水音。

【辅助检查】

1. 实验室检查。急性发作因频繁呕吐可致水电解质紊乱，如低钾、低钠、低氯等；长期慢性发作因营养不良出现贫血等。

2. X 线钡餐检查主要特征：①钡剂通过十二指肠水平段或上升段时受阻，钡剂通过迟缓，胃内有钡的逆流及滞留，胃排空迟缓，逆蠕动增强、频繁，钡剂在十二指肠内呈钟摆样徘徊。②十二指肠水平段有压迹。③俯卧位可使征象消失或者缓解。④均有不同程度的十二指肠肠腔扩张。

3. 内镜检查可见胃内含有大量潴留液，幽门通过顺利。

4. 肠系膜上动脉血管造影侧位像结合X线钡餐检查可以显示血管与十二指肠的解剖关系；CT血管造影+三维重建可用于不能行造影者。

【诊断】

根据患者的临床表现，X线钡餐检查等可诊断；同时要与注意与消化性溃疡等鉴别。有的患者因肠腔内外占位所致，需明确病因，排除恶性病变。

【治疗】

1. 急性发作可予禁食、胃肠减压、解痉、静脉营养支持等对症处理。

2. 平时宜少食多餐，俯卧位或胸膝位时疼痛可缓解。

3. 内科治疗无效，则可采取手术治疗①结肠下十二指肠空肠吻合术。②屈氏韧带松解术。③胃空肠吻合术。④十二指肠空肠Roux-en-Y吻合术

【精粹】

引起十二指肠壅滞症病因较多，首选上腹部增强CT排除恶性占位。

（丁　凯）

12　胃肠道憩室病

消化道憩室是指突出于消化道管腔外的圆形、袋状或囊状膨出，多个憩室同时存在称为憩室病。消化道憩室可见于消化道的任何部位，以结肠为最常见，十二指肠次之，胃憩室最少见。大部分憩室病患者无症状，多于钡餐造影或内镜检查时偶然发现。

【病因】

憩室的形成包括先天与后天的因素，其产生与消化道局部管壁的张力、弹性减弱和管腔内压力增高等有关。

【临床表现】

90%以上的憩室无典型症状。症状因憩室部位不同而异，如食管憩室可有吞咽困难、胸骨后疼痛、恶心、呕吐等。十二指肠憩室可出现类似消化性溃疡的症状。约5%的病例可因憩室炎而引起疼痛、穿孔、出血等非特异性消化道症状。

现将几种常见胃肠道憩室分述如下。

1. 食管憩室　多位于食管中、下段，大多为单发，多发生于老年男性，男女之比为3∶1。初期可能没有任何症状，如果憩室大到一定程度，吞咽时食物容易进入憩室内。如果食物在憩室内停滞，则出现咽下困难或呕吐。当憩室进展

到相当严重程度时，可引起食管闭塞，甚至穿孔、出血等并发症。

2. 小肠憩室

(1) 十二指肠憩室：是小肠憩室中最多见的，多位于十二指肠降部内侧、Vater 壶腹周围约 2.5cm 范围内。十二指肠憩室多在中年以后发病，若有憩室炎和溃疡，可引起类似消化性溃疡的症状，邻近十二指肠乳头的憩室可导致胆囊炎、胆石症及胰腺炎。

(2) 麦克尔（Meckel）憩室：又称先天性回肠末端憩室，半数含异位组织（以胃黏膜组织多见）。大部分患者无症状。当憩室突向肠腔内时，可引起肠套叠及阻塞性肠梗阻。异位胃黏膜能分泌胃酸和胃蛋白酶，产生憩室消化性溃疡与出血，为儿童患者常见并发症。

(3) 空回肠憩室：常为多发憩室，憩室内有大量细菌繁殖时，可有消化不良症状，如腹痛、胀气、腹泻及吸收不良，并出现消瘦、贫血和脂肪泻。空回肠憩室病是引起小肠吸收不良症的常见原因之一。

3. 结肠憩室　常为多发性，称为结肠憩室病。主要症状是大便习惯的变化，如腹泻、便秘或便秘与腹泻交替出现。此外，还可能有便血、腹胀及恶心呕吐等。如果发生感染出现憩室炎，可出现腹痛与发热等临床症状。

【辅助检查】

1. 内镜检查　除可准确诊断憩室大小、形态、数目及部位外，还可观察伴有的黏膜充血、水肿、糜烂等。

2. X 线钡剂检查　是诊断胃肠道憩室的主要方法。十二指肠降部憩室根据憩室内钡剂排空和潴留情况将十二指肠憩室炎分为三度。

(1) Ⅰ度：钡剂充盈憩室，钡剂能完全排空，需 0~1h，其憩室内黏膜增粗，伴激惹征象和局限性压痛。无须手术治疗。

(2) Ⅱ度：钡剂充盈憩室，憩室内钡剂排空延迟，需 1~6h 排空，黏膜增粗，憩室颈狭小，其内有少量食物残渣和钡剂潴留，局限性压痛明显。可考虑手术治疗。

(3) Ⅲ度：钡剂能部分充盈憩室，钡剂排空缓慢，需 6h 至数天才能排空，黏膜粗乱，憩室颈狭小，有钡剂和食物残渣潴留，憩室壁增厚 1~2cm，压痛明显。往往需手术治疗。

【治疗】

1. 无症状者无须治疗。

2. 有症状的十二指肠憩室的内科治疗包括调节饮食、抗酸、解痉等。结肠憩室病伴腹痛、发热、白细胞增高等憩室炎表现者，应予休息、流质饮食和抗生素治疗。

3. 手术治疗适应证①反复发作的憩室炎及憩室周围炎。②发生憩室并发症如出血、穿孔、癌变等。

（胡平方）

13 吸收不良综合征

吸收不良综合征（malabsorption syndrome）是指各种原因引起的小肠消化和/或吸收功能障碍，造成营养物质不能正常吸收而引起营养物质缺乏的临床综合征。临床上以腹胀、腹泻、营养不良和体重减轻等为主要表现。

【病因】

吸收不良综合征临床分为原发性和继发性两类。原发性吸收不良综合征是因小肠黏膜具有某种缺陷，影响物质吸收和脂肪酸在细胞内的再酯化引起的。继发性吸收不良综合征的病因涉及范围很广，如胰酶缺乏（慢性胰腺炎、胰腺癌等）；胆盐减少（肝病、胆道梗阻、回肠病变或回肠切除、小肠细菌过度生长如系统性硬皮病、小肠憩室病、盲袢等）；小肠黏膜异常（麦胶性肠病、淀粉样变、克罗恩病、嗜酸性粒细胞性肠炎、放射性肠病等）；感染（热带性脂肪泻、Whipple病、寄生虫感染等）；吸收面积减少（短肠综合征、空肠回肠旁路等）；淋巴阻塞（淋巴瘤、结核、淋巴管扩张等），以及糖尿病、甲状腺功能亢进和某些药物如新霉素、秋水仙碱等。

【临床表现】

早期表现为乏力，腹部不适，胀气，肠鸣亢进，排便次数略增加，粪质软而量多，易被误认为功能性肠病。典型表现为脂肪泻，明显消瘦，患者可因低蛋白血症而水肿，常伴有贫血、舌炎、口角炎、毛囊角化、出血倾向、感觉异常、手足搐搦、病理性骨折等维生素和矿物质缺乏的表现。典型的脂肪泻粪便色淡、量多（正常约200g/d）、质软，有油脂样光泽或呈泡沫状，具恶臭，常漂浮于水面。

【辅助检查】

（一）检查步骤

首先做粪脂测定。如粪脂排出量正常，可能为选择性吸收不良（乳糖不耐受最常见），应按需要做选择性检查。如粪脂排出量增多，需进行右旋木糖吸收试验，木糖试验正常可排除弥漫性小肠病变，提示可能为胰腺疾病引起，应做胰腺功能检查；木糖试验异常应进行^{14}C-木糖呼吸试验、乳果糖^{2}H呼吸试验，以明确是否为小肠细菌过度生长所致。排除细菌过度生长后，应作小肠黏膜活检等检查。此外，疑为回肠功能障碍者应作^{14}C-甘氨胆酸呼气试验和维生素B_{12}吸收试验；疑为乳糖酶缺乏者可作乳糖^{2}H呼吸试验；疑为麦胶性肠病者可用去麸质饮食试验治疗。

（二）相关检查

1. 粪脂检查

(1) 显微镜检查：粪便涂片经苏丹Ⅲ染色后镜检脂肪滴。方法简便，有一定参考价值，但灵敏度差。

(2) 定量检查：一般用 Van de Kamer 滴定法。正常人摄入 50~100g/d 脂肪时粪脂 <5g/24h，如 >6g/24h 示有脂肪吸收不良。为防止误差，可连续测定 3d 取其平均值。轻症患者每日摄入脂肪量 <60~75g 时粪脂可以不高。

(3) 脂肪吸收试验：试验前三天，每天饮食含脂量 >70g。试验共 3d，每天饮食含脂量为 100g（双份膳食，一份测定脂肪含量），同时收集 72h 粪便（试验开始和结束时以活性炭或胭脂红为标记物），测定粪脂含量计算脂肪吸收率。

脂肪吸收率（%）=（饮食含脂量 – 粪脂量）/ 饮食含脂量

正常人脂肪吸收率 >95%，如 <95% 示脂肪吸收不良。本试验可较精确地反映脂肪吸收情况。

2. 右旋木糖吸收试验　清晨空腹排尿后口服右旋木糖 5g（溶于 250ml 水内），再饮水 250ml，收集 5h 的尿，测定尿内木糖含量。正常值为 1.51 ± 0.21g（1.17~2.65g），1.0~1.16g 为可疑异常，<1.0g 为异常。木糖口服后经上段小肠吸收，不被人体利用而经尿排出，故测定尿中含量可反映上段小肠吸收功能。影响试验结果的因素有①肾功能不全。②胃排空缓慢如幽门梗阻。③小肠细菌过度生长。④ 5h 尿量 <150ml。

3. 呼吸试验　如 ^{14}C- 木糖呼吸试验，对诊断小肠细菌过度生长敏感而特异，乳糖 -^{2}H 呼吸试验对诊断乳糖吸收不良特异而敏感。^{14}C 或 ^{13}C- 甘氨胆酸呼气试验为回肠吸收功能特异性试验。

4. 小肠黏膜活检　对无 β 脂蛋白血症、Whipple 病、低 γ 球蛋白血症有诊断价值；对淀粉样变、克罗恩病、嗜酸性粒细胞性肠炎、淋巴管扩张、淋巴瘤等疾病也有诊断价值，但因病变系斑片状分布，标本须取自病变处；对热带性脂肪泻、麦胶性肠病、小肠细菌过度生长、放射性肠病、维生素 B_{12} 缺乏等疾病无诊断价值。双气囊小肠镜为目前最有效的小肠检查手段。

【治疗】

1. 营养支持治疗　饮食以高蛋白质、高热量、低脂肪（腹泻时 <40g/d）为宜。若能给予中链甘油三酯（8~12 个碳链）代替一般膳食中的长链甘油三酯最为理想。必要时应予要素饮食或全肠外营养。补充维生素及矿物质。

2. 病因治疗　如慢性胰腺炎、胰腺癌治疗原发病同时用胰酶替代治疗。胆道梗阻者及时行内镜下胆道内引流。如麦胶性肠病应予无麸质饮食治疗；

盲袢综合征应手术治疗；Whipple病与肠道细菌过度生长应予抗菌治疗等。

3. 其他治疗 严重低蛋白血症者可输注人血白蛋白(低钠)，低γ球蛋白血症伴反复感染者可用丙种免疫球蛋白。腹泻严重者可用复方地芬诺酯、洛哌丁胺。危重患者可用肾上腺皮质激素。

（胡平方）

14 急性出血性坏死性小肠炎

急性出血性坏死性小肠炎(acute hemorrhagic necrotic enteritis，AHNE)，又称坏死性肠炎(necrotizing enteritis)，病变主要在小肠，亦可累及结肠和胃。其病理变化是以小肠的广泛出血、坏死为特征的肠道急性蜂窝织炎。

【病因与发病机制】

尚未完全阐明，但与感染、变态反应及营养不良有关，近年多认为与能产生β毒素的Welchii杆菌(C型产气荚膜芽孢杆菌)感染有关。任何年龄均可罹病，以儿童及青少年为多见。夏秋季发病率高，农村远多于城市。

【临床表现】

起病急骤。病初常表现为逐渐加剧的脐周或中上腹阵发性绞痛，继而转为全腹持续性疼痛，并有阵发性加剧，伴恶心、呕吐、腹泻。呕吐物可为黄水样、咖啡样或血水样。粪便为糊状、黄水样，继而为血性，可呈赤豆汤或果酱样，出血多时有暗红色血块，具恶臭，有时含坏死组织。轻型病例可无血便，但大便隐血试验常呈阳性。常有发热、腹胀、腹部压痛。重症者可出现嗜睡、谵妄、休克。

并发麻痹性肠梗阻时可见肠型，肠鸣音减弱或消失。并发腹膜炎时有腹肌紧张、明显压痛和反跳痛。偶见肠穿孔。

【辅助检查】

1. 实验室检查 血常规白细胞增多，以中性粒细胞增多为主，少数可出现类白血病样反应。粪便镜检有大量红细胞，脓细胞不多。粪隐血试验阳性。

2. X线检查 腹部透视或平片可见局限性小肠积气扩张及大小不等的液平面，肠壁水肿增厚致肠间隙增宽。并发肠穿孔时可见腹腔内游离气体。

【鉴别诊断】

本病须与中毒性菌痢、细菌性食物中毒、绞窄性肠梗阻、肠套叠、胆道蛔虫症、腹型过敏性紫癜以及克罗恩病等相鉴别。

【治疗】

(一) 一般治疗

1. 饮食 休息、禁食，静脉输注高营养液，必要时辅以全血或血浆、氨基酸制剂、脂肪乳剂等。直到呕吐停止、便血减少、腹痛减轻时方可进流质饮食，然后逐渐加量过渡到正常膳食。

2. 对症治疗　高热烦躁者可予吸氧、物理降温、镇静药等；腹痛可用针灸（足三里、天枢、合谷等穴），肌注阿托品（0.01mg/kg 每次）或哌替啶（成人 50~100mg/ 次，小儿 0.5~1.0mg/kg 每次）；腹胀明显或有肠梗阻者可用胃肠减压术。

3. 纠正水电解质紊乱　静脉输注 10% 葡萄糖液和生理盐水，其比例可按（2~3）∶1，保持每日尿量在 1 000ml 以上。适当补充钾盐。

4. 其他　有休克者按感染性休克治疗。为减轻中毒症状及抑制变态反应，可静脉滴入地塞米松（成人 5~10mg/d，小儿 1~2.5mg/ 次）或氢化可的松〔成人 200~300mg/d，小儿 4~8mg/（kg·d）〕，病情好转后及时停药，一般不超过 5d。

（二）抗生素

一般选用 1~2 种抗生素，如氨苄西林、庆大霉素、卡那霉素、头孢呋辛酯、头孢噻肟、头孢曲松等，静脉滴入。

（三）抗毒血清

可用 42 000~85 000U Welchii 杆菌抗毒血清静脉滴注。

（四）中医辨证施治

适用小承气汤与黄连解毒汤加减。

（五）外科治疗

并发肠梗阻、肠穿孔、腹膜炎或严重肠坏死以及反复大量肠出血内科疗法不能控制者可手术治疗。

（胡平方）

15　嗜酸性粒细胞性胃肠炎

嗜酸性粒细胞性胃肠炎（eosinophilic gastroenteritis，EG）是指胃壁和 / 或肠壁以嗜酸性粒细胞浸润、胃肠道水肿增厚为特征，伴有外周血嗜酸性粒细胞升高及胃肠道症状为主的疾病。1937 年 Kaijiser 首先报道此病。

【病因】

本病病因尚不明确。目前认为与变态反应、免疫功能障碍等有关，是一种自限性变态反应性疾病，部分可不经治疗而自愈。

【临床特点】

本病临床上按浸润程度可分为三型（Klein 分型）。

1. 黏膜型　主要累及胃肠黏膜。胃肠黏膜固有层或胃腺体内大量嗜酸性粒细胞浸润，伴明显上皮异常，肠绒毛缩短，增厚或消失。临床上可表现为恶心、呕吐、上腹部痉挛性疼痛，用抗酸解痉剂不能缓解，黏膜受累严重者可出现消化道出血、腹泻、吸收不良、肠道蛋白丢失、缺铁、体重减轻等。

2. 肌层型　主要累及肌层，表现为胃和小肠壁的明显增厚和强直。临床上主要表现为完全性和不完全性幽门和小肠梗阻。部分病例可累及胰腺和胆管，甚至可引起肠穿孔。

3. 浆膜型　主要累及浆膜层。临床表现为腹痛、腹泻和伴嗜酸性粒细胞增多性腹水，甚至胸腔积液形成。

【辅助检查】

(一) 实验室检查

1. 血常规　白细胞计数正常或升高，嗜酸性粒细胞比例及计数升高，且可随疾病病程波动。但有约 1/3 的患者在整个病程中嗜酸性粒细胞计数始终正常。

2. 粪常规　粪便镜检可见红细胞与白细胞，多数患者粪便潜血试验阳性。

3. 血免疫球蛋白　部分患者血 IgE 可升高。

4. 腹水检查　腹水中可见大量嗜酸性粒细胞。

(二) X 线检查

胃肠 X 线钡餐检查可无异常，亦可显示胃窦部的狭窄、幽门梗阻、充盈缺损，类似新生物改变等。

(三) 内镜检查

可见胃肠黏膜充血、水肿、糜烂或可见肿块样病变，活检病理见明显的嗜酸性粒细胞浸润。

【诊断】

诊断标准包括：①有腹痛、腹泻、恶心、呕吐、吸收不良等胃肠道症状。②病理组织学证实消化道一处或多处嗜酸性粒细胞浸润。③除外寄生虫感染和胃肠道外嗜酸性粒细胞增多的疾病。

【鉴别诊断】

应与急性胃炎、十二指肠炎、溃疡性结肠炎、胰腺肿瘤、结核性腹膜炎、肾病综合征等相鉴别。

【治疗】

(一) 去除诱因

清淡饮食，停止食用与本病有关的食物。

(二) 一般治疗

应卧床休息，多饮水，防止并发症。

（三）药物治疗

1. 糖皮质激素　是治疗本病的首选药物，一般应用泼尼松 20~40mg/d，症状缓解后逐渐减量。儿童剂量为每日 1~2mg/kg，顿服或分次服用。急性病例仅需 7~10d 症状即可缓解，有时需维持治疗。

2. 色甘酸钠　糖皮质激素无效或有较严重不良反应时，可考虑选用。

（四）手术治疗

本病预后好，未发现恶变者。若病变局限于嗜酸性粒细胞浸润肌层引起幽门或小肠梗阻，可考虑手术治疗。

（胡平方）

16　肠结核

肠结核（intestinal tuberculosis）是结核分枝杆菌侵犯肠道引起的慢性特异性感染，常继发于肺结核，少数为原发性。病变多在回盲部，多数为溃疡型，少数为增生型或两者混合型。本病多见于青壮年，女性多于男性。

【病因】

90% 以上的肠结核由人型结核杆菌引起，多继发于开放性肺结核或喉结核，也可经由血源感染或者盆腔、肾结核迁延感染。牛型结核杆菌肠结核是由于饮用未经消毒的带菌牛奶或乳制品导致原发性肠结核。

【临床表现】

95% 以上的患者出现腹痛，多在右下腹，其次为脐周，呈隐痛或钝痛，程度轻到中度，可在进食后诱发，排便后可缓解。大便习惯改变也较常见，多数患者有腹泻与便秘交替现象，腹泻每日 3~5 次，糊状，一般无黏液脓血，也无里急后重感。多数患者有发热、盗汗、消瘦、贫血等结核毒性症状。2/3 的增生型肠结核有右下腹压痛并可触及肿块。少数患者可出现肠梗阻、肠穿孔或肠出血等并发症。

【辅助检查】

1. 实验室检查　90% 的病例血沉增快。大便浓缩查抗酸杆菌阳性，有助诊断。PPD 试验、结核杆菌 T 细胞斑点试验有参考价值。

2. 影像学检查

⑴钡餐 X 线检查：溃疡型 X 线钡影跳跃现象；增生型回盲部钡剂充盈缺损。

⑵CT 检查：主要表现肠壁环形增厚，少数见盲肠内侧偏心性增厚，回盲瓣增厚，肠道可呈跳跃性改变，增强后呈均匀强化为主。可见腹腔淋巴结肿大，增强显示淋巴结环形强化或多环状强化，为腹腔淋巴结结核的典型表现。

(3)结肠镜检查:溃疡型表现为大小不等、深浅不一的溃疡,多呈环形,其底部覆盖黄白色苔,周围隆起,溃疡间黏膜多正常;环形溃疡瘢痕导致肠管变形、假憩室形成或肠腔狭窄;增生型表现为增生性结节,或呈假息肉样改变;混合型为上述多种病变同时存在。回盲瓣可有溃疡、假息肉或变形。

【诊断】

既往有肺结核或盆腔结核等肠外结核病史,出现右下腹慢性疼痛、腹泻、原因不明腹部包块,且伴有午后低热、盗汗、消瘦者应首先考虑本病;影像学或结肠镜有典型表现者则支持本病诊断;若大便查见结核杆菌或内镜下病理活检提示干酪样坏死可确诊本病。

【治疗】

1. 注意休息及营养有结核毒性症状者必须卧床休息,以营养充分、易消化、少刺激性食物为宜。

2. 药物治疗采用早期、联合、适量、规律、全程的抗结核药物治疗,疗程一般 9~12 个月。常用药物有异烟肼、利福平、乙胺丁醇、链霉素、吡嗪酰胺等。若出现耐药,应及时调整用药方案。对于结核中毒症状明显者,可加用糖皮质激素,待症状改善后逐步减量,至 6~8 周后停药。

3. 手术治疗只适于肠梗阻、肠穿孔、肠瘘经内科治疗不能闭合、肠出血经内科治疗无效,术前、术后均应抗结核治疗。

4. 对症治疗如腹痛可用颠茄片、山莨菪碱,肠梗阻者行胃肠减压、补液,注意水、电解质平衡。

(蒋彩凤)

17 溃疡性结肠炎

溃疡性结肠炎(ulcerative colitis,UC)是一种病因尚不十分明确的慢性非特异性肠道炎症性疾病。病变主要在黏膜层和黏膜下层,呈连续性分布,多累及直肠及乙状结肠,严重者可累及全结肠。全结肠受累者回肠末端可有类似病变,称倒灌性回肠炎(backwash ileitis)。

【病因与发病机制】

病因和发病机制至今尚未明确,主要与环境、遗传、感染、免疫等因素有关。

【临床表现】

持续或反复发作的腹泻、黏液脓血便是其主要症状,排便次数可略增多而粪便仍成形,亦可每日十余次稀便,黏液便或脓血便常见。多数伴左下腹痛、里急后重;严重者有不同程度的全身症状,如发热、消瘦、贫血等。15% 的患者还可有关节、皮肤、眼、口及肝、胆等肠外表现。少数患者可发生中毒性巨结肠、肠穿孔、下消化道大出血、癌变等并发症。

【辅助检查】

(一) 实验室检查

活动期大便可查见红细胞、白细胞、巨噬细胞、黏液，无病原体发现。

(二) 影像学检查

1. X线检查：①钡剂灌肠或结肠气钡双重对比造影：重症发作期应避免，以防诱发中毒性巨结肠。轻症者可无异常或仅见结肠轮廓模糊；较重者可见结肠袋消失，结肠壁呈锯齿状或有溃疡龛影；慢性者可见假息肉所致的钡剂充盈缺损，或因纤维化肠管呈强直的铅管状以及肠腔狭窄等。②腹部平片：中毒性巨结肠可见结肠胀气扩张，横径可达8~9cm（正常<5.5cm）。

2. 内镜检查及黏膜活检　肠镜检查是诊断和评估病情的主要依据。病变多从直肠开始，呈连续、弥漫分布，急性期病变处黏膜充血、水肿、易出血，血管纹理模糊、紊乱，有糜烂、浅溃疡及脓性分泌物附着。慢性病变者可见结肠袋囊变浅、变钝或消失，可有假息肉、黏膜桥、肠腔狭窄。活检病理可见炎细胞浸润、隐窝脓肿。

【诊断】

本病的诊断须在排除其他结肠器质性疾病后才可成立，特别应注意排除慢性菌痢、阿米巴肠炎、结直肠癌、肠结核、克罗恩病、缺血性肠炎等疾病。

完整的诊断应包括疾病的临床类型、病变范围、病情分期、严重程度，例如溃疡性结肠炎（慢性复发型、左半结肠、活动期、中度）。

1. 临床类型　①初发型：指首次发作者。②慢性复发型：临床缓解期再次出现症状，临床上最常见。

2. 病变范围　采用蒙特利尔分型（表2-4-2）。该分型有助于癌变危险性的估计和监测策略的制定，亦有助于治疗方案的选择。

表2-4-2　病变范围的蒙特利尔分型

分型	分布	炎症累及最大范围
E1	直肠	局限于直肠，未达乙状结肠
E2	左半结肠	累及左半结肠（脾曲以远）
E3	广泛结肠	广泛病变累及脾曲以近乃至全结肠

3. 病情分期　分为活动期和缓解期。

4. 严重程度　分为轻、中、重度。临床多采用改良 Truelove 和 Witts 疾病严重程度分型标准(表 2-4-3)。

表 2-4-3　改良 Truelove 和 Witts 疾病严重程度分型

分型	排便次数(次/d)	便血	脉搏(次/min)	体温(℃)	血红蛋白	血沉(mm/h)
轻度	<4	轻或无	正常	正常	正常	<20
重度	≥6	重	>90	>37.8	<75% 正常值	>30

注:中度介于轻、重度之间

【治疗】

治疗的主要目的是诱导并维持临床缓解及黏膜愈合,防治并发症和改善患者生活质量。

(一) 一般治疗

高营养、少渣、易消化食物为主,重症者禁食,给予静脉高营养或进要素饮食。纠正水与电解质紊乱、贫血和低蛋白血症。腹痛、腹泻可给颠茄、复方地芬诺酯或洛哌丁胺等,重症者则禁用或慎用,以免诱发中毒性巨结肠。

(二) 药物治疗

1. 水杨酸偶氮磺胺吡啶(SASP)和 5- 氨基水杨酸(5-ASA)　适用于轻、中度患者,亦可与肾上腺皮质激素并用治疗重度患者。SASP 治疗剂量为每日 4~6g 分次服;5-ASA 制剂如美沙拉嗪,3~4g/d,分次口服或顿服。维持量一般减半,SASP2~3g/d,美沙拉嗪 2g/d。对直肠、乙状结肠、降结肠病变者可局部应用 SASP 或 5-ASA 制剂 2~4g/d 保留灌肠或其栓剂 0.5~1.0g/d 纳肛。

2. 肾上腺皮质激素

(1) 全身用药:适用于中、重度患者,可迅速诱导缓解,但不能用于维持治疗;疗程一般不宜超过 3 个月。①口服:一般按泼尼松 0.75~1mg/(kg·d)(其他类型全身作用激素的剂量按相当于上述泼尼松剂量折算)给药,有效者 1~2 周后逐渐减量,每周减 5mg,减至 20mg/d 时每周减 2.5mg 至停用。②静滴:仅用于重度或口服疗效不佳者。泼尼松龙 40~60mg/d 或氢化可的松 200~400mg/d 静滴,疗程不超过 1 周。有效者改为泼尼松 40mg/d 口服,然后逐渐减量。

(2) 局部用药:适用于病变位于直肠、乙状结肠或降结肠者。常与其他药物如 SASP、5-ASA 或锡类散并用。琥珀酸钠氢化可的松 100~200mg 加入生理盐水 100ml 内,保留灌肠,每日 1~2 次。

3. 免疫抑制剂　适用于激素无效或依赖者,主要包括硫唑嘌呤(AZA)和 6- 巯基嘌呤(6-MP)。硫唑嘌呤开始剂量为 50mg/d,逐渐增至最大量(2.5mg/kg·d)。起效时间一般在 3~6 周,最大作用在 3 个月,治疗时间一般不超过 1~2 年;加用后可逐渐减少激素的用量至停药。

4. 沙利度胺　适用于难治性溃疡性结肠炎的治疗,不作为首选治疗药物。起始剂量建议为 75mg/d,可逐渐加量;其治疗疗效及不良反应与剂量相关。

5. 生物制剂　激素和上述免疫抑制剂治疗无效或激素依赖或不能耐受时,可考虑生物制剂治疗。使用较多的是英夫利西单克隆抗体(IFX),使用方法为 5mg/kg,静脉滴注。在第 0、2、6 周给予作为诱导缓解;随后每隔 8 周给予相同剂量行长程维持治疗。

6. 抗生素　仅用于重症患者或明确合并感染者。可选用广谱抗生素如第三代头孢菌素、喹诺酮类抗生素静滴,不宜口服,避免引起肠道菌群失调。

7. 中医中药治疗　辨证施治。中成药如锡类散 1~2g,溶于生理盐水 100ml 内,保留灌肠或直肠滴入,1 次 /d,2~3 周为一疗程。

(三) 外科治疗

绝对适应证为大出血、穿孔、癌变及高度疑为癌变。相对适应证为积极内科治疗无效的重度溃疡性结肠炎,合并中毒性巨结肠内科治疗无效者,以及内科治疗疗效不佳和 / 或药物不良反应已严重影响生命质量者。

(蒋彩凤)

18　克罗恩病

克罗恩病(Crohn disease,CD)与溃疡性结肠炎同属非特异性炎性肠病(IBD),是一种原因不明的胃肠道慢性非特异性肉芽肿性疾病。侵犯肠壁全层,呈节段性分布,可发生于胃肠道的任何部位,以回肠末端最多见,并常累及升结肠。本病多见于青壮年。

【病因与发病机制】

病因尚未完全阐明,可能与自身免疫、遗传、环境、感染等因素有关,其中以自身免疫反应起主要作用。

【临床表现】

腹痛和腹泻是最常见的症状,但与溃疡不同,其腹痛为多位于右下腹或脐周,呈阵发性绞痛(痉挛性),病变累及浆膜时,多呈持续性疼痛。腹泻大多不严重,每日数次稀便或腹泻便秘交替,易被误诊为肠结核。少数患者呈脂肪泻。

结肠受累者可有脓血便。易并发肠梗阻、肠穿孔及各种内外瘘，可触及腹块。部分患者有肛周病变（肛周脓肿、肛瘘或肛裂）。少数患者有关节炎、皮肤病损等肠外表现。

【辅助检查】

（一）实验室检查

粪便检查可见白细胞及红细胞，隐血可阳性，但细菌学检查无病原体发现；血常规血红蛋白可下降；活动期血沉、C 反应蛋白升高。

（二）影像学检查

1. X 线检查　病变呈节段性分布，表现为黏膜皱襞粗乱，肠腔宽狭不均，铺路石样阴影（卵石征）伴溃疡龛影和裂沟，肠腔狭窄致钡剂呈边缘不整的线条状（线样征），以及各种瘘管和不同程度的肠梗阻等。

2. CT 或磁共振肠道显像（CTE/MRE）　可反映肠壁的炎症改变、病变部位和范围、是否存在狭窄及其可能的性质（炎症活动或纤维性狭窄）、肠腔外并发症如瘘管形成、腹腔脓肿或蜂窝织炎等。

3. 内镜检查及黏膜活检　内镜下呈充血、铺路石样结节、假性息肉、多发纵行溃疡、黏膜增厚甚至肠腔狭窄等多形性改变，病变呈节段性分布。黏膜活检如发现非干酪性肉芽肿病变，则对诊断有较大价值。

【诊断】

克罗恩病的诊断缺乏金标准。需结合临床表现、实验室检查、影像学检查、内镜检查和组织病理学检查进行综合分析，临床主要依据 WHO 提出 6 个诊断要点：①非连续性或节段性病变；②铺路石样表现或纵行溃疡；③全壁性炎症性病变；④非干酪性肉芽肿；⑤裂沟、瘘管；⑥肛周病变。

具上述①②③项为疑诊，加上④⑤⑥三者之一可确诊；具备第④项者，只要加①②③三者之二亦可确诊。但应除外肠结核、溃疡性结肠炎、缺血性肠炎、放射性肠炎、非特异性肠溃疡、原发小肠淋巴瘤等疾病。

完整的诊断应包括疾病的临床类型、病变范围、严重程度、病情分期；如克罗恩病（A3L3B2P，活动期、中度）。临床类型和疾病范围采用蒙特利尔分型（表 2-4-4）；评估疾病活动性的严重程度用克罗恩病活动指数（CDAI）（表 2-4-5）。

【治疗】

治疗原则与溃疡性结肠炎基本相同。水杨酸偶氮磺胺吡啶（SASP）或 5-氨基水杨酸（5-ASA）有一定疗效。活动期可短期使用肾上腺皮质激素，上述药物治疗无效者可使用硫唑嘌呤、6- 巯嘌呤或甲氨蝶呤、环孢素。TNF-α 单抗主要用于顽固性克罗恩病、瘘管形成及免疫抑制剂治疗无效者。疑有化脓性感染时须用抗生素。有肠梗阻、穿孔、瘘管等并发症者应手术治疗。

表 2-4-4　克罗恩病的蒙特利尔分型

项目	标准	备注
确诊年龄（A）		
A1	≤ 16	
A2	17~40	
A3	>40	
确诊年龄（L）		
L1	回肠末端	L1、L2、L3 可与 L4 同时存在
L2	结肠	
L3	回结肠	
L4	上消化道	
疾病行为（B）		
B1	非狭窄非穿透	
B2	狭窄	可合并存在肛周病变（p）
B3	穿透	

表 2-4-5　简化 CDAI 评分计算法

项目	0 分	1 分	2 分	3 分	4 分
一般情况	良好	稍差	差	不良	极差
腹痛	无	轻	中	重	—
腹部包块	无	可疑	确定	伴触痛	—
腹泻	稀便每日 1 次记 1 分				
伴随疾病 *	每种症状记 1 分				

注：* 伴随疾病包括关节痛、虹膜炎、结节性红斑、坏疽性脓皮病、阿弗他溃疡、裂沟、新瘘管和脓肿等。≤ 4 分为缓解期，5~7 分为轻度活动期，8~16 分为中度活动期，>16 分为重度活动期

（蒋彩凤）

19　肠易激综合征

肠易激综合征（irritable bowel syndrome，IBS）是以腹痛伴有粪便性状改变和排便习惯改变为特征的功能性肠道疾病，是临床最常见的功能性胃肠病之一。发病年龄多见于 20~50 岁。

【病因与发病机制】

IBS 的病因和发病机制尚不十分清楚。一般认为 IBS 是多因素的生理心理性疾病，其病理生理学基础主要是胃肠动力障碍和内脏感知异常，而造成这些变化的机制尚未完全阐明。

【临床表现】

1. 腹痛可发生于腹部任何部位，局限或弥漫性，以下腹常见。疼痛性质多样，程度各异，无进行性加重，不影响睡眠。多伴有排便异常并于排便后缓解，部分患者易在进食后出现。

2. 腹泻次数多，每次粪量少，每日总量极少超出 200g；约 1/4 患者可因进食后诱发，禁食 72h 后腹泻消失；夜间不出现；部分患者腹泻与便秘交替。

3. 便秘块状或硬便每周排便次数少于 3 次，排便不尽感明显。粪便可带较多黏液。

近半数患者有胃灼热（烧心）、早饱、恶心、呕吐等上消化道症状。症状出现或加重常与精神因素或应激状态有关。

【辅助检查】

（一）实验室检查

粪便检查可有大量黏液但无红细胞与脓细胞，无特殊病原体；隐血试验阳性。

（二）影像学检查

1. X 线检查钡灌肠可见结肠痉挛。

2. 结肠镜检查时易出现肠管痉挛、腹痛，肠腔内可有较多黏液，但无器质性病变。

3. 胃肠运动功能检查　IBS 患者存在全消化道动力异常及内脏感觉异常敏感。可行食管测压、胃窦十二指肠测压、结肠测压、胃排空检查、结肠通过试验及消化道张力检测。

【诊断】

诊断本病必须符合以下所有条件：

1. 腹部疼痛至少 25% 的时间符合以下两点或两点以上：①排便后改善。②发病伴排便频率改变。③发病伴粪便性状（外观）改变。

2. 没有炎症、解剖学、代谢或肿瘤性疾病的证据可以解释患者的症状。

诊断前至少 2 个月症状符合以上标准，每周至少发作一次。

IBS 亚型诊断：IBS-C 块状 / 硬便 >25%，且稀 / 水样便 <25%；IBS-D 稀 / 水样便 >25%，且块状 / 硬便 <25%；IBS-M 稀 / 水样便 >25%，且块状 / 硬便 >25%；IBS-U 排便习惯改变未达到 IBS-C、D、M 型的要求。

【治疗】

治疗目的是消除患者顾虑，改善症状，提高生活质量。

1. 一般治疗　解除疾病顾虑，排除心理障碍，祛除发作诱因是治疗的重要方面。生活有规律，适当体育活动，增强体质，加快神经功能恢复。高纤维素食物可缓解部分以便秘为主的 IBS 患者症状。

2. 药物治疗　以对症治疗为主。腹痛可使用抗胆碱能药如阿托品、东莨菪碱等，也可使用相对特异性肠道平滑肌钙离子通道阻滞剂如匹维溴铵（得舒特），50mg，口服，每日 3 次。以腹泻为主者可予以洛哌丁胺 2mg，每天 1~3 次，或复方地芬诺酯 1 片，每日 3 次，或蒙脱石（思密达）1 包，每天 3 次。便秘者可使用导泻药，一般主张使用作用温和的轻泻药，如乳果糖 15ml，每天 1~3 次。对具有明显精神症状的患者，可适当予以小剂量镇静药、抗抑郁药、抗焦虑药。

3. 心理行为治疗　症状严重而顽固，经一般治疗和药物治疗无效者可予心理行为治疗，包括心理治疗、认知疗法、催眠疗法、生物反馈等。

（蒋彩凤）

20　假性肠梗阻

假性肠梗阻指临床上表现为肠内容物通过迟缓、肠腔扩张、腹胀、腹痛、便秘或腹泻等类似机械性肠梗阻的症状和体征，但无肠内外机械性肠梗阻因素存在，故又称动力性肠梗阻，是无肠腔阻塞的一种综合征。

【病因与发病机制】

该病症由于神经抑制、毒素刺激或肠壁平滑肌本身的病变，导致的肠道运动功能障碍和紊乱。按病程有急性和慢性之分，按其发病部位可分为假性小肠梗阻和假性结肠梗阻；按病程可分为急性和慢性假性肠梗阻；按病因可分为原发性和继发性假性肠梗阻。麻痹性肠梗阻和痉挛性肠梗阻属于急性假性肠梗阻，慢性假性肠梗阻有原发性和继发性两种。本病可发生于任何年龄，女性多于男性，有家族史。神经（中枢神经、内脏神经和肠神经系统）、肌肉（肠道平滑肌结构和功能损害）病变及体液因素的异常皆可引起肠道运动功能障碍而发生假性肠梗阻。

消化系统疾病

【诊断】

1. 肠梗阻的表现　如腹胀、腹部膨隆，腹部平片上有气液平面（小肠假性梗阻）或无气液平面（结肠假性梗阻）。

2. 慢性小肠假性梗阻　腹部平片可见肠管积气、扩张、肠腔积液；气钡双重造影可见多发性肠袢扩张、宽口憩室，肠道通过迟缓等肠壁平滑肌损害表现。内脏疾病型的典型特征是十二指肠扩张而缺乏肠袋的形成，结肠直径增大而收缩活动缺乏或消失；内脏神经病型的主要特征是平滑肌收缩的紊乱。急性结肠假性梗阻可见梗阻以上的结肠明显扩张，但结肠袋仍存在；由于扩张的结肠中充盈的主要是气体，液体很少，故气液平面极少见。影像学和内镜检查排除机械性肠梗阻或其他的胃肠道黏膜疾病。

3. 肠道运动功能检查　严重的肠道动力障碍。肠道输送时间测定发现存在明显的小肠输送延缓。小肠肌电测定可发现基础电控制活动消失，进食和药物刺激后可出现。

4. 原发病症状，以及体征和实验室阳性检查结果，如慢性小肠假性梗阻患者可出现贫血与低白蛋白血症。

5. 若临床表现不典型，诊断不明确，或出现并发症，则需行剖腹探查术，对可疑部位行全层活检。

6. 鉴别诊断　首先排除机械性肠梗阻，小肠压力测定有助于与机械型肠梗阻鉴别，表现为缺少典型的移行运动符合波（MMC），收缩波的频率减少，波幅减低；持续性收缩紊乱，餐后不出现进餐诱导性收缩。内镜检查可进一步鉴别。此外应与慢性特发性便秘、肠易激综合征、粪块堵塞、肠扭转、肠粘连、肠套叠、缺血性肠炎等鉴别。

【治疗】

（一）饮食治疗

轻者可给予流质或半流质、低脂肪和低纤维素饮食，能量的补充以碳水化合物为主，同时应注意补充多种维生素和矿物质。病情严重者应予以禁食、胃肠减压、全胃肠外营养。若腹胀较为严重，可采用低压灌肠排便或肛管排气，也可选用缓泻剂。对于慢性患者伴有反复发作的便秘，可口服等渗物导泻，慎用灌肠治疗，以免使肠道内压力增加而加重症状。

（二）药物治疗

1. 拟胆碱能药物　新斯的明与氯化氨甲酰甲胆碱对于急性假性肠梗阻疗效较好。

2. 促胃肠动力药　多巴胺受体阻滞剂如甲氧氯普胺、多潘立酮主要促进上消化道运动和胃排空，对肠道作用不大。5-羟色胺受体激活剂和莫沙必利可选择性地作用于胃肠道，对 60% 患者有效。红霉素具有胃动素样作用，可直接作用于胃肠道平滑肌，产生收缩效应。

3. 生长抑素　如奥曲肽大剂量可抑制腹泻，而小剂量可诱导 MMC，增加肠蠕动，抑制细菌过度生长，缓解恶心、呕吐、腹胀、腹痛等症状。

4. 抗生素　小肠慢性假性肠梗阻患者常伴有肠内细菌过度生长，给予广谱抗生素和甲硝唑后，可抑制肠内细菌生长，减轻严重的腹胀和继发性脂肪吸收不良。抗生素的选择最好是根据小肠液培养的结果而定。

5. 微生态制剂　如双歧杆菌三联活菌散（培菲康）、口服酪酸梭菌活菌片（米雅 BM）、地衣芽孢杆菌活菌胶囊（整肠生）等可纠正肠道菌群紊乱。

（三）内镜治疗

内镜进入肠道可通过吸引排气降低结肠内压力、畅通排出道走行、刺激结肠壁蠕动，对本病起直接治疗作用。适用于发病初期，症状较轻，盲肠扩张不超过 12~14cm 或病情有进展的急性结肠假性肠梗阻患者。在进镜和减压过程中，尽可能少注气，以免进一步增加肠道内压力。结肠镜减压后立即摄立位和卧位腹部平片，以了解盲肠直径是否缩小、腹腔内有无气体，肠道休息至少 24h。

（四）手术治疗

本病一旦确诊，原则上不施行手术。但是对急性结肠假性肠梗阻保守治疗 48~72h 无效，出现腹膜炎征象或盲肠直径超过 14cm，应行手术治疗。术式包括单纯盲肠切除、盲肠造瘘等。有穿孔等并发症时行剖腹探查，但死亡率高（40%~50%）。对于弥漫性小肠病变末期或经长期全胃肠外营养并发肝衰竭的患者，可行小肠移植或小肠、肝脏等多脏器联合移植。

（邓　星）

21　类癌和类癌综合征

类癌（carcinoid）又称嗜银细胞瘤，指发生在消化道及其他器官的分化好或中等分化的神经内分泌肿瘤，较少见。最常见的是小肠类癌，肿瘤生长缓慢，但具有恶性倾向，并可能出现淋巴结转移和肝转移。类癌 90% 原发于胃肠道，主要见于阑尾、回肠末端、直肠，也可见于结肠或胃十二指肠，偶发于胆囊、胰腺、支气管及卵巢。小肠和结肠类癌发生转移和类癌综合征者多见而阑尾极少。类癌可分泌 5- 羟色胺、组胺、缓激肽、P 物质、前列腺素、儿茶酚胺以及其他多种肽类激素，当上述活性物质进入体循环，浓度达到一定数量时，可引起面部皮肤潮红、腹痛、腹泻、大量出汗、哮喘、心率加快和右心纤维化等临床表现，谓之类癌综合征（carcinoid syndrome），多见于病程晚期，特别是并发肝内转移者。

【诊断】

临床表现可因其发生部位不同而相异，常引起腹痛、腹泻、腹胀、恶心、呕吐、腹块、肠梗阻甚至消化道出血，偶有咳嗽。因其体积一般较小、缺乏特异征象且又罕见，故常误诊为阑尾炎、肠癌、胃息肉等其他疾病。类癌综合征的诊断要点如下：

1. 临床表现　有发作性皮肤潮红（主要是头、颈部）、腹痛、腹泻、哮喘者应考虑本综合征之可能。有三尖瓣、肺动脉瓣区杂音，肝大，毛细血管扩张及糙皮病样皮肤改变，浆膜腔积液及关节痛等征象。

2. 实验室诊断　血清中5-羟色胺正常值为80μg/L，>120μg/L为阳性。24h尿5-羟吲哚乙酸（5-HIAA）是5-HT的代谢产物，其检测类癌综合征的灵敏度为100%，特异性为85%~90%。HIAA正常值为2~8mg/d，>10mg/d可肯定阳性。某些食物和药物会导致血浆5-HIAA水平升高，所以检测时应严格控制饮食，防止出现假阳性和假阴性的情况。

3. 内镜及影像检查　进行X线钡剂胃肠检查，胃镜、结肠镜、小肠镜、胸片、支气管镜检查等以协助确定原发肿瘤的部位。消化道超声内镜可以协助局部肿瘤的分期和内镜下的息肉切除。对于直径大于1~2cm的类癌应当行超声内镜检查。小肠类癌目前最有效的检查手段为双气囊小肠镜。选择性血管造影对肠道类癌定位有益，B超及CT检查有助于了解肝转移与否。另外，^{68}Ga PET-CT也有助于发现较为隐匿的原发灶。

4. 组织检查　通过手术切除肿瘤、内镜活检，或肝病灶穿刺活检等方式，取得组织，免疫组化CgA、Syn染色阳性，可以病理诊断。活检组织应另取一部分冰冻以备提取5-羟色胺或肠胺。

【治疗】

1. 手术治疗　早期切除原发病灶是最有效的办法，应当行超声内镜检查，根据浸润深度和淋巴结转移情况决定内镜下切除还是外科手术切除。即使疑有转移也不应放弃手术机会。如已转移，切除大的原发病灶也可减轻或消除症状。肿瘤直径<1.0cm者，一般作局部切除；直径>2.0cm者，应考虑做扩大根治手术。当类癌出现肝转移时，可以选择肝肿瘤切除术，或肝动脉栓塞等治疗方法。对于少数潜在可切除肝转移的患者，可考虑射频消融或手术联合射频治疗。术前应有充分准备，给予大剂量抗5-羟色胺药物以防发生低血压。术中低血压可用血管紧张素及肾上腺皮质激素等，但忌用去甲肾上腺素。25%~50%的类癌综合征患者合并类癌心脏病，故所有患者应常规进行超声心动图排查，并可通过动态监测脑钠肽（BNP）及其前体，早期发现类癌心脏病。

如果诊断类癌心脏病，应当在类癌综合征及肿瘤控制稳定时行瓣膜置换术。

2. 药物治疗 能手术者采用氟尿嘧啶、环磷酰胺有一定疗效。或用链脲霉素每天 500~700mg/m^2，静注，5d 为 1 个疗程，可每隔 6 周给一疗程，与氟尿嘧啶联用可提高疗效。如皮肤潮红用氯丙嗪或抗组胺类药物，哮喘发作用氨茶碱，腹泻用复方樟脑酊。或用甲基麦角酰胺，6~16mg/d，分 4 次口服，急性发作时以 1~4mg 一次静注，可对抗 5- 羟色胺从而控制潮红、哮喘发作和腹泻；生长抑素类似物对类癌及其类癌综合征的治疗有较好的疗效，能有效控制症状。常用剂量为奥曲肽 100μg，皮下注射，3 次 /d。帕瑞肽是一种能与多受体结合的生长抑素类似物，与生长抑素受体（SSTR）亚型 sst1~3 和 sst5 具有高结合力而发挥其药理作用，对于所有方案失败的患者可以尝试使用。靶向治疗新药也在临床试验中，给类癌转移患者带来新的希望。

3. 疾病监测 定期监测血中的 CgA，尿 5-HIAA 及血清 Serotonin。这些实验室检查指标可反映体内肿瘤的进展情况，同时也可以用于监测治疗疗效。常规影像学检查（CT/MRI）以及内镜检查也是疾病监测的重要内容。

4. 对症及支持治疗 加强营养，补充蛋白质、维生素及输血等支持疗法。牛奶制品及蛋类食物可引起潮红及腹泻，应予避免。大剂量烟酸对糙皮病样皮损有一定效果。

（邓 星）

22 胃肠道息肉及息肉综合征

胃肠道息肉系胃肠黏膜面向腔内突出的一种赘生物。

【病因与病理】

胃肠道息肉的发病率随着年龄的增长而增加，男性多于女性。依据 Morson 组织学分类，可将息肉分成炎症性、增生性、错构瘤性以及肿瘤性四类。而根据息肉是否有蒂，可分为无蒂、亚蒂和有蒂息肉。此外，根据息肉数目多少，又可分为单发性息肉和多发性息肉。胃肠道息肉以单发多见，多发者相对较少。胃息肉多为增生性息肉，多位于胃窦部；肠道息肉多位于直肠或乙状结肠，以腺瘤多见。腺瘤的癌变率以绒毛状腺瘤最高，管状绒毛状腺瘤其次，管状腺瘤最低。瘤体直径较大者较直径较小者癌变率高。若息肉多发则构成息肉病，通常伴有胃肠道外表现，称为胃肠道息肉综合征。一般可分为错构瘤性息肉综合征和腺瘤性息肉综合征两大类。

【诊断】

（一）胃肠道息肉诊断要点

1. 临床表现 胃肠道息肉大多无症状，仅少数患者诉腹部不适、腹胀或排便规律改变。如息肉出血则粪便可混有血液,或为鲜血便。出血频繁者可有缺铁性贫血。息肉较大者可能导致肠套叠或胃肠道梗阻,引起相应临床表现。贲门部息肉亦可引起吞咽困难。胃肠道息肉综合征患者可有特征性胃肠外表现,如 Gardner 综合征者可有多发性骨瘤和软组织肿瘤,Peutz-Jephers 综合征者可有皮肤黏膜色素斑。

2. 辅助检查　诊断主要依靠胃肠道内镜检查和 X 线钡剂检查,可明确息肉部位、数量、大小、形状。通过超声内镜可判断息肉的来源与边界,以评价治疗手段与方法。内镜检查及相应染色等内镜技术可初步判断病变性质,而且可进行组织活检与病理检查,进一步判断息肉类型及有无癌变。肛门指检和粪便隐血试验亦有一定价值。胶囊内镜以及应用螺旋 CT 或 MRI 进行仿真内镜检查是近年的新技术,其优势在于无痛苦、患者耐受性好,但也存在费用高、不能活检、小息肉遗漏率高的不足。

3. 胃息肉的诊断　胃镜检查可见胃黏膜向腔内局限性隆起,注气后隆起不消失。病理上将胃息肉分为三类:增生性息肉、腺瘤性息肉和错构瘤性息肉。胃息肉主要是增生性息肉,多位于胃窦部及胃体下部,直径通常 <2cm,表现为有蒂、亚蒂或无蒂,一般没有恶变倾向。增生性息肉经常伴发萎缩性胃炎。腺瘤性息肉通常位于胃窦部,表现为有蒂、亚蒂或无蒂;息肉表面光滑或者有细颗粒感,似桑椹样改变。多数息肉表面色泽较周围黏膜红。病理分为管状腺瘤,绒毛状腺瘤和管状绒毛状腺瘤。

4. 腺瘤好发于直肠和乙状结肠,占全结直肠息肉的 70%~80%。直径一般为 0.5~2.0cm。小于 0.5cm 的称为小腺瘤。组织学上分为小扁平腺瘤、小凹陷腺瘤、管状腺瘤、绒毛状腺瘤、管状绒毛状腺瘤、锯齿状腺瘤。

(二) 胃肠道息肉综合征主要类别及诊断要点。

1. 家族性结肠息肉病具有以下特点:①有家族发病史,是一种常染色体显性遗传性疾病。②息肉分布于全结肠及直肠,息肉为腺瘤性,多有蒂,几百个至千个,大小从黄豆大至数厘米大小,密集、成串。③可伴胃、十二指肠息肉。④具有高度癌变倾向。

2. Turcot 综合征临床特点:①息肉特点同家族性结肠息肉病,数目较少。②伴中枢神经系统肿瘤,如胶质母细胞瘤或髓母细胞瘤等。③高度癌变倾向。

3. Peutz-Jephers 综合征(黑色素 - 胃肠多发性息肉综合征)临床特点:①家族发病史。②起病年龄轻,癌变年龄常 <35 岁。③息肉全胃肠道分布,散在多发常见,少数单发,小的数毫米,大的数厘米,多有蒂或无蒂,息肉表面不光滑,有许多小叶状突起,小叶间有深凹的裂沟,质地中等偏软,为错构瘤性,小肠多见。④唇、颊、面、手等处黏膜、皮肤可见色素斑。

4. Gardner 综合征临床特点：①息肉特点同家族性结肠息肉病，但数目较少，而息肉体积较大。②伴骨和软组织肿瘤，如颅骨瘤、脂肪瘤等。③高度癌变倾向。

5. Cronkhite-Canada 综合征临床特点：①非遗传性，无息肉病家族史。②成年起病。③全胃肠道息肉，结直肠中息肉多呈弥漫散在分布，部分肠段可密集呈地毯样，多无蒂，通常直径在 0.5~1.0cm。表面光滑，质地柔软。④外胚层变化，如脱发 \ 指甲营养不良和色素沉着等。

【治疗】

(一) 息肉的治疗

目前认为，发现息肉即应行摘除。一般小息肉或有蒂、亚蒂息肉可经内镜摘除，可选用高频电、微波、圈套器、热极头或氩离子凝固术。10 枚以上的息肉应分期治疗。较大的无蒂息肉（胃息肉 >2cm，肠道息肉 >3cm）应予手术切除，结肠多发性息肉可酌情行结肠切除。如并发肠出血、肠套叠及肠梗阻则按并发症处理。息肉摘除术后均应定期随访。

(二) 息肉综合征的治疗

1. 家族性结肠息肉病易癌变，一旦确诊，原则上应将可能癌变的肠道全部切除。并发的胃肠外肿瘤亦应切除。近来发现长期服用舒林酸等环氧合酶（COX）抑制剂可显著减少肠道息肉数量及大小，降低其癌变率，但确切疗效尚需进一步观察。

2. Peutz-Jephers 综合征消化道息肉的治疗为手术切除，以减少胃肠并发症和降低息肉恶变风险的目的。双气囊小肠镜和单气囊小肠镜可应用小肠息肉的治疗。Peutz-Jephers 综合征消化道息肉的复发率和恶变率高，因此需随访；Peutz-Jephers 综合征患者每年应定期行结肠镜和上消化道内镜检查。

3. Cronkhite-Canada 综合征消化道息肉有恶变可能，而且患者病情一般较重，预后较差。主要是对症支持治疗，补液、补充营养物质并保持水电解质平衡。少数患者经皮质激素、抗生素和外科肠段切除可使病情得到缓解。外科手术治疗适于并发症严重者，如大量出血、脱垂、肠套叠、肠梗阻和恶变者或病变肠段较短者。

（邓 星）

23 结肠直肠癌

结肠直肠癌（cancer of colon and rectum）是临床最常见的消化系统恶性肿瘤之一，以直肠及乙状结肠的发生率最高（占结肠直肠癌总数的 65.5%~77.8%），其次是盲肠和升结肠，再其次是降结肠、横结肠、肝曲和脾曲。该病中年以上者多见,高峰年龄为 40~60 岁。

【临床表现】

结肠直肠癌发展较慢,早期症状不明显,随着肿瘤的增大而表现排便习惯改变、血便或黏液血便、腹痛、腹泻与便秘交替等症状,晚期则表现贫血、发热、腹部包块、体重减轻等全身症状以及肝大、黄疸、腹水等癌肿转移的表现。肿瘤病灶在结肠直肠部位不同,临床表现也常不相同。直肠癌多表现为排便次数增多、粪便变细、粪便带血和黏液,并有排便不净感。左侧结肠癌患者早期临床上可表现有排便习惯改变,可出现便频、便秘或便频与便秘交替。肿瘤生长致管腔狭窄甚至完全阻塞,可引起肠梗阻表现,约 10% 的患者可表现为急性肠梗阻或慢性肠梗阻症状。右侧结肠癌患者临床上常表现有原因不明的贫血、乏力、消瘦、低热等。早期偶有腹部隐痛不适,后期在 60%~70% 患者中可扪及右侧腹部质硬肿块。

【辅助检查】

(一) 实验室检查

1. 粪隐血试验可作为初筛方法。血便为结肠癌的主要症状,也是直肠癌最先出现和最常见的症状。检测粪中血红蛋白可提高诊断敏感性。

2. 肿瘤标志物检查血清癌胚抗原(CEA)检测对诊断有参考价值,其他如 CA19-9、CA50 等检测对诊断亦有一定意义,但均不具有特异性,且早期阳性率低。

(二) 直肠指检

70% 的直肠癌可被指检触及,可发现质坚肿块或肠腔狭窄等。应注意肿块基底是否固定以及直肠周围情况。

(三) 结肠镜检查

结肠镜检查是诊断结肠癌最安全、有效的检查方法。结肠镜检查可直接观察病灶,同时采取活体组织做病理诊断。

(四) 钡灌肠 X 线检查

可见局限性黏膜破坏、充盈缺损、肠壁僵硬、肠狭窄等改变。气钡双重对比造影可提高诊断敏感性和准确率。

【诊断】

本病需与细菌性痢疾、溃疡性结肠炎、肠阿米巴病、血吸虫病、肠结核、肠息肉及肠易激综合征等疾病相鉴别。

【治疗】

1. 内镜下治疗早期腺瘤癌变和黏膜内癌可经内镜行高频电切除或行黏膜剥离术(ESD)。

2. 手术及综合治疗以外科根治性切除疗效最好。对于Ⅱ、Ⅲ期患者术后应予辅助化疗，化疗方案多采用(Mayao 方案或 de Gramont 方案)，或与奥沙利铂(FOLFOX 方案)或伊立替康(FOLFIRI 方案)联合治疗，卡培他滨口服可替代氟尿嘧啶 / 亚叶酸钙。对于Ⅳ期患者，可行姑息性化疗，化疗方案同前，也可与分子靶向药物如贝伐单抗(可抑制血管内皮生长因子活性)联合进行治疗。

3. 其他治疗包括中医中药治疗、免疫治疗、放射治疗等，均可酌情采用。

(邓 星)

24　非酒精性脂肪性肝病

非酒精性脂肪性肝病(nonalcoholic fatty liver disease，NAFLD)是一种除外酒精和其他明确的肝损害因素所致，以肝实质细胞脂肪变性为主要特征的临床病理综合征。包括非酒精性单纯性脂肪肝(NAFL)，以及由此演进而来的非酒精性脂肪性肝炎(NASH)、非酒精性脂肪性肝纤维化、肝硬化，甚至肝癌。

【病因与发病机制】

NAFLD 主要分为原发性和继发性两大类，原发性与胰岛素抵抗和遗传易感性相关；而继发性 NAFLD 包括由药物、全肠外营养、某些内分泌疾病、毒物中毒等病因所致的脂肪肝。NAFLD 是遗传 - 环境 - 代谢应激相关性疾病，发病机制中“二次打击”学说和“四步骤学说”已被广泛接受。

【临床表现】

NAFLD 起病隐匿，发病缓慢，多无明显自觉症状或仅有乏力、右上腹不适，常在体格检查或其他疾病就诊时发现。重度脂肪肝可出现黄疸、右上腹隐痛、恶心、呕吐等症状。进展至肝硬化失代偿期者，与其他病因造成肝硬化临床表现相似。

多数体型肥胖，查体肝脏可轻度肿大，偶有触痛；进展至肝硬化失代偿期时可有肝掌、脾大、蜘蛛痣及门脉高压症的体征。

【辅助检查】

(一) 实验室检查

可有血清转氨酶(ALT、AST)、GGT、ALP 升高，通常在正常值上限 1~4 倍内；AST/ALT<1，血清转氨酶升高水平与 NAFLD 严重程度不相关；肝硬化失代偿期可出现血清白蛋白、凝血酶原时间(PT)和胆红素改变。可合并血糖升高、糖耐量异常及血脂升高。

(二) 影像学检查

1. B 超首选。诊断敏感度与脂肪肝程度有关，中重度脂肪肝诊断率可达 90%。弥漫性脂肪肝表现为肝脏近场回声弥漫性增强，强于肾脏、脾脏回声，后场回声衰减；肝内管道结构显示不清；可伴有肝大。局限性脂肪肝呈肝左叶或尾叶低回声区，与肝脏肿瘤不易鉴别。

2. CT 特异性优于 B 超。弥漫性脂肪肝表现为肝脏密度(CT 值)普遍降低，肝 / 脾 CT 比值≤ 1.0 明确诊断。当 0.7 < 比值≤ 1.0 为轻度；0.5< 比值≤ 0.7 为中度；比值 <0.5 者为重度脂肪肝。局限性脂肪肝表现为局限性低密度影。

3. MRI 敏感性差，主要用于 CT 和 B 超难以鉴别局灶性脂肪肝和肝脏肿瘤时。MRI 质谱分析在肝脏脂肪含量的准确定量方面优于超声和 CT。

4. 肝脏活组织检查适应证：①经常规检查和诊断性治疗仍未能确诊的患者。②存在脂肪性肝炎和进展期肝纤维化风险，但临床或影像学缺乏肝硬化证据者。③鉴别局灶性脂肪性肝病与肝肿瘤、某些少见疾病如血色病、胆固醇酯贮积病和糖原贮积病。④血清铁蛋白和铁饱和度持续增高者推荐进行肝活检，尤其是存在血色沉着病 *C282Y* 基因纯合子或杂合子突变的患者。

【诊断】

明确 NAFLD 的诊断需符合以下 3 项条件：①无饮酒史或饮酒折合乙醇量小于 140g/ 周(女性 <70g/ 周)。②除外病毒性肝炎、药物性肝病、全胃肠外营养、肝豆状核变性、自身免疫性肝病等可导致脂肪肝的特定疾病。③肝活检组织学改变符合脂肪性肝病的病理学诊断标准。鉴于肝组织学诊断难以获得，NAFLD 工作定义：①肝脏影像学表现符合弥漫性脂肪肝的诊断标准且无其他原因可供解释；和 / 或②有代谢综合征相关组分的患者出现不明原因的血清 ALT 和 / 或 AST、谷氨酰转移酶(GGT)持续增高半年以上。减重和改善胰岛素抵抗后，异常酶谱和影像学脂肪肝改善甚至恢复正常者可明确 NAFLD 的诊断。

【治疗】

首要目标：改善胰岛素抵抗，防治代谢综合征及其相关终末期器官病变，从而改善患者生活质量和延长存活时间；次要目标为减少肝脏脂肪沉积并避免因“二次打击”发生 NASH 和肝功能失代偿，并减少胆囊炎和症状性胆结石的发生；对于 NASH 患者，则需阻止肝病进展，减少或防止肝硬化、肝癌及其并发症的发生。

1. 改变生活方式，调整饮食减少单糖、双糖和饱和脂肪的摄入，适当增加复合糖类、膳食纤维和不饱和脂肪的摄入(糖尿病饮食或“健康心脏食谱”)。

2. 控制体重，减小腰围中等量的有氧运动(每天至少 30min)，持之以恒避免体重反弹。

3. 保肝药物用于 NASH 或伴有肝酶异常的 NAFLD 患者的辅助治疗，目前在我国广泛应用的水飞蓟素(宾)、双环醇、多烯磷脂酰胆碱、甘草酸二胺、还原型谷胱甘肽、S-腺苷甲硫氨酸、熊去氧胆酸等针对肝脏损伤的治疗药物安全性良好。

4. 治疗代谢综合征 如果临床需要可考虑用相关药物减肥、降脂、降压、抗凝、改善胰岛素抵抗和控制血糖。

5. 外科手术 减重手术用于重度肥胖或顽固性肥胖患者;肝移植用于NASH并发肝衰竭、肝细胞癌以及失代偿期肝硬化。

（宁北芳）

25 酒精性肝病

酒精性肝病(alcoholic liver disease, ALD)是由于长期大量饮酒所致的肝脏疾病。初期通常表现为脂肪肝,进而可发展成酒精性肝炎、酒精性肝纤维化和酒精性肝硬化。严重酗酒时可诱发广泛肝细胞坏死甚或肝功能衰竭。

【危险因素】

影响酒精性肝病发生和进展的危险因素:

1. 饮酒量与饮酒年限 平均每日摄入乙醇80g达10年以上会发展为酒精性肝硬化,短期反复大量饮酒可发生酒精性肝炎。

2. 酒精饮料种类 饮用啤酒或白酒比葡萄酒更容易引起酒精性肝病,饮用高度烈性酒引起肝损伤的风险更大。

3. 饮酒方式 空腹饮酒较伴有进餐的饮酒方式造成的肝损伤更大。

4. 性别 同样乙醇摄入量女性比男性易患酒精性肝病。

5. 种族与遗传易感因素 被认为与酒精性肝病的发生密切相关,但具体的遗传标记尚未确定。

6. 营养状况 维生素缺少如维生素A、E水平下降,可能潜在加重肝脏疾病。

7. 肥胖 肥胖或体重超重可增加酒精性肝病进展的风险。

8. 肝炎病毒感染 肝炎病毒与酒精对肝脏损害起协同作用。

【临床表现】

1. 酒精性脂肪肝 一般情况良好,常无症状或症状轻微,可有乏力、食欲不振、右上腹隐痛或不适。肝脏有不同程度的肿大。

2. 酒精性肝炎 临床表现差异较大,与组织学损害程度相关。常发生在近期(数周至数月)大量饮酒后,出现全身不适、食欲不振、恶心、呕吐、乏力、肝区疼痛等症状。可有发热(一般为低热),常有黄疸、肝大并有触痛。严重者可并发急性肝功能衰竭。

3. 酒精性肝硬化 发生于长期大量饮酒者,其临床表现与其他原因引起的肝硬化相似,可以门脉高压为主要表现。可伴有慢性酒精中毒的其他表现如精神神经症状、慢性胰腺炎等。

【辅助检查】

酒精性脂肪肝可有 AST 和 ALT 轻度升高。酒精性肝炎具有特征性的酶学改变，即 AST 升高比 ALT 升高明显，AST/ALT>2 有助于酒精性肝病的诊断，但 AST 水平 >500U 或者 ALT>200U 时应考虑是否合并有其他原因引起的肝损害。可有血清 GGT、ALP、谷氨酸脱氢酶（GDH）等升高，GGT 可与其他生物标记结合判断酒精性肝损伤。超声检查或 CT 可提示脂肪肝或肝硬化表现。

【诊断】

1. 有长期饮酒史，一般超过 5 年，折合乙醇量男性≥ 40g/d，女性≥ 20g/d，或 2 周内有大量饮酒史，折合乙醇量 >80g/d。但应注意性别、遗传易感性等因素的影响。乙醇量（g）换算公式 = 饮酒量（ml）× 乙醇含量（%）× 0.8。

2. 临床症状为非特异性，可无症状，或有右上腹胀痛、食欲不振、乏力、体重减轻、黄疸等；随着病情加重，可有神经精神症状和蜘蛛痣、肝掌等表现。

3. AST、ALT、GGT、总胆红素（TBIL）、凝血酶原时间（PT）、MCV 和缺糖转铁蛋白（CDT）等指标升高，其中 AST/ALT>2、GGT 升高、MCV 升高为酒精性肝病的特点，而 CDT 测定虽然特异但临床未常规开展。禁酒后这些指标可明显下降，通常 4 周内基本恢复正常（但 GGT 恢复较慢），有助于诊断。

4. 肝脏 B 超或 CT 检查有典型表现。

5. 排除嗜肝病毒现症感染以及药物、中毒性肝损伤和自身免疫性肝病等。

符合第 1、2、3 项和第 5 项或第 1、2、4 项和第 5 项可诊断酒精性肝病；仅符合第 1、2 项和第 5 项可疑诊酒精性肝病。符合第 1 项，同时有病毒性肝炎现症感染证据者，可诊断为酒精性肝病伴病毒性肝炎。

符合酒精性肝病临床诊断标准者，其临床分型诊断如下：

1. 轻症酒精性肝病肝脏生物化学指标、影像学和组织病理学检查基本正常或轻微异常。

2. 酒精性脂肪肝影像学诊断符合脂肪肝标准，血清 ALT、AST 或 GGT 可轻微异常。

3. 酒精性肝炎是短期内肝细胞大量坏死引起的一组临床病理综合征，可发生于有或无肝硬化的基础上，主要表现为血清 ALT、AST 升高和血清 TBIL 明显增高，可伴有发热、外周血中性粒细胞升高。重症酒精性肝炎是指酒精性肝炎患者出现肝功能衰竭的表现，如凝血机制障碍、黄疸、肝性脑病、急性肾衰竭、上消化道出血等，常伴有内毒素血症。

4. 酒精性肝硬化有肝硬化的临床表现和血清生物化学指标的改变。

【治疗】

1. 戒酒和营养支持　戒酒是最主要的措施；在戒酒的基础上应给予高热量、高蛋白、低脂饮食，并补充多种维生素（如维生素 B、C、K 及叶酸）。饮食中给予适当的饱和脂肪酸可降低 CYP 2E1 活力，减少脂质过氧化，对肝脏也有保护作用。

2. 药物治疗　目前尚缺乏特别有效的治疗药物；多数研究表明糖皮质激素对重症酒精性肝炎有效，常用泼尼松龙 40mg/d，口服 4 周后逐渐减量，感染和消化道出血是激素使用的禁忌证；美他多辛（口服 1.5g/d，持续 6 周）可加速酒精从血清中清除，有助于改善酒精中毒症状和行为异常；S- 腺苷蛋氨酸治疗可改善酒精性肝病患者的临床症状和生物化学指标。酒精性肝病患者肝脏常伴有肝纤维化的病理改变，故应重视抗肝纤维化治疗。积极处理酒精性肝硬化的并发症（如门静脉高压、食管胃底静脉曲张、自发性细菌性腹膜炎、肝性脑病和肝细胞肝癌等）。

3. 肝移植术　严重酒精性肝硬化患者可考虑肝移植，但要求患者肝移植前戒酒 3~6 个月，并且无严重的其他脏器的酒精性损害。术后的存活状况和其他晚期肝病相似。

（宁北芳）

26　肝硬化

肝硬化（cirrhosis of the liver）是一种由不同病因长期作用于肝脏引起的慢性、进行性、弥漫性肝病。是在肝细胞广泛变性坏死基础上产生肝脏纤维组织弥漫性增生，并形成再生结节和假小叶，导致正常肝小叶结构和血管解剖的破坏。临床上出现肝功能损害和门静脉高压的相应表现，晚期可出现多种并发症，死亡率高。

【病因与分类】

肝硬化的病因很多，包括①病毒性肝炎；②慢性酒精性肝病；③非酒精性脂肪性肝病；④长期胆汁淤积；⑤药物或毒物；⑥肝脏血液循环障碍（肝淤血）；⑦遗传及代谢性疾病（如肝豆状核变性、血色病等）；⑧免疫紊乱（自身免疫性疾病）；⑨血吸虫病；⑩不明原因（隐源性）。在我国以乙型病毒性肝炎最为常见，而在国外，尤其是欧美，则以酒精性肝病最为常见。根据病理形态，可将肝硬化分为大结节性、小结节性和混合结节性。

【临床表现】

多数肝硬化患者起病隐匿、病程发展缓慢，可潜伏 3~10 年以上，目前根据临床表现将肝硬化分为代偿期和失代偿期。

(一) 代偿期

常症状较轻、缺乏特异性，可表现为轻度乏力、消瘦、食欲减退、腹胀、厌油、上腹不适、右上腹隐痛等。部分患者体格检查可触及质地较硬的肝脏，边缘较钝，表面尚平滑；肝功能正常或轻度异常。

(二) 失代偿期

症状明显加重，主要表现为门脉高压、肝功能减退所致的两大症候群，同时可有全身各系统症状，并出现多种并发症。

1. 肝功能减退的临床表现消瘦、乏力、厌食、贫血、下肢水肿、腹水、皮肤黏膜出血倾向以及精神神经症状等，查体可有黄疸、肝病面容、肝掌、蜘蛛痣、乳房异常发育、肝脏体积缩小表面呈结节状等。

2. 门脉高压的临床表现主要包括：①脾肿大、脾功能亢进。②侧支循环建立与开放：腹壁静脉曲张、食管胃底静脉曲张及出血、痔静脉出血等。③腹水。④门静脉高压性胃病。

3. 并发症

(1) 上消化道出血。

(2) 肝性脑病。

(3) 原发性肝癌。

(4) 肝肾综合征。

(5) 自发性细菌性腹膜炎。

(6) 门静脉血栓形成：血栓形成缓慢或侧支循环丰富者，通常无明显临床症状；突然产生完全性梗阻者则有急性腹痛、便血、呕血乃至休克，脾脏迅速增大，腹水增多。

(7) 其他并发症：如门脉高压性胃、肠病，肝肺综合征等。

【辅助检查】

(一) 实验室检查

1. 病因学检查　肝炎病毒（HBV、HCV、HDV）血清标志物，AST 总活力及同工酶，血清铁、铁蛋白、运铁蛋白饱和度，血清铜蓝蛋白或铜氧化酶，自身抗体等。

2. 肝功能检查　①胆红素代谢：总胆红素、结合胆红素、非结合胆红素。②蛋白质代谢：白蛋白、前白蛋白、球蛋白。③脂类代谢：血清胆固醇、胆固醇酯、胆汁酸等。④血清酶学：ALT、AST、GGT、ALP、ChE 等；⑤凝血酶原时间（PT）。⑥其他：如甲胎蛋白（AFP）低效价增高提示肝细胞有坏死及再生。

3. 肝纤维化的血清学指标　①胶原及其代谢产物：血清Ⅲ型前胶原肽（PⅢP）、7S 胶原等。②糖蛋白：层粘连蛋白（LN）等。③蛋白多糖：透明质酸

(HA)等。④胶原代谢相关酶:脯氨酰羟化酶(PH)、组织金属蛋白酶抑制因子(TIMP)等。⑤其他:TGF-β1 等。

4. 免疫学检查　IgG、IgM、补体等。

5. 腹水检查　常规、生化、血清 - 腹水白蛋白梯度(SAAG)。疑腹水感染时,行腹水细菌培养。

(二) 影像学检查

上消化道钡餐可显示食管胃底静脉曲张;B 超可提供肝脏外形、边缘、肝内回声,门静脉及肝静脉内径、血流等信息;当伴血管瘤或肝癌时,CT 及 MRI 在鉴别诊断上具有较大价值。

(三) 内镜检查

胃镜检查可判定静脉曲张的部位和程度,并可显示门脉高压性胃病征象;腹腔镜检查可在直视下获取病理标本。

(四) 肝活组织检查

对肝硬化尤其是早期肝硬化具有重要诊断价值。

【诊断】

1. 肝硬化的诊断依赖于肝损伤的病因及病史,肝功能损害及门脉高压的症状、体征及实验室检查依据。完整的肝硬化诊断还需包括病因、肝功能状况及并发症的诊断。目前临床一般采用 Child-Pugh 分级方法评判肝功能(表 2-4-6)。

表 2-4-6　肝功能 Child-Pugh 分级标准

临床生化指标	分数		
	1 分	2 分	3 分
总胆红素(μmol/L)*	<34	34~51	>51
白蛋白(g/L)	>35	28~35	<28
PT 延长(s)	<4	4~6	>6
腹水	无	轻度	中 ~ 重度
肝性脑病	无	Ⅰ~ Ⅱ期	Ⅲ~ Ⅳ期

注:* 对 PBC 患者进行评分时要求相应提高为:17~68(1 分);68~170(2 分);>170(3 分)。总分:A 级:5~6 分;B 级:7~9 分;C 级:10~15 分。

2. 鉴别诊断

(1) 与其他原因所致的肝大鉴别:如慢性肝炎、原发性肝癌、肝脂肪浸润、肝结核等。

(2) 与其他原因所致的腹水鉴别：如缩窄性心包炎、结核性腹膜炎、腹腔内转移性肿瘤等。

(3) 与其他原因所致的脾肿大鉴别：如慢性血吸虫病、慢性疟疾、特发性门静脉高压症、慢性粒细胞性白血病等。

(4) 与肝硬化并发症相似疾病的鉴别：如非食管静脉曲张所致上消化道出血、非肝性脑病所致昏迷等。

【治疗】

肝硬化的治疗是综合性的，主要治疗原则包括：①控制病因，预防为主；②避免肝损害；③恢复肝功能、维持机体代谢；④防治并发症。代偿期肝硬化的治疗目标是延缓肝硬化进展；失代偿期肝硬化的治疗目标是防治并发症，延长生存期和提高生存质量。

(一) 一般治疗

代偿期患者可参加一般轻工作；失代偿期或有并发症者，须卧床休息。食物以高热量、高蛋白质、维生素丰富、易消化为宜；严禁饮酒；按水、钠耐受程度限制钠、水摄入量。

(二) 病因治疗

乙型及丙型肝炎肝硬化者应按指征予以抗病毒治疗；酒精性肝硬化严格戒酒；继发性胆汁性肝硬化设法解除胆道梗阻。

(三) 药物治疗

1. 抗纤维化治疗尚无理想疗法。有用秋水仙碱、干扰素 γ 和 α、粉防己碱、苦参碱等治疗的报道。

2. 护肝治疗如补充多种维生素；可酌情选用促肝细胞生长因子、甘利欣、还原型谷胱甘肽、水飞蓟素、熊去氧胆酸、能量合剂等药物。

(四) 腹水治疗

1. 限制水和钠盐摄入限钠 <2g/d 或氯化钠 5g/d，限水 <1 000ml/d；大量腹水或顽固性腹水者，限钠 <0.5g/d，限水 <500ml/d。

2. 利尿剂应用通常首选螺内酯 60~240mg/d，分 3 次口服。或与噻嗪类或袢利尿剂联用，前者常用氢氯噻嗪 25mg，1~2 次 /d，后者常用呋塞米 20mg，1~2 次 /d。

3. 纠正有效血容量不足和清除过多水分输入血浆或白蛋白、自身腹水回输、腹水浓缩回输、放腹水同时输入白蛋白等均可采用。或以分流术（如腹腔颈内静脉分流、颈内静脉 - 胸导管吻合术及经颈静脉肝内门体分流等）治疗。

(五) 门脉高压或脾功能亢进

待肝功能稳定后可进行脾脏切除,门奇静脉断流术或门体分流术。

(六) 肝性脑病、上消化道出血、肝肾综合征处理

参阅有关章节。

(七) 肝移植及肝细胞移植

(宁北芳)

27 自身免疫性肝炎

自身免疫性肝炎(autoimmune hepatitis,AIH)是一种异常免疫反应介导的针对肝细胞的肝内炎症性疾病。AIH 多见于女性,其临床特点为不同程度的血清转氨酶升高、高 γ- 球蛋白血症、血清特征性自身抗体阳性、肝组织学特征性改变和对免疫抑制治疗应答等。

【病理】

肝组织显示界面性肝炎(汇管区和肝实质界面的炎症),汇管区周围淋巴细胞或浆细胞浸润,肝细胞形成玫瑰花结(多个肝细胞围绕胆小管)和 / 或碎屑样坏死等,无胆管损伤及肉芽肿表现。界面性肝炎是活动性 AIH 的病理学标志,尤其在疾病发生时更为明显。

【临床表现】

女性多见,多数起病隐匿,一般表现为慢性肝病的临床特征。最常见的症状是嗜睡或极度疲劳、不适等。体格检查发现包括肝大、脾大、腹水和周围性水肿(即使在无肝硬化时),偶然有肝性脑病出现。1/2 有或曾有黄疸表现,约 1/3 患者在诊断时已进展至肝硬化。超过 40% 患者至少伴发一种肝外自身免疫性疾病(甲状腺疾病和类风湿关节炎最常见)。部分 AIH 表现为急性发作,甚至可进展至急性肝功能衰竭。

【辅助检查】

肝功能检查血清 ALT 和 AST 升高,而 ALP 和 GGT 水平正常或轻度升高,急性发作或病情严重时血清总胆红素可显著升高;免疫球蛋白 G(IgG)升高引起的高 γ- 球蛋白血症是特征性的血清学改变之一。大多数 AIH 患者血清中存在一种或多种高效价的自身抗体,据自身抗体的不同被分为两型:抗核抗体(ANA)、抗平滑肌抗体(SMA)、抗 - 肌动蛋白抗体或抗可溶性肝抗原 / 肝胰抗原抗体(SLA/LP)阳性者为 1 型 AIH;抗 LKM-1 和抗肝细胞胞质 Ⅰ 型抗体(LC-1)阳性者为 2 型 AIH。

【诊断】

国际自身免疫性肝炎小组制定了 AIH 描述性诊断标准和诊断积分系统,

但过于复杂，不易操作。2008 年 Hennes 等提出了 AIH 简化诊断积分系统以便在日常临床工作中使用(表 2-4-7)。

表 2-4-7 自身免疫性肝炎简化诊断标准

变量	标准	分值	备注
ANA 或 SMA	≥ 1∶40	1 分	
ANA 或 SMA 或 LKM-1 或 SLA	≥ 1∶80 ≥ 1∶40 阳性	2 分*	多项同时出现时最多 2 分
IgG	> 正常值上限 >1.10 倍正常上限	1 分 2 分	
肝组织学	符合 AIH 典型 AIH 表现	1 分 2 分	界面性肝炎、汇管区和小叶内淋巴浆细胞浸润、肝细胞玫瑰花结样被认为是特征性 AIH 组织学改变，3 项同时存在时为典型 AIH 表现
排除病毒性肝炎	是	2 分	
		≥ 6 分：AIH 可能	≥ 7 分：确诊 AIH

注：自身抗体部分多项同时出现时最多得 2 分；肝组织学部分："典型"AIH 为：①界面性肝炎、汇管区和小叶内淋巴浆细胞浸润；②肝细胞穿入现象(炎症活动时可观察到某一肝细胞穿入另一个更大的肝细胞内)；③肝细胞玫瑰花结样改变。"符合"AIH 指存在淋巴细胞浸润的慢性肝炎表现，但缺乏典型 AIH 的三项特征。

诊断 AIH 时注意除外丙型肝炎病毒、非酒精性脂肪肝、SLE 等可出现血清自身抗体阳性的疾病；在诊断自身抗体阴性的 AIH、AIH-PBC/AIH-PSC 重叠综合征时需依赖肝穿刺活检结果。

【治疗】

1. 药物治疗　主要应用免疫抑制剂，以糖皮质激素为首选。泼尼松和硫唑嘌呤联合治疗可以减少单独使用大剂量泼尼松治疗的不良反应，特别适合于绝经后的妇女或伴有骨质疏松、不稳定性高血压、脆(弱)型糖尿病或者情绪不稳定患者，一般开始口服泼尼松 30mg/d 加硫唑嘌呤 50mg/d，以后激素减量(第 2 周减至 20mg，第 3 周减至 15mg，第 5 周减至 10mg 并维持)至病情明显缓解。对于硫唑嘌呤不能耐受者，如伴有严重贫血、妊娠、合并肿瘤或短程试验性治疗者可以采用大剂量单一激素治疗方法(激素剂量通常为联合治疗方案的 2 倍)。一般经免疫抑制剂治疗,肝组织的改善往往落后临床及生化改善 3~6 个月,所以必须进行肝组织活检以确定组织学的缓解,防止过早停药。激素治疗的疗程至少 2 年。激素治疗对重度 AIH 治疗的疗效 - 危险比较高,但对中度和轻度 AIH 患者的疗效 - 危险比尚不确定,所以对中度 AIH 的激素治疗需酌情决定,而对轻度 AIH 一般不列为激素治疗的指征。此外,布地奈德是一种不良反应相对小的激素制剂,可替代泼尼松。环孢素和 FK506 可用于糖皮质激素无效或因糖皮质激素不良反应而停药者。熊去氧胆酸可用于有胆汁淤积的患者。

2. 手术治疗　晚期患者可行肝移植手术。

(宁北芳)

28　原发性胆汁性肝硬化

原发性胆汁性肝硬化(primary biliary cirrhosis,PBC)是一种主要累及中年女性的慢性胆汁淤积性肝病,主要病理表现为肝内小胆管进行性非化脓性破坏伴门脉炎症性改变,最终导致肝纤维化及肝硬化,临床表现为慢性胆汁淤积,晚期可出现肝功能衰竭与门脉高压等征象。遗传和免疫因素在其发病中可能起重要作用。本病如能早期诊断且经过规范治疗,大部分患者不一定会发展至肝硬化。因此,近年来国内外专家建议将“原发性胆汁性肝硬化”更名为“原发性胆汁性胆管炎”(primary biliary cholangitis,PBC)。

【临床表现】

临床症状常晚于血清抗线粒体抗体(AMA)出现后 6~7 年。乏力和瘙痒是 PBC 比较突出的表现,PBC 患者一旦出现瘙痒,病情常进行性加重。晚期肝硬化失代偿期可有腹水、静脉曲张出血等相关症状。

常见并发症有骨质疏松、脂溶性维生素缺乏、高胆固醇血症及脂肪泻等。80% 患者还可能伴随硬皮病、甲状腺功能失调、干燥综合征、CREST 综合征、类风湿关节炎、炎性肠病和肾小管中毒等其他自身免疫性疾病。

体格检查可见皮肤黄染及色素沉着、搔痕、黄斑瘤。长期肝内胆汁淤积可以导致肝脏中度或显著增大,常在肋下 4~10cm,质硬,同时可有脾肿大及腹水等相关体征。

【辅助检查】

1. 肝功能检查　ALP、GGT 升高(常高于正常值 2~10 倍)是 PBC 最常见的生化异常;高胆红素血症多为 PBC 的晚期表现,并是判断预后的重要指标;同时可有 ALT、AST、胆固醇、胆汁酸升高,以及血清白蛋白和 PT 改变等。

2. 免疫学检查　约 95% 的患者 AMA 阳性,效价 >1∶100,其中以 M2 亚型特异性最高；还可见抗核抗体、抗平滑肌抗体、抗 SSA 抗体、抗 SSB 抗体等；IgM 明显增高；淋巴细胞转化率常降低。

3. 影像学检查　B 超、CT、ERCP 等可明确有无大胆管阻塞。

4. 肝穿刺活体组织检查。

【诊断】

（一）诊断标准

①血清 AMA 阳性。②血清 ALP 升高。③肝活组织检查有非化脓性胆管炎及肝内小胆管破坏。以上 3 项中 2 项符合者即可确诊。

（二）鉴别诊断

需与淤胆型病毒性肝炎、原发性硬化性胆管炎、药物性肝炎及肝外梗阻性黄疸等鉴别。

【治疗】

（一）对症处理

1. 解除瘙痒外用炉甘石或苯酚洗剂；内服考来烯胺、熊去氧胆酸（UDCA）或利福平等药物，也可采用短疗程紫外线光疗。

2. 补充维生素治疗骨病高蛋白、低脂饮食；增加户外活动；补充脂溶性维生素及钙剂。

（二）抗炎、抗纤维化与免疫治疗

1. 熊去氧胆酸（UDCA）　目前认为是治疗 PBC 的首选药物。口服 0.25g，3 次 / 日，须长期用药，早期应用效果好，晚期效果差。

2. 糖皮质激素　对于早期单用 UDCA 效果不佳或合并其他自身免疫性疾病的患者有较好的治疗效果，晚期无效且弊大于利。

3. 其他　如秋水仙碱、环孢素、硫唑嘌呤、甲氨蝶呤、降脂药、D- 青霉胺等经严格的随机临床研究资料证实效果多不理想。

（三）肝移植

肝移植是治疗晚期患者的有效措施。适应证：预计存活期短于 1 年，血清总胆红素水平高于 170μmol/L，顽固性腹水、肝性脑病、肝肾综合征，严重的瘙痒和骨质疏松等。

（宁北芳）

29　原发性硬化性胆管炎

原发性硬化性胆管炎（primary sclerosing cholangitis，PSC）是以特发性肝内外胆管炎症和纤维化导致多灶性胆管狭窄为特征、慢性胆汁淤积为主要临床表现的自身免疫性肝病，病变主要累及大胆管（肝外胆管、肝内一级胆管），但有

5%~10%PSC 表现为孤立性小胆管病变。

【病因与发病机制】

发病机制目前尚不明确。人类白细胞抗原(HLA)单倍型与 PSC 的遗传易感性相关;此外,细菌感染及免疫因素(细胞免疫及体液免疫)均参与了疾病的发生发展。PSC 最特征性的病理表现是纤维闭塞性胆管炎("洋葱皮样"改变),但罕见于经皮肝活检标本中,常见的是正常胆管消失伴非特异性纤维化和汇管区炎症。

【临床表现】

1. 早期可无症状或仅仅表现为乏力。

2. 病情进展后可出现疲劳、瘙痒、体重下降、黄疸。

3. 出现并发症后可出现胆石症、细菌性胆管炎、胆管癌、静脉曲张破裂出血、脂溶性维生素吸收不良、骨质疏松的相应症状。

4. 伴有合并症后可出现炎症性肠病(溃疡性结肠炎、克罗恩病)、甲状腺炎、红斑狼疮、风湿性关节炎、后腹膜或纵隔纤维化的相关症状。

5. 可出现皮肤巩膜黄染、肝脏肿大、脾脏肿大。

【辅助检查】

1. 实验室检查

(1) 胆汁淤积:总胆红素、直接胆红素、GGT、AKP 可增高,早期可只有 AKP 或 GGT 轻度增高,但无明确诊断的临界值,早期胆红素也可出现明显波动。而 ALT、AST 的显著升高提示可能出现急性胆道梗阻或重叠有自身免疫性肝炎(AIH)。

(2) 进展至肝硬化:白蛋白下降、凝血功能障碍。

(3) 免疫紊乱:血清 IgG(大于正常上限的 1.5 倍)、血清 IgM 增高;自身抗体(p-ANCA、抗平滑肌抗体、抗核抗体)可阳性,但阳性率远远低于 AIH 和原发性胆汁性胆管炎(PBC),抗线粒体抗体(AMA)阳性更为少见;极少数 PSC 患者 IgG4 可轻度增高,但需与 IgG4 相关性胆管炎(IAC)相鉴别。

(4) 铜代谢异常:铜有胆汁代谢,故肝脏、尿液铜蓝蛋白可增高,而疾病进展、恶化可引起体内铜含量增加。

2. 影像学检查

(1) 腹部超声:可显示肝内片状强回声、胆总管管壁增厚、胆管局部不规则狭窄、胆囊壁增厚程度、胆系胆汁淤积程度及肝内三级胆管扩张情况,可作为 PSC 的筛查。

(2) 高质量的磁共振胰胆管成像(MRCP):是目前首选的用于诊断 PSC 的胆管无创检查,特征性改变是局限或弥漫性胆管狭窄,其间胆管正常或继发性扩张，典型者呈“串珠样”改变；小胆管闭塞导致肝内胆管减少，其余较大胆管狭窄、僵硬，呈“枯树枝”状，称“剪枝征”。

(3) 经内镜逆行性胰胆管造影(ERCP)：在胆道造影中，显著狭窄的定义是胆总管 <1.5mm，肝管 <1.0mm，而显著狭窄的胆管 MRCP 往往显示不佳，且 MRCP 不能行胆管细胞刷检或活组织检查，也不能干预治疗胆管梗阻或胆道结石，对以上情况有指征行 ERCP 诊治，且明显狭窄时需行胆管细胞刷检或活组织检查。

(4) 胆道镜及导管内超声(EDUS)：ERCP 时采用胆道镜(子母镜)可直接观察胆管黏膜情况，并在直视下行胆管活检；而胆管内超声能观察胆管壁增厚情况；两者均有利于胆管癌及 IAC 的鉴别。

(5) 经皮经肝胆道穿刺造影术(PTC)：目前作为 ERCP 失败的二线诊治方案。

3. 病理学检查并非 PSC 诊断的必备条件，但对于无影像学改变的孤立性小胆管 PSC，病理学检查是确诊的必备条件。此外，病理还有助于评估 PSC 的病情严重程度以及与其他疾病的鉴别。

(1) 胆管细胞刷检：主要用于鉴别有无胆管恶性狭窄，特异性高，但敏感性低。

(2) 胆管活检或手术切除的胆管：特征性变化是纤维闭塞性胆管炎，即“洋葱皮样”改变，常见的是正常胆管消失伴非特异性纤维化和汇管区炎症，可用于区分 PSC 和 IAC、胆管癌。

(3) 经皮肝组织活检：分 4 期，Ⅰ期(门静脉期)、Ⅱ期(门静脉周围期)、Ⅲ(纤维间隔形成期)、Ⅳ(肝硬化期)。

【诊断】

1. 诊断　尚未确立严格的诊断标准，2015 年专家共识推荐的诊断标准：①患者存在胆汁淤积的临床表现和生物化学改变。②胆管成像具备 PSC 典型的影像学特征。③除外其他因素引起胆汁淤积。若胆道成像无明显异常，但仍怀疑 PSC 的需行肝活检排查有无小胆管 PSC。

2. 鉴别诊断　①继发性硬化性胆管炎(一组临床特征与 PSC 类似但有明确病因的疾病)：常见的疾病有胆管结石、胆管手术损伤、反复发作的化脓性胆管炎、肿瘤性疾病(胆总管癌、肝细胞癌侵及胆管、壶腹部癌等)、胰腺疾病(胰腺癌、胰腺囊肿、慢性胰腺炎)、胆道蛔虫、IAC、缺血性胆管病(遗传性出血性毛细血管扩张症、肝移植相关缺血性胆管炎)、肝动脉插管化疗(主要为 5- 氟尿嘧啶)等。②其他胆汁淤积性疾病：PBC、AIH、药物性肝损伤(DILI)、慢性活动性肝炎、酒精性肝病等。

【治疗】

1. 药物治疗　小剂量熊去氧胆酸(UDCA)(每天 10~15mg/kg)能改善 PSC 的生化指标及肝脏组织学改变,但不能改善死亡率、肝移植率、肝胆管恶性肿瘤的发生率,故可尝试使用;而高剂量 UDCA(每天 >28mg/kg)不仅不能改善反而可能增加不良事件的发生率。除小剂量 UDCA 外,暂无其他临床研究证实治疗有效的药物。

2. 内镜治疗　肝胆管狭窄的 PSC 患者平均生存期低于无狭窄的患者(13.7 岁对 23.0 岁)。ERCP 下胆管球囊扩张是首选的内镜治疗方法,而胆管支架置入可增加胆管炎并发症的发生率,故不建议明显胆管狭窄的 PSC 患者常规支架置入治疗,只有对于经球囊扩张治疗和胆汁引流效果欠佳的患者才考虑胆管支架置入术,可以选择短期支架置入改善症状。ERCP 术中尽量减少造影剂可减少胆管炎并发症,对于胆管壁水肿、炎症或溃疡引起胆管腔狭窄的可留置鼻胆管,术前半小时及术后 3~5d 需常规使用喹诺酮类或头孢菌素抗生素。

3. 经皮经肝胆管穿刺引流(PTCD)对于以下 PSC 患者:①空肠 Roux-en-Y 吻合术或胃旁路术史。②肝内胆管狭窄或狭窄严重难以在内镜下置入导丝或扩张的,可采用 PTCD 胆道引流或置入支架。

4. 外科治疗　①肝移植:指征与其他病因导致的肝硬化相似,包括反复食管胃底静脉曲张出血、肝性脑病、顽固性腹水、自发性细菌性腹膜炎、肝肾综合征内科治疗效果不佳,或终末期肝病模型(MELD)>15 分 /Child-Pugh>10 分,或符合肝移植标准的合并肝癌患者。此外,胆管炎反复发作(菌血症发作 >3 次、脓毒血症发作 >1 次),或胆管癌 <3cm 且无转移征象,或伴顽固性瘙痒的 PSC 患者可提高肝移植优先等级。②姑息性胆道手术:对于无条件行肝移植的患者,姑息性胆道手术可缓解黄疸和胆管炎,但也有可能导致胆管炎的风险和病死率的增加。

5. 其他治疗　①并发细菌性胆管炎:选择胆道浓度高的,对革兰氏阴性杆菌、肠球菌、类杆菌、梭状芽孢杆菌有效的抗生素,如第三、第四代头孢菌素及硝基咪唑类。②皮肤瘙痒:轻度予以润肤剂、抗组胺药物,中重度可予以胆汁酸螯合剂(消胆胺)、阿片类药物阻滞剂治疗。③脂肪泻和脂溶性维生素吸收不良综合征:补充维生素 A、D、E 和钙。

【其他】

伴有症状、伴有主肝胆管狭窄、伴有 IBD 的 PSC 预后不良,需积极干预;小胆管 PSC 的生存期及肝移植后生存期均高于大胆管 PSC;儿童 PSC 的 GGT 较 AKP 更能反映胆汁淤积情况,也较成人更容易重叠 AIH;IAC 对激素治疗敏感，故早期鉴别IAC和PSC有助于避免过度治疗或手术；合并IBD的PSC患者可以在病理诊断中表现为结肠炎而在内镜检查中表现为正常，故推荐PSC患者应常规行结肠镜下活检，且PSC伴发的溃疡性结肠炎常表现为直肠豁免，而以右侧结肠、横结肠好发，且反流性回肠炎也常见；PSC患者并发胆管癌、胆囊癌、结肠癌的风险增加，故需定期复查CA19-9、B超、CT、MRI、结肠镜等检查，其中，胆囊息肉>1cm的需切除胆囊，而45岁以下患者无须每年行结肠镜检查。

（盛　夏）

30　IgG4相关性胆管炎

【定义】

IgG4相关性胆管炎（IgG4 related cholangiopathy，IAC）是一种病因不明的胆道疾病，多发生于年龄>50岁的老年男性，平均确诊年龄在60岁左右。IAC的临床表现与原发性硬化性胆管炎（primary sclerosing cholangitis，PSC）相似。患者常表现为梗阻性黄疸、消瘦和轻度腹部不适，多伴发自身免疫性胰腺炎（autoimmune pancreatitis，AIP），还可伴发其他IgG4相关性疾病并表现出相关症状，其中包括泪腺炎、腮腺炎、腹膜后纤维化等。血清IgG4水平升高和胆管内及肝组织IgG4阳性浆细胞浸润是IAC的特征性表现。糖皮质激素治疗有效，免疫抑制治疗有效者长期预后良好。

【临床表现】

梗阻性黄疸是本病最常见的临床表现及就诊原因，偶伴腹部胀痛、食欲减退等不适，严重腹痛者少见。患者还可出现脂肪泻、消瘦、发热、新发糖尿病等表现。IAC多伴发AIP，还可伴发其他IgG4相关性疾病并表现出相关症状，其中包括泪腺炎、腮腺炎、肺炎性假瘤、腹膜后纤维化、肝肾损伤、主动脉周围炎、胰腺多发假性囊肿、糖尿病及淋巴结肿大等。

【辅助检查】

1. 实验室检查　IAC患者血清碱性磷酸酶和胆红素水平显著升高。血清IgG4显著增高是其特异性指标，部分患者最初IgG4水平无异常，但在随访期间可发现IgG4水平逐渐升高，因此对疑似IAC的患者应多次检测血清IgG4水平。

2. 影像学检查　磁共振胰胆管成像检查中，常见胆总管狭窄，伴节段性狭窄后扩张，与PSC非常类似。此外，患者常见的影像学表现为弥漫性腊肠样胰腺水肿伴胰管不规则狭窄。

3. 组织学检查　胆管壁可见大量IgG4阳性浆细胞浸润、纤维化以及受累组织广泛的淋巴浆细胞浸润。主要包括 IgG4 阳性浆细胞和 $CD4^+$ 或 $CD8^+$T 淋巴细胞浸润，可造成闭塞性静脉炎。在部分病例的活组织检查中可见纤维化炎症结节，由成纤维细胞、淋巴细胞、浆细胞和嗜酸性细胞组成。

【诊断】

患者表现为肝内胆管、近端肝外胆管和 / 或胰腺内胆管的狭窄，硬化性胆管炎的典型胆道影像学改变者需考虑 IAC 诊断，但还需基于 2012 年由日本 IAC 研究委员会、肝胆疾病研究委员会、日本胆道协会等共同推出的诊断标准：

1. 肝内和 / 或肝外胆管壁增厚、弥漫或节段性狭窄。

2. 血清 IgG4 浓度≥ 1.35g/L。

3. 同时有 IgG4 相关的泪腺、涎腺炎和 AIP/IgG4 相关的腹膜后纤维化。

4. 特征性的组织病理学表现　①特征性的淋巴细胞或浆细胞浸润、纤维化。② IgG4 阳性浆细胞的浸润（高倍镜视野下可见 >10 个 IgG4 阳性浆细胞）。③轮辐状纤维化。④闭塞性静脉炎。同时类固醇激素治疗有效对诊断具有重要意义。

明确诊断：1+3 或 1+2+4 ①②或 4 ①②③或 4 ①②④。

可能诊断：1+2+ 类固醇激素治疗有效。

疑似诊断：1+2。排除 PSC 和胆管癌、胆管癌等明显发病机制所引起的继发性胆管炎。

【治疗】

1. 激素治疗　IAC 对糖皮质激素治疗较为敏感。首选口服泼尼松进行治疗，起始剂量为 30~40mg/d，维持 2~4 周后，每周减量 5mg，逐渐减至 5.0~7.5mg/d，维持治疗直至症状缓解，血清 IgG4 水平恢复正常水平，维持治疗的疗程不得低于 2~3 个月。需对接受治疗的患者在治疗过程中和治疗撤退后进行血清 IgG4 水平及相关生化指标、影像学及临床表现等的持续监测。随访期间血清 IgG4 水平再次升高提示疾病复发。

2. 免疫抑制剂治疗　对激素依赖或激素抵抗的患者，可考虑加用免疫抑制剂如硫唑嘌呤［2mg/（kg·d）］，免疫抑制治疗可明显改善 IAC 的炎性活动度，有报道治疗 3 个月后可获得完全长期缓解。如免疫抑制剂仍无法获得较好的疗效，必要时可考虑经内镜逆行胰胆管造影下置入胆管支架以解除胆管梗阻。目前有研究显示，利妥昔单抗对激素抵抗、激素依赖和复发的患者中疗效显著，目前正在开展该药的临床多中心研究中。

（谭　炜　施　斌）

31 原发性肝癌

原发性肝癌(primary carcinoma of the liver)是目前我国第四位的常见恶性肿瘤及第三位的肿瘤致死病因,主要包括肝细胞癌(hepatocellular carcinoma,HCC)、肝内胆管癌(intrahepatic cholangiocarcinoma,ICC)和HCC-ICC混合型三种不同病理类型,三者在发病机制、生物学行为、组织学形态、治疗方法以及预后等方面差异较大,其中肝细胞癌占到85%~90%以上。

【临床表现】

(一)症状与体征

病初无症状(亚临床期)或仅有上腹不适、乏力、食欲减退等症状,嗣后出现肝区疼痛、腹胀等,晚期出现黄疸、腹水及远处转移表现。少数可有红细胞增多、低血糖、高血钙等“异位激素综合征”。主要体征是肝脏肿大,表面不平,呈结节状、质坚硬。硬化型者可兼有肝硬化体征。

(二)并发症

肝癌晚期可出现肝性脑病,消化道出血、肝癌结节破裂出血,血性胸腔积液及继发感染等并发症,常为致死的原因。

【辅助检查】

(一)实验室检查

1. 肝功能及酶学 除伴有肝硬化外,大多患者肝功能正常或ALT轻度升高,血清碱性磷酸酶、γ-谷氨酰转肽酶、磷酸己糖异构酶等可显著升高。同工酶检测中,乳酸脱氢酶第5带活力增高;5-核苷酸磷酸二酯酶出现异常的第5带。

2. 肝癌标志物

(1)AFP:是当前诊断肝细胞肝癌最特异的标志物。目前多采用放射免疫法(RIA)或酶免疫(EIA)检测,正常小于20μg/L水平,大于500μg/L,对诊断有助。对低效价增高,不能肯定诊断时可检测其异质体。

(2)其他常用的肝癌诊断分子标志物:如包括α-L-岩藻苷酶、异常凝血酶原等。

(二)影像学检查

1. 超声 具备操作简便、灵活直观、无创便携等特点,常规超声可检出肝内可疑占位性病变。彩色多普勒血流成像可观察病灶内血供,明确病灶与肝内重要血管的毗邻关系。实时超声造影技术可以揭示肝肿瘤的血流动力学改变,帮助鉴别和诊断不同性质的肝肿瘤。

2. CT 常规采用平扫+增强扫描方式(常用碘对比剂),应用于肝癌临床诊断及分期，同时对肝癌局部治疗的疗效评价，特别对经肝动脉化疗栓塞(transarterial chemoembolization，TACE)后碘油沉积观察有优势。

3. MRI 常规采用平扫＋增强扫描方式(常用对比剂 Gd-DTPA)，具有无辐射影响、组织分辨率高、多方位多序列参数成像等优势，并具有功能成像(包括弥散加权成像、灌注加权成像、波谱分析等)能力。使用肝脏特异对比剂可提高≤ 1.0cm 肝癌的检出率和对肝癌诊断及鉴别诊断的准确性。

4. 血管造影 DSA 是一种侵入性创伤性检查，多主张采用经选择性或超选择性肝动脉进行 DSA 检查，对 2cm 以下的小肝癌造影术往往能更精确迅速地作出诊断。此外血管造影不仅起诊断作用，更多用于肝癌局部治疗或急性肝癌破裂出血治疗等。

5. 核医学影像检查

(1) 正电子发射计算机断层成像(PET/CT)常用氟-18-脱氧葡萄糖(^{18}F-FDG)进行核素标记，可对肿瘤进行分期，全面评价淋巴结转移及远处器官的转移，评估治疗效果。

(2) 发射单光子计算机断层扫描仪(SPECT-CT)：选择全身平面显像所发现的病灶，再进行局部 SPECT/CT 融合影像检查，可同时获得病灶部位的 SPECT 和诊断 CT 图像，诊断准确性得以显著提高。

6. 肝组织活检或细胞学 对于缺乏典型肝癌影像学特征的占位性病变，肝穿刺活检可获得病理诊断，对于确立肝癌的诊断、指导治疗、判断预后非常重要。需要在实时超声或 CT 引导下活检或细针穿刺行组织学或细胞学检查。

【诊断】

(一) 分型与分期

1. 按肝癌的大小与分布分为块状型(≥ 5cm)、结节型(≤ 5cm)、弥漫型和小癌型(≤ 3cm)。

2. 按组织学分为肝细胞型、胆管细胞型和混合型。

3. 按临床表现分为 3 期。

Ⅰ期：无明显症状和体征，又称亚临床期。

Ⅱ期：出现临床症状或体征但无Ⅲ期表现者。

Ⅲ期：有明显恶病质、黄疸、腹水、或远处转移之一者。

(二) 病因诊断

询问有无病毒性肝炎史，长期服用黄曲霉素或亚硝胺类污染的食物史，以及华支睾吸虫或血吸虫病感染史等。

(三) 鉴别诊断

1. AFP 阳性 生殖腺胚胎性肿瘤，某些消化道肿瘤以及肝细胞有坏死再生的肝活动性病变，AFP 也可有不同程度升高，此时须做动态观察（2 个月以上）或做相应检查加以确诊。

2. 右上腹肿块　除见于原发性肝癌外，也可见于转移性肝癌、肝脏良性肿瘤（如血管瘤），肝脓肿及来自胆道、胰腺、胃、结肠肝曲等处的肿瘤。

【治疗】

早期治疗是改善肝癌预后的最主要因素，早期肝癌应尽量采取手术切除。对不能切除的大肝癌亦可采用多模式的综合治疗。

（一）手术治疗

肝癌的治疗仍以手术切除为首选，手术适应证为：①诊断明确，估计病变局限于一叶或半肝者。②无明显黄疸、腹水或远处转移者。③肝功能代偿尚好，凝血酶原时间不低于 50% 者。④心、肝、肾功能能耐受者。

（二）肝动脉栓塞化疗（TACE）

多采用碘化油（lipiodol）混合化疗药或 ^{131}I、^{125}I-lipiodol 或 ^{90} 钇微球栓塞肿瘤远端血供，再用明胶海绵栓塞肿瘤近端肝动脉，使之难以建立侧支循环，致使肿瘤病灶缺血坏死。化疗药常用 CDDP 80~100mg，加氟尿嘧啶 100mg 丝裂霉素 10mg（或阿霉素（ADM）40~60mg）先行动脉内灌注，再混合丝裂霉素（MMC）10mg 于超声乳化的 Lipiodol 内行远端肝动脉栓塞。介入治疗后可依据 CT 和 / 或 MRI 动态增强扫描评价肝脏肿瘤的存活情况，以决定是否需要再次进行 TACE 治疗。

（三）局部消融治疗

局部消融治疗是借助医学影像技术的引导对肿瘤靶向定位，局部采用物理或化学的方法直接杀灭肿瘤组织的一类治疗手段。主要包括射频消融（radiofrequency ablation，RFA）、微波消融（microwave ablation，MWA）、冷冻治疗、高功率超声聚焦消融（high power focused ultrasound ablation，HIFU）及无水乙醇注射治疗（percutaneous ethanol injection，PEI）等。局部消融最常用超声引导，具有方便、实时、高效的特点。主要适用于单个肿瘤直径≤ 5cm；或肿瘤结节不超过 3 个、最大肿瘤直径≤ 3cm；无血管、胆管和邻近器官侵犯以及远处转移，肝功能分级为 Child-Pugh A 或 B 级的肝癌患者。

（四）化学治疗

1. 分子靶向药物索拉非尼仍然是唯一获得批准治疗晚期肝癌的分子靶向药物，常规推荐用法为 400mg，每日 2 次口服，应用时需注意对肝功能的影响。最常见的不良反应为腹泻、体重下降、手足综合征、皮疹、心肌缺血以及高血压等。

2. 系统化疗传统的细胞毒性药物，包括阿霉素、表柔比星（表阿霉素）、氟尿嘧啶、顺铂和丝裂霉素等，在肝癌中的单药或传统联合用药有效率均不高，且毒副作用大,存在激活乙肝病毒复制风险,还可能造成肝功能损伤,加重肝炎肝硬化。含奥沙利铂的 FOLFOX4 方案在整体反应率、疾病控制率、无进展生存期、总生存期方面,均优于传统化疗药物阿霉素,且耐受性和安全性较好。

(五) 放射治疗

可分为外放疗和内放疗。外放疗是利用放疗设备产生的射线(光子或粒子)从体外对肿瘤照射,一般推荐放疗剂量≥ 30~60Gy/3~6 次。内放疗是利用放射性核素,经机体管道或通过针道植入肿瘤内,包括组织间植入、门静脉植入、下腔静脉植入和胆道内植入,分别治疗肝内病灶、门静脉癌栓、下腔静脉癌栓和胆管内癌或癌栓。

(六) 生物及免疫治疗

肝癌免疫治疗主要包括免疫调节剂(干扰素 α、胸腺素 α1(胸腺法新)等)免疫检查点阻断剂(CTLA-4 阻断剂、PD-1/PD-L1 阻断剂等)、肿瘤疫苗(树突细胞疫苗等)、细胞免疫治疗(细胞因子诱导的杀伤细胞,即 CIK)。

(七) 中医中药

中医中药治疗能够改善症状,提高机体的抵抗力,减轻放化疗不良反应,提高生活质量。除采用传统的辨证论治、服用汤剂之外,我国药监部门业已批准了若干种现代中药制剂,如槐耳颗粒、康莱特、华蟾素、榄香烯等用于治疗肝癌,具有一定的疗效。

(王　剑)

32　肝囊肿

肝囊肿(congenital cysts of the liver)可分为单纯性肝囊肿和多囊肝。其中单纯性肝囊肿占肝囊肿的 95% 以上,通常所称肝囊肿即指单纯性肝囊肿,一般认为其起源与胚胎发育中胆管形成失常有关,多见于中老年女性,45 岁以上无症状人群检出率 3.34%。

【临床表现】

大多数患者囊肿生长缓慢,瘤体较小时可无明显症状,多于体格检查时发现。囊肿过大或压迫邻近器官可引起上腹部隐痛不适、腹胀、肝大等症状。如发生囊内继发感染,可出现发热,偶因囊肿破裂出现急腹症,极少数患者因囊肿压迫胆管而以黄疸为首发症状,罕见有恶变报道。体格检查可见右上腹部局限性隆起,触之有波动感。

【诊断】

(一) 诊断

根据临床表现,结合实验室检查、超声、CT 或 MRI 等影像学检查诊断基本可以确立。

1. 肝功能及肿瘤标志物 肝功能试验大多正常，胆道受压者则血清胆红素、碱性磷酸酶等升高，甲胎蛋白等肿瘤标志物正常。

2. 影像学检查 超声是检查肝囊肿的敏感和可靠的首选方法，能了解病灶大小、形态、部位、数量等。CT 和 MRI 也是检查肝囊肿的可靠方法，除能了解病灶大小、形态、部位、数量外，还可以了解无病灶内出血坏死，并与其他肝脏占位病变进行鉴别。

（二）鉴别诊断

1. 与其他先天性肝脏囊肿性病变鉴别 肝囊肿需与多囊肝、先天性肝纤维化及先天性肝内胆管扩张症等鉴别。这些疾病可以混合性存在，也可伴有其他器官先天性病变，如多囊肾等。CT、MRI、ERCP 可资鉴别。

2. 与肝棘球囊肿鉴别 肝棘球囊肿有流行疫区居住及疫犬接触史、血嗜酸性粒细胞增多，血清免疫学检查阳性。

3. 与其他肝占位病变鉴别 肝癌囊性坏死或肝脓肿液化时一般囊壁较厚，CT 和 MRI 可资鉴别。

【治疗】

小囊肿无症状者一般无须治疗，囊肿过大易出现或已出现并发症者应予治疗。外科治疗以囊肿切除术或内引流术，有感染者宜行外引流手术，有癌变时应行根治性切除。单纯穿刺抽除囊液仅能暂缓压迫症状，仍可复发。超声引导下经皮穿刺抽除囊液并置管引流，或向囊腔内注入无水乙醇等可促进囊壁粘连，闭合囊腔有较好效果。但有的囊肿与胆管相通，无水乙醇注入有损伤胆管的危险，故穿刺液有胆染者，不宜注入硬化剂。

（王 剑 谢渭芬）

33 Budd-Chiari 综合征

Budd-Chiari 综合征（BCS）是由各种原因所致肝静脉和/或其开口以上下腔静脉阻塞引起肝脏血液回流障碍的一种肝后性门脉高压症。其发病因素主要包括①先天性大血管畸形；②高凝和高黏滞状态；③毒素；④腔内非血栓性压迫；⑤外源性压迫；⑥血管壁病变；⑦横膈因素；⑧腹部创伤等。本病以 20~40 岁的男性多见，男女之比约为 2∶1。

【临床表现】

主要为右上腹疼痛、肝大和腹水。肝静脉开口以上下腔静脉阻塞者存在门静脉高压和下腔静脉高压的临床表现，出现下肢静脉曲张、下肢水肿及腹壁静脉曲张（其血流方向向头侧）。该病患者黄疸一般较轻。肝脏肿大但质地中等、表面光滑，肝尾叶明显增大，肝颈反流征阴性。暴发型或晚期 BCS 出现肝功能衰竭临床表现。部分患者起病隐匿，就诊时已发展成肝硬化。

另外，还有原发病的表现。如引起血栓的真性红细胞增多症，血小板增多症；压迫静脉的肝癌、肾癌、多囊肝等。

【辅助检查】

1. 实验室检查　肝功能变化较轻，重症患者可有白蛋白下降、凝血酶原时间延长。如疑为血液系统疾病可检查血常规、骨穿等。

2. 超声检查　简便易行，能显示肝静脉和下腔静脉。特别是彩色多普勒的应用，能准确地反映 BCS 血管狭窄的部位、长短，但易受肠道气体干扰。

3. CT 检查　CT 扫描可显示肝右叶或全肝缩小，尾状叶明显增大，增强后见静脉狭窄、阻塞、血栓形成及肝外侧支循环等。

4. MRI 检查　能够行冠状位、矢状位、横轴位检查，尤其是 MRA，直接显示肝静脉或 / 和下腔静脉阻塞程度、范围、部位。

5. 血管造影检查　下腔静脉及选择性肝静脉造影是最可靠的诊断方法，可清楚地显示病变的部位、长度、类型、范围以及病变两端下腔静脉的压力梯度，对治疗具有指导意义。

【治疗】

（一）内科治疗

包括针对病因、对症、抗凝、溶栓等治疗。治疗腹水时，可控制钠盐摄入、利尿、放腹水、补充白蛋白等。早期血栓可以采用溶栓疗法。肿瘤压迫者尽量对肿瘤进行治疗。

（二）外科手术

1. 下腔静脉蹼膜切除术　先天性蹼膜行手术切除或捣碎。

2. 外科性门体分流　解除门脉性高压，选用门 - 腔侧侧吻合、肠系膜静脉 - 下腔分流或脾肾分流术等。下腔静脉和肝静脉阻塞理想的手术是同时使下腔静脉和门静脉系减压，可选用肠 - 腔 - 房或髂 - 肠 - 房转流术。

（三）介入治疗

BCS 现日趋于血管内介入治疗，BCS 的介入治疗方法主要有：肝静脉开通术、下腔静脉开通术、经颈静脉肝内门体分流术（TIPS）等。

1. 经皮腔内血管成形术（PTA）　对膜性狭窄行球囊扩张效果好。此法损伤性小，并发症少，疗效显著。对于肝内型阻塞先经腔静脉插管，如失败可行经皮肝穿刺肝静脉球囊扩张。

2. 金属支架置入术　在 X 线或彩色多普勒引导下，在血管狭窄的部位放置金属支架。此法治疗闭塞性血管病变，尤其对 PTA 治疗不满意者合适。可使病变管腔得到充分开通，使患者的症状及体征明显减轻甚至迅速消失。远期疗效较满意。

3. TIPS 主要用于治疗门脉高压引起的食管、胃底静脉曲张破裂出血及顽固性腹水。

（四）原位肝移植

紧急原位肝移植术是暴发性 BCS 的指征，也是外科分流术诱发爆发性肝功能衰竭的治疗措施。

（王 剑　谢渭芬）

34　肝性脑病

肝性脑病（hepatic encephalopathy）是由于急、慢性肝功能障碍或各种门静脉-体循环分流异常所导致的，以代谢紊乱为基础的、轻重程度不同的精神异常综合征。轻微型肝性脑病（minimal hepatic encephalopathy，MHE）常无明显临床症状，只有通过神经心理测试才能发现。

【病因】

1. 导致肝功能严重障碍的肝脏疾病和门体分流异常　各种原因引起急性肝功能衰竭及肝硬化是肝性脑病的主要原因。另一种重要病因，即患者存在明显的门体分流异常，可伴或不伴有肝功能障碍。对临床反复发作的肝性脑病及治疗依赖性肝性脑病，要重视筛查肝硬化基础上是否存在明显的门—体分流异常。

2. 诱因　包括上消化道出血、感染、电解质和酸碱平衡紊乱、大量放腹水、过度利尿、高蛋白饮食（尤其是动物蛋白）、便秘、TIPS 术后、应用镇静或麻醉药物等。

【临床表现】

1. 神经精神异常表现　依照 West-Haven 分级标准可将肝性脑病由轻至重分为 0~4 级。

0 级：没有能察觉的人格或行为变化，无扑翼样震颤。

1 级　轻度认知障碍，欣快或抑郁，注意时间缩短，加法计算能力降低，可引出扑翼样震颤

2 级：倦怠或淡漠，轻度定向异常（时间和空间定向），轻微人格改变，行为错乱、语言不清，减法计算能力异常，容易引出扑翼样震颤

3 级：嗜睡到半昏迷，但对语言刺激有反应，意识模糊，明显的定向障碍，扑翼样震颤可能无法引出

4 级：昏迷（对语言和刺激无反应）。

2. 神经系统体征　如腱反射亢进、肌张力增高、踝震挛、巴宾斯基征阳性等。

【辅助检查】

1. 肝功能试验　如胆红素、白蛋白、凝血酶原活动度等指标，可反映肝功能状况。

2. 血氨　肝性脑病尤其是门-体分流性脑病患者多有血氨增高，但是血氨水平与病情严重程度之间无确切关系。

3. 神经生理检测　包括脑电图和脑诱发电位。脑电图只有在严重肝性脑病患者中才能检测出特征性三相波，不能作为肝性脑病早期诊断的指标。诱发电位以听觉诱发电位 P300 诊断肝性脑病的效能较高，而视觉诱发电位 P300 检测结果的可重复性差。神经生理学检测与神经心理学测试结果一致性差，不推荐用于早期肝性脑病诊断。

4. 影像学检查　头颅 CT 及 MRI 主要用于排除脑血管意外、颅内肿瘤等疾病，同时在 A 型肝性脑病患者可发现脑水肿。腹部 CT 或 MRI 有助于肝硬化及门-体分流的诊断。

5. 神经心理学测试　对于轻微型肝性脑病的患者，神经心理学测试能发现一系列异常，主要的测试方法有传统纸-笔测试（推荐使用性脑病心理学评分，即 PHES 试验）、可重复性成套神经心理状态测验（repeatable battery for the assessment of neuropsychological status，RBANS）、制抑制试验（inhibitory control test，ICT）和临界闪烁频率（critical flicker frequency，CFF）。近年来又有 Stroop 及其移动软件工具 Encephal APP 应用于 HE 的检测。

【鉴别诊断】

应与精神疾病、中毒性脑病、代谢性脑病、颅内病变等疾病相鉴别。

【治疗】

针对 HE 主要的治疗原则：①寻找和去除诱因。②减少来自肠道有害物质如氨等的产生和吸收。③营养支持及维持水电解质平衡。④根据临床类型、不同诱因和疾病的严重程度制订个体化的治疗方案。

（一）去除诱因

感染、消化道出血、过度利尿、酸碱平衡及电解质紊乱、高蛋白食物摄入等是肝性脑病的常见诱因，应给予针对性治疗。

（二）药物治疗

高血氨是 HE 发生的重要因素，降低氨的生成和吸收是 HE 的主要治疗方法。

1. 乳果糖和拉克替醇两者均是肠道不吸收双糖，能酸化肠道，减少氨的吸收。乳果糖还促进肠道嗜酸菌(如乳酸杆菌)的生长,抑制蛋白分解菌,使氨转变为离子状态。研究显示口服乳果糖可显著改善肝硬化轻微型肝性脑病患者认知能力,并且提高患者的生活质量。拉克替醇治疗肝性脑病的疗效与乳果糖相当,其特点是甜度较低。

2. 门冬氨酸-鸟氨酸通过促进肝脏鸟氨酸循环和谷氨酰胺合成减少氨的水平,可明显降低患者空腹血氨和餐后血氨,改善 HE 的分级及神经心理测试结果。

3. α 晶型利福昔明是利福霉素的合成衍生物,吸收率低。理论上讲,口服肠道不吸收抗菌药物,可以抑制肠道细菌过度繁殖,减少产氨细菌的数量,减少肠道 NH_3 的产生与吸收,从而减轻 HE 症状,预防 HE 的发生。

4. 微生态制剂通过促进宿主肠道内有益细菌群生长、抑制有害菌群生长、改善肠上皮细胞的营养状态、降低肠道通透性,减少细菌移位和内毒素血症的发生,减轻肝细胞的炎性反应和氧化应激,从而增加肝脏的氨清除。

(三) 营养支持治疗

肝硬化患者普遍存在营养不良,长时间过度限制蛋白质饮食可造成肌肉群减少,更容易出现 HE。摄入适量蛋白维持氮平衡,补充富含支链氨基酸(缬氨酸、亮氨酸和异亮氨酸)的肠外营养制剂。此外,还应注意给予复合维生素或锌补充剂治疗。

(四) 人工肝治疗

人工肝治疗能在一定程度上清除部分炎症因子、内毒素、血氨、胆红素等。常用于改善 HE 的人工肝模式有血液灌流、血液滤过、血浆滤过透析、分子吸附再循环系统(MARS)、双重血浆分子吸附系统(DPMAS)或血浆置换联合血液灌流。

(五) 肝移植

反复发作的难治性 HE 伴有肝衰竭是肝移植的指征。

【预防】

1. 一级预防目标是预防 HE 发生、减少 HE 相关住院、改善生活质量、提高生存率。注意对轻微肝性脑病的筛查,一旦诊断轻微肝性脑病,需要立即治疗,以免进展至显性肝性脑病。

2. 二级预防重点是患者及其家属健康教育、控制血氨升高及调节肠道微生态,并做到 HE 的早发现、早诊断、早治疗。

(王 剑 谢渭芬)

35 肝肾综合征

肝肾综合征(hepatorenal syndrome,HRS)是继发于肝硬化、重型肝炎等严重肝病肝功能失代偿情况下的肾衰竭综合征。其发病机制可能与严重肝病时外周动脉扩张、肾动脉收缩、肾内血流分布及血管活性物质的异常等因素有关。

【病因与发病机制】

肝肾综合征的确切发病机制及病因尚未完全阐明，目前认为系在严重肝病肝功能失偿的基础上由多种因素所致，诱发因素如消化道出血、大量放腹水、大量排钾利尿等。

【临床表现】

1. 有失代偿期肝硬化或严重肝病的临床表现，部分 HRS 存在可能查出的诱因。

2. 少尿（< 500ml/d）或无尿（< 50ml/d）。

3. 存在难治性腹水或张力性腹水。

4. 实验室检查有进行性血肌酐水平升高，低血钠或低尿钠，尿常规检查无明显异常。

【诊断】

1. 分型根据起病缓急与临床特点，将 HRS 分为两型。

Ⅰ型（急进型）：肾功能迅速恶化，数日至两周内血肌酐增加 1 倍，肌酐清除率下降 50%，有少尿与稀释性低血钠。本型死亡率较高。

Ⅱ型（渐进型）：肝、肾功能损害相对较轻或平稳，病情进展较慢，可持续数周至数月。

2. 鉴别诊断需与肝病患者并发的其他可致肾衰竭的疾病相鉴别，如急性肾小管坏死、肾前性氮质血症、药物性肾衰竭、肾小球疾病。

【治疗】

治疗原则包括加强原发病治疗，恢复有效动脉血容量，改善全身与肾脏血流灌注等治疗，也可作为肝移植治疗的桥梁。

（一）消除诱因，加强原发病治疗

迅速控制消化道出血和继发感染，避免强烈利尿与大量放腹水，减少肾毒性药物使用。

（二）药物治疗

1. 白蛋白　通过静脉输注白蛋白扩充血容量。

2. 血管收缩药物　主要包括垂体后叶素类似物（特利加压素）、生长抑素类似物（奥曲肽）及 α 肾上腺素受体激动剂（米多君、去甲肾上腺素）。特利加压素联合白蛋白可作为Ⅰ型 HRS 的一线治疗。

（三）连续性肾脏替代治疗（CRRT）

CRRT 是暂时性支持疗法，可使患者度过肾衰竭的危重时期。

(四) 经颈静脉肝内分流术(TIPS)

TIPS 对于门脉高压所致的反复上消化道出血与难治性腹水具有较好效果,但其在 HRS 中的治疗效果仍需进一步明确。

(五) 肝移植

治疗 HRS 最有效手段,但需在移植前尽量恢复肾功能。

【预防】

防治基础肝病,避免 HRS 诱发因素,早期积极治疗。

(王 剑 谢渭芬)

36 急性胆囊炎

急性胆囊炎(acute cholecystitis)是由胆囊管阻塞,化学性刺激和细菌感染等因素引起的胆囊急性炎症性病变。95% 以上的患者伴有胆囊结石,称为结石性胆囊炎;不伴有胆囊结石的称为非结石性胆囊炎。急性结石性胆囊炎以女性多见,而非结石性胆囊炎以男性多见。

【病因】

急性胆囊炎的早期以化学性炎症为主。细菌感染多在胆囊管梗阻的基础上发生,可有革兰氏阳性菌或革兰氏阴性菌感染,最常见的革兰氏阴性细菌依次为大肠杆菌、肺炎克雷伯菌、铜绿假单胞菌和大肠杆菌,最常见的革兰氏阳性细菌依次为肠球菌、链球菌、金黄色葡萄球菌和厌氧菌。

【临床表现】

常以饱餐及进食油腻食物为诱发因素,急性起病,表现为右上腹持续性剧痛(常始于中上腹,渐局限于右上腹胆囊区),有时呈阵发性加剧,可向右侧肩胛下区放射,同时伴有恶心、呕吐和发热。当发生化脓性胆囊炎时,有寒战和高热,重者可发生感染性休克。查体可见右上腹压痛,可伴有腹肌紧张或墨菲(Murphy)征,有时可扪及肿大的胆囊。

【辅助检查】

(一) 实验室检查

血白细胞计数及中性粒细胞增多。C 反应蛋白(CRP)升高。有胆总管炎症或梗阻时可有胆红素、ALT、ALP 和 γ- 谷氨酰转肽酶的升高。

(二) 影像学检查

1. 超声是急性胆囊炎的首选影像学检查手段。超声下的典型表现为胆囊肿大(横径≥ 4cm)、囊壁增厚(≥ 3mm)或毛糙,呈“双边征”,多可见胆囊结石。

2. CT 同样可显示胆囊增大、囊壁增厚及胆石的存在。

3. MRI 与 CT 有同样的价值,而 MRCP 可以了解有无胆管扩张和结石。

当腹部超声无法明确急性胆囊炎时，推荐 MRI/MRCP。怀疑坏疽性胆囊炎时推荐增强 CT 或者增强 MRI。怀疑胆囊穿孔时推荐 CT 检查。

【诊断】

（一）诊断标准

急性胆囊炎诊断需结合临床表现、实验室检查和影像学检查。

1. 局部炎症体征　①墨菲征。②右上腹肿块、疼痛、压痛。

2. 全身炎症反应　①发热。② CRP 升高。③白细胞增多。

3. 影像学检查急性胆囊炎表现。诊断标准如下：

怀疑诊断：1 体征一个 +1 表现一个。

明确诊断：1 体征一个 +2 表现一个 +3。

（二）严重程度分级

1. 重度急性胆囊炎　急性胆囊炎伴有以下任何一个器官 / 系统功能障碍：①心血管系统：血压需要多巴胺（5ug/kg 以上）或者肾上腺素维持。②神经系统：意识障碍（嗜睡、昏睡、昏迷）。③呼吸系统：PaO_2/FiO_2<300。④肾脏功能：少尿，肌酐 >2mg/dl。⑤肝脏功能：INR>1.5。⑥造血系统：血小板低于 100×10^9/L。

2. 中度急性胆囊炎　急性胆囊炎伴有如下情况之一：①白细胞计数 > 18×10^9/L。②右上腹触及肿块。③病程超过 3d。④局部炎症明显（坏疽性胆囊炎、胆囊周围脓肿、肝脓肿、胆源性腹膜炎、胆囊穿孔）。

3. 轻度急性胆囊炎　（轻度）急性胆囊炎患者无基础疾病、无器官 / 系统功能障碍，胆囊炎局限、胆囊切除术风险低。

【治疗】

胆囊切除术是急性结石性胆囊炎的根本治疗手段。但不同严重程度的急性胆囊炎手术时机和治疗方法不同，应遵循个体化原则选择正确的治疗方法。急性非结石性胆囊炎的治疗原则是尽早进行胆囊引流。

（一）非手术治疗

1. 对症治疗　禁食、稳定内环境、对症支持治疗，严格监测病情变化的基础上早期使用镇痛药，必要时监测生命体征。

2. 抗感染治疗　社区获得性轻中度急性胆囊炎可选用头孢菌素类如头孢唑林、头孢替安、头孢呋辛、头孢曲松、头孢噻肟加甲硝唑、碳青霉素类如厄他培南、氟喹诺酮类如左氧氟沙星和莫西沙星。社区获得性重度急性胆囊炎和医院获得性急性胆囊炎可选用青霉素类如哌拉西林 - 舒巴坦、头孢菌素类如头孢吡肟、头孢他啶或头孢唑兰加甲硝唑、碳青霉烯类如亚胺培南、美罗培南或厄他培南、氨曲南甲硝唑，对于考虑阳性菌感染推荐使用万古霉素，若万古霉素耐药者，可用利奈唑胺和达托霉素。

（二）手术治疗

出现胆囊坏疽及穿孔并发弥漫性腹膜炎者，或非手术治疗 24~36h 后病情恶化，体温和白细胞计数持续升高，腹部体征伍明显改善者可行急诊手术。

1. 轻度急性胆囊炎　建议在发病后立即进行腹腔镜胆囊切除术。如果无法急诊手术，可进行保守治疗，并考虑延迟手术。

2. 中度急性胆囊炎　建议在发病后 96h 内进行腹腔镜胆囊切除术，根据术中情况酌情考虑改用剖腹或胆囊次全切除术，或胆囊造瘘术。若患者无法耐受手术，保守治疗效果不佳时应进行经皮胆囊穿刺置管引流术。

3. 重度急性胆囊炎　应尝试恢复器官功能，并使用抗菌药物。当全身状况改善，循环功能障碍或肾功能不全恢复较好，并评估患者可耐受手术，可进行早期腹腔镜胆囊切除术。若患者无法耐受手术，保守治疗无法控制病情，应考虑早期经皮胆囊穿刺置管引流术。

（许文萍　陈岳祥）

37　慢性胆囊炎

慢性胆囊炎（chronic cholecystitis）多数为慢性胆石性胆囊炎，胆囊结石是最常见的危险因素。常为慢性起病，部分有急性胆囊炎发作史。其临床表现差异较大，可表现为无症状、反复右上腹不适或腹痛，也可出现急性发作。根据胆囊内是否存在结石，分成结石性胆囊炎与非结石性胆囊炎。胆囊结石分成胆固醇结石或以胆固醇为主的混合性结石和胆色素结石，中国人群中胆固醇结石占 70% 以上。该病女性多于男性，发病高峰在 50 岁以后。

【临床表现】

多数慢性胆囊炎、胆囊结石患者无明显症状，无症状者约占 70%。较为常见的症状是发作性右上腹钝痛或胀痛，可放射至背部或右肩胛区，高脂或高蛋白饮食后加重，持续数小时后缓解。慢性胆囊炎、胆囊结石患者常伴有胆源性消化不良，表现为嗳气、饭后饱胀、腹胀和恶心等症状。大部分患者体格检查可无阳性体征，部分患者有右上腹压痛或叩击痛。

【辅助检查】

1. 实验室检查　白细胞计数可不升高，少数患者可有转氨酶升高。

2. 影像学检查　B 超检查是诊断慢性胆囊炎最常有及最有效的检查，可见胆囊壁增厚（壁厚 ≥ 3mm）、毛糙以及胆囊结石。CT 检查能良好地显示胆囊壁增厚及胆囊结石，并有助于排除其他疾病。MRI 主要用于鉴别急性和慢性胆囊炎。MRCP 可发现超声和 CT 不易检出的小结石。合并胆囊结石且发生过黄疸、急性胰腺炎的患者应进行上腹部 CT 或 MRCP 检查了解胆总管情况。

【治疗】

1. 无症状的慢性胆囊炎且无胆石者可行内科治疗。①低脂饮食。②口服利胆药,如熊去氧胆酸、阿嗪米特和茴三硫等。③胆源性消化不良症状可通过补充促进胆汁合成和分泌的消化酶类药物对症治疗。④慢性胆囊炎通常不需要使用抗生素,如急性发作可经验性使用抗菌药物治疗。

2. 慢性胆囊炎、胆囊结石患者内科治疗的基础上,如出现以下表现,则需考虑外科治疗:疼痛无缓解或反复发作,影响生活和工作者;胆囊壁逐渐增厚达 4mm 及以上或胆囊壁局部增厚或不规则疑似胆囊癌者;胆囊壁呈陶瓷样改变;胆囊结石逐年增多和增大或胆囊颈部结石嵌顿者,合并胆囊功能减退或障碍。

（许文萍　陈岳祥）

38　胆石症

胆石症(cholelithiasis)是指发生于胆道系统内的结石。根据结石发生的位置胆石症可分为胆囊结石和胆管结石,包括肝内胆管结石、总肝管结石和胆总管结石等,临床以胆囊结石和胆总管结石较为多见。根据结石的主要化学成分可将胆石分为胆固醇型、胆色素型和混合型结石。西方国家以胆固醇结石多见,我国以混合型多见。

【临床症状】

1. 胆囊结石　其临床症状取决于结石部位与大小,有无嵌顿等。最常见的症状为右上腹或上腹部持续疼痛伴阵发性加剧,即胆绞痛,每次持续 15~30min,可向右肩背部放射,可自行缓解或通过镇痛药物缓解。

2. 胆总管结石　10%~20% 的症状性胆结石患者存在胆总管结石,可引起上腹痛(右上腹多见)、黄疸,继发急性化脓性胆管炎时出现寒战、高热、恶心、呕吐等,继发急性胰腺炎时可出现中上腹痛。对于有以上表现的患者均应排查胆总管结石。

3. 体征　查体可有右上腹压痛,若发生急性胆囊炎可出现墨菲征阳性。

【辅助检查】

1. 影像学诊断　有胆源性腹痛发作的患者,需行腹部超声检查,可显示胆囊形态及胆囊内结石影。若高度怀疑胆囊结石而腹部超声阴性者,需行 MRI 检查,有条件者可行超声内镜 EUS 检查。

可疑胆总管结石时,腹部超声是首选检查方法,可见结石影,结石嵌顿时可见肝内胆管扩张,胆总管增粗。若超声检查阴性又高度怀疑胆管结石的患者应行 MRCP 或 EUS 检查。

2. 实验室检查　胆总管结石合并胆道梗阻查肝功能检查可提示胆红素升高，以直接胆红素升高为主，可见碱性磷酸酶和γ谷氨酰转肽酶升高，偶可见转氨酶轻度升高。若发生急性胆管炎白细胞和中性粒细胞比值可显著升高，CRP升高；若发生急性胰腺炎会出现淀粉酶升高。

【治疗】

(一) 胆囊结石的治疗

1. 无症状的胆囊结石　规律、低脂、低热量饮食；可口服熊去氧胆酸、阿嗪米特、中成药茴三硫等利胆药物。

2. 有症状的胆囊结石　对于急性发作的胆绞痛可使用解痉止痛药，但因其不改变疾病转归，且可能掩盖病情，一旦无效应及时停药。对于存在胆源性消化不良症状的患者可予对症治疗，无效时考虑胆囊切除。若出现急性胆囊炎或慢性胆囊炎急性发作，需予抗感染治疗，推荐使用哌拉西林-他唑巴坦和头孢哌酮-舒巴坦，同时针对厌氧菌使用甲硝唑类抗生素。症状反复发作或B超显示胆囊壁显著增厚者或陶瓷样改变者，需考虑外科治疗，即行开腹或腹腔镜胆囊切除术。

(二) 胆总管结石的治疗

1. 无并发症的胆总管结石

(1) 内镜治疗：胆总管结石首选内镜治疗。对于非复杂性结石，内镜下逆行胰胆管造影术(ERCP)联合内镜下括约肌切开网篮或气囊取石是推荐疗法。对于预计行内镜下括约肌切开取石术不能取出或取净的复杂结石(结石 >1.5cm、多发结石、胆总管远端狭窄等)，可行内镜下乳头小切开联合球囊扩张术取石。如果以上治疗均不成功，可置入胆道塑料支架进行内引流，3~6个月后拔除支架。ERCP术前应常规使用抗生素治疗。ERCP术后可口服熊去氧胆酸等利胆药，有助于减少胆总管结石复发。如果并发胆囊结石，应在ERCP取石术后2周内行腹腔镜下胆囊切除术。

(2) 体外机械碎石治疗：如果内镜取石治疗失败，可进行体外冲击波碎石术、液电碎石术或激光碎石术治疗。

(3) 手术治疗：对于内镜治疗和体外机械碎石治疗均不能成功的患者，应行胆道探查联合胆囊切除术或术中行ERCP。

2. 急性胆管炎　立即使用静脉广谱抗生素治疗和液体复苏，无禁忌证者在24h内进行胆道减压。胆道减压首选内镜下括约肌切开。有括约肌切开禁忌证的，应纠正一般状态后再进行胆管支架植入术及取石术。若内镜下减压失败或有内镜治疗禁忌证者，行经皮经肝胆管引流(PTCD)。

(许文萍　陈岳祥)

39　急性胰腺炎

急性胰腺炎(acute pancreatitis)是指多种病因引起的胰酶激活，胰腺自身消化，继而发生的胰腺局部炎症反应。病情较重者可发生全身炎症反应综合征(SIRS)，并可伴有器官功能障碍的疾病。

【临床症状】

患者常有胆石症病史，发作常与油腻食物或饮酒有关。主要症状为急性发作的持续性上腹部剧烈疼痛，常向背部放射，可伴有腹胀、恶心、呕吐。轻症患者查体可见上腹部轻压痛。

重症患者可出现腹膜刺激征、偶可见腰肋部皮下瘀斑(Grey-Tuner 征)和脐周皮下瘀斑(Cullen 征)。

【辅助检查】

(一) 实验室检查

1. 血常规　可有血白细胞及中性粒细胞计数增加，轻型者可不增加。

2. 淀粉酶　血淀粉酶于病后 6h 开始上升，高于正常上限值 3 倍即有诊断价值。24h 左右达高峰，48h 后开始下降，3~4d 后降至正常；重症患者血淀粉酶亦可不增加。尿淀粉酶在发病后 12~24h 开始升高，持续时间稍久，因升高较慢，不作为诊断指标。

3. 血脂肪酶　常在起病 72h 后开始上升，由于不受其他因素影响，高于正常上限值 3 倍即有诊断价值。较淀粉酶测定更有特异性，适用于病程较晚的患者。

4. 血钙　急性胰腺炎时可出现血钙降低，降低多发生于发病 2d 后，低于 1.75mmol/L(7mg/dl)说明病情严重。

(二) 影像学检查

1. B 超　可见局部或全胰腺肿大，回声不均，并可发现液化坏死、渗出和假性囊肿形成，以及胆系结石和胆管扩张，对急性胰腺炎的诊断有初筛价值。

2. CT　上腹部增强 CT 是诊断急性胰腺炎的有效检查方法。轻症可见胰腺局部或弥漫性肿大，但胰周正常。较重者可见胰周脂肪结缔组织炎症性改变、胰腺实质内或胰腺周围积液。最严重者可见广泛的胰腺内外积液，包括胰腺和脂肪组织坏死。

【诊断】

(一) 诊断标准

符合以下 3 项特征中 2 项即可诊断急性胰腺炎：①与急性胰腺炎特征相符合的腹痛。②血清淀粉酶和 / 或脂肪酶活性≥正常上限值 3 倍。③腹部影像学检查符合急性胰腺炎影像学改变。

（二）严重程度分级

1. 轻症急性胰腺炎不伴器官功能衰竭及局部或全身并发症，一般可在1~2周恢复。

2. 中度重症急性胰腺炎伴有一过性（<48h）的器官功能障碍。

3. 重症急性胰腺炎伴有持续（>48h）的呼吸系统、肾脏或心血管功能障碍，该型死亡率高。

【治疗】

（一）病因治疗

胆源性急性胰腺炎患者需要及时解除胆道结石梗阻。B超和血清学检查提示为胆源性胰腺炎者，如有条件，72h内行ERCP术并在内镜下行胆总管下端括约肌切开减压和/或胆总管引流术，常能阻止胰腺炎的进一步发展，预防并发症的发生。

高脂血症性急性胰腺炎需要短时间降低甘油三酯水平，限用脂肪乳剂，治疗上可采用血脂吸附和血浆置换快速降脂。

（二）抑制胰酶分泌

1. 肠功能恢复前，禁食和胃肠减压，给予肠外营养支持。肠功能恢复后尽早进行肠内营养，主要采用鼻空肠营养管进行营养剂输注。可酌情使用质子泵抑制剂抑制胃酸分泌，减少对胰腺外分泌的刺激。

2. 生长抑素及其类似物生长抑素十四肽（商品名施他宁）临床应用为每小时静滴250μg，持续至腹痛缓解或血清淀粉酶显著下降；生长抑素八肽（奥曲肽）50~100μg静注或皮下注射，每8h一次，连续5~7d。

（三）液体复苏及重症监护治疗

对于中度和重症急性胰腺炎患者，液体复苏、维持水电解质平衡是早期治疗重点。复苏液首选乳酸林格液。

（四）重症监护和器官功能维护治疗

对于重症急性胰腺炎患者，有条件的单位应收入重症监护病房，监测心、肺和肾功能。对于呼吸衰竭的患者，给予吸氧、动态监测血气，必要时给予机械通气治疗。对于急性肾衰竭的患者，早期给予液体复苏等支持治疗，必要时采用连续肾脏替代治疗（CRRT）。

（五）抗生素使用

由于病程早期是无菌性炎症，一般的急性胰腺炎患者不推荐静脉使用抗生素预防感染。对于存在胆道梗阻、高龄和免疫低下等易感因素的患者，可选择喹诺酮类、头孢菌素类、碳青霉素类和甲硝唑等抗生素预防感染。

（六）中医中药治疗

可用中药促进胃肠功能恢复和胰腺炎症吸收，包括理气攻下的中药如生大黄外敷、或内服、灌肠等。

（七）手术治疗

手术治疗主要用于胰腺局部并发症继发感染或产生压迫症状时。胰腺和胰周的无菌性坏死积液若无症状无须手术治疗。

（许文萍　陈岳祥）

40　慢性胰腺炎

慢性胰腺炎（chronic pancreatitis）是指各种病因引起的胰腺组织和功能不可逆性改变的慢性炎症性疾病。临床主要表现为反复上腹部疼痛和不同程度的胰腺内外分泌功能障碍。

【病因与病理】

发病多由于急性胰腺炎的病因如胆道系统疾病和长期饮酒等长期存在所致。基本病理特征包括腺体破坏而代之以纤维化，胰腺实质钙化、胰管狭窄和/或扩张，伴或不伴有结石，并可伴有大小不等的假性囊肿。

【临床症状】

1. 发作性腹痛是最常见的症状（90%），多位于中上或左上腹，可向腰背、左肩胛及两季肋部放射，饮酒或高脂饮食可诱发或加重；疼痛具有胰腺体位特点，即患者前倾坐位或曲腹时缓解，平卧时加重。随着胰腺外分泌功能不断下降，腹痛发作的频率减少、程度减轻，甚至消失。有部分患者可无腹痛。

2. 外分泌功能不全患者早期可无特殊症状，逐渐出现食欲减退，饭后腹胀、嗳气，不能耐受油腻食物，并由轻度腹泻发展至脂肪泻，出现消瘦及营养不良表现。

3. 内分泌功能不全的患者早期可出现糖耐量异常，病程晚期因胰岛严重破坏，可出现糖尿病症状。

4. 体征　查体可无阳性体征，部分患者可扪及上腹部肿块。

【辅助检查】

（一）影像学检查

1. X线　腹部平片可见胰腺区域钙化或胰石影，上消化道钡餐造影显示胃或十二指肠胰腺侧的受压现象。

2. 超声与内镜超声（EUS）　超声检查可作为慢性胰腺炎的初步筛选检查，可显示出胰腺外形不规则、回声不均、钙化、胰管扩张、结石和假性囊肿。EUS还可辅助穿刺活检胰腺组织进行病理诊断。

3. CT　为慢性胰腺炎首选检查方法，可显示出大部分慢性胰腺炎的病理改变，发现胰腺钙化、结石和假性囊肿等。

4. MRI 和磁共振胆胰管成像（MRCP）　MRI 诊断价值与 CT 相似。MRCP 可较为清晰地显示胰管病变的部位、范围和程度。

5. 逆行胰胆管造影（ERCP）　主要显示胰管形态改变，可能发现胰管壁不规则、管内结石和囊性扩张，较晚者发现胰管呈串珠状。

6. 经口胰管镜　可直接观察主胰管内结构和病变。白色蛋白栓和结石是慢性胰腺炎的典型内镜下表现，此外可见管壁黏膜粗糙、水肿、充血、瘢痕样或线状改变，毛细血管网减少。

（二）胰腺功能检查

1. 胰腺外分泌功能试验分为直接外分泌功能试验和间接外分泌功能试验。包括胰泌素和／或促胰酶素试验、Lundh 试验和 Bz-Ty-PABA 试验等，可提示胰液分泌总量、碳酸氢盐及各种胰酶分泌量减少。但因为敏感度和特异度低，临床不常规开展。

2. 胰腺内分泌功能检查可出现糖尿病相关指标改变，如糖化血红蛋白升高（≥ 6.5%），空腹血糖升高（≥ 7mmol/L）等，但通常在内分泌功能损失超过 90% 后才出现，敏感度低。

【诊断】

慢性胰腺炎的诊断主要依据临床表现和影像学检查，并参考胰腺内外分泌功能检测结果。病理诊断是慢性胰腺炎诊断的“金标准”。

【治疗】

1. 内科治疗　戒烟戒酒，避免高脂饮食，补充脂溶性维生素和微量元素；营养不良者给予营养支持治疗；补充各种消化酶，纠正胰腺外分泌功能不足；出现糖尿病时，给予控制血糖治疗；适当应用药物减轻或缓解疼痛。

2. 内镜治疗　可在 ERCP 基础上以胰管括约肌切开、内镜下扩张、支架置入解除胰管狭窄，缓解疼痛；以内镜下括约肌切开，结合取石、碎石技术，治疗主胰管内结石；对与主胰管相通的胰腺囊肿，可行经乳头置入内支架或鼻胆管引流术，对不与主胰管相通的囊肿，可行内镜下或内镜超声引导下经胃壁或十二指肠囊肿穿刺引流术。

3. 外科治疗　对于保守治疗不能缓解的顽固性疼痛、胰管狭窄或胰管结石伴胰管梗阻以及不能排除恶性病变时，可选择手术治疗。为缓解疼痛可进行内脏神经切断手术。其他手术主要为胰管引流手术、胰腺切除手术以及两者的联合术式。

（许文萍　陈岳祥）

41 自身免疫性胰腺炎

自身免疫性胰腺炎(autoimmune pancreatitis,AIP)是一种由自身免疫介导的特殊类型的胰腺炎。其基本病理特征为淋巴细胞、浆细胞浸润伴有胰腺纤维化及功能障碍,并可累及胆管、涎腺、肾、肺等胰腺外器官。AIP 分为两种类型:Ⅰ型和Ⅱ型。Ⅰ型 AIP 的病理学表现为淋巴浆细胞硬化性胰腺炎,为 IgG4 相关疾病在胰腺的局部表现;Ⅱ型 AIP 的病理学表现为特发性导管中心性胰腺炎,以胰管中性粒细胞浸润为特征性表现,患者血清 IgG4 及其他自身抗体阳性率低,较少累及胰腺外组织。AIP 是一种少见病,我国以Ⅰ型 AIP 多见。主要临床表现为梗阻性黄疸、腹部不适等,激素治疗有效。

【临床表现】

AIP 无特异性临床表现,因此诊断应结合影像学检查、实验室检查、胰腺外器官受累、病理学和激素治疗效果做出,并需与胰腺癌、慢性胰腺炎鉴别。

主要临床表现为梗阻性黄疸,亦可出现腹痛或上腹不适、急性胰腺炎反复发作、新发糖尿病等,也有部分患者无临床症状、因体格检查发现胰腺增大而就诊。AIP 患者可伴有胰腺外器官受累。Ⅰ型 AIP 常伴发硬化性胆管炎,Ⅱ型 AIP 可合并炎性肠病。出现梗阻性黄疸的患者可有皮肤、巩膜黄染,部分有上腹部轻压痛。有胰腺外器官受累的患者可出现相应体征。

【辅助检查】

(一) 影像学检查

1. 腹部超声 主要征象为胰腺弥漫性增大或局部肿块,呈低回声,伴有散在斑点状高回声。腹部超声诊断敏感性不高,主要作为 AIP 的初筛检查。

2. CT 或 MRI CT 或 MRI 是 AIP 最重要的影像学检查。CT 典型征象为胰腺弥漫性增大伴有低密度的包膜样边缘,呈“腊肠样”,胰腺实质呈延迟强化;也可表现为胰腺局灶性肿块,需与胰腺癌鉴别。MRI 征象为胰腺弥漫性增大或局灶性肿块,伴有信号异常,一般 T1WI 信号略低,T2WI 信号稍高。

3. 内镜超声(EUS) EUS 主要征象为胰腺弥漫性增大或局部肿块,多呈低回声伴内部高回声光点,边缘呈波浪样改变,胆管受累者呈管壁增厚、回声减低,部分患者可见胰周淋巴结肿大。EUS 引导下粗针穿刺活检细胞学检查有助于 AIP 诊断。

4. 内镜下逆行性胰胆管造影术(ERCP) ERCP 典型征象为胰管纤细和狭窄(>1/3 全长)、狭窄胰管的近端无显著扩张(<5mm)、胰管可呈多处狭窄、狭窄段可见分支胰管等。部分患者可见胆管狭窄,或有硬化性胆管炎表现。

（二）实验室检查

Ⅰ型 AIP 较为特异的血清学标志物为 IgG4 水平，以高于正常上限 2 倍为诊断依据。Ⅰ型 AIP 也可有抗核抗体、类风湿因子等自身免疫抗体阳性；Ⅱ型 AIP 血清 IgG4 水平一般不升高，自身免疫抗体多为阴性。

（三）病理学表现

可见胰腺导管周围淋巴细胞、浆细胞浸润和胰腺间质炎性改变，很少有导管内蛋白栓、结石、钙化等慢性胰腺炎病理学表现。

【诊断】

诊断标准具有以下任何一组表现均可诊断。

A 组：典型的胰腺组织病理学改变。

B 组：典型影像学征象 + 血清 IgG4 水平升高或典型胰腺外器官受累表现。

C 组：非典型的影像学征象 + 血清 IgG4 水平升高和 / 或其他脏器中出现 IgG4 阳性细胞 + 除外胰腺肿瘤 + 激素疗效显著。

【治疗】

1. 诱导缓解治疗　对于有梗阻性黄疸、腹痛、背痛等胰腺受累症状以及胰腺外器官受累表现的患者、无症状仅表现为影像学可见的胰腺肿块以及 IgG4 相关的硬化性胆管炎且肝功能持续异常的患者，需要开始进行诱导缓解治疗。如无使用禁忌，激素是诱导缓解治疗的一线药物。诱导缓解的剂量从泼尼松 0.6~1.0mg/(kg·d) 起始，最小需要量为 20mg。对于有激素使用禁忌证的患者，利妥昔单抗可单独用于诱导缓解治疗。而其他的免疫调节剂如巯基嘌呤类药物诱导缓解的效果有限。

2. 维持缓解治疗　Ⅰ型 AIP 复发率较高，对于临床评估有复发相关因素的患者予低剂量（泼尼松 2.5~7.5mg/d）或非激素类药物维持缓解治疗，可防止 AIP 复发。Ⅱ型 AIP 复发率低，无须维持缓解治疗。

3. 外科治疗　部分难治性 AIP，如伴有梗阻性黄疸且对药物治疗效果不佳需要长期胆汁引流者，可考虑外科手术治疗。胰腺组织切除术或旁路手术可有效解除压迫，实现临床缓解并有效防止复发。

（许文萍　陈岳祥）

42　胰腺癌

胰腺癌（carcinoma of pancreas）是胰腺最常见的恶性肿瘤，起病隐匿，不易早期诊断，发现时往往已属中晚期，预后差。

【病因与发病机制】

病因及发病机制不明确，存在已经证实的胰腺癌的危险因素：①长期吸烟。②高脂饮食。③体重指数(BMI)超标。④过量饮酒。⑤伴发糖尿病。⑥伴发慢性胰腺炎。⑦ *CDKN2A* 基因突变。⑧ *BRCA1/2* 基因突变。⑨ *PALB2* 基因突变。

【病理】

根据不同起源分为不同病理类型:①导管腺癌(包括腺鳞癌):起源于胰腺导管上皮,最多见,占90%以上。②腺泡细胞癌:起源于胰腺腺泡细胞。③其他:髓样癌、印戒细胞癌、未分化癌、胶样癌(黏液性非囊性癌)、肝样腺癌、伴有破骨样巨细胞的未分化癌等特殊亚型。

【临床表现】

早期常无明显症状,或表现为上腹胀、腰背部不适、消化不良或腹泻;中晚期常见症状为上腹痛,可影响后背,或呈束带状分布,常于仰卧位及夜间加重,坐位、前倾位可减轻。胰头癌压迫或侵犯胆管,或转移至肝内、肝门、胆总管淋巴结时可出现黄疸、皮肤瘙痒,多于腹痛后出现,部分患者也可表现为无痛性黄疸。体重可进行性下降。

典型病例有消瘦、阻塞性黄疸、上腹部压痛、胆囊肿大。晚期病例上腹部可发现坚硬腹块、腹水、肝脏肿大,少数有游走性血栓性静脉炎。

【辅助检查】

1. 实验室检查

(1)以结合胆红素升高为主的高胆红素血症,伴尿胆原阴性、尿胆红素阳性。

(2)出现新发糖尿病,或糖尿病患者出现短期血糖波动。

(3)CA19-9(>37U/L)是最常用的肿瘤标志物,CA19-9不升高的患者,CA125和/或CEA有协助诊断的价值。

2. 影像学检查

(1)增强三维动态CT薄层扫描:最常用,可见胰腺占位(增强后密度较胰腺实质低)、胰管扩张或狭窄、淋巴结或肝内转移灶。

(2)增强MRI:与水肿型或慢性胰腺炎(肿块型)鉴别优于CT,联合MRCP诊断价值更高。

(3)PET/CT:发现胰外转移、全身瘤负荷有优势。

(4)超声内镜(EUS)及EUS引导下细针穿刺活检(EUS-FNA):胰腺癌诊断最准确的方法,并有助于肿瘤分期。

3. 病理学检查是诊断的金标准,除拟行手术的患者外,其余均力争明确病理学诊断。可采用以下方法:①EUS或CT引导下穿刺活检。②腹水脱落细胞学检查。③腹腔镜或剖腹手术下探查。

【诊断】

1. 早期诊断困难,出现以下情况需警惕胰腺癌:①持续上腹不适,餐后加重,伴食欲减退。②原因不明的上腹痛且进行性加重。③不能解释的进行性消瘦。④不能解释的糖尿病或糖尿病突然加重。⑤不能解释的进行性梗阻性黄疸。⑥多发性深静脉血栓形成或游走性血栓性静脉炎。

2. 鉴别诊断

(1)胰腺占位需与自身免疫性胰腺炎(IgG4 相关性疾病)、慢性胰腺炎、胰腺神经内分泌肿瘤、胰腺间质瘤鉴别。

(2)阻塞性黄疸需与胆管癌、壶腹部癌、十二指肠癌、肝癌、IgG4 相关性胆管炎、胆管结石相鉴别。

TNM 分期:见 AJCC(第 8 版)。

提示:2018 年 4 月中国抗癌协会胰腺癌专业委员会制订的胰腺癌综合诊治指南(2018 版)采用的胰腺癌分期就是第 8 版 AJCC-TNM 胰腺癌分期系统,是由美国癌症联合委员会(AJCC)推出的癌症分期系统,目前临床已广泛应用。

【治疗】

(一) 外科手术

术前 MDT 讨论:①可切除胰腺癌;②交界性可切除胰腺癌;③局部进展期胰腺癌;④合并远处转移的胰腺癌。不同分类手术方式不同,其中,可切除胰腺癌的手术推荐术式:①根治性胰十二指肠切除术;②根治性胰体尾部联合脾脏切除术;③全胰切除术。

(二) 化学治疗

均应取得细胞学或组织学病理证据,并行 MDT 讨论。主要策略:①术后辅助化疗;②新辅助化疗;③局部进展期不可切除或合并远处转移患者的姑息性化疗。

1. 术后辅助化疗　如无禁忌,术后均需化疗。推荐以吉西他滨(GEM)或氟尿嘧啶类药物[包括卡培他滨、替吉奥以及 5- 氟尿嘧啶 / 甲酰四氢叶酸(5-FU/LV)]为主的单药治疗。常用方案:① GEM:1 000mg/m^2,第 1、8 天,静脉输注,每 3 周重复,给药至 6 个月。②替吉奥:每周期第 1~14 天,口服 80~120mg/d,每 3 周重复,给药至 6 个月。

2. 新辅助化疗　体能状态良好的交界可切除患者可开展术前新辅助化疗。除术后辅助化疗的常用药物外,还可选用奥沙利铂、伊利替康、白蛋白结合型紫杉醇。常用方案:① GEM+ 替吉奥:GEM 1 000mg/m^2,第 1、8 天,静脉输注,替吉奥第 1~14 天,口服 60~100mg/d,每日 2 次,每 3 周重复 1 次。② GEM+ 白蛋白结合型紫杉醇:每周期第 1、8 天,静脉输注白蛋白结合型紫杉醇 125mg/m^2 和 GEM 1 000mg/m^2，每 3 周重复 1 次。

3. 姑息性化疗　新辅助化疗后仍不能手术的、不可切除的局部进展期或合并远处转移的胰腺癌可采用姑息性化疗，效果不佳。体能较差者采用单药口服化疗。一线化疗失败后可考虑二线化疗，对于具有微卫星不稳定性或错配修复特征的胰腺癌，二线化疗中可考虑联合使用 PD-1 抗体。

（三）放射疗法

局部姑息，需 MDT 综合评估后决定。

（四）介入治疗

存在争议。

（五）最佳支持治疗

镇痛、营养支持、腹腔置管引流、胰酶替代治疗。

【其他】

胰腺癌患者全程管理：①疑诊患者，2~3 个月随访 1 次；随访项目：CT、MRI、CA19-9、CA125、CEA，必要时 EUS+FNA 或 PET/CT。②术后患者，随访至少 5 年，第 1 年每 3 个月随访 1 次，第 2~3 年每 3~6 个月随访 1 次，之后每 6 个月随访 1 次；随访项目：血常规、生化、CA19-9、CA125、CEA、B 超、X 线、胸部薄层 CT、上腹部增强 CT 等，必要时查肝脏 MRI 和骨扫描。③晚期患者：每 2~3 个月随访 1 次；随访项目：血常规、生化、CA19-9、CA125、CEA、胸部 CT、上腹部增强 CT 等，必要时复查 PET/CT。

（盛　夏）

43　自发性细菌性腹膜炎

自发性细菌性腹膜炎（spontaneous bacterial peritonitis，SBP）指无腹腔脏器穿孔、炎症而发生的急性腹膜细菌性感染。SBP 是肝硬化腹水患者的常见并发症，15%~26% 肝硬化腹水患者可发生 SBP，其中尤以腹水伴消化道出血、腹水总蛋白≤ 10g/L 或血清胆红素 >42.8μmol/L 者易出现 SBP。其致病菌常为肠道来源的单一革兰氏阴性需氧菌。出现 SBP 后，一年死亡率高达 50%~70%。

【病因与发病机制】

肝硬化患者肠道菌群移位是 SBP 主要的发病机制。

【临床表现】

大多缺乏典型症状和体征。可有发热、腹痛；部分表现为腹胀、腹泻、腹水增长迅速或肝性脑病。可分为：①普通型：急性起病，腹痛、发热，出现腹膜刺激征，伴腹水增加，血白细胞增多，腹水为急性炎症。②休克型：腹痛或发热几小时后或 1d 内出现周围循环衰竭，约占 8%。③肝昏迷型：无腹痛、发热而早期出现精神神经症状，可迅速进入昏迷。④顽固性腹水型：利尿剂治疗无效的腹水进行性增多。⑤无症状型：没有任何症状，腹水检验符合。

腹部压痛轻重不等，腹肌紧张和反跳痛等腹膜刺激征少见。

【辅助检查】

腹水多形核白细胞(PMN)计数是诊断SBP的最重要指标。腹水PMN ≥ 250 × 10^6/L可诊断为SBP，>500 × 10^6/L诊断特异性更高。传统腹水细菌培养阳性率低，采用床边血培养瓶直接接种腹水(10ml/瓶)，分别送需氧和厌氧培养，可明显提高阳性率。

【诊断】

肝硬化合并腹水患者均可能出现，所有首次发生腹水的肝硬化患者均需行腹腔穿刺抽液送检明确有无SBP。

根据腹水PMN计数和细菌培养结果，可将SBP分为3个亚型：①细菌培养阳性，腹水PMN ≥ 250 × 10^6/L，为经典SBP。②培养阴性中性粒细胞性腹水(CNNA)，指腹水PMN ≥ 250 × 10^6/L而细菌培养阴性，其临床重要性同培养阳性SBP。③细菌性腹水，指腹水细菌培养阳性而无明显全身或局部炎症反应，腹水PMN<250 × 10^6/L。有症状的细菌性腹水应予治疗，无症状者需重复检查腹水PMN和细菌培养，再次培养阳性或出现症状者给予治疗。

须与继发性细菌性腹膜炎鉴别。后者由腹腔内脏器穿孔、急性炎症等引起，腹痛、发热、腹部压痛等临床表现较明显，腹水培养常有多种细菌生长，腹水白细胞常 >5 000 × 10^6/L，总蛋白 >25g/L，糖 <500mg/L，腹水LDH明显升高(可数倍于血清LDH)，且常规抗菌治疗疗效差。

【治疗】

出现SBP就应开始抗生素治疗。首选第三代头孢类抗生素，如头孢噻肟2g，每8h一次静滴，疗程7~10d；其他第三代头孢菌素如头孢曲松钠和头孢他啶，与头孢噻肟疗效无明显差异。对临床情况相对较好的SBP患者，且未用喹诺酮类药物进行预防，可以口服或静脉给予第三代喹诺酮类药物治疗，如口服左氧氟沙星(400mg，2次/d)。对喹诺酮类药物预防中发生SBP，用头孢噻肟最合适。

对发生SBP的高危人群应接受预防性治疗，可明显降低SBP发生率。诺氟沙星(200mg，2次/d)是预防SBP发生的首选药物，疗程至少7d。曾有SBP发作且正在等待肝移植的患者可长期预防用药。此外，利福昔明因其有口服肠道不吸收的特点，也可作为长期预防SBP的药物。

(盛 夏)

44　结核性腹膜炎

结核性腹膜炎（tuberculous peritonitis）为结核分枝杆菌引起的慢性、弥漫性腹膜感染，任何年龄均可发病，20~40 岁多见。

【病因与发病机制】

多继发于体内其他部位的结核病，如肠结核、盆腔结核等。

【病理】

分为渗出型、粘连型及干酪型。

【临床表现】

发热是本病常见症状之一，占 67%~95%，可伴随乏力、消瘦、盗汗、食欲减退、腹痛、腹胀及腹泻等症状。

腹壁触之柔韧感，压痛一般较轻。腹水常见，量少或中等。可有腹块，往往大小不一，边缘不整，质偏硬，有压痛。并发肠粘连或肠梗阻时可见肠蠕动波伴肠鸣音亢进。

【辅助检查】

1. 血液检验　血沉增快，还可出现低白蛋白血症。

2. T-SPOT 和 PPD 试验　T-SPOT 敏感性较 PPD 试验高，对活动性结核感染有提示作用，但假阳性也较多见，仍需结合临床表现。

3. 腹水检验　①常规：草黄色渗出液，少数浑浊或血性，偶乳糜样，静置后可凝固成块；比重 1.016~1.020；Rivalta 试验阳性，白细胞数 $>500\times10^6/L$，以淋巴细胞或单核细胞为主。②生化：蛋白质定量在 25g/L 以上；腹水腺苷脱氨酶（ADA）活性显著增高；腹水 LDH/ 血清 LDH 往往大于 0.6。③ CA125 明显升高。④腹水结核涂片：浓缩查抗酸杆菌阳性率低（5%）。⑤腹水细菌培养：一般细菌培养阴性。⑥其他：结核菌培养阳性率也低，腹水结核杆菌 DNA 可阳性，但由于结核培养周期较长等因素，临床应用较少。

4. 腹膜穿刺活检　30%~50% 的活检可发现干酪样肉芽肿。怀疑腹膜粘连的患者穿刺活检存在风险。

5. X 线检查　可提示有结核性腹膜炎征象，如腹膜增厚、钙化点。钡餐检查发现肠粘连、肠结核等。

6. 腹腔镜检查　非粘连型者可作腹腔镜检查，可看到本病的典型病变，腹膜充血、水肿，黄白色的粟粒状结节或粘连带，直视下活检阳性率高。如粘连型和干酪型检查时，向腹腔内注气困难，不易成功。

【诊断】

1. 有结核病病史或腹膜外结核证据。

2. 腹水符合结核性腹膜炎的特点(渗出性,总蛋白 >25g/L,白细胞 >500 × 10^6/L,淋巴细胞为主,ADA 活性增高,普通细菌培养阴性)。

3. T-SPOT 阳性或 PPD 强阳性。

4. 腹水结核涂片或腹膜活检找到结核分枝杆菌,或腹膜活检提示有干酪样肉芽肿则可确诊。

5. 诊断性抗结核治疗有效。

拟诊病例:1+2、1+2+3;确诊病例:1+2+4、1+2+3+4、1+2+5、1+2+3+5。

鉴别诊断:需与腹腔恶性肿瘤相鉴别,包括原发性和继发性。原发性:腹膜间皮瘤、假性黏液瘤;继发性:胃癌、结直肠癌、肝癌、胰腺癌、卵巢癌、胆囊癌等引起的腹腔转移性肿瘤。此外,还需除外其他病原体所致的腹膜炎。

【治疗】

结核性腹膜炎的治疗基本与肠结核相同。抗结核药物对本病的疗效一般,较溃疡型肠结核略差,因此疗程宜适当延长,药物选择宜有所加强。有血行播散或严重结核毒血症者在抗结核药物治疗的同时,可加用肾上腺糖皮质激素。有肠梗阻、肠穿孔或肠瘘等并发症产生时,应考虑手术治疗。

(盛 夏)

45 小肠出血

小肠解剖上包括十二指肠、空肠和回肠。因十二指肠出血通常可通过上消化道内镜诊断,故狭义的小肠出血是指十二指肠悬韧带(Treitz 韧带)以下的空肠和回肠出血。小肠出血可以分为:显性小肠出血,表现为呕血、黑便或血便等肉眼可见的出血;隐性小肠出血,表现为反复发作的缺铁性贫血和粪便隐血试验阳性。

【病因】

小肠出血占消化道出血的 5%~10%,其常见病因见表 2-4-8。

表 2-4-8 小肠出血的常见病因

年龄(岁)	常见病因
≤ 40	克罗恩病、肿瘤、麦克尔憩室、Dieulafoy 溃疡、血管扩张性病变、息肉综合征
>40	血管扩张性病变、Dieulafoy 溃疡、肿瘤、非甾体抗炎药相关性溃疡、克罗恩病、小肠憩室、缺血性肠病、寄生虫病

【辅助检查】

内镜检查

1. 常规内镜 包括上消化道内镜和结肠镜，为小肠出血的初步检查。初次检查时，可能因病灶微小、位置隐蔽或检查者经验不足等造成漏诊。

2. 胶囊内镜 目前已成为小肠疾病的一线检查技术和小肠出血的主要诊断方法之一，胶囊内镜对可疑小肠出血的诊断率为38%~83%。择期胶囊内镜的最佳检查时机为出血停止2周内。

3. 小肠镜 是目前小肠疾病的主要检查手段。探条式小肠镜已不再应用，推进式小肠镜也已较少应用。目前，应用最广泛的是各种器械辅助式小肠镜。

(1) 双气囊小肠镜(DBE)：DBE通过经口和经肛门进镜的联合应用，可完成全小肠无盲区检查。DBE检查对可疑小肠出血和其他小肠疾病的诊断率为60%~80%。

(2) 单气囊小肠镜(SBE)：SBE的安装和操作较DBE方便。SBE对可疑小肠出血的诊断率为65%~74%，与DBE相似。SBE检查时间短于DBE，但SBE全小肠检查完成率明显低于DBE。

(3) 螺旋管式小肠镜(SE)：SE由螺旋形外套管和内镜组成，是一项新开展的检查手段。在小肠出血诊断率方面，DBE、SBE和SE基本差别不大；SE操作时间短于气囊辅助式小肠镜；SE插入深度短于DBE，和SBE差别不大。

4. CT/MRI小肠影像学检查 CT/MRI小肠影像学检查作为非侵入性检查，易被患者接受。作为小肠出血影像学的初步筛查，应首选小肠CT造影。

(1) 小肠计算机断层扫描造影(CTE)和计算机断层扫描血管造影(CTA)：通过口服对比剂充盈小肠肠腔后行CT平扫及多期增强扫描，是一项很好的小肠评价方法。CTE与胶囊内镜检查互补性较高，一种检查阴性后再行另一种检查常有阳性发现。

CTA对急性小肠出血的诊断价值较高，适用于活动性出血(出血速率≥0.3ml/min)患者。对于血流动力学稳定的急性小肠大出血患者，可先行CTA检查，如有阳性发现可再行血管造影下栓塞治疗。

(2) 小肠磁共振成像造影(MRE)：MRE能显示的肠管异常主要为肠壁增厚及强化、肠腔狭窄、肠管扩张等，对小肠CD，特别是早期的CD，其诊断价值较高。

(3) 血管造影：与CTA不同，血管造影是一项有创性检查，适用于活动性出血(出血速率≥0.5ml/min)患者，对小肠出血的诊断率约为50%。对于血流动力学不稳定的急性小肠大出血患者，可首选血管造影。血管造影的优点在于能直接进行血管栓塞治疗，止血率较高。

5. 核素扫描　仅对活动性出血（出血速率≥ 0.1~0.5ml/min）有诊断价值，诊断率约为 50%，尤其适用于间歇性和延迟性小肠出血，不适用于大出血患者。

6. 手术探查和术中内镜检查　如以上多种检查手段仍未能明确病因，且反复出血严重影响患者生命质量或生命时，建议行手术探查和术中内镜检查。术中内镜检查对可疑小肠出血的诊断率为 58%~88%。

【诊断】

2018 年国内小肠出血诊治共识推荐的诊治流程见图 2-4-1。

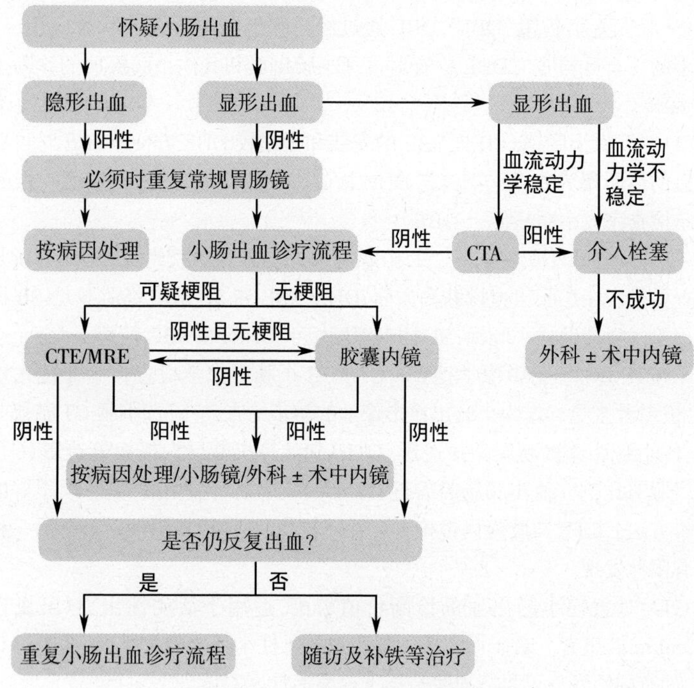

图 2-4-1　小肠出血诊治推荐流程

注：CTE：肠计算机断层扫描造影；CTA：计算机断层扫描血管造影；MRE：小肠磁共振成像造影。

【治疗】

1. 支持治疗　首先要根据患者的临床状态、循环容量缺失程度、出血速度、年龄和并发症情况，给予适当的补液及输血治疗，以维持生命体征，并创造条件进行病因诊断。

2. 内镜下治疗　小肠镜的出现使小肠出血的治疗变得更为准确、有效，因为可在内镜直视下进行止血治疗。治疗方法可选择烧灼、钛夹或局部注射、喷洒止血剂等治疗手段。

3. 血管造影下栓塞　主要用于急性大量出血，方法主要包括选择性动脉内加压素治疗、超选择性微线圈栓塞或合用明胶海绵或聚乙烯醇栓塞等。

4. 药物治疗　出血病变部位不明或病变弥漫，不适用内镜治疗、手术治疗或血管造影栓塞治疗和治疗无效者，可考虑采用药物治疗。生长抑素及其类似物和沙利度胺有一定疗效。生长抑素及其类似物推荐用法：先用奥曲肽 100μg 皮下注射，3 次 /d，共 4 周，第 2 周起采用长效奥曲肽 20mg 每月肌注 1 次，疗程 6 个月；或兰瑞肽 90mg 每月肌注 1 次。沙利度胺推荐用法：沙利度胺 100mg，每日 1 次或分次服用。

5. 外科治疗　随着内镜技术的不断发展，手术治疗小肠出血已不再是一线治疗手段。但对于小肠肿瘤、经保守治疗无效的大出血、小肠穿孔、小肠梗阻和不明原因的反复出血等仍是手术治疗的指征。术中内镜检查有助于明确病因，提高小肠出血的疗效。

（施　健）

第五节　血液系统疾病

1　缺铁性贫血

缺铁性贫血（iron deficiency anemia，IDA）是体内铁缺乏，影响血红蛋白合成引起的贫血。IDA 特点是小细胞低色素性贫血。它是贫血中最常见的一种，可发生于任何年龄，但以生育期妇女和生长发育较快的婴幼儿和青少年最为多见。

【病因】

常有明确的缺铁原因。

1. 慢性失血是缺铁的主要原因　如月经过多、分娩时失血过多、多次妊娠或流产、慢性上或下消化道出血、痔疮出血、鼻出血、钩虫病、阵发性睡眠性血红蛋白尿症等。

2. 需铁量增加及供应不足　儿童生长发育较快的时期、月经期、妊娠期及哺乳期妇女，婴幼儿长期哺乳或人工喂养未及时添加辅食及偏食等。

3. 游离铁丧失增加　如萎缩性胃炎，小肠吸收不良等。近来研究显示幽门螺杆菌（Hp）感染与缺铁性贫血具有显著的相关性，Hp 导致食物中的高价铁在胃中转化障碍，影响其吸收，使铁的丢失增多。

4. 铁吸收不良　胃大部或十二指肠、上段空肠切除术后、胃酸缺乏、小肠吸收不良、饮食中含有较多植物酸、磷酸、草酸、鞣酸以及各种抗酸剂均能与铁结合而影响铁吸收。

5. 其他疾患　如感染，肝、肾疾病等抑制机体利用储备铁的能力。

【临床表现】

轻度贫血，可无任何症状。贫血严重者，除有疲乏、无力、心悸、气短、头晕、视物模糊、面色苍白等组织器官缺氧的表现外，还可能导致食欲不振、腹泻、便秘等消化道功能失调、内分泌紊乱如月经失调等临床表现。此外，与缺铁直接相关的含铁酶或铁依赖酶活性降低，会出现扁平甲或反甲、指甲脆弱易裂、毛发干枯易脱落、皮肤干燥、皱缩或萎缩、舌乳头萎缩、舌表面光滑、质红，有灼痛感。亦可见口腔炎、唇炎、口角皲裂、慢性胃炎、胃酸缺乏等。偶见食管痉挛或局部炎症导致的吞咽困难（Plummer-Vinson 综合征）。少数患者可有神经精神症状。

【辅助检查】

1. 血常规　轻度贫血时，红细胞可为正细胞低色素性。当贫血严重时，变成典型的小细胞低色素性贫血。MCV<80fl，MCH<26pg，MCHC<320g/L，成熟红细胞大小不一，中心浅染区扩大（提示血红蛋白含量下降）。缺铁性贫血一般白细胞和血小板计数大多正常。

2. 骨髓象　增生活跃或明显活跃，粒、红比值减低。红系显著增生，以中、晚幼红为主。有核红细胞胞体小，胞质少，染色偏蓝，边缘不整，核染色质致密。骨髓小粒可染铁消失，铁粒幼红细胞 <15%。骨髓铁染色比细胞形态变化更具敏感性和特异性，是目前临床诊断缺铁的金标准。

3. 血清铁浓度降低，常 <8.95μmol/L（500μg/L）。总铁结合力增高 >64.44μmol/L（3 600μg/L），转铁蛋白饱和度 <15%。其他小细胞低色素性贫血，如海洋性贫血和铁粒幼红细胞性贫血以及慢性病贫血，机体并非真正缺铁，因此血清铁蛋白均升高，前两者的血清铁水平也是增高的（表 2-5-1）。

4. 血清铁蛋白浓度低于 14ng/ml，有助于诊断潜在性缺铁。

5. 可溶性转铁蛋白受体（sTfR）升高（国外标准建议超过 8mg/L），它不受急性期反应的影响，对 IDA 的诊断有很高的特异性和敏感度，比其他实验室指标更能精确地评估机体铁状况。

表 2-5-1 常见小细胞低色素性贫血的铁参数变化特征

	血清铁	转铁蛋白饱和度	铁蛋白	骨髓细胞内铁	骨髓细胞外铁
IDA	↓	↓	↓	↓	↓
慢性病贫血	↓	↓	↑	↓	↑
铁粒幼细胞性贫血	↑	↑	↑	↑	↑
海洋性贫血	↑	↑	↑	↑	↑

6. 红细胞游离原卟啉（FEP）>0.9μmol/L（500μg/L）或全血锌原卟啉（ZPP）>0.96μmol/L（600μg/L）。

【治疗】

（一）病因治疗

如能明确病因，尽量控制原发病，如治疗导致慢性失血的痔疮、子宫肌瘤，治疗影响营养素吸收的萎缩性胃炎、肠炎等。

（二）口服铁剂

常用硫酸亚铁，每次 0.3g，每日 3 次；或用富马酸亚铁 0.2g，每日 3 次；或用琥珀酰亚铁（速力菲）0.1~0.2g，每日 3 次。亦可用多糖铁复合物（力菲能）150mg，每日 1~2 次。铁剂宜于饭后吞服或与饭菜同服，忌与茶或咖啡同饮，如有胃部不适、厌食、胃痛、腹痛及恶心、呕吐，便秘及腹泻等，每次剂量减半，待症状消退后，再改为常用量。铁剂治疗至血红蛋白正常后，再持续治疗 3~6 个月，以补足体内的铁储备。

（三）注射铁剂

如果口服铁剂有严重消化道反应，不能耐受口服铁剂；有胃肠道疾病或手术后影响铁剂吸收或妊娠持续呕吐的患者；妊娠晚期严重缺铁，需要迅速纠正缺铁时。

1. 右旋糖酐铁　为氢氧化高铁与右旋糖酐的复合体，每毫升含铁 50mg，成人首剂 50mg，在两侧臀部作深部肌注，如无反应，以后每日或每隔 2~3d 注射 100mg。也可以静脉滴注或静推，100~200mg 加入 100ml 生理盐水静滴，首次使用时，先缓慢滴注 25mg 至少 15min 以上，如无不良反应再将余量在 30min 内滴完。每提高血红蛋白 1g/dl 约需右旋糖酐铁 300mg，故其总剂量（mg）=300×（15- 患者每百毫升血液所含的血红蛋白克数）+500。

2. 山梨醇铁　每毫升含铁 50mg，每次用量 75~100mg，每提高血红蛋白 1g/dl 需 200~250mg，用法和需铁量的计算方法参照右旋糖酐铁。

肌注铁剂后可有局部疼痛、荨麻疹及发热、头痛、关节痛、肌肉酸痛、局部淋巴结肿大等。个别患者可有全身淋巴结肿大，中性粒细胞增多。偶见过敏性休克，甚至突然死亡，故应用时必须谨慎小心。肾衰竭者禁用。

（四）辅助治疗

应纠正偏食的坏习惯，食谱要广，给予含铁丰富及富于各种维生素和蛋白质的食物，一般而言，富含铁的食物有鸡肝、猪肝、牛羊肾脏、瘦肉、蛋黄、海带、黑芝麻、黑木耳等。血红蛋白低于60g/L且症状明显者可输红细胞悬液支持。对Hp感染合并IDA患者，需给予根除Hp治疗，联合补铁治疗，贫血恢复速度显著加快。

（五）其他

对中、老年男性或绝经后妇女发生缺铁性贫血，应高度警惕胃肠等部位恶性肿瘤的可能。

（姜　华）

2　溶血性贫血

溶血性贫血（hemolytic anemia）是由于红细胞内在缺陷或外在因素使红细胞破坏加速，寿命缩短，超过骨髓造血代偿能力而引起的一类贫血。若骨髓造血仍能代偿时，可不出现贫血，称为溶血性疾患。如伴有黄疸者称溶血性黄疸，黄疸的有无与溶血程度和肝脏处理胆红素的能力有关，故溶血性贫血不一定出现黄疸。

【病因】

（一）红细胞内在缺陷

1. 红细胞膜缺陷　如遗传性球形红细胞增多症，遗传性椭圆形红细胞增多症，遗传性口形红细胞增多症，阵发性睡眠性血红蛋白尿症（PNH）。

2. 红细胞酶缺陷　如葡萄糖-6磷酸脱氢酶（G-6PD）缺乏症，丙酮酸激酶（PK）缺乏症，嘧啶5′-核苷酸酶（P5′N）缺乏症等。

3. 血红蛋白病

（1）珠蛋白肽链合成量的异常：如珠蛋白生成障碍性贫血（海洋性贫血，亦称地中海贫血）。

（2）珠蛋白肽链合成质的异常：如血红蛋白S、C、D、E病及不稳定血红蛋白病等。

（二）红细胞外在因素

1. 免疫因素　如自身免疫性溶血性贫血、药物免疫性溶血性贫血、溶血性输血反应等。

2. 物理因素　如大面积烧伤、放射性损害引起的溶血性贫血，人工心脏瓣膜、人造血管、动脉支架、DIC引起的微血管病性溶血性贫血等。

3. 化学因素　如磺胺、苯、苯肼、苯胺、铅、砷、铜等中毒等。

4. 生物因素　①原虫感染,如疟疾。②细菌感染,如伤寒杆菌、大肠埃希菌、链球菌、葡萄球菌、产气荚膜杆菌等。③病毒、支原体等感染,如传染性单核细胞增多症、支原体肺炎等。④毒蛇咬伤。

5. 继发于其他疾病　如恶性肿瘤,肝、肾疾病,脾功能亢进,心脏瓣膜病及大血管异常等。

【诊断】

(一) 临床表现

1. 症状　根据溶血的速度、程度、持续时间和红细胞破坏的部位(血管内或血管外),临床上可分急性和慢性两种。

(1) 急性溶血:起病急骤,突然寒战、高热、头痛、腰背酸痛及四肢疼痛、麻木、烦躁、乏力、恶心、呕吐、腹痛、腹泻等症状。可出现血红蛋白尿。严重者可导致休克、急性肾衰竭、脑和心功能不全等症状。黄疸和贫血一般均很明显。

(2) 慢性溶血:起病缓慢,症状较轻,可有轻度贫血、轻度或隐性黄疸等。部分患者可并发胆石症及肝功能损害。

慢性溶血性贫血在病程中常可急性发作,称溶血危象。也可因感染等诱因引起急性骨髓衰竭,临床表现病情加重、原有的黄疸反而减轻、网织红细胞降低甚至消失、骨髓增生低下,称为再生障碍危象。

2. 相关病史　除询问发病缓急、主要症状以及病程进展外还应注意:①药物史:如青霉素、甲基多巴、奎宁等引起的免疫性溶血,氧化型药物引起的非免疫性溶血。②饮食史:如蚕豆摄食史(蚕豆病以广东、广西、四川等地区多见)。③个人史:强调祖籍及家族迁徙史,如东南沿海地区珠蛋白生成障碍性贫血的发病率较高。④家族史:近亲中有无类似贫血、黄疸、脾大者。⑤有无原发病基础。

3. 体征　应注意贫血、黄疸、出血倾向、肝脾肿大、骨骼畸形等。

(二) 实验室检查

1. 明确有无溶血证据

(1) 红细胞破坏增加的证据:①高胆红素血症:血清总胆红素升高,主要是间接胆红素增高,尿胆红素阴性,尿胆原增加。②血清游离血红蛋白增高,结合珠蛋白减少。③血红蛋白尿和含铁血黄素尿。④血红蛋白量与红细胞计数下降。⑤红细胞半寿期缩短。

(2) 骨髓代偿性增生的证据:①网织红细胞增高。②血片中可见幼红细胞,重症急性溶血可出现幼粒细胞及血小板增多。③骨髓幼红细胞增生,粒、红比例减低或倒置(表 2-5-2)。

表 2-5-2　常见贫血血细胞变化特点

病名	缺铁性贫血	巨幼红细胞性贫血	再生障碍性贫血	溶血性贫血
血常规	小红细胞增多，中心苍白区扩大，重症出现环形红细胞、大小不均、异形、偶见靶细胞	可全血细胞减少，红细胞大小不均，以卵圆形大红细胞为主，并有各种不规则形，偶见巨晚幼红细胞，中性粒细胞分叶过多(5 叶者 >5% 或 6 叶者 >1%)	全血细胞减少，淋巴细胞相对增多，不出现幼稚细胞，网织红细胞 <0.1%，绝对值 $<15\times10^9/L$	红细胞大小不均，并有各种不规则形，常见多嗜性、点彩、核小体及环状体红细胞，出现幼红细胞，网织红细胞常 >5%
骨髓象	幼红细胞增生，各阶段红系 >50%，以中、晚幼红为主，重症出现典型小幼红细胞，呈"老核幼浆"，骨髓组织细胞内可染铁消失，铁粒幼红细胞 <15%	巨幼红细胞增生 >10%，呈"幼核老浆"，可见巨型多分叶核粒细胞，巨核细胞分叶增多，血小板生成障碍，可见大血小板	急性型：三系造血细胞明显减少，非造血细胞增多，巨核细胞不易找到慢性型：增生程度不一，可见灶性造血，晚幼红(炭核)比例升高，非造血细胞增多，巨核细胞明显减少，细胞外铁增多，铁粒幼细胞增多	红系显著增生，以中晚幼红为主，可见大幼红或巨幼样红细胞，常见分裂象、双核及多核红细胞。急性溶血时可见红细胞被吞噬现象，溶血再障危象时骨髓增生不良

2. 查明溶血的原因

(1)红细胞形态观察：①球形红细胞增多，见于遗传性球形红细胞增多症及免疫性溶血性贫血。②靶形红细胞主要见于珠蛋白生成障碍性贫血。③碎裂红细胞增多提示微血管病性溶血。④嗜碱性点彩红细胞增多见于嘧啶 5′ - 核苷酸酶(P5′N)缺乏症及珠蛋白生成障碍性贫血。⑤变性珠蛋白小体阳性见于 G-6PD 缺乏症、不稳定血红蛋白病、珠蛋白生成障碍性贫血。

(2)红细胞渗透脆性试验：脆性增高见于球形红细胞增多症，脆性减低见于珠蛋白生成障碍性贫血，而红细胞酶缺乏时脆性正常。

(3)抗人球蛋白试验(Coombs test)：测定体内有无不完全抗体，免疫性溶血性贫血时常为阳性。

(4)PNH的有关试验：糖水溶血试验及尿隐血和含铁血黄素试验(细胞内含铁血黄素阳性)为初步的筛选试验。酸溶血试验(Ham's test)为确诊试验，而蛇毒因子溶血试验比酸溶血试验敏感又较糖水试验特异。

PNH是一种由于造血干细胞X染色体上*PIG-A*基因突变使糖基磷脂酰肌醇(GPI)I的合成受阻。导致由GPI锚链在细胞膜上的一组膜蛋白丢失，GPI锚链接蛋白主要包括补体调节蛋白，如衰变加速因子(CD55)、膜攻击复合物抑制因子(CD59)、补体C8结合蛋白及膜辅助蛋白(MCP)及CD58、CD48、CD67等黏附分子等。

目前通过流式细胞术检测CD55、CD59、FLARE(气单胞菌溶素前体变异体)，诊断PNH最敏感、特异性最强，且可定量的好方法。FLARE通过与细胞膜上的GPI蛋白特异性结合，把PNH细胞(GPI-)和正常细胞(GPI^{+})区分开来，通过对粒细胞和单核细胞分析能准确确定PNH克隆规模，且不受溶血和输血影响。

(5)血红蛋白电泳和抗碱血红蛋白试验：用于诊断珠蛋白生成障碍性贫血和其他血红蛋白病。

(6)高铁血红蛋白还原试验：G-6PD缺乏时还原率降低。目前最直接最特异的方法是测定各种有关的红细胞酶活力，以确定为何种酶缺乏。

(7)酸化甘油溶解试验：有助于遗传性球形红细胞增多症的诊断，而红细胞膜蛋白分析更是直接的确诊方法。基因分析目前已用于某些先天性溶血性贫血的诊断。

一、阵发性睡眠性血红蛋白尿症

阵发性睡眠性血红蛋白尿症(paroxysmal nocturnal hemoglobinuria，PNH)是一种获得性克隆增殖性疾病。因造血干细胞发生X染色体上*PIG-A*基因突变，致糖化肌醇磷脂(GPI)锚生成障碍，使血细胞膜GPI锚链蛋白缺失，其中包括补体调节蛋白，从而使该部位异常血细胞对补体敏感而导致溶血。为慢性血管内溶血。临床表现以与睡眠有关的、间歇发作性的血红蛋白尿为特征，可伴有全血细胞减少和/或反复血栓形成。PNH克隆可进一步演化为白血病。

【临床表现】

起病大多隐袭，少数可突然发病。

1. 贫血症状 如头晕、乏力、心悸、气短等。急性溶血发作时可有腰痛、腹痛、四肢酸痛。

2. 血红蛋白尿 晨起或睡眠后尿液呈酱油色或红葡萄酒色。也可因感染、疲劳、或服用铁剂、维生素 C 等药物诱发。

3. 可有轻度黄疸,肝、脾有时肿大。

4. 血栓形成 血小板聚集增加,可并发静脉血栓形成,多见于下肢静脉,也可发生于门静脉及脑血管。

5. 易并发感染。

【辅助检查】

1. 血常规 血红蛋白常明显下降,约半数病例有全血细胞减少。网织红细胞轻度增高。中性粒细胞碱性磷酸酶活力常减低。

2. 骨髓象 大多数呈溶血性贫血骨髓象。在 PNH- 再障综合征时骨髓增生低下。细胞外铁减少或消失。骨髓细胞培养 CFU-GM、BFU-E、CFU-E 均低于正常。

3. 筛选检查 ①有血红蛋白尿时,尿隐血试验阳性,有反复发作的血红蛋白尿史者,尿含铁血黄素(Rous test)阳性。②糖水溶血试验,较敏感但特异性差。

4. 确诊检查 ①酸溶血试验(Ham's test)的特异性较强;②蛇毒因子溶血试验比酸溶血试验敏感又较糖水试验特异;③测定红细胞、粒细胞、淋巴细胞膜上 CD55、CD59 表达是目前确诊 PNH 最好的方法,流式细胞技术是诊断 PNH 的"金标准"。

CD55、CD59 两个 GPI 锚蛋白对补体调节具有重要作用,始终在 PNH 发病机制、临床表现、诊断和治疗中被紧密关注。CD55、CD59 在造血细胞膜表面普遍表达。CD55 是细胞膜上的 C3 转化酶衰变加速因子,通过调节 C3 和 C5 补体蛋白转化酶调控早期补体级联反应。CD59 又称为反应性膜攻击复合物抑制剂,可以阻止补体 C9 掺入 C5b-8 复合物中,而阻止膜攻击单位形成,达到抑制补体终末攻击反应的作用。CD55 和 CD59 在细胞膜上完全或者部分缺失,使得补体系统活化后不能有效被抑制,引发红细胞被补体损伤,血管内溶血,释放游离血红蛋白,血栓形成和脏器功能损伤。

流式检测造血细胞表面 CD55、CD59 的缺失明确 PNH 细胞(GPI-)和正常细胞(GPI^{+}),诊断 PNH 的敏感性及特异性最强,且又可定量。

【治疗】

目前尚无特效的治疗方法。在无症状期患者,可不予治疗。

(一) 控制溶血

1. 急性溶血发作时应服用或静脉滴注碳酸氢钠。

2. 6% 中分子右旋糖酐静滴 500ml/ 次，1~2 次 /d，能使溶血暂时减轻。对腹痛危象者最适宜。

3. 泼尼松 10~15mg/ 次，每日 3 次，持续用药 20d 以上，缓解后减量并维持用药 3 个月。糖皮质激素可抑制补体成分的产生和激活，稳定细胞膜的结构。

4. 大剂量维生素 E100~300mg/ 次，每日 3 次，据报道有稳定红细胞膜、抑制溶血的作用。

(二) 促进血细胞生成

1. 雄激素　如丙酸睾酮、司坦唑醇、达那唑等均可选用，持续用药 3 个月。可促进骨髓红系增殖。

2. 铁剂　可诱发溶血危象，缺铁患者少量、缓慢补充铁剂的同时酌情输注三洗红细胞悬液，可防止溶血加重。不宜应用肌注铁剂。叶酸也应适量补充。

3. 细胞因子　如红细胞生成素(EPO)、粒细胞集落刺激因子(G-CSF)、粒 - 单核细胞集落刺激因子(GM-CSF)均有一定疗效。

4. 免疫抑制剂　如抗胸腺细胞球蛋白(ATG)、环孢素以及应用细胞毒药物(CTX 等)以暂时抑制异常克隆均可有一定疗效。

(三) 抗凝治疗

有血栓形成者，可用右旋糖酐、尿激酶或组织纤溶酶原激活物并适当应用抗凝药物，肝素于部分病例可使溶血加重，应慎用。

(四) 输血

贫血严重者需输血时，应输入经洗涤红细胞而不用血浆。

(五) 骨髓移植

彻底根除异常造血干细胞，是目前治愈 PNH 的唯一方法。

(六) 基因治疗尚在探索中

二、遗传性球形红细胞增多症

遗传性球形红细胞增多症(hereditary spherocytosis)是由于红细胞膜蛋白的先天性缺陷，胞膜对 Na^+ 的通透性增加，导致红细胞内渗透压增高，大量水分进入，引起球形变。球形红细胞的可变性降低，易被脾窦阻留而破坏，造成血管外溶血。以外周血球形红细胞增多及红细胞渗透脆性增高为其临床特征。常有家族发病史，属常染色体显性遗传。

【临床表现】

大多自幼起病，故以儿童及青壮年多见。

1. 贫血程度轻重不等，婴幼儿期贫血较明显，合并感染时可使贫血加重。

2. 黄疸多数很轻，可因疲劳、感染等因素而加重。有轻度肝大，脾肿大一般轻至中度，亦有巨脾者。成年患者更易合并胆石症。

3. 大多有阳性家族史，呈常染色体显性遗传。

【辅助检查】

1. 血常规 球形红细胞大多在10%以上，可高达60%~70%。网织红细胞增高。

2. 溶血性骨髓象。高胆红素血症，非结合胆红素增高，尿胆原增加。

3. 红细胞渗透脆性增高，多于0.5%~0.75%氯化钠液内开始溶血，0.4%完全溶血。少数病例结果正常，但经24h温育后，可呈渗透脆性增高。

4. 自溶试验(48h)溶血>5%，加入葡萄糖或ATP可明显减少溶血。

5. 酸化甘油溶解试验阳性。

6. 红细胞膜蛋白分析可发现相关膜蛋白缺陷。

【治疗】

1. 轻型患者不需特殊治疗，但应注意防治感染。

2. 重型患者考虑脾切除，可使症状获得较长期缓解。

3. 贫血严重时适当输血。

三、红细胞葡萄糖6-磷酸脱氢酶(G-6PD)缺陷症

红细胞酶缺陷性溶血性贫血是一组由于红细胞内酶代谢异常造成红细胞寿命缩短的疾病。红细胞内有许多酶系统，其中以葡萄糖代谢的酶系统与溶血的关系最为密切。已报道的酶缺乏有20余种，G-6PD缺陷症是最常见的一种。由于G-6PD缺乏，NADP不能转变成NADPH，后者生成不足，使体内两个主要抗氧化损伤物质GSH及Cat减少，因此血红蛋白和红细胞膜均易于发生氧化性损伤。G-6PD缺陷者当用氧化性药物或食蚕豆后，可使红细胞受到氧化损伤，血红蛋白被变性形成变性珠蛋白小体附着于膜，导致红细胞变形能力下降，易被脾脏阻留破坏而产生溶血。同时，氧化过程中血红蛋白变性形成高铁血红素，使大量的钾从细胞内溢出，细胞渗透性增高而产生溶细胞作用，使溶血加重。临床上分为5种类型：①先天性非球形红细胞性溶血性贫血；②蚕豆病；③ G-6PD缺乏所致新生儿高胆红素血症；④药物性溶血；⑤感染诱发的溶血性贫血。本病为X性连锁不完全显性遗传。高发区亚洲在北纬35°以南地区，欧洲、非洲、美洲约在北纬42°以南，国内集中在北纬42°以南。

【临床表现】

1. 起病较急，呈急性溶血表现，贫血同时可伴发热、腰背、四肢酸痛、腹痛、恶心、呕吐、腹泻、黄疸及血红蛋白尿。严重者可出现低血压、休克以至尿闭、急性肾衰竭。

2. 发病前 1~2d 有服用伯氨喹等抗疟药、磺胺类、呋喃类、解热镇痛剂或其他氧化性药物史。或发病前 1~5d 内有进食蚕豆史。有家族发病倾向，好发于男性儿童。

【辅助检查】

1. 一般溶血的实验室所见。

2. 高铁血红蛋白还原试验还原率 <75%。

3. 红细胞 G-6PD 洗脱试验红细胞空影 >2%。

4. 变性珠蛋白小体（Heinz 小体）生成试验（40% 红细胞有 Heinz 小体，每个红细胞的 Heinz 小体≥ 5 个）。

5. G-6PD 活力测定显示活力减低。

【治疗】

1. 立即祛除可能诱因，禁止再服用氧化性药物或蚕豆。

2. 肾上腺皮质激素的使用：泼尼松每次 10~20mg，每日 3 次，重症患者可静滴同类制剂。

3. 输血，但 G-6PD 缺乏者及患者亲属的红细胞不宜输入。

4. 对症治疗纠正酸中毒，抗休克，碱化尿液，注意水及电解质平衡。重症患者应警惕弥散性血管内凝血。

5. 无溶血表现时不需治疗，但应避免氧化剂及蚕豆等摄入。

四、珠蛋白生成障碍性贫血

珠蛋白生成障碍性贫血（thalassemia）又称地中海贫血或海洋性贫血，为常染色体显性遗传，其血红蛋白中一种或多种正常珠蛋白肽链合成减少或不能合成，造成红细胞内血红蛋白含量减少而发生慢性溶血性贫血。根据合成减少的珠蛋白肽链名称可分为 α 和 β 两大类。本病在地中海沿岸地区和东南亚地区较常见，我国以华南和西南地区多见。

【诊断】

（一）β 珠蛋白生成障碍性贫血

β 珠蛋白生成障碍性贫血是 β 珠蛋白肽链的合成部分或完全障碍所致。可分重型、中间型、轻型。

1. 临床表现　重型可有贫血、黄疸、肝脾肿大。患儿发育不良、智力迟钝，骨骼改变如颧骨隆起、眼距增宽、鼻梁低平。轻型可有轻度贫血及血常规改变。中间型表现介于重、轻型之间。

2. 实验室检查　除一般溶血实验室所见外，血常规呈低色素性贫血，可见靶形红细胞（重型 >10%），血红蛋白电泳 HbF 增高（重型 >30%，轻型 <5%，而 HbA2>3.5%），红细胞渗透脆性试验明显减低。

3. X线检查可见重型患者颅骨皮质变薄，板障增宽，骨小梁条纹清晰呈直立的毛发样，长骨也有类似的改变。

4. 遗传学显示重型患者的双亲均为轻型β珠蛋白生成障碍性贫血；中间型的双亲均为β珠蛋白生成障碍性贫血杂合子，或一方为β珠蛋白生成障碍性贫血杂合子，而另一方为α珠蛋白生成障碍性贫血；轻型的父或母为β珠蛋白生成障碍性贫血杂合子。

5. 进一步确诊可测定α和β珠蛋白链的合成比例以及基因分析。

(二) α珠蛋白合成障碍性贫血

α珠蛋白合成障碍性贫血是α珠蛋白肽链的合成部分或完全障碍所致。过剩的β及γ链形成HbH(β4)或HbBart(γ4)，HbBart有较强的氧亲和力，在组织中不易释氧，导致患者组织缺氧；在成人时HbA减少而发生低色素性贫血和多余肽链的包涵体(HbH)形成终致贫血。可分血红蛋白Bart胎儿水肿综合征、血红蛋白H病、标准型及静止型α珠蛋白生成障碍性贫血四型。

1. 临床表现有：Bart综合征胎儿常在宫内或生后不久死亡。胎儿发育不良、全身水肿、严重贫血、轻度黄疸、肝脾肿大、体腔积液，可有器官畸形。血红蛋白H病表现为轻至中度贫血，肝脾肿大及黄疸。标准型可有轻度贫血及血常规改变。静止型无任何症状及血常规改变。

2. 实验室检查中一般溶血实验室检查、血常规和红细胞渗透脆性试验同β珠蛋白生成障碍性贫血。血红蛋白电泳：Bart综合征见Hb Bart>70%，可有少量HbH，无HbA、HbA2及HbF；血红蛋白H病见HbH占5%~40%，少量Hb Bart；标准型和静止型Hb Bart<3%，出生1年后消失，后者常需基因分析才能诊断。各型均见程度不等的变性珠蛋白小体增加以及热不稳定试验与异丙醇试验阳性。

3. 遗传学显示Bart胎儿双亲均为α0基因携带者；血红蛋白H病患者双亲为α+和α0基因携带者；标准型和静止型患者的双亲一方为α0基因和α+基因携带者。

4. 进一步确诊可测定α和β珠蛋白链的合成比例以及做基因分析。产前基因诊断有利于优生优育。

【治疗】

轻型病例一般不需治疗，中型病例当贫血严重时进行对症处理，重型病例应维持一定量的血红蛋白浓度。

(一) 一般治疗

1. 平时注意预防感染，加强营养。适当补充叶酸。

2. 及时处理可能出现的溶血危象。

3. 避免服用氧化性药物(磺胺类、亚硝酸盐类,氯喹等),特别是血红蛋白H病患者。

(二) 输血

1. 低量输血 贫血严重时才输血,一般维持Hb在60~70g/L。

2. 高量输血 目的是维持患儿正常的生长发育。反复输血使Hb浓度达到正常后,每隔1~2个月按20ml/kg量输血1次,使Hb保持在100g/L。同时应用铁螯合剂。若采用高浓度"年轻红细胞"输血,则可减少输血次数,减轻铁负荷。

(三) 加速铁排出

1. 注射用甲磺酸去铁胺(得斯芬)(desferal)15mg/kg,静脉输注12h,亦可肌注,每日1次,每周5次。

2. 维生素C 100mg,口服,每日3次。与除铁灵有协同作用。

(四) 脾切除

可消除破坏红细胞场所,以减少输血量。适应证:①明显脾功能亢进。②输血的需要增加。③巨脾引起压迫症状。脾切除宜于5岁以后进行。

(五) 造血干细胞移植

目前唯一有可能彻底治愈本病的方法。适于移植的对象为年龄5岁以下未输过血或输血次数较少者。

(六) 基因治疗

尚在探索阶段。最有可能成功的是β珠蛋白合成障碍性贫血。

五、自身免疫性溶血性贫血

自身免疫性溶血性贫血(autoimmune hemolytic anemia)是由于某种原因致体内免疫机构发生紊乱,使抗体形成器官对自身红细胞失去识别能力,从而产生异常的自身抗体并吸附于红细胞表面,导致细胞破坏加速,引起溶血性贫血。抗人球蛋白试验大都阳性。分为温抗体和冷抗体两种。临床上多见温抗体型自身免疫性溶血性贫血,而冷凝集素综合征及阵发性冷性血红蛋白尿症较少见。继发性自身免疫性溶血性贫血多见于淋巴系统增殖性疾病、结缔组织病、病毒感染及药物免疫反应等。

【临床表现】

1. 发病年龄以40岁以上者居多,女性为多。

2. 大多起病隐袭,呈慢性溶血表现。少数患者起病急骤,表现为急性溶血,多见于病毒感染的儿童。

3. 轻重不等的贫血、黄疸、肝脾肿大。重者可有血红蛋白尿。有时伴以免疫性血小板减少性紫癜,称为Evans综合征。继发者可有原发病表现。

4. 冷凝集素综合征时，患者遇冷环境有耳廓、鼻尖及手指青紫，加温即渐消失。阵发性冷性血红蛋白尿症时，患者受寒后即有急性溶血发作，出现血红蛋白尿，多数持续数小时而消失。

【辅助检查】

1. 血常规　血红蛋白不同程度下降，网织红细胞增高。血片中球形红细胞增多，白细胞数高低不一，有时血小板减少。

2. 骨髓象　呈溶血性幼红细胞增生象。出现溶血性再障危象时骨髓象呈再生障碍，此时血常规亦呈全血细胞减少，网织红细胞极度减少。

3. 高胆红素血症　非结合胆红素增高，尿胆原增加。伴有血管内溶血时血浆游离血红蛋白升高，结合珠蛋白消失，尿隐血试验阳性。

4. 抗人球蛋白试验（Coombs test）　为本病的特异性试验。直接试验是测定红细胞表面的不完全抗体；间接试验是测定游离于血浆中的不完全抗体。二者任一阳性均表示免疫反应所致。

5. 定量抗体消耗试验　可测出红细胞膜上结合抗体的数量，比 Coombs 试验更为敏感，适用于 Coombs 试验阴性病例。

6. 酶处理红细胞凝集试验　是检测血清中游离自身抗体的较敏感方法。

【治疗】

1. 积极寻找病因，治疗原发病。

2. 肾上腺皮质激素　应作为首选药物，特别在急性发作时。常用泼尼松，每次 15~30mg，每日 3 次。1 周无效即应增加用量，3 周无效，须及时改换其他疗法。待血红蛋白恢复后才可逐渐减少剂量，开始每周减日服量 10mg，至 30mg/d 时，每 1~2 周减 5mg，至 10~15mg/d 时，每 2 周减 2.5mg，直至完全停药，小量激素维持至少需 3~6 个月。若维持量至少需 15mg 者，应改换其他疗法。

3. 脾切除　近期疗效较满意。手术适应证：①原发性自身免疫性溶血性贫血经激素治疗无效，或维持量太大，或不能耐受激素者；②经放射性核素测定红细胞主要在脾内破坏者。术后复发病例再用激素治疗，仍可有效。

4. 利妥昔单抗　剂量为 375mg/m^2，每周一次，共 4 次。也有报道小剂量利妥昔单抗（100mg/d）在显著降低治疗费用及不良反应前提下，也可发挥显著的治疗效果。因利妥昔单抗有导致乙肝病毒再激活可能，乙肝病毒感染者应该在抗病毒药物有效控制病毒载量，并持续给药前提下使用利妥昔单抗。

5. 免疫抑制剂　硫唑嘌呤每次 50mg，每日 2~3 次，或环磷酰胺每次 50mg，每日 2~3 次，用药时间至少 3 个月。与激素互用可减少激素剂量。用药过程中需监测血常规。

6. 达那唑　每次 0.1~0.2g，每日 3 次。与激素合用有协同作用。病情缓解后，激素可先逐渐减量，直至停用，此后单独用达那唑维持，一般疗程不短于6个月。但长期用药者须警惕肝功能损害。

7. 其他疗法　有用环孢素、霉酚酸酯、大剂量丙种球蛋白、抗胸腺球蛋白（ATG）或抗淋巴细胞球蛋白（ALG）、胸腺切除等方法有效者。

8. 输血　仅适用于有严重贫血或溶血危象时，输血前必须严格交叉配伍试验，输血速度宜缓慢，并加以监测。

（姜　华）

3　巨幼细胞性贫血

巨幼细胞性贫血（megaloblastic anemia）是由于体内缺乏叶酸或维生素 B_{12} 或缺乏内因子引起的一种大细胞性贫血。周围血液中出现巨红细胞，骨髓象呈巨幼细胞增生，并伴有消化道和 / 或神经症状。

【病因】

常有造成叶酸或维生素 B_{12} 缺乏的原因。

1. 营养不良　长期不进食新鲜绿叶蔬菜、烹调不当或长期摄入蛋白质过低饮食。

2. 吸收不良　如缺乏内因子（胃次全切除、严重胃黏膜病变）、小肠大幅度切除、慢性腹泻、肠内阔节裂头绦虫寄生、憩室细菌感染、盲袢综合征。

3. 需要增加　妊娠、溶血性贫血、感染、甲状腺功能亢进、恶性肿瘤。

4. 药物引起　如新霉素、抗惊厥药、叶酸阻滞剂、抗代谢制剂、抗结核药、口服避孕药等。

【临床表现】

1. 原发病症状。

2. 一般贫血症状和体征，起病缓慢。

3. 特殊征象　常有消化道症状，如舌炎（舌红呈鲜牛肉色）伴剧痛、口腔炎、食管炎以及食欲缺乏、恶心、呕吐、腹胀、腹泻等；维生素 B_{12} 缺乏可伴有周围神经炎并有脊髓联合变性症状；可伴有感染或出血倾向。

【辅助检查】

1. 血常规　呈大细胞性贫血，MCV>100fl。血涂片示红细胞体积大，厚度增加，染色深，偶见 Howell-Jolly 小体和 Cabot 环。可发生全血细胞减少。中性粒细胞常分叶过多（5 叶者 >5% 或 6 叶者 >1%）。

2. 骨髓象　增生明显活跃，粒、红比值减低。幼红细胞胞体大、胞质丰富，核、质比例增大，核染色质细而疏松，呈“幼核老浆”。同时骨髓中出现的巨晚幼粒细胞和巨杆状核细胞，对诊断具有非常重要的价值。当巨幼贫合并缺铁性贫血时，红系巨变常被掩盖而不明显，而粒系细胞的巨变依然存在。

3. 血清叶酸浓度(放射免疫法)<6.91nmol/L 或 <3ng/ml，红细胞内叶酸浓度(放射免疫法)<227nmol/L 或 <100ng/ml。后者反映体内贮存，且不易受口服叶酸影响。

4. 血清维生素 B_{12} 浓度(放射免疫法)<74~103pmol/L(<100~140pg/ml)(内因子缺乏所致者血清维生素 B_{12} 浓度常 <29.6pmol/L 或 40pg/ml)。

5. 内因子缺乏所致的巨幼细胞性贫血患者血清内因子阻断抗体阳性。胃液内因子测定 <200U/h(正常人 >1 000U/h)。用五肽胃泌素刺激后，内因子含量低或缺乏(<250U/h)提示内因子缺乏所致的巨幼细胞性贫血。

6. 近年来有用脱氧尿嘧啶核苷抑制试验，以早期诊断叶酸和 / 或维生素 B_{12} 缺乏。

【治疗】

1. 去除病因。

2. 调整饮食习惯，注意烹调方法，充分供应含维生素 B_{12} 及叶酸丰富的食物。

3. 严重贫血而症状明显者可输红细胞悬液。

4. 对维生素 B_{12} 缺乏者，每日肌内注射 B_{12} 100μg，连续 2 周，以后改为每周两次，共 4 周或待血常规恢复正常后逐渐停药。如有神经症状，可每 2 周给药 200μg，持续 6 个月。也可用甲钴胺(弥可保)0.5mg 口服每日 3 次或 0.5mg 肌注，隔日 1 次。对有脊髓联合变性的病例，也可以维生素 B_{12} 鞘内注射 15~30μg，5d 一次，6 次为一疗程。恶性贫血(内因子缺乏)患者需终身接受维生素 B_{12}100μg，每月 1 次的治疗。维生素 B_{12} 缺乏且伴有叶酸缺乏者，可同时给以叶酸。切勿单用叶酸治疗以免加重神经系统损害。

5. 对叶酸缺乏者，可口服叶酸 10~15mg/d。亚叶酸钙常用于严重肝病或叶酸阻滞剂引起的严重毒性，可肌注 3~9mg，每日 1 次，直至血常规恢复正常。

6. 经维生素 B_{12} 和 / 或叶酸治疗后血红蛋白上升至 60~70g/L 以后不再上升时，应考虑是否伴有缺铁，而补充相应的铁剂。

7. 如果合并蛋白质缺乏，则补充复方氨基酸，往往会收到更好的疗效。如果合并黄疸，提示有原位溶血，给予还原型谷胱甘肽(阿拓莫兰)1 周左右即可。即使明显的全血细胞减少，通常也不需要针对白细胞及血小板减少给予特殊治疗，多数在给予叶酸或维生素 B_{12} 治疗 1~2 周后很快恢复正常。

(姜 华)

4 再生障碍性贫血

再生障碍性贫血(aplastic anemia，AA)，简称再障，是由于化学、物理、生物因素及其他不明原因所引起的骨髓造血干细胞及微环境损伤，以致骨髓造血功能衰竭的一组综合征。临床上以全血细胞减少及骨髓增生减低而伴有相应的贫血、感染、出血为主要表现。

【诊断】

(一) 诊断标准

1. 全血细胞减少，网织红细胞绝对值减少。

2. 一般无脾肿大。

3. 骨髓至少一个部位增生减低或重度减低(如增生活跃，须有巨核细胞明显减少)，骨髓小粒非造血细胞增多。

4. 除外引起全血细胞减少的其他疾病，如阵发性睡眠性血红蛋白尿症、急性造血功能停滞、急性白血病、骨髓纤维化等。

5. 一般抗贫血药物治疗无效。

(二) 分型

1. 急性再障(重型再障Ⅰ型)

(1) 发病急，贫血呈进行性加剧，常伴有严重感染，出血表现严重。

(2) 除血红蛋白下降较快外，须具备下列3项中之2项：①网织红细胞 $<0.1\%$，绝对值 $<15\times10^9/L$；②白细胞明显减少，中性粒细胞ANC绝对值 $<0.5\times10^9/L$；若 $ANC<0.2\times10^9/L$ 为极重型AA。③血小板 $<20\times10^9/L$。

(3) 骨髓象：①多部位增生减低，三系造血细胞明显减少，非造血细胞增多，如增生活跃须有淋巴细胞增多；②骨髓小粒中非造血细胞及脂肪细胞增多。

(4) 骨髓活检：骨髓造血成分明显减少，脂肪组织和/或非造血细胞增多，网硬蛋白不增加，无异常细胞。

2. 慢性再障(轻型再障)

(1) 发病慢，贫血、感染及出血较轻。

(2) 血红蛋白下降速度较慢，网织红细胞、白细胞、中性粒细胞及血小板值常较急性型为高。

(3) 骨髓象显示：①三系或二系减少，至少一个部位增生不良，如增生良好，红系中常有晚幼红比例增多，巨核细胞明显减少。②骨髓小粒中非造血细胞及脂肪细胞增加。

病程中如病情恶化，临床、血常规及骨髓象与急性型相同时，称为重型再障Ⅱ型。

【治疗】

(一) 一般治疗

1. 病因明确者应及时祛除病因。避免应用对骨髓有毒性作用的药物。忌用抗血小板凝聚药(包括非甾体抗炎药)。

2. 输血 血红蛋白低于 60g/L,且有组织缺氧症状者可考虑输血或浓缩红细胞。急性再障在造血干细胞移植前应严格掌握输血,尤其不能输用供髓者家族成员的血。

3. 防治感染 注意口腔、外阴、皮肤等部位的护理。一旦发现感染征象可先用经验性抗生素治疗,再根据细菌培养结果及药敏选用相应的抗生素。按照"中性粒细胞减少伴发热"的治疗原则来处理。欲进行移植及 ATG/ALG 免疫治疗者建议给予预防性应用抗细菌、抗病毒及抗真菌治疗。造血干细胞移植后需给予复方磺胺甲噁唑(SMZco)预防卡氏肺孢子菌感染,但 ATG/ALG 治疗者不必常规应用。

4. 防治出血 可用卡巴克络、酚磺乙胺、凝血酶等止血药。严重出血时可输注血小板悬液。鼻腔出血时需局部填塞止血。女性患者月经过多时可于月经来潮前 1 周开始,每天肌注丙酸睾酮 50mg,至月经来潮后停用。

5. 去铁治疗长期反复输血超过 20U 和 / 或血清铁蛋白水平增高达铁过载标准的患者,可酌情予祛铁治疗。

(二) 治疗

1. 治疗原则一旦确诊,应根据疾病严重程度,尽早治疗。

重型 AA 的标准疗法:年龄 >35 岁或年龄虽 ≤ 35 岁但无 HLA 相合同胞供者的患者,首选抗胸腺球蛋白 ATG 或抗淋巴细胞球蛋白 ALG 联合环孢素(CsA)的免疫抑制治疗(IST);对年龄 ≤ 35 岁且有 HLA 相合同胞供者的重型 AA 患者,首选 HLA 相合同胞供者造血干细胞移植。HLA 相合无关供者造血干细胞移植仅用于 ATG/ALG 和 CsA 治疗无效的年轻重型 AA 患者。造血干细胞移植前必须控制出血和感染。输血依赖的非重型 AA 可采用 CsA 联合促造血(雄激素、造血生长因子)治疗,如治疗 6 个月无效则按重型 AA 治疗。非输血依赖的非重型 AA,可应用 CsA 和 / 或促造血治疗。

2. ATG/ALG 是目前治疗急性再障的主要药物。可杀伤抑制造血的淋巴细胞,也能促进造血。用法:750~1 000mg/ 次[15mg/(kg·d)]慢速静滴,1 次 /d,连用 4~5d。每日用 ATG/ALG 时同步应用肾上腺糖皮质激素防止变态反应。急性期不良反应包括超敏反应、发热、皮疹、高血压或低血压及水钠潴留。床旁应备气管切开包、肾上腺素。用药期间维持血小板计数 $>10 \times 10^9$/L,因 ATG/ALG 具有抗血小板活性的作用,血小板悬液输注需要量可能会增加。血清病反应(关节痛、肌痛、皮疹、轻度蛋白尿和血小板减少)一般出现在 ATG/ALG 治疗后 1 周左右,因此糖皮质激素应足量用至 15d,随后减量,一般 2 周后减完(总疗程 4 周),出现血清病反应者则静脉应用肾上腺糖皮质激素冲击治疗。

本疗法可引起严重的免疫功能抑制，容易引起继发感染，治疗中尽量做到隔离患者，治疗期间尽量处于清洁隔离病房，可明显降低严重感染的发生率。

3. 环孢素（CsA）　可以抑制 T 淋巴细胞等释放某些影响造血的细胞因子，如 IL-1、IL-2、γ- 干扰素等。用于重型再障每日 5~8mg/kg，分 2 次口服。见效后逐渐减量，连用 3 个月以上。一般再障的标准治疗方案是环孢素联合 ATG。

4. 促造血治疗　雄激素可刺激骨髓红系祖细胞增殖、分化，并刺激肾脏产生促红细胞生成素而促进血红蛋白的合成刺激骨髓红系造血，可用于慢性再障的治疗。注射剂如丙酸睾酮（因肌注处易发生硬结和感染，渐被长效睾酮代替），肌注；每次 250mg，一周 2 次。口服剂如司坦唑醇、达那唑等，因易引起 ALT 升高等肝脏损害，渐被十一酸睾酮（安雄）代替。口服；每次 40mg，每日 3 次。雄激素需持续用药 3 个月以上才显效，总疗程维持 2 年。

粒细胞集落刺激因子（G-CSF）、粒 - 单核细胞集落刺激因子（GM-CSF）配合免疫抑制剂使用可发挥促造血作用。也有人主张加用红细胞生成素（EPO）。艾曲波帕（eltrombopag）是血小板受体激动剂，美国食品药品监督管理局（FDA）已批准用于难治性重型 AA 的治疗。据报道重组人血小板生成素（TPO）及白细胞介素 11（IL-11）也可与 IST 联合有效治疗 AA。

5. 大剂量丙种球蛋白可通过介导机制杀伤某些抑制干细胞生长的淋巴细胞。静滴；每次 50~100g，4 周 1 次。

附：纯红细胞再生障碍性贫血

纯红细胞再生障碍性贫血是再障的一种特殊类型，是以骨髓单纯红细胞系统衰竭为特征的一组贫血。临床表现主要为贫血，无发热及出血。有先天性及获得性两类，后者与自身免疫、药物或胸腺瘤及微小病毒 B19 感染有密切关系。

【诊断】

(一) 临床表现

1. 贫血　如头晕、乏力、心悸、气短等，无发热及出血。

2. 体征　可见面色苍白等贫血表现，无肝、脾肿大。

(二) 实验室检查

1. 血常规　血红蛋白水平降低，网织红细胞 <0.1%，绝对值减少，白细胞计数及分类正常，血小板计数正常。

2. 骨髓象　幼红细胞严重减低，粒细胞及巨核细胞系正常。

3. 免疫学检查　部分病例可出现免疫球蛋白异常及多种特异性抗体，如抗核抗体等。

（三）影像检查

X 线胸片、CT 于部分病例可见胸腺瘤表现。

【治疗】

1. 与药物有关者，应立即停用该药。

2. 合并胸腺瘤者可行胸腺切除术或放射治疗。

3. 肾上腺糖皮质激素如口服泼尼松，每次 10~15mg，每日 3 次。若 4 周后无效，可选用其他免疫抑制剂，如长春新碱、环磷酰胺等。亦可用雄激素。

4. 环孢素 4~6mg/kg，分 2 次口服，贫血改善后逐渐减量，用药期间注意监测肝、肾功能。

5. 少数病例脾切除或血浆置换术治疗有效。

6. 输血以输注浓缩红细胞为主，最好维持血红蛋白在 80g/L 以上。

（姜　华）

5　慢性病贫血

慢性病贫血（anemia of chronic disorders，ACD）也称炎症性贫血（anemia of inflammation，AI），是住院患者和慢性病患者中最常见的一种以铁代谢障碍为主的继发性贫血，常见于慢性感染、自身免疫病和恶性肿瘤患者。最新研究显示慢性肾病、充血性心力衰竭、慢性肺病及肥胖等也是其诱因。ACD 的发病主要与免疫系统激活、铁代谢紊乱有关。铁调素（hepcidin）和炎症诱导的细胞因子调控异常是重要的致病因素。ACD 的典型临床特征包括贫血、血清铁蛋白和铁贮备增加、血清铁下降、血清转铁蛋白和转铁蛋白饱和度降低等。作为一种常见的临床综合征，ACD 可加剧原发病对机体的损伤，并对原发病的治疗及预后带来不利影响。

【病因与发病机制】

1. 铁代谢紊乱　多种疾病（表 2-5-3）可引起免疫系统激活，通过释放多种炎症细胞因子、自身抗原反应及肿瘤抗原等影响机体铁代谢，包括铁的吸收、运输及循环利用等。参与的细胞因子包括 IL-6、IL-1、IL-10、IL-12、IFN-γ 及 TNFα 等。IL-6 作为最重要的炎性细胞因子，与其受体结合形成复合物，导致 JAK-STAT3 通路活化，调节铁调素的转录，诱导铁调素分泌。铁调素是目前发现的机体铁稳态调节的最重要的肽激素，铁调素水平增加，可显著减少肠表皮细胞铁吸收和巨噬细胞铁堆积，进而引起血清铁下降，最终导致铁限制性红细胞生成。

表 2-5-3 引起慢性病贫血的常见病因

恶性肿瘤(实体瘤和血液肿瘤)
感染
自身免疫病
炎症性疾病
慢性肾脏疾病
充血性心力衰竭
慢性肺疾病
肥胖
老年性贫血
各类重症疾病

2. 促红细胞生成因子(Epo)活性降低 慢性炎症或感染等的情况下,各种致炎性细胞因子增强单核 - 巨噬细胞系统的活性,不仅导致红细胞破坏增加和寿命缩短,并且可能通过抑制促红细胞生成素的受体(EpoR)和 Epo 结合和诱导自由基的形成直接或间接减少 Epo 产生,降低幼红细胞对 Epo 的反应性,使 Epo 水平相对不足(相对性抵抗)。Epo 活性下降还可导致铁滞留于网状内皮系统中。同时,研究发现铁调素在 Epo 活性降低情况下抑制红系集落形成。

3. 红细胞寿命缩短 炎症因子水平增高如 IL-1、IL-6、TNF-α 和 IFN-γ 等能影响红系爆式集落形成和生长,还可促进巨噬细胞吞噬和破坏红细胞的能力增强,使得红细胞半衰期缩短。红细胞破坏增加、寿命缩短反过来可增强肝脏和脾脏巨噬细胞对红细胞的吞噬作用。研究显示尽管红细胞的寿命仅轻度缩短,但对 ACD 的发生仍有促进作用。

【临床表现】

(一) 病史

1. 常有慢性感染、自身免疫病和恶性肿瘤等基础性疾病史。

2. 基础病持续 1~2 个月的病程才能造成贫血。

3. 排除慢性疾病本身造成的失血、肾衰竭、药物导致的骨髓抑制及肿瘤侵犯骨髓或肿瘤晚期时的稀释性贫血。

(二) 临床表现

1. 贫血 贫血进展缓慢,一般为轻度或中度的正细胞性贫血,1/3~1/2 患者为小细胞性贫血。贫血的症状常被基础疾病的症状所掩盖。

2. 原发病的表现。

3. 其他　肌肉无力、体重下降、儿童生长迟缓等。

【辅助检查】

1. 血常规　正细胞正色素、正细胞低色素性贫血或小细胞低色素性贫血，血红蛋白下降程度与疾病轻重有关。血涂片见红细胞轻度大小不等，形态正常或呈轻度中心淡染。网织红细胞计数正常，也可减少或轻度增高。

2. 骨髓铁染色　细胞外铁明显增多，细胞内铁减少；铁粒幼细胞减少，仅占骨髓有核细胞 5%~15%（参考值：19%~44%）；骨髓红系细胞可有轻度代偿性增生。

3. 血清生化指标　血清铁和总铁结合力均低于正常，转铁蛋白饱和度正常或稍低于正常；血清铁蛋白增高，红细胞游离原卟啉增高（FEP）；血清可溶性转铁蛋白受体（sTfR）及红细胞生成素（EPO）水平相对降低。IL-1、IL-6、TNF-α、IFN 水平升高。

【诊断】

ACD 和缺铁性贫血（IDA）有时比较难鉴别，特别是合并 IDA 时就更加困难，需要更多的实验室指标（表 2-5-4）。

表 2-5-4　慢性病贫血和缺铁性贫血实验室指标鉴别

指标	ACD	IDA	ACD 合并 IDA
血清铁	下降	下降	下降
转铁蛋白	下降 / 正常	升高	下降
转铁蛋白饱和度	下降	下降	下降
铁蛋白	正常 / 升高	下降	下降 / 正常
可溶性转铁蛋白受体 sTfR	正常	升高	正常 / 升高
sTfR/Log 铁蛋白	下降（<1）	升高（>2）	升高（>2）
细胞因子水平（IL-6，IL-1，TNF-α，IFN-γ）	升高	正常	升高
铁调素（hepcidin）	升高	下降	正常 / 下降

【治疗】

1. 一般治疗　贫血症状不明显时以治疗基础疾病为主。

2. 输血　贫血严重时可考虑输注小量浓缩红细胞对症治疗，同时应重视输血的不良反应。

3. 重组人红细胞生成素（rhEPO）　如果患者 EPO 水平 <500U/ml，可用 rhEPO 治疗，10 000U（或 150U/kg）皮下注射，每周 3 次。3 周内无效，剂量加倍，再用 3 周。如仍无反应则停用。

4. 铁剂　一般来说，铁剂治疗属禁忌。但用 Epo 治疗 ACD 过程中，会出现 SF 下降和缺乏，当 SF <100g/L 时，可酌情补充铁剂。如 ACD 合并缺铁，则在 Epo 治疗同时可适当补充口服铁剂。

5. Hepcidin 阻滞剂　针对 Hepcidin 信号通路和细胞因子的药物尚在研究中。重组可溶性血幼素（hemojuvelin，HJV）可减少 Hepecidin 分泌，增加血清铁水平，可有效治疗 ACD。Hepcidin 阻滞剂（如单克隆抗体）可增加肠道铁吸收，促进巨噬细胞铁释放，具有重要应用前景。

（袁振刚）

6　骨髓纤维化

骨髓纤维化（myelofibrosis，MF）是指骨髓中成纤维细胞增殖，胶原纤维沉积伴有肝、脾等器官髓外造血为特征的一组疾病。按病因可分为原发性和继发性，原发性骨髓纤维化（primary myelofibrosis，PMF）属于骨髓增殖性肿瘤的一种亚型；而继发性骨髓纤维化则可以发生于真性红细胞增多症（Post-PV MF）、原发性血小板增多症后（Post-ET MF），也可由感染、自身免疫性疾病或其他慢性炎症性疾病、毛细胞白血病或其他淋巴系肿瘤、骨髓增生异常综合征（MDS）、转移性肿瘤等所致。

【临床表现】

起病隐匿，进展缓慢。临床症状往往不特异，常有乏力、多汗、消瘦、体重减轻及上腹胀闷不适。严重者出现骨痛、发热、贫血、出血等症状。大多患者有脾脏肿大，可达盆腔，部分患者合并肝脏肿大。出现肺、肝脏等脏器局灶性造血灶的患者应注意与相应脏器的实体肿瘤鉴别。

【辅助检查】

1. 血常规　有轻重不等的贫血，通常属正细胞、正色素性。血片中异形红细胞增多，易见泪滴形红细胞为本病的特征之一。大部分患者可出现有核红细胞，多为晚幼红细胞。网织红细胞轻度增高。白细胞计数多增高，但晚期患者也可减少。由于髓外造血时无髓血屏障，外周血中可查见中幼、晚幼粒细胞甚至原粒和早幼粒细胞。血小板计数高低不一，可见大而畸形血小板。

2. 骨髓检查　约有 1/3 的病例出现“干抽”现象，骨髓涂片有核细胞增生高低不一。骨髓活检是诊断本病必不可少的手段。骨髓组织石蜡包埋切片行常规染色和网状纤维（嗜银）染色中可见到纤维组织大量增生。根据骨髓中纤维组织增生程度的不同，按照欧洲骨髓纤维化分级共识标准，分为 MF-0、MF-1、MF-2、MF-3 四级。

3. 染色体核型国际预后积分系统　IPSS-Plus 积分系统中有不良预后的染色体核型包括复杂核型或涉及 +8、-7/7q-、i(17q)、-5/5q-、12p-、inv(3) 或 11q23 重排的单个或 2 个异常。

4. 基因突变与融合基因检测　*JAK2V617F*、*MPL*、*CARL* 突变阳性具有诊断价值，*BCR-ABL* 融合基因检测则有鉴别诊断意义。也推荐检测 *TET2*、*ASXL1*、*SRSF2*、*EZH2*、*IDH1/2*、*DNMT3A* 等基因突变。

5. 影像学检查　X 线片约半数病例有骨质硬化的改变，如骨质密度不均匀性增加，伴有斑点透亮区，形成“毛玻璃”样改变。也可见到骨质疏松、新骨形成及骨膜增厚。骨质变化在骨盆、脊柱和股骨、肱骨上端最易见到。肝脏、脾脏超声或 CT 检查可见脏器增大或出现局灶性髓外造血，可以应用 MRI 测定患者脾脏容积。

6. 其他　血清尿酸、碱性磷酸酶、乳酸脱氢酶、维生素 B_{12} 可见增高。中性粒细胞碱性磷酸酶常增高，但晚期可随白细胞的减少而降低。血清 EPO 水平测定可指导贫血用药。

【治疗】

继发性病例以治疗原发病为主。随原发病的有效控制，骨髓纤维化可自行消散。原发性骨髓纤维化应根据 IPSS 预后分组选择相应治疗，早期或病情发展缓慢者暂不需治疗。治疗措施主要有：

1. 纠正贫血　Hb<100g/L 时开始治疗。雄激素、糖皮质激素、EPO 和免疫调节剂均被证实对 PMF 贫血有效，但各有一定副作用。雄激素常用达那唑 200mg 每日 3 次或司坦唑醇 6mg/d 口服。糖皮质激素（泼尼松每日 0.5~1mg/kg），疗程至少 3 个月。也可以两者联用。血清 EPO<100U/L 的患者，可注射 EPO 每周 3 万 ~5 万 U。免疫调节剂沙利度胺单药用量为 100~400mg/d，小剂量沙利度胺（50mg/d）联合泼尼松（每日 0.5mg/kg）较沙利度胺单药可提高疗效并减轻副作用。也可应用来那度胺替换沙利度胺，剂量根据血小板计数选择 5~10mg/d，连用 21d，休 7d。晚期贫血严重者，药物治疗往往效果差，需定期给予输血。

2. 脾脏肿大的处理　有症状的脾脏肿大首选羟基脲，0.5~1.0g/d，口服。如效果欠佳也可改用白消安，2~6mg/d，口服。或苯丁酸氮芥、6- 巯基嘌呤。化疗期间应密切观察脾脏大小监测血常规。α- 干扰素因副作用较多，现已较少采用。脾区放疗可缓解脾脏肿大所致的饱胀感，但疗效维持时间较短，常不超过半年。对于上述治疗无效的患者，可考虑脾脏切除手术。但该手术围术期的死亡率高达 5%~10%，且约半数患者可出现出血、血栓、膈下脓肿、肝脏加速肿大、血小板极度增多等并发症。

3. JAK2 抑制剂 芦可替尼为 JAK2 抑制剂，对改善与炎症因子增多相关的体质性症状作用明显，也具有显著的缩小脾脏的作用，根据患者的血小板数，选择起始用药剂量 5~20mg，2 次 /d。治疗期间监测血常规，如血小板计数 $<50\times10^9/L$ 或中性粒细胞 $<0.5\times10^9/L$ 应停药。

4. 异基因造血干细胞移植（allo-HSCT） Allo-HSCT 是目前唯一可治愈 PMF 的治疗手段，但治疗相关死亡率较高，易出现植入失败，因此仅限于 IPSS 高危或中危 -2 的患者。年龄较大的患者推荐采用减低剂量预处理，而骨髓中原始细胞较多的患者建议行清髓性预处理。

【预后】

初诊患者在确诊后应根据 IPSS 进行分组，治疗过程中可应用动态国际预后积分系统（DIPSS）或 DIPSS-Plus 预后积分系统进行预后分组，指导治疗方案的选择。

（唐古生 杨建民）

7 原发性血小板增多症

原发性血小板增多症（essential thrombocythemia，ET）是骨髓增殖性肿瘤的一种，其特征是外周血血小板及骨髓巨核细胞持续明显增多。本病与慢性髓系白血病、慢性中性粒细胞白血病、真性红细胞增多症、原发性骨髓纤维化慢性嗜酸性粒细胞白血病 - 非特指型、肥大细胞疾病和骨髓增殖性肿瘤 - 未分类型同属骨髓增殖性肿瘤。它们之间可以相互转化或合并存在。

【临床表现】

大多发病年龄在 40 岁以上。临床表现轻重不一，轻者仅有头痛、头晕、乏力，重者可有出血及血栓形成。出血常为自发性，以胃肠道出血最多见，也可见鼻出血，牙龈出血，皮肤瘀点、瘀斑等。约 1/3 患者有血栓形成，发生部位不一。常因有肢端病变而发生缺血、发绀和坏疽，以及一过性脑缺血。也有肠系膜血管血栓形成栓塞、脾梗死及肺栓塞。大约 80% 的患者有轻至中度的脾肿大，肝大者相对较少。

【辅助检查】

1. 血常规 血小板计数多在 $(450\sim3\,000)\times10^9/L$，少数可以更高。血涂片上血小板聚集成堆，可见巨型血小板或畸形血小板。80% 以上的患者白细胞计数增高，以中性分叶核为主，可出现少数中幼和晚幼粒细胞，少数患者有嗜酸性粒细胞和嗜碱性粒细胞增多。红细胞数可增多、正常或减少。

2. 骨髓象　增生明显活跃。巨核细胞的增生尤为显著，90% 以上患者为 (50~200)/(1.5 × 3.0) cm^2，各阶段巨核细胞均有增多，成熟型更多，巨核细胞胞体大，胞质丰富，形态异常。长期出血者细胞外铁阴性。骨髓活检病理网状纤维(嗜银)染色见网状纤维正常或轻度增多。

3. 凝血功能检查　出血时间延长，血块收缩不良，可有凝血酶原时间延长，凝血活酶生成障碍。血小板黏附功能及肾上腺素和 ADP 诱导的聚集功能均降低。

4. 遗传学　染色体检查大多为正常核型。不到 10% 的患者可有细胞遗传学异常，最常见的异常为 del(20q) 和 8 号染色体三体，但不特异。近 50% 的 ET 患者携带 *JAK2V617F* 突变，1%~2% 的患者携带 *MPL* 突变。这些突变是疾病的克隆性标志。

5. 其他　大部分患者有血钾增高，血清尿酸、乳酸脱氢酶及维生素 B_{12} 增高也较常见。

【鉴别诊断】

本病首先应与继发性血小板增多症相鉴别。后者常见于脾切除后、急慢性失血、溶血性贫血、外伤及手术后。慢性感染、类风湿关节炎、风湿病、坏死性肉芽肿、溃疡性结肠炎、恶性肿瘤、分娩等也可引起血小板显著增多。本病也应与同属于骨髓增殖性肿瘤的真性红细胞增多症、原发性骨髓纤维化的纤维化前期以及慢性髓系白血病(特别是 P230+ 者)鉴别。当骨髓中环状铁粒幼细胞在红系前体细胞中 ≥ 15% 时，应考虑难治性贫血伴环状铁粒幼细胞和血小板增多症(RARS-T)。

【治疗】

治疗目的主要是预防和治疗血栓。目前的治疗用药主要按照血栓风险分组。一般血小板计数应控制在 600 × 10^9/L 以下，最好在 400 × 10^9/L 左右。

1. 治疗选择原则

(1) 无血栓病史：①年龄 <60 岁、无心血管危险因素(CVR)或 *JAK2V617F* 突变者，可观察随访。②年龄 <60 岁、有 *CVR* 或 *JAK2V617F* 突变者，给予阿司匹林 100mg/d。③年龄 ≥ 60 岁、无 *CVR* 或 *JAK2V617F* 突变者，给予降细胞治疗 + 阿司匹林 100mg/d。④年龄 ≥ 60 岁、有 *CVR* 或 *JAK2V617F* 突变者，给予降细胞治疗 + 阿司匹林 100mg，2 次 /d。⑤任何年龄的患者，只要血小板计数 >1 500 × 10^9/L，均应立即给予降细胞治疗。

(2) 有动脉血栓病史者：①无 *CRV* 和 *JAK2V617F* 突变者，给予降细胞治疗 + 阿司匹林 100mg/d。②有 *CVR* 或 *JAK2V617F* 突变者，给予降细胞治疗 + 阿司匹林 100mg，2 次 /d。

(3) 有静脉血栓病史者：①无 *CRV* 或 *JAK2V617F* 突变者，给予降细胞治疗 + 系统抗凝治疗。②有 *CVR* 或 *JAK2V617F* 突变者，给予降细胞治疗 + 系统

抗凝治疗 + 阿司匹林 100mg/d。

2. 降细胞治疗用药选择

(1) 羟基脲每日 15~20mg/kg，口服，80% 患者在 8 周内血小板数可下降至 $500 \times 10^9/L$ 以下，然后给予适当的维持剂量。本药不良反应较小。

(2) α 干扰素：为年龄 <40 岁患者的首选，起始剂量 300 万 U/d，皮下注射。起效后逐渐减低剂量至 300 万 U，1~2 次 / 周维持。也可选用聚乙二醇化干扰素 180μg，皮下注射，1 次 / 周。对于羟基脲或干扰素不耐受的患者可以采用二线用药阿拉格雷或白消安。

(3) 阿拉格雷：0.5mg，2 次 /d，至少一周后开始调整剂量，维持 $<600 \times 10^9/L$，最好控制在 $(150\text{~}400) \times 10^9/L$。

(4) 白消安 2~4mg/d，口服。待血小板数减少 50% 后，药量减少一半或改用维持量。

注意用药期间密切观察血常规，用药第一个月应每周 1 次，第二个月每 2 周 1 次，以后可根据血小板计数调整为每月一次。

本病禁忌脾切除。

（唐古生 杨建民）

8 真性红细胞增多症

真性红细胞增多症（polycythemia vera，PV）是一种慢性克隆性骨髓增生性肿瘤。常伴一系以上的血细胞异常，以红细胞系列增生为主，粒细胞和巨核细胞亦可见增生，部分病例在疾病晚期可合并骨髓纤维化（post-PV MF）或转化为急性白血病。发病年龄多在 50~60 岁，男性略多于女性。

【临床表现】

全身皮肤、黏膜红紫，以口唇、鼻、耳廓及肢端为甚，酷似醉酒样。常可见鼻出血、牙龈出血和皮肤、黏膜瘀点、瘀斑。神经系统症状可有头痛、头晕、耳鸣、眩晕、视力障碍、健忘、肢体麻木、乏力等。约 30% 的患者有血栓形成的并发症，尤其是伴血小板增高者。常见的部位是周围动脉、脑动脉和冠状动脉血栓形成，可引起脑血管意外及心肌梗死等；其次为肠系膜、肝、脾和门静脉栓塞。3/4 的患者有脾肿大，半数左右的患者有肝大，由于体内组胺增高，消化性溃疡发生率较正常人高 4~5 倍，皮肤瘙痒也常见。

【辅助检查】

1. 血常规 红细胞数大多在 $(7\text{~}12) \times 10^{12}/L$，血红蛋白男性 >185g/L，女性 >165g/L，血细胞比容为 55%~80%。60% 以上患者白细胞增高，一般在 $(12\text{~}15) \times 10^9/L$，并有少数中、晚幼粒细胞出现。中性粒细胞碱性磷酸酶积分增

血液系统疾病

高者占70%。半数以上患者血小板计数 >400 × 10^9/L，可见大型、巨型血小板或巨核细胞碎片。

2. 骨髓象　增生活跃或明显活跃。以红系增生为主，粒、红比例降低。粒系中以中性晚幼及杆状核细胞多见。巨核细胞增多，形态较大。骨髓外铁常消失。骨髓活检病理显示三系细胞增生，以红系为主，脂肪细胞被造血细胞代替，合并骨髓纤维化时网状纤维增加。

3. 血容量及理化特性　用核素标记法测定红细胞容量增多(正常值男性36ml/kg，女性32ml/kg)，全血容量增加，血浆容量正常。全血黏滞度可增至正常人的5~8倍。动脉血氧饱和度正常。

4. 遗传学　染色体异常见于10%~20%的患者。以+8、+9、20q−、13q−、9p−等异常核型最为常见，+8、+9可同时出现。95%以上的患者携带*JAK2V617F*突变，其余患者多携带*JAK2*基因第12外显子突变。

5. 骨髓细胞培养　红系集落形成常不依赖于外源性促红细胞生成素。

6. 其他　血清及尿中促红细胞生成素水平降低，血清维生素 B_{12} 及维生素 B_{12} 结合力增高，溶菌酶活性增高，血尿酸增高。

【诊断】

WHO(2008年)PV的诊断需要两个主要条件加一个次要条件，或者第一个主要条件加两个次要条件。其主要条件是：①血红蛋白 > 185g/L(男性)或 > 165g/L(女性)，或者红细胞容量增多的其他证据；②存在*JAK2V617F*或者功能相似的突变，如*JAK2*基因外显子12突变。次要条件是：①骨髓活检显示与年龄不符的骨髓有核细胞增多伴三系显著增生；②血清促红细胞生成素降低；③体外内源性红系集落形成。

诊断中应排除继发性和相对性红细胞增多症。前者多见于高原病、肺源性心脏病、先天性心脏病及恶性肿瘤等，后者常由于脱水、烧伤、休克等原因，导致血浆容量减少。*JAK2V617F*及类似突变的发现，使鉴别诊断较前更为容易，但因部分ET和PMF患者也可以携带*JAK2V617F*突变，应根据骨髓病理及其他实验室检查结果加以区分。

【治疗】

治疗前根据Tefferi等提出的预后分组积分系统：依年龄(≥ 67岁为5分，57~66岁为2分)、白细胞计数 >15 × 10^9/L(1分)和静脉血栓(1分)分为低危组(0分)、中危组(1或2分)和高危组(≥ 3分)，给予相应治疗。

1. 静脉放血　青壮年患者每次300~500ml，每周2~3次；老年患者每次200~300ml，每2周1次。对有心血管疾病者应慎重。有条件使用血细胞分离机者，也可行红细胞单采，但应补充等容积的代血浆或同型血浆。由于放血仅减少红细胞，不能抑制骨髓增生，因此常与其他治疗措施联合应用。

2. 血栓预防 栓塞是本病致死的主要原因，确诊后即应口服肠溶阿司匹林 100mg/d，不耐受者可改用双嘧达莫（潘生丁）口服。

3. 降细胞治疗 羟基脲常用剂量为每天 15~30mg/kg，或每天 2.0~4.0g，口服，需维持用药并根据血常规调整用药剂量。治疗起始阶段常联合静脉放血治疗，可更快降低血红蛋白，改善临床症状，减少栓塞并发症的发生。α- 干扰素剂量为每次 300 万 U，皮下注射，1 次 /d，血红蛋白控制满意后可逐渐减量至维持剂量 300 万 U，1~2 次 / 周。也可选用聚乙二醇化干扰素 180μg 皮下注射，1 次 / 周。70 岁以上的老年患者可以考虑口服白消安 2~4mg/d，连服数周后，应及时减量。以小剂量维持。

4. 芦可替尼 临床试验证实新药芦可替尼在降低血红蛋白、缩小脾脏方面的疗效均优于传统治疗药物，起始剂量 20mg/d，治疗的前 4 周不进行剂量调整，每次剂量调整间隔不少于 2 周，最大剂量 50mg/d。常见副作用有贫血、血小板减少以及中性粒细胞减少，血小板计数 $<50 \times 10^9/L$ 或中性粒细胞绝对值 $<0.5 \times 10^9/L$、Hb<80g/L 应停药。应在 7~10d 内逐渐减停，并建议在停药过程中加用泼尼松 20~30mg/d。

（唐古生 杨建民）

9 白细胞减少症和粒细胞缺乏症

外周血白细胞数持续 $<4.0 \times 10^9/L$，称为白细胞减少症（leukopenia）。白细胞减少主要是中性粒细胞减少，若中性粒细胞绝对值 $<2.0 \times 10^9/L$，称为中性粒细胞减少症（neutropenia）。中性粒细胞绝对数 $<0.5 \times 10^9/L$，则为粒细胞缺乏症（agranulocytosis）。

【病因】

1. 用药史 询问患者有无应用可引起白细胞减少的药物。临床上常见的可引起白细胞减少的药物见表 2-5-5。

表 2-5-5 可引起中性粒细胞减少的常见药物

类别	药物
抗肿瘤药	氮芥、白消安、环磷酰胺、甲氨蝶呤、阿糖胞苷、氟尿嘧啶、羟基脲、柔红霉素等
抗感染药	
抗生素	青霉素、万古霉素、头孢菌素、氯霉素等

续表

类别	药物
磺胺类	复方磺胺甲噁唑、水杨酸柳氮磺胺吡啶等
抗结核药	异烟肼、利福平、对氨基水杨酸等
抗疟药	奎宁、伯氨喹、乙胺嘧啶等
抗心律失常药	普鲁卡因胺、普萘洛尔、奎尼丁等
抗高血压药	利血平、肼屈嗪、甲基多巴、卡托普利等
抗甲状腺药	甲硫氧嘧啶、丙硫氧嘧啶、甲巯咪唑等
解痉镇痛药	氨基比林、安乃近等
抗风湿药	保泰松、吲哚美辛、布洛芬、金盐等
抗惊厥药	苯妥英钠、二甲双酮、苯巴比妥、卡马西平等
抗精神病药	氯丙嗪、三环类抗抑郁药等
抗糖尿病药	甲苯磺丁脲等
利尿药	汞剂、氢氯噻嗪、依他尼酸等
其他	西咪替丁、甲氧氯普胺、干扰素、别嘌醇等

2. 理化因素　如接触放射线、放射性物质，或者苯、二甲苯及有机溶剂等。

3. 感染　如细菌(以伤寒、副伤寒等革兰氏阴性杆菌多见)、病毒(病毒性肝炎、流感等)和原虫(疟疾、黑热病等)感染。

4. 继发于各系统的其他疾病　如脾功能亢进、再生障碍性贫血、骨髓增生异常综合征、阵发性睡眠性血红蛋白尿、巨幼细胞性贫血、急性白血病、自身免疫性疾病、癌症骨髓转移、Felty 综合征等。

5. 慢性原因不明性白细胞减少症　可因骨髓造血功能低下、自身免疫因素、白细胞分布异常等因素引起。

6. 先天性、遗传性因素　如婴儿遗传性粒细胞缺乏症、伴胰腺功能不全的粒细胞减少症、家族性良性慢性粒细胞减少症等。

【临床表现】

1. 白细胞减少症　原因不明的白细胞减少症临床上较为常见。可无主诉，仅在血常规检查时发现。也有部分患者可有乏力、头晕、腿酸、食欲减退、睡眠差、低热等症状。一般呈良性经过。继发性者，症状与体征随原发病而异，常有反复感冒、口腔炎、中耳炎、支气管炎、肺炎、泌尿道感染及皮肤感染等。

2. 粒细胞缺乏症　大多起病急骤，可突然畏寒、高热、大汗、全身不适。大多在 2~3d 内发生严重感染。以肺、泌尿道、肛周、口咽部和皮肤感染最多见。口腔、消化道黏膜常发生坏死性溃疡。易并发败血症或脓毒血症。

【辅助检查】

1. 白细胞减少症　白细胞计数多在(2~4)×10^9/L，中性粒细胞百分比正常或稍减少，淋巴细胞比率相对增高。骨髓象可基本正常，也可见粒细胞轻度受抑制或增生。如系血液系统其他疾病引起者，血常规和骨髓可发现原发病的特征性改变。

2. 粒细胞缺乏症　白细胞计数常 <2.0×10^9/L，中性粒细胞绝对值 <0.5×10^9/L。淋巴细胞相对增多，单核细胞亦可增多，骨髓象呈粒细胞成熟障碍或再生障碍。

3. 特殊检查　有助于了解粒细胞减少的原因和机制，对指导治疗有一定的意义。

(1) 测定骨髓粒细胞贮备功能：①脂多糖 5~10μg 皮下注射，注射前及注射后 24h 测白细胞数，若白细胞计数升高 2.0×10^9/L，或较原水平升高一倍以上，提示粒细胞贮备功能正常。目前在临床已不常用。②氢化可的松 200mg 加入葡萄糖水 40ml 静注，3~4h 后中性粒细胞升高(4.0~5.0)×10^9/L 以上，为贮备功能正常。亦可于早晨口服泼尼松 40mg，服前及服后 5h 各查白细胞及分类一次。若中性粒细胞升高 2.0×10^9/L 以上，表示骨髓贮备功能正常。

(2) 测定边缘池粒细胞：皮下注射肾上腺素 0.3mg，注射后 20min 测白细胞数，如升高 2.0×10^9/L，或较原水平高一倍以上，提示血管壁上有粒细胞过多聚集，如无脾大，可考虑为假性粒细胞减少症。有心脑血管疾病的患者应慎用。

(3) 测定破坏粒细胞的因素：①白细胞凝集试验：阳性提示血中存在有同种免疫抗体，但多次输血或经产妇可有假阳性反应。②白细胞毒素试验：台盼蓝染色后，阳性细胞 >10%，提示血内有白细胞毒素抗体。③血清溶菌酶测定增高反映粒细胞破坏加速。④粒细胞寿命测定：用 $DF^{32}P$ 标记粒细胞以观察其在周围血中破坏的速度。

【治疗】

(一) 白细胞减少症

最重要的是明确发病原因，并积极治疗原发病。此外可根据白细胞减少的发病机制，采用不同治疗方法。

1. 生成障碍型　临床上升白细胞的药物种类很多，但疗效都不肯定。一般选用 2~3 种不同作用机制的升白细胞药物联合应用，治疗 3~4 周无效时，可更换另一组药物。常用的药物有：维生素 B_4 20mg，口服，3 次 /d；利血生 20mg，口服，3 次 /d；鲨肝醇 50mg，口服，3 次 /d；氨肽素 1.0，口服，3 次 /d；小檗胺(升白安）100mg，口服，3 次 /d。

2. 破坏过多型　可选用泼尼松，20~40mg/d，口服；脾亢所致者可考虑切脾术。

3. 分布异常型　又称假性粒细胞减少症，治疗以中药健脾、补肾、益气养血为主。

（二）粒细胞缺乏症

1. 去除病因　如停止接触可疑相关药物及有毒化学物质，脱离电离辐射场所等。

2. 消毒隔离　有条件时患者可进无菌病房。否则接触患者前应清洁双手并戴口罩，加强皮肤、口腔、消化道、阴道、肛门的清洁护理工作。在抗生素应用之前，及时做好病原学检查。

3. 控制感染　在病原学检查结果报告之前，可联合应用广谱抗生素控制感染，如第三代头孢菌素联合氨基糖苷类药物。也可首选亚胺培南联合万古霉素。口咽部、消化道、呼吸道有明确感染灶者可加用甲硝唑。以后再根据细菌培养及药敏试验结果适当调整。

4. 造血生长因子　应用粒细胞集落刺激因子（G-CSF）或粒 - 巨噬细胞集落刺激因子（GM-CSF）是近年来治疗粒细胞缺乏症的最有效措施之一。300μg，皮下注射，每日一次。每天或隔天复查血常规，待粒细胞数升至正常值以上并持续 2~3 次即可停药，疗程一般为 5~14d。不良反应有发热、全身酸痛等。

5. 肾上腺糖皮质激素　对少数因免疫因素所致的患者有效。但必须在足量抗生素应用的前提下谨慎应用，以免感染扩散。

（唐古生　杨建民）

10　恶性淋巴瘤

恶性淋巴瘤（malignant lymphoma）是原发于淋巴结或淋巴组织的恶性肿瘤，其特征是淋巴细胞的克隆性侵袭性增生。根据淋巴瘤病理组织学特征，恶性淋巴瘤可分为霍奇金淋巴瘤（Hodgkin lymphoma）及非霍奇金淋巴瘤（non-Hodgkin lymphoma）两大类。目前认为，霍奇金淋巴瘤是一种独特的淋巴瘤类型，瘤组织多呈肉芽肿改变，其中 R-S 细胞为起源于 B 淋巴细胞的特征性肿瘤细胞。非霍奇金淋巴瘤的病理分类长期以来一直争议较多，最近由 WHO（2008 年）公布的淋巴瘤分类方案（表 2-5-6）是在“修订的欧美淋巴瘤分类（REAL 分类）”基础上制订的。已得到众多淋巴瘤病理学家和临床医生的广泛接受。

表 2-5-6　淋巴组织肿瘤 WHO 分类(2008 年)

前驱淋巴细胞肿瘤
- B 淋巴母细胞白血病 / 淋巴瘤,非特指型
- B 淋巴母细胞白血病 / 淋巴瘤,伴重现细胞遗传学异常
  - B 淋巴母细胞白血病 / 淋巴瘤,伴 t(9 ;22)(q34 ;q11.2);BCR-ABL1
  - B 淋巴母细胞白血病 / 淋巴瘤,伴 t(v;11q23);MLL 重排
  - B 淋巴母细胞白血病 / 淋巴瘤,伴 t(12 ;21)(p13 ;q22);TEL-AML1(ETV6-RUNX1)
  - B 淋巴母细胞白血病 / 淋巴瘤,伴超二倍体
  - B 淋巴母细胞白血病,淋巴瘤,伴亚二倍体(伴亚二倍体)
  - B 淋巴母细胞白血病 / 淋巴瘤,伴 t(5 ;14)(q31 ;q32);IL3-IGH
  - B 淋巴母细胞白血病 / 淋巴瘤,伴 t(1 ;19)(q23 ;p13.3);E2A—PBX1(TCF3-PBX1)
- T 淋巴母细胞白血病 / 淋巴瘤

成熟 B 细胞肿瘤

慢性淋巴细胞白血病 / 小淋巴细胞性淋巴瘤
- B- 幼淋巴细胞白血病
- 脾 B 细胞边缘区淋巴瘤
- 毛细胞白血病
- 脾 B 细胞淋巴瘤 / 白血病,不能分类
- 脾弥漫性红髓小 B 细胞淋巴瘤
- 毛细胞白血病变异型
- 淋巴浆细胞淋巴瘤
- Waldenstrom 巨球蛋白血症
- 重链病
  - α 重链病
  - γ 重链病
  - μ 重链病
- 浆细胞骨髓瘤
- 骨孤立性浆细胞瘤
- 骨外浆细胞瘤
- 黏膜相关淋巴组织结外边缘区淋巴瘤(MALT 淋巴瘤)
- 结内边缘区淋巴瘤
  - 儿童型结内边缘区淋巴瘤
- 滤泡性淋巴瘤
  - 儿童型滤泡性淋巴瘤
- 原发皮肤滤泡中心淋巴瘤
- 套细胞淋巴瘤

续表

弥漫大 B 细胞淋巴瘤(DLBCL),非特殊类型
  T 细胞 / 组织细胞丰富型大 B 细胞淋巴瘤
  原发中枢神经系统 DLBCL
  原发皮肤 DLBCL,腿型
  老年性 EB 病毒阳性 DLBCL
慢性炎症相关 DLBCL
淋巴瘤样肉芽肿
原发纵隔(胸腺)大 B 细胞淋巴瘤
血管内大 B 细胞淋巴瘤
ALK 阳性大 B 细胞淋巴瘤
浆母细胞性淋巴瘤
起源于 HHV8 相关性多中心 Castleman 病的大 B 细胞淋巴瘤
原发渗出性淋巴瘤
Burkitt 淋巴瘤
不能分类的 B 细胞淋巴瘤,特征介于 DLBCL 和 Burkitt 淋巴瘤之间
不能分类的 B 细胞淋巴瘤,特征介于 DLBCL 和经典霍奇金淋巴瘤之间

成熟 T 细胞和 NK 细胞肿瘤
T 细胞幼淋巴细胞白血病
T 细胞大颗粒淋巴细胞白血病
慢性 NK 细胞淋巴增殖性疾病
侵袭性 NK 细胞白血病
儿童系统性 EB 病毒阳性 T 细胞淋巴增殖性疾病
痘疮样水痘病样淋巴瘤
成人 T 细胞白血病 / 淋巴瘤
结外 NK/T 细胞淋巴瘤,鼻型
肠病相关 T 细胞淋巴瘤
肝脾 T 细胞淋巴瘤
皮下脂膜炎样 T 细胞淋巴瘤
蕈样霉菌病
Sezary 综合征
原发皮肤 $CD30^+$T 细胞增殖性疾病
淋巴瘤样丘疹病
原发皮肤间变性大细胞淋巴瘤

原发皮肤γδ细胞淋巴瘤
原发皮肤侵袭性嗜表皮性 $CD8^+$ 细胞毒 T 细胞淋巴瘤

续表

原发皮肤小 / 中 $CD4^{+}$T 细胞淋巴瘤
外周 T 细胞淋巴瘤，非特指性
血管免疫母细胞 T 细胞淋巴瘤
ALK 阳性间变大细胞淋巴瘤（ALCL，ALK+）
ALK 阴性间变大细胞淋巴瘤（ALCL，ALK–）
霍奇金淋巴瘤
Ⅰ结节性淋巴细胞为主型（NLPHL）
Ⅱ经典型霍奇金淋巴瘤（CHL）
结节硬化型（NScHL）
富于淋巴细胞经典型（LRcHL）
混合细胞型（MCcHL）
淋巴细胞消减型（LDcHL）

【临床表现】

1. 浅表淋巴结无痛性进行性肿大常是首发症状。以颈部淋巴结为多见，其次为腋下，肿大之淋巴结可以活动，有质地为硬“橡皮样”感觉。随病情发展，数个肿大淋巴结可以融合成团块。深部淋巴结肿大可引起相应的压迫症状。如纵隔淋巴结肿大引起咳嗽、胸闷、颈交感神经麻痹综合征、上腔静脉压迫综合征。肝门淋巴结肿大引起黄疸和肝大。腹膜后淋巴结肿大引起背痛及下肢、会阴部或阴囊水肿，压迫输尿管可引起肾盂积水。

2. 发热、消瘦、盗汗等为淋巴瘤的主要全身症状，其次有食欲减退、易疲乏、瘙痒等。霍奇金淋巴瘤早期发热占 30%~50%，非霍奇金淋巴瘤一般在病变较广泛时才发热。皮肤瘙痒多发生于霍奇金淋巴瘤患者，局部瘙痒发生于病变淋巴结引流区域，全身瘙痒大多发生于纵隔或腹腔有病变者。蕈样肉芽肿和 Sèzary 综合征属原发于皮肤的 T 细胞淋巴瘤，后者有血液系统侵犯。两者是同一疾病的不同阶段。

【辅助检查】

除非病变累及造血系统，一般血常规和骨髓象均无特异性改变。诊断主要依靠病变淋巴结或组织的病理学结合免疫组化检查。伴外周血、骨髓浸润或出现浆膜腔积液时，可抽取标本行染色体核型分析、FISH 检查、流式细胞分析、免疫球蛋白重链及 T 细胞受体基因重排，阳性结果有助于临床疑难病例的确诊。X 线摄片、CT、磁共振、PET/CT、淋巴管造影，内镜及剖腹探查等有助于确定病变范围和临床分期。

【临床分期】

Ⅰ期：单个淋巴结区域受累;(Ⅰ期),或单个结外器官局限部位受累(ⅠE)。

Ⅱ期：在膈肌同侧的两组或多组淋巴结受累(Ⅱ期),或膈同侧的两组或多组淋巴结受累伴有邻近器官的局限部位受累(ⅡE)。

Ⅲ期：膈上、下淋巴结同时受累(Ⅲ期);或同时伴有局限性结外器官部位受累(ⅢE),或伴有脾脏受犯(Ⅲs),或伴有局限性结外器官及脾脏均受累(ⅢE s)。

Ⅳ期：一个或多个结外器官广泛性或播散性侵犯,伴或不伴淋巴结肿大。需注意肝脏和/或骨髓受累患者,不论是局限性或广泛性均属Ⅳ期。

各期还按无或有全身症状(发热、盗汗、6个月内体重减轻10%或更多)而分为A或B。

【治疗】

(一) 放射治疗

^{60}Co治疗机或直线加速器均有效。照射方式有局部、不全及全淋巴结照射三种。霍奇金淋巴瘤ⅠA、ⅡA,病变位于膈上,行斗篷野照射;病变位于膈下,行倒Y野照射。如侵犯主动脉旁淋巴结,纵隔肿块较大,或为淋巴细胞消减型,则宜采用全淋巴结照射为妥,也可单用联合化疗。ⅢA一般以放疗与化疗联合。ⅢB及Ⅳ期单用化疗。ⅡB除放疗外,应加用若干疗程的联合化疗。非霍奇金淋巴瘤单用放疗效果不如霍奇金淋巴瘤。一般仅对低度恶性组Ⅰ、Ⅱ期及中度恶性组Ⅰ期患者采用放疗。放疗后可予短期的化疗巩固疗效。Ⅲ、Ⅳ期患者应以化疗为主,必要时以放疗作为辅助治疗手段。

(二) 化疗

1. 霍奇金淋巴瘤以往多采用MOPP方案(氮芥6mg/m^2,静注,第1,8日;长春新碱1.4mg/m^2,静注,第1、8日;丙卡巴肼(甲基苄肼)100mg/m^2,口服,第1~14日;泼尼松,每日60mg/m^2,口服,第1~14日)。本方案中如用环磷酰胺600mg/m^{2}替代氮芥即为COPP方案。MOPP或COPP方案至少用6个疗程。长期随访发现接受该方案治疗的患者,后期MDS或白血病的发生率较高;因此,目前霍奇金淋巴瘤化疗时首选ABVD方案(阿霉素30~40mg/m^2,博莱霉素4~10mg/m^2,长春新碱1.4mg/m^2,达卡巴嗪375mg/m^2,均在第1、15日,静注)。对于复发/难治患者,可采用MOPP与ABVD方案交替使用或用Stanford V方案,有较好疗效。

2. 非霍奇金淋巴瘤低度恶性组可选用环磷酰胺、瘤可兰等单药口服,也可予COP方案(环磷酰胺750mg/m^2,静注,第1日;长春新碱1.5mg/m^2,静注,第1日;泼尼松60mg/m^2,口服,第1~5日)、COPP方案或CHOP方案(COP方案中加阿霉素 40mg/m^2,静注,第 1 日)。中度恶性组选用 CHOP 方案、BACOP 方案(博莱霉素 10mg/m^2,静注,第 15、22 日;阿霉素 45mg/m^2,静注,第 1,8 日;环磷酰胺 650mg/m^2,静注,第 1、8 日;长春新碱 1.5mg/m^2,静注,第 1,8 日;泼尼松 60mg/m^2,口服,第 15~28 日)。也可采用 COP-BLAM(环磷酰胺 400mg/m^2,静注,第 1 日;阿霉素 40mg/m^2,静注,第 1 日;长春新碱 1.5mg/m^2,静注,第 1 日;丙卡巴肼(甲基苄肼)100mg/m^2,口服,第 1~10 日;泼尼松 40mg/m^2,顿服,第 1~10 日;博莱霉素 15mg/m^2,静注,第 14 日。每 21 日为一周期)、MACOP-B 方案(甲氨蝶呤 400mg/m^2,静注,第 8 日;四氢叶酸 15mg 口服,每 6h 一次,共 6 次,在甲氨蝶呤注射后 24h 开始;阿霉素 50mg/m^2,静注,第 1、15 日;环磷酰胺 350mg/m^2,静注,第 1,15 日;长春新碱 1.4mg/m^2,静注,第 8 及 22 日;泼尼松 75mg/d,口服,共 4 周或 12 周;博莱霉素 10mg/m^2,静注,第 22 日。每 4 周为 1 个周期,可连续应用 12 周)。高度恶性组,可选用治疗中度恶性组的较强烈方案,如 COP-BLAM、MACOP-B 方案,也可试用 CHOPE 方案(CHOP 方案中加 VP16 75~100mg/m^2,静滴,第 1~3 日),或 MINE 方案(异环磷酰胺 1.33g/m^2,静滴,第 1~3 日;米托蒽醌 8mg/m^2,静注,第 1 日;VP16 65mg/m^2,静注,第 1~3 日;21d 为一疗程)与 ESHAP 方案(VP16 60mg/m^2,静滴,第 1~4 日;甲泼尼龙 500mg,静注,第 1~4 日;阿糖胞苷 2.0g/m^2,静滴,第 5 日;顺铂 25mg/m^2,静滴,第 1~4 日;25d 为一疗程)交替。

(三) 单克隆抗体

抗 CD20 的嵌合性单克隆抗体(利妥昔单抗)在 CD20 阳性的 B 细胞淋巴瘤的治疗中已取得较好疗效。常用剂量为 600mg,静脉缓慢滴注。与 CHOP 化疗方案联合组成的 R-CHOP 方案是目前治疗弥漫大 B 细胞淋巴瘤及部分滤泡性淋巴瘤的标准治疗方案。利妥昔单抗与氟达拉滨、环磷酰胺组成的 R-FC 方案治疗低级别滤泡性淋巴瘤取得良好疗效。利妥昔单抗总体较为安全,少数患者可出现变态反应,首剂给药应缓慢输注,用药过程中应注意预防观察。最近 PD-1/PD-L1 单抗已在国内获准用于治疗难治 / 复发霍奇金淋巴瘤,其与传统治疗方案的联合应用有望给部分晚期霍奇金淋巴瘤患者带来新的希望。

(四) 新型靶向药

近年有一系列新药被证实可以单用或与传统化疗方案联合治疗各种类型的淋巴瘤取得良好疗效。伊布替尼 420mg/d 治疗小淋巴细胞淋巴瘤等惰性淋巴瘤疗效确切,副作用小。蛋白酶体抑制剂硼替佐米与 R-CHOP 方案联合治疗套细胞淋巴瘤也明显提高了无病生存率。来那度胺与 R-CHOP 联合组成的 R^2-CHOP 方案使得原本预后不良的部分弥漫大 B 细胞淋巴瘤患者的预后得以显著改善。国产新型靶向药物西达苯胺的加入也显著提高了化疗治疗血管免疫母细胞性T细胞淋巴瘤的疗效。但各类新型靶向药物在临床使用的时间尚短,其最佳的使用方案及长期不良反应均有待进一步探索。

（五）CART细胞治疗

嵌合抗原受体修饰的T细胞作为近年最受关注的细胞治疗手段,在难治/复发淋巴瘤的治疗中的疗效十分令人鼓舞,目前国内外多个临床试验的结果其总体完全缓解率约在50%,主要的副作用为细胞因子释放综合征。

（六）造血干细胞移植

非霍奇金淋巴瘤患者,年龄在60岁以下,有下列情况者可考虑进行造血干细胞移植:①化疗仅获得部分缓解的中、高度恶性者。②复发的中、高度恶性者常规剂量解救方案达完全或部分缓解者。③首程诱导化疗达完全缓解的高度恶性者及伴有不良预后因素的中度恶性者。④低度恶性常规治疗无效者。

霍奇金淋巴瘤患者有下列情况也可酌情考虑:①诱导治疗仅获得部分缓解。②Ⅲ、Ⅳ期完全缓解后1年内复发、第2次复发、常规治疗耐药。③ⅣB期伴有不良预后因素。

自体造血干细胞移植无供体限制,移植后并发症少,但复发率较高;而异基因造血干细胞移植须有HLA配型相合的供体,移植相关的并发症较多,但因移植物中无肿瘤细胞污染,移植后存在移植物抗肿瘤效应,因而复发率较低。

（陈 洁 杨建民）

11 恶性组织细胞病

恶性组织细胞病(malignant histiocytosis)是单核-巨噬细胞系统的恶性组织细胞大量增生的疾病。本病进展迅速,其自然病程一般仅数月。近年研究认为过去诊断为本病的病例多属T细胞相关淋巴瘤或ki-1阳性间变性大细胞淋巴瘤或血管内DLBCL,一部分病例为病毒相关性噬血细胞增多症,而真正的恶性组织细胞病在临床极少见。目前的观点认为恶性组织细胞病可能是组织细胞或巨噬细胞淋巴瘤或急性单核细胞性白血病的一种变异型。

【临床表现】

起病大多急骤,临床表现缺乏特异性。常以发热为首发症状,多为不规则高热,伴有畏寒或寒战,抗生素治疗无效。乏力、消瘦、面色苍白、皮肤黏膜出血也较常见。3/4左右病例有肝脾肿大,浅表淋巴结肿大者约占半数。疾病晚期可出现黄疸、全身衰竭。

【辅助检查】

1. 血常规 全血细胞减少。但也有少数患者早期白细胞计数正常或增高。部分病例血片中可见少量异常组织细胞。

2. 骨髓象　多数增生活跃，晚期也可增生低下。可找到多少不一的异常组织细胞，有下列 5 种类型：①异型组织细胞；②多核巨型组织细胞；③淋巴样组织细胞；④单核样组织细胞；⑤巨噬细胞，有吞噬现象。其中以异型组织细胞和多核巨型组织细胞对本病有重要诊断意义。要注意一次骨穿阴性者，不能排除诊断，反复多部位穿刺和骨髓活检可提高诊断阳性率。目前认为含有血细胞的组织细胞为功能趋近成熟的组织细胞对“恶组”的诊断毫无意义。如吞噬型数量较多，提示该病例不是克隆增殖性恶性组织细胞病。

3. 淋巴结活检　肿大的淋巴结活检做病理学检查，对诊断有重要价值。

4. 细胞化学染色　中性粒细胞碱性磷酸酶阳性率及积分降低，甚至阴性。酸性磷酸酶、非特异性酯酶阳性。

5. 免疫学表型 $CD45^{+}$、$CD30^{+/-}$、$CD68^{+}$、$CD163^{+}$。没有 T 或 B 细胞的免疫表型及 TCR 和 IgH 基因重排。

【治疗】

(一) 加强支持治疗

包括输血、降温、保肝及抗感染等。

(二) 化疗

可参照高度恶性淋巴瘤的治疗策略及方案。

1. CHOP 方案　环磷酰胺 $750mg/m^2$，表柔比星(表阿霉素) $40\sim60mg/m^2$，长春新碱 $1.5mg/m^2$，均于第 1 日静注。泼尼松 40~60mg/d，口服，第 1~5 日。

2. CHOP-B 方案　在 CHOP 方案基础上，加用博莱霉素 $10mg/m^2$，静注，第 1 日。

3. EA 方案　依托泊苷加阿糖胞苷联合化疗，国内外均有获得完全缓解的报道。

（陈 洁　杨建民）

12　过敏性紫癜

过敏性紫癜(allergic purpura)是一种小血管变态反应性疾病。其临床表现常有皮肤和黏膜出血，或伴有关节炎，亦可累及胃肠道、肾脏等，临床分单纯皮肤型、关节型、肾型、混合型。多见于儿童及青少年，是血管性紫癜中较为常见的一种。

【诊断】

1. 病史中注意其促发因素，即有无细菌性感染、寄生虫感染、药物及食物过敏等。

2. 临床注意紫癜是否分批出现和对称性分布，以四肢伸侧多见，新鲜皮疹是否略高于皮肤表面，有无并发荨麻疹、水肿或多形性红斑；有无阵发性腹部绞痛，伴发恶心、呕吐、腹泻、便血；有无关节肿痛。有无血尿或蛋白尿。

3. 凝血机制的各种检查，除毛细血管脆性试验可呈阳性外，均无异常发现，大便隐血、尿蛋白等试验可呈阳性反应。IgG 及 IgA 亦可增高。

【治疗】

1. 去除病因　控制感染病灶如呼吸道链球菌或金黄色葡萄球菌等感染。有寄生虫感染者，进行驱虫。如有药物过敏者，应停服有关药物。

2. 肾上腺糖皮质激素　如泼尼松 30~60mg/d，分 3 次服用，不能口服者可静滴氢化可的松或地塞米松。也可联合丙种球蛋白 100~200mg/(kg·d)，每天 1 次，共用 3 次。

3. 抗组胺药物　如氯雷他定(息斯敏)、氯雷他定、氯苯那敏，均可应用。组胺阻滞剂西咪替丁对过敏性紫癜也具有一定疗效。

4. 甘利欣　对激素治疗无效或复发的患者也有一定疗效。在常规治疗的基础上加甘利欣 20~30ml/d 静滴，症状完全缓解后继续巩固治疗 1 周。它具有内源性糖皮质激素的作用，而无外源性激素的不良反应。

5. 腹型紫癜　应用山莨菪碱 5~10mg，肌注，每日 2~3 次，也可加入 5% 葡萄糖液中静滴，30mg/d，7~10d 为一疗程。

6. 肾型紫癜　可按肾炎治疗。泼尼松疗效不佳可加用免疫抑制剂如硫唑嘌呤、环磷酰胺 100~200mg，每日口服。可连用 4~6 个月，并密切观察血常规变化。

7. 辅助药物　可选用维生素 C、葡萄糖酸钙等。普鲁卡因 300~500mg 加入 5% 葡萄糖液 500ml，静滴，每日 1 次。

（傅卫军）

13　免疫性血小板减少症

免疫性血小板减少症(immune thrombocytopenia，ITP)，即特发性血小板减少性紫癜(idiopathic thrombocytopenic purpura)，鉴于 ITP 病因明确为免疫性，且很多患者无紫癜，故 2009 年国际工作组将 ITP 更名为免疫性血小板减少症特发性血小板减少性紫癜，是一种免疫介导性疾病。周围血的血小板破坏增加是导致血小板减少的直接原因，这与免疫、脾脏和血管因素等可能有关。急性型常见于儿童或青年，起病急骤，发病前 2~3 周多有病毒感染史，90% 患儿多于 6 个月内缓解。发病时血小板下降明显，常有发热，出血较严重，血小板寿命缩短显著。骨髓巨核细胞数目增加，但成熟障碍并有退行性变。脾脏不肿大。慢性型以成人和妇女为多，病程长、持续或反复发作。出血较轻，血小板计数多

<50×10^9/L。骨髓巨核细胞数目增多，多属成熟型，胞质内颗粒减少，血小板生成亦少。脾脏可触及。

【诊断】

1. 出血以皮肤瘀点和瘀斑居多，常见于四肢及躯干，其次为牙龈出血、鼻出血、皮下出血及月经过多，间有血尿、消化道或颅内出血。

2. 起病前多有感染、接种疫苗或服药史，病程中常有缓解及发作交替出现。

3. 血小板计数在急性型常 <20×10^9/L，慢性型多在（30~80）$\times 10^9$/L，出血时间延长，血块收缩不良，毛细血管脆性试验可呈阳性。骨髓检查的主要变化为巨核细胞数量增加或正常，巨核细胞成熟障碍。

4. 条件许可时进行放射性铬（^{51}Cr）标记血小板以判定血小板生存时间偏短。

5. 血小板相关抗体测定常采用放免法或酶联法测定血小板表面 PAIgG、PAIgA、PAIgM、PAC3 的量。但正常人体内亦可有血小板抗体，各种指南通常不推荐血小板抗体检测。

6. 流式细胞术（FCM）检测网织血小板百分比、绝对值增加，提示血小板破坏增多。以特异性单抗（如抗 GP Ⅱb/ Ⅲa）、抗 Gb-Ⅰb、抗 P-selectin 等进行 MAIPA 检测血小板相关抗体，也有较高的阳性率。

【治疗】

1. 避免外伤、控制感染，禁行不必要的手术及穿刺操作。

2. 紧急治疗重症 ITP 患者（血小板计数 <10×10^9/L）发生胃肠道、泌尿生殖道、中枢神经系统或其他部位的活动性出血或需要急诊手术时，应迅速提高血小板计数 >50×10^9/L。可选用如下治疗：

(1) 血小板输注：输注单采血小板，每日输入一个供者 2 000~3 000ml 血液中的血小板，连续 3d。

(2) 肾上腺皮质激素：地塞米松 40mg/d，连用 4d，建议口服，无效患者可在半个月后重复 1 个疗程。或静脉滴注甲泼尼龙 1g/d，连用 3d。治疗过程中应注意监测血压、血糖的变化，预防感染，保护胃黏膜。

(3) 静脉输注免疫球蛋白（IVIG）：每日 400mg/kg，连用 5d，一般于用药第 2 天血小板计数开始回升。疗效只能维持 3~4 周，如需 IVIG 维持，0.5~1.0g/kg，每 3~4 周 1 次，按需应用维持。IVIG 常用于快速升高血小板计数，如手术或分娩者、成人危及生命的出血，或不宜应用糖皮质激素者以及儿童。IVIG 和激素联用可缩短起效时间。IVIG 不良反应主要有肾衰、肺水肿、反复输注后无效。对老年 ITP 疗效不如年轻人。

3. 慢性ITP治疗

(1)肾上腺糖皮质激素：泼尼松1~2mg/kg，每日分次或顿服。一般应用3~4周，待血小板正常或接近正常后逐渐减量，至20mg/d时，每1~2周最多减5mg，直至用最小剂量使血小板的计数达到安全水平，再维持3~6个月或更久。泼尼松治疗4周仍无反应，应迅速减量至停用，换用其他治疗。长期应用糖皮质激素的患者可出现骨质疏松、股骨头坏死、高血压、糖尿病、急性胃黏膜病变等不良反应。HBV-DNA复制水平较高的患者慎用糖皮质激素。

(2)免疫抑制剂：硫唑嘌呤剂量为100~150mg/d(分2~3次口服)，根据患者白细胞计数调整剂量。不良反应为骨髓抑制、肝肾毒性；环孢素5mg/(kg·d)，12h/次口服)，根据血药浓度调整剂量。不良反应包括肝肾损害、齿龈增生、毛发增多、高血压、癫痫等，用药期间应监测肝、肾功能；长春新碱1~2mg，每周一次静脉滴注，如溶于500ml生理盐水或5%葡萄糖中持续点滴8h。4~6周为一个疗程。点滴过程中，用黑布遮盖药液，以免药物遇光破坏；霉酚酸酯(骁悉，MMF)1.5~2g/d，至少连续口服12周。

(3)脾切除：在脾切除前，必须重新评价ITP的诊断，检测血小板抗体(MAIPA法或流式微球法)和TPO水平。脾切除指征：①糖皮质激素正规治疗无效，病程迁延6个月以上。②泼尼松治疗有效，但维持量>30mg/d。③有使用糖皮质激素的禁忌证。对于切脾治疗无效或最初有效随后复发的患者，应进一步检查是否存在副脾。脾切除后仍发作者，可用激素及免疫抑制剂。

(4)生物治疗：嵌合型抗CD20单抗(Rituximab，利妥昔单抗)，能够特异性地结合并清除$CD20^+$B细胞，减少自身抗体产生。用法375mg/m^2静脉注射，每周1次，连用4次为一疗程。小剂量利妥昔单抗(100mg每周1次，共4次)同样有效，但起效时间略长。如有变态反应，应用肾上腺素、激素及抗组胺等药物处理。

(5)促血小板生成药物：包括重组人血小板生成素(rhTPO)、艾曲波帕(Eltrombopag)。此类药物起效快(1~2周)，但停药后疗效一般不能维持，需要进行个体化的维持治疗。rhTPO 1.0μg/(kg·d)×14d，血小板计数大于100×10^9/L时停药；艾曲波帕25mg/d，顿服，根据血小板计数调整剂量，维持血小板计数50×10^9/L，>100×10^9/L时减量，>200×10^9/L时停药。最大剂量75mg/d。用药过程中需监测肝功能。

(6)幽门螺杆菌或病毒感染的治疗：部分ITP患者的发病与感染有关。除了病毒感染，40%的ITP患者有幽门螺杆菌的感染。有报道抗幽门螺杆菌治疗对ITP的有效率为43%~63%。HIV及丙型肝炎：两者均可致ITP，多数患者经抗病毒治疗后ITP改善。

(傅卫军)

14　血栓性血小板减少性紫癜

血栓性血小板减少性紫癜(thrombotic thrombocytopenic purpura，TTP)为一种罕见的微血管血栓 - 出血综合征，其主要临床特征包括微血管病性溶血性贫血、血小板减少、神经精神症状、发热和肾脏受累等，病情多数凶险。本病由 Moschcowitz 于 1924 年首先报道，也称 Moschcowitz 病。临床上分为遗传性和获得性 TTP，遗传性 TTP 系 *ADAMTS13* 基因突变导致酶活性降低或缺乏所致，常在感染、应激或妊娠等诱发因素作用下发病。获得性 TTP 根据有无诱因又分为特发性和继发性 TTP。前者诱因不明，体内存在抗血管性血友病裂解酶(vWF-CP，ADAMTS13)自身抗体(抑制物)，病情易反复发作，后者常继发于妊娠、感染或自身免疫性疾病等。TTP 的主要发病机制涉及 *ADAMTS13* 活性缺乏、血管内皮细胞 vWF 异常释放、血小板异常活化等方面。

【临床表现】

TTP 可发生于任何年龄，大多数为 36~51 岁，女性多见。起病往往急骤，典型病例的表现主要有下列五联征。

1. 血小板减少引起出血　以皮肤、黏膜出血为主，表现为瘀点、瘀斑或紫癜、鼻出血、泌尿生殖道和胃肠道出血，严重者可发生颅内出血。

2. 微血管病性溶血性贫血　主要由于血流经过病变血管时，红细胞受到机械性损伤而破碎。约 1/2 病例出现黄疸、尿色深，20% 有肝、脾肿大，少数情况下有雷诺现象。

3. 神经精神症状　表现为意识紊乱，30% 有头痛、失语、惊厥、视力障碍、精神错乱、谵妄及昏迷等，有时有偏瘫。以一过性、反复性和多变性为特征。

4. 肾脏损害　可出现蛋白尿、镜下血尿和管型尿，40%~80% 有轻度氮质血症、肌酐清除率下降，严重者发生肾衰竭。

5. 发热　原因不明，不同病期均可发热，热型不一，体温常达 38~40.5℃。

临床上主要根据上述五联征作出临床诊断，但同时具备五种症状者仅占 40%，具备上述前 3 种症状者占 75%，因此还需结合实验室检查和 vWF-CP 活性分析做出明确诊断。

【辅助检查】

1. 血常规　不同程度正细胞、正色素性贫血，95% 患者血涂片可见变形红细胞及碎片(>1%)[破碎红细胞(schistocyte)，正常值 <0.5%]，网织红细胞计数大多增高；血小板计数显著降低，半数以上患者血小板计数 $<20 \times 10^9/L$。

2. 骨髓象　一般不作为常规检查。红细胞系统显著增生，巨核细胞数正常或增多，呈成熟障碍。

3. 血液生化检查　血清游离血红蛋白和间接胆红素升高，血清结合珠蛋白下降，血清乳酸脱氢酶明显升高，尿胆原阳性。血尿素氮及肌酐不同程度升高。

4. 出凝血检查　出血时间延长、血块退缩不佳，凝血酶原时间可延长，APTT 及纤维蛋白原检测多正常，偶有纤维蛋白降解产物轻度升高。

5. 血浆 ADAMTS13 活性及 ADAMTS13 抑制物检查　采用残余胶原结合试验或 FRET—vWF 荧光底物试验方法。遗传性 TTP 患者 ADAMTS13 活性缺乏（活性 <5%）；特发性 TTP 患者 ADAMTS13 活性多缺乏且抑制物阳性；继发性 TTP 患者 ADAMTS13 活性多无明显变化（图 2-5-1）。

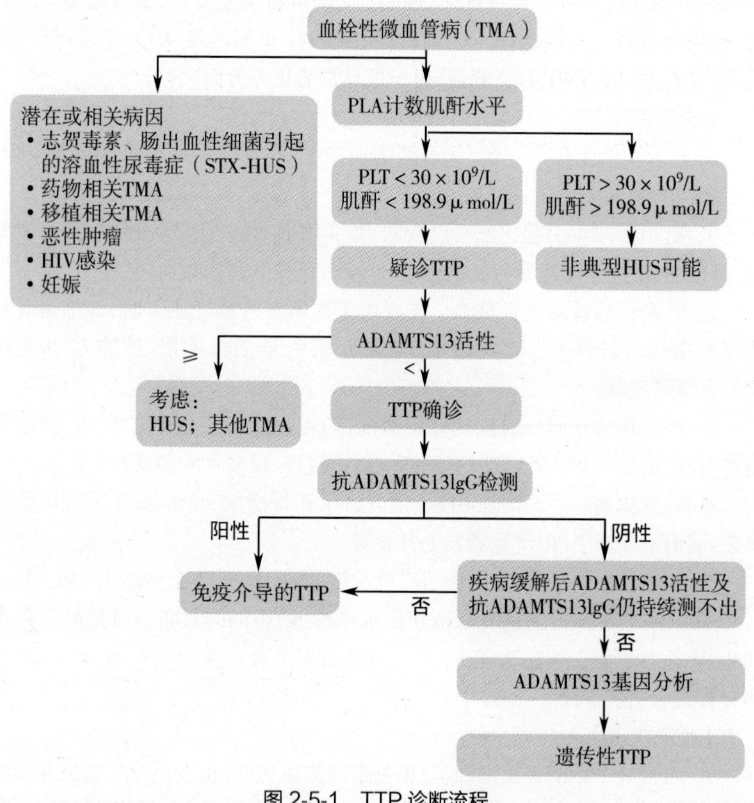

图 2-5-1　TTP 诊断流程

【治疗】

由于 TTP 病情凶险，诊断明确或高度怀疑本病时应尽快治疗。

（一）血浆置换

目前为TTP首选的治疗方法。采用新鲜血浆、新鲜冰冻血浆。血浆置换量每次置换1.5个血浆容量（约45ml/kg），每日1~2次，直至症状缓解、血小板及LDH恢复正常，以后可逐渐延长置换间隔。对暂时无条件行血浆置换治疗或遗传性TTP患者，可输注新鲜血浆或新鲜冰冻血浆，推荐剂量为20~40ml/（kg·d）。严重肾衰竭时，可与血液透析联合应用。对继发性TTP患者血浆置换疗法常无效。

（二）免疫抑制剂

1. 肾上腺糖皮质激素　发作期TTP患者推荐辅助使用甲泼尼龙（200mg/d）或地塞米松（10~15mg/d）静脉输注3~5d，后可改为泼尼松（每日1mg/kg），病情缓解后减量至停用（用于继发于免疫因素者）。甲泼尼龙0.75mg/kg静脉注射，或泼尼松1mg/kg口服，每12h一次。

2. 其他免疫抑制剂　伴抑制物的特发性TTP患者也可加用长春新碱或其他免疫抑制剂如环孢素、吗替麦考酚酯、环磷酰胺、硫唑嘌呤等，减少自身抗体产生。长春新碱1.4mg/m^2，第1、4、7、11天静脉注射或1~2mg，每周一次，4~6周为一疗程。

（三）其他治疗及进展

1. 硼替佐米　作用于体内激活的B细胞和浆细胞，有效降低TTP患者自身抗体浓度，提高ADAMTS13的活性，减少活化CD4$^+$ T细胞的生成。用法1~1.3mg/m^2，皮下或静注，第1、4、8、11、21天重复。

2. 嵌合型抗CD20单抗　初诊TTP患者中，血浆置换联合利妥昔单抗（每周375mg/m^2，疗程4周）较单纯PE可明显减少缓解时PE次数，减低复发风险。早期使用（前3d）对难治性、慢性复发性获得性TTP有显著优势。

3. N-乙酰半胱氨酸　NAC通过破坏vWF多聚体内二硫键将其迅速降解，对难治性TTP有成功报道。但有增加外科出血风险。

4. 艾库珠单抗（Eculizumab）　是一种C5单克隆抗体，目前已尝试用于TTP的成功报道。

5. 重组ADAMTS13酶及抗vWF药物　目前还在探索研究中。

6. 脾切除　用于治疗TTP尚有争议，其机制可能与减少自身抗体及vWF合成有关。对其他治疗效果不佳的复发、难治性TTP，可以作为一种备选方案。

（袁振刚）

15　血友病

血友病(hemophilia)是一组遗传性凝血功能障碍的出血性疾病,包括血友病A,即遗传性因子Ⅷ(FⅧ:C)缺乏症;血友病B,即遗传性因子Ⅸ(FIX:C)缺乏症。所有血友病患者中,血友病A占80%~85%,血友病B占15%~20%。本组疾病的特征是活动性凝血因子X生成障碍,凝血时间延长,终身具有出血倾向。

【诊断】

(一) 病史

注意询问家族史。血友病A及B系伴性隐性遗传,女性遗传,男性发病。故应重点询问母系家族中(男性个体)有无出血史,偶可见女性患者。此外应详询患者有无出血倾向,如自发性出血或轻微外伤、小手术如拔牙或外科手术引起严重出血。

(二) 查体

特别注意观察有无皮下瘀斑、肌肉血肿及关节腔出血。重症者常见大关节畸形及肌肉萎缩。

(三) 实验室检查

血小板计数、出血时间、血块收缩时间都正常。凝血时间(试管法)有3/4患者延长,凝血时间正常不能排除本类疾病,可能属于轻型。

1. 初筛试验　激活的部分凝血活酶时间(APTT)延长,凝血酶原时间正常,凝血酶原消耗不佳。

2. 确诊试验　确诊血友病有赖于测定FⅧ活性(FⅧ:C)、FⅨ活性(FⅨ:C)以及血管性血友病因子抗原(vWF:Ag)。血友病A患者FⅧ:C减低或缺乏,vWF:Ag正常,FⅧ:C/vWF:Ag明显降低。血友病B患者FⅨ:C减低或缺乏。依血浆中FⅧ或FⅨ活性水平,血友病分为重(低于正常水平的1%~2%)、中(2%~5%)、轻(5%~15%)及亚临床型(>15%)四型。

3. 基因检测　有条件的患者可进行基因检测,以明确致病基因,为检测家族中的携带者以及产前诊断提供依据。

4. 鉴别诊断　血友病经上述检查结合病史诊断一般不难,但需要与血管性血友病(VWD)、获得性血友病、遗传性凝血因子Ⅺ(FⅪ)缺乏症及其他凝血因子缺乏症相鉴别。

【治疗】

(一) 局部止血治疗

局部外出血可用凝血酶、纤维蛋白海绵、明胶海绵或中药止血粉敷贴,并局部加压或置冰袋。

(二) 替代疗法

替代疗法是治疗血友病的有效方法，目的是将患者血浆中缺少的凝血因子含量提高到止血水平。血浆中的 F Ⅷ或 F Ⅸ达到正常的 3%~5% 以上时，患者一般不会出现自发性出血。达到 15% 以上时，患者通常可正常生活。

应首选病毒灭活的人血源的浓缩因子Ⅷ或重组因子Ⅷ用于血友病 A；人血源的凝血酶原复合物或重组人因子 IX 制剂用于血友病 B。每千克体重注入 1IU 的因子Ⅷ，可使体内因子Ⅷ活性升高 2U/kg，注入 1U 因子Ⅸ，仅提高活性 1IU/kg。1U 因子Ⅷ或因子Ⅸ相当于 1ml 新鲜正常血浆中所含的相应因子。因子Ⅷ及因子Ⅸ在循环中半衰期短，因子Ⅷ必须每 12h 补充一次，而因子Ⅸ每 24h 输注一次，但首次输注后 4~6h 应作第二次输注。在无因子Ⅷ、因子Ⅸ制剂供应时，或紧急情况下，可输新鲜血浆或新鲜冰冻血浆，其中含有所有的凝血因子，一次最大安全量为 10~15ml/kg 或冷沉淀物。无条件者也可输新鲜全血。

(三) 1- 去氧基 -8- 右旋 - 精氨酸加压素(DDAVP)

DDAVP 是一种人工合成的抗利尿激素的同类物质，有抗利尿作用及提高血浆内因子Ⅷ水平的作用。每次剂量为 0.3~0.5μg/kg，30ml 生理盐水稀释后缓慢静脉注射。每 12h 1 次，连续 1~3d 为 1 个疗程。

(四) 其他药物治疗

抗纤维蛋白溶解药物等，可作为辅助或对症治疗。泌尿系统出血时禁用。

(王健民)

16 血管性血友病

由于 von Willebrand 因子(vWF)基因位点的突变或缺陷所致 vWF 量或(及)质的异常，而引起机体止血功能障碍的出血性疾病称为血管性血友病(von Willebrand Disease，vWD)。常伴有Ⅷ因子促凝活性(Ⅷ:C)降低。一般认为在遗传性出血性疾病中，发病率仅次于血友病甲。

【临床表现】

血管性血友病为常染色体遗传病，多数为显著性遗传。大多数患者均有出血倾向，以皮肤、黏膜出血为主。女性常表现为月经过多。本病预后一般良好。随年龄增长，出血倾向常自行见轻。根据 vWF 的数量结构及功能的异常临床上分为六型，分别为 1 型、2A 型、2B 型、2M 型、2N 型、3 型。

【辅助检查】

出血时间(BT)延长，血小板黏附试验(PADT)减弱，vWF 减少或 vWF 多聚体异常，瑞斯托霉素诱导血小板聚集（RZPA）异常，Ⅷ:C 降低，APTT 延长。对于基因缺陷明确的家系，可直接进行基因诊断。

【治疗】

轻型患者不需要特殊治疗，重型患者的治疗以能同时纠正出血时间和凝血异常为目的。

1. 一般治疗禁用阿司匹林、双嘧达莫、吲哚美辛、保泰松、低分子右旋糖酐、前列腺素 E 等影响血小板功能的药物。尽量避免手术。女性患者慢性或反复鼻出血、月经过多，可用雌激素治疗，但对 3 型患者效果差。抗纤溶药物如氨基己酸，氨甲苯酸对控制黏膜出血有效。

2. 血液制品替代治疗可用新鲜血、新鲜冷冻血浆、冷沉淀物或Ⅷ因子浓缩物。尤以冷沉淀物（CPF）为佳。在重型出血时，CPF 剂量应达 10U/kg 体重或每天输注Ⅷ:C 15~20U/kg。若需进行大手术，则重型患者输Ⅷ:C 20~40U/kg，两 d 后输 10~20U/kg，3~8d 以后输 5~10U/kg。轻型者可适当减量。对于 2B 型患者，CPF 应于手术前 24h 给予。

3. DDAVP（1- 去氨基 -8-γ- 精氨酸加压素）可促进内皮细胞释放Ⅷ/vWF。1 型患者反应良好，2A 型部分有效，3 型无效，2B 型禁用。用法：0.4μg/kg 体重的 DDAVP，加生理盐水 30ml，静滴 15~20min 以上。最初 2~4d，可每 8~12h 给药一次。或 0.25ml（每毫升含 1 300μg）滴鼻，每日 2 次。

4. 中草药参三七合并柿树叶对个别患者可改善出血症状。用野麻所制的血凝片对防治 vWD 也有一定作用。

（傅卫军）

17 血小板功能缺陷性疾病

由于血小板黏附、聚集、释放或凝血活性等功能的先天性缺陷或后天性异常引起的出血性疾病称为血小板功能缺陷性疾病（functional disorders of platelet）。分类见表 2-5-7。

表 2-5-7 血小板功能缺陷性疾病分类

先天性（遗传性）	获得性（继发性）
血小板血管壁作用缺陷（黏附疾病）	骨髓增生性疾病
巨血小板综合征（GPIb、Ⅸ及Ⅴ异常）	真性红细胞增多症
血管性血友病（vWF 异常）	骨髓纤维化
血小板型血管性血友病（GPIb 异常）	原发性血小板增多症

续表

先天性(遗传性)	获得性(继发性)
对胶原反应缺陷(GPIa/ Ⅱa、Ⅳ或Ⅵ异常)	慢性粒细胞性白血病 骨髓增生异常综合征(MDS)
血小板 - 血小板作用缺陷(聚集疾病)	急性白血病
血小板无力症(GP Ⅱb/ Ⅲa 异常)	尿毒症
无纤维蛋白原血症	肝病
血小板释放反应缺陷	异常蛋白血症
贮存池病	心肺体外循环
花生四烯酸代谢异常	贮存的血小板
钙运转异常	抗血小板抗体
血小板凝血活性异常	获得性贮存池病 药物 弥散性血管内凝血

【临床表现】

1. 先天性血小板功能缺陷性疾病　多数患者属常染色体隐性遗传(如巨血小板综合征、血小板无力症等)少数为常染色体显性遗传(如贮存池病、花生四烯酸代谢异常等);皮肤、黏膜或内脏器官出血是主要临床表现。

2. 获得性血小板功能缺陷性疾病　有原发性疾病存在,且往往与疾病的严重性相关;出血和/或血栓形成是本病的两种主要临床特征,出血表现也以皮肤紫斑和瘀点、鼻出血、齿龈出血、月经过多以及创伤、手术后出血不止为特征,而内脏、深部组织出血者较少见。

【辅助检查】

检查血小板功能缺陷性疾病的试验颇多,但临床上常用的有:出血时间、血小板计数、平均血小板体积、血小板黏附性试验、血小板聚集性试验、血小板释放产物测定(β 血小板球蛋白、血小板Ⅳ因子、血小板凝血酶致敏蛋白等)、血小板Ⅲ因子有效性测定、血块收缩以及血小板花生四烯酸代谢产物测定(血栓烷 B2、6-Keto-PGF1α、丙二醛、PGD2、PGE2 等)、血小板膜糖蛋白Ⅰb(GPIb)、GP Ⅱb/ Ⅲa 等。获得性血小板功能缺陷性疾病常表现为多种血小板功能缺陷。

【治疗】

(一) 先天性血小板功能缺陷性疾病

目前无根治方法。

1. 一般治疗　出血时可采用压迫止血，月经过多可采用避孕药加以控制；禁用抗血小板药物，如阿司匹林（乙酰水杨酸）、磺吡酮、双嘧达莫（潘生丁）、噻氯匹定、氯吡格雷等；避免外伤和手术，不轻易施行脾切除术。

2. 输注血小板悬液　唯一有效的对证治疗方法。输注血小板悬液指征：临床上有危及生命的严重出血，或必须控制出血才能顺利进行外科手术者。输注剂量应能将循环中血小板数提高至 $>50\times10^9$/L（输注 2×10^{11} 血小板可增加循环血小板计数为 12×10^9/L）。一般每日或隔日输注 1 次，连续几日或直至外科伤口愈合。输注血小板悬液时，最好选用 HLA 配型相合者或同一供血员的单采血小板，防止产生特异的同种抗体，从而导致血小板无效输注。

（二）获得性血小板功能缺陷性疾病

1. 有效地控制和治疗原发疾病。

2. 按需要进行局部压迫止血、输注新鲜血浆及血小板悬液或应用止血药物等。禁用抗血小板药物。对于血栓栓塞成为临床的主要矛盾且危及生命的患者除积极疏通血液循环外可酌情选用前列环素（PGI2）、阿司匹林。

（傅卫军）

18　弥散性血管内凝血

弥散性血管内凝血（disseminated intravascular coagulation，DIC）是在许多疾病基础上，致病因素损伤微血管体系，导致凝血活化，全身微血管血栓形成、凝血因子大量消耗并继发纤溶亢进，引起以出血及微循环衰竭为特征的临床综合征。

【病理生理】

1. 微血栓形成　是 DIC 的基本和特异性病理变化。发生部位广泛，多见于肺、肾、脑、肝、心、肾上腺等部位。主要为纤维蛋白血栓及纤维蛋白 - 血小板血栓。

2. 凝血功能异常　①高凝状态：为 DIC 早期改变。②消耗性低凝状态：出血倾向，PT 显著延长，血小板及多种凝血因子水平低下。此期持续时间长，常构成 DIC 的主要临床特点及试验检测异常。③继发纤溶亢进状态多出现在 DIC 后期，但亦可在凝血激活的同时，甚至成为某些 DIC 的主要病理过程。

3. 微循环障碍　毛细血管微循环形成、血容量减少、血管舒缩功能失调、心功能受损等因素造成循环障碍。

【临床表现】

DIC 不是一个独立的疾病，而是众多疾病复杂病理过程中的中间环节，其主要基础疾病或诱因包括：严重感染、恶性肿瘤、病理产科、手术及外伤等。除原发疾病临床表现外，尚有 DIC 各期的临床特点，故临床表现复杂且差异很大。DIC 典型的临床表现如下：

1. 出血自发性、多部位(皮肤、黏膜、伤口及穿刺部位)出血，严重者可危及生命。

2. 休克或微循环衰竭休克不能用原发病解释，顽固不易纠正，早期即出现肾、肺、脑等器官功能不全。

3. 微血管栓塞累及浅层皮肤、消化道黏膜微血管，根据受累器官差异可表现为：顽固性休克、呼吸衰竭、意识障碍、颅内高压、多器官功能衰竭。

4. 微血管病性溶血较少发生，表现为进行性贫血、贫血程度与出血量不成比例，偶见皮肤、巩膜黄染。

【诊断】

在 DIC 诊断中，基础疾病和临床表现是两个很重要的部分，不可或缺，同时还需要结合实验室指标来综合评估，任何单一的常规实验诊断指标用于诊断 DIC 的价值十分有限。2014 年我国建立了中国弥散性血管内凝血诊断积分系统(Chinese DIC scoring system，CDSS)，该系统突出了基础疾病和临床表现的重要性，强化动态监测原则，简单易行，易于推广，使得有关 DIC 诊断标准更加符合我国国情(表 2-5-8)。此外，DIC 是一个动态的病理过程，检测结果只反映这一过程的某一瞬间，利用该积分系统动态评分将更有利于 DIC 的诊断。

注：非恶性血液病：每日计分 1 次，≥ 7 分时可诊断为 DIC；恶性血液病：临床表现第一项不参与评分，每日计分 1 次，≥ 6 分时可诊断为 DIC。PT：凝血酶原时间；APTT：部分激活的凝血活酶时间。

表 2-5-8　中国弥散性血管内凝血诊断积分系统(CDSS)

积分项	分数
存在导致 DIC 的原发病	2
临床表现	
不能用原发病解释的严重或多发出血倾向	1
不能用原发病解释的微循环障碍或休克	1
广泛性皮肤、黏膜栓塞，灶性缺血性坏死、脱落及溃疡形成，或不明原因的肺、肾、脑等脏器功能衰竭	1
实验室指标	
血小板计数	

续表

积分项	分数
非恶性血液病	
≥ 100×10^9/L	0
80~100×10^9/L	1
<80×10^9/L	2
24h 内下降≥ 50%	1
恶性血液病	
<50×10^9/L	1
24h 内下降≥ 50%	1
D- 二聚体	
<5mg/L	0
5~9mg/L	2
≥ 9mg/L	3
PT 及 APTT 延长	
PT 延长 <3s 且 APTT 延长 <10s	0
PT 延长≥ 3s 或 APTT 延长≥ 10s	1
PT 延长≥ 6s	2
纤维蛋白原	
≥ 1.0g/L	0
<1.0g/L	1

注：非恶性血液病：每日计分 1 次，≥ 7 分时可诊断为 DIC；恶性血液病：临床表现第一项不参与评分，每日计分 1 次，≥ 6 分时可诊断为 DIC。PT：凝血酶原时间；APTT：部分激活的凝血活酶时间。

【治疗】

急性及亚急性 DIC 属内科急诊，必须从速处理。其原则如下：

（一）治疗基础疾病及消除病因

是防治 DIC 的根本措施。若能及时有效地去除病因，如控制感染、纠正休克、及时清创、终止妊娠、排空子宫内容物、纠正缺氧、缺血及酸中毒等，是终止 DIC 病理过程的最为关键和根本的治疗措施。

(二) 抗凝治疗

抗凝治疗是终止 DIC 病理过程、减轻器官损伤、重建凝血 - 抗凝平衡的重要措施。抗凝治疗应在处理基础疾病的前提下，与凝血因子补充同时进行。常用药物为普通肝素和低分子肝素。

使用方法：①普通肝素：急性 DIC，10 000~30 000U/d，一般 12 500U/d 左右，每 6h 用量不超过 5 000U，静脉滴注，根据病情连续使用 3~5d。②低分子肝素：与肝素相比，其抑制 F Ⅹa 作用强，较少引起血小板减少，半衰期长。常用剂量 75~150IUA Xa(抗活化因子 X 国际单位)/(kg·d)，一次或分两次皮下注射，连用 3~5d。

(三) 替代治疗

适用于有明显血小板减少或凝血因子减少证据，已进行病因及抗凝治疗，DIC 未能得到良好控制，有明显出血表现者。

1. 新鲜冷冻血浆等血液制品　每次 10~15ml/kg

2. 血小板悬液　未出血的患者血小板计数 $<20\times10^9$/L，或者存在活动性出血且血小板计数 $<50\times10^9$/L 的 DIC 患者，需紧急输血小板

3. 纤维蛋白原　首次剂量 2.0~4.0g，静滴。24h 内给予 8.0~12.0g 可是血浆纤维蛋白原升至 1.0g/L。纤维蛋白原半衰期长，一般每 3d 用药一次。

4. F Ⅷ及凝血酶原复合物　偶在严重肝病合并 DIC 时考虑应用。

(四) 纤溶抑制剂的应用

DIC 时纤维蛋白溶解亢进是机体的一种保护反应，对疏通微循环有利，故一般不用纤溶抑制剂。但在继发性纤溶占主导地位而出血又无法控制时，则可在小剂量或微剂量肝素应用的基础上加用纤溶抑制剂，常用的有 6- 氨基己酸、对羧基苄胺、氨甲环酸等。

(五) 其他治疗

以下情况可考虑使用糖皮质激素：①基础疾病需糖皮质激素治疗者；②感染 - 中毒休克并且 DIC 已经有效抗感染者；③并发肾上腺皮质功能不全者。

(杜　鹃)

19　多发性骨髓瘤

多发性骨髓瘤(multiple myeloma，MM)，是一种克隆性浆细胞异常增殖的恶性疾病。瘤细胞可产生单克隆性免疫球蛋白或其片段(M 蛋白)。依照异常增殖的免疫球蛋白类型分为：IgG 型、IgA 型、IgM 型、IgD 型、IgE 型、轻链型、双克隆型以及不分泌型。进一步可根据轻链类型分为 κ 型和 λ 型等。本病多发于老年，目前仍无法治愈。患者常伴有多发性骨损害、贫血、出血、高钙血症、

高黏滞综合征、肾脏损害等，患者对感染的抵抗力显著降低，易反复并发各种感染。

【临床表现】

MM 患者临床表现多种多样，有时首发症状难以直接考虑到本病的可能，若不进一步检查，极易漏诊误诊。

1. 骨痛　骨痛是本病的主要症状之一。疼痛程度轻重不一，早期常是轻度的、暂时的，随着病情进展可以变为持续而严重的疼痛。

2. 贫血及出血倾向　贫血是本病另一个常见的临床表现。造成贫血的主要原因是骨髓中瘤细胞恶性增殖、浸润，排挤了造血组织，影响了造血功能。此外肾功能不全、反复感染、营养不良等因素也会造成或加重贫血。

出血倾向在本病也不少见。出血程度一般不严重，多表现为黏膜渗血和皮肤紫癜，常见部位为鼻腔、牙龈、皮肤，晚期可能发生内脏出血及颅内出血。导致出血的原因为血小板减少和凝血障碍。

3. 反复感染　本病患者易发生感染，尤以肺炎球菌肺炎多见，其次是泌尿系统感染和败血症。病毒感染以带状疱疹、周身性水痘多见。

4. 肾脏损害　肾脏病变是本病比较常见而又具特征性的临床表现。由于单克隆免疫球蛋白过量生成，导致过多的轻链被重吸收，造成肾小管损害。此外，高钙血症、高黏滞综合征、高尿酸血症、淀粉样变性及肿瘤细胞浸润，均可造成肾脏损害。肾功能损害多是慢性、渐进的，少数可发生急性肾衰竭，主要诱因是高钙和脱水，若处理及时得当，这种急性肾衰竭还可逆转。

5. 高钙血症　血钙升高是由于骨质破坏使血钙逸向血中、肾小管对钙外分泌减少及单克隆免疫球蛋白与血钙结合的结果。增多的血钙主要是结合钙而非离子钙。高钙血症可引起头痛、呕吐、多尿、便秘，重者可至心律失常、昏迷甚至死亡。故需紧急处理。

6. 高黏滞综合征　血中单克隆免疫球蛋白异常增多，使血液黏滞度尤其是血清黏滞度增加，造成微循环障碍，从而引起一系列临床表现称为高黏滞综合征。常见症状有头晕、头痛、视物模糊、视力障碍、肢体麻木、肾功能不全，严重影响血流循环时可导致意识障碍、癫痫样发作甚至昏迷。

7. 高尿酸血症　血尿酸升高是由于瘤细胞分解产生尿酸增多和肾脏排泄尿酸减少的结果。血尿酸升高可造成肾脏损害，应予预防和处理。

8. 神经系统损害　瘤细胞浸润、瘤块压迫、高钙血症、高黏滞综合征、淀粉样变性及病理性骨折造成的机械压迫均可称为引起神经系统病变的和症状的原因。神经系统症状多种多样，既可表现为周围神经病、神经根综合征，也可表现为中枢神经系统症状。胸椎、腰椎的压缩性骨折可造成截瘫。

9. 淀粉样变性　免疫球蛋白轻链与多糖的复合物沉积于组织器官中即是本病的淀粉样变性。受累组织较广泛，舌、腮腺、皮肤、心肌、胃肠道、周围神经、肝、胆、胰、脾、肾均可被累及。淀粉样变性的诊断主要依靠刚果红染色。

10. 肝脾肿大及其他　瘤细胞浸润、淀粉样变性导致肝脾肿大。少数患者可有关节疼痛、关节肿胀、类风湿样结节，系骨关节发生淀粉样变性的表现。皮肤损害如瘙痒、红斑、坏疽样脓皮病、多毛仅见于少数患者。

【辅助检查】

1. 血常规　多为正细胞正色素贫血，血片中红细胞呈缗钱状排列，晚期可见大量浆细胞。

2. M 蛋白检测　M 蛋白对 MM 的诊断至关重要，它是体内浆细胞出现克隆性增殖的标志。除不分泌型外，MM 患者的血和 / 或尿中均有不同数量的 M 蛋白存在。

3. 骨髓涂片检查　骨髓中浆细胞异常增生，并伴有质的改变。骨髓瘤细胞大小形态不一，成堆出现，核内可见核仁 1~4 个，并可见双核或多核浆细胞。

4. 尿液检查　尿常规可见蛋白尿、血尿、管型尿。24h 尿轻链、尿免疫固定电泳的检测，约半数出现本周蛋白（从肾脏排出的免疫球蛋白的轻链，λ 链或 κ 链），可在尿中大量排出。

5. 血液学检查　①骨质破坏可至血钙升高，晚期肾功能不全可致血磷升高，并为溶骨性改变，碱性磷酸酶正常或轻度升高。② β_2-MG 与肿瘤负荷相关，肾功能不全时显著升高。③约 95% 患者总蛋白升高，球蛋白增多，白蛋白减少与预后密切相关。④ CRP 可反映病情严重程度，LDH 反映肿瘤负荷。⑤肾功能不全时可有肌酐、尿素氮升高。

6. 细胞遗传学　FISH 可发现 90% 以上 MM 患者存在细胞遗传学异常。目前已明确 del（13）、亚二倍体、1q21 扩增、t（4；14）、del（17p）、t（14；16）、t（14；20）与不良预后相关。

7. 影像学检查　X 线 /CT/MRI/PET-CT 常于颅骨、骨盆、脊柱、股骨、肱骨等处查见骨质破坏。

【诊断标准】

诊断 MM 需满足第 1 条及第 2 条，加上第 3 条中任何 1 项：

1. 骨髓单克隆浆细胞比例≥ 10% 和 / 或组织活检证明有浆细胞瘤。

2. 血清和 / 或尿出现单克隆 M 蛋白。

3. 骨髓瘤引起的相关表现

（1）靶器官损害表现（CRAB）

[C]校正血清钙 >2.75mmol/L。

[R]肾功能损害(肌酐清除率 <40ml/min 或肌酐 >177μmol/L)。

[A]贫血(血红蛋白低于正常下限 20g/L 或 <100g/L)。

[B]溶骨性破坏,通过影像学检查(X 线片、CT 或 PET-CT)显示 1 处或多处溶骨性病变。

(2)无靶器官损害表现,但出现以下 1 项或多项指标异常(SLiM)

[S]骨髓单克隆浆细胞比例≥ 60%。

[Li]受累 / 非受累血清游离轻链比≥ 100。

[M]MRI 检查出现 >1 处 5mm 以上局灶性骨质破坏。

【治疗】

规范化的治疗是延长生存期、改善预后的重要途径。MM 的治疗包括:诱导治疗、造血干细胞移植、巩固治疗、维持治疗等。

(一) 治疗原则

无 SlimCARB 症状患者暂不推荐治疗,高危无症状患者可根据其意愿进行综合考虑或进入临床试验;孤立性浆细胞瘤无论骨型还是骨外型首选对受累野进行放疗(≥ 45Gy),如有必要则手术治疗;有症状 MM 应及早治疗。

(二) 诱导治疗

患者的年龄(原则上≤ 65 岁)、体能及伴随疾病状况决定其造血干细胞移植条件的适合性。移植候选患者应注意尽量不选用损伤造血干细胞并影响其动员采集的方案,硼替佐米皮下使用可减少周围神经病变发生率。

MM 常用的治疗方案可分为适合移植和不适合移植患者:

1. 适于移植患者的诱导治疗可选下述方案:硼替佐米 / 地塞米松(VD);来那度胺 / 地塞米松(Rd);来那度胺 / 硼替佐米 / 地塞米松(RVd);硼替佐米 / 阿霉素 / 地塞米松(PAD);硼替佐米 / 环磷酰胺 / 地塞米松(VCD);硼替佐米 / 沙利度胺 / 地塞米松(VTD);沙利度胺 / 阿霉素 / 地塞米松(TAD);沙利度胺 / 地塞米松(TD);沙利度胺 / 环磷酰胺 / 地塞米松(TCD);长春新碱 / 阿霉素 / 地塞米松(VAD)。

2. 不适合移植患者的初始诱导方案,除以上方案外,尚可选用以下方案:马法兰 / 醋酸泼尼松 / 硼替佐米(VMP);马法兰 / 醋酸泼尼松 / 沙利度胺(MPT);马法兰 / 醋酸泼尼松 / 来那度胺(MPR);马法兰 / 醋酸泼尼松(MP)。

(三) 维持治疗

维持治疗可延长疗效持续时间以及无进展生存时间。可选用来那度胺、硼替佐米或沙利度胺单药,或联合糖皮质激素。

(四) 复发、难治 MM 的挽救治疗

复发患者的异质性较大，需要对复发患者进行个体化评估以决定治疗的时机及药物。仅有生化复发的患者不需要立即治疗，这些患者如果出现单克隆球蛋白增速加快（如 3 个月或更短时间增加 1 倍）时，才应该开始治疗。对于无症状的生化复发患者，受累免疫球蛋白上升速度缓慢，仅需观察，建议 3 个月随访 1 次。对于伴有 SLiM-CRAB 的临床复发患者，需要尽快启动治疗。对于 6 个月以内复发的患者，可换用其他作用机制的药物联合方案；对 6~12 个月复发的患者，首选换用其他作用机制的药物联合方案，也可使用原药物再治疗；对于 12 个月以上复发的患者，可使用原方案再诱导治疗，也可换用其他作用机制的药物方案。如果从未使用过某一类（种）新型作用机制的药物，首选包含这类（种）药物的方案。对于复发的 MM 患者，应尽可能延长患者的治疗时间。

治疗方案：

1. 首先推荐进入适合的临床试验。

2. 硼替佐米、来那度胺、沙利度胺是治疗复发 MM 的关键药物，常与在功能上具有相加或协同作用的药物（如蒽环类、烷化剂、糖皮质激素）联合使用，具体参见初治方案；另外，伊沙佐米 / 来那度胺 / 地塞米松（IRd）方案也可选择。条件合适者进行自体或异基因造血干细胞移植。

3. 对于对硼替佐米、来那度胺双耐药的患者，可以考虑 DCEP ± V、DT-PACE ± V 方案（其中沙利度胺可用来那度胺代替）。

(五) 造血干细胞移植治疗

造血干细胞移植的适应证取决于患者的年龄、所处的疾病状况和造血干细胞的来源。一般认为，自体 PBSCT 的年龄可以放宽至 70 岁；Allo-HSCT 中，人类白细胞抗原（HLA）相合的同胞间移植限制在 55 岁以下，而无关供者间移植则限制在 40 岁以内。

1. 自体造血干细胞移植　自体造血干细胞移植常在有效化疗 3~4 疗程后进行；有可能进行自体造血干细胞移植的患者避免使用含烷化剂和亚硝基脲类药物。肾功能不全及老年并非移植禁忌证。相比于晚期移植，早期移植者无事件生存期更长。对于原发耐药患者，ASCT 可作为挽救治疗措施。对于移植候选者，建议采集足够 2 次移植所需的干细胞量。若第 1 次移植后获得 CR 或 VGPR 者，可不考虑序贯第 2 次移植；若首次移植后未达 VGPR，可序贯第 2 次移植。高危患者可能更能获益于双次移植。序贯第 2 次移植一般在首次移植后 6 个月内进行。

2. 异基因造血干细胞移植　年轻、高危患者有合适供者的患者可考虑异基因造血干细胞移植。

(六) 巩固治疗

为进一步提高疗效反应深度，以强化疾病控制，对于 ASCT 后未获得 CR 以上疗效者，可采用原诱导方案短期巩固治疗 2~4 个疗程。

(七) 原发耐药 MM 的治疗

更换用未用过的新方案，如能获得 PR 及以上疗效，条件合适者应尽快行 ASCT；符合临床试验者进入临床试验。除以上方案外，有以下方案可供选择：

1. 地塞米松 / 环磷酰胺 / 依托泊苷 / 顺铂 ± 硼替佐米（DCEP ± V）。

2. 地塞米松 / 沙利度胺 / 顺铂 / 阿霉素 / 环磷酰胺 / 依托泊苷 ± 硼替佐米（DT-PACE ± V）。

3. 大剂量环磷酰胺（HD-CTX）。

4. 低剂量环磷酰胺 / 醋酸泼尼松（CP）。

(八) 支持治疗

1. 骨病的治疗　口服或静脉使用双膦酸盐(包括氯屈膦酸、帕米膦酸二钠和唑来膦酸)。双膦酸盐适用于所有需要治疗的有症状 MM 患者。无 Slim CRAB 症状骨髓瘤不建议使用双膦酸盐，除非进行临床试验。静脉制剂使用时应严格掌握输注速度。静脉使用双膦酸盐建议在 MM 诊断后前 2 年每月 1 次、2 年之后每 3 个月 1 次持续使用。口服双膦酸盐可以长期使用。若出现了新的骨相关事件，则重新开始至少 2 年的治疗。使用前后注意监测肾功能，并根据肾功能调整药物剂量。如果在原发病治疗有效的基础上出现肾功能恶化，应停用双膦酸盐，直至肌酐清除率恢复到基线值 ±10%。唑来膦酸和帕米膦酸二钠有引起下颌骨坏死的报道，尤以唑来膦酸为多，双膦酸盐使用前应该进行口腔检查，使用中避免口腔侵袭性操作。如需进行口腔侵袭性操作，需在操作前后停用双膦酸盐 3 个月，并加强抗感染治疗。对即将发生或已有长骨病理性骨折、脊椎骨折压迫脊髓或脊柱不稳者可行外科手术治疗。低剂量的放射治疗(10~30Gy)可用于缓解药物不能控制的骨痛。在干细胞采集前，避免全身放疗。

2. 高钙血症　水化、碱化，如尿量正常，则日补液 2 000~3 000ml；补液同时合理使用利尿剂以保持尿量 >1 500ml/d；药物治疗包括大剂量糖皮质激素、降钙素以及双膦酸盐；应用作用较快的针对原发病治疗的方案如含硼替佐米的方案可快速纠正高钙血症；合并肾功能不全时可行血液或腹膜透析。

3. 肾功能不全　水化、碱化、利尿，以避免肾功能不全；有肾衰竭者，应积极透析；避免使用非甾体抗炎药（NSAIDs）等肾毒性药物；避免使用静脉造影剂；长期接受双膦酸盐治疗的患者需监测肾功能。

4. 贫血　可考虑促红细胞生成素治疗；在用促红细胞生成素的同时，酌情补充铁剂、叶酸、维生素 B_{12} 等造血原料。

5. 感染　如反复发生感染或出现威胁生命的感染，可考虑静脉使用免疫球蛋白；若使用大剂量地塞米松方案，应考虑预防卡氏肺孢子菌肺炎和真菌感染；使用硼替佐米和接受造血干细胞移植（包括自体和异基因造血干细胞移植）的患者应该预防性使用抗病毒药物；HBV 携带者应预防性使用抑制病毒复制的药物，并注意监测病毒载量。

6. 凝血 / 血栓　对接受以沙利度胺或来那度胺为基础的方案的患者，建议预防性抗凝治疗。

7. 高黏滞血症　血浆置换可作为症状性高黏滞血症患者的辅助治疗。

【随访检测】

1. 无症状骨髓瘤　每 3 个月复查相关指标。包括血肌酐、白蛋白、乳酸脱氢酶、血清钙、$β_2$- M G、血清免疫球蛋白定量、血清蛋白电泳及血免疫固定电泳、24h 尿总蛋白、尿蛋白电泳及尿免疫固定电泳。血清 FLC 有助于判断疾病进展。骨骼检查每年进行 1 次或在有临床症状时进行。

2. 孤立性浆细胞瘤　孤立性浆细胞瘤分为骨型和骨外型，需排除 MM。随访和监测开始时每 4 周进行 1 次；若浆细胞瘤治疗后 M 蛋白完全消失，则每 3~6 个月进行 1 次，或在有临床症状时进行相关检查；如 M 蛋白持续存在，则继续每 4 周 1 次的监测。每 6~12 个月进行 1 次影像学检查。

3. 有症状骨髓瘤　诱导治疗期间每 2~3 个疗程进行 1 次疗效评估；血清 FLC 有助于疗效评估，尤其是不分泌型骨髓瘤的疗效评估；骨骼检查每 6 个月进行 1 次，或根据临床症状进行。

（杜　鹃）

20　原发性巨球蛋白血症

原发性巨球蛋白血症（primary macroglobulinemia）又称华氏巨球蛋白血症（WaldenstrÖm macroglobulinemia，WM），是一种浆细胞恶性增生性疾病，多发于老年，病程进展缓慢，血中出现大量单克隆性 IgM，使血液黏滞度增高、血浆容量增加，并引起一系列症状、体征如淋巴结及肝、脾肿大、贫血和出血等。本病很少有溶骨性病变，这是与 IgM 型多发性骨髓瘤重要鉴别点之一。

【临床表现】

1. 本病老年多见，起病缓慢。

2. 贫血最常见临床表现，原因包括造血功能抑制、红细胞加速破坏、失血、血浆容量增加使血液稀释等。

3. 高黏滞综合征表现为视力减退、头痛、眩晕、耳聋甚至意识模糊、视网膜可有出血或静脉曲张，可形成“腊肠样”改变，少数患者出现末梢神经病和进行性脊髓性肌萎缩。因血黏滞度过高、贫血、血容量增多可导致心力衰竭。单克隆 IgM 可以是冷球蛋白，遇冷沉淀，故而引起雷诺现象。

4. 出血倾向多表现为鼻、口腔黏膜出血、皮肤紫癜，晚期可发生内脏或脑出血。这是由于单克隆 IgM 与多种凝血因子（Ⅰ、Ⅲ、Ⅴ、Ⅷ等）形成复合物。另外，IgM 可覆盖血小板表面，可影响血小板功能。

5. 半数患者有肝、脾、淋巴结肿大。

6. 晚期患者正常 Ig 减低，易反复感染。（多为肺部感染）

7. 神经系统症状既可有周围神经病，又可有局限性中枢神经系统损害。

【辅助检查】

1. 血常规　多呈中度贫血，常为正细胞、正色素性贫血，有明显的红细胞缗钱现象。血沉增快。白细胞计数正常或减少，晚期患者尚见淋巴细胞增多。血小板计数正常或减低。

2. 骨髓检查　因网硬蛋白增多骨穿常示增生低下或干抽；骨髓活检示增生明显活跃，淋巴样细胞广泛浸润，肥大细胞增多，造血细胞成分相对减少。

3. 血浆黏滞度检测　明显增高（常 >4）。

4. 免疫球蛋白测定及血清蛋白电泳　示球蛋白增高，IgM 明显增高（>10g/L），而 IgG、IgA 可高于或低于正常；在电泳 γ 区可见一单克隆条带，如 IgM 为单体，此条带常位于 β 区。

5. 尿本周蛋白　半数患者阳性。

6. 肾功能　多数患者肾功能正常，如 IgM 沉着于丝球体基底膜，可有肾功能异常。

7. 血小板与凝血功能　血小板功能检测常示黏附性减低、聚集反应和释放功能障碍；出血时间延长，凝血活酶生成时间延长及凝血酶时间延长等。

【诊断】

1. 血清中检测到单克隆性的 IgM（不论数量）。

2. 骨髓中浆细胞样或浆细胞分化的小淋巴细胞呈小梁间隙侵（不论数量）。

3. 免疫表型 CD19（+），CD20（+），sIgM（+），CD22（+），CD25（+），CD27（+），FMC7（+），CD5（+/–），CD10（–），CD23（–），CD103（–）。10%~20% 的患者可部分表达 CD5、CD10、或 CD23，此时不能仅凭免疫表型排除 WM。

4. 除外其他已知类型的淋巴瘤。

5. *MYD88 L265P* 突变是 WM 诊断及鉴别诊断的重要标志，但非特异性诊断指标。

【治疗】

1. 无症状的 WM 患者不需要治疗。

2. WM 治疗指征包括：B 症状（发热、盗汗、6 个月内体重减轻 10% 或更多）；症状性高黏滞血症；周围神经病变；器官肿大；淀粉样变；冷凝集素病；冷球蛋白血症；疾病相关的血细胞减少（Hb<100g/L、血小板计数 $<100\times10^{11}/L$）；髓外病变，特别是中枢神经系统病变（Bing-Neel 综合征）；巨大淋巴结；或有证据表明疾病转化时。单纯血清 IgM 水平升高不是本病的治疗指征。若血细胞减少考虑是自身免疫性因素所致，首选糖皮质激素治疗，若糖皮质激素治疗无效，则针对原发病治疗。

有治疗指征患者的一线选择主要依据患者年龄、主要症状以及是否行自体造血干细胞移植（ASCT）等来选择。化疗是治疗本病的主要手段。化疗方案选择时注意：

1. 伴有症状性高黏滞血症、冷球蛋白血症的患者，建议先行血浆置换 2~3 次后续以化疗。并避免直接应用利妥昔单抗（R）化疗，建议先以硼替佐米或氟达拉滨为主的方案降低 IgM 水平，再考虑应用含 R 的方案或其他方案化疗。

2. 主要症状为 WM 相关的血细胞减少或器官肿大者，首选含 R 为基础的方案化疗，如 RCD（利妥昔单抗 + 环磷酰胺 + 地塞米松）方案或苯达莫司汀 +R，可以较快降低肿瘤负荷。

3. 伴有 IgM 相关的神经性病变患者，首选含 R 的方案化疗，应避免使用有潜在神经毒性的药物，如长春新碱、硼替佐米和沙利度胺等。

4. 虽然 R-CHOP 方案仍是被推荐方案，但蒽环类药物在 WM 中的地位受到质疑，有研究结果显示 R-CVP（环磷酰胺、长春新碱、泼尼松）或 R-CP（环磷酰胺，泼尼松）方案与 R-CHOP 疗效相当，不良反应发生率更低。

5. 氟达拉滨联合利妥昔单抗治疗的有效率达 95%，环磷酰胺的加入似乎并不增加疗效，反而增加不良反应的发生。

6. ASCT 在 WWI 中的适应证并不十分明确，有研究结果显示 ASCT 可延长部分患者的总生存时间。考虑行 ASCT 的患者应尽可能避免应用对骨髓有毒性的药物，特别是长期应用，如烷化剂、核苷类似物，以免影响造血干细胞的采集。

（杜　鹃）

21　意义未明的单克隆丙种球蛋白血症

意义未明的单克隆丙种球蛋白血症（monoclonal gammopathy of undetermined significance，MGUS）是指血液中出现单克隆丙种球蛋白，但无恶性浆细胞病或其他有关疾病证据。在50岁及以上的人群中占3%。发病率随年龄增加而增加，50~59岁为1.7%，大于70岁的超过5%。临床特征为单克隆丙种球蛋白增高且长期稳定于该水平，而正常Ig也均在正常水平。MGUS中以IgG增多最常见，血浆蛋白电泳可示M成分，骨髓中浆细胞正常或稍增多，且肾功能、血钙、尿本周蛋白均正常。本病命名为“意义未明”是因为每年有1%进展为多发性骨髓瘤、原发性巨球蛋白血症或原发性淀粉样变性等恶性淋巴细胞增殖病，故对此类患者应予长期追踪。

【临床表现】

MGUS患者一般无症状和体征，无骨质损害及肾功能损害，也无反复感染现象。

除外恶性浆细胞病及其他淋巴增殖性疾病，随诊3年以上无明显变化。

【实验室检查】

1. 血常规正常。

2. 血浆蛋白电泳示单株性丙种球蛋白增高，免疫球蛋白测定：IgG<30g/L或IgA<15g/L或IgM<15g/L，轻链型尿本-周蛋白<1.0g/24h。正常免疫球蛋白水平无减少。

3. 骨髓检查表现为浆细胞正常或增多，但<10%，其形态正常。

【治疗与预防】

预测MGUS进展风险的新的分层系统基于3个危险因素：M蛋白的量、免疫球蛋白的类型和血清FLC比值。FLC比值异常、非IgG型MGUS和高M蛋白水平（≥15g/L）的患者20年进展率为58%（高危MGUS），而无任何危险因素的患者进展率为5%（低危MGUS）。

所有患者6个月内复查1次，随后无限期的每年复查1次或当出现进展时复查。除基础体格检查外，随访时需要进行的实验室检查包括全血细胞计数、血清钙、血清肌酐和血清蛋白电泳。

考虑到MGUS进展风险很低、预防措施的不良反应和干预需要一定的过程等因素，只有认为是高危（3项危险因素）的患者才进行试验性预防。预防性应用化学药物如脱氢表雄酮（DHEA）、阿那白滞素和塞来考昔的临床试验正在进行中。

（杜　鹃）

22　脾功能亢进

脾功能亢进（hypersplenism），简称脾亢，是一种临床综合征，其共同特点为脾大，一系或多系血细胞减少而骨髓造血细胞相应增生；脾切除后血常规可基本恢复，症状缓解。根据病因明确与否，脾亢分为原发性和继发性。

【临床表现】

1. 脾大。几乎所有患者查体时都有不同程度脾大，但确有少数患者脾未能扪及，需影像学检查才能确定。轻至中度脾大无症状，明显增大时可产生腹部症状，如饱胀感、牵拉感及消化系统症状。如有左季肋部与呼吸相关的疼痛及摩擦感，则提示脾梗死。

2. 血细胞减少。红系、粒系、巨核系三系均可累及，出现贫血、感染、出血症状，严重程度与血细胞减少程度相关。

3. 原发病表现。

【辅助检查】

1. 血常规　可有一系、两系、三系减少，但细胞形态正常。早期以白细胞和 / 或血小板减少为主，晚期常发生全血细胞减少。

2. 骨髓象增生　活跃或明显活跃，部分患者可出现血细胞成熟障碍，这与外周血细胞大量破坏，相应细胞过度释放有关。

3. 影像学检查　超声、CT、MRI、PET-CT 均可明确脾脏大小、提供结构信息，有助于脾囊肿、肿瘤、梗死的鉴别。

【诊断】

1. 脾大。

2. 外周血细胞减少（一系或多系）。

3. 骨髓造血细胞增生。

4. 脾切除后外周血常规接近或恢复正常。

5. ^{51}Cr 标记的红细胞或血小板注入人体后，脾区体表放射性为肝区的 2~3 倍。

诊断标准中以 1~4 最重要。

【治疗】

1. 原发性脾亢　可采用脾区放射治疗、脾部分栓塞术或脾切除。

2. 继发性脾亢　应首先治疗原发病，若无效且原发病允许，可以考虑脾切除或脾部分栓塞术。脾切除指征：①脾大造成明显压迫；②严重溶血性贫血；③显著血小板减少引起出血；④粒细胞极度减少并伴有反复感染。

脾切除后常见并发症是血栓形成、感染，因此需严格掌握手术指征。

（杜　鹃）

23　急性白血病

急性白血病（acute leukemia）分急性髓细胞白血病（AML）和急性淋巴细

胞白血病(ALL)两大类。

1986年我国根据FAB协作组1985年急性白血病形态学诊断的修改建议,将AML分为以下类型:①急性粒细胞白血病未分化型(M1);②急性粒细胞白血病部分分化型(M2);③急性早幼粒细胞白血病(M3);④急性粒-单核细胞白血病(M4);⑤急性单核细胞白血病(M5);⑥红白血病(M6);⑦急性巨核细胞白血病(M7)。ALL根据免疫标记分为B细胞和T细胞ALL,B细胞ALL约占成人ALL的75%,T细胞ALL约占成人ALL的25%。目前一般按《WHO造血和淋巴系统肿瘤分类分型》标准(2016版)进行诊断(表2-5-9)。

表2-5-9　急性白血病的WHO分型(2016年)

AML
(一) 伴有重现性遗传学异常的AML
AML伴t(8;21)(q22;q22.1);*RUNX1-RUNX1T1*
AML伴inv(16)(p13.1;q22)或t(16;16)(p13.1;q22);*CBFB-MYH11*
急性早幼粒细胞白血病伴t(15;17)(q22;q12);*PML-RARA*
AML伴t(9;11)(p21.3;q23.3);*KMT2A-MLLT3*
AML伴t(6;9)(p23;q34.1);*DEK-NUP214*
AML伴inv(3)(q21.3;q26.2)或t(3;3)(q21;q26.2);*GATA2*,*MECOM*
AML(原始巨核细胞性)伴t(1;22)(p13.3;q13.1);*RBM15-MKL1*
AML伴*BCR-ABL1*
AML伴*NPM1*突变
AML伴*CEBPA*双等位基因突变
AML伴*RUNX1*突变
(二) AML伴骨髓增生异常相关改变
(三) 治疗相关髓系肿瘤
(四) 急性髓系白血病,非特指型
AML,微分化型
AML,非成熟型
AML,伴成熟型
急性粒-单核细胞白血病
急性单核细胞白血病
纯红白血病
急性巨核细胞白血病
急性嗜碱性粒细胞白血病
急性全髓增殖伴骨髓纤维化

续表

ALL
（一）B 淋巴母细胞白血病 / 淋巴瘤，非特指型
（二）伴可重现性遗传学异常的 B 淋巴母细胞白血病 / 淋巴瘤（具体分型略）
（三）T 淋巴母细胞白血病 / 淋巴瘤 早期 T 前体细胞淋巴母细胞白血病
（四）NK 淋巴母细胞白血病 / 淋巴瘤

【诊断】

1. 临床表现　起病急，病程短，可有发热，贫血、出血，常进行性加重。肝、脾、淋巴结可轻到中度肿大，部分病例可有齿龈或腮腺肿胀及口腔溃疡。此外，尚可有骨、关节痛。多数病例有不同程度胸骨压痛，儿童白血病可有胫骨压痛。神经系统受累则引起中枢神经系统白血病。

2. 病史　应注意有无电离辐射、化学物品或药品接触史，家庭成员有无恶性肿瘤及白血病史，有无不明原因或久治不愈的贫血以及反复感染、发热、骨关节痛等情况。

3. 血常规　外周血白细胞计数一般超过 15×10^9/L，并可见到幼稚白细胞，但也有白细胞偏低甚至显著减少者。红细胞、血红蛋白及血小板有不同程度减低。

4. 骨髓象　骨髓涂片示增生明显或极度活跃，细胞分类原始细胞增多，按 WHO 分类标准，原始细胞≥ 20% 即诊断为急性白血病。周围血及骨髓涂片行过氧化物酶染色，可鉴别淋巴细胞（阴性）、单核细胞（弱阳性）与粒细胞（阳性）。中性粒细胞碱性磷酸酶染色，可鉴别白血病（积分降低）与类白血病反应（积分增高）。必要时可作其他组织化学染色以鉴别白血病类型，包括糖原染色、苏丹黑染色、非特异性脂酶及特异性脂酶染色等。

5. 白血病细胞染色体　FISH 检测染色体核型异常，反转录聚合酶链反应（RT-PCR）、基因测序等技术检测基因突变，对诊断和鉴别各种类型的白血病、指导治疗、判断预后有重要意义。如 AML 伴有 inv（16）、t（15；17）、t（8；21）等常提示预后较好，ALL 伴有 t（9；22）、t（4；11）、t（1；19）等常提示预后较差。相应地，可检测到 *AML1*（*CBF-α*）*/ETO*、*PML/RARα*、*CBFβ/MYH11*、*BCR/ABL* 等融合基因表达产物。

6. 单克隆抗体免疫学分型　B 细胞系列常用的标记有 CD19、CD20、CD22、CD24、CD79a。T 细胞系列标记有 CD1a、CD2、膜 / 胞质 CD3、CD4、CD5、CD7、CD8 等。髓细胞系列主要有 CD11、CD13、CD14、CD15、CD33、CD117 等，目前主要进行流式细胞分析。

血液系统疾病

7. 有中枢神经系统症状者，可做腰椎穿刺，测脑脊液压力，做脑脊液常规、生化等检查。如无明显中枢神经系统症状，通常应在治疗缓解后做腰穿。

8. 鉴别诊断 诊断白血病时尚须与其他疾病鉴别，如再生障碍性贫血、骨髓增生异常综合征、粒细胞缺乏症、血小板减少性紫癜、传染性单核细胞增多症及类白血病反应等。

【治疗】

急性白血病的治疗主要是化学治疗（化疗），其原则是及早、联合用药；大剂量、间歇用药；个体化用药；注意庇护所（中枢神经系统等）的治疗及正规巩固强化治疗。

（一）诱导缓解

AML 以蒽环类和阿糖胞苷组成的 3+7 方案为主，如 DA、IA 等。ALL 以长春碱类、环磷酰胺、蒽环类、糖皮质激素、门冬酰胺酶等组成的方案为主，如 VD（C）PL 或 HyperCVAD 方案。可选用以下方案（表 2-5-10）

表 2-5-10 急性白血病常用化疗方案

类型	方案	药物	剂量	用法	疗程
ALL	VDCP（L）	长春新碱	1.4mg/m^2	静注，第 1、8、15、22 天	连续用药 4 周
		柔红霉素	45mg/m^2	静滴，第 1、2、3、15、16、17 天	间歇 2 周
		环磷酰胺	600~800mg/m^2	静注，第 1、15 天	
		泼尼松	60mg/m^2	口服，第 1~14 天，第 15~28 天减量	
		左旋门冬酰胺酶	6 000U/m^2	酌情加用，可持续 10 天	
	HyperCVAD，A 方案和 B 方案交替				
	A 方案	环磷酰胺	300mg/m^2	静滴 >3h，1/12h，第 1~3 天，共 6 次	
		美斯钠	600mg/m	持续静滴 24h，第 1~3 天	
		阿霉素	50mg/m^2	持续静滴 >24h，第 4 天	
		长春新碱	2mg	静注，第 4 天和第 11 天	

续表

类型	方案	药物	剂量	用法	疗程
		地塞米松	40mg	静注或口服,第1~4天和第11~14天	
	B方案	甲氨蝶呤	$200mg/m^2$	静滴2h后,$800mg/m^2$,静滴22h,第1天	
		阿糖胞苷	$3g/m^2$	静滴>2h,1/12h,第2~3天,共4次	
		甲泼尼龙	50mg	静滴>2h,1/12h,第1~3天,共6次(可选)	上述剂量可据患者状况,适当调整
	大剂量甲氨蝶呤方案	甲氨蝶呤	$1\,000\sim2\,000mg/m^2$	先给$200mg/m^2$,静滴2~4h后,静滴其余剂量,持续20~22h,滴完12h后肌注亚叶酸钙12~15mg,此后6~9mg,6h1次,共12次	
AML	DA	柔红霉素	$60\sim90mg/m^2$	静滴,第1~3天	用药7d,间歇3周
		阿糖胞苷	$100\sim200mg/m^2$	静滴,第1~7天	
	HA	高三尖杉酯碱	$2\sim3mg/m^2$	静滴,第1~7天	用药7d,间歇3周
		阿糖胞苷	$100\sim200mg/m^2$	静滴,第1~7天	
	HAD	高三尖杉酯碱	$2mg/m^2$	静滴,第1~7天	用药7d,间歇3周
		柔红霉素	$40mg/m^2$	静滴,第1~3天	
		阿糖胞苷	$100\sim200mg/m^2$	静滴,第1~7天	
	ATRA	全反式维A酸	$25mg/(m^2\cdot d)$	每日分次口服	至完全缓解
		三氧化二砷	$0.16mg/(kg\cdot d)$	静滴	28d为一疗程,或用药至完全缓解

注:柔红霉素可用去甲氧柔红霉素$10\sim12mg/m^2$或米托蒽醌$8\sim12mg/m^2$替换。三氧化二砷可用复方黄黛片替代,剂量$60mg/(kg\cdot d)$,口服。

（二）巩固强化治疗

应在缓解后尽早进行（完全缓解后 1~2 周开始），一般 6 个月内每月 1 次，AML（AML-M3 除外）通常用 4 个疗程以上大剂量阿糖胞苷（2~3g/(m^2·d)，2 次 /d，3d），巩固强化 6 个疗程后可停药观察。

ALL 最好含大剂量甲氨蝶呤和含阿糖胞苷的方案，6 个疗程巩固强化治疗后可增加间歇时间，维持治疗 2~3 年。

中、高危险性急性白血病可在缓解后选择异基因造血干细胞移植作为巩固强化治疗。

（三）中枢神经系统白血病的防治

中枢神经系统白血病可采用甲氨蝶呤 10mg，加阿糖胞苷 25~50mg，地塞米松 5mg，每周 2~3 次，鞘内注射，至脑脊液恢复正常后，再巩固 4~6 次。也可以阿糖胞苷 25~50mg 与甲氨蝶呤交替使用或联合应用。必要时可使用头颅及脊髓放射治疗，一般为 1 800Gy，总剂量应 <2 400Gy。

ALL 应常规预防中枢神经系统白血病，方法同上，在血常规允许的情况下尽早开始，并每个化疗疗程一次。AML 不必常规预防，但一般应在取得 CR 后进行数次预防治疗。

（四）急性早幼粒细胞白血病的治疗

应用全反式维 A 酸（ATRA）治疗，40~60mg，每日分次口服，或三氧化二砷，10mg/d，静脉滴注，每 28d 一疗程，或重复直至取得完全缓解，用药后白细胞升高时可合并应用蒽环类化疗药物。目前常联合应用 ATRA 和三氧化二砷，缓解率可达 90% 以上。缓解后用 AML 的化疗方案进行巩固治疗 2~3 个疗程，然后交替应用维 A 酸、三氧化二砷及小剂量化疗，每月交替持续 3 年。可用复方黄黛 60mg/（kg·d）口服，替代三氧化二砷。

（五）对症支持治疗

根据需要积极抗感染，防治出血，给予血制品如红细胞、血小板输注等。化疗开始前和化疗中应积极进行水化和碱化，可给予别嘌醇 300~600mg，碳酸氢钠 3g，每日分次口服，以预防肿瘤溶解综合征及尿酸性肾损害。化疗后出现中性粒细胞减少时，可给予粒细胞集落刺激因子（G-CSF）300μg/d，皮下注射，至中性粒细胞恢复。

附：急性白血病疗效标准

（一）缓解标准

1. 完全缓解（CR）

（1）临床无白血病细胞浸润所致的症状和体征，生活正常或接近正常。

（2）血常规：血红蛋白 ≥ 100g/L（男），或 ≥ 90g/L（女及儿童），中性粒细胞绝对值≥ 1.5×10^9/L,血小板计数≥ 100×10^9/L。外周血白细胞分类中无白血病细胞。

(3)骨髓象:原始细胞≤ 5%,急淋和急单原始细胞加幼稚细胞≤ 5%。红细胞及巨核细胞正常。

2. 部分缓解(PR) 骨髓原始细胞或原始细胞 + 幼稚细胞 >5% 而≤ 20%;或 临床、血常规项中有一项未达完全缓解标准者。

(二)白血病复发

有下列三者之一者称为复发:

1. 骨髓原始细胞或原始 + 幼稚细胞 >5% 但≤ 20%,以有效抗白血病治疗 1 个疗程仍未能达到骨髓象完全缓解标准者。

2. 骨髓原始细胞或原始 + 幼稚细胞 >20% 者。

3. 骨髓外白血病细胞浸润。

(三)持续完全缓解(CCR)

持续完全缓解指从治疗后完全缓解之日起计算,其间无白血病复发达 3~5 年以上者。

(四)长期存活

急性白血病自确诊之日起,存活时间(包括无病或带病生存)达 5 年或 5 年以上者。

(五)临床治愈

停止化学治疗 5 年或无病生存达 10 年者。

(王健民)

24 慢性白血病

慢性白血病(chronic leukemia)按增殖细胞系列的不同,分为慢性髓细胞白血病、慢性淋巴细胞白血病等。

一、慢性髓细胞白血病

慢性髓细胞白血病(chronic myelocytic leukemia,CML),也称慢性粒细胞白血病,简称慢粒)是起源于骨髓多能干细胞的血液肿瘤,是慢性白血病中最为常见的一种,在我国白血病中约占 15%。以外周血成熟粒细胞显著增高为特征,骨髓中以中、晚幼粒细胞增生为主。本病经过缓慢,病程分为慢性期、加速期和急变期。酪氨酸激酶抑制剂(TKI)靶向治疗药物的诞生,彻底改变了 CML 的自然病程,CML 慢性期经正规治疗,大部分患者预期寿命可接近同年龄正常人。

【诊断】

1. 临床表现 早期可无任何症状，或有疲劳、盗汗、消瘦等表现。脾肿大可为唯一体征，可大及盆腔。此外，尚可有肝大、贫血、胸骨压痛等白细胞浸润体征。晚期则可有贫血、血小板减少和出血症状。未经 TKI 治疗者多于 3~5 年内进入加速期，此时可有不明原因发热、贫血及出血进行性加重，脾进行性肿大等，并对原来有效的治疗失去反应。最后进入急变期，急变后表现类似急性白血病，为慢粒终末期，往往在 3~6 个月内死于各种并发症。

2. 血常规及骨髓象 白细胞数明显增多，一般在 30×10^9/L 以上，可达 500×10^9/L 以上，分类中可见各阶段的粒细胞，以中、晚幼粒细胞为著，嗜酸及嗜碱性粒细胞增加。贫血为正细胞正色素性，早期血小板数可增加，可达 $1\,000 \times 10^9$/L。急变时血及骨髓中幼稚粒细胞增加犹如急性白血病，依形态可诊断为急粒变、急淋变、急单变等。

中性粒细胞碱性磷酸酶积分在慢性期显著减少或消失，急变期可略增高。

3. 染色体检查 费城染色体［Ph 染色体，t(9；22)(q34；q11)］为慢粒的标志染色体，存在于粒细胞、幼红细胞、单核细胞和巨核细胞等血细胞。加速期或急变期患者可出现 Ph 染色体以外的核型异常，如额外的 22 号长臂缺失、-7、+8 及 +19 等。

4. 分子遗传学检查 定量反转录 - 聚合酶链反应（RT-PCR）等技术检测 *bcr/abl* 融合基因 mRNA 转录本水平，对于慢粒有帮助确诊、监测微小残留病、判断预后的价值。对于失去对 TKI 的治疗反应或加速急变的患者，基因测序可帮助检测 *bcr/abl* 融合基因突变类型，帮助选择合适的 TKI。

【治疗】

（一）慢性期治疗

1. 降白细胞治疗 初发 CML 通常白细胞计数显著增高，在开始靶向药物治疗前，可先用羟基脲降白细胞。一般开始剂量 1.5~3g/d，分次口服，同时口服碳酸氢钠和别嘌醇，多饮水。白细胞数下降至 $(30\sim50) \times 10^9$/L 后停用，开始 TKI 治疗。单用羟基脲不能清除 Ph 阳性细胞，也不改变 CML 的自然病程。

2. 酪氨酸激酶抑制剂

(1) 甲磺酸伊马替尼：第一代 TKI，属苯基氨基嘧啶类小分子化合物，可抑制 ABL 酪氨酸激酶活性。对慢粒的慢性期、加速期和急变期均有显著疗效。慢性期用量为 400mg，口服，每日一次，血液学缓解率 95% 以上，细胞遗传学缓解率 80% 以上。为首选治疗。

(2) 尼洛替尼：第二代 TKI，300mg，每日 2 次，口服，可为一线或二线用药。

(3) 达沙替尼：第二代 TKI，慢性期起始剂量 100mg，每日 1 次，口服，加速和急变期患者推荐起始剂量为 70mg，每日 2 次。

TKI 治疗期间应定期监测血常规和分子遗传学反应，评估疗效，特别是前 3 个月和 6 个月的治疗反应，及时调整治疗，并应坚持长期服药，可使慢性期 CML 患者的预期寿命接近同年龄正常人。一般认为第二代 TKI 出现疗效更快，更早获得分子遗传学缓解。三种 TKI 药物代谢和毒副作用有较大的不同，应予注意。

3. 干扰素　α- 干扰素 300 万 ~500 万 U 每日或隔日皮下注射一次。由于不良反应较多及 TKI 的卓越疗效，仅在因各种原因不能应用 TKI 的患者应用。

4. 异基因造血干细胞移植　现主要用于对二线 TKI 反应不佳、出现 TKI 无效的 BCR-ABL 激酶区突变（如 T315I）、加速期和急变期的 CML 患者。

（二）加速期和急变期治疗

参照患者既往治疗史、BCR-ABL 激酶区突变和基础疾病情况，选择适当的 TKI 治疗，急变期患者可参考急变类型联合相应的急性白血病方案进行化疗。经治疗转回慢性期或取得血液学缓解后应尽早行异基因造血干细胞移植，仍有部分患者可获长期无病生存，但急变期疗效通常较差。

二、慢性淋巴细胞白血病

慢性淋巴细胞白血病（chronic lymphocytic leukemia，CLL）简称慢淋，为免疫无能的小淋巴细胞克隆性、恶性增殖性疾病，以 B 细胞型占绝大多数（95%）。我国发病率较低，仅占白血病的 1.1%，发病年龄多在 40~70 岁，男女之比为 2∶1。

【诊断】

1. 临床表现　初期可无任何症状或有疲劳、盗汗等，随病情进展出现贫血、淋巴结、肝、脾肿大及其他脏器浸润的表现，20% 患者有胸骨压痛，50% 有皮肤病变。按 Rai 分期（0~ Ⅳ期）可分为稳定型（0~ Ⅱ期）及进展型（Ⅲ、Ⅳ期），亦可按 Binet 分期分为 A、B、C 三期。稳定型白细胞总数与淋巴细胞分类计数增加，淋巴结、脾肿可肿大而无症状，无贫血与血小板减少，一般情况良好。进展型则有体重下降，发热、肝、脾淋巴结肿大且有压迫症状，伴贫血及出血，白细胞总数迅速增加。少数患者于 1~20 年内发生急变。晚期因免疫功能减退易发生感染。

2. 血常规及骨髓象　外周血白细胞计数 $>10\times10^9/L$，淋巴细胞比例多 $\geq 50\%$，B 淋巴细胞绝对值 $\geq 5.0\times10^9/L$，涂片显示为成熟小淋巴细胞为主。骨髓增生明显至极度活跃，以成熟淋巴细胞为主。可伴有自身免疫性溶血性贫血和血小板减少性症（ITP）的血常规及骨髓象变化。

3. 免疫学表型 流式细胞白血病细胞免疫表型分析能更准确地对 CLL 进行诊断和分型。典型的免疫表型为 CD19^{+}、CD5^{+}、CD23^{+}、CD200^{+}、CD10^{-}、FMC7^{-}、CD43^{+}；表面免疫球蛋白(sIg)、CD20 及 CD79b 弱表达(dim)。流式细胞术可确认 B 细胞的克隆性，即 B 细胞表面限制性表达 κ 或 λ 轻链(κ∶λ>3∶1 或 <0.3∶1)或 >25% 的 B 细胞 sIg 不表达。需注意与 CLL 形态学相似的套细胞淋巴瘤(CD5、CD19 阳性、sIg 和 CD20 为强阳性、CD23 阴性)、脾边缘区淋巴瘤(CD5 和 CD23 阴性，sIg、CD79a、CD79b 和 CD20 强阳性)鉴别。

4. 其他 白血病细胞为免疫无能的淋巴细胞，故可伴低免疫球蛋白血症，少数有单克隆性免疫球蛋白或自身抗体。细胞免疫功能低下。

【治疗】

症状和体征不显著者(稳定型)可暂缓治疗，定期随访，即观察等待策略。对伴有贫血、粒细胞减少或血小板减少，并发自身免疫性溶血性贫血，有症状的肝、脾、淋巴结肿大，进行性淋巴细胞增多或因淋巴细胞显著增高而伴有白细胞淤滞症状，与 CLL 相关的 B 症状(发热、盗汗、疲倦、大于 10% 的体重减轻)，以及不能用激素控制的自身免疫性溶血，应予治疗。早年主要是口服烷化剂如苯丁酸氮芥、环磷酰胺，等。近年来，新药不断涌现，显著改善了 CLL 的疗效和预后，如利妥昔单抗、伊鲁替尼、来那度胺、苯达莫司汀等。

1. 烷化剂 苯丁酸氮芥(瘤可宁)，成人一般剂量为 0.1~0.2mg/(kg·d)，口服，直到病情控制。本药毒副作用少，容易耐受，但也可出现粒细胞与血小板减少及胃肠道功能紊乱。

2. 氟达拉宾属嘌呤类似物 每天 25mg/m^{2}，静脉注射，连续 5d，每 4 周 1 疗程，共用 6 个疗程，应注意水化、碱化和应用别嘌醇。主要不良反应是骨髓抑制和免疫功能受抑。约 5% 的患者出现自身免疫性溶贫和 ITP，停药并加用激素有效。氟达拉宾与环磷酰胺和抗 CD20 嵌合型单抗(利妥昔单抗)合用(RFC 方案)，可提高总有效率，CR 率 28%~47%。

3. 依鲁替尼 是一种小分子 BTK(Bruton's tyrosine kinase)抑制剂，可特异性抑制恶性 B 淋巴细胞的增殖和存活。有条件、需要治疗的患者可列为首选。420mg，每日口服，持续应用直至疾病进展。不良反应主要是 1~2 级，如腹泻、乏力、关节痛、药疹、发热或轻微水肿等，3 级以上的不良反应主要是中性粒细胞减少、血小板减少，应注意定期复查。

4. 肾上腺皮质激素 常与苯丁酸氮芥或环磷酰胺合用，可提高疗效。合并自身免疫性溶血性贫血及血小板减少性紫癜者最为适用，也可用于烷化剂疗效不显著者。

5. 异基因造血干细胞移植 由于治疗相关死亡率较高，主要用于一线治疗疗效差或持续缓解 <2~3 年的复发患者、伴 del(17p)/*TP53* 基因突变的患者以及 Richter 转化的 CLL 患者。

6. 其他治疗

(1)伴发溶血性贫血及血小板显著减少者,可应用肾上腺皮质激素。

(2)一旦出现感染应立即处理。有低 γ 球蛋白血症而反复感染者可定期静注人丙种球蛋白。预防感染时应注意不能接种含有活病毒的疫苗。

(王健民)

25　骨髓增生异常综合征

骨髓增生异常综合征(myelodysplastic syndrome,MDS)是一组起源于造血干细胞的以髓系细胞发育异常为特征的克隆性疾病,多见于中老年。骨髓中的造血细胞增殖分化异常,发生形态、结构、功能和细胞遗传学的变化,表现为无效造血、难治性血细胞减少,常转化为急性髓系白血病(AML)。根据血常规和骨髓象,FAB 分类方案将 MDS 分为 5 型,WHO 分类方案将原始细胞≥ 20% 作为急性髓细胞白血病(AML)诊断的下限,取消了 FAB 分类中的 RAEB-T(表 2-5-11,表 2-5-12)。部分 MDS 患者可从 RA 或 RAS 转变为 RAEB,最终演变为急性白血病。

表 2-5-11　MDS 的 FAB 分型

FAB 类型	外周血原始细胞	骨髓原始细胞
RA	<1%	<5%
RARS	< 1%	5%;环状铁粒幼红细胞占比 > 有核红细胞 15%
RAEB	<5%	5%~20%
RAEB-t	≥ 5%	20%~30%;或幼粒细胞出现 Auer 小体
CMML	<5%;单核细胞绝对值 >1 × 10^9/L	5%~20%;,单核细胞绝对值 >1 × 10^9/L

注:RA,难治性贫血;RARS,难治性贫血伴环状铁粒幼红细胞;RAEB,难治性贫血伴原始细胞过多;RAEB-t,转化中 RAEB;CMML,慢性粒单核细胞白血病。

表 2-5-12　WHO 分型(2016)

MDS 伴单系血细胞发育异常(MDS-SLD):外周血 1~2 系血细胞减少,原始细胞 <1%,骨髓 1 系发育异常,原始细胞 < 5%,无 Auer 小体
MDS 伴多系血细胞发育界常(MDS-MLD):外周血 1 ~3 系血细胞减少,原始细胞 <1%,骨髓 2~3 系发育异常,原始细胞 < 5%,无 Auer 小体

续表

MDS 伴环状铁粒幼红细胞(MDS-RS):外周血原始细胞 <1%,骨髓环状铁粒幼细胞 ≥ 15%,如果存在 SF3B1 突变,则≥ 5%;骨髓原始细胞 < 5% 无 Auer 小体。又分 2 型: MDS-RS-SLD:骨髓 1 系发育异常,外周血 1 ~2 系血细胞减少 MDS-RS-MLD:骨髓 2~3 系发育异常,外周血 1 ~3 系血细胞减少 MDS 伴单纯 del(5q):外周血 1~2 系血细胞减少,原始细胞 <1%,骨髓 1~3 系发育异常,原始细胞 < 5%,无 Auer 小体,仅有 del(5q),可以伴有 1 个其他异常[-7 或 del(7q)除外]
MDS 伴原始细胞增多(MDS-EB): MDS-EB-1:外周血 1~3 系血细胞减少,原始细胞 2%~4%,骨髓 0~3 系发育异常,原始细胞 5%~9%,无 Auer 小体 MDS-EB-2:外周血 1~3 系血细胞减少,原始细胞 5%~19%,骨髓 0~3 系发育异常,原始细胞 10%~19%,或有 Auer 小体
MDS,不能分类型(MDS-U): 外周血原始细胞 1%:外周血 1~3 系血细胞减少,原始细胞 1%,骨髓 1~3 系发育异常,原始细胞 < 5%,无 Auer 小体 单系血细胞发育异常伴全血细胞减少:外周血 3 系血细胞减少,原始细胞 <1%,骨髓 1 系发育异常,原始细胞 < 5%,无 Auer 小体 伴有诊断意义核型异常:外周血 1~3 系血细胞减少,原始细胞 <1%,骨髓无造血细胞发育异常,原始细胞 < 5,无 Auer 小体,有定义 MDS 的核型异常

注:血细胞减少定义为血红蛋白 <100g/L,血小板计数 < 100×10^9L,中性粒细胞绝对计数 <1.8×10^9/L。

【诊断】

1. 临床表现 以贫血为主要症状,可有发热或出血。肝、脾肿大少见,一般无淋巴结肿大。

2. 血常规和骨髓象 外周血全血细胞减少,或任一、二系细胞减少,可有巨大红细胞、巨大血小板、有核红细胞等发育异常(病态造血)表现。骨髓象可见任 1~3 系血细胞的病态造血,如有核细胞的胞体过大或过小、核畸形、核浆发育不平衡、Pelger-Hüet 样畸形、核分叶过多或过少、颗粒过多或过少等。

3. 骨髓活检 可见到骨髓基质结构紊乱,原始细胞及幼稚细胞的分布及增生异常,幼稚细胞分布在骨髓血窦的中央部位,呈小簇状,称为幼稚前体细胞的异常定位(ALIP),有诊断意义。

4. 细胞遗传学 应常规进行,常见的染色体异常有 +8、-7/del(7q)、del(20q)、-5/del(5q)和 -Y,亦可见≥ 3 个异常染色体改变的复杂染色体异常。对无中期分裂象、分裂象质量差或可分析中期分裂象较少时,应进行荧光原位杂交(FISH)检测。

5. 分子遗传学检测　基因突变分析结果对 MDS 的诊断、鉴别诊断和危险度分层具有重要意义，常见的基因突变包括 *TET2*、*RUNX1*、*ASXL1*、*DNMT3A*、*EZH2*、*SF3B1* 等。

6. 鉴别诊断　MDS 的诊断依赖骨髓血细胞形态学分析，出现细胞发育异常(病态造血)，原始细胞比例升高和细胞遗传学改变。MDS 的诊断为排除性诊断，需除外伴有病态造血的其他疾病，如先天性或遗传性血液病、再生障碍性贫血、阵发性睡眠性血红蛋白尿症(PNH)、骨髓增殖性肿瘤、溶血性贫血、巨幼细胞性贫血、慢性病性贫血(感染、非感染性疾病或非造血细胞肿瘤)、慢性肝病、慢性肾病、病毒感染、甲状腺疾病、重金属(如砷剂等)中毒等。

【治疗】

MDS 是一类高度异质性的疾病，应针对不同类型和预后分层的 MDS 患者制定个体化治疗方案。可用的预后系统有国际预后积分系统(IPSS)、WHO 分型预后积分系统(WPSS)和修订的国际预后积分系统(IRSS-R)。中低危患者的治疗目标主要是改善造血、提高生活质量，中高危组 MDS 则应以延缓疾病进展、延长生存期，争取治愈为目标。

1. 支持疗法　可予输血、输血小板悬液、细胞生长因子如红细胞生成素、粒细胞集落刺激因子等。贫血伴红细胞生成素 <500g/L 者，可用红细胞生成素 10 000U，每日或隔日皮下注射。粒细胞集落刺激因子(G-CSF)300~500g，隔日皮下注射。对长期输血、铁过载的患者可进行去铁治疗。在进行化疗等积极治疗时，应注意相应的治疗副作用、并发症防治，加强支持治疗。

2. 免疫抑制剂　抗人胸腺球蛋白(ATG)和 / 或环孢素。为较低危、骨髓原始细胞比例 < 5%、输血依赖、HLA-DR15 阳性或存在 PNH 克隆的患者可能有效。一般需用药 3~6 个月以后评估疗效。

3. 免疫调节剂　沙利度胺 100~200mg，每日一次，口服；来那度胺 10~15mg，每日一次，21d，每 28d 为 1 个疗程，对部分病例有效，后者对伴有单纯 del(5q)的低危组患者疗效较好。

4. 去甲基化药物　5- 氮胞苷(5-azacitidine，Azac)和地西他滨，可抑制 DNA 甲基转移酶，而使某些抑癌基因恢复功能，能降低 MDS-AML 的转化率，延长部分患者的生存期。Azac 75mg/(m^2·d)皮下注射，连用 7d，每 28d 为一疗程。地西他滨 20mg/m^2，每日一次，连用 5d，每 28d 为 1 个疗程。一般应用 4~6 个疗程后评价治疗反应，有效者可持续使用。

5. 化疗　对高危或 MDS-EB 患者，可选用急性髓细胞白血病的化疗方案治疗。或选用预激方案 ± 地西他滨治疗，包括小剂量阿糖胞苷(10mg/m^2，每

12h 1 次，皮下注射，14d），联合阿克拉霉素或高三尖杉酯碱，G-CSF300g，每日一次，皮下注射。完全缓解率可达 50%~60%。

6. 异基因造血干细胞移植是目前唯一能治愈 MDS 的治疗方法，主要用于高危或 MDS-EB 患者，对其他方法治疗无效的严重三系减少的中低危患者亦可考虑。

（王健民）

第六节　内分泌腺疾病及代谢病

1　垂体前叶功能减退症

垂体前叶功能减退症（anterior pituitary insufficiency）是指各种原因引起的垂体前叶单一或多种激素分泌不足的疾病。病变在垂体前叶本身，称原发性；病变在下丘脑或下丘脑和垂体的联系中断，称继发性。临床可表现为单一的（部分性）或所有的（完全性）靶器官功能减退。儿童发病多因遗传、肿瘤、感染或创伤所致；成人发病多因产后大出血、肿瘤、创伤、感染、放射治疗、自身免疫或浸润性疾病所致，主要表现为性腺、甲状腺和肾上腺皮质功能不足。其中尤以产后大出血引起垂体前叶血栓和坏死所致的垂体前叶功能减退，亦称希恩综合征（Sheehan syndrome）更为多见。

【诊断】

（一）临床表现

1. 典型病史　需详细询问有无头痛、外伤、颅内感染、放疗等病史，育龄及老年女性尤其应注意有无产后大出血。

2. 临床表现　大多起病缓慢，生长激素和泌乳素是最易累及的激素，其次为促性腺激素、促甲状腺激素，而后是促肾上腺皮质激素。垂体前叶功能减退症伴有肿瘤、创伤、感染时，常掩盖激素缺乏的临床表现。垂体前叶受累激素可为单一的、部分的、全部的，也可累及后叶，因此靶腺受损程度差异较大，临床表现常为非特异性、多样化。

（1）性腺功能减退症候群：女性产后无乳，闭经，性欲减退到消失，乳房、生殖器萎缩，腋毛、阴毛脱落，伴乏力、体力衰弱症状。男性性欲下降，阳痿，情绪低落，阴毛、胡须脱落，少精不育。儿童常表现为青春期延迟。

(2) 甲状腺功能减退症候群：表情淡漠，记忆力减退，行动迟缓，畏寒，皮肤干燥少汗，食欲减退，便秘，毛发脱落，精神抑郁和贫血，严重者出现黏液性水肿。

(3) 肾上腺皮质功能减退症候群：虚弱，乏力，直立性低血压（体位性低血压），厌食，恶心、呕吐，严重低体温，皮肤色泽变浅，易发生低血糖反应。

(4) 生长激素分泌不足：在儿童可有生长停滞，在成人无明显表现。

(5) 如是肿瘤引起者可出现垂体压迫症状，如头痛、视力改变、视野缺损或偏盲等。

(二) 实验室检查和特殊检查

1. 垂体前叶激素　如血中的生长激素（GH）、泌乳素（PRL）、促卵泡激素（FSH）、黄体生成素（LH）、促甲状腺激素（TSH）、促肾上腺皮质激素（ACTH）等激素水平可减低或缺乏。

2. 性腺、甲状腺、肾上腺皮质等激素　如血中雌激素、孕激素、T_3、皮质醇，尿中雌激素、17- 羟皮质类固醇、17- 酮皮质类固醇均可能降低。

3. 垂体促激素兴奋试验检查　如精氨酸或左旋多巴兴奋试验，促甲状腺激素释放激素（TRH）兴奋试验，促性腺激素释放激素（LH-RH）兴奋试验，胰岛素诱发的低血糖兴奋试验，促肾上腺皮质激素释放激素（CRH）兴奋试验，甲吡酮试验及 ACTH 兴奋试验，有助于明确病变部位和了解垂体前叶储备功能。

4. 常呈正细胞正色素型贫血，白细胞总数正常偏低，分类中淋巴细胞、嗜酸性粒细胞常可偏高。血钠、血氯偏低，血糖偏低，糖耐量试验曲线变为低平，血胆固醇增高。

5. CT 及 MRI 检查　MRI 及高分辨率的 CT 有助于发现下丘脑垂体的占位性病变或发育异常，通常比激素功能试验简洁、有效、可靠。

【治疗】

(一) 对症治疗

激素替代治疗：按功能不足的范围和程度选用下列激素，通常先补充肾上腺皮质激素，后补充甲状腺激素，以防诱发皮质功能减退症加重。

(1) 肾上腺皮质激素：首选氢化可的松，20~30mg/d，或泼尼松 5~7.5mg/d，可的松 25~37.5mg/d，每日一次或分次口服，一般于清晨和午后服用，清晨的量稍多于午后的量。

(2) 甲状腺激素：左甲状腺素 25μg/ 次，每日 1 次，逐渐增至每次 50~150μg，每日 2 次口服。一般较皮质激素迟用数天。

(3) 性激素：男性可肌注丙酸睾酮 2~50mg，每周 1~2 次；庚酸睾酮 50~200mg，每 2~4 周一次；口服十一酸睾酮（安雄）40mg，每日 1~2 次。育龄妇女可用人工周期疗法，每晚口服己烯雌酚 0.5~1.0mg 或结合雌激素（雌酮和马烯雌酮，倍美力，0.625mg 每天一片，共 21d，于服药第 16 天起肌注黄体酮 10mg/d，共 5d，一般在停药 2~3d 后见撤退性阴道流血。下一次周期疗法宜在“月经”第 5 天开始。一般连用 3 个周期。

（二）病因治疗

如为垂体瘤引起者，则予手术或行放射治疗。

（邹俊杰）

2 肢端肥大症和巨人症

肢端肥大症（acromegaly）和巨人症（gigantism）系垂体前叶生长激素细胞分泌生长激素（GH）过多，引起软组织、骨骼及内脏的增生肥大及内分泌代谢紊乱，病理表现为细胞增生或腺瘤。发病在青春期后，骺部已闭合者为肢端肥大症；发病在青春期前，骺部未闭合者为巨人症，其中不少可发展为肢端肥大性巨人症。

【诊断】

（一）临床表现

1. 巨人症 发病多在青少年期，特征为生长发育过度，全身骨骼、内脏成比例快速生长，远超过同年龄的身高与体重。肌肉发达，臂力过人，性器官发育较早，性欲强烈。当生长至最高峰后，逐渐衰退，表现为精神不振，四肢无力，肌肉松弛，后背佝偻，毛发脱落，性欲减退，外生殖器萎缩。

2. 肢端肥大症 起病缓，一般始发于 20~30 岁，常有头痛疲乏，面容粗陋，诸如额部多皱褶，耳鼻增大，唇舌肥厚致音调低沉、吐词不清，脸部增长，下颌增大，额骨颧弓突出，下颌前伸，牙缝增宽等。手足等增厚，指（趾）粗短，患者常诉鞋帽手套变小。晚期因脊柱骨质疏松引起背部佝偻后凸、腰部前凸，伴背痛。妇女常有闭经，男子可泌乳。晚期则表现为精神萎靡，易感疲乏，可出现嗜睡和尿崩症，常有视力减退或视野缺损。

（二）影像学检查

肿瘤较大者颅骨 X 线检查可发现蝶鞍扩大、鞍床被侵蚀等表现，四肢 X 线表现为指（趾）端呈丛毛样变化。垂体 CT 或 MRI 可发现垂体瘤影像，MRI 对微腺瘤的诊断更有价值。

（三）实验室检查

1. 内分泌检查

（1）多次测定血浆 GH 浓度增高，一般 >20μg/L。

（2）葡萄糖抑制试验，血浆 GH 成年男性 >2μg/L，成年女性 >5μg/L。

(3)促甲状腺激素释放激素(TRH)兴奋试验,血浆 GH 明显升高。

(4)血浆胰岛素样生长因子 -1(IGF-1)浓度升高(正常值为 75~200ng/ml)。IGF-1 是肢端肥大症与巨人症诊断、病情活动及疗效随访观察的重要指标。

2. 血磷增高示病变活动期。

3. 空腹血糖可增高,糖耐量减低或呈糖尿病症候群。

【治疗】

(一) 药物治疗

1. 生长抑素类药物

(1)奥曲肽:皮下注射,开始每次 50μg,每 12h 一次,而后增至 100μg/ 次,每日 2~3 次。奥曲肽长效制剂,肌内注射 20mg/ 次,每 4 周一次,可有效降低 GH 及 IGF-1 水平。

(2)兰瑞肽:长效生长抑素类似物,作用时间约 10d,肌注,每次 30mg,每月 3 次。

2. GH 受体阻滞剂　培维索孟可阻断 GH 受体二聚体形成,拮抗 GH 的外周作用。10mg 皮下注射,每日 1 次。可用于生长抑素类似物不敏感或不耐受的患者。

3. 多巴胺激动剂　溴隐亭从小剂量 1.25mg 开始,于睡前或进餐中间与食物同服,开始每日一次,以后逐渐增至 15mg/d 以上,分 2~3 次口服。有效者约 2 周后可见症状减轻,如压迫症状减少,2~3 个月后出现明显疗效。

(二) 放射治疗

包括常规放疗、质子刀、X 刀和 γ 刀。有生育要求的通常不适于放射治疗。副作用有脱发、脑神经麻痹、垂体前叶功能减退等。

(三) 手术治疗

垂体肿瘤压迫邻近组织,出现严重头痛与视野缺损等临床表现,或经放射治疗后视力、视野进行性恶化,或有颅内压增高者,或出现垂体出血、卒中者均应采用肿瘤切除术。

(邹俊杰)

3　泌乳素瘤

泌乳素瘤是由于来源于垂体的泌乳素瘤细胞过度分泌泌乳素,致高泌乳素血症,临床以闭经 - 乳溢 - 不育三联症为主要表现。泌乳素瘤是最常见的功能性垂体瘤,且多见于女性,泌乳素瘤根据大小可分为微腺瘤(<10mm)和大腺瘤(>10mm),其中微腺瘤占 2/3,大腺瘤占 1/3。通常腺瘤越大,泌乳素水平越高。

【诊断】

1. 临床表现 在女性典型症状为闭经、溢乳、不育三联症,溢乳可持续或间歇出现,挤压性溢乳多见,可为双侧或单侧,乳汁多呈白色。在男性则表现为性欲减退、阳痿、不育、溢乳、男性乳房发育等。少数患者可有垂体瘤占位性症状,如头痛、视野缺损等,严重者也可出现垂体卒中、失明等。

2. 内分泌检查 血清催乳素(PRL)水平增高,一般常大于100μg/L。促甲状腺激素释放激素(TRH)兴奋试验,PRL的反应峰值小于基值2倍。

3. 影像学检查 CT及MRI分辨率较高,可发现3~4mm的微腺瘤,但CT对微腺瘤的检查有一定假阴性率;MRI对软组织分辨率高,垂体周围解剖结构显示清楚,应成为诊断泌乳瘤的首选诊断方法。

【治疗】

(一) 多巴胺激动剂治疗

1. 溴隐亭 对PRL的合成和分泌有较强抑制作用,可使PRL瘤缩小和血清PRL水平下降。服药早期可有恶心、呕吐、头晕、直立性低血压(体位性低血压)、便秘、食欲减退、胸闷等副作用。常用初始剂量每次1.25mg,每日1~2次,进食时服用可减少副作用;可逐渐增量至5~7.5mg/d,少数可至10mg,酌情分次服用。

2. 卡麦角林(cabergoline) 属长效麦角生物碱衍生物,PRL分泌细胞D2受体高选择性激动剂,半衰期较长,可每周服用1~2次,每次0.5mg。可用于溴隐亭不耐受或抵抗者。严重心血管疾病、溃疡病、低血压者慎用。

3. 喹高利特(quinagolide) 新型非麦角类D-2受体兴奋剂,对PRL细胞的抑制作用是溴隐亭的35倍,剂量75~300μg,消化道不良反应较少,易引起直立性低血压,有精神病史者须慎用。

(二) 手术治疗

目前较多开展经蝶窦选择性垂体瘤切除术。

(三) 放射治疗

用在手术治疗后PRL水平未能降至正常,瘤组织有残余者。也可以对应用药物治疗的妊娠患者予以放射治疗,以抑制PRL瘤在妊娠期的进展。

(邹俊杰)

4 甲状腺功能亢进症

甲状腺功能亢进症(hyperthyroidism),简称甲亢,主要是由自身免疫、遗传及精神创伤等因素使甲状腺分泌过多甲状腺激素所致。约90%的甲亢患者为Graves病引起。多发生于20~40岁女性。其特征有高代谢症候群、甲状腺肿大、眼症等。

【诊断】

(一) 临床表现

1. 典型表现

(1) 甲状腺激素过多：①高代谢症候群，怕热，多汗，易饥多食，体重下降，疲乏无力。②心血管系统，心悸及心动过速，脉压增大，重症者可有心律不齐，以期前收缩和心房颤动多见，可见心肌肥厚或心脏扩大，甚至心力衰竭。③神经系统，易激动，情绪不稳定，多言多动，失眠，舌平伸及手平举时有细震颤，腱反射活跃，反射时间缩短。④消化系统，排便次数增多或腹泻，肝脏受损。⑤运动系统，主要为肌肉软弱无力，少数表现为甲亢性肌病，如急性甲亢性肌病、慢性甲亢性肌病、甲亢性周期性麻痹，有的还可出现骨质疏松，少数患者可与重症肌无力伴发。⑥生殖系统，女性多月经减少、周期延长，甚至闭经，男性多阳痿。

(2) 甲状腺肿大：2/3 的甲亢患者甲状腺呈弥漫性对称性均匀性肿大，少数呈结节性肿大，质软，吞咽时上下移动，可触及震颤并有血管杂音。

(3) 眼症：约占 Graves 病的 50%。①非浸润性突眼多为双侧性，主要因交感神经兴奋眼外肌群和上睑肌张力增高所致，突眼度一般不超过 18mm，可产生以下眼症：眼睑裂隙增宽，瞬目少和凝视；眼球内侧聚合不能或欠佳；眼向下看时，上眼睑因后缩而不能跟随眼球下落；眼向上看时前额皮肤难以皱起。②浸润性突眼，又称内分泌突眼，由于球后组织水肿，脂肪和黏多糖沉积及眼外肌炎所致，突眼度常 >19mm。眼球明显前凸，可出现结膜充血、水肿，复视和角膜溃疡等。

2. 不典型表现

(1) 淡漠型：最常见于老年患者，无兴奋症状，反应迟钝，嗜睡少动，表现淡漠，甲状腺不大，皮肤较冷，但心率快，消瘦明显。

(2) 心脏病型：心脏扩大，心律失常(心房颤动伴快速心室率、频发房性和室性期前收缩、房室传导阻滞、病态窦房结综合征)，心力衰竭(右心衰竭更常见)，心绞痛和假性心肌梗死(冠状动脉造影常为阴性)。甲亢治愈后上述表现均消失。

(3) 胃肠及恶病质型：以严重的恶心、呕吐、腹泻为突出表现，造成水电解质紊乱，明显消瘦呈恶病质，经常诊断为消化道肿瘤。此型患者怕热多汗症状仍然存在。

(二) 实验室检查

1. 甲状腺激素水平　血清 TT_3、TT_4、rT_3 增高，TSH 水平降低，甚至测不出；

血清 FT_3、FT_4 亦明显增高，且其测定结果不受甲状腺激素结合球蛋白（TBG）影响，诊断价值高于 TT_3、TT_4 测定。

2. 下丘脑 - 垂体 - 甲状腺轴功能评估 目前临床应用较少，大多数情况下不需要做这两种检查。

(1) T_3 抑制试验：患者于一次吸碘试验后，口服 T_3 每次 20mg，8h 一次，共服 6d，第 7 天作第 2 次摄碘率。甲状腺功能正常者口服 T_3 后 ^{131}I 摄取率受到明显抑制，抑制率 >4.5%，甲亢患者则不受抑制。老年有冠心病者不宜进行。

(2) 促甲状腺激素释放激素（TRH）兴奋试验：有兴奋反应的患者属正常，如 TSH 测定结果低于正常且不受 TRH 兴奋，则提示甲亢。

3. 甲状腺抗体

(1) TSH 受体抗体（TRAb）测定阳性率为 80%~90%，经治疗病情缓解后 TRAb 的活性可明显下降或转为正常。

(2) 抗甲状腺球蛋白抗体（TGAb）、抗甲状腺过氧化物酶抗体（TPOAb）虽可增高，但其效价不如桥本甲状腺炎高。

4. 甲状腺核素检查 甲状腺 ^{131}I 摄取率增高，如 3h>25% 或 24h>45%，且摄碘高峰前移。甲状腺 ECT 扫描可见甲亢影像。

【治疗】

(一) 甲亢治疗

1. 药物治疗

(1) 抗甲状腺药物：常用有丙硫氧嘧啶（PTU）和甲巯咪唑（他巴唑）等。

1) 适应证：①病情较轻，甲状腺轻度肿大者。② 20 岁以下青少年及儿童、老年患者。③妊娠妇女。④甲状腺次全切除后复发，又不适于放射性 ^{131}I 治疗者。⑤手术治疗前准备。⑥ ^{131}I 治疗的辅助。

2) 禁忌证：①抗甲状腺药物过敏或发生药物毒性反应。②药物规律治疗已达 2 个疗程又复发者。③白细胞持续 $<3\times10^9/L$（3 000/mm^3）。④甲状腺孤立性结节疑有癌变者。⑤甲状腺肿大有明显压迫症状者。

3) 剂量及疗程：①初始阶段：PTU 每次 100mg，每日 3 次或甲巯咪唑每次 10mg，每日 3 次，用药 2~3 周后，临床表现如无改善可适当增大剂量。初治阶段需 1~3 个月。②减药阶段：当症状显著减轻、体重增加、心率下降至 80~90 次 /min、T_3 或 T_4 接近正常时，可根据病情每 2~3 周递减甲巯咪唑 5~10mg/d 或 PTU 50~100mg/d，逐步过渡到维持阶段，一般需 2~3 个月。③维持阶段：每日用量为甲巯咪唑 5~10mg 或 PTU 50~100mg，为期 1~1.5 年。无明显甲状腺肿大者 40%~70% 获得痊愈。甲状腺肿大明显、年轻人、有家族史者，药物治疗的缓解率很低。

4）药物反应：①出现皮疹、发热等变态反应立即停药。②白细胞减少，开始用药应每周检查白细胞，如白细胞计数 $<3\times10^9$/L，中性粒细胞 <50%，应停药。③部分患者可出现血清丙氨酸氨基转移酶增高。如发现持续升高，应及时停药。

（2）辅助药物：① β 受体阻滞剂与抗甲状腺药物合用，对控制甲亢的症状效果较好。常用普萘洛尔 10~30mg 或美托洛尔 12.5~25mg，每日 3 次。②抗甲状腺药物减量期，可适当加服甲状腺片或左甲状腺素（L-T_4）片。③对有明显焦虑的甲亢患者，可选用地西泮等镇静剂。

2. 放射性 ^{131}I 治疗　原理：利用 ^{131}I 衰变时放出 β 射线破坏甲状腺组织。

（1）适应证：①年龄在 20 岁以上的中度甲亢患者。②手术后复发者。③服抗甲状腺药物过敏者。④长期口服抗甲状腺药物无效者。⑤合并心脏病、糖尿病、严重肝或肾病有手术切除禁忌证者。⑥甲状腺内 ^{131}I 转换半衰期不小于 3d 者。

（2）禁忌证：①妊娠或哺乳期。②年龄在 20 岁以下者（为相对禁忌）。③白细胞计数 $<3\times10^9$/L 者，治疗后白细胞升至正常可进行此项治疗。④甲状腺孤立性结节疑有癌变者。⑤严重突眼未经处理者。

（3）剂量和疗效：剂量根据甲状腺估计重量及最高 ^{131}I 摄取率推算，一般每克甲状腺 2.6~3.7MBq（70~100μCi）。治疗后 2~4 周症状减轻，甲状腺缩小，体重增加，3~4 个月约 60% 完全缓解。如半年后仍未缓解可进行第二次治疗。

（4）注意事项：①服 ^{131}I 前 2~4 周宜避免用碘剂及其他含碘食物或药物。②服 ^{131}I 后应卧床休息 3d，避免触、摸、压捏甲状腺。③警惕甲亢症状加重及先兆危象的出现，如有异常尽快处理。④重症患者先应用抗甲状腺药物治疗 2~3 个月，于治疗前 2~3d 停用抗甲状腺药物后，服 ^{131}I 治疗，1~2 周后再继续服用抗甲状腺药物 1~3 个月。

3. 手术治疗

（1）适应证：①甲状腺显著肿大，压迫邻近器官。②结节性甲状腺肿伴功能亢进者。③不能耐受抗甲状腺药物治疗或药物治疗不满意和复发者，有禁忌证或无条件用 ^{131}I 治疗者。④甲状腺孤立性结节疑有恶变的甲亢患者。⑤胸骨后甲状腺肿伴甲亢。

（2）禁忌证：①第二次手术，粘连严重。②恶性突眼。③儿童及老弱患者或有不宜手术的心、肝、肾病的患者等。

（3）术前准备：一般先用抗甲状腺药物 4~8 周至甲亢症状控制，心率 80~90 次 /min，T_3、T_4 恢复正常。手术前 2 周加用复方碘溶液，每次 3~5 滴，每日 3 次，合用 1 周后停抗甲状腺药物，复方碘溶液增至每次 10 滴，每日 3 次，再用药

7~10d 可手术。亦可加用普萘洛尔，一般术前用 1 周，每次 40mg，6~8h 一次，术后继续以同量用 1 周。

(4) 术后并发症：①局部出血易引起窒息。②喉返神经或喉上神经损伤引起声音嘶哑。③甲状旁腺损伤或切除，引起暂时性或永久性甲状旁腺功能减退。④突眼加剧。⑤永久性甲状腺功能减退症。

(二) 甲亢合并症治疗

1. 甲亢危象的治疗

2. 突眼治疗

(1) 局部治疗：①高枕卧位。②保护角膜，戴茶色眼镜，避免光、风、沙等刺激，睡眠时用抗菌药膏并戴眼罩。③ 0.5% 甲基纤维素或 0.5% 氢化可的松溶液滴眼。④甲泼尼龙球后或结膜下注射，亦可球后注射透明质酸酶，但疗效较差。⑤严重突眼甚至结膜水泡样膨出者宜速行眼睑侧面缝合术，以保护角膜。

(2) 全身治疗：①甲状腺片，对突眼严重或抗甲状腺药物治疗中突眼加重者，可口服甲状腺 40~80mg/d，或口服 L-T_4 50~150μg/d，见效后酌减，维持 1~3 年。②免疫抑制剂：如糖皮质激素、环磷酰胺、环孢素等，突眼初期 3 个月应用疗效好。常用泼尼松 20~60mg/d（或按每千克体重 1mg 计算用量），分次服，见效后渐减至 5~10mg/d，持续约 3 个月。③球后放射治疗：应在大剂量糖皮质激素治疗无效或有禁忌证不能用皮质激素时应用。④血浆置换疗法：迅速去除血浆中抗眼外肌抗体等抗球后组织的自身抗体，但疗效为一过性，一般应继以糖皮质激素治疗。

（郑骄阳）

5 成人甲状腺功能减退症

成人甲状腺功能减退症（hypothyroidism），简称甲减，系指由于多种原因引起的成人甲状腺激素合成、分泌或生物效应不足所致以代谢率降低为特征的综合征。对于甲状腺肿流行区常见的克汀病，亦称呆小病，参考儿科学。

【诊断】

1. 临床表现 起病缓慢，一般经过多年才有下述典型甲减表现：①畏寒，乏力，嗜睡，言语、行动迟缓，记忆力减退。②面色及皮肤苍白或呈蜡黄色，皮肤干燥、粗糙、脱屑多，毛发干、稀且脆而无光。③面颊及眼睑虚肿，表情迟钝，重者肢体可呈非凹陷性黏液性水肿。④心动过缓，心音低弱，心排血量减低，全心扩大较常见，常伴有心包积液。⑤肌力和肌张力降低，收缩与松弛均迟缓。⑥食欲减退而体重增加，腹胀，便秘。⑦性欲减退，男性阳痿，女性月经过多。

2. 内分泌检查 ①血清 TT_3、TT_4、rT_3 均下降，其中 T_4 常先于 T_3 下降，

FT_3、FT_4亦下降。②甲状腺性甲减TSH升高，如T_3、T_4正常而TSH升高者，为亚临床型甲减，下丘脑-垂体性甲减TSH正常或低于正常。③甲状腺摄^{131}I率呈低平曲线。④甲状腺自身抗体测定有助于鉴别桥本病引起的甲减。⑤促甲状腺激素释放激素（TRH）兴奋试验（此项检查目前临床较少应用），静脉注射TRH 200~500μg后，血清TSH无反应者提示垂体性；延迟升高者为下丘脑性；如TSH已增高而TRH刺激后更高，提示甲状腺性甲减。

3. 其他检查　①血常规常呈轻、中等度贫血。②血清胡萝卜素增高。③血胆固醇、甘油三酯、LDL增高，HDL降低。④口服葡萄糖耐量曲线低平。⑤心电图示低电压，窦性心动过缓，T波低平或倒置。

【治疗】

(一) 甲状腺激素替代治疗

甲状腺激素替代治疗为本病唯一有效疗法，需终身服用。替代治疗必须从小剂量开始，50岁以上，有冠心病者更应慎重，宜缓慢加量，以免心肌梗死的发生。常用制剂有：

1. 甲状腺片　一般从小剂量开始，初剂20~40mg/d，每1~2周增加20~40mg/d，2~3个月达替代剂量（60~180mg/d）。

2. L-甲状腺素钠（L-T_4）　为替代之最佳剂型。从小剂量开始，初剂25~50μg/d，以后每1~2周增加50μg/d，至维持量100~150μg/d。

3. 三碘甲腺原氨酸钠（T_3）　替代剂量为60~100μg/d。T_3的作用比T_4和干甲状腺制剂快而强，但作用时间较短，不宜长期替代治疗。

4. T_4和T_3的混合制剂　T_4和T_3按4∶1的比例配成合剂或片剂，其优点是有近似内源性甲状腺激素的作用。

(二) 对症治疗

贫血者加用铁剂、叶酸及维生素B_{12}。有心脏症状者除非有充血性心力衰竭，一般不用洋地黄，在应用甲状腺制剂后，心脏体征及心电图改变等均可逐渐消失。

(三) 黏液性水肿性昏迷的治疗

1. 立即静注T_3 40~120μg，以后每6h静注5~15μg，清醒后改口服。或首次静注T_4 200~500μg，以后每6h静注25μg或每日口服100μg。如无静脉注射制剂，可将甲状腺片40~120mg研碎通过胃管内注入，每6h注入一次。

2. 补给葡萄糖液及复合维生素B，但补液量不宜过多，以免诱发心衰。休克者可酌情应用升压药。

3. 每4~6h给氢化可的松50~100mg，清醒后递减或撤去。

4. 保温，给氧，抗感染。

（郑骄阳）

6　甲状腺炎

甲状腺炎是由不同病因引起的具有不同临床表现的一大类疾病，可分为急性、亚急性和慢性三种。其中急性起病的有急性化脓性甲状腺炎；亚急性起病的有亚急性（巨细胞性）甲状腺炎和无痛性（淋巴细胞性）甲状腺炎；慢性起病的有慢性淋巴细胞性甲状腺炎和硬化性甲状腺炎。临床上以亚急性甲状腺炎和慢性淋巴细胞性甲状腺炎较为常见。

一、亚急性甲状腺炎

亚急性甲状腺炎（subacute thyroiditis），又称 De Quervain 甲状腺炎、肉芽肿性甲状腺炎、巨细胞性甲状腺炎，系由病毒或病毒产生变态反应引起的非化脓性甲状腺炎症。

【诊断】

1. 临床表现　①起病时患者常有上呼吸道感染，如畏寒、发热、头痛、全身不适、咽喉疼痛等症状。②甲状腺部位出现疼痛和压痛，吞咽、咀嚼和转动颈部时疼痛加剧，并向下颌、耳后、牙床和枕骨部放射。③甲状腺呈硬化性、弥漫性或结节性肿大，病变可累及一侧或两侧，肿块的大小和位置可很快变化，有游走和复发倾向，肿块有明显压痛，与周围组织无粘连、固定，并能随吞咽而上下移动，局部淋巴结不肿大。④早期因甲状腺滤泡内大量甲状腺激素释放入血可伴甲亢表现；中期当激素耗竭，甲状腺实质未修复前，可转变为甲减表现；如治疗及时，患者大多可得到完全恢复，极少数变成永久性甲减。

2. 实验室检查　①血沉显著增高，往往 >50mm/L，血清免疫球蛋白增加，血白细胞正常或轻度增加。②甲状腺功能检查呈“分离现象”，即血清 T_3、T_4 增高，TSH 降低，而甲状腺摄 ^{131}I 率显著降低，通常 <5%。③甲状腺免疫球蛋白初期升高。④ B 超显像压痛部位常呈低密度病灶。⑤甲状腺扫描出现放射性分布不规则及减低或完全不出现示踪分布的图形。

【治疗】

1. 阿司匹林、水杨酸钠、吲哚美辛（消炎痛）用于轻症患者，可以解热、镇痛、消炎。

2. 肾上腺皮质激素为治疗本病最有效的药物。体温 38℃以上本病患者是用激素的指征。泼尼松 10mg，每日 3~4 次，连用 1~2 周，以后逐步每周递减 5mg，全程 1~2 个月。停药后如有复发，可应用泼尼松再治。

3. 对处于甲亢期的患者，只给予普萘洛尔和地西泮等对症处理，不可用抗甲状腺药物治疗，亦不能用手术或放射性碘治疗。

4. 甲状腺片可以抑制垂体分泌过多的 TSH，从而减轻甲状腺的急性炎症过程，缓解症状，缩短疗程，尤其有甲减者。40~120mg/d，分次口服，甲减期过后可以停用。

二、无痛性甲状腺炎

无痛性甲状腺炎（painless thyroiditis）又称寂静性甲状腺炎或淋巴细胞性甲状腺炎，常发生于产后，因此又有产后甲状腺炎之称。

【诊断】

（一）临床表现

经常于产后发病，病前无病毒感染之症状，甲状腺过氧化物酶抗体（TPOAb）经常阳性者好发。病程可分为3个阶段：

1. 甲亢阶段　出现较轻的甲亢表现：怕热、多汗、心悸、肌震颤等。一般无突眼和胫前黏液水肿，1/3患者甲状腺肿大，无疼痛及触痛，无结节，质地较Graves病硬。甲亢阶段可持续2~4个月。

2. 甲减阶段　40%的患者有水肿、怕冷、体重增加、精神异常，易误诊为产后抑郁症。持续2个月。

3. 复发阶段　10%~15%患者可多次复发，再妊娠复发的危险性为25%~40%。

（二）实验室检查

1. 甲状腺吸碘率　甲亢阶段多<3%。

2. 甲状腺激素和TSH水平　早期T_3、T_4增高，TSH下降，后期甲减时T_3、T_4偏低，TSH升高。

3. 甲状腺自身抗体　2/3患者TPOAb增高。

4. 血沉（ESR）　半数患者ESR升高，但多数<50mm/h。

【治疗】

1. 甲亢阶段　避免应用抗甲状腺药物，可用普萘洛尔30~60mg/d，分3次口服缓解症状。症状较重者可加用泼尼松30mg/d，疗程1个月，可缩短甲亢病程。

2. 甲减阶段　短期小量应用甲状腺激素，为期2~3个月，可缩小肿大的甲状腺。部分患者发生永久性的甲减则需终生用甲状腺激素。

3. 预防复发　为预防再次妊娠复发，可考虑分娩后立即用泼尼松20mg/d，2个月后逐渐减量停药。本病有发生甲减的危险，患病后每年复查甲状腺功能。

三、慢性淋巴细胞性甲状腺炎

慢性淋巴细胞性甲状腺炎（chronic lymphocytic thyroiditis），也称桥本甲状腺炎（Hashimoto thyroiditis），是一种自身免疫性疾病，多见于女性。于1912年首次报道。

【诊断】

1. 临床表现　①甲状腺肿大：起病隐匿，进展缓慢，常在无意中发现。甲状腺肿大为双侧性，表面光滑，质地坚韧有弹性如橡皮，明显结节少见，无压痛，与四周无粘连，可随吞咽活动。过度肿大可有颈部压迫感。②早期甲状腺功能尚维持正常，但血清 TSH 可升高。随着疾病进展，临床可出现甲减和黏液性水肿表现。有时可与 Graves 病同时存在，称桥本甲状腺炎伴甲亢。

2. 实验室检查 ①抗甲状腺球蛋白抗体(TGAb)、抗甲状腺微粒体抗体(TMAb)和抗过氧化物酶抗体(TPOAb)呈高效价增高，阳性结果达98%~100%。② B 超显像示甲状腺不均匀低密度像。③同位素扫描示核素分布不均匀，有时呈“凉”“冷”结节改变。偶尔可存在如孤岛状的有功能的组织。④细胞和组织学检查可协助诊断。

【治疗】

本病一旦发生，很少自发缓解。无症状、甲状腺肿大不明显者可暂不治疗，甲状腺肿大明显者需长期治疗。

1. 甲状腺制剂 常用甲状腺片 40~160mg/d，L-T_4 50~300μg/d 或 T_3 50~75μg/d，从小剂量开始，逐渐加大剂量，直到腺体缩小，最后以小剂量维持。

2. 肾上腺皮质激素 一般轻症患者不宜使用。只有发热、乏力、甲状腺肿痛或突眼时，才和甲状腺激素合用。

3. 吲哚美辛 能抑制自身免疫，与甲状腺激素合用有一定效果，每日可用75mg 左右。

4. 调整免疫机制的中药 如昆明山海棠、玉屏风散也有一定疗效。

5. 手术治疗 有严重压迫症状，怀疑有恶变者，考虑手术切除。

（郑骄阳）

7 皮质醇增多症

皮质醇增多症(hypercortisolism)，又称库欣综合征(Cushing syndrome，CS)，由长期暴露于过量糖皮质激素导致。长期使用药理剂量糖皮质激素导致的医源性库欣综合征是最常见原因，其次为垂体性(垂体 ACTH 瘤，即库欣病)及非垂体性(异位 ACTH 综合征，见于约 1% 的小细胞肺癌)的 ACTH 过度分泌所引起，肾上腺皮质腺瘤、腺癌也可导致库欣综合征，但并不多见。

【诊断】

临床表现常为向心性肥胖、多血质外貌，近端肌萎缩无力，皮肤紫纹(常见于下腹、臀及股部)，多毛，痤疮，瘀斑、糖尿病倾向，高血压，骨质疏松，性功能异常(女性月经稀发或闭经，男性阳痿)等。症状的严重程度各异，取决于皮质醇增多的严重程度和持续时间以及是否伴有雄激素过多。

CS 的临床表现都不具有诊断意义，其中许多也不具有特异性，因此，必须通过生化检验来证实 CS 的诊断。疑诊患者的特征如下：①与年龄不符的骨质疏松或高血压②多囊卵巢综合征的女性肥胖患者③成人患者出现肌肉萎缩、瘀斑且进行性加重④身高下降而体重增加、生长停滞的肥胖儿童⑤肾上腺意外瘤患者。

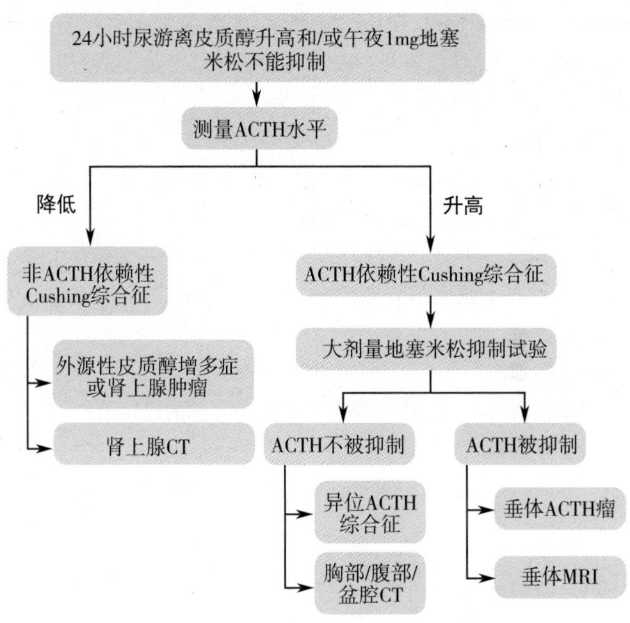

图 2-6-1　皮质醇增多症的诊断流程

【治疗】

措施因病因不同而异。

（一）库欣病

1. 手术治疗　如果手术前可识别出边界清楚的垂体瘤，首选经蝶窦垂体瘤切除术；其余患者，如不考虑生育力，则垂体前叶次全切除较为合适。

2. 药物治疗　在手术推迟、存在手术禁忌或手术失败时通常需要药物治疗。常用：①肾上腺酶抑制剂，如酮康唑、美替拉酮；②肾上腺皮质抑制剂，如米托坦；③作用于垂体的药物，如生长抑素类似物帕瑞肽和多巴胺受体激动剂卡麦角林；④糖皮质激素受体阻滞剂，如米非司酮。

3. 垂体放疗　对于生育力为重要考虑，且垂体未发现肿瘤的患者或接受经蝶手术未治愈的患者，垂体放疗是下一步治疗选择。

4. 肾上腺切除术　对于持久性或复发性库欣病患者，双侧肾上腺全切除联合术后终生糖皮质激素和盐皮质激素每日替代治疗是根治性治疗。术后再辅以垂体放射防治 Nelson 综合征。

(二) 异位 ACTH 综合征

最佳疗法为手术切除肿瘤,去除 ACTH 的来源并纠正代谢紊乱。对于无法确定肿瘤部位的患者,可长期持续应用肾上腺酶抑制剂来控制皮质醇增多。一些患者的肿瘤为惰性且预期寿命较长,但手术无法治愈,可使用米托坦治疗,以实现药物性肾上腺切除。

(三) 肾上腺腺瘤

大约 10% 的库欣综合征由肾上腺腺瘤引起,多为单侧,经手术切除后可治愈。

(四) ACTH 非依赖性双侧肾上腺增生

包括两种类型,一种是原发性色素结节性肾上腺病,又称肾上腺小结节增生;另一种是双侧肾上腺大结节样增生。需双侧肾上腺切除,术后终生肾上腺皮质激素替代治疗。

(五) 肾上腺腺癌

1. 发展迅速,转移较早,应尽早手术切除肿瘤并淋巴结清扫。

2. 术后放疗或采用米托坦治疗。

3. 由于患者术前血中皮质醇浓度高,术后锐减,易发生肾上腺危象,应警惕。

(孙亮亮)

8 原发性醛固酮增多症

原发性醛固酮增多症(Primary aldosteronism, hyperaldosteronism),简称原醛症,是由于肾上腺皮质球状带分泌过量醛固酮,导致体内潴钠排钾,血容量增多,肾素 - 血管紧张素系统活性受抑制。在中国难治性高血压患者中原醛症的比例为 7.1%。

【诊断】

原醛症分为 5 型:醛固酮瘤、特发性醛固酮增多症、原发性肾上腺皮质增生、分泌醛固酮的肾上腺皮质癌、家族性醛固酮增多症,以前两型为多见。

(一) 临床表现

高血压伴低血钾是原醛症最典型的临床特征。

1. 高血压　多为缓慢发展的良性高血压,少数可呈恶性急进性高血压,对常用降压药疗效不佳。

2. 低血钾　自发性低血钾,也可出现典型的周期性低钾瘫痪。常见诱因为劳累或服用氢氯噻嗪等排钾利尿剂。主要累及下肢,严重者可致呼吸、吞咽困难、低钾碱中毒表现,补钾后可缓解。长期慢性缺钾可致肾小管上皮细胞空泡变性，浓缩功能降低，患者出现多尿、夜尿增多、低比重尿，伴口渴多饮；另外低钾抑制胰岛素分泌和作用减弱，半数患者出现糖耐量受损甚至糖尿病。

（二）实验室检查

1. 筛查试验　晨起后2h，坐位15min采血，测定血浆醛固酮水平和肾素活性。血浆醛固酮(ng/dl)/肾素〔ng/(ml·h)〕比值(ARR)是最佳的筛查试验，常用切点是30。筛查对象：①持续性血压>160/100mmHg、难治性高血压。②自发性或利尿剂诱发低血钾的高血压。③肾上腺意外瘤的高血压。④早发或年轻脑血管病家族史的高血压。⑤原醛症患者患有高血压的一级亲属。测试前需：纠正低钾；停用干扰肾素-血管紧张素-醛固酮系统(RAAS)的药物（保钾利尿剂停6周，降压药、雌激素和非甾体抗炎药停2周，中重度高血压停药危险者可选用CCB或α受体阻滞剂降压治疗）。

2. 确诊试验　常用的4种确诊试验为口服钠负荷试验、生理盐水负荷试验、氟氢可的松抑制试验和卡托普利激发试验。

3. 分型诊断

(1)肾上腺CT：只能排除肾上腺巨大肿瘤。醛固酮瘤CT表现为单侧肾上腺腺瘤；特发性醛固酮增多症（特醛症）CT表现多样，可表现为双侧增生或正常、单侧增生或单侧结节、一侧增生一侧结节、双侧结节。腺瘤和增生的治疗措施完全不同，因此不能单用肾上腺CT来进行分型诊断。

(2)肾上腺静脉插管采血(AVS)：可直接采血，也可静脉推注ACTH前后分别采血，测定醛固酮和皮质醇，以皮质醇为校正值，是原醛症分型诊断的金标准。推注ACTH时如优势侧与对侧相比>4∶1或未推注ACTH时>2∶1，提示优势侧为腺瘤或单侧增生。

(3)地塞米松抑制试验：主要用于糖皮质激素可抑制性原醛症即家族性高醛固酮血症Ⅰ型(FH-I)的分型诊断。

(4)基因检测：对于发病年龄很轻的原醛患者，建议行*KCNJ5*基因检测排除FH-Ⅲ型。

【治疗】

1. 手术治疗　确诊单侧原醛症即醛固酮瘤和单侧肾上腺增生者，行腹腔镜下单侧肾上腺切除术。为此，AVS确定优势侧非常必要。目前不主张醛固酮瘤仅做腺瘤摘除，因复发率较高。

2. 药物治疗　双侧肾上腺病变，主要为特醛症，首选药物治疗，同时给予低钠饮食。常用药物有醛固酮受体阻滞剂螺内酯、依普利酮，以及钠通道阻滞剂阿米洛利。钙通道阻滞剂、ACEI、ARB可以和螺内酯联用控制血压。

原醛症诊断治疗的流程图如图2-6-2。

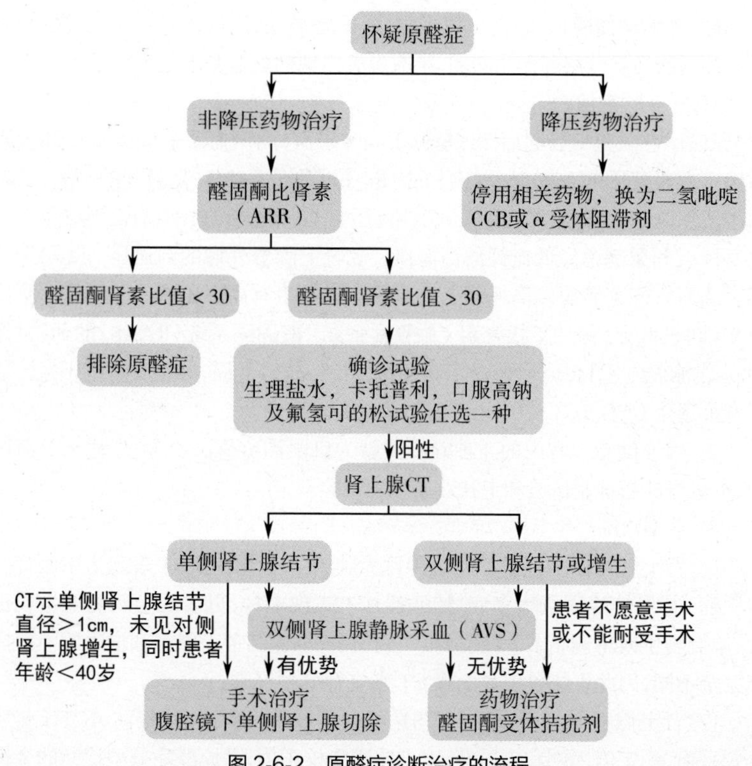

图 2-6-2　原醛症诊断治疗的流程

（孙亮亮）

9　肾上腺皮质功能减退症

肾上腺皮质功能减退症（adrenocortical insufficiency），原发性者亦称艾迪生病（Addison’s disease），是由于肾上腺本身的原因导致肾上腺皮质激素分泌不足和反馈性 ACTH 升高；继发性者主要由下丘脑和垂体功能减退致肾上腺皮质激素不足伴 ACTH 水平降低。依病程又分为急性、慢性和危象。

【诊断】

原发性肾上腺皮质功能减退症常因结核或真菌感染引起肾上腺皮质破坏或因自身免疫功能紊乱致肾上腺萎缩。此外亦有因淋巴瘤、白血病、肿瘤等细胞浸润而致病。继发性肾上腺皮质功能减退症的病因包括：①肿瘤、感染、外伤损伤下丘脑和垂体。②外源性长期给予糖皮质激素，使下丘脑 - 垂体 - 肾上腺轴受抑制。③孤立性 ACTH 缺乏，多因自身免疫性淋巴细胞性垂体炎所致。

(一) 临床表现

1. 慢性肾上腺皮质功能减退 发病隐匿,缓慢加重。常见疲乏无力、食欲不振、恶心呕吐,直立性低血压(体位性低血压)、低血糖、低血钠。原发性者最具特征性的表现是皮肤黏膜色素沉着,呈棕褐色且有光泽,全身性分布,以暴露和摩擦部位最为显著。继发性者出现皮肤苍白。性功能减退。常伴有原发疾病表现,如下丘脑或垂体占位者可有头痛、视力下降和视野缺损;结核者常有低热、盗汗等。

2. 急性肾上腺皮质功能减退和肾上腺危象 常有高热、恶心、呕吐、腹痛或腹泻、脱水、血压下降、心动过速、四肢厥冷、虚脱、极度虚弱无力、反应淡漠或嗜睡甚至昏迷。常出现低血糖昏迷。诱发因素常有感染、手术、创伤、分娩、过劳或突然中断激素替代治疗。

(二) 实验室检查

1. 基础激素测定 皮质醇常低下,8 点皮质醇 <30μg/L 可确诊,>200μg/L 可排除。但部分性肾上腺皮质功能减退者皮质醇水平可在正常范围,但应激能力不足。ACTH 测定对鉴别原发性还是继发性有重要意义。

2. ACTH 兴奋试验 筛查的标准方法。250μg ACTH 静脉注射 45min,取血测皮质醇,>200μg/L 为正常,<200μg/L 提示肾上腺皮质功能减退。

3. 胰岛素低血糖试验 判定继发性肾上腺皮质功能减退的金标准。方法是晨 10 时,静脉注射正规胰岛素 0.1~0.15U/kg,0,15,30,45,60,90min 采血测 ACTH 和 F,正常为血糖 <2.2mmol/L 时,血皮质醇 >200μg/L。

【治疗】

1. 增加饮食中食盐量 10~15g/d。

2. 激素替代治疗

⑴ 糖皮质激素:首选氢化可的松 20~30mg/d,或用醋酸可的松,25~37.5mg/d;泼尼松,每日 7.5mg,通常清晨服 2/3 量,下午服 1/3 量。

⑵ 盐皮质激素:经糖皮质激素和高盐饮食治疗不够满意时可同时用潴钠激素。① α- 氟氢可的松 0.05~0.2mg/d,清晨顿服。②三甲基醋酸去氧皮质酮 25~50mg/d,每日肌注 1 次。③醋酸去氧皮质酮(DOCA)油剂,每日或隔日肌注 2.5~5mg。

3. 病因治疗 有活动性结核者,应积极给予抗结核治疗。补充替代量的肾上腺皮质激素并不影响对结核病的控制。如因其他病因所致者,则给予相应的治疗。

4. 危象的救治 静脉给予糖皮质激素,纠正低血容量和电解质紊乱,去除诱因。

(孙亮亮)

10 先天性肾上腺皮质增生症

先天性肾上腺皮质增生症(congenital adrenal hyperplasia,CAH)是因肾上腺皮质激素生物合成酶的先天性缺陷,导致肾上腺皮质激素合成不足的一组疾病,呈常染色体隐性遗传。肾上腺皮质合成不足从而减低对ACTH的负反馈抑制,ACTH分泌过多,造成肾上腺皮质增生和该酶作用的激素和前体物质过多(图2-6-3)。

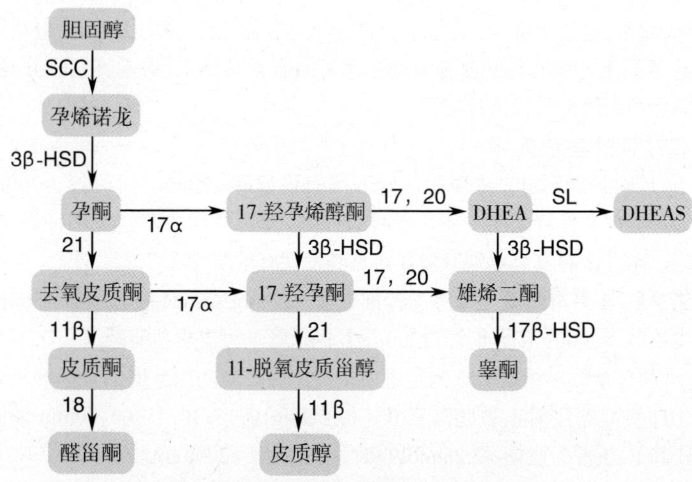

图2-6-3 肾上腺皮质激素的生物合成路径

一、21-羟化酶缺乏症

孕酮和17-羟孕酮不能转化为脱氧皮质酮和11-脱氧皮质醇,造成皮质醇和醛固酮合成障碍。过多的前体物质转化为雄激素。按临床表现可分为单纯男性化型(不完全缺陷,约占25%)、失盐型(完全缺陷,约占50%)和非经典型(25%)。

【临床表现】

1. 单纯男性化型 仅表现为雄激素过多所致的男性化表现。女孩出生时外生殖器即出现不同程度的男性化表现,如阴蒂肥大、阴唇融合和尿生殖窦,是女性假两性畸形的最常见原因。男孩则表现为性早熟。若能及时外源性糖皮质激素替代治疗,这些临床表现均可纠正。

2. 失盐型 表现为雄激素过多伴醛固酮缺乏和肾素活性增加。低血钠、高血钾、血容量低、低血压、代谢性酸中毒等,甚至出现失盐危象,即在出生后2

周内，发生低血容量、低血糖的肾上腺危象。若未及时诊断和治疗，患儿可很快出现休克甚至死亡。

3. 非经典型或迟发型　临床表现差异大。一般无外生殖器畸形，但可出现雄激素过多所致的其他男性化表现。

【诊断】

主要依据临床表现、生化改变和基因突变检测。

1. ACTH 兴奋试验静脉给予 ACTH，给药前、后 60min 分别测血浆 17- 羟孕酮和皮质醇。如 ACTH 兴奋后皮质醇显著下降，而 17- 羟孕酮显著增高，则诊断可确定。

2. 基因检测金标准。

二、11β- 羟化酶缺乏症

皮质醇、醛固酮合成受阻，醛固酮前体物质脱氧皮质酮（DOC）增加，雄激素合成增加。因 DOC 具有拟盐皮质激素活性，从而出现盐皮质激素过多样表现。临床表现为高血压、高血钠、低血钾、碱中毒，同时不同程度男性化。血浆 DOC 水平增高，同时肾素活性被抑制降低，是本病的特征性生化改变。ACTH 兴奋试验中，去氧皮质醇和去氧皮质酮可明显升高。

三、17α- 羟化酶缺乏症

皮质醇和性激素合成受阻，皮质酮和 DOC 合成增加，导致水钠潴留。临床表现为高血压、低血钾、碱中毒和性发育异常。男性表现为完全的假两性畸形；女性出生时性分化似无异常，青春期则出现明显的性幼稚，第二性征不发育，表现为原发性闭经。患者 17α- 羟类固醇水平极低测不出，尿 17- 酮类固醇（17-KS）和 17- 羟皮质类固醇（17-OHCS）排泄量极少，ACTH 兴奋试验中也不升高。肾素活性极低。

【治疗】

糖皮质激素替代治疗为各种类型 CAH 的主要治疗方法。

11　甲状旁腺功能亢进症

甲状旁腺功能亢进症（hyperparathyroidism）简称甲旁亢，可分为原发性、继发性和三发性 3 类。原发性甲状旁腺功能亢进症（PHPT）是由于甲状旁腺激素（PTH）自主的分泌过多所致，见于甲状旁腺腺瘤、增生、腺癌、甲状旁腺囊肿。继发性甲状旁腺功能亢进症（SHPT）指各种原因的低钙血症刺激甲状旁腺增生肥大、分泌过多 PTH 所致。三发性甲状旁腺功能亢进症，是在继发性甲旁亢基础上，由于腺体受到持久刺激，发展为功能自主的增生或肿瘤，自主分泌过多 PTH 所致，常见于慢性肾病和肾脏移植术后。本文只涉及原发性甲旁亢的诊断及治疗。

【诊断】

原发性甲旁亢以女性患者多见，多散发，男女之比为1∶3。大多数患者为绝经后女性，儿童期发病少见，如该年龄段发病应考虑遗传性内分泌病可能。临床上以代谢性骨病或复发性尿路结石为临床特征性改变。

1. 肌肉骨骼系统　肌肉软弱松弛、张力减退，易疲乏；骨痛、压痛；不能支重，骨骼畸形，易致骨折；甚至卧床不起。

2. 泌尿系统　①口渴、多饮、多尿伴高渗性尿液；②多发泌尿系结石可引起肾绞痛、输尿管痉挛、肉眼血尿，常伴有腰痛、血尿及尿路感染。结石可逐渐增大、增多，肾实质钙盐沉积可致肾衰竭。

3. 消化系统　胃食欲减退、便秘、恶心及呕吐等。此外可见十二指肠溃疡、卓艾（Zollinger-Ellison）综合征、复发性胰腺炎等。

4. 其他　可有淡漠、烦躁、神经质，可以合并贫血、糖耐量异常、糖尿病。

5. 影像及定位检查

（1）骨骼X线检查：40%以上本病患者可见骨骼异常改变。主要有骨质疏松、骨质软化、骨质硬化、骨膜下吸收及骨骼囊性变等。①普遍性骨质疏松性脱钙、皮质变薄。②骨质再吸收的征象，以中节指骨、牙槽骨板改变最早，最有特征性。③颅骨呈虫蚀状斑点脱钙。④骨折或畸形。⑤囊肿样变化。

（2）泌尿系统评估。

（3）甲状旁腺超声、甲状旁腺动态显像、CT及MRI检查。

（4）甲状旁腺肿瘤的定位诊断可应用颈静脉插管选择性取血样测定PTH浓度，协助异位或较小的甲状旁腺肿瘤的定位。

6. 实验室检查　①血钙水平升高，平均在2.7~2.8mmol/L以上，如血钙为2.8~3.25mmol/L且无其他原因存在者，应行手术探查甲状旁腺，如血钙为3.25mmol/L以上者应立即先行内科治疗，并应高度怀疑非甲状旁腺的原因。②血磷过低，一般在1mmol/L以下。③血清碱性磷酸酶及其同工酶活力增高。④尿钙增多。⑤血PTH显著升高。⑥维生素D：血25-羟维生素D水平低于20ng/ml。

【鉴别诊断】

主要包括与其他类型甲旁亢的鉴别及临床表现鉴别。

1. 与其他类型甲旁亢的鉴别

（1）继发性甲旁亢：其血钙水平为低或正常，常见于慢性肾功能不全及衰竭、骨软化症、维生素D缺乏症与羟化障碍，肠吸收不良综合征等疾病，妊娠和哺乳等。

(2)三发性甲旁亢：血钙水平超出正常，常需要手术治疗。

(3)异位甲状旁腺功能亢进症：指由某些非甲状旁腺肿瘤自主分泌过多的PTH（而非 PTHrP）所引起的甲状旁腺功能亢进症。导致异位甲旁亢的肿瘤有肺癌、卵巢癌、胰腺癌、肝癌、甲状腺乳头状癌等。

2. 临床表现的鉴别

(1)高钙血症的鉴别诊断：首先，如血白蛋白水平不正常则需通过公式计算校正后的血总钙或通过游离钙的测定确定高钙血症的诊断。其次，根据同时测定的血 PTH 水平初步判断高钙血症的病因：若 PTH 降低，考虑恶性肿瘤、结节病、甲状腺功能亢进症和维生素 D 中毒等原因；若 PTH 正常或升高，需排除与噻嗪类利尿剂或锂制剂使用相关高钙血症。还可进一步测定钙清除率 / 肌酐清除率比值，若比值 >0.01，可初步明确原发性甲旁亢的诊断；若比值 <0.01，需考虑家族性低尿钙高钙血症。

(2)骨骼病变的鉴别诊断：有骨痛、骨折或骨畸形表现的患者需要与原发性骨质疏松症、佝偻病 / 骨软化症、肾性骨营养不良、骨纤维异常增殖症等疾病鉴别。

(3)泌尿系结石的鉴别诊断：本病常以反复发作的单侧或双侧泌尿系结石起病，可通过详细的病史询问、体格检查、血生化及尿液检验，影像诊断、结石成分的分析与其他导致泌尿系结石的疾病进行鉴别。

【治疗】

1. 手术治疗　手术为原发性甲旁亢首选的治疗方法。

2. 药物治疗　治疗高钙血症最根本的办法是去除病因，即行病变甲状旁腺切除术，对于不能手术或拒绝手术的患者可考虑药物治疗及长期随访，PHPT 患者如出现严重高钙血症甚至高钙危象时需及时处理。

(1)高钙血症：扩容、促尿钙排泄；应用抑制骨吸收药物：双磷酸盐、降钙素；血液透析或腹膜透析。

(2)长期治疗：对于不能手术或不接受手术的患者，应适当多饮水，避免高钙饮食，尽量避免使用锂剂、噻嗪类利尿剂。药物治疗包括双膦酸盐、雌激素替代治疗（HRT）、选择性雌激素受体调节剂（SERM）及拟钙化合物。对于术后药物治疗，低钙血症是病变甲状旁腺切除术后常见的并发症之一。术后低钙血症通常是一过性的，术前功能受抑制的正常甲状旁腺，术后能够逐渐恢复功能，使血钙恢复正常。对于骨饥饿综合征患者，严重低钙血症者需要补充大量钙剂。

原发性甲状旁腺功能亢进诊疗流程见图 2-6-4。

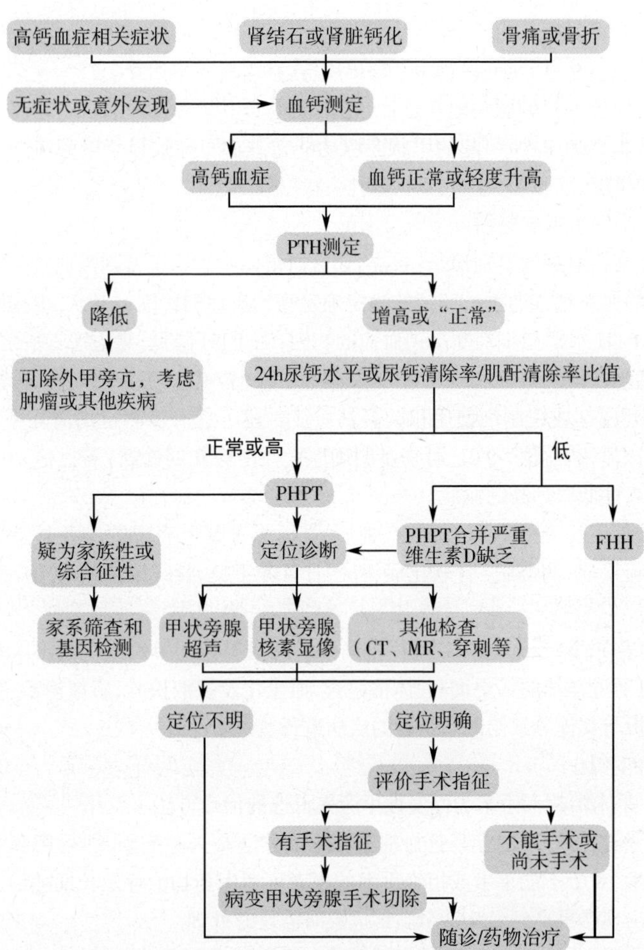

图 2-6-4　原发性甲状旁腺功能亢进诊疗流程

PTH：甲状旁腺素；PHPT：原发性甲状旁腺功能亢进症；FHH：家族性低尿钙高血钙症。

（宝　铁）

12　甲状旁腺功能减退症

甲状旁腺功能减退症（hypoparathyroidism）简称甲旁减，是甲状旁腺激素（PTH）分泌过少和/或效应不足而引起的一组临床综合征。根据病因可分为特发性、继发性和假性甲旁减。特发性甲旁减较少见，一般认为是自身免疫性疾病；继发性甲旁减较为常见，多因甲状腺手术时误将甲状旁腺切除或损伤所致，可分为暂时性及永久性甲旁减；假性甲旁减为一组少见的遗传性疾病，是由于靶组织（肾和骨）细胞 PTH 完全或部分性无生理效应所致。低钙血症和高磷血症是甲状旁腺功能减退（HP）和假性甲状旁腺功能减退（PHP）的临床生化特征，是否出现临床表现则取决于血钙下降的速度、程度及其持续的时间。

【诊断】

（一）特发性甲状旁腺功能减退症

1. 临床症状

(1) 肌肉、神经和精神表现：典型者呈现肌肉痉挛，表现为手足搐搦；重症可出现呃逆、喉鸣、窒息、哮喘、呼吸暂停和心动过速等表现；儿童患者可呈现癫痫大发作样惊厥，部分基底节钙化患者会发生帕金森综合征、痴呆及其他运动障碍，也可表现抑郁症、焦虑和人格障碍等精神异常。

(2) 其他：皮肤干燥、水肿且粗糙，脆甲症；白内障及角膜炎；长期便秘；骨骼 BMD 可增高；牙齿发育不良；高尿钙及肾结石。

2. 面神经叩击试验（Chvostek 症，即以手指弹击耳前面神经可引起同侧口角、鼻翼，甚至面肌抽搐）及束臂加压试验（Trousseau 征，即以血压计包扎上臂，加压使处于收缩和舒张之间停止血液流通数分钟，可使手、臂抽搐）两者之一或两者均可阳性。

3. 实验室检查　①血钙低（血总钙水平≤ 2.13mmol/L（8.5mg/dl)；有症状者，血总钙值多≤ 1.88mmol/L（7.5mg/dl)。②血磷高（常在 2mmol/L 左右)。③血清碱性磷酸酶正常或稍低。④ Ellsworth-Howard 试验有排磷反应。⑤血中可检出抗甲状旁腺的自身抗体。⑥血清 PTH 显著低于正常或缺如。

4. 除外继发性、假性甲旁减引起血钙过低的其他原因，如肾功能不全、脂肪痢、慢性腹泻、维生素 D 缺乏及碱中毒等。

（二）继发性甲状旁腺功能减退症

1. 有甲状腺、甲状旁腺手术或前颈部放射治疗等病史。

2. 临床表现同特发性甲旁减，但血中无抗甲状旁腺的自身抗体。

（三）假性甲状旁腺功能减退症（PHP）

1. 除了低钙血症和高磷血症所引起的相关临床表现外，PHP Ⅰa/Ⅰc 型和少数 PHP Ⅰb 型患者也可有 Albright 遗传性骨营养不良症（AHO）表现，有遗传所致的体态异常，如身材矮小、皮下骨化、圆脸和短指（趾）斜视、和掌骨畸形。

2. Ellsworth-Howard 试验　患者空腹，测定尿磷每小时一次共 3 次，静注甲状旁腺素 2ml 即 200U，注射后再测尿磷 3~5h。正常人于注射甲状旁腺素后尿磷排泄增多 5~6 倍，甲旁减者增多 10 倍以上，假性甲旁减者最多增多 2 倍，尿 cAMP 也不增多。

3. 血清 PTH 代偿性增高。

【治疗】

(一) 急性低钙血症处理

1. 补充钙剂 10% 葡萄糖酸钙 10~20ml 缓慢静注，如果症状复发，必要时可重复。

2. 短期内辅以巴比妥钠或苯妥英钠等药物，以迅速控制搐搦与痉挛。

(二) 长期治疗

1. 补钙　以碳酸钙最为常用，每次补元素钙 500~1 000mg，2~3 次 /d。

2. 活性维生素 D 或其类似物活性维生素 D　有 1,25-$(OH)_2$-D_3 和 1a-(OH)-D_3，骨化三醇用量为 0.25~2.0μg/d，阿法骨化醇的常用剂量为 0.5~3.0μg/d。

3. 减少尿钙排出　低盐饮食，氢氯噻嗪 25mg 每日 3 次，注意补钾。

4. 降血磷　除非发生严重高磷血症，磷结合剂或低磷饮食常无必要。

5. 补镁　如钙和维生素 D 治疗效果不佳时，应测血镁，需要时补镁。氯化镁或硫酸镁可以口服，每日 3 次，每次 5g，或肌内注射。

6. 抗癫痫治疗　建议癫痫发作时予以常规的抗癫痫治疗。

甲状旁腺功能减退症及假性甲状旁腺功能减退症诊疗流程见图 2-6-5。

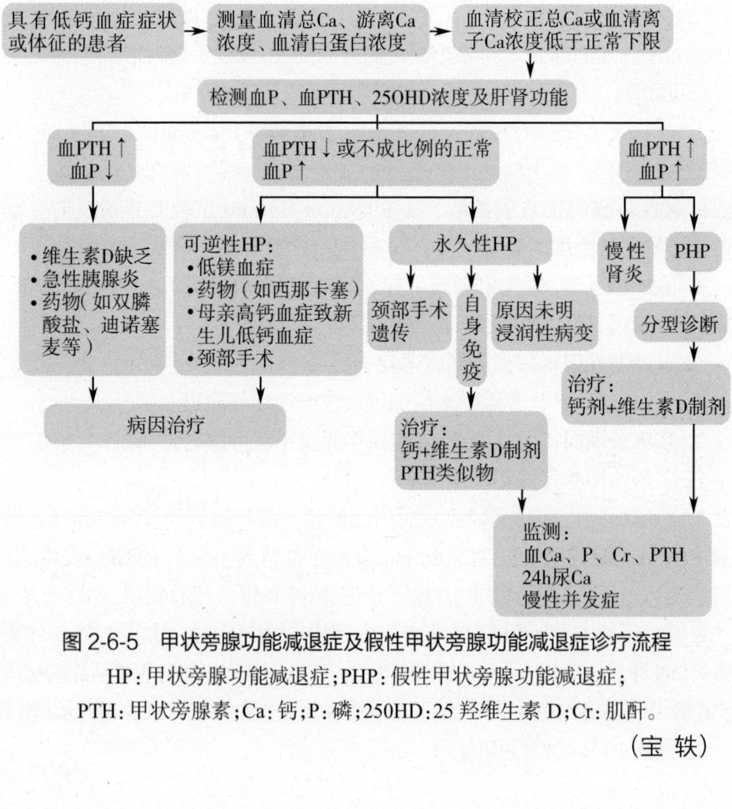

具有低钙血症症状或体征的患者 → 测量血清总Ca、游离Ca浓度、血清白蛋白浓度 → 血清校正总Ca或血清离子Ca浓度低于正常下限

检测血P、血PTH、25OHD浓度及肝肾功能

血PTH↑ 血P↓

血PTH↓或不成比例的正常 血P↑

血PTH↑ 血P↑

• 维生素D缺乏
• 急性胰腺炎
• 药物（如双膦酸盐、迪诺塞麦等）

可逆性HP：
• 低镁血症
• 药物（如西那卡塞）
• 母亲高钙血症致新生儿低钙血症
• 颈部手术

永久性HP

颈部手术
遗传

自身免疫

原因未明
浸润性病变

慢性肾炎

PHP

分型诊断

病因治疗

治疗：
钙+维生素D制剂
PTH类似物

治疗：
钙剂+维生素D制剂

监测：
血Ca、P、Cr、PTH
24h尿Ca
慢性并发症

图 2-6-5　甲状旁腺功能减退症及假性甲状旁腺功能减退症诊疗流程

HP：甲状旁腺功能减退症；PHP：假性甲状旁腺功能减退症；

PTH：甲状旁腺素；Ca：钙；P：磷；25OHD：25 羟维生素 D；Cr：肌酐。

（宝　轶）

13 单纯性肥胖症

单纯性肥胖症，简称肥胖症(obesity)，其定义是人为确定的，一般是指体内贮积的脂肪量超过理想体重的20%以上，对健康造成一定危害的症候。只有体脂贮积增加，而无明显病因可查的称为单纯性肥胖症；有明确病因者(例如皮质醇增多症、下丘脑性肥胖、原发性甲减、多囊卵巢综合征、胰岛素瘤等)称为继发性肥胖症。

超重、肥胖及过多的腹内脂肪沉积，是引起高血压、糖尿病、心脑血管病、肿瘤等慢性非传染性疾病的危险因素和病理基础。截至2014年，针对20~69岁人群，我国成人超重率34.26%，肥胖率10.98%，在体重正常人群中中心型肥胖率为22.46%~33.53%。这一因素必将导致以脑卒中和心肌梗死为主要表现的具有致残、致死严重后果的心血管疾病的发病率急剧上升，并逐渐呈年轻化趋势。因此，对我国人群超重和肥胖的干预治疗迫在眉睫。

【诊断】

(一) 病因及发病机制

1. 能量平衡和体重调节的神经系统和内分泌系统双重调节失衡。

2. 遗传因素有肥胖具有明显家族聚集倾向，遗传因素占40%~70%，为多基因遗传，是多种微效基因叠加作用。“节俭基因学说”是肥胖发生的重要机制。

3. 环境因素有热量摄入增多和体力活动减少，以及饮食结构的变化，脂肪比糖类更易引起脂肪积聚。

4. 肠道菌群失调。

5. 起病特点。

(二) 临床表现

1. 可见于任何年龄、性别。多存在进食过多和或运动量不足。病史单纯性肥胖体重缓慢增加，长达数年或数十年，女性除妊娠和分娩后体重快速增加外，1年内体重快速增加者要多考虑继发性肥胖的可能性。吸烟者在戒烟后往往有发胖的趋势。

2. 轻、中度肥胖一般无自觉症状。

3. 重度肥胖者常有不耐热，活动时气急、关节痛、肌肉酸痛、焦虑、抑郁等，睡眠时打鼾。易伴发高血压、糖尿病、痛风、胆囊炎、胆石症。

4. 常有喜食油腻食物、肥肉、甜食、大量饮啤酒的病史。

(三) 体格检查

1. 体重指数(BMI) BMI=体重(kg)/身高$(m)^2$。WHO将肥胖分级标准

BMI ≥ 25kg/m² 定为超重，30.0~34.9kg/m² 为轻度，35~39.9kg/m² 为中度，≥ 40kg/m² 为重度肥胖。BMI<18.5kg/m² 则为低体重。中国人 BMI ≥ 24 为超重，≥ 28 为肥胖。

2. 腰围　以脐孔水平面所测腰腹围长度可以诊断肥胖及其程度。美国胆固醇教育计划（ATP Ⅲ）认为白种人腰围男性 ≥ 108cm，女性 ≥ 88cm 作为肥胖的切点。国际糖尿病联盟（IDF）认为欧洲白种人肥胖切点为男性 ≥ 94cm，女性 ≥ 84cm。亚洲人的腹型肥胖切点为男性 ≥ 90cm，女性 ≥ 80cm。

3. 腰臀比值（WHR）　腰腹围长度与以髂前上棘为标志的臀围长之比所得比值。男性 ≥ 0.94、女性 ≥ 0.88 考虑腹部内脏脂肪过多堆积，但其准确性并没有超过腰围，因此测量腰围可以取代 WHR。

4. 体脂百分比　男性体脂 %=1.218×（BMI）-10.13；女性体脂 %=1.48×（BMI）-7。

5. 标准体重百分率　为被检人实际体重 / 标准体重 ×100。标准体重 = 身高（cm）-105。≥ 120% 为轻度肥胖，≥ 126% 为中度，≥ 150% 为重度。

6. CT 或 MRI　可计算皮下脂肪厚度或内脏脂肪量，是评估体内脂肪分布最准确的方法，但不作为常规检查。

7. 其他　体格检查可见颈粗短，儿童及青少年肥胖可见颈部黑色棘皮，脐孔深凹，下腹两侧、双大腿、上臂内侧上部和臀部外侧可见白纹，每一肥胖者都必须经常监测血压。

（四）实验室检查

1. 应测空腹及餐后 2h 血糖，确定有无糖尿病和糖耐量异常。

2. 应定期检测血脂全套，常见有甘油三酯、胆固醇和低密度脂蛋白升高。

3. 检测肝功能，必要时 B 超检查肝脏和胆囊。

4. 可疑患者检测血清皮质醇、ACTH、甲状腺激素、TSH、睾酮等排除继发性肥胖。

（五）鉴别诊断

单纯性肥胖的诊断是在排除继发性肥胖后才能确定的。继发性肥胖如库欣综合征、原发性甲状腺功能减退症、下丘脑性肥胖、多囊卵巢综合征等都有原发病的临床特征和实验室检查。某些患者有长期服用抗精神病药、糖皮质激素等病史也可引起继发性肥胖。此外还应注意排除低蛋白血症、心衰等水肿性体重增加，肌肉发达型体重增加和 BMI 超标，育龄妇女还要注意妊娠性体重增加，以免误诊。

【治疗】

治疗的两个主要环节包括减少热量摄入及增加热量消耗。肥胖者只要体重在原有基础上减轻 5%~10% 就能明显改善各种与肥胖相关的心血管危险因素及并发症。强调以行为、饮食、运动为主的综合治疗，必要时可药物或手术治疗。合理制定减肥目标非常重要，贵在坚持、持之以恒。

(一) 饮食控制

就是限制每日能量的摄入，尤其是严格控制晚餐和晚餐后的能量摄入。每日供给热量为 5 000kJ(1 200kcal)，也可根据年龄、性别及标准体重计算每日所需热量的基础上减少 2 000kJ(500kcal)，治疗 12 周，可使体重减轻 5kg，并长期维持低热量饮食。进餐时增加咀嚼次数和时间，减慢进食速度，适当增加膳食纤维，避免油炸食品、方便食品、快餐、巧克力和零食等。适当增加膳食纤维、非吸收食物及无热量液体，以满足饱腹感。其次，需确定适当的营养素分配比例，分配原则为蛋白质，占总热量的 15%~20%，脂肪 <30%，碳水化合物占 50%~55%，蛋白质应该以优质蛋白为主。

(二) 运动治疗

要循序渐进，持之以恒，每减轻 1kg 体重，约需要消耗热量 7 000kcal。有心血管并发症和肺功能不好的患者，应该更为谨慎，根据实际情况制订个体化运动处方(表 2-6-1)。

表 2-6-1　每消耗 8 000kcal 热能的运动方式和所持续时间

运动强度	活动及运动方式	持续时间
轻度	步行、洗澡、下楼梯、广播体操、平地骑车	200min
中度	快走、慢跑、上楼梯、坡路骑车、滑雪、打乒乓球、登山	100min
重度	马拉松跑、跳绳、打篮球、游泳、击剑	50min

从表 2-6-1 可见选择中等强度的活动和运动方式较为合适，每周 5d、每天 20~30min 中等强度的运动，贵在长期坚持。

(三) 药物治疗

必须明确减肥药物治疗只是短期(1 年左右)的辅助治疗，与饮食、运动联合治疗才能奏效。减肥药应用的人群为：①饮食和运动治疗半年体重不减，BMI $\geqslant$ 28kg/m^2 或 BMI $\geqslant$ 24kg/m^2 伴 2 型糖尿病，高血压，高血脂。②在体重增加的同时，饥饿感明显伴有食欲亢进。③伴阻塞性睡眠呼吸暂停，反流性食管炎等。以下药物常可考虑短期应用。

1. 肠道脂肪酶抑制剂　奥利司他是胃肠道胰脂肪酶、脂肪酶抑制剂，减少脂肪的吸收，治疗早期有轻度消化系统副作用，如胃肠胀气，大便次数增加和脂肪便，可影响脂溶性维生素吸收，也有个别引起严重肝损害的报道，推荐剂量为120mg，每天1~3次，餐前口服。

2. 有减重作用的降糖药物　二甲双胍具有促进组织摄取葡萄糖和增加胰岛素的敏感性，有一定的减重作用，但尚未获批用于肥胖症的治疗，对超重或肥胖伴有糖尿病或多囊卵巢综合征的患者，可给予每次0.50~0.85g，每日2~3次。其不良反应为胃肠道反应，罕见乳酸性酸中毒。GLP-1受体激动剂如利拉鲁肽可通过抑制大脑摄食中枢起到抑制食欲，减少胃排空，促进白色脂肪棕色化，发挥减重作用，美国FDA批准减重的剂量为3mg皮下注射，每日1次。目前利拉鲁肽的减重推荐剂量是从0.6mg起始，最大剂量可增至3mg皮下注射每日1次。

（四）外科治疗

可选择吸脂术、切脂术和各种减少食物吸收的手术，例如胃转流术、空肠回肠分流术、垂直袖状胃切除术、胃束带术和胃囊术等。但术后可能并发吸收不良、贫血、管道狭窄等。术前应做充分评估和充分知情同意。

【预防】

1. 普遍预防　提倡健康饮食，增加体力活动，戒烟，减少饮酒。

2. 选择预防　对肥胖高危人群（如BMI ≥ 23kg/m^2，肥胖及高血压，糖尿病，脂代谢紊乱家族史，低出生体重，久坐职业等）进行积极个体化指导、教育与引导，降低肥胖发生率。预防肥胖应从儿童时期开始，加强对青少年的健康教育。

3. 目标预防　BMI ≥ 24kg/m^2，伴糖代谢异常，应优先进行预防，防止肥胖发生和对健康发生危害。

（邹大进　陈向芳）

14　糖尿病

糖尿病（diabetes mellitus）是一组以血糖升高为主要特征的常见慢性内分泌代谢性疾病，由多种病因与不同发病机制所致。其基本病理生理为胰岛素绝对或相对不足及周围靶组织对胰岛素抵抗，从而引起碳水化合物、蛋白质、脂肪代谢和继发的水电解质、酸碱平衡紊乱。临床上以持久性高血糖为共同特征。可无任何症状或有多尿、多饮、多食及体重减轻。如未及时诊治或控制不良，可引起微血管病变（肾、视网膜）、动脉粥样硬化（心脏、脑及下肢动脉）及神经病变，并可在应激下诱发昏迷。

【分类】

目前糖尿病分类见表2-6-2。

表 2-6-2　ADA/WHO 糖尿病分类

1. 1 型糖尿病
(1) 免疫介导性
(2) 特发性
2. 2 型糖尿病
3. 其他特殊型糖尿病
(1) B 细胞功能的基因缺陷：① 12 号染色体异常，影响肝细胞核因子 1α（MODY3）；② 7 号染色体异常，影响葡萄糖激酶（MODY2）；③ 20 号染色体异常，影响肝细胞核因子 4α（MODY1）；④线粒体 DNA 缺陷；⑤其他
(2) 胰岛素作用基因缺陷：① A 型胰岛素抵抗；②矮妖精貌综合征；③ Rabson-Mendenhall 综合征；④脂肪萎缩性糖尿病；⑤其他
(3) 胰腺外分泌性疾病：①胰腺炎；②损伤 / 胰切除术；③肿瘤；④纤维囊肿；⑤血色病；⑥纤维钙化性胰腺病；⑦其他
(4) 内分泌疾病：①肢端肥大症；②库欣综合征；③胰高糖素瘤；④嗜铬细胞瘤；⑤甲状腺功能亢进；⑥生长抑素瘤；⑦醛固酮瘤；⑧其他
(5) 药物或化学因素诱发：① Vacor；②喷他脒；③维生素 B_3（尼克酸）；④糖皮质激素；⑤甲状腺激素；⑥二氮嗪；⑦ β 肾上腺能激动剂；⑧噻嗪类利尿剂；⑨苯妥英钠；⑩ α-干扰素；其他
(6) 感染：①先天性风疹病毒；②巨细胞病毒；③其他
(7) 免疫介导性糖尿病的少见形式：①僵人综合征；②抗胰岛素受体抗体；③胰岛素自身免疫综合征；④其他
(8) 伴有糖尿病的其他遗传综合征：①唐氏综合征；② Klinefelter 综合征；③ Turner 综合征；④ Wolfram 综合征；⑤ Friedreich 共济失调；⑥ Huntington 舞蹈病；⑦ Lawrence-Moon-Beidel 综合征；⑧强直性肌营养不良；⑨卟啉病；⑩ Prader Willi 综合征等
4. 妊娠糖尿病（GDM）

糖尿病患者中 2 型糖尿病最多见，占 90%~95%，1 型糖尿病在亚洲较少见，估计我国 1 型糖尿病占糖尿病比例小于 5%。

【诊断】

（一）诊断方法

以典型症候群、空腹血糖及口服葡萄糖耐量试验（OGTT）为主要依据。

（二）诊断标准

1. 具有糖尿病症状，随机血糖浓度≥ 11.1mmol/L（200mg/dl），随机血糖是指一天中任何时间，与是否进食无关。

2. 空腹血糖浓度≥ 7.0mmol/L（126mg/dl）。空腹指禁食至少 8h。

3. 疑有糖尿病者在接受口服 75g 葡萄糖耐量试验，服糖 2h 血糖≥

11.1mmol/L(200mg/dl)。

具备以上三种情况之一即可拟诊为糖尿病，但是，必须在不同日重复检查后方能确诊。血糖水平达不到上述糖尿病诊断标准，但又比正常人高，则诊断为糖调节受损(IGR)包括空腹血糖受损(IFG)或糖耐量损害(IGT)。空腹血糖≥6.1mmol/L(110mg/dl)但<7.0mmol/L(126mg/dl)且OGTT试验2h血糖<7.8mmol/L(140mg/dl)者称IFG；OGTT试验2h血糖≥7.8mmol/L(140mg/dl)但<11.1mmol/L(200mg/dl)而空腹血糖<7.0mmol/L者称IGT。

（三）诊断要点

1. 典型患者有多尿、多饮、多食和体重减轻为特点的“三多一少”，尤多见于1型糖尿病；2型糖尿病，尤其是老年人，“三多一少”症状常不典型或缺如，早期可表现为餐前低血糖的症状。

2. 可伴发糖尿病的急性并发症和慢性并发症，急性并发症包括酮症酸中毒(好发于1型患者)；非酮症高渗性昏迷(好发于老年2型患者)。后者包括心脑大血管并发症和微血管并发症包括动脉粥样硬化所致的冠心病；心肌梗死(50%为无痛性)和糖尿病性下肢血管病变(引起间歇性跛行症及糖尿病足)；糖尿病肾病、糖尿病视网膜病变、糖尿病神经病变(可累及中枢神经及周围神经，以后者多见)。

3. 尿糖增高可有假阳性(如肾糖阈降低所致的肾性糖尿和非葡萄糖的糖尿等)和假阴性(如肾糖阈增高或检测尿糖试剂、试纸过期)，所以尿糖不能作为糖尿病的确诊依据。

4. 血糖测定的空腹静脉血浆葡萄糖和/或随机血糖增高或OGTT(75g葡萄糖)达到诊断糖尿病标准。

5. 糖基化血红蛋白(G-Hb)测定主要形式为HbAlc。HbA1c有助于估计近2~3个月血糖的平均水平，糖尿病者HbA1c增高。

6. 果糖胺测定反映2~3周血糖的平均水平，糖尿病患者明显高于正常人。

7. 血浆胰岛素及C肽测定于做OGTT时同步测血浆或血清胰岛素或C肽称为胰岛素释放试验或C肽兴奋试验。正常人葡萄糖负荷后早期血浆胰岛素或C肽随血糖增高而上升，后期随血糖降低而下降。1型糖尿病空腹及负荷后均明显降低，2型糖尿病大多均呈延迟释放或虽增高而相对不足。

8. 诊断时注意寻找高血糖症病因有多尿、多饮、多食需与尿崩症、甲状腺功能亢进和高钙血症区别。尿糖阳性应排除肾性糖尿、妊娠期糖尿、滋养型糖尿和应激性糖尿。高血糖症应区别1型糖尿病、2型糖尿病和其他类型糖尿病包括外分泌胰腺疾病、内分泌疾病(如肢端肥大症、库欣综合征、嗜铬细胞瘤、胰高糖素瘤)、严重肝病、药物(如糖皮质激素、苯妥英钠、环孢素和烟酸等)引起的糖尿病和某些少见的遗传综合征合并的糖尿病。特别注意以下类型糖尿病：

(1)青年起病的成年型糖尿病(MODY):呈常染色体显性遗传,一般在25岁之前发病,5年之内不需补充外源胰岛素,一般不发生酮症酸中毒,微血管并发症与2型糖尿病同样常见,但大中血管并发症较少。

(2)成人隐匿性(或迟发性)自身免疫性糖尿病(LADA):属于1型糖尿病免疫介导型。起病年龄30~40岁,体重指数≤25。初起呈2型糖尿病特点,一年之后逐渐表现出1型糖尿病特点,出现明显"三多一少"、酮症、空腹血糖≥16.5mmol/L,口服降糖药治疗失效。血中抗谷氨酸脱羧酶抗体、胰岛细胞抗体和胰岛素抗体阳性。与*HLA-DR3/DR4*、*HLA-DR4*、*HLA-DQA1*0301-DQB1*0401*和*HLA BW54*易感基因关联。

(3)线粒体糖尿病:常见为线粒体*tRNALeu*(*UUR*)基因上核苷酸顺序(nt)3243A→G突变所致。呈母系遗传,起病较早,无肥胖甚或消瘦,表现为不典型2型糖尿病。病程中常需改用胰岛素治疗。胰岛B细胞功能日渐减退,胰岛细胞抗体多阴性。还有轻度至中度神经性耳聋,并可伴其他神经肌肉表现。其他线粒体糖尿病包括基因片段缺失、重复或两者兼有。

【治疗】

(一)治疗原则

1. 轻度患者(空腹血糖<11.1mmol/L,症状不明显,病情稳定,无酮症发生,胰岛素缺乏不明显,胰岛素释放试验呈延迟型)　饮食和运动控制,无效者可加口服降糖药。

2. 中度患者(空腹血糖11.1~16.6mmol/L,症状较明显,病情有一定波动,偶有酮症发生,胰岛素释放试验大多呈延迟或相对不足)　饮食和运动控制加口服降糖药,控制不佳者加适当量胰岛素。

3. 重度患者(空腹血糖≥16.7mmol/L,症状明显,病情不稳定,易发生酮症中毒,内源性胰岛素绝对缺乏)　必须用胰岛素,一般1型患者每日0.5~1.0U/kg,1型患者不单独应用口服降糖药,2型患者可合并应用胰岛素和口服降糖药。

(二)加强卫生宣传

使患者及家属掌握治疗糖尿病及其并发症的相关防治知识和各种降糖药的应用方法,了解药物不良反应及应急措施,熟悉护理知识,并定期与医生联系。同时,可用血糖监测仪进行监测,及时掌握血糖的变化。

(三)运动治疗

运动有助于糖的利用,2型糖尿病患者运动时除葡萄糖利用增加外,血浆胰岛素不下降,因而肝葡萄糖输出及糖异生不增加,故对2型肥胖患者血糖减低有利。1 型糖尿病患者在应用胰岛素后进行轻至中度的运动锻炼，有利于葡萄糖的利用，但偶可出现低血糖，故锻炼前宜适当进食，或酌减胰岛素用量。

（四）饮食控制

1. 临床应用　①某些 2 型糖尿病、IFG、IGT 及 GDM 患者的主要疗法；②需要药物治疗患者的基础疗法。

2. 细算法

(1) 总热量：按标准体重计算轻、中及重体力劳动每日每千克理想体重分别需要 126（30）kJ（kcal）、146（35）kJ（kcal）及 167（40）kJ（kcal）。标准体重大致 =（身长 –100）× 0.9，消瘦、儿童以及有消耗性疾病者，每日每千克体重相应增加 41.8kJ（10kcal）左右；肥胖及超重者每日每千克体重相应减少 41.8kJ（10kcal）左右，使患者体重降至标准体重。

(2) 糖、脂肪及蛋白质的比例：碳水化合物占总热量 50%~65%，相当于我国人的主食 6~8 两（1 两 =50g）；脂肪占总热量的 20%~30%，相当于每日 0.6~1g/kg；蛋白质占总热量的 15%~20%，相当于每日 1~1.5g/kg。高甘油三酯血症者碳水化合物宜酌减；高胆固醇血症及酮症倾向者，脂肪（尤其是饱和脂肪酸）宜减少。

(3) 膳食分配：宜参照饮食习惯、病情及用药情况而定，三餐中主食一般按 1/5、2/5、2/5 分配，不稳定型糖尿病宜少食多餐。

(4) 折算成具体食物

3. 简化方法　①根据病情轻重及体力需要，每日主食量固定，按体力需要，休息患者每日主食 200~250g，轻体力劳动者 250~300g，中等体力劳动者 300~400g，重体力劳动者 400g 以上。每日荤菜 150g 左右，蔬菜 250~500g 或更多，烹调油（素油）3~4 匙。②忌甜食。

4. 食品交换法　根据食品所含营养素分类，同一类食品中相互可以交换选用。第 1、2 类间及第 3、4 类间，有时也可交换选用。每个食品交换单位释放 80kcal 热量。

(1) 根据标准体重计算每日总热量千卡数，再以总热量除以 80 得到总的食品交换单位数。也可用标准体重乘以每日每千克体重所需食品交换单位数（表 2-6-3）得到总的食品交换单位数。

(2) 根据总的食品交换单位数查表 2-6-4 得到每日各类食品交换单位数。

(3) 从表 2-6-5 选择食品并以该类食品交换单位数乘以该食品 1 个交换单位的重量。

(4) 按照习惯及治疗需要进行餐次分配。

表 2-6-3　糖尿病每人所需要的食品交换单位数(kg)

体重	轻体力劳动	中等体力劳动	重体力劳动
超重	0.312 5	0.375	0.437 5
正常	0.375	0.437 5	0.5
体重不足	0.437 5	0.5	0.562 5

表 2-6-4　每日食品交换单位数

热量(kcal)	总交换单位数	各类食品交换单位数					
		1	2	3	4	5	6
1 000	12.5	7.5	0	2	1	1	1
1 200	15	8.5	0	3	1	1.5	1
1 400	17.5	10	0	3	1.5	2	1
1 500	18.75	10	1	3	1.75	2	1
1 600	20	10	1	3	1.75	2	1
1 700	21.25	1.25	1	4	2	2	1
1 800	22.5	12.5	1	4	2	2.0	1
1 900	23.75	13.75	1	4	2	2	1
2 000	25	15	1	4	2	2	1
2 100	26.25	16	1	4	2	2	1.25
2 200	27.50	16	1	4	2	3	1.5
2 400	30	18	1	4.5	2	3	1.5

表 2-6-5　各类食品一个交换单

食品分类	食品名称	重量(g)	食品名称	重量(g)
第一类(谷类、芋类、含糖多的蔬菜及豆类)	籼米	23	蚕豆	26
	粳米	23	马铃薯	110
	糯米	23	甘薯	63
	面粉(富强)	24	荸荠	70

续表

食品分类	食品名称	重量(g)	食品名称	重量(g)
第一类(谷类、芋类、含糖多的蔬菜及豆类)	挂面	24	藕	95
	切面	30	枣(干)	26
	玉米面	23	栗子	38
	生玉米	330	山药(家)	125
	淡馒头	36	干粉丝或粉皮	23
	咸面包	33	凉粉	350
	苏打饼干	23	小碗豆	100
	藕粉	23	芋头	131
	赤豆	24	慈姑	64
	绿豆	24	百合	60
第二类(水果类)	西瓜	350	草莓	250
	苹果	138	柿	170
	梨	326	鲜荔枝	130
	甜橙	177	黄岩蜜橘	182
	柑橘	150	小红橘	154
	柚	150	枇杷	250
	香蕉	90	桂圆	100
	菠萝	190	葡萄	200
	桃	150	甜瓜(白)	290
	李	200	鲜枣	81
第三类(鱼肉、蛋、大豆及豆制品类)	带鱼	58	猪心	60
	马交鱼	99	猪肝	60
	黄鳝	96	猪肺	95
	墨鱼	125	猪肾	74
	虾	80	猪肚	89
	甲鱼	76	牛肉(瘦)	50
	螃蟹	98	羊肉(瘦)	50

续表

食品分类	食品名称	重量(g)	食品名称	重量(g)
第三类(鱼肉、蛋、大豆及豆制品类)	小黄鱼	81	鸡肉(腿)	70
	草鱼	73	鸭肉(腿)	50
	青鱼	70	蛤蜊肉	100
	鲤鱼	70	鸡蛋	47
	白鲢	95	鸭蛋	49
	鱼松	21	松花蛋	51
	鲫鱼	75	大豆(黄豆)	19
	鱿鱼	104	豆腐	100
	猪肉(瘦)	25	油豆腐	25
	猪肉松	22	豆腐干	50
	排骨	23	豆浆粉	20
	猪蹄	26	豆浆	200
	猪舌	43		
第四类(乳类及其制品)	淡牛奶	110	酸牛奶	110
	牛奶粉	15		
第五类(油脂及多脂性食物)	猪油	9	葵花子	30
	豆油	9	南瓜子	30
	菜油	9	杏仁	15
	麻油	9	番茄	533
	花生油	9	西瓜子	25
	花生米	15	核桃仁	12
第六类(蔬菜类、海藻及蘑菇类)	大白菜	500	芝麻	12
	青菜	380	辣椒	308
	油菜	364	南瓜	1 000
	卷心菜	400	冬瓜	727
	雪里蕻	286	黄瓜	727
	莴笋	727	丝瓜	320

续表

食品分类	食品名称	重量(g)	食品名称	重量(g)
第六类(蔬菜类、海藻及蘑菇类)	菠菜	296	鲜蘑菇	348
	芹菜	421	茼蒿菜	727
	韭菜	296	蒜苗	174
	胡萝卜(黄)	229	葱头	205
	白萝卜	320	大头菜(咸)	73
	红萝卜	267	榨菜(咸)	146
	冬笋	200	萝卜干(咸)	136
	黄豆芽	87	酱黄瓜(咸)	107
	绿豆芽	276	雪里蕻(咸)	364
	豇豆	250	荠菜(咸)	88
	刀豆	296	银耳	24
	鸡毛菜	470	木耳	26
	茭白	320	冬菇	25
	花菜	320	海带	31
	金针菜	127	水浸海带	300
	毛豆	60	紫菜	26
	茄子	348		
调味料	芝麻酱	15		
	醋	2 000		
	白砂糖	20		
	蜂蜜	25		
	茶叶	24		
	姜	174		
	甜面酱	50		

5. 糖尿病饮食治疗注意事项

(1)掌握热量的摄入,以达到或维持标准体重。

(2)做到平衡膳食,以获得足够的营养。

内分泌腺疾病及代谢病

(3)做到进餐定时、定量、定餐次。

(4)避免进肥腻高糖食品(如肥肉、油炸食品、糖和糖果、花生、瓜子、核桃等硬果类)。

(5)多吃粗粮、蔬菜。烹调以清淡为主,避免太多调味品。食盐每日不超过6~8g。

(6)糖尿病患者如病情控制满意可每日食用1个单位新鲜水果作为加餐。

(7)选择搭配不同生糖指数的食物,防止血糖过度波动。低生糖指数食物如蔬菜、鱼类、肉类、蛋类,高生糖指数食物如部分水果、米饭、面条、稀饭、面包等膨化或糊化的食物。

(五)抗高血糖药

1型糖尿病需终身使用胰岛素。2型糖尿病的治疗可根据2017年CDS制定的简易路径(图2-6-6)。

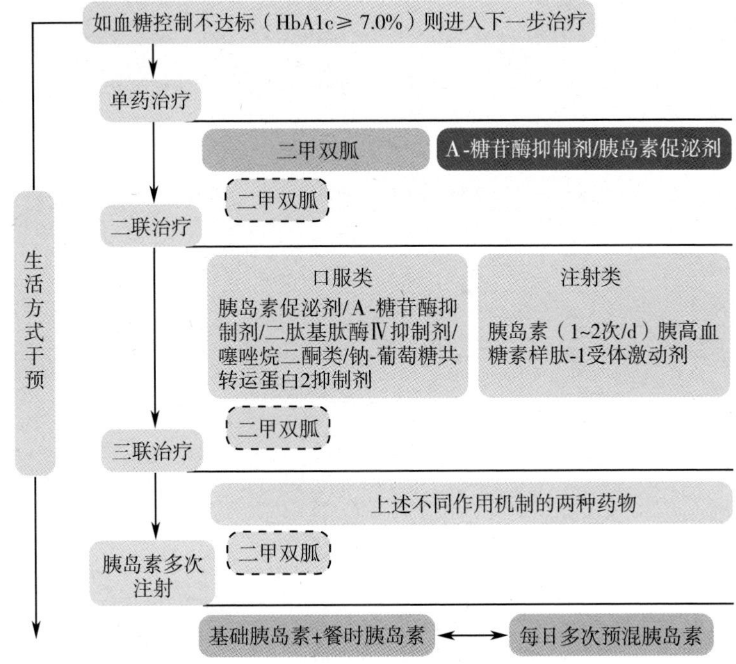

图2-6-6 2型糖尿病高血糖治疗简易路径

注:HbA1c:糖化血红蛋白;二甲双胍为单药治疗的首选,在胰岛素多次注射时,对于肥胖患者可考虑加用二甲双胍;本图是根据药物疗效和安全性、卫生经济学等方面的临床证据以及我国国情等因素权衡考虑后推荐的主要药物治疗路径

降糖药物见表 2-6-6。

表 2-6-6　常用降糖药（不包括胰岛素）

通用名	英文名	每片（支）剂量（mg）	剂量范围（mg/d）	作用时间（h）	半衰期（h）
格列本脲	glibenclamide	2.5	2.5~20.0	16~24	10~16
格列吡嗪	glipizide	5	2.5~30.0	8~12	2~4
格列吡嗪控释片	glipizide-XL	5	5.0~20.0	6~12（最大血药浓度）	2~5（末次血药后）
格列齐特	gliclazide	80	80~320	10~20	6~12
格列齐特缓释片	gliclazide-MR	30	30~120		12~20
格列喹酮	gliquidone	30	30~180	8	1.5
格列美脲	glimepiride	1,2	1.0~8.0	24	5
消渴丸（含格列本脲）	Xiaoke Pill	0.25mg 格列本脲 / 粒	5~30 粒（含 1.25~7.50mg 格列本脲）		
二甲双胍	metformin	250、500、850	500~2 000	5~6	1.5~1.8
二甲双胍缓释片	metformin-XR	500	500~2 000	8	6.2
阿卡波糖	acarbose	50、100	100~300		
伏格列波糖	voglibose	0.2	0.2~0.9		
米格列醇	miglitol	50	100~300		
瑞格列奈	repaglinide	0.5、1、2	1~16	4~6	1
那格列奈	nateglinide	120	120~360	1.3	
米格列奈钙片	mitiglinide calcium	10	30~60	0.23~0.28（峰浓度时间）	1.2
罗格列酮	rosiglitazone	4	4~8		3~4
罗格列酮 + 二甲双胍	rosiglitazone/metformin	2/500			

内分泌腺疾病及代谢病

续表

通用名	英文名	每片(支)剂量(mg)	剂量范围(mg/d)	作用时间(h)	半衰期(h)
吡格列酮	pioglitazone	15	15~45	2(达峰时间)	3~7
西格列汀	sitagliptin	100	100	24	12.4
西格列汀+二甲双胍	sitagliptin/metformin	50/500			
沙格列汀	saxagliptin	50/850	5	24	2.5
沙格列汀+二甲双胍缓释片	saxagliptin/metformin-XR	5/500 5/1 000 2.5/1 000			
维格列汀	vildagliptin	50	100	24	2
维格列汀+二甲双胍	vildagliptin/metformin	50/850 50/1 000			
利格列汀	linagliptin	5	5	1.5(达峰时间)	12
利格列汀+二甲双胍	linagliptin/metformin	2.5/500 2.5/850 2.5/1 000	2.5/500		
阿格列汀	alogliptin	25	2.5/850	1~2(达峰时间)	21
艾塞那肽	exenatide	0.3/1.2ml；0.6/2.4ml	0.01~0.02	10	2.4
利拉鲁肽	liraglutide	18/3ml	0.6~1.8	24	13
贝那鲁肽	benaglutide	2.1ml/4.2mg	0.3~0.6	2	0.25
利司那肽	lixisenatide	0.15/3ml 0.15/3ml	0.01~0.02	1~2(达峰时间)	2~4
达格列净	dapagliflozin	10	10	24	12.9
恩格列净	empagliflozin	10	10 ~ 25	1.3~3.0(达峰时间)	5.6~13.1
卡格列净	canagliozin	100/300	100~300	1~2(达峰时间	10.6~13.1

1. 双胍类　双胍类药物的主要药理作用是通过减少肝脏葡萄糖的输出和改善外周胰岛素抵抗而降低血糖。中国和国际组织制定的糖尿病诊治指南中

均推荐二甲双胍作为2型糖尿病患者控制高血糖的一线用药和药物联合中的基本用药。单独使用二甲双胍不导致低血糖。主要不良反应为胃肠道反应。可从小剂量开始并逐渐加量来减少其不良反应。双胍类药物禁用于肾功能不全预估肾小球滤过率（eGFR）<45ml/min·$(1.73m^2)^{-1}$、肝功能不全、严重感染、缺氧或接受大手术的患者。造影检查如使用碘化对比剂时，应暂时停用二甲双胍。二甲双胍罕见乳酸性酸中毒。长期使用二甲双胍者应注意维生素B_{12}缺乏的可能性。

2. 磺脲类　磺脲类药物属于胰岛素促泌剂，主要药理作用是通过刺激胰岛B细胞分泌胰岛素，增加体内的胰岛素水平而降低血糖。目前在我国上市的磺脲类药物主要为格列本脲、格列美脲、格列齐特、格列吡嗪和格列喹酮。磺脲类药物如果使用不当可导致低血糖，特别是在老年患者和肝、肾功能不全者；磺脲类药物还可导致体重增加。有肾功能轻度不全的患者，可选择格列喹酮。

3. 格列奈类　格列奈类药物为非磺脲类胰岛素促泌剂，我国上市的有瑞格列奈、那格列奈和米格列奈。此类药物主要通过刺激胰岛素的早时相分泌而降低餐后血糖，需在餐前即刻服用，慎与磺脲类降糖药联合应用。常见不良反应是低血糖和体重增加，但低血糖风险和程度较磺脲类药物轻。瑞格列奈可以在肾功能不全的患者中使用。

4. α糖苷酶抑制剂　通过抑制碳水化合物在小肠上部的吸收而降低餐后血糖。适用于以碳水化合物为主食成分及餐后血糖升高的患者。国内上市的α-糖苷酶抑制剂有阿卡波糖、伏格列波糖和米格列醇。α-糖苷酶抑制剂可与双胍类、磺脲类、噻唑烷二酮类或胰岛素联合使用。在中国冠心病伴IGT的人群中的研究显示阿卡波糖能减少IGT向糖尿病转变的风险。α-糖苷酶抑制剂的常见不良反应为胃肠道反应如腹胀、排气等，可从小剂量开始，逐渐加量可减少不良反应。单独服用一般不会发生低血糖。用α-糖苷酶抑制剂的患者如果出现低血糖，治疗时必须使用葡萄糖或蜂蜜。有胃肠手术和疾病（如疝气）者慎用。

5. 格列酮类　TZDs主要通过增加靶细胞对胰岛素作用的敏感性而降低血糖。目前在我国上市的TZDs主要有罗格列酮和吡格列酮。TZDs单独使用时不导致低血糖，体重增加和水肿是TZDs的常见不良反应，与胰岛素联合使用时此表现更明显。TZDs的使用与骨折和心力衰竭风险增加相关。有心力衰竭（纽约心脏学会心功能分级Ⅱ级以上）、活动性肝病或转氨酶升高超过正常上限2.5倍及严重骨质疏松和有骨折病史的患者应禁用本类药物。

6. DPP-4抑制剂　DPP-4抑制剂通过抑制DPP-4而减少GLP-1在体内的失活，使内源性GLP-1的水平升高。GLP-1以葡萄糖浓度依赖的方式增强胰岛素分泌，抑制胰高糖素分泌。目前在国内上市的DPP-4抑制剂为西格列汀、沙格列汀、维格列汀、利格列汀和阿格列汀。单独使用DPP-4抑制剂不增加低血糖发生的风险，DPP-4抑制剂对体重的作用为中性或轻度增加。在有肾功能不全的患者中使用西格列汀、沙格列汀、阿格列汀和维格列汀时，应注意按照药物说明书来减少药物剂量。在有肝、肾功能不全的患者中使用利格列汀时不需要调整剂量。

7. SGLT2抑制剂　SGLT2抑制剂通过抑制肾脏肾小管中负责从尿液中重吸收葡萄糖的SGLT2降低肾糖阈，促进尿葡萄糖排泄，从而达到降低血液循环中葡萄糖水平的作用。目前在我国被批准临床使用的SGLT2抑制剂为达格列净、恩格列净和卡格列净。SGLT2抑制剂降糖疗效与二甲双胍相当，还具有减重降压作用。在具有心血管高危风险的2型糖尿病患者中应用SGLT2抑制剂恩格列净或卡格列净的临床研究结果显示，该药物可使主要心血管不良事件和肾脏事件复合终点发生发展的风险显著下降，心衰住院率显著下降。SGLT2抑制剂单独使用时不增加低血糖发生的风险。SGLT2抑制剂在中度肾功能不全的患者可以减量使用。在重度肾功能不全患者中因降糖效果显著下降不建议使用。SGLT2抑制剂的常见不良反应为生殖泌尿道感染，罕见的不良反应包括酮症酸中毒（主要发生在1型糖尿病患者）。可能的不良反应包括急性肾损伤（罕见）、骨折风险（罕见）和足趾截肢（见于卡格列净）。

8. GLP-1受体激动剂　GLP-1受体激动剂通过激动GLP-1受体而发挥降低血糖的作用。GLP-1受体激动剂以葡萄糖浓度依赖的方式增强胰岛素分泌、抑制胰高糖素分泌，并能延缓胃排空，通过中枢性的食欲抑制来减少进食量。目前国内上市的GLP-1受体激动剂为艾塞那肽、利拉鲁肽、利司那肽和贝那鲁肽，均需皮下注射。GLP-1受体激动剂可有效降低血糖，并有显著降低体重和改善TG、血压和体重的作用。在伴有心血管病史或心血管危险因素的2型糖尿病患者中应用，具有有益的作用及安全性。单独使用GLP-1受体激动剂不明显增加低血糖发生的风险。常见不良反应为胃肠道症状（如恶心、呕吐等），主要见于初始治疗时，不良反应大多数可随治疗时间延长逐渐减轻。

常见不良反应为胃肠道症状（如恶心、呕吐等），主要见于初始治疗时，不良反应大多数可随治疗时间延长逐渐减轻。

（六）胰岛素

1. 适应证　1型糖尿病、2型糖尿病经饮食控制与口服降糖药治疗血糖未能良好控制者；任何类型糖尿病有明显消瘦、合并严重感染或消耗性疾病、妊娠、分娩、外科大手术前、中、后；糖尿病并发酮症酸中毒、高渗性非酮症昏迷及乳酸酸中毒（胰岛素是抢救的关键）；糖尿病并发活动性糖尿病视网膜病变、神经病变、肾小球硬化、急性心肌梗死以及脑血管意外者。妊娠期使用胰岛素类似物的安全性有待研究。

2. 制剂及作用时间　常用制剂超短效胰岛素类似物、短效胰岛素、中效胰岛素、长效胰岛素及其类似物（表 2-6-7）

表 2-6-7　胰岛素制剂种类、作用时间和注射方法

胰岛素制剂	起效时间（min）	峰值时间（h）	作用持续时间（h）
短效胰岛素（RI）	15~60	2~4	5~8
速效胰岛素类似物（门冬胰岛素）	10~15	1~2	4~6
速效胰岛素类似物（赖脯胰岛素）	10~15	1.0~1.5	4~5
速效胰岛素类似物（谷赖胰岛素）	10~15	1~2	4~6
中效胰岛素（NPH）	2.5~3.0	5~7	13~16
长效胰岛素（PZI）	3~4	8~10	长达 20
长效胰岛素类似物（甘精胰岛素）	2~3	无峰	长达 30
长效胰岛素类似物（地特胰岛素）	3~4	3~14	长达 24
长效胰岛素类似物（德谷胰岛素）	1	无峰	长达 42
预混胰岛素（HI 30R，HI 70/30）	0.5	2~12	14~24
预混胰岛素（50R）	0.5	2~3	10~24
预混胰岛素类似物（预混门冬胰岛素 30）	0.17~0.33	1~4	14~24
预混胰岛素类似物（预混赖脯胰岛素 25）	0.25	0.50~1.17	16~24
预混胰岛素类似物（预混赖脯胰岛素 50，预混门冬胰岛素 50）	0.25	0.50~1.17	16~24

3. 胰岛素的剂量和用法

(1) 按病情轻重估计治疗初期的用量：重型每日总量 0.6~1.2U/kg；中型每日总量 20~40U；轻型每日总量 20U 左右，轻型一般无须注射胰岛素。超短效胰岛素类似物或短效胰岛素和中效或长效胰岛素或其类似物大致各占 50%，前者用于控制进餐时高血糖，后者用于控制基础高血糖如空腹血糖。

(2) 餐时血糖控制：采用超短效胰岛素类似物或短效胰岛素，于早、中、晚餐前皮下注射，根据餐后血糖调整剂量。

(3) 基础血糖控制：采用长效胰岛素或其类似物，如来得时，开始每日睡前

或早餐前皮下注射10U左右，以后按空腹血糖适当调整。

(4)持续皮下胰岛素输注(CS)：可使不少患者经数周至数月治疗后血糖控制正常，但须注意输注速率，防止低血糖。

4. 胰岛素治疗的不良反应　应特别注意防范低血糖。其他不良反应包括局部反应(皮下硬结、红晕、瘙痒、疼痛、皮下脂肪增生或萎缩)、全身变态反应(荨麻疹、血管神经性水肿、紫癜，甚至过敏性休克)、胰岛素性水肿(胰岛素有水钠潴留作用)、屈光不正(由于晶状体渗透压随血糖起落而改变)、胰岛素抗药(多于数月至1年自行缓解，可更换其他药厂或批号的制剂，改用口服降糖药或人胰岛素或胰岛素类似物，必要时需用糖皮质激素)。

(七) 治疗策略及注意事项

患者的主动配合和不断学习并掌握糖尿病相关知识技能是全面控制糖尿病的重要保证；任何情况下血糖监测是指导血糖控制的基础；在血糖相对稳定、无危重急症及复杂临床情况下，饮食控制和适当运动是基本治疗；单纯空腹血糖升高者可选用口服抗高血糖药物长效制剂如格列美脲、格列吡嗪控释片、格列齐特缓释片或基础胰岛素及其类似物(如来得时、长秀霖、诺和达、诺和平、等)；单纯餐后血糖升高者可选用格列奈类或α糖苷酶抑制剂或短效胰岛素及其类似物；空腹和餐后血糖均升高者首先控制空腹血糖，然后控制餐后血糖；不提倡超常规剂量应用同一种口服药物或联合应用同类口服药物，应适时联合应用不同类口服药物和/或胰岛素及其类似物，胰岛素缺乏明显者应早期使用胰岛素及其类似物，胰岛素抵抗明显者应联合应用胰岛素增敏剂如双胍类、格列酮类。1型糖尿病、血糖波动明显的2型糖尿病、继发性糖尿病、伴有危重急症及复杂临床情况时应使用胰岛素或胰岛素类似物治疗，病情较轻者可皮下注射，病情较重者特别是伴有周围循环不良时应静脉应用。

(八) 糖尿病的治疗目标

制订糖尿病患者综合调控目标的首要原则是个体化，应根据患者的年龄、病程、预期寿命、并发症或合并症病情严重程度等进行综合考虑。糖尿病治疗应达到以下的目标：

1. 保持良好的代谢(糖、脂等)控制，达到控制标准并维持稳定，如避免血糖、血压过度波动和体重反弹(表2-6-8)。

2. 保持良好的心理状态、体能状况及较高的生活质量。

3. 不发生严重的急性并发症(酮症酸中毒，高渗综合征，乳酸性酸中毒)。

4. 延缓慢性并发症的出现，并做到早期发现，早期治疗，将其危害性降至最低程度。

5. 在治疗过程中减少低血糖发生，避免严重低血糖。

表 2-6-8 糖尿病的代谢控制综合目标(摘自中国 2 型糖尿病防治指南(2017 年版))

指标	目标值
血糖(mmol/L)	
空腹	4.4~7.0
非空腹	<10.0
糖化血红蛋白(%)	<7.0
血压(mmHg)	<130/80
总胆固醇(mmol/L)	<4.5
高密度脂蛋白胆固醇(mmol/L)	
男性	>1.0
女性	>1.3
甘油三酯(mmol/L)	<1.7
低密度脂蛋白胆固醇(mmol/L)	>1.0
未合并动脉粥样硬化性心血管疾病	<2.6
合并动脉粥样硬化性心血管疾病	<1.8
体质指数(kg/m^2)	<24

注:1mmHg=0.133kPa;[a] 毛细血管血糖

(顾明君 陈向芳)

15 代谢综合征

代谢综合征(metabolic syndrome,MS)是指人体的蛋白质、脂肪、碳水化合物等多种代谢成分异常聚集的病理状态,其核心诱因是腹型肥胖和胰岛素抵抗,因此,也称胰岛素抵抗综合征。代谢综合征明显增加 2 型糖尿病、冠心病及其他心血管疾病的危险,它对糖尿病不良事件的影响效应不是简单相加,而是协同加剧。2010 年我国慢病监测数据发现,我国代谢综合征的患病率不断上升,成人患病率已达 33.9%。加强该病的预防,早期诊断和干预,是改善我国国民健康的迫切需求。

【诊断】

具备下列任意三条或更多者可定义为代谢综合征:

1. 腹型肥胖 以腰围判定,中国人标准为男性≥ 90cm,女性≥ 80cm。

2. 高血糖　空腹血糖(FPG)≥6.1mmol/L(110mg/dl)和/或糖负荷后2h血糖≥7.8mmol/L(140mg/dl)和/或已经确诊为糖尿病者。

3. 高血压　收缩压/舒张压≥135/85mmHg和/或已经确诊为高血压者并治疗者。

4. 血脂紊乱　空腹TG≥1.7mmol/L和/或空腹HDL-C<1.04mmol/L(40mg/dl)。

【治疗】

代谢综合征的治疗目标是预防心血管疾病和糖尿病，对于有心血管疾病患者，需预防心血管事件再发。原则上先采用生活方式干预，然后针对各种危险因素进行药物治疗。

(一)治疗性改善生活方式

1. 控制热量和营养成分的摄入。

2. 坚持规律性运动，走路30min/d，每周5次以上。

3. 适度降低体重(体重下降≥5%)。

4. 戒烟。

(二)药物治疗

针对各种危险因素，如糖尿病、高血压、血脂紊乱和肥胖等，可选用相应的药物治疗，控制达标。但应根据不同年龄、性别、家族史等制订群体及个体化防治方案。

治疗目标：

1. 体重在一年内减轻7%~10%，争取BMI和腰围正常化。

2. 血压糖尿病患者≤130/80mmHg，非糖尿病患者<140/90mmHg。

3. 低密度脂蛋白胆固醇(LDL-C)≤2.6mmol/L，TG<1.7mmol/L，HDL-C>1.04mmol/L(男性)/>1.3mmol/L(女性)。

4. 空腹血糖<6.1mmol/L，糖负荷后2h血糖<7,8mmol/L及糖化血红蛋白<7%。

【预防】

当BMI≥23kg/m^{2}时，要及时监测各种心血管疾病的危险因素，积极控制体重的增长，开始积极的生活方式改善，可预防危险因素的积聚。

(邹大进)

16　低血糖症

低血糖症(hypoglycemia)是由多种病因引起血糖(血浆葡萄糖)≤2.8mmol/L时呈现的一组临床症候群，可由及时供糖而迅速缓解。患者常以交感神经兴奋和/或神经精神及行为异常为主要特点，血糖浓度更低时可以出现癫痫样发作、昏迷甚至死亡，一般引起低血糖症状的血浆葡萄糖阈值为2.8~3.9mmol/L。但是对于反复发作的低血糖患者，这一阈值则会向更低的血糖浓度偏移，低血糖症可以发生在非糖尿病患者。也可以发生在糖尿病患者。对于糖尿病患者发生的低血糖症，往往可能伴随降低血糖的治疗而发生，首要任务是调整降糖方案，尽快消除低血糖的发生。对于非糖尿病患者发生的低血糖，根本目标是明确病因诊断，在病因明确的基础上做出进一步的治疗方案。该症的治疗及预后因病因而异。

【诊断】

(一) 病因

1. 胰岛素过多 ①胰腺因素如胰岛B细胞瘤；②胰外因素如某些肝细胞癌或胃癌。

2. 拮抗胰岛素的功能不足 如脑垂体、甲状腺功能、肾上腺皮质的功能不足等。

3. 糖原转化障碍 如肝炎、肝肿瘤、酶系统失常(如糖原贮积病等)。

4. 饮食供应不足或消耗过度。

5. 药物 如不恰当地应用降糖药物、饮酒及其他药物如甲巯咪唑。

6. 糖尿病早期胰岛素抵抗及高峰延迟。

7. 原因未明 如原因不明的功能性低血糖症。

(二) 临床表现

呈发作性。

1. 交感神经过度兴奋 心悸、软弱、饥饿、心动过速、皮肤苍白、冷汗及手足震颤。

2. 脑功能障碍 ①表现为精神不集中、思维和言语迟钝、头晕、视物不清、焦虑不安、步态不稳等。②有些病例可出现精神症状：如狂躁易怒、幻觉及行为怪异。③若低血糖程度加剧，则患者神志不清，肌肉颤动，最后进入昏迷，出现癫痫样抽搐。

3. 无症状性低血糖症 当血糖降至2.8mmol/L(50mg/dl)左右而未能察觉自主神经警告症状，或者在亚急性神经性低血糖症状出现前没有自主神经症状，称为未察觉的低血糖症或无症状的低血糖症。糖尿病者和非糖尿病者均有发生。前者常见于易发生低血糖的糖尿病患者，特别是1型患者行强化胰岛素治疗，要求血糖控制到接近正常，使本症发生增多，患者有时在无任何低血糖症状情况下，反复发生昏迷或癫痫，严重者危及生命。反复发生低血糖可引起恶性循环。此外，夜间低血糖及Somogyi现象均可为未察觉低血糖。妊娠妇女有时可发生无症状的低血糖症。患者血糖可降至<1.67mmol/L(30mg/dl)，但无任

何症状。

4. 相对性低血糖　相对性低血糖，即在治疗糖尿病时，患者原血糖较高，经用胰岛素后在短时间内血糖下降过快或下降幅度过大，患者出现交感神经过度兴奋症状。而实际血糖处于正常或正常偏高水平。

(三) 实验室检查

1. 血糖测定　发作时血糖低于 50mg/dl，严重的可低至 10mg/dl 以下（如胰岛 B 细胞瘤）。

2. 饥饿和运动试验　空腹血糖无明显降低者，可行饥饿和运动试验诱发。

3. 甲苯磺丁脲（D860）试验　患者不能耐受饥饿试验时，可用此法激发低血糖。

(四) 鉴别诊断

1. 空腹低血糖和餐后低血糖　根据病史及发作时间区分。①空腹低血糖症状出现于空腹较长时间之后，多于清晨未进餐之前出现，多属器质性疾病，其中胰岛 B 细胞瘤为代表性疾病。②餐后低血糖症状于进食后 2~5h 出现，又称反应性低血糖，多属功能性疾患，其中以原因不明的功能性低血糖发病率最高，占所有低血糖症的 70%。

2. 胰岛 B 细胞瘤的鉴别要点　①空腹和运动促使低血糖发作，因此多见于清晨进餐以前。②空腹血糖低于正常，发作时血糖值下降程度较显著。③供糖后症状迅速消失。④患者不耐饥饿常喜进食。⑤患者常在健康相对良好的情况下发病。⑥血浆胰岛素含量超过正常（正常值空腹时在 24μU/ml 以下），有时可达 100~200μU/ml；⑦胰岛素与血糖比值 >0.4（正常 <0.3）。此外，可行 CT 及 MRI 以助定位诊断。注意与胰岛素自身免疫综合征区别。

3. 原因不明的功能性低血糖症的鉴别要点　①低血糖症状多发生于进食后 2~4h，高糖饮食易诱发。②空腹血糖正常，发作时血糖可低至 2.22mmol/L，但一般不过低；且低血糖表现以交感神经过度兴奋为主，不出现神志丧失或抽搐。③症状持续 0.5~1h 可自行缓解。④精神紧张或忧虑时易于发生，但能耐受 72h 饥饿试验。⑤血浆胰岛素不增加，血浆胰岛素与血糖比值正常。⑥口服葡萄糖耐量曲线显示：早期血糖升高后，在第 2~4 小时下降至过低值，可达 1.67mmol/L，并出现低血糖症状，然后血糖逐渐回复至试验前水平。⑦无糖尿病家族史。

4. 有时低血糖需与直立性低血压（体位性低血压）、嗜铬细胞瘤区别。

【治疗】

(一) 低血糖发作时治疗

1. 轻症　休息，口服糖水、糖果或高糖食物，症状即可消除；②重症卧床，静脉注射50%葡萄糖溶液60~100ml，如病情不见缓解，可持续给予5%~10%葡萄糖溶液静脉滴注，有时须维持几日方可缓解。糖尿病患者发生低血糖可参照图2-6-7。

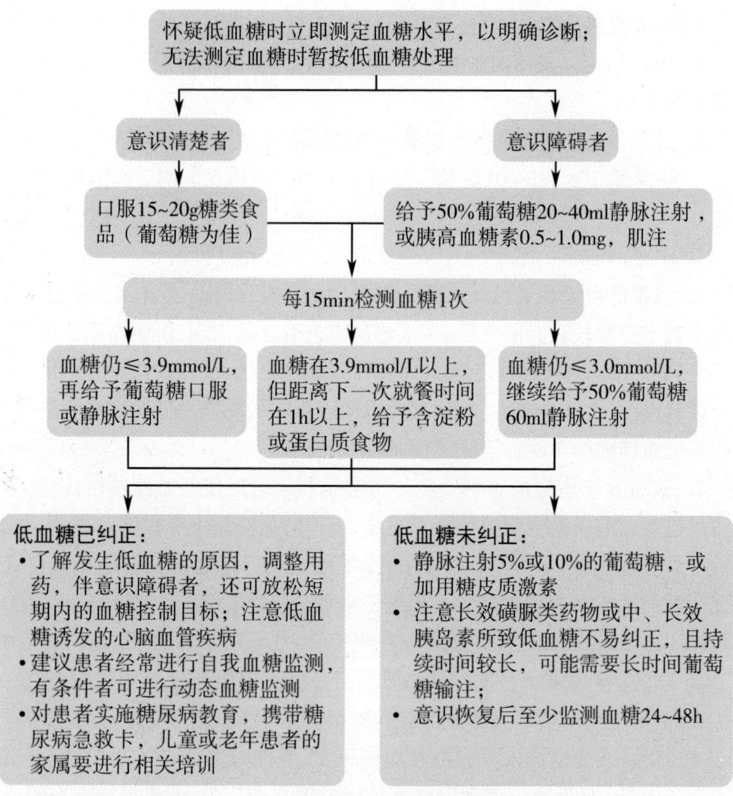
怀疑低血糖时立即测定血糖水平，以明确诊断；
无法测定血糖时暂按低血糖处理
意识清楚者
意识障碍者
口服15~20g糖类食品（葡萄糖为佳）
给予50%葡萄糖20~40ml静脉注射，或胰高血糖素0.5~1.0mg，肌注
每15min检测血糖1次
血糖仍≤3.9mmol/L，再给予葡萄糖口服或静脉注射
血糖在3.9mmol/L以上，但距离下一次就餐时间在1h以上，给予含淀粉或蛋白质食物
血糖仍≤3.0mmol/L，继续给予50%葡萄糖60ml静脉注射
低血糖已纠正：
•了解发生低血糖的原因，调整用药，伴意识障碍者，还可放松短期内的血糖控制目标；注意低血糖诱发的心脑血管疾病
•建议患者经常进行自我血糖监测，有条件者可进行动态血糖监测
•对患者实施糖尿病教育，携带糖尿病急救卡，儿童或老年患者的家属要进行相关培训
低血糖未纠正：
• 静脉注射5%或10%的葡萄糖，或加用糖皮质激素
• 注意长效磺脲类药物或中、长效胰岛素所致低血糖不易纠正，且持续时间较长，可能需要长时间葡萄糖输注；
• 意识恢复后至少监测血糖24~48h

图2-6-7 2017年CDS制定的低血糖诊治流程

（二）病因治疗

1. 胰岛B细胞瘤 手术治疗：①术前及术中可采用皮质醇100~200mg加入5%葡萄糖溶液静脉滴注。②也可用氯苯甲噻二嗪（100~200mg，3次/d）、苯妥英钠（100mg，3次/d）等抑制胰岛素的分泌或泼尼松、氯丙嗪、甘露庚酮糖及普萘洛尔等减少手术时的低血糖。不能手术者，可用链脲霉素静脉滴注，0.6~1g/m^2，每周1次，总剂量为8~10g。

2. 原因不明的功能性低血糖症 ①减少饮食中的含糖量。②加用少量地

西泮及抗胆碱药物。③据报道阿卡波糖对此种低血糖有良好效果。

3. 垂体甲状腺肾上腺皮质功能低下者　应予相应激素替代治疗。

4. 糖尿病前期之低血糖　可试用胰岛素增敏剂(格列酮类或双胍类)、糖苷酶抑制剂(其机制可通过延缓肠道对葡萄糖的重吸收)口服降糖药等治疗。

5. 胰岛素自身免疫综合征者　除处理低血糖,应停用相关药物,可口服泼尼松治疗。

（顾明君　陈向芳）

17　痛风

痛风(gout)是一种单钠尿酸盐(MSU)沉积所致的晶体相关性关节病,与嘌呤代谢紊乱和 / 或尿酸排泄减少所致的高尿酸血症直接相关,可并发肾脏病变,严重者可出现关节破坏、肾功能损害,常伴发高脂血症、高血压、糖尿病动脉硬化及冠心病。

【诊断】

1. 流行病学　目前我国痛风患病率为1%~3%,呈年轻化趋势,男∶女约15∶1。超过50%的痛风患者为超重或肥胖。

2. 急性期　常首发于第一跖趾关节或踝、膝等关节,受累关节有红、肿、热、痛,并伴有发热、白细胞增高、血沉加速。起病急骤,24h内发展至高峰,持续数天至数周内可完全自然缓解。

3. 慢性期　数日到数周后,症状逐渐消退,数月或数年后再发,以后转入慢性期。可反复发作。关节肿大、畸形及僵硬。约半数患者有痛风石,多发生于关节周围及耳郭,并可溃破形成瘘管,排出白色尿酸钠结晶。痛风后期常影响肾脏,主要由于尿酸结晶沉着于肾脏,引起肾小管阻塞,继而引起肾脏萎缩,在出现肾结石的同时常伴发肾盂肾炎及肾小动脉硬化。早期可无症状,但尿常规中有红、白细胞及蛋白,后期可出现肾绞痛、高血压及尿毒症,部分晚期患者常伴有动脉粥样硬化病变。

4. 血尿酸浓度　女性 >350μmol/L(6mg/dl),男性 >420μmol/L(7mg/dl),可确定为高尿酸血症。由于存在波动性,应反复监测。

5. 关节液检查　可见双折光的针形尿酸钠晶体。

6. 关节B超　关节腔内可见典型的“暴雪征”和“双轨征”,关节内点状强回声在痛风患者中能较敏感发现尿酸盐沉积征象。

7. 双能CT　可特异性区分组织与关节周围尿酸盐结晶。

8. X线检查　早期可见软组织肿胀,反复发作后可出现关节软骨缘破坏、关节面不规则、关节间隙狭窄;痛风石沉积者可见骨质半圆形或连续弧形凿孔样缺损，边缘锐利，可有骨质增生反应。

【治疗】

(一) 急性期处理

1. 非甾体抗炎药(NSAIDs)　若无禁忌，应早期足量使用NSAIDs速效制剂缓解临床症状，对因消化道疾病不耐受非选择性环氧化酶(COX)抑制剂的患者，可选用COX2抑制剂。COX-2抑制剂可能引起心血管事件的危险性增加，合并心肌梗死、心功能不全者避免使用。严重肾功能不全患者不建议使用NSAIDs。

2. 秋水仙碱　起始负荷剂量为1.0mg口服，1h后追加0.5mg，12h后按照0.5mg，1~3次/d直至疼痛缓解或出现腹泻症状，使用细胞色素P_{450}3A4酶或磷酸化糖蛋白抑制剂者避免使用秋水仙碱；转氨酶升高超过正常值2倍时须停药；肾功能损害患者须酌情减量；使用时注意监测血常规。治疗无效者，应改用非甾体抗炎药或糖皮质激素。

3. 糖皮质激素　秋水仙碱、NSAIDs治疗无效或使用受限的患者以及肾功能不全患者，可口服泼尼松0.5mg·kg^{-1}·d^{-1}连续用药5~10d，或0.5mg·kg^{-1}·d^{-1}用药2~5d后逐渐减量，总疗程7~10d。不宜口服用药时，可考虑静脉使用糖皮质激素。全身治疗效果不佳者，可考虑关节腔内注射短效糖皮质激素。

4. 急性发作期　促进尿酸排泄及抑制尿酸合成药应暂缓应用。

(二) 慢性期处理

1. 增加尿酸排泄的药物仅适用于肾功能良好者，服用期间必须大量饮水，以及加服碱性药物(如碳酸氢钠)，以免肾脏排泄尿酸增多时产生尿酸结石，明显肾功能不佳者忌用。

苯溴马隆：起始剂量25~50mg/d，2~5周后根据尿酸水平调整至75mg/d或100mg/d，早餐后服用。肾功能损害患者须酌情减量。

2. 抑制尿酸合成药物适用于尿酸生成过多者，肾功能较差者虽可应用，但不良反应增加。

(1) 别嘌醇：起始剂量50~100mg/d，每2~5周测血尿酸水平1次，未达标患者每次可递增50~100mg，最大剂量600mg/d。HLA-B 5801基因阳性、应用噻嗪类利尿剂和肾功能不全是别嘌醇发生不良反应的危险因素。

(2) 非布司他：起始剂量20~40mg/d，2~5周后血尿酸不达标者，逐渐加量，最大剂量80mg/d。重度肾功能不全患者慎用。

(三) 其他

多饮水，维持每日尿量2 000~3 000ml；严格限制动物内脏、海产品和肉类等高嘌呤食物；增加新鲜蔬菜摄入，适量食用豆类及豆制品；限制含糖饮料摄入；限酒禁烟；控制体重；避免受凉；避免剧烈运动；规律饮食和作息；规律运动；避免升尿酸药物；慎用噻嗪类利尿剂。

（汤 玮）

18 血色病

血色病（hemochromatosis）是一组铁代谢紊乱引起体内铁负荷过多所致的疾病。过多铁质沉着在肝、胰、心、肾、脾和皮肤等脏器组织，引起不同程度的组织细胞破坏、纤维组织增生及脏器功能损害。临床出现皮肤色素沉着、肝大、肝硬化、糖尿病、心脏扩大、心律失常、心力衰竭等症状。

【诊断】

（一）病因

1. 原发性血色病 主要是铁离子的过度吸收和储存，引起器官（组织）的损害和功能障碍。人类白细胞抗原（HLA）起重要作用，可能由于 HLA-A3 抗原的膜抗原，广泛存在于人体的各器官组织细胞上，使某些细胞表面异常而增加铁的吸收，在体内积蓄而发病。

2. 血红蛋白合成障碍 见于珠蛋白生成障碍性贫血（地中海贫血）、维生素 B_6 反应性贫血及其他难治性贫血，由于骨髓造血活跃而铁质吸收增多，但因血红蛋白形成障碍，铁质不能适当利用，沉积于各脏器而形成本病。

3. 摄入铁质过多 由于长期进食含铁质的食物或应用某些含铁较多的药物，或长期饮酒。酒能促进铁吸收，又能引起肝硬化而诱发本病，称酒精性血色病。

4. 反复多次输血 贫血特别是再生障碍性贫血的患者，经长期多次输血后，由于每次输入铁可达 100~200mg，可使铁沉积而致病，但其中仅少数发生本病，提示铁代谢紊乱为主要因素。

此外，某些肝硬化病例于门腔静脉吻合术后可引起本病，胰外分泌功能缺陷者也易发病，可能均与铁代谢紊乱有关。

（二）临床表现

男女患病率无差别，有症状的男性比女性多 5~10 倍，症状多出现于 40~60 岁。典型表现：

1. 色素沉着 约 90% 的患者全身皮肤呈黑灰色或青灰色，以面部、颈、四肢远端伸侧、手背、外生殖器及瘢痕组织上更明显。10%~15% 的患者有口腔黏膜色素沉着。

2. 肝脾肿大和肝硬化 95% 的患者早期肝脏常肿大，质较硬，无症状，肝功能正常。至晚期出现右上腹胀痛，无力，体重下降。有门静脉高压，脱发，男性乳房发育，性功能减退，阳痿，不育，睾丸萎缩，肝掌和蜘蛛痣，腹水，昏迷。黄疸少见。少数并发肝癌。半数患者脾脏肿大，压痛少见。

3. 糖尿病　60%~80% 的患者可发生继发性糖尿病，少数对胰岛素抵抗。伴糖尿病性神经、肾脏及各种血管病变者约占 20%。血浆胰岛素水平正常，甚至偏高。

4. 心脏病变　15%~30% 的患者在疾病发展过程中心脏渐扩大，尤以年轻者多见，有时骤发心律失常，常见室性期前收缩、阵发性房性或室性心动过速等，可突发心力衰竭而死亡。本病约有 1/3 的患者死于心脏并发症。

5. 其他　约 50% 的患者有大小关节病变，由于铁质沉着及软骨钙化引起关节痛与畸形，以膝、肋、肩关节及 2、3 掌指关节为多见。

(三) 实验室检查

血清铁浓度高达 180~300μg/dl（参考值 50~150μg/dl）；血清铁转运蛋白饱和度增加，可达 80%~100%（正常 <50%）；血清铁蛋白可高达 700~6 000μg/L（正常男 <300μg/L，女 <200μg/L）。去铁草酰胺试验：将铁螯合剂去铁草酰胺 0.5g（或 10.0mg/kg）肌注后测 24h 尿中铁含量，>10mg/24h（正常人 2mg 以下）。若 >4mg 者，提示有过量铁质沉积于肝、胰等基质组织中，酒精性肝硬化患者，可有中度铁沉着，但不及原发性血色病者。

(四) 诊断

根据典型症状、血清铁升高、铁饱和度增加可以诊断本病；皮肤、黏膜活检及尿铁血黄素鉴定均有助于诊断。可疑病例可先作铁螯合剂试验，必要时可作肝活检。鉴别原发性抑或是继发性血色病，则必须详细分析病史、家族史（表 2-6-9）。如能进一步作家族人员血清铁浓度及铁饱和度测定，20%~30% 可发现增高。

【治疗】

1. 静脉放血　原发性血色病可视血红蛋白水平而行放血疗法。若血红蛋白在 110g/L 以上，每 1~2 周一次，每次 400~500ml，至血清铁、铁蛋白降至正常。降至 110g/L 左右时延长到每 3~4 个月 1 次，约 2 年可使体内储铁渐恢复正常。

表 2-6-9　原发性与继发性血色病鉴别要点

	原发性血色病	继发性血色病
病史	遗传特点：近亲血缘，多人发病	长期输血和服用铁剂史
皮肤色素沉着	进行性加重	停止输血和停服铁剂减轻

续表

	原发性血色病	继发性血色病
X 线摄片	膈肌双边缘阴影	无
去铁胺试验	排泄量大	排泄量小
肝活检（光学显微镜）	色素颗粒小，晶体状，大小大体相等均匀	颗粒大，非晶体状，不规则相互融合
HLA-A3	检出率高	检出率低

2. 不能过多放血者　对有地中海贫血等疾病而不能过多放血者，可试用去铁草酰胺治疗，每次 0.5g，可从尿中排铁 10~20mg，每日肌注一次。

3. 其他　减少铁摄入、减少输血、避免酗酒及治疗原发病。对肝硬化、糖尿病及心脏病变等对症处理。

【预后】

本病病程随病因等因素而定，原发性者从症状出现后可生存数年至 20 多年，平均 4~5 年。青年人多死于心力衰竭。老年患者多死于肝功能衰竭及其并发症。死于心力衰竭者占 30%，肝功能衰竭和门脉高压者各为 15%，肝癌 30%。

（顾明君　陈向芳）

19　血卟啉病

血卟啉病（porphyria）亦称血紫质病，系由先天性和后天性卟啉代谢紊乱所引起的代谢病，其主要病理生理为卟啉和 / 或卟啉前体的产生和排泄增多，并在体内积聚，多有遗传因素。其临床表现主要有光感性皮肤损害、腹痛及神经精神症候群。

根据代谢部位血卟啉病大致分类情况如下：血卟啉病分为肝细胞性血卟啉病及红细胞生成性血卟啉病，肝细胞性血卟啉病又分为急性肝性血卟啉病及慢性肝性血卟啉病。急性肝性血卟啉病又分为急性间歇性血卟啉病（AIP）、混合型血卟啉病（VP）、遗传性粪卟啉病（HCP）、ALAD 缺乏性血卟啉病（ALADP）；慢性肝性血卟啉病又分为迟发性皮肤型血卟啉病（PCT）、肝性红细胞生成性血卟啉病（HEP）。红细胞生成性血卟啉病又分为红细胞生成性原卟啉病（EPP）及先天性红细胞生成性卟啉病（CEP）。

【诊断】

1. 皮肤　多在婴儿期出现，但也可见于成人（迟发性皮肤血卟啉病）。主要由光线引起。最易致病的光波为 405nm，能穿透玻璃窗，在皮肤暴露部如额、鼻、耳、颈、手等处出现红斑、继而变为疱疹，甚至溃烂，结痂后常遗留瘢痕，引起畸形和色素沉着。皮疹可能为湿疹、荨麻疹、夏令痒疹或多形红斑等类型。口腔黏膜可有红色斑点，牙呈棕红色。同时可并发眼损害如结膜炎、角膜炎及虹膜炎等。有部分患者皮肤不仅感光过敏，炎症后期可有萎缩、黑色素沉着及类似硬皮病或皮肌炎的现象。严重病例可因鼻、耳、手指的皮肤损害结痂而变形。患者可有特殊紫色面容。在红细胞生成性血卟啉病和迟发性皮肤型，可有多毛症。肝性血卟啉病除皮肤症状外，可同时或在病程演进中伴有腹部或神经精神症状，即混合型。

2. 腹部　其特征为急性腹痛，伴恶心、呕吐，呕吐物呈咖啡样。可能由于自主神经受损，以及卟啉前体的作用引起肠道痉挛而致腹痛。

3. 神经精神　由于受损部位不同，临床症状变化多端。有表现为下肢疼痛、感觉异常的周围神经病变；亦可为脊髓神经病变、出现截瘫或四肢瘫痪；也有表现为大脑病变，产生脑部神经症候群和精神症状；或有自主神经症状，出现腹痛、高血压等。

4. 其他　血卟啉病的临床表现变化多端，因此诊断主要依靠医师的警惕性及本病临床症候群及各型特征的认识，配合实验室检查，并参考家族遗传史等而加以确定。遇有原因不明的腹痛、光感性皮肤损害以及神经精神症状的患者，应当考虑到血卟啉病的可能性，并注意尿的颜色。本病尿常呈红色，但也可在排出时为无色，经暴露于阳光后或酸化煮沸半小时后变为红色，即无色的卟胆原转变成有色的非卟啉色素。进行尿中卟胆原（PBG）定性或定量试验，尿和粪的尿卟啉和粪卟啉检查，对本病诊断有重要价值。若 PBG 试验阳性，提示血卟啉病。

【治疗】

(一) 红细胞生成性血卟啉病

1. 皮肤损害　避免阳光照射和创伤；应用 3% 二羟基丙酮（dihydroxyacetone）和 0.13% 散沫花素（lawsone）制备的霜剂外用，可使皮肤角质层的性质发生改变，减少紫外线的透过性。最好穿防护衣。每日口服 β- 胡萝卜素 60~180mg，或核黄素 20~40mg，对防止某些病例的感光过敏可能有效。

2. 溶血性贫血　溶血可刺激红细胞生成而增加卟啉的产生，因此防止溶血颇为重要。严重而长期的溶血是脾切除的明确指征，可能有良效。减少皮肤光敏感为预防溶血的另一措施。

此外，考来烯胺每次 4g，每日 3 次，餐前服用，其在肠道与原卟啉结合，阻断原卟啉的肠道循环，促进原卟啉从肠排除；同时加用抗氧化剂维生素 E，对防止肝病的进展，初步证明有效。

（二）肝性血卟啉病

1. 避免诱因　如避免过劳、精神刺激和饥饿，防止感染等。

2. 饮食　葡萄糖能抑制诱导 Δ- 氨基 -γ- 酮戊酸合成酶（Δ-ALA-S）的活力，因此高糖摄入对防止和治疗多数病例的发作，相当有效。急性发作时，每小时静脉滴注 10% 葡萄糖液 100~150ml，或 25% 葡萄糖液 40~60ml，连续 24h，配合高糖类饮食，能使症状迅速缓解。糖耐量减低者可并用胰岛素治疗。禁忌饮酒。

3. 激素　少数急性血卟啉病的发作与月经周期有明显关系，应用雄激素、雌激素或口服女性避孕药有良效，但雌激素或避孕药的使用必须个体化。口服避孕药虽可预防急性间歇型的发作，但可出现持续性高血压，其机制不明。有些病例用泼尼松，30~60mg/d，分 3 次口服，可获良效，特别是有直立性低血压（体位性低血压）的患者，但长期应用，不易停药，须防止副作用。

4. 对症治疗　氯丙嗪对减轻腹痛及缓解神经精神症状有效，从小剂量开始，12.5~25mg/ 次，每日 3~4 次。丙氯拉嗪治疗更有效，剂量为 5~10mg/ 次，每日 3~4 次。对严重腹痛以及四肢腰背疼痛者可用阿司匹林和丙氧基苯。

5. 血红蛋白　血红蛋白能以负反馈机制阻抑 δ-ALA-S 活力，促使 δ-ALA-S、PBG 和卟啉类减少，防止因神经瘫痪、呼吸麻痹而引起死亡，是抢救危重急性血卟啉病的有效手段。一般剂量为每次 3~6mg/kg，24h 内总量不应小于 6mg/kg。用生理盐水稀释后静脉注射，速度应 <40mg/min，6~10min 注毕；也可加入 500ml 生理盐水中静脉滴注。第 2 次静脉注射至少间隔 12h；或每天静脉注射一次，疗程 3~5d。一般耐受良好。

6. 静脉放血　迟发性皮肤型血卟啉病患者静脉放血有治疗价值。每 2~3 周放血一次，每次 300~500ml，总量常需 2 000~4 000ml。当尿卟啉排出显著减少或血红蛋白降至 11g/dl 时停止放血。可使症状消失 6~9 个月，生化改善 12~24 个月。

7. 氯喹　本药在肝细胞内与卟啉和铁质结合，从尿中排出。目前试用低剂量、间断服，口服 125mg/ 次，每周 2 次，当尿中尿卟啉排出降至 <100μg/d 时，停止服用。疗程可达数月至数年。迟发性皮肤型患者可获完全缓解，且耐受良好。治疗中宜密切观察肝功情况。

8. 纠正水、电解质紊乱　如因抗利尿激素不适当释放过多所致者，应限制水分摄入，并加用去甲基金霉素口服，每次 200~400mg，每日 3 次，5~10d 为 1 个疗程。如由于出汗和胃肠道损失过量的钠和进水量不足所致者，则需补充盐类和水分。急性发作时偶见低镁血症性抽搐，应予补充镁盐。

（汤　玮）

20　骨质疏松症

骨质疏松症（osteoporosis）是一种以低骨量和骨组织微结构破坏为特征，导致骨质脆性增加和易于骨折的全身性骨代谢疾病。可分为原发性和继发性两类，原发性包括：①幼年型；②成年型；③绝经期；④老年性。继发性包括：①内分泌性：库欣综合征、甲状腺功能亢进症、甲状旁腺功能亢进症、肢端肥大症、性腺功能低下、糖尿病等；②妊娠 - 哺乳；③营养性：蛋白质缺乏、维生素 C 缺乏、维生素 D 缺乏、低钙饮食、酒精中毒等；④胃肠性：吸收不良、胃切除；⑤遗传性：成骨不全、高半胱氨酸尿症、Ehlers-Danlos 综合征（松皮症）、马方综合征；⑥肝脏病；⑦肾脏病：慢性肾衰、血液透析；⑧药物：皮质激素、抗癫痫药物、抗肿瘤药物（如甲氨蝶呤）、肝素等；⑨失用性：全身性骨质疏松见于长期卧床、截瘫、太空飞行等，局部性的见于骨折后，等；⑩类风湿关节炎；肿瘤：骨髓瘤、转移癌、单核细胞性白血病、Mast-cell 病等；⑪其他原因：如吸烟、骨质减少症、短暂性或迁徙性骨质疏松和慢性阻塞性肺疾病。诊断原发性骨质疏松时应除外继发原因。

【诊断】

1. 绝经期后及老年人常见。

2. 症状体征　以骨骼疼痛，易发骨折和骨骼畸形为特征。好发部位依次为胸腰椎、髋部、肋骨、桡骨及掌骨，而股骨、胫腓骨及颅面部骨较轻。病骨畸形，弯腰屈背，脊椎生理弯曲消失，受压或轻伤后易发生骨折。

3. 实验室检查

(1) 血液检查：血清钙和磷基本正常；碱性磷酸酶可增高（反映成骨功能）；维生素 D 含量正常；24h 尿羟脯氨酸排泄率增高（反映骨转换率增高），正常值为 191~381μmol/24h（25~50mg/24h），>381μmol/24h（50mg/d）往往提示骨转换率增高。

(2) X 线摄片：显示普遍性骨密度降低，骨纹理稀少（尤其是水平向骨小梁减少），骨皮质变薄，但骨表面光滑；椎体呈双凹形及楔形变。

(3) 单光子吸收仪：测桡骨远端矿质成分，如骨量比年龄配对的对照组减少 2 个标准差以上者，支持骨质疏松症的诊断。

(4) 双光子吸收仪：可判断中轴骨骼骨小梁和骨皮质的骨量。

(5) 骨定量 CT 扫描：可精确估计椎体骨小梁的骨量。

4. WHO 提出的关于妇女骨量测定的诊断标准。

(1) 正常：骨矿盐密度低于正常年轻妇女骨量峰值均值在 1 个标准差以内。

(2) 骨量减少：骨矿盐密度在正常年轻妇女骨量峰值均值以下 1~2.5 个标

准差之间。

(3)骨质疏松症：矿盐密度低于正常年轻妇女骨量峰值均值超过2.5个标准差。

(4)严重的骨质疏松症：矿盐密度低于正常年轻妇女骨量峰值均值超过2.5个标准差，并伴发骨折。

【防治】

从青少年起提高骨矿含量的峰值，以减少停经后和老龄的骨量丢失，阻抑骨吸收和增加骨形成。

1. 加强运动锻炼，尽量设法减少跌倒，避免应用影响平衡的药物。

2. 补充足量钙剂，成人每日钙推荐摄入量为800mg(元素钙)，50岁及以上人群每日钙推荐摄入量为1 000~1 200mg(表2-6-10)，多饮用牛奶或奶制品，以补充老年人存在的乳酸酶不足。

表2-6-10　钙的补充量

食物或制剂	含钙量
牛奶	每28.4g含钙300mg
奶酪	每28.4g含钙200mg
乳酸钙	每片325mg含钙47mg
葡萄糖酸钙	每片0.5g含钙45mg
碳酸钙	每片0.6g含钙200mg

3. 补充维生素D　老年人骨质疏松常存在活性维生素D形成受阻。每日宜给800~1 200U维生素D。目前已有1,25(OH)$_2$-D$_3$和1α(OH)D$_3$，前者为活性维生素D，后者的作用较前者持久，发生高钙血症的危险性也小，加用上述维生素D类能明显提高骨密度，降低骨折率，降低雌激素诱发乳腺癌的潜在危险性。

4. 双膦酸盐。是目前临床上应用最为广泛的抗骨质疏松症药物，主要包括阿仑膦酸钠、唑来膦酸、利塞膦酸钠、伊班膦酸钠、依替膦酸二钠和氯膦酸二钠等。口服双膦酸盐治疗5年，静脉双膦酸盐治疗3年，可实施药物假期，停用双膦酸盐。

5. 同化作用的类固醇　如司坦唑，适用于骨病严重、进展快、又不适宜用雌激素的女性患者、或其他药物疗效欠佳者。用量每日6mg。副作用可有轻度男性化、肝功能异常、偶见梗阻性黄疸，生殖系统肿瘤和乳腺癌患者忌用。

6. 降钙素　能抑制破骨细胞的生物活性、减少破骨细胞数量，减少骨量丢失并增加骨量，兼有镇痛作用。目前应用于临床的降钙素类制剂有两种：鳗鱼降钙素类似物和鲑降钙素。鲑鱼降钙素（商品名：密钙息）50IU/支，每日或隔日肌内或皮下注射50IU。益钙宁是天然鳗降钙素的人工合成类似物，每次10IU，每周1~2次 ×4~6周。

7. 雌激素及含雌激素制剂　单用雌激素可能增高子宫内膜癌、胆石症和静脉血栓栓塞的发生率，故仅用于无雌激素依赖性乳腺癌和子宫癌及血栓栓塞性疾病的患者。推荐有子宫的妇女接受雌激素时，应当同时用孕激素制剂周期治疗。持续性联合治疗可能对绝经期妇女绝经时间久、年龄较大的妇女更合适，因为不发生子宫出血或出血量较少。用法：己烯雌酚0.5~1mg或炔雌醇25μg，每日1次口服，连用3周停4d。每第3个月停用雌激素后加用甲羟孕酮10mg/d，共7d，以防止子宫内膜增生，并使停药后月经来潮。每半年或1年作一次盆腔检查及脱落细胞涂片检查，防范癌变。也可用其他制剂，如17β-雌二醇1~2mg/d或结合的马雌激素0.625mg/d。尼尔雌醇2mg每月2次口服，最好每2个月用甲羟孕酮，每次4mg，每日2次，连用10d。诺更宁每片含雌二醇2mg，醋酸炔诺酮1mg，每天1片，在停经后1年开始治疗。利维爱兼有孕激素、雌激素和雄激素，2.5mg/d口服。天达盖福润胶囊每天1~2粒，同时补维生素D及钙剂。

8. 甲状旁腺素类似物（PTHa）　PTHa是当前促骨形成的代表性药物，特立帕肽是其代表性药物，间断使用小剂量PTHa能刺激成骨细胞活性，促进骨形成，增加骨密度，改善骨质量，降低椎体和非椎体骨折的发生风险。

9. 选择性雌激素受体调节剂（SERMS）　此类药物通过激活或阻断组织雌激素受体发挥作用，如雷洛昔芬（raloxifene）60mg每日1次口服。该药对骨组织及脂代谢产生组织特异性雌激素样作用，但对子宫及乳腺组织无刺激作用，因而不增加患子宫癌、乳腺癌的危险性。且因增加HDL2及降低甘油三酯而对心血管有保护作用。与雌激素不同，雷洛昔芬对绝经早期症状如血管舒缩症状及泌尿生殖道萎缩无效。雷洛昔芬可能也增加血栓栓塞危险性。

10. 锶　锶是人体必需的微量元素之一，参与人体多种生理功能和生化效应。雷奈酸锶是合成锶盐，体外实验和临床研究均证实雷奈酸锶可同时作用于成骨细胞和破骨细胞，具有抑制骨吸收和促进骨形成的双重作用，可降低椎体和非椎体骨折的发生风险。

11. 维生素K类（四烯甲萘醌）　四烯甲萘醌（menatetrenone）是维生素K_2的一种同型物，是γ-羧化酶的辅酶，在γ-羧基谷氨酸的形成过程中起着重要作用。γ-羧基谷氨酸是骨钙素发挥正常生理功能所必需的，具有提高骨量的作用。

12. RANKL 抑制剂　迪诺塞麦(denoumab)是一种 RANKL 抑制剂,为特异性 RANKL 的完全人源化单克隆抗体,能够抑制 RANKL 与其受体 RANK 的结合,减少破骨细胞形成、功能和存活,从而降低骨吸收、增加骨量、改善皮质骨或松质骨的强度。

(汤　玮)

21　血脂异常症

【血脂与脂蛋白】

血脂是血浆中的中性脂肪(甘油三酯和胆固醇)和类脂(磷脂、糖脂、固醇、类固醇)的总称,是细胞代谢的必需物质。脂质不溶于水,必须与蛋白质结合为水溶性复合体而转运代谢,这种复合体称为脂蛋白。与脂质结合的蛋白质称为载脂蛋白(Apo)。目前已报道的 Apo 有 20 余种,而临床意义较为重要的有 ApoA Ⅰ、ApoA Ⅱ、ApoA Ⅳ、ApoB48、ApoB100、ApoC Ⅱ、ApoC Ⅲ、ApoE、Apo(a)。血浆脂蛋白主要是由胆固醇(CH)、甘油三酯(TG)、磷脂和载脂蛋白等成分组成;各类脂蛋白都含有这四种成分,唯组成比例不同,所含 Apo 不同,所含脂质来源和代谢途径不同,其生理功能也各异。血脂主要有两个来源,一部分来自食物,称为外源性;另一部分由体内合成,称为内源性。应用超速离心法可将血浆脂蛋白分为:①乳糜微粒(CM),来源于食物,正常主要见于餐后,餐后 12h 消失,主要将外源性 TG 运送到肝外组织代谢;②极低密度脂蛋白(VLDL),主要由肝细胞合成及分泌,将内源性 TG 运送到肝外组织代谢;③低密度脂蛋白(LDL),以 CH 为主要成分,是运载内、外源性 CH 给肝外组织的工具;④高密度脂蛋白(HDL)的分子最小,其主要功能则是将周围组织(包括动脉壁)的 CH 运送到肝脏进行代谢排出。因此,LDL 被认为与动脉粥样硬化的发生有关,称为“冠心病危险因子”;HDL 则被认为具有抗动脉粥样硬化的功能,称为“冠心病保护因子”。

【血脂与脂蛋白的代谢】

CM 和 VLDL 的代谢与脂蛋白脂酶(LPL)关系密切。它们在周围组织微血管壁上 LPL 作用下被降解,释放出脂肪酸和甘油,供组织利用和储存;LPL 活性降低时,CM 和 VLDL 清除障碍致血浆中 TG、CM 及 VLDL 浓度升高;LPL 活性受 ApoC Ⅱ所激活,被 ApoC Ⅲ所抑制。LDL 的代谢与 LDL 受体有关,部分 LDL 被肝外组织血管内皮细胞上的 LDL 受体结合而沉积于血管壁,部分为肝细胞 LDL 受体识别、结合而代谢、排出体外。肝细胞 LDL 受体数目下降时,血浆 CH 和 LDL 浓度升高;LDL 的识别与 ApoB、ApoE 有关。HDL 由新生的扁平形变成为成熟的球形过程与其功能相关,卵磷脂 - 胆固醇酰基转移酶为这一过程中的关键酶，该酶的活性为 ApoA Ⅰ所激活，为 ApoA Ⅱ所抑制。

【血脂异常的定义】

影响血浆脂质和脂蛋白变化的因素主要包括年龄、性别、饮食、营养、肥胖、运动、体力活动、药物及吸烟等。血脂异常症（dyslipidemia）是指血浆中 CH 和 / 或 TG 水平升高，血液中的脂质，通常是以脂蛋白的形式存在的，所以，严格说应称为脂蛋白异常血症。由于高脂血症使用时间长且简明通俗，所以仍然广泛沿用。

脂蛋白异常血症可分为原发性和继发性两类。原发性者是由遗传基因缺陷或基因突变、或由饮食习惯、生活方式及其他自然环境因素等所致的脂质代谢异常。继发性者则是由某种明确的基础疾病引起，当这些基础疾病被治愈或控制之后继发性脂质异常即有望被纠正。

【诊断】

（一）诊断前的准备

1. 确认的各种危险因素

（1）确定存在的心血管疾病危险因素：①年龄（男性 >45 岁，女性 >55 岁）；②早发冠心病家族史；③吸烟；④高血压；⑤糖尿病。

（2）确定危险因素分层：①高危组：包括冠心病、动脉粥样硬化性疾病（AS）、糖尿病及代谢综合征患者；② 2 种以上危险因素组；③少于 2 种危险因素组。

2. 实验室检查　抽空腹 12h 后的血测定血脂［血浆总 CH（TC）、HDL-C、LDL-C 及 TG 必要时观察放置 4℃冰箱过夜的血浆外观］，脂蛋白，同时测血糖、肝功、肾功等。首次检查发现血脂异常者，应在 2~3 周内复查，若仍然属异常，则可确立诊断。

（二）血脂异常诊断标准

1. 美国国家胆固醇教育计划委员会制定的血脂异常诊断标准（表 2-6-11）

表 2-6-11　血脂异常诊断标准（mmol/L）

判断	血浆总胆固醇水平	血浆甘油三酯水平
合适水平	<5.2	<1.84
临界高值	5.2~6.2	1.84~4.5
血脂升高	>6.2	>4.5
低	HDL-C 血症	<0.9

2. 中国血脂异常防治建议标准 血浆总胆固醇浓度 >5.2mmol/L 可定为高胆固醇血症，血浆甘油三酯浓度 >2.3mmol/L 为高甘油三酯血症。此外，HDL-C 水平 <0.91mmol/L 可定为低 HDL-C 血症。

（三）血脂异常的分类

1. 临床分型

（1）单纯性高 TC 血症 TC >5.2mmol/L，TG<1.84mmol/L。

（2）单纯性高 TG 血症 TC< 5.2mmol/L，TG>1.84mmol/L。

（3）单纯性低高密度脂蛋白（HDL）血症 HDL-C<1.03mmol/L。

（4）混合型血脂异常 TC >5.2mmol/L，TG >1.84mmol/L，HDL-C<1.03mmol/L。

2. 脂蛋白异常的分型 分为 6 种类型（表 2-6-12），此种分型临床应用少。

表 2-6-12 脂蛋白异常的分型

分型	外观	脂蛋白电泳	血脂水平	临床相关情况
Ⅰ	血清透明，顶端有“奶油层”	CM ↑	TC ↑，TG ↑ ↑	不发或少发冠心病，易发胰腺炎
Ⅱa	血清透明，顶端无“奶油层”	LDL ↑	TC ↑ ↑	易发冠心病
Ⅱb	血清透明，顶端无“奶油层”	LDL ↑，VLDL ↑	TC ↑ ↑，TG ↑	易发冠心病
Ⅲ	血清混浊，顶端有“奶油层”	β-VLDL ↑	TC ↑ ↑，TG ↑ ↑	易发冠心病
Ⅳ	血清混浊，顶端无“奶油层”	VLDL ↑ ↑	TC ↑，TG ↑ ↑	易发冠心病
Ⅴ	血清混浊，顶端有“奶油层”	CM ↑，VLDL ↑ ↑	TC ↑，TG ↑ ↑	少发冠心病

（四）诊断步骤

1. 血脂异常对象的检出 应对已有冠心病、动脉粥样硬化、高血压、糖尿病、肥胖、吸烟、早发冠心病家族史及家族型高脂血症的患者进行定期检查。

2. 判断血脂水平和类型。

3. 分清是原发性或继发性血脂异常。

（1）全面了解病史：注意有无早发冠心病症状，肝、肾疾患，糖尿病，甲状腺疾病，痛风，腹痛等。并询问膳食情况及家族中有无类似病情者。

（2）体格检查：注意有无黄脂斑、黄色瘤、早发角膜环及周围血管病变等，并摄 X 线胸片、心电图等。

(3)继发性血脂异常的常见原因：糖尿病、甲状腺功能减退、肾病综合征、肾衰竭、阻塞性黄疸、多发性骨髓瘤及药物(如利尿剂、β 受体阻滞剂、雌激素、糖皮质激素)引起等。

4. 家族性高脂血症　原发性血脂异常，多数是因遗传基因缺陷或与环境因素相互作用引起。常见的家族性高脂血症的临床特征：

(1)家族性高胆固醇血症：LDL 受体缺陷，以 TC 升高为主，可伴轻度 TG 升高，LDL 明显增加，多有冠心病和高脂血症家族史，相当于Ⅱa 和Ⅱb 型。

(2)家族性载脂蛋白 B100 缺陷症：临床特征同上。

(3)家族性混合性高脂血症：基因缺陷不清，TC 和 TG 均升高，VLDL 和 LDL 都增长率增加，无黄色瘤，家族成员中有不同型高脂蛋白血症，有冠心病家族史，相当于Ⅱb 型。

(4)家族性异常 β 脂蛋白血症：ApoE 异常，TC 和 TG 均升高，乳糜微粒和 VLDL 残粒和 IDL 明显增加，可有掌皱黄色瘤，多为 ApoE2 表型，相当于Ⅲ型。

(5)家族性高甘油三酯血症：基因缺陷不清，以 TG 升高为主，可有轻度 TC 升高，VLDL 明显增加，相当于Ⅳ型。

【治疗】

(一) 治疗原则

1. 分清原发性还是继发性　先治疗原有疾病及并发症。应进一步明确高脂血症以外的冠心危险因素及危险状态与治疗的关系。血脂水平过高是冠心病重要的危险因素，降低其水平能改善冠心病进程，使冠心病的发病率及死亡率明显降低，重点是防治血中 TC 或 LDL-C 过高或 HDL-C 水平过低。

2. 根据危险分层确定 LDL-C 的目标水平　决定治疗性生活方式改变(TLC)和是否需要用药，同时进行病程检测。治疗的目标水平见表 2-6-13。

(二) 饮食治疗

合理的膳食应以能维持身体健康和保持理想体重为原则。Ⅰ、Ⅴ型高脂血症主要为减少脂肪摄入(<30g/d)，限酒。Ⅲ、Ⅳ、Ⅴ型内源性高 TG，主要当限制碳水化合物于总热量的 40% 以下，忌酒，控制食量并逐渐降低体重。高 TC 者限制胆固醇食物如动物内脏、蛋黄、奶油、全脂牛奶、鱼子、肥肉等。每天胆固醇当少于 300mg，宜多食不饱和脂肪酸如植物油，少进或不进动物性脂肪。

(三) 改进生活方式

戒烟、限酒、增加运动等有利于调整血脂水平。运动治疗肥胖，特别是对于高 TG 血症十分有效。

表 2-6-13　不同危险分层的血脂异常患者开始治疗标准及治疗达标值

冠心病危险状态		开始饮食治疗的血脂标准			开始药物治疗的血脂标准			治疗达标值		
动脉粥样硬化病及糖尿病	危险因素	TC（mmol/L）	LDL-C（mmol/L）	TG（mmol/L）	TC（mmol/L）	LDL-C（mmol/L）	TG（mmol/L）	TC（mmol/L）	LDL-C（mmol/L）	TG（mmol/L）
–	–	≥ 5.72	≥ 3.64	≥ 2.82	≥ 6.24	≥ 4.16	≥ 2.82	<5.72	<3.64	<2.72
–	+	≥ 5.20	≥ 3.12	≥ 2.62	≥ 5.72	≥ 3.64	≥ 2.62	<5.20	<3.12	<2.03
+	–	≥ 4.68	≥ 2.59	≥ 2.03	≥ 5.20	≥ 3.12	≥ 2.03	<4.68	<2.59	<1.70

(四) 药物治疗

应根据高脂血症简易分型,正确选用相应的药剂,必要时可联合用药(表2-6-14)。服药同时,仍应坚持调整饮食及改善生活方式,以增加疗效。应定期复查血脂水平,监测肝、肾功能及有关指标。一旦出现明显的不良反应,应及时减低服药量或停止服药。

表 2-6-14　常用调脂药分类、用法

主要作用	药名	常用量及用法	主要不良反应
降 TC 和 LDL-C	考来烯胺	4~5g/ 次,1~3 次 /d	恶心、便秘
	考来替泊	10g/ 次,2 次 /d	恶心、便秘
	普罗布考	0.5g/ 次,2 次 /d	恶心、腹胀、QT 间期延长
	弹性酶	300U/ 次,3 次 /d	
主降 TC 和 LDL-C,兼降 TG	辛伐他汀	每天晚饭后服 10~40mg	转氨酶及肌酸激酶偶升高
	普伐他汀	每天晚饭后服 10~40mg	转氨酶及肌酸激酶偶升高
	氟伐他汀	每天晚饭后服 20~40mg	转氨酶及肌酸激酶偶升高
	阿托伐他汀	每天晚饭后服 10~40mg	转氨酶及肌酸激酶偶升高
	血脂康	0.6g/ 次,2 次 /d	转氨酶及肌酸激酶偶升高
主降 TG 及升高 HDL,兼降 TC 和 LDL-C	烟酸	1~2g/ 次,3 次 /d	皮肤潮红、瘙痒、胃部不适
	烟酸肌醇酯	0.2~0.6g/ 次,3 次 /d	皮肤潮红、瘙痒、胃部不适
	阿西莫司	0.25g/ 次,2~3 次 /d	偶见转氨酶升高
	氯贝特	0.25~0.5g/ 次,3 次 /d	偶见转氨酶升高及胃肠道反应
	苯扎贝特	0.2g/ 次,3 次 /d	偶见转氨酶升高及胃肠道反应
主降 TG 及升高 HDL,兼降 TC 和 LDL-C	益多脂	0.25g/ 次,3 次 /d	偶见转氨酶升高
	非诺贝特	0.1g/ 次,3 次 /d	偶见转氨酶升高及胃肠道反应
	吉非贝齐	0.6g/ 次,2 次 /d	偶见转氨酶升高及胃肠道反应
	泛硫乙胺	0.2g/ 次,3 次 /d	肠蠕动增加
降 TG	海鱼油	2g/ 次,3 次 /d	恶心、腹胀

调脂药物用于临床，对心血管疾病预后改善最为明显的是他汀类（statins）。他汀类药物有一定的剂量效应，剂量增大会增加降 LDL-C 的效果，但剂量增大 1 倍，LDL-C 仅多降 5%~7%。单用他汀类药物靠增大剂量来取得更大幅度的 LDL-C 降低效果并不明显，如使用他汀类药物的起始剂量与胆固醇吸收抑制剂合用可以取得单用他汀类最高剂量的疗效。当前调脂药物主要集中在降低 LDL-C 的目标上，今后将会有不仅降低 LDL-C，还要同时大幅度升高 HDL 的治疗方案，才能更进一步降低心脑血管事件的发生。

（五）非药物治疗

对于难治性严重的高脂血症患者，也可采用非药物的治疗方法，如血浆滤过、血浆置换、部分回肠末端切除术等外科手术治疗及基因治疗等。

（汤　玮）

22　嗜铬细胞瘤

嗜铬细胞瘤（pheochromocytoma）是由神经外胚层起源的嗜铬细胞肿瘤，肿瘤主要合成和分泌大量的儿茶酚胺（catecholamine，CA），故又称 CA 分泌瘤。肿瘤大多来源于肾上腺髓质的嗜铬细胞，另一部分来源于肾上腺外的嗜铬组织，包括副神经节瘤、化学感受器瘤、颈动脉体瘤和膀胱嗜铬细胞瘤等。临床上表现为阵发性或持续性高血压及代谢紊乱症候群。

【诊断】

（一）临床表现

1. 心血管系统

(1) 高血压：是最常见的症状。高血压可表现为阵发性、持续性或在持续性高血压的基础上有阵发性加重。特别值得注意的是高血压危象，表现为血压骤升，可达 200~300/130~180mmHg，或血压大幅度波动，甚至出现低血压休克。发作时多伴有剧烈头痛、全身大汗、四肢厥冷、肢体抽搐、神志障碍及意识丧失。有的甚至出现脑出血或急性心肌梗死。

(2) 直立性低血压（体位性低血压）和休克：患者也可发生低血压或直立性低血压，甚至休克或高血压和低血压交替出现。

(3) 心脏改变：可表现为胸痛、心绞痛，甚至急性心肌梗死。还可能有多种心律失常，如窦性心动过速、窦性心动过缓、室上性心动过速、室性期前收缩、左或右束支传导阻滞。也可有充血性或肥厚型心肌病、充血性心力衰竭。

2. 代谢紊乱　高浓度的肾上腺素作用于中枢神经系统，尤其是交感神经系统而使机体耗氧量增加，基础代谢率增高，可致体温升高、体重减轻。肝糖原分解加速及胰岛素分泌受抑制而使糖耐量减退，肝糖异生增加。少数可出现低钾血症，也可因肿瘤分泌甲状旁腺激素相关肽（PTHrP）而致高钙血症。

3. 消化系统 过多的儿茶酚胺使肠蠕动及张力减弱，故可致便秘、肠扩张，胃肠壁内血管发生增殖性或闭塞性动脉内膜炎，致肠坏死、出血或穿孔；胆囊收缩减弱，Oddi 括约肌张力增强，可致胆汁潴留、胆结石。如果肿瘤分泌的血管活性肠肽（VIP）过多可导致严重腹泻和水电解质平衡紊乱。

4. 泌尿系统 病程长而且严重者可出现蛋白尿、肾功能不全。膀胱内副神经节瘤患者排尿时，可诱发血压升高。部分患者有无痛性血尿。

5. 神经系统 发作时患者多有精神紧张、焦虑、烦躁，严重者会有恐惧感或濒死感。有的患者甚至可能出现晕厥、抽搐、症状性癫痫发作等精神、神经症状。

（二）实验室检查

血、尿儿茶酚胺及其代谢物测定。

1. 尿中儿茶酚胺、香草基杏仁酸、3-甲氧基肾上腺素（MN）和甲氧基去甲肾上腺素（NMN）及其总和（TMN）均可升高。一般收集尿液应为 24h，测定 CA 及其代谢产物至少应两次以上。

2. 血浆儿茶酚胺值在本病持续或阵发性发作时明显高于正常。仅反映取血样即时的血儿茶酚胺水平。

（三）特殊检查

1. CT 扫描 肾上腺 CT 扫描为首选，如果显影为正常肾上腺，则基本上可排除肾上腺内嗜铬细胞瘤（不能排除弥漫性嗜铬细胞增生症）。如果必须使用增强对照剂时，应先使用 α 和 β 受体阻滞剂，并在扫描过程中随时准备酚妥拉明以备急需，以免诱发 CA 释放而导致危象发作。

2. MRI 扫描 可显示肿瘤的解剖部位、与周围组织的关系以及某些组织学特征。

3. B 超 其敏感性低于 CT 或 MRI，不过对肾上腺外如腹腔、盆腔、膀胱等部位的嗜铬细胞瘤进行初步筛选有较大的实用价值。

4. ^{131}I-间碘苄胺（MIBG）闪烁扫描、生长抑素受体和 PET 显像能对嗜铬细胞瘤同时进行定性和定位诊断。

5. 下腔静脉插管分段取血测血浆 CA 水平 当定性诊断确诊为嗜铬细胞瘤而上述定位检查未能发现肿瘤时，可采用此方法。

【治疗】

嗜铬细胞瘤一旦确诊，应立即手术切除。但术前应进行妥善术前准备，否则术中、术后有较大危险。

（一）术前准备

1. 对高血压的治疗 用酚苄明口服 10mg，起始剂量为 10mg，每 12h 一次，然后每数天增加 10mg，直到发作停止，血压控制。术前使用酚苄明一般应在二周以上。

2. 心脏功能的改善　当患者血压得到控制之后，有的心率增快，如心率超过 150 次 / 分，则应给予普萘洛尔等 β 受体阻滞剂，以降低心率。如有心肌供血不足则应予以极化治疗，改善心肌供血和改善心功能。

3. 低血容量的纠正　由于体内儿茶酚胺类物质增多，使全身血管床处于收缩状态，有效循环血量减少可达 40%，故在上述两项准备之后，于术前 3d 开始扩充患者血容量，补充适量晶体和胶体溶液，2 500~3 000ml/d，连续 3d，术前日可输全血 400~600ml，以增加患者术中，术后的安全性。

4. 其他　CA 合成抑制剂甲基酪氨酸（metyrosine）可降低术前及术中血压，减少术中血量丢失和输血量。生长抑素可以作为治疗恶性嗜铬细胞瘤无法手术时的药物治疗。钙通道阻滞剂可降低血压、增加冠脉血流量，预防 CA 引起的冠脉痉挛和心肌损伤，适用于伴有冠心病和 CA 心肌病的嗜铬细胞病患者。

（二）术中处理

一般直径 <6cm 的肾上腺肿瘤，可考虑行腹腔镜下肿瘤切除。对于较大肿瘤，由于其恶变可能性大，操作困难，需行经腹肿瘤切除。手术要求有良好的麻醉，手术中应密切监测血压、心率、中心静脉压和心电图，随时进行对症处理。

（三）术后治疗

术后应密切监测血压变化，应测定血浆和尿 CA 及代谢产物水平，以确定所有有功能的嗜铬细胞瘤是否被全部切除。如血压持续不降，则应考虑是否还有未切除的肿瘤。

（四）高血压危象的治疗

取半卧位，建立静脉通道，迅速静注酚妥拉明，首剂用 1mg，然后每 5min 静脉注射 2~5mg，直到血压控制，再静滴酚妥拉明以维持血压，如用酚妥拉明后心率加快，可静注 1~2mg 普萘洛尔控制；用肾上腺能阻滞剂的同时应注意补充血容量，以免发生低血压休克。高血压危象一旦被控制后，即应改为口服 α 受体阻滞剂直到手术前。

（张　贝）

23　自身免疫性多内分泌腺病综合征

一、Ⅰ型自身免疫性多内分泌腺病综合征

自身免疫性多内分泌腺病综合征（APS）是指同时或先后发生两种以上的

自身免疫性内分泌腺病或自身免疫性非内分泌腺病，其中多数为器官或细胞功能减退或衰竭，个别为功能亢进（表 2-6-15）。

【病因】

1. 自身免疫反应损毁多个内分泌腺组织

2. *AIRE* 突变 /*IPEX*（*FOXP3*）/*KNP-1* 突变，常染色体隐性遗传。

表 2-6-15 Ⅰ型和Ⅱ型 APS 的疾病主要和次要组成比较

	Ⅰ型 APS	Ⅱ型 APS
主要组成疾病	甲状旁腺功能减退症	自身免疫性肾上腺皮质功能减退症
	念珠菌感染	自身免疫性甲状腺病
	外胚层营养不良症	自身免疫性 1 型糖尿病
次要组成疾病	慢性活动性自身免疫性肝炎	淋巴细胞性垂体炎
	小肠吸收不良综合征	疱疹性皮炎
	指（趾）营养不良症	重症肌无力
	结合膜角膜病	僵人综合征
	血管和骨膜钙化	帕金森病
	无脾	浆膜炎
	牙釉质增生低下	麦胶腹腔病
	纯红细胞性增生低下	特发性心脏传导阻滞
	自身免疫性溶血性贫血	IgA 缺乏症
	干燥综合征 / 血管炎	肺出血 - 肾小球肾炎

【临床特征】

1. 散发性或家族性发病。

2. 白色念珠菌感染的特点为：①白色念珠菌感染；②食管黏膜炎症、吞咽障碍或疼痛、胸骨后烧灼感（周期性发作）、食管狭窄；③面部感染。

3. 自身免疫性内分泌腺疾病的特点为：①自身免疫性甲旁减（钙受体抗体）；②艾迪生病伴醛固酮缺乏症；③性腺功能减退症；④ 1 型糖尿病；⑤淋巴细胞性垂体炎；⑥自身免疫性甲状腺炎；⑦自身免疫性糖尿病。

4. 其他自身免疫性疾病的特点为：①慢性萎缩性胃炎；②吸收不良综合征；③恶性贫血；④慢性活动性肝炎；⑤自身免疫性皮肤病；⑥自身免疫性肾病。

5. 其他表现有：①外胚层营养不良症（指 / 趾甲和牙釉质增生低下、牙齿牙釉质形成缺陷）；②角膜 - 结合膜病变；③干燥综合征；④鼓膜钙化；⑤血管炎；⑥无脾症；⑦自身免疫性肝炎（表 2-6-16）。

表 2-6-16　Ⅰ型 APS 的主要伴发病

	发生率(%)
常见疾病	
慢性皮肤黏膜念珠菌病	72~100
自身免疫甲旁减	76~93
自身免疫性肾上腺病	73~100
少见疾病	
自身免疫性内分泌疾病	
高促性腺激素性性腺功能减退症	17~69
自身免疫性甲状腺病	4~31
1 型糖尿病	0~33
胃肠疾病	
恶性贫血	13~31
吸收不良综合征	10~22
胆石症	44
慢性活动性肝炎	5~31
自身免疫性皮肤病	
白癜风	8~31
脱发	29~40
荨麻疹样红斑	15
外胚层器官发育不良症	
指甲发育不良症	10~52
牙龈质钙化	40~77
耳鼓膜钙化	33
其他表现	
角膜 - 结膜炎	2~35
无脾症	15~40

【诊断】

1. Ⅰ型 APS 的诊断依据　①有或无家族史；②具有前述 3 种或 3 种以上病变；③钙受体和肾上腺自身抗体阳性；④ *AIRE* 基因突变；⑤具备①、②中 3 种疾病中的 2 个，其中内分泌腺疾病由自身免疫引起，再加④也可确诊为Ⅰ型 APS。

2. Ⅰ型 APS 各组分的诊断

(1) 念珠菌感染：①皮肤念珠菌感染；②消化道念珠菌感染。

(2) 内分泌腺功能检查：①甲旁减；②肾上腺皮质功能减退症；③性腺功能减退症；④甲减；⑤ 1 型糖尿病。

(3) 血清自身抗体检测：①钙受体抗体；②抗肾上腺皮质细胞抗体；③抗胰岛细胞抗体(ICA)、谷氨酸脱羧酶抗体、胰岛素抗体、IA-2 抗体；④黑色素细胞抗体；⑤胃壁细胞抗体；⑥甲状腺过氧化物酶抗体和甲状腺球蛋白抗体。

【治疗】

1. 内分泌疾病　①糖皮质激素(肾上腺皮质功能减退症)；②钙和维生素 D(甲旁减)；③胰岛素或胰岛素类似物(1 型糖尿病)；④甲状腺激素(甲减)。

2. 念珠菌感染　①局部用药；②食管或内脏感染(两性霉素 B、酮康唑、咪康唑、氟康唑)。

二、Ⅱ型自身免疫性多内分泌腺病综合征

以自身免疫性肾上腺皮质功能减退与自身免疫性甲状腺病及自身免疫性 1 型糖尿病为主要特征，但非内分泌腺自身免疫性疾病的组合不均一，且分型意见不一。

【病因与发病机制】

1. Ⅱ型 APS 与 HLAII 单体型 DR3/DR4 连锁。

2. 自身免疫炎症性毁损引起内分泌功能减退症。

【临床特征】

1. 特发性肾上腺皮质功能减退症。

2. 1 型糖尿病。

3. 萎缩性甲减、慢性淋巴性甲状腺炎和 Graves 病。

4. 淋巴细胞性垂体炎。

5. 甲旁减。

6. 原发性性腺功能减退症。

7. 非内分泌腺自身免疫性疾病有：①毛发脱落或白癜风；②浆膜炎、心肌炎、浸润性突眼；③红斑性狼疮或类风湿关节炎；④麦胶性肠病；⑤重症肌无力；⑥僵人综合征；⑦肺出血 - 肾小球肾炎综合征；⑧特发性血小板减少性紫癜；⑨帕金森病。

【诊断】

(一) 诊断分型

1. 不完全型Ⅱ型 APS　①自身免疫性甲状腺病伴 1 型糖尿病或胰岛细胞抗体及艾迪生病称为不完全型Ⅱ型 APS；②患者将在以后发生典型Ⅱ型 APS。

2. Ⅲ型 APS 和Ⅳ型 APS　①Ⅲ型 APS 无肾上腺受累，但必须具备自身

免疫性甲状腺疾病(桥本甲状腺炎、Graves病、无症状自身免疫性甲状腺炎、特发性黏液水肿和甲状腺相关性眼病和一种其他自身免疫性疾病);②Ⅳ型APS是指自身免疫性疾病的分类不符合Ⅰ型、Ⅱ型或Ⅲ型APS者;③免疫失调-多分泌腺病-肠病-X性连锁综合征(*IPEX*,*FOXP3*突变所致)属于Ⅳ型APS。

(二)诊断依据

1. 内分泌腺功能检查 ①肾上腺皮质功能;②甲状腺功能;③胰岛B细胞功能。

2. 实验室检查 ①自身抗体测定;②高危HLA类型。

3. 其他检查 ①X线;②B超;③心电图;④皮肤与小肠黏膜活检;⑤神经肌电图。

(三)鉴别诊断

1. 非自身免疫特发性肾上腺皮质功能减退症。
2. 非自身免疫1型糖尿病。
3. 非自身免疫性甲减。
4. 非自身免疫血小板减少性紫癜。
5. 非自身免疫性性腺功能减退症。

【治疗】

1. 内分泌腺功能减退症 ①激素替代;②对症治疗。

2. 艾迪生病合并1型糖尿病 ①胰岛素或胰岛素类似物用量较小;②如胰岛素或胰岛素类似物逐渐坚守,警惕发生肾上腺皮质功能减低或甲减;③其他治疗与艾迪生病相同。

3. 艾迪生病并原发性甲减 ①先补充糖皮质激素,再补充甲状腺激素;②其他治疗与艾迪生病相同。

4. Graves病并1型糖尿病 ①Graves病加重糖尿病病情;②1型糖尿病必须用胰岛素或胰岛素类似物治疗。

5. 干预治疗 ①免疫抑制;②免疫刺激。

6. 其他对症治疗。

(宝 轶)

24 多囊卵巢综合征

多囊卵巢综合征(polycystic ovary syndrome,PCOS)是育龄期女性常见的生殖内分泌代谢疾病,是女性不排卵致不孕的主要原因。

【流行病学】

不同的人群发病率报道亦有不同,育龄人群PCOS患病率为5%~10%。

【病因】

1. 遗传因素。

2. 环境因素。

3. 肾上腺皮质功能初现亢进学说。

【发病机制】

1. 下丘脑 - 垂体 - 卵巢轴功能失常。

2. 肾上腺皮质功能异常。

3. 胰岛素抵抗与高胰岛素血症。

4. 卵巢局部自分泌、旁分泌调控机制异常。

【临床表现】

1. 症状

(1)高雄激素的表现：多毛是高雄激素血症的主要临床表现。由于雄激素升高，可见上唇、下颌、胸、背、小腹正中部、大腿上部两侧及肛周的毳毛增粗和增多，但多毛程度与雄激素水平不成比例(受雄激素受体数目、雌激素、性激素结合球蛋白及毛囊对雄激素的敏感性等多种因素影响)。同时可伴痤疮、面部皮脂分泌过多、声音低粗、阴蒂肥大和喉结等男性化征象。

(2)月经及排卵异常：表现为月经稀少、闭经、不孕，提示排卵功能异常。

(3)代谢指标异常：包括糖代谢异常、肥胖、血脂紊乱、非酒精性脂肪肝、血压升高，阻塞性睡眠呼吸暂停等。

2. 体征

(1)多毛：以性毛增多为主，如阴毛分布长延及肛周、腹股沟或上至腹中线。

(2)痤疮：痤疮好发于面颊、额部，其次是胸部及背部，多为对称性分布，常伴有皮脂溢出。

(3)脱发：高雄激素血症是脱发的主要原因，表现为从前额两侧头发开始变为纤细而稀疏，逐渐向头顶延伸，头顶头发也逐渐开始脱落，但前额发际线不后移。

(4)男性化体征：骨骼和肌肉发育以及脂肪分布呈现男性化。女性第二性征逐渐减退与消失，甚至闭经。

(5)黑棘皮症：是高胰岛素血症相关的皮肤表现，特点为皮肤表面绒毛状灰棕色色素沉着，中央增厚，边缘较薄，扪之柔软，组织学显示角化过度，表皮乳头瘤变和着色过深。常见于皮肤弯曲处，如颈部、腋窝、腹股沟以及乳腺下方。

【辅助检查】

1. 激素测定

(1)血清总睾酮水平正常或轻度升高，通常不超过正常范围上限的 2 倍；可伴有雄烯二酮水平升高，脱氢表雄酮（DHEA）、硫酸脱氢表雄酮水平正常或轻度升高。

(2) 血清抗苗勒管激素（anti-Müllerian hormone，AMH）水平较正常明显增高。

(3) 非肥胖 PCOS 患者多伴有 LH/FSH 比值≥ 2。20%~35% 的 PCOS 患者可伴有血清催乳素（PRL）水平轻度增高。

(4) 其他内分泌激素：酌情选择甲状腺功能、胰岛素释放试验、皮质醇、肾上腺皮质激素释放激素（ACTH）、17- 羟孕酮测定。

2. 糖脂代谢的评估　糖代谢主要包括胰岛素抵抗的评估，如空腹胰岛素测定、糖耐量试验、稳态模型评估的胰岛素抵抗指数（HOMA-IR）以及高胰岛素正糖钳夹试验（金标准），用平均血糖利用率 / 平均胰岛素浓度（M/I）进行判断，但实验复杂，不作为常规检查，仅用于科研。脂代谢检测包括总胆固醇、甘油三酯、高密度脂蛋白和低密度脂蛋白水平。

3. 盆腔超声　多囊卵巢超声相的定义：单侧或双侧卵巢内直径 2~9mm 的卵泡数≥ 12 个，和 / 或卵巢体积≥ 10ml（卵巢体积按 0.5× 长径 × 横径 × 前后径计算）。超声检查前应停用性激素类药物至少 1 个月。稀发排卵患者若有卵泡直径 >10mm 或有黄体出现，应在以后的月经周期进行复查。无性生活者，可选择经直肠超声检查或腹部超声检查，其他患者应选择经阴道超声检查。

4. 其他　为更全面地评估患者全身代谢情况，应酌情进一步选择肝脏超声、颈动脉超声、甲状腺超声、肾上腺 CT、垂体 MRI 等。

【诊断】

(一) 诊断标准

根据 2011 年中国 PCOS 的诊断标准，采用以下诊断名称：

1. 育龄期及围绝经期 PCOS 的诊断

(1) 疑似 PCOS：月经稀发或闭经或不规则子宫出血是诊断的必需条件。另外再符合下列 2 项中的 1 项：①高雄激素临床表现或高雄激素血症；②超声表现为 PCOM。

(2) 确诊 PCOS：具备上述疑似 PCOS 诊断条件后还必须逐一排除其他可能引起高雄激素的疾病和引起排卵异常的疾病才能确定 PCOS 的诊断。

2. 青春期 PCOS 的诊断　对于青春期 PCOS 的诊断必须同时符合以下 3 个指标，包括：①初潮后月经稀发持续至少 2 年或闭经；②高雄激素临床表现或高雄激素血症；③超声下卵巢 PCOM 表现。同时应排除其他疾病。

(二) 鉴别诊断

1. 高雄激素血症　先天性肾上腺皮质增生症、皮质醇增多症、雄激素相关肿瘤。

2. 多毛症　家族性遗传性多毛症、肾上腺性多毛、中枢性多毛、药源性多毛、特发性等。

3. 稀发　排卵或无排卵高泌乳素血症、卵巢早衰、甲状腺疾病等。

4. 肥胖　库欣综合征导致的向心性肥胖、中枢性肥胖、甲减性、药物相关性等。

【治疗】

由于多囊卵巢综合征患者不同的年龄和治疗需求、临床表现的高度异质性，因此，临床处理应该根据患者主诉、治疗需求、代谢改变，采取个体化对症治疗措施，以达到缓解临床症状、解决生育问题、维护健康和提高生命质量的目的。

1. 生活方式干预　增加运动，控制饮食以减轻体重，纠正由肥胖而加剧的内分泌代谢紊乱，减轻胰岛素抵抗和高胰岛素血症。

2. 药物治疗

(1)代谢异常的治疗，包括二甲双胍、噻唑烷二酮类改善胰岛素敏感性，减轻胰岛素抵抗；α- 糖苷酶抑制剂降低餐后血糖。

(2)生殖轴异常的治疗，包括达英 -35、螺内酯、口服避孕药抗雄激素治疗、氯米芬促排卵治疗、异维 A 酸改善痤疮，米诺地尔改善脱发。

3. 其他治疗

(1)减重手术

(2)腹腔镜下卵巢打孔术(LOD)

(3)辅助生殖技术

(陈海燕)

25　肾上腺意外瘤

肾上腺意外瘤是指体格检查或非肾上腺疾病检查时经由腹部影像学检查发现的肾上腺占位性病变，它属于一类特殊疾病的定义，而不是一个单独的诊断。随着 B 超、CT 及 MRI 等影像学技术的普及与发展，肾上腺意外瘤的患病率高达 6%，无性别差异，而且还有进一步升高的趋势。

【病因】

1. 良性肿瘤

(1)无功能腺瘤：最常见，临床和实验室检查均无激素分泌增多的表现。

(2)有功能腺瘤：主要分泌皮质醇、盐皮质激素、儿茶酚胺或雄激素等，以相应激素增多引起的临床表现为主，如皮质醇增多症、醛固酮瘤、嗜铬细胞瘤等。

还有部分高分泌功能的肾上腺意外瘤无明显的临床症状。

2. 恶性肿瘤

(1) 肾上腺原发的恶性肿瘤：包括肾上腺皮质癌或髓质恶性肿瘤。

(2) 转移瘤：全身其他部位恶性肿瘤转移至肾上腺。

【诊断】

1. 病史　患者年龄、病程、进展速度、临床症状(包括体型变化、毛发肤色变化等)、既往病史(尤其是肿瘤和高血压病史等)、月经史、生育史、家族史及遗传代谢病史。

2. 体格检查　身高、体重、腰围、体型，心率、血压，第二性征，内、外生殖器发育，有无畸形，毛发分布部位、色泽、形态、粗细等是否正常，与性别是否一致等。

3. 实验室检查　对于确定为肾上腺意外瘤的患者应进一步全面评价肿块有无激素分泌功能，包括肾上腺皮质和髓质激素。必要时可行药理激发或抑制试验。

4. 影像学检查　对肾上腺意外瘤的性质判断有一定的指导作用，尤其CT，能显示肿块的位置、大小、CT值及增强检查能否被强化等。应用 ^{131}I-间碘苄胍核素显像对嗜铬细胞瘤的定性和定位诊断有一定的价值。

肾上腺意外瘤的鉴别诊断主要是分清该肿瘤是否有激素分泌，是良性还是恶性。是否有激素分泌，主要靠激素测定和功能检查。是否是良性还是恶性，主要依据影像检查，最后确定应依据病理检查结果。

(张　贝)

第七节　肾脏系统疾病

1　急性肾小球肾炎

急性肾小球肾炎(acute glomerulonephritis)，又称急性感染后肾小球肾炎，是一种继发于感染、免疫介导的常见肾脏病。

【病因与病理】

引起急性肾炎的病原有细菌、病毒、原虫及寄生虫等，但以溶血性链球菌感染后急性肾炎最为常见。炎症引起肾小球基底膜破坏及肾小球滤过面积减少，肾小球滤过率降低，从而导致尿检异常、少尿、水钠及氮质潴留。病理表现为双侧肾脏弥漫增生性炎症，病变主要在肾小球，肾小球内系膜细胞及内皮细胞增生，伴中性粒细胞和单核细胞浸润，上皮下有驼峰状电子致密物沉着。

【临床表现】

1. 多见于儿童和青年，但任何年龄均可发病。

2. 病前1~3周常有上呼吸道或皮肤感染史，如咽峡炎、扁桃体炎、猩红热或脓疱疮等。

3. 常急性发病，表现为血尿、少尿、水肿和高血压等肾炎综合征，同时伴疲乏、厌食、恶心、呕吐、腰部钝痛及头痛等全身症状。

4. 轻度患者可无主诉，仅尿检有蛋白及红细胞；重症时除高血压脑病、急性肾衰竭外，尚可并发充血性心力衰竭。

【体征】

血尿可为眼观或镜下；水肿多为轻度，常见于颜面与眼周，严重时可有胸水、腹水和全身水肿，高血压多为轻度一过性，偶见严重高血压，眼底出血、渗出及视乳头水肿，惊厥、昏迷及高血压脑病；轻度少尿时不引起患者注意，严重少尿时可出现急性肾衰竭，但少见。

【辅助检查】

尿常规常见红细胞尿及蛋白尿，尚可见红细胞管型，也可见白细胞。患者血沉常增快，呈轻度正色素、正细胞性贫血。大部分患者血清总补体活性（CH50）及C3降低，但多在8周内恢复正常水平。抗链球菌溶血素“O”（ASO）滴度部分患者升高，1/4患者咽拭子培养可发现A组溶血性链球菌。

【诊断】

有前驱感染病史后出现的急性肾炎综合征症状，同时伴有尿检或肾功能异常者均需考虑本病可能。明显血尿伴尿路刺激症状时须与肾盂肾炎鉴别，后者尿中有大量白细胞甚至白细胞管型，尿细菌培养阳性，抗感染治疗有效；也须与慢性肾炎急性发作鉴别，慢性肾炎急性发作在感染后1~2d出现，肾脏体积偏小；急性肾炎少尿时又须与急性肾小管坏死性急性肾衰竭鉴别，有时须依赖肾穿刺活检才能明确。

【治疗】

1. 卧床休息　在肉眼血尿消失、水肿消退、血压恢复正常后，逐渐增加活动。

2. 饮食治疗　急性期应低盐（1~3g/d）、优质低蛋白（每日0.6g/kg）；严重少尿者，应限制液体摄入量，总摄入量小于尿量加非显性失水量（500ml）。

3. 去除感染灶　在急性肾炎阶段可使用青霉素或红霉素以消除可能存在的溶血性链球菌感染，疗程为10~14d。

4. 利尿　轻度水肿者口服氢氯噻嗪，25~50mg/次，每日2~3次；重者可口服呋塞米，20~40mg/次，每日2~3次，必要时肌注或静注。

5. 降压 高血压经用利尿剂后血压仍控制不满意，可加用降压药，首选血管紧张素转换酶抑制剂或血管紧张素受体拮抗剂。

6. 高血压脑病时可用硝普钠每分钟0.5~8μg/kg，静脉滴注；或二氮嗪每次1~3mg/kg，每次最大量150mg，缓慢静脉注射5min以上，5~10min以后，可重复给药，直至血压得到控制；也可每次口服或舌下含服硝苯地平0.25mg/kg，或静脉注射呋塞米1~4mg/kg。

7. 少尿性急性肾衰竭合并高血钾，或严重水、钠潴留引起急性左心衰竭者，均宜透析治疗，可使病情迅速缓解。

【预后】

绝大部分患者于1~4周内出现利尿、消肿、降压、尿检好转，4~8周血补体C3恢复正常，镜下少量红细胞及少量尿蛋白，可迁延1~2年内完全恢复。故在肾炎临床症状消失后有必要再随访一年。77%~92%的儿童可痊愈，但成年患者预后比儿童差；7%~24%儿童，9%~36%成人患者演变为慢性肾炎。

（许 晶）

2 慢性肾小球肾炎

慢性肾小球肾炎（chronic glomerulonephritis，CGN）简称慢性肾炎，以蛋白尿、血尿、高血压和水肿为基本临床表现，可有不同程度的肾功能减退。病情迁延且缓慢进展，部分患者最终发展至终末期肾衰竭。

【病因与病理】

慢性肾炎的病因、发病机制不尽相同，但起始因素多为免疫介导所致。可见多种病理类型，常见有系膜增生性肾小球肾炎（包括IgA和非IgA系膜增生性肾小球肾炎）、局灶节段肾小球硬化、系膜毛细血管性肾小球肾炎及膜性肾病等。病变进展至晚期，所有病理类型均可进展为程度不等的肾小球硬化和肾小管萎缩。

【症状】

1. 可发生于任何年龄，但以中青年为主，男性多见。多数起病缓慢、隐袭，早期可无特殊症状，部分患者可有乏力、疲倦、腰痛和食欲减退等。

2. 水肿可有可无，一般不严重。有的患者可有血压升高以及高血压引起的眼底病变。

【辅助检查】

辅助检查包括尿常规、24h尿蛋白定量、血常规、肾功能及双肾B超。早期多为轻度尿检异常，可见蛋白尿、血尿，尿沉渣镜检红细胞增多，可见管型，为肾小球源性血尿。尿蛋白常在1~3g/d。早期血常规变化不明显，血尿素氮和血肌酐基本正常，双肾大小正常，晚期可出现贫血，血尿素氮和血肌酐逐步升高，肾小球滤过率下降，双肾对称性缩小，皮质变薄。

【诊断】

尿检异常（蛋白尿、血尿）、伴或不伴水肿及高血压病史达 3 个月以上，无论有无肾功能异常均应考虑此病，在除外继发性肾小球肾炎及遗传性肾小球肾炎后，可诊断慢性肾炎。慢性肾炎主要应与继发性肾小球疾病（如狼疮性肾炎、过敏性紫癜肾炎、乙肝病毒相关性肾炎、糖尿病肾病等）、遗传性肾炎（如 Alport 综合征）、其他原发性肾小球疾病（无症状性血尿和 / 或蛋白尿、感染后急性肾小球肾炎）、原发性高血压肾损害、慢性肾盂肾炎相鉴别。

【治疗】

慢性肾炎应以防止或延缓肾功能进行性恶化、改善或缓解临床症状以及防治心脑血管并发症为治疗原则。尽可能降低蛋白尿，但不以消除镜下血尿或轻微蛋白尿为目标。

1. 一般治疗　包括注意休息、避免劳累、预防感染。限制食物中蛋白及磷的摄入量，根据肾功能给予优质低蛋白饮食（每日 0.6~1.0g/kg），长期低蛋白饮食可补充 α 酮酸以满足必需氨基酸的需求。有高血压和水肿的患者应限制盐的摄入。

2. 对症治疗　包括利尿消肿、降压、降尿蛋白等治疗。高血压的治疗目标：无蛋白尿时血压控制 <140/90mmHg；有蛋白尿时血压控制 <130/80mmHg。血管紧张素转化酶抑制剂（ACEI）或血管紧张素受体阻滞剂（ARB）类药物除了降压作用之外，还有减少蛋白尿和延缓肾脏病进展的作用，排除禁忌后应首选。使用 ACEI/ARB 类药物应定期监测血压、肾功能和血钾。利尿消肿可采用噻嗪类利尿剂，当肾小球滤过率 <30ml/min 时，噻嗪类无效应改用袢利尿剂，不宜过多和长久使用利尿剂。

3. 糖皮质激素和细胞毒药物　是否使用此类药物应根据病因及病理类型确定。如表现为大量蛋白尿伴或不伴肾功能异常，且无禁忌者可试用，无效者逐渐减量至撤除。

4. 避免加重肾损害的因素　感染、低血容量、劳累、妊娠及肾毒性药物（如氨基糖苷类抗生素、非甾体抗炎药、马兜铃酸中药等）均可损伤肾脏，应避免。

5. 并发症的防治　预防心脑血管并发症等，如抗凝和抗血小板聚集治疗、调脂治疗、降尿酸治疗等。

【其他】

慢性肾炎病变进展速度个体差异很大，主要取决于肾脏病理类型和严重程度、是否采取有效的延缓肾功能进展的措施、治疗是否恰当以及是否避免各种危险因素等。

（汤晓静）

3　肾病综合征

肾病综合征（nephrotic syndrome，NS）是由大量蛋白尿（≥ 3.5g/24h）、低血清白蛋白血症（≤ 30g/L）、水肿和高脂血症组成的临床症候群，其中大量蛋白尿是本病的基本特征，大量蛋白尿和低血清白蛋白血症是诊断 NS 的必要条件。

【病因】

NS 可分为原发性及继发性两大类（表 2-7-1）。

表 2-7-1　肾病综合征的分类和常见病因

分类	儿童	青少年	中老年
原发性	微小病变型肾病	系膜增生性肾小球肾炎 微小病变型肾病 局灶节段性肾小球硬化 系膜毛细血管性肾小球肾炎	膜性肾病
继发性	过敏性紫癜肾炎 乙型肝炎病毒相关性肾炎 系统性红斑狼疮肾炎	系统性红斑狼疮肾炎 过敏性紫癜肾炎 乙型肝炎病毒相关性肾炎	糖尿病肾病 肾淀粉样变性 骨髓瘤性肾病 淋巴瘤或实体肿瘤性肾病

【病理类型】

引起原发性 NS 的肾小球疾病主要病理类型有微小病变型肾病、系膜增生性肾小球肾炎、系膜毛细血管性肾小球肾炎、膜性肾病及局灶节段性肾小球硬化。它们的病理及临床特征见后文。

【诊断】

（一）诊断

明确是否为 NS：24h 尿蛋白≥ 3.5g 并伴血清白蛋白≤ 30g/L，即可确诊，水肿和高脂血症并非诊断 NS 的必要条件。

（二）确认病因

必须首先除外继发性病因和遗传性疾病（参见表 2-7-1），才能诊断为原发性 NS；最好能进行肾活检，作出病理诊断。

(三)判定有无并发症

1. 感染与蛋白质营养不良、免疫功能紊乱及应用糖皮质激素治疗有关。常见感染部位顺序为呼吸道、泌尿道及皮肤等,是导致NS复发和疗效不佳的主要原因之一。

2. 血栓、栓塞并发症以肾静脉血栓最为常见,肺血管、下肢静脉、下腔静脉、冠状血管血栓和脑血管血栓也不少见。血栓、栓塞并发症是直接影响NS治疗效果和预后的重要原因。

3. 急性肾损伤NS患者可因有效血容量不足而致肾血流量下降,诱发肾前性氮质血症。少数病例可出现急性肾损伤,尤以微小病变型肾病者居多,肾活检显示肾间质弥漫重度水肿,肾小管可为正常或部分细胞变性、坏死,肾小管腔内有大量蛋白管型。

4. 蛋白质及脂肪代谢紊乱。

【治疗】

(一)一般治疗

有严重水肿或低蛋白血症者应卧床休息,病情缓解后可逐步增加活动量。应进易消化、低盐(2~3g/d)饮食,适量优质蛋白(每天0.8~1.0g/kg)饮食;已有肾功能损害者,应限制蛋白摄入量(每天0.6g/kg)。热量要保证充分,每日每千克体重不应少于126~147kJ(30~35kcal)。为减轻高脂血症,应少进富含饱和脂肪酸(动物油脂)的饮食,多吃富含多聚不饱和脂肪酸(如植物油、鱼油)及富含可溶性纤维的饮食。

(二)利尿消肿

轻度水肿常无须用利尿剂,中度以上水肿应用利尿剂,利尿以体重每天减轻1.0~1.5kg为宜,避免利尿过多、过快,从而诱发电解质紊乱、低血压、急性肾损伤及休克。常用抗醛固酮类制剂(如螺内酯口服,每次20mg,每日2~3次)与中效利尿药(如氢氯噻嗪口服,每次25mg,每日1~2次)或袢利尿剂(如呋塞米,每次20~40mg,每日3次)合用,必要时呋塞米可静注或静滴,效果较口服为好。对利尿效果不理想者可用渗透性利尿剂,如低分子右旋糖酐或淀粉代血浆,250~500ml静脉点滴,隔日1次。随后加用袢利尿剂可增强利尿效果。但对少尿(尿量<400ml/d)患者应慎用此类药物,可加重肾损伤。对血清白蛋白很低、水肿严重、有低血容量表现且上述利尿剂疗效不佳者,可每天或隔天予人白蛋白,每次10~20g静滴,随后呋塞米60~120mg静注,可以增强利尿效果,但长期、大量输注白蛋白可损害肾功能。对已有血容量过多、老年或有心功能不全者,过多、过快输入白蛋白可引起急性左心衰竭。

(三) 抗凝治疗

当血浆白蛋白低于25g/L时，提示存在高凝状态，应预防性抗凝治疗。膜性肾病抗凝治疗应更为积极，血白蛋白低于28g/L即应予抗凝治疗。可给予低分子肝素4 000~5 000U皮下注射，每日1~2次；也可服用华法林，维持凝血酶原时间国际标准化比值(INR)1.5~2.5。对已发生血栓、栓塞者应尽早(6h内效果最佳，3天内仍可望有效)给予尿激酶或链激酶全身或局部溶栓，同时配合抗凝治疗。抗凝及溶栓治疗时均应避免药物过量导致出血。

(四) 免疫抑制治疗

1. 糖皮质激素　使用原则和方案①起始足量：常用药物为泼尼松1mg/(kg·d)，口服4~8周，必要时可延长至12周；②缓慢减药：足量治疗后每2~3周减原用量的10%，当减至20mg/d时病情易复发，应更加缓慢减量；③长期维持：最后以最小有效剂量(10mg/d)再维持半年左右。激素可采取全日量顿服或在维持用药期间两日量隔日一次顿服，以减轻激素的副作用。根据患者对糖皮质激素的治疗反应，可将其分为“激素敏感型”(用药8~12周内NS缓解)、“激素依赖型”(激素减药到一定程度即复发)和“激素抵抗型”(激素治疗无效)三类。

长期应用激素的患者可出现感染、药物性糖尿病、骨质疏松等副作用，少数病例还可能发生股骨头无菌性缺血性坏死，需加强监测，及时处理。

2. 细胞毒药物　这类药物可用于“激素依赖型”或“激素抵抗型”的患者，协同激素治疗。若无激素禁忌，一般不作为首选或单独治疗用药。

(1)环磷酰胺：是国内外最常用的细胞毒药物，累积量6~10g。主要副作用为骨髓抑制及中毒性肝损害，并可出现性腺抑制(尤其是男性)、脱发、胃肠道反应及出血性膀胱炎。

(2)其他：苯丁酸氮芥2mg，每日3次口服，共服用3个月。此外，硫唑嘌呤亦有使用报道，但疗效也较弱。

3. 钙调磷酸酶抑制剂　常用包括环孢素(CsA)和他克莫司。CsA常用量为3~5mg/(kg·d)，分两次空腹口服，服药期间需监测并维持其血浓度谷值为100~200ng/ml。疗程至少一年。副作用有肝肾毒性、高血压、高尿酸血症、多毛及牙龈增生等。停药后易复发。他克莫司成人起始治疗剂量为0.05mg/(kg·d)，血药浓度保持在5~10ng/ml，常见副作用包括肝肾毒性、高血糖、高尿酸血症、手颤。

4. 霉酚酸酯(MMF)　常用量为1.0~1.5g/d，分2次口服，共用3~6个月，减量维持半年以上。主要副作用是胃肠道反应(腹泻)、感染、骨髓抑制和肝损害。

应用激素和免疫抑制剂治疗NS应根据病理类型、蛋白尿程度和肾功能，并结合患者性别、年龄、体重、生育要求、有无相关药物使用禁忌证及个人意愿等，个体化地制订治疗方案，注意检测和防治相关药物的副作用。

（五）其他治疗

1. 降脂治疗 存在高脂血症的NS患者因其发生心血管疾病的风险增高，可给予他汀降脂治疗。

2. 减少尿蛋白 血管紧张素转换酶抑制剂（ACEI）或血管紧张素Ⅱ受体阻滞剂（ARB），除有效控制高血压外，均有不依赖于降低全身血压的减少尿蛋白作用。

（高 翔）

4 微小病变型肾病

【病理】

光镜下肾小球基本正常，近曲小管上皮细胞可见脂肪变性。免疫病理检查阴性。特征性改变为电镜下有广泛的肾小球脏层上皮细胞足突融合。

【临床表现】

微小病变型肾病占儿童原发性NS的80%~90%，占成人原发性NS10%~20%。本病儿童高发，成人发病率降低，但60岁后发病率增加。多数患者突然起病无诱因，部分患者在上呼吸道感染或过敏后起病。30%~40%患者可能在发病后数月内自发缓解。90%患者对糖皮质激素治疗敏感，但复发率高达60%。

【治疗】

（一）初始治疗

首选糖皮质激素，泼尼松1mg/（kg·d），最大剂量80mg/d，顿服；或隔日2mg/（kg·d），最大剂量120mg/d，顿服；疗程4~8周。

（二）判断激素疗效及治疗对策

1. 达到完全缓解后激素逐渐规律减量。

2. 非频繁复发采用与初始治疗相同的治疗方式。

3. 频繁复发或激素依赖频繁复发指6月内2次或以上复发或1年内3次或以上的复发。加用环磷酰胺每次0.5~0.75g/m^2，每月1次，总累积量6~8g。也可选择钙调磷酸酶抑制剂CsA或他克莫司联合泼尼松≤0.5mg/（kg·d）治疗。钙调磷酸酶抑制剂达到浓度经过3~6个月稳定期后，逐渐减到最小剂量维持缓解。

4. 对于激素、环磷酰胺、钙调磷酸酶抑制剂不耐受或治疗效果不佳者可予MMF，疗程1~2年。

5. 激素抵抗需重新评估是否存在其他原因，如感染、血栓形成、激素应用不规律等，必要时行重复肾活检，部分患者可能为局灶节段性肾小球硬化。

（高　翔）

5　系膜增生性肾小球肾炎

【病理】

系膜增生性肾小球肾炎光镜下可见肾小球系膜细胞和系膜基质弥漫增生，依其增生程度可分为轻、中、重度。免疫病理检查可将其分为 IgA 肾病及非 IgA 系膜增生性肾小球肾炎。前者以 IgA 沉积为主，后者以 IgG 或 IgM 沉积为主，均常伴有 C3 于肾小球系膜区、或系膜区及毛细血管壁呈颗粒状沉积。电镜下显示系膜增生，在系膜区可见到电子致密物。

【临床表现】

本病男性多于女性，好发于青少年。约 50% 患者有前驱感染，可于上呼吸道感染后急性起病，甚至表现为急性肾炎综合征。部分患者为隐匿起病。非 IgA 系膜增生性肾小球肾炎患者约 50% 表现为 NS，约 70% 伴有血尿；而 IgA 肾病患者几乎均有血尿，约 15% 出现 NS。随肾脏病变程度由轻至重，肾功能不全及高血压的发生率逐渐增加。

【治疗】

参见 IgA 肾病。

（高　翔）

6　局灶节段性肾小球硬化

【病理】

局灶节段性肾小球硬化光镜下可见病变呈局灶、节段分布，表现为硬化性病变仅累及部分肾小球（<50%）和部分毛细血管袢（<50%），早期病变仅累及皮髓交界处肾小球。免疫荧光显示 IgM 和 C3 在肾小球受累节段呈团块状沉积。电镜下可见肾小球上皮细胞足突广泛融合、基底膜塌陷，系膜基质增多，电子致密物沉积。

局灶节段性肾小球硬化可分为五种亚型。①经典型：硬化部位主要位于血管极周围的毛细血管袢。②塌陷型：外周毛细血管袢皱缩、塌陷，呈节段或球性分布，显著的足细胞增生肥大和空泡变性。③顶端型：硬化部位主要位于尿极。④细胞型：局灶性系膜细胞和内皮细胞增生同时可有足细胞增生、肥大和空泡变性。⑤非特殊型：最为常见，无法归属上述亚型，硬化可发生于任何部位，常有系膜细胞及基质增生。

【临床表现】

本组疾病在我国占原发性 NS 的 30%，显著高于西方国家。好发于青少年男性，多为隐匿起病，部分病例可由微小病变型肾病转变而来。大量蛋白尿及 NS 为其主要临床特点（发生率可达 50%~75%），约 3/4 患者伴有血尿，部分可见肉眼血尿。本病确诊时约半数患者有高血压，约 30% 有肾功能减退。

【治疗】

（一）初始治疗

1. 糖皮质激素　对 50% 患者治疗有效，但起效较慢。泼尼松的起始剂量为 1mg/（kg·d），最大量不超过 80mg/d，最少给予 4 周，最长不超过 4 个月，之后逐渐减量，一般获得完全缓解的平均时间为 3~4 个月。为减少长期激素治疗的副作用，对于老年患者可采取隔日疗法。

2. 钙调磷酸酶抑制剂　对于不能耐受糖皮质激素或对糖皮质激素抵抗者可作为一线用药，目前多采用 CsA 或他克莫司与小剂量糖皮质激素联合使用。但停药后复发比例较高。

3. 环磷酰胺　常与激素联合应用。环磷酰胺静脉注射治疗，0.5~0.75g/（m^2·次），每月 1 次，连用 6 次，以后每 3~6 个月一次，总累积量≤ 8~12g。

4. 其他　在其他药物治疗疗效差或出现严重副作用不能耐受时，可考虑 MMF。雷公藤多苷、来氟米特、硫唑嘌呤等药物用也有一定的效果。新型单克隆抗体如美罗华可能也有疗效，但临床应用少，尚缺乏经验。

（二）复发患者的治疗

对激素治疗有效的局灶节段性肾小球硬化如果复发可再次给予激素诱导治疗。对于激素依赖者如果复发，可在激素治疗的基础上同时加用其他免疫抑制剂。

（三）激素抵抗患者的治疗

对于激素抵抗局灶节段性肾小球硬化治疗目前仍较为困难，建议给予钙调神经蛋白抑制剂，疗程≥ 4~6 个月，如果获得完全或部分缓解，则继续治疗≥ 12 个月，然后逐渐减量。可同时加用小剂量激素。对于钙调神经蛋白抑制剂不能耐受者，可应用 MMF 与大剂量地塞米松联合治疗。

多数顶端型糖皮质激素治疗有效，预后良好。塌陷型治疗反应差，进展快，多于两年内进入终末期肾病。

（高　翔）

7　特发性膜性肾病

【病理】

特发性膜性肾病光镜下早期仅于肾小球基底膜上皮侧见多数排列整齐的

嗜复红小颗粒，进而有钉突形成，基底膜逐渐增厚。免疫病理显示 IgG 和 C3 细颗粒状沿肾小球毛细血管壁沉积。电镜下早期可见基底膜上皮侧有电子致密物沉积，常伴有广泛足突融合。

【临床表现】

本病以 40 岁以上的成年人较常见，男性多于女性，约占我国原发性 NS 的 20%。通常起病隐匿，约 80% 表现为 NS，少部分患者为无症状性蛋白尿，约 30% 可伴有镜下血尿。常在发病 5~10 年后逐渐出现肾功能损害。本病极易发生血栓栓塞并发症，肾静脉血栓发生率可高达 40%~50%。

【治疗】

20%~35% 特发性膜性肾病患者的临床表现可自发缓解。应对其进行风险评估，根据评估结果决定治疗方案（保守治疗和激素联合免疫抑制剂治疗）。

（一）风险评估

24h 尿蛋白 <4g 持续 6 个月以上，肾功能正常为低度危险；8g>24h 尿蛋白 >4g 持续 6 个月且肾功能正常为中度危险；24h 尿蛋白 >8g 持续 6 个月或肾功能异常为高度危险。

对于低度危险患者建议保守治疗为主，以 ACEI 或 ARB 为基础控制蛋白尿、调节血脂、抗凝等对症支持治疗；对于中度危险患者，建议先给予针对低度危险相同的治疗，观察 3~6 个月，若 NS 持续并加重，或出现预后不良的因素，则给予糖皮质激素联合免疫抑制剂治疗；对于高度危险患者，建议糖皮质激素联合免疫抑制剂治疗。

（二）糖皮质激素联合免疫抑制剂治疗

1. 初次治疗　建议使用糖皮质激素联合烷化剂交替治疗，年龄 <65 岁，泼尼松起始剂量为 1mg/(kg·d)，不超过 60mg/d；年龄 >65 岁，泼尼松起始剂量为 0.5mg/(kg·d)。环磷酰胺静脉注射治疗，每次 0.5~0.75g/m^2，每月 1 次，总剂量 8~10g。

钙调磷酸酶抑制剂可作为初始治疗的替代治疗，且适用于不能耐受烷化剂或有禁忌证的患者。予泼尼松 0.5mg/(kg·d) 联合 CsA 或他克莫司治疗至少 6 个月，6 个月后未缓解则停用；6 个月后能完全或部分缓解可继续使用。4~8 周后减至初始剂量的 50%，总疗程至少 12 个月。

2. 复发治疗　对于复发的患者，建议使用初次治疗中诱导缓解的相同药物；对于初始治疗应用糖皮质激素联合烷化剂交替治疗 6 个月的患者，复发时此方案只能重复使用 1 次。

3. 其他方案　不建议使用 MMF、美罗华、来氟米特及其他新型免疫抑制剂作为特发性膜性肾病初次治疗药物，但对于烷化剂和钙调神经蛋白抑制剂有禁忌证或抵抗时可使用。

（高 翔）

8　系膜毛细血管性肾小球肾炎

【病理】

系膜毛细血管性肾小球肾炎光镜表现为系膜细胞和系膜基质弥漫重度增生，可插入到肾小球基底膜和内皮细胞之间，使毛细血管袢呈“双轨征”。少数患者可见新月体形成。免疫病理检查常见 IgG 和 C3 呈颗粒状系膜区及毛细血管壁沉积。电镜下系膜区和内皮下可见电子致密物沉积。

【症状】

该病理类型约占我国原发性肾病综合征的 10%。男性多于女性，好发于青壮年。1/4~1/3 患者表现为急性肾炎综合征；约半数患者表现为 NS，几乎所有患者均伴有血尿，其中少数为发作性肉眼血尿；其余少数患者表现为无症状性血尿和蛋白尿。肾功能损害、高血压及贫血出现早，病情多持续进展。50%~70% 患者的血清 C3 持续降低，对提示本病有重要意义。

【治疗】

本病治疗困难，糖皮质激素和免疫抑制剂可能仅对部分儿童病例有效，成人缺乏循证医学证据。对于出现 NS 和进行性肾功能减退者可给予环磷酰胺或 MMF 联合小剂量糖皮质激素治疗，总疗程约 6 个月。本病所致 NS 病变进展较快，发病 10 年后约有 50% 的病例进展至慢性肾衰竭。

（高 翔）

9　IgA 肾病

【定义】

IgA 肾病（IgA nephropathy，IgAN）是一组多病因引起的具有相同免疫病理学特征的慢性肾小球疾病，免疫荧光可见肾小球系膜区 IgA 为主的颗粒样或团块样沉积，又称 Berger 病。部分系统性疾病所致的肾损害也可表现为系膜区 IgA 为主的免疫球蛋白沉积，如过敏性紫癜、肝硬化、系统性红斑狼疮等，不归入原发性 IgAN 范畴。

【病因与病理】

IgAN 是目前世界范围内及我国最常见的原发性肾小球疾病，可发生于任何年龄，以 20~30 岁男性为多见。

主要病理特点是肾小球系膜细胞增生和基质增多。病理变化多，程度轻重不一,可涉及几乎所有的肾小球肾炎病理类型。目前广泛采用牛津分型,具体包括:系膜细胞增生(M0/1)、内皮细胞增生(E0/1)、节段性硬化或粘连(S0/1)、肾小管萎缩或肾间质纤维化(T0/1/2)及细胞或细胞纤维性新月体(C0/1/2)等主要病理指标。免疫荧光可见IgA在系膜区、系膜旁区呈颗粒样或团块样沉积,伴或不伴毛细血管袢分布,常伴C3的沉积,但C1q少见。也可有IgG、IgM沉积,与IgA的分布相似,但强度较弱。电镜下可见系膜区电子致密物呈团块状沉积。

【症状】

IgAN是病理诊断,临床分为六型。

1. 发作性肉眼血尿　发病前多有感染症状,通常在感染数小时后出现肉眼血尿,持续数小时至数日不等。有反复发作的特点,部分患者转为持续性镜下血尿。

2. 无症状镜下血尿　多数患者起病隐匿,体格检查时发现。

3. 蛋白尿　不伴血尿的单纯蛋白尿非常少见。多数患者表现为轻度蛋白尿,部分具有典型肾病综合征表现。

4. 高血压　起病时即有高血压者不常见,随着病情进展,高血压的发生率增高,可伴有不同程度的肾功能减退。

5. 急性肾损伤(AKI)　主要见于以下两种情况。①急进性肾炎综合征,起病急,进展快,血尿症状较突出,伴大量蛋白尿,肾功能进行性恶化,可有水肿、高血压、少尿或无尿。②大量肉眼血尿,可因血红蛋白对肾小管的毒性和红细胞管型堵塞肾小管引起急性肾小管坏死,多为一过性。

6. 终末期肾病　除表现蛋白尿、镜下血尿及高血压外,还合并尿毒症症状,血肌酐升高。B超显示肾脏缩小,双肾皮质变薄、回声增强。

【辅助检查】

尿液检查可表现为镜下血尿或肉眼血尿,以畸形红细胞为主;约60%的患者伴有不同程度蛋白尿,部分患者可表现为肾病综合征。

30%~50%患者伴有血IgA增高,但与疾病的严重程度及病程不相关。血清补体水平多数正常。

【诊断】

年轻患者出现镜下血尿和/或蛋白尿,尤其是与感染有关的血尿,临床上应考虑IgAN的可能。本病确诊有赖于肾活检免疫病理检查。

IgAN主要应与下列疾病相鉴别:急性链球菌感染后肾炎,非IgA系膜增生性肾炎,其他继发性系膜IgA沉积,薄基底膜肾病,泌尿系感染等。

【治疗】

(一)一般治疗

1. 发作性血尿关键在于积极寻找并根除诱因。对于感染后反复出现肉眼血尿或尿检异常的患者，应积极控制感染，选择无肾毒性的抗生素。单纯镜下血尿的患者，预后一般较好，无须特殊治疗，但需定期观察。避免过度劳累，避免肾毒性药物。

2. 严格控制血压，减少尿蛋白。蛋白尿为0.5~1g/d，建议使用ACEI或ARB进行治疗；蛋白尿>1g/d，推荐长期使用ACEI或ARB治疗，在患者能耐受前提下，逐渐增加剂量使蛋白尿<1g/d。当蛋白尿<1g/d时，降压目标为130/80mmHg；当蛋白尿>1g/d时，降压目标为125/75mmHg。

（二）糖皮质激素和免疫抑制剂

经过3~6个月的支持治疗，蛋白尿仍持续>1g/d且肾小球滤过率（GFR）>50ml/（$1.73m^2$·min）时，建议给予0.5~1mg/（kg·d）糖皮质激素治疗，为期六个月。

建议对某些高危IgA肾病患者（肾功能恶化，大量蛋白尿，肾活检显示有活动性病变，无晚期组织瘢痕化），在优化降蛋白尿和降压同时，可考虑采用糖皮质激素联合免疫抑制剂治疗。

对于GFR<30ml/（$1.73m^2$·min）的患者，除非是伴有肾功能急剧恶化的新月体型IgAN，否则一般不建议行免疫抑制治疗。

（三）其他

经过3~6个月的支持治疗，蛋白尿仍持续>1g/d的IgAN患者建议使用鱼油治疗。IgAN患者可不必行扁桃体切除，不建议使用抗血小板药物。

（四）非典型IgA治疗

1. 肾活检病理表现为微小病变伴系膜区IgA沉积的患者，建议按微小病变肾病治疗。

2. 对于肾功能恶化5d无改善，伴有肉眼血尿的AKI患者建议进行重复肾活检。对于IgAN患者发生伴有肉眼血尿的AKI，且肾活检证实为ATN和红细胞管型的患者给予一般的支持治疗。

3. 对快速进展性新月体型IgAN，建议使用激素联合环磷酰胺，治疗方案与ANCA相关性血管炎类似。

【预后】

30%~40%的IgAN患者在确诊10~20年后逐渐进入慢性肾衰竭期。在诊断及后续治疗中对蛋白尿、血压及肾功能进行评估可评定进展期肾脏病的风险。预后不良的指标包括难以控制的高血压和蛋白尿（>1g/d），肾功能损害，肾活检病理表现为肾小球硬化、间质纤维化和肾小管萎缩或伴大量新月体形成。

（阮梦娜）

10　过敏性紫癜肾炎

过敏性紫癜(Henoch-Schönlein purpura,HSP)是一种以坏死性小血管炎为基本病变的免疫性疾病,临床上以皮肤紫癜、出血性胃肠炎、关节炎及肾脏损害为特征,其肾脏损害称为紫癜性肾炎(Henoch-Schoenlein purpura nephritis,HSPN)。

【病因与病理】

HSPN 可发生于任何年龄,但好发于 10 岁以下儿童,成人中少见,寒冷季节多发,与感染、过敏及药物有关。

肾脏病理主要表现为局灶性和节段性或弥漫性系膜增生伴不同程度的新月体形成;局灶性、节段性肾小球坏死,毛细血管腔内小血栓形成伴纤维素沉着。肾小球病变严重者常伴有肾小管萎缩,间质纤维化,间质血管炎性坏死及肉芽肿形成。免疫荧光见 IgA 在系膜区和毛细血管袢沉积,可伴有 IgG、IgM 和 C3 的沉积。电镜可见系膜细胞和基质增生,系膜区及内皮下有广泛的不规则电子致密物。肾小球基底膜可有不规则的增厚、断裂,出现上皮细胞足突融合。

【临床表现】

1. 皮肤改变　典型表现为略高于皮肤的出血性紫癜。紫癜大小不等,初呈深红色,按之不褪色,可融合成片形成瘀斑,数日内渐变成紫色、黄褐色、淡黄色,经 7~14d 逐渐消退。皮疹局限于四肢,尤其是下肢及臀部,躯干部极少累及。紫癜常成批反复发生、对称分布,可同时伴发皮肤水肿、荨麻疹。

2. 关节改变　因关节部位血管受累出现关节肿胀、疼痛、压痛及功能障碍等表现。多发生于膝、踝、肘、腕等大关节,呈游走性、反复发作,经数日不愈,不遗留关节畸形。

3. 胃肠改变　因消化道黏膜及腹膜脏层毛细血管受累而产生一系列消化道症状及体征,如恶心、呕吐、呕血、腹泻及黏液便、血便等。腹痛最为常见,常为阵发性绞痛,甚者发生肠穿孔和肠套叠。

4. 肾脏改变　因肾小球毛细血管袢炎症反应出现血尿、蛋白尿及管型尿,偶见水肿、高血压及肾衰竭等表现。少数病例因反复发作演变为慢性肾炎或肾病综合征。

【诊断】

HSPN 的诊断必须符合下述三个条件:①有过敏性紫癜的皮肤紫癜等肾外表现。②有肾损害的临床表现,如血尿、蛋白尿、高血压、肾功能不全等。③肾活检表现为系膜增殖、IgA 在系膜区沉积。

需进行的鉴别诊断包括 IgA 肾病、原发性小血管炎性肾损伤、狼疮性肾炎、药物所致的过敏性急性小管间质性肾炎和冷球蛋白血症肾损害等。

【治疗】

本病具有一定自限性,尤其是儿童患者。

1. 消除致病因素防治感染,清除局部病灶,驱除肠道寄生虫,避免可能致敏的食物及药物等。

2. 一般治疗

(1)抗组胺药:盐酸异丙嗪、氯苯那敏、西米地丁及静脉注射钙剂等。

(2)改善血管通透性药物:维生素 C、曲克芦丁等。

3. 对症治疗

(1)控制血压,减少尿蛋白:HSPN 伴有持续蛋白尿的患者给予 ACEI 或 ARB 治疗,降压同时减少尿蛋白,减轻肾脏炎症和纤维化作用。

(2)抗凝、抗血小板治疗:有新月体形成、明显纤维蛋白沉积或肾病综合征患者,可给予肝素、双嘧达莫、氯吡格雷等抗凝、抗血小板治疗。

4. 免疫抑制治疗

(1)糖皮质激素:经过 ACEI 或 ARB 治疗后,蛋白尿持续 >1g/d 且 GFR>50ml/(1.73m^2·min)时,建议给予为期 6 个月的糖皮质激素。适于关节肿痛、腹痛及胃肠道症状明显,以及临床表现为肾炎综合征、肾病综合征、伴或不伴肾功能损害,病理上呈弥漫增生性改变者。

(2)免疫抑制剂:对于明显新月体形成,单用激素效果不佳的患者,可联合使用其他免疫抑制剂,如环磷酰胺(CTX)、吗替麦考酚酯(MMF)、环孢素 A、来氟米特、雷公藤多苷等。

【预后】

多数儿童患者预后较好,成人出现肾衰竭的危险性较高,尤其在老年患者,以急性肾炎综合征起病或为持续性肾病综合征者预后较差。肾脏病理改变程度是决定预后的关键因素。

(阮梦娜)

11 系统性红斑狼疮性肾炎

系统性红斑狼疮(SLE)是一种累及多系统、具有多种自身抗体的自身免疫性疾病,其发病机制尚未完全明确。肾脏是 SLE 常累及的器官,SLE 出现肾损害者称狼疮性肾炎(lupus nephritis,LN),根据一般病理检查,肾脏受累约占 90%,加上电镜及免疫荧光检查几乎所有的系统性红斑狼疮均有肾脏损害,肾衰竭为本病的主要死亡原因之一。

【病因与病理】

狼疮性肾炎病理改变多样和多变，2003 年国际肾脏病协会和肾脏病理协会（ISN/RPS）对原 WHO 狼疮性肾炎分型作了修订，增加了活动性与慢性病变、节段与球性病变之分。但仍分为六型，包括轻微病变（Ⅰ型）、系膜增殖性（Ⅱ型）、局灶性（Ⅲ型）、弥漫性（Ⅳ型）、膜性（Ⅴ型）和晚期硬化性（Ⅵ型）。

2003 肾脏病理 ISN/RPS 病理分型

1. 轻微病变（Ⅰ型）　光镜正常，免疫荧光见系膜区免疫复合物沉积。

2. 系膜增殖性（Ⅱ型）　光镜可见单纯系膜细胞增生和 / 或基质增宽伴系膜免疫复合物沉积；免疫荧光、电子显微镜可见内皮下、上皮下少量免疫复合物沉积，光镜不可见。

3. 局灶性（Ⅲ型）　局灶（<50% 肾小球）活动性或非活动性，节段性或全球性毛细血管内或毛细血管外增生性肾炎，局灶内皮下免疫复合物沉积，伴或不伴系膜改变。

（1）活动性病变（ⅢA）：局灶增生性肾炎。

（2）活动性及慢性病变（ⅢA/C）：局灶增生硬化性肾炎。

（3）慢性非活动性病变伴肾小球瘢痕形成（ⅢC）：局灶硬化性肾炎。

4. 弥漫性（Ⅳ型）　弥漫（≥ 50% 肾小球）活动性或非活动性，节段性或全球性，毛细血管内或毛细血管外增生性肾炎，弥漫内皮下免疫复合物沉积，伴或不伴系膜改变。分为弥漫节段性（Ⅳ-S）（≥ 50% 肾小球，受累小球呈节段性病变）和弥漫全球性（Ⅳ-G）（≥ 50% 肾小球，受累小球呈全球性病变）。节段性指肾小球病变不超过毛细血管袢 50%。本型还包括弥漫白金耳样结构而无细胞增殖及基质增生。

（1）弥漫节段增生性肾炎〔Ⅳ-S（A）〕：活动性病变。

（2）弥漫全球增生性肾炎〔Ⅳ-G（A）〕：活动性病变。

（3）弥漫节段增生硬化性肾炎〔Ⅳ-S（A/C）〕：活动性及慢性病变。

（4）弥漫全球增生硬化性肾炎〔Ⅳ-G（A/C）〕：活动性及慢性病变。

（5）弥漫节段硬化性肾炎〔Ⅳ-S（C）〕：慢性非活动性病变伴肾小球瘢痕形成。

（6）弥漫全球硬化性肾炎〔Ⅳ-G（C）〕：慢性非活动性病变伴肾小球瘢痕形成。

5. 膜性（Ⅴ型）　光镜、免疫荧光、电子显微镜可见节段性或全球性上皮下免疫复合物沉积伴或不伴系膜改变，Ⅴ型合并Ⅲ或Ⅳ型应同时诊断，Ⅴ型可表现为进展性硬化。

6. 晚期硬化性（Ⅵ型）　≥ 90% 肾小球全球硬化，无残余功能。

【临床表现】

90% 以上见于女性，主要为青年，始发病于 40 岁以上者少见，约 1/4 患者以肾脏为首发表现。

1. 狼疮性肾炎的肾脏受累表现　以程度不等的蛋白尿及镜下血尿多见，常伴有管型尿及肾功能损害，约 40% 的患者呈肾病综合征，部分患者有肾炎综合征，临床有血尿、高血压和肾功能损害。

2. 狼疮性肾炎的全身性表现　以发热、关节炎和皮肤黏膜损害最为常见，伴随受累的有肝脏、心脏、中枢神经系统及造血系统，1/3 患者有多发性浆膜炎，其他如脱发、口腔溃疡、面部皮疹及光过敏等。

【辅助检查】

80% 患者有中度贫血和血小板减少，90% 以上的患者有血沉增快，血浆白蛋白减低、球蛋白增高，尿蛋白呈非选择性，部分患者类风湿因子阳性，抗核抗体格检查敏感度达 90% 以上，但特异性较低，抗天然（双链）DNA 抗体在未治疗的患者阳性率达 50%~80%，特异性较高，抗 Sm 抗体对诊断系统性红斑狼疮特异性极高；血补体 CH50 及 C3、C4、C1q 下降。70% 的本病患者，在暴露非皮损部位的表皮与真皮连接处，作皮肤狼疮带试验，见该处有一条 IgG 和 / 或 C3 颗粒状沉积的黄绿色荧光带。活动期部分患者血清类风湿因子及冷球蛋白试验阳性。

【诊断】

在 SLE 诊断基础上如出现肾脏损害的证据提示存在 LN，一般应行肾活检明确病理分型。本病应与以下几类疾病鉴别：①其他自身免疫性疾病（如类风湿关节炎、混合型结缔组织病引起的肾损害等）；②有多系统损害的疾病（如感染、中毒、肿瘤、变态反应等）；③药物性狼疮。

SLE 诊断标准　目前普遍采用美国风湿病学院（ACR）1997 年修订的 SLE 分类标准（表 2-7-2）。

表 2-7-2　美国风湿病学院 1997 年修订的 SLE 分类标准

1. 颊部红斑：固定红斑，扁平或高起，在两颧突出部位
2. 盘状红斑：片状高起于皮肤的红斑，黏附有角质脱屑和毛囊栓；陈旧病变可发生萎缩性瘢痕
3. 光过敏：对日光有明显的反应，引起皮疹，从病史中得知或医生观察到
4. 口腔溃疡：经医生观察到的口腔或鼻咽部溃疡，一般为无痛性

续表

5. 关节炎：非侵蚀性关节炎，累及 2 个或更多的外周关节，有压痛、肿胀或积液
6. 浆膜炎：胸膜炎或心包炎
7. 肾脏病变：24h 尿蛋白 >0.5g 或 +++，或管型（红细胞、血红蛋白、颗粒或混合管型）
8. 神经病变：癫痫发作或精神病，除外药物或已知的代谢紊乱
9. 血液学疾病：溶血性贫血、白细胞减少、淋巴细胞减少、血小板减少
10. 免疫学异常：抗 ds-DNA 抗体阳性，或抗 Sm 抗体阳性，或抗磷脂抗体阳性（后者包括抗心磷脂抗体，或狼疮抗凝物阳性，或至少持续 6 个月的梅毒血清试验假阳性三者之一）
11. 抗核抗体：在任何时候和未用药物诱发"药物性狼疮"的情况下，抗核抗体效价异常

注：以上 11 项中，符合 4 项或 4 项以上者，在除外感染、肿瘤和其他结缔组织病后，可诊断 SLE

2009 年 ACR 会议上对于 ACR-SLE 诊断标准（1997 年）提出修订。临床标准：①急性或亚急性皮肤狼疮表现；②慢性皮肤狼疮表现；③口腔或鼻咽部溃疡；④非瘢痕性秃发；⑤炎性滑膜炎，并观察到 2 个或 2 个以上关节肿胀或压痛，伴晨僵；⑥浆膜炎；⑦肾脏病变：24h 尿蛋白 >500mg，或有红细胞管型；⑧神经系统：癫痫发作或精神病，多发性单神经炎，脊髓炎，外周或颅神经病变，脑炎（急性精神混乱状态）；⑨溶血性贫血；⑩白细胞减少（至少 1 次细胞计数 $<4\times10^9/L$）或淋巴细胞减少（至少 1 次细胞计数 $<1\times10^9/L$）；血小板减少症（至少 1 次计数 $<100\times10^9/L$）。免疫学标准：① ANA 效价高于实验室参照标准（LRR）；②抗 -ds DNA 抗体效价高于 LRR（除外 ELISA 法，需 2 次高于 LRR）；③抗 -Sm 抗体阳性；④抗磷脂抗体：狼疮抗凝物阳性、梅毒血清学试验假阳性、抗心磷脂抗体是正常水平的 2 倍以上或抗 b2 糖蛋白 1 阳性；⑤补体减低：C3、C4 或 CH50 降低；⑥有溶血性贫血但 Coombs 试验阴性。确诊条件：①肾脏病理证实为狼疮肾炎，伴有 ANA 阳性或抗 -ds DNA 抗体阳性；②以上临床及免疫指标中有 4 条以上标准符合（其中至少包括 1 条临床指标和 1 条免疫学指标）。

【治疗】

LN 治疗需根据临床及病理进行个体化治疗，常用治疗方法如下。

(一) 非特异性治疗

包括羟氯喹延缓肾脏病进展，ACEI/ARB 控制血压降蛋白尿，他汀类药物调节血脂，碳酸氢钠纠正酸中毒，抗凝抗血小板治疗等。

(二) 糖皮质激素

一般主张给泼尼松，每日 1mg/kg，4~6 周后减量，总疗程 6 个月以上，当狼疮活动时用甲泼尼龙冲击治疗（每日 1.0g，静点 3d 为一疗程，可连用 3 个疗程，每疗程间歇 4d），间歇期和以后可以中等剂量的泼尼松维持。在用激素治疗时应防治继发感染。

(三) 环磷酰胺（CTX）

糖皮质激素与 CTX［2~4mg/(kg·d)］合用对保存肾功能，减缓进展至终末期肾衰竭较单用糖皮质激素为好，亦可给予静脉冲击治疗，即 CTX0.75g/m^2 体表面积，每月 1 次，用 6 次后，改为每 3 个月 1 次，再用 6 次，共两年，但应注意胃肠反应，性腺及骨髓抑制及出血性膀胱炎等不良反应。

(四) 硫唑嘌呤

糖皮质激素加每日硫唑嘌呤 2~3mg/kg，亦可当环磷酰胺冲击治疗达 6~8 次后，改用此药防止病情复发。

(五) 钙调磷酸酶抑制剂

包括环孢素（CsA）和他克莫司（FK506），与糖皮质激素联合使用。CsA 用法：起始剂量为每日 2~4mg/kg，维持 CsA 谷浓度在 100~150ng/ml，峰浓度在 300~500ng/ml。FK506 用法：起始剂量为每日 0.05~0.1mg/kg，维持 FK506 学药浓度在 4~8ng/ml。用药过程中需监测肾功能及其他不良反应。

(六) 霉酚酸酯（MMF）

对曾接受 CTX 治疗且累计剂量 10~12g 及以上无效时，考虑使用 MMF。最大剂量为 2g/d，治疗 6 个月。

(七) 血浆置换

可除去血浆中抗原、抗体及免疫复合物，但该法费用较高，适用于活动期患者。

(八) 其他

经多种常规方案治疗后仍无效的 LN 患者，可考虑使用利妥昔单抗、静脉滴注免疫球蛋白。

（刘森炎）

12　抗中性粒细胞胞质抗体相关性血管炎

抗中性粒细胞胞质抗体相关性血管炎简称为 ANCA 相关性血管炎（ANCA associated vasculitis，AAV），是系统性血管炎中一组以小血管壁纤维素样坏死为主要病理改变的自身免疫性疾病，因患者血清 ANCA 抗体阳性而得名，是中老年人人群中常见的继发性肾损伤。ANCA 相关性血管炎分为显微镜下多血管炎(MPA)、肉芽肿性血管炎(GPA)和嗜酸粒细胞肉芽肿性血管炎(EGPA)。

【病理】

AAV 的肾脏基本病理变化以寡免疫复合物沉积的坏死性新月体肾炎为特征。光镜下多表现为局灶节段性肾小球毛细血管袢坏死和新旧不一的新月体形成(>50% 肾小球)。免疫荧光:免疫球蛋白和补体基本上是阴性,或弱阳性(≤ 1+);电镜:肾小球基底膜断裂,纤维素样物质沉积,一般无电子致密物沉积,偶可见到少量散在分布的电子致密物。肾间质病变程度、范围与肾小球病变严重性和受累肾小球的比例相关,病变晚期肾间质广泛纤维化和肾小球萎缩。MPA 患者无肉芽肿病变,GPA 患者可见坏死性肉芽肿性病变,EGPA 患者可见组织及血管壁大量嗜酸性粒细胞浸润伴嗜酸性肉芽肿形成。

【临床表现】

1. MPA 可累及多个系统,最常受累的是肾和肺。肾脏受累超过 90%,可有血尿、蛋白尿、肾功能损伤,典型临床表现为快速进展性肾小球肾炎。肺受累超过 70%,表现为肺部浸润影、肺间质纤维化和弥漫性肺泡出血为主要特征的肺小血管炎。此外还可有皮膜黏膜、眼、耳、鼻、神经系统、消化道、关节、肌肉等系统症状。

2. GPA 表现为上呼吸道的肉芽肿性炎症(鼻及鼻窦)或肺部占位性病变。

3. EGPA 常有哮喘等过敏症状、周围神经病变、血嗜酸性粒细胞增高和嗜酸性粒细胞性肉芽肿形成;部分患者系统受累不明显,病变主要集中于肾脏。

【辅助检查】

ANCA 是诊断 ANCA 相关性血管炎、监测血管炎病情活动和预测复发的重要指标。MPA 以 P-/MPO-ANCA 阳性为主,GPA 以 C-/PR3-ANCA 阳性为主,也有 10% 左右患者 ANCA 阴性。患者还可有血沉加快、CRP 升高、球蛋白升高、类风湿因子阳性,补体 C3 降低或正常。血常规常见白细胞、血小板增多,可有贫血,EGPA 可有嗜酸性粒细胞增高。

【诊断】

1. MPA 诊断要点 ①老年患者。②发热、多系统损害、肾和肺损害突出。③血清 P-/MPO-ANCA 阳性。④肾活检呈坏死性非肉芽肿性、寡免疫复合物性新月体肾炎;皮肤活检呈皮肤白细胞破裂性血管炎;肺活检呈肺毛细血管炎。

符合③+①②④中任一项，或者同时符合①②④，可确立诊断。

2. GPA 诊断要点 ①鼻或口腔炎症，痛或无痛性口腔溃疡，脓性或血性鼻分泌物。②肺部异常，影像学提示肺部结节、固定性浸润灶、或空洞。③尿沉渣异常，镜下血尿或红细胞管型。④血清 C-/PR3-ANCA 阳性。⑤病理为肉芽肿性血管炎，动脉壁或动脉周围或血管外区中性粒细胞浸润。

符合④+①②③⑤中任一项，或者同时符合①②③⑤，可确立诊断。

3. EGPA 诊断要点 ①哮喘，有哮喘史或呼气相肺部高调啰音。②外周血嗜酸性粒细胞增多，白细胞计数中嗜酸性粒细胞比例 >10%。③单发或多发神经病变。④非固定性肺浸润。⑤鼻窦炎，急慢性鼻窦疼痛或压痛，或影像学提示鼻窦模糊。⑥血管外嗜酸性粒细胞浸润。

符合四项及以上者可确立诊断。

【治疗】

激素联合细胞毒药物是 ANCA 相关血管炎的一线治疗选择，包括诱导治疗和维持治疗。

1. 诱导治疗 糖皮质激素联合环磷酰胺治疗。口服泼尼松每日 1mg/kg，一般不超过 60mg/d，连服 4 周，之后缓慢减量，一般每月减 5mg。重症患者也可以先静脉用甲泼尼龙冲击治疗，0.5~1.0g/d，连用 3d。

环磷酰胺剂量为每月 $0.75g/m^2$，若患者年龄 >60 岁或 GFR<20ml/min/$1.73m^2$，可减量至每月 $0.5g/m^2$。对于环磷酰胺治疗 3 个月患者仍未脱离透析，无肾外表现者应停用环磷酰胺。

对环磷酰胺有禁忌者也可用霉酚酸酯或利妥昔单抗进行诱导治疗。

2. 维持治疗 对于已达到缓解的 ANCA 相关性血管炎患者，需给予至少 18 个月的维持治疗。一般口服泼尼松 5~10mg/d 联合硫唑嘌呤 1~2mg/(kg/d)。无法应用硫唑嘌呤者可改用霉酚酸酯，1~1.5g/d，分 2 次口服。硫唑嘌呤也不能耐受者可用甲氨蝶呤，首剂 0.3mg/kg，每周 1 次，最大剂量每周 25mg。有呼吸道感染者可使用复方新诺明 960mg，2 次 /d，连用 18~24 个月。

依赖透析且无肾外受累表现的患者，一般不给予维持治疗。

3. 血浆置换 对于合并弥漫性肺出血或合并抗 GBM 肾炎的患者，可加用血浆置换治疗。

4. 移植肾外表现 达到完全缓解 12 个月以后可考虑进行肾脏移植，已达到完全缓解但 ANCA 仍然阳性的患者不需要推迟移植。

【预后】

ANCA 相关性血管炎起病急，预后差，不治疗者死亡率可高达 80%。及时诊断和治疗可使 90% 急性期患者病情缓解，60%~80% 患者脱离透析，最终进入终末期肾衰竭患者占 10%~20%。总体死亡率为 20%~25%。多脏器受累的患者预后较差。

（刘森炎）

13　乙型肝炎病毒相关性肾炎

乙型肝炎病毒相关性肾炎（hepatitis B virus associated glomerulonephritis，HBV-GN）是由乙型肝炎病毒（HBV）抗原及抗体形成的免疫复合物，或 HBV 在肾脏定位复制引起的组织病变，肾组织病理以膜性肾病最为多见。

【病因与病理】

HBV 与肾炎在发病机制上的联系尚未完全清楚。HBV-GN 常见的病理类型是膜性肾病，其次是系膜毛细血管性肾炎及系膜增生性肾炎。电镜检查可见病毒颗粒（30~70nm）及管网状包涵体。HBV 特异抗原包括 HBsAg、HBcAg 和 HBeAg，在肾组织中的定位有助于诊断。

【临床表现】

通常有 HBV 感染史或肝脏受损表现，可伴有转氨酶轻度升高，部分患者可合并慢性迁延性肝炎、重症肝炎甚至肝硬化而出现相应的临床表现。肾脏损伤可在感染后 6 个月至数年发生。主要表现为蛋白尿或肾病综合征、血尿、水肿和尿量减少，40% 的患者血压升高，可发生肾功能不全。

肾病综合征或肾炎综合征的体征，起病多隐匿，有不同程度水肿和疲乏无力，肉眼血尿、高血压和肾功能不全较少。

【辅助检查】

乙肝标志物检查，HBsAg、HBeAg、核心抗体（HBcAb）阳性，HBV-DNA 呈阳性。

大部分患者血清补体 C3 降低，部分患者出现 C4 降低。体内可检测出多种抗体，包括 DNA 抗体、细胞骨架成分抗体等自身抗体。

【诊断】

确诊依赖肾活检，应符合下列 3 条：

1. 血清 HBV 抗原阳性。
2. 患肾小球肾炎，并可排除狼疮性肾炎等继发性肾小球疾病。
3. 肾小球中有 1 种或多种 HBV 抗原沉积。

【治疗】

一般治疗：避免疲劳、感染，给予低盐、优质蛋白饮食，可加用 ACEI 和 ARB。

随着 HBV 复制活动减弱以及 HBV 被清除，HBV-MN 患者的蛋白尿缓解，肾功能改善，抗病毒疗法是治疗 HBV-GN 的首选方法。抗乙肝病毒主要药物有干扰素（IFN）和核苷类药物。IFN 包括聚乙二醇 IFN 和普通 IFN，核苷类药物有拉米夫定、阿德福韦酯、替比夫定、恩替卡韦和替诺福韦。

近年来有用小剂量激素联合麦考酚吗乙酯及拉米夫定治疗的报道，效果较为满意，但长期疗效还需要大规模的临床研究证实。

【其他】

HBV-GN 的治疗应当根据患者蛋白尿多少、HBV 复制与否及肝功能是否正常来制定相应的治疗方案，随着 HBV 疫苗的普遍接种，乙型肝炎和 HBV-GN 的患者必将明显减少，预防 HBV 感染是防治 HBV-GN 的关键。

（钱一欣）

14　糖尿病肾病

糖尿病肾病是由糖尿病引起慢性肾脏病，是糖尿病常见的微血管并发症之一，临床上以持续蛋白尿和 / 或肾小球滤过率进行性下降为特征，可进展为终末期肾病。糖尿病肾病以往用 DN（diabetic nephropathy）表示，2014 年美国糖尿病协会（ADA）与 NKF 达成共识，认为 DKD（diabetic kidney disease）是指由糖尿病引起的慢性肾病，主要包括肾小球滤过率（GFR）< 60ml/(min·1.73m^2)或尿白蛋白 / 肌酐比值（ACR>30mg/g 持续超过 3 个月。糖尿病性肾小球肾病（diabetic glomerulopathy）专指经肾脏活检证实的由糖尿病引起的肾小球病变。

【病因与病理】

发病机制尚不完全清楚，目前认为多因素参与，在一定的遗传背景及部分危险因素的共同作用下致病。肾脏血流动力异常、糖代谢障碍导致的蛋白质非酶糖基化、氧化应激异常、细胞因子等均参与。

糖尿病肾病主要为肾小球病变，表现为肾小球系膜增生、基底膜增厚和 K-W（Kimmelstiel-Wilson）结节等，是病理诊断的主要依据。此外，还可以出现肾小管间质、肾微血管病变，如肾间质纤维化、肾小管萎缩、出球动脉透明变性或肾微血管硬化等，这些改变亦可由其他病因引起，在诊断时仅作为辅助指标。

【症状及体征】

在Ⅰ型糖尿病患者，可按 Mogensen 分期分为 5 个阶段，各个阶段的特点如表 2-7-3 所述。由于 2 型糖尿病患者确切的患病时间难以确定，而且影响肾病进展的因素较多，如高血压、年龄或种族等，2 型糖尿病患者糖尿病肾病的临床分期较不明显，临床表现参照 Mogensen 分期（表 2-7-3）。

表 2-7-3　糖尿病肾病 Mogensen 分期

分期	临床表现	肾小球滤过率	血压	主要结构改变
Ⅰ. 高血糖	高滤过，肾体积增大	可能升高	通常正常	肾脏体积增大
Ⅱ. 正常白蛋白尿	正常白蛋白尿	正常 / 升高	正常	基底膜增厚，系膜基质增加
Ⅲ. 早期糖尿病肾病	微量白蛋白尿	正常 / 升高	升高	基底膜增厚，系膜基质明显增加
Ⅳ. 临床糖尿病肾病	大量白蛋白尿 肾病综合征	早期升高，后期降低	明显升高	基底膜进一步增厚，系膜基质明显增加
Ⅴ. 肾衰竭期	肾衰竭	严重下降，<10ml/(min·1.73m^2)	严重高血压	肾小球广泛硬化、荒废

【辅助检查】

微量白蛋白尿是糖尿病肾病早期的临床表现，常用尿白蛋白排泄率（UAE）或尿微量白蛋白 / 肌酐（ACR）。糖尿病肾病晚期可出现内生肌酐清除率下降和血尿素氮、肌酐增高。糖尿病视网膜病常变早于糖尿病肾病发生，1 型糖尿病在发病后 5 年，2 型糖尿病在确诊 5 年后，应当行眼科检查。眼底检查，可见微动脉瘤、出血斑、渗出、新生血管等糖尿病眼底病变。

【诊断】

我国目前无统一的诊断标准，2014 年中华医学会糖尿病学分会微血管并发症学组组织国内的内分泌和肾内科领域专家共同制定了糖尿病肾病防治专家共识。诊断标准如下：

1. 大量白蛋白尿。
2. 糖尿病视网膜病变伴任何一期慢性肾脏病。
3. 在 10 年以上糖尿病病程的 1 型糖尿病中出现微量白蛋白尿。

符合任何一项者可考虑为糖尿病肾脏病变（适用于 1 型及 2 型糖尿病）。

病理活检是糖尿病肾病诊断的金标准，当不能根据临床病史排除其他肾脏疾病时，需考虑进行肾穿刺以确诊。

【治疗】

糖尿病肾病的治疗以控制血糖、控制血压、减少尿蛋白为主，还包括生活方式干预、纠正脂质代谢紊乱、治疗肾功能不全的并发症、透析治疗等。

1. 生活方式指导　改变生活方式包括饮食治疗、运动、戒酒、戒烟、控制体重，有利于减缓糖尿病肾病进展，保护肾功能。

2. 控制血糖　严格控制血糖可减少糖尿病肾病的发生或延缓其病程进展。血糖控制目标为糖化血红蛋白（HbA1c）不超过 7%。对中老年患者，HbA1c 控制目标适当放宽至不超过 7%~9%。由于 CKD 患者的红细胞寿命缩短，HbA1c 可能被低估。在 CKD 4~5 期的患者中，用果糖胺或糖化血清白蛋白反映血糖控制水平更可靠。抗高血糖药物的选择：包括双胍类、磺脲类、格列奈类、噻唑烷二酮类、α- 糖苷酶抑制剂、二肽基肽酶Ⅳ（DPP-4）抑制剂、胰高血糖素样肽 1（GLP-1）类似物及胰岛素。某些在肾脏代谢或排泄的药物，可引起低血糖等不良反应，这些药物在 GFR 低于 60ml/（min·1.73m^2）时需酌情减量或停药。

3. 控制血压　血压控制目标为 140/90mmHg，对年轻患者或合并肾病者的血压控制目标为 130/80mmHg。推荐使用 ACEI 或 ARB 类药物，有控制血压、减少蛋白尿、延缓肾功能进展的作用，使用期间应监测血清肌酐及血钾水平。其他药物包括钙通道阻滞剂、利尿剂、β 受体阻滞剂等。

4. 纠正脂质代谢紊乱　血脂干预治疗切点：血 LDL-C>3.38mmol/L（130mg/dl），甘油三酯（TG）>2.26mmol/L（200mg/dl）。治疗目标：LDL-C<2.6mmol/L（并发冠心病者 <1.86mmol/L），TG<1.5mmol/L。应首选口服他汀类药物，以 TG 升高为主时可首选贝特类降脂药。

5. 中医中药　中药抽提物（如大黄酸、雷公藤甲素等）及中成药（如复方血栓通胶囊、金水宝等）对降低尿白蛋白及改善肾功能有一定的疗效。

6. 肾脏替代治疗　当 GFR<15ml/（min·1.73m^2）时，可行肾脏替代治疗，包括血液透析、腹膜透析和肾脏移植。

（钱一欣）

15　高血压性肾动脉硬化

原发性高血压造成的肾脏结构和功能改变，肾硬化根据高血压和肾小动脉病理特征的不同分为良性肾小动脉硬化和恶性小动脉肾硬化，临床上所见的多为良性肾小动脉硬化，本节主要介绍良性肾小动脉硬化。

【病因与病理】

肾内动脉在长期高血压状态作用下出现结构和功能的变化，如平滑肌细胞增生、内膜增厚、管壁 / 管腔比值增加。其他因素，如胰岛素抵抗、高尿酸血症、高脂血症等均可促进高血压患者肾脏病变的发展。

一般良性高血压患者 5~10 年出现病理改变，主要侵犯直径在 50~150μm 的肾小动脉和直径≤ 50μm 的微动脉，特征性的病理改变为：①肾小动脉透明样变，主要累及入球小动脉。②动脉肌内膜增厚，主要见于小叶间动脉和弓形动脉。随着高血压进展，进一步出现肾小球缺血，肾小球毛细血管袢坍塌和基底膜皱缩，毛细血管壁增厚，继而肾小球硬化。

【临床表现】

原发性高血压的发病年龄一般在25~45岁，而高血压引起肾脏损害出现临床症状的年龄一般为40~60岁。最早的症状可能为夜尿增多，尿的浓缩功能开始减退。然后出现蛋白尿，表明肾小球已发生了病变。蛋白尿的程度一般为轻到中度（+或++），24h尿蛋白定量一般不超过2g，但有少数患者有大量蛋白尿。尿沉渣显微镜检查红细胞和管型很少，个别患者因肾小球毛细血管破裂发生短暂性肉眼血尿。肌酐清除率早期可升高，随病情发展而降低，少数发展为肾衰竭。

肾外表现可比肾脏症状出现得早而重，并成为影响其预后的主要因素。①心脏：左室肥厚、冠心病、心力衰竭。②脑：脑出血或脑梗死。③眼：视网膜动脉硬化、动脉硬化性视网膜病变，一般与肾小动脉硬化程度平行。

【辅助检查】

尿常规多为轻中度蛋白尿，24h定量多在1.5~2.0g；镜检有形成分（红细胞、白细胞、透明管型）少，可有血尿；尿NAG酶、β_2-MG增高，尿浓缩-稀释功能障碍。

肾功能多缓慢下降，血尿素氮、肌酐升高。肾小管功能损害多先于肾小球功能损害，少部分可以进展为慢性肾衰竭。

影像学检查肾脏多无变化，肾衰竭时可出现肾脏不同程度缩小。心电图常提示左心室高电压；胸部X线或超声心动图常提示主动脉硬化、左心室肥厚或扩大。

【诊断】

临床诊断良性肾小动脉硬化常十分困难，以下情况应当考虑：出现蛋白尿前一般已有5~10年或以上持续血压升高（>140/90mmHg）；有持续性蛋白尿（一般为轻、中度）或尿微量白蛋白排泄增加等；有视网膜动脉硬化或动脉硬化性视网膜改变；排除了各种原因的原发性肾小球疾病和继发性肾疾病。

诊断的辅助条件可以包括：①年龄在40~50岁以上；②有高血压性左心室肥厚、冠心病、心力衰竭；③有脑动脉硬化和/或脑血管意外病史；④血尿酸升高；⑤肾小管功能损害先于肾小球功能损害；⑥病程进展缓慢。

临床诊断困难者可做肾脏活检。

【治疗】

在有效控制血压水平的同时，预防和逆转靶器官的不良重塑，这是降低并发症的发生和病死率的关键。《2018中国高血压防治指南》建议慢性肾脏病患者，无蛋白尿 <140/90mmHg，有蛋白尿 <130/80mmHg。

1. 非药物治疗　包括避免紧张、低盐饮食（<5g/d 氯化钠）、戒烟、减体重、体育锻炼（如散步、气功、太极拳）等，适用于轻度早期高血压和临界高血压患者。

2. 降压药物　常用降压药物包括钙通道阻断剂、ACEI、ARB、利尿剂和 β 受体阻滞剂五类，以及由上述药物组成的固定配比复方制剂。ACEI/ARB 能有效降低肾小球内高压，改善肾小球滤过膜选择通透性，延缓肾衰竭进程，改善胰岛素抵抗，是高血压肾病的常用药物。血清肌酐≥265μmmol/L（3mg/dl）不宜用，咳嗽、支气管痉挛、血管性水肿等，妊娠、严重高血钾（>5.5mmol/L）禁用。

（钱一欣）

16　急性间质性肾炎

急性间质性肾炎（acute interstitial nephritis，AIN）是一组急骤起病，以肾间质水肿和炎症细胞浸润为主要病理表现，肾小球及肾血管多无受累或病变较轻，以肾小管功能障碍，可伴或不伴肾小球滤过功能下降为主要临床特点的一组临床病理综合征。

【病因】

AIN 病因多种多样，其中药物和感染是最常见原因。

（一）药物

1. 抗生素　包括青霉素类及头孢菌素类；大环内酯类如阿奇霉素、红霉素；磺胺类抗菌药物如复方磺胺甲噁唑；环丙沙星和其他喹诺酮类；抗结核药物如利福平、乙胺丁醇、异烟肼；抗病毒药物如茚地那韦；其他种类抗生素如氯霉素、多黏菌素 B、四环素和万古霉素等。

2. 非甾体抗炎药（包括水杨酸类）及解热镇痛药非甾体抗炎药　如阿司匹林、布洛芬、萘普生、柳氮磺胺吡啶、5- 氨基水杨酸类（如美沙拉嗪）、吲哚美辛，双氯芬酸，美洛昔康等。其他解热镇痛药如氨基比林、安乃近等。

3. 治疗消化性溃疡病药物　H_2 受体阻断剂如西咪替丁、法莫替丁、雷尼替丁，质子泵抑制剂如奥美拉挫、兰索拉唑、泮托拉唑等，铋剂等。

4. 利尿剂　呋塞米、布美他尼、氢氯噻嗪、吲达帕胺、氨苯蝶啶。

5. 其他药物　别嘌醇、硫唑嘌呤、青霉胺、丙硫氧嘧啶、环孢素、卡托普利、金制剂、甲基多巴、苯茚二酮、丙磺舒、磺吡酮、华法林等。

（二）感染

包括原发肾脏感染如肾盂肾炎、肾结核和肾真菌感染等，以及全身性军团菌、钩端螺旋体病、巨细胞病毒、链球菌、分枝杆菌、白喉杆菌、EB 病毒、耶尔森菌、多瘤病毒、肠球菌、大肠埃希菌、腺病毒、衣原体和弓形体虫病感染等。

（三）免疫性

包括结节病、结缔组织病（如系统性红斑狼疮、干燥综合征）、肉芽肿性血管炎、IgG4 相关疾病和移植肾急性排斥反应等。

（四）肿瘤

血液系统肿瘤最常见，如白血病、淋巴瘤、华氏巨球蛋白血症等。实体肿瘤亦有少数报道可浸润肾小管间质，但较为罕见。

（五）特发性

即肾小管间质性肾炎 - 葡萄膜炎（tubulointerstitial nephritis and uveitis syndrome，TINU）综合征，葡萄膜炎通常在出现肾脏疾病后发生。发病机制尚不明确，迟发型超敏反应和细胞介导免疫（主要为 T 淋巴细胞介导免疫）受抑制可能在发病机制中发挥了重要作用。

【病理表现】

急性间质性肾炎病理主要表现为：肾间质中灶状或弥漫分布的单个核细胞（淋巴及单核细胞）浸润，尤其是皮质部，还可见嗜酸性粒细胞（尤其在药物引起者中）和少量中性粒细胞存在；有时可见肾间质的上皮细胞性肉芽肿。炎症细胞还可侵入小管壁引起小管炎，重症者可有局灶性肾小管坏死，其范围常与肾功能损害程度相关。间质常有水肿，急性期并无纤维化；除少数可有系膜增多外，肾小球及血管常正常。免疫荧光检查多为阴性。非甾体抗炎药导致的 AIN 患者肾小球在光镜下无明显改变，电镜下可见肾小球上皮细胞足突融合，与肾小球微小病变病理相似。恶性血液肿瘤肾脏浸润时肾间质见大量形态单一的异形肿瘤细胞。军团菌感染、血吸虫、疟原虫及汉坦病毒感染者光镜下可见系膜增生改变，免疫荧光可见 IgG、IgM 或 C3 在肾小球系膜区团块样沉积。

【临床表现】

AIN 临床表现轻重不一，无特异性。药物相关性 AIN，可在用药后 2~3 周发病。常有发热、皮疹、关节酸痛和腰背痛，但血压多正常、无水肿。仅 10% 的患者同时具备变态反应三联征，包括皮疹、发热和嗜酸性粒细胞增多。20%~50% 患者可出现少尿或无尿，伴程度不等的氮质血症，约 1/3 患者出现严重尿毒症症状、发展为急性肾衰竭，少尿或非少尿型均可见。

【辅助检查】

药物相关者 25%~35% 患者有外周血嗜酸性粒细胞增高，但历时短暂。尿沉渣检查通常可见白细胞、红细胞和白细胞管型，少数可为肉眼血尿。尿液嗜酸性粒细胞可能出现，但对排除或诊断 AIN 缺乏敏感性和特异性。尿蛋白排泄通常仅轻度或中度增加，一般小于 2g，少数非甾体抗炎药或干扰素导致的

AIN 可伴大量蛋白尿，与肾小球微小病变有关。

肾小管功能损害突出，常见肾性糖尿、蛋白尿多为小分子量的肾小管性蛋白尿，尿 α1 微球蛋白（α1-MG）、N- 乙酰 -β- 氨基葡萄糖苷酶（NAG）、视黄醇结合蛋白（RBP）、β_2 微球蛋白（β_2-MG）、免疫球蛋白轻链等排出增多，尿比重及渗透压降低。可见 I 型肾小管酸中毒、偶见 Fanconi 综合征，电解质紊乱。

影像学：双肾大小正常或轻度增大。

系统性疾病导致以间质性肾炎为主要表现时，还可见相应的基础疾病的临床和实验室证据。系统性红斑狼疮继发 AIN，伴随 ANA 及 dsDNA 阳性，原发性干燥综合征时抗 SSA、SSB 抗体阳性，IgG4 相关疾病者血清 IgG4 亚型升高。SLE、IgG4 相关疾病补体 C3 和 C4 下降，肉芽肿性血管炎抗中性粒细胞胞质抗体（ANCA）阳性。TINU 综合征可出现 ANCA、抗核抗体（ANA）、类风湿因子（RF）阳性以及低补体血症。

【诊断】

1. 典型的病例根据用药史，感染史或全身疾病史，结合实验室检查结果诊断。确诊则依靠肾活检。

2. 鉴别诊断造成 AKI 的 AIN 主要需与其他可导致急性肾衰竭的病因鉴别，包括急性肾小管坏死（ATN），急进性肾小球肾炎（RPGN），急性肾小球肾炎和狼疮性肾炎。

【治疗】

1. 去除病因，停用可疑药物；合理应用抗生素治疗感染性 AIN。

2. 支持疗法对症治疗。若为急性肾衰竭，合并高钾血症、肺水肿等肾脏替代治疗指征时，应行血液净化支持。

3. 如果停用致病药物数日后患者的肾功能未能得到改善，肾衰竭程度过重且病理提示肾间质弥漫性炎性细胞浸润，或肾脏病理显示肉芽肿性间质性肾炎，有必要早期给予糖皮质激素治疗，常可获得利尿、加速肾功能改善的疗效。对于无感染征象的患者可以给予泼尼松 30~40mg/d，必要时考虑 1mg/（kg·d）（最大剂量为 40-60mg），若患者的肾功能可在治疗后 1~2 周内获得改善，则可使用 4~6 周后在血清肌酐恢复至或接近基线值后开始逐渐减量，总治疗持续时间为 2~3 个月。对于存在较严重 AKI 的患者，初始治疗可静脉给药甲泼尼龙 0.5g/d，连续 3d。对于糖皮质激素治疗依赖、耐药且经肾活检证实为 AIN 的患者，则可考虑加用细胞毒类药物环磷酰胺、霉酚酸酯或环孢素。用药 6 周无效，提示病变已慢性化，继续治疗无进一步收益，可停用免疫抑制治疗。

（戴　兵）

17　慢性间质性肾炎

慢性间质性肾炎(chronic interstitial nephritis,CIN)是由多种病因引起,以肾小管功能障碍为主要表现的一组疾病或临床综合征。与AIN不同之处为,其病程长,起病隐匿,常缓慢进展至慢性肾衰竭,病理也以慢性病变为主要表现,肾小管萎缩、肾间质纤维化突出。

【病因】

1. 药物或毒素　长期滥用非甾体抗炎药及镇痛药、钙调磷酸酶抑制剂(环孢素、他克莫司),肾毒性药物(如含马兜铃酸的中草药、顺铂、亚硝脲类烷化剂)和重金属(如镉、铜、铅、锂和汞)等。

2. 感染　如慢性肾盂肾炎、肾结核等。

3. 肿瘤或副蛋白血症　血液系统肿瘤最常见,如白血病、淋巴瘤、淀粉样变性、华氏巨球蛋白血症、冷球蛋白血症和多发性骨髓瘤等。

4. 免疫性疾病　干燥综合征、系统性红斑狼疮、血管炎、结节病、韦格纳肉芽肿和IgG4相关疾病等。

5. 代谢性疾病　胱氨酸尿、高尿酸血症、高钙尿症、高草酸尿症、长期低钾血症和糖尿病肾病等。

6. 先天性或遗传性疾病　遗传性肾炎、髓质海绵肾和肾髓质囊性病等。

7. 尿路梗阻或反流性疾病。

8. 其他　放射性肾炎、镰状细胞贫血、肾小动脉硬化、肾动脉狭窄和特发性间质性肾炎等。

【病理】

主要表现为肾间质纤维化、可有斑片状的慢性炎症细胞为主的间质浸润,肾小管萎缩。肾小球早期可正常或改变不明显,晚期则为纤维组织包绕,进而发生肾小球硬化。不同病因的慢性间质性肾炎病理表现也不尽相同。钙调磷酸酶抑制剂相关肾病表现为血管增生硬化性病变如小动脉壁玻璃样变性、增厚、甚至管腔闭塞,出现伴随肾小管萎缩、间质纤维化的条带分布的肾小球缺血硬化。慢性尿酸性肾病常可伴肾小动脉硬化及肾小球硬化,在冷冻或酒精固定标本在偏振光显微镜下可见到肾小管或肾间质内的尿酸结晶,尤以髓质部为常见。低钾性肾病肾髓质部可见广泛的肾小管严重空泡变性。高钙性肾病可见肾小管钙化及肾间质多发钙化灶。干燥综合征间质损害多呈灶状分布。

【临床表现】

表现为以肾小管功能不全的症状和体征,临床上缓慢隐袭进展。近端肾小管重吸收功能障碍导致肾性糖尿。远端肾小管浓缩功能受损导致的低比重尿、尿渗透压下降及夜尿增多突出晚期出现进行性肾小球功能减退,最终出现尿毒症症状。不同病因的慢性间质性肾炎的临床表现不尽相同,止痛剂肾病可出现肾乳头坏死,临床表现为肾绞痛及肉眼血尿。IgG4 相关肾病可同时合并腹膜后纤维化导致的梗阻性肾病。

【辅助检查】

尿比重多低于 1.15,蛋白尿常表现为肾小管性蛋白尿,很少超过 2g/d,尿沉渣分析常可见无菌性白细胞尿,合并肾小管酸中毒常见。60%~90% 患者存在不同程度的贫血,且与肾小球功能受损程度不平行。X 线或超声检查发现双肾体积缩小和表面不平,则更支持本病的诊断。梗阻性肾病时 B 超可见肾积水、输尿管积水等;X 线、CT 可发现尿路结石;核素肾图有助于判断尿路梗阻的存在、区别机械性和功能性梗阻。慢性肾盂肾炎静脉肾盂造影可见肾盂、肾盏变形和扩张;镇痛药肾病时,放射造影剂沉积于肾盏区脱落的乳头周围而形成特征性改变"环形征"。

【诊断】

1. CIN 诊断要点包括　①滥用镇痛药史或其他特殊药物、重金属等接触史或慢性肾盂肾炎史,或相应的免疫系统疾病基础。②起病隐袭,多尿、夜尿突出,酸中毒及贫血程度与肾功能不平行。③尿检提示低比重尿,低渗尿,尿蛋白定量 <1.5g/24h。④低分子量蛋白尿,尿 α1-MG、NAG、RBP 及 β_2-MG 等增多。但其最终确诊主要依靠病理检查,临床疑诊时应尽早进行肾穿刺。

2. 鉴别诊断　高血压及动脉粥样硬化所致的肾损害、不完全梗阻性肾病也以肾小管间质损害为主要特征,主要应从病史、服药史等进行鉴别。此外还应注意与慢性肾小球肾炎相鉴别。

【治疗】

应积极去除致病因素,如停用相关药物,清除感染因素,脱离接触有关毒物。梗阻性肾病及时采用手术、肾盂造瘘等解除梗阻。免疫性疾病可使用免疫抑制剂控制病情发展,重金属中毒者可使用 EDTA 螯合剂治疗,肿瘤相关可通过化疗或生物制剂改善预后。由于 CIN 起病隐匿,发现时多已呈现肾脏纤维化为主的慢性化且不可逆损伤,去除致病因素常已经不能奏效。此时,治疗多以对症支持治疗为主:纠正电解质紊乱和酸碱平衡失调;补充 EPO 纠正肾性贫血,控制高血压。慢性肾衰竭的治疗与其他原因所致者相同,必要时行肾脏替代治疗,给予血液透析、腹膜透析或肾移植。

（戴 兵）

18　慢性尿酸性肾病

随着社会经济发展,人们生活方式及饮食结构改变,我国高尿酸血症的患病率逐年增高,并呈年轻化趋势,已成为仅次于糖尿病的第二大代谢性疾病。血尿酸升高除可引起痛风之外,也可导致急慢性肾脏损伤;另一方面,肾脏疾病影响尿酸的排泄,发生继发性高尿酸血症,后者又可导致/加重肾脏疾病。目前,高尿酸血症已证实是慢性肾脏病的独立危险因素。

尿酸盐在血液中的饱和浓度为420μmol/L,超过此值可引起尿酸盐结晶在组织中析出。因此,高尿酸血症指血尿酸水平>420μmol/L(7mg/dl)。由长期高尿酸血症导致尿酸盐沉积在肾脏造成的慢性肾脏病称为慢性尿酸性肾病。

【发病机制】

血尿酸长期超过饱和浓度,尿酸盐晶体可直接黏附、沉积于肾小管等部位,当趋化中性粒细胞、巨噬细胞,释放致炎症因子(如IL-1β、IL-6等)以及金属蛋白酶9、水解酶等,引起肾脏的炎症损伤;同时高尿酸可激活局部肾素-血管紧张素-醛固酮系统,损伤内皮细胞,引起肾小球高压力、慢性炎症反应、间质纤维化等病理改变。

【临床表现】

患者常存在长期高尿酸血症,甚至反复痛风发作。肾脏早期表现为肾小管功能障碍,如夜尿增多、低比重尿、小分子蛋白尿等,长时间则出现肾功能受损。尿酸升高水平与肾功能损伤程度可不匹配,晚期慢性尿酸盐肾病可导致肾小球滤过率下降和慢性肾衰竭。

【辅助检查】

尿常规常表现为尿蛋白阴性或微量,低比重尿等;早期肾功能正常时,尿酸排泄分数增加;随着疾病进展,逐渐出现肾功能受损表现。如行肾穿刺活检可发现肾实质尿酸盐结晶沉积,周围见白细胞、巨噬细胞浸润及纤维化。

【诊断】

长期高尿酸血症患者出现肾小管功能障碍,如夜尿增多、低比重尿、小分子蛋白尿等,提示存在慢性尿酸盐肾病可能。明确诊断需要排除其他引起肾脏损伤的慢性肾脏病。确诊需要肾活检证实肾组织中有尿酸盐结晶沉积。

【治疗】

慢性尿酸性肾病治疗原则是将血尿酸维持在适当水平,阻断或减少对肾脏的损害,保护肾功能。疾病进展至慢性肾脏病G2期及以上或尿酸性肾石症患者血尿酸超过480μmol/L即开始降尿酸治疗,治疗目标值<360μmol/L。如合并严重痛风(如痛风石、慢性关节炎、痛风频繁发作)患者应更严格控制血尿酸

水平，治疗目标值 <300μmol/L，但不建议降至 180μmol/L 以下。

治疗首先对患者进行宣教及生活方式干预。非药物治疗疗效不佳者根据肝肾功能等开始药物治疗。常用的降尿酸药物包括抑制尿酸合成和促进尿酸排泄两类。

1. 抑制尿酸生成药物常用药物包括别嘌醇和非布司他，通过抑制黄嘌呤氧化酶活性，减少尿酸合成。别嘌醇成人初始剂量 50~100mg/d，每 2~5 周测血尿酸水平 1 次，未达标患者每次可递增 50~100mg，最大剂量 600mg/d。肾功能不全患者起始剂量每日不超过 1.5mg/eGFR（估算的肾小球滤过率）。G3~4 期患者推荐剂量为 50~100mg/d；G5 期患者禁用。别嘌醇可引起皮肤变态反应及肝肾功能损伤，严重者可发生致死性剥脱性皮炎等超敏反应综合征，推荐用药前检测 *HLA-B*5801* 基因，阳性者禁用；非布司他：初始剂量 20~40mg/d，2~5 周后血尿酸不达标者，逐渐加量，最大剂量 80mg/d。因其主要通过肝脏清除，在肾功能不全和肾移植患者中具有较高的安全性，轻中度肾功能不全（G1~3 期）患者无须调整剂量，重度肾功能不全（G4~5 期）患者慎用。不良反应包括肝功能损害、恶心、皮疹等。

2. 促尿酸排泄药物苯溴马隆通过抑制肾小管尿酸重吸收而促进尿酸排泄，降低血尿酸水平。苯溴马隆成人起始剂量 25~50mg/d，2~5 周后根据血尿酸水平调整剂量至 75~100mg/d，早餐后服用；可用于轻中度肾功能异常或肾移植患者，eGFR 20~60ml/（min·1.73m^2）患者推荐 50mg/d；eGFR<20ml/（min·1.73m^2）或尿酸性肾石症患者禁用。服用时须碱化尿液，将尿液 pH 值调整至 6.2~6.9，心肾功能正常者维持尿量 2 000ml 以上。不良反应有胃肠不适、腹泻、皮疹和肝功能损害等。

（李　林）

19　常染色体显性多囊肾病

常染色体显性多囊肾病（autosomal dominant polycystic kidney disease，ADPKD）是最常见的遗传性肾病，发病率为 1/1 000~1/2 500。患者多在成年后出现双侧肾脏囊肿，随年龄增长，逐渐损害肾脏结构和功能。该病约占终末期肾病病因第 4 位，约半数患者 60 岁时进展至终末期肾病。

【病因与发病机制】

该病为常染色体显性遗传，子代发病率为 50%。主要致病基因为 *PKD1* 和 *PKD2*，其突变导致疾病分别约占 78% 和 15%。

PKD1 和 *PKD2* 等位基因在感染、毒素和环境的作用下，易发生“二次打击”，产生突变，使多囊蛋白失去功能，引起肾小管细胞周期调控和代谢异常，小

管上皮细胞增殖，形成微小囊肿，阻塞肾小管，使液体聚积。mTOR 和环磷酸腺苷信号通路异常活化在囊肿发生发展中发挥了重要的促进作用。同时，多囊蛋白复合体结构和功能异常可引起钙离子内流减弱，导致小管细胞表面纤毛极性和迁移改变，使 Na^+-K^+-ATP 酶异位于小管细胞腔内膜，向囊腔分泌液体，导致肾囊肿的增大。

【临床表现】

ADPKD 常累及全身多个脏器，肾脏相关表现为腰痛、腹痛、镜下或肉眼血尿、高血压、肾功能不全等。肾外常表现为肝、胰、精囊、脾及蛛网膜囊肿、心脏瓣膜异常和颅内动脉瘤等。患者在 40 或 50 岁之前通常并没有临床症状，而后逐渐出现包括腹部不适、血尿、尿路感染、继发性高血压、腹部肿块、血肌酐升高以及肾囊肿影像学改变等症状和体征。ADPKD 进展速度个体差异很大，主要取决于基因突变类型，相比 *PKD1*，*PKD2* 突变患者疾病进程更为缓慢，进入终末期肾病的中位年龄晚 20~25 岁。

【辅助检查】

辅助检查包括双肾 B 超、腹部 MRI、血常规、尿常规及肾功能。肾脏囊肿个数及体积随着年龄增长而逐步进展，总肾脏体积与肾功能常呈负相关。

【诊断】

有明确 ADPKD 家族史患者，主要依靠肾脏影像学方法进行诊断。首选肾脏超声检查，超声和 MRI 诊断和排除标准见表 2-7-4。20%~25% ADPKD 患者无阳性家族史，B 超检查双肾囊肿 >10 个可确定诊断，肾外囊肿的存在有助于确诊。基因检测为诊断 ADPKD 金标准，但约 10% 的突变不能检出。以下情况应进行基因检测：①无家族史散发；② ADPKD 家族史阳性，但超声检查不能确诊 ADPKD 的潜在活体肾脏捐献者；③特殊类型 ADPKD（如早期和严重 ADPKD、肾囊肿明显不对称、影像表现不典型、肾衰竭而无明显肾脏增大）和胚胎植入前遗传诊断。主要应与常染色体隐性多囊肾病、结节硬化症、Von Hippel-Lindau 病、髓质海绵肾及单纯性肾囊肿鉴别诊断。

表 2-7-4　ADPKD 超声和 MRI 诊断和排除标准

	超声			MRI
	15~39 岁	40~59 岁	>60 岁	
诊断标准	单 / 双侧肾囊肿 ≥ 3 个	每侧肾囊肿 ≥ 2 个	每侧肾囊肿 ≥ 4 个	肾囊肿总数 ≥ 10 个
排除标准	无	每侧肾囊肿 <2 个	每侧肾囊肿 <2 个	肾囊肿总数 <5 个

【治疗】

(一) 一般治疗

1. 饮食　低盐饮食,每日摄入钠离子 <100mmol 或 2.3g(6g 食盐)。推荐中等量[0.75~1.00g/(kg·d)]蛋白饮食。每日保证足量饮水,保持尿量 2.5~3L/d,尿液渗透压≤ 280mOsm/(kg·H_2O)。限制磷摄入≤ 800mg/d。

2. 调整生活方式　戒烟,限制饮酒,保持 BMI 20~25kg/m^2。谨慎参与剧烈接触性运动。

3. 控制高血压　血压控制目标值为 130/80mmHg。优先使用血管紧张素系统阻滞剂(RAAS 系统)。

4. 控制高血脂　优先使用他汀类药物,不耐受可换用依折麦布。

5. 控制高尿酸血症　可予以碳酸氢钠或非布司他治疗。

(二) 延缓 ADPKD 进展

精氨酸血管升压素 V_2 受体阻滞剂托伐普坦能有效抑制 ADPKD 患者肾囊肿生长,延缓肾功能恶化。推荐进展较快的成年 ADPKD 患者使用托伐普坦进行治疗。

托伐普坦治疗方法:通过超声、CT 或 MRI 测算计算身高校正总肾脏体积(ml/m)=π/6×(左肾冠状面长度+左肾矢状面长度)/2× 左肾宽度 × 左肾厚度+(右肾冠状面长度+右肾矢状面长度)/2× 右肾宽度 × 右肾厚度)/身高),根据图 2-7-1 得出梅奥分型,且 KDIGO 建议可通过总肾脏体积监测疾病进展。分型 1C、1D 和 1E 的患者,疾病进展较快,推荐使用托伐普坦进行治疗;1A 和 1B 患者不推荐使用托伐普坦进行治疗。托伐普坦分两次服用,间隔 8h 以上,起始剂量 45mg/15mg(早晨 45mg,下午 15mg),随后根据耐受情况逐步追加到 60mg/30mg 或 90/30mg,使晨尿渗透压≤ 280mOsm/(kg·H_2O)。使用托伐普坦治疗需监测肝功能,起始治疗后 2 周和 4 周各一次,以后每月 1 次,治疗 18 个月后,每 3 个月 1 次。

(三) 并发症防治

肉眼血尿和囊肿出血是 ADPKD 患者的常见并发症。多为自限性,轻症患者绝对卧床休息,多饮水(2~3L/d),大部分出血可在 2~7d 内自行停止。卧床休息不能止血时给予抗纤溶药物(如氨甲环酸等)治疗。出现发热、腹痛、血沉快、C 反应蛋白升高应考虑囊肿感染。^{18}F 标记的荧光脱氧葡萄糖 PET 检查有助于囊肿感染的诊断。致病菌以大肠埃希菌最为常见。囊肿感染的标准治疗是根据血、尿培养结果选用脂溶性抗生素(喹诺酮类、复方磺胺甲噁唑及甲硝唑等)。

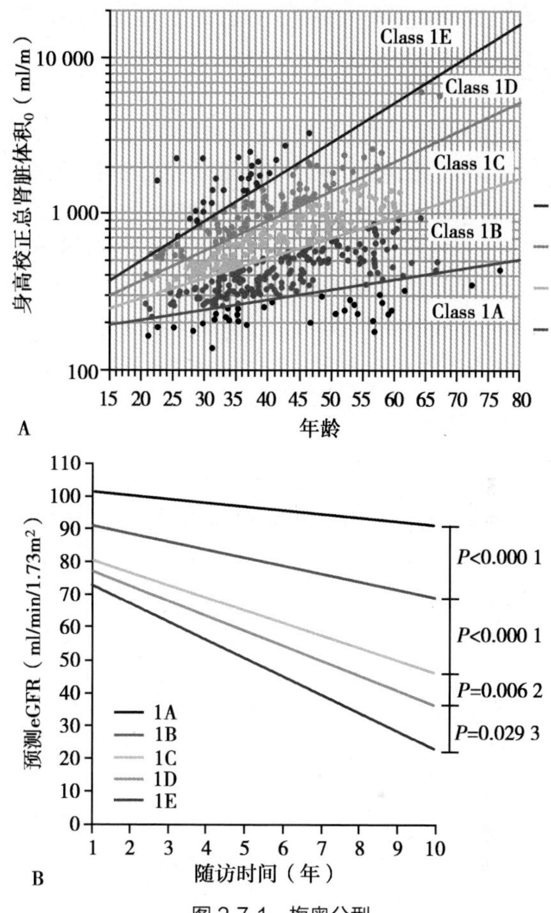

图 2-7-1 梅奥分型

HtTKV，身高校正总肾脏体积（ml/m）。1A 型 HtTKV 年增长率≦1.5%；1B 型 1.5%~3.0%；1C 型 3.0%~4.5%；1D 型 4.5%~6.0%；1E 型 >6.0%

（四）终末期肾病的治疗

ADPKD 伴终末期肾病患者肾脏替代治疗方式主要包括血液透析，腹膜透析和肾移植。

（五）生育遗传

“第三代”试管婴儿技术和胚胎植入前遗传学检测技术（PGT）可阻断 ADPKD 致病基因遗传，降低患儿出生率。是否选用，由患者自行决定。

治疗指南：KHA-CARI ADPKD 指南要点补充

1. 建议使用eGFR监测疾病进展(2B),计算使用CKD-EPI公式(2B)。

2. ADPKD患者血压应控制在130/80mmHg以下(2B);ACEI类药物作为一线药物(1B),ARB可作替代(1C)。

3. 高血脂ADPKD患者使用他汀类药物控制(1B)。

4. 怀疑伴肾结石应使用CT进行诊断(1B),鼓励患者多饮水,根据结石大小和部位可选用体外震波碎石或经皮肾镜取石(2D)。

5. 腰痛评估应包括病史、心理和体格检查(1D);非阿片类镇痛剂(如对乙酰氨基酚)可作为一线镇痛药,手术治疗包括囊肿穿刺硬化治疗、腹腔镜去顶减压术或肾脏切除术,需根据囊肿大小、数量、位置选用(2C)。

(薛 澄)

20 药物性肾损伤

肾脏是机体代谢并排出各种药物的重要器官,也是这些物质导致损伤的主要靶器官。由药物引起肾脏结构或功能新的损伤或原有肾损伤加重称为药物性肾损伤(drug induced kidney injury,DKI)。

【病因与发病机制】

引起药物性肾损伤的药物多种多样,药物性肾损伤的机制也有多种类型(表2-7-5)。根据国内外资料分析,导致肾损害的最常见药物仍为抗生素,占39%~54%,非甾体抗炎药(NSAIDs)、利尿剂、中药也很常见,占3.2%~19%。尤其需要注意的是含“马兜铃酸”的中药,流毒甚广,甚至因而衍生出“马兜铃酸肾病”这一专有名词。

表2-7-5 引起药物性肾损伤的药物

病理	机制	常见药物
血栓性微血管病	直接导致内皮损伤或血管平滑肌细胞功能障碍(血管内皮生长因子缺乏)	长春新碱、顺铂、丝裂霉素C、万古霉素、非甾体抗炎药、柔红霉素、干扰素、可卡因、海洛因等
血管炎	抗体介导或免疫介导性损伤	干扰素、奎宁、肼屈嗪、生物制剂、头孢噻肟、青霉素胺
膜性肾病	上皮下免疫复合物沉积	金制剂、非甾体抗炎药、青霉素胺
肾小球微小病变	免疫介导	金制剂、非甾体抗炎药、锂、干扰素、利福平、硫普罗宁

续表

病理	机制	常见药物
急性肾小管坏死	直接损伤肾小管细胞，肾小管上皮细胞空泡化，肾小管阻塞伴或不伴炎症	顺铂、氨基糖胺类、四环素、两性霉素 B、抗病毒药、非甾体抗炎药、碘造影剂、利福平、中药（广防己、关木通、马钱子等）
急性间质性肾炎	Ⅳ型超敏反应	青霉素、磺胺类、万古霉素、利福平、喹诺酮类、质子泵抑制剂、非甾体抗炎药

非甾体抗炎药常见的有阿司匹林、对乙酰氨基酚、布洛芬、吲哚美辛、萘普生、双水杨酸等；质子泵抑制剂常见的有奥美拉唑、兰索拉唑、泮托拉唑等。

【临床表现】

药物引起肾损伤根据时间一般可分为急性（<7d）、慢性（>90d）、亚急性（8~90d）。

1. 急性药物性肾损伤可出现急性肾衰竭的各种症状，包括乏力、食欲减退、恶心、呕吐等消化道症状，少尿、水肿等泌尿系统症状，严重者出现呼吸困难、气喘等心衰表现。

急性间质性肾炎常同时具有全身过敏表现，主要见于药物过敏引起的急性间质性肾炎，可表现为皮疹、发热及外周血嗜酸性粒细胞计数增多，部分病例还可有关节痛、淋巴结肿大等。

急性肾小管坏死典型的分少尿期、多尿期和恢复期三个阶段。少尿期主要表现为水、电解质紊乱及代谢性酸中毒，以及氮质血症及相关的各系统损伤。多尿期因大量水和电解质排出，也易出现水、电解质、酸碱平和紊乱。

2. 慢性药物性肾损伤根据药物导致肾病的机制不同而不同。

常见的慢性间质性肾炎多隐匿起病，也可为急性间质性肾炎延续而来。轻者可无任何症状。常在体格检查或因其他疾病就诊时发现贫血、高血压及轻度尿常规化验改变，重者可发现肾功能减退、肾性骨病。在病程较早期出现肾小管功能损害，可发生夜尿增多、低比重尿，尿渗透压降低，有时也可出现多饮、多尿等症状。近端小管碳酸氢根吸收障碍或远端肾小管出现尿酸化功能障碍，均可造成高氯血症性代谢性酸中毒，即肾小管酸中毒。近段肾小管功能损害，出现碳酸氢根、糖、尿酸、磷酸盐、氨基酸排出增多，表现为 Fanconi 综合征。部分远端肾小管功能障碍时造成失盐、贮钾，严重者可出现容量不足及 / 或高钾血症。

晚期肾衰竭时可出现乏力、厌食、恶心、呕吐、贫血等症状，贫血常较严重，与肾功能减退的程度不平行。

【辅助检查】

1. 急性药物性肾损伤可见血清肌酐及尿素氮升高。尿检查异常包括血尿、白细胞尿及蛋白尿(多为轻度蛋白尿，以低分子蛋白尿为主)。白细胞尿通常为无菌性白细胞尿，有时可发现嗜酸性粒细胞，偶见白细胞管型。常伴有明显肾小管功能损害，出现肾性糖尿、低渗透压尿，有时可有远端或肾小管酸中毒，偶见 Fanconi 综合征(糖尿、氨基酸尿、磷酸盐尿、尿酸尿等)。少数患者血清学检查可见 IgE 增高或抗 TBM 抗体阳性。影像学检查(B 超等)常发现患者双肾体积增大或正常。

2. 慢性药物性肾损伤早期常无明显异常，部分有小管间质损伤可出现慢性肾脏病的各种表现。尿液检查常表现为轻度蛋白尿(往往低分子蛋白尿为主)，尿沉渣中有少量白细胞，偶有红细胞和管型，尿渗透压降低，酸化功能减退。出现肾功能减退后可有肾衰竭的典型表现，如贫血、低钙高磷、PTH 升高等。

3. 肾活检对于难以确定原因的急性肾损伤可进行肾穿刺活检以明确诊断。①急性间质性肾炎典型病变为肾间质水肿，弥漫性淋巴细胞及单核细胞浸润，可伴有数量不等的嗜酸性粒细胞浸润，有时可见散在的上皮细胞性肉芽肿形成。肾小管上皮细胞呈退行性变，而肾小球及肾血管正常。免疫荧光检查一般均为阴性。②急性肾小管坏死免疫荧光为阴性，光镜下肾小管上皮细胞坏死、变性，刷状缘脱落，上皮细胞低平、管腔扩大，上皮细胞脱落至管腔，可见碎屑管型、小管基膜裸露，后期可见坏死的肾小管上皮细胞开始再生。若基膜完整，则再生的上皮细胞覆盖在基膜上，使肾小管形态恢复正常。基膜有断裂者，则上皮细胞多不能再生，由结缔组织代替。若急性肾小管坏死持续时间长可转为慢性，马兜铃酸肾病造成的急性肾小管坏死一般无再生。③慢性间质性肾炎。早期双肾大小正常，后期缩小，肾实质萎缩。光镜下弥漫慢性肾间质纤维伴炎细胞(淋巴及单核细胞)浸润，肾小管萎缩，严重时可见肾小球周纤维化及肾小球缺血性硬化。

【治疗】

1. 去除诱因，停用可疑药物。

2. 对症支持治疗。积极纠正水、电解质、酸碱失衡，当出现急性肺水肿、难以纠正的高钾血症、尿毒症脑病、严重代谢性酸中毒等情况时，应当积极、及时进行肾脏替代治疗。

3. 在急性药物性间质性肾炎早中期，可给予糖皮质激素治疗。一般可予口服泼尼松，疾病好转即逐渐减量，大多数可以应用4~6周后停用，通常不超过3个月。在肾间质病变严重、伴有肉芽肿且肾功能急剧恶化的情况下，可考虑静脉给予甲泼尼龙进行冲击治疗。

4. 慢性药物性肾损伤可根据GFR按照慢性肾脏病分期进行相应治疗。

【预后】

急性药物性肾损伤治疗及时、得力，大多数病例预后良好。肾小球滤过功能常先恢复正常，在数月内肾小管功能可逐渐恢复正常。但少数重症患者肾小球滤过功能常难以完全恢复，而转变为慢性肾衰竭。慢性药物性肾损伤难以逆转，但发展较一般肾小球疾病为慢。

（刘森炎）

21 肾小管性酸中毒

肾小管性酸中毒（renal tubular acidosis，RTA）是由于近端肾小管对碳酸氢根离子的再吸收障碍和/或远端肾小管的血液和管腔液间不能建立正常pH梯度所引起的一组临床综合征。主要表现：①代谢性高氯性酸中毒；②电解质紊乱；③骨病；④尿路症状。特发性者早期无肾小球功能障碍，多有家族史，故为先天缺陷，继发性者可见于多种肾脏或全身疾病。临床分为四型。

一、远端型肾小管性酸中毒（Ⅰ型RTA）

亦称经典型肾小管性酸中毒，主要缺陷是远端肾小管酸化功能障碍，在管腔液与管周液间不能产生与维持一个大的氢离子梯度。原发性者多为肾小管有先天功能缺陷，且常同遗传有关，呈常染色体显性遗传；继发性者可见于许多疾病，而以肾盂肾炎最常见。

【临床表现】

典型病例有高氯血症性酸中毒，由于远端肾小管排泄H^+障碍，尿NH_4^+和可滴定酸排出减少，肾小管不能将尿液酸化至pH 5.5以下，即使机体已有酸中毒时亦然。由于远端肾小管H^+-K^+交换减少，以至大量K^+丢失，Ca^{2+}、Na^+亦从尿中大量丢失，故常伴有低钾、低钠、低钙和低磷血症，低钾血症致肌无力，低钙、低磷血症引起全身骨痛、骨质疏松和骨软化症，儿童则表现为发育迟缓和佝偻病，甚至出现骨硬化。部分患者虽有肾小管酸化功能障碍，但无全身酸中毒表现，血碳酸氢盐正常，称为不完全性肾小管性酸中毒。尿检一般无异常，取患者的清晨空腹第二次尿液作pH测定，其值均>5.5。

【诊断】

高氯性代谢性酸中毒、酸中毒明显而尿pH>5.5者，应想到此病。对酸中毒程度较轻者，可作氯化铵负荷试验以进一步明确。已有酸中毒者不需做此试验,肝病患者可用氯化钙代替氯化铵做此试验。本型的酸中毒程度往往较重,而肾功能和尿常规检查一般无异常,患者多数以全身骨骼酸痛、肌肉无力和尿路结石等主诉就诊,故极易误诊为类风湿关节炎、神经系统疾病、重症肌无力或尿路结石等。

【治疗】

原发性者如能早期诊断,及时治疗,可以减少并发症,预后尚好。

1. 纠正酸中毒 根据酸中毒的程度,可予碳酸氢钠口服,每次 2~3g,每日 3 次。酸中毒严重者可先将部分碳酸氢钠由静脉输入。长期治疗者最好改用枸橼酸盐口服。

2. 补充钾盐 在开始纠正酸中毒时,特别是严重失钾或低钾危象者,常需给以补充钾盐,通常用枸橼酸钾。但不要给氯化钾,以免加重高氯性酸中毒。

3. 骨病或缺钙严重时,可给钙剂与维生素 D。但要小心,以免发生高血钙与维生素 D 中毒,还可给苯丙酸诺龙治疗骨质疏松,促进骨质生长。

二、近端型肾小管性酸中毒(Ⅱ型 RTA)

主要由于近端肾小管重吸收碳酸氢盐的功能缺陷,致使从肾小球滤过的碳酸氢盐 15% 以上不能被重吸收(正常时几乎 100% 被重吸收)所致。本型多为遗传性疾病,也可继发于药物或中毒性疾病(如过期四环素、庆大霉素、汞、镉、铅等中毒)、继发性甲状旁腺功能亢进症、多发性骨髓瘤和其他肾脏疾病(如肾淀粉样变、肾病综合征、肾移植、干燥综合征和髓质囊性病)等。

【临床表现】

常于幼儿期发病,病儿可有生长迟缓和营养障碍,多数患者随年龄增长可自行缓解。本型也有高氯性代谢性酸中毒、低血钾、低血钙和低血磷等电解质紊乱,可有骨损害和骨质疏松,而较少发生尿路结石。可同时有其他近曲小管功能障碍如糖尿、氨基酸尿和磷酸盐尿等,表现为肌肉无力、多尿、烦渴和遗尿等。当机体酸中毒明显、血浆碳酸氢盐严重降低时,肾小球滤出的碳酸氢盐随之减少,此时近曲小管就有能力将肾小球滤出的大部分碳酸氢盐重吸收,随原尿流到远端小管的碳酸氢盐亦明显减少,而远端肾小管酸化尿液的功能基本完好,故尿内可滴定酸和 NH_4^+ 排出量可正常,尿 pH 可降 <5.5。

【诊断】

有高氯性酸中毒且尿中排出的碳酸氢盐占肾小球滤出总量的 15% 或更多,即可确诊。对可疑病例可作碳酸氢盐重吸收试验,如尿 HCO_3^- 排泄率大于滤过量的 15%,则可确诊。

【治疗】

首先要治疗病因,如治疗重金属中毒或多发性骨髓瘤等。纠正酸中毒可用碳酸氢钠口服，一般每次 8~16g，每日 3 次，重症患者每天用量甚至需 75g 或更多。补碱后尿钾丢失会进一步增加，故应特别注意补钾。噻嗪类利尿剂可促进肾小管对碳酸氢盐的重吸收。有骨损害者可予维生素 D。

三、混合型肾小管性酸中毒（Ⅲ型 RTA）

本型患者远端小管和近端小管均有功能缺陷，既有建立远端小管管腔液和管周液之间悬殊的 H^+ 梯度的功能缺陷，又有近端小管重吸收碳酸氢盐的功能障碍，但因近端肾小管功能缺陷较Ⅱ型为轻，从尿中丢失的碳酸氢盐量仅为肾小球滤过总量的 3%~10%，故又称远端肾小管性酸中毒伴有碳酸氢盐丢失症。临床表现兼有Ⅰ型和Ⅱ型的特点，症状常较严重。确诊有赖于尿 pH 以及血和尿碳酸氢盐的测定。治疗原则与Ⅰ型、Ⅱ型基本相同。

四、4 型肾小管性酸中毒（Ⅳ型 RTA）

又称高钾型远端小管性酸中毒，是醛固酮不足或拮抗所致。本型多为继发性，常见原因有：①原发性醛固酮缺乏症：慢性肾上腺皮质功能低下、双侧肾上腺切除术后、遗传性醛固酮合成障碍和 21- 羟化酶缺陷等；②引起低肾素低醛固酮的疾病：如糖尿病肾病、慢性间质性肾炎、肾硬化、非类固醇类抗炎药和系统性红斑狼疮；③肾小管对醛固酮反应性低下：慢性间质性肾炎：如梗阻性肾病、镰状细胞贫血、肾移植、镇痛剂肾病；药物性肾损害：如螺内酯、氨苯蝶啶和环孢素 A 所致的肾损害等。

【临床表现】

临床特点为高氯性代谢性酸中毒、持续性高钾血症、尿排 NH_4^+ 减少、尿丢失盐及中度肾小球滤过功能损害，肾小球滤过率一般都在 25ml/min 以上，肾小球滤过功能减退与酸中毒和高钾血症的严重程度不成正比。肾丢失盐可致细胞外液量减少和低血压。尿酸化功能障碍类似Ⅱ型肾小管性酸中毒，但尿中碳酸氢盐排泄量低于肾小球滤过量的 10%，且常常小于 2%~3%，一般无糖尿、氨基酸尿和磷酸盐尿等其他近曲小管功能障碍。

【诊断】

凡高氯性代谢性酸中毒伴持续性高钾血症者不能以肾小球功能不全或其他原因解释者，应考虑到此病。病因学检查、尿 HCO_3^- 排泄量增多、尿 NH_4^+ 排出减少、血肾素和醛固酮降低均有助于确定诊断。本病易与慢性肾衰竭相混淆。

【治疗】

限制钾盐摄入，给予阳离子交换树脂降钾治疗。补充碳酸氢钠，每次 1~3g，每日 3 次；袢利尿剂有一定的治疗作用。对低肾素、低醛固酮血症者，可予盐皮质激素治疗，常用醋酸氟氢可的松口服 0.1mg/d，对醛固酮反应低下者常需较大的剂量，如 0.3~0.5mg/d。严重高钾血症危及患者生命时，应予透析治疗。

（刘森炎）

22　尿路感染

尿路感染（urinary tract infection，UTI）简称尿感，是指病原微生物在肾脏、输尿管、膀胱及尿道中生长、繁殖引起的急性或慢性感染性疾病。女性多见，尤其好发于育龄期妇女、老年女性、女婴，男性以老年男性多见。尿感可根据有无临床症状（有症状尿感和无症状尿感）、感染部位（上尿路感染、下尿路感染）、有无尿路功能或解剖的异常（复杂性尿感和非复杂性尿感）、初发还是再发而分类。

【病因与发病机制】

致病菌以革兰氏阴性杆菌居多，无尿路异常的尿感 90% 为大肠埃希菌所致，其他病原菌有变形杆菌、克雷伯菌、沙门氏菌及假单胞菌等杆菌，偶见球菌（如葡萄球菌和粪链球菌）、真菌、原虫和病毒等感染。

感染途径：①上行感染，占尿感的 95%；②血行感染，多发生于患有慢性疾病或接受免疫抑制剂治疗的患者；③直接感染；④淋巴道感染，罕见。

易感因素包括尿路梗阻、尿路畸形和结构异常、机体免疫力低下、医源性因素、神经源性膀胱、妊娠及遗传因素等。

【临床表现】

1. 泌尿系统症状　尿频、尿急、尿痛、排尿困难等，也可合并肉眼血尿，部分患者泌尿系统症状不典型或缺如。

2. 全身症状　发热、寒战、头痛、恶心呕吐、食欲不振、腰痛、下腹部痛等，下尿路感染一般不合并全身症状。慢性肾盂肾炎患者可有夜尿增多等肾小管功能异常表现，晚期出现高血压和肾功能不全等

3. 体征　可无任何体征，部分体格检查时发现肋脊角或输尿管点压痛、肾区压痛或叩击痛，可合并耻骨上方压痛。

【辅助检查】

辅助检查包括尿常规、清洁中段尿培养、血常规、肾功能及影像学检查。

尿常规中白细胞增多，常≥ 5 个 / 高倍视野，可有镜下血尿，尿蛋白少见，尿亚硝酸盐还原试验阳性，发现白细胞管型提示肾盂肾炎。清洁中段尿细菌定量培养的判断标准为：$>10^5$/ml 为阳性，$<10^4$/ml 为阴性，在两者之间应结合临床或重复培养。急性肾盂肾炎时血常规检查白细胞升高，中性粒细胞增多，核左

移，慢性肾盂肾炎肾功能受损时可出现肾小球滤过率下降、血肌酐升高等。影像学检查包括超声、腹平片、CT、静脉肾盂造影等，可发现尿路结石、梗阻、反流和畸形等。慢性肾盂肾炎患者静脉肾盂造影可见肾盂、肾盏变形、皮质瘢痕形成或肾脏缩小。

【诊断】

有尿感的症状和体征，如尿路刺激征（尿频、尿急、尿痛），耻骨上方疼痛或压痛，发热，腰部疼痛或叩击痛等，尿细菌培养菌落数 ≥ 10^5/ml，即可诊断尿路感染（图 2-7-2）。对于留置导尿管的患者，如出现典型的尿感症状或体征，尿细菌培养菌落数 ≥ 10^3/ml 时，应考虑导管相关性尿路感染的诊断。对确定为尿感者，应进一步区分是上尿路感染或下尿路感染。有下列表现者常为上尿路感染：①发热、畏寒等全身表现；②尿沉渣中有白细胞管型；③尿细菌抗体包裹试验阳性；④单剂或 3 日疗法失败者，或停药后 1 个月以内复发者；⑤复杂性尿路感染；⑥尿 β_2 微球蛋白含量升高。

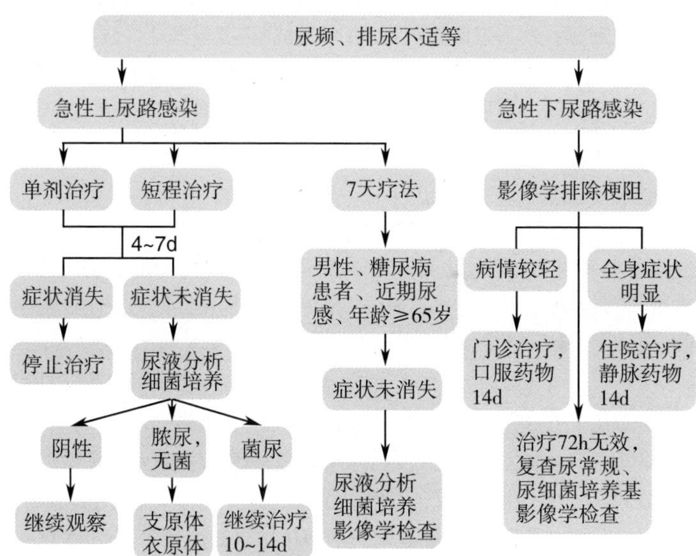

图 2-7-2 非复杂性尿路感染治疗流程

【治疗】

治疗目标是以低廉的费用、尽可能小的副作用和尽量避免细菌耐药来获得最佳治疗效果，同时预防或治疗败血症，减轻全身或局部症状，清除隐藏在生殖道和肠道内的病原体，防止尿感的反复发作。

(一) 一般治疗

急性期注意休息，多饮水、勤排尿、碱化尿液。

(二) 抗菌药物的应用

用药原则：①根据尿感部位、是否存在复杂尿感因素选择抗生素的种类、剂量及疗程；②根据药敏试验结果选择抗生素，经验性治疗宜优先选用对革兰氏阴性杆菌有效的抗生素；③尿和肾内浓度高；④肾毒性小、副作用少；⑤单一药物治疗失败、严重感染、混合感染、耐药菌株出现时应联合用药。

1. 非复杂性尿感　急性膀胱炎可采用单剂、3 天或 7 天疗法，常用药物有磺胺类、呋喃妥因、青霉素类、头孢菌素类、喹诺酮类等。单剂疗法与 3 天疗法的适应证、禁忌证、用药种类和随访方法相似，治疗后 4~7d 复查，如无症状且尿培养阴性，则无须继续治疗。糖尿病、症状超过 7d、近期曾有尿感或年龄超过 65 岁的急性膀胱炎患者，应予 7 天疗法。

急性肾盂肾炎病情较轻者可在门诊口服药物治疗，可选用氟喹诺酮类、头孢菌素类、青霉素类等，疗程 14d。全身中毒症状明显者宜住院静脉给药，热退(通常需 48~72h)后，改为口服给药(如有药敏试验，可根据结果调整用药)，总疗程 14d。治疗 72h 无效，复查尿常规、尿细菌培养基影像学检查。

2. 复杂性尿感　根据基础疾病、感染部位、细菌种类、疾病严重程度个体化治疗，经验性治疗 48~72h 后应进行评估，尽量根据药敏结果选择用药。同时积极治疗基础疾病。

3. 反复发作尿感　复发性尿感是指 6 个月内反复尿感≥ 2 次，或 12 个月内反复尿感≥ 3 次。为了优化复发性尿感的预防性抗生素使用，临床优化研究所(NICE)联合英国公共卫生部(PHE)共同发布了复发性尿感预防性抗生素使用指南。

(崔琳琳)

2018NICE/PHE 指南：复发性尿路感染的抗生素预防

1. 非妊娠妇女复发性尿感，仅在行为治疗、阴道雌激素治疗无效或不适合时，方可尝试预防性抗生素治疗。

2. 非妊娠妇女复发性尿感，在确定当前尿感已被治愈后，方可考虑在明确的感染促发点(如性交)，给予单剂预防性抗生素治疗。

3. 非妊娠妇女复发性尿感，若单剂预防性抗生素治疗无效，或无明确的感染促发点，在确定当前尿感已被治愈后，可考虑尝试每日预防性抗生素治疗。

4. 妊娠女性及男性复发性尿感，若单一行为治疗无效，或不适合行为治疗，在确定当前尿感已被治愈后，可在专业建议下考虑尝试每日预防性抗生素治疗。

5. 16岁以下青少年及儿童复发性尿感，若单一行为治疗无效，或不适合行为治疗，在确定当前尿感已被治愈后，可在专业建议下考虑尝试每日预防性抗生素治疗（表2-7-6、表2-7-7）。

表2-7-6　16岁及以上复发性尿路感染预防性抗生素治疗推荐

预防性抗生素	剂量
首选抗生素	
甲氧苄啶	暴露于促发点后200mg单剂，或100mg每晚
呋喃妥因[GFR≥45ml/(1.73m²·min)]	暴露于促发点后100mg单剂，或50~100mg每晚
次选抗生素	
阿莫西林	暴露于促发点后500mg单剂，或2 500mg每晚
头孢氨苄	暴露于促发点后500mg单剂，或125mg每晚

表2-7-7　16岁以下青少年及儿童复发性尿路感染预防性抗生素治疗推荐

预防性抗生素	剂量
3个月以下儿童，转诊至儿科就诊	
3个月及以上儿童，仅在儿科医师指导下进行治疗	
甲氧苄啶	3~5个月，2mg/kg每晚（最大单次剂量100mg）或12.5mg每晚；6个月~5岁，2mg/kg每晚（最大单次剂量100mg）或25mg每晚；6~11岁，2mg/kg每晚（最大单次剂量100mg）或50mg每晚；12~15岁，100mg每晚
呋喃妥因	3个月~11岁，1mg/kg每晚；12~15岁，50~100mg每晚
头孢氨苄	3个月~15岁，12.5mg/kg每晚（最大单次剂量125mg）
阿莫西林	3~11个月，62.5mg每晚；1~4岁，125mg每晚；5~15岁，250mg每晚

23　慢性肾衰竭

慢性肾衰竭（chronic renal failure，CRF）是指各种慢性肾脏病引起的肾小球滤过率（GFR）严重下降及与此相关的代谢紊乱和全身各系统受累为主要表现的临床综合征。慢性肾脏病（chronic kidney disease，CKD）定义为有肾损伤或GFR<60ml/（min·1.73m²）大于3个月；肾损伤定义为病理异常或存在检测

指标异常，包括血液、尿液异常，影像学检查异常。CKD 涵盖了疾病的整个发展过程，而 CRF 代表了 CKD 的失代偿阶段，是 CKD 持续进展的结果。

【病因与发病机制】

慢性肾小球肾炎是我国 CRF 的首要病因，糖尿病肾病、肾小动脉硬化等代谢性疾病导致的 CRF 有逐年增高的趋势。另有部分 CKD 患者起病隐匿，直到 CRF 晚期才就诊，此时双肾往往已经萎缩，很难确定其病因。

发病机制未明，主要学说有肾单位高滤过和高代谢、健存肾单位、矫枉过正、脂代谢紊乱、尿毒症毒素等。

【临床表现】

主要表现为水、电解质和酸碱平衡紊乱以及代谢产物蓄积，可累及全身各脏器和组织。

1. 胃肠道表现 是尿毒症最早和最常见症状，患者可有厌食、腹部不适、恶心、呕吐、腹泻、舌炎、口腔黏膜糜烂、口腔臭味，甚至有消化道大出血。

2. 精神、神经系统表现 精神萎靡、疲乏、头晕、头痛、记忆力减退、失眠、四肢发麻、手足灼痛和皮肤瘙痒，甚至下肢不适难忍，需经常走动，称为“不安腿”综合征。晚期可出现嗜睡、烦躁、精神错乱、肌震颤、抽搐、癫痫或昏迷。

3. 心血管系统表现 高血压相当常见，约 80% 是容量依赖性的。因水钠潴留、高血压、贫血及代谢产物滞留等引起心脏肥厚、心脏扩大和心力衰竭。合并尿毒症性心包炎时有心前区痛和心包摩擦音。心包积液达 500ml 时有心脏压塞症状。

4. 造血系统表现 不同程度贫血；因血小板功能减退和凝血机制障碍致出血倾向；白细胞功能减退。

5. 呼吸系统表现 尿毒症性支气管炎、肺炎或胸膜炎等。

6. 皮肤表现 皮肤瘙痒、晦暗、苍白、干燥或色素沉着，头发稀少无光泽。

7. 水、电解质和酸碱失衡 代谢性酸中毒；多尿、夜尿、等渗尿、少尿、无尿；脱水或水肿；易有低钠血症或钠潴留、低血钙和高血磷、高血钾和高镁血症等。

8. 代谢紊乱 如营养不良、糖耐量降低和高脂血症等。

9. 肾性骨病 骨痛、纤维性骨炎、病理性骨折、骨软化等。

10. 继发感染 尿毒症患者体液和细胞免疫功能均低下，易发生各种感染。

【辅助检查】

根据不同病因进行相关的检验检查。可根据 CKD-EPI 等公式计算，评估

GFR的下降程度。肾脏B超明确肾脏大小及肾实质改变。同位素肾图可用于评估两侧的分肾功能。血常规、电解质、甲状旁腺素、脑钠肽水平等可用于评估是否存在贫血、电解质紊乱、肾性骨病以及心衰等并发症。如有条件，可行肾活检明确导致CRF的基础病因。

【诊断】

2013年KDIGO制定的CKD指南中，推荐用GFR估算公式作为最初评估(表2-7-8、表2-7-9)。

表2-7-8 慢性肾脏病基于GFR的分期

分期	描述	GFR [ml/(min·1.73m^2)]
G1	正常或升高	≥ 90
G2	轻度下降	60~89
G3a	轻度到中度下降	45~59
G3b	轻度到重度下降	30~44
G4	重度下降	15~29
G5	肾衰竭	<15

表2-7-9 慢性肾脏病基于蛋白尿的分期

分期	尿白蛋白排泄率(AER,mg/24h)	尿白蛋白肌酐比值(ACR)		描述
		mg/mmol	mg/g	
A1	<30	<3	<30	正常到轻度增加
A2	30~300	3~30	30~300	中度增加
A3	>300	>30	>300	中度到重度增加

1. 依据肾脏病史、症状、体征及实验室检查可作出诊断。因腹痛、腹泻或消化道大出血就诊者易被误诊为消化道疾病或肿瘤等，以贫血、精神神经症状为主者，亦常被误诊。

2. 寻找有无可逆性因素　寻找有无加重肾脏损害的可逆因素，如外伤、感染、脱水、呕吐、腹泻、发热、心衰、食物中毒等。

3. 原发病的诊断可根据病史、临床表现、尿液改变及辅助检查等进行综合分析。但如已至尿毒症晚期，某些原发病较难鉴别，这时应按尿毒症的原则进行必要的处理，待症状好转，原发病的特点也可能有所表现。

【治疗】

1. 一般治疗　在慢性肾脏病3~4期，应积极治疗原发病，避免受凉、受湿和过劳，禁用损害肾脏的药物，并给予良好的医疗监护，防止发展为尿毒症。

2. 去除诱发因素　寻找并祛除诱发因素，以使尿毒症症状明显好转。常见诱因有感染、急性呕吐、腹泻、发热、水和电解质紊乱以及应用肾毒性药物等。

3. 营养疗法　对氮质血症和未透析的患者应给优质低蛋白饮食：每天蛋白质摄入量0.4~0.6g/kg，并以高生物价蛋白为主。最好加用必需氨基酸或α-酮酸，可避免或减少负氮平衡，并可增加体内氨的利用。应给予足量碳水化合物以保证所需热卡，一般每天给予35kcal/kg。应限制磷的摄入。尿量少、有水肿和高血压者应限钠、限水。

4. 防治酸碱、水电解质紊乱　轻度酸中毒者可予碳酸氢钠口服；每次1~2g，每日3次。二氧化碳结合率<13mmol/L者，应静脉补碱，一般将血碳酸氢钠浓度提高到18~20mmol/L即可。对脱水或低钠血症者，补液不能过多、过快。终末期肾衰竭患者每天摄钾量宜在2g以内，以免发生高钾血症，而食欲差、应用排钾利尿剂者则可能发生低血钾。

5. 控制高血压　降压不宜过快、过低，以免肾灌注过度减少而使肾功能进一步恶化，将血压降至130/80mmHg为宜。应限盐，少尿者应限制水的摄入。常用降血压药有ACEI、ARB和钙通道阻滞剂。ACEI/ARB适用于血肌酐≤264~440μmol者或已行肾脏替代治疗者。在开始使用时，需要监测血钾和血清肌酐，防止高血钾，如血清肌酐超过基础值30%以上，应停药。根据患者水肿和肾功能状况选用利尿剂，eGFR>30ml/(1.73m^2·min)，选用噻嗪类利尿剂，反之应选用呋塞米等强利尿剂。

6. 防治肾性骨病　控制血磷药物包括含钙和不含钙磷结合剂，前者包括碳酸钙和醋酸钙，后者包括司维拉姆和碳酸镧，每日随餐服用。口服骨化三醇或维生素D类似物以及拟钙剂（如西那卡塞），或者两者联合使用治疗继发性甲状旁腺功能亢进（SHPT），具体方法可按照2017年KDIGO CKD-MBD指南或2005年中华医学会肾脏病分会颁布的活性维生素D合理应用的共识进行。如口服药物疗效不佳且甲状旁腺已形成腺瘤者可行甲状旁腺次全切除术或全切加前臂种植术。

7. 贫血　可选用人基因重组促红细胞生成素2 000~3 000U，皮下注射，每周2~3次，此过程中要注意口服或静脉补充铁剂，治疗目标是使血红蛋白达到110~120g/L，不超过130g/L。

8. 增加尿毒症毒素从肠道排泄　可口服大黄制剂或活性炭制剂，阻止毒素从肠道吸收，促进排泄。

9. 其他　GFR<10~15ml/($1.73m^2$·min)的患者，应予肾脏替代治疗。

（许 晶）

24　急性肾损伤

急性肾损伤(acute kidney injury，AKI)指各种病因引起短时间内肾功能快速减退而导致的临床综合征。表现为肾小球滤过率下降，伴有氮质产物潴留，水、电解质和酸碱平衡紊乱，重者出现多系统并发症。

【病因与病理】

AKI病因众多，根据病因发生的解剖位置可分为肾前性、肾性和肾后性。肾前性AKI指各种原因引起肾实质血流灌注减少，导致肾小球滤过率下降。肾性AKI指出现肾实质损伤，以肾缺血和肾毒性药物或毒素导致的急性肾小管坏死(ATN)最为常见，还包括急性间质性肾炎(AIN)、肾小球疾病和肾血管疾病等。肾后性AKI系急性尿路梗阻所致。其中从肾前性AKI进展至缺血性ATN一般经历4个阶段：起始期、进展期、持续期和恢复期。

病理改变因病因和病变程度不同，可有显著差异。肉眼见肾脏增大、质软，剖面可见髓质呈暗红色、皮质肿胀，因缺血而苍白。典型缺血性ATN光镜检查见肾小管上皮细胞片状和灶性坏死，从基膜上脱落，造成肾小管腔管型堵塞。肾性AKI形态学变化最明显的部位在近端肾小管曲部和直部，肾小管细胞坏死不如缺血性ATN明显。AIN病理特征是间质炎症细胞浸润，嗜酸性粒细胞浸润是药物所致AIN的重要病理学特征。

【临床表现】

AKI的临床表现差异大，与病因及所处临床分期不同相关。明显的症状常出现于肾功能严重减退时，常见症状包括乏力、食欲减退、恶心、呕吐、尿量减少和尿色加深，容量过多时可出现急性左心衰竭。

【辅助检查】

辅助检查包括血液检查，可有贫血、肌酐和尿素氮进行性上升，血钾升高，血pH和碳酸氢根离子浓度降低，血钙降低，血磷升高。不同病因所致AKI的尿检异常相差甚大。尿路超声显像有助于鉴别尿路梗阻及慢性肾脏病。CT血管造影、MRI或放射性核素检查对了解血管病变有帮助。在排除了肾前性及肾后性病因后，拟诊肾性AKI但不能明确病因者，均有肾活检指征。

【诊断】

根据最新KDIGO AKI临床实践指南，符合以下情况之一者即可临床诊断

AKI：① 48h 内 Scr 升高≥ 0.3mg/dl（≥ 26.5μmol/L）；②确认或推测 7d 内 Scr 较基础值升高≥ 50%；③持续 6h 尿量 <0.5ml/（kg·h）。具体分期如表 2-7-10。

表 2-7-10 急性肾损伤的定义和分期

分期	血清肌酐标准	尿量标准
1 期	基础值 1.5~1.9 倍，绝对值升高≥ 0.3mg/dl（≥ 26.5μmol/L）	<0.5ml/（kg·h）（≥ 6h，但 <12h）
2 期	基础值 2.0~2.9 倍	<0.5ml/（kg·h）（≥ 12h，但 <24h）
3 期	基础值的 3.0 倍，或 Scr 升高至≥ 4.0mg/dl（≥ 353.6μmol/L）或开始时肾脏透析治疗或 <18 岁患者，eGFR 下降至 <35ml/（min·1.73m^2）	<0.3ml/（kg·h）（≥ 24h）或无尿≥ 12h

详细询问病史和体格检查有助于寻找 AKI 可能的病因。先筛查肾前性和肾后性因素，在评估可能的肾性 AKI 病因。明确是肾性 AKI 后，尚应鉴别是肾小管 - 间质病变或肾小球、肾血管病变。

【治疗】

总体治疗原则：尽早识别并纠正可逆病因，及时采取干预措施，避免肾脏受到进一步损伤，维持水电解质和酸碱平衡，适当营养支持，积极防治并发症，适时进行肾脏替代治疗。

1. 去除诱因 控制感染、纠正容量不足、停用肾毒性药物、尽早解除尿路梗阻等。

2. 对症支持治疗 优先选择肠内营养，不能口服者需静脉营养。总能量摄入为 20~30kcal/（kg·d），高分解代谢、接受肾脏替代治疗、连续性肾脏替代治疗者蛋白质或氨基酸摄入量酌情增加。观察每天出入液量和体重变化，每日大致的进液量，可按前一日尿量加 500ml 计算。

（1）并发症治疗：密切随访肾功能和血电解质变化。高钾血症是 AKI 的主要死因之一，降钾治疗包括：①停用一切含钾药物和 / 或食物；② 10% 葡萄糖酸钙对抗钾离子心肌毒性；③葡萄糖联合胰岛素转移钾至细胞内；④离子交换树脂、利尿剂以及急诊透析清除钾。

（2）及时纠正代谢性酸中毒：可选用 5% 碳酸氢钠 125~250ml 静滴。

（3）AKI 心力衰竭患者对利尿剂、洋地黄制剂反应差。药物治疗多以扩血管为主，减轻心脏前负荷。

（4）感染是 AKI 常见并发症，应尽早使用抗生素。根据细菌培养和药物敏感试验选用对肾脏无毒或低毒药物，按肌酐清除率调整用药剂量。

3. 肾脏替代治疗（RRT）

（1）开始 RRT 时机：单纯 AKI 患者达 AKI 3 期；重症患者达 AKI 2 期，即可行 RRT。对于脓毒血症、急性重症胰腺炎、急性呼吸窘迫综合征、多脏器功能不全等危重病患者应及早开始 RRT。如导致 AKI 的基础疾病改善或者肾功能有恢复的早期迹象可暂缓 RRT。

（2）紧急 RRT 指征：严重并发症，经药物治疗等不能有效控制者。①容量过多：如急性心力衰竭；②电解质紊乱：如高钾血症（血钾 >6.5mmol/L）；③代谢性酸中毒：血气分析 pH<7.15。

（3）治疗模式：①间断血液透析（IHD），适于存在高分解代谢、血流动力学尚稳定的患者；②腹膜透析（PD），适于无高分解代谢、无严重容量超负荷、血流动力学不稳定、血管通路建立困难、全身抗凝禁忌、老年及小儿患者以及无血液透析设备的单位；③连续性肾脏替代治疗（CRRT），适于血流动力学不稳定、需要大量清除液体、脓毒症、颅内损伤、多器官衰竭等需要清除大量炎症介质的患者。

（4）结束 RRT 时机：临床情况改善和尿量增加可暂停 RRT 以观察 AKI 是否好转，如肾功能恶化，则继续进行 RRT。

【其他】

AKI 预后与病因及并发症严重程度相关。肾前性因素导致的 AKI，如能早期诊断和治疗，肾功能多可恢复至基础水平。肾后性 AKI 如果能及时解除梗阻，肾功能也大多恢复良好。肾性 AKI 预后存在较大差异。部分 AKI 患者肾功能不能完全恢复。慢性肾脏病患者 AKI 后，肾功能常不能恢复至基线水平，加速进入终末期肾病阶段。

（阮梦娜　许 晶）

第八节　风湿性疾病

1　风湿热

风湿热（rheumatic fever，RF）是 A 组乙型溶血性链球菌（group A streptococcus，GAS）感染后引起的一种反复发作的急性或慢性全身性结缔组织炎症。多发于冬春阴雨季节，寒冷和潮湿是重要的诱因。任何年龄均可发病，最常见的是 5~15 岁的儿童和青少年。风湿热引起的全身症状并非 GAS 直接感染所致，而是 GAS 细胞壁中的 M 蛋白与人体内多部位的组织存在同源性，GAS 感染后启动全身免疫反应，引起一系列临床表现。

【临床关键点】

1. 由 GAS 感染后启动全身免疫反应所致。

2. 临床表现主要为关节炎、心脏炎、环形红斑、皮下结节和舞蹈病等，严重的并发症是风湿性心脏病。

3. 结合临床表现、抗链球菌溶血素 O（anti streptolysin，ASO）、急性时相反应物、心电图、咽拭子培养等可辅助诊断。

4. 治疗上以清除 GAS 感染灶为主要目标，首选苄星青霉素。同时还要注意预防风湿热的复发和风湿性心脏病的发生。

【临床表现】

常有上呼吸道链球菌感染表现，如发热、咽痛、咽喉炎等，1~6 周后出现下列典型症状。

1. 关节炎最常见，呈游走性、多发性关节炎。通常 2 周内消退，不留畸形。

2. 心脏炎表现多样，可有窦性心动过速、瓣膜炎、心包炎或累及传导系统，严重时可出现充血性心力衰竭。

3. 环形红斑出现在四肢近端或躯干，淡红色环状红晕，中央苍白，时隐时现。

4. 皮下结节为稍硬无痛性小结节，位于关节伸侧的皮下组织。

5. 舞蹈病常发生于儿童，表现为无目的、不自主的躯干或肢体动作。

【辅助检查】

1. 细菌学指标　咽拭子培养阳性率 20%~25%；抗 DNA 酶 -B 阳性率 80% 以上。

2. 炎症指标　80% 的急性期患者血沉（ESR）、CRP 升高。

3. 免疫学指标　ASO 升高，免疫球蛋白、补体可增高。抗心肌抗体可阳性。

4. 心电图　有窦性心动过速、PR 间期延长和各种心律失常等改变。

5. 心脏彩超　可发现早期、轻症心脏炎以及亚临床型心脏炎。

【诊断】

主要依靠临床表现，辅以实验室检查，按修订 Jones 诊断标准，凡具备以下两项主要条件或一项主要条件伴两项次要条件，同时新近有溶血性链球菌感染的证据可诊断为风湿热（表 2-8-1）。

表 2-8-1　Jones（1992 年）修订标准

主要表现	次要表现	前驱链球菌感染证据
心脏炎	关节痛	咽拭子培养阳性
多关节炎	发热	ASO 升高
舞蹈病	急性反应物（ESR、CRP）升高	其他链球菌抗体升高
环形红斑	PR 间期延长	
皮下结节		

【治疗】

目标：缓解急性期症状；清除 GAS；预防 GAS 的再次感染和心脏炎的发生（表 2-8-2）。

表 2-8-2　风湿热的治疗

一般治疗	适当休息，避免劳累和受刺激，有心脏炎应卧床休息
清除感染灶	首选苄星青霉素，体重 <27kg，60 万 U，体重 >27kg，120 万 U 肌注，1 次 /d，连用 2~4 周。疗程如青霉素过敏，可改用头孢菌素或大环内酯类
抗风湿治疗	单纯关节受累：首选非甾体抗炎药，常用阿司匹林，成人 3~4g/d，儿童 80~100mg/（kg·d），分 3~4 次口服，疗程 6~8 周。 有心脏炎患者：常用泼尼松，开始剂量成人 30~40mg/d，小儿 1~1.5mg/kg·d，分 3~4 次口服。病情缓解后减量至 10~15mg/d。疗程至少 12 周，病情迁延可延长至半年或 1 年以上
预防发作	初发预防：拟诊上呼吸道链球菌感染者，为避免诱发 RF，给予青霉素或其他抗生素治疗，疗程 5d。 再发预防：对已有 RF 史或已患风湿性心脏病持续应用有效抗生素，避免 GAS 侵入而诱发 RF 再发

【预后】

约 70% 的急性风湿热患者在 2~3 个月可以恢复。急性期心脏受累者，如不及时治疗，可发生心脏瓣膜病。预后取决于初次发病后有无复发，复发的次数越多出现瓣膜病的概率越高，受累程度越重。

（吴　歆　叶玲英）

2　类风湿关节炎

类风湿关节炎（rheumatoid arthritis，RA）是一种常见的慢性、对称性、系统性自身免疫病，临床主要表现为外周对称性的小关节受累。可发生于任何年龄的患者，发病高峰年龄多在 40~50 岁，男女之比约为 1∶3。

【病因】

确切病因不明。病理基础为持续性的滑膜炎，含有滑膜结构的动关节均可受累，因解剖部位和关节功能不同而有不同的临床表现。

【临床表现】

1. 关节炎表现　任何关节均可受累，近端指(趾)间关节、掌指关节及腕关节是最常见的受累部位，膝、踝、肘、颞颌关节等关节亦可受累。多数以关节疼痛和关节晨僵而起病，少数以急性关节炎开始。受累关节多呈对称性关节肿胀、触痛、僵硬、活动受限，经多次缓解和复发交替发作，可发生关节屈曲畸形、不全脱位及关节强直。关节附近肌肉可有萎缩，皮肤平滑、发亮、萎缩等。

2. 关节外表现　20%~30% 患者可出现皮肤或内脏的类风湿结节，是 RA 活动的标志，多出现于关节隆突部，如肘关节鹰嘴突，腕、指伸侧。肺间质病变较为多见，晚期可出现肺间质纤维化，胸膜、肺受累出现胸腔积液、肺部感染等。此外，尚可有周围神经病变、淋巴结肿大、皮肤慢性溃疡、心包炎、心肌炎、继发性干燥综合征等(图 2-8-1)。

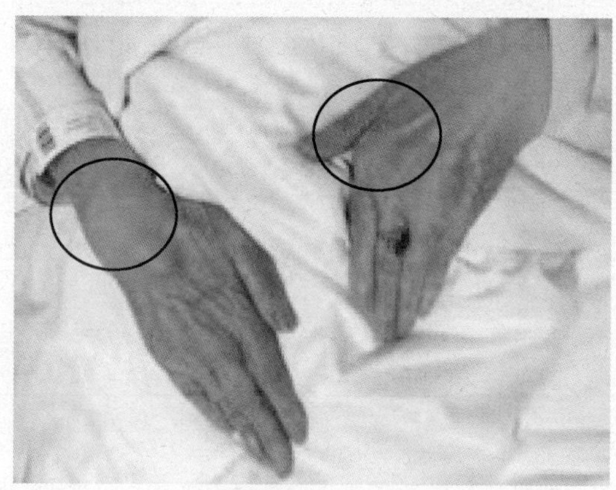

图 2-8-1　类风湿关节炎患者双手畸形(文末彩图)

【辅助检查】

1. 一般项目 16%~65% 有小细胞低色素贫血，ESR 加快、CRP 增高多见于疾病活动期。

2. 免疫学检查 80% 病例血清类风湿因子(rheumatoid factor，RF)阳性，持续高效价的 RF 常提示预后不良。RF 阴性不能除外本病，20%~60% 病例血清抗核抗体阳性。近年来,抗环瓜氨酸蛋白抗体(anti-cyclic citrullinated peptide antibody, anti-CCP)对 RA 诊断的敏感性和特异性均较好,且与 RA 的不良预后相关。

3. 滑液检查　常为草黄色不透明的浆液,黏性低,白细胞计数(5.0~6.0)× 10^9/L,中性粒细胞占 75% 左右,培养无细菌。

4. 影像学检查　X 线对本病诊断意义甚大,早期表现不典型,稍晚期由于关节面软骨破坏,呈关节面不规则及关节间隙变窄,关节边缘有骨质破坏,晚期可有关节半脱位或骨性强直。MRI 具有良好的组织分辨率,可显示滑膜增厚、血管翳形成、骨髓水肿、骨皮质下强化和囊变、骨侵蚀,对 RA 早期诊断极有意义。高分辨率组织多普勒超声可很好的全面显示关节病变,具有非侵蚀性、便携性、费用低和无电离辐射等优势,可用于评估病情活动。

【诊断】

(一) 诊断标准(表 2-8-3、表 2-8-4)

表 2-8-3　1987 年美国风湿病学会(ACR)修订的 RA 分类标准

1. 晨僵　关节及其周围的僵硬感,在获得最大改善前至少持续 1h(≥ 6 周)
2. 至少 3 个以上关节部位的关节炎　医生观察到至少 3 个以上关节区(有 14 个关节区可能累及:双侧近端指间关节、掌指关节及腕、肘、膝、踝及跖趾关节)同时有软组织肿胀或积液(不是单纯骨性肥大)(≥ 6 周)
3. 手部关节的关节炎　腕、掌指或近端指间关节至少 1 处关节肿胀(≥ 6 周)
4. 对称性关节炎　身体双侧相同关节区同时受累(近端指间关节、掌指关节及跖趾关节受累时,不一定完全对称)(≥ 6 周)
5. 类风湿结节　医生观察到在关节伸侧、关节周围或骨突出部位的皮下结节;
6. RF 阳性　所用方法检测血清类风湿因子在正常人群中的阳性率小于 5%
7. 放射学改变　在手和腕有典型的类风湿关节炎放射学改变,包括骨质侵蚀或受累关节及其邻近部位有明确的骨质疏松

注:符合以上 7 项中 4 项或 4 项以上者可分类为 RA。

表 2-8-4　2010 年 ACR 及欧洲抗风湿联盟(EULAR)分类标准

受累关节情况	受累关节数	得分(0~5 分)
中大关节	1	0
	2~10	1

续表

受累关节情况	受累关节数	得分(0~5 分)
小关节	1~3	2
	4~10	3
至少 1 个为小关节	>10	5
血清学		得分(0~1 分)
RF 或抗 CCP 抗体均阴性		0
RF 或抗 CCP 抗体至少 1 项低效价阳性		
RF 或抗 CCP 抗体至少 1 项高效价(> 正常上限 3 倍)阳性		
滑膜炎持续时间		得分(0~1 分)
<6 周		0
>6 周		1
急性时相反应物		得分(0~1 分)
CRP 或 ESR 均正常		0
CRP 或 ESR 增高		1

注: 确认标准: 上述各项累计得分≥ 6 分可诊断 RA; 受累关节数: 指有肿胀和压痛的关节的个数,但不包括远端指间关节、第 1 腕掌关节和第一跖趾关节; 中大关节: 指肩、肘、髋、膝、踝关节; 小关节: 指第 2~5 跖趾关节、掌指关节、近端指间关节、第一指间关节和腕关节; 高效价: 指效价达正常上限 3 倍或以上。

(二) 鉴别诊断

诊断 RA 时,应注意与骨关节炎、痛风性关节炎、银屑病关节炎、系统性红斑狼疮、干燥综合征及硬皮病等其他结缔组织病所致的关节炎,以及非风湿性疾病所致的多关节炎,如感染、副肿瘤综合征等进行鉴别。

【治疗】

目前尚无特效的治疗方法,治疗目的在于: ①控制关节及其他组织的炎症,缓解症状; ②保持关节功能和防止畸形。

(一) 一般处理

有发热及关节肿痛者宜卧床休息,受累关节的休息可使用夹板辅助。急性期症状消退后,应早期有规律地作主动或被动的关节锻炼。

（二）药物治疗

1. 非甾体抗炎药（nonsteroidal anti inflammatory drug，NSAIDs）　通过抑制环氧化酶活性、减少前列腺素合成起到抗炎、镇痛作用。主要不良反应为胃肠道和肾损伤。常用药物：吲哚美辛 25~50mg，每日 3 次；双氯芬酸 75mg，每日 1~2 次；尼美舒利 100mg，每日 1~2 次；美洛昔康 7.5~15mg，每日 1 次。其他如舒林酸、布洛芬、塞来昔布、依托考昔等。NSAIDs 不能控制病情发展，应与改善病情药合用。

2. 抗风湿改善病情药（disease modifying antirtheumatic drugs，DMARDs）

（1）氯喹和羟氯喹（HCQ）：该类药物可抑制淋巴和成纤维细胞增殖，稳定溶酶体膜，氯喹 4mg/（kg·d），羟氯喹 6mg/（kg·d）。若服用 4~6 个月无效者，应停用。主要不良反应为视网膜炎和心律失常。

（2）柳氮磺胺吡啶（SASP）：1~2g/d，主要不良反应为白细胞或血小板降低。

（3）细胞毒药物：甲氨蝶呤（MTX），从低剂量（7.5~10mg）开始使用，每周一次，最大剂量每周不超过 30mg，用药 4~12 周后起效。主要不良反应为胃肠道、骨髓抑制、口腔炎、肝功能损害、皮疹等。其他如来氟米特（LEF）、环磷酰胺（CTX）、硫唑嘌呤（AZA）、环孢素（CsA）等。

（4）生物制剂：是目前积极有效控制炎症的药物，可减少骨破坏，减少激素用量。治疗 RA 的生物制剂包括肿瘤坏死因子（TNF-α）阻滞剂、白细胞介素（IL）-1 阻滞剂、IL-6 阻滞剂、抗 CD20 单抗及 T 细胞共刺激信号抑制剂等。

（5）其他：如青霉胺、雷公藤、青风藤、白芍总苷等，对缓解关节肿痛、晨僵有确切疗效，但远期保护作用有待观察。

3. 糖皮质激素　主要用于急性活动期有全身性表现并对一般药物无效者。剂量不宜大，每日 10~15mg，症状不缓解时适当加量，达到控制症状的目的即可。病情缓解后缓慢减药，以 5~7.5mg/d 维持。仅有个别大关节症状明显时，可采用关节腔内局部注射。

（三）外科手术

个别关节对各种疗法无效时，可行滑膜切除术。病情已稳定，关节畸形显著、功能受限明显者，可施行手术矫正畸形。

【预后】

近十年来，随着 DMARDs 的早期联合应用、对关节外病变的治疗以及新疗法的不断出现，使 RA 的预后已有明显改善。大多数 RA 患者的病情可得到很好的控制，甚至完全缓解。此外，患者的受教育程度也与预后有关。RA 晚期、重症或长期卧床患者，因合并感染、消化道出血、心肺或肾脏病变等可危及生命。

（吴歆　殷健　李婷）

3 强直性脊柱炎

强直性脊柱炎(ankylosing spondylitis,AS)是一种病因不明的、以骶髂关节及脊柱中轴关节受累的慢性自身炎症性疾病,严重者可发生椎间盘纤维化及其附近韧带钙化和骨性强直,其特征性病理表现包括中轴关节炎、外周大关节炎以及伴有软骨下骨髓炎的附着点炎。本病具有明显的家族遗传倾向,男性发病明显高于女性,(2~3)∶1,发病高峰年龄为20~30岁。

【病因】

目前AS确切的发病机制尚不明确,但人类白细胞抗原(HLA)B27与AS发病高度相关,在已发现的众多HLA-B27亚型中,中国人最常见的亚型为HLA-B2704。也有学者认为AS与类杆菌细菌、衣原体、支原体等某些肠道病原菌感染有关,激发了机体的炎症和免疫应答而致病(图2-8-2)。

【临床表现】

1. 中轴关节症状 炎性腰背痛是AS最典型和常见的表现,疼痛常位于骶髂关节处或臀部。肌腱附着点病变如足跟痛、足底痛、胫骨结节等部位疼痛;胸廓受累,出现胸痛、胸廓扩张受限(表2-8-5)。

表2-8-5 炎性背痛和机械性背痛的鉴别要点

	炎性背痛	机械性背痛
发病年龄	<40岁	任何年龄
起病	隐匿	急性
持续时间	>3个月	<4周
晨僵	常有	<30min
夜间痛	常有	无
活动后	改善	无

2. 外周关节症状 约50%的患者以外周关节炎为首发症状,受累关节以膝、髋、踝及肩关节居多,常呈非对称性分布,除关节疼痛外,出现关节活动受限甚至功能障碍。

3. 关节外表现 急性前葡萄膜炎或虹膜睫状体炎是AS最常见的关节外表现。此外,还可出现肺上叶纤维化、肺大疱样变、IgA肾病和肾淀粉样变,并可影响心血管及神经系统。

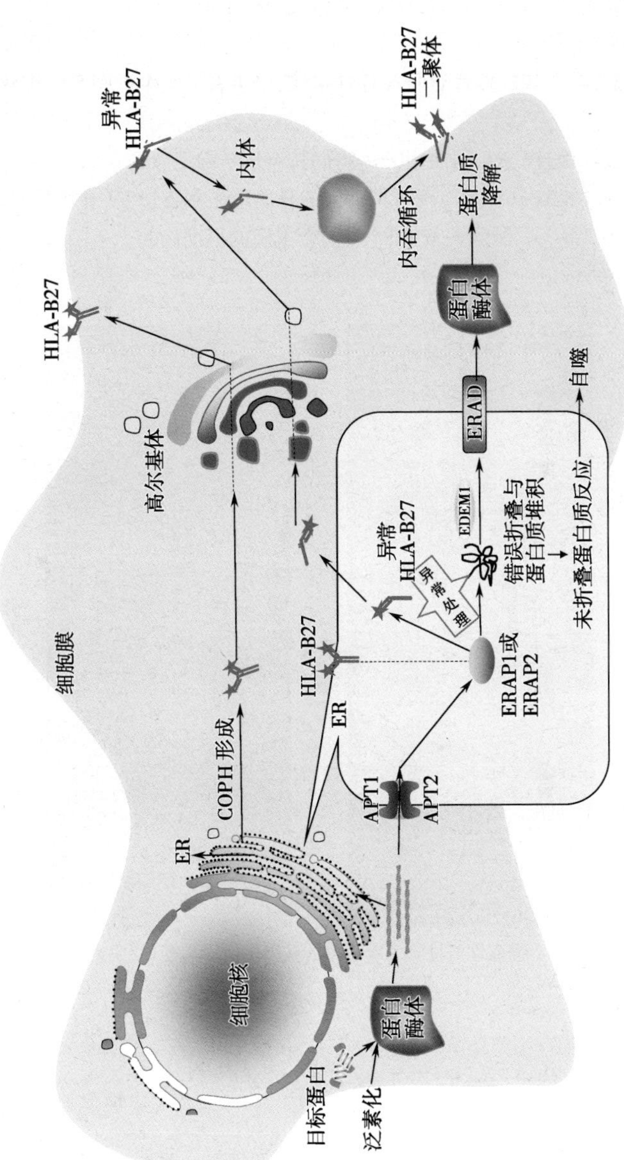

图 2-8-2　强直性脊柱炎发病机制中的抗原处理和呈递

4. 体征　早期体征为骶髂关节和椎旁肌肉压痛，随后出现脊柱前屈、后伸、侧弯和转动受限，胸廓扩张度降低，指 - 地距、枕 - 墙距 >0 等。

【辅助检查】

1. 一般项目　疾病活动期常有 ESR、CRP 增高，但其正常不能除外病情活动。

2. 免疫学检查　RF 阴性，90% 患者 HLA-B27 阳性。

3. 影像学检查　X 线检查可见椎体的骨质疏松和方形变、脊柱骨赘、脊柱竹节样变（图 2-8-3）。骶髂关节 MRI 有助于本病的早期诊断。

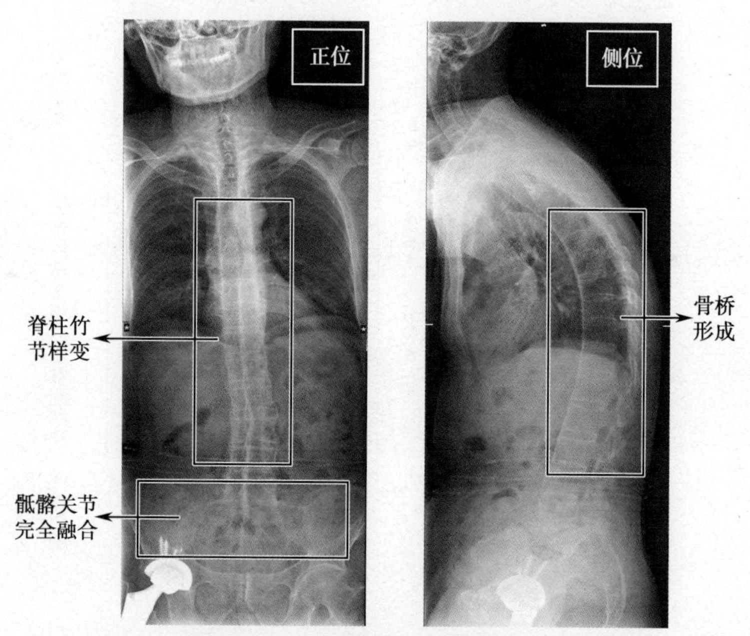

图 2-8-3　强直性脊柱炎患者腰椎的典型影像学表现（文末彩图）

【诊断】

1984 年修订的纽约标准（表 2-8-6~ 表 2-8-8）。

（一）临床标准

1. 腰痛伴晨僵持续至少 3 个月，活动改善而休息无改善。
2. 腰椎在垂直和水平方向活动受限。
3. 腰椎活动度较同年龄、性别的正常人减少。

(二) 骶髂关节X线改变分期(表2-8-6~表2-8-8)

表2-8-6 骶髂关节X线改变分期

X线分级	X线表现
0级	正常骶髂关节
Ⅰ级	可疑或极轻微的骶髂关节炎
Ⅱ级	轻度骶髂关节炎(关节边缘模糊,近关节区域硬化,关节间隙轻度变窄)
Ⅲ级	中度骶髂关节炎(关节边缘明显模糊,近关节区域硬化,关节间隙明显变窄,骨质破坏明显)
Ⅳ级	严重骶髂关节炎(骶髂关节融合或完全强直,伴或不伴硬化)

注:具备单侧Ⅲ~Ⅳ级或双侧Ⅱ~Ⅲ级骶髂关节炎,加上临床标准3条中至少1条可确诊AS。

表2-8-7 脊柱关节病中轴型分类标准(ASAS,2009年)

SpA的特征	①炎性腰背痛 ②关节炎 ③肌腱端炎(足跟) ④葡萄膜炎 ⑤指(趾)炎 ⑥银屑病(图2-8-4) ⑦克罗恩病/溃疡性结肠炎 ⑧对NSAIDs治疗反应好 ⑨有SpA家族史 ⑩HLA-B27阳性;CRP升高
诊断	影像学提示骶髂关节炎加上≥1个SpA特征 或HLA-B27阳性加上≥2个其他SpA特征

表2-8-8 脊柱关节病外周型分类标准(ASAS,2011年)

	关节炎、附着点炎或趾炎
加上≥1个SpA表现	葡萄膜炎、银屑病、炎性肠病、前期感染史、HLA-B27阳性、影像学骶髂关节炎(X线或MRI)
或加上≥2个SpA表现	关节炎、附着点炎、趾炎、炎性下腰痛史、SPA家族史

【治疗】

目前尚无根治AS的治疗手段，因此治疗目标是通过控制症状和炎症来最大程度提高生活质量，避免远期关节畸形。

(一) 一般治疗

鼓励患者适当锻炼，包括胸廓、腰部和肢体的运动，如游泳、排球等体育活动；建议睡硬板床，用低枕，避免过度负重，防止脊柱畸形的发生。

(二) 药物治疗

1. NSAIDs 作为有疼痛和晨僵的AS患者的一线用药，常用药物有塞来昔布、吲哚美辛、双氯芬酸、依托考昔等。

2. 生物制剂根据ASAS推荐，对于持续高疾病活动度的患者，应开始抗TNFα治疗或IL-17单抗治疗，常用药物有英夫利昔单抗、依那西普、阿达木单抗、戈利木单抗和司库奇尤单抗。

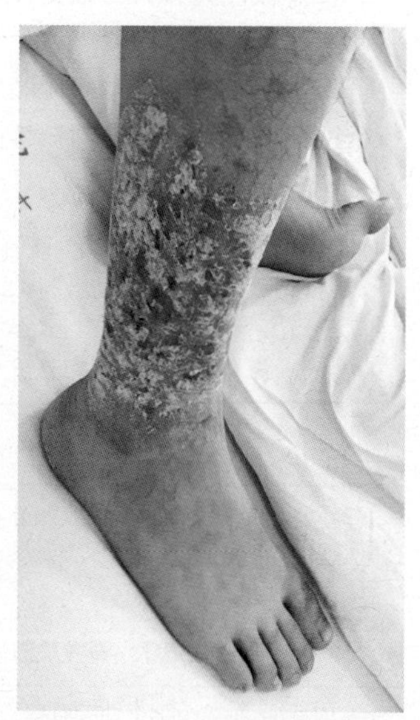

图2-8-4 银屑病(文末彩图)

表2-8-9 常见生物制剂种类及用法

药物	用法
英夫利昔单抗	200mg/次，0，2，6周，之后每8周一次
依那西普	25mg/次，2次/周
阿达木单抗	40mg/次，1次/周
戈利木单抗	50mg/次，1次/月
司库奇尤单抗	150mg/次，0、1、2、3、4周，之后，每4周一次

3. DMARDs 虽然大多数治疗类风湿关节炎的DMARDs药物已用于AS，但目前尚无某种药物为AS特定的控制病情药。临床应用主要有沙利度胺(THD)、SASP、MTX和雷公藤多苷。

4. 糖皮质激素不提倡长期大量使用，只有在外周关节病变严重，眼部受累时才考虑使用短期少量的糖皮质激素，并以关节局部注射治疗为主。

(三) 外科治疗

髋关节受累导致难治性疼痛或残疾，无论年龄多大都应考虑髋关节置换术。急性脊柱骨折的 AS 患者应进行脊柱手术。

【预后】

AS 病程以自行缓解和加重为特点，不同患者差别很大，但普遍认为该病预后较好，呈比较温和或自限性的过程。AS 患者功能丧失大多发生在病程的前 10 年，因此早期诊断和治疗则尤其重要。

（吴 歆　刘 欣　王秀雯）

4　成人 Still 病

成人 Still 病（adult-onset Still's disease，AOSD）是一组病因和发病机制不明，临床以高热、一过性皮疹、关节炎（痛）和白细胞升高为主要表现的综合征。以 16~35 岁青壮年多发，男、女之比为（1.1~2）∶1。

【病因】

本病病因尚不清楚，一般认为与感染、遗传和免疫异常有关。

【临床表现】见（表 2-8-10）。

表 2-8-10　成人 Still 的临床表现

发热	多为高于 39℃的弛张热，一日内至少一次体温可达正常
皮疹	多型性，躯干和四肢多见。皮疹随体温的升降而出现或隐退。在四肢或下腹按压或热敷可诱发淡红色皮疹或使皮疹颜色加深，即 Koebrer 现象，有诊断参考价值
关节	大多有关节痛，不一定有关节炎。多影响大关节如膝、腕、踝、肘，但也可累及小关节
其他	可有咽痛、淋巴结和 / 或肝、脾肿大、胸膜炎或心包炎等

【辅助检查】

1. 一般项目白细胞增多，75% 的患者白细胞可 $\geq 15 \times 10^9$/L，有时呈类白血病反应，ESR 加快，CRP 增高。

2. 免疫学检查 RF、抗核抗体（ANA）均阴性。血清铁蛋白升高。

【诊断】（表 2-8-11）

表 2-8-11　成人 Still 病的诊断标准

美国 Cush 标准	必备条件：发热 ≥ 39℃；关节痛或关节炎；类风湿因子 <1∶80；抗核抗体 <1∶100 另备下列任何两项：①血白细胞 $\geq 15 \times 10^9$/L；②皮疹；③胸膜炎或心包炎；④淋巴结肿大或肝肿大或脾肿大。诊断时应首先除外其他疾病，如结核病、慢性活动性肝炎、淋巴瘤、感染等

续表

日本标准	主要条件：①发热≥ 39℃并持续 1 周以上；②关节痛持续 2 周以上；③典型皮疹；④血白细胞≥ 15×10^9/L 次要条件：①咽痛；②淋巴结和 / 或脾肿大；③肝功能异常；④ RF 和 ANA 阴性 此标准需排除：感染性疾病、恶性肿瘤、其他风湿性疾病 符合 5 项或更多条件（至少含 2 项主要条件），可做出诊断

【治疗】

1. 20% 的患者单用足量非甾体抗炎药即可控制发热及关节症状。

2. 如非甾体抗炎药控制不好或减量后病情又复发者，可加用或改用糖皮质激素，如泼尼松 0.5mg/（kg·d）（可加大量）。

3. 激素治疗仍不能控制发热，或激素减量病情即复发，应加用 DMARDs，如 MTX、LEF、抗疟药、AZA、SASP、CsA。

4. 生物制剂是难治、复发、重症和高度活动的 AOSD 的治疗新途径，TNTα 拮抗剂、IL-1 拮抗剂和 IL-6 拮抗剂等国外已开始用于治疗 AOSD。

5. 其他部分植物制剂，如雷公藤多苷、青藤碱、白芍总苷已应用于多种风湿性疾病的治疗。在本病慢性期，以关节炎为主要表现时亦可使用。

【预后】

患者病情、病程呈多样性。大多数患者预后良好，部分呈自限性，部分患者可出现典型类风湿关节炎表现或其他疾病，应定期随访。

（吴　歆　陈 凌　徐沪济）

5　系统性红斑狼疮

系统性红斑狼疮（systemic lupus erythematosus，SLE）是一种多种自身抗体介导的多系统受累的自身免疫性疾病。其病因不明，可能和遗传、性激素、环境、感染、药物、机体免疫异常等多种因素有关。其基本病理改变是免疫复合物所介导的血管炎。多见于青年女性，男女发病之比为 1∶5~1∶10。部分患者有家族聚集性倾向。

【临床关键点】

1. SLE 是一种多种抗体介导的自身免疫性疾病，血清学自身抗体检测在诊断中具有较大的意义。准确测定 ANA 和双链 DNA 抗体、Sm 抗体等特异性抗体在 SLE 的诊断中非常重要。

2. SLE 通常具有多系统受累的特点，患者异质性强。病情危重者可出现狼疮危象，如中枢神经系统损害、严重的血小板降低、出血性肺泡炎等可危及生命。

3. SLE 的治疗是一把双刃剑，在长期生存的患者中，需注意监测糖皮质激素及免疫抑制剂的副作用。

【临床表现】

本病临床表现多样，早期常不典型，多数缓慢起病，病程迁延（表 2-8-12、图 2-8-5、图 2-8-6）。

表 2-8-12　SLE 常见临床表现

全身表现	发热、乏力、食欲减退、疲倦、体重下降等非特异性症状
皮肤黏膜	蝶形红斑，盘状红斑，光过敏，环形红斑，脱发，口腔溃疡。其他皮肤表现还有雷诺现象、皮肤血管炎、坏死、网状青斑、甲周红斑等
关节肌肉	关节痛是 SLE 最常见的症状。多累及双手小关节、腕关节和膝关节，很少出现关节侵蚀性破坏和严重畸形
肾脏损害	狼疮肾炎可表现为不同程度的蛋白尿、血尿、管型尿、水肿、高血压等
心血管系统	心包炎，可出现心包积液。心内膜受累表现为 Libman-Sacks 非细菌性疣状赘生物，多见于二尖瓣和主动脉瓣。血管病变包括冠状动脉病变
呼吸系统	胸膜炎，患者可出现少量至中等量的胸腔积液。急性狼疮性肺炎表现为呼吸困难、发热、胸痛、呼吸衰竭等
消化系统	常表现为食欲减退、恶心、呕吐、腹痛、腹泻等。少数患者还可伴发急性胰腺炎、腹膜炎、肠麻痹、肠穿孔等
神经系统	常有癫痫发作、精神障碍、瘫痪等，也可出现脊髓炎、外周神经病变等
血液系统	可出现三系降低、溶血性贫血、白细胞和血小板减少等
眼部病变	结膜炎、角膜溃疡、脉络膜炎

【辅助检查】（表 2-8-13、表 2-8-14）

表 2-8-13　SLE 患者辅助检查特点

一般检查	
血常规	可出现三系降低，贫血，白细胞、血小板减少
尿常规	肾脏受累时可出现蛋白尿、血尿、管型尿等
血沉	大多加快
补体	血清总补体（CH50）与 C3 效价降低，与疾病活动有关

续表

自身抗体检查	
抗核抗体（ANA）	95% 阳性，其中以周边型、均质型和颗粒型的诊断价值较高，其效价高低与病情活动程度不一定平行
抗双链 DNA 抗体	具有高度的诊断特异性，其效价随病情缓解而下降
抗 Sm 抗体	为 SLE 标记性抗体，阳性率 20%~30%，与病情活动性无关
抗磷脂抗体	包括抗心磷脂抗体、抗 β_2- 糖蛋白 1 抗体、狼疮抗凝物等，与 SLE 血小板减少、溶血性贫血、血管栓塞等并发症相关
其他抗体	U1RNP、抗 SSA、抗 SSB、抗组蛋白抗体可出现阳性
病理检查	
皮肤活检	取正常皮肤冰冻切片作免疫荧光抗体染色，可见在真皮和表皮交接处出现荧光带，阳性率 60%，是本病的特异性变化
肾脏病理	出现狼疮肾炎表现，肾脏免疫荧光特征性表现为各种免疫球蛋白及补体均为阳性，即“满堂亮”现象

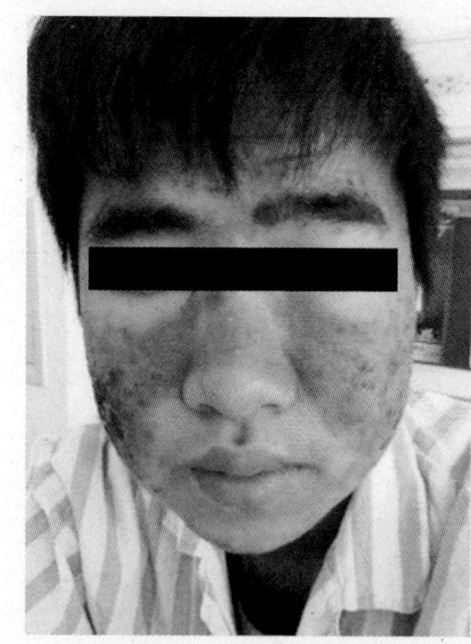
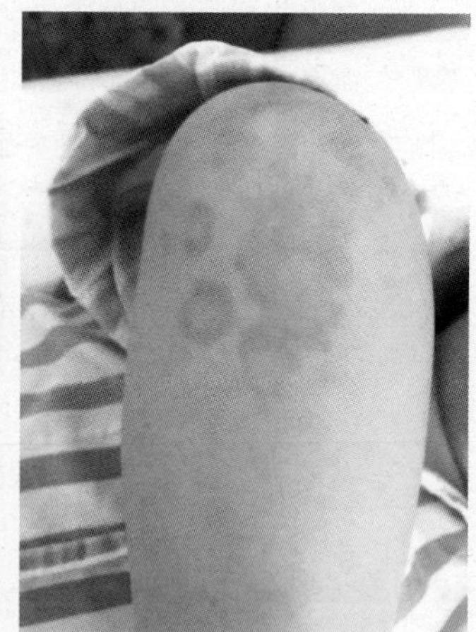

图 2-8-5　SLE 患者颜面部蝶形红斑及皮肤红斑（文末彩图）

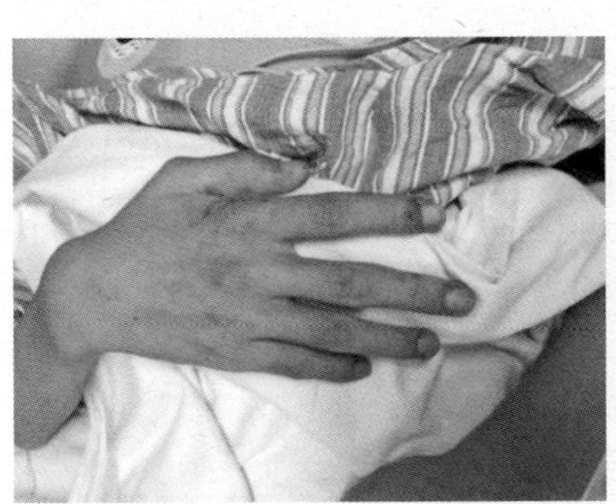
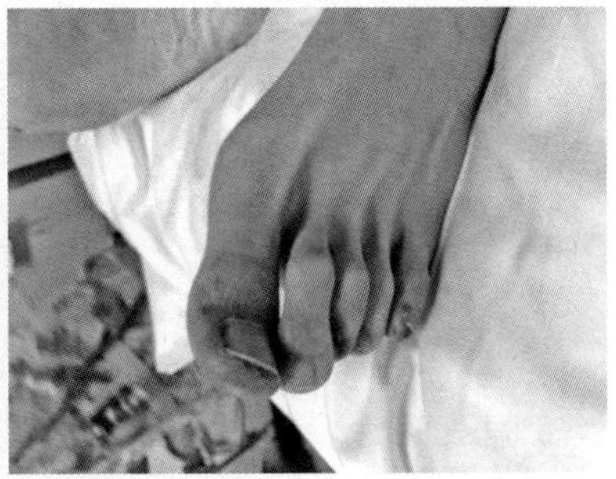

图 2-8-6　SLE 患者肢端血管炎，可见肢端发绀及缺血坏死改变（文末彩图）

表 2-8-14　狼疮肾炎病理分型

分型	特征
Ⅰ型	正常或微小改变
Ⅱ型	系膜性肾小球肾炎，系膜区增生肥厚及免疫复合物沉积
Ⅲ型	局灶增殖性肾小球肾炎，系膜细胞、内皮细胞增生，免疫复合物沿毛细血管沉积，但受累肾小球≤ 50%
Ⅳ型	弥漫增殖性肾小球肾炎，受累肾小球 >50%，细胞增生明显形成月牙
Ⅴ型	膜性肾小球肾炎，上皮下免疫物颗粒沉积
Ⅵ型	硬化性肾小球肾炎，月牙体纤维硬化，血管硬化

【诊断】

目前多采用美国风湿病协会 1997 年修订的 SLE 分类标准（表 2-8-15）。

表 2-8-15　美国风湿病协会 1997 年修订的 SLE 分类标准

颊部蝶形红斑	固定红斑，扁平或高起，在两颧突出部位
盘状红斑	具有黏着角化鳞屑和毛囊角栓的红斑，高出皮肤
光过敏	对日光有明显的反应，引起皮疹，从病史中得知或医师观察到
口腔溃疡	口腔或鼻咽部无痛性溃疡
关节炎	非侵蚀性关节炎　侵犯 2 个或多个的末梢关节，特点为触痛、肿胀或渗出
浆膜炎	胸膜炎或心包炎
肾脏病变	持续性尿蛋白 >0.5g/24h 或尿蛋白超过 +++；或管型；可以是红细胞、血红细胞、颗粒管型或混合管型

续表

神经系统病变	癫痫发作或精神病，除外药物或已知的代谢紊乱
血液系统病变	溶血性贫血伴网织红细胞增多；白细胞计数2次以上<4.0×10^9/L；淋巴细胞计数2次以上<1.5×10^9/L；血小板计数<100×10^9/L（证明为免疫性，且能除外药物因素）
免疫学异常	抗双链DNA抗体阳性；或Sm抗体阳性；或抗心磷脂抗体（IgG或IgM型）；或狼疮抗凝物阳性
抗核抗体	在任何时候和未用药物诱发的情况下，抗核抗体效价异常

注：符合以上4项或4项以上可诊断SLE，但应排除感染性疾病、肿瘤或其他风湿性疾病。

【治疗】

SLE的治疗包括诱导缓解和维持治疗，并根据SLE病情活动度遵循分级治疗和个体化原则。在治疗过程中需监测病情及药物副作用（表2-8-16）。

表2-8-16　SLE的治疗

一般治疗	去除病因，避免日晒及能诱发和加速恶化的药物；预防感染，适当休息
对症治疗	对发热及关节痛的患者可给予非甾体抗炎药，对有高血压、血脂异常、高凝状态等患者可给予相应对症治疗
药物治疗	
糖皮质激素	是治疗本病的主要药物，在诱导缓解期，对伴有肾脏、心脏、中枢神经及血液系统等重要脏器损害的患者，应用大剂量激素，每日泼尼松0.5~1mg/kg，病情稳定后逐渐减量。对于出现狼疮危象的患者应进行激素冲击治疗，即甲泼尼龙500~1 000mg/d静滴3~5d
免疫抑制剂	加用免疫抑制剂有利于更好地控制SLE病情活动，常用的免疫抑制剂包括CTX、AZA、MTX等。目前认为HCQ应作为SLE的背景治疗，可在诱导缓解和维持治疗中长期应用
其他药物治疗	对于病情危重或治疗困难的病例，可根据病情选择静脉注射免疫球蛋白（IVIg）、血浆置换、干细胞移植等治疗方法。近年来，生物制剂包括利妥昔单抗和贝利木单抗等也逐渐应用于SLE的治疗

【预后】

随着诊疗水平的提高，SLE的预后已明显改善。目前SLE患者的10年生存率已达到90%以上。急性期患者的死亡原因主要是SLE造成的多脏器严重损害和感染，药物的不良反应、冠状动脉粥样硬化性心脏病是SLE远期死亡的主要原因。

（吴　歆　李　婷　徐沪济）

6　多发性肌炎和皮肌炎

特发性炎症性肌病（idiopathic inflammatory myopathies，IIM）是一组以肌肉无力和肌肉炎症为特征的异质性疾病，其中以多发性肌炎（polymyositis，PM）和皮肌炎（dermatomyositis，DM）最为常见。PM 主要见于成人，儿童罕见，一般无皮肤损害。而 DM 发病年龄呈双峰型，前峰 5~14 岁，后峰 40~60 岁，主要表现为皮肤特异性损害和肌肉弥漫性炎症。

分类标准：2017 年 EULAR/ACR 对 IIM 的分类做出了新的调整，将免疫介导的坏死性肌病（Immune-mediated necrotizing myopathy，IMNM）归为 IIM 新的亚型。

IBM：包涵体肌炎（inclusion body myositis）。ADM：无肌炎性皮肌炎（amyopathic dermatomyositis）。JDM：青少年性皮肌炎（juvenile dermatomyositis）。

【临床表现】

1. 特征性皮肤损害

（1）眶周皮疹（heliotrope rash）：发生率 60%~80%，表现为眼睑或眶周的水肿性紫红色皮疹，光照加重（图 2-8-6）。亦可出现在两颊部、鼻梁、颈部、前胸 V 形区和肩背部。

（2）Gottron 征：发生率约 80%，表现为掌指关节和指关节伸面的红色或紫红色丘疹，边缘不整或融合成片，常伴皮肤萎缩、毛细血管扩张、色素沉着或减退。

（3）甲周病变：甲根皱裂处见毛细血管扩张性红斑或瘀点，甲皱及甲床不规则增厚，局部色素沉着或色素脱失。

（4）技工手：手指正面和侧面皮肤过多角化、裂纹及粗糙，类似长期从事手工作业的技术工人的手。

2. 特征性肌肉症状　对称性四肢近端肌肉无力，50% 伴有肌痛或肌压痛。四肢远端肌无力不常见。约一半患者有颈屈肌无力。

3. 常见皮肤和骨骼肌外受累的表现

（1）肺部受累：间质性肺炎、肺纤维化、胸膜炎是 PM/DM 常见的肺部表现。

（2）消化道受累：累及咽、食管上端横纹肌较常见，出现吞咽困难、饮水呛咳等。

（3）心脏受累：发生率 6%~75%，但少有明显临床症状。常见心律不齐和传导阻滞。

（4）肾脏受累：发生较少，可有出现蛋白尿、血尿、管型尿。

（5）关节表现：部分 PM/DM 患者出现关节痛 / 关节炎表现，通常见于病程早期。

【辅助检查】

1. 肌酶谱检查　PM/DM 急性期血清肌酶明显升高，如肌酸激酶（CK）、醛缩酶（ALD）、天门冬氨酸氨基转移酶（AST）、丙氨酸氨基转移酶（ALT）、乳酸脱氢酶（LDH）。CK 最为敏感，与肌肉损伤程度平行。

2. 特异性自身抗体　主要包括抗氨基酰 tRNA 合成酶抗体、抗信号识别颗粒抗体、抗 Mi-2 抗体三大类。其中抗氨基酰 tRNA 合成酶抗体类中有针对组氨酸（Jo-1）、苏氨酸、丙氨酸、氨基乙酰等 10 余种，其中抗 Jo-1 抗体最常见也最具有临床意义，在 PM/DM 中阳性率为 10%~30%。

3. 肌电图检查　90% 活动期患者可出现肌电图异常，约 50% 呈典型的三联征改变：①时限短的小型多相运动点位；②纤颤电位、正弦波，多见于急性进展期或活动期；③插入性激惹和异常的高频放电。

4. 肌肉病理

（1）PM 肌纤维大小不一变性、坏死和再生、炎性细胞浸润。浸润的炎性细胞主要为 $CD8^{+}T$ 细胞，呈多灶状分布在肌纤维周围及肌纤维内。

（2）DM 肌纤维坏死和损伤导致束周萎缩。浸润的炎性细胞以 B 细胞和 $CD4^{+}T$ 细胞为主，炎症分布在血管周围或束间隔及其周围，而不在肌束内。

【诊断】

目前临床上大多医生对 PM/DM 的诊断仍采用 1975 年 Bohan/Peter 建议的诊断标准（表 2-8-17、图 2-8-7）。

表 2-8-17　1975 年 Bohan/Peter 建议的诊断标准

1. 对称性近端肌无力表现	肩胛带肌和颈前伸肌对称性无力，持续数周至数月，伴或不伴有食管 / 呼吸肌受累
2. 血清肌酶谱升高	包括 CK、ALD、AST、LDH
3. 肌电图示肌源性损害	即时限短、小型的多相运动电位；纤颤电位，正弦波；插入性激惹和异常的高频放电
4. 肌肉活检异常	肌纤维变性、坏死、细胞吞噬、再生以及间质单核细胞浸润等
5. 典型的皮肤损害	①眶周皮疹；② Gottron 征（图 2-8-8）；③膝、肘、踝关节、面部、颈部和上半身出现的红斑性皮疹

注：判定标准：确诊 PM 应符合 1~4 条中的任何 4 条；拟诊 PM 应符合 1~4 条中的任何 3 条；可疑 PM 应符合 1~4 条中的 2 条。确诊 DM 应符合第 5 条加 1~4 条中的任何 3 条；拟诊 DM 应符合第 5 条加 1~4 条中的任何 2 条；可疑 DM 应符合第 5 条加 1~4 条中的任何 1 条。

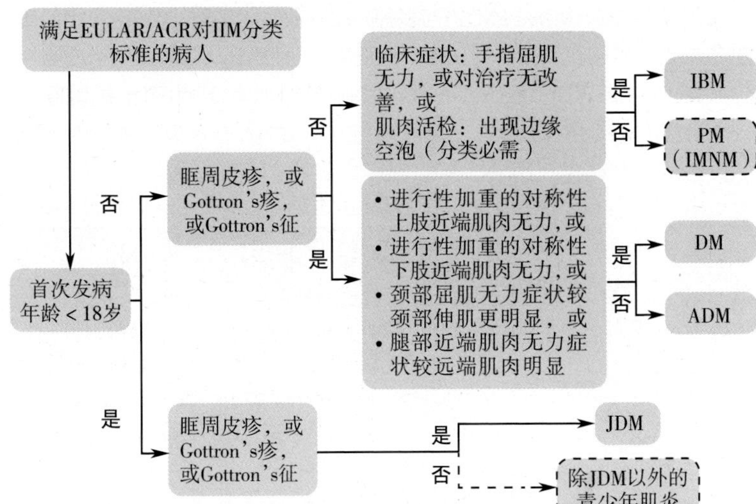

图 2-8-7　炎症性肌病诊治流程图

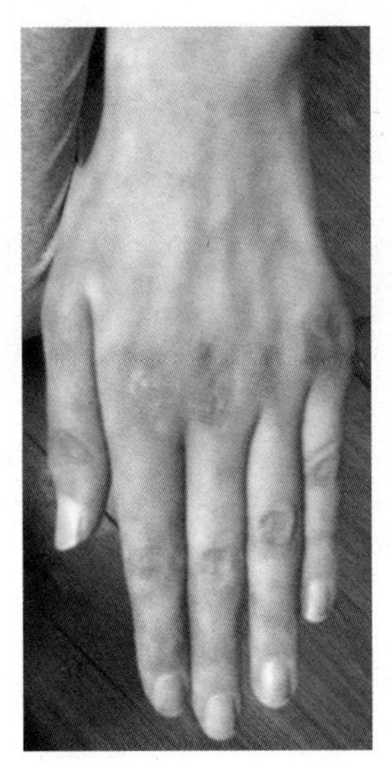

图 2-8-8　Gottron 征（文末彩图）

【鉴别诊断】

DM 常出现特征性皮疹，一般不难诊断。

临床上容易误诊的是PM，需与多种类型的肌病相鉴别。PM应鉴别的肌病类型主要包括感染相关性肌病、IBM、甲状腺相关性肌病、代谢性肌病、药物性肌病、激素性肌病、肌营养不良症、嗜酸性粒细胞增多性肌病以及肿瘤相关性肌病等。

【治疗】（表2-8-18）

表2-8-18　临床常用治疗PM/DM药物

药物名称	给药途径	给药剂量	副作用	注意事项
泼尼松	口服	每天1~2mg/kg	高血压、体重增加、高血糖、低钾血症、白内障、胃刺激、骨质疏松症、感染、无菌性股骨坏死	缓慢减药，长期小剂量维持用药；监测体重、血压、血糖、血钾、白内障
甲强龙	静脉滴注	每天500~1 000mg，连用3~5d	心律失常、潮红、焦虑、失眠、体液增重、高血糖、低钾血症、感染	监测心率、血压、血糖、血钾
MTX	口服	7.5~20mg，每周1次	肝毒性、骨髓抑制、脱发、肺炎、致畸、恶性肿瘤、肾功能不全	最常使用的二线治疗药物；监测血常规及肝肾功能情况
AZA	口服	每天1~2mg/kg	骨髓抑制、肝毒性、恶性肿瘤、致畸、脱发、流感样超敏反应	起效较慢，通常用药6个月后才能判断是否有效；监测血常规及肝肾功能情况
CsA	口服	每天3~6mg/kg	高血压、肾毒性、肝毒性、骨髓抑制	一般起效较AZA及MMF快（<6个月）；监测血压、血常规及肝肾功能情况，血清肌酐增加>30%时应停药
CTX	静脉滴注	每月0.7~1g/m^2，总量8~10g	呕吐、脱发、出血性膀胱炎、骨髓抑制、恶性肿瘤、不孕症	单独应用对控制肌炎无效，主要用于合并间质性肺炎的患者；监测尿常规及血常规

续表

药物名称	给药途径	给药剂量	副作用	注意事项
吗替麦考酚酯(MMF)	口服	每天 2~3g	肝毒性、骨髓抑制、恶心、腹泻	监测血常规
他克莫司	口服	每天 0.1~0.2mg/kg，分 2 次服用	高血压、肝毒性、肾毒性、多毛症、震颤、牙龈增生、致畸	监测血压及肝肾功能
IVIg	静脉滴注	1~2g/kg，连用 2~5d，后改为每月 0.4~2mg/kg	低血压、心律失常、出汗、潮红、肾毒性、头痛、无菌性脑膜炎、变态反应、卒中	用于复发和难治的病例；监测心率、血压、肾功能
利妥昔单抗	静脉滴注	750~1 000mg/m^2，2 周内重复使用，7~9 个月后可重复	输液反应、感染、进行性多灶性白质脑病	注意监测 B 细胞计数

【预后】

PM/DM 总体预后不佳，男性、非高加索人种、癌症、食管受累、呼吸受累和心功能不全是 PM/DM 预后不良因素。年龄是 PM/DM 死亡率最重要的预测指标，超过 64 岁的患者死亡率为 47.8%，而年轻患者的死亡率为 9.1%。早期的一些研究显示 PM/DM 患者的 10 年生存率约为 62%，心脏疾病、肺部并发症、感染和恶性肿瘤为常见的死亡原因，而呼吸系统和消化系统是导致死亡最为常见的感染部位。与 PM 患者相比，DM 患者更易合并恶性肿瘤。PM/DM 死亡原因随疾病持续时间不同而变化，肺部并发症是 PM/DM 发病后 12 个月内常见的死亡原因，而心脏并发症是 PM/DM 确诊后 5 年内死亡的常见原因。

(吴 歆　宋 婧　李 婷)

7　硬皮病

硬皮病(scleroderma)是一种以局限性或弥漫性皮肤或伴有内脏器官的纤维化为特征的结缔组织病。好发于儿童和青年人，女性多见。男女患病率之比约为 1∶3。局限性硬皮病(localized scleroderma)主要表现为皮肤损害，内脏器官一般不受累及。侵犯多脏器者称为系统性硬皮病(systemic sclerosis, SSc)。SSc 临床上以皮肤增厚和内脏组织进行性纤维化为特征，常表现为雷诺现象、肺动脉高压、肺组织纤维化及多器官受累，也称进行性系统性硬化症(progressive systemic sclerosis，PSS)，分为肢端型硬皮病(acroscleroderma)和弥漫型硬皮病(diffuse scleroderma)两个主要大类及CREST(calcinosiscutis，C；raynaud phenomenon，R；esophageal dysfunction，E；sclerodactyly，S；telangiectasia，T)综合征亚型。

【病因】

硬皮病病因未明，目前认为与遗传、感染、创伤、药物、自身免疫(90%患者ANA阳性)、血管病变等有关。

【临床表现】(表2-8-19)

表2-8-19　硬皮病常见临床表现

早期表现	约有70%的病例以雷诺现象(图2-8-9)为首发症状，可伴有指端溃疡(图2-8-10)，多关节病同样也是突出的早期症状。患者起病前可有不规则发热、胃纳减退及体重下降
皮肤病变	• 局限型：肘、膝关节远端，包括头面部 • 弥漫型：肘、膝关节近端，包括躯干部，皮肤病变进展较快 • 经历3期：肿胀期→硬化期→萎缩期 • 早期表现为手指和手背肿胀，皮肤发亮和绷紧，手指皮肤横纹不清楚，不出汗，呈蜡样光泽，面部绷紧，唇变薄，口周出现放射性沟纹，张口受限。当皮肤损害由水肿、硬化进展为萎缩时，出现鼻翼萎缩、鼻端变尖、手指变细，病变可局限在原处或向心性发展
关节肌肉	• 多关节痛(可表现明显的关节炎，29%可有侵蚀性关节病) • 肌肉疼痛、肌无力 • 指端凹陷性瘢痕或肢端骨溶解，指骨变短变细
系统损害	
消化系统	• 口腔：舌肌萎缩，舌活动受限，牙齿脱落 • 食管：反流性食管炎、吞咽痛、吞咽困难 • 小肠：腹泻、吸收不良
肺	• 肺间质病变(进行性活动后气急，活动耐受量受减低，后期出现干咳) • 肺动脉高压
心脏	• 气急、胸闷、心悸、踝部水肿、心绞痛、心律失常和晕厥 • 严重者可致左心和全心衰竭 • 病理检查：80%患者有片状心肌纤维化

续表

肾脏	• 早期：血尿、蛋白尿、肌酐升高 • 肾危象：突发严重高血压，急进性肾衰竭，初期可无症状，大部分可出现疲乏、气促、严重头痛、视物模糊、抽搐等症状
其他	• 孤立或多发单神经炎，对称性周围神经病变 • 20%~40% 的患者可发生甲状腺功能减退 • 20%~30% 的病例伴发干燥综合征，患者述口干、眼干

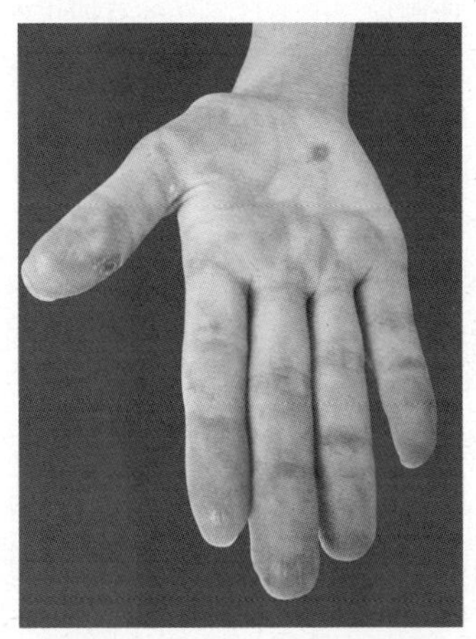

图 2-8-9　雷诺现象（文末彩图）

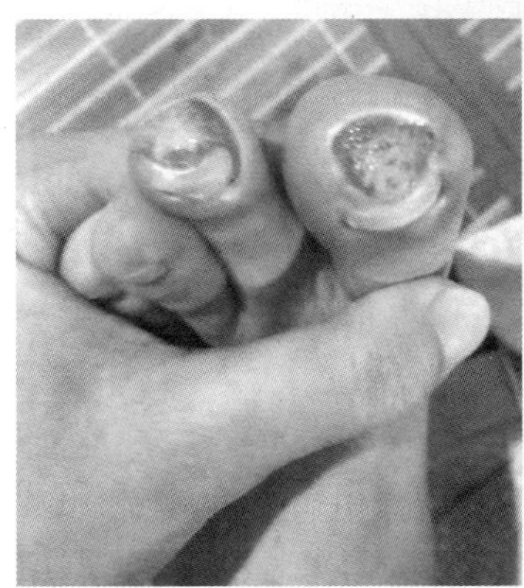

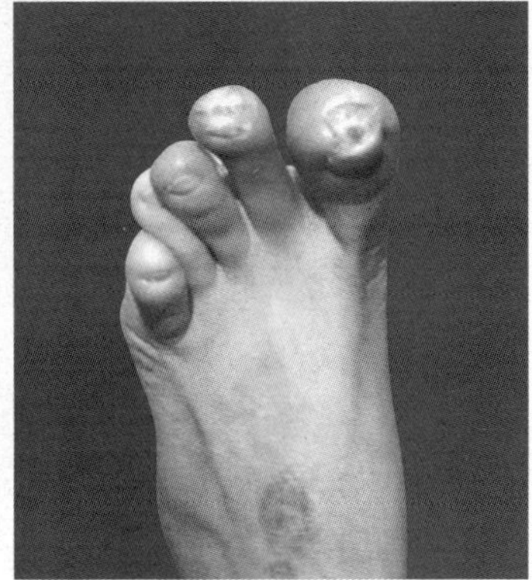

图 2-8-10　指端溃疡（文末彩图）

【辅助检查】

(一) 常规实验室检查

一般无特殊异常。可有贫血、外周血嗜酸性粒细胞增多,蛋白尿或镜下血尿,血沉增快,血清丙种球蛋白增高。

(二) 免疫学检查

1. ANA 阳性率达 90% 以上(斑点型 / 着丝点型 / 核仁型)。

2. 抗 Scl-70 抗体阳性率 15%~20%,是系统性硬化症特异性抗体,与肺间质病相关。

3. 抗 SSA、SSB 抗体阳性与继发性干燥综合征相关。

4. 抗 RNP 抗体阳性率为 10%,与肺动脉高压相关。

5. 抗 dsDNA、Sm 抗体阴性。

6. 部分患者 RF 阳性。

(三) 病理及甲褶检查

硬变皮肤活检可见网状真皮致密胶原纤维增多,表皮变薄,皮肤附属器萎缩。甲褶毛细血管显微镜检查示毛细血管袢扩张与正常血管消失。

(四) 影像学检查

1. X 线　两肺纹理增粗,也可见网状或结节状致密影。

2. 高分辨率 CT　肺间质病变(双肺胸膜下磨玻璃影及纤维条索影)。

3. 肺功能　限制性通气障碍,肺活量减低,肺顺应性降低,气体弥散量减低。

4. 心脏彩超　肺动脉高压、心脏收缩、舒张功能下降。

5. 食管钡餐　食管、胃肠道蠕动减弱或消失,下端狭窄,近侧增宽,小肠蠕动亦减少,近侧小肠扩张,结肠袋可呈球形改变。

【诊断】(表 2-8-20)

表 2-8-20　1980 年 ACR 制订的分类标准

凡具备以下一个主要标准或两个次要标准即可诊断为 SSc	
主要标准	近端皮肤硬化:手指及掌指(跖趾)关节近端皮肤增厚、紧绷、肿胀,这种改变可累及整个肢体、面部、颈部和躯干
次要标准	指硬化:上述皮肤改变仅限手指
	指尖凹陷性瘢痕或指垫消失:由于缺血导致
	双肺基底部纤维化:在立位 X 线胸片上,可见条状或结节状致密影以双肺底为著,也可呈弥漫斑点或蜂窝状肺,但应除外原发性肺病所引起的这种改变

风湿性疾病

【治疗】(表 2-8-21~ 表 2-8-23)

表 2-8-21　抗炎及免疫调节

药物名称	给药途径	剂量	作用	副作用
糖皮质激素	口服	30~40mg/d，连用数周，减至维持量 5~10mg/d	用于皮肤病变的早期，关节痛、肌肉病变、间质性肺炎的炎症期	高血压、体重增加、高血糖、低钾血症、白内障、胃刺激、骨质疏松症、感染、无菌性股骨坏死
CTX	静脉滴注	每月 0.7~1g/m^2，总量 8~10g	对皮肤、关节或肾脏病变可能有效	呕吐、脱发、出血性膀胱炎、骨髓抑制、恶性肿瘤、不孕症
CsA	口服	每日 3~6mg/kg		高血压、肾毒性、肝毒性、骨髓抑制
AZA	口服	每日 1~2mg/kg		骨髓抑制、肝毒性、恶性肿瘤、致畸、脱发、流感样超敏反应
MTX	口服	7.5~20mg，每周 1 次		肝毒性、骨髓抑制、脱发、致畸、恶性肿瘤、肾功能不全

表 2-8-22　血管病变的治疗

病变类型	治疗
雷诺现象（指端溃疡）	戒烟，手足避冷保暖 常用药物：二氢吡啶类钙通道阻滞剂、α 受体阻滞剂、阿司匹林、西地那非、波生坦
肺动脉高压	氧疗：吸氧 利尿剂和强心剂：地高辛 肺动脉血管扩张剂：钙离子阻滞剂、前列环素等
肾危象	应用血管紧张素转换酶抑制剂控制血压 使用激素的患者应密切监测血压和肾功能

表 2-8-23　抗纤维化治疗

受累部位	治疗
皮肤受累	MTX 可改善早期弥漫性系统性硬化的皮肤硬化。其他药物如 CsA、他克莫司、IVIG 对皮肤硬化可能有一定改善作用
间质性肺病	CTX 冲击治疗对控制活动性肺炎有效，吡非尼酮、乙酰半胱氨酸对肺间质病变可能有一定的治疗作用

风湿性疾病

对于其他脏器受累，例如胃食管反流性疾病，可以给予质子泵抑制剂治疗；功能性消化道动力失调，可以给予促胃肠动力药。

【预后】

硬皮病的预后与确诊时间密切相关，出现内脏并发症会影响预后。数据显示硬皮病的5年生存率超过80%，但一些亚型的预后仍较差，如进展性肺动脉高压2年生存率低于50%。而病死率最高的是合并肾危象的患者，1年生存率低于15%，早期使用ACEI类药物可能改善预后。硬皮病病变仅限于皮肤，没有内脏受累的患者预后较好。

（吴歆 赵娟 李婷）

8 大动脉炎

大动脉炎（takayasu arteritis，TA）是一种主要累及主动脉及其分支的系统性大血管炎。主要受累的血管包括主动脉、主动脉弓及其分支、升主动脉、胸主动脉、腹主动脉、肾动脉、肺动脉等，临床表现为系统症状及病变血管狭窄或闭塞后导致的组织、器官缺血症状，或动脉瘤破裂出血。本病多见于亚洲年轻女性，病程可在1~25年以上。

【临床表现】

起病初少数患者有全身不适、困乏、厌食、发热、肌肉关节痛、结节红斑、口腔溃疡等症状，可历时数周，病变动脉有压痛及相应的体征。根据病变部位分为四种类型（表2-8-24）。目前国际上广泛应用的是1996年Numano组制定的六型分类法（表2-8-25）。

表2-8-24 大动脉炎的4型分类法

病变部位	体征
1. 头、臂动脉型（主动脉弓综合征）	引起脑缺血致头晕、眩晕、记忆力减退，单侧或双侧上肢无力发凉，颈、桡动脉搏动减弱或消失，约半数病例在颈或锁骨上部可闻及收缩期血管杂音
2. 主动脉型或肾动脉型	引起下肢缺血、无力发凉，困乏及间歇性跛行等，少数可波及冠状动脉。股及足背动脉搏动减弱或消失。部分病例在脊柱旁或腹部可闻及血管杂音，半数以上有高血压并可引起左室肥厚
3. 广泛型	具有上两型的一些表现，病情多较重
4. 肺动脉型	上述三型均可合并肺动脉受累，常有肺动脉高压表现。约50%患者有心悸、气短，肺动脉瓣区可闻及收缩期杂音和肺动脉瓣第二心音亢进，肺动脉狭窄较重的一侧呼吸音减弱

表 2-8-25　1996 年 Numano 组制定的 6 型分类法

分类	特点
Ⅰ型	仅累及弓上分支
Ⅱa 型	累及升主动脉和/或主动脉弓，弓上分支可同时受累
Ⅱb 型	累及降主动脉，升主动脉、主动脉弓及分支可同时受累。但腹主动脉不累及
Ⅲ型	同时累及降主动脉、腹主动脉和/或肾动脉，但升主动脉、主动脉弓及分支不累及
Ⅳ型	仅累及腹主动脉和/或肾动脉
Ⅴ型	混合性，具有上述两型或以上病变

【辅助检查】

1. 炎症指标活动期时 ESR 增快，血清蛋白电泳 γ 和 α_2 球蛋白增高。

2. 特殊指标血清抗主动脉抗体测定有助于诊断，高血压者肾功能可改变。另有报道，正五聚体蛋白 -3（PTX-3）在疾病活动期明显升高，诊断效率优于血沉。

3. 其他检查心电图、胸部 X 线、血管造影、血流图、肾图等检查，可明确心、肾受累及受累动脉狭窄情况等。少数无脉病者眼底有血管扩张、视网膜动静脉吻合形成及并发白内障、视网膜出血和剥离等改变。

【诊断】

目前多采用 1990 年美国风湿病学会的分类标准（表 2-8-26）。

表 2-8-26　1990 年美国风湿病学会的分类标准

发病年龄≤ 40 岁	40 岁之前出现与大动脉相关的临床表现
肢体间歇性跛行	活动时出现肢体逐渐加重的无力和肌肉不适
肱动脉搏动减弱	一侧或双侧肱动脉脉搏减弱
双侧上臂收缩压差 >10mmHg	上肢间收缩压相差 >10mmHg
锁骨下动脉或主动脉杂音	一侧或双侧锁骨下动脉或腹主动脉区可闻及血管杂音
动脉造影异常	主动脉一级分支或大动脉狭窄或闭塞，病变常为局灶或节段性

注：符合上述 6 项中的 3 项者可诊断为大动脉炎。

【治疗】

1. 糖皮质激素　是大动脉炎治疗的基础用药。早期防止炎症活动，有助于控制病情。活动期可用泼尼松 5~10mg，每日 3~4 次。若无禁忌可长期服用小剂量泼尼松，或与免疫抑制剂并用。

2. 免疫抑制剂　可应用 AZA、CTX、CsA、MTX 等治疗，与激素合用可减少其用量。AZA 按每日 1~1.5mg/kg，分 2~3 次口服，长期服用应注意白细胞减少，孕妇忌用。

3. 血管扩张剂　烟酸 100mg，每日 3~4 次；地巴唑 20mg，每日 3 次等。或予数周的每天静滴低分子右旋糖酐 500mg 或 706 代血浆以改善微循环。

4. 生物制剂　此类药物被尝试应用于难治性、复发性大动脉炎以及糖皮质激素依赖的诱导缓解治疗。有病例显示，在难治性患者中联合抗 TNF-α 阻滞剂、IL-6 单抗能促进疾病的缓解。

5. 有严重肾动脉狭窄者可考虑经皮穿刺肾动脉成形术指征为：①上肢舒张压 >12.7kPa；②动脉管腔狭窄 >50%，而不伴肾萎缩者；③肾动脉狭窄远、近端收缩压差 >4kPa，或平均压 >2.67kPa；④肾静脉肾素比值≥ 1.5，肾 / 下腔静脉肾素活性比值 <1.3 及(肾静脉 - 下腔静脉)/ 下腔静脉肾素活性比值 <0.24 者；⑤肾动脉无钙化者；⑥不能耐受手术者。

6. 其他有结核或其他感染者，应予对症抗感染治疗；有高血压时，给予降压药物。

【预后】

20% 的大动脉炎患者为自限性病程。其余患者表现为复发缓解或进展的病程。TA 的 5 年和 10 年生存率分别为 92.9% 和 87.2%。预后主要取决于高血压的程度以及脑供血情况。死亡原因主要为脑出血和肾衰竭。

(吴歆　周凌)

9　结节性多动脉炎

结节性多动脉炎(polyarteritis nodosa，PAN)是一种系统性血管炎，主要侵犯中等大小肌性动脉，呈节段性分布，易发生于动脉分叉处，并向远端扩散。小动脉也可受累，但不累及微小动脉、毛细血管或静脉系统。任何年龄、性别、种族均可发病，以 45~55 岁好发，男性多见，男女比例约 2∶1，起病可急骤或隐匿。

【病因与病理改变】

本病病因不明，乙型肝炎病毒(hepatitis B virus，HBV)感染与 PAN 高度相关。结节性多动脉炎有两个重要的病理特点：①个体血管病变呈多样化。即在相距不到 20μm 的连续切片上，病变已有明显差别。②急性坏死性病损和增殖修复性改变常并存，表现为中小动脉的急性炎症、坏死、纤维化、渗出、增殖、血栓的形成。

【临床表现】

疾病开始多以非特异性症状发病，如体重下降、发热和关节痛等，可累及全身各组织器官，以肾脏、皮肤、关节及外周神经最为常见(表 2-8-27)。

表 2-8-27　结节性多动脉炎的临床表现

组织器官	症状及表现
肾脏	最多见，表现为高血压和肾衰竭
骨骼、肌肉	关节痛、恒定肌痛，以腓肠肌多见
神经系统	周围神经受累较中枢神经受累多见，约占 60%，多于早期出现，表现为多发性单神经炎和多神经炎；中枢神经受累多于晚期出现
消化系统	腹痛占 34%，可有出血、穿孔、胆道坏死、肝炎、阑尾炎等
皮肤	痛性红斑性皮下结节、网状青斑、紫癜、溃疡等改变
心脏	冠状动脉缺血症状、房室传导阻滞、心包炎或心力衰竭
生殖系统	睾丸、附睾受累，也可累及卵巢，以疼痛为主要特征

【辅助检查】(表 2-8-28)

表 2-8-28　结节性多动脉炎检验及检查结果

检查项目	结果
一般检验	• 急性炎症指标：轻度贫血、白细胞增多、ESR 及 CRP 升高 • 肾脏损害：显微镜下血尿、蛋白尿和肾功能异常 • 其他：循环免疫复合物阳性，补体水平下降，部分患者乙肝表面抗原阳性等
抗中性粒细胞胞质抗体(ANCA)	2012 年 Chapel Hill 共识会议系统性血管炎统一命名研讨会认为 PAN 与 ANCA 无关
影像学检查	• 彩色多普勒：中等血管受累，可探及受累血管的狭窄、闭塞或动脉瘤形成，小血管受累者探测困难 • CT 及 MRI：较大血管受累者可查及血管呈灶性、节段性分布，受累血管壁水肿等 • 静脉肾盂造影：肾梗死区有斑点状充盈不良影像 • 选择性内脏血管造影：可见受累血管呈节段性狭窄、闭塞，动脉瘤和出血征象
组织病理学检查	肌肉、皮肤、睾丸、肾脏及肝脏的选择活检

【诊断】

1990 年美国风湿病学会分类标准：

1. 体重下降≥ 4kg，非节食或其他原因导致。

2. 网状青斑（四肢和躯干）。

3. 睾丸疼痛和 / 或压痛；（并非感染、外伤或其他原因引起）。

4. 肌痛、肌无力或下肢触压痛。

5. 多发单神经炎或多神经炎。

6. 舒张压≥ 90mmHg。

7. 血尿素氮 >40mg/dl 或肌酐 >1.5mg/dl（除外脱水和梗阻因素）。

8. 乙型肝炎病毒感染（乙肝表面抗原或者抗体阳性）。

9. 血管造影异常动脉造影见动脉瘤或血管闭塞（除外动脉硬化，纤维肌性发育不良或其他非炎症性病变）。

10. 中小动脉活检：动脉壁内有粒细胞和单核细胞浸润。

上述 10 条中至少有 3 条阳性者可诊断为结节性多动脉炎。

【治疗】

应根据病情轻重、疾病的阶段性、个体差异及有无合并症而决定治疗方案（表 2-8-29）。

表 2-8-29　结节性多动脉炎的治疗方法

治疗药物	使用方法
糖皮质激素（首选药物）	1. 一般口服泼尼松每日 1mg/kg，3~4 周后逐渐减量，至治疗后 3 个月所服剂量是原始剂量的半量（减量方法依患者病情而异，可每 10~15d 减总量的 5%~10%），伴随剂量递减，减量速度也应减慢，至每日或隔日口服 5~10mg 时，长期维持一段时间（一般不短于 1 年） 2. 病情严重如肾损害较重者，可用甲基泼尼松龙 1.0g/d 静滴 3~5d，后改用泼尼松口服
免疫抑制剂	1. 首选 CTX 与糖皮质激素联合治疗：CTX 剂量为每日 2~3mg/kg 口服，也可隔日 200mg 静滴或按 0.5~1.0g/m^2 体表面积静脉冲击治疗，每 3~4 周一次，连用 6~8 个月，根据病情。以后每 2~3 个月一次，病情稳定 1~2 年后停药 2. 也可应用 AZA、MTX、苯丁酸氮芥、CsA、MMF、LEF 等
乙型肝炎病毒感染患者用药	1. 乙型肝炎病毒复制患者，可以应用小剂量糖皮质激素，尽量不用免疫抑制剂 2. 加用抗病毒药物，如恩替卡韦、阿德福韦等

续表

治疗药物	使用方法
血管扩张剂、抗凝剂	如出现血管闭塞性病变，加用阿司匹林 50~100mg/d，低分子肝素等
免疫球蛋白和血浆置换	1. 重症结节性多动脉炎患者可用大剂量免疫球蛋白冲击治疗，常用每日 200~400mg/kg 静脉注射，连续 3~5d，必要时每 3~4 周重复治疗 1 次 2. 血浆置换短期内清除血液中大量免疫复合物，对重症患者有一定疗效 3. 不论是血浆置换还是静注大剂量免疫球蛋白，都应同时使用糖皮质激素和免疫抑制剂
生物制剂	有部分关于 TNF-α 阻滞剂及 CD20 单抗治疗的个案报道但仍不能替代糖皮质激素及环磷酰胺

【预后】

对于结节性多动脉炎患者而言，影响其 5 年死亡率的因素有：年龄 >65 岁、肾功能不全（血肌酐 ≥ 150μmol/L）、伴有症状的心功能不全、严重胃肠道受累（穿孔、出血、胰腺炎），其中严重胃肠道受累所占比重最大。

（吴 歆　卞建叶）

10　肉芽肿性多血管炎

肉芽肿性多血管炎（granulomatosis with polyangiitis，GPA），既往称为韦格纳肉芽肿（wegener granulomatosis，WG），是一种纤维素样、坏死性、肉芽肿性血管炎。病变累及小动脉、静脉及毛细血管，主要侵犯上、下呼吸道和肾脏，临床常表现为鼻和鼻窦炎、肺病变及进行性肾衰竭。典型的 GPA 三联征是指累及上呼吸道、肺及肾的病变。此外，该病还可累及关节、眼、耳、皮肤，亦可侵及心脏、神经系统等。40 岁以上男性多见。

【病因】

病因不明，目前认为 GPA 的发生是个体存在风险因素，是由遗传背景和表观遗传调控与环境因素共同作用的结果。

【临床表现】

1. 上呼吸道　临床常表现为鼻炎、鼻塞、鼻溢、流脓涕、鼻出血等，重者鼻中隔穿孔，鼻骨破坏呈鞍形。

2. 下呼吸道　咳嗽、咯血、气急、肺内阴影，重者呼吸困难、呼吸衰竭。

3. 肾　可出现蛋白尿，红、白细胞及管型尿，病情严重者多伴有高血压及肾病综合征，终可导致肾衰竭。但无肾病表现者不能排除本病。

4. 其他　多数患者有发热、体重下降、乏力、关节痛、皮肤紫癜、眼受累等，部分患者有中耳炎、心包炎、心肌炎及消化道病变。

【辅助检查】

1. 一般项目　贫血，蛋白尿，血沉和C反应蛋白升高，少数患者RF阳性。

2. 抗中性粒细胞胞质抗体（c-ANCA）　该抗体被认为是韦格纳肉芽肿的特异性抗体，活动期对韦格纳肉芽肿的敏感性为96%，特异性为98.5%。

3. 影像学检查　胸片示双肺多发性病变，以双下肺多见，病变呈迁移性或自发消失为该病的特点，病灶呈结节样、粟粒样、局灶性浸润或有空洞形成。上呼吸道X线可显示鼻旁窦黏膜增厚，甚至鼻及鼻窦骨质破坏。

4. 病理　呼吸道及支气管内韦格纳肉芽肿病变活组织检查可获阳性结果，显示类纤维蛋白变性的血管炎及巨细胞肉芽肿，伴有肾脏病变时可行肾活检，病理为局灶性、节段性、坏死性肾小球肾炎。

【诊断】

1. 目前诊断GPA采用1990年ACR分类标准，其敏感性88.2%，特异性92.0%；但是该分类标准存在一定局限性，在临床上有时不能对GPA和MPA、一些模拟血管炎疾病进行区分（表2-8-30）。2016年ACR/EULAR提出新的GPA分类标准，敏感性89.9%，特异性94.1%。这一标准的制定是在已有中小血管炎诊断的基础上应用，以分类诊断出患有GPA的患者（表2-8-31）。

表2-8-30　1990年美国风湿病学会（ACR）分类标准

分类	标准
1. 鼻或口腔炎症	逐渐加重的痛性或无痛性口腔溃疡、脓性或血性鼻腔分泌物
2. 胸部影像学异常	胸片示结节、固定浸润灶或空洞
3. 尿沉渣异常	镜下血尿（红细胞>5/高倍视野）或红细胞管型
4. 病理	动脉壁或动脉及小动脉周围或外部区域示肉芽肿性炎症

注：在排除其他感染性疾病、肿瘤性等疾病后；具备上述2项或2项以上者，可诊断韦格纳肉芽肿。

表 2-8-31　ACR/EULAR2017 版肉芽肿性多血管炎分类标准

	得分
临床表现	
血性鼻腔分泌物、溃疡、结痂或鼻腔堵塞	3
鼻息肉	–4
听力丧失或减弱	1
软骨受累	2
红眼或眼痛	1
辅助检查	
c-ANCA 或 PR3 抗体阳性	5
嗜酸性粒细胞计数≥ 1（10^9/L）	–3
肺部影像学表现为结节、团块或空洞	2
活检发现肉芽肿形成	3

注:9 项评分相加,总分≥ 5 定义为 GPA。

2. 鉴别诊断（表 2-8-32）

表 2-8-32　肉芽肿性多血管炎的鉴别诊断

	GPA	MPA	EGPA	PAN
肺浸润或结节	+++	++	+++	–
肺出血	++	++	+	–
ANCA	PR3（+）	MPO（+）	MPO（+）	–
肾小球肾炎	++	+++	++	–
上呼吸道疾病	+++	+	++	+
皮肤紫癜	+	+++	+++	++
周围神经系统受累	++	+	+++	++
中枢神经系统受累	+	+	++	+
受累血管	Small-sized	Small-sized	Small-sized	Medium-sized
嗜酸性粒细胞增多	–	–	+	+
动脉瘤	–	–	–	+

【治疗】

1. 可分为3期：诱导缓解、维持缓解及控制复发。诱导缓解可使用糖皮质激素联合其他免疫抑制剂或生物靶向类药物治疗，达到病情缓解即以减低复发风险及尽可能减少治疗药物造成的不良反应为治疗目标。

2. 激素加CTX联合治疗有显著疗效；特别是肾脏受累以及具有严重呼吸系统病变者，应作为首选治疗方案。

3. 2011年，美国FDA已批准利妥昔单抗可用于成人严重的ANCA阳性的GPA的治疗。另外，也有TNF-α阻滞剂治疗难治性患者或常规治疗多次复发患者的报道，部分患者取得较好疗效，但最终疗效还需要更多的循证证据证实。

【预后】

目前认为未经治疗的GPA预后很差，90%以上的患者在两年内死亡，死因通常是呼吸衰竭和/或肾衰竭。

早期诊断、早期治疗，力争在肾功能损害之前给予积极的治疗，可明显改善GPA预后。随着生物类靶向治疗药物和自体干细胞移植等技术的使用，GPA的预后将有望进一步改善。

（吴 歆 卢红娟）

11 白塞病

【定义】

白塞病(Behcet's disease，BD)，又称贝赫切特病，是一种以口腔溃疡、外阴溃疡、眼炎及皮肤损害为主要表现的自身免疫性疾病，可累及多系统、多器官，其基本病理改变为血管炎。

【病因】

BD的确切病因尚不清楚，现有证据表明可能与携带有HLA-B51的遗传易感性及单纯疱疹病毒、链球菌和葡萄球菌等感染因素相关。

【临床表现】

1. 口腔溃疡 几乎所有患者均可发生复发性口腔溃疡，且多为初发表现，病变常位于颊部黏膜、唇、舌和扁桃体或整个胃肠道，病变由最初圆形红斑，48h内进展成直径2~10mm的圆形和卵圆形溃疡，中央为黄色基底，周围有边缘较清晰的红晕，常反复发作。

2. 生殖器溃疡 约80%患者有此症状，溃疡性质同口腔溃疡，只是出现的次数较少，易形成瘢痕。女性主要位于外阴和阴道，男性则在阴囊和阴茎处，亦可在肛周或子宫颈处。

3. 眼部病变 视力下降或失明，男性较女性重，眼病变包括前后色素膜炎（又称葡萄膜炎）、视网膜血管炎和视神经病变。临床表现为视物模糊、视力减退、眼球充血、畏光流泪、异物感和飞蚊症等。

4. 其他 皮肤病变，如结节红斑、假性毛囊炎等。此外可发生非对称性的亚急性或急性的大关节关节炎，但较少出现侵蚀性关节炎。部分患者可累及神经系统，发生脑膜脑炎，是 BD 的重症表现。BD 患者也可发生肠黏膜溃疡及心悸、心绞痛、慢性心功能不全等心脏表现。皮肤针刺反应是诊断该病的一项指征，针刺反应指皮内针刺或注射生理盐水 48h 内，局部针眼处有毛囊炎样小红点或脓疱者为阳性。本病活动期阳性率高于缓解期。

【辅助检查】

白细胞增高，轻度贫血，蛋白尿及镜下血尿，ESR、CRP 升高，α2 球蛋白增高。ANA、RF 以及 ENA 抗体阴性。针刺反应阳性。

【诊断】

目前多采用国际白塞病委员会 2013 年分类标准修订版（表 2-8-33）。

表 2-8-33 国际白塞病委员会 2013 年分类标准修订版

症状或体征	得分	症状或体征	得分
口腔溃疡	2	神经系统体现	1
生殖器溃疡	2	血管表现	1
眼部病变	2	针刺试验阳性	1
皮肤病变	1		

注：总分 ≥ 4 分，可诊断白塞病，敏感度为 93.9%，特异度为 92.1%。* 针刺试验为备选项，可不纳入评分系统，但针刺实验阳性，评分增加 1 分。

【治疗】

（一）2018 年 EULAR 推出了 BD 诊治的五条原则

首要原则：

1. 典型的 BD 呈现复发 - 缓解进程，治疗的目标是迅速抑制炎症加重和复发，预防不可逆的脏器损伤。

2. 多学科联合治疗是必要的。

3. 应该根据年龄、性别、器官的类型和严重程度以及患者的意愿个体化治疗。

4. 眼、血管、神经和肠胃道的受累可能与不良预后相关。

5. 在许多患者疾病表现可能随着时间的推移而改善。

(二) 2018 年白塞病临床管理 EULAR 指南具体治疗措施

1. 对症治疗

(1) 非甾体抗炎药：主要对关节炎有效。

(2) 秋水仙碱：主要对有关节病变和结节红斑者有效，对口腔溃疡、外阴溃疡、眼炎者也有一定疗效，剂量为 0.5mg，每日 3 次口服。

(3) 沙利度胺：主要用于严重皮肤黏膜病变有效，剂量为 50~150mg/d 口服。

(4) 口腔溃疡可涂以糖皮质激素糊膏，眼色素膜炎急性发作时，用各种散瞳剂点眼，0.5% 可的松滴眼，球结膜下注射地塞米松 5ml，1~2 次。

(5) 对于皮肤病变，应该与皮肤科医生和血管外科医生共同制订治疗方案。硫唑嘌呤、沙利度胺、α 干扰素、TNF 抑制剂或阿普斯特可在特定病例中使用

2. 眼炎治疗主要应用糖皮质激素（泼尼松 5~20mg/d 口服）联合 AZA（50~200mg/d），严重者可静脉用大剂量激素，甚至冲击治疗。

3. 内脏血管炎治疗内脏系统的血管炎主要应用糖皮质激素和免疫抑制剂治疗，常用的免疫抑制剂包括 CTX、MTX、AZA 及 CsA 等，可根据病损部位进行药物选择。

(1) 消化系统受累：泼尼松（每日 1~1.5mg/kg）口服或静脉滴注，SASP 2~3g/d 口服。

(2) 神经系统受累：属于重症，甲泼尼龙 1 000mg/d，冲击 3d，或 CTX 冲击，（每次 0.5~1g/m^2，每 3~4 周 1 次；或 0.5g/ 次，每 2 周 1 次）。

用药期间必须根据患者情况随时调整药物剂量，并密切监测血常规、肝肾功能等。出现异常者应及时调整剂量或者停药。

4. 介入或手术治疗有动脉瘤者可结合临床实际进行手术切除，有动脉狭窄者可植入支架，有动脉血栓者可考虑置入滤网，联合抗凝、抗血小板治疗应谨慎，警惕动脉瘤出血风险。

【预后】

大部分患者预后良好。有眼炎者可出现严重的视力下降，甚至失明。胃肠道受累可引起溃疡、出血、穿孔、肠瘘、吸收不良、腹腔感染等严重并发症，死亡率可达 10%。有中枢神经系统受累者死亡率可达 12%~47%，存活者亦多有严重的后遗症。大中动脉受累后因动脉瘤破裂、心肌梗死等发生突然死亡者亦非罕见。

（吴 歆 姜 磊）

12　干燥综合征

干燥综合征(Sjögren's syndrome,SS)是一种以累及唾液腺(涎腺)、泪腺等外分泌腺体为特征的慢性系统性自身免疫病。SS 可单独发病,称为原发性干燥综合征,也可以合并如 RA、SLE 等其他自身免疫病,称为继发性干燥综合征。

【病因】

干燥综合征的病因尚不明确,研究认为在遗传背景、环境因素、免疫异常激活等因素共同相互作用下,活化的 B 淋巴细胞高度反应性增生产生大量的细胞因子和免疫球蛋白,导致疾病的发生。病理特征为唾液腺(涎腺)、泪腺及病变组织中大量淋巴细胞聚集成浸润,形成淋巴细胞"灶",大量免疫球蛋白、免疫复合物沉积于血管壁引起血管炎。

【临床表现】

1. 全身症状　可出现发热、淋巴结肿大、体重下降等全身症状,发热多为低热,患者多会出现疲劳、疼痛等主观症状。

2. 腺体症状　以唾液腺和泪腺为著,呼吸道、消化道、皮肤、阴道等部位外分泌腺也可受累。

(1)口干燥症:患者常述口干,严重时说话或者进食固体食物时须频繁饮水,甚至夜间起床饮水。易出现严重龋齿常称为猖獗龋,是口干燥症的特征之一。腮腺或颌下腺反复肿大,致使相应部位疼痛、压痛,该体征的出现需警惕淋巴瘤可能。

(2)眼干燥症:泪腺分泌下降,患者出现眼干涩、异物感、烧灼感、痒感、泪少,可有畏光、视物模糊、视力下降甚至出现角膜穿孔。

3. 系统性症状

(1)皮肤黏膜:可有皮肤干燥,皮肤血管炎多表现为紫癜样皮疹,好发于下肢,分批出现,自行消退。少数有结节红斑样皮疹,部分患者有雷诺现象、指端发绀和溃疡和口腔、外阴溃疡等其他皮肤表现。

(2)关节肌肉:多数患者有关节痛或非侵袭性关节炎,症状多不严重;可有肌痛。少数患者出现肌无力、肌酶升高等肌炎表现。

(3)呼吸系统:从无症状到咳嗽、咳痰、呼吸困难、呼吸衰竭等轻重不一,可逐渐进展,还可出现肺动脉高压。

(4)泌尿系统:以间质性肾炎最为常见,其中远端肾小管更易受累,严重者表现为低血钾性麻痹,肾性尿崩,泌尿系结石及肾组织钙化。而肾小球肾炎较为少见,部分患者有一过性蛋白尿。

(5) 神经系统：中枢神经系统和周围神经系统均可受累，后者更为多见。

(6) 消化系统：多表现为萎缩性胃炎的症状，如上腹不适、恶心、腹胀及吸收不良等。部分患者表现为临床症状轻微或无症状的亚临床型胰腺炎。约 1/4 的患者有肝大、脾大、ALT 升高。

(7) 血液系统：患者可有三系减低，且易并发良性淋巴细胞增生及恶性淋巴瘤，故临床应密切随访。

【辅助检查】

ANA 阳性率为 50%~80%，以抗 SSA (Ro) 和 SSB (La) 抗体为主，尤其是后者的特异性较高。约半数患者血清 IgM 型 RF 阳性，部分患者有高球蛋白血症。HRCT 可明确肺间质病变。

【诊断】

2002 年制定的欧美合议标准（AECG）是目前临床应用最为广泛的诊断标准，(表 2-8-34、表 2-8-35)。

表 2-8-34　干燥综征分类标准的项目

Ⅰ. 口腔症状：3 项中有 1 项或 1 项以上
1. 每日感口干持续 3 个月以上
2. 成年后腮腺反复或持续肿大
3. 吞咽干性食物时需用水帮助
Ⅱ. 眼部症状：3 项中有 1 项或 1 项以上
1. 每日感到不能忍受的眼干持续 3 个月以上
2. 有反复的砂子进眼或砂磨感觉
3. 每日需用人工泪液 3 次或 3 次以上
Ⅲ. 眼部体征：下述检查有 1 项或 1 项以上阳性
1. SchirmerI 试验 (+) (≤ 5mm/5min)
2. 角膜染色 (+) (≥ 4vanBijsterveld 计分法)
Ⅳ. 组织学检查：下唇腺病理示淋巴细胞灶 ≥ 1（指 $4mm^2$ 组织内至少有 50 个淋巴细胞聚集于唇腺间质者为 1 灶）
Ⅴ. 涎腺受损：下述检查有 1 项或 1 项以上阳性
1. 涎液流率 (+) (≤ 1.5ml/15min)
2. 腮腺造影 (+)
3. 涎腺同位素检查 (+)
Ⅵ. 自身抗体：抗 SSA 抗体或抗 SSB 抗体 (+) (双扩散法)

表 2-8-35　分类标准项目的具体分类

1. **原发性干燥综合征**：无任何潜在疾病的情况下，有下述两条则可诊断 a. 符合表 1 中 4 条或 4 条以上，但必须含有条目Ⅳ（组织学检查）和 / 或条目Ⅵ（自身抗体） b. 条目Ⅲ、Ⅳ、Ⅴ、Ⅵ4 条中任 3 条阳性
2. **继发性干燥综合征**：患者有潜在的疾病（如任一结缔组织病），而符合表 2-8-34 的Ⅰ和Ⅱ中任一条，同时符合条目Ⅲ、Ⅳ、Ⅴ中任两条
3. **必须除外**：头面部放疗史、丙型肝炎病毒感染、艾滋病、淋巴瘤、结节病、格雷夫斯病、抗乙酰胆碱药的应用（如阿托品、莨菪碱、溴丙胺太林、颠茄等）

【治疗】

该病目前无根治方法。轻者主要是替代、对症治疗，口干者保持口腔清洁，用唾液代用品，干燥性角、结膜炎者可用人工泪液以减轻角膜的损伤，系统受累患者常用药物为糖皮质激素、免疫抑制剂，严重患者可选用 IVIg、生物制剂、血浆置换等。

【预后】

该病是一种进展较慢的自身免疫病，预后良好，但患恶性淋巴瘤的概率明显增高，临床诊治中应提高警惕。

（吴　歆　林　丽）

13　混合性结缔组织病与重叠综合征

混合性结缔组织病（mixed connective tissue disease，MCTD）是一种血清中有高效价的斑点型抗核抗体（ANA）和抗 u1RNP 抗体，临床上有雷诺现象、双手肿胀、多关节痛或关节炎、肢端硬化、肌炎、食管运动功能障碍、肺动脉高压等特征的临床综合征。部分患者随疾病的进展可成为某种确定的弥漫性结缔组织病，如系统性硬化病、系统性红斑狼疮、多发性肌炎 / 皮肌炎、类风湿关节炎。

重叠综合征（overlap syndrome）是指同时或先后患有两种或两种以上的结缔组织病，有时可出现上述疾病之间的转化。

【病因】

MCTD 和重叠综合征的病因尚不清楚，主要与免疫功能异常、环境因素和遗传背景等相关。

【临床表现】

MCTD 患者易出现乏力、疲劳、关节痛、雷诺现象、手指肿胀或硬化、肺部炎性改变、肌痛和肌无力、食管功能障碍、淋巴结肿大、脱发、皮疹等。部分患者并不一定同时具备 MCTD 的多种临床表现，不同的患者表现也不尽相同。在缺少典型的特征性临床表现时，患者可因不明原因的发热而就诊。患者可表现出组成本病中的各个结缔组织病的任何临床症状。

重叠综合征可在所有结缔组织病间重叠组合，临床上则常见以 SLE、PM/DM 和 SSc 间的重叠为主，症状上则会出现两种疾病的临床特征。

【辅助检查】

包括血液检查如血常规、肝肾功能、血沉、CRP、自身免疫抗体全套、免疫球蛋白、补体等，其中抗 U1RNP 抗体在混合性结缔组织病中高效价阳性。影像学检查包括胸部 CT 平扫、腹部 B 超、心脏彩超等。其他根据患者具体临床表现安排相应的检查。

【诊断】

(一) 混合性结缔组织病

目前尚无 MCTD 的美国风湿病学会（ACR）诊断标准，但对照研究显示：Alacon-Segovia（1986 年）和 Kahn（1991 年）提出的 2 个诊断标准敏感性和特异性最高（分别为 62.5%~81.3% 和 86.2%）（表 2-8-36）。

表 2-8-36　混合结缔组织病诊断标准

项目	Alarcon-Segovia 标准	Kahn 标准
血清学标准	抗 u1RNP ≥ 1∶1 600（血凝法）	存在高效价抗 u1RNP 抗体，相应斑点型 ANA 效价≥ 1∶1 200
临床标准	1. 手肿胀 2. 滑膜炎 3. 肌炎（生物学或组织学证实） 4. 雷诺现象 5. 肢端硬化	1. 手指肿胀 2. 滑膜炎 3. 肌炎 4. 雷诺现象
确诊标准	血清学指标及至少 3 条临床标准，必须包括滑膜炎或肌炎	血清学指标及至少 3 条临床标准，必须包括滑膜炎或肌炎

(二) 重叠综合征

1. SLE 与 SSc 重叠　初期常呈典型的 SLE，随后出现泛发性皮肤硬化，张口和吞咽困难、肺纤维化等。

2. SSc 与 PM/DM 重叠　常有雷诺现象，四肢近端肌无力和肌痛，关节痛或关节炎、食管蠕动减慢、肺纤维化。SSc 主要局限于四肢，血清抗 Ku、抗 PM-

Scl 和抗 U1RNP 抗体阳性为其特征。

3. 其他　SLE 与 PM、RA 或 PAN 重叠。

【治疗】

MCTD 的治疗一般以对症治疗和控制病情发展为主。治疗方案和药物剂量应注意个体化的原则，并注意观察药物的不良反应。糖皮质激素对 MCTD 的关节炎、皮疹、浆膜炎、肌炎、贫血、白细胞减少和肾炎有良好反应；皮肤损害可用羟氯喹治疗，肾炎则以 CTX 静脉冲击治疗。以肺间质纤维化为主伴有肺动脉高压者，病情常较重，应积极治疗。对重叠综合征的治疗同各个疾病。

（吴　歆）

第九节　神经系统疾病

1　癫痫

癫痫（epilepsy）是由于大脑皮质神经元异常放电而导致的短暂大脑功能失调，以阵发、短暂和刻板为其临床发作特征。

【病因】

癫痫发作的病因多种多样，可由原发中枢神经系统疾病引起，也可由其他系统疾病导致（表 2-9-1）。

表 2-9-1　癫痫发作的常见病因

分类	病因
原发中枢神经系统	特发性癫痫、脑外伤、脑卒中、脑炎、脑膜炎、脑肿瘤等
其他系统疾病	低血糖、电解质紊乱、高渗状态、尿毒症、高热、药物中毒、各种脑病等

【症状】

根据发作部位和发作时间不同，癫痫发作可有多种临床表现，常见的有①意识障碍，发作初始可突发意识丧失，发作结束可出现意识模糊；②运动异常，常有肢体抽搐、肌阵挛和舞蹈样动作等；③感觉异常，如肢体麻木或针刺感；④精神异常，表现为记忆恍惚、似曾相识、无名恐惧、幻觉以及自动症等；⑤自主神经功能异常，如皮肤苍白、多汗、瞳孔散大及大小便失禁等。但对某个具体患者而言，其发作具有阵发、短暂和刻板的特点。

【分类】

从临床实用角度出发，根据发作时是否为局部神经元异常放电将癫痫发作分为全面性发作（包括大发作与小发作）和部分性发作，后者再根据有无意识障碍又分为单纯部分性发作（局限性发作）和复杂部分性发作（精神运动性发作）。每种类型的临床发作表现简述如下（图 2-9-1）：

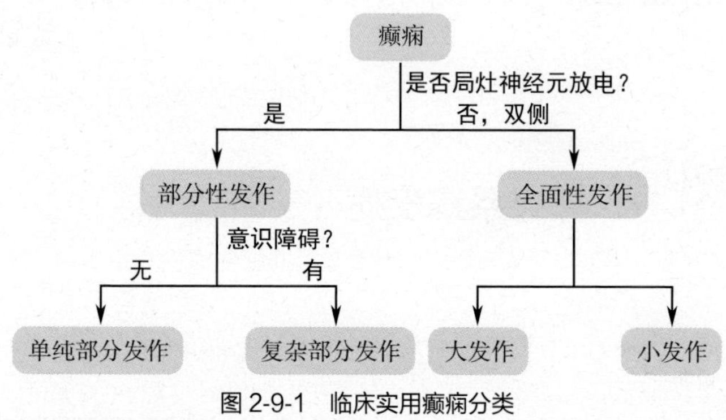

图 2-9-1 临床实用癫痫分类

（一）大发作

也称强直阵挛发作，可分为四期：

1. 先兆期 患者在发作开始前有某种先兆如肢体麻木、恐惧、头晕、上腹不适等感觉。持续数秒钟。

2. 强直期 患者突然意识丧失，全身肌肉强直收缩，常尖叫一声而倒地，头后仰、牙关紧闭，两眼上翻、呼吸停止，瞳孔扩大。持续 10~20s。

3. 阵挛期 全身肌肉出现一张一弛的交替抽动，呼吸恢复，口吐白色或血性（舌或颊部被咬破）泡沫。持续约 1min。

4. 发作后期 全身肌肉松弛，呼吸渐平稳，可出现大小便失禁。患者逐渐清醒后，对发作经过不能回忆。持续 5~15min。

（二）小发作

也称为失神发作，以短暂的意识障碍为特征。表现为突然意识丧失，正在进行的动作终止，呆立不动，呼之不应，持物可失落。脑电图出现双侧对称性 3Hz 棘 - 慢波，持续 10s 左右。

（三）局限性发作

无意识丧失，发作常局限在身体的某一部位。持续数秒或数十秒钟。临床表现见症状中的运动异常、感觉异常和自主神经功能异常。

（四）精神运动性发作

病灶多在颞叶故又称“颞叶癫痫”，临床表现见症状中的精神异常。发作持续时间多为数分钟，少数较长，甚至数天。

【辅助检查】

1. 脑电图是诊断癫痫最重要的辅助检查，有助于明确癫痫的诊断和分类，常规脑电图不能明确时，24h 动态脑电图检查可提高确诊率。

2. 神经影像学主要是头颅磁共振，可确定脑结构异常或病变，有时可以做出病因诊断。

3. 检查脑脊液对明确脑部感染及出血有重要意义，血液化验对代谢性或内分泌疾病等可提供重要诊断依据。

【诊断】

1. 根据病史、体格检查和辅助检查作出癫痫诊断。诊断遵循以下三步：①明确患者发作性症状是否为癫痫发作；②如是癫痫发作是哪种癫痫类型；③明确癫痫发作的病因。

2. 鉴别诊断

(1) 晕厥：是由于短暂性脑缺血而引起一过性意识障碍，发作时有头晕、眼花、恶心、呕吐、出汗、苍白、脉率加快、血压下降，平卧后改善。发作及终止均较慢，无抽搐。

(2) 癔症：发作前常有明显的精神因素，四肢无规律抽动，无强直、阵挛之分。发作长达数十分钟至数小时，无尿失禁及舌咬破。常紧闭双眼、瞳孔光反应佳，无病理反射，屡发而无损伤。

(3) 短暂脑缺血发作：可出现发作性跌倒及意识障碍，但中年以上多见，有脑血管病的易患因素。

(4) 发作性睡病：无抽搐，无意识丧失，多导睡眠多次小睡检查可明确诊断。

【治疗】

（一）病因治疗

对病因明确的症状性癫痫，应积极去除病因，此外，应特别注意避免发作诱因，如紧张、疲劳、发热、酗酒、过饱或饥饿、过度换气、强光刺激、兴奋剂和缺少睡眠时间等。

（二）发作间歇期

以药物治疗为主，治疗目标：尽可能完全控制发作，使患者获得较高的生活质量或社会回归。抗痫药物使用遵循以下原则：

1. 确定是否使用药物治疗　对仅有 1 次发作，脑电图正常者，可暂不用药，注意观察。对于 1 年内有 2 次以上发作或仅 1 次发作，但脑电图有痫样放电者,应早期用药。

2. 确定需要使用药物治疗,遵循以下原则

(1)按癫痫发作类型选药:大发作、局限性发作和精神运动性发作首选卡马西平、苯妥英钠,其次为丙戊酸和苯巴比妥。小发作首选乙琥胺,其次为丙戊酸和氯硝西泮。

(2)应坚持单药治疗,必要时慎重考虑合并用药:对难治性癫痫可考虑合并应用新型抗痫药,如拉莫三嗪、托吡酯、氨已烯酸、加巴喷丁、奥卡西平、唑尼沙胺和非尔氨酯等。

(3)用药剂量个体化:从小剂量开始,逐渐增量至控制发作又不出现毒性反应为宜。抗痫药耐受性个体差异较大,剂量应因人而异。有条件时应定期查血药浓度,依血药浓度并结合临床情况调整剂量。常用抗痫药的维持日剂量:卡马西平 0.6~1.2g(儿童 15~20mg/kg),苯妥英钠 0.2~0.4g(儿童 5~8mg/kg),苯巴比妥 0.06~0.18g(儿童 5~8mg/kg),丙戊酸钠 0.6~1.5g(儿童 30~50mg/kg),乙琥胺 0.5~1.5g(儿童 30~40mg/kg),氯硝西泮 3~6mg(儿童 1~4mg)。

(4)坚持长期规律治疗特发性癫痫症状控制 1~2 年,非特发性癫痫控制发作 3~5 年后,脑电图正常者,才可以考虑逐步减量或停药,部分患者需终生服药。

(5)换药要慎重:在认定单药治疗无效或疗效不佳时,可考虑换药或合并用药。换药时切忌骤停原药,宜逐步替换,至少有 7~10d 作为过渡时间(递减旧药及递增新药)。

(6)注意不良反应:应定期查血常规、肝肾功能等,发现有急慢性毒性反应应及时调整剂量或停药。

(三)发作期的治疗

发作大都能在几分钟内自行停止,无须采取特殊的治疗措施。必要时可选用地西泮等静脉注射,以尽快控制发作。应注意加强护理,防止跌伤、碰伤、自伤、伤人和毁物,如解松衣领及裤带,尽量使头侧向一方,防止唾液及呕吐物误吸,保持呼吸道通畅。抽搐时不宜用力按压患者肢体,以免骨折和脱臼;上下齿间置软垫以免咬破舌头。

(四)其他治疗

对脑部存在占位性病变、血管畸形或经药物正规治疗无效的顽固性癫痫,可予手术治疗。对于部分脑部无明显器质性病变的顽固性癫痫患者,可以考虑进行多处软脑膜下横切、颞叶切除等手术,但手术后常需继续服药。脑深部电刺激、迷走神经刺激、反复经颅磁性刺激等方法亦用于临床治疗癫痫,但目前尚缺乏长期疗效观察,不作为常规治疗方法。

2　运动神经元病

运动神经元病（motor neuron disease，MND）是一组以损害脊髓前角细胞、脑干运动神经细胞和锥体束为主的病因不明、发病机制不清的中枢神经系统变性疾病。以上、下运动神经元损害为主要临床表现，一般不累及眼外肌，也不出现感觉、自主神经、认知、皮肤损害和锥体外系损害。病理变化主要以大脑皮质、脑干、脊髓运动神经细胞变性和丧失为特征。本病病因至今不明，多数学者认为可能与病毒感染、免疫功能异常、遗传因素、兴奋性氨基酸类神经递质异常、损伤、中毒、营养代谢以及环境等因素等有关。

【临床表现】

隐袭起病、缓慢进展、进行性加重。临床表现为上、下运动神经元受损症状和体征，表现为肌无力、肌萎缩和锥体束征的不同组合，根据患者组合的不同，临床主要分为以下三型。

（一）肌萎缩侧索硬化症（上、下运动神经元均损害）

1. 临床表现

(1) 多在中年以后起病，40~60 岁为发病高峰。

(2) 常以手肌无力、萎缩为首发症状，通常从一个肢体开始逐渐波及多个肢体，从肢体远端向近端发展，伴有“肉跳”。

(3) 累及下肢时感双腿活动不灵活、乏力。

(4) 累及延髓时，表现为延髓麻痹症状，如言语含糊、饮水呛咳、吞咽困难、流涎等。

(5) 晚期全身肌肉萎缩，抬头不能、呼吸困难、卧床不起。

(6) 患者平均生存期 3~5 年，短者数月，长者 10 余年。

2. 体格检查

(1) 大小鱼际肌、骨间肌、蚓状肌萎缩，呈“猿手”或“爪形手”，可见肌束震颤，腱反射活跃或亢进，病理征可阳性，呈上、下运动神经元同时受累的体征；

(2) 皮质脊髓束受损时下肢腱反射亢进、肌张力增高和巴宾斯基征阳性，下肢肌萎缩较上肢出现晚且轻；

(3) 同时累及延髓和双侧皮质脑干束时，可见舌肌萎缩及舌肌肌束震颤，吞咽困难和发音含糊，下颌反射亢进，掌颏反射及吸吮反射阳性。

（二）进行性肌萎缩（只有下运动神经元损害）

1. 临床表现

(1) 多在青壮年发病。

(2) 通常为一侧或两侧手肌无力和萎缩，也可有下肢无力和肌肉萎缩。

(3) 累及延髓出现舌肌萎缩、声音嘶哑、呛咳呛食、吞咽困难等，出现延髓麻痹患者进展快，预后不良，多在 1~3 年死于呼吸肌无力和肺部感染。

2. 体格检查

(1) 大小鱼际肌、骨间肌萎缩，继而前臂、上臂、肩胛带肌萎缩，可见肌束震颤。

(2) 肌张力低下，腱反射减弱或消失，病理征阴性。

(3) 累及延髓出现真性延髓麻痹体征，如舌肌萎缩和束颤，软腭不能抬举，咽反射消失，下颌反射弱，掌颏反射及吸吮反射阴性。

(三) 原发性侧索硬化(只有上运动神经元损害)

1. 临床表现

(1) 罕见，常中年起病，进展缓慢。

(2) 双下肢或上肢无力、发紧，步履困难。

(3) 若病变累及双侧皮质脑干束，则出现发音含糊、吞咽困难、呛咳呛食。

2. 体格检查

(1) 双上肢或双下肢不同程度痉挛性瘫痪，表现腱反射活跃或亢进，肌张力增高，病理征阳性。

(2) 累及皮质延髓束出现假性延髓麻痹体征，表现讲话含糊，吞咽困难，舌肌无萎缩及束颤，下颌反射亢进，掌颏反射及吸吮反射阳性，并有强哭强笑症状。

【辅助检查】

1. 神经电生理检查　肌电图呈典型神经源性损害，静止时出现典型的不规则纤维颤动电位、正锐波，可有束颤电位。在随意收缩时运动单位动作电位数量减少，减少比例与肌萎缩的程度相对应，偶见巨大动作电位。重收缩时呈单纯相。神经传导速度基本正常。

2. 其他　肌肉活检有助于诊断，但无特异性，血肌酸磷酸激酶水平可轻度增高。

【诊断】

世界神经病学联盟制定的肌萎缩侧索硬化症的诊断标准如表 2-9-2。

表 2-9-2　世界神经病学联盟制订的肌萎缩侧索硬化症的诊断标准

诊断确定性	临床表现
确诊肌萎缩侧索硬化症	延髓及 2 个脊髓部位(颈、胸或腰)、或 3 个脊髓部位出现上、下运动神经元体征
拟诊肌萎缩侧索硬化症	2 个或更多部位上、下运动神经元体征，部位可以不同，但某些上运动神经元体征必须在下运动神经元缺损的上部

续表

诊断确定性	临床表现
可能肌萎缩侧索硬化症	仅 1 个部位上与下运动神经元体征，或 2 个或更多部位仅有上运动神经元体征，或下运动神经元体征在上运动神经元的上部
疑诊肌萎缩侧索硬化症	至少 2 个部位下运动神经元体征

【鉴别诊断】

1. 脊肌萎缩症　是选择性累及下运动神经元的常染色体隐性遗传，致病基因位于 5 号染色体长臂近端运动神经元维存基因，病变以脊髓前角细胞为主，易误诊为进行性肌萎缩。按起病年龄分为婴儿型、慢性婴儿型、青少年型和成人型，前两型进展快，后两型进展慢，常不影响天年。

2. 脊髓型颈椎病　手部肌肉萎缩、无力，可有下肢痉挛性瘫痪，有时常有颈神经根痛和感觉障碍。颈椎 X 线片、CT 或 MRI 示颈椎间盘突出压迫脊髓、脊髓变性。胸锁乳突肌肌电图可资鉴别。

3. 脊髓空洞症　有节段性痛触觉分离现象，MRI 示脊髓空洞存在。

4. X- 连锁脊髓球部肌萎缩（Kenney 病）是一种 X- 连锁的下运动神经元病，男性中年起病，进行性肢体和球部肌无力和萎缩，可伴男子女性型乳房和生育能力下降。本病为 X 染色体上雄激素受体基因第一个外显子三核苷酸（CAG）重复序列扩增。

【治疗】

（一）一般治疗

1. 注意患者的精神状态，使患者树立战胜疾病信心。

2. 加强肢体功能锻炼、按摩、被动运动，防止关节挛缩畸形。

3. 理疗、针灸。

4. 吞咽困难者防呛食窒息。可鼻饲，加强营养。

5. 呼吸肌麻痹需插管人工辅助呼吸。

（二）药物治疗

1. 利鲁唑　能抑制谷氨酸释放，减少电压依赖性钙通道的作用从而对抗细胞内兴奋性氨基酸神经递质谷氨酸的作用。利鲁唑 50mg，每日 2 次改善肌力、延缓肌萎缩侧索硬化的进程，并能提高延髓型患者的存活率，但肢体型起病的患者的生存率提高不明显。治疗时注意肝脏毒性作用。

2. 其他　最近美国 FDA 批准使用氧自由基清除剂依达拉奉治疗本

病，同时也有试用免疫抑制剂泼尼松、环磷酰胺等治疗本病，但疗效均不确切。

（夏　斌）

3　吉兰-巴雷综合征

吉兰-巴雷综合征（Guillain-Barré syndrome，GBS）是一类免疫介导的急性炎性周围神经病。包括急性炎性脱髓鞘性多发神经根神经病（AIDP）、急性运动轴索性神经病（AMAN）、急性运动感觉轴索性神经病（AMSAN）、Miller-Fisher 综合征（MFS）、急性泛自主神经病（APN）和急性感觉神经病（ASN）等亚型。

【临床表现】

急性起病，肌无力进行性加重，多在 2 周左右达到高峰。发病前常有腹泻和上呼吸道感染、疫苗接种、手术等前驱事件。四肢对称性弛缓性瘫痪是疾病核心表现，累及肋间肌和膈肌出现呼吸困难、四肢腱反射减弱或消失，可有脑神经损害，以舌咽、迷走和面神经多见。伴有轻度感觉异常，查体有手套-袜子样分布感觉减退，感觉障碍远较运动障碍为轻是本病特点之一。自主神经功能障碍，如尿潴留、血压波动、心律失常、排汗异常等。

【辅助检查】

1. 脑脊液检查　脑脊液中蛋白细胞分离是 GBS 的特征之一，多数患者在发病 2~4 周脑脊液蛋白有不同程度地升高，白细胞数正常。部分患者可有抗神经节苷脂抗体阳性。

2. 电生理检查　运动神经传导速度减慢及远端潜伏期延长、F 波潜伏期延长或消失。

3. 其他　部分患者有血清抗神经节苷脂抗体阳性，血清空肠弯曲菌抗体阳性。

【鉴别诊断】

1. 急性脊髓炎　表现为截瘫，有明显的传导束型深浅感觉障碍和严重括约肌功能障碍，脑脊液中蛋白和细胞均有轻度升高。

2. 低钾性麻痹　有反复发作史，运动、饱食后发生四肢对称性无力，无感觉异常和脑神经异常，脑脊液正常，血清钾水平明显降低，补钾治疗后肌无力明显改善。

3. 重症肌无力　肌无力有明显的波动性，晨轻暮重，新斯的明试验阳性，重复电刺激检查异常。

4. 多发性肌炎　肌无力常伴肌痛，无感觉障碍，血清肌酶含量升高，肌电图呈肌源性损害。

【治疗】

(一) 一般治疗

有明显自主神经功能障碍者,应给予心电监护。有呼吸困难者应注意保持呼吸道通畅,及时气管切开,机械辅助通气。保证营养支持。预防皮肤、呼吸道及泌尿道感染,防止深静脉血栓形成。

(二) 免疫治疗

1. 静脉注射 免疫球蛋白(IVIg)尽早应用,每日每千克体重 0.4g,静脉滴注,连续 3~5d。

2. 血浆置换 尽早应用,每次血浆交换量为每公斤体重 30~50ml,在 1~2 周内进行 3~5 次。

3. 糖皮质激素 疗效有待进一步探讨。

(三) 神经营养

始终应用 B 族维生素治疗。

(四) 功能康复

尽早进行正规的神经功能康复锻炼。

(庄建华 夏 斌)

4 多发性硬化

多发性硬化(multiple sclerosis,MS)是一种以中枢神经系统炎性脱髓鞘病变为主要特点的免疫介导性疾病,病变主要累及白质,病因不明。病变具有时间多发和空间多发的特点。

【临床表现】

MS 好发于青壮年,女性更为多见。中枢神经系统各个部位均可受累,临床表现多样。其常见症状包括视力下降、复视、肢体感觉障碍、肢体运动障碍、共济失调、膀胱或直肠功能障碍等。

临床分型:①复发缓解型 MS(RRMS),表现为明显的复发和缓解过程,每次发作后均基本恢复,不留或仅留下轻微后遗症。多数 MS 患者最初病程中表现为本类型。②继发进展型 MS(SPMS),RRMS 患者在患病 10~15 年后疾病不再有复发缓解,呈缓慢进行性加重过程。③原发进展型 MS(PPMS),病程大于 1 年,疾病呈缓慢进行性加重,无缓解复发过程。

【辅助检查】

1. MRI 检查 可清楚显示脱髓鞘病灶的位置、大小及个数,为诊断的重要依据。病灶多位于脑室周围、胼胝体、脑干及脊髓。

2. 脑脊液检查 IgG 指数增高及合成率增高,蛋白电泳出现 IgG 寡克隆带。

3. 电生理检查　脑干听觉诱发电位（BAEP）、视觉诱发电位（VEP）及体感诱发电位（SEP）异常。

【诊断】

（一）诊断依据

1. 应以客观病史和临床体征为基本依据。

2. 应充分结合各种辅助检查特别是MRI与脑脊液特点，寻找病变的空间多发与时间多发证据。

3. 需排除其他可能疾病。

（二）诊断标准

最常用的是2017年McDonald MS诊断标准。核心内容是：两次或以上发作，两个或以上病灶的客观临床证据。PPMS的诊断需要脑或脊髓MRI空间多发和脑脊液阳性。

【鉴别诊断】

其应注意与其他临床及影像上同样具有时间多发和空间多发特点的疾病进行鉴别，如视神经脊髓炎谱系疾病、多发性脑梗死、艾滋病、结缔组织病、胶质瘤病、线粒体脑肌病、维生素B_{12}缺乏等。尽可能完善实验室及其他相关辅助检查，如水通道蛋白4抗体、其他自身免疫相关抗体筛查，切忌仅凭脑室周围多发长T2信号就片面做出MS诊断。

【治疗】

（一）急性期治疗

以减轻恶化期症状、缩短病程、改善残疾程度和防治并发症为主要目标。

1. 糖皮质激素　成人甲泼尼龙1g/d，共3~5d，静脉滴注，如临床神经功能缺损明显恢复可直接停用。如临床神经功能缺损恢复不明显，可改为口服醋酸泼尼松或泼尼松龙60~80mg，每天一次，每2天减5~10mg，直至减停，原则上总疗程不超过3~4周。

2. 血浆置换　急性重症或对激素治疗无效者可于起病2~3周内应用5~7d的血浆置换。

3. IVIg备选治疗手段　用于妊娠或哺乳期妇女不能应用激素治疗的成人，或对激素治疗无效的儿童患者。

（二）缓解期治疗

以控制疾病进展为主要目标。

1. 特立氟胺14mg，口服，每天1次。常见不良反应为腹泻、呕吐、头发稀疏、丙氨酸氨基转移酶（ALT）水平升高。开始治疗后，应每月监测ALT水平至少持续6个月。因特立氟胺具有潜在致畸性，因此，妊娠或正在计划妊娠患者禁用。

2. 注射用重组人β1b干扰素250μg，皮下注射，隔日1次。常见不良反应：注射部位反应、流感样症状、无症状肝功能异常、白细胞减少和甲状腺功能异常。

3. 米托蒽醌8~12mg/m^2，静脉注射，每3个月1次，终生总累积剂量限制在140mg/m^{2}以下，疗程不宜超过2年。主要不良反应为心脏毒性和白血病。

（三）对症治疗

1. 痛性痉挛　卡马西平、替扎尼定、加巴喷丁、巴氯芬等药物治疗。

2. 慢性疼痛、感觉异常等　阿米替林、普瑞巴林、选择性5-羟色胺及去甲肾上腺素再摄取抑制剂（SNRI）及去甲肾上腺素能与特异性5-羟色胺能抗抑郁药物（NaSSA）类药物治疗。

3. 乏力、疲劳　莫达非尼、金刚烷胺治疗。

4. 震颤盐酸苯海索、盐酸阿罗洛尔等药物治疗。

5. 膀胱直肠功能障碍　配合药物治疗或借助导尿等处理。

（四）康复治疗及生活指导

对伴有肢体、语言、吞咽等功能障碍的患者，应早期在专业医生的指导下进行相应的功能康复训练。对患者及亲属进行宣教指导，强调早期干预、早期治疗的必要性。还应在遗传、婚姻、妊娠、饮食、心理及用药等生活的各个方面提供合理建议，包括避免预防接种，避免过热的热水澡、强烈阳光下高温暴晒，保持心情愉快，不吸烟，作息规律，适量运动，补充维生素D等。

（夏　斌）

5　脑白质营养不良

【诊断】

脑白质营养不良是一组与髓鞘相关的脂质代谢障碍，导致髓鞘形成障碍的遗传性疾病，有多种类型。

1. 肾上腺脑白质营养不良系常染色体隐性或性连锁隐性遗传病，由于组织中极长链饱和脂肪酸病理性堆积所致。主要表现为肾上腺皮质功能不全、脑白质进行性髓鞘脱失。

患者几乎均为男性，偶见于成年人，呈进行性恶化。多数患者神经系统症状先于肾上腺皮质功能不全出现。首发症状可有行为异常，步态不稳及视力、听力减退，患者可有记忆力下降，学习成绩差，情绪不稳，癫痫发作，痉挛性偏瘫及四肢瘫，构音障碍及吞咽困难，可有眼颤，同向偏盲。90%患者脑白质及肾上腺皮质均受累，肾上腺皮质功能不全表现为疲劳、皮肤色素沉着及低血压。头颅 MRI 可发现双侧顶枕区白质内对称分布的蝴蝶状异常信号。饱和极长链脂肪酸（VLCFA）水平异常升高对诊断有重要价值。本病预后差，产前诊断控制患儿出生为有效措施。肾上腺皮质激素替代治疗可延长生命，服用 Lorenzo 油可减慢病程进展。

2. 异染性脑白质营养不良是一种常染色体隐性遗传性疾病，由于 22 号染色体上的芳基硫酸酯酶 A（*ARSA*）基因病变而致硫脂积聚于各种组织中，尤其是大脑白质和周围神经的髓鞘中。按起病年龄分为婴儿晚期型、少年型及成年型。婴儿晚期型最常见，通常 1~2 岁发病，表现为步态不稳、四肢瘫痪、语言障碍及进行性智能减退，4 个月 ~4 年内死亡。少年型起病于 3~7 岁，早期动作笨拙、易跌倒、下肢无力、手震颤、平衡及言语障碍，检查发现严重精神发育不全、痉挛性四肢轻瘫、延髓麻痹症状、共济失调及抽搐发作。成年型多在 21 岁后发病，常以精神症状首发，运动障碍和姿势异常出现较晚。

测定白细胞及皮肤成纤维细胞中 ARSA 活性可确诊本病。*ARSA* 基因突变检测可用于鉴别携带者和产前诊断。

【治疗】

本病目前无有效治疗。

（夏　斌）

6　肌营养不良症

肌营养不良症是一组遗传性肌肉疾病，主要特点为缓慢起病，进行性加重的对称性肌无力与萎缩，病变累及肢体肌、躯干肌和头面肌，少数可累及心肌，无感觉障碍。

【诊断】

（一）分型

1. 假肥大型　为性连锁隐性遗传，部分为 *DMD* 基因新突变所致，男性多见。根据起病的年龄，可分为 Duchenne 和 Becker 两型。Duchenne 型多在儿童早期起病，多因发育迟缓、易跌倒、跑步或上楼慢而被长辈注意到。骨盆带肌群常首先受累，站立时脊柱前突，挺胸凸肚状，行走时步态蹒跚，骨盆摇摆，呈“鸭步”状；由仰卧位起立时，必须先翻身转为俯卧位，然后以两手支持地面、至下肢而缓慢立起，称为 Gower 征；肩胛带肌群受累时产生“翼状肩胛”；肌肉出现假肥大为本型特点，最常见于腓肠肌，偶见于三角肌、臀肌和冈下肌等，表现为肌肉外观肥大，扪之较坚实，但肌力不强。部分患者心肌受累。病情大多发展较快。而 Becker 型则发病较晚，发展较慢，多于 8 岁以后才起病。

2. 肢带型　为常染色体显性或隐性遗传，常在 10~30 岁起病，性别无差异，首先影响肩胛带或骨盆带肌群，病程进展较慢。

3. 面肩肱型　常染色体显性遗传，多于10~20岁起病。以两侧面肌及肩胛部、上臂肌群萎缩为主。可呈肌病面容：口唇增厚而微噘，闭眼无力，面部表情缺如，发笑时口角牵动微弱，皱额时额纹少；“翼状肩胛”明显，病情进展快慢不一，经过相当长时间后也可累及下肢骨盆带和躯干肌肉。但一般不影响患者寿命。

4. 其他　少见类型　眼咽肌型表现为双眼睑下垂和眼外肌麻痹，咽喉肌也同时受累，表现吞咽困难、构音不清，还可延及四肢近端肌肉。远端型表现为肢体远端肌肉开始，逐渐向近端扩展。眼肌型较罕见，病变主要限于眼外肌。

（二）辅助检查

1. 24h尿肌酸排泄量增加。

2. 血清肌酸激酶、乳酸脱氢酶、丙氨酸氨基转移酶、丙酮酸激酶和磷酸葡萄糖变位酶等在疾病早期即有增高，其中以肌酸激酶的增高对假肥大型早期最具特征性诊断价值。

3. 肌电图和肌肉活检可以进一步帮助诊断。

4. 采取患者外周血，运用分子生物学技术，对致病基因进行直接或间接连锁分析，从DNA水平上进行诊断。

【防治】

1. 作好遗传咨询是预防本病的重要措施，无特异性治疗。

2. 适当锻炼，合理营养，采取物理治疗和矫形治疗以纠正骨关节畸形，防治关节挛缩。加强呼吸锻炼，改善呼吸功能和心脏功能。进行心理治疗，进行日常生活能力训练。

（兰丹梅）

7　肌强直症

肌强直症（myotonia）特征为受累骨骼肌随意收缩和肌腹被敲击后，出现持续收缩。肌电图示连续的高频后放电。

【诊断分型】

（一）临床表现

1. 先天性肌强直　多属显性遗传，亦见隐性遗传与散发病例。出生后即有症状，至青春期更为显著，可自下肢起病缓慢地向上肢与面部发展。男多于女。全身肌肉异常发达，但肌力仍如常人。久坐后起步困难，握拳或持物后不能立即放松，打喷嚏后可双眼仍紧闭不开，咀嚼后不易张口，吞咽和语言动作不灵。寒冷、劳累、紧张或注射新斯的明时症状可加剧。用叩诊锤叩击肌腹可引起持久的收缩称“肌球”。

2. 萎缩性肌强直(强直性肌营养不良) 系常染色体显性遗传,致病基因位于19号染色体长臂1区3带第3亚带(19q13·3),CTG三核苷重复序列异常扩增。多数患者的发病年龄为20~40岁。本病一般呈缓慢进行性发展。患者常有典型的肌病面容。肌强直往往在肌萎缩之前数年或同时发生。强直主要影响手部动作、行走和进食,肌萎缩则多累及眼睑、颞肌、咬肌、胸锁乳突肌、肱桡肌、股四头肌以及手部和足背的肌肉。肌电图早期以肌强直的现象为主,晚期则表现为肌原性损害,肌肉的病理变化为Ⅰ型纤维萎缩和Ⅱ型纤维肥大,并常有成串的核内移。

此外常有广泛和全身性损害,前额秃发,头面瘦长,颧骨隆起,颊部内陷呈斧状头。白内障、糖尿病,心脏传导异常,男性睾丸萎缩,女性闭经卵巢功能不全,内分泌疾病,麻醉危险度提高,智能发育迟缓,睡眠过多,情感冷漠,周围神经中度慢性轴索病变。

在先天性强直性肌萎缩患者,表现双侧面肌无力,肌张力低下,进食困难,呼吸困难,迟缓性运动及精神迟钝,有时可致死,而这种患者仅为女性患者的后代,任何年龄均可发病。

3. 副肌强直 先天性,中年发病,受寒冷刺激后可全身肌强直性痉挛数小时,1~2天后好转。

4. 获得性肌强直 个别多发性神经炎或多发性肌炎、脊肌萎缩症中可见肌强直现象,在一定时间如数月后可缓解。

(二)辅助检查

EMG呈强直性放电。

【治疗】

本病尚无有效治疗。

1. 普鲁卡因胺开始用0.25g,每日4次口服,以后逐渐增量,直至有效为止,一般为2~4g/d。长期服用可有食欲减退、恶心、呕吐、腹泻、失眠、精神障碍及粒细胞减少等副作用。停药后肌强直症状可复发。

2. 苯妥英钠0.1g,每日3次,口服也有帮助。

3. 地西泮、泼尼松亦可考虑选用。

(兰丹梅)

8 周期性瘫痪

周期性瘫痪(periodic paralysis,PP)是以反复发作短暂的骨骼肌无力为特征的一组疾病。按发病时血清钾浓度和临床表现的不同分为低血钾型、高血钾型和正常血钾型，其中以低血钾型最为多见。家族性周期性瘫痪可分为低钾型周期性麻痹Ⅰ型和Ⅱ型，其中Ⅰ型约占90%，是由1号染色体上编码L型电压门控性钙通道a1亚单位Cav1.1的*CACNA1S*基因突变引起

一、低钾型周期性瘫痪

【诊断】

1. 发病男多于女，以青年多见。

2. 常在发作前数日内肌肉酸胀，睡眠后凌晨醒时双下肢乏力，不能起床，逐渐累及上肢，近端重于远端，个别表现单瘫。重症患者咀嚼、吞咽或呼吸困难，心律不齐。检查肌张力低、肌腹有压痛。每次发病持续数小时至1~2d，少有超过一周者。发作间歇期肌力和血清钾水平均正常。

3. 发作时血钾低(<3.5mmol/L)，血钾降低与瘫痪程度并不完全平行。心电图可见T波低平，U波明显。

4. 发作次数不一，数月数年发病数次。一般随着年龄增长，发作次数可以逐年减少，甚至不再发病，而伴甲亢者发病较频，病情也较重。

5. 诱因多为暴食，饮酒，体力劳动，天热多汗。

6. 我国本病患者只少数有家族史，大多病因不明。

7. 鉴别诊断

(1)和已知病因的继发性低血钾瘫痪鉴别：甲状腺毒症，发病较晚，有甲状腺功能亢进病史，血清甲状腺素增高；醛固酮增多症，多尿，高血压，血浆及尿醛固酮增高；肾小管酸中毒，烦渴多尿，有高血氯性酸中毒；失钾性麻痹，见于呕吐、腹泻及手术后禁食；棉酚油中毒，由吃未经蒸炒加工的棉籽油，引起低钾性软病；钡中毒，由四川地区食盐中钡含量高所致。

(2)与其他疾病鉴别：如急性多发性神经根炎、急性脊髓炎、重症肌无力、癔症等。有原发病的特殊病史，通过神经系统和精神检查可资鉴别。

【治疗】

1. 及时补足钾剂，初顿服氯化钾2~5g，后1~3g，每日3~4次；病情重可给予10%氯化钾10~15ml加入5%葡萄糖液500ml静脉缓慢滴注。对伴有心律失常或呼吸困难者，应在心脏监护下补钾，吸氧。

2. 碳酸酐酶抑制剂(乙酰唑胺或双氯非那胺)能有效预防家族性周期性麻痹。

3. 平日注意避免过劳，勿暴食。劳累多汗时可及早补充氯化钾和盐水。

二、高血钾型周期性瘫痪

属常染色体显性遗传，病变是由17号染色体上编码骨骼肌电压门控钠通

道亚基 *SCN4A* 基因突变引起。

【诊断】

1. 多在 10 岁前发病。

2. 寒冷、剧烈活动或口服氯化钾 3~8g 可诱发。

3. 发作时血清钾浓度高(>6mmol/L)。

4. 肢体麻痹较少,可伴肌强直,多见于眼、面及手部肌肉。

5. 多在白天发病,每次发病持续时间短,一般不超过 1h。

【治疗】

10% 葡萄糖酸钙 10~20ml 静脉注射,或硫酸沙丁胺醇(舒喘灵)喷雾吸入,或口服氢氯噻嗪(双氢克尿噻)有效。

三、正常血钾型周期性瘫痪

属常染色体显性遗传。

【诊断】

1. 自幼起病。

2. 每次肢体麻痹持续时间较长,多在 10d 以上。

3. 发病时血钾正常。

4. 部分患儿嗜盐,若限制食盐摄入或给予钾盐可诱发本病。

【治疗】

发作时口服或静脉滴注氯化钠 10~15g/d。乙酰唑胺 250mg/d,可预防发作。

(夏 斌)

9 重症肌无力

重症肌无力(myasthenia gravis,MG)是指乙酰胆碱受体抗体介导的、细胞免疫依赖及补体参与的一种神经 - 肌肉接头处传递障碍的自身免疫性疾病。临床特征是骨骼肌易疲劳,活动后加重,休息后减轻,表现为以晨轻暮重为特点的波动性骨骼肌无力。

【诊断】

(一) 确定是否重症肌无力

1. 根据骨骼肌无力临床特征和实验室检查 眼外肌常最早受累,其次是咽喉肌、咀嚼肌、颈肌、四肢肌,严重时损及呼吸肌。疲劳后无力加重,症状晨轻晚重。疲劳试验主要是诱发受累肌群的易疲劳性,如有眼睑下垂的患者,可令其快速眨眼 50 次,观察睑裂的变化;令患者大声朗读 3min 可诱发构音不清和鼻音;双上肢平举 3min,可诱发上肢无力;平卧位抬头看自己足趾可诱发颈肌无力等。胆碱酯酶抑制剂药物试验,如新斯的明,成人肌注 1mg,0.5~1h 后无力症状明显改善;或静脉推注依酚氯胺(腾喜龙)10mg,先注 2mg,若无不良反应再注 8mg,1~2min 内肌力立即好转。低频率(3Hz)超强重复电刺激神经,肌电图常出现衰减效应(波幅衰减 >10%);单纤维肌电图示异常电位时间差(jitter 现象)。用放射免疫法或 ELISA 法可检测到患者血清中存在 nAChR 自身抗体(nAChR-Ab,阳性率约 85%)。

2. 分型　根据肌无力的分布部位、程度和病程,可分为以下临床类型(改良 Osserman 分型):Ⅰ型眼肌型;Ⅱ型全身型(其中ⅡA 型轻度全身型;ⅡB 型中度全身型);Ⅲ型急性重症型(突发,极易发生肌无力危象);Ⅳ型迟发重症型(病程长达 2 年以上);Ⅴ型肌萎缩型。

3. 重症肌无力危象　是指呼吸肌及咽喉肌严重无力,需要气管插管或气管切开,呼吸肌辅助呼吸。按无力性质可分为肌无力危象[为疾病本身无力加重,往往有胆碱酯酶抑制剂(ChEI)药量不足];胆碱能危象(由 ChEI 药量过多所致,出现胆碱能毒性反应,如两侧瞳孔小、出汗、肌束颤动);反拗性危象(对 ChEI 暂时失效)。

4. 鉴别诊断　MG 急性无力应与其他急性瘫痪疾病鉴别,如周期性瘫痪、急性多发性神经根炎、脊髓炎等,而慢性无力须和神经症、多发性肌炎、毒性甲状腺肿肌病、糖原累积病、线粒体肌病、包涵体肌炎、肌营养不良、癌症肌无力及运动神经元病等鉴别。

(二) 明确是否合并胸腺瘤或胸腺增生

MG 患者约 15% 合并胸腺瘤,75% 合并胸腺增生。胸腺瘤多见于中老年男性,一般病情较重,容易反复发生肌无力危象。MG 合并胸腺瘤者约 80% 存在骨骼肌柠檬酸提取物自身抗体(CAE-Ab),有助早期发现胸腺瘤。CT 纵隔扫描可直接显示肿瘤部位、大小与邻近器官的关系。免疫组化病理检查有助于区别胸腺增生与肿瘤。

(三) 明确有无其他自身免疫性疾病

MG 可伴随其他自体免疫疾病,如甲状腺功能亢进、类风湿关节炎、溶血性贫血及多发性硬化等,根据有关病史,症状和必要的检验明确诊断。

【治疗】

(一) 胆碱酯酶抑制剂

常用对症治疗方法,如溴吡斯的明 60~180mg,口服,每日 3~4 次,剂量应个体化。应避免长期应用这类药物。

(二) 免疫抑制剂

1. 肾上腺皮质激素　适用于儿童单纯眼肌无力;胆碱酯酶抑制剂疗效仍

不佳者；胸腺切除术后疗效不佳，或胸腺瘤术后需长期维持治疗者。常用泼尼松 1~2mg/(kg·d)，或地塞米松 0.1~0.5mg/(kg·d)。采用剂量渐减法，后改为小剂量隔日服药，维持 1 年以上。甲泼尼龙冲击疗法，1 000mg/d［儿童 20mg/(kg·d)］缓慢静脉滴注，连用 3~5d，显效快，适用于危象患者。注意用药早期可能加重无力症状。

2. 环磷酰胺 对体液和细胞免疫均有作用，对 B 细胞的抑制更加显著。用于治疗对其他治疗无效的患者。常用剂量为 3~5mg/kg，口服，或 200~400mg/d，静脉滴注，总量 10g 以上，疗程越长效果越佳。

3. 硫唑嘌呤 主要抑制 T 细胞功能，对 B 细胞也有轻度抑制作用，常用剂量为 50~200mg/d，分次口服，用于不能耐受激素，或与激素联合应用提高疗效。本药起效慢，3~12 个月起效，12~24 个月达到高峰。

4. 环孢素 对体液免疫和细胞免疫均有抑制作用，多用于对其他治疗无效患者，每天 3~6mg/kg，分两次口服，根据药物血浆浓度调整剂量，达到临床满意疗效。

（三）放射治疗

适用于巨大或多个胸腺瘤无法手术切除，或恶性肿瘤术后追加放疗；胸腺增生，药物疗效不佳。

（四）胸腺切除

仍然是 MG 的基本疗法。全身型药物疗效不佳，宜尽早手术。发病 3~5 年内青年女性患者手术疗效甚佳；伴有胸腺瘤的各型 MG 患者，手术疗效虽较差，仍应尽可能切除病灶。做好围术期的处理，防治危象，是降低死亡率、提高疗效的关键。

（五）血浆置换

起效迅速，维持时间短，是一种针对重症患者有效的短程治疗，多用于危象抢救、难治性重症肌无力和手术前使用。

（六）大剂量静脉注射免疫球蛋白

免疫球蛋白 0.4g/(kg·d)，连用 5d，起效迅速，持续数周至数月，副作用少，但价格昂贵，多用于胸腺切除术后改善症状、危象抢救和其他治疗无效时。

（七）危象的处理

1. 首先保持呼吸道通畅是救治的关键，维持有效呼吸。鼓励咳嗽或吸痰。

2. 呼吸肌麻痹轻者，给氧，或俯卧，头放低，胸外加压人工呼吸。若呼吸和咳嗽严重无力，痰多，宜及早气管插管或切开气管，人工辅助呼吸。注意心功能障碍和稳定血压。

3. 针对不同类型的危象，给予药物治疗，如对肌无力危象，应了解胆碱酯酶抑制剂的剂量和时间，多为药量不足，可加大溴吡斯的明剂量，或肌注新斯的明 1mg，然后根据病情，每隔 0.5~1h 再注 0.5~1mg，少量多次用药可以避免发生胆碱能危象；若用药后肌无力反而加重，两侧瞳孔小（瞳孔直径 <2mm）、出汗、肌肉震颤，表明已经出现胆碱能危象，应即停用胆碱酯酶抑制剂，可静脉注射阿托品 1~2mg；若出现反拗性危象，宜停止以上用药。可应用血浆置换治疗，并合用大剂量激素（甲泼尼龙或地塞米松 15~20mg/d）。大剂量免疫球蛋白治疗也有类似效果。静脉输注甲泼尼龙 1 000mg，每日 1 次，连续 3~5d，也可用极化液，成人每次 10% 葡萄糖液 500ml 加 10% 氯化钾 10ml、胰岛素 8U，静脉滴注，可使运动终板功能恢复。根据无力症状及时调整胆碱酯酶抑制剂用量。

4. 危象多由感染诱发，可用抗感染药物，如青霉素、头孢类抗生素等。须禁止应用影响神经肌肉传递的药物：如氨基糖苷类抗生素，链霉素、卡那霉素、庆大霉素等；多肽类的多黏菌素；四环素类的金霉素、土霉素等。此外禁用降低肌膜兴奋性类药物奎宁、奎尼丁、普罗卡因等，以及普萘洛尔、苯妥英钠、青霉胺等。

（兰丹梅）

10 急性脊髓炎

急性脊髓炎（acute myelitis）指各种感染后引起自身免疫反应所致的急性横贯性脊髓炎性病变，又称急性横贯性脊髓炎，是临床上最常见的一种脊髓炎，以病损平面以下肢体瘫痪、传导束性感觉障碍和尿便障碍为特征。病灶多位于胸髓，其次为颈髓和腰髓。

【临床表现】

发病年龄以青壮年多见。发病前 2 周内可有上呼吸道感染、消化道感染等症状。起病急，通常先有胸背部疼痛或束带状紧缩感，继之出现两下肢无力，并迅速进展，多数于数小时至数天内完全瘫痪。早期瘫肢肌张力降低，腱反射减弱，病理反射阴性，称为脊髓休克期。病情于 3~4 周内不再进展，肢体逐渐变为痉挛性瘫痪，即肌张力增高，腱反射增强，出现病理反射。与肢体瘫痪的同时，病变平面以下深浅感觉减退或消失，其上缘可有感觉过敏带。常有自主神经功能异常，排尿障碍在病初为尿潴留，脊髓休克期过后则出现膀胱容量缩小，尿失禁，称为反射性膀胱；受损平面以下皮肤干燥，出汗减少，可有水肿。

【辅助检查】

1. 血常规 白细胞正常或轻度增多。

2. 脑脊液 脑脊液压力正常，细胞数、蛋白含量正常或轻度增高，以淋巴细胞为主，糖、氯化物正常。

3. 神经影像学 磁共振（MRI）可显示病变部脊髓肿胀增粗，内有局灶性异常信号，呈现增强效应。

4. 神经电生理学 视觉诱发电位（VEP）正常，体感诱发电位（SEP）提示中枢性传导受阻。

【诊断】

1. 诊断 根据急性起病，病前有感染或预防接种史，之后迅速出现脊髓横贯性损害的临床表现，再结合脑脊液检查和 MRI 检查，即可诊断。

2. 鉴别诊断

(1) 急性脊髓压迫症：脊柱结核或转移癌等，可查脊柱影像学检查或全身骨扫描以鉴别。

(2) 脊髓血管病：分缺血性、出血性、脊髓血管畸形等，症状与受累血管有关。

(3) 脱髓鞘病变：多发性硬化和视神经脊髓炎可仅表现为脊髓病变，需作鉴别诊断。血清 AQP4 抗体、MRI 和脑脊液寡克隆区带等检查有助鉴别。

(4) 其他疾病：包括营养不良或代谢性疾病（如严重肝肾疾病、维生素 B_{12} 缺乏、糖尿病、酒精中毒）所致脊髓病、脊髓肿瘤或血管病变（出血、梗死或动静脉畸形）、急性炎性脱鞘性多发性神经根神经炎（吉兰 - 巴雷综合征）与本病的早期症状相似，应注意鉴别。

【治疗原则】

急性脊髓炎应早期诊断、早期治疗、精心护理，早期康复训练。

1. 一般治疗

(1) 高颈髓病变有呼吸困难者应及时吸氧，保持呼吸道通畅，选用有效抗生素控制感染，必要时气管切开行人工辅助呼吸。

(2) 排尿障碍者应留置导尿，每 4~6h 放开引流管 1 次。当膀胱功能恢复，残余尿少于 100ml 时不再导尿，以防膀胱挛缩。

(3) 保持皮肤清洁，勤翻身、拍背、吸痰，可使用气垫床防止压疮。

(4) 加强营养，吞咽困难者应放置鼻饲管。

2. 急性期治疗

(1) 皮质激素：常用甲泼尼龙（每天 500~1 000mg/d，连用 3~5d），继之减量或改为地塞米松或泼尼松，4~6 周后停服。

(2) 大剂量免疫球蛋白：每日用量可按 0.4g/kg 计算，静脉滴注，每日 1 次，连用 5d 为一疗程。

(3) 维生素 B 族：常用维生素 B_1 100mg，肌内注射；维生素 B_{12} 500~1 000μg，

肌内注射或静脉给药，每天 1~2 次。

(4)其他治疗：可应用胞磷胆碱和神经生长因子(NGF)等神经营养剂。对病情较重，考虑有脊髓水肿者，可短期应用呋塞米、甘露醇和甘油果糖等利尿、脱水剂。严重病例可酌情使用抗生素以预防并发感染。

3. 康复治疗　早期应将瘫痪肢体保持功能位，防止肢体、关节痉挛和挛缩，促进肌力恢复，并进行被动、主动锻炼和局部肢体按摩。适当辅以理疗、针灸等有助于恢复肌力。对肢体肌张力增高者，可服用巴氯芬或乙哌立松等肌肉松弛剂，必要时可进行肉毒素 A 注射治疗。

（兰丹梅）

11　脊髓空洞症

脊髓空洞症(syringomyelia)是一种慢性进行性脊髓疾病，病变多位于颈髓，亦可累及延髓，成为延髓空洞症。典型的临床表现为节段性分离性感觉障碍、病变节段支配区肌萎缩及营养障碍。

【临床表现】

发病年龄多在 20~30 岁，男女之比约为 3∶1，隐匿起病，进展缓慢。

1. 感觉障碍　典型者呈现分离性感觉障碍：病变相应节段的皮肤痛温觉减退或消失，而触觉和深感觉存在。分布于胸背部，呈“背心”样；或同时累及单侧或双侧上肢，呈“佩肩”样。可有自发性疼痛或不适感。若感觉传导束受累，则平面以下有传导束性感觉减退或消失。

2. 运动障碍　前角受累可出现受累节段支配区域肌无力、肌肉萎缩，并逐向近端扩展。可见肌束震颤、腱反射减退或消失。锥体束受损则导致下肢痉挛性瘫痪。

3. 自主神经功能障碍　病变侵犯脊髓侧角时可出现皮肤干燥、增厚、少汗、肿胀、发绀以及指甲干裂。手部可见无痛性溃疡。肩、肘、腕部关节可因痛觉缺失、活动过度而出现磨损、肿大及挛缩、畸形，称为夏科(Charcot)关节。颈胸段病变损害交感神经通路时，可产生同侧 Horner 征。晚期可出现大小便功能和性功能障碍。

4. 其他　常伴有各种先天畸形，如颈肋、Arnold-Chiari 畸形、脊柱裂、弓形足等。若合并延髓空洞症则出现眩晕、眼球震颤、面瘫、言语含糊、吞咽困难及共济失调等症状和体征。

【辅助检查】

1. 脑脊液　通常正常，少数病例椎管梗阻可出现蛋白含量增高。

2. 神经影像学　X 线片有助于发现骨骼畸形，如隐性脊柱裂、颈枕区畸形和 Charcot 关节等。延迟脊髓 CT 扫描(DMCT)可清晰显示出高密度的空洞影像。脊髓 MRI 能清晰显示脊髓内空洞的部位、形态、范围及与脊髓的相应关系,是确诊本病的首选方法。

3. 神经电生理学　体感诱发电位(SEP)有助于判断脊髓有无受损。

【诊断】

1. 诊断　根据青壮年隐匿起病,病情进展缓慢,节段性分离性感觉障碍,肌无力和肌萎缩,皮肤和关节营养障碍等,检查常发现合并其他先天性畸形,诊断并不难,MRI 或 DMCT 检查发现空洞可确诊。

2. 鉴别诊断　对怀疑肿瘤者应进行 MRI 增强扫描,疑有血管病变者应作 MRI 血管造影(MRA);此外应注意与脊髓炎症及颈椎病(脊髓型)鉴别。

【治疗原则】

1. 对症治疗　目前对本病尚无效治疗,可予 B 族维生素、ATP、辅酶 A、肌苷等;可酌情应用镇痛药或肌肉松弛剂有助于改善症状。镇痛药包括对乙酰氨基酚、阿司匹林和布洛芬等;肌松剂包括巴氯芬和乙哌立松等。指导患者避免激烈运动,防止烫伤或冻伤。对受损关节可作理疗以预防关节挛缩。

2. 手术治疗　对空洞较大、病情进展而神经功能受损较重者可考虑手术治疗。手术包括枕骨下减压术、第四脑室引流术、脑室 - 腹膜分流术、椎板减压术及脊髓空洞 - 蛛网膜下腔分流术等。

3. 放射治疗　可试用放射性核素 ^{131}I 口服或椎管内注射,但疗效不肯定,已很少应用。

(兰丹梅)

12　脊髓压迫症

脊髓压迫症(compressive myelopathy)是一组椎管内或椎骨占位性病变所引起的脊髓受压综合征,随病变进展出现脊髓半切综合征,横贯性损害及椎管梗阻、脊神经根和血管可不同程度受累。

【病因】

肿瘤、炎症、脊柱外伤、脊柱退行性病变、先天性疾病、血液疾病等均可导致脊髓压迫症。

【临床表现】

1. 急性脊髓压迫症急性发病,进展迅速,常于数小时至数日内脊髓功能完全丧失,表现为脊髓横贯性损害,出现脊休克,病变水平以下呈弛缓性瘫痪,各种感觉及反射消失,尿便潴留。

2. 慢性脊髓压迫症分三期。

(1)脊神经根痛期：受压的脊神经根产生灼痛或钻痛，并沿该神经根支配区放射到相应皮节。在咳嗽、喷嚏等脑脊液压力增高情况下加剧。后根受累，相应皮节区，初期出现感觉过敏，后期麻木或束带感；前根受累时出现相应节段性肌萎缩。

(2)脊髓半切损害期：受压节段出现下运动神经元瘫痪，受压节段以下出现同侧肢体上运动神经元瘫痪和深感觉障碍，对侧痛温觉障碍。

(3)脊髓横贯损害期：受压节段出现节段性感觉障碍和下运动神经元瘫痪，受压节段以下出现上运动神经元瘫痪，深、浅感觉消失，膀胱、直肠括约肌麻痹，血管舒缩、汗腺分泌等自主神经功能障碍，容易并发压疮。

【辅助检查】

1. 脑脊液检查　脑脊液常规、生化检查及压颈试验。

2. 影像学检查

(1)脊柱X线平片：可发现脊柱、椎管和椎体病变。

(2)CT及MRI：可显示脊髓受压的部位及边界，有助于判断病变的性质。

(3)椎管造影：可显示椎管梗阻界面。

(4)核素扫描：^{99m}T或^{131}I(碘化钠)^{10m}Ci经腰池注入，半小时后行脊髓全长扫描，可准确判断阻塞部位。

【诊断】

1. 诊断　首先明确脊髓损害为压迫性；再确定脊髓损害的平面，进而分析压迫是位于髓内、髓外硬膜内还是硬膜外以及压迫的程度；最后确定病变的性质。

2. 受损节段纵定位

(1)上颈段(C_1~C_4)受压：颈枕部疼痛，呼吸困难或呃逆，四肢上运动神经元瘫痪，损害平面以下深、浅感觉障碍，括约肌功能障碍。

(2)颈膨大(C_5~T_1)受压：肩臂部疼痛，两上肢下运动神经元瘫痪，两下肢上运动神经元瘫痪，损害平面以下深、浅感觉障碍，括约肌功能障碍，可伴有霍纳(Horner)综合征。

(3)胸段(T_2~T_{12})受压：胸背部疼痛或束带感，两下肢上运动神经元瘫痪，损害平面以下深、浅感觉障碍，括约肌功能障碍。

(4)腰膨大(L_1~S_2)受压：腰及大腿内侧疼痛，两下肢下运动神经元瘫痪，损害平面以下深、浅感觉障碍，括约肌功能障碍。

(5)圆锥(S_3~S_5)受压：马鞍区感觉障碍，肛门及跟腱反射消失，括约肌功能障碍。

3. 受损节段的横定位

(1)髓内病变：神经根痛少见，感觉障碍多自上(受损节段)向下发展，常有节段性感觉分离现象。节段性肌萎缩多见,锥体束性瘫痪出现晚而轻。括约肌功能障碍晚期出现。椎管梗阻出现亦晚而轻,脑脊液蛋白含量多正常。

(2)髓外硬脊膜内病变:神经根痛早期出现,感觉障碍自下向上发展,锥体束性瘫痪明显,早期可出现脊髓半切综合征。椎管梗阻早而明显,脑脊液蛋白含量增高。

(3)硬脊膜外病变:神经根痛早期出现,疼痛较显著,常有局部或弥散性背痛,神经体征较对称,发展迅速,常数周内即完全横贯性损害。

4. 定性诊断

(1)肿瘤:椎管内肿瘤,尤其髓外硬脊膜内肿瘤,起病缓慢,早期根痛,继之出现半切及全横贯损害体征,椎管梗阻,脑脊髓蛋白含量增高,脊髓 MRI 可确诊。脊髓恶性肿瘤、转移癌,常有患处剧痛,全身情况差。

(2)外伤:根据脊柱外伤史,相应的 X 线检查,MRI 可确诊。

(3)变性:颈椎退行性病、椎间盘突出等,根据脊柱 X 线、CT、MRI 检查可明确诊断。

(4)感染:结核性脊椎炎、硬脊膜外脓肿、寄生虫囊肿、肉芽肿等,根据感染病灶,寄生虫接触感染史,结合脊柱 X 线、CT、MRI 检查,血清补体结合试验等可确定相应病原。

(5)其他:脊髓血管畸形症状波动,常有复发缓解,易引起脊髓卒中,MRI 可助诊。脊髓白血病根据肝、脾、淋巴结肿大,血液及骨髓检查以助诊断。

【治疗】

1. 治疗原则:尽快去除病因,可行手术治疗者尽早进行。脊髓肿瘤应争取早期手术摘除,恶性肿瘤或转移癌可酌情手术、化疗或放疗。脊柱外伤视伤情以早期椎板减压加脊柱钢板或钢丝固定术为宜。颈椎间盘突出在非手术治疗无效,颈髓压迫症状重者,可行手术治疗。脊髓出血以支持治疗为主,一般不采用手术治疗,如果有血管畸形所致可行血管造影明确部位,再考虑外科手术或介入治疗。

2. 急性脊髓压迫更需抓紧时机,在起病 6h 内减压,如硬脊膜外脓肿应紧急手术并给予足量抗生素,脊柱结核在行根治术同时给予抗结核治疗。

3. 瘫痪肢体应积极进行康复治疗及功能训练,长期卧床者应防止泌尿系感染、压疮、肺炎和肢体挛缩等并发症。

(兰丹梅)

13　急性脑血管疾病

急性脑血管疾病(脑卒中)是指脑血管及脊髓血管病变引起的一组疾病,

包括短暂性脑缺血发作、脑梗死、脑出血、蛛网膜下腔出血、大脑静脉及静脉窦血栓形成，以及其他非外伤性的血管病变。具有高发病率、高死亡率、高致残率、高复发率和并发症多的特点。

颅内出血是由颅内动脉破裂所致，按照出血部位分为硬膜外出血、硬膜下出血、蛛网膜下腔出血、脑出血、脑室出血；按照破裂血管分为动脉源性、毛细血管源性、静脉源性；按照病因分为原发性和继发性。硬膜外出血和硬膜下出血常与脑外伤等因素有关。

一、短暂性脑缺血发作

短暂性脑缺血发作（transient ischemic attack，TIA）是由于局灶性脑或视网膜缺血导致短暂性神经功能缺损，临床症状一般持续不超过 1h，最长不超过 24h，神经影像学检查无责任病灶。

【诊断】

（一）临床表现

1. 颈内动脉系统 TIA　临床表现与受累血管供血范围有关。颈内动脉主干受累表现为眼交叉瘫（患侧单眼一过性黑矇、失明和或对侧偏瘫及感觉障碍）、Horner 征交叉瘫（患侧 Horner 征，对侧偏瘫）。大脑中动脉受累表现为对侧肢体单瘫、偏瘫及面舌瘫，可伴有偏身感觉障碍和对侧视野同向偏盲，优势半球受损可出现失语和失用，非优势半球受损可出现空间定向障碍。大脑前动脉受累可出现人格和情感障碍、对侧下肢瘫痪、大小便障碍等。

2. 椎 - 基底动脉系统 TIA　通常表现为眩晕、共济失调、异常的眼球运动和复视。可以出现下列几种特殊的临床综合征：

（1）跌倒发作（drop attack）：表现为下肢突然失去张力而跌倒，无意识丧失，可很快自行站起，与脑干下部网状结构缺血有关。

（2）短暂性全面性遗忘（transient global amnesia）：表现为短时间记忆缺失，对时间、地点定向障碍，但谈话、书写、计算能力保留，症状持续数小时可自行缓解，可能与边缘系统缺血有关。

（3）双眼视力障碍发作：表现为短暂性皮质盲，与双侧大脑后动脉供血的枕叶皮质缺血有关。

（二）辅助检查

头颅 CT 或 MRI 检查大多正常。TCD、CTA、MRA 及 DSA 检查有时可见动脉粥样硬化性血管狭窄等。

（三）鉴别诊断

应注意与癫痫的部分性发作、偏头痛、梅尼埃病、阿 - 斯综合征等相鉴别。

【治疗】

TIA是神经科急症。发病2~7d内为卒中高风险期，对患者采用$ABCD^2$风险评估与干预可减少卒中的发生。

1. 病因治疗　控制卒中危险因素，如动脉粥样硬化、高血压、心脏病、糖尿病、高脂血症等。

2. 抗血小板治疗　非心源性栓塞性TIA推荐抗血小板治疗。卒中风险较高者，可采用阿司匹林50~150mg/d与氯吡格雷75mg/d联合治疗。一般风险单独采用：阿司匹林（50~325mg）；氯吡格雷75mg/d；小剂量阿司匹林和双嘧达莫缓释剂（分别为25mg和200mg，2次/d）。

3. 抗凝药物　心源性栓塞性TIA可采用抗凝治疗。一般采用华法林口服，治疗目标为国际标准化比值（INR）达到2~3。

4. 溶栓治疗　TIA发作在溶栓时间窗内，符合溶栓适应证，目前不作为溶栓治疗的禁忌证。

5. 降纤药物　纤维蛋白原含量明显增高的TIA发作，可选用降纤酶治疗。

6. 外科治疗　对颈动脉中、重度狭窄患者，若无禁忌证，推荐行颈内动脉内膜剥脱术（CEA）治疗，颈动脉成形和支架置入术（CAS）可作为CEA治疗的一种替代方法。

二、脑梗死

脑梗死（cerebral infarction）是指各种原因所致脑部血液供应障碍，导致局部脑组织缺血、缺氧坏死，出现相应的神经功能缺损的临床表现综合征。血管壁病变、血液成分和血流动力学改变是引起脑梗死的主要原因。

脑梗死按照发病机制采用TOAST分型，可分为心源性脑栓塞、大动脉粥样硬化性脑梗死、小血管腔隙性脑梗死、其他原因（如动脉炎、血管夹层等）及不明原因脑梗死。按照病理生理可分为脑血栓形成（cerebral thrombosis）、脑栓塞（cerebral embolism）及血流动力学改变所致的脑缺血综合征。

脑梗死病灶分为核心坏死区和周围缺血半暗带。缺血半暗带神经元功能经血液再灌注后有恢复的可能性。

【诊断】

（一）临床表现

1. 多数在静态下突发起病，动态起病者以心源性脑梗死多见，少数在发病前可有TIA发作。

2. 病情多在10余小时或3d内达到高峰，部分患者症状可进行性加重或波动。

3. 临床表现取决于梗死灶的大小和部位，主要表现为相应部位局灶性神经功能缺损的症状和体征。颈内动脉闭塞可表现为眼交叉瘫、Horner 征交叉瘫或大脑中动脉缺血症状；大脑中动脉闭塞可表现为对侧偏瘫（面部、上肢重）、偏身感觉障碍、失语、对侧视野同向偏盲；大脑前动脉闭塞可表现为对侧偏瘫（下肢重）、偏身感觉障碍、淡漠；椎动脉或小脑后下动脉闭塞可表现为同侧面部感觉减退、偏侧共济失调、眼震、Horner 征、对侧偏身感觉减退、吞咽困难；小脑上动脉闭塞可表现为步态不稳、恶心、眩晕、构音障碍；大脑后动脉闭塞可表现为对侧视野同向偏盲、遗忘、感觉障碍；基底动脉闭塞可表现为四肢瘫痪、构音障碍、吞咽困难、复视、意识障碍。患者一般意识清楚，当发生基底动脉闭塞或大面积脑梗死时，可出现昏迷，甚至危及生命。

（二）辅助检查

1. 头颅 CT　发病后应尽快检查，虽然早期不能显示病灶，但对排除脑出血至关重要。多数病例发病 24~48h 后逐渐显示低密度梗死灶。头颅 CT 的缺点是对脑干、小脑部位及较小的梗死灶分辨率差。

2. 头颅 MRI　可显示早期缺血性梗死、脑干及小脑梗死、静脉窦血栓形成等，梗死后数小时即出现 T1 低信号、T2 高信号病灶。弥散加权成像（DWI）在发病 2h 内即可显示缺血病变，为早期治疗提供重要信息。

3. 血管影像　数字减影血管造影（DSA）、磁共振血管成像（MRA）、CT 血管成像（CTA）可发现血管狭窄及闭塞部位、Moyamoya 病、动脉瘤和动脉畸形等，帮助明确病因。

4. 超声检查　TCD 对判断颅内外血管狭窄或闭塞、血管痉挛、动脉粥样斑块性质、侧支循环建立情况等有帮助。超声心动图可发现心脏附壁血栓、心房黏液瘤和二尖瓣脱垂，对脑梗死不同类型间鉴别有价值。

（三）鉴别诊断

1. 脑出血　活动中起病、病情进展快、多有颅内压增高表现、发病时血压明显增高常提示脑出血。少量脑出血有时颇似脑梗死的临床表现，但 CT 检查示高密度影，可资鉴别。

2. 脑栓塞　起病急骤，局灶性症状和体征常在数秒至数分钟达到高峰，常与心源性栓子或颅内动脉粥样硬化斑块脱落有关。大脑中动脉栓塞最多见。

3. 颅内占位病变　颅内肿瘤、硬膜下血肿和脑脓肿可呈卒中样发病，颅内压增高征象不明显时易与脑梗死混淆，CT 或 MRI 检查可以确诊。

【治疗】

脑卒中的预防和治疗包括：预防卒中首次发作（一级预防）；减少卒中发作后的脑损伤；卒中后功能康复；预防卒中复发（二级预防）。应根据不同的病因、发病机制、临床表现、发病时间等确定针对性的治疗方案。实施分型、分期为核心的个体化治疗。

(一) 脑卒中一级预防

控制危险因素能够预防卒中发作。控制高血压能够减少 45% 卒中发作，对心房颤动者给予华法林治疗能够减少 60% 左右卒中风险，对糖尿病者给予二甲双胍、高脂血症者和心肌梗死者给予他汀类药物治疗均可降低首次卒中发病风险，对无症状中重度颈动脉狭窄者给予颈动脉内膜剥脱术对预防卒中亦有价值。

(二) 脑梗死急性期治疗

1. 一般治疗　对于需要溶栓的患者，在启动溶栓前血压应达到收缩压 <185mmHg 和舒张压 <110mmHg；对于不能溶栓患者，如果血压 >220/120mmHg 且不存在需要紧急降压的共病时（如急性冠状动脉事件、急性心衰、先兆性子痫），在起病后 24h 内应使血压降低 15% 左右；对于接受血管内机械取栓的患者，在术中和术后 24h 应将血压控制在≤ 180/105mmHg。血糖水平宜控制在 7~10mmol/L，若 >10mmol/L 宜给予胰岛素治疗，当患者血糖 <3.33mmol/L 时，应及时纠正；确定有颅内压增高，若肾功能正常，首选甘露醇脱水降颅压；保持呼吸道通畅、抗感染、预防肺栓塞和下肢深静脉血栓形成等。

2. 溶栓治疗　对发病在 3~4.5h 内患者，推荐应用阿替普酶（rt-PA）静脉溶栓治疗，应严格遵循溶栓适应证和禁忌证。按 0.9mg/kg（最大剂量 90mg）60min 内注射完成，其中 10% 剂量静脉一次性注入（注意静注时间应超过 1min）。

3. 血管内机械取栓　对于准备行机械取栓的患者，如果符合静脉溶栓治疗的适应证，应首先接受静脉阿替普酶溶栓；在接受阿替普酶治疗后，应尽早行血管内取栓手术。适应证：颈内动脉或大脑中动脉 M1 段狭窄；年龄≥ 18 岁；NIHSS ≥ 6 分；卒中前 mRS 评分 0~1 分；Albert 卒中方案早期 CT 分值（ASPECTS）≥ 6；能在症状出现 6h 内启动治疗。

4. 抗血小板治疗　多数无禁忌证的不溶栓患者应尽早在卒中后（24~48h 内）给予阿司匹林，溶栓患者应推迟到溶栓 24h 后使用阿司匹林，推荐剂量 100~300mg/d。

5. 外科治疗　大面积脑梗死并发脑水肿或小脑梗死并发阻塞性脑积水，经内科治疗无效，出现神经功能或意识恶化，可行开颅去骨瓣减压术。

(三) 康复治疗

康复治疗和卒中单元的重要性和临床效果已被公认，卒中单元能够预防感染、肌肉挛缩、压疮等并发症，最大限度地恢复患者自主生活能力。卒中患者宜早期进行肢体功能锻炼，但卒中 24h 内不应进行大强度超早期运动。康复训练的强度应该与预期效果和耐受程度相适应。卒中患者出院前,临床医生和康复专家应对日常生活能力、器具活动、交流能力及功能动作出正式评估。

(四) 脑卒中二级预防

应该根据卒中发病机制对患者进行个体化的脑卒中二级预防。脑卒中可控的危险因素包括高血压、心脏疾病(特别是心房颤动)、糖尿病、高脂血症、吸烟、缺乏体力活动、酗酒、无症状颈动脉狭窄、TIA 发作病史。

对于颈动脉狭窄超过 70% 的脑卒中或 TIA 患者,应该由有经验的外科医生(手术并发症 <5%)进行内膜剥脱术治疗;对于可能有手术并发症的高风险患者,包括年龄 >80 岁、合并心肺疾病、有放射相关的颈动脉血管病的患者,支架治疗能够降低并发症的风险;对于症状性颅内动脉狭窄患者,积极的内科治疗,能够降低卒中复发风险。

抗凝治疗适用于有明确心源性栓塞证据的患者,如机械瓣膜置换术后、心房颤动。对于心房颤动相关的心源性栓塞,华法林抗凝治疗优于阿司匹林,相对风险下降约 68%。心房颤动卒中二级预防推荐应用华法林(INR 在 2.0~3.0),给药时间一般在卒中后 4~14d,也可以应用新型抗凝药,如达比加群、利伐沙班、依度沙班等;人工瓣膜发生感染后应用抗生素治疗仍可能出现栓子脱落或心力衰竭,需要行瓣膜置换术;心房黏液瘤的栓塞患者需要手术治疗切除肿瘤。抗凝治疗意义未完全明确疾病如卵圆孔未闭的反常栓塞、主动脉弓栓子,目前的指南并不积极推荐抗凝治疗。卵圆孔封堵术对于年轻患者且没有其他卒中危险因素,对预防卒中,最近的研究结果未证明其有效。

非心源性缺血性卒中患者,在没有禁忌证的情况下,都应该进行长期抗血小板治疗,能够降低 20%~25% 的卒中复发风险。目前应用的抗血小板药物包括阿司匹林、双嘧达莫、氯吡格雷,研究结果尚未证明哪种抗血小板药物疗效最佳。阿司匹林与双嘧达莫联合治疗较任何一种单药获益更多,但是长期应用阿司四林联合氯吡格雷治疗并未优于单用阿司匹林,反而存在更高的大出血风险。我国的研究结果显示短期联合应用阿司匹林和氯吡格雷对脑卒中及 TIA 患者是获益的。阿司匹林的有效最低剂量是 30mg/d,消化道出血风险小,FDA 推荐的卒中预防剂量为 50~ 325mg/d。

脑卒中高血压患者降压治疗能够减少 28% 的卒中复发。目前指南主要强调降压治疗达到推荐的降压水平,降压药物的选择应该根据患者的合并疾病,给予个体化治疗。

他汀类药物能够降低冠心病或其他血管病高危患者的卒中风险,临床研究证明他汀治疗能够使脑卒中或 TIA 患者在二级预防中获益。对于年龄≤ 75 岁伴有动脉粥样硬化性心脑血管疾病的患者,应该启动高强度他汀治疗,当有禁忌证或不能耐受时,可选择使用中等强度他汀作为二级预防。对于年龄 >75 岁患者,当启动中等或高强度他汀治疗时,应权衡药物不良反应、药物相互作用、患者耐受程度及临床获益之间的平衡。

糖尿病患者综合应用饮食控制、体育锻炼、口服降糖药物或应用胰岛素以控制血糖,降糖治疗能够减少微血管并发症,但是获益尚不明确。建议吸烟的患者戒烟。对卒中患者进行性卒中教育也很必要。

三、脑出血

脑出血(intracerebral hemorrhage,ICH)是指非外伤性脑实质内出血。脑出血的发病率低于脑梗死,但其致死率却高于后者。高血压是脑出血的最常见原因,其他包括脑动脉粥样硬化、血液病、脑淀粉样血管病、动脉瘤、动静脉畸形、Moyamoya 病、脑动脉炎等。

【诊断】

(一) 临床表现

1. 一般表现常见于 50 岁以上,男性稍多于女性,寒冷季节发病率较高,多有高血压病史。多在情绪激动或活动中突然发病,发病后病情常于数分钟至数小时内达到高峰。少数也可在安静状态下发病。发病后多有血压明显升高。由于颅内压升高,常有头痛、呕吐和不同程度的意识障碍,如嗜睡或昏迷等。

2. 脑出血类型

(1)基底核区出血

1)壳核出血:最常见,占脑出血 50%~60%,系豆纹动脉尤其是其外侧支破裂所致。常有病灶对侧偏瘫、偏身感觉缺失和同向性偏盲,还可出现双眼球向病灶对侧同向凝视不能,优势半球受累可有失语。

2)丘脑出血:占脑出血 10%~15%,系丘脑膝状体动脉和丘脑穿通动脉破裂所致。常有对侧偏瘫、偏身感觉障碍,通常感觉障碍重于运动障碍。深浅感觉均受累,而深感觉受损更明显。可有特征性眼征,如上视不能、眼球偏斜或分离性斜视、眼球会聚障碍等。小量丘脑出血致丘脑中间腹侧核受累可出现帕金森综合征样表现;累及丘脑底核或纹状体可呈偏身投掷症;优势侧丘脑出血可出现丘脑性失语、精神障碍认知障碍和人格改变等。

3)尾状核出血:较少见,多由高血压动脉硬化和血管畸形破裂所致,一般出血量小,多经侧脑室前角破入脑室。常有头痛、呕吐、颈强直及精神症状。

(2)脑叶出血：占脑出血的5%~10%，常由脑动静脉畸形、血管淀粉样病变、血液病等所致。出血以顶叶最常见，其次为颞叶、枕叶、额叶，多发脑叶出血少见。额叶出血可有偏瘫、尿便障碍、Broca失语、摸索和强握反射等；颞叶出血可有Wernicke失语、精神症状、对侧上象限盲、癫痫；枕叶出血可有视野缺损；顶叶出血可有偏身感觉障碍、轻偏瘫、对侧下象限盲，非优势半球受累可有构象障碍。

(3)脑干出血

1)脑桥出血：约占脑出血的10%，多由基底动脉脑桥支破裂所致，出血灶多位于脑桥基底部与被盖部之间。大量出血(血肿 >5ml)累及双侧被盖部和基底部，常破入第四脑室，患者很快出现昏迷、双侧针尖样瞳孔、呕吐咖啡样胃内容物、中枢性高热、中枢性呼吸衰竭、眼球浮动、四肢瘫痪和去大脑强直发作等。小量出血可无意识障碍，表现为交叉性瘫痪和共济失调性偏瘫，两眼向病灶侧凝视麻痹或核间性眼肌麻痹。

2)中脑出血：少见，常有头痛呕吐和意识障碍，轻症表现为一侧或双侧动眼神经不全麻痹、同侧肢体共济失调，也可表现为Weber或Benedikt综合征；重症表现为深昏迷，四肢弛缓性瘫痪，可迅速死亡。

3)延髓出血：更为少见，临床表现为突然意识障碍，影响生命体征，如呼吸、心率、血压改变，继而死亡。轻症患者可表现不典型的Wallenberg综合征。

(4)小脑出血：约占脑出血的10%。多由小脑上动脉分支破裂所致。常有头痛、呕吐，眩晕和共济失调。起病突然，可伴有枕部疼痛。出血量较少者，主要表现为小脑受损症状，如患侧共济失调、眼震和小脑语言等，多无瘫痪；出血量较多者，尤其是小脑蚓部出血，病情迅速进展，发病时或病后12~24h内出现昏迷及脑干受压征象，双侧瞳孔缩小至针尖样、呼吸不规则等；暴发型患者常突然昏迷，在数小时内迅速死亡。

(5)脑室出血：占脑出血的3%~5%，分为原发性和继发性脑室出血。原发性脑室出血多由脉络丛血管或室管膜下动脉破裂出血所致；继发性脑室出血是指脑实质出血破入脑室。常有头痛、呕吐，严重者出现深昏迷、脑膜刺激征、针尖样瞳孔、眼球分离斜视、四肢弛缓性瘫痪及去脑强直发作、高热、呼吸不规则、脉搏和血压不稳定等症状。临床上易误诊为蛛网膜下腔出血。

(二)辅助检查

1. 头颅CT　脑出血的首选检查，可确定血肿的部位、大小、占位效应、是否破入脑室或蛛网膜下腔及周围脑组织受损情况。

2. 头颅MRI 出血后的不同时期血肿的MRI表现各异，对急性期幕上出血及小脑出血的价值不如CT，但可发现CT不能确定的脑干或小脑小量出血。MRA可发现脑血管畸形、血管瘤等。

3. 数字减影血管造影 可检出颅内动脉瘤、脑血管畸形、Moyamoya病和血管炎等。

4. 脑脊液检查 只在无CT检查条件且临床无明显颅内压增高表现时进行，可发现颅内压增高、血性脑脊液，须注意脑疝风险。

(三) 鉴别诊断

1. 脑梗死 临床上有时不易鉴别，CT检查可明确。

2. 蛛网膜下腔出血 典型表现为剧烈头痛、呕吐和脑膜刺激征，一般无局灶性神经体征。

3. 闭合性头部外伤性脑出血 发生于受冲击颅骨下或对冲部位，外伤史可资鉴别。

4. 瘤卒中 常表现在慢性病程中出现急性加重。

5. 其他原因所致昏迷 应注意与引起昏迷的全身性中毒(酒精、药物、一氧化碳)及代谢性疾病(糖尿病、低血糖、肝性昏迷、尿毒症)鉴别，病史、相关实验室检查和头部CT检查可提供诊断线索。

【治疗】

1. 一般治疗 一般应卧床休息2~4周，保持安静，避免情绪激动和血压升高。有意识障碍、消化道出血者宜禁食24~48h。注意水电解质平衡，预防吸入性肺炎和早期积极控制感染。明显头痛过度烦躁不安者，可酌情适当给予镇静镇痛药；便秘者可选用缓泻剂。

2. 降低颅内压 脑水肿可使颅内压增高，导致脑疝形成，是影响脑出血死亡率及功能恢复的主要因素。积极控制脑水肿降低颅内压是脑出血急性期治疗的重要环节，但不建议应用激素治疗减轻脑水肿。首选高渗脱水药，如甘露醇或甘油果糖等，注意尿量、血电解质及心、肾功能。可酌情选用呋塞米、白蛋白等。

3. 调整血压 脑出血后的血压升高是对颅内压升高的一种反射性自我调节，应先降颅内压，再根据血压情况决定是否进行降压治疗。如果血压过高，有增加再出血的风险，因此需要控制血压。调控血压时应考虑患者的年龄，有无高血压史、有无颅内高压、出血原因及发病时间等因素。一般来说，当收缩压>200mmHg或平均动脉压>150mmHg时，需用持续静脉降压药物积极降低血压；当收缩压>180mmHg或平均动脉压>130mmHg时，如果同时有疑似颅内压增高的证据，要考虑监测颅内压，可用间歇或持续静脉降压药物来降低血压，

但要保证脑灌注压 >60~80mmHg；如果没有颅内压增高的证据，降压目标为 160/90mmHg，或平均动脉压 110mmHg。降血压不能过快，要加强监测，防止因血压下降过快引起脑低灌注。脑出血恢复期应积极控制高血压，尽量将血压控制在正常范围内。

4. 止血治疗 止血药物如 6- 氨基己酸、氨甲苯酸、巴曲酶等对高血压动脉硬化性出血的作用不大。如果有凝血功能障碍，可针对性给予止血药物治疗，例如肝素治疗并发的脑出血可用鱼精蛋白中和，华法林治疗并发的脑出血可用维生素 K_1 拮抗。

5. 亚低温疗法 可能有一定效果，可在临床中试用。

6. 其他抗利尿激素 分泌异常综合征又称稀释性低钠血症，可见于约 10% 的脑出血患者。由于尿排钠增多，血钠降低，从而加重脑水肿。应限制水摄入量在 800~1 000ml/d，补钠 9~12g/d。脑耗盐综合征常因心钠素分泌过多所致，治疗时应输液补钠。低钠血症宜缓慢纠正，否则可导致脑桥中央髓鞘溶解症。中枢性高热大多采用物理降温。

7. 外科治疗 严重脑出血危及生命时内科治疗通常无效，外科治疗有可能挽救生命；外科治疗较内科治疗通常增加严重残疾风险。主要手术方法包括：去骨瓣减压术、小骨窗开颅血肿清除术、钻孔血肿抽吸术和脑室穿刺引流术等。目前对于外科手术适应证、方法和时机选择尚无一致意见，主要应根据出血部位病因、出血量及患者年龄意识状态、全身状况决定。一般认为手术宜在早期（发病后 6~24h 内）进行。

通常下列情况需要考虑手术治疗：

（1）基底核区中等量以上出血（壳核出血≥ 30ml，丘脑出血≥ 15m）。

（2）小脑出血≥ 10ml 或直径≥ 3cm，或合并明显脑积水。

（3）重症脑室出血（脑室铸型）。

（4）合并脑血管畸形、动脉瘤等血管病变。

8. 康复治疗 脑出血后，只要患者的生命体征平稳、病情不再进展，宜尽早进行康复治疗。早期分阶段综合康复治疗对恢复患者的神经功能，提高生活质量有益。

四、蛛网膜下腔出血

蛛网膜下腔出血（subarachnoid hemorrhage，SAH）是指脑表面血管破裂后，血液流入蛛网膜下腔而言。分为外伤性和自发性，自发性又包括原发性和继发性蛛网膜下腔出血，原发性 SAH 常见病因为颅内动脉瘤、脑血管畸形、高血压动脉硬化，也可见于动脉炎、Moyamoya 病、结缔组织病、血液病、抗凝治疗并发症等。

【诊断】

(一) 临床表现

1. 多在情绪激动或用力等情况下急骤发病。

2. 剧烈头痛、恶心、呕吐,可有短暂的意识障碍及烦躁、谵妄等精神症状,少数出现癫痫发作。

3. 脑膜刺激征明显,眼底可见玻璃体下出血,少数可有局灶性神经功能缺损的征象,如轻偏瘫、失语、动眼神经麻痹等。

4. 并发症

(1)再出血:以 5~11d 为高峰,81% 发生在 1 个月内。临床表现:在经治疗病情稳定好转的情况下,突然发生剧烈头痛、恶心、呕吐,意识障碍,原有局灶症状和体征重新出现或加重等。

(2)脑血管痉挛:通常发生在出血后第 1~2 周,表现为病情稳定后再出现神经系统定位体征和意识障碍,是因脑血管痉挛所致缺血性脑梗死引起,腰穿或头颅 CT 检查无再出血表现。

(3)急性非交通性脑积水:指 SAH 后 1 周内发生的急性或亚急性脑室扩大所致的脑积水,机制是脑室内积血。临床表现为剧烈的头痛、呕吐、脑膜刺激征、意识障碍等,复查头颅 CT 可以诊断。

(4)正常颅压脑积水:出现于 SAH 的后期,表现为精神障碍、步态异常和尿失禁。

(二) 辅助检查

1. 头颅 CT 是诊断 SAH 的首选方法,显示脑沟、脑裂或脑池内高密度影可确诊,并可确定是否存在脑实质内出血或脑室出血,伴脑积水或脑梗死,对病情进行动态观察。

2. 脑脊液(CSF)检查 若 CT 检查不能确定 SAH,可行腰穿,均匀血性脑脊液、脑压增高可确诊。

3. 数字减影血管造影(DSA) 病情允许应尽早行全脑 DSA 以确定出血原因和决定治疗方法、判断预后,但宜避开脑血管痉挛和再出血的高峰期,即出血后 3d 内或 3 周后进行为宜。

4. 经颅多普勒(TCD) 可监测 SAH 后脑血管痉挛,局部脑血流测定可用于继发脑缺血的检测。

(三) 鉴别诊断

1. 脑出血 多有高血压病史,明显的局灶性体征如偏瘫、失语等。头颅 CT 和 DSA 检查可资鉴别。

2. 颅内感染 结核性、真菌性、细菌性和病毒性脑膜炎等可有头痛、呕吐及脑膜刺激征，但有发热，CSF 检查提示感染可鉴别。

【治疗】

治疗原则是控制继续出血、防治迟发性脑血管痉挛、去除病因和防止复发。

1. 一般治疗　绝对卧床 4~6 周，避免用力和情绪刺激，保持生命体征稳定，降低颅内压，维持水、电解质平衡，镇痛、镇静等对症治疗。

2. 防治再出血　调控血压：如果平均动脉压 >125mmHg 或收缩压 >180mmHg，可使用短效降压药使血压稳定在正常或者起病前水平；抗纤溶药物：常用 6- 氨基己酸、氨甲苯酸或氨甲环酸。

3. 防治脑动脉痉挛及脑缺血　维持正常血压和血容量，早期使用尼莫地平 10~20mg/d，静脉滴注 1mg/h，共 10~14d。

4. 防治脑积水　轻度的给予醋氮酰胺减少 CSF 分泌，酌情选用甘露醇、呋塞米等降低颅内压。内科治疗无效可行脑室穿刺 CSF 外引流术或 CSF 分流术。

5. 病变血管的处理　血管内介入、外科手术、立体定向放射治疗可用于动脉瘤和动静脉畸形等治疗。

（贺　斌）

14　急性病毒性脑炎

急性病毒性脑炎（acute viral encephalitis）系由病毒侵入脑实质引起的急性脑部炎症。病毒可经呼吸道、皮肤黏膜、昆虫叮咬、动物咬伤和疫苗接种等多种途径，再经血液、淋巴或直接侵入或神经干逆行入脑。急性病毒性脑炎中除流行性乙型脑炎、森林脑炎等有明显的流行病学特征外，其他多为散发。由于病毒性脑炎的病原体鉴别困难，因此，在病因不清之前，可以暂用病毒性脑炎之名，一旦找到确切病原体则不应继续使用这一名称。

【病因与发病机制】

病毒侵入脑内可引起局灶性或弥漫性病变。部分病毒侵入脑组织引起脑膜、脑实质炎性细胞浸润、周围组织水肿、软化、出血、坏死等炎症反应，另一些病毒侵入脑部引起脑白质急性脱髓鞘病变。

【临床表现】

1. 急性起病，发病前 1~4 周有可疑上呼吸道或胃肠道感染的前驱症状，少数患者病前有结膜炎、口唇疱疹或带状疱疹等。临床上按主要症状分为以下几种类型（表 2-9-3）。

表 2-9-3　急性病毒性脑炎的临床表现分型

临床分型	临床表现
昏迷型	较多见。迅速出现不同程度的意识障碍
脑瘤型	较少见。出现颅内占位表现，以颅高压和局灶性脑损害表现为主
癫痫型	较多见。在前驱症状出现前突发癫痫大发作或持续状态，或在精神症状出现后出现发作性抽搐
精神异常型	较多见。1/3~1/2 患者以精神异常为首发症状，可伴或不伴神经系统体征
脑干脑炎型	较少见。以眼球活动障碍、面瘫、吞咽困难、饮水呛咳、构音障碍等脑干症状为主，严重者可危及生命
小脑炎型	极少数。以头晕、眩晕、步态不稳、言语含糊等小脑半球损害为主

2. 并发症包括脑水肿、脑疝、难治性癫痫、精神症状、中枢性高热、中枢性呼吸衰竭等。

【辅助检查】

外周血常规检测无特殊异常，脑电图、脑脊液生化、常规检查、头颅影像学检查可帮助诊断该病。病原学检测具有确诊意义，但部分检测费时、未普及，临床不常用(表 2-9-4)。

表 2-9-4　急性病毒性脑炎的辅助检查

辅助检查	临床表现及意义
外周血常规	白细胞正常或偏高，少数可见降低
腰穿(脑脊液)	压力：正常或偏高(平均 200mmH_2O)；细胞数：一般 <100×10^6/L，以淋巴为主；蛋白：轻度升高，一般 <1.0g/L；糖和氯化物一般正常
脑电图	80% 以上弥漫性异常，以多形性高幅慢波多见，可有颞、额叶的局灶性改变
神经影像学	头颅磁共振平扫 + 增强检查(推荐)；可见局灶性或弥漫性病灶，部分病灶可融合成片状，伴组织水肿，可有部分出现缺血或出血性梗死样表现
病原学检测	病毒培养(脑组织或脑脊液)阳性率 <5%；脑脊液病毒核酸 PCR 检测；血清学和脑脊液病毒抗体效价、效价比值及寡克隆带检测；咽拭子病原学的免疫荧光检测

【诊断】

根据急性或亚急性起病,病前有感染史,有弥漫性或局灶性脑实质损害的症状和体征,脑脊液正常或轻度炎性改变,脑电图弥漫性异常,影像学检查异常等,临床上可诊断为疑似病毒性脑炎,需进一步行病原学检测确诊。

【治疗】

加强监测和治疗,主要包括脑水肿、颅内压升高、局灶性和全面性癫痫等对大脑炎症直接影响的重要因素。支持护理,确保氧合、气道保护和循环支持,有条件及时转重症监护室。

(一) 抗病毒治疗

对脑炎患者可进行经验性和特异性抗病毒治疗。常见抗病毒药物见表 2-9-5。

表 2-9-5 急性病毒性脑炎的抗病毒治疗

药物名称	剂量及疗程	适应证
阿昔洛韦	成年人:10mg/kg,静滴,每日 3 次,持续 14d;儿童(3 个月 ~12 岁):20mg/kg,静滴,每日 3 次,持续 21d	单纯疱病毒脑炎强烈推荐;疑似脑炎患者经验性推荐
更昔洛韦	5~10mg/kg,静滴,每日 2 次,持续 14d	推荐治疗 CMV 和 HHV-6 相关脑炎
膦甲酸钠	0.18mg/kg,静滴,每 8h1 次,持续 14d	推荐治疗 CMV 和 HHV-6 相关脑炎
利巴韦林	150~300mg,静滴,每日 3 次,持续 7d	RNA 病毒的流感病毒、DNA 病毒的疱疹病毒感染

(二) 免疫调节剂

免疫调节剂可被用于治疗脑炎,当没有有效抗菌药物治疗时,可作为抗病毒药物的辅助疗法或单一治疗。目前推荐以下几种(表 2-9-6)。

表 2-9-6 急性病毒性脑炎的免疫调节剂治疗

药物类型	药名、剂量及疗程	适应证
糖皮质激素	地塞米松:10~20mg/d,静滴,每日 1 次,10d 减量,持续 4~6 周;甲泼尼龙:500~1 000mg/d,静滴,每日 1 次,3~6d 后改成地塞米松 10~15mg/d,逐渐减量,维持 4~6 周	推荐与抗病毒药物联合治疗 HSV、EBV 或 VAV 相关脑炎,但获益不明确

续表

药物类型	药名、剂量及疗程	适应证
α- 干扰素	经验不足	推荐西尼罗河病毒或细小病毒引起脑炎，可能有效，但对转归可能无关
免疫球蛋白	丙种球蛋白：每日 0.4mg/kg，静滴，持续 5d	疗效不明确，可能与转归无关

（三）癫痫发作及持续状态的治疗（详见癫痫章节）

（四）对症处理

1. 脱水利尿 ①甘露醇：控制脑水肿，剂量为 125~250ml 静滴，每日 2~3 次，疗程一般为 10~14d。甘露醇与利尿剂和激素联用常可增强脱水效果，使用时应注意肾功能和电解质紊乱。②甘油果糖：250ml 静滴，每日 2~3 次，适用于有肾功能损害而不能应用甘露醇患者。③ β- 七叶皂苷：有激素样作用，但其无副作用，临床适用于轻度脑水肿患者。

2. 其他疗法 ①对症处理：高热者应予以降温；纠正水、电解质碱紊乱和酸碱平衡失调。②加强护理，防治呼吸道、泌尿道感染及皮肤压疮等并发症。

【预防及预后】

缺乏对大多数嗜神经病毒感染有效治疗措施，强调预防尤为重要。有效接种疫苗可达到很好预防。该病预后差可能与高龄、免疫功能不全、昏迷型、机械通气等因素有关。而病原学、癫痫发作、局灶性神经功能缺损及磁共振结果，可能与临床转归并不相关。

（杨月嫦）

15 帕金森病

帕金森病（Parkinson disease，PD）又称震颤麻痹（paralysis agitans），是一种病因不明、好发于中老年人、病情进行性进展的中枢神经系统变性疾病，临床主要表现为运动迟缓、静止性震颤、肌强直、姿势步态异常。有明确的病因，如脑炎、脑动脉硬化、颅脑外伤等病，锰、一氧化碳、二硫化碳等中毒，以及酚噻嗪和利血平等药物，导致类似的症状，称为帕金森综合征。

【病理机制】

不明原因的中脑黑质内多巴胺神经元脱失死亡，纹状体多巴胺（DA）含量减少。

【临床表现】

本病起病隐匿,单侧起病,逐渐进展,主要症状体征见表 2-9-7。

表 2-9-7 帕金森病临床表现

症状分类	临床表现	
运动症状	静止性震颤	"搓丸样"抖动
	肌强直	"铅管样"或"齿轮样"样肌张力增高
	运动迟缓	"面具脸";"写字过小症";说话缓慢,语音单调;流涎
	步态姿势异常	躯干前倾、弓背或者向一侧倾斜;行走时手臂摆动减少;"碎步步态""慌张步态";起步困难,似"黏滞样"的"冻结步态"
非运动症状	自主神经功能障碍	出汗、脂溢性皮炎、便秘、直立性低血压(体位性低血压)
	心境障碍	焦躁不安、情绪低落、主动性下降
	睡眠障碍	失眠、夜间噩梦、快动眼相睡眠行为异常、日间嗜睡、睡眠片段化、不安腿综合征
	认知障碍	反应迟钝、淡漠、记忆力下降、痴呆
	感觉异常	嗅觉减退、肢体或腰背酸痛、肢体麻木
	精神症状	幻觉、幻听、妄想、强迫行为

【辅助检查】

无特异性辅助检查可确诊为帕金森病,需临床跟踪随访观察。血、脑脊液及神经影像学检查排除脑内病变和全身器质性病变导致帕金森样症状。嗅觉测试提示减退、头颅超声显示黑质异常高回声 >20mm^2、心脏间碘苄胍闪烁显像法显示心脏去交感神经支配是 PD 支持性诊断标准中的三大辅助检查。

【诊断】

根据 2015 年 MDS 诊断指南和 2016 年中国帕金森病诊断指南内容确定的可行性诊断标准及诊断思路(表 2-9-8 及图 2-9-2)。

表 2-9-8　帕金森病诊断标准

诊断帕金森综合征	绝对排除标准	支持标准	警示征象
核心症状 运动迟缓 其他症状 静止性震颤 肌强直	①明显小脑症状 ②垂直性凝视麻痹或垂直性扫视减慢 ③发病前 5 年内诊断为很可能的行为变异型额颞叶痴呆或原发性进行性失语 ④明确的皮层性感觉丧失，明确肢体观念运动性失用或进行性失语 ⑤采用多巴胺受体阻滞剂或多巴胺耗竭剂治疗，且剂量和时间过程与药物诱导的帕金森综合征一致 ⑥尽管病情至少为中等严重程度，但对高剂量左旋多巴治疗缺乏可观察到的治疗应答 ⑦超过 3 年仍局限在下肢的帕金森样表现 ⑧突触前多巴胺能系统功能神经影像学检查正常 ⑨明确记录可导致帕金森综合征或疑似与症状相关的其他疾病，或者基于整体诊断评估，专业医师考虑可能为其他综合征而不是帕金森病	①多巴胺能治疗显著有效 ②左旋多巴诱导异动症 ③单肢静止性震颤 ④ 3 个辅助检查（详见辅助检查部分）	①发病 5 年内出现严重自主神经功能障碍 ②发病 5 年或 5 年以上症状完全没进展 ③发病 5 年内快速进展步态障碍 ④发病 5 年或 5 年以上症状和体征完全没进展 ⑤发病 5 年内出现严重球麻痹表现 ⑥发病 10 年内出现不成比例颈部前倾（肌张力障碍）或手足挛缩 ⑦发病 3 年内由于平衡损害导致反复摔倒 ⑧病程到了 5 年也不出现任何一种常见非运动症状 ⑨其他原因不能解释的锥体束征 ⑩双侧对称性帕金森综合征

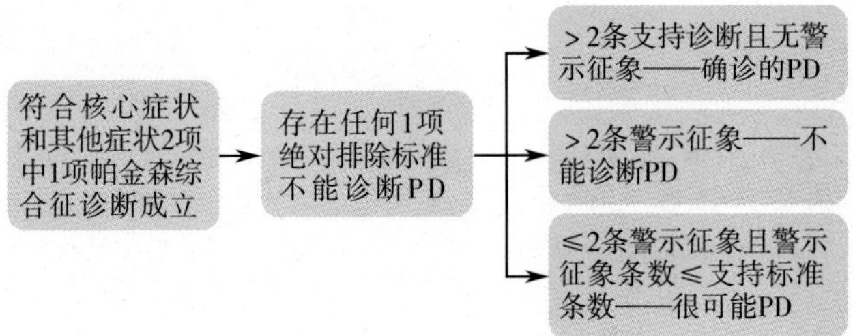

图 2-9-2　帕金森病诊断思路

【治疗】

PD 治疗遵循个体化原则，依照患者的年龄、残疾状况、经济条件等各种因素综合制定不同的治疗方法。

1. 药物治疗　药物剂量宜从小剂量开始滴定、以最小剂量达到最佳疗效。常见药物见表 2-9-9。

表 2-9-9　抗帕金森病常用药物

药物类型	常见药物名称及初始剂量	副作用及注意事项
左旋多巴类 + 外周多巴脱羧酶抑制剂	• 美多芭（多巴丝肼）：每次 62.5mg，餐前 1h 或餐后 1.5h 口服，每日 2~3 次； • 息宁（卡左双多巴控释片）：每次 125mg，餐前 1h 或餐后 1.5h 口服，每日 2 次	恶心、呕吐、直立性低血压及精神症状等副作用；活动性消化道溃疡者慎用，狭角型青光眼、精神病患者禁用，黑色素瘤禁用；长期使用常出现运动波动、异动症、肌张力障碍以及多巴胺失调综合征等精神症状
左旋多巴 + 卡比多巴 + 恩他卡朋	达灵复（恩他卡朋双多巴）：每次 1 片，口服，每日 1~2 次	整片吞服；左旋多巴 + 外周脱羧酶抑制剂及恩他卡朋的副作用均可出现
非麦角类多巴受体激动剂	• 吡贝地尔缓释片（泰舒达）：每次 50mg，口服，每日 1 次； • 罗匹尼罗：每晚 2mg，口服，临睡前； • 普拉克索（森福罗）：每次 0.125mg，口服，每日 3 次；罗替高汀贴片：每晚 2mg，外贴，临睡前	幻觉、直立性低血压（体位性低血压）、嗜睡、认知障碍、冲动控制障碍（病理性赌博、性欲亢进、暴饮暴食、冲动性购物）等副作用在多巴受体激动剂中更常见

续表

药物类型	常见药物名称及初始剂量	副作用及注意事项
单胺氧化酶B(MAO-B)抑制剂	• 雷沙吉兰(安齐来):每次5mg,口服,每日1次; • 司来吉兰(咪多吡):每次5mg,口服,每日1~2次	避免这类药物与富含酪胺的食物和饮料(如奶酪和红酒)、食品添加剂或许多含胺类的咳嗽药或感冒药同时食用;雷沙吉兰胃溃疡者慎用;司来吉兰勿与三环类抗抑郁药或5-羟色胺再摄取抑制剂合用;有恶心、头痛、幻觉等副作用
儿茶酚-氧位甲基转移酶(COMT)抑制剂	• 托卡朋:每次100~200mg,口服,每日3次 • 恩托卡朋:每次100~200mg,口服,每日3次	单独使用无效,需与左旋多巴制剂联合使用起到协同作用;口干、恶心、呕吐、头痛、便秘、尿色改变、转氨酶升高等副作用
抗胆碱能药	苯海索(安坦):每次1~2mg,口服,每日3次	面红、口干、视物模糊、恶心、少汗、认知功能减退,个别病例可出现尿潴留、谵妄等症状;65岁以上老年人建议逐渐减药至缓慢停药,突然停药可以使症状加重;狭角型青光眼及前列腺肥大忌用
促进多巴胺释放的作用	金刚烷胺:每次50~100mg,口服,每日3次	肾功能不全、癫痫、严重胃溃疡、肝病患者慎用,哺乳期妇女禁用 网状青斑、体重增加、精神症状等

2. 手术及其他治疗 适用于左旋多巴治疗有效、药物疗效减退、出现运动并发症、无明显认知障碍的中、晚期病例。手术种类包括苍白球或丘脑底核毁损或切除术,因对PD其他症状改善不明显且引起其他症状等副作用,目前临床较少运用;脑深部电刺激(DBS),它是通过电极置入靶点来进行调控的,DBS不损伤脑组织,电刺激可通过调节电极排列、电压、频率及脉冲间隔来最大化功效、最小化不良反应,具有创伤小、并可进行双侧治疗、相对安全等优点。细胞移植术及基因治疗,目前短期内不可行。

(杨月嫦)

16 肝豆状核变性

肝豆状核变性(hepatolenticular degeneration,HLD)又称Wilson病(WD),是一种好发于青少年的常染色体隐性遗传、铜代谢障碍疾病。

【发病机制】

该病致病基因为 *ATP7B*，定位于 13q14.3，编码一种铜转运 P 型 ATP 酶。该酶功能障碍导致血清铜蓝蛋白合成减少、胆道排铜障碍，引起体内铜离子蓄积，在肝、脑等处沉积，出现一系列临床症状。病理特点为大脑基底核变性及肝、肾等脏器损害。

【临床表现】

该病多数于 10~25 岁起病，缓慢进展，病变累及神经、精神系统及肝、肾等脏器。根据临床表现可分为以下几类型（表 2-9-10）。

表 2-9-10 肝豆状核变性的临床分型

临床分型	临床表现
肝型	①持续性血清转氨酶增高；②急性或慢性肝炎；③肝硬化（代偿或失代偿）；④暴发性肝功能衰竭（伴或不伴溶血性贫血）
脑型	①帕金森综合征；②其他运动障碍：扭转痉挛、手足徐动、舞蹈症状、步态异常、共济失调等；③口 - 下颌肌张力障碍：流涎、讲话困难、声音低沉、吞咽障碍等；④精神症状
其他类型	以肾脏、骨骼和关节及肌肉损害或 Coombs 阴性的溶血性贫血为主
混合型	以上各型的组合

【辅助检查】

实验室检查是确诊 HLD 不可缺少的依据（表 2-9-11）。

表 2-9-11 肝豆状核变性的特殊实验室检查

辅助检查	临床范围及意义
角膜色素环（K-F 环）	有经验眼科医师裂隙灯下检查可见，是最重要体征
血清铜蓝蛋白（CER）	<200mg/L，诊断 WD 最早、最常用筛查指标
24h 尿铜	>1.6μmol/24h，无创、简便、价廉、可重复性诊断指标
肝铜含量	临界值≥ 250μg/g，诊断金标准，需肝穿刺检测
血清总铜量	<15μmol/L，常用诊断指标
基因检查	无创、准确的诊断技术，发现纯合子或复合杂合突变即可确诊
影像学检查	头颅 MRI 可显示基底节区异常信号；骨关节 X 线检查显示骨质和关节异常等

【诊断】

任何不明原因的肝功能损害合并神经、精神症状，需考虑 HLD，可进一步行表 2-9-11 所示的特殊实验室检查来明确诊断。

【治疗】

该病一经诊断，终身治疗。治疗措施包括低铜高蛋白饮食、驱铜药物治疗(表 2-9-12)、外科治疗(内科治疗无效肝衰竭者行肝移植，脾大并有脾功能亢进者可行脾切除术)、对症处理(抗震颤、抗精神症状等)及康复心理治疗等个体化的综合治疗。基因治疗和细胞移植等治疗，目前尚在研究阶段，未临床应用。

表 2-9-12 肝豆状核变性的驱铜药物治疗

药物名称	常用剂量及用法	注意事项及副作用
青霉胺	750~1 500mg/d，分 2~3 次给药，饭前 1h 服用	建议维持治疗 1 年以上，病情稳定可减量或间歇用药；用药期间警惕发热、皮疹、淋巴结肿大、血小板减少等副作用，多在用药 1~3 周；出现骨髓抑制、肾毒性、狼疮样综合征等需立即调整药物；与维生素 B_6 同时应用，减少 D- 青霉胺引起维生素 B_6 缺乏；不推荐作为治疗脑型为主的首选用药
曲恩汀	900~2 700mg/d，分 2~3 次给药，维持治疗剂量为 900~1 500mg/d，餐前 1h 或餐后 3h 给药	不能耐受青霉胺患者，亦作为初治存在失代偿肝硬化首选药物；切忌与铁剂联合给药，以免产生具有毒性复合物
四硫钼酸铵	试验性药物，经验不足	可能存在骨髓抑制、肝毒性等不良反应
锌剂	150mg/d，体重小于 50kg，给予 75mg/d，每日 3 次，餐前 30min 给药	胃刺激、诱导白细胞趋化作用、出现血清脂肪酶和 / 或淀粉酶升高等

(杨月嫦)

17 遗传性共济失调

遗传性共济失调(hereditary ataxia，HA)是一组以小脑和其联系组织为主要病损部位的慢性进展型、临床和遗传高度异质性的遗传性神经退行性疾病，主要累及小脑外，还可累及脊髓后索、锥体系、锥体外系、脑桥核、基底核、脑神经及周围神经等部位，亦可伴有非神经系统表现。

【流行病学】

该类疾病发病率较低，占神经系统遗传性疾病 10%~15%。不同疾病类型及其患病率在不同国家、民族也有较大差异。我国以常染色体显性遗传性脊髓小脑共济失调（AD-SCAs）亚型中的3型（SCA3）为最多见，即马查多-约瑟夫病（MJD）；欧洲以常染色体隐性遗传性脊髓小脑共济失调（AR-SCAs）亚型中的少年脊髓型遗传共济失调为最多见，即Friedreich共济失调（FRDA）。

【发病机制与病理改变】

大多家族遗传的致病基因导致选择性神经元损伤，具体发病机制尚未完全阐明。主要以脊髓、小脑、脑干变性为主。

【临床分型】

按照遗传方式分4类（详见共济失调章节）：常染色体显性（autosomal dominant，AD）为主，部分常染色体隐性（autosomal recessive，AR），极少数为X-连锁性（X-linked）和线粒体（mitochondrial）遗传。

【临床表现】

不同类型遗传性共济失调的临床表现高度异质性，归纳见表2-9-13。

表2-9-13　遗传性共济失调临床表现

累及系统	具体累及部位	临床症状或体征
神经系统	运动障碍	共济失调：步态不稳、吟诗样言语、眼球震颤、指鼻不准、跟膝胫不稳不准等（见共济失调章节）
		锥体束征：痉挛性步态、腱反射亢进、病理征阳性等
		锥体外系征：帕金森样症状、面部抽搐、舞蹈样动作等
	大脑皮质	癫痫
		认知障碍
		肌阵挛
		精神行为异常
	周围神经	视神经萎缩及视网膜色素变性、听神经障碍、嗅觉障碍等
		自主神经功能紊乱等
		感觉性、感觉-运动性、轴索性周围神经病等
神经系统以外	心脏	心肌肥厚、房室传导阻滞等
	代谢	糖代谢异常、脂肪酸代谢异常、磷脂代谢异常、脂蛋白代谢异常、维生素代谢异常等
	骨骼	脊柱侧弯、后侧凸等
	皮肤	球结膜和面颈部皮肤、毛细血管扩张、皮肤鱼鳞症等

【诊断思路】

诊断步骤见图 2-9-3。

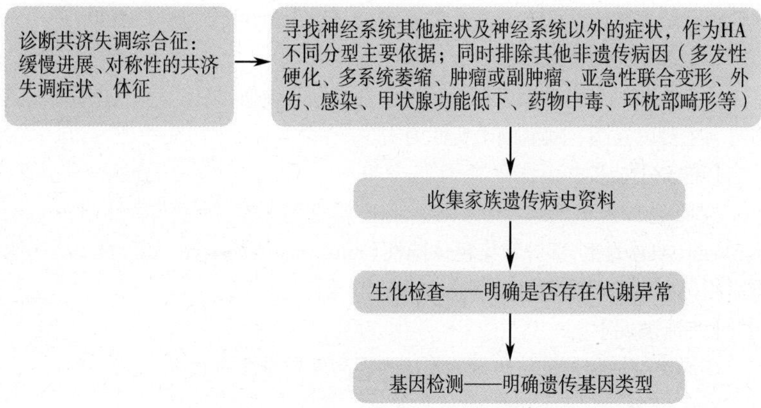

图 2-9-3　遗传性共济失调的诊断步骤

【治疗】

遗传性共济失调尚无疾病修饰治疗，故无法阻止病情进展。临床上一般以药物进行对症治疗（表 2-9-14），联合神经康复、心理治疗等综合处理减轻症状、延缓病情进展，维持日常生活自理能力。基因治疗和干细胞移植治疗尚在研究阶段，未运用临床。

表 2-9-14　遗传性共济失调的药物治疗

症状及体征	治疗药物名称
共济失调症状	坦度螺酮、利鲁唑
锥体外系症状	左旋多巴及其复合制剂、苯海索、金刚烷胺等
痉挛状态	巴氯芬、加巴喷丁等
肌阵挛	氯硝西泮等
癫痫	丙戊酸钠、卡马西平、奥卡西平、托吡酯等
认知障碍	多奈哌齐、美金刚等
抑郁症	帕罗西汀、舍曲林、西酞普兰等
神经保护剂	辅酶 Q_{10}、丁苯酞、艾地苯醌等
维生素类	B 族维生素、维生素 E

【预防与预后】

该类疾病病残率和致死率高，预后不佳。因此，预防重在遗传咨询，产前诊断或胚胎植入前诊断是目前有效控制发病的最佳手段。

（杨月嫦）

18　器质性精神障碍——躯体疾病所致精神障碍

躯体疾病所致精神障碍（mental disorders due to physical disease）是指由于中枢神经系统以外的各种躯体疾病，造成中枢神经系统功能紊乱，所导致精神障碍的总称。分为躯体感染所致精神障碍、内脏器官疾病所致精神障碍、营养代谢疾病所致精神障碍、内分泌疾病所致精神障碍、染色体异常所致精神障碍、物理因素引起疾病所致精神障碍等。

【诊断】

（一）躯体疾病所致精神障碍的共同特点

1. 有相应的躯体疾病病史、症状、体征、躯体或实验室检查发现。

2. 精神障碍的发生、发展、严重程度及其转归等情况与所患躯体疾病的病程变化相一致。并至少有以下 1 项：①意识障碍（如谵妄）；②遗忘综合征；③智能损害；④人格改变；⑤精神病性症状（如幻觉、妄想，或紧张综合征等）；⑥情感症状（如抑郁或躁狂综合征等）；⑦神经症样症状；⑧以上症状的混合状态或不典型表现。

3. 精神症状多表现为夜间加重、白天减轻或消失的“昼轻夜重”特点。

4. 精神症状的严重程度随躯体疾病而波动，即精神症状随着躯体疾病的好转而改善，随着躯体疾病的加重而严重。

5. 缺乏足够的依据表明精神障碍是由精神活性物质或其他因素（如应激）导致的。

6. 排除精神分裂症、严重躁狂发作或抑郁发作。

（二）部分躯体疾病所致精神障碍的主要特点

1. 躯体感染所致精神障碍　急性感染期可出现意识障碍、幻觉妄想等精神病性症状、情绪高涨或低落、行为紊乱等表现。感染后期或恢复期可出现神经症性综合征，较少见有人格改变。

2. 内脏器官疾病所致精神障碍　肺脑综合征和肝脑综合征在躯体疾病进展缓慢时可出现脑衰弱综合征，表现为易疲劳、记忆力下降、反应慢等，部分患者有幻觉、妄想等精神病性症状。躯体疾病严重时可有意识障碍。冠心病、二尖瓣脱垂所致精神障碍主要有类似焦虑发作的症状，患者极度不安、烦躁、恐惧。肾功能不全时的精神症状有脑衰弱综合征、各种睡眠障碍、抑郁焦虑等情绪障碍、人格改变,部分患者有精神病性症状。

3. 内分泌疾病所致精神障碍 甲状腺功能亢进所致精神障碍主要表现为躁狂综合征,如易激惹、活动增加、睡眠需要减少等,部分患者可出现幻觉、妄想等精神病性症状。甲状腺功能减退所致精神障碍表现为抑郁综合征、情感平淡、智力减退、黏液水肿、昏迷。糖尿病患者最常见的精神症状是抑郁综合征,部分患者可出现焦虑、偏执等。

【治疗】

1. 积极治疗原发躯体疾病。

2. 针对精神症状治疗可用抗精神病药、抗抑郁药及心境稳定剂等对症治疗。

3. 支持治疗维持水电解质、酸碱平衡,保证营养。

4. 加强护理防止患者在精神症状支配下伤害自己或他人。

(尹 又 赵玉丞)

19 精神活性物质与非依赖性物质所致精神障碍

一、阿片类物质所致精神障碍

阿片类物质是任何天然或合成的、对机体产生类似吗啡效应的一类物质。①鸦片;②从鸦片中提取的生物碱,如吗啡、可待因;③吗啡的衍生物,如二乙酰吗啡,即海洛因;④合成的具有吗啡样作用的化合物,如哌替啶、美沙酮等。阿片类物质作用于中枢神经系统的机制十分复杂。研究发现脑内及脊髓内存在阿片受体,这些受体分布在痛觉传导区以及与情绪和行为相关的区域。阿片类物质是外源性的吗啡受体激动剂,它们与阿片受体结合后才产生一系列的药理作用。阿片类物质所致精神障碍主要有急性中毒、依赖、戒断反应等。

【诊断】

1. 急性中毒 是指近期使用阿片类物质后引起意识障碍或认知、情感、行为障碍,与剂量呈正相关。可表现为初期欣快,随之淡漠、恶心、呕吐、言语困难、精神运动性激越或阻滞、判断障碍、社会或职业功能的损害。过量中毒时出现针尖样瞳孔、呼吸抑制、昏迷,患者面色发绀,皮肤冰冷发黏,体温血压偏低,肌肉松弛,肺水肿、少尿或无尿等。

2. 阿片类物质依赖 分为心理依赖和躯体依赖。心理依赖是个体对阿片类物质强烈的心理渴求,初期是为了追求用药后的快感,后期是为了避免戒断反应。心理依赖也是导致复吸的主要原因,复吸可能是为了消除戒断后的残留症状(顽固性失眠、全身疼痛不适、乏力、焦虑、抑郁等)和追求刺激和快感。躯体依赖是指机体内必须存在足够高阿片类物质的血药浓度,否则出现戒断反应。

3. 戒断反应 戒断症状的强烈程度，与所使用阿片类物质对中枢神经系统作用的程度、使用时间长短、使用途径、停药速度等而有所差异。短效阿片类物质(吗啡、海洛因)的戒断反应一般在停药后 8~12h 出现，极期在 48~72h，持续 7~10d。长效物质(美沙酮)的戒断症状一般出现在 1~3d，性质与短效物质的相似，极期在 3~8d，症状持续数周。戒断症状表现为：血压升高、脉搏加快、体温升高、寒战、瞳孔扩大、流涕、喷嚏、震颤、腹泻、呕吐、失眠等客观体征和食欲差、恶心、肌肉疼痛、骨痛、腹痛、无力、疲乏、发冷、发热等主观症状以及抱怨、恳求、不择手段的求药行为。

【治疗与预防】

(一) 治疗过量中毒

首先保证足够的肺部通气，其次用阿片类物质的阻滞剂纳洛酮治疗，按 0.8mg/70kg 的剂量缓慢静脉注射，疗效迅速出现，表现为呼吸加快、瞳孔扩大。对吗啡已耐受成瘾者，用纳洛酮后能立即出现戒断现象。

(二) 脱毒治疗

1. 替代疗法 常用的替代药物有美沙酮、丁丙诺啡，使用剂量根据患者的情况而定，美沙酮首日剂量为 30~60mg，丁丙诺啡为 0.9~2.1mg，然后根据患者的躯体反应逐渐减量。原则是只减不加、先快后慢。一般在 2~3 周完成整个治疗。

2. 非替代疗法 ①可乐定，开始剂量为 0.1~0.3mg，每日 3 次，不良反应有低血压、口干、嗜睡，用于脱毒的辅助治疗；②中草药和针灸；③其他药物如镇静催眠药、莨菪碱类。

3. 防止复吸 纳曲酮能减轻对依赖物质的心理渴求，是阿片类物质依赖者脱毒后预防复吸的药物。

(三) 预防和康复治疗

吸毒是一个社会问题，要彻底解决这一问题，需要全社会的共同努力。心理社会干预包括认知行为治疗、集体治疗、家庭治疗等对于康复和预防复发都有作用。

二、酒精所致精神障碍

酒精是应用最为广泛的成瘾物质。酒精所致的精神障碍主要表现为中毒症状、戒断症状、慢性营养障碍及伴发精神病性症状。

【诊断】

(一) 急性酒精中毒

1. 单纯醉酒 为一次较大量饮酒引起的急性中毒，兴奋话多、自制力差等兴奋期症状，少数表现为抑郁、激越、易激惹。随后可出现言语零乱、步态不稳、困倦嗜睡等麻痹期症状。一般经数小时或睡眠后能自然恢复，中毒症状严重可能致死。

2. 病理性醉酒　是指极少量饮酒即引起严重的精神病性发作。仅见于极少数人，无酒依赖、神经精神科疾病史。病因不清，可能为个体特异性体质引起的对酒精的变态反应。患者一次少量饮酒后出现意识障碍，多伴有紧张惊恐、片断的幻觉、被害妄想，常出现攻击伤人等行为，持续几分钟到几小时，以深睡结束，醒后部分或全部遗忘。

3. 复杂性醉酒　是指有脑器质性疾病史或有影响酒精代谢的躯体疾病的个体，大量饮酒引起的中毒反应。表现为意识障碍、精神运动性兴奋，伴错觉、幻觉或被害妄想等。主要与患者对酒精的敏感性增高有关。

（二）慢性酒中毒

1. 酒依赖　反复饮酒导致躯体或心理方面对酒的强烈渴求。表现为：①对饮酒强烈的心理渴求；②固定的饮酒模式；③一切活动以饮酒为中心；④耐受量逐渐增加；⑤反复出现戒断症状；⑥戒断后重饮，很难保持长期戒酒；⑦“晨饮”现象。

2. 戒断反应

（1）单纯性戒断反应：长期大量饮酒后停止或急剧减少饮酒量，数小时后出现自主神经功能亢进，表现为手、舌或眼睑震颤、心跳加快、出汗、血压增高，且有恶心、呕吐、头晕、失眠、情绪不稳、焦虑等。少数有短暂性幻觉或错觉。

（2）震颤谵妄：酒依赖患者在长期大量饮酒后突然停止或减少饮酒量，引起的一种短暂中毒性意识障碍状态。经典的三联症包括生动幻觉、错觉的谵妄，全身肌肉震颤和行为紊乱。震颤谵妄持续时间不等，一般为3~5d。病情恢复后，对病中情况有不同程度的遗忘。

3. 痉挛发作　指严重酒中毒患者在突然停饮或大量饮酒等情况下出现的痉挛大发作，一般发生在停饮或大量饮酒后24h内。

4. 精神病性障碍

（1）酒中毒性幻觉症：长期饮酒者突然停饮或显著减少酒量后48h内出现的幻觉状态，也可在继续饮酒的情况下发生。意识清晰状态下出现幻视或幻听。病程长短不定，短则数小时，长则几周。

（2）酒中毒性妄想症：酒依赖患者在意识清晰状态下出现嫉妒妄想或被害妄想，可出现攻击行为。病程迁延，长期戒酒后可逐渐恢复。

5. 酒精中毒性脑病　长期或大量饮酒引起的严重脑器质性综合征，临床以谵妄、记忆缺损、痴呆和人格改变为主要特征。①韦尼克脑病（Wernicke's

encephalopathy，WE）一般在慢性酒依赖基础上连续数天大量饮酒又不进食引起维生素 B_1 缺乏，表现为眼肌麻痹、精神异常和共济失调。②柯萨可夫综合征，表现为严重的近记忆障碍，伴有虚构及错构、定向力障碍和欣快。③酒精中毒性痴呆，首先是人格改变、记忆障碍，逐渐发展成痴呆。

【治疗和预防】

1. 戒酒 根据酒依赖的程度控制戒酒进度，轻者可尝试一次性戒断，重者可采用递减法戒酒。戒酒过程中注意观察患者的生命体征和意识状态。

2. 阻滞剂治疗 戒酒硫 0.25~0.5g，每日 1 次，早上服用，可连用 3~5d。一般服一次戒酒硫后 5d 左右不能饮酒，对伴严重躯体疾病或年老体弱者禁用或慎用。长效阿片类受体阻滞剂纳曲酮能降低嗜酒者对饮酒的渴求。

3. 对症治疗 患者出现焦虑、失眠症状时可用抗焦虑药地西泮、氯硝西泮等。出现明显的兴奋躁动、幻觉妄想时，可用小剂量的抗精神病药，如奋乃静、氟哌啶醇等。出现抑郁情绪时，可用抗抑郁药治疗。

4. 支持治疗 补充维生素，特别是维生素 B_1，给予神经营养剂，注意水、电解质平衡。

5. 心理治疗 支持性心理治疗、认知行为治疗、集体治疗、康复治疗有助于戒酒和预防复发。

三、苯丙胺类兴奋剂所致精神障碍

苯丙胺类兴奋剂是指苯丙胺及其同类化合物，包括苯丙胺（安非他明）、甲基苯丙胺（冰毒）、3，4- 亚甲二氧基甲基安非他明（MDMA，摇头丸）、麻黄碱、芬氟拉明、哌甲酯（利他林）、匹莫林、伪麻黄碱等。在医疗上主要用于减重（如芬氟拉明）、儿童多动症（如哌甲酯、匹莫林、苯丙胺等）和发作性睡病（如苯丙胺）。苯丙胺类兴奋剂有强烈的中枢神经兴奋作用和致欣快作用，相关的精神障碍包括过量中毒、慢性中毒、戒断反应以及苯丙胺精神病等。

【诊断】

1. 过量中毒 大多数发生于滥用者或依赖者，非依赖者单次用药也可发生。

临床表现：①心理方面改变如情感欣快或迟钝、精力旺盛、紧张、焦虑、愤怒、刻板行为、幻觉等；②生理方面改变如心动过速或心动过缓、瞳孔扩大、血压升高或降低、出汗、寒战、恶心、呕吐、精神激越或阻滞、肌肉无力、呼吸抑制、胸痛、错乱、抽搐、谵妄、昏迷。

2. 慢性中毒 长期服用引起慢性中毒，主要表现为颜面红、瞳孔扩大、心率快、血压上升、腱反射增强，不食、不睡，精神活动无目的性，最后可出现明显的精神症状或衰竭。

3. 戒断反应 是指停止使用药物或减少使用剂量，或使用阻滞剂占据受体后所出现的特殊的心理生理症状群，其机制是由于长期用药后，突然停药引起的适应性的反跳。依赖者在停药后数小时至数天内出现严重的疲乏、噩梦、失眠或睡眠过多、激越或阻滞，有强烈的痛苦体验，焦虑抑郁，甚至导致自杀；严重者有意识障碍；头痛、出汗、肌肉痉挛感、特征性的胃肠道痉挛等。

4. 苯丙胺精神病 表现为意识清晰状态下出现幻觉（以幻视多见）、牵连观念、被害妄想。临床上与精神分裂症偏执型十分相似，但患者情感生动以及幻视多见，与精神分裂症不同。多为一过性，停药后 2~3d 幻觉可消失，但妄想可持续几周甚至数月。

【治疗】

1. 精神症状的治疗 苯丙胺类兴奋剂中毒症状经 24~48h 机体排泄，通常能自行缓解。急性精神障碍如幻觉、妄想、冲动伤人等症状，大部分患者在停吸后 2~3d 内自然消失，症状严重者可对症治疗，如氟哌啶醇 2~5mg/d 肌注。苯丙胺类兴奋剂戒断反应相对轻，只需对症处理。

2. 躯体症状的治疗 急性中毒患者出现高热、肌痉挛、代谢性酸中毒症状时，注意水、电解质平衡、促进排泄，物理降温，肌肉松弛剂或硫喷妥钠使肌肉松弛，同时注意保持呼吸道通畅。

四、一氧化碳中毒所致精神障碍

一氧化碳中毒后导致循环障碍、脑缺氧、大脑功能改变及结构损害。一氧化碳中毒所致精神障碍可分为慢性中毒和急性中毒。慢性中毒多见于长期接触低浓度一氧化碳者，如汽车司机、煤气工人等；急性中毒多见于煤气管道漏气及工业事故，散发者多见于煤炉、煤气取暖不当者。临床上多见的是急性中毒的并发症。

【诊断】

1. 肯定的一氧化碳中毒史。

2. 精神症状的表现为以下之一

(1) 急性中毒所致的精神障碍：中毒或中毒后不久（数日到 2 个月）出现的意识模糊 - 痴呆症状群。表现为表情茫然，行为反常、古怪，反应迟钝，定向障碍，有的患者喃喃自语，兴奋躁动，以后言语减少，发音不清，大小便失禁等。

(2) 慢性中毒所致的精神障碍：表现为头痛、头晕、心悸、睡眠障碍、记忆力减退、全身无力、易倦怠、烦躁、易怒等脑衰弱症状群。

3. 伴有神经系统的临床表现①大脑局灶性损害和震颤麻痹综合征、舞蹈症、轻偏瘫、癫痫发作、失语、共济失调；②周围神经损害，如单神经炎；③自主神经系统损害，如皮肤营养障碍，内耳性眩晕等；④视物模糊，视野缩小，晚期可见视神经萎缩等。

4. 脑电图检查急性中毒并发症者 α 节律消失，以及前半球为主的弥漫性高幅慢波；慢性中毒脑电图表现不如前者突出。

5. CT 检查可见多发小出血灶及脑萎缩。

6. 鉴别诊断

(1) 与其他器质性疾病所致的痴呆鉴别。

(2) 神经衰弱与慢性中毒鉴别，详细了解有无职业中毒史及起病时间。

【治疗】

1. 加强安全宣教和防护。发现中毒应及时使患者脱离中毒环境。

2. 高压氧治疗。

3. 对严重中毒昏迷患者应正确处理，如减轻脑水肿、解除脑血管痉挛、改善脑代谢、苏醒剂治疗、预防压疮和肺部感染。出现焦虑、烦躁者用抗焦虑药，有幻觉、妄想等精神病性症状者可用抗精神病药对症处理。

4. 恢复期患者应加强功能锻炼和康复训练。

五、有机磷农药中毒所致精神障碍

有机磷化合物是常用的杀虫剂，可经过呼吸道、消化道、皮肤进入人体，与体内胆碱酯酶结合形成磷酰化胆碱酯酶，使胆碱酯酶失活，导致突触间隙乙酰胆碱过量聚集，引起胆碱能神经过度兴奋，产生一系列症状。有机磷农药中毒可分为急性中毒和慢性中毒。

【诊断】

1. 肯定的有机磷接触史或摄入史。

2. 急性中毒临床表现：①毒蕈碱样症状，如恶心、呕吐、腹痛腹泻、多汗流涎、胸闷心悸、瞳孔缩小、视物模糊；②烟碱样症状，如肌肉跳、肌肉痉挛、抽搐、癫痫样发作、肢端发麻等；③精神症状，有脑衰弱综合征、癔症样症状、兴奋状态、癫痫样发作以及抑郁状态或幻觉妄想综合征等。

3. 慢性中毒多见于职业性长期接触有机磷化合物者。临床主要表现为脑衰弱综合征，如失眠、头痛、注意力不集中、记忆下降、出汗、乏力、焦虑、抑郁、视力下降等。

4. 脑电图检查可见低到中等波幅的 θ 波，伴有阵发性中波幅不规则的 δ 波群。

5. 血液胆碱酯酶活力测定明显降低，中度中毒时约为 50%，重度中毒时可降至 30% 以下。

6. 鉴别诊断

(1) 与脑器质性疾病、躯体疾病所致的意识障碍如脑血管意外、脑肿瘤、肾衰竭等鉴别。

(2)与原发的精神疾病如精神分裂症、抑郁症、神经衰弱、癔症等鉴别。

【治疗和预防】

1. 加强安全宣教和防护。发现中毒应及时使患者脱离中毒环境,脱去污染的衣服,清洗皮肤、头皮和指甲,用生理盐水冲洗眼部污染。

2. 消除毒物,可以输液、洗胃、应用利尿剂等。

3. 特效解毒剂治疗

(1)阿托品:可减轻消除毒蕈碱样症状及中枢神经系统症状。对有意识障碍的患者,首剂4~15mg,静脉滴注,逐步加量至轻度"阿托品化",即瞳孔较前扩大,口干及皮肤干燥,颜面潮红,肺部湿啰音消失及心率加快。继续用阿托品以维持阿托品化状态,病情好转后阿托品减量,一般维持治疗2~3d后停药。

(2)胆碱酯酶复活剂:有氯解磷定、解磷定及双复磷,可恢复体内被抑制的胆碱酯酶活性,解除烟碱样症状。一般对有意识障碍的患者,给氯解磷定0.25g,静脉滴注,病情明显好转后停药。

【一般对症治疗】

保持呼吸道通畅,吸氧,消除脑水肿。对兴奋躁动者可以用地西泮10mg肌内注射。中毒恢复后根据不同的精神症状,可给予抗精神病药治疗。

(尹 又 赵玉丞)

20 精神分裂症

精神分裂症(schizophrenia)是一组病因未明的精神病,多在青壮年发病,起病往往较为缓慢,临床上可表现出思维、情感、行为等多方面的障碍以及精神活动的不协调。患者一般意识清楚,智能基本正常,但部分患者在疾病过程中可以出现认知功能损害。

【诊断】

(一)流行病学

发病年龄一般在15~45岁,多见于青壮年,性别无差异。我国精神分裂症的人群患病率约1%。

(二)临床特点

1. 感知觉障碍 精神分裂症最突出的感知觉障碍是言语性幻听,特别是评论性、争论性及命令性幻听对诊断具有重要的价值。此外,精神分裂症还可以出现视幻觉、触幻觉、味幻觉、嗅幻觉、内脏幻觉和本体幻觉等。患者在幻觉的支配下可出现自伤、毁物或攻击行为。

2. 思维障碍

(1)思维联想障碍:主要表现为思维散漫和思维破裂,联想缺乏目的性、连贯性；严重者甚至出现句与句、词与词之间无任何联系。部分患者可出现思维贫乏、思维中断、思维云集、思维插入、思维被夺取等。

(2)思维逻辑障碍：常见的有病理性象征性思维、语词新作等。

(3)妄想：内容离奇荒谬，缺乏系统性。常见的妄想有关系、被害、影响、夸大、嫉妒、妄想等。

(4)内向性思维：是指患者沉浸于自己的思维活动中，并且分不清楚主观思维和客观现实之间的界限。

3. 情感障碍主要表现为情感淡漠、情感不协调及情感倒错。

4. 行为障碍表现为孤僻、懒散、退缩、无故发笑、发呆或出现冲动行为。有的患者出现紧张性木僵、蜡样屈曲、违拗、被动服从、刻板言行，或出现愚蠢、幼稚、怪异行为等。

(三) 辅助检查

1. 结构性脑影像学 CT 和 MRI 检查发现精神分裂症的全脑体积缩小和脑室扩大，且灰质的体积缩小更为明显。

2. 神经心理测试患者有语言学习、记忆、注意、视运动等方面的损害。

(四) 鉴别诊断

1. 脑器质性精神障碍鉴别要点：①脑器质性损害有神经系统的阳性体征，脑 CT、脑脊液、脑电图等实验室检查有阳性发现；②精神障碍主要表现为意识障碍、智能障碍、记忆障碍等；③精神症状随着脑部器质性疾病的加重而恶化，随着脑器质性疾病的缓解而消失。

2. 躯体疾病所致精神障碍鉴别要点：①各种躯体疾病均有相应的症状、体征及实验室检查等方面的证据；②精神症状具有昼轻夜重的特征；③躯体疾病和精神症状呈平行消长关系，即精神症状随躯体疾病的加重而加重，随躯体疾病的缓解而缓解。

3. 心境障碍躁狂症和抑郁症均可出现精神病性症状，如幻觉、妄想等。鉴别要点在于前者的精神病性症状是在情绪高涨或低落的背景下出现，与周围环境有着密切的联系，而精神分裂症的精神病性症状不是在情感症状的背景下产生，患者表现为情感与思维、行为等方面的不协调以及与外界环境的不协调。躁狂症和抑郁症患者均与外界有相对较好的接触，而精神分裂症患者常脱离现实。

【治疗】

1. 常用抗精神病药物治疗　传统药物以氯丙嗪(200~600mg/d)、奋乃静(20~60mg/d)、舒必利(200~800mg/d)及氟哌啶醇(10~20mg/d)等为主，非典型药物主要有利培酮(2~6mg/d)、奥氮平(5~20mg/d)、喹硫平(300~750mg/d)、阿立哌唑(10~30mg/d)及氯氮平(200~600mg/d)等。

药物治疗应遵循个体化的原则，强调早期、足量、足疗程治疗。原则上单一用药。药物应从小剂量开始，逐渐增加至有效治疗剂量。急性期治疗为2个月；恢复期治疗4~6个月，剂量应与急性期治疗剂量相同；维持期治疗时间因人而异，第一次发病维持治疗2~3年，第二次或多次复发者维持治疗时间应更长，甚至主张终生服药。

2. 电痉挛治疗(electroconvulsive therapy, ECT)　对精神分裂症的木僵或亚木僵、拒食、抑郁及消极自杀、兴奋冲动等适合电痉挛治疗。一个疗程为12次，一般每天一次或隔日一次，对于病情特殊的患者，可以每天2次。急性症状控制后可以每周2次。对于阴性症状突出，意志减退明显的患者，电痉挛治疗次数可增加至20~30次。

3. 心理治疗　支持性心理治疗、家庭治疗、认知行为治疗等可以改善患者的精神症状、恢复自知力、提高依从性。

4. 精神康复治疗　采用各种条件和措施使患者的精神活动，特别是行为得到最大限度的调整和恢复，使患者的孤僻、退缩行为得到改善，与人沟通的能力得到增强，促使患者回归社会。

(尹　又　赵玉丞)

21　心境障碍

心境障碍(mood disorders)又称情感性精神障碍(affective disorders)，是由各种原因引起的以显著而持久的心境或情感改变为主要临床特征的一组疾病。主要表现为情感高涨或低落，伴有相应的认知和行为改变，可有幻觉、妄想等精神病性症状。多数患者有反复发作倾向，每次发作多可缓解，部分可有残留症状或转为慢性。

一、抑郁症

抑郁症(Major Depressive Disorder)是临床上以持久而明显的情绪低落、思维迟缓、意志活动减退、认知功能损害和躯体症状为主。严重者可出现幻觉、妄想等精神病性症状。

【诊断】

(一) 临床特点

1. 情绪低落　患者自觉情绪低落、苦闷忧伤，自觉兴趣索然、痛苦难熬，忧心忡忡、郁郁寡欢，有度日如年、生不如死之感，晨重暮轻。

2. 抑郁性认知　常有的"三无"症状，即无望、无助、无用，甚至产生自杀观念和自杀行为。

3. 兴趣丧失　凡事缺乏兴趣,任何事情都提不起劲。

4. 快感缺失　不能从平日的活动中体验到快乐。

5. 思维迟缓　患者联想速度缓慢,反应迟钝,思路闭塞,主动言语减少,语速明显减慢,声音低沉,应答困难,严重者无法进行交流。

6. 躯体症状　睡眠障碍、食欲减退、性欲减退、精力缺失。

(二) 病程

病程至少持续2周。

(三) 分度

根据病情严重程度,又可分为轻度、中度、重度(表2-9-15)。

患者通常具有心境低落、兴趣和愉快感丧失、精力不济或疲劳感等典型症状。其他常见症状:①注意力降低;②自我评价降低;③自罪观念和无价值感;④认为前途暗淡悲观;⑤睡眠障碍;⑥食欲降低;⑦自伤或自杀观念或行为。

表2-9-15　抑郁症程度分级

抑郁程度	症状
轻度	至少两条典型＋至少两条其他＋生活工作受影响
中度	至少两条典型＋至少三条其他＋生活工作受严重影响
重度	三条典型＋至少四条其他＋生活工作不能进行

(四) 鉴别诊断

1. 继发性心境障碍　脑器质性疾病、躯体疾病、某些药物和精神活性物质等均可引起继发性心境障碍,与原发性心境障碍的鉴别要点:①前者有明确的器质性疾病、或有服用某种药物或使用精神活性物质史,体格检查有阳性体征,实验室检查有相应的改变。②前者可出现意识障碍、遗忘综合征及智能障碍。③器质性和药源性心境障碍的症状随原发疾病的病情消长而波动,原发疾病好转,或在有关药物停用后,情感症状相应好转或消失。④前者既往无心境障碍发作史,而后者可有类似的发作史。

2. 精神分裂症鉴别要点:①精神分裂症可出现精神运动性兴奋或抑郁症状,其情感症状并非原发症状,而是以思维障碍和情感淡漠为原发症状;心境障碍则以情感高涨或低落为原发症状。②精神分裂症患者的思维、情感和意志行为等精神活动是不协调的,而心境障碍患者的精神活动是协调的。急性躁狂发作表现为易激惹时,可出现不协调精神运动性兴奋,但患者过去有类似发作史,且用心境稳定剂治疗有效,应诊断为躁狂发作。③精神分裂症的病程多数为发作进展或持续进展，缓解期常有残留精神症状或人格的缺损；而心境障碍是间歇发作性病程，间歇期基本正常。④病前性格、家族遗传史、药物治疗的反应和预后等均有助于鉴别。

3. 创伤后应激障碍常伴有抑郁，与抑郁症的鉴别要点：①前者常在严重的、灾难性的、对生命有威胁的创伤性事件，如强奸、地震、被虐待后出现，以焦虑、痛苦、易激惹为主的情感改变，情绪波动性大，无晨重夕轻的节律改变；后者可有促发的生活事件，临床上以抑郁为主要表现，且有晨重夕轻的节律改变。②前者精神运动性迟缓不明显，睡眠障碍多为入睡困难，有与创伤有关的噩梦、梦魇，特别是从睡梦中醒来尖叫；而抑郁症有明显的精神运动性迟缓，睡眠障碍多为早醒。③前者常出现重新体验到创伤性事件，有反复的闯入性回忆，易惊。

【治疗】

1. 抗抑郁剂治疗　倡导全程治疗，应保证足量、足疗程，包括急性期治疗、恢复治疗和维持期治疗三期。急性期治疗 6~8 周，恢复期治疗 4~6 个月，维持治疗时间因人而异。第一次发作主张维持治疗 6~8 个月，第二次发作 3~5 年，第三次发作，应终身维持治疗。临床上常用抗抑郁剂有 5- 羟色胺再摄取抑制剂（SSRIs），如氟西汀（20~60mg/d）、帕罗西汀（20~60mg/d）、舍曲林（50~200mg/d）、氟伏沙明（100~300mg/d）、西酞普兰（20~60mg/d）；去甲肾上腺素（NE）和 5-HT 再摄取抑制剂（SNRIs），如文拉法辛（75~300mg/d）；NE 和特异性 5-HT 抗抑郁剂（NaSSAs），如米氮平（30~45mg/d）等。使用抗抑郁剂治疗时，应预防转躁。

2. 电抽搐治疗　有严重消极自杀观念及行为的患者，或使用抗抑郁药治疗无效的患者可采用电抽搐治疗。一般见效快，疗效好。一个疗程为 6~10 次。电抽搐治疗后仍需用抗抑郁药维持治疗。

3. 心理治疗　包括支持性心理治疗、认知治疗、行为治疗、人际心理治疗、婚姻及家庭治疗等。

二、双相障碍

双相障碍（bipolar disorder）是为既有躁狂或轻躁狂发作，又有抑郁发作的一类心境障碍。

【诊断】

1. 双相障碍临床特点是反复（至少两次）出现心境和活动水平的明显改变，有时表现为心境高涨、精力充沛和活动增加，有时表现为心境低落、精力减退和活动减少。发作间期通常完全缓解。最典型的形式是躁狂和抑郁交替发作。

2. 病程至少持续两周。

3. 鉴别诊断应与继发性心境障碍、精神分裂症、创伤后应激障碍鉴别，参见抑郁症章节。

【治疗】

（一）治疗原则

1. 总体治疗原则。双相障碍的自然病程多变，而治疗不当又会发生转相、促使发作变频及转为快速循环病程，使疾病恶化，因此要树立把双相障碍视为一总体来制订治疗策略。

2. 综合治疗原则。应采取精神药物治疗、物理治疗、心理治疗（包括家庭治疗）和危机干预等综合治疗措施。

3. 长期治疗原则。坚持长期治疗原则以阻断反复发作。治疗可分为三个阶段：急性治疗期、巩固治疗期及维持治疗期。

4. 联合用药原则　药物联用方式有两种或多种心境稳定剂联合使用，心境稳定剂与苯二氮䓬类、抗精神病药物、抗抑郁药物联合使用。

（二）双相躁狂发作的药物治疗

主要使用心境稳定剂及抗精神病药物治疗。

1. 心境稳定剂　碳酸锂是治疗躁狂发作的首选药，急性躁狂发作时剂量为 600~2 000mg/d，维持治疗剂量为 500~1 500mg/d。老年及体弱者剂量适当减少。一般起效时间为 7~10d。由于锂盐的治疗剂量与中毒剂量比较接近，应对血锂浓度进行监测，并根据病情、治疗反应和血锂浓度调整剂量。急性期治疗血锂浓度应维持在 0.8~1.2mmol/L，维持治疗时为 0.6~0.8mmol/L。锂盐的治疗剂量和维持剂量相近，必须严格监测锂盐浓度。常用的心境稳定剂还有丙戊酸盐（钠盐或镁盐）和卡马西平，前者的治疗剂量为 400~1 200mg/d，后者为 600~1 200mg/d。

2. 抗精神病药物　在急性躁狂发作时，锂盐起效前，为了控制患者的兴奋以防衰竭，可合并抗精神病药。氟哌啶醇、奥氮平、喹硫平、利培酮及氯氮平等均能有效地控制躁狂发作的兴奋，且疗效较好。抗精神病药物剂量视病情严重程度及药物不良反应而定。病情严重者可肌肉注射氟哌啶醇 5~10mg，每日 1~2 次。

病情较轻的患者宜口服。第二代抗精神病药与锂盐合并使用，能有效控制躁狂发作，且起效较快。

（三）抑郁发作的药物治疗

单独用心境稳定剂治疗无效的患者，使用心境稳定剂与抗抑郁药联合治疗。一旦抑郁症状缓解，应停用抗抑郁药。除非抑郁发作持续时间长，停用抗抑郁药后抑郁症状再现，需用抗抑郁药维持治疗，但应预防转躁。安非他酮(300~450mg/d)能治疗双相抑郁，且转躁率低。

(四) 电抽搐治疗

对急性重症躁狂发作、严重消极自杀企图的抑郁发作者或对锂盐治疗无效的患者有一定治疗效果。可单独应用或合并药物治疗，一般隔日一次，4~10次为一疗程。合并药物治疗的患者应适当减少药物剂量。电抽搐治疗后仍需用药物维持治疗。

【预防】

双相障碍复发率高，应早期识别，长期药物(主要是锂盐)维持治疗及心理治疗都有助于预防复发。

(尹 又 赵玉丞)

22 神经症性障碍

神经症性障碍(neurosis)为一组精神障碍，共同的临床特点是：起病常与心理社会因素有关，病前多具有一定的素质基础或个性特征，临床症状多样化，没有可证实的相应的病理改变，患者社会功能相对完好，对疾病有相当的自知力，有痛苦感受、求治要求。主要表现为精神活动能力下降、烦恼、紧张、焦虑、抑郁、恐怖、强迫症状、分离症状、转换症状或各种躯体不适感。

一、恐惧症

恐惧症(phobia)是一种以过分和不合理地惧怕外界客体或处境为主的神经症。患者明知没有必要，但仍不能防止恐惧发作，恐惧发作时往往伴有显著的焦虑和自主神经症状。患者极力回避所害怕的客体或处境，或是带着畏惧去忍受。

【诊断】

(一) 临床特点

1. 对某些客体或处境有强烈恐惧，恐惧的程度与实际危险不相称；知道恐惧过分或不必要，但无法控制。

2. 在接触恐惧对象前，就为之担忧，出现期待性焦虑。发作时有明显的焦虑，程度轻重不一，可从一般的焦虑紧张到极度的恐惧害怕，产生惊恐发作。

3. 焦虑发作时伴有自主神经症状，如心悸、呼吸困难、胸闷、头晕、出汗、恶心、便意、尿频等。

4. 有反复或持续的回避行为。

(二) 鉴别诊断

排除焦虑症、疑病症、精神分裂症，排除躯体疾病如内分泌疾病。

【治疗】

1. 认知行为疗法 首选治疗。应弄清患者的恐惧是如何形成的，尤其是首次发病时的情景。详细了解患者的个性特点，精神刺激因素，采用适当的行为疗法，如系统脱敏疗法或暴露冲击疗法。

2. 药物治疗 苯二氮䓬类等抗焦虑药和普萘洛尔为代表的β受体阻滞剂对恐惧症的躯体症状疗效好，能减轻或消除自主神经反应，降低觉醒水平。三环抗抑郁药物以及选择性5-HT再摄取抑制剂，对恐惧伴焦虑的患者有帮助。

【预防】

恐惧症是与童年的心理发育有关的，因此从小就要注意培养儿童们健康的行为模式。教育其正视困难并设法解决困难，不回避、不拖延；同时要理解孩子们的恐惧，不要冷酷地加以斥责。

二、焦虑症

焦虑症（anxiety disorder）是一种以焦虑情绪为主要表现的神经症。患者经常有不明原因的提心吊胆、精神紧张并伴有自主神经功能紊乱，患者明知焦虑过度，但仍不能控制。

【诊断】

（一）临床特点

临床上分为两种：惊恐障碍和广泛性焦虑。

1. 惊恐障碍 是一种突如其来的惊恐体验，表现为强烈的恐惧、焦虑及明显的自主神经症状，并常有人格解体、现实解体、濒死恐惧，或失控感等痛苦体验；在发作间歇期，除害怕再发作外，无明显症状；发作突然开始，迅速达到高峰，发作时意识清晰，事后能回忆；发作无明显诱因、无相关的特定情境，发作不可预测。在1个月内至少有3次惊恐发作，或在首次发作后继发害怕再发作的焦虑持续1个月。

2. 广泛性焦虑 指一种以缺乏明确对象和具体内容的提心吊胆及紧张不安为主的焦虑症，并有显著的自主神经症状、肌肉紧张及运动性不安。患者因难以忍受又无法解脱，而感到痛苦。上述症状至少持续6个月。

（二）鉴别诊断

1. 躯体疾病伴发的焦虑症状 急性心肌梗死、冠心病、高血压、甲状腺功能亢进等可伴发焦虑状态。类惊恐发作可见于二尖瓣脱垂、甲状腺功能亢进、自发性低血糖、颞叶癫痫等。

2. 药物滥用引起的焦虑症状不再罕见，可卡因、大麻、海洛因的服用或戒断都可引起自主神经功能紊乱，甚至出现典型的类惊恐发作。

【治疗】

1. 心理治疗　放松疗法对惊恐障碍及广泛性焦虑均是有益的。认知疗法可纠正患者的错误认知。生物反馈疗法、音乐疗法、瑜伽、静气功也有疗效。

2. 药物治疗　苯二氮䓬类是最常用的抗焦虑药，常用的有地西泮、阿普唑仑、氯硝西泮、艾司唑仑。非苯二氮䓬类药物，如丁螺环酮、坦度螺酮，β 肾上腺素阻断剂如普萘洛尔，对惊恐发作及广泛性焦虑均有疗效。三环类抗抑郁药物、单胺氧化酶抑制剂、SSRIs、SNRIs 等抗抑郁药物有明显的抗焦虑作用。

三、强迫症

强迫症（obsession）是以强迫行为和强迫观念为主要表现的神经症，患者明知这些观念和行为是违背自己意愿的，强迫与反强迫的强烈冲突使患者感到痛苦。

【诊断】

（一）临床特点

1. 强迫观念

(1) 强迫怀疑：对已完成的某件事的可靠性有不确定感，如门、窗是否关紧？钱物是否点清？不管患者怀疑什么，他自己都清楚，这种怀疑是没有必要的。

(2) 强迫回忆：不由自主地反复回忆以往经历，无法摆脱。

(3) 强迫性穷思竭虑：对一些毫无意义或与己无关的事反复思索、刨根究底，如眉毛为什么长在眼睛的上面而不是眼睛的下面？欲罢不能。

2. 强迫动作和行为

(1) 强迫检查：常表现为反复检查门窗、煤气是否关好，电插头是否拔掉，账目是否搞错。

(2) 强迫洗涤：反复洗手、洗衣服、消毒。

(3) 强迫性仪式动作：通常是为了对抗某种强迫观念所引起的焦虑而发展起来的。如为了对抗强迫观念引起的焦虑先摇头，效果不好后又跺脚，时间久了之后，便会形成先摇头后跺脚的连贯动作

（二）病程

在连续 2 周内出现强迫观念或强迫行为，这些症状引起痛苦或无法活动。

（三）实验室及其他检查

人格测定、强迫量表，可作为评估个性基础及强迫症状严重程度的参考依据。

（四）鉴别诊断

1. 与正常的重复行为或仪式动作鉴别　几乎每个人都有些重复的行为或

遵循一定仪式程序的动作，正常情况下，这种动力定型是节省精力和提高效率的行为方式，不引以为苦为其典型特征。而强迫症患者恰恰相反，他们的清规戒律明显地降低了工作效率，且明知没有必要，但无法摆脱，常伴有焦虑及抑郁心境。

2. 与精神分裂症的强迫症状鉴别　主要的依据是患者有无自知力；患者与现实环境是否保持一致；以及患者有无精神病性症状进行鉴别。

【治疗】

1. 药物治疗　三环类抗抑郁药物氯米帕明、米帕明及多塞平均有一定的疗效，其中氯米帕明疗效最好，有效剂量为 150~250mg/d，服药后第 3~4 周症状明显改善，有效率为 60% 左右。选择性 5- 羟色胺再摄取阻滞剂（SSRIs），如舍曲林、氟伏沙明、帕罗西汀等也可用于治疗强迫症，但需用较大剂量。

2. 行为疗法　适用于各种强迫动作和强迫性仪式行为，也可用于强迫观念。用系统脱敏疗法可逐渐减少患者重复行为的次数和时间，除了教会患者放松肌肉外，还可配用地西泮或普萘洛尔以减轻焦虑。

3. 心理治疗　具有重要的意义，使患者对自己的个性特点和所患疾病有正确客观的认识，对周围环境、现实状况有正确客观的判断。

四、分离（转换）性障碍

分离（转换）性障碍［dissociative（conversion）disorders］又名癔症、歇斯底里，疾病的共同特点是部分或完全丧失了对过去的记忆、身份识别、躯体感觉及运动控制四个方面的正常整合。

【诊断】

（一）临床特点

1. 分离（转换）性障碍　分离是指患者（完全或部分）丧失对过去的记忆和对自我身份的识别，表现为精神活动的分离和互不协调，情感麻木，片断的遗忘，幼稚的行为及言语，鬼神附体症状。典型的分离障碍以意识改变为主，包括分离性遗忘、分离性漫游、分离性木僵、出神与附体、分离性运动和感觉障碍。

2. 分离（转换）性障碍的其他形式　包括多重人格障碍、Ganser 综合征、情感爆发。

（二）鉴别诊断

一方面分离（转换）性障碍的发作几乎可以模拟任何疾病；另一方面为数不少的神经精神疾病和内科疾病都可出现类似分离（转换）性障碍的各种症状。这种一病多症与多病一症的相互重叠、扑朔迷离，使分离性障碍真假难辨，容易误诊，有时甚至造成严重后果。对患者病程的纵向观察，结合神经系统检查和各种实验室检查有助于鉴别。

【治疗】

1. 心理治疗分离(转换)性障碍的症状是功能性的,因此心理治疗占有重要的地位。暗示疗法是治疗癔症的经典方法,用于那些急性发作而暗示性又较高的患者。

2. 药物治疗 分离(转换)性障碍患者除了典型的发作以外,常常伴有焦虑、抑郁、脑衰弱、疼痛、失眠等症状。这些症状和身体不适感往往成为诱使患者分离(转换)性障碍发作的自我暗示的基础。使用抗抑郁药或小剂量抗精神病药等能有效控制上述症状。

(尹 又 赵玉丞)

23 应激相关障碍

应激相关障碍(stress-related disorders)指一组主要由心理、社会(环境)因素引起异常心理反应,导致的精神障碍,也称反应性精神障碍。包括急性应激障碍、创伤后应激障碍与适应障碍。

一、急性应激障碍

急性应激障碍(acute stress disorders)是指因极其严重的应激后立刻产生的短暂的精神障碍,表现为对突然发生的应激事件产生异乎寻常的情绪反应。

表 2-9-16 适应障碍、急性应激障碍和创伤后应激障碍

项目	AD	ASD	PTSD
共同点	在严重或持久的精神创伤下直接引起的精神障碍,其临床特点和病程经过与创伤性体验有密切联系,并伴有相应的情感反应,容易被人理解。		
不同点			
灾难性生活事件	无	有	有
病程	1~6 个月	短,通常不超过 1 周,常 1 个月内缓解	≥ 3 个月,甚至终身

注:AD 为应激障碍,ASD 为急性应激障碍,PTSD 为创伤后应激障碍

【诊断】

(一) 临床特点

1. 起病迅速、病程短暂 常紧接在突然发生的、强烈的、具有严重创伤体验的应激性事件后,受刺激后若干分钟至若干小时发病,病程一般持续数小时

至1周，通常在1个月内缓解。

2. 强烈的情绪反应号啕大哭、狂笑，也可出现心悸、呼吸困难、出汗、颤抖等自主神经症状或惊恐发作。

3. 意识范围狭窄，注意力不能集中，否认所发生的事件，回避交谈和回忆应激事件。

4. 精神运动性抑制表现为发呆、缄默、木僵等。

5. 其他可有冲动性行为、自伤、过度饮酒、奔跑等，也有出现妄想，内容与应激源直接密切相关，较易被人理解。

（二）病程

在受刺激后若干分钟至若干小时发病，病程短暂，一般持续数小时至1周，通常在1个月内缓解。

【治疗】

1. 药物治疗　有精神症状者可适量使用镇静剂，如苯二氮䓬类药物。精神病性症状严重，可以选用抗精神病药。情绪症状可使用抗焦虑药或抗抑郁药治疗。

2. 心理治疗　主要以心理支持、安慰、疏导为主，帮助患者渡过急性应激的适应期。

【预防】

增强个体的适应能力，提高文化水平，改善性格缺陷等，有助于预防。

二、创伤后应激障碍

创伤性应激障碍（post-traumatic stress disorders）是由异乎寻常的威胁性或灾难性心理创伤，导致出现和长期持续的精神障碍。

【诊断】

（一）临床特点

1. 反复发生闯入性的创伤性体验重现（病理性重现）、梦境，或因面临与刺激相似或有关的境遇，而感到痛苦和不由自主地反复回想。

2. 持续的警觉性增高。

3. 持续的回避。

4. 对创伤性经历的选择性遗忘。

（二）病程

遭受对每个人来说都是异乎寻常的创伤性事件或处境（如天灾人祸）后出现上述临床特点，并且至少存在3个月。

【治疗】

1. 心理治疗　给予支持性或疏导性心理治疗，使患者的情感得到疏泄或释放，使其情绪能够稳定下来，对缓解症状有很大帮助。

2. 药物治疗　根据症状可给予抗焦虑药、抗抑郁药或抗精神病药治疗。

【预防】

在创伤事件发生后，良好的社会支持和心理危机干预能帮助患者接受所面临的不幸，帮助患者表达、宣泄与创伤性事件相伴随的情感，对预防本病发生有一定的效果。

三、适应障碍

适应障碍（adjustment disorders）指一种主观痛苦或情绪紊乱的状态，通常妨碍社会功能和生活，症状出现于明显的生活环境的改变或应激性事件后的适应期内。起病通常是在应激性事件或环境改变1个月内，症状持续时间一般不超过6个月。

【诊断】

（一）临床特点

1. 情绪障碍多以抑郁心境为主，也有以焦虑为主要表现，或为抑郁和焦虑混合状态，但从症状的严重程度看，比抑郁症和焦虑症为轻。

2. 适应不良行为青少年还可表现为品行障碍和社会适应不良行为，主要表现为对他人权利和社会准则的侵犯、暴力行为。

3. 生理功能障碍包括头痛、胃肠不适等。

（二）病程

精神障碍开始于心理社会刺激（但不是灾难性的或异乎寻常的）发生后1个月内，符合症状标准至少已1个月。应激因素消除后，症状持续一般不超过6个月。

【治疗】

1. 心理治疗　支持性心理治疗、认知治疗、行为治疗及其他心理治疗。

2. 药物治疗　对有明显的生理功能改变（如睡眠障碍、疲乏、迟钝）的患者，或有较严重而持久的抑郁、焦虑、恐惧的患者，根据病情及症状的严重程度及持续时间，可以短期使用适量的抗焦虑药、抗抑郁药，症状消除后应逐渐减量停药。

【预防】

帮助患者正确认识疾病，提高患者的心理应付技能，学会自我治疗的某些方法，树立起自我战胜疾病的信心，以防止复发。

（尹又　赵玉丞）

24　面神经炎

面神经炎（facial neuritis）又称Bell麻痹，系指茎乳突孔内面神经的急性非特异性炎症，引起周围性面神经麻痹，病因尚未明确。

【诊断】

(一) 临床特点

1. 急性起病，病前可有面部受凉、风吹病史或上呼吸道感染史。

2. 部分病者发病前 1~3d 患侧外耳道后乳突区疼痛。

3. 常于清晨洗漱时发现或被他人发现口角歪斜。

4. 患侧口角歪斜，眼闭合不全，流泪，说话口齿不清，漱口时水从病侧口角溢出，进餐时食物停滞于病侧齿颊之间。

(二) 检查

1. 病侧额纹消失，不能皱眉，眼裂增大，闭眼时眼睑不能闭合或闭合不全，而眼球则向外上方转动并露出白色巩膜，称 Bell 现象。

2. 病侧鼻唇沟变浅，口角下垂，示齿时口角被牵向健侧。鼓腮时病侧口角漏气，不能作噘嘴吹口哨动作，齿颊面间常有食物滞留。

3. 若病变损害在茎乳突孔以上影响鼓索时，除上述症状外，尚可有同侧舌前 2/3 味觉减退或消失。

4. 若病变损害在膝状神经节以上，同时可有泪液、唾液减少，耳后耳内疼痛及耳廓部位带状疱疹，称膝状神经节综合征（Ramsay-Hunt 征）。

【鉴别诊断】

(一) 中枢性面瘫（核上性面瘫）

系由对侧皮质延髓束损害所致。表现为病变对侧颜面下部面肌瘫痪，皱额闭眼运动多正常，常伴有偏瘫症状。

(二) 周围性面瘫

1. 核性面瘫　系由脑桥面神经核及其纤维损害出现周围性面瘫，常伴有同侧外展神经或三叉神经麻痹及对侧肢体瘫痪（交叉性瘫痪）。见于肿瘤、炎症、多发性硬化、血管病变等。

2. 核下性面瘫

(1) 小脑脑桥角病变：系损害三叉神经、听神经、小脑及延髓，除出现周围性面瘫外，还可有同侧面部痛觉障碍，耳鸣、耳聋、眩晕、眼球震颤、肢体共济失调及对侧肢体瘫痪等症状，称“小脑脑桥角综合征”，多见于听神经瘤、脑桥小脑角肿瘤、炎症等。

(2) Guillain-Barre 综合征：可有周围性面神经麻痹，常为双侧性，多数并有其他脑神经损害及肢体对称性瘫痪，脑脊液蛋白细胞分离现象。

3. 面神经管内损害　中耳炎、乳突炎、中耳乳突部手术及颅底骨折等，可伴有周围性面瘫，但可有相应的病史及临床症状。

4. 茎乳突孔以外的病变　腮腺炎、腮腺肿瘤、颌颚部及腮腺区手术等，可有周围性面瘫。

5. 莱姆(Lyme)病　是一种新型螺旋体感染而致周围性面神经麻痹，常合并有其他周围神经损害。伴有游走性红斑或关节炎史，经蜱媒传播。实验室检查：莱姆病特异性抗体增高，莱姆病螺旋体血培养阳性，青霉素治疗有效。

6. 发作性面神经麻痹　本病为家族性常染色体显性遗传疾病，反复发作面神经麻痹伴面部及口唇类似神经血管性水肿，舌胀肿呈皱裂等。

【治疗】

治疗原则为改善局部血液循环，减轻面神经水肿，缓解神经受压，促进神经功能恢复。

(一) 药物治疗

1. 皮质激素　急性期尽早使用皮质类固醇，如地塞米松 10~20mg/d，连用 7~10d 逐渐减量。口服泼尼松 30mg/d，顿服或分 2 次口服，1 周后渐停用。

2. B 族维生素　维生素 B100mg，维生素 B_{12} 500μg，肌内注射，每日 1 次，促进神经髓鞘恢复。

3. 阿昔洛韦　Ramsay-Hunt 综合征患者可口服 0.2g，每日 5 次，连服 7~10d。

(二) 理疗

急性期可在茎乳口附近行超短波透热疗法、红外线照射或局部热敷等，有利于改善局部血液循环，减轻神经水肿。

(三) 护眼

患者由于长期不能闭眼、瞬目使角膜暴露、干燥，易致感染，可戴眼罩防护，或用氧氟沙星眼药水等预防感染，保护角膜。

(四) 康复治疗

恢复期可行碘离子透入疗法针刺或电针治疗等。

(彭　华)

25　三叉神经痛

三叉神经痛(trigeminal neuralgia)多见于中老年，突出表现为面部阵发性、短暂性、剧烈的疼痛。

【诊断】

1. 临床表现　老年人多见，40 岁以上患者占 70%~80%，女性多于男性。单侧多见，个别累及双侧。多以三叉神经第Ⅱ、Ⅲ支疼痛起病。疼痛无先兆，表现为以面颊上、下颌及舌部明显的剧烈电击样、针刺样、刀割样或撕裂样疼痛，持续数秒或 1~2min，突发突止，间歇期完全正常。患者口角、鼻翼、颊部或舌部为敏感区，轻触可诱发，称为扳机点或触发点。严重病例可因疼痛出现面肌反射性抽搐，口角牵向患侧，即痛性抽搐（tic douloureux）。病程呈周期性，发作可为数日、数周或数月不等，缓解期正常，很少自愈。患者因恐惧疼痛不敢洗脸、刷牙、进食。神经系统查体无阳性体征。

2. 病因诊断　绝大多数原发性者病因为小脑上动脉压迫三叉神经根进入脑桥的部位。继发性者病因可为多发性硬化、桥小脑角肿瘤、上皮样囊肿、外伤骨折等。

3. 实验室检查　原发性者腰椎穿刺和神经影像学检查无异常。继发性者则按病因可能有相应的改变。

【鉴别诊断】

1. 继发性三叉神经痛疼痛为持续性，伴患侧面部感觉减退、角膜反射迟钝等，常合并其他神经损害症状。常见于多发性硬化、延髓空洞症、原发性或转移性颅底肿瘤等。

2. 牙痛常为持续性钝痛，局限于牙齿、肿瘤等有助鉴别牙龈龋部，可因进食冷热食物加剧。X 线检查可发现。

3. 舌咽神经痛较少见，常见于年轻妇女。局限于扁桃体、舌根、咽及耳道深部即舌咽神经分布区的阵发性疼痛，性质类似三叉神经痛。吞咽讲话、呵欠、咳嗽常可诱发。扳机点多在扁桃体窝或咽后壁，进食和吞咽可诱发。触发点在咽喉、舌根扁桃体窝等。

4. 其他　还应与蝶腭神经痛、颞颌关节紊乱、鼻窦感染等鉴别。

【治疗】

1. 药物治疗　一线治疗包括加巴喷丁 0.3~0.6g/d，分每日 3 次；普瑞巴林 150~450mg/d，分每日 2 次；二线治疗可以用卡马西平、奥卡西平等。

2. 封闭治疗　无水乙醇或甘油等注射于半月神经节或三叉神经周围支。

3. 经皮半月神经节射频电凝疗法破坏神经节，疗效明显，适用于年老体衰有系统疾病、不能耐受手术者。

4. 手术　三叉神经根切断术、脊束切断术、微血管减压术等可应用于各类药物治疗无效的严重患者。

（彭 华）

26 坐骨神经痛

坐骨神经痛指沿坐骨神经通路及其分支区内的疼痛综合征。坐骨神经发自由 L_4~S_3 神经根组成，是全身最长最粗的神经，经梨状肌下孔出骨盆后分布于整个下肢。

【病因】

（一）临床上分为原发性与继发性两类

1. 原发性坐骨神经痛即坐骨神经炎，多由牙齿、扁桃体感染引起，临床少见。

2. 继发性坐骨神经痛临床上常见，是坐骨神经通路受周围组织或病变压迫或刺激所致，少继发于全身疾病如糖尿病、痛风、结缔组织病等。

（二）根据受损部位可分为根性和干性坐骨神经痛

1. 根性坐骨神经痛较干性坐骨神经痛多见，常由椎管内疾病（脊髓马尾炎症，腰骶及椎管内外伤、血管畸形等）及脊柱疾病（腰椎间盘突出、腰椎脊柱炎、椎管狭窄、腰椎骨关节病、脊柱结核、肿瘤等）引起。其中以腰椎间盘突出引起者最为多见。

2. 髂关节病、髋关节炎、腰大肌脓肿、盆腔肿瘤、子宫附件炎、妊娠子宫压迫、臀肌注射部位不当所致。

【诊断】

1. 临床表现单侧多见。疼痛主要沿坐骨神经径路由腰部、臀部向股后、小腿后外侧和足侧放射。常为持续性钝痛，阵发性加剧，也可为电击、刀割或烧灼样疼痛，行走和牵拉坐骨神经时疼痛明显。根性痛在咳嗽、喷嚏、用力时加剧。查体可发现直腿抬高试验（Lasegue 征）阳性。患侧小腿外侧和足可出现感觉障碍，踝反射减弱或消失。干性坐骨神经痛则沿坐骨神经通路有压痛，包括臀点（坐骨结节与股骨大转子之间）、大腿后方中央、腘点（腘窝中央偏外）、腓点（腓肠肌中央）、踝点（内踝后方）。

2. 辅助检查　腰骶部、骶髂、髋关节 X 线片对发现骨折、脱位、先天性脊柱畸形有帮助；CT、MRI 检查有助于脊柱椎管内疾病的诊断；B 超可发现盆腔疾病，肌电图及神经传导速度判断坐骨神经损害程度。

【鉴别诊断】

1. 急性腰肌扭伤有外伤史，腰部局部疼痛明显，无放射痛，压痛点在腰部两侧。

2. 腰肌劳损、臀部纤维组织炎、髋关节炎也有下背部、臀部及下肢疼痛，但疼痛、压不扩散，无感觉障碍、肌力减退等，踝反射一般正常。可行 X 线片或 CT、MRI 检查鉴别。

【治疗】

1. 病因治疗　不同病因采取不同治疗方法。

2. 药物治疗　可用止痛剂如加巴喷丁、普瑞巴林、卡马西平、布洛芬等。

也可加用神经营养剂，如维生素 B_1，每次 100mg，1 次 /d，肌内注射。

3. 封闭疗法　也可用 1%~2% 普鲁卡因或加泼尼松龙各 1ml 椎旁封闭。

4. 物理疗法　急性期可选用超短波、红外线照射，及热疗等，也可用针灸、按摩等。

5. 手术治疗　疗效不佳或慢性复发病例可考虑手术治疗。

（彭 华）

27　多发性神经病

多发性神经病是运动、感觉和自主神经同时受损的一组疾病。这些疾病可能主要累及神经轴突（轴索性神经病）、髓鞘（脱髓鞘性神经病）或小到中等大小的滋养血管（血管炎性神经病）。多发性神经病的临床特点反映潜在的病理过程。

【临床表现】

1. 轴索性多发性神经病临床表现包括早期踝反射消失，最初受累的足部内在肌群、趾伸肌和踝关节背屈肌无力。感觉异常可能包括麻木、刺痛和烧灼感（感觉障碍），与其相比，运动体征通常轻微。感觉症状通常对称性地始于足趾和足部，然后上升到大腿近端呈“长袜”样分布。当感觉异常到达膝关节水平时，开始出现手部症状，呈“手套”样分布。一旦感觉异常上升到肘部水平，可发生躯干和腹部感觉障碍。

2. 获得性脱髓鞘性多发性神经病显著临床特征是无力不仅累及远端肌肉，还累及近端和面部肌肉。与轴索性神经病不同，感觉缺失症状罕见。患者的腱反射弥漫性减弱或消失。

3. 典型的血管炎性神经病表现为急性或亚急性不对称起病，主要是远端无力和感觉缺失伴严重疼痛。

【辅助检查】

1. 标准测试　维生素 B_{12}、血常规、糖耐量、快速溶解反应、脊髓性肌萎缩（SMA）20、血清蛋白电泳及免疫固定电泳、甲状腺功能检测、肌电图神经传导研究。

2. 特殊病例测试　抗 Hu 抗体、ESR、ANA、RFSS-A、SS-B、人类免疫缺陷病毒、腓骨肌萎缩症基因、莱姆抗体、植烷酸、24h 尿重金属检测、感觉定量测试、腰椎穿刺、神经活检、皮肤活检、倾斜试验等。

【诊断和鉴别诊断】

周围神经病大致可分为获得性和遗传性两大类。获得性疾病更为常见，有很多病因：

1. 代谢性或内分泌疾病（糖尿病、肾衰竭、卟啉病）。

2. 免疫介导性疾病（GBS、CIDP、多灶性运动神经病、抗髓磷脂相关糖蛋白神经病）。

3. 传染性病因有人类免疫缺陷病毒（HIV）、莱姆病、巨细胞病毒（CMV）、梅毒、麻风、白喉。

4. 抗 HIV 药物、化疗药、酒精。

5. 环境毒素铅、砷、汞等重金属。

6. 副肿瘤性疾病、肺癌等。

其中糖尿病和酒精中毒是多发性神经病最常见的原因。多达 1/3 的获得性神经病是隐源性的，病因学无法确定。

多发性单神经病的病因包括系统性血管炎（类风湿关节炎、系统性红斑狼疮、韦格纳肉芽肿、Churg-Strauss 综合征、结节性多动脉炎）和原发性周围血管炎（25% 的病例）由于多方面的原因，对周围神经病患者进行系统的检查是非常重要的。

【治疗】

1. 病因治疗　病因治疗糖尿病性多发性神经病者应注意控制血糖，延缓病情进展；药物所致者需立即停药；重金属及化学品中毒应立即脱离中毒环境，及时应用解毒剂及补液、利尿、通便以尽快排出毒物；尿毒症性可行血液透析或肾移植；营养缺乏代谢障碍性多发性神经病患者应积极疗原发病；乙醇中毒者需戒酒。炎性脱髓鞘导致的 AIDP 给予血浆置换或免疫球蛋白静脉注射治疗。

2. 一般治疗　可补充 B 族维生素及其他神经营养药，如辅酶 A、ATP 等。疼痛明显者可用各种镇痛药，严重者可用加巴喷丁、普瑞巴林或卡马西平。急性期患者应卧床休息，加强营养，对重症患者加强护理，瘫痪患者勤翻身，瘫痪肢体应使用夹板或支架维持功能位，防关节挛缩、畸形。恢复期可使用针灸、理疗及康复训练。

（彭　华）

附 录

附录一　几种习用单位与法定计量单位的换算

一、温度换算

℃ =（℉ −32）× 5/9

℉ =（℃ × 9/5）+32

二、压力换算

1mmHg=1.36cmH_2O=0.133kPa

1cmH_2O=0.098kPa

三、重量单位换算

1 克（g）= 0.353 盎司（OZ）

1 盎司（OZ）=0.028 35 千克（kg）

1 千克（kg）=2.204 6 磅（lb）

1 磅（lb）=0.453 8 千克（kg）

四、kcal 换算为 kJ

1.0kcal=4.18kJ

附录二　常用静脉注射液换算值

	葡萄糖（g/L）	NaCl（mmol/L）	乳酸钠（mmol/L）	KCl（mmol/L）	$CaCl_2$（mmol/L）	$NaHCO_3$（mmol/L）
5% 葡萄糖注射液	50					
10% 葡萄糖注射液	100					
5% 葡萄糖氯化钠注射液	50	154				
0.9% 氯化钠注射液		154				
1.87% 乳酸钠注射液			167			

续表

	葡萄糖（g/L）	NaCl（mmol/L）	乳酸钠（mmol/L）	KCl（mmol/L）	$CaCl_2$（mmol/L）	$NaHCO_3$（mmol/L）
复方氯化钠注射液（林格液）		145		4	2.2	
乳酸钠林格注射液		103	27	4	1.8	
5%碳酸氢钠注射液						

附录三 常用浓缩溶液安瓿的容积和所含化合物的毫摩尔数

	每安瓿的容积（ml）	每安瓿中所含毫摩尔数
2.24%乳酸钠注射液	20	4.0
10%氯化钾注射液	10	13.4
5%氯化钙注射液	20	9.0
10%葡萄糖酸钙注射液	10	2.3
25%硫酸镁注射液	10	20.8

附录四 汗液和胃肠分泌物的电解质含量

	电解质浓度（mmol/L）					每丢失1L液体需要补充的量			
	Na^+	K^+	H^+	Cl^-	HCO_3	等渗盐水（ml）	5%葡萄糖（ml）	KCl（mmol）	$NaHCO_3$（mmol）
汗	50	5	-	55	-	300	700	5	-
胃液	40	10	90[a]	140	-	250	750	20[b]	-

续表

	电解质浓度（mmol/L）					每丢失1L液体需要补充的量			
	Na^+	K^+	H^+	Cl^-	HCO_3	等渗盐水（ml）	5%葡萄糖（ml）	KCl（mmol）	$NaHCO_3$（mmol）
胰液	135	5	-	50	90	250	750	5	90[c]
胆汁	135	5	-	105	35	750	250	5	45[c]
小肠液	130	10	-	115	25	750	250	10	22[c]
腹泻液	50	35	-	40	45	-	1 000	35	45

a　可有变动，例如胃酸缺乏；

b　碱中毒时由于尿钾排泄增多，给钾量常需比已发现的尿钾丢失量要多；

c　每安瓿7.5%$NaHCO_3$溶液中含有HCO_3^- 45mmol

小儿老人药物剂量折算法

附录五　小儿老人药物剂量折算法

年龄	剂量
初生至1个月	成人剂量的1/18~1/14
1个月至6个月	成人剂量的1/14~1/7
6个月至1岁	成人剂量的1/7~1/5
1岁至2岁	成人剂量的1/5~1/4
2岁至4岁	成人剂量的1/4~1/3
4岁至6岁	成人剂量的1/3~2/5
6岁至9岁	成人剂量的2/5~1/2
9岁至14岁	成人剂量的1/2~2/3
14岁至18岁	成人剂量的2/3~全量
18岁至60岁	全量~成人剂量的3/4
60岁以上	成人剂量的3/4

注：本表仅供参考，使用时可根据患者体质、病情及药物性质等各方面的因素斟酌决定。

附录六　临床检验正常参考值

项目	正常参考值	
血红蛋白（Hb）	男性	120~160g/L（12~16g/dl）
	女性	110~150g/L（11~15g/dl）
	新生儿	170~200g/L（17~20g/dl）
红细胞（RBC）	男性	$(4.0\sim5.5)\times10^{12}$/L （400 万 ~550 万 /$mm^3$）
	女性	$(3.5\sim5.0)\times10^{12}$/L （350 万 ~500 万 /$mm^3$）
	新生儿	$(6.0\sim7.0)\times10^{12}$/L （600 万 ~700 万 /$mm^3$）
白细胞计数（WBC）	男性	$(4.0\sim10.0)\times10^{9}$/L （4 000~10 000/$mm^3$）
	新生儿	$(15.0\sim20.0)\times10^{9}$/L （15 000~20 000/$mm^3$）
	6 个月至 2 岁	$(11.0\sim12.0)\times10^{9}$/L （11 000~10 000/$mm^3$）
白细胞分类	中性杆状核粒细胞	0.01~0.05（1%~5%）
	中性分叶核粒细胞	0.5~0.7（50%~70%）
	嗜酸性粒细胞	0.005~0.05（0.5%~5%）
	嗜碱性粒细胞	0~0.01（0%~1%）
	淋巴细胞	0.2~0.4（20%~40%）
	单核细胞	0.01~0.08（1%~8%）
嗜酸性粒细胞计数	$(50\sim350)\times10^{6}$/L（50~350/mm^3）	
血液点彩红细胞计数	<0.003（<0.3%）	
红细胞沉降率（ESR）		
Westergren 法	男性	0~15mm/h（0~15mm/h）
	女性	0~20mm/h（0~20mm/h）

临床检验正常参考值

续表

项目	正常参考值	
网织红细胞	成人	0.005~0.015(0.5%~1.5%)
	新生儿	0.02~0.06(2%~6%)
红细胞平均直径(MCD)	6~9μm	
红细胞比积(Hct)	男性	41%~53%,平均 45%
	女性	36%~46%,平均 40%
红细胞平均体积(MCV)	80~100fL	
红细胞平均血红蛋白(MCH)	26~34pg	
红细胞平均血红蛋白浓度(MCHC)	310~370g/L(31%~37%)	
红细胞分布宽度(RDW)	成人	11.5%~14.8%
	新生儿	4.9%~18.7%
红细胞渗透脆性试验	开始溶血	4.2~4.6g/L(0.42%~0.46%)
	完全溶血	3.2~3.4g/L(0.32%~0.34%)
酸溶血试验	阴性	
冷溶血试验	阴性	
自身溶血试验	阴性	
蔗糖水试验	阴性	
热溶血试验	阴性	
抗人球蛋白试验	直接与间接法均阴性	
异丙醇沉淀试验	阴性	
热变性试验	<0.05(<5%)	
血红蛋白 A2	<0.03(<3%)	
血红蛋白 F	成人	<0.02(<2%)
	新生儿	可达 0.85(85%)
红细胞 G-6-PD 活性	520~1 040U/mmol Hb(7.9~16.3U/gHb)	
高铁血红蛋白	0.3~1.3g/L(0.03~0.13g/dl)	
硫化血红蛋白定性试验	阴性	

续表

项目	正常参考值	
血浆游离血红蛋白	<0.04g/L(<4mg/dl)	
硫氧血红蛋白	不吸烟者	0~0.023g/L(0~2.3mg/dl)
	吸烟者	0.021~0.042g/L(2.1~4.2mg/dl)
血清结合珠蛋白	0.7~1.5g/L(0.07~0.15g/dl)	
毛细血管脆性试验	新出血点 <10 个(10~20 为可疑)	
血小板计数	(100~300)×10^9/L(10 万 ~40 万 /mm^3)	
血小板平均体积(MPV)	6.0~11.5fl	
血小板分布宽度(PDW)	14.0%~18.0%	
出血时间(BT)Duke 法	1~3min	
阿司匹林耐量试验(ATT)	延长 <3min	
凝血时间(CT)	5~8min	
血块收缩时间(CRT)	开始收缩	30min~1h
	完全收缩	24h
血小板黏附试验(PAdT)	男性	35±5%
	女性	39±5%
血小板聚集试验(PAgT)	加 ADP 10~15s 聚集 70%~80%,有第二波	
血浆 β- 血栓球蛋白(β-TG)	(25±8.2)μg/L	
血浆 PF4	(2.98±3.2)μg/L	
血浆血栓素 B_2(TXB_2)	(216.9±8.6)ng/L	
血浆 6- 酮 -PGF1α	(120.8±16.6)ng/L	
血小板相关抗体	PAIgG	<7.8ng/106 Plt
	PAIgM	<2.2ng/106 Plt
血小板膜糖蛋白抗Ⅱb 自身抗体	≤140%	
血浆凝血酶原时间(PT)	11~15s	
血浆凝血酶原消耗试验(PCT)	>30s	

续表

项目	正常参考值	
血浆凝血酶时间（TT）	16~18s	
血浆凝血活酶生成时间（STGT）	平均 10~14s，>15s 为异常（或比对照延长 >5s）	
纤维蛋白原	2~4g/L	
血浆复钙时间	2~4min	
白陶土部分凝血活酶时间（KPTT）	35~45s	
血浆抗凝血酶Ⅲ抗原（AT-Ⅲ:Ag）	（290 ± 60.4）mg/L	
血浆抗凝血酶Ⅲ活性（AT-Ⅲ:A）	活动度 85%~130%	
血浆鱼精蛋白副凝试验（3P 试验）	阴性	
乙醇胶试验（EGT）	阴性	
血清纤维蛋白原降解产物	（FDP）　<10mg/L	
D- 二聚体（D-Dimer）	<0.5mg/L	
纤溶酶原活性	0~15%	
全血凝块溶解时间	>24h	
血浆凝块溶解时间	2~24h	
优球蛋白溶解试验（RLT）	>120min	
血浆凝血因子	Ⅱ	100~150mg/L，活动度 80%~120%
	Ⅴ	50~100mg/L，活动度 80%~120%
	Ⅶ	4~7mg/L，活动度 80%~120%
	Ⅷ	150~200mg/L，活动度 60%~160%
	Ⅸ	30~50mg/L，活动度 80%~120%
	Ⅹ	50~100mg/L，活动度 80%~120%
	Ⅺ	5~9mg/L，活动度 80%~120%

续表

项目	正常参考值	
血浆凝血因子	Ⅻ	1~5mg/L,活动度 80%~120% 10~20mg/L,活动度 80%~120%
血管性血友病因子抗原(vWF:Ag)	62%~126%	

血液生化及免疫学检查正常参考值

项目		法定单位(习用单位)
血清钾	成人	3.5~5.1mmol/L(3.5~5.1mEq/L)
	儿童	3.4~4.7mmol/L(3.4~4.7mEq/L)
血清钠	成人	135 ~147mmol/L(135~147mEq/L)
	儿童	138 ~146mmol/L(138~146mEq/L)
血清氯化物		95 ~105mmol/L(95~105mEq/L)
血清钙	成人	2.20~2.58mmol/L(4.40~5.16mEq/L)
	新生儿	2.5~3.0mmol/L(5.0~6.0mEq/L)
血清离子钙		1.16~1.32mmol/L(2.32~2.64mEq/L)
无机磷	成人	0.80~1.60mmol/L(2.5~5.0mg/dl)
	儿童	1.29~1.94mmol/L(4~6mg/dl)
血清镁	成人	0.80~1.20mmol/L(1.9~2.9mg/dl)
	儿童	0.56~0.76mmol/L(1.4~1.8mg/dl)
血清铁	成人男性	14.0~32.0μmol/L(80~180μg/dl)
	女性	11.0~29.0μmol/L(60~160μg/dl)
	儿童	9.0~32.1μmol/L(50~179μg/dl)
	老年	7.2~14.3μmol/L(40~80μg/dl)
血清总铁结合力	成人男性	45 ~82μmol/L(250~460μg/dl)
	女性	35.5~76.8μmol/L(198~429μg/dl)
	婴儿	17.9~71.6μmol/L(100~400μg/dll)
转铁蛋白		2~4g/L(0.2~0.4g/dl)

临床检验正常参考值

续表

项目		法定单位（习用单位）
转铁蛋白饱和度		0.33 ~0.35（33%~35%）
铁蛋白	男性	15~200μg/L（1.5~20μg/dl）
	女性	12~150μg/L（1.2~15μg/dl）
血清硒		1.90~3.17μmol/L（15~25pg/L）
血清钴		42.5nmol/L（<0.25μg/L）
血清铜		11.0~22.0μmol/L（70~140μg/L）
血清锌		11.5~18.4μmol/L（75~120μg/L）
血清锰		22~46nmol/L（1.2~2.5μg/L）
血清葡萄糖（空腹）	> 成人	3.9~5.8mmol/L（70~105mg/dl）
	>60 岁	4.4~6.4mmol/L（80~115mg/dl）
葡萄糖耐量试验	空腹	3.9~5.8mmol/L（70~105mg/dl）
	60min	6.7~9.4mmol/L（120~170mg/dl）
	90min	5.6~7.8mmol/L（100~140mg/dl）
	120min	3.9~6.7mmol/L（70~120mg/dl）
全血丙酮酸		0.01~0.11mmol/L（0.01~0.11mEq/L）
血浆乳酸	静脉	0.5~2.2mmol/L（4.5~19.8mg/dl）
	动脉	0.5~1.6mmol/L（4.5~14.4mg/dl）
血清尿素		2.5~6.5mmol/L（15~39mg/dl）
血清（浆）肌酐		50~110μmol/L（0.6~1.2mg/dl）
尿酸	男性	0.21~0.42mmol/L（3.5~7.2mg/dl）
	女性	0.15~0.35mmol/L（2.6~6.0mg/dl）
血氨		10~30μmol/L（15~45μg/dl 以 N 计）
血清胆碱酯酶		620~1 370U/L
血清总蛋白		60~80g/L（6~8g/dl）
白蛋白		40~55g/L（4~5.5g/dl）

续表

项目		法定单位（习用单位）
球蛋白		20~30g/L（2~3g/dl）
白蛋白 / 球蛋白比值		1.5~2.5
	血清蛋白电泳	
	白蛋白	0.6~0.7（60%~70%）
	球蛋白 α_1	0.017~0.05（1.7%~5%）
	α_2	0.067~0.125（6.7%~12.5%）
	β	0.083~0.163（8.3%~16.3%）
	γ	0.107~0.20（10.7%~20.0%）
血清游离脂肪酸		0.28~0.89mmol/L（8~25mg/dl）
总胆固醇（Tcho）		2.8~5.85mmol/L
胆固醇酯		2.24~3.38mmol/L
胆固醇酯 / 总胆固醇		0.60~0.75（60%~75%）
血清磷脂		1.60~3.90mmol/L（5~12mg/dl）
甘油三酯（TG）		<1.8mmol/L（<160mg/dl）
高密度脂蛋白胆固醇（HDL）	男性	0.8~1.8mmol/L（30~70mg/dl）
	女性	0.8~2.35mmol/L（30~90mg/dl）
低密度脂蛋白胆固醇（LDL-C）		1.34~4.9mmol/L（50~190mg/dl）
载脂蛋白 Al（Apo Al）	成年男性	0.75~1.60g/L（0.075~0.16g/dl）
	成年女性	0.80~1.75g/L（0.08~0.175g/dl）
载脂蛋白 B（Apo B）	成年男性	0.5~1.25g/L（0.05~0.125g/dl）
	成年女性	0.45~1.20g/L（0.045~0.12g/dl）
脂蛋白（a）［LP（a）］		37~346mg/L
脂蛋白 x（LP-X）		阴性
一氧化碳血红蛋白定性试验		阴性
一氧化碳血红蛋白定量不吸烟者		<2%

续表

项目		法定单位(习用单位)
吸烟者		<10%
肌红蛋白		6~80μg/L
血浆铜蓝蛋白	成人	150~600mg/L
	儿童	300~650mg/L
总胆红素		2~18μmol/L (0.1 ~1.0mg/dl)
结合胆红素		0~4μmol/L (0.1~0.2mg/dl)
丙氨酸氨基转移酶(ALT)	男	<40U/L
	女	<35U/L
天门冬氨酸氨基转移酶(AST)		27.5 ± 4.8U/L (1SD)
亮氨酸氨基肽酶(ALP)	男性	18.3~36.7U
	女性	16.3~20.2U
乳酸脱氢酶(LD)		109~245U/L
乳酸脱氢酶同工酶(琼脂糖电泳)	LD1	0.284 ± 0.053 (28.4 ± 5.3%)
	LD2	0.41 ± 0.05 (41.0 ± 5.0%)
	LD3	0.19 ± 0.04 (19.0 ± 4.0%)
	LD4	0.068 ± 0.035 (6.8 ± 3.5%)
	LD5	0.046 ± 0.03 (4.6 ± 3.0%)
碱性磷酸酶(ALP)连续监测法		30~120U/L
碱性磷酸酶同工酶(醋纤膜电泳)		
成人	ALP_2(肝 ALP)	>90%
	ALP_3(骨 ALP)	少量
儿童	ALP_3	>80%
	ALP_2	少量
酸性磷酸酶(ACP)		0~5.5U/L

临床检验正常参考值

续表

项目		法定单位（习用单位）
前列腺酸性磷酸酶（PAP）		0~2U/L，<3μg/L
肌酸激酶（CK）		>160U/L
肌酸激酶同工酶	电泳法	CK-BB 0%、CK-MB 0 ~3%、CK-MM 97%~100%
	免疫抑制法	CK~B<3U/L，CK-MB<15U/L
γ-谷氨酰转肽酶（γ-GT，GGT）		(20.5 ± 9.3) U/L（1SD）
脂肪酶（LP）		0~160U/L
淀粉酶（AMY）		148~333U/L
醛缩酶（ALD）		0~6U/L
胆碱酯酶（ChE）	连续监测法	5 000~11 000U/L
α-羟丁酸脱氧酶（α-HBD）		53~130U/L
5′-核苷酸酶（5′-NT）		1.6~17U/L
腺苷脱氨酶（ADA）		(20.4 ± 4.8) U（1SD）
β-N-乙酰氨基己糖苷酶（β-NAH）		(16.1 ± 4.2) U/L（1SD）
心肌肌钙蛋白 I 或心肌肌钙蛋白 T		<0.2μg/L（0.2ng/ml）
肌红蛋白（Mb）	成人男性	<80μg/L（8μg/dl）
	成人女性	<60μg/L（6μg/dl）
血浆皮质醇	晨 8 时	140 ~690nmol/L（5~25μg/dl）
	下午 4 时	80~300nmol（3~12μg/dl）
血浆睾酮	男性	14~28nmol/L（4~8mg/ml）
	女性	<2.0nmol/L（0.6mg/ml）
血浆黄体酮	滤泡期	<6nmol/L（<2ng/ml）
	黄体期	6 ~64nmol/L（2~20ng/ml）
血浆雌二醇	男性	30~130pmol/L（8~36pg/ml）
	女性卵泡期	40 ~330pmol/L（10 ~90pg/ml）

续表

项目		法定单位(习用单位)
血清孕酮	男性	<2nmol/L(<20ng/ml)
	女性	卵泡期 0~2nmol/L 黄体期 20~96nmol/L(0.02~0.9ng/ml)
血浆血管紧张素 -1(AT-I)		11~88ng/L(11~88pg/ml)
血浆血管紧张素 -H(AT-H)		0~36ng/L(0~3.6ng/dl)
血清三碘甲状腺原氨酸(TT_3)		1.6~3.0nmol/L(100~200ng/dl)
血清 3,3′,5′ 三碘甲状腺原氨酸(TT_3)		0.5~1.3nmol/L(30~80ng/dl)
血清游离三碘甲状腺原氨酸(FT_3)		4 ~10pmol/L(230~660pg/dl)
血清甲状腺素(TT_4)		65~155nmol/L(5~12 μg/dl)
血清游离甲状腺素(FT_4)		10~30pmol/L(0.8~2.4ng/dl)
血清促甲状腺素(TSH)		2 ~l0mU/L(2 ~l0pU/ml)
血清胰岛素		6 ~24mU/L(6 ~24 μU/ml)
血清 C 肽		<4pg/L(4ng/ml)
血清甲状腺球蛋白		<50pg/L(50ng/ml)
血清甲状腺结合球蛋白		15 ~34mg/L(15 ~34 μg/ml)
血清甲状旁腺激素(PTH)氨基端		230~630ng/L(230~630pg/ml)
羧基端		430 ~1 860ng/L(430~1 860pg/ml)
血浆胰泌素		21 ~53ng/L(21 ~53pg/ml)
血清胃泌素		<100ng/L(<100pg/ml)
血清胰高血糖素	空腹	(81.56 ± 32.4)ng/L
	lh	(68.62 ± 28.99)ng/L
	2h	(66.99 ± 30.0)ng/L
	3h	(73.23 ± 32.0)ng/L

临床检验正常参考值

续表

项目		法定单位(习用单位)
血浆血管活性肠肽(VIP)		1.3 ~1.5pmol/L
血清醛固酮(ALD)	正常钠餐卧式	0.08~0.28nmol/L (3~10ng/dl)
	立姿男性	0.16~0.60nmol/L (6~22ng/dl)
	女性	0.14~0.84nmol/L (5~30ng/dl)
肥达试验		O:0~1∶8 ;H:0~1∶160 ;A:0~1∶80 ;B:0 ~1∶80 ;C:0~1∶80
外斐试验		0X19 :0~1∶40 ;0X2 :0~1∶40
布鲁凝集试验		0~1∶40 或 25cpm
嗜异凝集试验		0~1∶7 或阴性
钩端螺旋体病乳胶凝集抑制试验		0~1∶40
钩端螺旋体病乳胶凝集试验		阴性
冷凝集素试验		0~1∶10 或阴性
抗链球菌素“O”		<400U
类风湿因子(RF)		阴性
血清梅毒 VDRL 试验		阴性
血清梅毒快速血浆反应素试验(RPR)		阴性
流行性出血热免疫荧光抗体测定		阴性
血清艾滋病病毒抗体检查		阴性
伤寒酶联免疫吸附试验		阴性
血吸虫环卵沉淀试验		阴性
溶菌酶测定	比浊法	4~20mg/L
平板法		22~69mg/L

续表

项目		法定单位（习用单位）
抗核抗体（ANA）		阴性或 <1：10
冷球蛋白试验		阴性
抗平滑肌抗体试验（SMA）		阴性
抗线粒体抗体试验（AMA）		阴性
红斑狼疮（LE）细胞		阴性
免疫球蛋白	IgG	5.65~17.65g/L（565~1765mg/dl）
	IgA	0.90~4.50g/L（90~450mg/dl）
	IgM	0.50~2.50g/L（50~250mg/dl）
	IgD	0.01 ~0.04g/L（1 ~4mg/dl）
	IgE	0 ~380kU/L（0 ~380U/ml）
血清总补体溶血活性		75~160kU/L
血清补体 C3		0.8~1.6g/L（80~160mg/dl）
血清补体 C4		0.1~0.4g/L（10~40mg/dl）
血清补体 C1q		58~72mg/L（58~72μg/ml）
血清补体 B 因子		0.2~0.5g/L
血液总 E 花环试验		>50%
血液活性 E 花环试验		20%~30%
酸性 a- 醋酸萘酯酶		68%~87%
血液 EAC 花环试验		15%~30%
血液 B 淋巴细胞 Fc 受体		8.5% ± 2.8%
T 淋巴细胞转化试验		60% ± 7.6%
淋巴细胞细胞毒试验		<10%
血液白细胞吞噬功能		约 50%
血液混合淋巴细胞培养		转化率 <10%

续表

项目		法定单位(习用单位)
抗 DNA 抗体		阴性
抗 RNA 抗体		阴性
抗横纹肌抗体		阴性
甲胎蛋白(AFP)	成人	<25μg/L 或阴性(2.5μg/dl)
	小儿(3 周 ~6 个月)	<39μg/L(3.9μg/dl)
癌胚抗原(CEA)		0~15μg/L
糖类抗原 19-9(CA 19-9)		<37kU/L
糖类抗原 50(CA 50)		0~20kU/L
糖类抗原 125(CA125)		(8.4 ± 3.2)kU/L
异常凝血酶原		<30μg/L
甲型肝炎抗体 IgM 检查(Anti-HAV IgM)		阴性
甲型肝炎抗体 IgG 检查(Anti-HAV IgG)		阴性
乙型肝炎表面抗原检查(HBsAg)		阴性
乙型肝炎表面抗体检查(HBsAb)		阴性
乙型肝炎 e 抗原检查(HBeAg)		阴性
乙型肝炎 e 抗体检查(HBeAb)		阴性
乙型肝炎核心抗体检查(HBeAb)		阴性
乙型肝炎核心抗体 IgM 检查(Anti-HBc IgM)		阴性
乙型肝炎核心抗体 IgG 检查(Anti-HBc IgG)		阴性

续表

项目		法定单位(习用单位)
乙型肝炎前S2及抗前S2检查		阴性
乙型肝炎病毒DNA检查(HBV-DNA)		阴性
丙型肝炎病毒抗体检查(Anti-HBC)		阴性
丁型肝炎抗原检查(HDAg)		阴性
抗丁型肝炎IgM检查(Anti-HDV IgM)		阴性
戊型肝炎抗体IgM(Anti-HEV IgM)		阴性
风疹病毒抗体检查		阴性
轮状病毒抗原检查		阴性
血清单纯疱疹病毒抗原检查		阴性
本周蛋白免疫测定		<1.0mg/L
血浆 α_1 酸性糖蛋白测定		550~1 400mg/L
血清乳铁蛋白		<80mg/L
血清5-羟色胺(5-HT)		0.30~1.70μmol/L
血浆环磷酸腺苷(cAMP)	男性	17~33nmol/L
	女性	11~27nmol/L
血清Ⅲ型前胶原肽(PⅢP)		(8.8 ± 3.5)ug/L　(8.8 ± 3.5ng/ml)
血清层粘连蛋白(LN)		(66.5 ± 22.3)ug/L
血清透明质酸(HA)		11~110ug/L
血清去唾液酸糖蛋白		(191 ± 172)ug/L (0.191 ± 0.172)ug/ml

续表

项目		法定单位（习用单位）
血清胃蛋白酶原亚群 I、H		
	I	38~90ug/L（38~90ng/ml）
	n	4~21 ug/L（4~21ng/ml）
血清前白蛋白		100~400mg/L（10~40mg/dl）
血清 α_1 抗胰蛋白酶（α_1-AT）		0.78~2.00g/L（78~200mg/dl）
血清C反应蛋白（CRP）		68~820ug/L（68~8 200ng/ml）
血浆缓激肽		（4.93 ± 2.38）ug/L［（4.93 ± 2.38）ng/ml］
血清 β_2 微球蛋白 β_2-MG）		1.0~2.6mg/L（0.1~0.26mg/dl）
血清生长激素（GH）	男性成人	<2.0μg/L（<2.0ng/ml）
	女性成人	<10.0μg/L（<10.0ng/ml）
血浆促肾上腺皮质激素（ACTH）	晨 8 :00	25~100ng/L（25~100pg/ml）
	下午 6 :00	<50ng/L（<50pg/ml）
血清甘氨胆酸		0.7~3.8umol/L
维生素 A		1.05~2.25umol/L（30~65ug/dl）
维生素 B_{12}		70~520pmol/L（94~704pg/ml）
叶酸		4~20nmol/L（2~8.8ng/ml）
红细胞叶酸		340~1 020nmol/L（150~450ng/ml）

尿液检查正常参考值

项目	法定单位（习用单位）
抗丁型肝炎 IgM 检查（Anti-HDV IgM）	阴性
戊型肝炎抗体 IgM（Anti-HEV IgM）	阴性
风疹病毒抗体检查	阴性

临床检验正常参考值

续表

项目		法定单位(习用单位)
轮状病毒抗原检查		阴性
血清单纯疱疹病毒抗原检查		阴性
本周蛋白免疫测定		<1.0mg/L
血浆 α1 酸性糖蛋白测定		550~1 400mg/L
血清乳铁蛋白		<80mg/L
血清 5- 羟色胺(5-HT)		0.30~1.70μmol/L
血浆环磷酸腺苷(cAMP)	男性	17~33nmol/L
	女性	11~27nmol/L
血清Ⅲ型前胶原肽(PⅢP)		(8.8 ± 3.5)μg/L(8.8 ± 3.5ng/ml)
血清层粘连蛋白(LN)		(66.5 ± 22.3)μg/L
血清透明质酸(HA)		11~110μg/L
血清去唾液酸糖蛋白		(191 ± 172)μg/L(0.191 ± 0.172)μg/ml
血清胃蛋白酶原亚群Ⅰ、Ⅱ	Ⅰ	38~90μg/L(38~90ng/ml)
	Ⅱ	4~21μg/L(4~21ng/ml)
血清前白蛋白		100~400mg/L(10~40mg/dl)
血清 α_1 抗胰蛋白酶(α_1-AT)		0.78~2.00g/L(78~200mg/dl)
血清 C 反应蛋白(CRP)		68~8 200μg/L(68~8 200ng/ml)
血浆缓激肽		(4.93 ± 2.38)μg/L[(4.93 ± 2.38)ng/ml]
血清 β_2- 微球蛋白(β_2-MG)		1.0~2.6mg/L(0.1~0.26mg/dl)
血清生长激素(GH)	男性成人	<2.0μg/L(<2.0ng/ml)
	女性成人	<10.0μg/L(<10.0ng/ml)
血浆促肾上腺皮质激素(ACTH)	晨 8 :00	25~100ng/L(25~100pg/ml)
	下午 6 :00	<50ng/L(<50pg/ml)
血清甘氨胆酸		0.7~3.8μmol/L
维生素 A		1.05~2.25μmol/L(30~65μg/dl)
维生素 B_{12}		70~520pmol/L(94~704pg/ml)
叶酸		4~20nmol/L(2~8.8ng/ml)
红细胞叶酸		340~1020nmol/L(150~450ng/ml)

项目		正常参考值
钙		2.5~7.5mmol/24h
卟胆原		0~9.0μmol/24h
氯化物		110~250mmol/24h
磷		<32.3mmol/24h
尿沉渣检查		白细胞 <5 个 /HP、红细胞 <3 个 /HP、扁平或大圆上皮细胞少许 /HP、透明管型偶见
12h 尿沉渣计数		红细胞 <50 万、白细胞 <100 万、透明管型 <5 000 个
1h 细胞排泄率	红细胞	男性 <3 万 / 小时、女性 <4 万 / 小时
	白细胞	男性 <7 万、女性 <14 万

四、粪便检查正常参考值

项目	正常参考值
颜色	黄褐色
隐血试验	阴性
胆红素试验	阴性
粪胆原	68~473μmol/24h
粪胆素	阳性
脂肪测定	<6g/24h
细胞：上皮细胞或白细胞	无或偶见 /HP
食物残渣	少量植物细胞、淀粉颗粒及肌纤维等
粪卟啉	600~1 800nmol/24h
胆汁酸总量	294~551μmol/24h
尿卟啉	12~48nmol/24h

浆膜腔液检查正常参考值

项目	正常参考值	
比重	漏出液	<1.018
	渗出液	>1.018
黏蛋白	漏出液	阴性
	渗出液	阳性
总蛋白	漏出液	<30g/L
有核细胞计数	渗出液	>30g/L
	漏出液	<100 × 10^6/L
	渗出液	>500 × 10^6/L
有核细胞分类	漏出液	淋巴细胞、内皮细胞为主
	渗出液	因病因不同而异
蛋白电泳	漏出液	以白蛋白为主
	渗出液	与血浆相似
胸腔积液 LDH/ 血清 LDH 比值		<0.6
腹水 LDH/ 血清 LDH 比值		<0.4

附录七　推荐阅读

1. 病毒性肝炎防治方案　中华内科杂志,2001,40(1):62

2. 关于成人急性病毒性心肌炎诊断参考标准和采纳世界卫生组织及国际心脏病学会联合会工作组关于心肌病定义和分类的意见　中国循环杂志,2001,16(4):307

3. 急性心肌梗死诊断和治疗指南　中华心血管病杂志,2001,29(12):710

4. 囊虫病的诊断标准与治疗方案　中国人兽共患病杂志,2002,18(1):134

5. 特发性肺(间质)纤维化诊断和治疗指南(草案)　中华内科杂志,2002,41(7):498

6. 人工肝支持系统技术和管理指南(摘要)　中华内科杂志,2003,42(1):65

7. 高海拔地区急性呼吸窘迫综合征和多器官功能障碍综合征诊断标准的研究——附高海拔地区急性呼吸窘迫综合征诊断标准重修意见稿　中国危重病急救医学,2003,15(3):174

8. 原发性抗磷脂综合征诊治指南(草案)　中华风湿病学杂志,2003,7(9):574

9. 包涵体肌炎的诊断标准　中华神经科杂志,2003,36(1):65

10. 传染性非典型肺炎(SARS)诊疗方案　中华医学杂志,2003,83(19):1731

11. 食管胃静脉曲张内镜下诊断和治疗规范试行方案(2003 年)　中华消化内镜杂志,2004,21(03):149

12. 赖特综合征诊治指南(草案)　中华风湿病学杂志,2004,8(2):111

13. 结节性脂膜炎诊治指南(草案)　中华风湿病学杂志,2004,8(4):253

14. 抗菌药物临床应用指导原则　中华医学杂志,2004,84(22):1857

15. 肠屏障功能障碍临床诊治建议　中华消化杂志,2006,26(9):620

16. 重症患者侵袭性真菌感染诊断与治疗指南(2007)　中华内科杂志,2007,46(11):960

17. 肺真菌病诊断和治疗专家共识　中华结核和呼吸杂志,2007,30(11):821

18. 慢性阻塞性肺疾病急性加重患者的机械通气指南(2007)　中国危重病急救医学,2007,19(9):513

19. 中国甲状腺疾病诊治指南——甲状腺疾病的实验室及辅助检查　中华内科杂志,2007,46(8):697

20. 中国甲状腺疾病诊治指南——甲状腺功能亢进症　中华内科杂志,2007,46(10):876

21. 中国甲状腺疾病诊治指南——甲状腺功能减退症　中华内科杂志,2007,46(11):967

22. 重症急性胰腺炎诊治指南　中华外科杂志,2007,45(11):727

23. 中国消化不良的诊治指南(2007,大连)　中华消化杂志,2007,27(12):832

24. 流感预防控制技术指导意见(2008 版)　中华流行病学杂志,2008,29(11):1141

25. 胺碘酮抗心律失常治疗应用指南(2008)　中国心脏起搏与心电生理杂志,2008,22(5):377

26. 中国炎症性肠病诊断治疗规范的共识意见　中华内科杂志,2008,47(1):73

27. 中国甲状腺疾病诊治指南——甲状腺炎　中华内科杂志,2008,47(9):784

28. 中国甲状腺疾病诊治指南——甲状腺结节　中华内科杂志,2008,47(10):867

29. 中国甲状腺疾病诊治指南——碘缺乏病　中华内科杂志,2008,47(8):689

30. 他汀类药物防治缺血性卒中/短暂性脑缺血发作的专家共识(更新版)　中华内科杂志,2008,47(10):873

31. 血管紧张素Ⅱ受体拮抗剂卒中防治专家共识　中华内科杂志,2008,47(3):258

32. 中国高致病性禽流感A/H5N1病毒感染病例临床管理专家共识(草案)　中华结核和呼吸杂志,2009,32(5):329

33. 重症急性胰腺炎内科规范治疗建议　中华消化杂志,2009,29(2):75

34. 多发性肌炎和皮肌炎诊断及治疗指南　中华风湿病学杂志,2010,14(12):828

35. 干燥综合征诊断及治疗指南　中华风湿病学杂志,2010,14(11):766

36. 耐药结核病化学治疗指南(2009)　中华结核和呼吸杂志,2010,33(7):485

37. 强直性脊柱炎诊断及治疗指南　中华风湿病学杂志,2010,14(08):557

38. 成人斯蒂尔病诊断及治疗指南　中华风湿病学杂志,2010,14(07):487

39. 结节性多动脉炎诊断和治疗指南　中华风湿病学杂志,2011,15(03):192

40. 混合性结缔组织病诊断及治疗指南　中华风湿病学杂志,2011,15(01):42

41. 系统性硬化病诊断及治疗指南　中华风湿病学杂志,2011,15(04):256

42. 多重耐药菌医院感染预防与控制技术指南(试行)　中国危重病急救医学,2011,23(02):65

43. 韦格纳肉芽肿病诊断和治疗指南　中华风湿病学杂志,2011,15(03):194

44. 风湿热诊断和治疗指南 中华风湿病学杂志,2011,15(07):483

45. 短暂性脑缺血发作的中国专家共识更新版(2011年) 中华内科杂志,2011,50(6):530

46. 显微镜下多血管炎诊断及治疗指南 中华风湿病学杂志,2011,15(04):259

47. 风湿性多肌痛和巨细胞动脉炎诊断和治疗指南 中华风湿病学杂志,2011,15(05):348

48. 大动脉炎诊断及治疗指南 中华风湿病学杂志,2011,15(02):119

49. 白塞病诊断和治疗指南 中华风湿病学杂志,2011,15(05):345

50. 原发性痛风诊断和治疗指南 中华风湿病学杂志,2011,15(06):410

51. 稳定性心绞痛的治疗:NICE 指南概要 英国医学杂志中文版,2011,14(6):369

52. Barrett 食管诊治共识(2011 修订版,重庆) 中华消化内镜杂志,2011,28(8):421

53. 不明原因消化道出血诊治推荐流程 中华消化杂志,2012,32(06):361

54. 甲状腺结节和分化型甲状腺癌诊治指南 中华内分泌代谢杂志,2012,28(10):779

55. 甲状腺疾病诊断治疗中实验室检测项目的应用建议 中华检验医学杂志,2012,35(06):484

56. 依那西普治疗类风湿关节炎和强直性脊柱炎的专家建议(2013) 中华医学杂志,2013,93(18):1363

57. 中国慢性便秘诊治指南(2013年,武汉) 中华消化杂志,2013,33(5):291

58. 肝功能衰竭诊治指南(2012年版) 中华传染病杂志,2013,31(3):129

59. 慢性阻塞性肺疾病诊治指南(2013年修订版) 中华结核和呼吸杂志,2013,36(4):255

60. 消化性溃疡病诊断与治疗规范(2013年,深圳) 中华消化杂志,2014,34(02):73

61. 急性胰腺炎诊治指南(2014 版) 中华消化外科杂志,2015,14(1):1

62. 阻塞性睡眠呼吸暂停低通气综合征诊治指南(基层版) 中华全科医师杂志,2015,14(7):509

63. 2015ATS/ERS/JRS/ALAT 官方临床实践指南:特发性肺纤维化的治疗(2011 版更新) Am J Respir Crit Care Med,2015,192(2):e3

64. 2015年欧洲呼吸病学自发性气胸的诊治指南　Eur Respir J,2015,46(2):321

65. 慢性胰腺炎诊治指南(2014)　中华外科杂志,2015,53(4):241

66. 咳嗽的诊断与治疗指南(2015)　中华结核和呼吸杂志,2016,39(5):323

67. 肝硬化门静脉高压食管胃静脉曲张出血的防治指南　中华内科杂志,2016,55(1):57

68. 中国功能性消化不良专家共识意见(2015年,上海)　中华消化杂志,2016,36(4):217

69. 中国成人社区获得性肺炎诊断和治疗指南(2016年版)　中华结核和呼吸杂志,2016,29(4):253

70. 支气管哮喘防治指南(2016年版)　中华结核和呼吸杂志,2016,39(9):675

71. 中国成人血脂异常防治指南(2016年修订版)　中华心血管病杂志,2016,44(10):833

72. 中国经皮冠状动脉介入治疗指南(2016)　中华心血管病杂志,2016,44(5):382

73. 瑞替普酶(重组人组织型纤溶酶原激酶衍生物)用于急性ST段抬高型心肌梗死溶栓治疗中国专家共识　中华内科杂志,2016,55(7):572

74. 人感染H7N9禽流感诊疗方案(2017年第一版)　中华临床感染病杂志,2017,10(1):1

75. 老年高血压的诊断与治疗中国专家共识(2017版)　中华内科杂志,2017,56(11):885

76. 第五次全国幽门螺杆菌感染处理共识报告　中华消化杂志,2017,37(06):364

77. 中国失眠症诊断和治疗指南　中华医学杂志,2017,97(24):1844

78. 中国慢性胃炎共识意见(2017年,上海)　中华消化杂志,2017,37(11):721

79. 世界卫生组织2016急性白血病分型解读　中华儿科杂志,2017,55(1):15

80. 成人甲状腺功能减退症诊治指南　中华内分泌代谢杂志,2017,33(2):167

81. 中国2型糖尿病防治指南(2017年版)　中华糖尿病杂志,2018,10(1):4

82. 肺血栓栓塞症诊治与预防指南(2018版) 中华医学杂志,2018,98(14):1060

83. ASCO恶性胸膜间皮瘤临床实践指南(2018年版) J.Clin.Oncol,2018,36(13):1343

84. 中国艾滋病诊疗指南(2018版) 中华临床感染病杂志,2018,11(6):411

85. 酒精性肝病防治指南(2018更新版) 中华肝脏病杂志,2018,26(3):188

86. 非酒精性脂肪性肝病防治指南(2018更新版) 中华肝脏病杂志,2018,26(3):195

87. 中国急性缺血性脑卒中诊治指南2018 中华神经科杂志,2018,51(9):666

88. 应激性溃疡防治专家建议(2018版) 中华医学杂志,2018,98(42):3392

89. 2018中国类风湿关节炎诊疗指南 中华内科杂志,2018,57(4):242

90. 2018年全国第三届碘与甲状腺疾病大会共识 中华地方病学杂志,2018,37(11):861

91. 骨关节炎诊疗指南(2018年版) 中华骨科杂志,2018,38(12):705

92. 肺结核基层诊疗指南(实践版•2018) 中华全科医师杂志,2019,18(8):718

93. 甲状腺功能亢进症基层诊疗指南(2019年) 中华全科医师杂志,2019,18(12):1118

94. 慢性心力衰竭基层诊疗指南(2019年) 中华全科医师杂志,2019,18(10):936

95. 肝纤维化诊断及治疗共识(2019年) 中华肝脏病杂志,2019,27(9):657

96. 中国流感疫苗预防接种技术指南(2019—2020) 中华流行病学杂志,2019,40(11):1333

97. 适用于中国人群的血管性痴呆筛查和诊断框架 中华内科杂志,2019,58(1):10

98. 中国慢性便秘专家共识意见(2019,广州) 中华消化杂志,2019,39(9):577

99. 急性非静脉曲张性上消化道出血诊治指南(2018年,杭州) 中华内科杂志,2019,58(3):173

100. 中国急性胰腺炎诊治指南(2019年) 中华消化杂志,2019,39(11):721

101. 胺碘酮规范应用专家建议 中华内科杂志,2019,58(4):258

102. 急性ST段抬高型心肌梗死诊断和治疗指南 中华心血管病杂志,2019,47(10):766

103. 慢性乙型肝炎防治指南(2019年版) 中华临床感染病杂志,2019,12(6):401

104. 丙型肝炎防治指南(2019年版) 中华传染病杂志,2020,38(01):9

105. 耐多药结核病短程治疗中国专家共识 中华结核和呼吸杂志,2019,42(1):5

106. 妊娠和产后甲状腺疾病诊治指南(第2版) 中华围产医学杂志,2019,22(8):505

107. 原发性肝癌诊疗规范(2019年版) 中华消化外科杂志,2020,19(01):1

108. TORCH实验室规范化检测与临床应用专家共识 中华检验医学杂志,2020,43(05):553

109. 支气管肺泡灌洗液细胞形态学检验中国专家共识(2020) 现代检验医学杂志,2020,35(6):4

110. 急性心肌梗死后心室重构防治专家共识 中华心血管病杂志(网络版),2020,03(1):1

111. 支气管哮喘防治指南(2020年版) 中华结核和呼吸杂志,2020,43(12):1023

112. 幽门螺杆菌感染基层诊疗指南(2019年) 中华全科医师杂志,2020,19(05):397

113. 幽门螺杆菌-尿素呼气试验临床应用专家共识(2020年) 中华消化杂志,2020,40(12):797

114. 原发性干燥综合征诊疗规范 中华内科杂志,2020,59(04):269

115. 流行性感冒诊疗方案(2020年版) 中华临床感染病杂志,2020,13(6):401

116. 2020室性心律失常中国专家共识(2016共识升级版) 中华心律失常学杂志,2020,24(03):188

117. 2020年中国胃食管反流病专家共识 中华消化杂志,2020,40(10):649

118. 2020年中国肠易激综合征专家共识意见 中华消化杂志,2020,40(12):803

119. 中国多发性骨髓瘤诊治指南(2020年修订)　中华内科杂志,2020,59(05):341

120. 超声引导下甲状腺结节细针穿刺细胞学检查实践指南(2019版)　中华超声影像学杂志,2020,29(05):369

121. 脑卒中病情监测中国多学科专家共识　中华医学杂志,2021,101(5):317

122. 中国肺动脉高压诊断与治疗指南(2021版)　中华医学杂志,2021,101(1):11

123. 中国炎症性肠病病理诊断专家指导意见　中华炎性肠病杂志,2021,05(1):5

124. 中国肝豆状核变性诊治指南2021　中华神经科杂志,2021,54(4):310

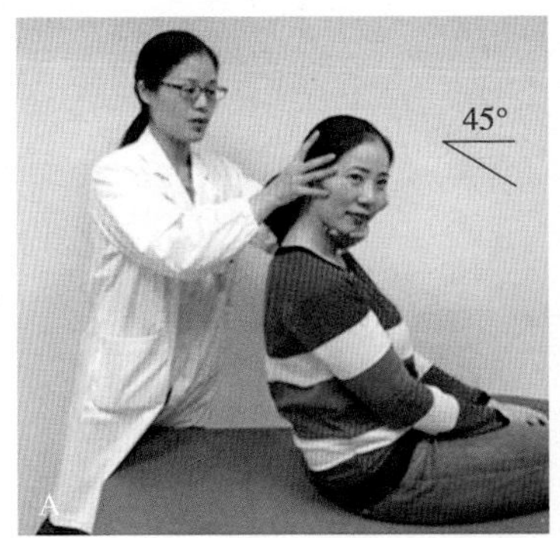

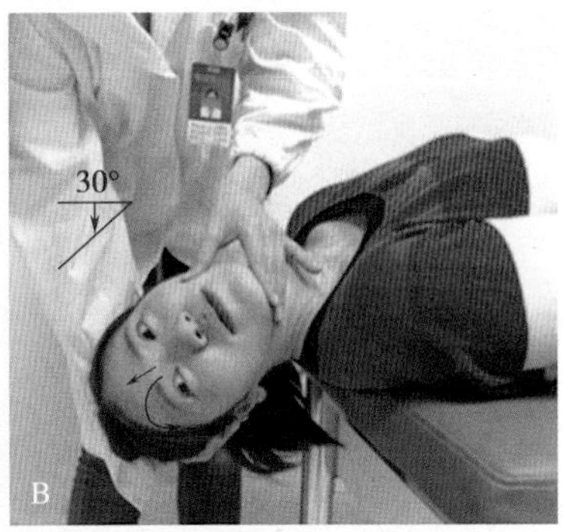

图 1-1-7　右侧 Dix-Hallpike 试验

A. 患者坐位，头向右转 45°；B. 快速躺下，头下垂约 30°，此时患者出现扭转、向上、向地(即向右)的眼震发作。

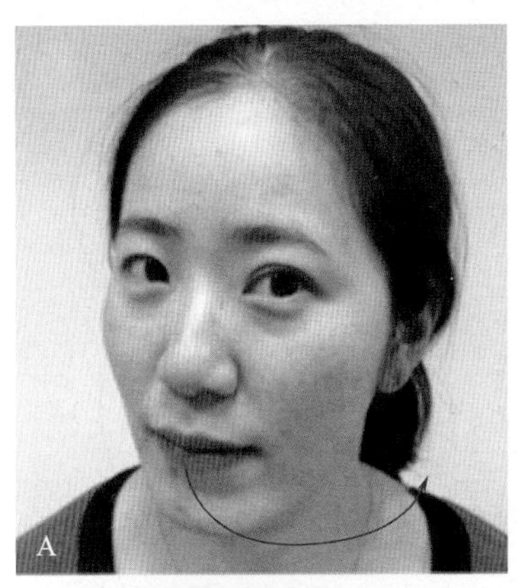

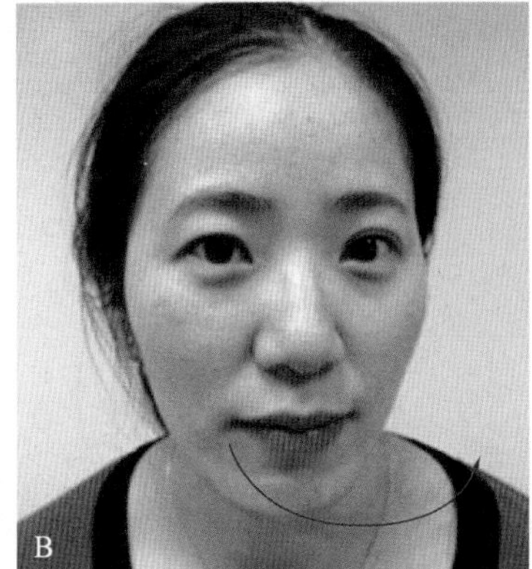

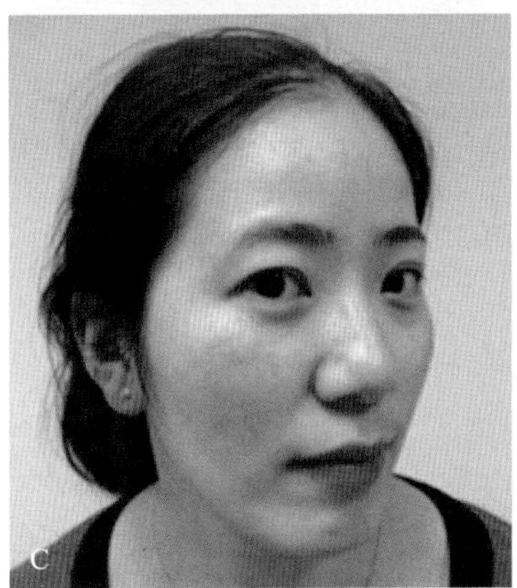

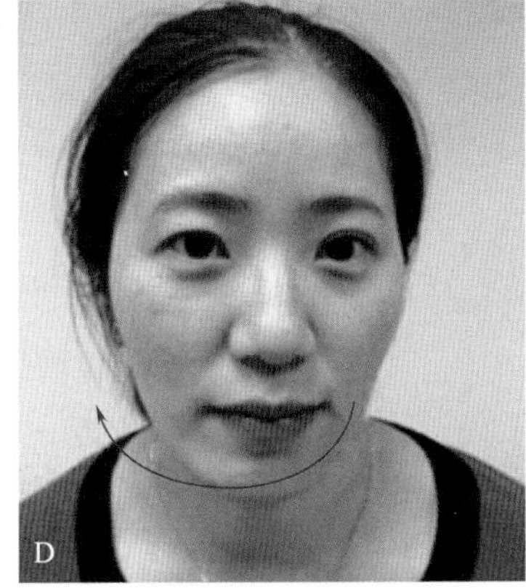

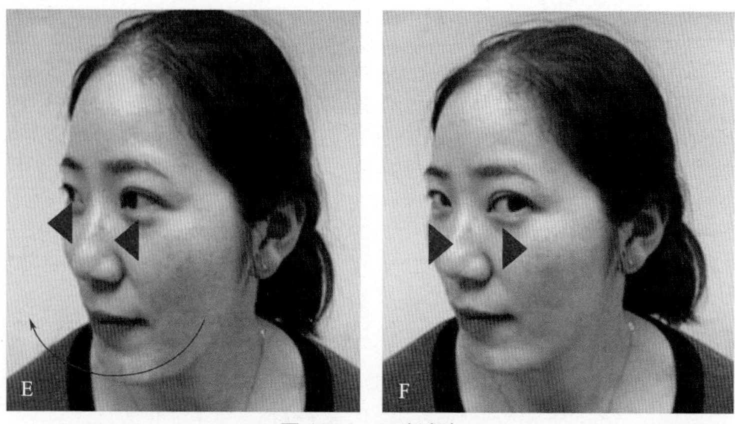

图 1-1-8　甩头试验

A~C. 将患者头部向左甩时，患者双眼始终注视靶点，提示左侧正常；D. 快速将患者头部向右甩；E. 患者双眼不能注视靶点；F. 患者为了注视靶点出现纠正性扫视动作(箭头)，提示右侧阳性。

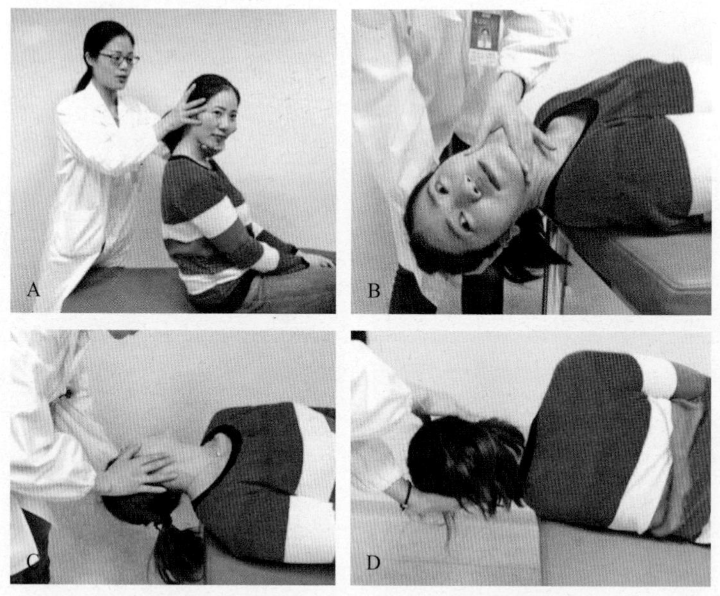

图 1-1-9　PRM 复位方法(右后半规管受累)

A. 患者坐位，头向右转 45°；B. 快速躺下，头下垂 30°，等眩晕与眼震消失或维持 1min；C. 头向健侧转 90°，维持 1min 左右；D. 患者由平卧位变成健侧侧卧位，同时头部继续向健侧转 90°，维持此头位至眩晕与眼震消失或维持 1min 左右即可坐起，头向前倾 30° 左右。复位时如果在 C、D 部位出现与 B 部位时一致的眼震发作，常提示复位成功。

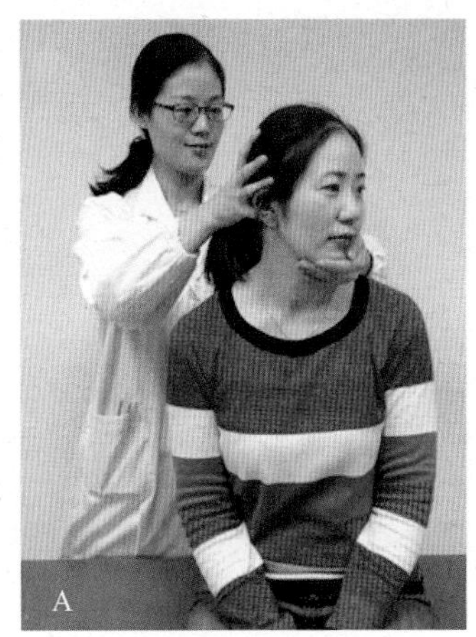

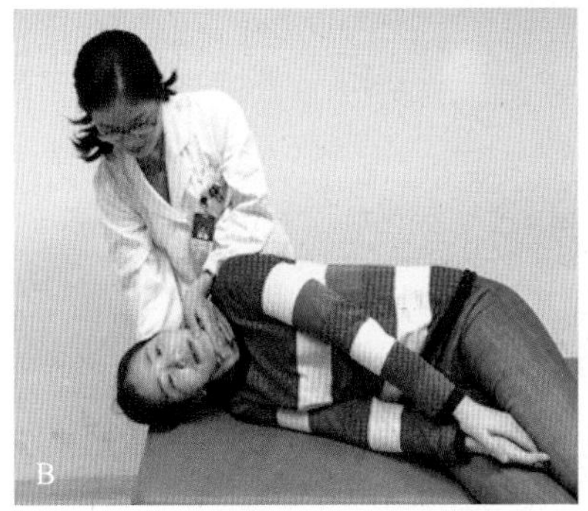

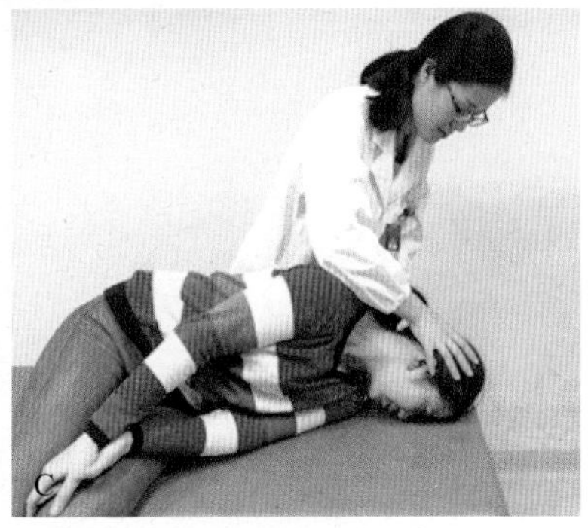

图 1-1-10 Semont 复位方法(右后半规管受累)

A. 患者坐位,头向左转 45°;B. 快速向患侧躺下,此位置维持至眩晕与眼震消失;C. 快速将患者坐起并继续向对侧转 180°,在此头位维持至眩晕与眼震结束后坐起。坐起头向前倾 30° 左右。

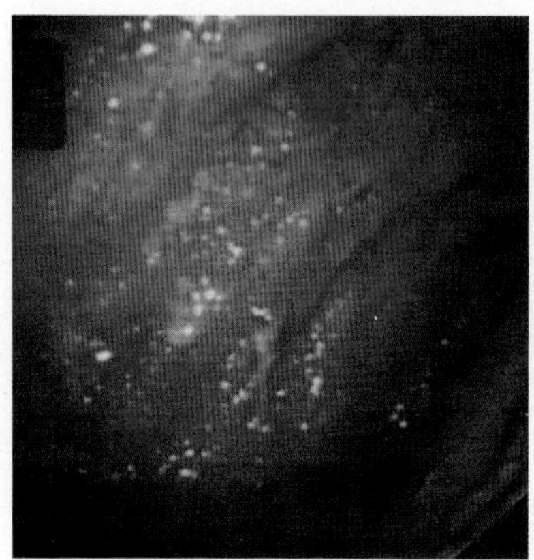
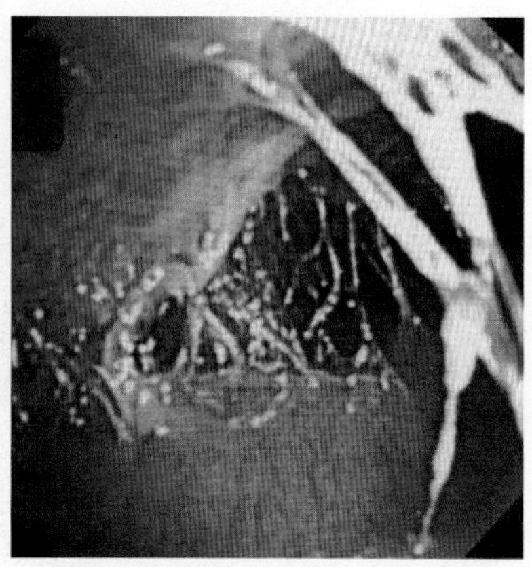

图 2-2-2　胸腔镜下结核性胸膜炎表现

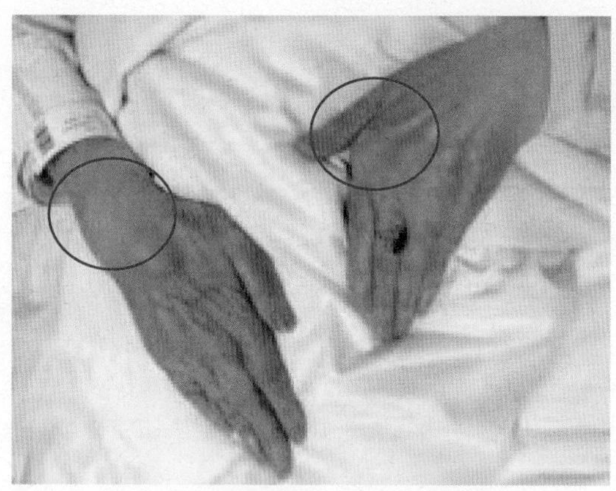

图 2-8-1　类风湿关节炎患者双手畸形

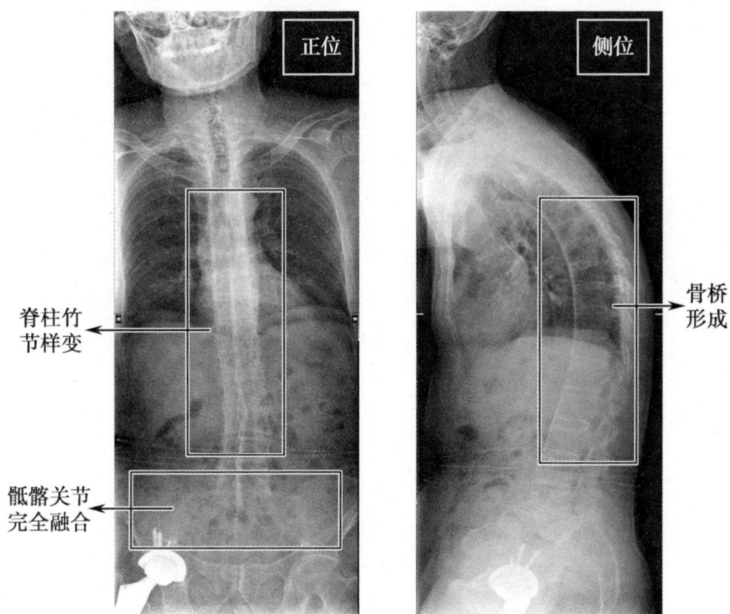

图 2-8-3　强直性脊柱炎患者腰椎的典型影像学表现

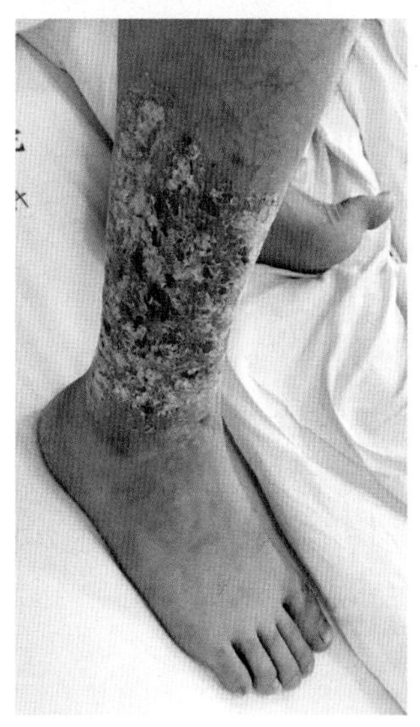

图 2-8-4　银屑病

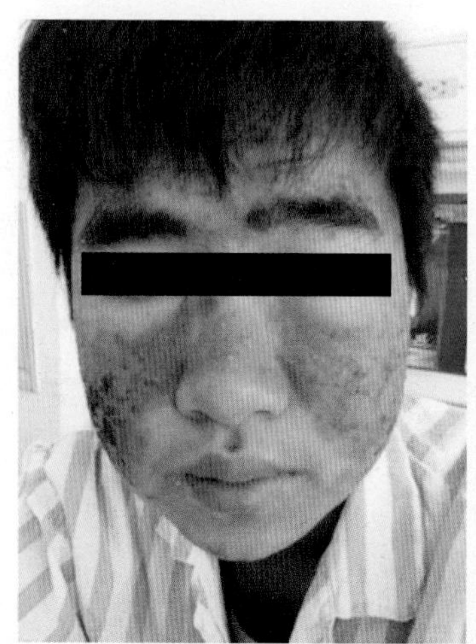
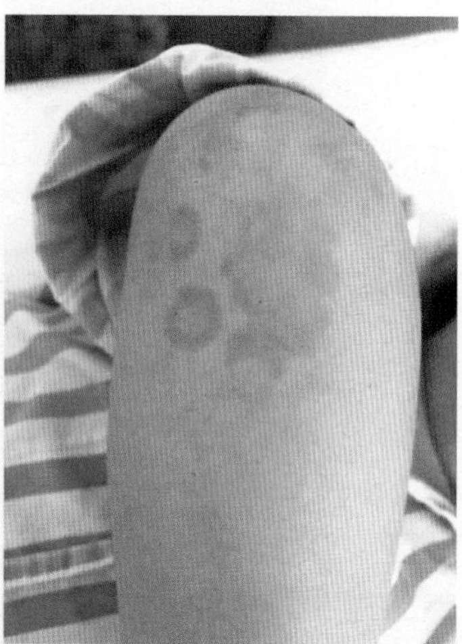

图 2-8-5　SLE 患者颜面部蝶形红斑及皮肤红斑

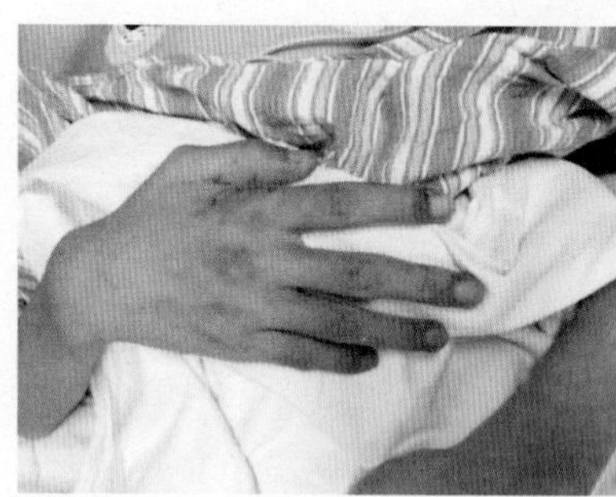
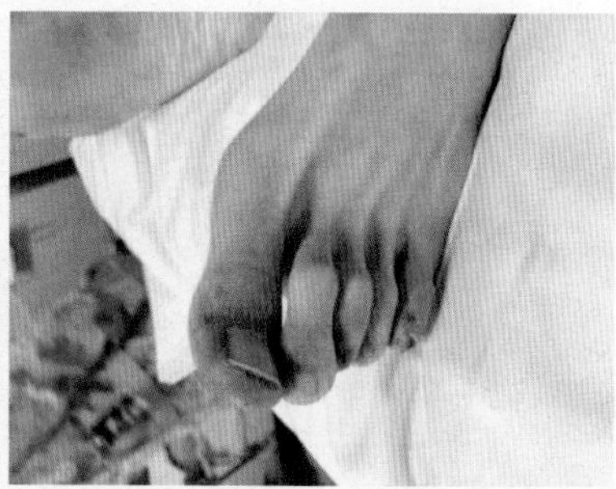

图 2-8-6　SLE 患者肢端血管炎,可见肢端发绀及缺血坏死改变

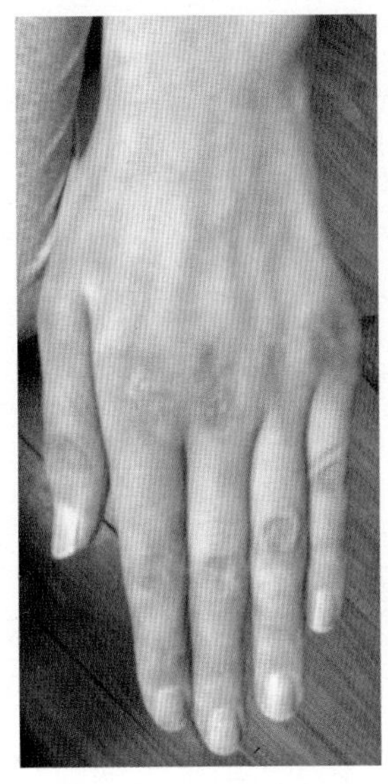

图 2-8-8　Gottron 征

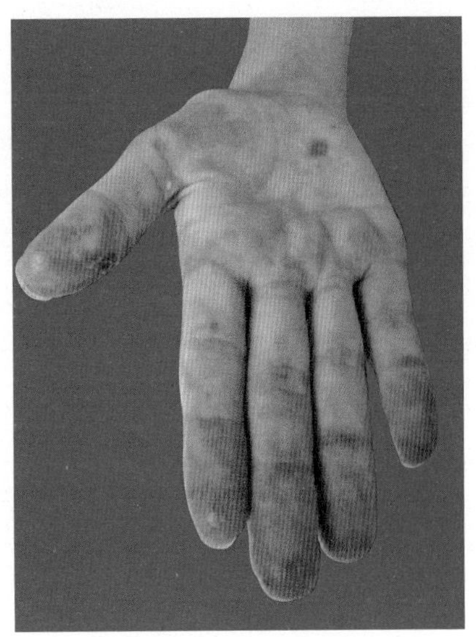

图 2-8-9　雷诺现象

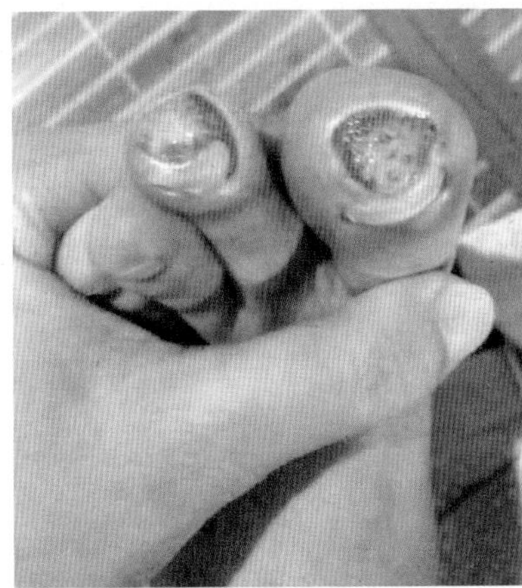

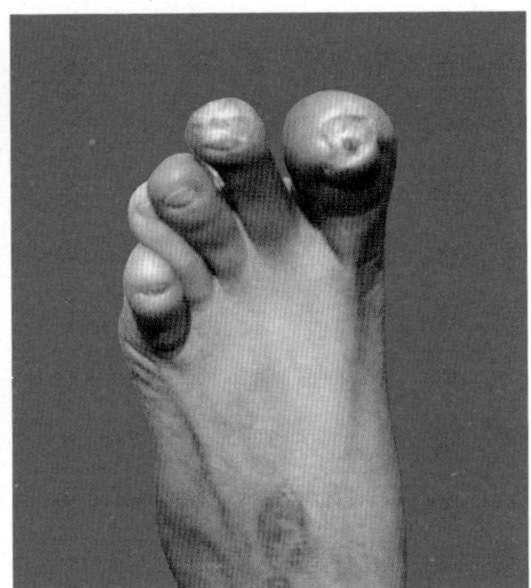

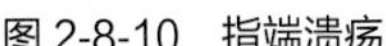

图 2-8-10　指端溃疡